PORT-EULER

LEHRBUCH DER ZAHNHEILKUNDE

FÜNFTE AUFLAGE

UNTER MITWIRKUNG VON

Dr. K. GREVE
PROFESSOR IN BRESLAU

Dr. W. MEYER
PROFESSOR IN BRESLAU

Dr. H. H. REBEL
PROFESSOR UND DIREKTOR DES ZAHNÄRZTLICHEN
INSTITUTS DER UNIVERSITÄT GÖTTINGEN

HERAUSGEGEBEN VON

PROFESSOR **Dr. H. EULER**
DIREKTOR DES ZAHNÄRZTLICHEN INSTITUTS
DER UNIVERSITÄT BRESLAU

MIT 846 ZUM TEIL FARBIGEN ABBILDUNGEN

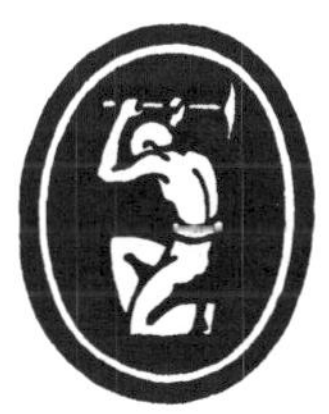

MÜNCHEN
VERLAG VON J. F. BERGMANN
1934

ISBN-13: 978-3-642-98316-0   e-ISBN-13.: 978-3-642-99128-8
DOI: 10.1007/978-3-642-99128-8

Vorwort zur fünften Auflage.

Die Grundgedanken, nach denen die vierte Auflage vollständig neu aufgebaut worden war, haben sich im ganzen als richtig erwiesen. Infolgedessen brauchte bei der inzwischen wieder notwendig gewordenen neuen Auflage an dem inneren Aufbau des Buches nichts Wesentliches geändert zu werden. Es galt in der Hauptsache nur, unter Berücksichtigung der seit 1929 erschienenen Literatur eine entsprechende Verbesserung und Ergänzung nach dem heutigen Stand unseres Fachwissens vorzunehmen. Freilich, wenn man von dieser Absicht ausgehend die Veröffentlichungen der letzten vier Jahre überblickt, insbesondere diejenigen auf dem Gebiete der Paradentoseforschung, der wissenschaftlichen Prothetik und der Orthodontie, — dann mußte in noch weit höherem Maße als 1929 die Frage sich zwingend einstellen, ob es denn überhaupt noch möglich sei, in einem einzelnen Bande alle hauptsächlichen Wissenszweige unseres Faches so einzubeziehen, daß alle wichtigen Punkte wenigstens kurz Erwähnung finden und die Vollständigkeit einigermaßen gewahrt bleibt. Hatte von solcher Überlegung aus schon die vierte Auflage nur als ein Versuch bezeichnet werden können, wieviel mehr denn jetzt, wo so vieles noch neu hinzugekommen ist. Wirtschaftliche Überlegungen hatten uns 1929 bestimmt, den Versuch zu machen. Überlegungen gleicher Art mußten uns veranlassen, bei der Neuauflage den Versuch noch einmal zu wagen. Möge auch diesmal der Versuch als ein gelungener bezeichnet werden können.

Breslau, im November 1933.

H. EULER.

Vorwort zur vierten Auflage.

Die Notwendigkeit einer Neuauflage hat zu der Frage geführt, ob bei der erforderlich gewordenen durchgreifenden Umarbeitung noch die alte Stoffeinteilung beibehalten werden solle oder ob nicht doch — ohne dabei die Pathologie irgendwie zu vernachlässigen — mehr dem Titel des Buches „Lehrbuch der *Zahnheilkunde*" Rechnung getragen werden könne. Bei den ersten Auflagen war ja bewußt die Pathologie ganz und gar in den Vordergrund gestellt und die Therapie im allgemeinen nur gestreift worden. Es war dies damals insofern gerechtfertigt, als wenigstens in der deutschen Literatur zur Zeit der Erscheinens der ersten Auflage noch keine neueren umfassenden Darstellungen von der Pathologie unseres Spezialgebietes vorhanden waren, zum Teil auch deswegen gerechtfertigt, weil das Gebiet der Pathologie noch nicht den Umfang angenommen hatte wie heute. Heute liegen die Dinge insofern wesentlich anders, als nun wenigstens Spezialwerke über die Pathohistologie der Mundhöhle und der Zähne vorliegen und ein so wichtiges und großes Kapitel wie das der Parodontosen mit besonderer Berücksichtigung der Pathologie mehrfach monographisch behandelt worden ist. Gleichzeitig beweist aber auch diese spezialisierte Bereicherung unserer Buchliteratur, wie sehr das ganze Gebiet der zahnärztlichen Pathologie oder richtiger gesagt dessen, was der Zahnarzt heute von der allgemeinen und speziellen Pathologie gehört haben muß, angewachsen ist und wie schwierig, ja unmöglich es geworden ist, einem solchen Umfang im Rahmen eines knapp gefaßten Lehrbuchs der Zahnheilkunde ganz erschöpfend Rechnung zu tragen. Nun ist es aber nicht nur unsere spezielle Pathologie, die so erfreuliche Fortschritte gemacht hat, sondern in allen Zweigen der Zahnheilkunde hat die wissenschaftliche Grundlage eine ausgedehnte Erweiterung erfahren, die doch auch in einem Lehrbuch voll berücksichtigt werden muß.

Angesichts dieser Überlegungen gab es zwei Wege: entweder weit über den bisherigen Rahmen und Umfang hinauszugehen oder den Versuch zu machen, innerhalb des bisherigen Umfanges das wichtigste auf unserem Spezialgebiet in geschlossenem Rahmen zur Darstellung zu bringen. Natürlich konnte es sich bei der zweiten Möglichkeit, das sei schon hier mit allem Nachdruck betont, niemals um einen Ersatz von Unterrichtsstunden handeln, sondern nur um eine Niederlegung der Grundzüge dessen, was im theoretischen und praktischen Unterricht gelehrt wird. Der erstere Weg ist in unserer Literatur schon mehrfach begangen worden, ich brauche hier nur auf das Handbuch von PARTSCH-BRUHN-KANTOROWICZ oder auf das neuerdings auch in zwei Bänden erschienene Werk von KANTOROWICZ hinzuweisen; ein fühlbares Bedürfnis bestand also hier nicht mehr; so wurde schließlich die Entscheidung nicht mehr schwer, welcher Weg bei der neuen Auflage eingeschlagen werden sollte. Ich habe ihn voll bewußt als einen Versuch bezeichnet. Wenn ich so unbescheiden sein darf, zu hoffen, daß dieser Versuch nicht mißglückt ist, so habe ich das in erster Linie dem zu verdanken, daß ich für den konservierenden und prothetischen Abschnitt zwei bewährte Fachleute als Mitarbeiter gewinnen konnte, H. H. REBEL und K. GREVE und daß ich in W. MEYER, mit dem mich langjährige gemeinsame wissenschaftliche Tätigkeit verbindet, noch einen weiteren Mitarbeiter fand; er hat die Abschnitte Anatomie und Physiologie sowie die Kapitel Röntgenologie und Anästhesie übernommen.

Auf diese Weise ist an Stelle einer neuen Auflage eigentlich ein ganz neues Buch entstanden, und ich erfülle nur eine selbstverständliche Pflicht, wenn ich an dieser Stelle auch dankbar des Verlags *J. F. Bergmann* gedenke, der wie in anderer Hinsicht so auch bezüglich der Bilder auf das weiteste entgegenkam: über 700 Abbildungen der früheren Auflagen sind durch neue ersetzt worden. Das Material stammt zum größten Teil aus dem Breslauer zahnärztlichen Institut; zum Teil haben wir es Herrn Geheimrat JADASSOHN, dem Direktor der hiesigen Universitätshautklinik, dann dem hiesigen Krankenhaus Allerheiligen und den Herren Kollegen KONTANYI und SCHNITZER zu verdanken, während eine Reihe von Bildern bekannten Lehrbüchern entnommen ist.

Breslau, im Februar 1929.

H. EULER.

Inhaltsverzeichnis.

Erster Teil.

Anatomie.

Von W. MEYER-Breslau.

Zweiter Teil.

Physiologie der Mundhöhle.

Von **W. Meyer**-Breslau.

Dritter Teil.

Klinische Zahnheilkunde.

Inhaltsverzeichnis.

XIII

Anatomie.

I. Bildung der Mundhöhle.

Beim Embryo der 3. Woche ist am Vorderteil des Kopfendes eine tiefe Bucht entstanden. Das Ektoderm hat sich in die Tiefe gesenkt und gleichzeitig sind fünf Wülste oder Fortsätze um diese Einsenkung, auch *Mundbucht* genannt, vorgewachsen. Die Rückwand der Einsenkung hat sich rachenwärts dem Kopfende des entodermalen Urdarmes genähert, das auch Schlunddarm oder Kopfdarm genannt wird. Aus der schematischen Zeichnung (Abb. 1) wird die Situation

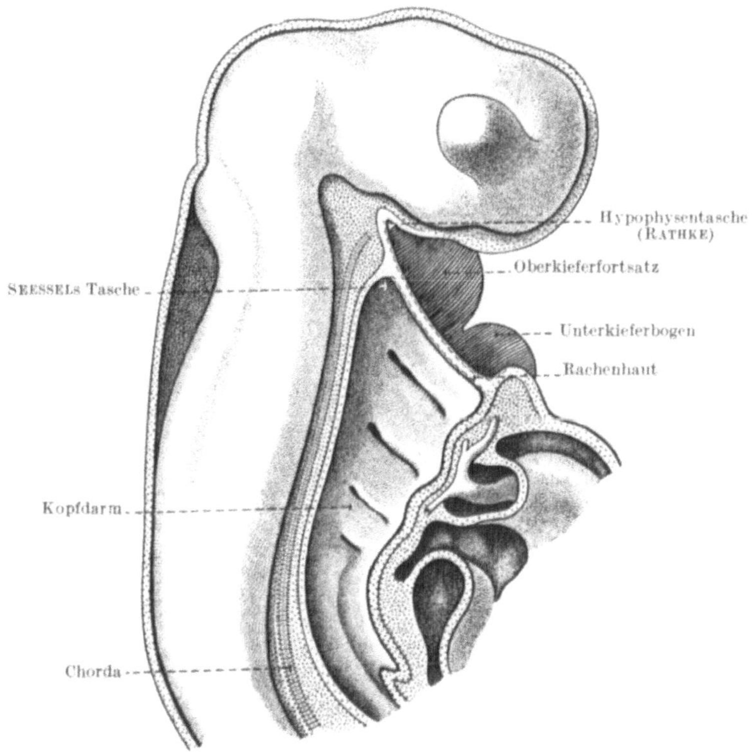

Abb. 1. Rachenhaut bei einem menschlichen Embryo von 4,2 mm, etwa 32 Tage, eingezeichnet. Sie ist um diese Zeit bereits eingerissen, dies wurde hier aber nicht berücksichtigt. (Nach KOLLMANN: Entwicklungsgeschichte des Menschen. Handatlas. Jena 1907.)

verständlich. Die Scheidewand zwischen Mundbucht und Kopfdarm besteht schließlich aus je einer einfachen Lage Ektoderm und Entoderm, diese dünne „Rachenhaut" geht nun bald im weiteren Verlauf der Entwicklung zugrunde bis auf einige Reste, die längere Zeit an der Rachenwand bestehen bleiben können. Mit dem Verschwinden der Rachenhaut ist die Verbindung von Mundbucht und Darmkanal hergestellt, die Zone, in der Ektoderm und Entoderm mit Schwund der Rachenhaut ineinander übergingen, ist bald verwischt. Die Rachenhaut beginnt schon am Ende der 3. Woche zu schwinden — die Daten werden verschieden angegeben. Die einst flache Mundbucht ist durch den Zugang zum Kopfdarm und durch die Weiterentwicklung der fünf Fortsätze zu einer Höhle geworden (primitive Mundhöhle). In Abb. 2 sehen wir, wie die fünf Fortsätze

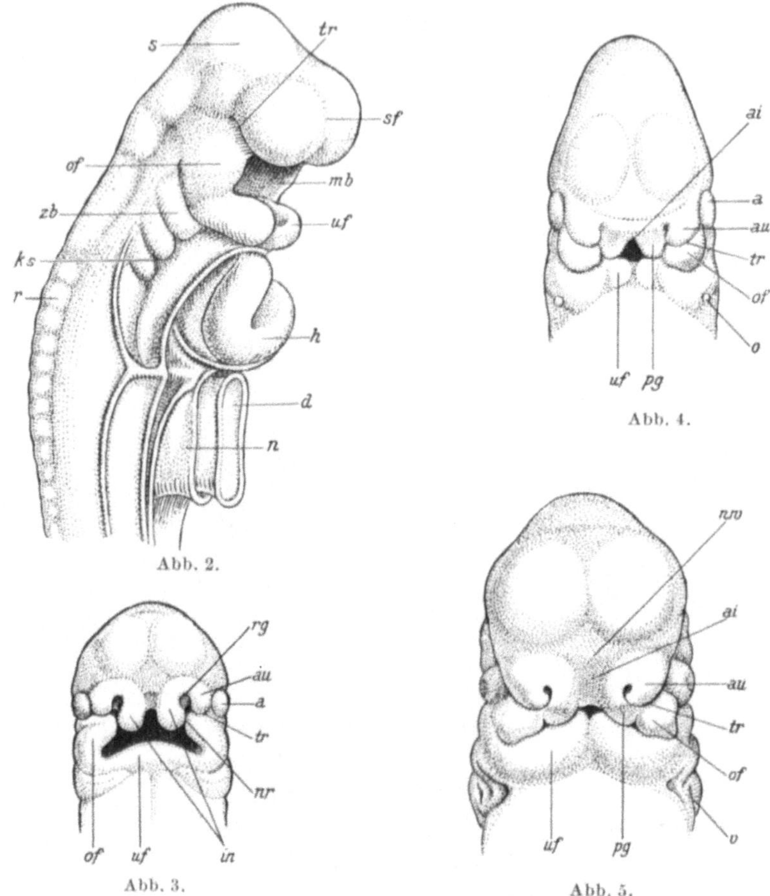

Abb. 2.

Abb. 4.

Abb. 3.

Abb. 5.

Abb. 2. Vorderteil eines menschlichen Embryo der 3. Woche. Originalzeichnung nach dem Modell von His. (Aus Eidmann: Entwicklungsgeschichte der Zähne des Menschen. Berlin 1923.)
s Schädel, of Oberkieferfortsatz, zb Zungenbeinbogen, ks Kiemenspalte, tr Tränenrinne, sf Stirnfortsatz, mb Mundbucht, uf Unterkieferfortsatz, h Herzanlage, d Dotterstiel (Eingang zum Dottersack), n Hautnabel (Amnion), r Rückensegmente.
Abb. 3—5. Drei aufeinanderfolgende Stadien der Entwicklung des menschlichen Gesichtes, 6.—7. Woche.
Abb. 3. Embryo von etwa 9 mm Länge. Abb. 4. Emrbyo von etwa 10,5 mm Länge. Abb. 5. Embryo von etwa 11,3 mm Länge.
a Auge, au äußerer Nasenfortsatz, ai Area infranasalis, in innerer Nasenfortsatz, nr Nasenrinne, nw Nasenwall, o Ohrenanlage, of Oberkieferfortsatz, pg Processus globularis, rg Riechgrube, tr Tränenrinne (Augennasenrinne), uf Unterkieferfortsatz. (Nach Eidmann: Entwicklungsgeschichte.)

— Stirnfortsatz, zwei Oberkieferfortsätze und zwei Unterkieferfortsätze — sich um die Mundhöhle gruppieren. Der „Stirn"fortsatz wächst von der Stirn senkrecht herunter, die beiden Ober- und Unterkieferfortsätze umklammern gewissermaßen die primitive Mundhöhle von den Seiten und von unten. Die zunächst also noch weite Öffnung der primitiven Mundhöhle wird durch das Vorwachsen der Fortsätze mehr geschlossen. In Abb. 3 sind die beiden Unterkieferfortsätze zu einem Verschluß in der Mittellinie gekommen. Der Stirnfortsatz hat eine Differenzierung erfahren. Der mittlere Teil ist mit zwei Wülsten stärker gewachsen als die seitlichen Partien. Da diese Abschnitte des Stirnfortsatzes zunächst an der Bildung der Nase starken Anteil haben, nennt man sie Nasenfortsätze, und zwar innere und äußere Nasenfortsätze. Zwischen dem inneren und äußeren Nasenfortsatz jeder Seite bleibt eine Grube allmählich in der Entwicklung zurück, da, wo man schon vorher eine besonders markierte Stelle auf dem Stirnfortsatz, das Riechfeld, erkennen konnte. Diese „Riechgrube" ist, wie Abb. 3 zeigt, von dem inneren und äußeren Nasenfortsatz und nach unten zu von dem Oberkieferfortsatz umgeben. Der Oberkieferfortsatz, der sich also unter dem äußeren Nasenfortsatz vorangeschoben hat, ist nur noch vom inneren Nasenfortsatz durch die Nasenrinne getrennt. Die beiden inneren Nasenfortsätze, die eine Rinne oder freie

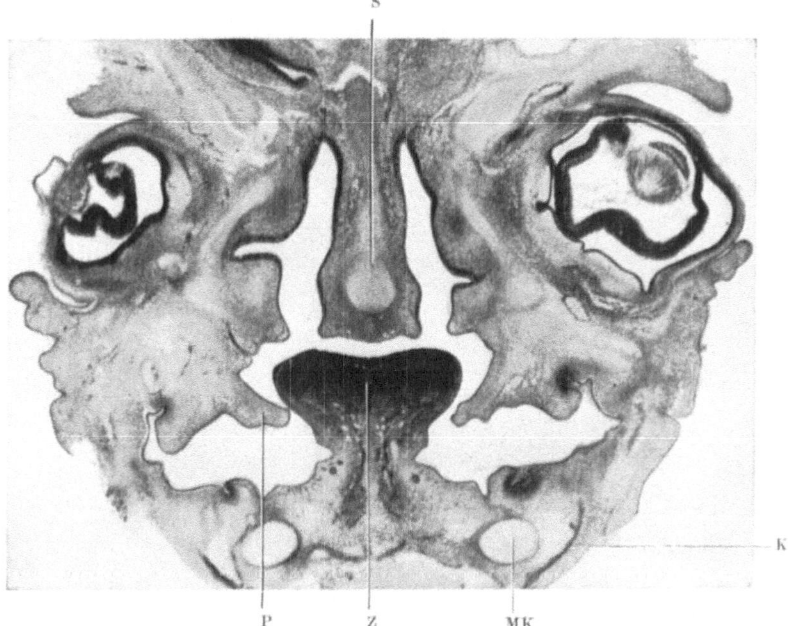

Abb. 6. Schnitt durch den Kopf des Embryos von 25 mm Sch.-St. Länge, 8 Wochen alt. S Nasenseptum, Z Zunge, P Processus palatinus, MK Meckelscher Knorpel, K Knochen.

Stelle, die Area infranasalis, zwischen sich lassen, erhalten nach weiter unten zu noch je einen weiteren Vorsprung, den Processus globularis, dort, wo der Oberkieferfortsatz an den inneren Nasenfortsatz herangewachsen ist und sich mit ihm vereinigt hat (Abb. 4). Die Riechgruben der Abb. 3 — die späteren Nasenlöcher — haben sich weiter in die Tiefe gesenkt in Richtung auf die primitive Mundhöhle zu; schließlich geht auch hier wie bei der Rachenhaut die zuletzt ganz dünne Zwischenmembran zugrunde, so daß eine Verbindung von den nun äußeren Nasenöffnungen nach der primitiven Mundhöhle hin vorhanden ist. Dort, wo der äußere Nasenfortsatz und der Oberkieferfortsatz sich aneinandergelegt haben, ist noch eine Rinne, die Tränenrinne, zu sehen. An ihrem oberen Ende entsteht das Auge, sie wird später zum Tränennasenkanal. Ferner verwächst die zunächst noch breite, fast horizontal verlaufende Rinne zwischen Oberkiefer- und Unterkieferfortsatz noch weiter nach der Mitte zu, so daß die Mundöffnung durch all diese Wachstumsvorgänge mehr und mehr geschlossen wird und äußerlich schon annähernd definitive Form erhält, wie das aus Abb. 5 im Vergleich mit Abb. 4 deutlich in Erscheinung tritt. Damit ist wenigstens die äußere Umhüllung der Mundhöhle nach $6^{1}/_{2}$ Wochen im Rohbau vollendet.

Aus den inneren und äußeren Nasenfortsätzen formt sich die äußere Nase langsam zu menschlicher Form. Ferner gehen aus den einzelnen Elementarstücken

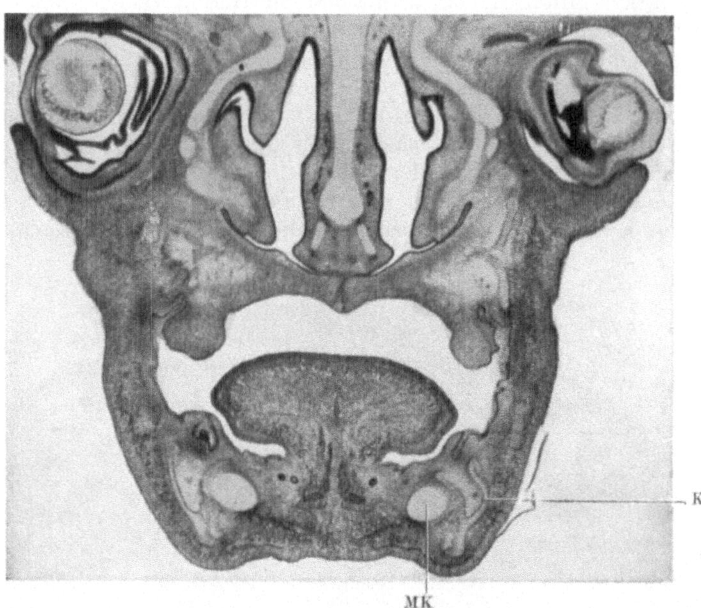

Abb. 7. Schnitt durch den Kopf des Embryos von 33 mm Sch.-St. = Länge, 9 Wochen alt. Die Gaumenfortsätze der Abb. 6 haben sich jetzt vereinigt. Das Septum ist heruntergewachsen. MK MECKELscher Knorpel, K Knochen.

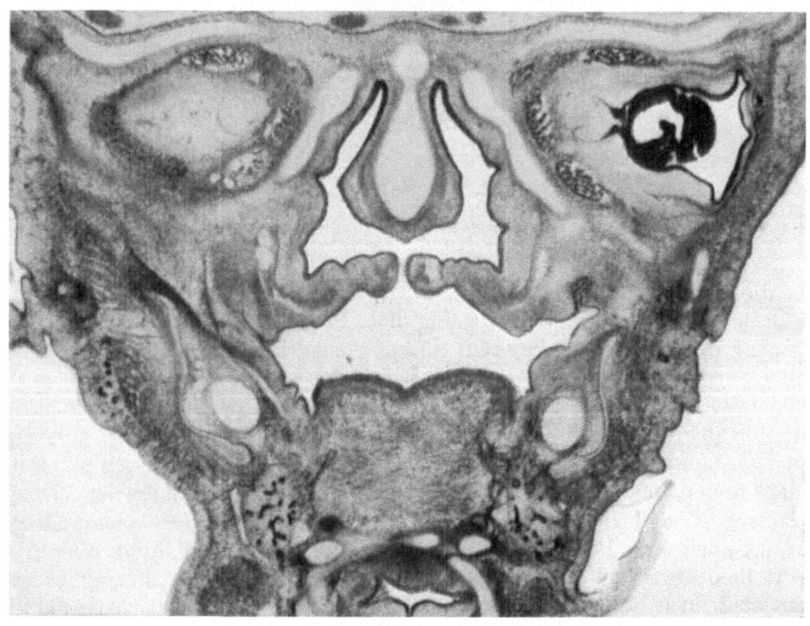

Abb. 8. Derselbe Embryo wie Abb. 7. Der Schnitt stammt aus einer Partie näher dem Rachen. Gaumenfortsätze und Septum stehen unmittelbar vor der Vereinigung.

die Zähne und Kiefer hervor. Es liefern die beiden Unterkieferfortsätze den gesamten Unterkiefer. Der Oberkiefer wird in seinem Hauptteil von den Oberkieferfortsätzen gebildet, nur der mittlere Abschnitt, der sich auch später noch als gesondertes Gebilde, als Zwischenkiefer erhält, wird von den Processus globulares gebildet, die aus den inneren Nasenfortsätzen des Stirnfortsatzes hervorgegangen sind.

Die primitive Mundhöhle hat in der Zeit, wo zwar das äußere Gefüge zusammengesetzt ist, noch kein *Gaumendach*, es münden vielmehr die Nasenöffnungen, die wir aus den Riechgruben entstehen sahen, mit den sog. primitiven Choanen in die primitive Mundhöhle, die jetzt erst nach 2 Monaten in Mundhöhle und Nasenhöhle unterteilt zu werden beginnt, und zwar dadurch, daß von der Innenseite der Proceccus globulares nach rückwärts und von den Oberkieferfortsätzen Vorsprünge nach der Mittellinie vorwachsen. In Abb. 6 sehen wir die Zunge noch hoch in dem Teil der primitiven Mundhöhle stehen, der später unterer Nasengang wird. Die beiden Processus palatini liegen seitwärts von der Zunge.

Die Zunge berührt fast das aus dem mittleren Nasenfortsatz heruntergewachsene Septum. Allmählich beginnen die hier noch herunterhängenden Gaumenfortsätze sich aufzurichten. Einseitige Wachstumsvorgänge in den Gaumenfortsätzen selbst und Bewegungen der Zunge bewirken diese Umlagerung, die meist unsymmetrisch vor sich geht. Die Zunge verschiebt sich nach vorn unten, liegt dann unter den Gaumenfortsätzen, schließlich kommt es zur Vereinigung der Gaumenfortsätze in der Mittellinie, wie das in Abb. 7 zu sehen ist. Auch das Nasenseptum ist heruntergewachsen, um sich mit dem Gaumendach zu vereinigen. Man sieht hier im Bilde noch die Epithelnähte an den Vereinigungsstellen. Die Vereinigung der Gaumenfortsätze schreitet von vorn nach hinten zu fort. So findet man bei demselben Embryo, von dem die Abb. 7 stammt, weiter rückwärts z. B. in Abb. 8 Gaumenfortsätze und Nasenseptum noch nicht vereinigt. Abb. 9 zeigt einen Aufblick auf die Gaumenbildung beim Embryo von 2 Monaten.

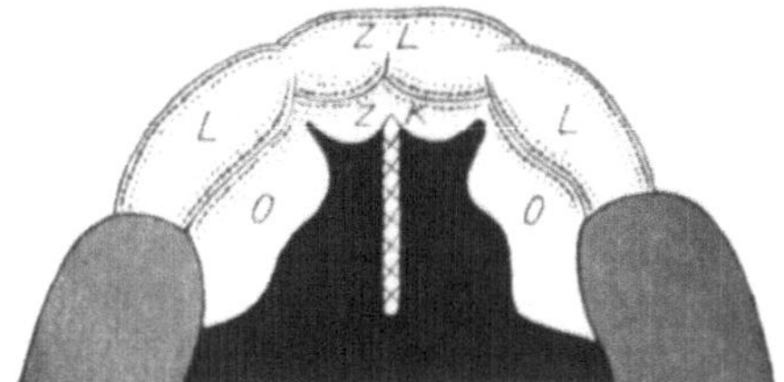

Abb. 9. Aufblick auf den Gaumen eines Embryos von 2 Monaten. Z L Zwischenkieferlippe, L Oberkieferlippe, Z K Gaumenfortsatz des Zwischenkiefers, O Gaumenfortsatz des Oberkiefers. Die kreuzweise gestrichelte Leiste ist der Vomer.

Der Hauptteil des Gaumendaches verknöchert, der rückwärtige Abschnitt bleibt unverknöcherter „weicher Gaumen". So ist die ehemals einheitliche, primitive Mundhöhle bis zum Rachen in Nasenhöhle und Mundhöhle nach 3 Monaten unterteilt. Am Ende des weichen Gaumens münden die Choanen, nicht zu verwechseln mit den primitiven Choanen, in den Rachen. Die Mundhöhle ist damit im Rohbau formiert.

Die *Verknöcherungen* der Kiefer beginnen etwa in der Mitte des 2. Monats. Der Oberkiefer verknöchert von einem Zentrum aus, das in der Gegend über dem Eckzahnkeim gelegen ist. Der Zwischenkiefer beginnt kurz nach dem Oberkiefer zu verknöchern. Der Unterkiefer erhält zunächst um die Mitte des 2. Monats eine knorpelige Stütze, den MECKELschen *Knorpel* (Abb. 6, 7, 8), der aber nicht verknöchert, sondern bald der Resorption anheim fällt. Die Verknöcherung vollzieht sich bis auf kleine Partien durch die Entstehung von Deckknochen, die sich hauptsächlich von buccal her an und um den MECKELschen Knorpel legen (Abb. 6, 7, 8). Die *Lippen* entstehen dadurch, daß sich parallel und nach außen zu dem späteren Kamme des Alveolarfortsatzes ein zunächst geschlossener Epithelstrang im Oberkiefer wie im Unterkiefer in die Tiefe senkt, der sich dann zu einer immer tiefer werdenden Rinne auswächst. Im Bereich der Mundöffnung teilt diese Leiste — Vorhofleiste — die Lippen, weiter rückwärts die Wangen von den Kiefern. Im Kapitel IX, Entwicklung der Zähne, ist die Vorhofbildung ausführlich beschrieben.

Die *Zunge* entsteht schon sehr frühzeitig. Die ersten Anfänge sieht man beim Embryo von 3 mm Länge. Die Bildung der Zunge wird nicht einheitlich beschrieben. Auf die verschiedenen Ansichten hier einzugehen, ist nicht möglich. An der ausgebildeten Zunge können wir noch eine V-förmige Trennungslinie sehen, deren Spitze nach rückwärts gerichtet ist (Abb. 51). An dieser Trennungslinie sind die vordere und hintere Zungenanlage zusammengewachsen, die ursprünglich getrennt waren. Die hintere Anlage ist paarig aus dem 2. Kiemenbogen

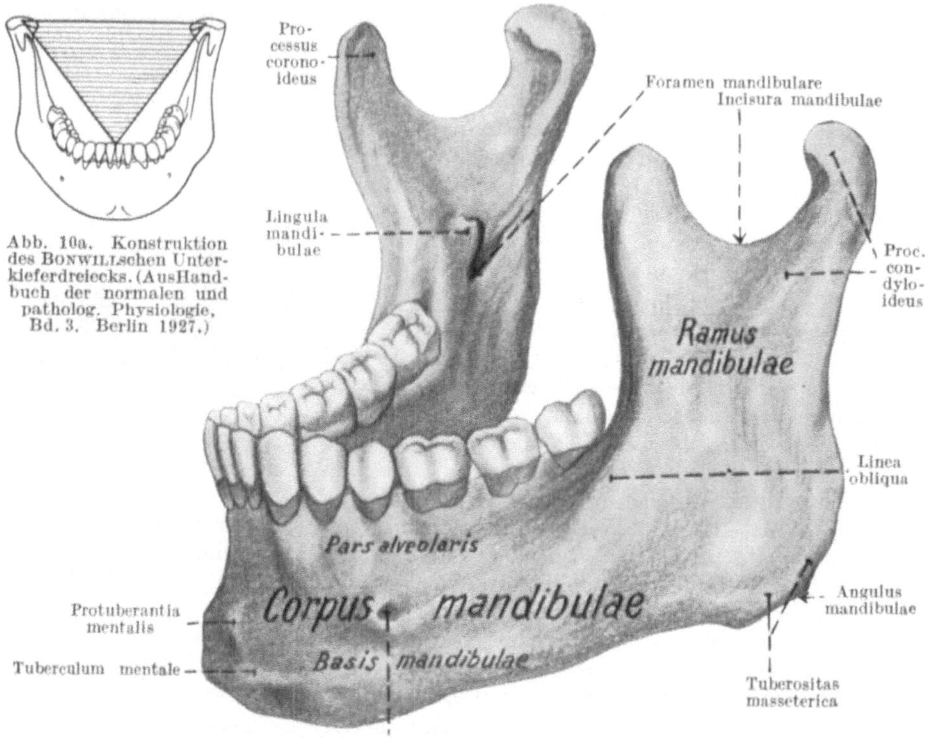

Abb. 10a. Konstruktion des BONWILLschen Unterkieferdreiecks. (Aus Handbuch der normalen und patholog. Physiologie, Bd. 3. Berlin 1927.)

Abb. 10. Unterkiefer, Mandibula, eines 30jährigen Mannes, von links und vorn gesehen. (Nach RAUBER-KOPSCH: Lehrbuch der Anatomie Abt. II. Leipzig 1919.)

hervorgegangen. Die vordere Anlage ist wahrscheinlich auf drei Höcker zurückzuführen, von denen die beiden seitlichen aus dem ersten Kiemenbogen stammen, während der mittlere dritte vom Tuberculum impar gebildet wird, das aus der Verbindung zwischen 1. und 2. Kiemenbogen hervorwuchs. Nach HIS soll die ganze vordere Anlage unpaarig aus dem Tuberculum impar entstanden sein.

II. Anatomie der Kiefer.

1. Der Unterkiefer-Mandibula.

Der Unterkiefer ist paarig entstanden aus den Unterkieferfortsätzen, die in der Mittellinie beim Menschen vollständig verschmelzen. Der Unterkiefer ist mit dem übrigen Schädel nur durch ein Gelenk verbunden (das Gelenk ist ausführlich auf S. 123 beschrieben). Der massige Hauptteil, aus dem sich der Alveolarfortsatz mit den 16 Zähnen erhebt, heißt Corpus mandibulae; aus dem Corpus mandibulae erhebt sich ferner im Winkel von 120—125⁰ der Ramus mandibulae (Abb. 10). Das Corpus mandibulae stellt eine parabolisch gebogene, aufrechtstehende, etwa 2 cm hohe Platte mit wechselnder Dicke dar. Die äußere Fläche dieser Platte, Facies facialis, zeigt im Profil betrachtet in der Mittellinie einen Vorsprung, Protuberantia mentalis, an der Stelle, wo die beiden Unterkieferfortsätze zur Zeit der Entwicklung verwuchsen. Nach unten geht die Protuberantia mentalis jederseits in einen Vorsprung, Tuberculum mentale, über (Abb. 10). Weiter sehen wir in Abb. 10 unter den Prämolaren, etwa 12 bis 14 mm von deren unterem Kronenrande entfernt, das Foramen mentale, ein sich trichterförmig nach hinten oben öffnendes Loch, aus dem Nerven und Gefäße heraustreten. Häufig liegt das Foramen mentale beim rezenten Europäer näher dem 1. als dem 2. Prämolaren. Wo die rückwärtige Kante und die „Basis mandibulae" einen Winkel bilden — Angulus mandibulae — findet man eine mehr oder weniger stark hervortretende kleine Rauhigkeit — Tuberositas masseterica. Der rückwärtige Teil des Corpus mandibulae, aus dem der Ramus sich erhebt, ist bedeutend dünner als der übrige Teil des Corpus. Der „aufsteigende Ast" setzt sich nach oben vorn in den Processus coronoideus und nach oben rückwärts in den Processus condyloideus fort. An diesem Processus condyloideus unterscheiden wir noch ein Kieferköpfchen — Capitulum mandibulae — und einen Hals — Collum mandibulae. Die halbkreisförmige Einsenkung zwischen den beiden Fortsätzen heißt Incisura (semilunaris) mandibulae. Die rückwärtige Kante des aufsteigenden Astes ist leicht gekrümmt, sowohl im Profil (Abb. 10) als von rückwärts gesehen. Die vordere Kante des Ramus ist mehr scharf, auch gekrümmt, sie verläuft unter allmählicher Verbreiterung in die äußere Wand des Corpus mandibulae, wo sie dann Linea obliqua (externa) heißt, die sich fast bis in die Gegend des Foramen mentale unter immer stärkerer Verflachung hinzieht

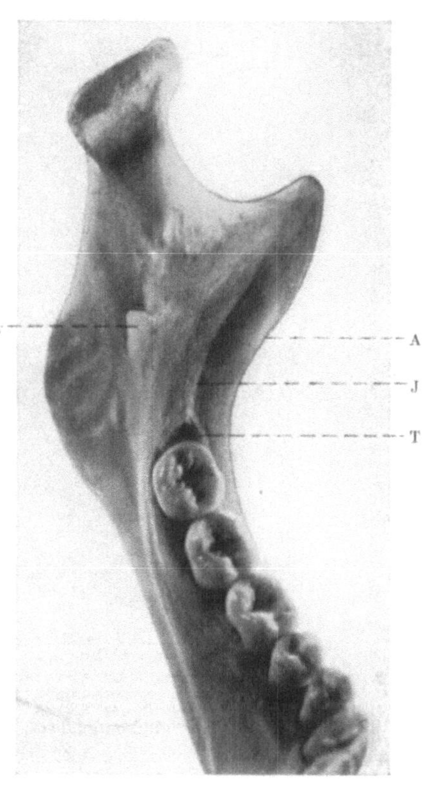

Abb. 11. Linke Unterkieferhälfte von vorn und oben gesehen. A äußere, J innere Vorderkante des aufsteigenden Astes, T Trigonum retromolare, L Lingula, am Eingang des Foramen mandibulare.

(Abb. 10). Neben dieser scharfen vorderen Kante des Ramus findet man beim Übergang auf die Innenfläche noch eine zweite mehr oder weniger scharf vorspringende Kante (Abb. 11), die nach oben zu allmählich verschwindet, nach unten zu aber sich gewissermaßen aufgabelt, um ein dreieckiges, sehr poröses Knochenstück hinter dem letzten Molaren — Trigonum retromolare — zu umschließen (Abb. 11). Man nennt diese beiden Kanten, die vordere und die mehr zurückliegende auch „äußere" und „innere Kante" des aufsteigenden Astes. Weiter sehen wir an der Innenfläche des aufsteigenden Astes das Foramen mandibulare (Abb. 10, 11 und 12), das sich breit und flachtrichterförmig in Richtung auf den Hals des Processus condyloideus öffnet. Es ist durch eine dünne ausgezogene Knochenlamelle — Lingula — überdeckt. Dies Foramen mandibulare ist die Eingangspforte zum Canalis mandibularis, über den weiter unten noch zu berichten ist. Um den Angulus sehen wir, wie an der Außenfläche,

nur hier innen in größerer Ausdehnung, rauhe Erhebungen, die Tuberositas
pterygoidea, die nach vorn durch eine Vertiefung, den Sulcus mylohyoideus,
begrenzt wird (Abb. 11 und 12). Der Sulcus zieht vom Foramen mandibulare
beginnend nach unten und vorn, der Nervus mylohyoideus verläuft in dieser
Vertiefung. Die Zahnreihe steht nur in ihrem vorderen Bereich senkrecht über
der Basis mandibulae, aber schon bei den Prämolaren beginnend weicht die
Zahnreihe von der Parabelform der Basis mandibulae mehr oder weniger ab,
um eine engere Parabelform zu beschreiben. Vor allem die Molaren stehen oft

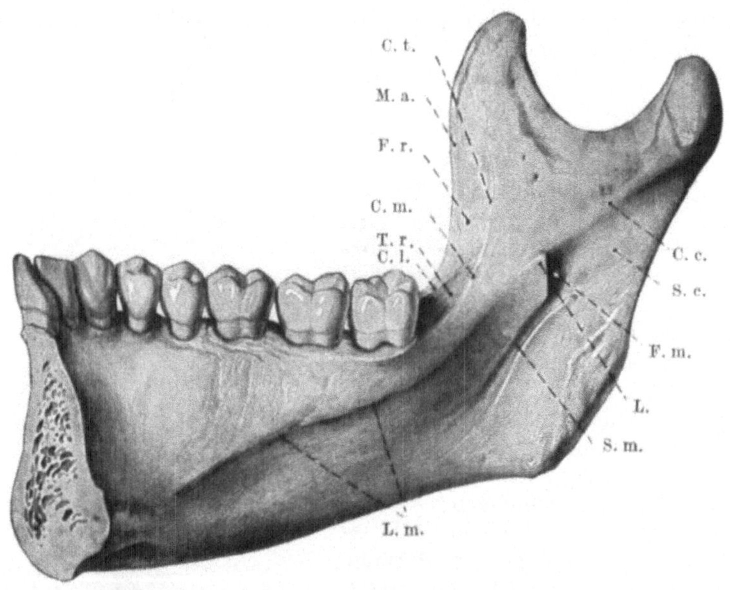

Abb. 12. Unterkiefer. Rechte Hälfte von innen gesehen.
C. c. Crista colli mandibulae, C. l. Crus laterale, C. m. Crus mediale der: C. t. Crista temporalis
mandibulae, F. m. Foramen mandibulare, F. r. Fovea retromolaris, L. Lingula, L. m. Linea mylohyoidea, M. a. Margo anterior des Ramus mandibulae. S. c. Sulcus colli mandibulae. S. m. Sulcus
mylohyoideus, T. r. Trigonum retromolare.
(Aus SICHER: Anatomie und Technik der Leistungsanästhesie, 2. Aufl. Berlin: Julius Springer 1925.)

weit nach lingual zu herübergerückt über die Grundfläche des Kieferkörpers
wie in einem balkonartigen Vorbau (Abb. 11). Dieser balkonartige Vorbau
wird nach unten zu begrenzt durch die Linea mylohyoidea, die wir hinter dem
letzten Molaren beginnen und schräg nach unten vorn bis unter die Prämolaren
ziehen sehen können (Abb. 11). Die Vertiefung unter der Linea mylohyoidea
heißt Fovea submaxillaris und eine kleinere Delle weiter vorn vor der Linea mylohyoidea unter dem Eckzahn, Fovea sublingualis, so benannt nach den Speicheldrüsen, die diesen beiden Vertiefungen anliegen. Nahe der Mittellinie am unteren
Rande der Innenfläche des Corpus mandibulae liegt auf beiden Seiten je eine
kleine Grube, wo der Musculus digastricus ansetzt — Fossa digastrica. Oberhalb
der Fossa digastrica liegt an der Mittellinie die Spina mentalis, die aus vier kleinen
Höckerchen gebildet wird. An den zwei oberen setzen die Musculi genioglossi,
an den beiden unteren die Musculi geniohyoidei an.

Der Alveolarfortsatz erhebt sich mit den Zähnen aus dem Corpus mandi-
bulae, er ist den Zähnen zugehörig, was man daraus ersehen kann, daß er nach
Verlust der Zähne wieder schwindet. Im Bereich der Frontzähne ist er als dünne
Platte um die Wurzeln gelegt, jeder Wurzel entspricht am Alveolarfortsatz eine
Vorwölbung, Jugum alveolare genannt. Schon bei dem 2. Prämolaren, vor allem
aber um die Molaren herum, wird der Alveolarfortsatz massiger, so daß sich

hier keine Juga alveolaria mehr herausbilden können. Zwischen den Wurzeln der einzelnen Zähnen befinden sich Scheidewände, Septa inter*dentalia*, die etwas höher stehen als der äußere Rand des Alveolarfortsatzes — entsprechend dem Verlauf des Zahnfleischrandes — es bekommt auch der Alveolarfortsatz dadurch ein girlandenförmiges Niveau. Die einzelnen Wurzeln jedes mehrwurzeligen Zahnes sind ebenfalls voneinander getrennt durch ein niedriges Septum inter*radicale* (Abb. 13). Jeder Zahn oder besser gesagt jede Wurzel erhält dadurch ihr eigenes Fach, Alveole genannt, die in ihrer Form ein um die Dicke der Wurzelhaut vergrößerter Abguß der Wurzel ist. Entsprechend der verschiedenen Dicke der Mandibula finden wir auch die Ausbildung der spongiösen Partien sehr verschieden, am einfachsten unterrichten uns darüber die Sagittalschnitte, die in Abb. 14 wiedergegeben sind.

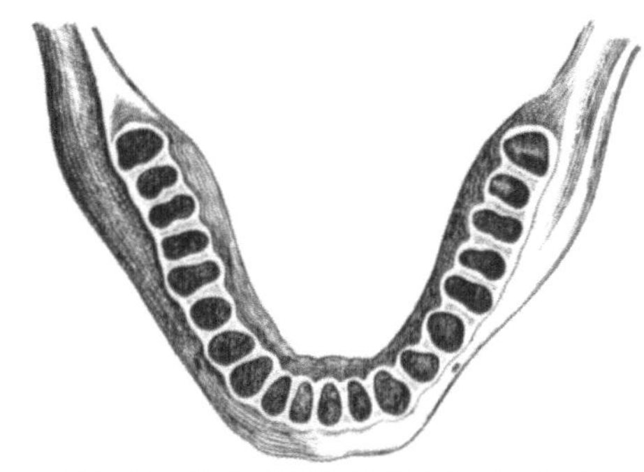

Abb. 13. (Nach MÜHLREITER: Anatomie des menschlichen Gebisses. Leipzig 1920.)

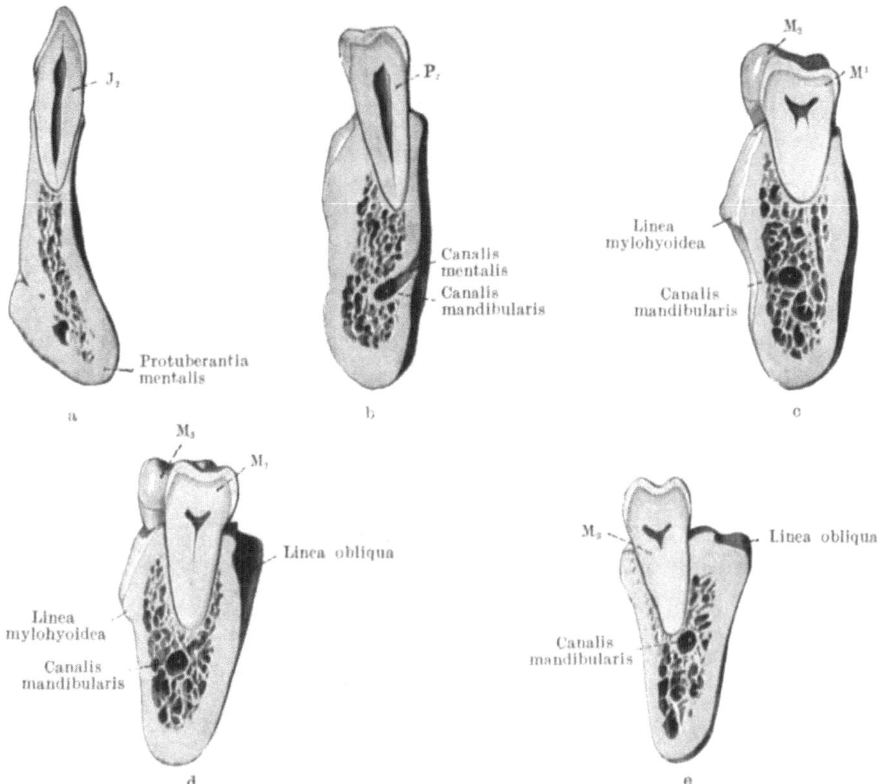

Abb. 14. Fünf Schnitte durch den Unterkiefer.
a durch den 2. Schneidezahn, b durch den 2. Prämolaren und den Canalis und das Foramen mentale, c durch den 1. Molaren, d durch den 2. Molaren, e Radiärschnitt durch den unteren Weisheitszahn. (Aus SICHER, H. und J. TANDLER: Anatomie für Zahnärzte. Berlin: Julius Springer 1928.)

Der Unterkiefer wird vom Foramen mandibulare ab von einem Kanal durchzogen, der bis zu der Stelle, wo der Canalis mentalis abzweigt, Canalis mandibularis heißt (s. Abb. 14 und 15). Der letzte steile Anstieg zum Foramen mentale

erscheint aber oftmals wie ein Abzweig vom Mandibularkanal. Ein viel feinerer
Kanal setzt sich in der ursprünglichen Richtung bis zur Mittellinie als Canalis

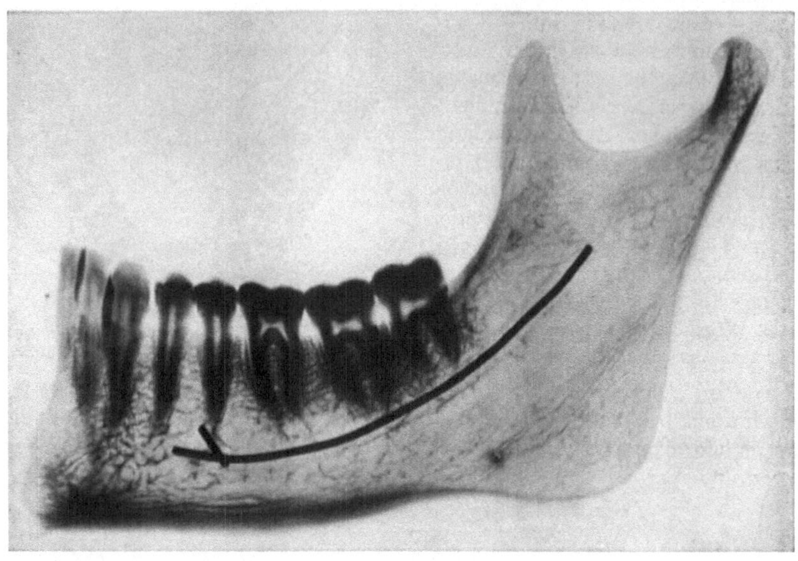

Abb. 15. Röntgenaufnahme (positiv) des halben Unterkiefers. Ein Draht ist in den Canalis
mandibularis und ins Foramen mentale eingeführt.

incisivus mandibulae fort. Über die Weite und den Verlauf des Kanals im Profil
betrachtet, gibt das Röntgenbild (Abb. 15) Aufschluß. Im Ramus ascendens

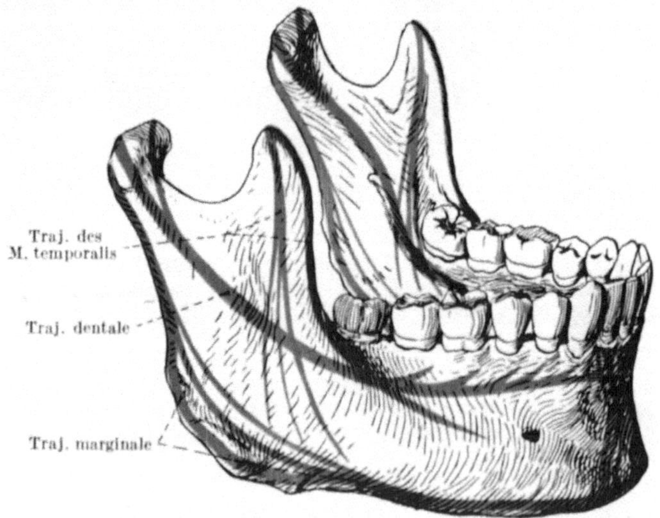

Abb. 16. Die wichtigsten Trajektorien des Unterkiefers. (Aus SICHER, H. und J. TANDLER: Anatomie
für Zahnärzte. Berlin: Julius Springer 1928.)

liegt der Kanal noch der lingualen Corticalis nahe an, tritt aber im Corpus mandibulae mehr in die Mitte der spongiösen Partie. Die Lagebeziehungen der Zähne
zum Mandibularkanal sind von großer praktischer Bedeutung, man kann sie aus
dem Röntgenbilde erkennen. Es ist nur noch zu sagen, daß große Variationen

vorkommen, so können z. B. die Alveolen des 3. und auch des 2. Molaren gar
nicht so sehr selten unmittelbar oder fast unmittelbar mit dem Kanal kommuni-
zieren, andererseits kann man große Abstände zwischen Kanal und Alveolen
finden, die an der meist tiefsten Stelle des Kanals unter dem 1. Molaren bis zu
9 mm gemessen wurden.

Im Aufbau der Knochensubstanz ist bei allen Knochen, so auch beim Unterkiefer, eine architektonische Gesetzmäßigkeit, Zug- und Druckwirkungen entsprechend zu erkennen. Diese Bausysteme — Trajektorien — sind an Hand von Röntgenaufnahmen zuerst von WALKHOFF beschrieben, schematisch sind sie in Abb. 16 dargestellt.

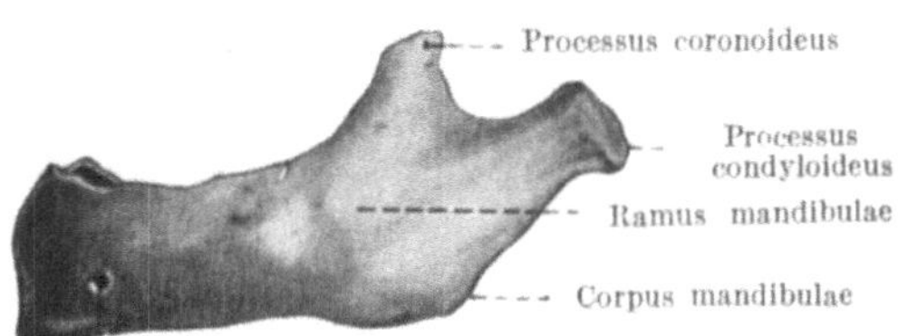

Abb. 17. Unterkiefer, Mandibula, vom Neugeborenen, von links gesehen. (Nach RAUBER-KOPSCH.)

Es ist noch kurz über die *Altersverschiedenheiten des Unterkiefers* zu berichten.
Zur Zeit der Geburt stellt der Unterkiefer im Profil betrachtet noch fast einen
geraden Balken dar (Abb. 17), ein Ramus „ascendens" ist noch nicht richtig
ausgebildet. Erst mit Beginn der ersten Dentition, also um den 6. Lebensmonat,
ändert sich diese Balkenform, der rückwärtige Teil hinter der Anlage des 2. Milchmolaren richtet sich auf, und wir finden am Ende des ersten Lebensjahres bereits
einen Kieferwinkel von 140°
gegenüber 160° beim Neugeborenen. Mit der weiteren Entwicklung ändert sich der Winkel noch
mehr, und wir finden beim Erwachsenen dann einen durch-
schnittlichen Kieferwinkel von
120—125°. Diese Aufrichtung
des aufsteigenden Astes hat die
Zwischenschaltung der Zähne
zwischen die zuerst zahnlosen
Oberkiefer und Unterkiefer —
bildlich gesprochen — zu kompensieren. Wenn die Zähne
im Alter verlorengegangen sind,
nähert sich die Form des Unterkiefers mit Verlust des Alveolarfortsatzes wieder der Balkenform
des Neugeborenen unter oft starker Abflachung des Winkels
(Abb. 18). Nach dem Schwunde
des Alveolarfortsatzes liegt dann
das Foramen mentale unmittel-

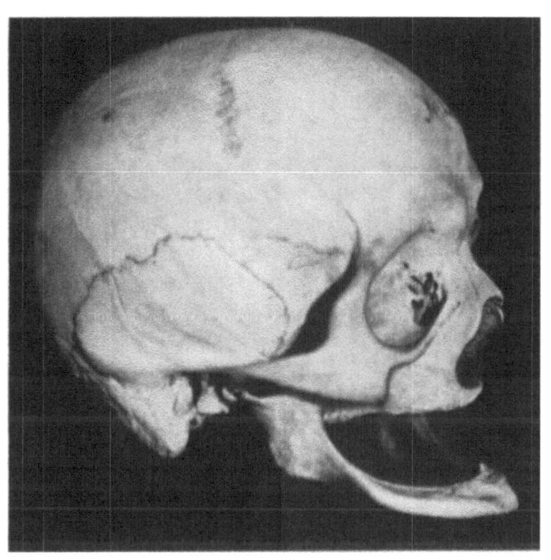

Abb. 18. Greisenschädel. Alveolarfortsätze im Ober- und
Unterkiefer sind völlig geschwunden. Das Foramen
mentale liegt unmittelbar an der Oberfläche.

bar an der Oberfläche und auch über dem gesamten Mandibularkanal ist die
Knochendecke oft nur sehr dünn.

Das Längenwachstum des Unterkiefers hält im allgemeinen Schritt mit der
Dentition. Zur Zeit der Geburt reicht der vorhandene Platz schon fast aus für
die Milchzähne. Es ist daher auch das Längenwachstum bis zu Beginn der
2. Dentition nicht erheblich. Etwa im 5. Lebensjahre beginnt ein deutliches
Längenwachstum, um für die Ersatzzähne, die in ihrer Gesamtheit etwas mehr
Raum benötigen als die Milchzähne, und für den 1. Molaren genügenden
Platz zu verschaffen. Man sieht den Raum zwischen dem 2. Milchmolaren und
dem Ramus länger und breiter werden und die Milchzähne treten aus der

ehemaligen Kontaktstellung in die mehr oder weniger starke Lückenstellung. Wir sehen dann, daß um das 12. Jahr hinter dem 1. Molaren der Platz für den 2. Molaren und dann später dahinter für den Emporstieg des 3. Molaren weiterer Raum entstanden ist. Dem Wachstum des Corpus mandibulae entsprechend ändern sich die Maße des Ramus.

Die *Rasseverschiedenheiten des Unterkiefers* sind sehr ausgeprägt. Starke Formverschiedenheiten zeigen außer anderen Merkmalen vor allem der Processus coronoideus und das Kinn. Mit stets mehr nachlassendem Gebrauch der Kauwerkzeuge vor allem bei den rezenten Menschen wird der Prozessus coronoideus immer zierlicher und schlanker, während er bei niederen Rassen und bei diluvialen Kiefern besonders breit und massig ist, entsprechend dem stärkeren Gebrauch des am Processus coronoideus ansetzenden Musculus temporalis.

Ebenso bedeutsame Unterschiede sieht man am Kinn. Bei diluvialen Funden und auch bei niederen Rassen fehlt es entweder noch oder es ist nur schwach angedeutet, um mit dem Anstieg der Rassen immer stärker in Erscheinung zu treten. Es wurde über die Kinnbildung viel debattiert, sie wird einerseits mit der Entwicklung der Sprache, mit dem vermehrten Gebrauch der Mundboden- und Zungenmuskulatur in Verbindung gebracht, andererseits soll die Reduktion des Alveolarfortsatzes und der Zähne selbst das Kinn „hervortreten" lassen. In den Lehrbüchern der Anthropologie ist darüber nachzulesen.

2. Das Oberkieferbein-Maxilla.

Während beim Unterkiefer die Entwicklung aus den beiden Unterkieferfortsätzen zu einem unpaaren Knochen sich vollzog, so daß beim fertig ausgebildeten Unterkiefer keine Naht zwischen den beiden Seiten mehr gefunden werden kann, läßt sich vor allem in der Mittellinie das, was man allgemeiner als „Oberkiefer" bezeichnet, durch die Sprengung einer Naht in zwei Hälften teilen. Aber auch jede dieser Hälften ist noch kein einheitliches Gebilde. Man kann noch die Entstehung dieser paarigen Stücke aus Oberkieferfortsatz und Stirnfortsatz nachweisen, worauf später noch näher eingegangen werden soll. Betrachten wir zunächst ein Oberkieferbein, Maxilla, wie es aus Oberkieferfortsatz und Stirnfortsatz zusammenwuchs. Die Maxilla ist ein aus vier annähernd gleich großen Flächen gebildeter Körper mit vier Fortsätzen. Abb. 19 zeigt uns drei dieser Flächen: Facies anterior s. faciei, Facies infratemporalis und Facies orbitalis und drei Fortsätze: Processus zygomaticus, Processus frontalis und Processus alveolaris mit den Zähnen. Der Processus zygomaticus setzt sich in Gestalt einer Leiste, Crista zygomatico-alveolaris, in Richtung auf den Alveolarfortsatz fort (Abb. 20). Durch die Leiste werden die beiden Flächen Facies anterior und infratemporalis voneinander getrennt. Die Facies anterior hat vorwärts der Crista zygomatico-alveolaris eine mehr oder minder tiefe Einsenkung — Fossa canina — nach dem Eckzahn, der hier hoch oben während seiner Entwicklung liegt, so benannt; sie nimmt einen großen Teil der vorderen Wand ein. An der oberen Grenze der Fossa canina liegt das Foramen infraorbitale, der Ausgang des gleichnamigen Kanals. Dies Foramen liegt etwa $3/4$ cm vom oberen Rande der Vorderwand des Oberkieferbeines entfernt, den man in bezug auf die Augenhöhle als Margo infraorbitalis bezeichnet. Die Stelle, an der im unteren Augenhöhlenrand das Os zygomaticum und das Os maxillare sich treffen, ist die Sutura zygomaticomaxillaris, sie liegt annähernd senkrecht über dem Foramen infraorbitale. Bei den meisten Menschen kann man die Sutura zygomatico-maxillaris durchtasten und danach leicht die Lage des Foramen infraorbitale bestimmen. Das Foramen infraorbitale ist ein etwa 5 mm großer Trichter, der sich schräg nach der Nase und nach unten öffnet. Man kann also mit einer geraden Sonde oder Kanüle nur schräg von unten und von der Nase her ins Foramen eindringen. Mit anderen

Worten: etwa aus der Gegend einige Millimeter über der Wurzelspitze des seitlichen Schneidezahnes her ist vom Munde aus ins Foramen infraorbitale zu

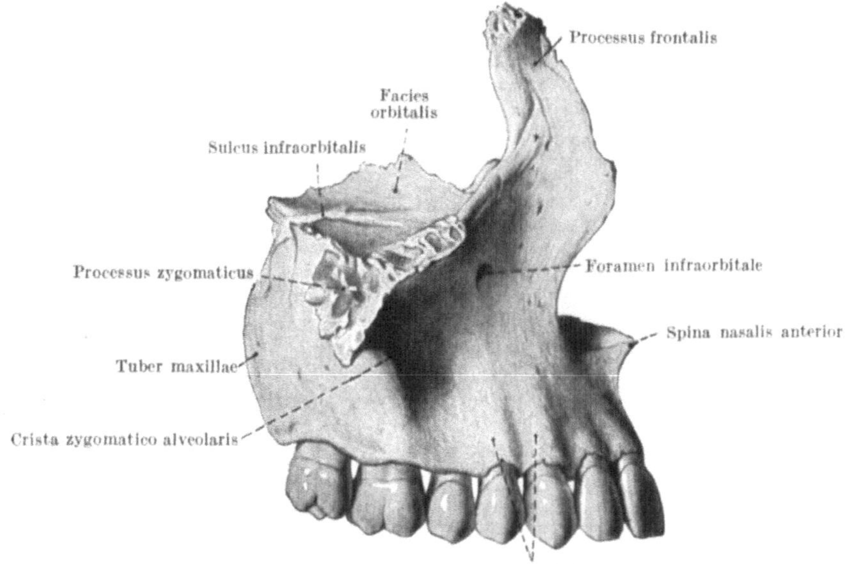

Abb. 19. Rechter Oberkiefer von außen gesehen. (Aus Sicher und Tandler.)

gelangen. Der Canalis infraorbitalis, in dem schon wenige Millimeter vor dem
äußeren Rande die Nervi alveolares superiores anteriores in den Knochen abzweigen,

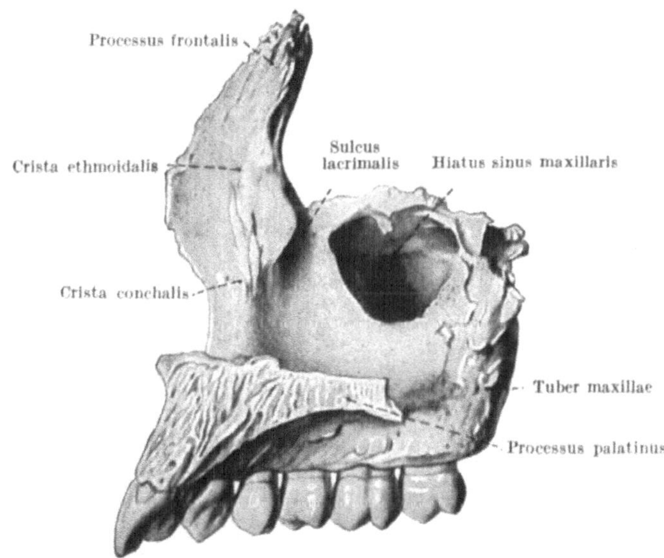

Abb. 20. Rechter Oberkiefer von innen gesehen. (Aus Sicher und Tandler.)

zieht dann mit einer Biegung mehr in die horizontale und sagittale Richtung
übergehend nach rückwärts. Nach der Nase zu endet die vordere Fläche mit
der scharfen Incisura nasalis. Die Facies infratemporalis stellt die hintere Seitenfläche dar, sie geht auf die stark abgerundete Rückseite über, die auch als Tuber

maxillare bezeichnet wird. Wir finden dort mehr wangenwärts gelegene kleine
Foramina etwa in halber Höhe der Fläche. Hier ziehen Nerven (Nn. alveolarer
superiores posteriores) und Gefäße in den Knochen und zu den Zähnen. An
den Rauhigkeiten der Rückfläche des Tuber maxillare lagern sich das Gaumenbein und die Keilbeinflügel an. Die Rinne, die schräg von oben hinten nach
vorn unten über das Tuber zieht — Sulcus pterygopalatinus — bildet mit dem
gleichnamigen Sulcus des Gaumenbeins den Canalis pterygopalatinus.

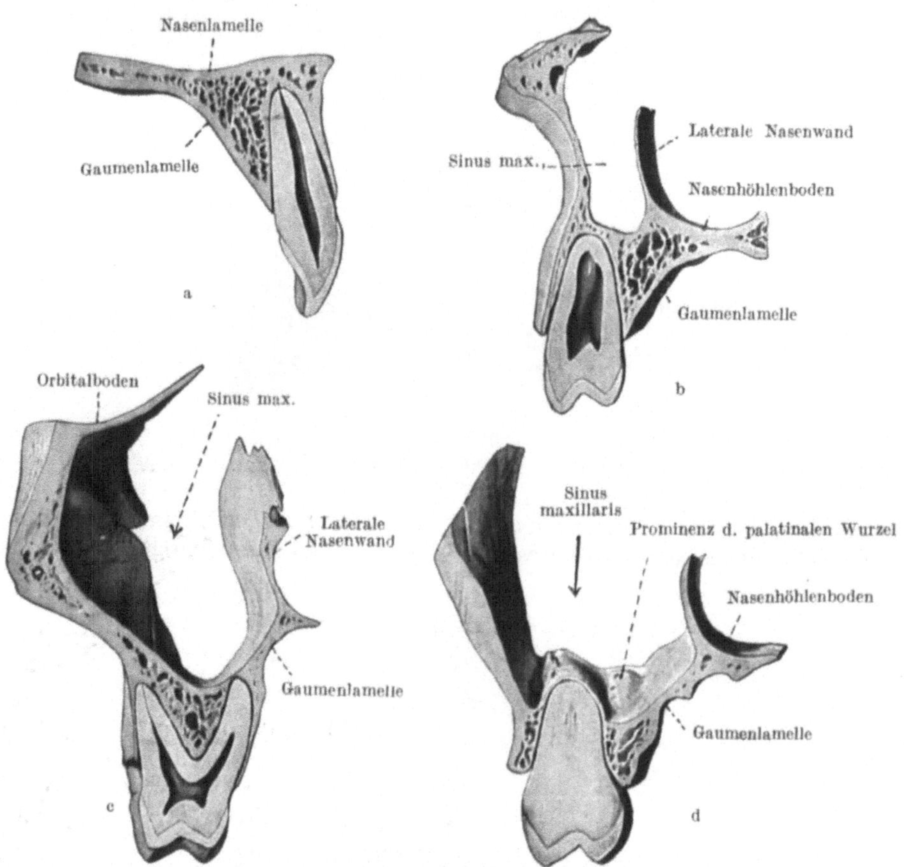

Abb. 21. a Schnitt durch den ersten oberen Schneidezahn. Die Wurzelspitze reicht bis knapp an
den Nasenhöhlenboden. b Schnitt durch den zweiten oberen Prämolaren. Der Sinusboden reicht bei
guter Entwicklung der Alveolarbucht bis an die Wurzelspitze des P². c Schnitt durch die distobuccale
und palatinale Wurzel des oberen 1. Molaren. Die Spitze der palatinalen Wurzel reicht bis an den
Antrumboden. Tiefe Alveolarbucht. d Schnitt durch die mesiobuccale Wurzel des oberen 2. Molaren.
Sehr tiefe Alveolarbucht. Die Alveolenkuppen ragen als Vorwölbungen in das Antrum hinein.
(Aus Sicher und Tandler.)

Die Facies orbitalis stellt ein großes Stück des Augenhöhlenbodens, sie ist
die kleinste der vier Flächen. Etwa 1 cm vom vorderen Rande der Facies orbitalis
entfernt finden wir hier den Infraorbitalkanal an die Oberfläche kommen und
ohne knöcherne Decke als Sulcus infraorbitalis nach rückwärts ziehen (Abb. 19).
Betrachten wir das Oberkieferbein von der Innenseite (Abb. 20), so sehen wir
die große, glatte Fläche, Facies nasalis, die den größten Teil der seitlichen Nasenwand bildet. Wo die Facies nasalis in den Stirnfortsatz übergeht, finden wir eine
annähernd horizontal verlaufende Leiste, Crista conchalis genannt, weil die
untere Muschel hier ansetzt. Ferner sehen wir in der Facies nasalis ein hier in der
Abb. 20 langgestrecktes, fünfseitiges Fenster, Hiatus maxillaris, als (knöchernen)

Eingang in die Oberkieferhöhle, die das Innere des Corpus ossis maxillaris einnimmt. Der weite Eingang wird aber noch von der unteren Muschel, einem Teil des Siebbeines, des Gaumenbeines und des Tränenbeines überdeckt, so daß er nur hier am isolierten Oberkieferbein so groß in Erscheinung tritt. Ein enger Zugang liegt sonst im mittleren Nasengang. Die Kieferhöhle ist mit Schleimhaut (Flimmerepithel) ausgekleidet. In der Kieferhöhle (Sinus maxillaris — Antrum Highmori) sehen wir die äußere Form der Maxilla wieder angedeutet. Wie der Körper, so hat auch die Höhle den Fortsätzen entsprechende Ausläufer, Buchten, Recessus, nach den Fortsätzen, in denen sie liegen, bezeichnet. Der für die Zahnheilkunde wichtigste Recessus ist natürlich der Recessus alveolaris, der wie die

gesamte Kieferhöhle sehr wechselnd in Gestaltung und Ausmaßen ist. In den meisten Fällen erstreckt er sich über die Wurzelspitzen des 2. Prämolaren und der Molaren. Die Wurzel des 1. Prämolaren steht nur mit ihrer distalen Wand der Kieferhöhle nahe (siehe auch die Röntgenbilder im Abschnitt Röntgenologie). Gelegentlich reicht die Kieferhöhle auch sogar bis an die Wurzel des Eckzahnes. In dem Boden des Recessus alveolaris sieht man oft leistenartige Erhebungen,

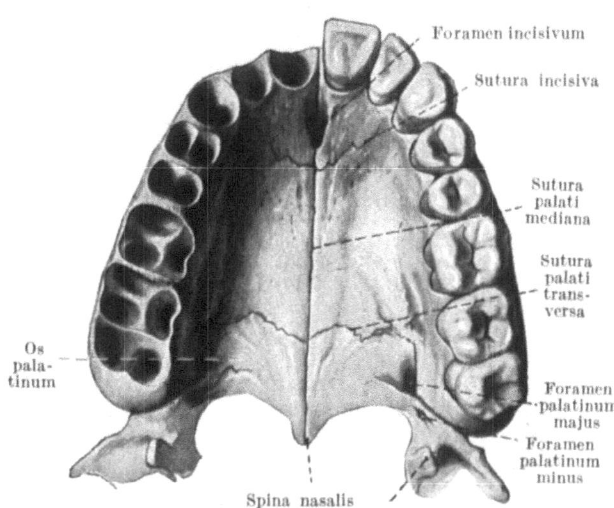

Abb. 22. Harter Gaumen. Rechts sind die Zähne entfernt, um die Alveolen des Oberkiefers zu zeigen. (Aus Sicher und Tandler.)

die von buccal nach palatinal ziehen und damit eine gewisse Unterteilung andeuten. Vielfach senken sich auch grubenartige Vertiefungen des Bodens zwischen die Wurzeln der Molaren. Dort, wo die Wurzeln dem Antrum sehr nahe stehen, finden sich kuppelartige Erhebungen im Boden. Die Lagebeziehungen der Molaren- und Prämolarenwurzeln zur Kieferhöhle sind also sehr enge. Manchmal kann über einer Wurzel auch sogar die knöcherne Decke fehlen, am macerierten Kiefer sieht man dann die Wurzelspitze frei in die Kieferhöhle ragen. Abb. 21 zeigt die topographischen Verhältnisse zwischen Zähnen und Oberkieferhöhle. Es bedarf kaum der Erwähnung, daß solch unmittelbare nachbarliche Beziehungen zwischen Zähnen und Kieferhöhle die größte Bedeutung für die Pathologie und Therapie hier haben müssen. Die Kieferhöhlenwandung in Gegend der Fossa canina und vor allem die nasale Wand ist sehr dünn. Oberhalb der Kieferhöhle liegen unter dem Boden der Orbita in der Wand der Facies orbitalis kleinere Höhlen, die Cellulae orbitaliae (Halleri). Betrachten wir weiter die Facies nasalis der Maxilla, so ist noch der Tränennasenkanal — Sulcus lacrimalis — zu erwähnen, der zwischen Processus frontalis und der Kante des Hiatus maxillaris herunterzieht. Er wird von vorn her durch eine Lamelle des Processus frontalis und auch von rückwärts her durch eine kleine Knochenumbiegung überdeckt.

Aus der Basis der Facies nasalis sehen wir den mächtigen Processus palatinus herausgewachsen, der einerseits den unteren Nasengang und andererseits den größten Teil des knöchernen Gaumens darstellt. Wo in der Mittellinie die Processus palatini der beiden Seiten durch eine Naht verbunden sind, erheben sie sich zu einer von vorn nach rückwärts niedriger werdenden, senkrechten Wand, die nach oben mit dem Vomer in Verbindung steht. Ein Kanal — Canalis incisivus (Abb. 20, 22 und 29) zieht zunächst gemeinsam für die beiden Oberkieferbeine, etwas rückwärts und parallel zu den mittleren Schneidezähnen vom Gaumen nach dem unteren Nasengange, in seinem oberen Abschnitt sich in einen rechten und linken Kanal verzweigend. Die gemeinsame Mündungsstelle am Gaumen ist das Foramen incisivum.

Der Alveolarfortsatz erhebt sich dünnwandiger als im Unterkiefer aus dem Körper, er legt sich vor allem im Bereich der Schneidezähne und besonders am Eckzahn mit seiner labialen Wand plastisch um die Wurzeln; die Wülste, die dadurch entstehen, heißen wie auch im Unterkiefer Juga alveolaria. Die Wurzeln haben wieder wie im Unterkiefer je ihre eigene Alveole; die Zwischenwand zwischen je zwei Zähnen heißt Septum interdentale, die Wand zwischen den Wurzeln eines Zahnes Septum interradicale. Der freie Rand des Alveolarfortsatzes wird wie im Unterkiefer als Limbus alveolaris bezeichnet (Abb. 22). Der Alveolarfortsatz der beiden Oberkieferbeine in seiner Gesamtheit hat, wie Abb. 22 zeigt, in der Aufsicht mehr die Form eines Hufeisens im Gegensatz zum Alveolarfortsatz des Unterkiefers, der die Form einer Parabel hat.

Betrachten wir weiter die Oberkieferbeine in ihrer Zusammensetzung von unten her in Abb. 22, so sehen wir, wie die beiden Processus palatini sich in einer markanten Naht, Sutura palatina mediana, vereinigen und wie die Pars horizontalis des Gaumenbeines das knöcherne Gaumendach, das in seiner größten

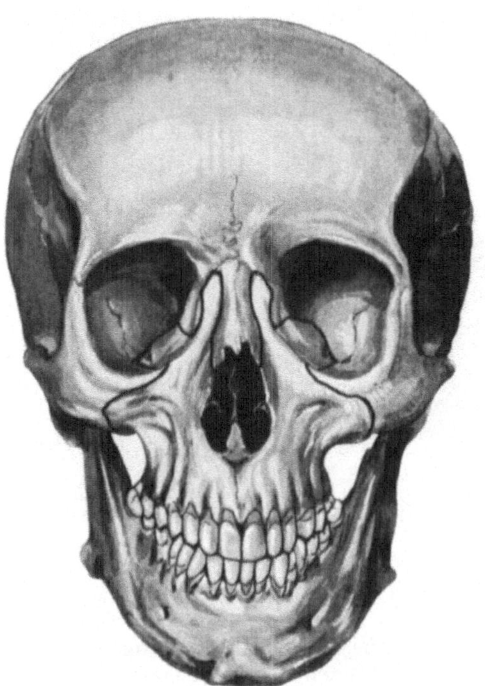

Abb. 23. Einbau der beiden Oberkieferbeine in den Gesamtschädel.

Ausdehnung vom Oberkieferbein gestellt wird, noch um ein großes Stück nach rückwärts verlängert, so daß der harte Gaumen dadurch mit dem Tuber maxillare abschneidet. Der Processus palatinus der Maxilla selbst endet etwa in der Gegend des 2. Molaren. Die Sutura palatina mediana setzt sich zwischen den beiden Gaumenbeinen fort, wo sie rückwärts endet, sind die beiden Gaumenbeine zur Spina nasalis posterior ausgezogen. An der Berührungsstelle der Processus palatini und der Gaumenbeine finden wir die Sutura palatina transversa. Ferner findet man auch beim Erwachsenen wenigstens noch angedeutet eine gezackt verlaufende Naht vom hinteren Rande des Foramen incisivum zwischen 2. Schneidezahn und Eckzahn ziehen. Sie zeigt die Stelle an, wo mittlerer Nasenfortsatz mit seinen Processus globulares und Oberkieferfortsatz schon im embryonalen Leben zusammenwuchsen. Den Teil der Maxilla, der vom mittleren Nasenfortsatz geliefert wurde, trägt also die beiden Schneidezähne, er bleibt bei vielen Tieren (und beim Menschen gelegentlich bei Mißbildungen) als gesonderter Knochen erhalten und wird als Zwischenkiefer, Os incisivum oder nach GOETHE, der ihn zuerst beschrieb, Os Goethei genannt. Die Naht, die von der Sutura mediana dicht hinter dem Foramen incisivum zwischen seitlichen Schneidezahn und

Eckzahn zieht, heißt Sutura incisiva, nicht zu verwechseln mit der Sutura *inter-incisiva*, die die Fortsetzung der Sutura palatina mediana über das Foramen incisivum ist und die zwischen den mittleren Schneidezähnen hinaufzieht zur

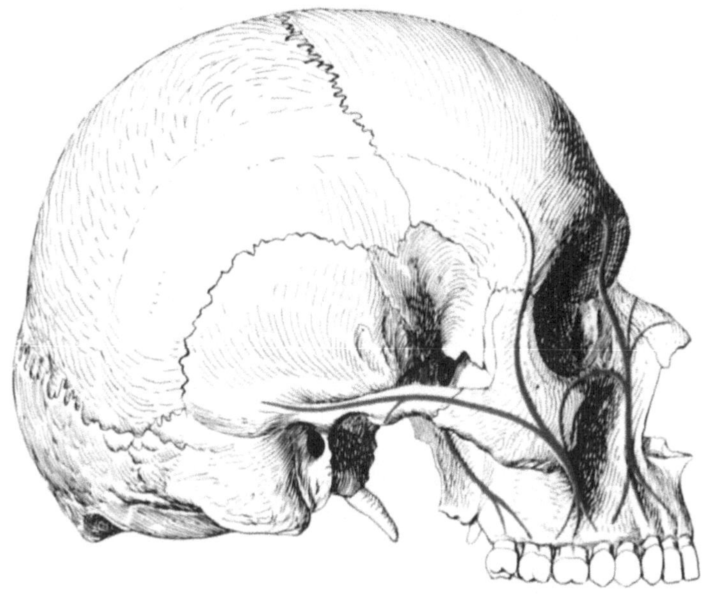

Abb. 24. Die Stützpfeiler des Obergesichtes (schematisch). (Aus SICHER, H. und J. TANDLER: Anatomie für Zahnärzte. Berlin: Julius Springer 1928.)

Spina nasalis anterior. Der Teil des harten Gaumens, der zum Oberkieferbein gehört, ist außerordentlich rauh, von vielen, kleinen Foramina durchlöchert; in Gegend der Molaren ziehen Vertiefungen parallel zum Alveolarfortsatz — Sulci palatini. Zwischen den Sulci palatini erheben sich die flachen Spinae palatinae. Nahe dem Alveolarfortsatz liegt im Gaumenbein das Foramen palatinum maius, der Eingang zum Canalis pterygo-palatinus. Vom Foramen palatinum maius ziehen die hier austretenden Nerven und Gefäße in den Sulci palatini entlang nach vorn. Hinter dem großen Foramen liegen meist mehrere kleine Foramina palatina minora. Aus Abb. 20 erkennt man die Form des Gaumens, wie er hinter den Frontzähnen zunächst flach und an den rückwärtigen Zähnen immer steiler zu einem ,,Gewölbe'' sich erhebt.

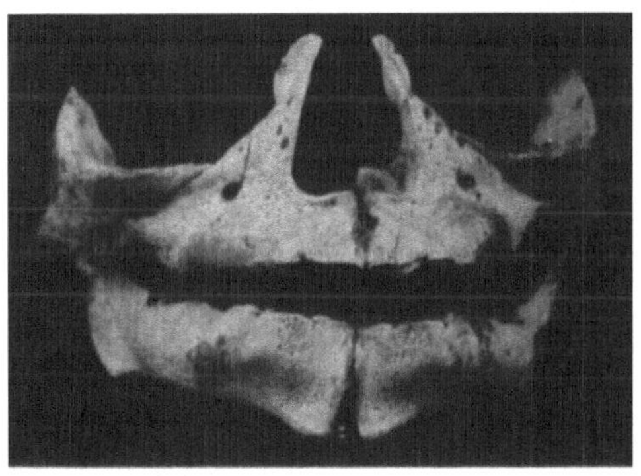

Abb. 25. Ober- und Unterkiefer eines Neugeborenen.

In der Praxis spricht man vielfach kurz vom ,,Oberkiefer'' so wie man ja auch nur vom Unterkiefer in seiner Gesamtheit spricht. Das ist bis zu einem gewissen Grade vor allem deswegen berechtigt, weil ,,der Oberkiefer'' genau wie der Unterkiefer funktionell mehr eine Einheit darstellt. Wie dieser ,,Oberkiefer'' in seiner Zusammensetzung aus den beiden Oberkieferbeinen sich in das Schädelskelet einfügt, soll Abb. 23 demonstrieren. Ähnlich den Trajektorien des Unterkiefers sieht man beim Oberkiefer im Röntgenbild strebenartige Strukturen, die den Oberkiefer gegen die Schädelbasis abstützen (Abb. 24).

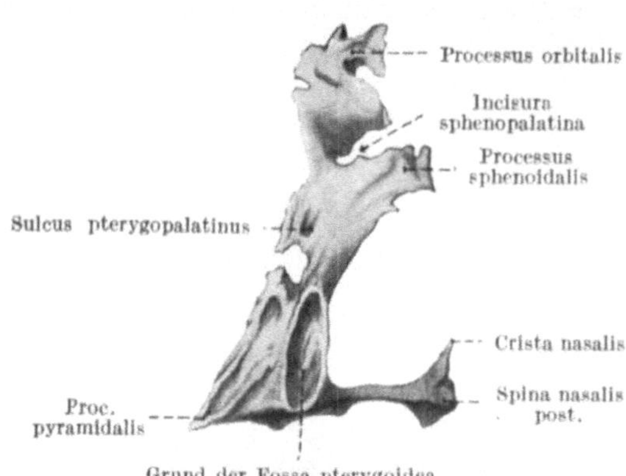

Abb. 26. Linkes Gaumenbein, Os palatinum von hinten. (Nach RAUBER-KOPSCH: Anatomie.)

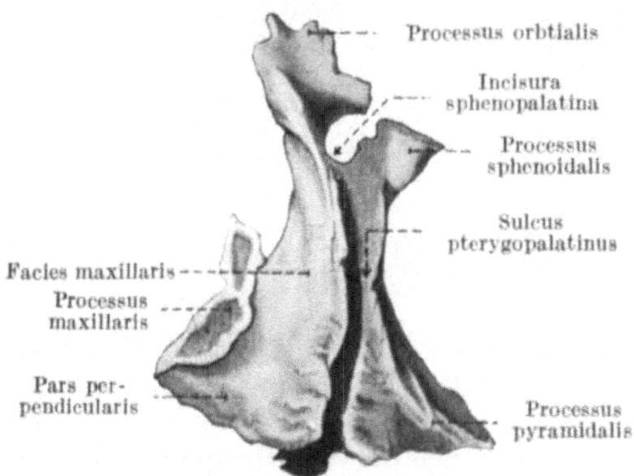

Abb. 27. Linkes Gaumenbein, Os palatinum von außen. (Nach RAUBER-KOPSCH: Anatomie.)

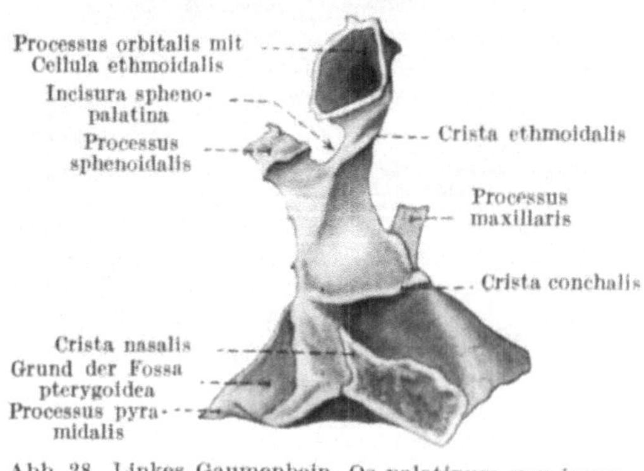

Abb. 28. Linkes Gaumenbein, Os palatinum von innen. (Nach RAUBER-KOPSCH: Anatomie.)

Die *Altersverschiedenheiten des Oberkiefers* sind wie beim Unterkiefer sehr groß. Zur Zeit der Geburt ist der Oberkiefer noch sehr flach. Man kann an der Außenfläche erkennen, wo etwa die Milchzahnkeime liegen (Abb. 25). Die Keime der Milchzähne liegen unmittelbar unter dem Nasenboden und unter dem Boden der Orbita, eine Kieferhöhle ist noch gar nicht vorhanden, es ist nur in der seitlichen Nasenwand eine flache Rinne angedeutet, von wo aus im Laufe der Entwicklung eine Einsenkung in den Kieferkörper, die eigentliche Kieferhöhle entsteht. Deutlich wird die geringe Höhe des Oberkiefers beim Neugeborenen vor allem am Vergleich des unteren Augenhöhlenrandes mit dem unteren Rande der Nasenöffnung, die etwa hier noch annähernd in einer Höhe liegen. Beim Erwachsenen haben sich diese beiden Punkte völlig verschoben, da besteht ein Niveauunterschied zwischen unterem Rand der Orbita und unterem Rand der Nasenöffnung von etwa $2^1/_2$ cm. Mit der Ausbildung des Wangenstückes und besonders mit dem Aufbau des Alveolarfortsatzes wird das bei der Geburt noch flache Gaumengewölbe steiler.

Das Längenwachstum des Oberkiefers hält wie im Unterkiefer Schritt mit den Dentitionen. Die Länge reicht zur Zeit der Geburt schon annähernd aus für den Platz, den die Milchzähne benötigen, sie sind ja auch schon in ihrer Kronengröße im Kiefer gelegen, ein größeres Längenwachstum setzt erst vor der zweiten Dentition ein, genau so, wie wir es beim Unterkiefer besprochen haben. Nach Verlust der Zähne im Greisenalter schwindet wie im Unter-

kiefer so auch im Oberkiefer der Alveolarfortsatz oft sehr stark. Wie im Unterkiefer der Mandibularkanal und das Foramen mentale sehr nahe unter der Oberfläche liegen können, so stellt sich der gleiche Zustand im Oberkiefer ein in bezug auf Nasenboden und Kieferhöhle. Die Kieferhöhle vor allem kann so nahe unter der Oberfläche liegen, daß sie nur noch mit einer papierdünnen Knochenschale bedeckt ist.

Die *Rassenverschiedenheiten* des Oberkiefers fallen am stärksten durch die Form des zahntragenden Teiles im Bereich der Frontzähne auf. Die Profillinie die der subnasale Bezirk mit den Zähnen bietet, ist ursprünglich stark schräggestellt und wird allmählich steiler. Sie bildet mit der dazu angelegten Horizontalen einen Winkel von 62—86° im Mittel bei den verschiedenen Rassen (BRAUS). Die Profillinie bei niedrigen Winkelgraden erinnert noch an die Schnauzenform des Tiergesichts.

3. Das Gaumenbein — Os palatinum

haben wir schon zu einem Teil bei der Besprechung des harten Gaumens kennengelernt, dessen rückwärten Abschnitt es mit seiner Pars horizontalis — die dem Processus palatinus der Maxilla entspricht — bildet. Diese Pars horizontalis ist

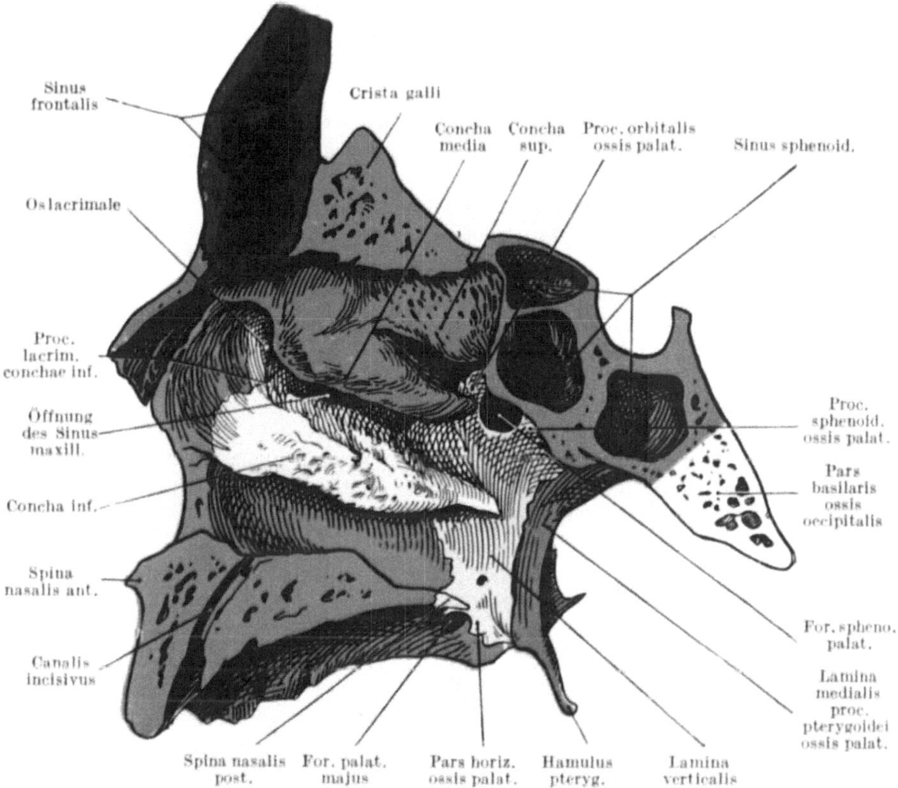

Abb. 29. Skelet der lateralen Wand der Nasenhöhle, von innen gesehen. (Nach CORNING.) Os nasale orange. Maxilla blau. Os ethmoid. rot. Os frontale violett. Os palatinum gelb. Os sphenoid. grün. Os lacrimale weiß. Concha inf. weiß. Os basilare weiß.

gleichzeitig, wie die Oberfläche des Processus palatinus der Maxilla, Nasenboden. Wo sich die beiden Gaumenbeine aneinanderlegen, erhebt sich eine scharfe Kante, Crista nasalis (Abb. 26). Der senkrechte Teil, Pars perpendicularis, stellt mit seiner nasalen Fläche den rückwärtigen Abschnitt der seitlichen Nasenwand, den Hiatus maxillaris von rückwärts her zum Teil überdeckend. Die Fläche der Pars perpendicularis, die sich der Maxilla am Tuber anlegt (Abb. 27), ist mit einer

Furche durchzogen, Sulcus pterygopalatinus, die zusammen mit dem gleichnamigen Sulcus der Maxilla den Canalis pterygopalatinus bildet. Im übrigen zeigen die Abb. 26—28 die Gestalt des Gaumenbeines und seiner Fortsätze, es kann darauf hier nicht näher eingegangen werden. Abb. 29 soll noch demonstrieren, wie das Gaumenbein in das Schädelskelet eingefügt ist.

III. Die Muskulatur des Mundes und seiner Nachbarschaft.

A. Oberflächliche Muskeln (Abb. 30).

Das *Platysma* (besser M. subcutaneus colli) zieht als sehr flache, breite Muskelplatte von der Brust über Schlüsselbein und Hals an den Unterkieferrand und darüber hinaus. Wenn das Platysma gespannt ist, vor allem bei vorgestrecktem, erhobenem Kinn, ist es nicht möglich, die Gebilde unter der Basis mandibulae und unter dem Kinn durchzutasten, man muß dazu das Platysma durch Senken des Kinns nach der Brust zu entspannen lassen. Mit dem Platysma hängt mehr oder weniger zusammen der *M. triangularis*; er setzt an der Seite des Kinns an und läuft zum Mundwinkel. Er zieht den Mundwinkel herunter. Annähernd parallel zum Unterkieferrand liegt der *M. risorius* über dem Platysma, er ist oft eng verbunden mit dem M. triangularis, mit dem er am Mundwinkel zusammentrifft. Er zieht den Mundwinkel nach rückwärts, er läßt das Grübchen in der Wange entstehen. Der *M. quadratus labii inferioris* ist zum großen Teil vom M. triangularis bedeckt, er setzt am Unterkieferrand unter dem Foramen mentale an und zieht die Unterlippe herunter.

Der *M. zygomaticus* setzt am Jochbein eng begrenzt an und teilt sich fächerig am Mundwinkel auf. Er zieht den Mundwinkel in die Höhe; er ist der eigentliche Lachmuskel.

Der *M. quadratus labii superioris* hat drei Köpfe, die nach ihrem Ursprung benannt sind: Caput angulare, Caput infraorbitale, Caput zygomaticum. Diese drei Ursprungsstücke vereinigen sich zwischen Nasenflügel und Mundwinkel zu einer viereckigen Platte, manchmal bleiben sie auch getrennt. Er hebt den Mundwinkel und Nasenflügel und markiert die Nasolabialfurche.

Unter dem Quadratus labii superioris liegt der Musculus caninus, der aus der Fossa canina kommt und zwischen Quadratus und Zygomaticus den Mundwinkel erreicht.

B. Tiefere Muskeln (Abb. 31).

M. orbicularis oris. Dieser kräftige Ringmuskel reguliert den Schluß der Mundspalte und spitzt den Mund. Er besteht nur zum geringen Teil aus selbständigen Fasern, er wird vielmehr von den Muskeln gebildet, die radiär zum Munde angeordnet sind und die sich gewissermaßen zu diesem Ringband zusammenschließen.

M. buccinator, Wangen oder Trompetermuskel. Er hängt sehr eng mit dem M. orbicularis zusammen, in den er nach vorn übergeht, durchsetzt die Wange, inseriert am Unterkiefer buccal neben den Molaren. Die Raphe pterygomandibularis verbindet seinen Unterkieferansatz mit dem Oberkieferansatz am Tuber maxillare und am Keilbein. Der rückwärtige Teil des M. buccinator ist etwas bedeckt von der Außenkante des aufsteigenden Astes. Er ist an der Kaufunktion beteiligt. Bei maximaler Öffnung des Mundes legt sich der M. buccinator sehr straff an die Außenseite der oberen Molaren. Man darf den Mund nur wenig öffnen lassen, wenn man den rückwärtigen Teil des Mundvorhofes überblicken will.

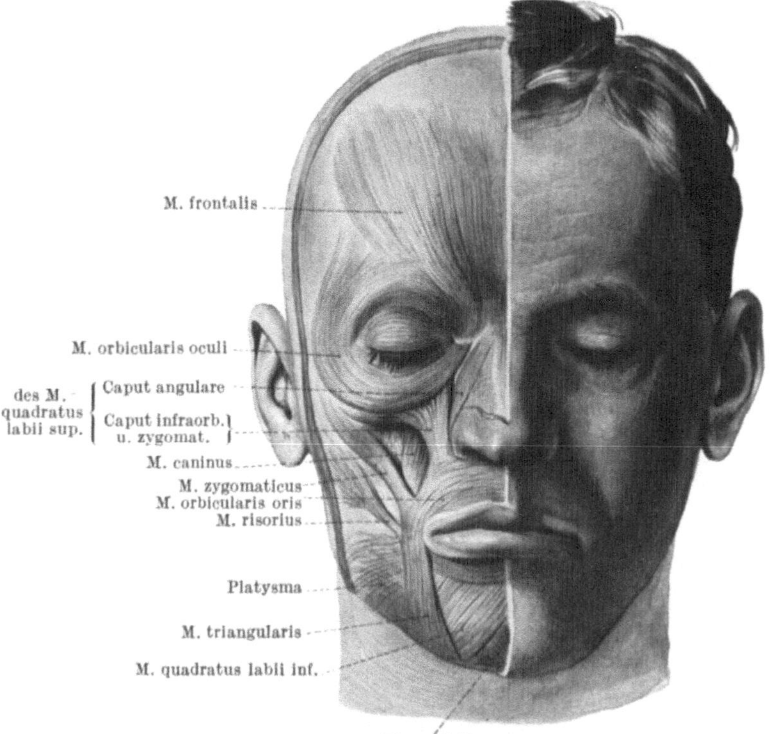

Abb. 30. Mimische Muskulatur; oberflächliche Schicht. (Aus Sicher und Tandler.)

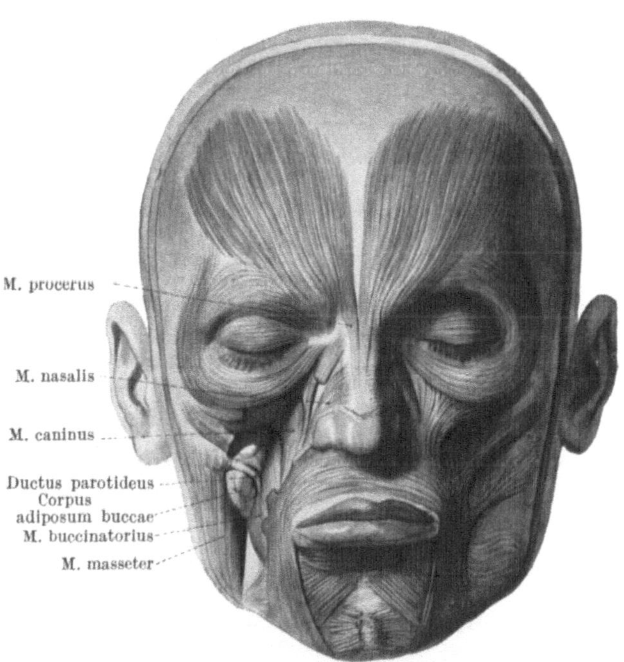

Abb. 31. Mimische Muskulatur; tiefe Schicht. (Aus Sicher und Tandler.)

Zu erwähnen sind ferner noch der *M. nasalis,* der über dem Eckzahn ansetzt und zum Nasenflügel und Nasenrücken aufsteigt, der *M. mentalis,* der von den Juga alveolaria der unteren Frontzähne zur Haut des Kinns zieht, um sie zu heben und die unter dem Orbicularis liegenden *Musculi incisivi labii superioris* und *inferioris.* Sie entspringen an den Juga alveolaria der Schneidezähne und gehen zur Schleimhaut der Lippen und des Mundwinkels, den sie vor allem medialwärts ziehen.

Die sämtlichen bis jetzt beschriebenen Muskeln werden vom Nervus facialis innerviert.

C. Die Kaumuskeln.
1. Die Öffner (Abb. 32).

a) M. geniohyoideus zieht von den beiden unteren Höckerchen der Spina mentalis unterhalb des M. genioglossus zum Zungenbein. Unter ihm liegt als ausgespannte Muskelplatte der

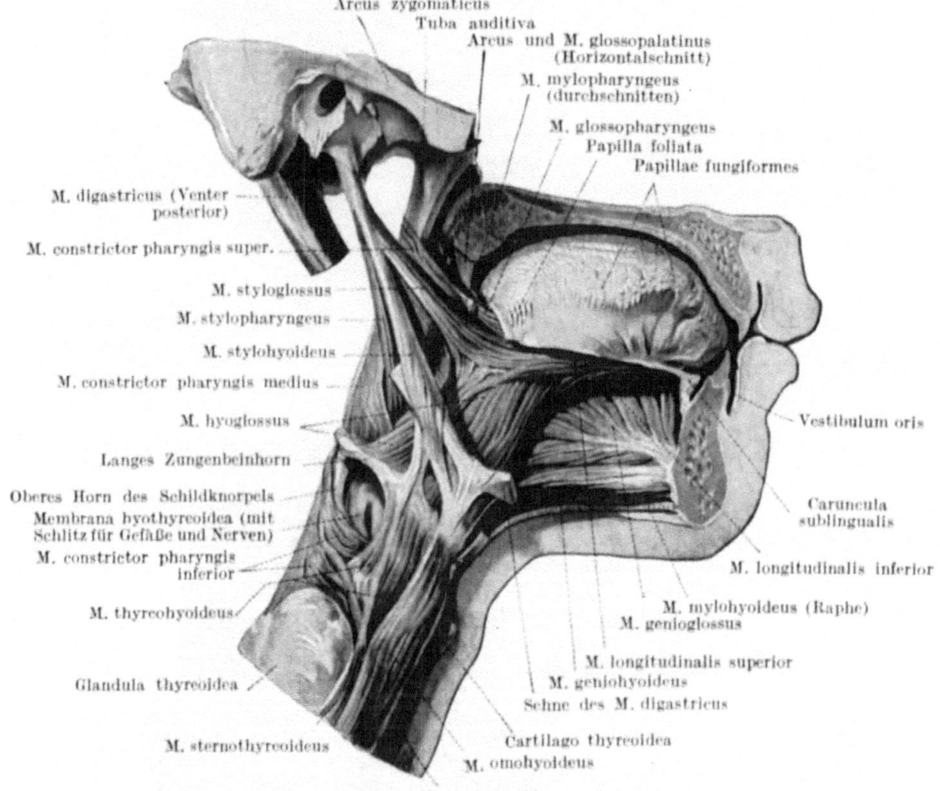

Abb. 32. Seitenansicht der Zunge, Muskeln der Zunge und des Schlundes. Die rechte Unterkieferhälfte entfernt, ebenso rechter Gaumen und Lippen. Die rechte Zungenseite und die rechtsseitigen Muskeln sind freigelegt. Vom Schädel der rechte Warzenfortsatz, äußere Gehörgang, die Gelenkpfanne für den Unterkiefer und der Griffelfortsatz gezeichnet. (Aus BRAUS: Anatomie des Menschen. Bd. 2. Berlin: Julius Springer 1924.)

b) M. mylohyoideus; er ist an der Linea mylohyoidea und vorwärts davon am Unterkiefer angeheftet und verläuft mit den rückwärtigen Fasern von der Innenseite des Unterkiefers zum Zungenbein. In seiner vorderen Partie verlaufen die Fasern mehr horizontal nach der medianen Raphe, die die Muskeln der rechten und der linken Seite verbindet.

c) M. digastricus (biventer). Der vordere Bauch zieht von der Fossa digastrica, die an der Innenseite des Kinns nahe dem Rande liegt, dicht unterhalb des M. mylohyoideus zum Zungenbein, hier durch ein Band befestigt, wo eine Zwischensehne den vorderen Bauch mit dem hinteren verbindet. Dieser hintere Bauch,

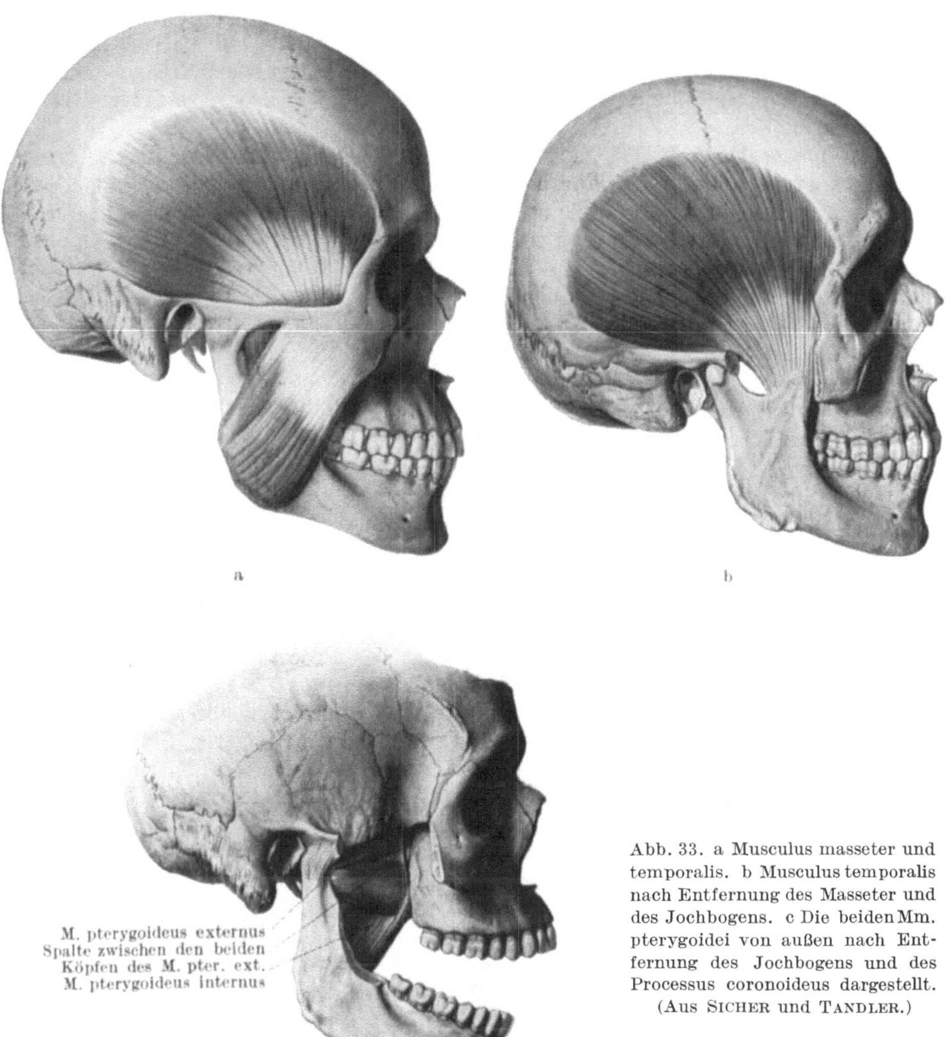

Abb. 33. a Musculus masseter und temporalis. b Musculus temporalis nach Entfernung des Masseter und des Jochbogens. c Die beiden Mm. pterygoidei von außen nach Entfernung des Jochbogens und des Processus coronoideus dargestellt. (Aus SICHER und TANDLER.)

der schlanker und länger ist als der vordere, hat seinen Ansatz am Processus mastoideus und in der Incisura mastoidea.

Alle drei Muskeln ziehen bei festgestelltem Zungenbein den Unterkiefer herab. Vor allem der M. mylohyoideus hat außerdem noch die Aufgabe, die Zunge wie in einer Hängematte zu heben oder zu tragen (siehe auch Abb. 46). Damit die hier genannten Muskeln, obere Zungenbeinmuskeln, den Unterkiefer herabziehen können, muß das Zungenbein von seinen unteren Muskeln, die wiederum am Rumpfskelet ansetzen, festgestellt sein. Die Mm. geniohyoideus, mylohyoideus und der Venter anterior digastrici werden vom Trigeminus innerviert.

2. Die Schließer.

a) M. temporalis (Abb. 33). Er entspringt in breiter, fächerförmiger Ausdehnung an der Schläfe, geht unter dem Jochbogen hindurch, um am Processus coronoideus anzusetzen, über den er sich gewissermaßen herüberstülpt. Der sehnige Ansatz reicht an der inneren Vorderkante des aufsteigenden Astes weit herab bis nahe an das Niveau der Molarenkaufläche, jedenfalls bis zu der Stelle, an der man zur Anästhesierung am Foramen mandibulare einstechen muß. Der M. temporalis ist der kräftigste der Schließer. Ihm steht an Kraft sehr nahe der

b) M. masseter (Abb. 33), der am Jochbogen in breiter Ausdehnung (vom Processus zygomaticus maxillae bis vor dem Tuberculum articulare) entspringt und schräg nach unten und rückwärts nach der Außenseite des Ramus mandibulae verläuft. Dort ist sein Ansatz auf fast die ganze Außenseite und auch auf den Processus coronoideus ausgedehnt. An der Basis des Unterkiefers findet sich unter seinem Ansatz die Tuberositas masseterica, die gelegentlich zu einer regulären Spina ausgezogen sein kann. Es laufen oft sogar Fasern um die Basis mandibulae herum zur Vereinigung mit dem

c) M. pterygoideus internus (Abb. 33). Er kommt aus der Fossa pterygoidea, jedenfalls in seiner Hauptmasse, und setzt auf der Innenfläche der Mandibula auf der Tuberositas pterygoidea an, die der Tuberositas masseterica gegenüberliegt. Es ist überhaupt der M. pt. i. das innere Gegenstück des äußeren Masseter, wenn man den Verlauf von oben-vorn nach unten-hinten betrachtet.

3. Der Vorwärtszieher.

M. pterygoideus externus (Abb. 33) entspringt an der Lamina lateralis des Processus pterygoideus und geht in horizontaler Richtung nach rückwärts und nach außen zu der kleinen Fovea pterygoidea des Processus condyloideus des Unterkiefers und zur Kapsel des Kiefergelenks.

Aus der obigen Einteilung in Schließer und Vorwärtszieher und aus den Abbildungen ist die Haupttätigkeit der Kaumuskeln im engeren Sinne zu erkennen. Temporalis, Masseter und Pterygoideus internus ziehen den Unterkiefer an den Oberkiefer heran, wenn sie beiderseitig wirken. Beiderseitige Funktion des M. pterygoideus externus zieht den Unterkiefer nach vorn bis auf das Tuberculum articulare, von wo der horizontal gelegene Anteil des Temporalis den Unterkiefer wieder zurückzieht. Einseitige Kontraktion des M. pterygoideus externus dreht den Unterkiefer um den Gelenkkopf der anderen Seite, wodurch die Mahlbewegung des Unterkiefers zustande kommt. Ausführlicher wird darüber bei der Funktion des Kiefergelenkes und beim Kauakt berichtet. Innerviert werden die Schließer und der Vorwärtszieher vom 3. Ast des Trigeminus.

IV. Die Gefäße des Zahnsystems und seiner Nachbarschaft.

1. Die Arterien.

Die sämtlichen Gebilde des Kopfes erhalten ihr arterielles Blut aus der Arteria carotis communis, die sich dicht unterhalb der Höhe des Zungenbeines in die Arteria carotis interna und in die Arteria carotis externa aufteilt (Abb. 34). Die *Carotis interna* versorgt vor allem Gehirn, Auge und deren Nachbarschaft, die Carotis externa führt das Blut zu den übrigen Teilen des Kopfes, und also auch zum Zahnsystem. Sie geht teilweise vom hinteren Bauch des M. digastricus und dem M. stylohyoideus bedeckt gerade in die Höhe; sie wird weiter eine Strecke weit von der Glandula parotis eingehüllt, wo sie dem hinteren inneren Rande der

Mandibula entlang läuft. Nahe dem Collum mandibulae teilt sie sich in ihre Endäste. Die *Carotis externa* gibt der Reihe nach folgende Arterien ab, aus deren Namen die Versorgungsgebiete zu ersehen sind: A. thyreoidea superior, lingualis, sternocleidomastoidea, maxillaris externa, pharyngea ascendens, occipitalis, auricularis posterior, maxillaris interna, temporalis superficialis.

Wir wollen hier nur die für uns wichtigeren ausführlicher besprechen:

A. lingualis (Abb. 35). Sie entspringt in Höhe des großen Zungenbeinhornes, läuft nach kurzem Anstieg parallel dem oberen Rande des Zungenbeins, außen bedeckt vom M. hyoglossus, endlich zur Zunge herauf. Der Ramus hyoideus

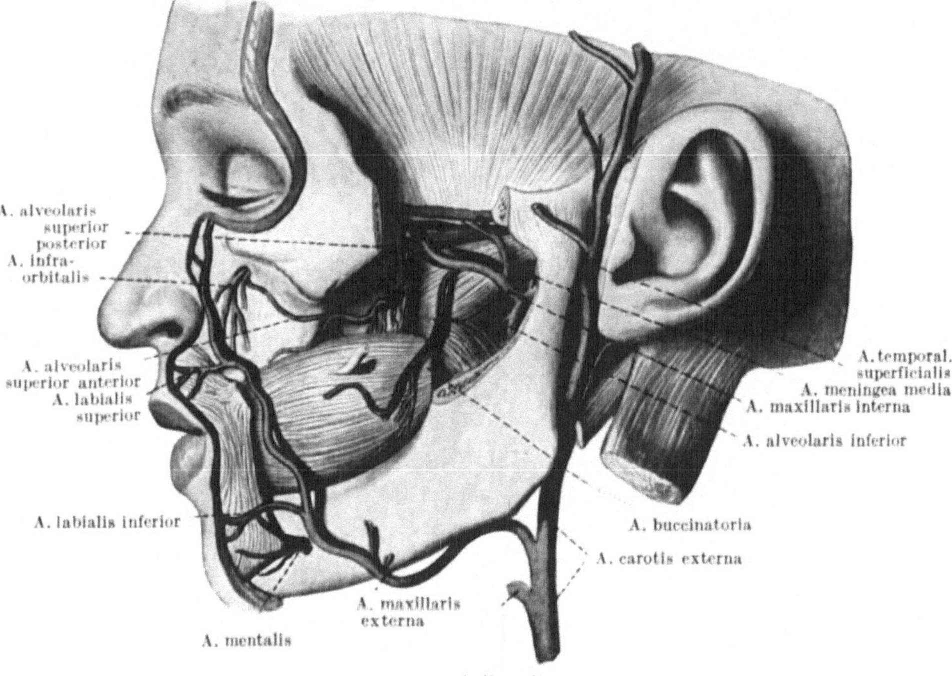

Abb. 34. Die Äste der A. maxillaris interna. Jochbogen und Processus coronoideus sind entfernt. (Aus SICHER und TANDLER.)

zieht zum Zungenbein. Der zweite Abzweig, Ramus dorsalis linguae (meist mehrere kleine Zweige), steigt zur Zungenwurzel auf, um am Zungenrücken bis zur Epiglottis sich auszubreiten. Der dritte Zweig, A. sublingualis, windet sich vorwärts zwischen M. genioglossus und mylohyoideus, um die Glandula sublingualis, den Mundboden und das linguale Zahnfleisch zu versorgen. Als Fortsetzung der A. lingualis sieht man nach Verlauf und Größe die A. profunda linguae an, die nahe der unteren Zungenfläche nach oben und vorn sich verfolgen läßt.

A. maxillaris externa (Abb. 34 und 35) zweigt eine kurze Strecke weit oberhalb der A. lingualis vom Hauptstamm ab; sie umgeht zunächst zungenwärts die Glandula submaxillaris s. mandibularis und erscheint wieder an deren oberem Rande; hier macht sie eine Biegung nach oben um die Basis mandibulae herum, unmittelbar vor dem Ansatz des M. masseter. Dort kann man sie unter der Fingerkuppe pulsieren fühlen. Sie geht weiter über den M. buccinator zum Mundwinkel, wo die Arteriae labii inferioris und superioris abgegeben werden. Weiter geht sie zum Nasenflügel, Nasenrücken und inneren Augenwinkel. Während ihres Verlaufs unterhalb der Basis mandibulae versorgt sie die Glandula submaxillaris und deren Nachbarschaft, mit einem aufsteigenden Ast den Schlund, die Tonsillen und rückwärtige Seitenteile der Zunge. An der Kurve um die Basis mandibulae geht zur Versorgung der Unterkieferpartie die A. submentalis ab.

Im weiteren Verlauf der Carotis externa medial vom Ramus mandibulae werden die Pharyngea ascendens, Occipitalis und Auricularis posterior abgegeben.

Dicht unterhalb des Kiefergelenks, bedeckt von der Glandula parotis, verläßt die *Arteria maxillaris* interna im rechten Winkel nach vorn und medial das

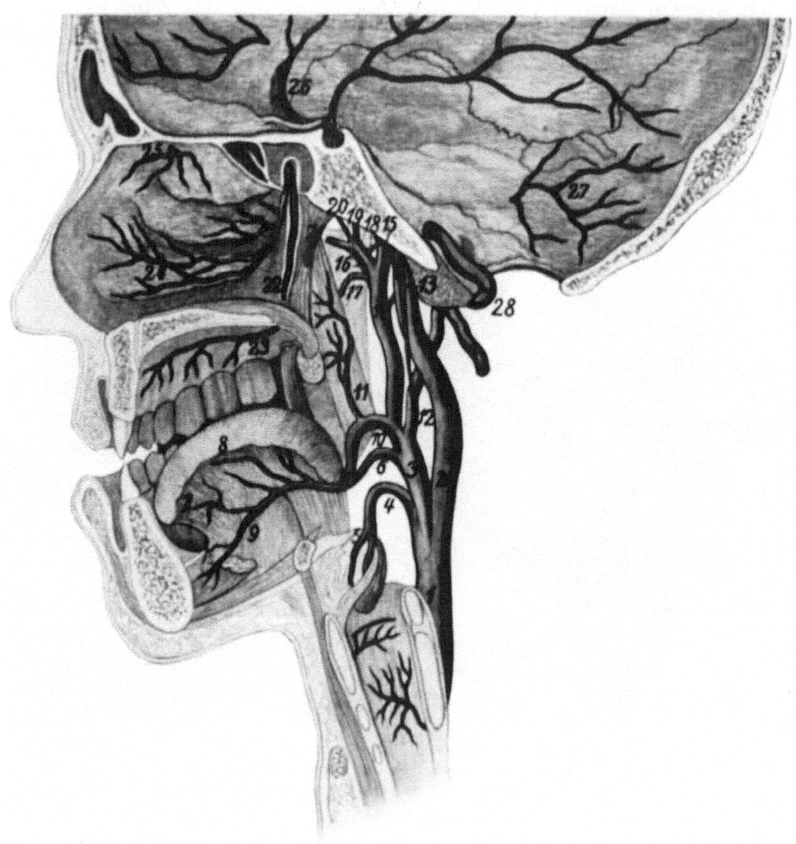

Abb. 35. Die Verzweigung der Arteria carotis externa, von der medialen Seite her gesehen. 1 : 2. Die Wirbelsäule samt hinteren und äußeren Halsmuskeln, sowie der Schlund sind entfernt, die Gefäße sind möglichst in ihrer natürlichen Lage erhalten. 1 A. carotis communis; 2 A. carotis interna; 3 A. carotis externa; 4 A. thyreoidea superior; 5 A. laryngea superior; 6 A. lingualis; 7 A. profunda linguae; 8 A. dorsalis linguae; 9 A. profunda linguae; 10 A. maxillaris externa; 11 A. palatina ascendens; 12 A. occipitalis; 13 A. pharyngea ascendens; 14 A. auricularis posterior; 15 A. temporalis superficialis; 16 A. maxillaris interna; 17 A. alveolaris inferior; 18 A. temporalis profunda posterior; 19 A. meningea media; 20 A. temporalis profunda anterior; 21 Endast der A. maxillaris interna; 22 A. palatina descendens (Kanal aufgemeißelt); 23 A. palatina major; 24 Aa. nasales posteriores laterales; 25 A. ethmoidalis anterior; 26 A. meningea media; 27 R. mastoideus; 28 A. vertebralis, am Eintritt in die Schädelhöhle. (Nach RAUBER-KOPSCH: Anatomie.)

Stammgefäß (Abb. 34). Die Fortsetzung der Carotis externa bildet nach dem Verlauf die A. temporalis superficialis, wie das Abb. 34 sehr deutlich zeigt.

Die *A. maxillaris interna* geht zwischen Collum mandibulae und Ligamentum sphenomandibulare zur Fossa sphenomaxillaris, wo sie sich in ihre Endäste aufteilt. In bezug auf die Gebiete, die sie durchfließt, unterscheidet man an der Maxillaris interna eine Pars mandibularis, Pars pterygoidea und Pars spheno. maxillaris. In dem ersten Abschnitt, der *Pars mandibularis*, entspringen die A. auricularis profunda, tympanica anterior, meningea media und alveolaris inferior.

Die A. alveolaris inferior (auch mandibularis genannt) zieht zwischen M. pterygoideus internus und der Innenwand des Ramus mandibulae nach unten vorn zum Foramen mandibulare. Sie gibt noch einen kleinen Ast, Ramus mylohyoideus zum gleichnamigen Muskel vor ihrem Eintritt in das Foramen ab, er verläuft im Sulcus mylohyoideus. Die A. alveolaris inferior durchzieht vom Foramen mandibulare ab den Unterkiefer im Canalis mandibularis (Abb. 15). Durch das Foramen mentale wird ein großer Seitenzweig, A. mentalis, wieder nach außen geschickt, um sich dort aufzuteilen. Die A. alveolaris inferior läuft im Canalis incisivus als A. incisiva unter den Frontzähnen fort bis zur Mittellinie und mit der Gegenseite anastomosierend darüber hinaus.

Im Kanal zweigen sehr viele größere Stämmchen in den Knochen ab; von ihnen sind vor allem die Gefäße, die in die Interdentalsepten gehen — *Arteriae interalveolares* — von beträchtlicher Größe oft, denen gegenüber die kleinen Stämmchen, die die Zähne versorgen, *Arteriae dentales*, mikroskopisch fein sind. Die Arteriae interalveolares dringen perforierend in die Wurzelhaut ein, und die Rami perforantes gingivales versorgen, wie ihr Name schon sagt, die Gingiva. Die Gefäße der Wurzelhaut entstammen in der Hauptsache den interalveolären Arterien, nur ganz kleine Abzweige verlassen vor dem Foramen apicale die Zahnarterien, um zur Wurzelhaut zu gehen. Bei Extraktionen oder anderen Operationen kommen stärkere Blutungen demnach vor allem aus den interalveolären Gefäßen, wenn nicht etwa eine Blutung aus der A. alveolaris inferior vorliegen sollte. Verletzungen dieser Arterie können natürlich bei den oft engen, topographischen Beziehungen zwischen Zähnen und Mandibularkanal (Abb. 14, 15) gelegentlich vorkommen.

Der zweite Abschnitt, *Pars pterygoidea*, gibt hauptsächlich den Muskelästen den Ursprung: A. masseterica, temporalis profunda posterior et anterior, Rami pterygoidei und A. buccinatoria; letztere versorgt außer der benachbarten Muskulatur noch Teile der Mundhöhlenschleimhaut und des Zahnfleisches im Oberkiefer.

Im dritten Abschnitt, *Pars sphenomaxillaris*, zweigt über dem Tuber maxillare zuerst die Arteria alveolaris superior posterior ab. Meist sind es mehrere kleine Stämme. Sie ziehen über den Knochen hinweg, um auf der Facies infratemporalis der Maxilla in die kleinen Foramina und in die Canales alveolares superiores posteriores einzutreten, die in der äußeren Wandung der Kieferhöhle nach vorn zu verfolgen sind. Diese Kanäle sind nach der Kieferhöhle zu oft nicht knöchern geschlossen, so daß man sie am macerierten Schädel sehr gut sehen kann. Von hier gehen die Abzweigungen in den Knochen zu den rückwärtigen Zähnen und auch zur Kieferhöhlenschleimhaut.

In der Zahnumgebung sehen wir wieder dieselbe Aufteilung, wie sie beim Unterkiefer beschrieben wurde; die größeren Stämme sind die Arteriae interalveolares, die auch die Wurzelhaut und das Zahnfleisch versorgen.

Vor dem Eintritt in die Foramina sieht man kleine Zweige zum Periost und zur Schleimhaut des rückwärtigen Kieferabschnittes und zum M. buccinator gehen. Das Stammgefäß zieht in dem Sulcus und Canalis infraorbitalis weiter als *Arteria infraorbitalis*. Schon im Kanal, nahe dem Foramen infraorbitale, ziehen die Arteriae alveolares superiores anteriores in der größeren Knochenwandung der Facies anterior maxillae zu den Vorderzahngebieten, zur Kieferhöhle, zum Periost und zur Gingiva. Mit den Arteriae alveolares superiores posteriores finden Anastomosen statt. Durch das Foramen infraorbitale verläßt die Arteria infraorbitalis den Knochen, um sich in der benachbarten Gesichtsregion auszubreiten.

Die *Arteria palatina descendens* läuft von der Flügelgaumengrube aus im Canalis pterygopalatinus abwärts, tritt als A. palatina maior durchs Foramen palatinum maius und versorgt etwa parallel zum Alveolarfortsatz nach vorn ziehend die Schleimhaut des harten Gaumens und die palatinale Gingiva. Kleinere Äste ziehen zum weichen Gaumen.

Die *Arteria sphenopalatina* geht durchs Foramen sphenopalatinum, um Seitenwand der Nasenhöhle und Nasenseptum zu versorgen. Vom Nasenseptum gehen Äste durch den Canalis incisivus, die am Gaumen mit der A. palatina maior anastomosieren.

2. Die Venen (Abb. 36).

Der Rückfluß des Blutes in den Venen geht annähernd denselben Weg, den der Zufluß in den Arterien gegangen ist. Es ist der Verlauf der Venen nur weniger konstant als der der Arterien. Meist entsprechen einer Arterie zwei oder gar

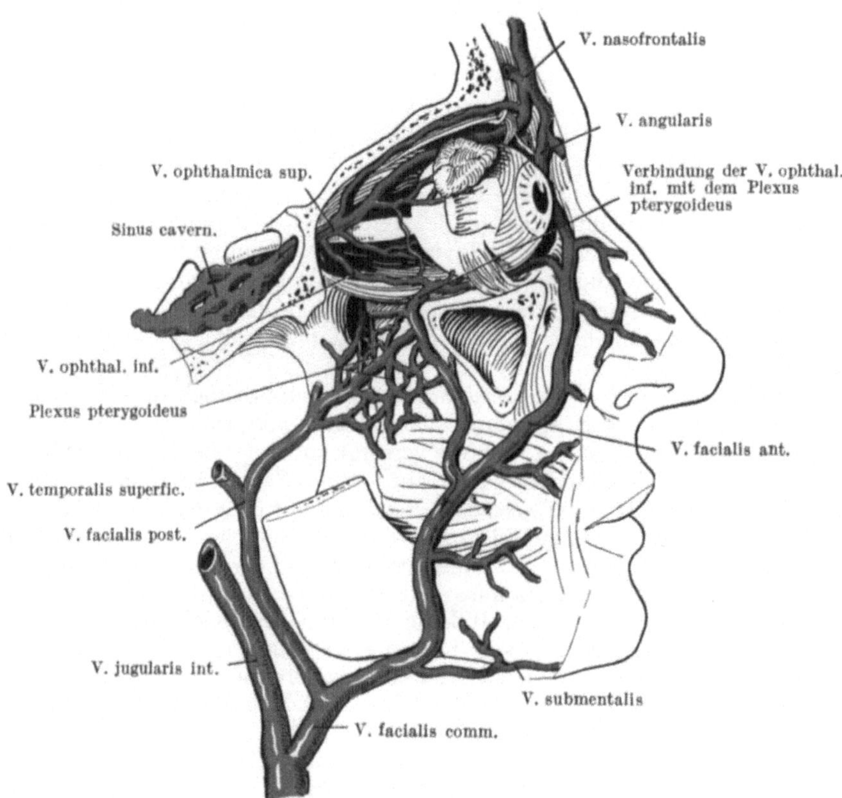

Abb. 36. Topographie der Vv. ophthalmicae und der Gesichtsvenen. Halbschematisch. (Nach CORNING, zum Teil nach HENLE.)

mehr Venen. So sieht man auch aus dem Foramen apicale des Zahnes mehrere Venen austreten, die sich zu den Venae alveolares superiores und Venae alveolares inferiores mit den Venen aus der Nachbarschaft des Zahnes und aus dem Knochen vereinigen. Die Venen des Oberkiefers, jedenfalls des rückwärtigen Abschnitts und der inneren Partien, münden dann im Plexus pterygoideus, der sich aus vielen Rückflußgefäßen zwischen Kieferhals und Fossa pterygoidea gebildet hat (Abb. 36). Von dort gelangt das Blut zurück in der Vena maxillaris interna, in die dann noch die Vena alveolaris inferior aus dem Foramen mandibulare kommend einmündet. Weiter geht der Rückweg des Blutes in die Vena facialis posterior, die unterhalb der Basis mandibulae mit der Vena facialis anterior zusammentrifft; aus beiden wird die Vena facialis communis, die in die Vena jugularis interna mündet (Abb. 36). Zu erwähnen ist noch die Verbindung des

Plexus pterygoideus über die Vena ophthalmica inferior zum Sinus cavernosus die gelegentlich zu schweren Komplikationen führt (Abb. 36).

3. Das Lymphgefäßsystem (Abb. 37).

In den Lymphgefäßen wird die aus den Blutgefäßen ins Gewebe gelangte Flüssigkeit wieder abgeführt. In die Bahnen des Lymphgefäßnetzes sind regionsweise Lymphdrüsen, besser gesagt: Lymphknoten eingeschaltet, durch die die

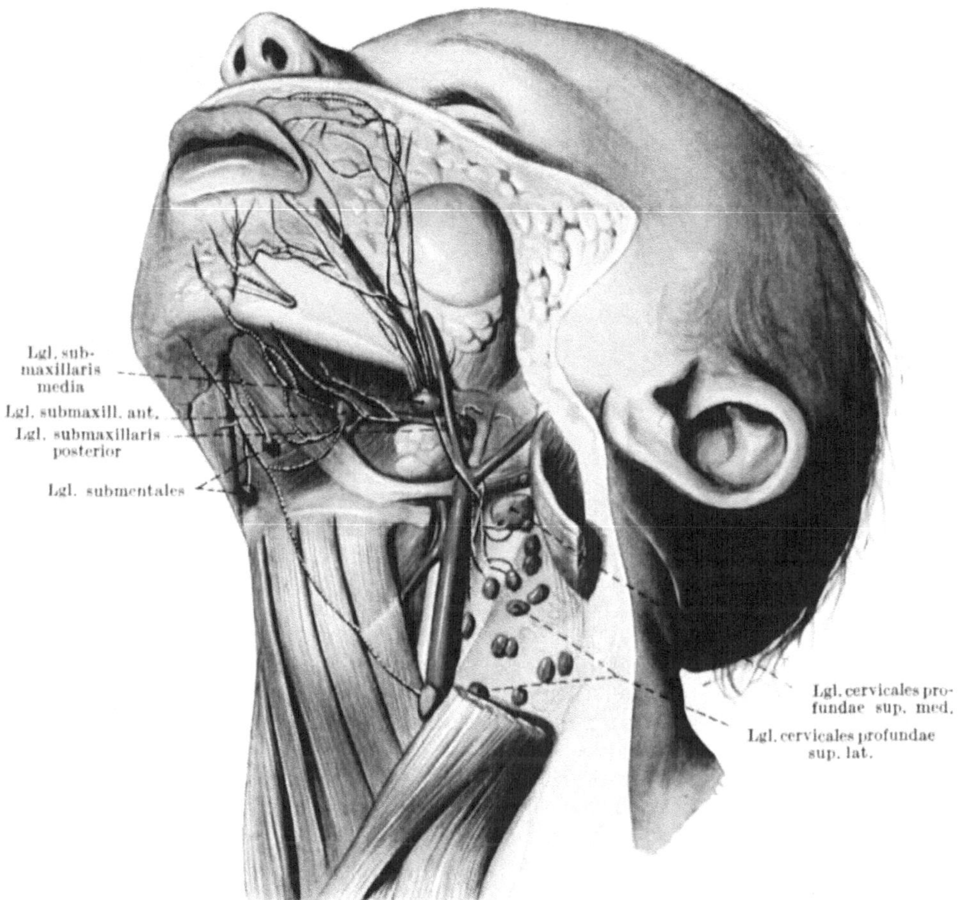

Abb. 37. Lymphgefäße und Lymphdrüsen des Kopfes und Halses. (Nach BARTELS.) (Aus SICHER, H. und J. TANDLER: Anatomie für Zahnärzte. Berlin: Julius Springer 1928.)

Lymphflüssigkeit hindurchgehen muß. Dabei werden dem Flüssigkeitsstrome von der „Drüse" zellige Elemente für das Blut abgegeben, andererseits setzen sich in den Lymphknoten Verunreinigungen (Mikroorganismen u. a. m.) der Lymphe wie in einem Filter ab. (Metastasen von Entzündungen, Geschwülsten in den zugehörigen Lymphdrüsen.) Von den Zähnen und aus deren Nachbarschaft fließt die Lymphe zunächst zu den submentalen und zu den submaxillären Lymphdrüsen. Die Lymphoglandulae submentales (Abb. 37 u. 46) (ihre Zahl ist inkonstant, 2—4 werden angegeben) liegen zwischen den Ansatzstellen der Musculi geniohyoidei nahe der Innenfläche des Kinns. Zu ihnen fließt die Lymphe von den vier unteren Schneidezähnen und aus deren Umgebung. Von allen übrigen

Zähnen einer Seite fließt die Lymphe zu den drei submaxillären Drüsen (Abb. 37 und 46), die um die submaxilläre Speicheldrüse herum angeordnet sind. Nach PARTSCH, der die Beziehungen zwischen Zahnsystem und Lymphdrüsen zuerst eingehender beschrieb, bezeichnen wir diese drei Lymphdrüsen mit a, b und c. Die vordere a liegt vor der submaxillären Speicheldrüse, die mittlere b liegt etwa mitten über der Speicheldrüse und die hintere c liegt am rückwärtigen Pol der Speicheldrüse. Vor allem die Beziehungen zur Speicheldrüse und auch zu der hier heraufziehenden A. maxillaris externa sind offenbar nicht konstant, sie werden sehr verschieden angegeben. Sie liegen, wie die submentalen, der Innenfläche der Mandibula nahe, lassen sich aber oft weit verschieben. Ihre Palpation ist am besten möglich, wenn man bei entspannter Halsmuskulatur mit gekrümmten Fingern um die Basis mandibulae nach oben greift; zweckmäßiger noch ist die

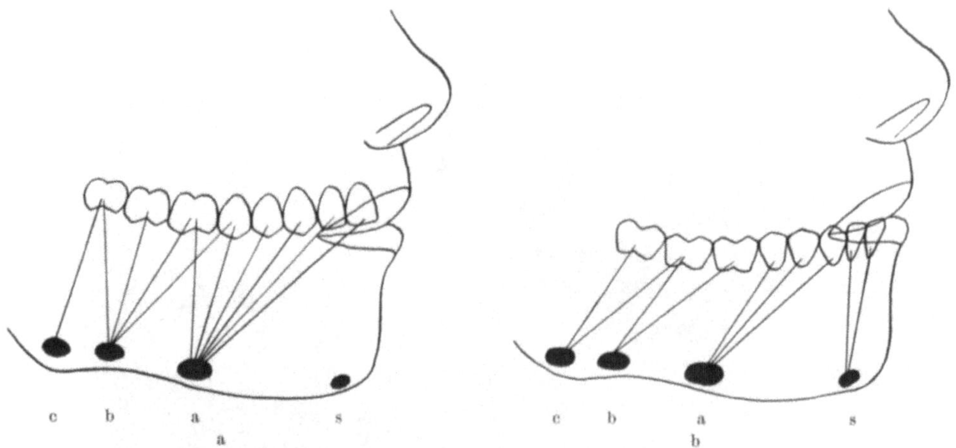

Abb. 38. Schema der Beziehungen zwischen Zähnen und Lymphdrüsen. s Glandula submentalis. a, b, c Glandulae submaxillares. (Nach PARTSCH.)

bimanuelle Palpation vom Mundboden und von der Basis mandibulae her. Im normalen, nicht vergrößerten Zustande sind die weichen, mehr flachen, klein bohnengroßen Lymphdrüsen meist schwer durch die Palpation nachzuweisen. Zu welchen Drüsen die Lymphe aus der Umgebung der einzelnen Zähne fließt, zeigt das Schema von PARTSCH (Abb. 38). Diese Beziehungen zwischen Zähnen und Lymphdrüsen haben für Pathologie und Therapie größte Bedeutung.

Die submentalen und submaxillären Lymphdrüsen geben die Lymphe zu den oberflächlichen und zu den tiefer liegenden Halslymphdrüsen weiter. Erst aus den tiefen Halslymphdrüsen, die teils auch als supraclaviculäre Lymphdrüsen bezeichnet werden, fließt die Lymphe in den Truncus jugularis.

V. Die Innervation der Zähne, der Kiefer und der Mundhöhle.

Die Innervation der Gebilde der Mundhöhle, sowie deren Nachbarschaft wird von vier Hirnnerven besorgt, vom Trigeminus, Facialis, Glossopharyngeus und Hypoglossus. Von diesen ist der Trigeminus der sensible Nerv für das Bereich der Mundhöhle, zugleich aber auch der motorische Nerv für die Kaumuskulatur. Der Facialis ist der motorische Nerv für die Gesichtsmuskeln, der Glossopharyngeus ist der Geschmacksnerv und der Hypoglossus der motorische Nerv für die Zungenmuskulatur. Wenn wir, wie im folgenden gezeigt werden wird, auch andere

Funktionen von diesen Nerven ausgeführt sehen als ihrer *Hauptaufgabe* entspricht, so beruht das auf Verbindungen dieser Nerven untereinander und mit andern Nerven. Entweder läßt ein Nerv Fasern von sich in einem andern Nerven weiterlaufen oder aber es finden Anastomosen der Nerven untereinander oder anderweitige Verbindungen über Ganglien statt.

1. Nervus trigeminus.

Der Trigeminus — in der Hauptaufgabe der sensible Nerv für die Mundgegend — (V. Gehirnnerv) erscheint mit zwei getrennten aber dicht nebeneinander

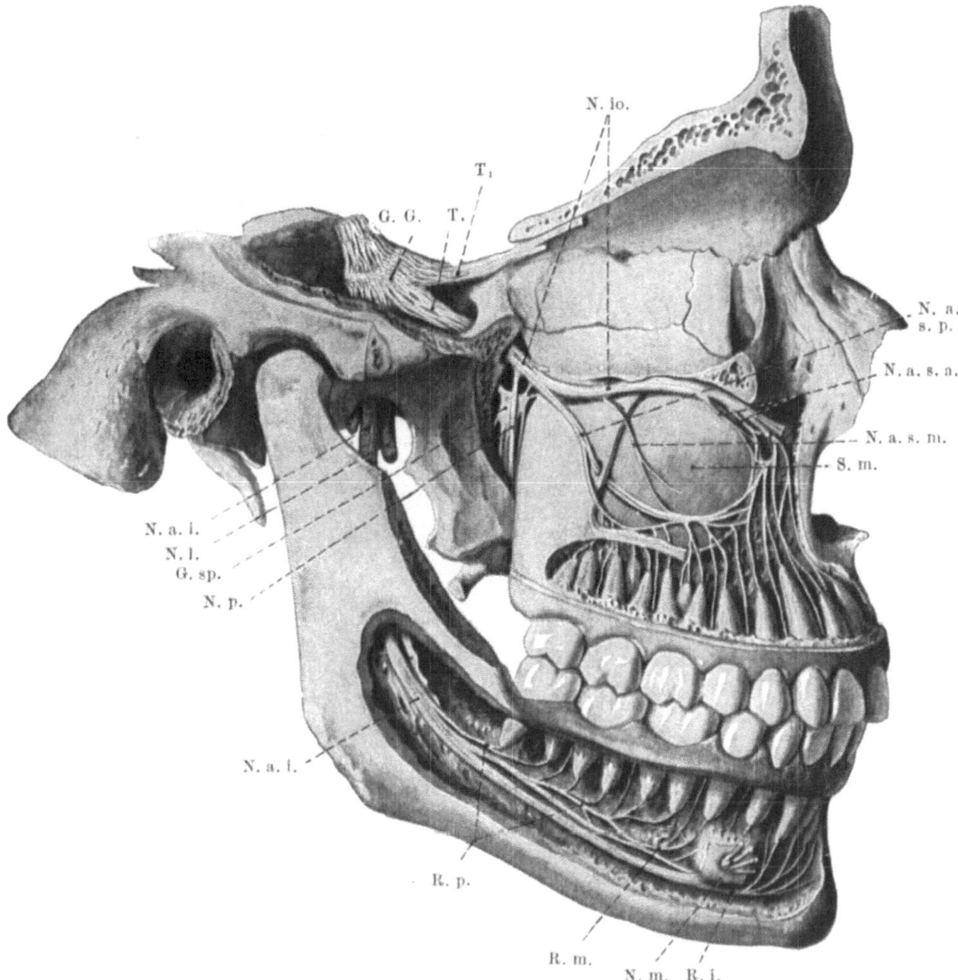

Abb. 39. Plexus dentalis im Ober- und Unterkiefer. (Zum Teil nach SPALTEHOLZ.)
(Aus SICHER: Leistungsanästhesie. 2. Aufl.)
G. G. Ganglion Gasseri des Trigeminus, G. sp. Ganglion sphenopalatinum, N. a. i. Nervus alveolaris inferior, N. a. s. a. Nervi alveolares superiores anteriores, N. a. s. m. Nervus alveolaris superior medius, N. a. s. p. Nervus alveolaris superior posterior, N. io. Nervus infraorbitalis, N. l. Nervus lingualis, N. m. Nervus mentalis, N. p. Nervi palatini, R. i. Ramus incisivus des N. a. i., R. m. Ramus medius des N. a. i., R. p. Ramus posterior des N. a. i., S. m. Schleimhaut des Sinus maxillaris, T₁ I. Ast des N. trigeminus, T₂ II. Ast des N. trigeminus.

liegenden Stämmen an der Gehirnbasis an der Seite der Brücke. Der kleinere vordere Stamm (Portio minor) ist motorisch, der hintere größere Stamm (Portio major) ist sensibel. In der Impressio trigemini des Felsenbeins schwillt der sensible

Teil zum Ganglion semilunare (Gasseri) an, aus dem die drei Stämme, N. ophthalmicus, N. maxillaris, N. mandibularis entspringen. Dem letzteren Stamme schließt sich die Portio minor an, die das Ganglion umgeht; sie ist der motorische Anteil für die Kaumuskulatur, während die Äste des Ganglions, die im folgenden ausführlicher besprochen werden sollen, wie oben gesagt, rein sensibel sind.

a) Der *N. ophthalmicus* geht zur Fissura orbitalis superior und teilt sich in die drei Äste: Nervus lacrimalis, frontalis, nasociliaris.

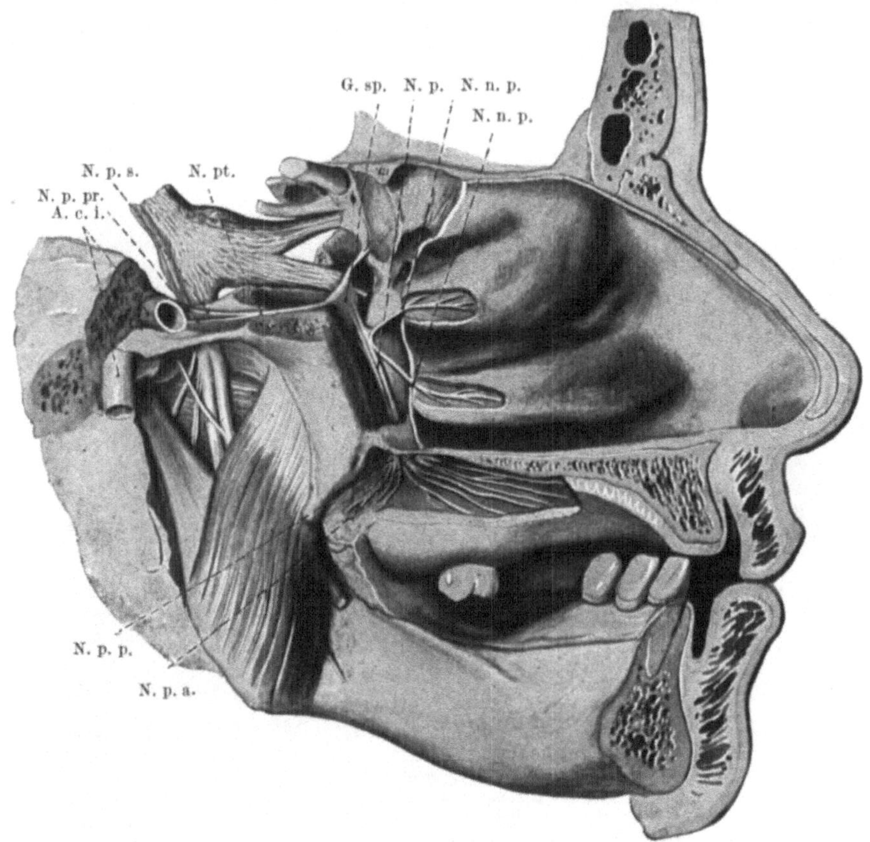

Abb. 40. Nervi palatini von innen her dargestellt. (Aus SICHER: Leistungsanästhesie. 2. Aufl.) A. c. i. Arteria carotis interna, G. sp. Ganglion sphenopalatinum (verbunden durch die sensible Wurzel mit dem II. Ast des Trigeminus), N. n. p. Nervi nasales posteriores laterales, N. p. Nervi palatini, N. p. a. Nervus palatinus anterior, N. p. p. Nervus palatinus posterior, N. p. pr. Nervus petrosus profundus (sympathische Wurzel des Ganglion sphenopalatinum), N. p. s. Nervus petrosus superficialis major (aus dem Facialis, motorische Wurzel des Ganglion sphenopalatinum), N. pt. Nervus pterygoideus Vidii (aus der Vereinigung der beiden vorhergehenden entstehend).

b) Der *N. maxillaris* (Abb. 39) verläßt durch das Foramen rotundum die Schädelhöhle und gelangt in die Fossa pterygopalatina, wo er zuerst den N. zygomaticus sich abzweigen läßt, der in die Fissura orbitalis inferior eintritt, um von da aus in den Canalis zygomaticus zu ziehen, hier teilt er sich in den R. zygomaticotemporalis und in den R. zygomaticofacialis. Weiter werden einige Ästchen — Nn. sphenopalatini — noch in der Fossa pterygopalatina ins Ganglion sphenopalatinum entsandt, das dicht unter dem Maxillaris liegt. Die Fortsetzung des N. maxillaris ist der N. infraorbitalis. Er zieht wie der N. zygomaticus durch die Fissura orbitalis inferior und weiter in den Sulcus und Canalis infraorbitalis. Wo der Nerv in den Sulcus infraorbitalis sich legt, zweigen die Nn. alveolares superiores posteriores ab. Sie gehen über die Facies infratemporalis der Maxilla hinweg, um mit einem Strang in der Schleimhaut in Gegend der Molaren zu enden. Die übrigen kleinen Stränge gehen etwa 1 cm und höher oberhalb der Wurzelspitze des letzten Molaren durch kleine Foramina in den Knochen, ziehen dicht unter der Außenwand des Oberkiefers zur Kieferhöhle, in den Knochen selbst und zu den Zähnen. Einzelne Endäste gehen wieder aus dem Knochen heraus und vor allem in den buccalen Teil der Gingiva.

Sehr inkonstant in seinem Verhalten ist der N. alveolaris superior medius, der nach kurzem Verlauf des N. infraorbitalis im Sulcus in einen kleinen Kanal abzweigt, der ebenfalls in der Außenwand der Kieferhöhle nach vorn und abwärts zieht, um Verbindungen mit den Nn. alveolares superiores posteriores einzugehen und um vor allem die Prämolaren und ihre Nachbarschaft zu versorgen. Kurz vor dem Foramen infraorbitale, also innerhalb des Canalis infraorbitalis sondern sich die Nn. alveolares superiores anteriores ab, um auch dicht unter der Außenwand des Knochens zu den vorderen Zähnen und deren Umgebung zu gehen. Mit dem N. alveolaris superior medius bestehen wieder Verbindungen, so daß damit die hinteren, mittleren und vorderen Stämme der Nervi alveolares superiores oberhalb der Wurzelspitzen zu einem engen Geflechtwerk — Plexus dentalis — untereinander verbunden sind, aus dem heraus dann die Endäste zu den Zähnen eigentlich erst wiederum entspringen (Abb. 39). Über die Mittellinie hinaus bis weit in die andere Seite werden übergreifende Äste geschickt, die Anastomosen mit dem Nerv dort eingehen.

Der N. infraorbitalis läuft aus dem Foramen infraorbitale heraus, um sich im unteren Augenlid, an der Nase und in der Oberlippe zu verbreiten.

Das dicht unter dem Nervus maxillaris in der Flügelgaumengrube gelegene Ganglion sphenopalatinum (Abb. 40) ist ein sog. sympathisches Ganglion, d. h. es hängt durch eine Wurzel mit dem Sympathicus zusammen. Seine Wurzeln sind die Nn. sphenopalatini des N. maxillaris — die wir oben schon erwähnten — und der N. Vidiamus s. N. canalis pterygoidei. Dieser N. canalis pterygoidei setzt sich zusammen aus dem N. petrosus superficialis maior, der vom Ganglion geniculi des facialis stammt und aus dem N. petrosus profundus, der ein Abzweig des Sympathicus-Geflechtes der Carotis interna ist.

Aus dem Ganglion gehen folgende Äste hervor: *Rami nasales posteriores*, die sowohl zur Seitenwand der Nase als auch zum Septum ziehen. Von diesen Septumzweigen läuft einer schräg nach vorn und unten zuerst zum Nasenboden und von da durch den Canalis incisivus zur Gaumenschleimhaut und zur palatinalen Gingiva im Bereich der Schneidezähne. Dieser Zweig wird als Nervus nasopalatinus (Scarpae) bezeichnet (Abb. 41). Ferner entsendet das Ganglion die Nervi palatini — teilweise haben diese auch vom N. maxillaris her das Ganglion umgangen — sie ziehen im Canalis pterygopalatinus zu den Foramina palatina (maius und minora). Die aus den kleinen Foramina kommenden Ästchen, N. palatinus posterior und medius, versorgen den weichen Gaumen und die Tonsillengegend. Der N. palatinus anterior erscheint im Foramen palatinum maius und läuft parallel zum Alveolarfortsatz nach vorn (Abb. 40), wo er Verbindungen mit dem N. nasopalatinus (Scarpae) eingeht. Er versorgt die palatinale Gingiva und die Schleimhaut des harten Gaumens bis auf den vorderen Bezirk, der vom Nasopalatinus Scarpae innerviert wird.

Im Canalis pterygopalatinus werden kleine Ästchen in die untere Region der Nase abgegeben.

c) Der *N. mandibularis.* Dieser dritte Ast des Trigeminus enthält sensible und motorische Fasern, wie oben erwähnt wurde. Die sensiblen Fasern kommen aus dem Ganglion Gasseri, während die motorischen die Fortsetzung der Portio minor sind, die das Ganglion umging. Beide Anteile verlassen die Schädelhöhle durch das Foramen ovale. Bald nach dem Austritt aus dem Foramen ovale zweigt sich der *N. spinosus* ab, der durchs Foramen spinosum in die Schädelhöhle zurückgeht.

Nach vorn zu zweigt dann der *N. masticatorius* ab, der Nerv für die Kaumuskulatur, der motorische Anteil, der der Portio minor entstammt. Es kann auch vorkommen, daß die Zweige für die einzelnen Muskeln sich einzeln vom Stamm ablösen. Die Zweige des N. masticatorius sind nach ihrem Ausbreitungsgebiet benannt: N. massetericus durch die Incisura mandibulae zur inneren Fläche des M. masseter ziehend, N. temporalis profundus posterior, N. temporalis profundus anterior, N. pterygoideus externus, N. pterygoideus internus, N. buccinatorius. Dieser letztgenannte Nerv zieht an der Außenseite des M. buccinator

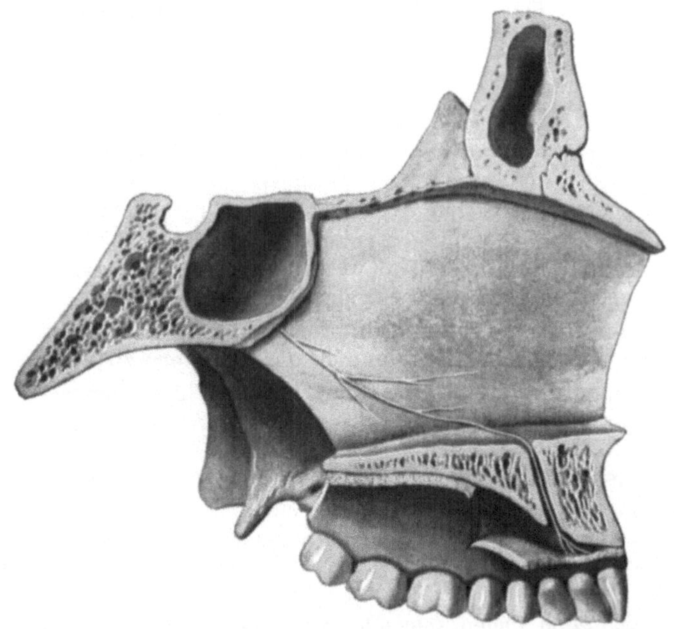

Abb. 41. Nervus nasopalatinus Scarpae in seinem Verlauf entlang der Nasenscheidenwand und durch den Canalis incisivus in die Gaumenschleimhaut. (Aus SICHER: Leistungsanästhesie. 2. Aufl.)

bis zum Mundwinkel und geht schon mit Ästen durch den Muskel hindurch zur Wangen- und Kieferschleimhaut in Gegend der unteren Prämolaren und der unteren Molaren als *sensibler* Nerv.

Der *N. auriculotemporalis* geht vom Stamm aus unweit vom Foramen ovale zunächst nach rückwärts und dann um den Hals des Processus condyloideus nach außen; er versorgt die Parotis, das Kiefergelenk, den äußeren Gehörgang, die Haut der Schläfe und des vorderen Abschnittes der Ohrmuschel. Außerdem geht er Anastomosen mit dem N. facialis und mit dem Ganglion oticum ein; hierüber weiter unten noch einige Worte.

In unmittelbarer Nähe des Abzweiges des N. auriculotemporalis gabelt sich der N. mandibularis in seine zwei Endäste auf, in den *Nervus lingualis* und den *Nervus alveolaris inferior* (Abb. 42). Beide ziehen zunächst gemeinsam abwärts zwischen dem M. pterygoideus externus und internus. Unterhalb des M. pterygoideus externus gelangt der N. alveolaris inferior zwischen das Ligamentum stylomandibulare und die Innenwand des Ramus mandibulae; er läuft weiter unter dem Ligament, das an der Lingula mandibulae inseriert, durchs Foramen mandibulare in den Canalis mandibularis. Im Verlauf des Kanals werden wie im Oberkiefer vom zweiten Ast des Trigeminus Nerven in den Knochen, in die Wurzelhaut und in die Zähne abgegeben (Abb. 39). Durch die äußere Wand des

Knochens dringen einzelne Zweige zur Gingiva. Unterhalb der Prämolaren verläßt der Hauptstamm des N. alveolaris inferior durch das Foramen mentale den

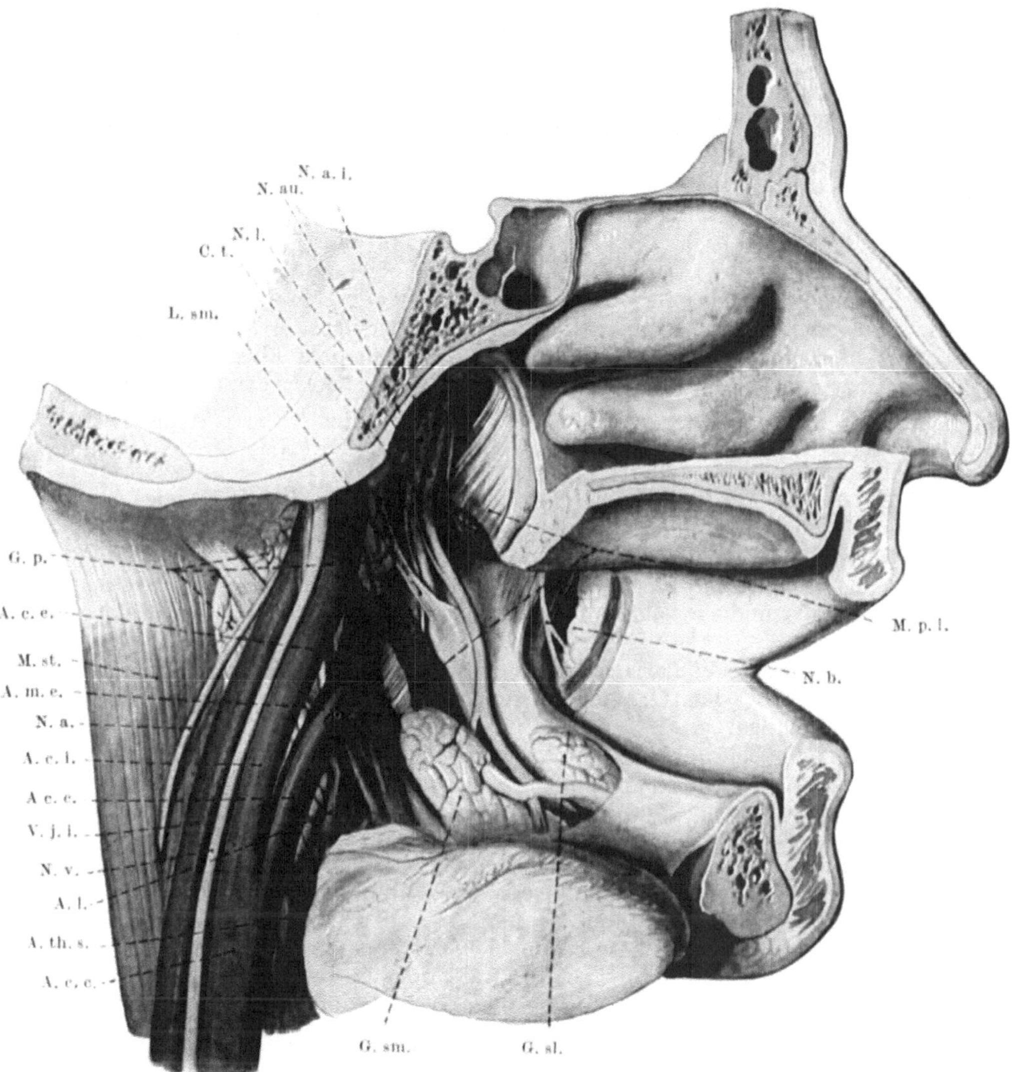

Abb. 42. An der linken Schädelhälfte wurde nach Entfernung des weichen Gaumens, des Pharynx und der Wirbelsäule mit ihren Muskeln die Verzweigung des III. Trigeminusastes und die benachbarten Gefäße und Nerven präpariert. Die Zunge ist abwärts geschlagen. Aus dem Musculus pterygoideus internus ist ein Stück ausgeschnitten, um die an seiner Außenfläche verlaufenden Nerven zu zeigen. (Aus SICHER: Leistungsanästhesie. 2. Aufl.)

A. c. c. Arteria carotis communis, A. c. e. Arteria carotis externa, A. c. i. Arteria carotis interna, A. l. Arteria lingualis, A. m. e. Arteria maxillaris externa, A. th. s. Arteria thyreoidea superior, C. t. Chorda tympani, G. p. Glandula parotis, G. sl. Glandula sublingualis, G. sm. Glandula submaxillaris, L. sm. Ligamentum sphenomandibulare, M. p. i. Musculus pterygoideus internus, M. st. Musculus sternocleidomastoideus, N. a. Nervus accessorius, N. a. i. Nervus alveolaris inferior, N. au. Nervus auriculotemporalis, N. b. Nervus buccinatorius, N. l. Nervus lingualis, N. v. Nervus vagus, V. j. i. Vena jugularis interna.

Knochen zur Innervierung der Unterlippe und der Kinngegend. Ein feinerer Strang zieht im Canalis incisivus zur Mittellinie — und darüber hinaus — um den Abschnitt vorwärts des Foramen mentale — Knochen, Zähne und Gingiva —

zu versorgen. Die über die Mittellinie hinausgehenden Endäste anastomosieren mit dem Nerv der Gegenseite. Diese Anastomosen wirken sich aus bis zu den Prämolaren der Gegenseite. Die zu den Zähnen ziehenden Zweige, Nervi dentales, gehen untereinander wie im Oberkiefer vielfache geflechtartige Verbindungen ein — Plexus dentalis, aus dem dann die eigentlichen Stämmchen zu den Zähnen und deren Nachbarschaft erst entspringen (Abb. 39).

Kurz vor seinem Eintritt in das Foramen mandibulare entsendet der N. alveolaris inferior den N. mylohyoideus im Sulcus mylohyoideus entlang und weiter unter dem gleichnamigen Muskel, um zunächst diesen und dann weiter den vorderen Bauch des M. digastricus mit motorischen Fasern zu versehen.

Wir hörten oben, daß der *N. lingualis* zunächst mit dem N. alveolaris inferior gemeinsam abwärts zieht. Bald aber läuft der Lingualis, der etwas medial vom Alveolaris liegt, mehr nach vorn und abwärts (Abb. 42). Er ist dann am Mundboden neben dem Alveolarfortsatz in Gegend des letzten Molaren dicht unter der Schleimhaut gelegen, oberhalb des M. mylohyoideus. Während seines Verlaufes unter dem M. pterygoideus internus hat sich dem Lingualis die Chorda tympani zugesellt (Abb. 42 und 44), die, aus der Fissura petrotympanica kommend, dem N. facialis und zum Teil dem Nervus intermedius entstammt; sie enthält Geschmacksfasern für die vordere Zunge und Sekretionsfasern für die Glandula mandibularis s. submaxillaris und sublingualis. Während seines Verlaufs im Mundboden gibt der N. lingualis über der Glandula mandibularis einige Zweige zu dem Ganglion mandibulare s. submaxillare ab und an der Glandula sublingualis den Nervus sublingualis. Die Endäste des N. lingualis verbreiten sich in dem vorderen Abschnitt der Zunge, in der Schleimhaut des Zungenrückens, der Spitze und der Ränder und sie sollen vor allem in den Papillae fungiformes und filiformes endigen.

Der Nervus mandibularis steht mit zwei Ganglien in Verbindung: mit dem G. oticum und mit dem G. mandibulare s. submaxillare. Beides sind sog. sympathische Ganglien.

Das *Ganglion oticum* liegt unmittelbar am Foramen ovale. Seine Wurzeln sind Abzweigungen des N. mandibularis, Verbindungszweige aus dem sympathischen Geflecht der A. meningea media, des N. petrosus superficialis minor und des Nervulus sphenoidalis internus. Von den Ästen des G. oticum sind als wichtigste zu nennen: Ramus anastomoticus cum N. auriculotemporale mit sekretorischen Fasern für die Parotis und eine Anastomose mit der Chorda tympani.

Das *Ganglion mandibulare s. submaxillare* ist nach der Speicheldrüse so benannt, über der es liegt. Es erhält Fasern, wie schon erwähnt wurde, aus dem N. lingualis und damit aus der Chorda tympani und aus dem Plexus der Arteria maxillaris externa. Es entsendet seine Äste vor allem in die Glaudula mandibularis s. submaxillaris.

2. Nervus facialis.

Der Facialis, der Nerv für die Gesichtsmuskulatur, ist der 7. Gehirnnerv. Er tritt am hinteren Rande der Brücke aus der Gehirnbasis hervor und verläuft im Meatus acusticus internus und von da im Canalis facialis entlang, macht darin eine scharfe Biegung (Geniculum nervi facialis), um schließlich durch das Foramen stylomastoideum das Schläfenbein zu verlassen. Von hier gelangt er sogleich in die Parotis, in der er nach außen und vorn läuft, den äußeren Gehörgang von rückwärts her mit einem nach oben offenen Bogen umgehend (Abb. 43). Über der Außenfläche des Ramus mandibulae, nahe der rückwärtigen Kante, in der Parotis, findet die Aufteilung für die einzelnen Gesichtsabschnitte statt (Abb. 43). Er versorgt vor allem die gesamte mimische Gesichtsmuskulatur mit motorischen Fasern, wie das aus Abb. 43 zu erkennen ist. Er versorgt aber außerdem noch eine Reihe anderer Gebiete. Im Canalis facialis werden schon kleinere Äste abgegeben, von denen hier nur die Chorda tympani erwähnt werden

soll, die vom Canalis facialis ihren eigenen Weg über die Paukenhöhle zum
N. lingualis geht (Abb. 44). Sie bringt dem Lingualis sekretorische Fasern, die
aber nicht aus dem N. facialis selbst ursprünglich kommen, sondern aus dem
N. intermedius, der sich im Canalis facialis durch das Ganglion geniculi dem
Facialis beigesellte. Dieser N. intermedius wird als Abzweig des N. glosso-
pharyngeus angesehen.

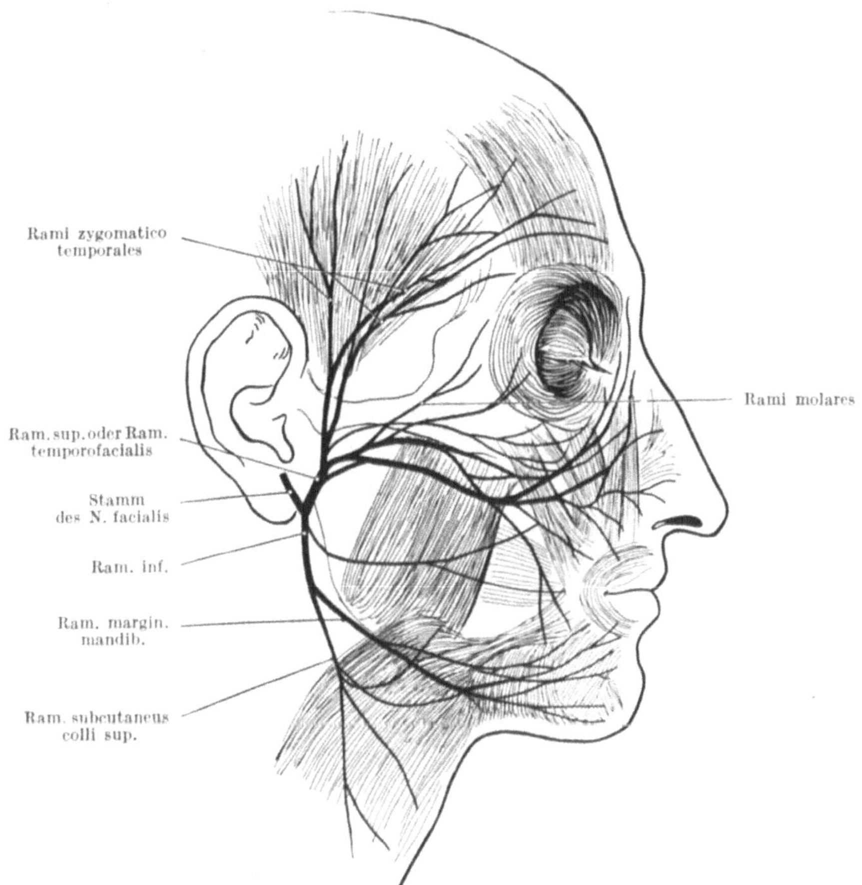

Abb. 43. Verzweigung des N. facialis. (Nach CORNING, mit Benutzung der Figuren von FROHSE und PH. BOCKENHEIMER.)

Vielfach stehen die Endäste des N. facialis mit denen des N. trigeminus in
Verbindung, so z. B. mit dem N. buccinatorius, der von sich aus sensibel ist, nur
seine aus der Facialis Anastomose herübergekommenen Fasern versorgen den
M. buccinator motorisch.

3. Nervus glossopharyngeus.

Der N. glossopharyngeus ist der 9. Gehirnnerv. Er vermittelt in der Hauptaufgabe die Geschmacksempfindung. Er verläßt die Schädelhöhle durch das
Foramen jugulare, zieht zwischen Arteria carotis interna und Musculus stylopharyngeus zunächst nach unten und dann in der Horizontalen nach vorn zur
Zunge (Abb. 44). Er setzt sich aus drei verschiedenen Wurzeln zusammen, was
seinen verschiedenen Funktionen entspricht; er enthält nämlich motorische,
sensible und sensorische (Geschmack) Anteile. Während seines Verlaufs gibt er

folgende Äste ab: N. tympanicus, Nn. pharyngei, N. stylopharyngeus und Rami tonsillares. Seine Endverzweigungen, Rami linguales, gehen zur Schleimhaut der Zunge. Sie führen sensible und *sensorische* — Geschmacks- — Fasern. Die Zungenäste des N. glossopharyngeus stehen sowohl unter sich als auch mit den Endästen des N. lingualis in Verbindung.

4. Nervus hypoglossus.

Der N. hypoglossus ist der 12. Gehirnnerv. Er versorgt vor allem die Zungenmuskulatur mit motorischen Bahnen. Er setzt sich aus mehreren Fasern

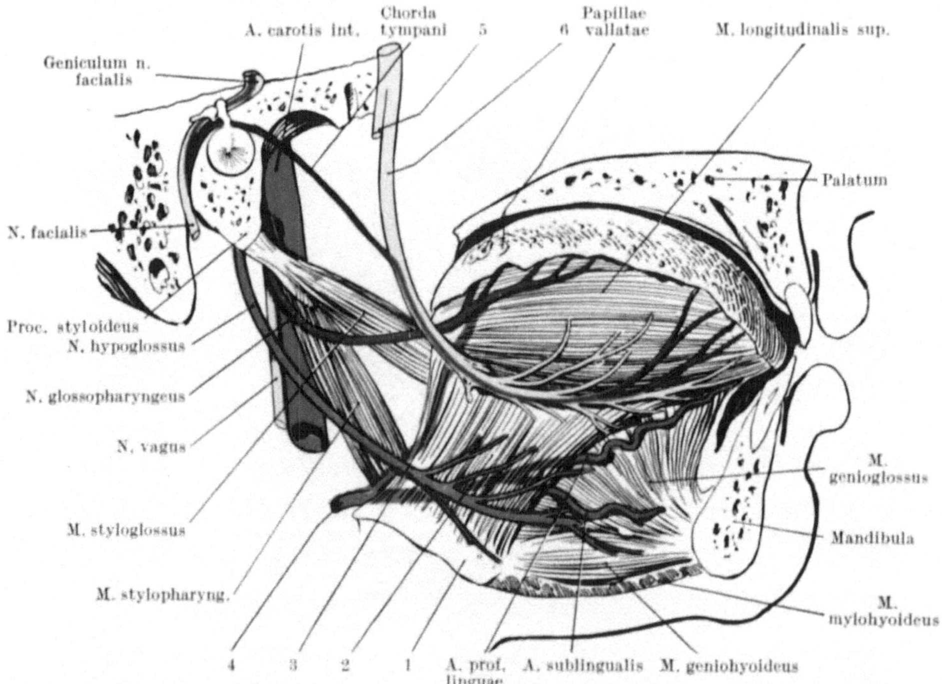

Abb. 44. Schema der Topographie der Zungenarterien und Nerven. (Aus CORNING.) Zum Teil nach HIRSCHFELD und LÉVEILLÉ. Gelb: N. lingualis (aus dem Ram. III n. trigem.). Grün: N. glossopharyngeus und Chorda tympani. Braun: N. hypoglossus. 1 Corpus ossis hyoidei. 2 M. hyoglossus. 3 Ram. dorsalis linguae. 4 A. lingualis. 5 N. alveolaris inf. 6 N. lingualis.

zusammen, die aus der Medulla oblongata hervortreten. Die Fasern gehen, zu zwei Bündeln vereinigt, zum Canalis hypoglossi, durch den sie die Schädelhöhle verlassen. Der Nerv verläuft zunächst rückwärts von der A. carotis interna abwärts, biegt im sanften Bogen nach vorn (Abb. 44) und etwas nach außen um, geht auf die Außenseite des M. hypoglossus und verzweigt sich oberhalb des Zungenbeins in seine Endäste zur motorischen Versorgung der Zungenmuskulatur. Absteigende Äste gehen Verbindungen mit den Cervicalnerven ein und versorgen hauptsächlich die untere Zungenbeinmuskulatur.

VI. Die Mundhöhle — Cavum oris.

Bei der Besprechung der Entwicklung sahen wir aus der primitiven Mundbucht die Mundhöhle hervorgehen. Sie ist nach außen durch die Wangen und die Lippen, nach oben durch den harten und weichen Gaumen, nach unten durch

die Zunge und den Mundboden begrenzt. Nach rückwärts bilden die vom Gaumen
zur Zunge und zum Pharynx ziehenden Schleimhautfalten und der weiche Gaumen
einen kulissenartigen, verengernden Abschluß. Die Mundhöhle wird durch die
Alveolarfortsätze und durch die Zahnreihen noch unterteilt in den *Mundvorhof,
Vestibulum oris* und in die eigentliche *Mundhöhle, Cavum oris proprium*. Bei

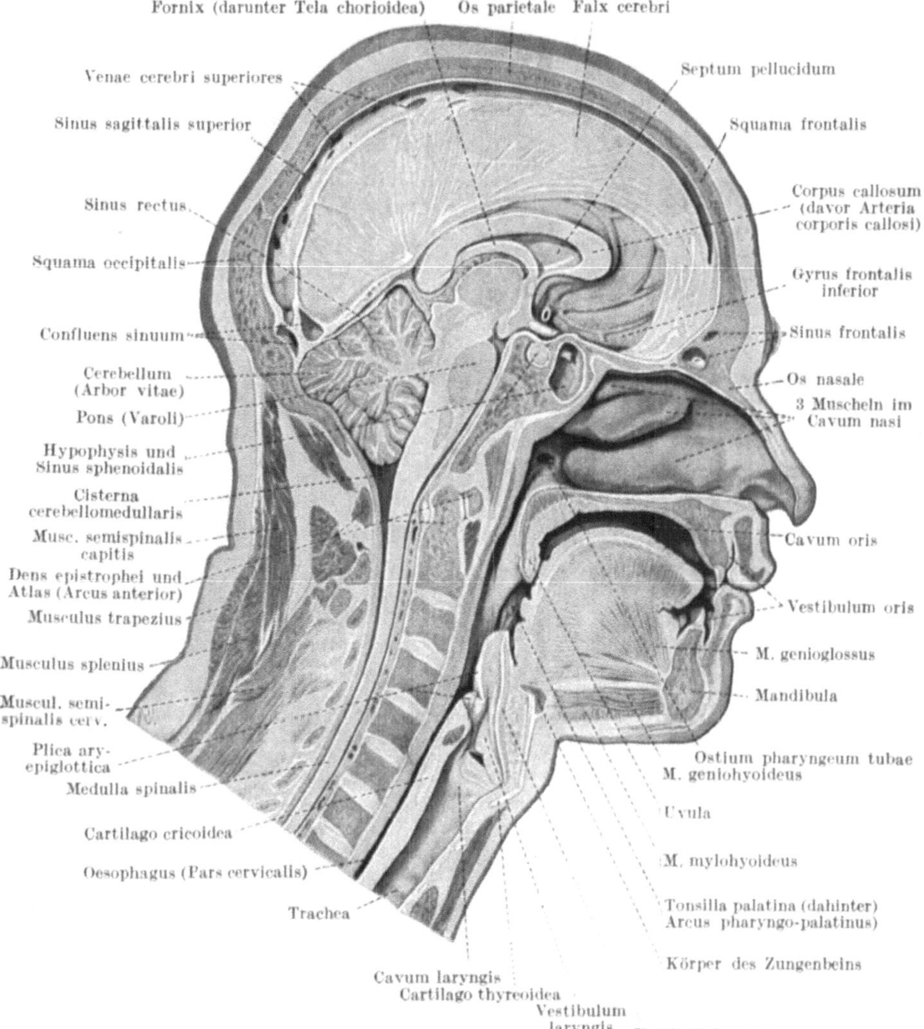

Abb. 45. Paramedianschnitt durch den Kopf eines erwachsenen Mannes. Selbstmörder durch
Erhängen, die Strangulierung hat das Zungenbein in die Höhe gedrängt; Plica aryepiglottica gefaltet
und Kehldeckel eingeknickt. Sonst keine Veränderung. Der Sägeschnitt ist so geführt, daß die
unpaare Falx cerebri unverletzt geblieben ist. Zwischen Kehldeckel und Zungengrund ist die rechte
Vallecula sagittal getroffen. (Aus BRAUS: Anatomie, Bd. 2.)

geschlossenem Munde in der Ruhestellung ist sowohl das Vestibulum, wie auch
das Cavum proprium nur mehr ein spaltförmiger Raum (Abb. 45 und 46), und
zwar ist das Vestibulum dabei ein vertikaler Spalt, der durch das Anliegen der
Wangen und Lippen sehr eng gehalten werden kann. Der dichte Schluß der
intakten Zahnreihen läßt nur Flüssigkeit zwischen Vestibulum und Cavum
proprium passieren. Hinter den Weisheitszähnen zwischen der unteren, hinteren

Ecke des Tuber maxillare und dem Ansatz des Ramus mandibulare ist eine Verbindungsstelle vom Vestibulum zum Cavum oris bei geschlossenen Zahnreihen
vorhanden. Das Cavum proprium wird bei geschlossenen Kiefern durch die Zunge
fast völlig ausgefüllt, sie legt sich an den harten und weichen Gaumen unmittelbar
an. Bei der Leiche kann dieser feste Anschluß der Zunge an den Gaumen natürlich

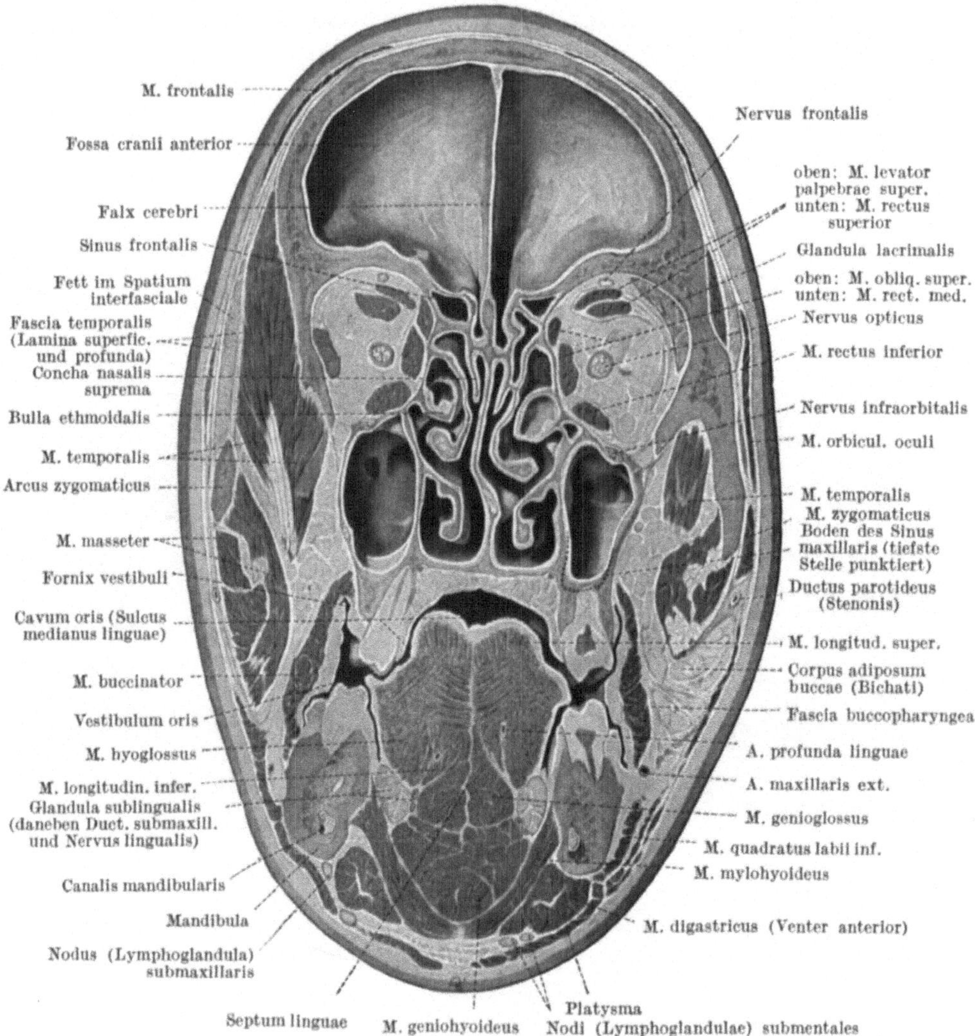

Abb. 46. Frontalschnitt durch den Kopf, in der Höhe der beiden mittleren unteren Molarzähne (M_2).
Die Gesichtsmasko von hinten gesehen. Die linke Zungenseite ist zwischen die Zähne eingeklemmt.
(Selbstmord durch Schläfenschuß.) (Aus BRAUS: Anatomie, Bd. 2.)

nicht mehr bestehen, daher findet sich auch in den Abb. 45 und 46 mit dem
Absinken des Unterkiefers der Raum zwischen Zunge und Gaumen.

Die Raumverhältnisse sowohl des Vorhofs wie der eigentlichen Mundhöhle
lassen sich passiv und aktiv in mannigfacher Weise variieren, wie es für die
Funktionen der Mundhöhle, Nahrungsaufnahme, Atmung, Sprache notwendig
ist. Darüber ist unter Physiologie der Mundhöhle nachzulesen.

Die Mundhöhle ist mit Schleimhaut ausgekleidet; deren Epithel ist ein
geschichtetes Pflasterepithel, an dem drei Lagen deutlich zu erkennen sind. Die

untere, das Stratum germinativum besteht aus mehr zylindrischen Zellen, die
in der mittleren Lage, im Stratum medium kubische Gestalt annehmen, um in
der oberflächlichen Schicht schließlich stark abzuflachen. Die abgeflachten
Epithelzellen der obersten Lage können an den Stellen, wo das Epithel stark
mechanisch beansprucht wird, so z. B. an der Gingiva, Verhornungen zeigen,
während im allgemeinen eine richtige Verhornung der Mundhöhlenschleimhaut
nicht gefunden wird — abgesehen vom Epithel der Zunge, das unten noch ausführlicher besprochen werden muß. Die Dicke des Epithels — wie die Verhornung
— ist sehr verschieden je nach der Region. Am dünnsten ist die Epithelschicht
am Mundboden. Von der obersten Schicht werden dauernd Zellen abgestoßen,
vor allem beim Kauakt, und gelangen so in den Speichel.

Die Bindegewebsschicht der Schleimhaut, die Lamina propria, hat eine
papilläre Oberfläche; zwischen die Papillen des Bindegewebes senkt sich das
Epithel mit Zapfen ein, so daß man die Oberfläche der Schleimhaut, abgesehen
von der Zunge, überall glatt findet. Das Gewebe der Lamina propria ist in den
oberen Lagen weniger exakt zu Bündeln angeordnet, es erscheinen die Fibrillen
vielmehr wie ein dichtes Filzgeflecht, das in den Papillen längs deren Achse, sonst
parallel zur Oberfläche verläuft. In den tieferen Lagen sind die Fibrillen zu
größeren Bündeln zusammengefaßt. Weiße Blutkörperchen, wandern vielfach
vom Bindegewebe her durchs Epithel in den Speichel hinein, wo sie dann als
sog. Speichelkörperchen gefunden werden.

Elastische Fasern durchziehen in großer Zahl geflechtartig die Lamina propria.
Die Blut- und Lymphgefäße bilden in der Lamina propria fein verzweigte, enge
Netze. Wo die Schleimhaut unverschieblich dem Knochen aufliegt, geht die
Lamina propria unmittelbar in das Periost über. An den übrigen Partien liegt
unter der Lamina propria die lockere Tela submucosa mit ihren größeren Binde-
gewebsbündeln und den größeren Gefäßen. In ihr liegen auch die Drüsen der
Schleimhaut, Schleimdrüsen, seröse Drüsen und Talgdrüsen. Außer den Aus-
führungsgängen dieser kleinen Drüsen münden die Ausführungsgänge der paarig
angeordneten, großen Speicheldrüsen, von denen es jederseits drei gibt, in die
Mundhöhle: Glandula sublingualis, Glandula mandibularis s. submaxillaris,
Glandula parotis.

Betrachten wir jetzt die einzelnen Gebiete und Gebilde der Mundhöhle
genauer:

A. Mundvorhof — Vestibulum oris.

1. Die Lippen — Labia oris.

Die Lippen — Ober- und Unterlippe   kann man als Verschlußklappen
der Mundhöhle ansehen. Sie sind lappige Gebilde, deren Hauptmasse aus dem
kräftigen Ringmuskel besteht, den wir auf S. 20—21 bereits ausführlich besprochen
haben. An ihrer Übergangsstelle bilden die Lippen jederseits den Mundwinkel.
Auf der Außenseite der Oberlippe zieht von der Nasenscheidewand her eine
seichte Rinne herunter, das Philtrum, das unten mit einem sehr verschieden ausgebildeten Wulst, dem Tuberculum labii superioris, endigt. Diesem Wulst entspricht eine leichte Delle in der Unterlippe.

Die Lippen sind in ihrem facialen Abschnitt von Außenhaut bedeckt, die
alle Eigenschaften der Haut hat. Mundwärts sind sie von Schleimhaut überzogen;
zwischen diesen Abschnitten befindet sich das Übergangsgebiet, das teils Eigenschaften der äußeren Haut, teils Eigenschaften der Schleimhaut hat. Das Übergangsgebiet entspricht etwa dem bei leicht geschlossenem Munde sichtbaren
„Lippenrot". Die rote Farbe des Übergangsteiles, der auch als Lippensaum
bezeichnet wird, ist vor allem auf die starke Durchblutung dieser Partie und auf

das nahe Heranrücken der Capillaren in den hohen Papillen an die Oberfläche zurückzuführen (Abb. 47). Vielfach findet man im „Lippenrot" Talgdrüsen. Ihr Vorkommen ist nicht konstant, beim Manne häufiger als beim Weibe. Man kann sie als gelblichweiße Pünktchen erkennen; wenn man die Haut ein wenig anspannt, treten sie deutlicher hervor. Im Schleimhautteil der Lippen sind viele kleine Drüsen gelegen, Glandulae labiales (Abb. 47). Sie sind zum Teil mit der Zunge oder mit dem Finger als kleine Knötchen zu fühlen. Es sind Drüsen vom Typus der gemischten Speicheldrüsen. Wo die Lippenschleimhaut in die Schleimhaut der Kiefer übergeht, entsteht die sog. Lippenumschlagsfalte. In der Mitte der Oberlippe und der Unterlippe zieht eine ins Vestibulum oris mehr oder weniger weit hineinragende sagittal gestellte Falte bandartig oder besser septumartig zum Alveolarfortsatz, Frenulum labii superioris et inferioris.

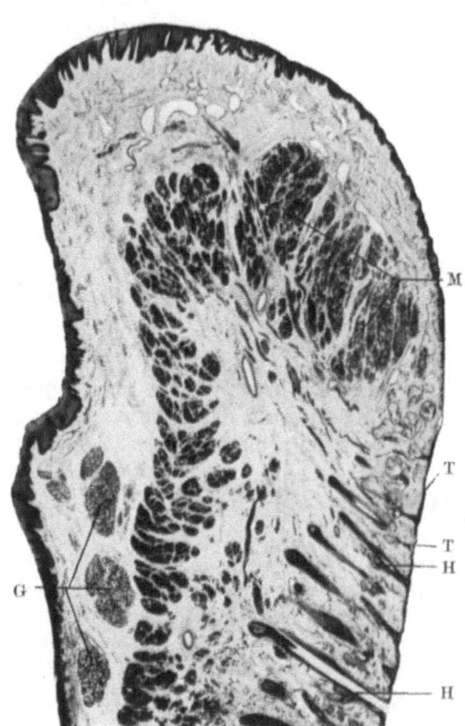

Abb. 47. Mikrophotogramm der Unterlippe eines Mannes. Rechts Außenhaut, links Schleimhaut, oben das „Lippenrot" mit seinen vielen weiten Gefäßen. M Musculus orbicularis oris, T Talgdrüsen, H Haare, G Glandulae labiales.

2. Die Backen — Buccae.

Die Backen bestehen aus einer äusseren Hautschicht, einer mittleren Muskelschicht und einer inneren Schleimhautschicht. Zwischen Haut und Muskulatur breitet sich ein mehr oder weniger stark entwickeltes Fettpolster (BICHATscher Fettpropf) aus. Die Ausbildung eines mächtigen, elastischen Geflechtwerkes verleiht den Wangen die große Dehnbarkeit. Die Muskulatur der Wangen ist oben bereits beschrieben worden. Wie die Lippen begrenzen die Wangen das Vestibulum oris nach außen. Mit der sog. Wangenumschlagsfalte geht die Wangenschleimhaut in die Schleimhaut der Kiefer über. Ähnlich dem Lippenbändchen sieht man noch im Bereich der Lippen und auch im Bereich der Wangen — an Größe und Zahl sehr variabel — kleine Stränge zu den Kiefern ziehen, die markant hervortreten, wenn man Lippen und Wangen straff abzieht. Sie gewinnen beim senilen Kiefer nach Schwund der Alveolarfortsätze bei der Anfertigung von Prothesen praktische Bedeutung. Nach rückwärts findet das Vestibulum oris seinen Abschluß dadurch, daß die Wangen am Oberkiefer und am Unterkiefer und zwischen beiden an der Raphe pterygomandibularis ansetzen. In der Wange gegenüber dem oberen 2. Molaren mündet der Ausführungsgang der Ohrspeicheldrüse. Die Ausflußöffnung liegt in einer kleinen warzigen Erhebung, der Papilla salivalis superior. Bei der Besprechung der Entwicklung des Kopfes ist gezeigt worden, wie sich durch das Zusammenwachsen von Oberkiefer- und Unterkieferfortsatz in der Linie der queren Gesichtsspalte die Wangen schließen, nur zwischen den Lippen, die also nicht zusammenwachsen, bleibt die Mundhöhle offen. Entsprechend dieser entwicklungsgeschichtlichen, engen Zusammengehörigkeit von Lippen und Wangen ist auch der Aufbau beider im Grunde sehr ähnlich. Die

Verwachsungslinie von „Ober-“ und „Unterbacke“ verläuft etwa in Höhe der
Zahnreihen. Man kann oft noch eine Zusammenwuchslinie als weißliche Leiste
in der Schleimhaut erkennen, die sog. „Wangennaht“ (SCHUMACHER). Beiderseits entlang dieser Wangennaht findet man nicht die Eigenschaften der Schleimhaut, sondern die der Übergangspartie der Lippe, des Lippenrotes. Wie im Lippenrot kommen hier oft Talgdrüsen entlang der Wangennaht vor, während Speicheldrüsen hier wie im Lippenrot fehlen. Wie die Lippen so enthalten im übrigen die
Wangen verstreut (im vorderen Abschnitt) oder zu größeren Paketen zusammen-
genommen (im oberen-hinteren Abschnitt; hier als Glandulae molares bezeichnet)
Drüsen vom Typ der gemischten Speicheldrüsen.

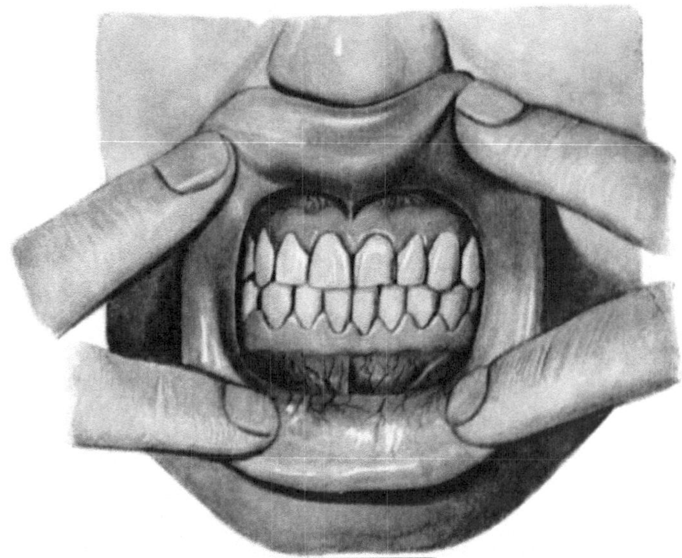

Abb. 48. Schleimhaut des Vestibulum oris des Lebenden. (Aus SICHER, H. und J. TANDLER:
Anatomie für Zahnärzte. Berlin: Julius Springer 1928.)

Während die eine Seite des spaltförmigen Vorhofes Lippen und Wangen
darstellen, bilden die Alveolarfortsätze und die Zahnreihen die andere Seite.
Von Lippen und Wangen geht die Schleimhaut mit Umschlag der Richtung
(Lippen- und Wangenumschlagsfalte) auf die Alveolarfortsätze über. Nahe der
Wangenumschlagsfalte ist die Schleimhaut locker, besitzt eine deutliche Submucosa, unter der die Muskeln am Kiefer ihren Ansatz haben. Dieser lockere
Teil der Kieferschleimhaut ist von mehr roter Farbe (Abb. 48), ebenso wie die
Schleimhaut der Lippen und der Wangen. Gegen die eigentliche Gingiva setzt sich
diese lockere Partie oft girlandenförmig deutlich ab. Die Gingiva ist blaßrot,
fast unverschieblich, da ihr die Submucosa fehlt, ihre Lamina propria vielmehr
direkt in das Periost übergeht. Die Zähne werden girlandenförmig von ihr umsäumt, sie erhebt sich zwischen je zwei Zähnen zu einer Papille, die wiederum
übergeht in die orale Partie der Gingiva. Auf der oralen Seite zeigt die Gingiva
dann dasselbe Aussehen wie auf der vestibularen. Die blasse Farbe der Gingiva
ist vor allem zurückzuführen auf die geringere Durchblutung gegenüber den
lockeren Partien der Schleimhaut und auf die Verdickung und teilweise Verhornung des Epithels, das ja stark mechanisch beansprucht wird. Genauere
Beschreibung der Gingiva ist bei der Histologie der Zähne S. 102 f. zu finden.

B. Die eigentliche Mundhöhle — Cavum oris proprium.

1. Der Gaumen — Palatum.

Der Gaumen ist einerseits das Dach der Mundhöhle, andererseits der Boden
der Nasenhöhle. Er stellt eine gewölbte Platte dar, die von Seite zu Seite stärker
gewölbt ist als von vorn nach hinten. Der vordere Abschnitt dieser Platte ist
durch seine Knocheneinlage, die bereits oben beschrieben wurde, starr: harter
Gaumen, Palatum durum. Dem rückwärtigen Abschnitt des Gaumens fehlt die
Knocheneinlage, seine Hauptmasse ist Muskulatur, durch die er aktive Beweglichkeit erhält: weicher Gaumen, Palatum molle, Velum palatinum. Bei der Betrachtung des harten Gaumens fallen vor allem leistenartige Erhebungen auf

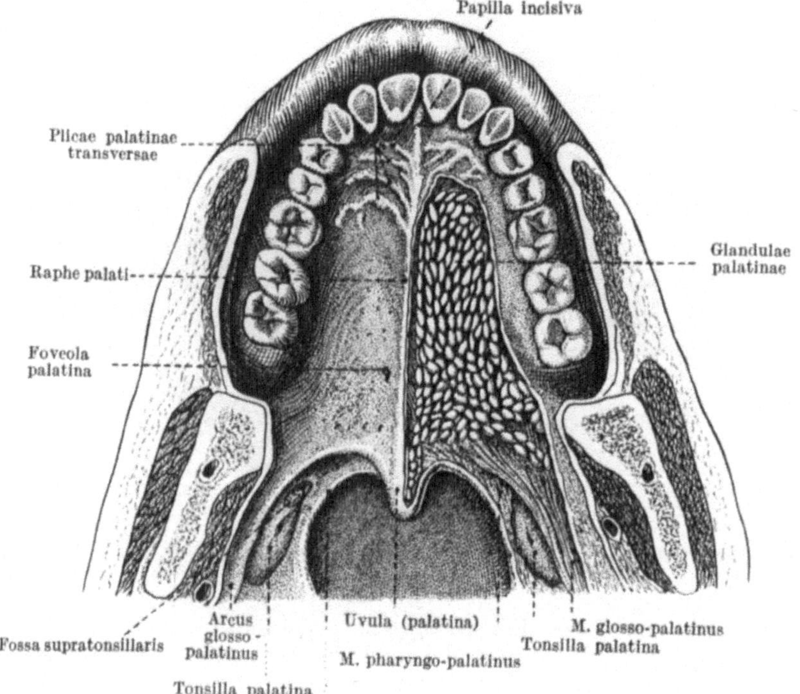

Abb. 49. Der harte und der weiche Gaumen (³/₄). Links ist die Schleimhaut weggenommen.
(Nach RAUBER-KOPSCH: Anatomie.)

(Abb. 49). Eine mediane Leiste, die Raphe palati, kommt von der Uvula und
endet vorn fast unmittelbar hinter den beiden mittleren Schneidezähnen in der
Papilla incisiva. Unter der Papilla incisiva liegt das Foramen incisivum. Von
der Raphe palati ziehen quer zum Alveolarfortsatz mehr oder weniger erhabene
Leisten herüber, die Plicae oder Rugae palatinae. Man findet meist vier bis fünf
solcher Rugae jederseits. Die vorderen verlaufen langgestreckt von der Raphe
zu den kleinen Schneidezähnen und zu den Eckzähnen, die rückwärtigen mehr im
nach hinten offenen Bogen zu den Prämolaren. Im Bereich der Raphe und nahe
dem Alveolarfortsatz geht die Lamina propria der Schleimhaut direkt ins Periost
über. Zwischen Raphe und Alveolarfortsatz ist im vorderen Bereich des harten
Gaumens eine Tela submucosa mit Fetteinlagerungen vorhanden, im hinteren
Teil des harten Gaumens liegen in der Submucosa zahlreiche Schleimdrüsen,
Glandulae palatinae. In der fetalen Zeit und auch noch in den ersten Lebensjahren kommen besonders in der Gegend der Raphe Epithelmassen in Bindegewebe

eingeschlossen vor, die aus der Zeit des Zusammenwuchses der verschiedenen Gaumenfortsätze stammen. Sie verschwinden dann später restlos. Nur im Bereich der Papilla incisiva und im Canalis incisivus findet man noch größere Epithelmassen vor.

Der weiche Gaumen setzt sich unmittelbar aus dem harten Gaumen nach rückwärts fort (Abb. 49). In der Verlängerung der Raphe hängt dem weichen Gaumen das Zäpfchen, Uvula, an. Von der Uvula ziehen zwei Falten in Bogenform

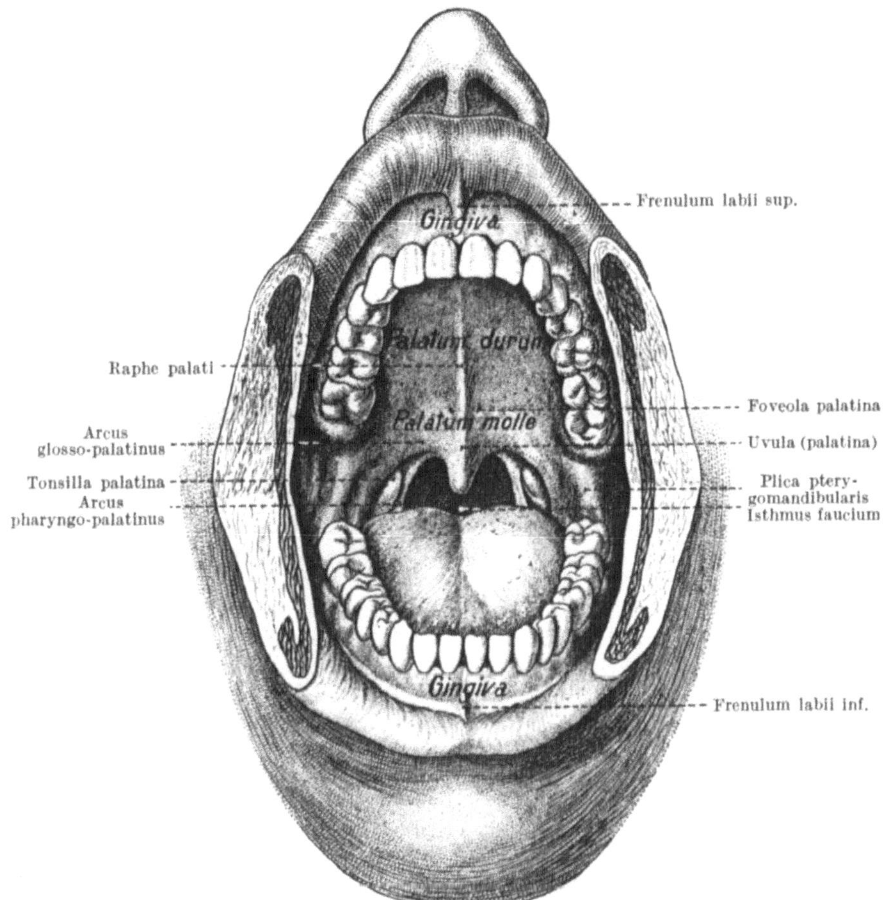

Abb. 50. Die Wände der Mundhöhle und die Rachenenge ($^3/_4$). Nach Durchschneidung der Wangen in horizontaler Richtung (von den Mundwinkeln aus) und nach gewaltsamer Öffnung des Mundes. (Nach RAUBER-KOPSCH: Anatomie.)

seitwärts und abwärts. Die vordere, Arcus palatoglossus, zieht vom Zäpfchen zum Zungengrund, die hintere, Arcus palatopharyngeus, vom Zäpfchen zur Kehlkopfgegend; sie bildet den rückwärtigen, freien Rand des weichen Gaumens. Zwischen beiden Bögen, in eine Nische eingebettet, liegt beiderseits die Tonsilla palatina, über die auf S. 53 noch ausführlicher nachzulesen ist.

Die Schleimhaut des weichen Gaumens ist auf der oralen Fläche typische Mundschleimhaut, die Lamina propria ist von der Tela submucosa durch eine Schicht elastischer Fasern deutlich abgegrenzt. In der Submucosa, die auch größere Fettgewebskomplexe enthält, finden wir die Fortsetzung der Schleimdrüsen des harten Gaumens bis ins Zäpfchen hinein. Über den freien Rand nach der nasalen Fläche läßt sich die Mundschleimhaut oft noch eine Strecke weit verfolgen, um dann allmählich in typische Nasenschleimhaut überzugehen.

Die Muskeln des weichen Gaumens sollen hier kurz erwähnt werden (Abb. 55). Sie sind untereinander zu einer Art Muskelplatte eng verflochten. Ihre Namen deuten auf ihre Funktion und auf ihren Verlauf hin: *M. tensor veli palatini.* Er kommt vom Os sphenoidale herunter, wird schmäler, um schließlich mit einer Sehne um den Hamulus pterygoideus herumzugehen und von hier aus den weichen Gaumen zu spannen. *M. levator veli palatini* kommt von der Unterfläche des Felsenbeins, um durch seine Kontraktion den weichen Gaumen zu heben. *M. uvulae* inseriert an der Spina nasalis posterior, um von da aus paarig oder einfach bis in die Spitze der Uvula zu gehen. Er hebt die Uvula. *M. palatoglossus* ist in seinem Verlauf durch den Arcus palatoglossus gekennzeichnet wie der *M. palatopharyngeus* durch den gleichnamigen Gaumenbogen. Beide ziehen den weichen Gaumen durch ihre Kontraktion nach unten und verengern damit kulissenartig den Isthmus faucium, die Rachenenge (Abb. 49 und 50).

2. Zunge — Lingua — und Mundboden.

Die Zunge ist ein mit Schleimhaut überkleideter Muskelkörper, der im Ruhezustande und bei geschlossenem Munde das Cavum oris proprium nahezu völlig ausfüllt (Abb. 45 und 46). Ihr liegen wichtige Funktionen bei der Nahrungsaufnahme und bei der Sprache ob, sie ist sehr beweglich und außerdem noch in sich durch ihre Eigenmuskulatur sehr variabel gestaltbar. Man unterscheidet verschiedene Regionen an ihr (Abb. 51). Die vorderste Partie, die auch unterwärts von Schleimhaut überzogen über dem Boden der Mundhöhle frei beweglich liegt, geht ohne Grenze in die Hauptmasse, den Körper, über. Der Körper selbst sitzt der Zungenwurzel auf, die an den Schlund und an den Kehlkopf angrenzt. Die ganze Oberfläche wird als Zungenrücken, Dorsum linguae, bezeichnet. Dem Mundboden liegt die Unterfläche, Facies inferior, auf. Auf dem Zungenrücken nennt man die rückwärtige Partie auch Zungengrund, der sich von dem vorderen Teil des Rückens durch den Sulcus terminalis abgrenzt. Den vorderen Teil des Rückens, der auch vielfach als der eigentliche Rücken angesehen wird, teilt der Sulcus medianus linguae in zwei gleiche Hälften. Etwa an der Stelle, wo der Sulcus terminalis und der Sulcus medianus zusammentreffen, liegt das Foramen caecum, ein meist nur flaches Loch, manchmal ein mehrere Millimeter tiefer Gang, Ductus lingualis, der Überrest des im embryonalen Leben noch vorhandenen Ductus thyreoglossus. Der Zungenrücken ist — makroskopisch gesehen — von samtartiger Oberfläche, was dadurch zustande kommt, daß die Schleimhaut dicht gedrängt mit Papillen besetzt ist. Die Hauptmasse der Papillen ist kegelförmig, spitz auslaufend auch als fadenförmig bezeichnet, Papillae filiformes (Abb. 52). Ihr Sitz ist der ganze Zungenrücken vorwärts des Sulcus terminalis. Sie bestehen aus einer bindegewebigen Hauptpapille, der das Epithel, an der Oberfläche stark verhornt und lang ausgezogen, gewissermaßen wie ein Trichter übergestülpt ist. Die bindegewebige Hauptpapille hat noch mehrere sekundäre Nebenpapillen. Die Papillae filiformes sind oft deutlich in Reihen angeordnet, die nahe dem Sulcus terminalis mit diesem parallel laufen. Nach der Spitze der Zunge wird der Winkel, den die Reihen untereinander bilden, immer spitzer. Sehr viel spärlicher sind die etwas größeren, pilz- oder kolbenförmigen *Papillae fungiformes* (Abb. 52). Sie stehen vereinzelt auf dem Zungenrücken und ragen etwas über die Papillae filiformes heraus. Ihre Oberfläche ist weniger stark epithelisiert, während die P. filiformes durch ihre dicke Epithelschicht das durchblutete Bindegewebe nicht hindurchscheinen lassen und mehr weißlich aussehen, kann man an den P. fungiformes oft eine hochrote Farbe beobachten. Der bindegewebige Grundstock weist auch verschiedentlich kleine

Sekundärpapillen auf, die aber vom Epithel zu glatter Oberfläche ausgeglichen sind. An den Papillae fungiformes sind vereinzelte Geschmacksknospen gefunden worden. Der Hauptsitz der Geschmacksknospen sind jedoch die *Papillae vallatae* (Abb. 51 u. 53) oder circumvallatae — ihre Zahl schwankt zwischen 7 und 12 — die meist in einfacher Reihe vor dem Sulcus terminalis liegen. Nahe der Mittellinie kann man mehrere dieser Papillen hintereinander liegen sehen. Es sind die größten der Zungenpapillen. Jede dieser umgekehrt flach-kegelförmigen Papillen ist von

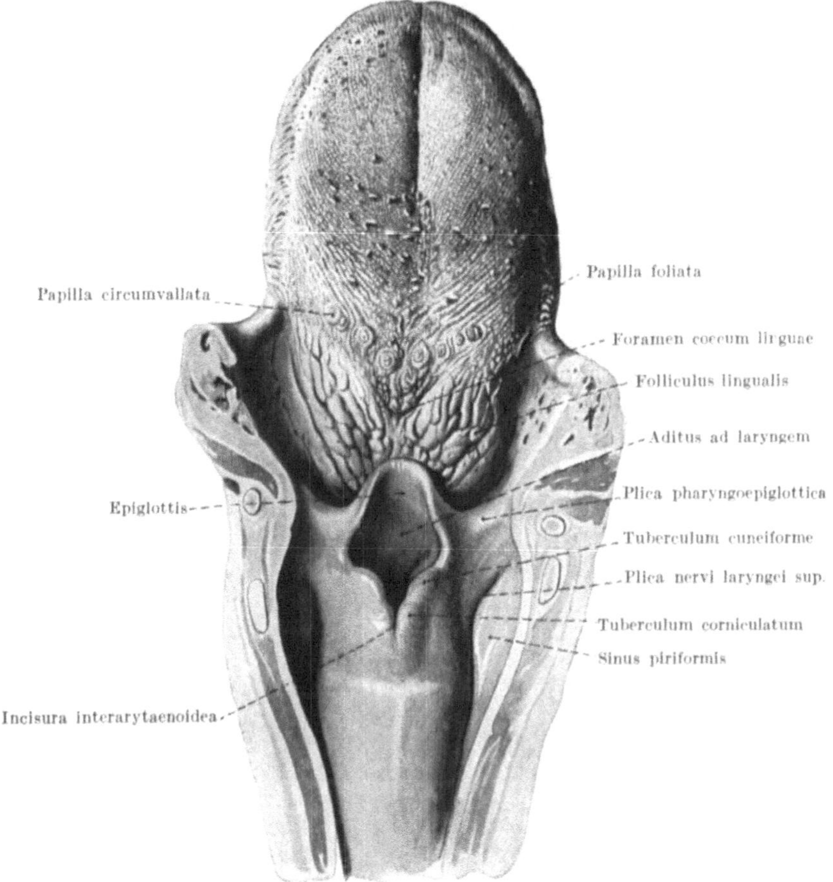

Abb. 51. Zunge und Kehlkopfeingang. (Aus SICHER und TANDLER: Anatomie.)

einem Wall und einem Graben umgeben. Nach dem Graben zu, sowohl in der Wand der Papille als auch in der Wand des Grabens sind viele Geschmacksknospen in der Epithelschicht gelegen. In den Graben hinein münden die Ausführungsgänge seröser Drüsen, sog. Spüldrüsen. Die blattartigen am Zungenrande gelegenen Papillae foliatae sind beim Menschen rudimentäre Gebilde. Bei Tieren kommen sie als sog. Randorgane vor. Sie sind beim Menschen, vor allem beim Erwachsenen, sehr variabel. Oft sieht man nur im rückwärtigen Teil des Randes, nahe dem Arcus palatoglossus flache Einkerbungen, aber keine blattartigen Ausbildungen mehr. Die P. foliatae sind wie die P. vallatae Sitz von Geschmacksknospen; sie können auch von einem Graben umgeben sein, in den ebenfalls seröse Drüsen münden. Zu erwähnen sind noch die vereinzelt vorkommenden *Papillae conicae und lenticulatae*, erstere sind größer als die P. fungiformes, letztere sind mehr platte P. fungiformes.

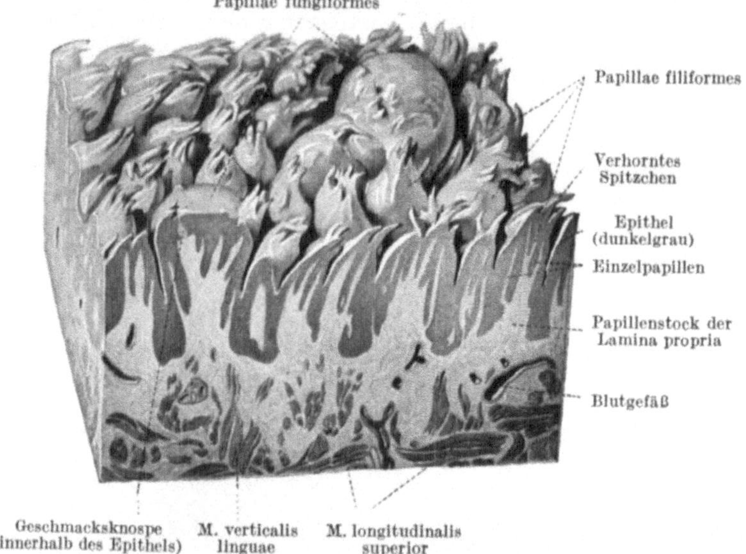

Abb. 52. Oberfläche des Zungenrückens bei starker Vergrößerung. Kombination aus der Betrachtung mit dem binokularen Mikroskop und von Schnittbildern. Die vordere Schnittfläche entspricht der Längsrichtung der Zunge, links vom Beschauer läge die Zungenspitze, rechts der Zungengrund. (Aus BRAUS: Anatomie, Bd. 2).

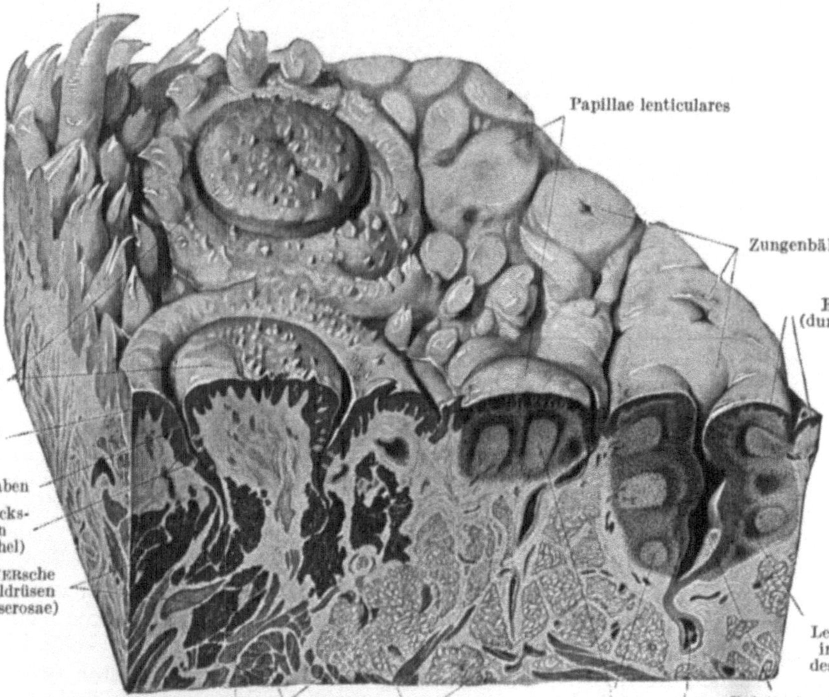

Abb. 53. Oberfläche der Zunge an der Grenze zwischen Zungenrücken und Zungengrund. Art der Darstellung und Richtung wie in Abb. 52. (Aus BRAUS: Anatomie, Bd. 2.)

In der hinter dem Sulcus terminalis gelegenen Partie, dem Zungengrunde, findet man meist keine Papillen, es hat vielmehr der Zungengrund ein höckeriges Aussehen. Den Höckern oder Wülsten entsprechen Einlagerungen von Lymphknötchen in die Schleimhaut; sie werden als *Zungenbälge, Tonsilla lingualis,* bezeichnet und gehören wie die übrigen Tonsillen zum sog. lymphatischen Rachenringe.

Im Bereich des Zungenrückens ist die Lamina propria nur sehr dünn, es sitzt deshalb die Schleimhaut mehr unmittelbar dem Muskelkörper auf. An der *Unterseite* der Zunge ist die Schleimhaut lockerer und zarter. Makroskopische Papillen sind nicht vorhanden. Annähernd parallel zum Zungenrande zieht die sog. Plica fimbriata von vorn nach hinten (Abb. 54). Es ist eine oft lappige, gezackte Schleimhautfalte, das Rudiment einer bei manchen Tieren vorkommenden Unterzunge. Von der Mitte der Zungenunterseite zieht eine Schleimhautfalte, das Frenulum linguae — bei gehobener Zunge septumartig — durch den Mundboden zum Unterkiefer.

Nahe der Zunge, schon zum Mundboden gehörig, sieht man die Caruncula sublingualis s. salivalis (Abb. 54). Es ist eine Schleimhautfalte, die durch das Frenulum linguae in zwei Teile geteilt wird. Sie liegt über der Glandula sublingualis. In ihr münden die Ausführungs-

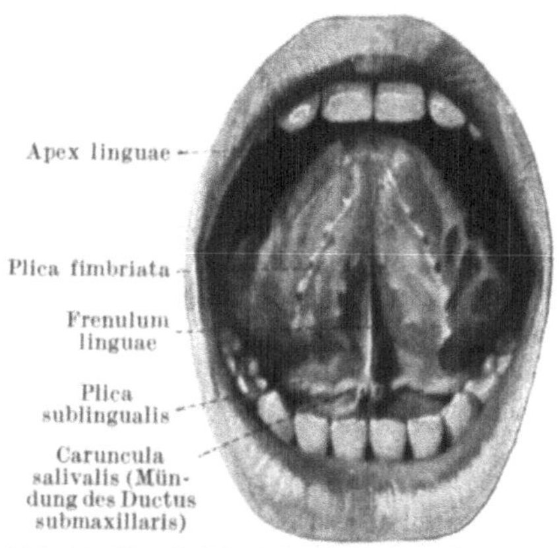

Abb. 54. Mundhöhle bei geöffnetem Mund und emporgehobener Zungenspitze Lebender. (Aus BRAUS: Anatomie. Bd. 2.)

gänge sowohl der Glandulae sublinguales als auch der Glandulae mandibulares s. submaxillares oft in jederseits gemeinsamer Ausflußöffnung.

3. Zungendrüsen — Glandulae linguales.

Im rückwärtigen Abschnitt der Zunge befinden sich vornehmlich reine Schleimdrüsen, ebenso am Zungenrande. Seröse Drüsen sind bereits bei der Besprechung der Pap. vallatae erwähnt, auf deren Bereich sie sich hauptsächlich beschränken. Einzelne seröse Drüsen kommen bei den Pap. foliatae vor. In der Zungenspitze nahe der Unterfläche liegen Drüsenteile oft zu größerer Masse zusammengefaßt, die sog. BLANDIN-NUHNsche Drüse oder Glandula lingualis anterior, sie ist eine gemischte Drüse. Alle Drüsen der Zunge liegen, da keine Submucosa ausgebildet ist, fast ausnahmslos innerhalb der Muskulatur.

4. Die Zungenmuskulatur.

Die Hauptmasse der Zunge ist, wie schon oben erwähnt wurde, Muskulatur. Teils inserieren die Muskeln am benachbarten Skelet — Außenmuskulatur — um die Zunge nach allen Richtungen bewegen zu können, teils hat die Zunge Eigenmuskulatur, die die Zunge die verschiedensten Formen annehmen läßt. Eine Scheidewand, Septum linguae zieht sich senkrecht aufgestellt durch die Länge der Zunge und teilt sie dadurch in sich in zwei Hälften. *Die Außenmuskulatur:* M. genioglossus. Er entspringt am Kinn jederseits an der oberen Spina mentalis und strahlt von hier aus fächerförmig in die Zunge ein (Abb. 32 und 45), um in der Nähe des Septums teils zu enden, teils bis zum Zungenbein und zum Kehlkopf weiterzuziehen. M. hypoglossus strahlt vom Zungenbein kommend seitlich des M. genioglossus in die Zunge ein. Zwischen beiden liegt der M. longitudinalis inferior (Abb. 32). M. chondroglossus kommt ebenfalls vom

Zungenbein, ist sehr klein und nicht konstant und geht mehr nach der Gegend
des Zungenrückens. M. styloglossus entspringt am Processus styloideus, zieht am
Arcus palatoglossus in den Seitenrand der Zunge, in dem er bis nach vorn zieht
(Abb. 32). Der Musculus palatoglossus ist beim Gaumen auf S. 46 besprochen.
Aus der Ansatzstelle dieser Muskeln am Skelet und dem Ausbreitungsgebiet
geht ohne weiteres hervor, welche Wirkung ihre Funktion haben muß.

Entweder in Gemeinschaft mit den Außenmuskeln oder für sich allein wirken
die Eigenmuskeln der Zunge. Sie lassen sich nicht durch Präparation einzeln

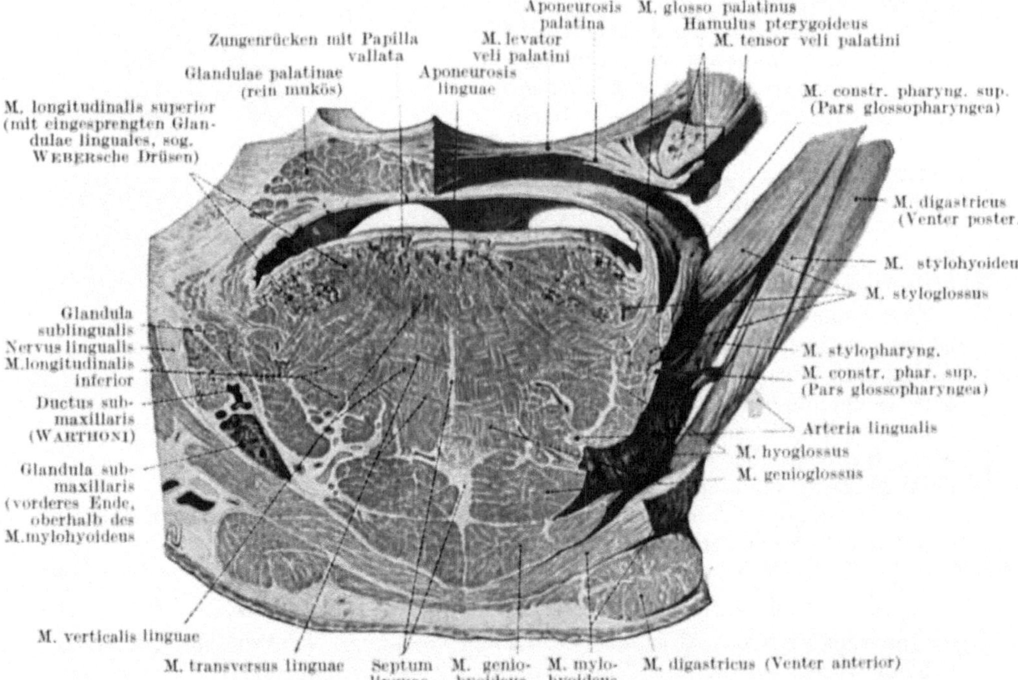

Abb. 55. Zunge, Mundhöhlenboden und Gaumen, neugeborenes Kind. Kombination aus einem
Präparat und aus mikroskopischen Schnitten des gleichen Objekts. Ansicht von vorn. Vom Beschauer
rechts: Namen der Außenmuskeln, links: Namen der Binnenmuskeln der Zunge. Zwischen M. genioglossus und M. hyoglossus tritt der Nervus hypoglossus in den Zungenkörper ein (beiderseits sichtbar,
nicht bezeichnet). (Aus BRAUS: Anatomie. Bd. 2.)

rein darstellen, weil sie wie ineinander verflochten sind. Nach ihrer Verlaufsrichtung, aus der auch ihre Wirkungsweise hervorgeht, sind sie benannt: M. longitudinalis superior et inferior linguae. M. transversus linguae. M. verticalis
linguae. Die Eigenmuskeln der Zunge hängen vielfach innig mit den Außenmuskeln zusammen. Die Eigenmuskeln der Zunge werden am besten am Frontalschnitt der Zunge demonstriert (Abb. 55).

5. Mundboden.

Im Ruhezustande bedeckt die Zunge den Mundboden, Regio alveololingualis,
völlig, indem sie mit der Spitze und mit den Rändern den Zähnen des Unterkiefers dicht anliegt. Bei hochgeschlagener Zunge sieht man auf das plane dreieckige Feld, das vom Alveolarfortsatz rechts und links und von der Zungenspitze
bei ihrem Übergang in den Mundboden begrenzt wird (Abb. 54). Bei ruhender
Zunge liegt die rückwärtige Begrenzung dieses Feldes etwa in Höhe der Prämolaren,
bei zurückgeschlagener und zurückgezogener Zunge spannt sich das Feld bis in

Höhe des 2. Molaren aus. Die Plica sublingualis und das Frenulum linguae sind oben schon bei der Besprechung der Zunge geschildert worden. Nach rückwärts setzt sich das dreieckige Feld des vorderen Mundbodens beiderseits fort in einer Rinne, die einerseits vom Alveolarfortsatz und weiter von der Innenseite des aufsteigenden Astes und andererseits von dem Seitenrande der Zunge eingefaßt ist (Abb. 46). In Gegend des Zungengrundes steigt die Rinne an und findet ihren Abschluß durch den Arcus palatoglossus. Die Gestaltung des Mundbodens ist variabel je nach der Stellung der Zunge und vor allem nach der Spannung der Unterzungenmuskulatur. Da ist es vor allem der M. mylohyoideus, von dem bereits oben gesagt wurde, daß er mit seiner Anordnung eine Art Traggurt für die Zunge und den Mundboden darstellt. Er hebt und senkt z. B. die gesamte Zunge mit dem Mundboden. Das Epithel der Mundbodenschleimhaut ist wie das der Unterzungenseite zart, da es mechanischer Beanspruchung nur weniger ausgesetzt ist als das der übrigen Mundhöhle. Über die Drüsen des Mundbodens siehe folgendes Kapitel.

C. Die Speicheldrüsen — Glandulae salivales.

Fast überall in der Mundhöhle, nur wenige Partien ausgenommen (Alveolarfortsatz, vorderer Gaumen, mittlere Wange), kommen Drüsen vor. Das Sekret von ihnen allen zusammen ist der Speichel. Sie sind also alle Speicheldrüsen, doch bezeichnet man nur die drei großen Drüsen, Parotis, Sublingualis, Mandibularis s. submaxillaris, als die Speicheldrüsen im engeren Sinne. Die Einteilung der Speicheldrüsen geschieht verschieden, je nach den verschiedenen Gesichtspunkten. Man kann sie nach dem Sekret, das sie liefern, gruppieren oder in bezug auf ihre Topographie. Wir wählen hier die topographische Gruppierung.

1. Drüsen des Mundvorhofes.

Wir finden kleine Drüsen in den Lippen und in der Wange, wie das bei Besprechung der Lippen und Wangen beschrieben wurde, nur ein entwicklungsgeschichtlich bedingter, horizontaler Streifen der Wange

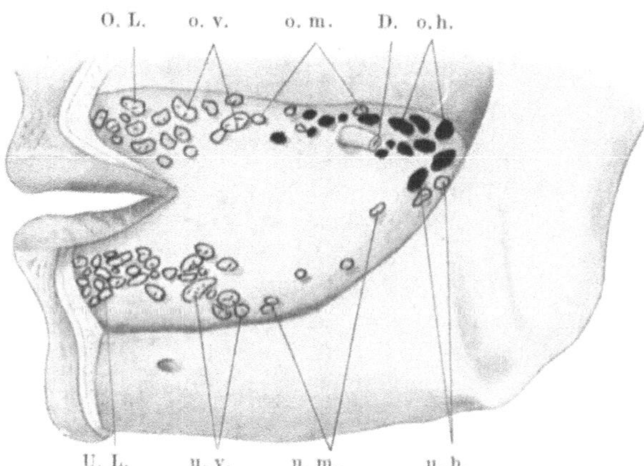

Abb. 56. Lippen- und Backendrüsen des Menschen von außen her (durch Abtragung sämtlicher Schichten mit Ausnahme der Schleimhaut) dargestellt. O. L. und U. L. Gland. labiales, o. v., o. m., o. h. obere (maxillare) vordere, mittlere und hintere Gland. buccales. u. v., u. m., u. h. untere (mandibulare) vordere, mittlere und hintere Glandulae buccales. o. h. und u. h. Gland. molares. D. Ductus parotideus. Die außen auf dem M. buccinator gelegenen Drüsen sind schwarz dargestellt. (Aus v. Möllendorf: Handbuch der mikroskopischen Anatomie des Menschen. Bd. 5. Berlin: Julius Springer 1927.)

ist frei von Speicheldrüsen. Wo rückwärts vor dem aufsteigenden Ast des Unterkiefers der Mundvorhof seinen Abschluß findet, stoßen die Drüsenreihen der oberen und der unteren Backen aneinander (Abb. 56). Die vorderen dieser Vorhofdrüsen heißen auch Glandulae labiales, die mittleren Gl. buccales, die rückwärtigen Gl. molares. Es sind alles kleine Drüsen bis etwa zur Erbsengröße; sie liegen im vorderen Bereich in der Submucosa, weiter nach rückwärts liegen sie immer tiefer in der Muskulatur. Die Gl. molares liegen außerhalb des M. buccinator. Hinter dem letzten Molaren an der Vorderseite des aufsteigenden Astes nahe dem Trigonum retromolare setzt sich die Reihe der Wangendrüsen nach der eigentlichen

Mundhöhle zu fort, wo sie wiederum Anschluß haben an die kleineren Drüsen des Gaumens, des Mundbodens und des Zungenrandes. Meist liegen diese „retromolären" Drüsen disseminiert in der Submucosa, CHAIM und EULER konnten aber erst kürzlich nachweisen, daß auch eine größere Drüse von Organcharakter hier vorkommen kann, die dann einen großen Ausführungsgang hat. Die Glandulae labiales sind gemischte Drüsen, nach hinten zu werden die Vorhofdrüsen mehr und mehr mukös. Die Glandulae molares können ganz mukös sein. Auch die retromolären Drüsen sind, wenn nicht rein, so doch im Grundcharakter überwiegend mukös.

Außer den kleinen Drüsen mündet die größte der Speicheldrüsen, *Glandula parotis* — Ohrspeicheldrüse — in den Vorhof. Ihr Ausführungsgang endet in der Papilla salivalis superior gegenüber dem oberen 2. Molaren. Der Ausführungsgang läßt sich von der Mündungsstelle her durch den M. buccinator auf den M. masseter verfolgen (Abb. 57), wo er seine Drüse verläßt. Hier auf dem Masseter liegt nur ein kleiner Teil der Drüse in Form eines Lappens, der sie nach hinten um die rückwärtige Kante des aufsteigenden Astes fortsetzt in die Hauptmasse der Drüse, die in dem Raum hinter der Mandibula, vor dem M. sternocleidomastoideus und vor dem Warzenfortsatz ihren Sitz hat. Die Parotis ist eine rein seröse Drüse.

2. Die Drüsen der eigentlichen Mundhöhle.

Die kleinen Drüsen des Cavum oris proprium sind schon bei der Beschreibung des Gaumens, der Zunge und des Mundbodens erwähnt. Rein seröse Drüsen kommen als sog. Spüldrüsen in der Geschmacksregion der Zunge vor, rein muköse Drüsen sind die Gaumendrüsen und die Drüsen im hinteren Teil des Zungenrückens und des Zungenrandes, während alle anderen Drüsen der eigentlichen Mundhöhle gemischtes Sekret liefern.

Dicht unter der Mundbodenschleimhaut unter der Plica sublingualis liegt die *Glandula sublingualis* (Abb. 57). Wenn nach Verlust der Zähne der Alveolarfortsatz des Unterkiefers geschwunden ist, kann man die Drüse nach der Mundhöhle sich vorwölben sehen. Sie liegt über dem M. mylohyoideus in einer Bucht des Unterkiefers, der Fovea sublingualis. Sie besteht aus einem größeren, einheitlichen Stück und aus einem Teil, der sich aus kleinen Einzeldrüschen zusammensetzt, die unter der Plica sublingualis nach rückwärts in Reihen angeordnet sind. Der größere Teil gibt sein Sekret in den Ductus sublingualis ab, der mit dem Ductus mandibularis s. submaxillaris in der Caruncula salivalis mündet. Der aus den Einzeldrüschen zusammengesetzte Teil läßt viele Ausführungsgänge, deren Zahl den Einzeldrüsen entspricht, in der Plica salivalis enden.

Die *Glandula mandibularis* s. submaxillaris (Abb. 57) ist etwa doppelt so groß wie die Sublingualis. Ihre Hauptmasse liegt unterhalb des M. mylohyoideus zwischen Unterkiefer — Fovea submaxillaris — und M. digastricus. Ein kleinerer Lappen kann sich um die rückwärtige Kante des M. mylohyoideus herauf und nach vorn schieben in die unmittelbare Nachbarschaft der Gl. sublingualis. Ihr Ausführungsgang, der mehrere Zentimeter lang ist, vereinigt sich oft mit dem Ausführungsgang der Sublingualis oder es münden beide dicht nebeneinander in der Caruncula salivalis. Bei bimanueller Palpation vom Mundboden und aus der Gegend des Unterkieferrandes her kann man die Drüse deutlich durchtasten.

Die Glandula sublingualis und die Glandula mandibularis liefern beide gemischtes Sekret, doch überwiegt bei der Sublingualis der muköse Anteil, während die Mandibularis vornehmlich seröses Sekret produziert.

D. Der lymphatische Rachenring.

In der Rachenschleimhaut ist lymphatisches Gewebe in großer Ausdehnung eingelagert, teils disseminiert, vor allem aber zu größeren Komplexen zusammengefaßt. Das lymphatische Gewebe ist ringförmig am Dach, an den Seiten und auf dem Boden des Rachens gelegen. An den Seiten des Rachens, zwischen dem Arcus palatopharyngeus und dem Arcus palatoglossus liegt jederseits die *Gaumenmandel, Tonsilla palatina.* Normalerweise liegt sie versteckt in der Bucht, die die beiden Gaumenbögen zwischen sich bilden (Abb. 50 und 51). Äußerlich haben die Tonsillen eben mandelförmige Gestalt, sie erstrecken sich aber weiter in die Tiefe als man nach der oberflächlichen Form annehmen möchte. Sie haben an sich etwa die Gestalt einer Haselnuß. Die Tonsillen sind vom Pflasterepithel der Mundhöhle überzogen, das auch noch viele gangförmige Vertiefungen, Krypten,

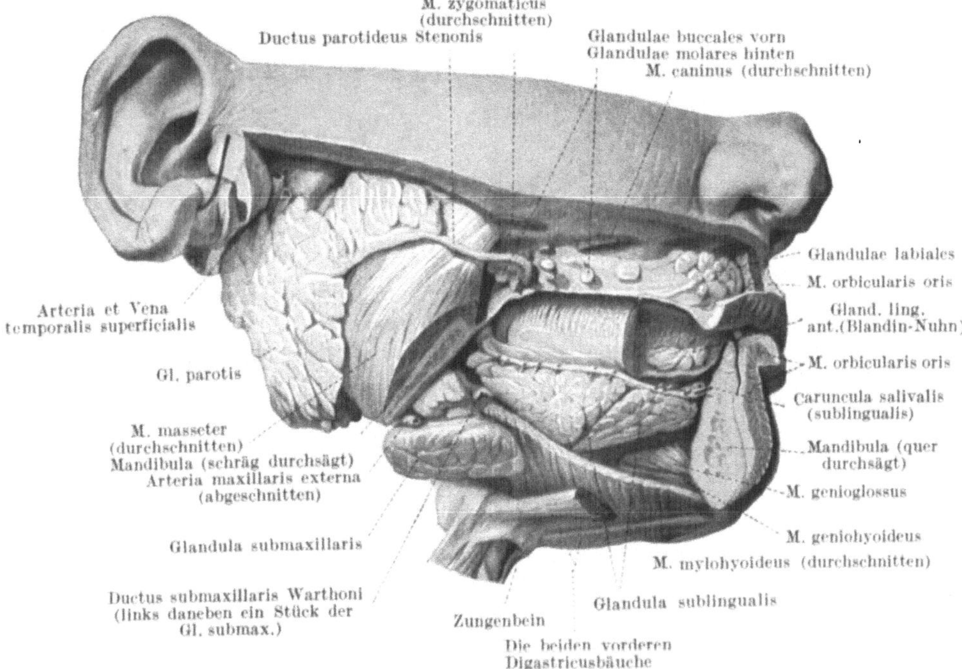

Abb. 57. Große und kleine Speicheldrüsen. Ein Stück der rechten Unterkieferhälfte ist herausgesägt, die Wangenhaut, zum Teil auch die Schleimhaut und der Mundhöhlenboden sind entfernt. Man sieht in die Mundhöhle hinein, auf den rechten Rand der Zunge und auf die rechte Glandula sublingualis. Ein Stück aus der Zungenspitze ist herausgeschnitten, um die BLANDIN-NUHNsche Drüse freizulegen. Ohrläppchen mit Haken in die Höhe gezogen. (Aus BRAUS: Anatomie. Bd. 2.)

der Tonsillen auskleidet. Diesen Epithelgängen liegen die Lymphknötchen zumeist unmittelbar an. Im Prinzip gleich sind auch die anderen Tonsillen gebaut. Im oberen Teil des Schlundgewölbes findet man mehr flächenhaft ausgebreitet die *Rachenmandel,* Tonsilla pharyngea, etwa gegenüber der Mündung der Choanen gelegen. Am Zungengrunde haben wir die *Zungenmandel, Tonsilla lingualis,* bereits bei der Besprechung der Zunge kennengelernt. Es handelt sich, wie wir aus Abb. 51 und 53 sahen, um dicht nebeneinander liegende Knötchen, Folliculi linguales, deren ganzer Komplex als Tonsilla lingualis bezeichnet wird.

Welche Aufgabe die zu den fünf „Tonsillen" zusammengelegten und die sonst im Rachen angeordneten Adenoide haben, ist bis heute noch nicht festgestellt. Daß Lymphocyten in ihnen gebildet werden, ist unbestritten; ob aber dem lymphatischen Rachenringe Schutzfunktionen obliegen, ist nicht gewiß. Ein Teil der Autoren nimmt an, daß sie die Aufgabe haben, vor allem Mikroorganismen in sich aufzunehmen und sogleich unschädlich zu machen. Eine andere Theorie geht dahin, daß von den Tonsillen reichlich Lymphe und Lymphocyten abgegeben werden, die auf den Tonsillen und in ihrer Nachbarschaft bactericide

Wirkung entfalten sollen. Eine andere Hypothese besagt, daß die Tonsillen dauernd Mikroorganismen in sich aufnahmen, um durch diese „Impfung" gewissermaßen die Abwehrkräfte des Organismus gegen diese Mikroorganismen ständig anzufachen. Noch andere Autoren glauben, daß das lymphatische Gewebe des Rachens eine günstige Eingangspforte für Infektionen ist und daß mangels geeigneter Abwehrkräfte die Infektionen sich von hier aus leicht im Organismus ausbreiten können, was ja offenbar auch häufig vorkommt. Die Zusammenhänge zwischen Tonsillenentzündungen einerseits und Nierenerkrankungen, Gelenksaffektionen, Endokarditis und anderen sog. „kryptogenen Infektionen" andererseits sind in vielen Fällen nachgewiesen.

Die Funktionen des lymphatischen Rachenringes sind also immer noch nicht einwandfrei nachgewiesen, es kommt seinen Gebilden aber zweifelsohne eine große klinische Bedeutung zu.

VII. Makroskopische Anatomie der Zähne.

A. Allgemeines.

Die Zähne des Menschen haben die Aufgabe, die Nahrung zu erfassen, abzubeißen und zu verkleinern. Entsprechend den verschiedenen Funktionen sind auch die einzelnen Zähne verschieden geformt. Teils nach ihrer Funktion, teils nach ihrer Stellung unterscheiden wir Schneidezähne, Eckzähne, kleine und große Mahlzähne. Phylogenetisch werden die Zähne von den Placoidschuppen der Selachier abgeleitet, die sich dort von der äußeren Haut fortsetzen bis in die Mundhöhle hinein. Aus dem Hautgebilde sind in dem Aufstieg der Entwicklung dann die Zähne geworden, das Epithel der Haut lieferte den Schmelz, das Mesoderm das Dentin und das Zement.

Bei der rein äußerlichen Betrachtung unterscheiden wir am Zahn die Krone und die Wurzel (Abb. 58), bei den Molaren finden wir die ursprünglich einfache Wurzel wegen der Notwendigkeit des festeren Haltes in zwei oder drei Pfähle zerlegt. Wo Krone und Wurzel aneinandergrenzen, liegt der Zahnhals. Die oberste Partie der Krone, dort, wo sie mit dem Gegenzahn zusammentrifft, heißt Schneidekante bei den Schneidezähnen, Höcker beim Eckzahn, Kaufläche bei den Prämolaren und Molaren. Die nach dem Vestibulum gerichtete Seite des Zahnes heißt bei den Frontzähnen labial und bei den Seitenzähnen buccal. Die entgegengesetzte Seite, die also nach dem Cavum oris proprium zeigt, heißt im Oberkiefer palatinal, im Unterkiefer lingual. Eine Vereinfachung (auch schon von anderer Seite vorgeschlagen) wäre es, wenn man die nach dem Vestibulum gerichtete Seite „vestibulär", die zum Cavum proprium gerichtete „oral" nennen würde. Die Seiten, mit denen die Zähne benachbart sind, heißen Approximalseiten, die nach der Mitte gerichtete ist die mesiale, die nach dem Ende der Zahnreihe die distale.

Die Hauptmasse des Zahnes besteht aus Dentin (Abb. 59), das, vergleichend anatomisch betrachtet, ein modifizierter Knochen ist. Die ganze Krone wird vom Schmelz überzogen, der beim bleibenden Zahn von meist weißgelblicher Farbe ist. Der Schmelz ist das härteste Gewebe des menschlichen Organismus, seine Härte wird der des Apatits gleichgestellt. Von der Dentinmasse umschlossen, inmitten des Zahnes liegt die Pulpa, im Bereich der Krone als Kronenpulpa, in der Wurzel als Wurzelpulpa bezeichnet, am Apex steht sie mit dem umgebenden Gewebe durch das Foramen apicis in Verbindung. Die Pulpa hat, um es ganz kurz zu sagen, die Miniaturform des Zahnes mit nur geringen Abweichungen. Man kann sich danach also ohne weiteres ein Bild von der Gestalt der Pulpa machen. Die gesamte Wurzel wird vom Zement bedeckt; in ihm inserieren die SHARPEYschen

Fasern der Wurzelhaut, um im gegenüberliegenden Knochen der Alveole sich zum Halt des Zahnes zu verankern. Da der Zahn beim Menschen in einer Alveole steckt, spricht man von thekodontem Typ.

Die *heterodonte* Zahnform — die Differenzierung der einzelnen Zähne der Verschiedenheit ihrer Funktion entsprechend — wird abgeleitet von der homoiodonten Form der niederen Tiere, bei der die Zähne untereinander gleich oder ähnlich sind. Das zweimalige Erscheinen von Zähnen, wie es beim Menschen und den meisten Säugern der Fall ist, nennt man *Diphyodontie* (zweimalige Zahnung) im Gegensatz zur *Polyphyodontie* (vielfache Zahnung), *Monophyodontie* (einmalige Zahnung) oder *Anodontie* (Zahnlosigkeit). Wenn man allgemein von Diphyodontie beim Menschen spricht, so muß man klinisch streng genommen die Einschränkung dabei machen, daß nur ein Teil des Gebisses diphyodont ist (Milchzähne und Ersatzzähne), während die Molaren, die als Zuwachszähne bezeichnet werden, rein äußerlich betrachtet, die monophyodonte Reihe bilden. Im Kap. IX wird jedoch auseinandergesetzt werden, daß auch die Molaren der Diphyodontie zugerechnet werden müssen, da sie entwicklungsgeschichtlich betrachtet Milchzähne sind, deren Ersatzanlagen nur nicht zur Entwicklung kommen.

Das also als heterodont zu bezeichnende Gebiß des Erwachsenen besteht aus 32 Zähnen, 16 im Oberkiefer, 16 im Unterkiefer. In jedem Kiefer und auf jeder Seite unterscheiden wir 2 Incisivi (Schneidezähne), 1 Caninus (Eckzahn), 2 Prämolaren (kleine Backenzähne), 3 Molaren (Mahlzähne). Zur Vereinfachung

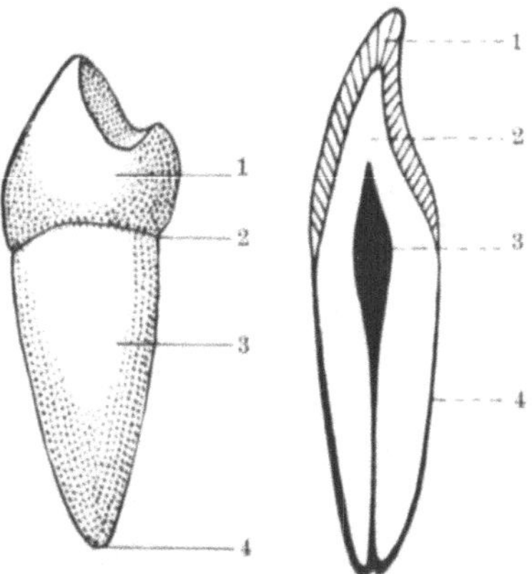

Abb. 58. Einteilung des Zahnes. 1 Krone. 2 Zahnhals, 3 Wurzel, 4 Wurzelspitze.

Abb. 59. Durchschnitt des Zahnes. 1 Schmelz, 2 Dentin, 3 Pulpa, 4 Zement.

der Signatur, um Gebißaufstellungen übersichtlicher zu gestalten und um nicht unübersichtliche, lange Worte schreiben zu müssen, hat man sog. Zahnformeln eingeführt, die verschieden gehandhabt werden. Man schreibt z. B. in der Zoologie den Zahnbestand eines bestimmten Tieres so, daß man den Anfangsbuchstaben der Zahn„sorte" schreibt: $J\frac{2}{2} C\frac{1}{1} P\frac{2}{2} M\frac{3}{3}$. Die Zahl besagt, wieviel Zähne von der betreffenden Sorte im Oberkiefer und Unterkiefer auf einer Seite vorhanden sind. Bei der Bezeichnung menschlicher Zähne hat es sich als brauchbar erwiesen, jeden Zahn im Gebiß von der Mitte an gerechnet mit seiner Platznummer folgendermaßen zu kennzeichnen:

rechts	links
87654321	12345678
87654321	12345678

. Man stellt das Kreuz also so auf, wie man in den Mund des Individuums hineinsieht. Wenn man einen einzelnen Zahn angeben will, schreibt man seine Platznummer und der rechte Winkel an ihm ist die Ecke aus dem großen Kreuz, die den betreffenden Kiefer angibt, z. B. rechter, oberer, erster Prämolar: 4⏋ oder linker, unterer, erster Molar: ⌐6 . Eine andere ebenfalls brauchbare Methode ist die Bezeichnung der Zahnart mit den Anfangsbuchstaben J C P M. Eine kleine arabische Ziffer an dem Buchstaben besagt, ob es sich um einen ersten, zweiten oder dritten Zahn des Typs handelt und die Stellung der Zahl zum Buchstaben, ob an seiner rechten oder linken, oberen oder unteren Ecke, deutet auf den betreffenden Kiefer hin z. B.: oberer, rechter, zweiter Schneidezahn: J^2; linker, unterer, dritter Molar: $_3M$.

An *Milchzähnen* hat der Mensch 20, in jedem Kiefer 10, und zwar auf jeder Seite 2 Schneidezähne, 1 Eckzahn und 2 Mahlzähne. Sie werden nach demselben Prinzip bezeichnet. Macht man das Kreuz, dann bekommen die Milchzähne römische Ziffern $\frac{\text{V IV III II I}}{\text{V IV III II I}} \Big| \frac{\text{I II III IV V}}{\text{I II III IV V}}$, $\boxed{\text{III}}$, $\underline{\text{IV}}$. Bei der Benutzung der Anfangsbuchstaben werden für die Milchzähne kleine Buchstaben genommen: ^{1}i, $_{2}$m, c^{1}.

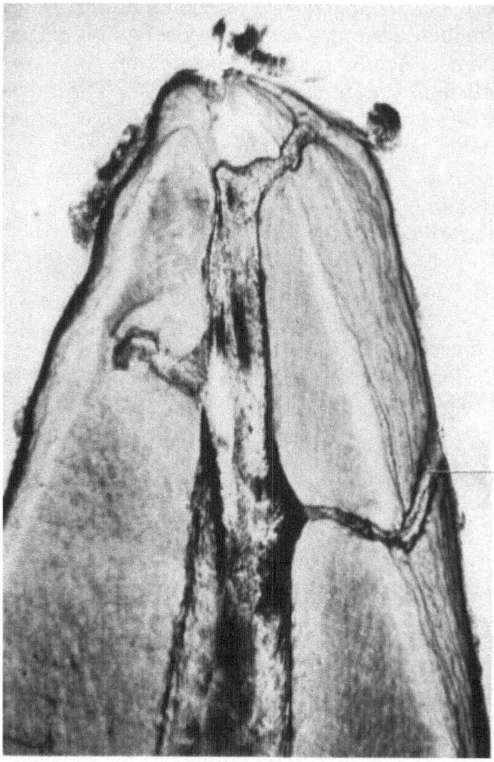

Wie der gesamte Körper des Weibes allgemein betrachtet kleiner ist als der des Mannes, so ist auch das Gebiß nicht absolut, sondern auch nur allgemein gemessen kleiner. Man kann jedenfalls nach MÜHLREITER unter 100 Individuen bei 50 deutlich den *Geschlechtsunterschied* im Gebiß nachweisen, nur bei wenigen ist er direkt umgekehrt und 24% verhalten sich indifferent.

Daß auch *Rassenunterschiede* in ausgesprochener Weise vorhanden sind, sowohl in der Form und Größe der Zähne als auch in ihrer Stellung zueinander und zum Skelet, kann hier nur kurz bemerkt werden.

Altersunterschiede an den Zähnen machen sich äußerlich bemerkbar an der Abkauung und Abschleifung und innerlich an der Verkleinerung des Pulpacavums und Verengerung und Unterteilung des Wurzelkanals.

Die Abkauung findet natürlich in der Hauptsache an den Stellen statt, wo die Zähne sich beim Zusammenbiß treffen. Ein Abschleifen der Zähne beobachten wir ferner an den Approximalseiten, wo die Zähne sich berühren. Da die Zähne wie in einem Gelenk in der Alveole beweglich sind und beim Zusammenbiß sich stets, wenn auch nur in geringen Maßen, bewegen, müssen sie sich an den Kontaktpunkten oder -flächen abnutzen. Es entstehen dadurch die sog. interstitiellen Reibeflächen. Trotz dieser Abnutzungen bleibt der Schluß der Zahnreihe dadurch gewahrt, daß die Zähne die Tendenz haben, sich nach der Mitte der Zahnreihe zu fest aneinander zu schließen (physiologische Wanderung der Zähne).

Die Verkleinerung des Pulpencavums und des Wurzelkanals findet nach einem zunächst vorläufigen, mehr scheinbaren Abschluß des Wachstums nach Ausbildung des Zahnes, wenn auch in minimalem, makroskopisch nicht immer feststellbarem Maße durch Anlagerung weiterer Dentinschichten (Sekundärdentin) statt. Das Cavum Pulpae wird vor allem niedriger, die Pulpenhörner verschwinden, besonders wenn die Abkauung größere Ausmaße erreicht. Die Wurzelkanäle verengern sich (vgl. Abb. 173 u. 174). Die Unterteilung des Wurzelkanals kommt durch Einbauten von Dentinzwischenwänden zustande. Besonders sind dazu die

Abb. 60. Verzweigung des Wurzelkanals in einem oberen 2. Prämolaren. Das Bild ist charakteristisch für die Schwierigkeiten, die solche Verzweigungen bei der Wurzelbehandlung machen. MK Markkanälchen.

Wurzeln prädestiniert, die schon durch ihre äußere Form die Tendenz zur Zweiteilung erkennen lassen: untere Frontzähne, obere Prämolaren und mesiale Wurzeln der Molaren. Bei den Molaren kommt die Zweiteilung des Kanals der mesialen Wurzel in mehr als 50% der Fälle vor.

Ferner sieht man das anfänglich ganz weite, einfache Foramen apicale sich in mehrere kleine Foramina aufteilen. Der Kanal mündet dann also nicht in glattem Verlauf ins Periodontium, sondern erfährt in der Regio apicis eine mehr büschelförmige Aufteilung (Abb. 60). Weniger häufig kommen kleine gefäßführende Verbindungskanälchen zwischen Wurzelkanal und Periodontium vor, sie werden als Markkanälchen bezeichnet (Abb. 60). Dies alles, die Verengerung des Kanals, seine Unterteilungen und Kommunikationen mit der Wurzelhaut durch Markkanälchen haben für die Klinik ganz besonderes Interesse, die wichtigsten Zweiteilungen des Wurzelkanals sind in ihrer typischen Form deshalb bei den einzelnen Zähnen in Durchschnittsbildern dargestellt.

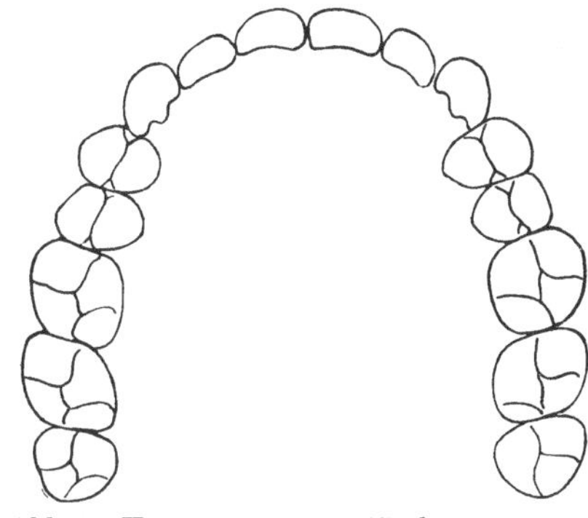

Abb. 61. Krümmung der vestibularen Kronenflächen. Krümmungsmerkmal Mühlreiters.

Im folgenden sollen nun die Zähne eines Individuums beschrieben werden und zwar die 16 Zähne der rechten Seite. Eine erschöpfende Darstellung kann hier aus Raummangel nicht gebracht werden, es war daher unser Bestreben, möglichst getreue Abbildungen zu liefern, die viele Worte überflüssig machen. Außer der Betrachtung von den wichtigsten Gesichtspunkten aus bringen wir zu jedem Zahn ein Bild seines Durchschnittes schematisiert, um die Topographie der Pulpa zu zeigen. Für jeden Zahn werden ferner am Schluß die wichtigsten Maße angegeben.

Eine *Seiten*unterscheidung, das sog. Krümmungsmerkmal Mühlreiters, soll, da für alle Zähne zutreffend, hier nur noch vorausgeschickt werden, um nicht bei jedem Zahn besonders darauf aufmerksam machen zu müssen. Betrachtet man die Krone des Zahnes von der Schneidekante oder Kaufläche aus, so kann man sehen, daß die vestibulare Fläche mesial im wohl abgerundeten Bogen distal aber zunächst mehr gradlinig mundwärts geneigt ist, um dann plötzlich mehr unvermittelt in die Approximalfläche einzubiegen. Dadurch wird die Krone mesial dick, nach rückwärts zu schlanker, zwischen je zwei Zähnen entsteht auf der Vestibularseite des Zahnbogens eine leichte stufenförmige Nische (Abb. 61).

Eine Ausnahme machen die oberen Prämolaren mit der Umkehrung dieses Merkmales.

B. Spezielle Anatomie der bleibenden Zähne — Dentes permanentes[1].

1. Schneidezähne — Incisivi.

Die Schneidezähne haben etwa schaufelförmige oder besser meißelförmige Gestalt. Ihre Krone ist am Ende zu einer Art Schneidekante ausgezogen, die parallel zum Zahnbogen gestellt ist. Lippen- und mundwärts ist die Krone flächenhaft breit und im Querschnitt ist die Fläche außen konvex und nach dem Munde zu konkav. Die Seitenflächen haben annähernd dreieckige Gestalt. Die Schneidekante des noch jungen Zahnes läßt deutlich zwei harte Einkerbungen erkennen,

---

[1] Über die genauen Maße der einzelnen Zähne siehe Tabelle auf S. 71.

die ein mittleres und zwei seitliche Höckerchen abtrennen. Hat der Zahn einige
Zeit in Funktion gestanden, dann haben sich die Höckerchen abgeschliffen und
man kann nur meist noch Andeutungen davon erkennen. Die Wurzel der Schneidezähne ist einfach und zwar die der oberen im Querschnitt mehr rundlich, die der
unteren mehr flach geformt. Die Begrenzung der Krone gegen die Wurzel ist
eine vierfach gewundene Bogenlinie, nach der Lippe und nach der Mundhöhle
zu ist der Bogen nach der Schneidekante zu konkav, an den Seitenflächen ist die
Begrenzungslinie nach der Wurzel zu konkav. Ohne scharfen Knick geht der
eine Bogen in den anderen über. Bildlich gesprochen sitzt also die Krone sattel-
artig der Wurzel auf. Die Pulpahöhle zeigt wie bei allen Zähnen die Miniaturform
des Zahnes. Vor allem sind die drei Divertikel der Kronenpulpa zu beachten,
die den drei Höckern der Schneidekante entsprechen.

a) Der obere mittlere Schneidezahn (Abb. 62)

ist der größte der Schneidezähne; seine labiale Fläche ist sowohl in senkrechter
als auch in horizontaler Richtung gewölbt. Während die Wölbung von der
Schneidekante zum Zahnhals mehr gleichmäßig verläuft, nimmt die mesio-distale
Wölbung nach dem Zahnhals ständig zu. Die Schneidekante zeigt nur geringe
Biegung im Querschnitt. Von den zwei seichten Einkerbungen der Schneidekante

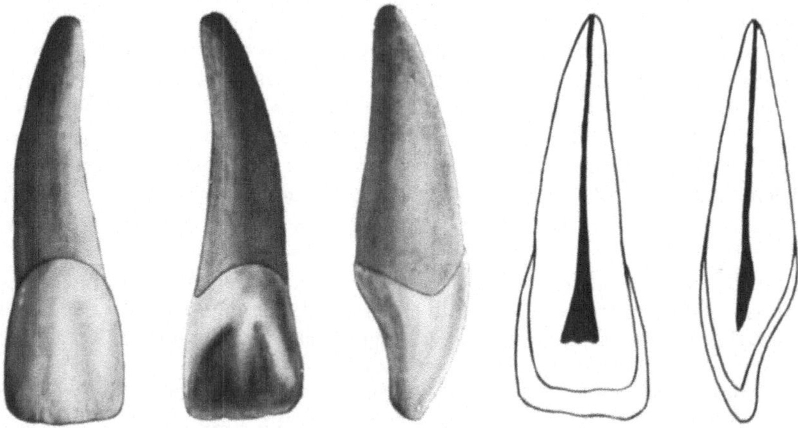

Abb. 62. Oberer rechter, mittlerer Schneidezahn von der labialen, palatinalen, distalen Seite und
im Durchschnitt.

aus ziehen — nach dem Zahnhals zu schließlich verlaufend — zwei flache Rinnen
über die labiale Fläche. Die Schneidekante geht mesial annähernd im rechten
Winkel in die Seitenfläche über, distal ist dieser Übergang mehr sanft, bogenförmig. An dem mesial mehr unvermittelten, distal mehr abgerundeten Zusammentreffen von Schneidekante und Seitenfläche (Winkelmerkmal) erkennt man neben
dem Krümmungsmerkmal, ob es sich um einen rechten oder linken mittleren
Schneidezahn handelt. Die palatinale Fläche ist muldenförmig gestaltet. Die
Mulde wird seitwärts von einem Wulst umgeben. Am oberen Ende der Mulde,
die etwa von dreieckiger Gestalt ist, gehen die beiden Seitenwülste in einen mehr
oder weniger ausgeprägten Höcker über. Von diesem Höckerchen aus ziehen
oft ein oder zwei leichte Erhebungen durch die Mulde zur Schneidekante. Die
Approximalseiten sind weniger flächenhaft. Sie sind durch die meißelförmige
Annäherung der labialen und palatinalen Fläche von annähernd dreieckiger
Gestalt. Die Basis des Dreiecks, die Kronen-Wurzelgrenze der Approximalseiten
ist nach der Wurzel zu konkav. Die tiefste Stelle dieses Bogens liegt näher der
labialen Fläche. Die mesiale und die distale Approximalseite weisen an der Basis

keinen wesentlichen Unterschied auf. Die Wurzel hat annähernd die Form eines langgestreckten Kegels, sie ist etwas plump mit abgestumpfter Spitze. Der Querschnitt der Wurzel zeigt vor allem nahe dem Zahnhals nicht eine völlige Rundung, sondern stark abgerundete Dreiecksform, die sich nach der Spitze zu nicht ganz verliert. Die Längsachse der Wurzel, von labial oder palatinal her betrachtet, steht etwas im Winkel zur Längsachse der Krone. Man hat den Eindruck, als ob dadurch die Wurzeln der beiden mittleren Schneidezähne dem Canalis incisivus, der ja zwischen ihnen liegt, gewissermaßen auswichen.

b) Der obere seitliche Schneidezahn (Abb. 63)

ist in seinem prinzipiellen Bau dem mittleren sehr ähnlich, er ist nur zierlicher, vor allem schlanker, sowohl in der Krone als auch in der Wurzel. Die labiale Fläche ist von mesial nach distal meist mehr gewölbt als die des mittleren und zeigt weniger deutlich die zwei Rinnen, die von der Schneidekante zum Zahnhals

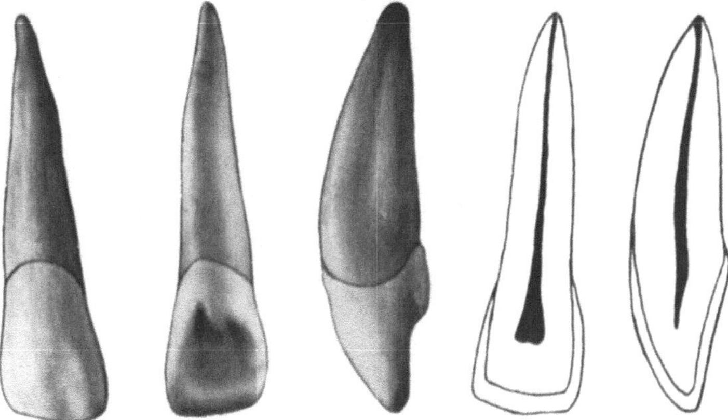

Abb. 63. Oberer rechter, seitlicher Schneidezahn von der labialen, palatinalen, mesialen Seite und im Durchschnitt.

ziehen. Die palatinale Fläche ist durch die starke Erhabenheit der seitlichen Wülste ausgesprochen schaufelförmig. Wo die Mulde oben endet, laufen die Seitenwülste in ein stark hervortretendes Höckerchen zusammen, das oft sogar nach der Mulde zu sich vorwölbt, gleichsam als ob die Mulde hier in eine lochartige Vertiefung auslief. Man spricht dabei dann von einem Foramen coecum. Bei der seitlichen Betrachtung der Krone fällt das Höckerchen am oberen Ende der Mulde oft besonders auf. Die schlanke Wurzel hat, in sagittaler Richtung gesehen, eine fein ausgezogene Spitze, sie ist seitlich mehr oder weniger stark flachgedrückt und weist manchmal — vor allem distal — sogar eine seichte Längsrinne auf. Von der hier gegebenen Darstellung findet man mannigfache Abweichungen zu minderer Gestalt. Der seitliche obere Schneidezahn ist beim rezenten Menschen in der Rückbildung begriffen, um wohl schließlich einmal ganz aus dem menschlichen Gebiß zu verschwinden, wie der Weisheitszahn. Zwischen dem jetzt schon nicht seltenen gänzlichen Fehlen und der Normalform sieht man alle Übergänge. Man findet oft die Krone nicht breit zur Schaufelform entwickelt, sondern unter Verkleinerung der Schneidekante zur Einhöckerform und sogar zur kümmerlichen Zapfenform nur ausgebildet.

c) Die unteren Schneidezähne (Abb. 64)

sind sich so ähnlich, daß sie zusammen besprochen werden können. Im Oberkiefer war der mittlere Schneidezahn bedeutend größer als der seitliche. Im Unterkiefer

ist der mittlere Schneidezahn in der Mehrzahl der Fälle kleiner als der seitliche.
Die beiden unteren mittleren Schneidezähne sind die kleinsten Zähne des Gebisses.
Die Labial- und Lingualflächen sind glatt, ohne besondere Struktur. Die Labial-
fläche ist schwach gewölbt, während die Lingualfläche in Gegend nach der
Schneidekante zu in der Längsrichtung leicht konkav ist. Die Wölbung der
Labialfläche und die Höhlung der Lingualfläche sind bei dem seitlichen etwas
ausgeprägter als beim mittleren. Die Schneidekante weist beim Durchbruch des
Zahnes deutlich die drei Höckerchen auf, die sich aber bald abnutzen. Die
Schneidekante geht mesial und distal fast im rechten Winkel in die Seitenflächen
über, der distale Übergang ist beim seitlichen mehr abgerundet als beim mittleren,
bei dem kein Unterschied zwischen dem mesialen und distalen Winkel zu sehen
ist. Die Seitenbetrachtung der Krone weist zwischen mesial und distal und

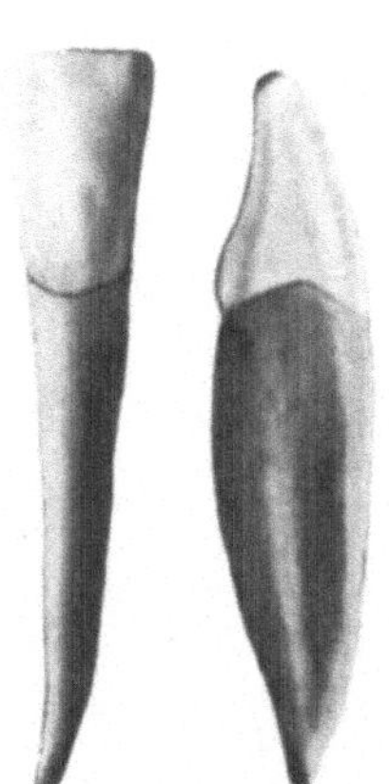

Abb. 64a.
Unterer mittlerer, rechter
Schneidezahn von der la-
bialen und distalen Seite.

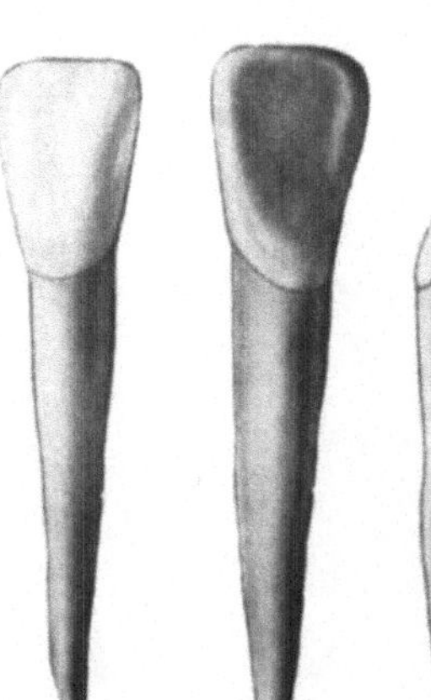

Abb. 64b.
Unterer rechter, seitlicher Schneidezahn
von der labialen, lingualen, distalen Seite.

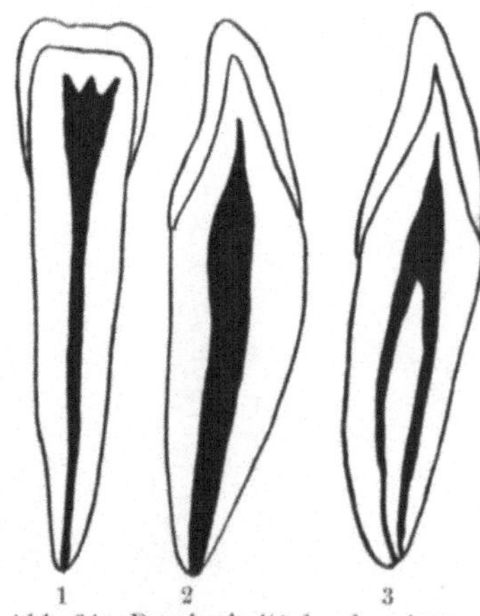

Abb. 64c. Durchschnitt durch untere
Schneidezähne. 1 mesio-distaler
Schnitt, 2 labio-lingualer Schnitt,
3 häufig vorkommende Zweiteilung
des Wurzelkanals.

zwischen dem mittleren und seitlichen Zahne keine wesentlichen Unterschiede auf,
nur daß vielleicht die Wölbung der Labialfläche und die Höhlung der Lingualfläche beim seitlichen mehr zum Ausdruck kommen können.

Die Wurzel ist, sagittal gesehen, schlank und zierlich, in ihrem unteren Drittel
oft etwas nach distal geneigt. Seitlich betrachtet ist die Wurzel ausgesprochen
platt; weniger mesial als vor allem distal sieht man eine Längsfurche in der
Wurzel langlaufen, die manchmal beträchtliche Tiefe erreichen, ja sogar zur
vollkommenen Zweiwurzeligkeit führen kann. Die Zweiteilung des Wurzelkanals
sieht man besonders oft. Diese Längsfurche der Wurzel ist beim seitlichen stärker
ausgeprägt als beim mittleren. Da die Furche aber bei beiden Zähnen distal
tiefer ist als mesial, so haben wir darin ein sicheres Erkennungsmerkmal für einen
rechten oder linken Zahn. Die Längsachse der Krone fällt mit der Längsachse
der Wurzel zusammen, sagittal wie seitlich betrachtet. Das Krümmungsmerkmal
ist beim seitlichen stark ausgebildet.

2. Die Eckzähne — Canini (Abb. 65)

sind die längsten Zähne des Gebisses. Sie sind nach der eckigen Form ihrer Krone
und nach ihrer Stellung als Eckpfeiler im Zahnbogen benannt. Der obere Eckzahn
heißt auch Augenzahn, weil er topographisch in naher Beziehung zum Auge steht
— vor allem während seiner Entwicklung — und bei Erkrankungen oft das Auge
und dessen Umgebung in Mitleidenschaft zieht.

Der obere Eckzahn hat wie die Schneidezähne eine breit entwickelte labiale und palatinale Fläche, nur läuft die Krone nicht in eine Schneidekante, sondern in eine Spitze aus. Dieser Übergang der Seitenfläche zur Spitze vollzieht sich distal ohne Absatz im sanften Bogen, mesial sieht man die Seitenfläche mehr im Knick und von da an fast geradlinig nach der Spitze zu gehen. Eine mehr oder minder deutlich ausgeprägte Leiste zieht auf der labialen Fläche von der Kronenspitze zum Zahnhals in die Höhe, nach oben zu sich allmählich verflachend. Dieser Wulst teilt, wenn er genügend ausgeprägt ist, die Labialseite in eine mesiale und eine distale Facette. Auf der palatinalen Fläche zieht ebenfalls eine Leiste von der Spitze nach oben. Sie nimmt nach dem Tuberculum an Stärke zu. Die Seitenränder der palatinalen Fläche sind wie bei den oberen Schneidezähnen leicht wulstartig erhaben, im Tuberculum fließen die drei Wülste, der

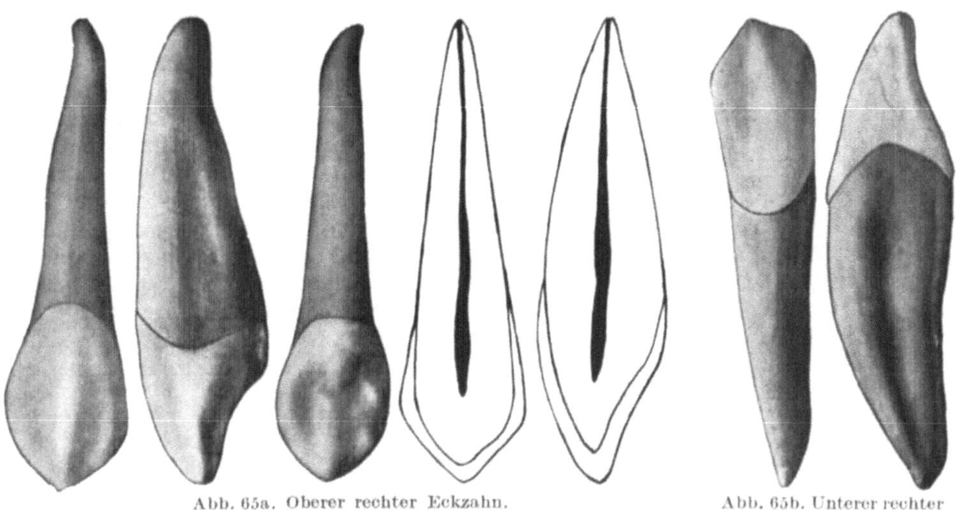

Abb. 65a. Oberer rechter Eckzahn. Abb. 65b. Unterer rechter Eckzahn.

mittlere und die beiden seitlichen, zusammen. Der mittlere Wulst teilt die palatinale Fläche in zwei seichte Mulden. Die labiale Kronenfläche ist etwas länger als die palatinale. Die Seitenansicht der Krone ist der des mittleren und seitlichen Schneidezahnes in der Form sehr ähnlich, die Begrenzung der Krone gegen die Wurzel ist nur mehr flach bogenförmig. Die Wurzel selbst ist sehr massiv und gerade, nur in ihrem obersten Teil oft leicht nach palatinal und distal abgebogen, sie ist palatinal stärker als labial gewölbt und seitlich flach. In ihren Seitenflächen beobachtet man meist eine seichte Längsfurche, die besonders distal zur Geltung kommt.

Der untere Eckzahn ist dem oberen sehr ähnlich, nur im ganzen etwas kleiner als der obere. Die Wurzel des unteren erscheint etwas kürzer und gedrungener vor allem im Verhältnis zur Krone, die besonders labial mit ihrem tiefliegenden Schmelzrand sehr lang und schlanker ist als im Oberkiefer. Ferner neigt sich die labiale Fläche der Krone auffallend stark oralwärts. Der Seitenrand geht distal wie beim oberen Eckzahn im sanften Bogen, mesial mehr unvermittelt zur Spitze über. Der Wulst, der längs über die labiale und linguale Fläche zieht, ist nur schwach ausgeprägt. Der Schmelzrand liegt auf der mesialapproximalen Seite immer höher nach der Spitze (etwa 1—1,5 mm) als auf der distalen Seite (ein deutliches Erkennungsmerkmal zwischen rechts und links). Die Wurzel erscheint vor allem in der seitlichen Betrachtung flach und hat auf der distalen Seite stärker ausgeprägt als auf der mesialen eine Längsrinne, die sich gar nicht selten zur Zweiteilung der Wurzel vertieft, die Zweiteilung des Wurzelkanals kommt sehr häufig vor, der Durchschnitt gleicht dann Abb. 64c, 3.

3. Die Prämolaren,

auch kleine Mahlzähne oder Backenzähne, Bicuspidaten, genannt. Die Prämolaren stehen mit ihrer Gestalt zwischen den Frontzähnen und den Mahlzähnen.
Teils haben sie Eigenschaften der Frontzähne, ihre Form von der buccalen Fläche
betrachtet, ähnelt recht stark der des Eckzahnes, das oral gelegene Tuberculum
der Frontzähne hat sich aber zu einem richtigen Höcker ausgebildet, der bei
den 2. Prämolaren nur um ein weniges dem bukkalen Höcker an Größe
nachsteht. Als das Tuberculum, wie wir es besonders beim Eckzahn sahen, sich
beim Prämolaren zum Höcker erhob, nahm es den Längswulst mit empor, der
nun bei den Prämolaren vom buccalen Höcker als Kamm zum oralen Höcker
herüberzieht. Die Seitenwülste der Frontzähne, die die palatinale Grube um-
säumen, sind ebenfalls mit dem oralen Höcker der Prämolaren emporgezogen
und umranden so die „Kaufläche" der Prämolaren. Vor allem beim unteren
1. Prämolaren kann man den Übergang aus der Eckzahnform sehr gut
erkennen, weil der linguale Höcker hier meist noch klein ist, oft sogar nur die
Ausbildung eines kräftigen Eckzahntuberkels erreicht. Mit dem Zustandekommen
einer regulären Kaufläche ändern sich auch die Approximalseiten, weniger
bei den 1. als vor allem bei den 2. Prämolaren bekommen sie annähernd
viereckige Gestalt. Entsprechend dem Unterschiede im Bau der Krone gegenüber den Frontzähnen haben die Prämolaren auch eine andere Funktion, sie
beteiligen sich am eigentlichen Kaugeschäft, während doch den Frontzähnen nur
das Abbeißen und Abreißen der Nahrung als Hauptaufgabe zufällt. Bei der
Betrachtung des Kronenquerschnittes fällt die Breite der Vestibularseite gegenüber der Oralseite entsprechend der Einfügung der Zähne in den Zahnbogen auf.

Die Wurzel ist bei allen Prämolaren einfach, nur der erste obere hat in mehr
als 50% der Fälle eine palatinale und eine buccale Wurzel.

a) Der obere 1. Prämolar (Abb. 66).

Von der buccalen Seite her betrachtet weist die Krone große Ähnlichkeit
mit der des Eckzahnes auf, nur daß die Spitze nicht so stark entwickelt ist und
der Schmelzrand nicht so stark bogenförmig verläuft. Der Übergang von den
Seitenflächen zur Spitze geht genau wie beim Eckzahn distal im sanften Bogen,
mesial mehr mit einem Knick vor sich. Die Betrachtung der Approximalseite
läßt den hohen buccalen und den wesentlich niedrigeren palatinalen Höcker
erkennen und den Kamm, der vom buccalen Höcker zum palatinalen Höcker
herüberzieht. Die palatinale Fläche ist wie die buccale glatt, ohne Furchungen,
nur stärker gewölbt als die mehr flache buccale.

Bei der Betrachtung der Kaufläche fällt zunächst der große bucco-pala-
tinale und geringere mesio-distale Durchmesser auf. Die Wangenseite ist breit.
Die Gaumenseite schmal, aber mehr gewölbt. Zwischen dem buccalen und dem
lingualen Höcker zieht von mesial nach distal eine Kaufurche, die im mesialen
und distalen Begrenzungswulst in einer V-förmigen Gabelung endet, nur nach
mesial zieht diese Rinne mit einer seichten Einkerbung über den Begrenzungswulst hinweg.

Wenn man den Umriß der Krone von der Kaufläche im ganzen ansieht,
dann bemerkt man, daß die Buccalseite nicht gleichmäßig gewölbt ist, sondern
von dem äußersten Punkte des Buccalumfanges nach mesial mehr in gerader
Linie zur Seitenfläche verläuft, manchmal ist diese Linie sogar leicht gedellt,
während der distale Anteil der Buccalseite mehr bogenförmig und kürzer in die
längere Approximalseite übergeht, umgekehrtes Krümmungsmerkmal! (Abb. 61).
Der palatinale Höcker ist gegenüber dem buccalen leicht nach distal verschoben.
Die Krone ist ohne deutliche Bogenlinie gegen die Wurzel abgesetzt. Wenn
die Zweiteilung der Wurzel durchgeführt ist und die oberen Partien gar noch

verschieden stark abgebogen sind, kann man die Gabelung von buccal oder von palatinal her schon erkennen. Besonders stark tritt natürlich die Zweiteilung der Wurzel bei der Betrachtung der Approximalseite hervor. Von der wirklich ausgesprochenen Zweiteilung der Wurzel an sieht man alle Übergänge bis zur einfachen Wurzel, bei der dann nur noch die tiefe Furchung und die Teilung des Kanals in einen buccalen und einen palatinalen an die Tendenz zur Zweiwurzeligkeit erinnert.

b) Der obere 2. Prämolar (Abb. 66)

ist dem 1. Prämolaren sehr ähnlich, doch gibt es bestimmte Anhaltspunkte, an denen man ihn mit Sicherheit vom 1. Prämolaren unterscheiden kann. Die buccale Partie der Krone bietet gegenüber dem 1. Prämolaren keinen wesentlichen Unterschied. Charakteristisch für den oberen 2. Prämolaren ist

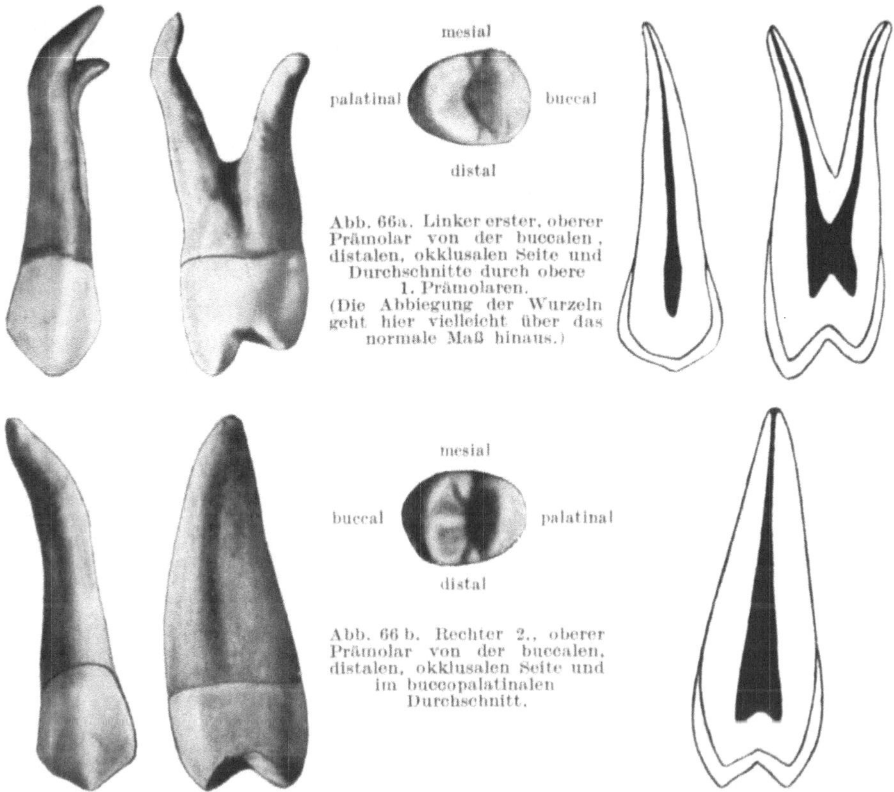

Abb. 66a. Linker erster, oberer Prämolar von der buccalen, distalen, okklusalen Seite und Durchschnitte durch obere 1. Prämolaren. (Die Abbiegung der Wurzeln geht hier vielleicht über das normale Maß hinaus.)

Abb. 66 b. Rechter 2., oberer Prämolar von der buccalen, distalen, okklusalen Seite und im buccopalatinalen Durchschnitt.

die kräftige Gestalt des palatinalen Höckers, der gegenüber dem buccalen nur noch eine minimale Niveaudifferenz zeigt. Der buccale Höcker geht nicht so stark abfallend, mehr flach, zum palatinalen Höcker herüber, während der buccale Höcker des 1. Prämolaren mehr steil nach palatinal zu ablief. Bei der Kaufläche ist die Asymmetrie des Umrisses der Krone nicht so ausgeprägt wie beim 1. Prämolaren. Buccal ist überhaupt kein oder nur ein geringer Unterschied in der mesialen und distalen Partie der Fläche zu sehen. Der Breitenunterschied zwischen der palatinalen und der buccalen Fläche ist gering und die Mesialverschiebung des palatinalen Höckers ist, wenn überhaupt, so nur schwach angedeutet. Das Relief der Kaufläche ist mehr markiert als beim 1. Prämolaren. Die V-förmige Endigung der Kaurinne ist prägnanter

und der Kamm, der mitten durch die Kaufläche des buccalen und palatinalen
Höckers zieht, erscheint mehr gegen seine Umgebung abgesetzt. Die Wurzel
ist auch in ihrem oberen Ende oft leicht nach distal abgebogen, sonst aber meist
massiver; wenn auch die Längsfurchung der Wurzel in den meisten Fällen
angedeutet oder ausgeprägt ist, so wird doch die Zweiteilung der Wurzel nur
selten beobachtet.

c) Der untere 1. Prämolar (Abb. 67)

zeigt von der Wange gesehen große Ähnlichkeit mit der Buccalfläche der oberen
Prämolaren. Die distale Begrenzung der Krone ist abgerundet, die mesiale verläuft
im Winkel zur stumpfen Spitze. Das Charakteristikum des 1. unteren Prämolaren sehen wir am deutlichsten von der Approximalseite, das ist der auffallend
kleine, linguale Höcker, der mehr einem starken Tuberculum ähnlich sieht. Die
Profillinie der Buccalfläche führt vom Zahnhals aus stark gebogen nach der
Spitze, die dadurch fast über der Mitte des Zahnes liegt. Die Zungenfläche verläuft
ziemlich senkrecht nach unten. Wenn man die Kaufläche von oben her betrachtet,
sieht man den mächtigen, buccalen Höcker etwa wie eine vierseitige Pyramide
sich erheben. Seine Abgrenzung gegen den lingualen Höcker geschieht durch die
im stumpfen Winkel oder im Halbkreis verlaufende Kaufurche. Es legt sich dann
der linguale Höcker wie ein mondsichelförmiger Wall um den buccalen Höcker
herum. In dem lingualen Höcker sieht man kleine Rinnen, die von der Haupt-
furche ihren Ausgang nehmen und mit dieser, wie bei den oberen Prämolaren,
ein V-förmiges Bild abgeben. Der Kamm, der über die Lingualseite des buccalen
Höckers zur Kaufläche geht, zieht oft wie eine Brücke zum Lingualhöcker hinüber.
Aber dies Relief der Kaufläche ist wenig konstant, weil vor allem so große
Variationen in der Ausbildung des lingualen Höckers vorkommen, die dann die
Kauflächenform bestimmend beeinflussen. Die Wurzel ist seitlich leicht flach,
distal mit einer flachen Rinne versehen, doch ist die Abflachung nicht so groß
wie bei den oberen Prämolaren, oft neigt sie sogar mehr zur Rundung als zur
Abflachung, in ihrem unteren Teil ist sie oft nach distal abgebogen. Gelegentlich
kann man eine Zweiteilung der Wurzel beobachten.

d) Der untere 2. Prämolar (Abb. 67)

bietet, von der Wange her betrachtet, kaum einen Unterschied gegenüber dem
1. Prämolaren, seine Spitze ist nur meist abgestumpfter. Bei der seitlichen
Betrachtung fällt allerdings der Unterschied zwischen dem 1. und 2. Prämolaren stark ins Auge wegen der starken Ausbildung des lingualen Höckers,
der dann oft noch besonders groß erscheint, wenn der buccale weniger hoch
ausgezogen ist. Die Buccalfläche verläuft weniger stark gebogen zur Spitze und
die Lingualseite steht etwas nach der Zunge hin übergeneigt, so daß ein mehr
oder weniger deutlicher Winkel zwischen Krone und Wurzel hier gebildet wird.
Die Kaufläche weicht erheblich von der der übrigen drei Prämolaren ab, vor allem
durch die Gestaltung des lingualen Höckers. Der buccale Höcker dagegen ist
dem des 1. Prämolaren sehr ähnlich; der linguale Höcker ist vom buccalen
wieder durch die oft winklige Kaufurche getrennt, die etwa in der Mitte der
Krone nur wenig lingualwärts verschoben liegt. Der Lingualhöcker zeigt deutlich
eine große Furche, die dem Lingualkamm des buccalen Höckers annähernd
gegenüberliegt. Hierdurch wird der linguale Höcker nochmals unterteilt, und zwar
in einem größeren mesialen und einen kleineren distalen. Die Seitenwülste der
Krone sind hoch aufgerichtet, so daß dadurch die Kaufläche ein Relief von
beträchtlicher Tiefe bekommt. Die Kontur der Krone über die Kaufläche betrachtet ist mehr rundlich als langgestreckt, die linguale Begrenzungslinie kann
bei einem breiten Höcker weniger gewölbt, sondern mehr geradlinig verlaufen,

um dann jederseits mit einem annähernd rechten Winkel in die Approximalflächen überzugehen. Auch die Approximalflächen können statt einer Rundung mehr flache Gestalt haben.

Die Wurzel ist der des 1. unteren Prämolaren so ähnlich, daß auf die Beschreibung dort verwiesen werden kann. Man sieht nur die Zweiteilung der

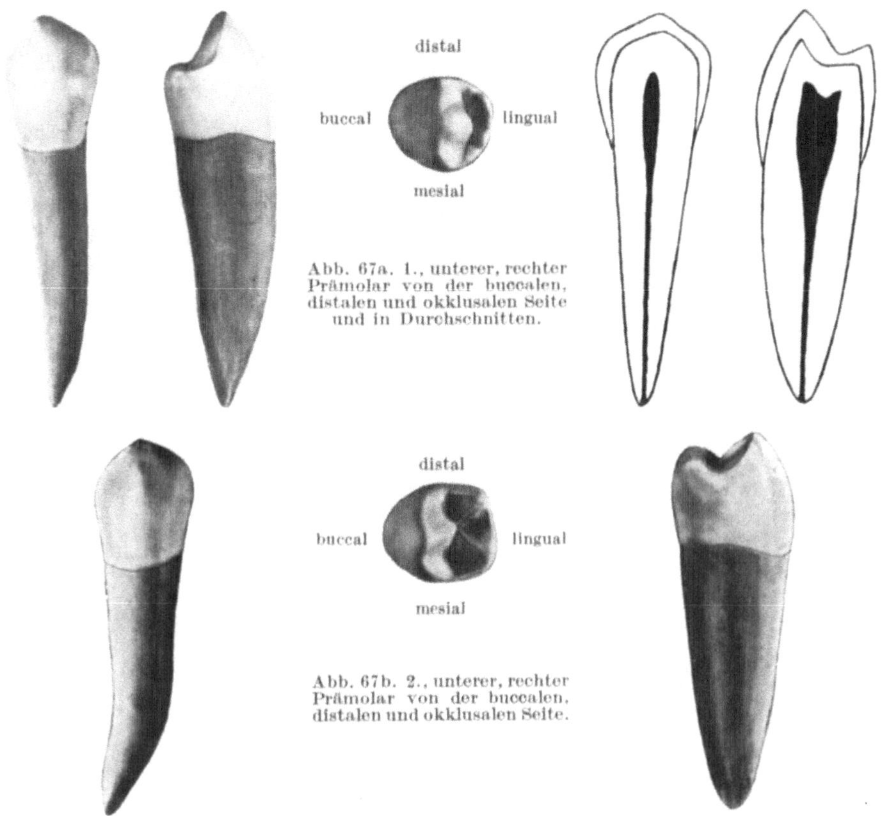

Abb. 67a. 1., unterer, rechter Prämolar von der buccalen, distalen und okklusalen Seite und in Durchschnitten.

Abb. 67b. 2., unterer, rechter Prämolar von der buccalen, distalen und okklusalen Seite.

Wurzel hier noch seltener als dort, ebenso wie die Längsfurche hier weniger stark ausgeprägt ist.

4. Die Molaren — Mahlzähne

unterscheiden sich wesentlich von den Frontzähnen und Prämolaren. Ihre Kaufläche ist breit und vielhöckerig, um die Nahrung zermalmen zu können. Dazu ist große Festigkeit der Verankerungsvorrichtung notwendig, die durch die Mehrwurzeligkeit gewährleistet wird. Im Oberkiefer haben die Molaren drei Wurzeln, eine palatinale und zwei buccale, im Unterkiefer zwei Wurzeln, eine mesiale und eine distale. Die Wurzeln haben alle die Tendenz nach rückwärts abgebogen zu sein, das ist deutlich zu erkennen, wenn man die Kaufläche waagerecht hält. Auch entwicklungsgeschichtlich zeigen die Molaren ein wesentlich anderes Verhalten als die Schneidezähne, Eckzähne und Prämolaren, die alle einen Vorläufer im Milchgebiß hatten, während die Molaren an das Wechselgebiß als sog. Zuwachszähne sich anschließen.

a) Der obere 1. Molar (Abb. 68)

ist der größte unter den Molaren, seine Kaufläche ist wie die aller oberen Molaren vierhöckerig. Zwei Höcker liegen palatinal, zwei buccal. Die buccalen Höcker

sind sich ähnlich; sie haben etwa die Gestalt eines buccalen Prämolarenhöckers;
über ihre palatinal zur Kaufurche abfallende Fläche läuft je ein Kamm oder First,
der von der übrigen Fläche beiderseits durch eine Rinne mehr oder weniger deutlich
abgesetzt sein kann. Die buccale Fläche dieser beiden Höcker ist glatt. Durch eine
tiefe Furche sind die beiden buccalen Höcker voneinander getrennt. Diese Furche
läuft auf die Buccalfläche der Krone hinüber, wo sie sich zum Schmelzrande
allmählich verliert. Vom mesial-buccalen Höcker zieht ein Verbindungswulst
zum größten der vier Höcker, dem mesial-palatinalen hinüber, ohne daß hier
eine sichere Abgrenzung in jedem Falle zu finden wäre. Nur in der Tiefe der

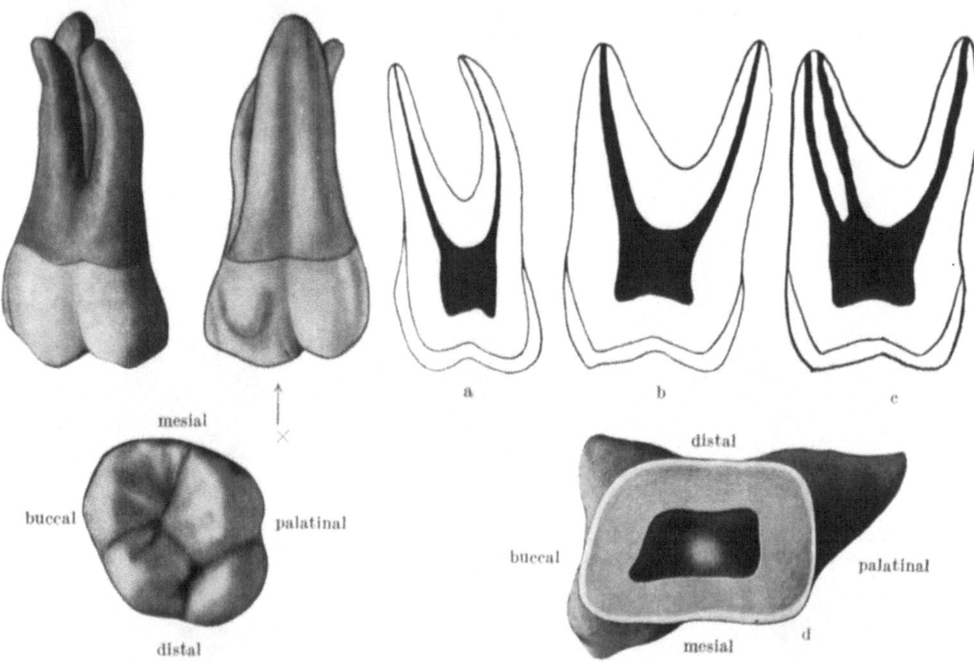

Abb. 68. Oberer, rechter, 1. Molar von der okklusalen, buccalen und palatinalen Seite und Durchschnitte durch obere Molaren. a durch die beiden buccalen Wurzeln, b durch die mesial-buccale (links)
und die palatinale (rechts), c mesial-buccale Wurzel mit zwei Känälen, d Einblick in die geöffnete
Pulpakammer. (Abb. 68 d Aus SICHER, H. und J. TANDLER: Anatomie für Zahnärzte. Berlin: Julius
Springer 1928). × Tuberculum Carabelli.

Kaufläche sehen wir eine kurze Rinne zwischen beiden Höckern, die einen stumpfen
Winkel mit der Trennungsfurche der beiden buccalen Höcker bildet. Dieser große,
palatinale Höcker ist weniger differenziert, hügelig. Gegen den distal-buccalen
Höcker ist er zwar scharf durch eine Furche abgegrenzt, doch liegt diese Furche
meist höher als die anderen Furchen, gleich als ob sie über einen Paß hinwegzöge.
Den distal-palatinalen Höcker trennt die tiefste der Kauflächenfurchen von seinem
Nachbarn. Er kann sogar bei sehr tiefer Furche wie ein Anhängsel der übrigen
Krone erscheinen. Die Furche setzt sich schwach auf die distale Approximalfläche und scharf ausgeprägt auf die palatinale Fläche der Krone fort, hier geht
sie in eine entsprechende Rinne der Wurzel über. Betrachtet man die Kaufurchen
für sich, so geben sie zusammen das Bild eines schrägliegenden, großen, lateinischen
H derart, daß der eine Vertikalstrich des H den mesial-buccalen Höcker umzieht,
der Querstrich trennt den distal-buccalen Höcker vom mesial-palatinalen und
der zweite Vertikalstrich umgrenzt den distal-palatinalen Höcker. Die buccale
Kronenfläche ist unterteilt in eine größere, mesiale und in eine kleinere, distale,
zwischen beiden läuft die seichte Rinne von der Kaufläche her. Im ganzen

betrachtet erscheint die buccale Fläche wie über dem Zahnhals nach mesial zu gedrückt. Die mesial approximale Fläche ist am breitesten; sie ist im allgemeinen glatt, nur gelegentlich ziehen mehrere kleine Furchen von dem Verbindungswulst zwischen dem buccalen und dem palatinalen Höcker nach der Außenseite. Die distal-approximale Fläche ist in ihrem oberen Drittel mit einer kurzen Furche versehen. Die palatinale Fläche der Krone ist wie die buccale ungleich in zwei Abschnitte geteilt, auch in einen größeren, mesialen und einen kleineren, distalen. An der großen, mesialen Partie der palatinalen Kronenfläche findet sich das sicherste Charakteristikum des 1. oberen Molaren, das Tuberculum Carabelli, das eigentlich immer, wenn auch manchmal nur schwach angedeutet, vorhanden ist, oft aber zu respektabler Größe, wie aus der Fläche herausgewachsen, sein kann, so daß es wie ein angewachsenes, kleines Zahngebilde dann aussieht.

Die beiden buccalen Wurzeln sind stark flach gedrückt, ihr bucco-palatinaler Durchmesser ist bedeutend größer als ihr mesio-distaler, besonders die mesiale Wurzel, die massiger ist als die distale, ist besonders flach, und hat oft zwei Kanäle, während die distale gelegentlich mehr rundliche Form annehmen kann; über ihre Breitseiten laufen meist eine oder mehrere Längsfurchen, in ihrem oberen Abschnitt sind sie oftmals ganz besonders stark nach distal abgebogen. Die palatinale Wurzel, die stärkste und längste der drei, ist mehr gerade, pfahlförmig gebaut, im Querschnitt erscheint sie mehr rundlich, vor allem in ihrem Spitzenteil. Auf der Außenseite ist sie mit einer Längsfurche versehen. Von ihrer Innenfläche zieht eine Brücke zur distalen buccalen Wurzel hinüber, so daß die Gabelung dieser beiden Wurzeln höher liegt als die übrigen Gabelungen. Abweichend von den hier gegebenen Bildern der Wurzeln können besonders starke Spreizungen als auch stärkere Zuneigungen der Wurzeln zueinander beobachtet werden.

b) Der obere 2. Molar (Abb. 69)

zeigt, wenn er gut entwickelt ist, annähernd das gleiche Relief der Kaufläche wie der 1. Molar, so daß wir uns bei der Beschreibung kurz fassen können. Die Krone ist nur im ganzen etwas schmaler in mesio-distaler Richtung und es überwiegen jetzt die beiden mesialen Hökker gegenüber den distalen stark, besonders der distalpalatinale Höcker ist bedeutend kleiner geworden, er kann sogar ganz mangelhaft ausgebildet sein, so daß er kaum oder gar nicht mehr in Erscheinung tritt; wir haben es dann mit

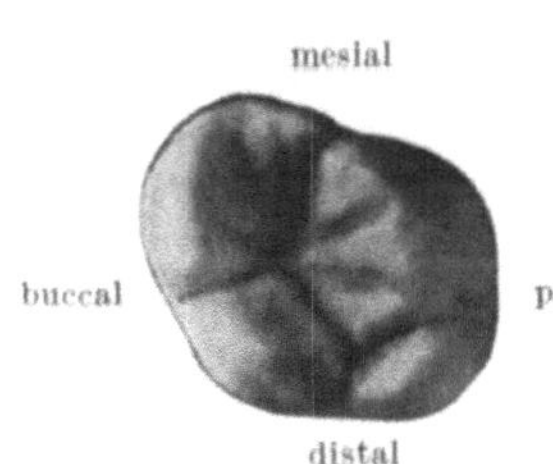

Abb. 69. Oberer, rechter, 2. Molar von der okklusalen und distalen Seite.

einem dreihöckerigen Zahn zu tun. Es liegt dann den beiden kleineren, buccalen Höckern ein großer, palatinaler gegenüber. Wenn nur drei Höcker vorhanden sind, muß die palatinale Fläche der Krone natürlich ohne Längsfurche sein, da ja die Furche, die normalerweise den kleinen, palatinalen Höcker begrenzt, fehlt. Bisweilen nimmt die Krone aber auch ganz flachgedrückte Form an, die wenig oder gar nichts mehr von der ursprünglichen Gestalt erkennen läßt. Die Kontur ist dann von der Kaufläche betrachtet mehr ein längliches Oval.

Auch die Wurzeln sind, wenn sie gut ausgebildet sind, denen des 1. Molaren sehr ähnlich, nur kleiner, zierlicher, wie es ja der ganze Zahn meist ist, doch kommt es außerordentlich oft vor, daß zwei oder alle drei Wurzeln teilweise

oder ganz verwachsen oder verschmolzen sind. Vor allem fehlt die Tendenz zur
Spreizung der Wurzeln, die beim 1. Molaren beobachtet wird, hier ganz.

c) Der obere 3. Molar (Weisheitszahn) (Abb. 70)

ist in seiner Form sehr variabel; er ist in der Rückbildung begriffen, ist häufig
gar nicht angelegt oder retiniert und kleiner als der 2. Molar, nur ganz gelegentlich kann ein großer 3. Molar einmal den 2., ja sogar den 1. Molaren

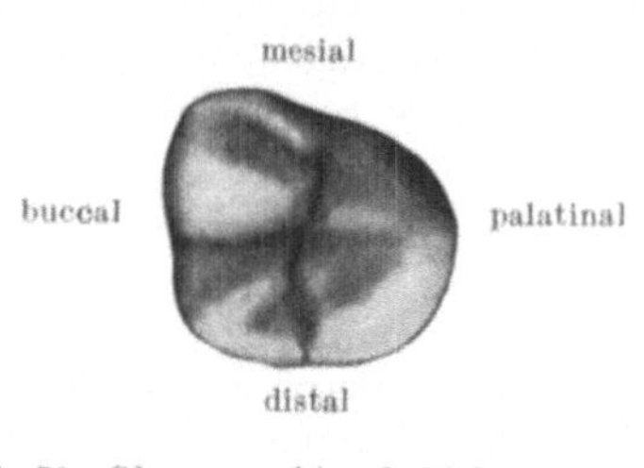
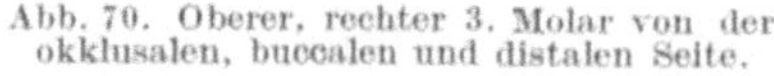

Abb. 70. Oberer, rechter 3. Molar von der
okklusalen, buccalen und distalen Seite.

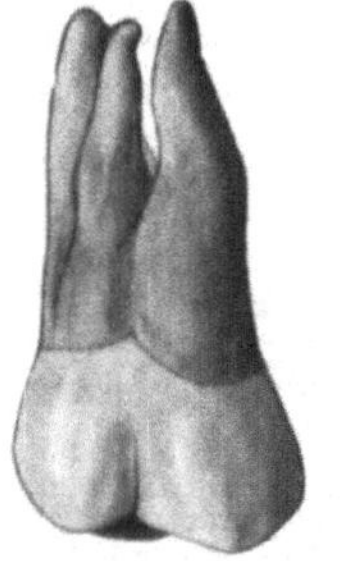
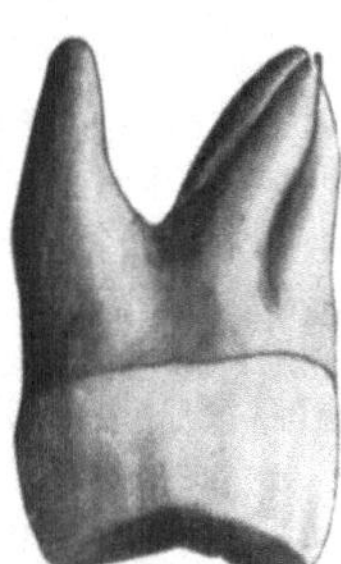

an Größe übertreffen. Sein Normaltyp ähnelt sehr dem dreihöckerigen 2. Molaren, wenigstens im Relief der Kaufläche. Doch sieht man die verschiedensten
Abweichungen, die sich nicht in ein Schema recht einfügen lassen, sondern am
zweckmäßigsten in Abb. 71 gezeigt
werden.

Wie die Krone so sind auch
die Wurzeln sehr wechselnd in
ihrer Gestalt. Sie sind vor allem
kürzer und zierlicher als die der
beiden anderen Molaren; wenn
sie regulär ausgebildet sind, sind
sie einfach die Verkleinerung der
Wurzeln des 2. Molaren, doch

Abb. 71. Verschiedene Formen oberer linker Weisheitszähne von buccal betrachtet.

findet man auch hier entsprechend der Vielgestaltigkeit der Kronen die verschiedensten Kombinationen, Formen und auch Überproduktionen an Wurzeln,
so daß sich auch hier kein Schema geben läßt, sondern wieder, wie bei der
Krone, auf die obenstehende Abb. 71 verwiesen werden muß.

d) Der untere 1. Molar (Abb. 72)

ist der größte der drei unteren Molaren. Seine Kaufläche ist normalerweise fünf-
höckerig. Zwei Höcker stehen buccal, zwei lingual und zwischen die beiden großen,
distalen Höcker ist ein kleiner Höcker zwischengeschaltet (oftmals findet man allerdings diesen fünften Höcker mehr nach buccal zu liegen, er wird deshalb von den
Autoren auch als dritter buccaler Höcker bezeichnet). Die Kontur der Krone ist
von oben betrachtet ein Fünfeck. Drei annähernd gleich große Seiten liegen
buccal, mesial und lingual, zwei kleine liegen distal. Die vier größten Höcker
werden durch ein Kaufurchenkreuz voneinander getrennt. Nach rückwärts zu
gabelt sich die mesio-distale Kaufurche auf, um mit der Gabel den distalen Höcker
zu umfassen. Die sagittale Kaufurche liegt etwas nach lingual zu verschoben,
es werden dadurch die beiden buccalen Höcker etwas größer als die lingualen.
Die Höcker sind an den Außenseiten glatt, auf der Kaufläche zieht von der
Höckerspitze eine leistenartige Wulstung direkt in die Mitte des Kaufurchen-
kreuzes. Diese Wulstungen sind oft noch von einer gabelartig sie umschließenden,

kleineren Wulstung umgeben. Die Kaufurchen ziehen zwischen ihren Höckern auf die Seitenfläche hinüber. Besonders die Rinne, die auf die buccale Seite geht, läßt sich oft bis nahe an den Schmelzrand verfolgen. Die buccale Seite der Krone wird dadurch deutlich in eine größere, mesiale und eine kleine, distale Partie eingeteilt. Die buccale Kronenfläche neigt, am Zahnhals beginnend, aber in der oberen Hälfte plötzlich stärker werdend, nach lingual zu, überhaupt erscheint die ganze Krone bei der Approximalbetrachtung nach lingual zu hinübergedrängt. Die mesiale Approximalseite ist groß und flach und ohne markante Gestaltung.

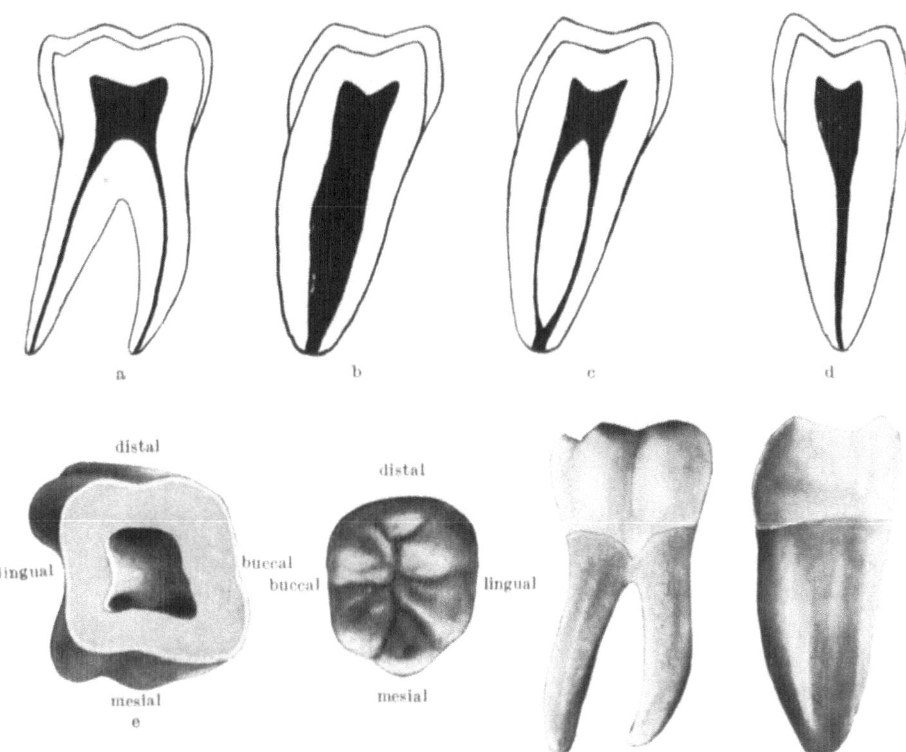

Abb. 72. Unterer, rechter, 1. Molar von der okklusalen, buccalen und mesialen Seite und Durchschnitte durch untere Molaren. a mesio-distal, b und c durch mesiale Wurzel ein- und zweikanälig, d durch distale Wurzel. e Einblick in die geöffnete Pulpakammer,
(Abb. 72e. Aus SICHER, H. und J. TANDLER: Anatomie für Zahnärzte. Berlin: Julius Springer 1928.)

Die linguale Fläche ist der buccalen sehr ähnlich, nur daß die Kaurinne weniger weit und weniger tief einschneidet als buccal. Die distale Fläche ist durch Ausbildung des distalen Höckers charakterisiert, der, wenn auch nicht immer gleich deutlich, so doch meßbar nach buccal verschoben ist. Vom Rande der Kaufläche aus betrachtet nimmt die Breite der Krone zunächst zu, um dann nach dem Zahnhalse hin bedeutend geringer zu werden. Die Begrenzung von Krone und Wurzel ist an den Approximalseiten annähernd glatt, buccal und lingual sieht man einen feinen Schmelzzapfen sich in die Bifurkation der beiden Wurzeln senken, der aber sehr verschieden stark entwickelt ist.

Die Wurzeln sind von buccal her betrachtet nach rückwärts gebogen, und zwar beginnt diese Biegung fast unmittelbar unter der Krone. Die distale Wurzel ist mehr nach distal gebogen als die mesiale, es kommt dadurch eine Spreizung der beiden Wurzeln zustande. Von mesial oder distal betrachtet, sind die beiden Wurzeln ausgesprochen flachgedrückt, die mesiale mehr als die distale. Auf beiden Breitseiten sind die Wurzeln mit einer verschieden stark ausgeprägten Längsfurche versehen, die besonders in der mesialen Wurzel tief einschneidet und da sogar doppelt sein kann, die mesiale Wurzel hat meistens zwei Kanäle.

e) Der untere 2. Molar (Abb. 73)

ist im großen und ganzen dem 1. Molaren gleich, nur bestimmte Merkmale an sich geringfügiger Natur lassen eine Unterscheidung vom 1. Molaren zu. Diese Merkmale wollen wir hier kurz besprechen, während im übrigen auf die Beschreibung des 1. Molaren verwiesen werden muß.

An Größe steht der 2. Molar dem 1. etwas nach. Die Kontur seiner Krone ist nahezu quadratisch. Er hat nur vier Höcker, so daß das Kaufurchenkreuz

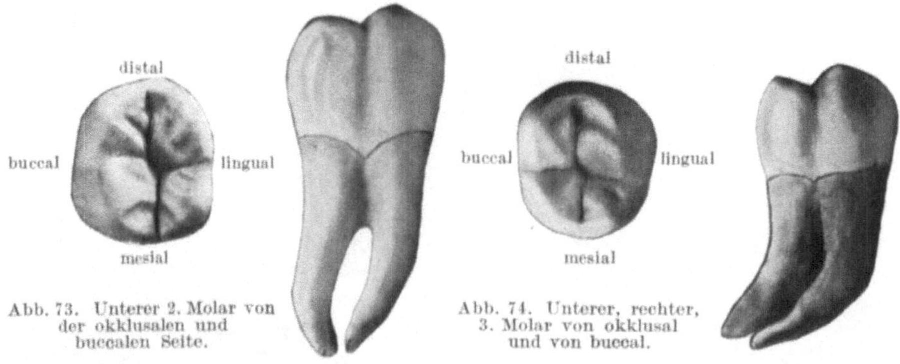

Abb. 73. Unterer 2. Molar von der okklusalen und buccalen Seite.

Abb. 74. Unterer, rechter, 3. Molar von okklusal und von buccal.

annähernd symmetrisch in die Kaufläche hineingelegt ist. Auch hier sind durch die Verschiebung der mesio-distalen Furche nach lingual zu die buccalen Höcker meist etwas größer; oft findet man aber auch, daß der mesial-buccale Höcker und der distal-linguale Höcker gleich groß sind, während die beiden

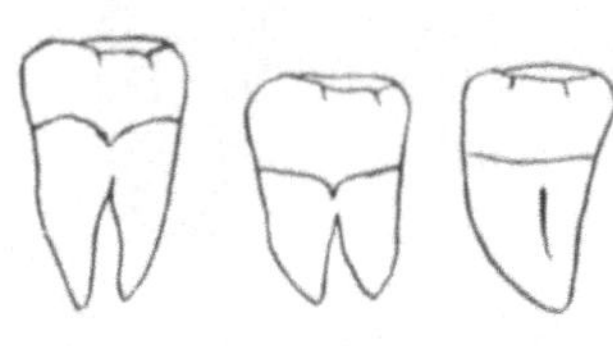
Abb. 74a. Verschiedene Formen unterer linker Weisheitszähne von buccal betrachtet.

andern etwas kleiner sind. Von der Wange her sieht man, daß diese Seite der Krone durch die von der Kaufläche herüber kommende Furche weniger deutlich in Hälften geteilt wird. Die Krone erscheint hier wesentlich kleiner in der mesio-distalen Richtung als die des 1. Molaren. Die rückwärtige Approximalseite der Krone ist gewölbt und mit einer kleinen Furche in der Mitte nahe dem Kauflächenrande versehen, es fehlt hier der distale Höcker, der den 1. Molaren charakterisiert.

Auch die Wurzeln sind zierlicher, sie sind nicht gar so flach gedrückt wie die des 1. Molaren, konvergieren mit ihren apikalen Anteilen eher, als daß sie Spreizungen zeigen. Oftmals findet man auch Verwachsungen der beiden Wurzeln oder sogar ihre Verschmelzung zu einem einheitlichen Wurzelmassiv, dem man allerdings immer noch die Tendenz zur Zweiteilung durch die Gestaltung der Furchen ansehen kann.

f) Der untere 3. Molar (Weisheitszahn) (Abb. 74)

befindet sich ebenso wie sein Antagonist in der Rückbildung, doch ist die Form des unteren Weisheitszahnes wesentlich konstanter, d. h. was die Krone betrifft. Er ist normalerweise der kleinste der unteren Molaren, es kommt auch vor, daß seine Krone so groß wie die der anderen unteren Molaren ist, ja es kann sogar die Größe seiner Krone die der beiden anderen übertreffen. Die Krone ist in der Mehrzahl der Fälle vierhöckerig. Zwei mesiale und zwei kleinere, distale Höcker sind vorhanden; dadurch ist die Kontur der Krone nicht quadratisch, sondern verjüngt sich nach rückwärts ganz merklich; und ferner sind die Ecken abgerundeter, so daß mehr eine rundliche Gestalt zustande kommt. Fast ebensooft wie den vierhöckerigen Typus findet man die Fünfhöckerform der Kaufläche. Der 5. Höcker kann ganz die Eigenschaften des entsprechenden Höckers beim 1. Molaren haben, häufiger erscheint er aber als eine mehr oder weniger markante Abtrennung des distal-buccalen Höckers. Wieder eine andere Form ist die nicht selten anzutreffende Vielhöckerigkeit der Kaufläche, wo dann viele Höckerchen oder Runzeln ohne deutlich erkennbares System angeordnet sind.

Bei den Wurzeln sehen wir alle möglichen Variationen vertreten, von den zwei regulären, isolierten Wurzeln bis zum kümmerlichen Rudiment. Und das Merkwürdige ist, daß oft gerade die großen Kronen kleine Wurzeln haben. Das häufigste Bild ist ja wohl die ursprüngliche Einzelanlage der beiden Wurzeln mit nachträglicher Verwachsung und mit mehr oder weniger stark nach hinten gerichteter Abbiegung. In anderen Fällen aber scheint es, als ob für jeden Höcker eine separate Wurzel vorgesehen sei, die alle zwar nicht gleichmäßig zur Entwicklung gelangten, aber doch teils als kleine Würzelchen isoliert stehen oder zu einem Wurzelmassiv vereinigt sind, dem man an den vielen Längsfurchen die einzelnen Anlagen der Wurzeln noch ansehen kann. Es kommt auch gelegentlich eine rundlich glatte Wurzel ohne besondere Furchung vor.

Tabelle 1. Maße der Zähne in mm nach Mühlreiter.

Untersuchtes Material: Zähne der Bevölkerung von Salzburg und Umgebung	Total-länge		Kronen-länge		Kronen-breite mesio-distal		Durchmesser von der Ge-sichts- zur Zungenfläche	
	Min.	Max.	Min.	Max.	Min.	Max.	Min.	Max.
Oberer mittlerer Schneidezahn	18,0	32,0	8,5	14,5	6,9	10,6	5,6	8,8
„ seitlicher „	17,5	28,0	7,8	12,0	5,0	8,0	5,0	8,4
„ Eckzahn	19,0	37,0	7,5	13,0	6,3	9,0	6,4	10,0
„ 1. Prämolaris	16,2	28,2	7,0	10,8	6,2	8,2	7,8	11,0
„ 2. „	17,5	27,0	6,2	10,2	6,0	7,5	7,6	10,4
„ 1. Molaris	17,5	29,0	6,8	9,0	7,8	11,2	10,4	13,0
Unterer mittlerer Schneidezahn	18,0	27,0	7,9	11,5	4,7	6,3	5,2	6,8
„ seitlicher „	19,0	29,0	8,2	11,8	5,0	7,2	5,4	7,2
„ Eckzahn	20,0	34,0	8,5	14,5	5,5	8,0	6,9	9,5
„ 1. Prämolaris	18,5	27,0	7,5	11,0	6,0	8,0	6,7	8,9
„ 2. „	19,0	27,5	6,9	10,0	6,2	8,8	7,0	9,6
„ 1. Molaris	18,3	26,0	7,2	9,0	10,0	12,2	9,0	11,0

C. Spezielle Anatomie der Milchzähne — Dentes-decidui.

Die Milchzähne (Abb. 75) bieten in vieler Beziehung die Miniaturbilder der bleibenden Zähne, nur eine Ausnahme machen die Milchmolaren, wie wir unten sehen werden.

Die Milchzähne unterscheiden sich von den bleibenden Zähnen in folgendem:

1. Sie sind bedeutend kleiner als die bleibenden Zähne desselben Individuums, nicht immer generell, denn es können die Maximalmaße der Milchzähne die Minimalmaße der bleibenden Zähne erreichen, sogar um ein geringes übertreffen.

2. Die Milchzähne haben eine im Verhältnis breitere Krone.

3. Ihre Farbe ist mehr bläulich und nicht gelblich.

4. Nahe der Schmelzgrenze ist ein zirkulär um den Zahnhals verlaufender Wulst zu sehen oder zu fühlen. Dieser Wulst verdickt sich bei den Milchmolaren an der buccalen Fläche nahe der mesialen Kante zu einem förmlichen Höcker, dem Tuberculum molare.

5. Sie sind, wenn sie zwischen bleibenden Zähnen stehen, an dem hohe Grade ihrer Abkauung zu erkennen.

6. Sie sind meist gelockert, wenn der normale Zeitpunkt ihres Ausfalls sich nähert oder gekommen ist.

7. Die Wurzeln der Milchmolaren sind auffallend stark gespreizt, da ja der Keim des Nachfolgers in ihrer Bifurkation sich entwickeln muß.

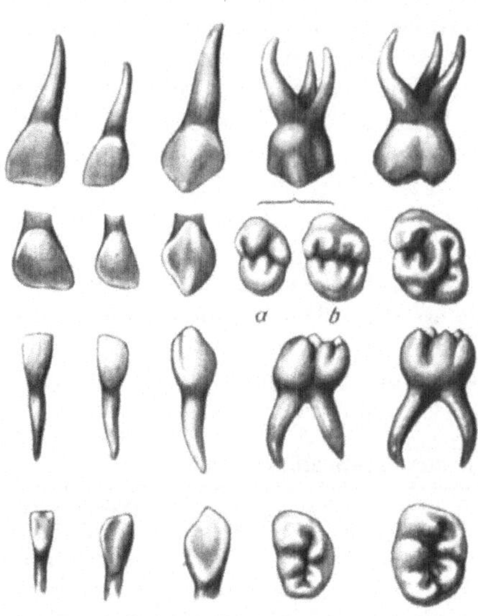

Abb. 75. (Nach MÜHLREITER: Anatomie.)

8. Die Wurzeln der Frontzähne stehen zur Krone mehr gerade, nicht nach der Mundhöhle zu geneigt, da dort der bleibende Zahn angelegt ist und die Wurzel also nach labial zu ausweichen muß.

1. Die Milchschneidezähne.

Die Schneidezähne des Milchgebisses haben wohl die charakteristische Schaufelform der Incisivi, doch sind sie einfacher gestaltet als die bleibenden Schneidezähne. Die orale Fläche ist ohne Struktur und die Schneidekante ist glatt, nur beim unteren mittleren sieht man häufig Dreihöckerform der Schneidekante, doch werden die Höcker schnell abgekaut. Die Krone des oberen mittleren Schneidezahnes ist kurz, fast quadratisch und die distale Kante ist auffallend stark abgerundet. Diese starke Abrundung zeigt auch der seitliche Schneidezahn, der im übrigen dem permanenten Schneidezahn in seiner Form sehr gleicht. Die Wurzel des mittleren Schneidezahnes ist ausgesprochen flachgedrückt. Ihr mesio-distaler Durchmesser ist dann besonders nach der Spitze zu bedeutend größer als der labio-palatinale.

Bei den unteren Schneidezähnen ist auch der seitliche der deutlich größere und seine distale Kante ist ganz besonders stark abgerundet. Die Wurzeln sind hier mehr rundlich, während sie doch bei den bleibenden mehr flach in sagittaler Richtung sind.

2. Die Milcheckzähne

sind im Vergleich zu den Schneidezähnen kräftig entwickelt. Besonders beim oberen fällt die Breite der Krone und der starke Längswulst auf, der von der Spitze über die labiale und palatinale Fläche zieht, er teilt diese Fläche deutlich in eine mesiale und eine distale Facette. Durch die Breite der Krone und durch den meist mehr unvermittelten Übergang der Approximalfläche zur Spitze bekommt er eine ausgesprochen eckige, gedrungene Form. Die Wurzel ist gerade, jedenfalls nur minimal nach distal abgebogen und im Querschnitt dreiseitig. Der untere Milcheckzahn ist in seiner Form so sehr das einfache Miniaturbild seines Nachfolgers, daß darüber nichts weiter zu sagen ist.

3. Die Milchmolaren

haben in ihrer Form mehr Beziehung zu den bleibenden Molaren, als zu den ihnen nachfolgenden Prämolaren. Vergleichend anatomisch sind sie deswegen sehr interessant, weil sie wiederum den Prämolaren der Affen sehr ähnlich sind.

a) Der obere 1. Milchmolar

ist in seiner Form weniger konstant als alle andern Milchzähne, man kann zwei Typen unterscheiden, unter denen natürlich Übergänge vorkommen. Der erste Typ ist dem Prämolaren ähnlich, was die Krone anlangt (Abb. 75a). Wir können einen buccalen und einen palatinalen Höcker mit tiefer Längsfurche erkennen. Der buccale Höcker ist nur breiter als der des Prämolaren und zeigt noch Ansätze zu mehr oder weniger tiefer Längsunterteilung auf seiner Kaufläche.

Beim zweiten Typ hat die Krone mehr Molarenform (Abb. 75b), sie ist langgestreckt dadurch, daß am distalen Abschnitt des palatinalen Höckers ein isoliertes Höckerchen emporgewachsen ist, so wie wir es bei den oberen Molaren in seiner Form kennenlernten. Es gleicht die Form nun der allgemeinen Form der oberen Molaren; die beiden buccalen Höcker sind hier nur bei den Milchmolaren zu einem mehr einheitlichen Massiv verschmolzen. Die drei Wurzeln entsprechen in ihrer Form abgesehen von der mächtigen Auslage ihrer Gabelung der Normalform oberer Molarenwurzeln.

b) Der untere 1. Milchmolar

ist keinem Zahn im bleibenden Gebiß sehr ähnlich. Seine Krone ist in mesial-distaler Richtung langgestreckt und nimmt mehr Raum ein als der nachfolgende Prämolar. Die Kaufläche ist sehr schmal, weil die buccale Wand der Krone sich von der Basis her stark nach lingual zu neigt, während die linguale Wand annähernd senkrecht steht. Das Relief der Kaufläche weist vier Höcker auf, zwei buccale und zwei linguale. Die beiden buccalen Höcker stehen etwas nach mesial zu verschoben. Die mesiale Approximalfläche ist stärker gewölbt als die distale. Die Wurzeln haben die typische Form der unteren Molarenwurzeln, nur die mesiale endet oft in zwei Spitzen.

c) Die oberen und unteren 2. Milchmolaren

sind bedeutend größer als die 1. Milchmolaren, so daß sie also ein auffälliges Mehr an Raum einnehmen als ihre Nachfolger; im übrigen sind sie aber, abgesehen von den allgemeinen Merkmalen der Milchmolaren, dem oberen und dem unteren 1. Molaren so ähnlich, daß auf eine weitere Beschreibung unter Hinweis auf die Abbildungen verzichtet werden kann.

D. Das Gebiß als Ganzes.

Die 32 Zähne des bleibenden Gebisses sind, wie oben bereits beschrieben wurde, in zwei Zahnreihen zu je 16 Zähnen im Oberkiefer und Unterkiefer aufgestellt. Normalerweise bildet jede Zahnreihe eine festgefügte Geschlossenheit, indem sich die Zähne an ihrer „Approximalseite" berühren. Entsprechend der Formung dieser Approximalseite findet diese Berührung im Bereich der Frontzähne und Prämolaren durch Kontaktpunkte und -linien statt, während bei den Molaren des rezenten Europäers nach REBEL in der Mehrzahl der Fälle meist flächenhafte Kontakte bestehen. Die Kontakte liegen bei vestibulärer Betrachtung etwa parallel zum Verlauf der Zahnreihe in einer Linie, und zwar im oberen Drittel der Kronenhöhe. Unterhalb des Kontaktes, wo die Kronen sich wieder zum Zahnhals verjüngen, sieht man am macerierten Schädel die Interdentalräume, die beim Lebenden von der Zahnfleischpapille ausgefüllt sind.

Die *obere Zahnreihe* stellt in der Betrachtung auf die Kaufläche eine halbe Ellipse dar (Abb. 76), während *die untere Zahnreihe* eine Parabel bildet (Abb. 77). Dieses verschiedene Verhalten wird verständlich, wenn man den Zusammenbiß der beiden Zahnreihen betrachtet. Diesen Zusammenbiß oder Schlußbiß nennt man auch *Okklusion,* die Zusammenbißbewegung *Artikulation.*

Es übergreifen nämlich die Frontzähne des Oberkiefers die des Unterkiefers scherenartig um etwa 2 mm. Bei den Prämolaren und Molaren greifen die buccalen Höcker der oberen nach außen über die buccalen Höcker der unteren. Andererseits beißen die buccalen Höcker der unteren Zähne in die Kaurinne der oberen und die palatinalen Höcker der oberen Zähne umgekehrt in die Kaurinne der unteren. Es müssen sich also, wenn man das einmal mehr bildlich darstellen will, die unteren Frontzähne der palatinalen Fläche der oberen anpassen und die Prämolaren und Molaren des Unterkiefers in ihrer Aufstellung nach dem Verlauf der Kaurinnen im Oberkiefer richten. Ziehen wir in Abb. 76 eine Linie, die an den Frontzähnen 2 mm von der Schneidekante entfernt und dann durch die Längskaurinnen der kleinen und großen Mahlzähne läuft, dann erhalten wir den Stand der Schneidekanten und der buccalen Höcker des unteren Zahnbogens. Daß der untere Zahnbogen sich im rückwärtigen Teil nicht zur Ellipse formen kann, wird verständlich, wenn man beachtet, wie die Längskaurinne der oberen Molaren durch die Verschmälerung der buccalen Höcker von Zahn zu Zahn mehr nach außen verlegt wird. Es treffen nun aber beim Zusammenbiß nicht jeweils die Zähne des einen Kiefers mit den gleichnamigen Zähnen des anderen Kiefers zusammen, sondern es hat jeder Zahn, mit Ausnahme des unteren mittleren Schneidezahnes und des oberen 3. Molaren, derart zwei Gegenzähne, wie am einfachsten Abb. 78 veranschaulicht. Bedingt wird diese Art des Zusammenbisses vor allem durch die bedeutend geringere Breite der unteren Frontzähne gegenüber der der oberen. Den rückwärtigen, glatten Abschluß korrigiert die Kleinheit des oberen dritten Molaren.

Ferner sehen wir bei der Seitenbetrachtung der beiden Zahnreihen, daß sie nicht einfach in der Horizontalen stehen, sondern im Bogen verlaufen, und zwar der tiefste Punkt des Bogens ist der 1. Molar, von da ab steigt die Linie nach vorn und rückwärts

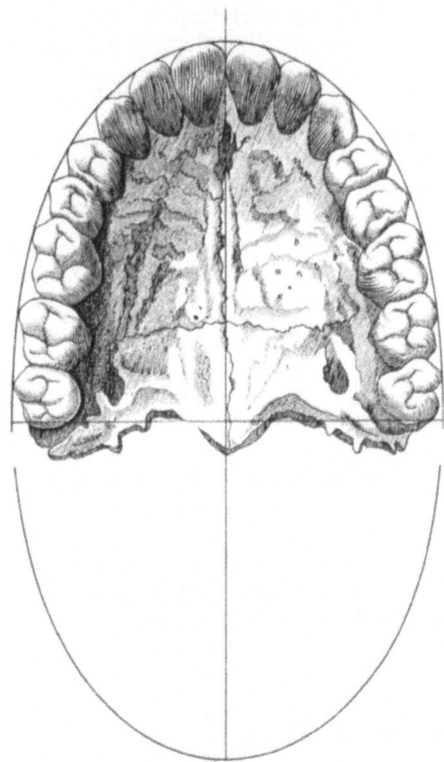

Abb. 76. Obere Zahnreihe. (Nach Mühlreiter.)

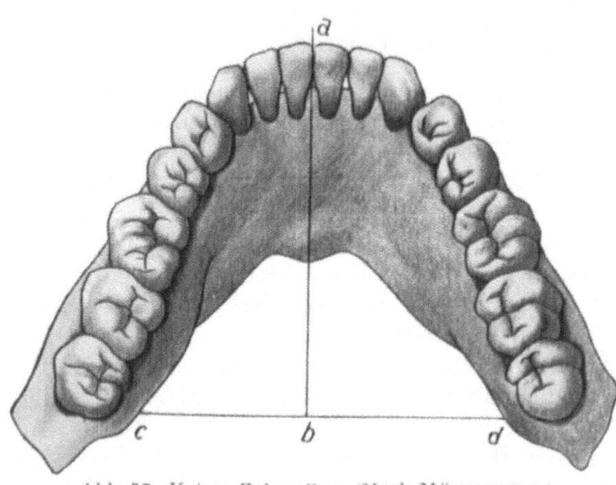

Abb. 77. Untere Zahnreihe. (Nach Mühlreiter.)

mehr oder weniger sanft an. Nach ihrem Entdecker wird diese Kurve SPEEsche Kurve genannt. Bei der Besprechung der Artikulation wird darauf ausführlicher eingegangen.

Wie sich die Zahnreihen mit den Wurzeln — vom Vestibulum betrachtet — in die Alveolarfortsätze einpflanzen, wird aus Abb. 78 klar. Zu besprechen ist nur noch die Stellung der Zähne zum Kiefer bei Betrachtung der Approximalflächen. Dabei ist kurz vorauszuschicken, daß der Bogen, den die Wurzeln der oberen Zähne in ihrem Kiefer bilden, kleiner ist als der Bogen der unteren Wurzeln. Und doch beißen die oberen Zähne nach außen über die unteren. Um das zu ermöglichen, sind die oberen Zähne schräg fächerförmig nach unten außen angeordnet, während die unteren Eckzähne, Prämolaren und Molaren sowohl

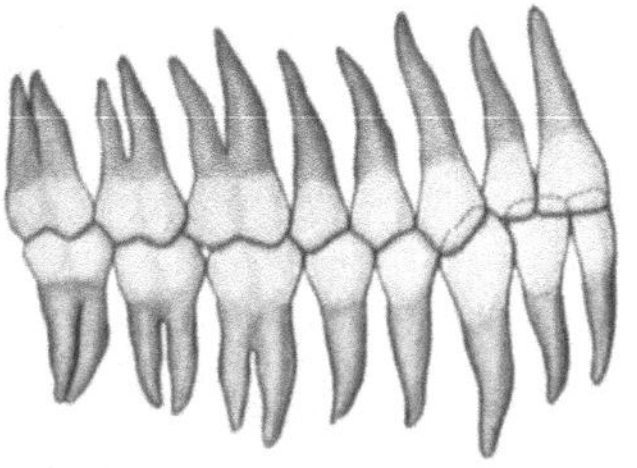
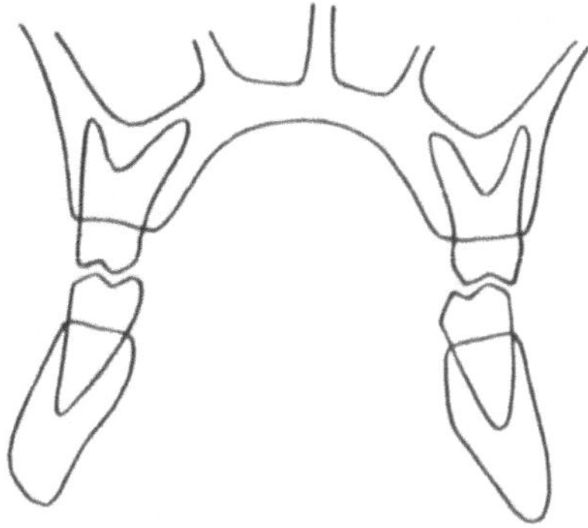

Abb. 78. (Nach MÜHLREITER.)

Abb. 79.

mit ihrer Wurzel als besonders noch mit ihrer Krone nach lingual zu geneigt sind (Abb. 79). Die unteren Schneidezähne stehen senkrecht oder gar etwas nach vorn geneigt.

VIII. Mikroskopische Anatomie der Zähne.

1. Der Schmelz.

Der Schmelz ist das härteste Gewebe im menschlichen Organismus, seine Härte wird der des Quarzes etwa gleichgesetzt. Er enthält nur 2—4% organische Substanz. Von den anorganischen Salzen ist am meisten phosphorsaurer Kalk mit 90% vorhanden, die übrigen, wenigen Prozente verteilen sich der Reihe nach auf kohlensauren Kalk, phosphorsaure Magnesia, Fluorcalcium und andere Salze. Er überzieht kappenartig das Dentin im Bereich der Krone (s. Abb. 59). An der Schneidekante oder an den Höckern ist seine größte Dicke; nach dem Zahnhalse zu wird die Schmelzschicht dünner, um dort schließlich ganz fein auszulaufen. Auf den Kauflächen der mehrhöckerigen Zähne findet man im Schliffpräparat die Rinnen noch in einen feinen Spalt (Fissur) in die Tiefe fortgesetzt (Abb. 80).

Der bei der makroskopischen Betrachtung nahezu strukturlose Schmelz besteht aus Prismen und einer interprismatischen Substanz (im folgenden kurz I. P. S. genannt). Die Schmelzprismen sind beim Menschen etwa $4\,\mu$ dick, sie wurden im Jahre 1835 von RETZIUS entdeckt. Die Prismen durchziehen den ganzen Schmelz in annähernd radiärer Anordnung, jedenfalls ist ihre Hauptrichtung radiär, vom Dentin aus zur Oberfläche. Sie verlaufen alle ohne Unterbrechung vom Dentin zur Oberfläche, d. h. man findet nicht inmitten der Schmelzschicht das Ende eines Prismas und es werden nicht irgendwo im Schmelz neue Prismen zwischengeschaltet, was man hätte denken können, weil doch der Raum, den der Schmelz einnimmt, vom Dentin bis zur Oberfläche sich vergrößert. Dieses Plus an Raum wird durch die Dickenzunahme der Prismen und der I. P. S.

nach der Oberfläche zu ausgeglichen. Bei starker Vergrößerung sieht man eine zart angedeutete Längsfaserung in den Prismen (Abb. 81), die offenbar auf die Fasern des Ameloblastenfortsatzes zurückzuführen ist. Im Querschnitt gesehen

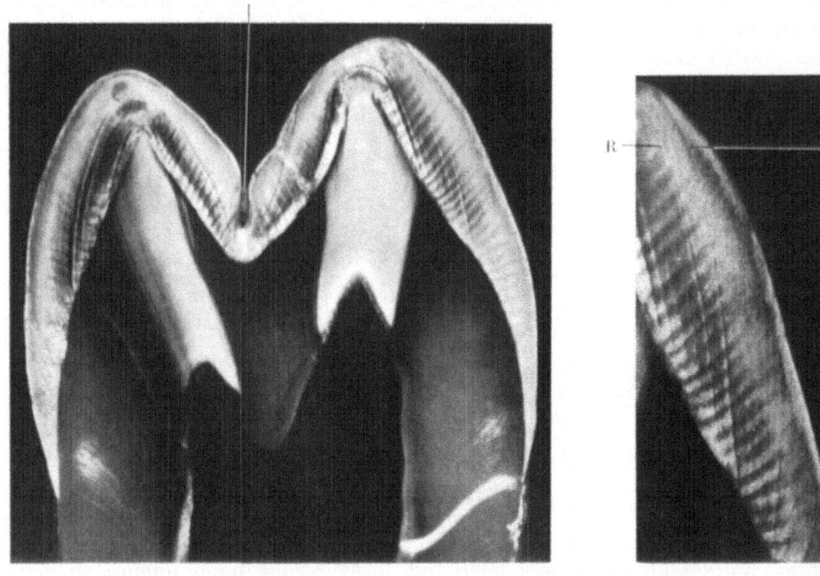

Abb. 80. Schliff durch Prämolarenkrone (auffallendes Licht). Die helle Schmelzschicht hebt sich deutlich vom Dentin ab. F Fissur. Rechts stärkere Vergrößerung der rechten Seite. R Retziusstreifen. Die hellen und dunklen Bänder, die fast waagerecht zur Oberfläche ziehen, sind die Para- und Diazonien.

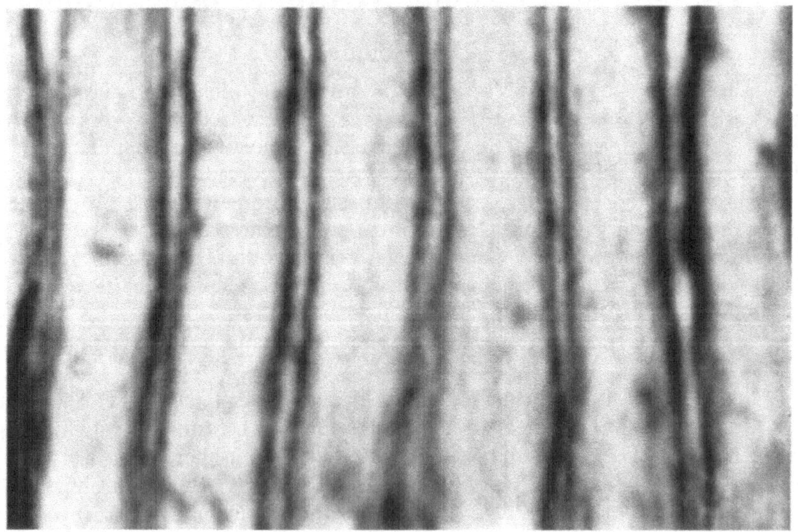

Abb. 81. Schmelzprismen. Längsverlauf. Mensch. Vergr. etwa 4000fach. Hämatoxylinfärbung.

hat das Prisma beim Menschen oft annähernd sechseckige Form — wenn auch nicht so ausgeprägt wie beim Hund, z. B. Abb. 82. Die oft beschriebene Askadenform der Prismen wird offenbar vorgetäuscht durch Überlagerung und Schräganschliffe, wie sie dort vorkommen, wo die Prismen aus dem Längsverlauf in den Bogenverlauf übergehen (s. Abb. 83). Die Prismen sind im Querschnitt deutlich

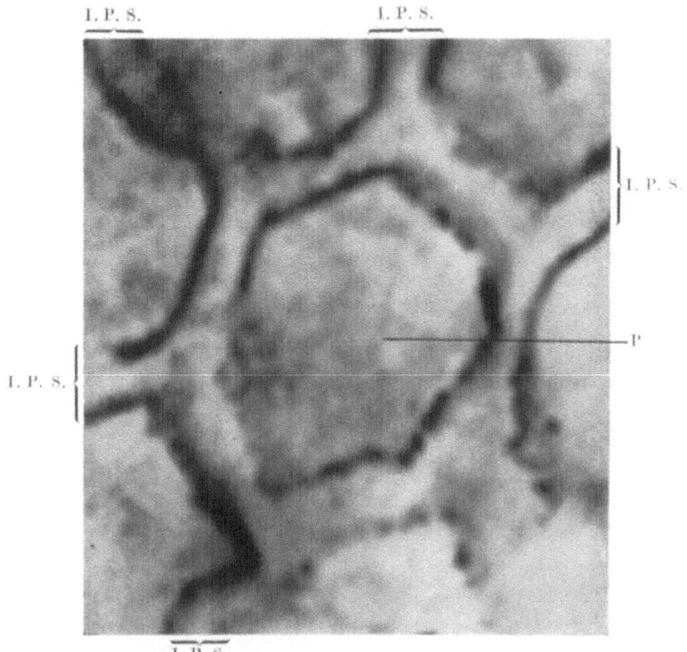

Abb. 82. Schmelzprisma vom Hund bei 9000facher Vergrößerung im Querschnitt. P Prisma. I.P.S. interprismatische Substanz.

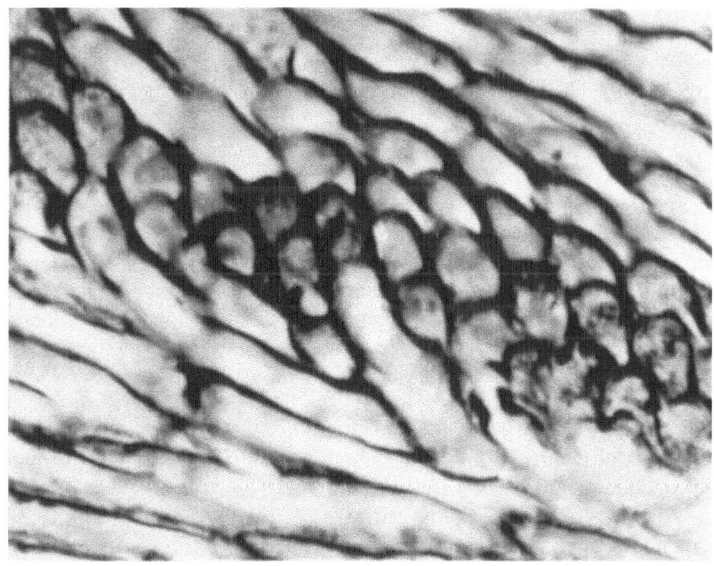

Abb. 83. Schmelzprismen längs und schräg angeschnitten. Hämatoxylinfärbung. Vergr. etwa 2000 : 1. Wo die Prismen aus dem Längsverlauf in den Schrägverlauf übergehen, kommt es zur Überlagerung von Prismen. Hierdurch werden Arkadenformen vorgetäuscht.

von körniger oder schwammiger Struktur (Abb. 82). Diese Körnelung entspricht der Faserung beim Längsverlauf. Zwischen den Prismen liegt die I. P. S., deutlich von den Prismen durch die dunkle Grenzlinie getrennt. Die I. P. S. wird auch Kittsubstanz genannt, doch nennen wir sie so nicht, da wir nicht wissen, ob sie diese *Kitt*funktion tatsächlich hat.

Diese normalerweise auch verkalkende I. P. S. erscheint bei starker Vergrößerung deutlich von Fäden durchsetzt, die quer von einem Prisma zum anderen führen — Interkolumnarbrücken — sie zeigen dasselbe Bild, wie die Intercellularbrücken der Ameloblasten und dürften daraus sich ableiten lassen. An der Oberfläche finden Prismen und I. P. S. einen glatten gleichmäßigen Abschluß durch das Schmelzoberhäutchen (S. O. H.), das nach v. EBNER u. a. das letzte nicht fertig differenzierte Produkt der Ameloblasten ist. Es ist nur wenige Mikra dick und, wenn überhaupt, nur schwach verkalkt; es besteht vor allem aus organischer Substanz, die gegen Säuren und Alkalien sehr widerstandsfähig ist. Man kann das S. O. H. anschaulich darstellen, indem man einen Schliff unter dem Mikroskop entkalkt. Dann hebt sich das S. O. H. bald von

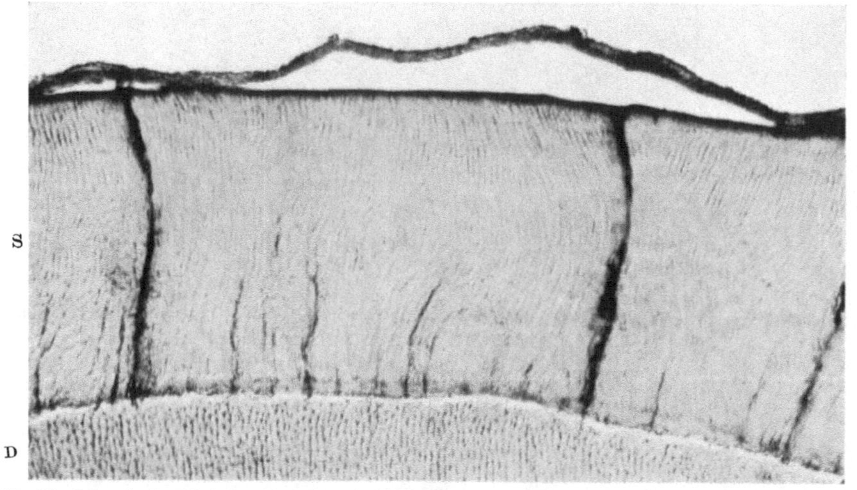

Abb. 84. Schmelzoberhäutchen in der Entkalkungsflüssigkeit sich abhebend vom Schmelz. S Schmelz. D Dentin.

dem entkalkenden Schmelz ab (Abb. 84). Wo das S. O. H. dem Biß des Gegenzahnes ausgesetzt ist, geht es schnell verloren. Im Bereich des Zahnfleischsaumes hängt das S. O. H., solange keine Zahnfleischtasche sich gebildet hat, mit dem inneren Saumepithel festverwachsen zusammen. Unter pathologischen Zuständen sieht man nahe der Schmelzzementgrenze auf das eigentliche S. O. H. vom Epithel noch eine hornähnliche oder gar verhornende Membran abgelagert, die zuerst GOTTLIEB als ein sekundäres S. O. H. und normales Gebilde beschrieb. Sie gehört aber nach unserer Auffassung in das Bereich der Pathologie.

Wenn auch, wie oben erwähnt wurde, der Verlauf der Prismen annähernd in seiner Hauptrichtung radiär vom Dentin zur Oberfläche gerichtet ist, so sind doch noch Besonderheiten zu beachten, die markante Bilder hervorrufen.

An Längsschliffen durch die Krone des Zahnes sieht man, daß die Prismen von der Dentingrenze an schon neben der Hauptradiärstellung auch noch deutlich die Tendenz zum Anstieg nach der Schneidekante oder Kaufläche zu haben. Sieht man dieselbe Partie im Querschliff, dann kann man erkennen, daß hier auch wieder die Hauptrichtung dem Radius entspricht. Vor allem nahe der Oberfläche und bis etwa in die Mitte der Schmelzschicht sieht man reinen Radiärverlauf, von da an sieht man die Prismen aber lagenweise in Bogenverlauf übergehen, und zwar beschreiben sie ein großes S. So verlaufen die Prismen aber nur in einer einzigen Lage. Betrachtet man die tieferen (oder höheren) Partien, so sieht man aus dem S-förmigen Verlauf der Prismen den Übergang in den geraden Radiärverlauf und in der nächsten Lage dann wieder den Bogengang der Prismen, aber nun in der umge-kehrten S-Form. Wenn man zur Photographie ein Objektiv benutzt, das größere Tiefenzeichnung besitzt, dann kann man bei genügender Dicke des Präparats direkt eine Überkreu-zung der Prismen in den übereinander liegenden Partien zur Anschauung bringen. Durch diese abwechselnde Schichtung: bogenförmig, gerade, bogenförmig, kommt im Längsschliff ein Strukturbild zustande, das als SCHREGERsche *Streifen* oder als *Zonien* — Para- und Diazonien — bezeichnet wird. Und zwar erscheinen die Felder des geraden Verlaufs der Prismen hell, die des Bogenverlaufs dunkel. Die Partien, die im Längsschliff getroffen sind, heißen Parazonien, die im Quer-schliff getroffenen Diazonien (Abb. 85). Da der markante Bogenverlauf nur mehr in den tieferen Schichten, weniger an der Oberfläche sich befindet, so sieht man auch die Zonien nur in den tieferen Schichten.

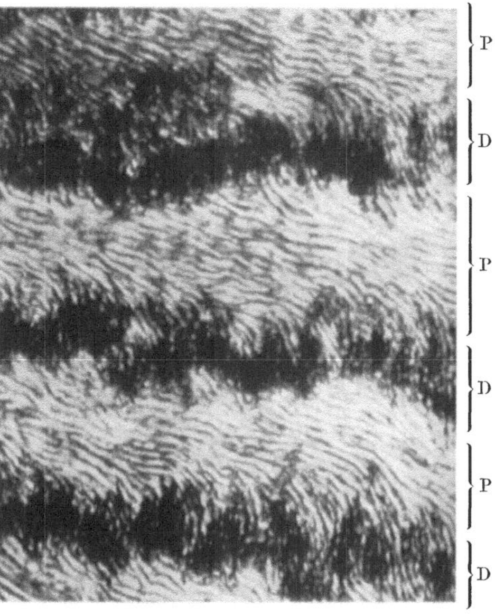

Abb. 85. SCHREGERsche Streifen oder Zonien des Schmelzes bei stärkerer Vergrößerung. P Parazonien. D Diazonien.

In den Prismen selbst ist noch die *Querstreifung* zu erwähnen, die für die Erklärung *der Retziusstreifen* oder *Parallelstreifen* von Bedeutung ist. In jedem Prisma kann man Querstreifung erkennen oder sichtbar machen durch

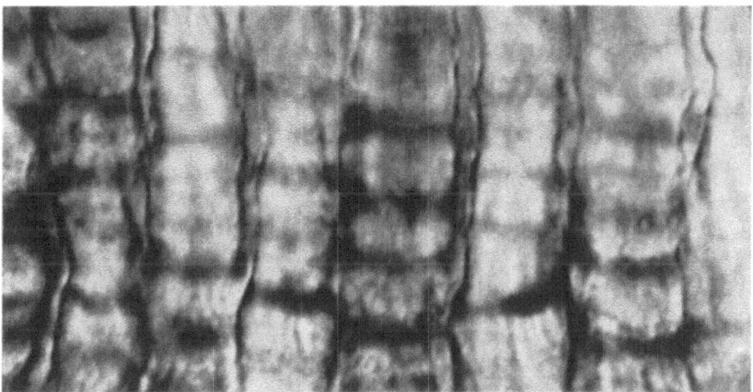

Abb. 86. Querstreifen der Schmelzprismen. Vergrößerung etwa 2500fach.

schwaches Anätzen mit Säuren; es schwinden nämlich die Querstreifenbilder bei völliger Verkalkung und sie können durch geringe Entziehung von Kalk-salzen wieder sichtbar gemacht werden (Abb. 86). Man nimmt heute an, daß die Querstreifung der Prismen der Ausdruck einer rhythmischen Verkalkung der Prismen ist. Wenn sie ohne besondere Präparation schon deutlich hervortreten, sieht man auch gleichzeitig ein starkes Hervortreten der Interkolumnarbrücken in der I. P. S. Die Querstreifen ziehen oft gehäuft und in gerader Linie oder stufenförmig abgesetzt über große Partien hinweg. Wo das der Fall ist, entstehen die Retziusstreifen, die, im Querschliff betrachtet, genau parallel zur Oberfläche des Schmelzes verlaufen, daher Parallelstreifen genannt. In gefärbten Präparaten zeichnen sich die Retziusstreifen dadurch aus, daß sie intensiver die Farbe annehmen, als die umgebenden Partien. In ungefärbten Präparaten erscheinen sie dunkel, sie sind also weniger lichtdurchlässig als die übrigen, normal verkalkten Partien. Im Längsschliff gesehen ziehen sie vom Dentin stark ansteigend zur Oberfläche (Abb. 87). Wo sie an der Oberfläche münden, entsteht eine leichte Delle, die von zwei Wülsten eingefaßt wird (Perikymatien des Schmelzes).

Normalerweise verkalkt auch die I. P. S., nur gewisse Bahnen bleiben weniger verkalkt

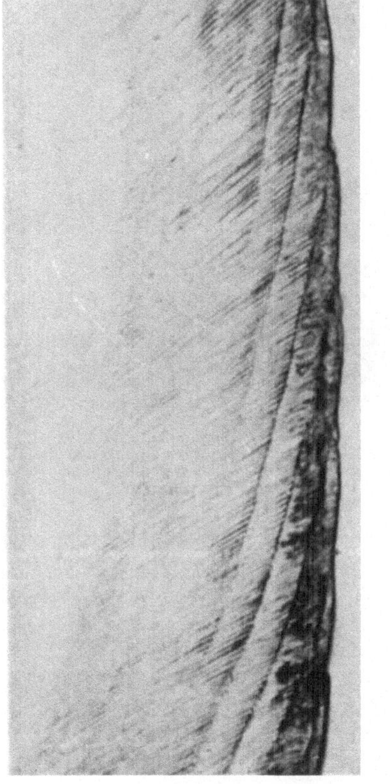

Abb. 87. Retziusstreifen des Schmelzes. Vgl. Abb. 80.

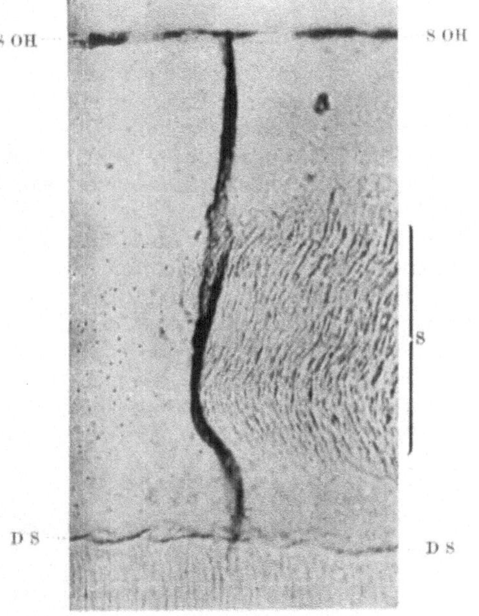

Abb. 88. Lamelle im Querschliff, Molar, während der Entkalkung. Vergr. etwa 125 : 1. D S Dentinschmelzgrenze, S noch nicht aufgelöste Prismenreste. (Aus MEYER, W.: Dtsch. Mschr. Zahnheilk. 1926.)

zurück, und diese Partien präsentieren sich im Schliff anders als die benachbarten Züge normaler I. P. S. Diese Züge minder verkalkter I. P. S. stehen lamellenartig im Schmelz, und wir haben nachweisen können, daß sie sich als Wände darstellen lassen, die vom Zahnhals aus zur Kronenhöhe gewissermaßen in die übrige Schmelzschicht eingeschaltet sind. So müssen sie, da sie ja kein Gebilde sui generis sind, einfach als minderverkalkte I. P. S. zwischen den Prismen liegen; die Prismen selbst können in der Umgebung der Lamellen auch eine mindere Verkalkung aufweisen. Welche Aufgabe diese sog. *Lamellen* haben, wissen wir nicht, vielleicht haben sie als mehr elastische Partien mechanische Bedeutung. Außerdem ist es möglich, daß sie an der Ernährung des Schmelzes, worüber wir nichts Bestimmtes wissen, beteiligt sind. Da sie vom Zahnhals aus über die Krone ziehen, kann man sie am besten im Querschliff darstellen; am deutlichsten sind sie ausgeprägt in der Nähe des Zahnhalses. Vielfach sieht man in den Lamellen entlang Sprünge entstanden, doch auch Sprünge täuschen Lamellen vor. Auch können Sprünge ins Dentin hinein sich fortsetzen und sog. Dentinanteile der Lamellen vortäuschen. Diese Sprünge haben große, praktische Bedeutung in bezug auf die Ausbreitung der Karies, wiewohl überhaupt schon die reine Lamelle einen Locus minoris resistentiae gegenüber der Karies bedeutet. Sehr drastisch kann man die Lamellen auch zur Darstellung bringen, indem man Schliffe unter Einschluß von Cel-

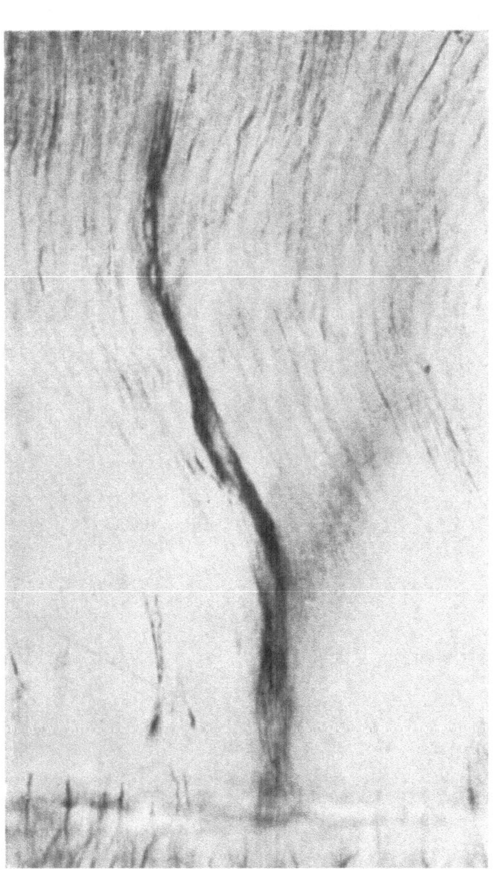

loidin entkalkt. Die Lamellen, die aus minder- oder unverkalkter organischer Substanz bestehen, bleiben bei der Entkalkung, wenn der übrige Schmelz ganz verschwindet, als strangförmige Gebilde erhalten. Da sie minderverkalkte I. P. S. sind, müssen sie, wie überhaupt die I. P. S., mit dem S. O. H. im innigen Zusammenhange stehen. Das kann man besonders beobachten, wenn man Schliffe entkalkt, wo dann die Lamellen innig verbunden mit dem S. O. H. gefunden werden (Abb. 88).

Nahe verwandt mit den Lamellen sind die sog. „Büschelbilder" (Abb. 89) des Schmelzes, die man wie vom Dentin ausgehend in den tiefsten Lagen des Schmelzes am besten an Querschliffen beobachtet. Sie sind früher für Fortsätze von Dentinkanälchen gehalten worden, haben damit aber sicher nichts gemein. Sie sind vielmehr, ebenso wie die Lamellen, Blätter minderverkalkter I. P. S.; sie lassen sich durch viele Lagen von Prismenzügen in dickeren Schliffen verfolgen. Dadurch, daß der Prismenverlauf und damit auch der Verlauf der I. P. S. einmal einen Linksbogen, dann wieder einen Rechtsbogen in den übereinander-

Abb. 89. Tiefste Lage eines Büschels (aus Serienaufnahme), Fuchsinfärbung. Vergr. etwa 500 : 1. Die Schmelzgewebselemente machen in dieser Lage einen rechts offenen Bogen.
(Aus MEYER: Dtsch. Mschr. f. Zahnheilk. 1926.) Siehe auch Abb. 84 und 94.

liegenden Schmelzschichten beschreibt, muß durch die minder verkalkte I. P. S. hier das Bild eines Büschels zustande kommen, wenn man mit tiefzeichnender Optik die Gebilde betrachtet. Bei stärkerer Vergrößerung und in Serienaufnahmen durch die vermeintlichen Büschel konnten wir nachweisen, daß es sich nicht um „Büschel", die aus einzelnen „Halmen" bestehen, handelt, sondern um ein kontinuierliches Blattgefüge, das sich gewunden dem Schmelzverlauf anpaßt und durch die ganze Dicke der Schliffe hindurch zu verfolgen ist. Nur bei schwacher Optik und dadurch, daß die Partien des geraden Verlaufs der Prismen beim Übergang aus dem einen Bogen in den anderen sehr flach sind, kommt die Vorstellung zustande, als ob das „Büschel" aus rechts und links gebogenen Halmen bestände.

Es gibt aber auch wirkliche Fortsätze von Dentingebilden im Schmelz: die einfachen und die kolbenförmigen Fortsätze an der Schmelz-Dentingrenze. Bei den einfachen Fortsätzen handelt es sich um den Übergang von Odontoblastenfortsätzen des Dentins in den Schmelz (Abb. 90). Die kolbenförmigen Fortsätze bestehen wahrscheinlich aus Dentinsubstanz, sie enthalten aber meistens auch einen oder mehrere Odontoblastenfortsätze. Auf welche Weise sie in den Schmelz gelangen, ist nicht ganz sicher. Ein Teil der Autoren meint, sie wüchsen selbst während der Bildung des Zahnes in die Ameloblastenschicht hinein, andere wiederum nehmen an, daß vor der Anbildung des Schmelzes eine Resorption am schon bestehenden Dentinscherbchen stattfände — wodurch auch die Arkadenform der Dentingrenze gegen den Schmelz zustande kommen soll — und daß dabei eben Odontoblastenfortsätze einfach oder mit Dentinsubstanz umgeben der Resorption standhielten, um dann in den Schmelz eingebaut zu werden.

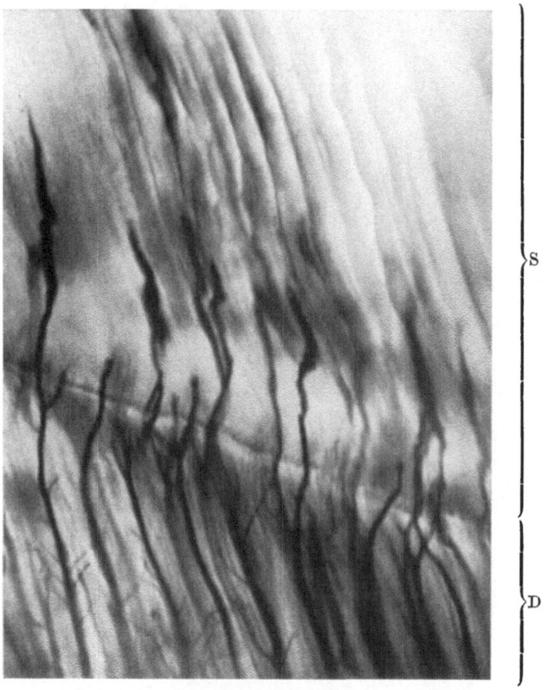

2. Das Dentin.

Wie aus der Abb. 59 hervorgeht, ist die Hauptmasse des Zahnes das Dentin. Es ist an der Krone vom Schmelz, an der Wurzel vom Zement umschlossen und umschließt selbst wieder die Pulpa, von der es gebildet wurde. Das Dentin besteht aus einer verkalkten Grundsubstanz, die von feinsten Fibrillen, hauptsächlich parallel aber auch radiär zur Oberfläche angeordnet, durchzogen wird. Dies Flechtwerk kann man oft besonders gut in Interglobularbezirken und vor allem im cariösen Prozeß dargestellt sehen. Das Dentin ist nicht so hart wie der Schmelz,

Abb. 90. Odontoblastenfortsätze im Schmelz.
S Schmelz, D Dentin.

es enthält mehr organische Substanz, etwa 28%, und an anorganischen Substanzen, vor allem phosphorsauren Kalk 67%, ferner wie der Schmelz kohlensauren Kalk, phosphorsaure Magnesia, Fluorcalcium und verschiedene andere Salze. Es steht seiner Zusammensetzung nach dem Knochen sehr nahe. Aber auch seinem Bau nach ist das Dentin — vergleichend anatomisch betrachtet — schon seit längerer Zeit als ein modifizierter Knochen aufgefaßt. Diese Definition findet eine neue Stütze in WEIDENREICH. Nach Entziehung der Kalksalze bleibt die Form des Dentinkörpers annähernd gewahrt und hat dann etwa knorpelige Konsistenz. Es läßt sich gut entkalken, gut schneiden und histologisch gut verarbeiten. Das Dentin ist von der Pulpa aus etwa radiär zur Oberfläche von Kanälchen durchzogen, die nahe der Oberfläche, also unter dem Schmelz und unter dem Zement sich vielfach aufgabeln und in ihrem übrigen Verlauf viele Seitenkanälchen abgeben (Abb. 91). In dem Kanälchen liegt der Dentinfortsatz — TOMESscher Fortsatz — des zugehörigen Odontoblasten. Bei der Besprechung der Dentinbildung werden wir sehen, wie bei Beginn der Dentinablagerung die Odontoblasten noch einschichtig und mit Abständen angeordnet waren, wie sie aber mit ständig zunehmender Verkleinerung des Pulpenraumes zuerst gedrängt stehen und schließlich hintereinander treten müssen, um an der Dentinwand Platz zu haben. Dieselbe Platzverminderung ist einfach rechnerisch zu erbringen an der Zahl der Dentinkanälchen, die an der Oberfläche weiter auseinander und nahe der Pulpa immer enger in der Grundsubstanz stehen.

Die feinere Histologie der Dentinkanälchen und ihres Inhaltes ist lange Jahre umstritten gewesen. Abb. 92 zeigt die verschiedenen Deutungen. In der Mitte des vorigen Jahrhunderts berichtete NEUMANN über die nach ihm benannten Scheiden des Dentins, die die Wandung des Kanals auskleiden und den Fortsatz

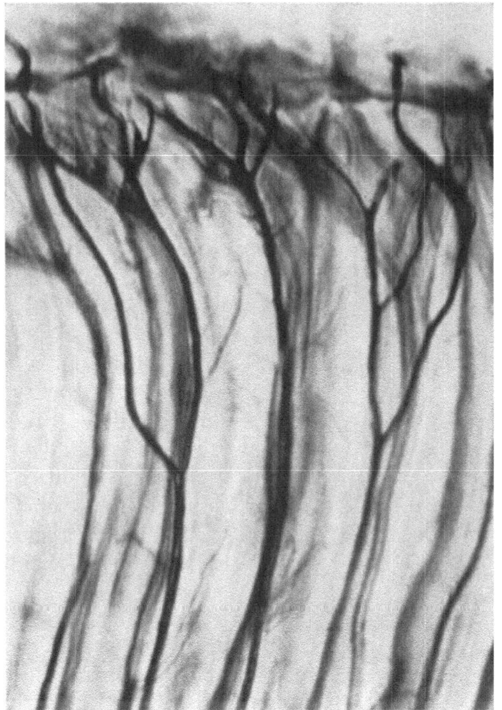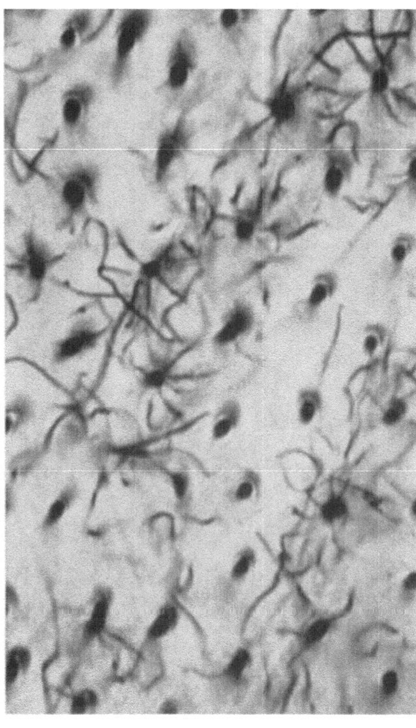

a   b

Abb. 91. Dentinkanälchen. a im Längsschnitt nahe dem Schmelz mit Aufgabelung und Seitenzweigen. b im Querschnitt, wo die große Zahl der Seitenzweige besonders hervortritt.

der Odontoblasten umscheiden sollten. WALKHOFF ist auch der Ansicht, daß es tatsächlich eine NEUMANNsche Scheide im Dentin gibt und daß sich die NEUMANNsche Scheide vom übrigen Dentin durch eine sich stark färbende Grenzzone absetzt. Beides, die NEUMANNsche Scheide und der Odontoblastenfortsatz, sollen nach WALKHOFF isolierbar sein. RÖMER hält das, was man aus dem Dentin isoliert, nur für den Odontoblastenfortsatz und sagt, die NEUMANNsche Scheide WALKHOFFs sei mangelhaft verkalkte Grundsubstanz. FLEISCHMANN konnte die NEUMANNsche Scheide WALKHOFFs als leeren Raum durch Schrumpfung des Odontoblastenfortsatzes feststellen, er hält die Grenzschicht WALKHOFFs für die isolierbare NEUMANNsche Scheide. HANAZAWA hat sich sehr weit RÖMER in seiner Ansicht angeschlossen, er fand, wie schon KÖLLICKER vor vielen Jahren, nur den Odontoblastenfortsatz isolierbar und sehr widerstandsfähig; er soll nach HANAZAWA ohne Zusammenhang mit der Wand frei im Kanal liegen. Die Kanalwandung färbt sich nach HANAZAWA stark z. B. mit Hämatoxylin, ist aber nicht isolierbar.

6*

Unsere eigenen Untersuchungen haben ergeben, daß es eine NEUMANNsche
Scheide im alten eigentlichen Sinne nicht gibt. Was WALKHOFF als solche

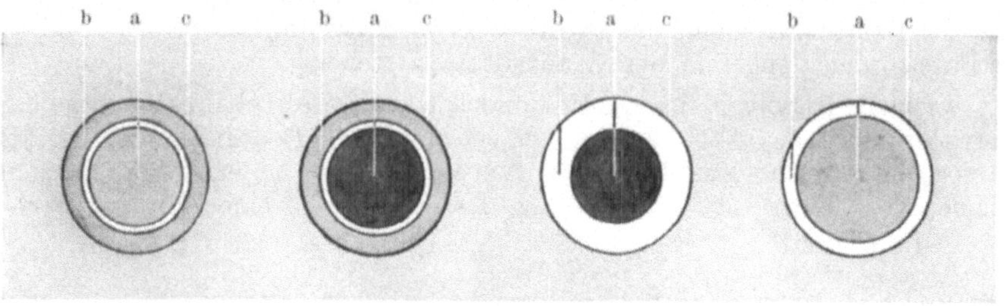

RÖMER   WALKHOFF   FLEISCHMANN   HANAZAWA
Abb. 92. a TOMESsche Faser. b RÖMER: Mangelhaft verkalkte Grundsubstanz. WALKHOFF:
NEUMANNsche Scheide. FLEISCHMANN: Leerer Raum durch Schrumpfung der Faser entstanden.
HANAZAWA: Leerer Raum in vivo. c RÖMER: Übergang der mangelhaft verkalkten in die verkalkte
Grundsubstanz. WALKHOFF: Grenzschicht zwischen NEUMANNscher Scheide und Dentin. FLEISCH-
MANN: NEUMANNsche Scheide. HANAZAWA: Kanalwand (mangelhaft verkalkte Grundsubstanz).
(Aus W. MEYER: Dtsch. Mschr. Zahnheilk. 1926.)

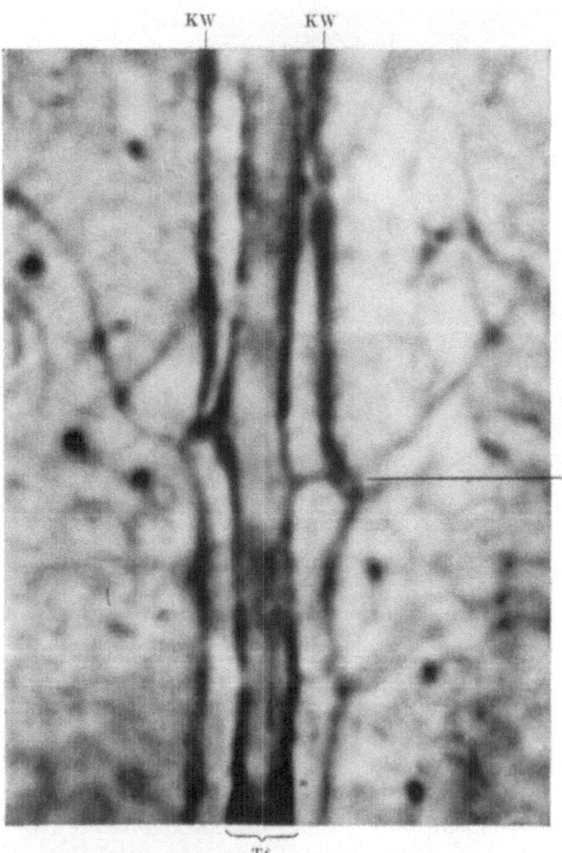

Abb. 93. Dentinkanal mit Inhalt. Vergr. 1 : 8000. Bei × ein
Seitenzweig, der sich aufgabelt. Dem Seitenzweig entsprechend
eine Bucht in der Kanalwand KW. Tf TOMESsche Faser.
(Aus W. MEYER: Dtsch. Mschr. Zahnheilk. 1926.)

ansieht ist tatsächlich durch Schrumpfung der Faser entstandener leerer Raum. Die Grenzschicht WALKHOFFs, die FLEISCHMANN als die isolierbare Scheide betrachtet, kann als solche auch nicht angesprochen werden. Sie ist zwar etwas widerstandsfähiger als das übrige Dentin bei der Auflösung in hochprozentigen Säuren, aber letzten Endes bleibt bei solchen Isolationsversuchen doch nur die TOMESsche Faser allein übrig, und mechanisch kann man die Wandung des Kanals nicht aus dem Dentin befreien.

Ein klares Bild der Verhältnisse ist in Abb. 93 wiedergegeben. Die Faser liegt etwas geschrumpft in dem Kanal. Die Kanalwand ist dunkel gefärbt. Der Odontoblastenfortsatz liegt in vivo der Kanalwand dicht an und schrumpft bei der Präparation sehr leicht, so daß es nur selten gelingt, ihn in situ zu erhalten.

Von dem Odontoblastenfortsatz gehen viele Seitenzweige in entsprechend kleine Dentinkanälchen. Der Odontoblastenfortsatz macht den Eindruck einer Röhre, da er eine stark sich färbende Außenschicht hat und eine offenbar weiche, mehr farblos bleibende Innenschicht. Der Odontoblastenfortsatz läßt sich aus dem Dentinkanal ein kurzes Stück weit herausziehen, in größerer Länge ist dies nicht möglich, da er dann von den Seitenzweigen zurückgehalten wird und abreißt.

Bei schwacher Vergrößerung erscheint das Dentin wie aus einzelnen Lamellen aufgebaut.

Die Lamellen entstehen vor allem dadurch, daß die Kalksalze nicht gleichmäßig in die Grundsubstanz abgelagert werden — wie die Retziusstreifen des Schmelzes. Da die Verschiedenheiten in der Ablagerung des Kalkes gewissermaßen schlagartig erfolgen, repräsentieren die Lamellen jeweils einen bestimmten

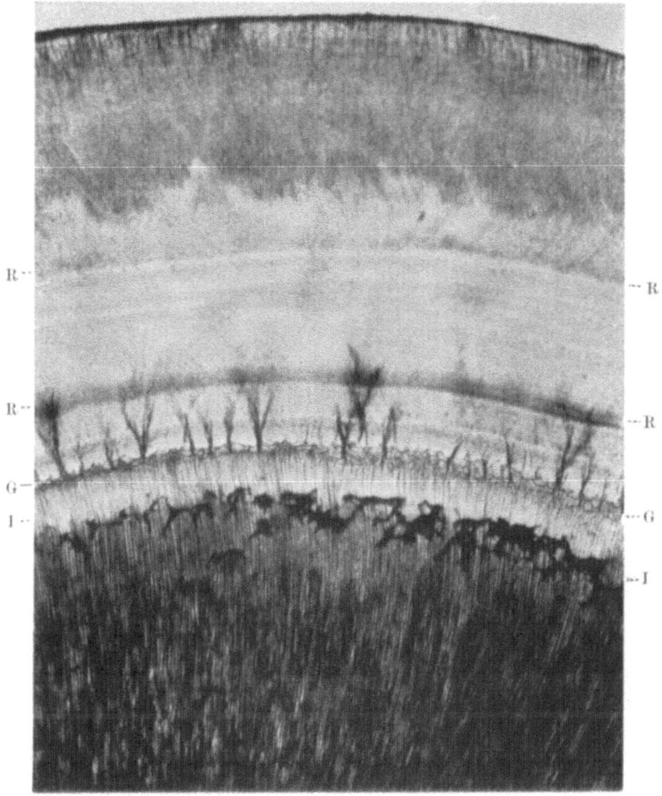

Abb. 94. I Interglobulardentin. G Schmelzdentingrenze. R Retziusstreifen.

Stand der Zahnentwicklung und man kann an dem Verlauf der Lamellen sehr gut erkennen, wie an der Kronenspitze beginnend das Wachstum des Dentins konzentrisch auf das Pulpencavum zu und später von der Peripherie der Wurzel nach dem Wurzelkanal zu stattfand. Diese Linien sind mit den Jahresringen der Bäume verglichen, nur daß hier beim Dentin die Anlagerung konzentrisch und bei den Bäumen exzentrisch stattfindet. Wenn diese Lamellenbilder durch die Verkalkungsverschiedenheiten zustande kommen, dann muß man auch die für die Dentinverkalkung eigentümlichen Einlagerungsbilder in diese Linienführung der Lamellen angeordnet sehen. Das ist auch der Fall. Man sieht die Kalkkugeln und Kalkstreifen, wie sie bei der Histogenese des Dentins beschrieben sind, in den Lamellenlinien angeordnet. Häufig bleiben zwischen den großen Kalkkugeln mehr oder weniger große „Zwischenkugelbezirke" unverkalkt. Sie geben dann ein charakteristisches Bild (Abb. 94).

Da man dies unverkalkte „Interglobulardentin" früher für Hohlräume ansah, nannte man es „Interglobularräume". Weil diese Bezeichnung zu Irrtümern Anlaß gibt, schlugen wir die Bezeichnung „Interglobulardentin" vor. Interglobulardentin kommt mehr oder weniger in jedem Zahn vor, es liegt meist nahe der Peripherie im Kronendentin in einer oder mehreren Lamellenlagen. Weniger ausgeprägt findet man es in der Wurzel und auch da meist in der Gegend des Zahnhalses. Mit dem Alter kann es nachträglich verkalken, die Erweiterung der Dentinkanälchen, die man regelmäßig im Interglobulardentin findet, bleibt auch nach der späteren Verkalkung bestehen.

In der Wurzel findet man ganz an der Peripherie des Dentins eine offenbar aus kleinsten Interglobularbezirken bestehende sog. Körnerschicht.

Die Frage, ob Nerven im Dentin vorhanden sind, ist lange Jahre umstritten worden. Die Schwierigkeit, die Frage zu klären, lag daran, daß es bis vor kurzem nicht möglich war, die Nerven elektiv darzustellen, ohne daß z. B. Bindegewebsfibrillen ähnliche oder gleiche Bilder zeigten. Während ein Teil der Autoren (DEPENDORF, FRITSCH, RÖMER) Nerven im Dentin nachgewiesen zu haben glaubten, bestritt vor allem WALKHOFF den Befund. WALKHOFF sieht in den Odontoblastenfortsätzen die Vermittler der so ausgeprägten Schmerzempfindung des Dentins. Erst die Odontoblasten sollen die aufgenommenen Reize an die Nerven der Pulpa weitergeben. Wenn schon vielen diese Deutung als ein Behelf erschien, andere unbedingt an Nerven im Dentin glaubten, da Schmerzempfin-

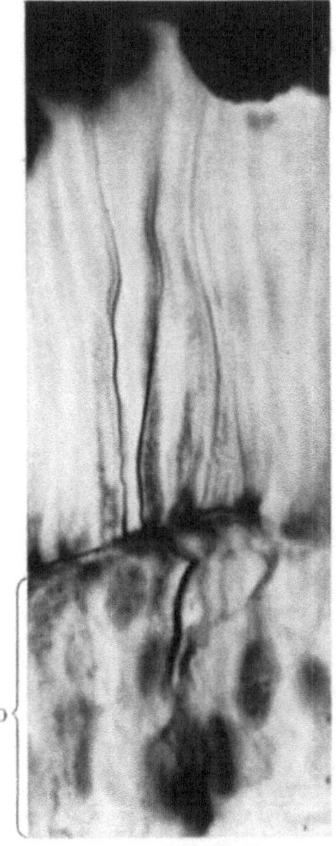
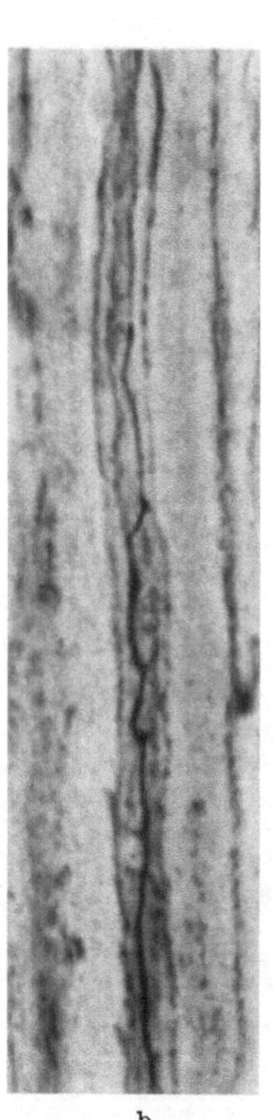

Abb. 95. Nervenfasern im Dentin. (Nach TOJODA.) Silberimprägnation. a Nervenfasern in der Odontoblastenschicht O und im Prädentin. b Nervenfaser umspinnt Odontoblastenfortsatz im Dentinkanal.

dung immer an Nerven direkt gebunden sei, ist es neuerdings DIECK und TOJODA gelungen, Nerven im Dentin einwandfrei nachzuweisen. Die entkalkten Präparate wurden elektro-osmotisch gereinigt, und die Nerven durch Versilberung nach den üblichen Methoden dargestellt. Die Nerven ziehen von der Pulpa her durch die Odontoblastenschicht hindurch ins Dentin, um in der Mehrzahl in den Dentinkanälchen sich den Odontoblastenfortsätzen anzuschließen, die sie ranken- und sprossenartig umspinnen. Schließlich laufen sie als freie Nervenendigungen oder in Form von Endapparaten aus. Abb. 95 gibt zwei instruktive Bilder TOJODAS wieder.

Bald nach dem Durchbruch des Zahnes erfährt die Anbildung von Dentin eine starke Verlangsamung, die aber, solange die Pulpa besteht, eigentlich nie zum Stillstand kommt. Die innerste, pulpawärts gelegene Zone des Dentins ist unverkalkt und wird Prädentinzone oder dentinogene Zone genannt, die erst mit weiterer Anbildung von Prädentin verkalkt. Zuerst unterscheidet sich dies später während der Gebrauchsperiode des Zahnes angebildete Dentin kaum von dem während der Entwicklungsperiode gebildeten. Später, offenbar mit regressiven Veränderungen der Pulpa einhergehend, wird das „sekundäre" Dentin unregelmäßiger. Der Verlauf der Kanälchen zeigt zuerst schwache Abbiegungen (nach REICH Irregulärdentin I. Ordnung), dann Wellenform, Vermehrung der Seitenzweige, Torsionen (nach REICH Irregulärdentin II. Ordnung) und schließlich werden die Kanälchen spärlicher, einzelne Odontoblasten können

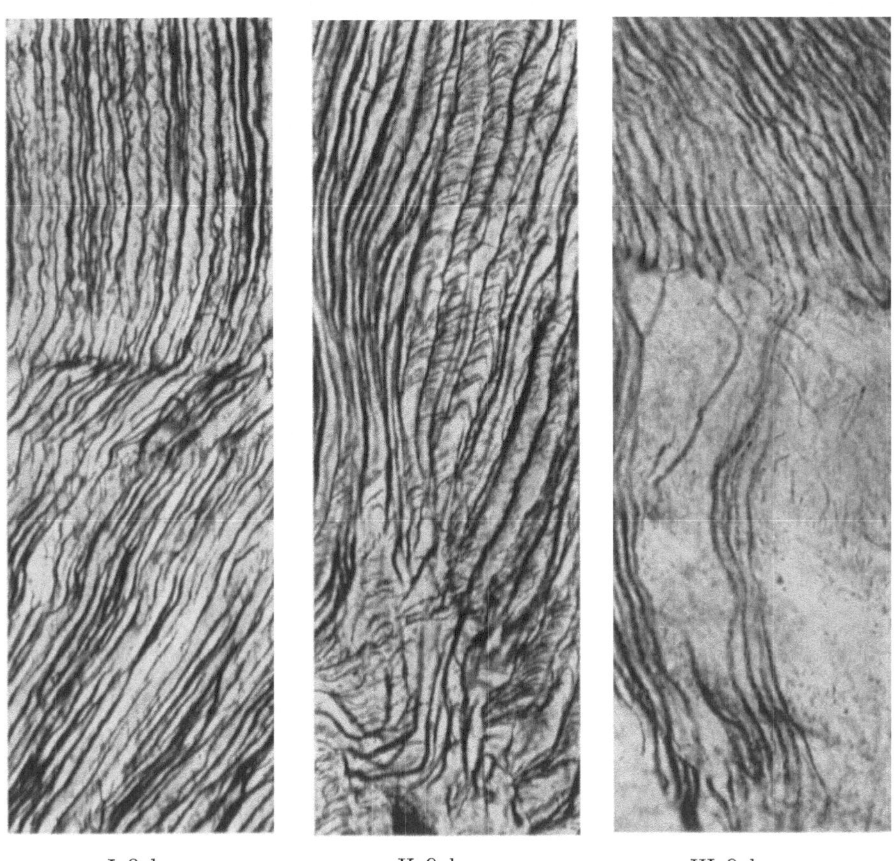

Abb. 96. Sekundäres — irreguläres — Dentin. Schmorlfärbung.

eingemauert werden in die Dentinmasse (nach REICH Irregulärdentin III. Ordnung) (Abb. 96). Wenn Abkauungen des Schmelzes und schließlich auch des Dentins stattfinden, wird die Anbildung von „sekundärem" Dentin beschleunigt, eine bedeutende Verkleinerung des Pulpencavums findet dabei statt. Die Anbildung ist nicht an allen Stellen gleichmäßig. Es sind wieder gewisse Prädilektionsstellen: am Eingang zum Wurzelkanal, bei mehrwurzeligen Zähnen am Boden der Kronenpulpa und vor allem am Pulpendach. Es wird, wenn die Abkauung stärkere Grade erreicht, eine Freilegung der Pulpa durch die Anbildung des „sekundären" Dentins verhütet. Man hat bei teleologischer Betrachtungsweise eine Zweckmäßigkeit in der Sekundärdentinbildung erblickt und von „Ersatz"-Dentin gesprochen, doch zu Unrecht, denn es findet gar kein Ersatz verlorengegangenen Materials statt. Man kann nur sagen, daß — wenn man

überhaupt so teleologisch denken darf — der Verlust des Dentins auf der Kaufläche hier im Innern kompensiert wird.

3. Die Pulpa.

Die Pulpa liegt im Innern des Kronen- und Wurzeldentins, das sie in der
Entwicklungsperiode des Zahnes unter eigener ständiger Verkleinerung um sich

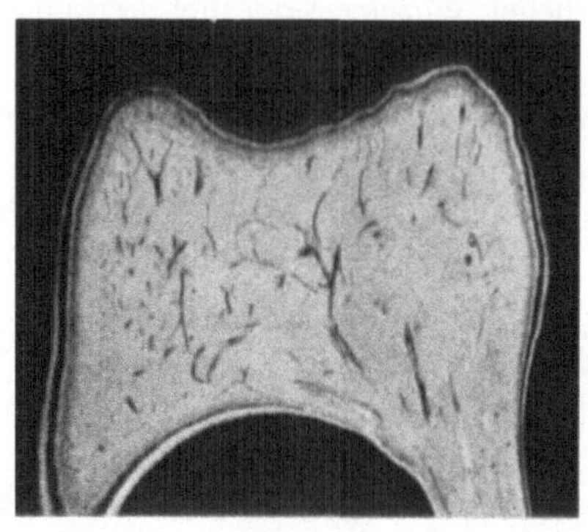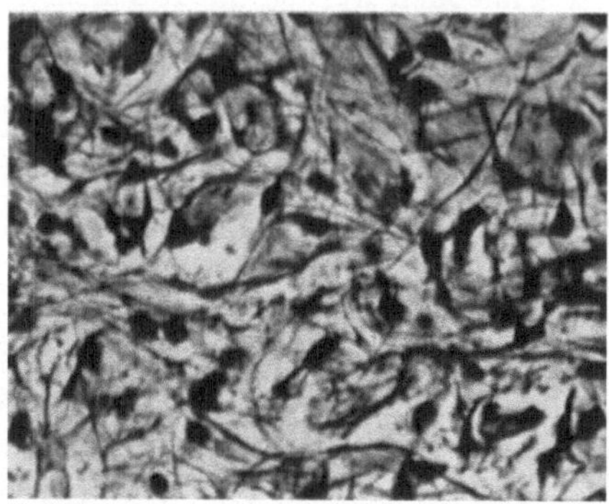

a   b

Abb. 97a u. b. Pulpa in der Krone eines Molaren. a Übersicht, b starke Vergrößerung der Zellen
und Fibrillen bei Silberimprägnation.

baute. Sie ist deshalb auch das verkleinerte Bild des Dentinmassivs. Man unterscheidet einen Kronen- und einen Wurzelteil. Sie besteht aus einer gallertigen,

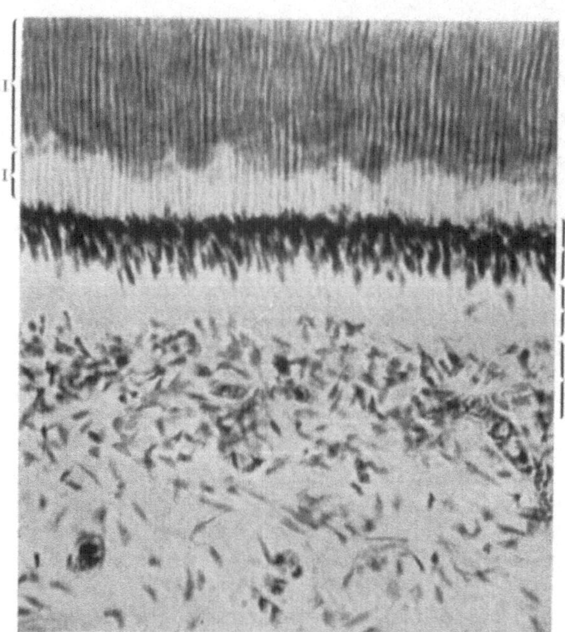

strukturlosen Grundsub-
stanz, in die Zellen und freie,
kollagene Fasern eingelagert
sind (Abb. 97). An der
Peripherie der Pulpa liegt
eng zusammengedrängt die
Odontoblastenschicht, teils
walzenförmige, teils mehr
birnenförmige Zellen, die
gewichtigen Anteil an der
Bildung des Dentins haben
und deshalb so benannt sind.
Sie stehen mit ihrer Längsachse senkrecht zur Ober-
fläche der Pulpa (Abb. 98).
Schon bei schwacher Ver-
größerung kann man sehen,
daß sie nicht etwa eine
einschichtige Lage bilden,
sondern zu dreien oder mehr
hintereinander liegen. Ursprünglich, als die Peripherie
der Pulpa zu Anfang der
Dentinbildung am größten

Abb. 98. Stärkere Vergrößerung der Randpartien einer
Pulpa. O Odontoblasten. W Zellarme (WEILsche) Schicht.
R Zellreiche Schicht. I Prädentin. II Dentin.

war, lagen sie einschichtig
und noch dazu räumlich
voneinander getrennt. Mit

der Bildung des Dentins, also mit der Verkleinerung des Pulpenraumes mußten
sie aneinanderrücken und dann schließlich in mehreren Reihen hintereinander

sich gruppieren, denn es bleibt die Zahl der Odontoblasten ständig gleich. Durch die gegenseitige Bedrängung wird auch die Form verschieden, die reine Walzenform geht mehr verloren.

Jeder Odontoblast hat einen langen Fortsatz, den Dentinfortsatz, auch TOMESsche Faser genannt, der das zugehörige Dentinkanälchen ganz ausfüllt, also bis zur Peripherie des Dentins und zum Teil darüber hinaus bis in den Schmelz reicht. Dieser Dentinfortsatz ist beim Dentin ausführlich beschrieben. Er mündet etwa 2 μ dick, am Ende des Dentinkanals, mehr oder weniger gegen den Zelleib abgesetzt, in den Odontoblasten ein. Bei starker Vergrößerung erkennt man, daß der Zelleib faserig oder körnig ist. Der Kern liegt an dem der Pulpa zugekehrten Ende und ist je nach der Form der Zelle mehr länglich oder mehr rundlich.

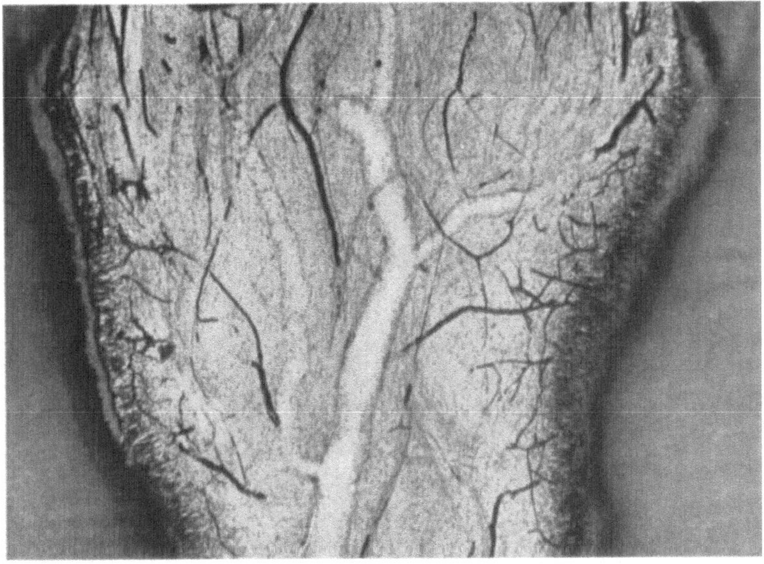

Abb. 99. Gefäße der Pulpa im Längsschnitt. Die Capillaren lassen sich bis in die Odontoblastenschicht verfolgen. Im Zentrum die großen Gefäße.

Nach der Pulpa zu entsendet der Odontoblast meist einen oder zwei kurze Fortsätze, oder man sieht die Zelle an diesem Ende mehr abgerundet. Seitliche Fortsätze sollen nur bei jugendlichen Zellformen vorkommen.

Unter der Zone der Odontoblasten liegt die zellarme Schicht, nach ihrem Entdecker auch WEILsche Schicht genannt (Abb. 98). Sie tritt erst deutlich hervor, wenn die Entwicklung des Dentins vorläufig abgeschlossen ist. Einige Autoren hielten sie für ein durch die Präparation entstandenes Kunstprodukt. Es sollte sich nach ihrer Meinung die Pulpa kontrahieren; da aber die Odontoblasten im Dentin verankert sind durch ihre Fortsätze, zöge sich die übrige Pulpa von den Odontoblasten ab. Das ist aber nicht richtig, denn man kann die zellarme Zone auch finden, wenn man die Pulpa frisch aus dem Zahn entfernt hat. An die zellarme Zone schließt sich eine zellreiche Zone (Abb. 98), die aber nicht immer so markant in Erscheinung tritt. Welche Bedeutung diese beiden Zonen haben, wissen wir nicht. In der übrigen Pulpa liegen die Zellen nur mehr wie zerstreut, ohne irgendeine besondere Anordnung erkennen zu lassen.

In der Pulpa findet man wie überall im lockeren Bindegewebe vor allem Fibroblasten. Daneben kommen aber auch vereinzelt amöboide und ruhende Wanderzellen (Adventitiazellen) und undifferenzierte Mesenchymzellen vor, die alle bei der Entzündung eine große Rolle spielen. Von den Fibroblasten gehen teils mächtige und beträchtlich lange Fortsätze aus, die auch Verbindungen mit Fortsätzen der Nachbarzellen offenbar eingehen. Allein schon diese Fortsätze lassen die Grundsubstanz der Pulpa wie mit einem dichten Flechtwerk durchzogen erkennen (Abb. 97), es kommen aber auch außerdem noch viele selbständige, leimgebende Fibrillen in der Pulpa vor, die zusammen mit den Zellfortsätzen ein dichtes Filzwerk bilden. Die runden Zellen liegen ohne Fortsätze frei im Gewebe und dürften Wanderzellen sein. Sie sind klein, haben einen relativ großen Kern, der oft fast den ganzen Zelleib ausfüllt und sich intensiv mit Hämatoxylin färbt.

Die Arterien, die die Pulpa (Abb. 99) versorgen, ziehen vom Periodontium her durch das Foramen apicale hinein. Auch wenn nur ein Foramen vorhanden ist, sieht man doch meist schon mehrere Einzelstämme eintreten, die dann nach ihrem Eintritt sich bald noch mehrfach wieder teilen. Es gehen in sanftem Bogen kleine Gefäße und Capillaren gleich zu der Peripherie der Wurzelpulpa, doch die Hauptmasse der Gefäße wird nach der großen Kronenpulpa zu weiter geführt, wo die Endaufteilung dann stattfindet. Die Capillaren ziehen meist nur bis zur zellreichen Zone, um dort zu rückläufigen Schlingen umzubiegen; nur mehr vereinzelte Capillaren ziehen bis in die WEILsche Zone und sogar bis in die Odontoblastenschicht. Während die arteriellen Gefäße mehr im Zentrum der Kanal- und Kronenpulpa verlaufen, gehen die venösen Gefäße mehr in den äußeren Schichten zum Foramen zurück, um dort die Pulpa wieder zu verlassen. Bei stärkerer Vergrößerung erkennt man, daß die arteriellen Gefäße meist vom Typ der Präcapillaren sind.

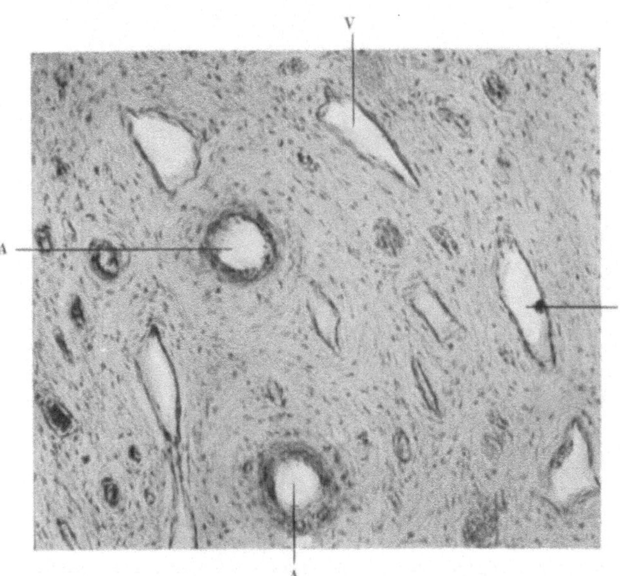

Abb. 100. Gefäße der Pulpa im Querschnitt. A Arterien. V Venen.

An die aus den zirkulären Muskelzellen bestehende Media dieser Präcapillaren schließt sich eine nur angedeutete Externa an. Man sieht jedenfalls die Zellen und Fibrillen der Nachbarschaft zirkulär um das Gefäß angeordnet und auch bei Längsschnitten kann man feststellen, daß einzelne Zellen und Fasern der Pulpa sich dem Längsverlauf des Gefäßes anschließen.

Die kleinen Venen der Pulpa sind ihrem Bau nach nicht von den Capillaren zu unterscheiden, ihr Lumen ist nur größer. Auch die stärkeren Venen besitzen in der Pulpa keine Muskelzellen, nur die Bindegewebszellen und die Fibrillen legen sich ihnen an. Besonders im Querschnitt kann man den Unterschied zwischen Arterien und Venen sehr deutlich erkennen. Nicht allein die schwächere Wandung der Venen fällt auf, sondern vor allem die mit der Schwächung der Wandung bedingte Form ist im histologischen Bilde so charakteristisch. Die Arterien behalten ihre runde Form bei, während die Venen bei der Präparation zusammengeklappt sind und mehr wie spaltförmige Aussparungen der Pulpa wirken (Abb. 100).

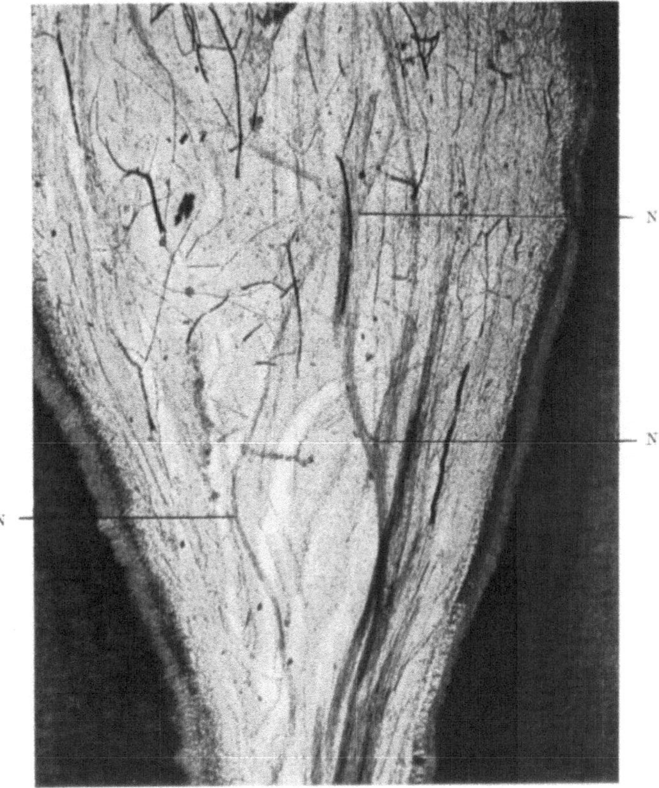

Abb. 101. Nerven treten zu mächtigen Bündeln angeordnet in die Kronenpulpa. N Nervbündel.

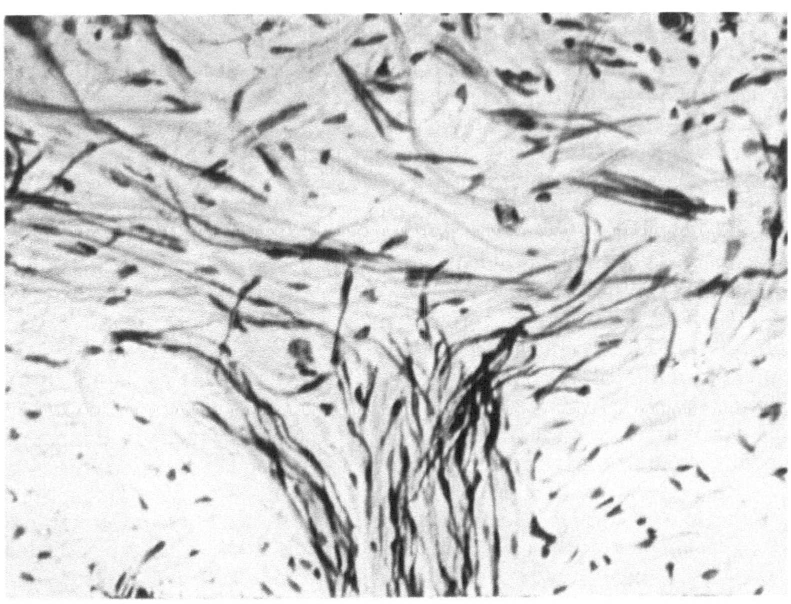

Abb. 101a. Aufteilung eines Nervbündels unterhalb der Odontoblastenschicht.

Die Frage, ob die Pulpa ein ausgebildetes Lymphgefäßsystem besitzt, ist noch immer nicht geklärt. Jedenfalls ist es noch nicht gelungen, den sicheren Beweis dafür zu erbringen. Schweitzer konnte Spuren eines Lymphgefäßnetzes in der Pulpa nachweisen, aber dies Netz nicht aus der Pulpa hinausgehen sehen. Damit spricht auch der klinische Befund überein, daß bei einer Entzündung der Pulpa die zugehörigen Lymphdrüsen nicht reagieren, erst wenn die Entzündung auch aufs Periodontium übergegriffen hat, findet man die zugehörigen Lymphdrüsen mit beteiligt an dem Prozeß.

Die Nerven betreten die Pulpa auch meist in mehreren Bündeln und in Gemeinschaft mit den Gefäßen. Oft kann man die Gefäße direkt von Nervenbündeln umrahmt finden. Auch der weitere Verlauf der Nerven ist an den Verlauf der Gefäße angelehnt. Einzelne Bündelchen sondern sich natürlich schon im Wurzelkanal ab, während die Hauptaufteilung erst in der Kronenpulpa, ähnlich wie die der Gefäße, stattfindet (Abb. 101). Die die Bündel verlassenden Einzelfasern sind zunächst noch markhaltig, verlieren aber bald ihre Markscheide, um dann schließlich in der zellreichen Zone, in der Weilschen Schicht, in der Odontoblastenschicht und darüber hinaus im Dentin als freie Nervenendigungen auszulaufen. Auch nach der übrigen Pulpa hin werden im Vorübergehen schon Nerven abgegeben, doch findet die Hauptmasse ihr Ende in der Peripherie.

4. Der Halteapparat des Zahnes.

Der Zahn ist beweglich in seiner Alveole befestigt. Gehalten wird der Zahn durch das Periodontium, das im Zement einerseits und in der Alveole andererseits verankert ist, und durch das Zahnfleisch, das auch gleichzeitig den Abschluß des Periodontiums nach dem Munde zu darstellt. Diese Halteeinrichtung des Zahnes wird jetzt besonders in der Pathologie meist als Paradentium oder besser Parodontium bezeichnet. Das ist aber vom Standpunkt der deskriptiven Anatomie eine gewisse Ungenauigkeit insofern, als das Zement, das wir hier zum Zahn selbst rechnen, mit einbezogen wird in den Begriff *Paro*dontium, der mehr vom Standpunkt der Biologie und Pathologie aus gewählt wurde und dort auch seine Berechtigung hat.

a) Zement.

Das Zement (Caementum) dient der Verankerung der haltenden Faserbündel an der Dentinoberfläche der Wurzel. Es ist dem Knochen teils im Bau, teils in seiner Zusammensetzung sehr ähnlich. Es enthält auch etwa 65% anorganische Substanz. Das Zement besteht also aus weniger anorganischen Substanzen als das Dentin; es ist deshalb auch weniger hart, das weichste der harten Zahngewebe. Wie schon chemisch so gleicht das Zement auch histologisch und noch mehr entwicklungsgeschichtlich sehr dem Knochen und es wird mit Recht einfach als eine den besonderen Verhältnissen angepaßte Knochensubstanz angesehen. Es überzieht die Wurzel vom Schmelzrande bis zur Wurzelspitze (Abb. 59) und ist sehr fest mit dem Dentin verbunden.

Wir müssen zwei verschiedene Arten von Zement unterscheiden, ein zellfreies und ein zellhaltiges. Das zellfreie Zement (Abb. 102a) wird zunächst einmal in einer einschichtigen Lage der ganzen Wurzel aufgelagert. Im Bereich des Drittels der Wurzel, das am Halsteil liegt, bleibt dies Zement in dünner Schicht allein oder es kommt im Laufe der Zeit noch zu einigen lagenweisen Auflagerungen gleichen Zementes. In den unteren zwei Dritteln, nach der Wurzelspitze zu, legen sich dem zellfreien Zement mehr oder weniger mächtige Lagen zellhaltigen Zementes auf (Abb. 102b), die besonders nahe dem Apex bedeutende Mächtigkeit erlangen können. Vielfach wird das zellfreie Zement auch als primäres bezeichnet, weil es meist zuerst aufgelagert wird, und das zellhaltige als sekundäres. Es wird dieses Schema aber zu oft von der Natur nicht innegehalten, so daß wir diese Bezeichnung nicht für geeignet halten und lieber von zellfreiem und zellhaltigem Zement reden. Betrachten wir zunächst das

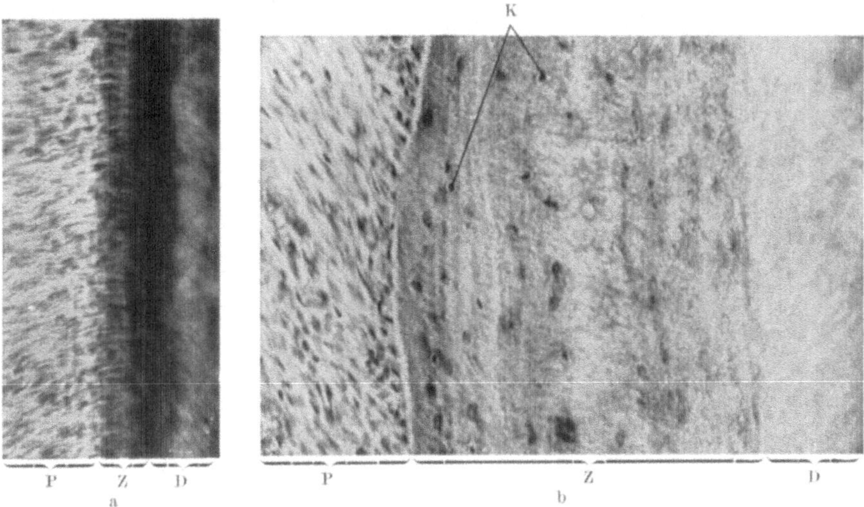

Abb. 102. Zement. a Zellfreies sog. gebündeltes Zement. b Zellhaltiges Zement. P Periodontium. Z Zement. D Dentin. K Zementkörperchen.

zellfreie Zement genauer (Abb. 102a). Man sieht, daß es von dicht nebeneinander stehenden SHARPEYSCHEN Fasern durchzogen ist. Diese Fasern stehen annähernd senkrecht zur Oberfläche und wenig gegen den Zahnhals zu ansteigend. Umgeben sind die SHARPEYSCHEN Faserbündel, die, wenn überhaupt, meist erst später verkalken, von der Zementgrundsubstanz, die die Trägerin der Kalksalze ist; sie ist außerdem auch noch von feinsten Fibrillen durchzogen, so wie der Knochen und das Dentin.

Das zellhaltige Zement (Abb. 102b) gleicht schon in vielem dem Faserknochen. Es ist ebenfalls von SHARPEYSCHEN Fasern durchzogen wie das zellfreie Zement, es enthält aber, wie die Bezeichnung schon sagt, Zellen, die in Aussparungen der Grundsubstanz liegen wie die Knochenzellen. In Analogie zum Knochen spricht man hier von Zementkörperchen und Zementhöhlen. Diese Zementzellen haben einen meist großen Zelleib mit einem ihrer Form angepaßten Kern. Betrachtet man den Zelleib im Längsschnitt, so bietet er das Bild einer flachen Spindel, von der Fläche gesehen ist er etwa oval-scheibenförmig, und zwar ist die Scheibe mit den flachen Seiten zur Zementoberfläche und zum Dentin hin orientiert. Von dem Zelleib gehen viele Fortsätze aus, die

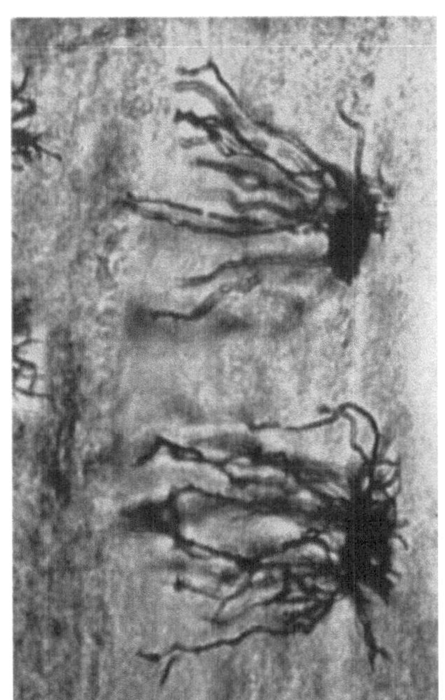

Abb. 103. Zementkörperchen bei starker Vergrößerung, die Fortsätze sind nach der Wurzelhaut zu gerichtet.

in entsprechend feinen Kanälchen der Zementsubstanz liegen (Abb. 103); sie sind ausgesprochen nach der Wurzelhaut zu orientiert, von woher sie ja ihre Nahrung bekommen. Oft bilden die Fortsätze deutliche Anastomosen untereinander. Die Grundsubstanz ist ebenfalls von feinen Fibrillen durchzogen, die vielfach zur Oberfläche parallel angeordnet sind. Das zellhaltige Zement wird wie das zellfreie offenbar in größeren Schüben angelagert, denn man kann immer einen lamellären Aufbau feststellen, der die einzelnen Ausbildungsstadien baumringartig wiedergibt. Besonders in den Bifurkationen der mehrwurzeligen Zähne sieht man oft sehr starke Ausbildungen zellhaltigen Zementes ebenso wie an der Wurzelspitze. Wo hier die Grenze zwischen normalem Anbau und pathologischem Prozeß gezogen werden muß, ist sehr schwer zu sagen.

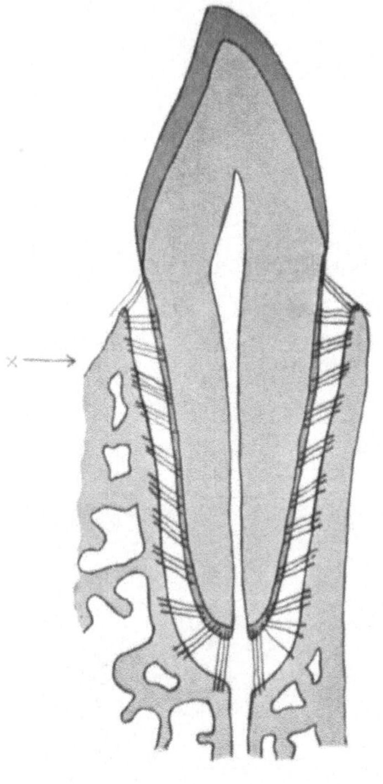

Abb. 104a. Längsschnitt von Zahn
mit Wurzelhaut und Alveole.
Schema.

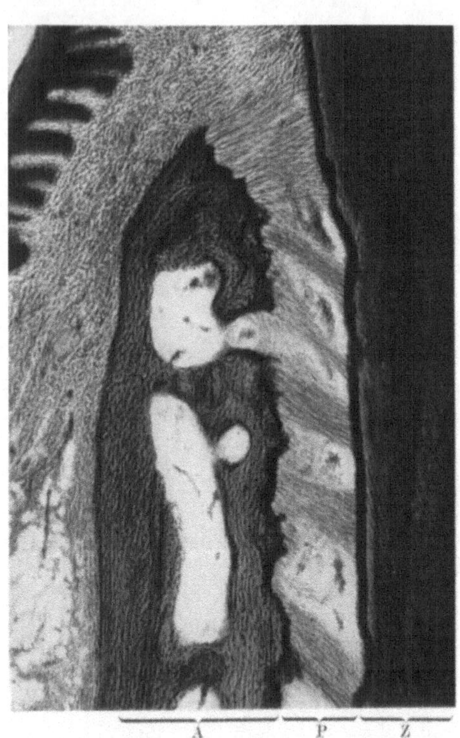

Abb. 104b. Stelle × aus Abb. 104a mikrophotographiert. A Alveolenknochen. P Periodontium.
Z Zahn.

Während der Knochen durch Umbau zwar langsam aber stetig erneuert wird, kann man am Zement solche Umbauvorgänge normalerweise nicht feststellen. Resorptionserscheinungen, die häufiger gefunden werden, gehören zweifellos ins Bereich der Pathologie. Man sieht im Zement in den tieferen Lagen die verschiedensten regressiven Veränderungen der Zementzellen, Pyknose der Kerne, Kernzerfall und völliger Kernschwund und im Zelleib vor allem degenerative Verfettungen. Es ist schwierig zu entscheiden, ob diese Veränderungen der Zementzellen mit Zementanbauten in Zusammenhang gebracht werden dürfen. Wenn überhaupt ein Zusammenhang besteht, dann gibt es nur zwei Möglichkeiten: es ist die Veränderung der Zementzellen eine Folge oder eine Ursache des Anbaues von Zement. Man könnte annehmen, daß die tiefliegenden Zellen diese Veränderung erfahren, weil die dicken, außen aufgelegten Zementlagen keine rechte Ernährung der Tiefe mehr gestatten. Oder man kann annehmen, daß die Anbauten neuen Zementes erfolgten, *weil* sich in der Tiefe die Veränderungen an den Zellen abspielten. Bestimmtes läßt sich darüber aber noch nicht sagen.

b) Periodontium-Wurzelhaut.

Das Periodontium verbindet den Zahn mit seiner Alveole. Es füllt also
den Raum zwischen Zahn und Alveolenwand aus. Es ist nicht überall gleich
dick, man kann vielmehr an bestimmten Stellen Verengerungen und Verbreite-
rungen beobachten, die offenbar mit der Funktion des Zahnes — Kippung um
einen bestimmten Drehpunkt — im Zusammenhang stehen. Es ist am weitesten
am Eingang zur Alveole und am Apex und annähernd in der Mitte — etwas näher
dem Apex — am engsten, als ob hier der ruhende Drehpunkt wäre, um den sich
die Wurzel bewegt. Das ist in der Tat der Fall. Betrachtet man die gesamte
Wurzelhaut im Längsschnitt (Abb. 104), so kann man deutlich die SHARPEYSchen
Fasern, die wir im Zement bereits inserieren sahen, zu großen Bündeln zusammengefaßt und in besonderer Richtung angeordnet erkennen. Sie sind bis auf wenige
Ausnahmen so eingestellt, daß sie den Zahn gegen Druck in der Längsrichtung
halten — der Zahn erscheint wie in der Alveole an Bändern aufgehängt — also
von der Alveolenwand schräg zum Zement hinab (im Unterkiefer gesehen). Am

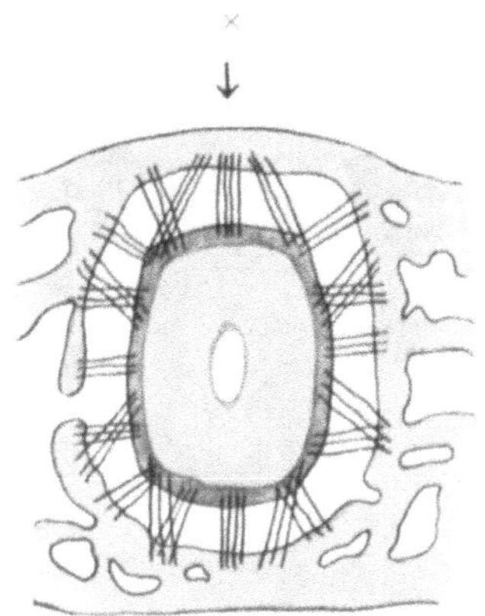

Abb. 105a. Querschnitt vom Zahn
mit Wurzelhaut und Alveole
(schematisch).

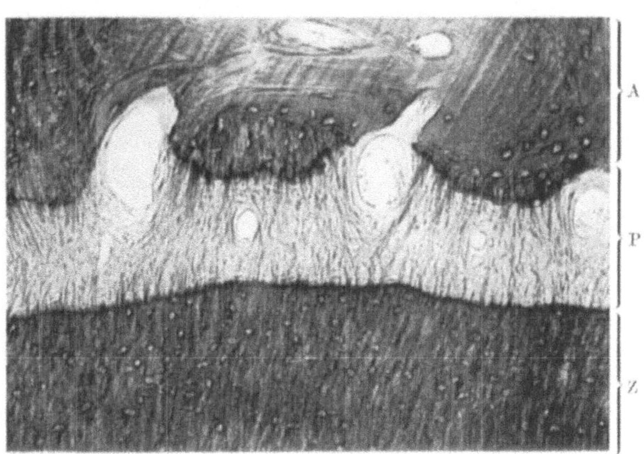

Abb. 105b. Stelle × aus Abb. 105a mikrophotographiert.
A Alveolenknochen. P Periodontium. Z Zement.

Apex finden wir die Bündel radiär zur Wurzelkuppe gestellt; die senkrecht zum
Fundus der Alveole ziehenden Bündel haben die Aufgabe, den Zahn gegen die
Bewegung aus der Alveole zu schützen. Am Rande der Alveole steigen Faserbündel, die vom äußeren Periost kommen, zum Zahnhals an, während die Bündel,
die aus dem Rande selbst kommen, mehr sich in waagerechter Richtung einstellen,
um dann schon eine kurze Strecke tiefer in die Abwärtsstellung überzugehen.
Wie also diese Faserbündel im Längsschnitt betrachtet bis auf wenige Ausnahmen
den Zahn gegen Bewegungen in der Längsrichtung halten, sehen wir im Querschnitt aus dem Verlauf der Bündel auch seine Befestigung gegen Kipp- und
Drehbewegungen (Abb. 105). Die Kippbewegungen haben die rein radiär zur
Wurzeloberfläche eingestellten Bündel aufzuhalten, während die tangial von
der Alveole zur Wurzeloberfläche ziehenden Bündel die Drehbewegungen auffangen müssen. Bei starker Vergrößerung aus dem horizontalen Querschnitt
(Abb. 106) sieht man auch das dichte Faserwerk dieser SHARPEYSchen Bündel.
Sie bilden bei ihrem Austritt aus dem Zement mehr gleichmäßige, eng zusammen-
gefaßte Stränge, die nach der Mitte des Periodontiums zu sich auffasern, vielfach
kreuzweise verlaufen und zu ihrem Eintritt in die Alveole wieder zu Strängen
sich vereinigen. Die Stränge, die in den Knochen ziehen, sind weniger gleichmäßig in Größe, Form und Richtung als die, die aus dem Zement kommen. Die
Zellen, die diesem Halteapparat im engeren Sinne zugehören, sind meist länglich

spindelförmige Zellen, die sich dem Verlauf der Fasern entsprechend einstellen. Am Zement findet man, wenn gerade Anbau stattfindet, Zementoblasten und am

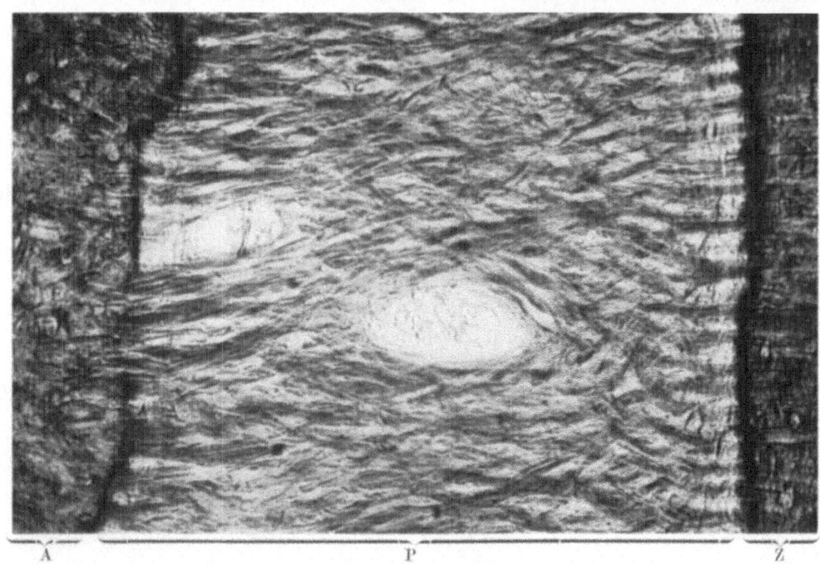

Abb. 106. Starke Vergrößerung von der Anordnung der SHARPEYschen Fasern des Periodontiums. A Alveolenwand. P Periodontium. Z Zement.

Knochen entsprechend Osteoclasten. Am Knochen findet ja auch physiologischerweise Abbau durch Osteoblasten in geringen Grenzen statt.

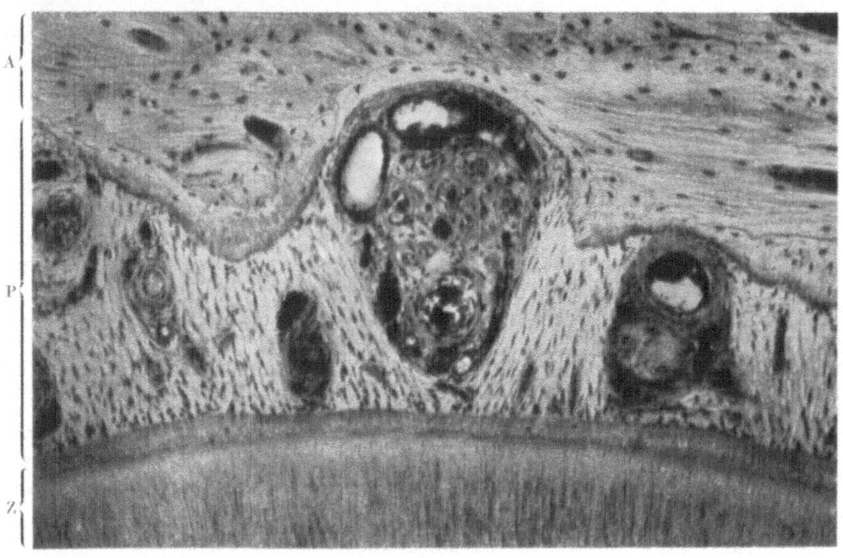

Abb. 107. Größere und kleinere Gefäßnervenspalten im Periodontium. A Alveolenwand. P Periodontium. Z Zahn.

Die Gefäße, die in großer Zahl das Periodontium versorgen, stammen vor allem aus dem Knochen der Alveole, nur kleinere Zweige ziehen von den ins Foramen apicale gehenden Gefäßen und von Zahnfleischgefäßen her in das

Periodontium hinein. Auch an Lymphgefäßen ist das Periodontium reich. Sie ziehen, wie schon bei der Besprechung der Gefäßversorgung erwähnt wurde, zu den submentalen und submaxillären Lymphdrüsen. Die Gefäße liegen mit den Nerven gemeinsam in sog. Gefäßnervenspalten, in oval oder dreieckig im Querschnitt geformten Aussparungen der SHARPEYschen Fasern (Abb. 107). Die Gefäßnervenspalten sind so eingestellt, daß sie die Funktion der SHARPEYschen Fasern möglichst wenig beeinflussen. Die Nerven enden dann, nachdem sich die Bündel zu einzelnen Fasern aufgelöst haben, meistens frei in der Nähe der Wurzel. Die

Gefäße bilden noch eigenartig angeordnete Gefäßknäuel, von denen WEDL vermutete, daß sie mit der Funktion der Wurzelhaut im Zusammenhange ständen. Er verglich sie mit hydraulischen Bremsen, die auf plötzlichen Druck sich langsam entleeren und beim Nachlassen des Druckes sich wieder füllen. Die Gefäße unterstützen dadurch die SHARPEYschen Fasern in ihrer Funktion. Zu plötzlicher Druck wird gemildert, die Gewebe werden vor Schädigung bewahrt. Dieselbe Wirkung sieht EULER vor allem in dem ausgedehnten Lymphspaltennetz entlang der Alveole, das er mit einem elastischen Kissen vergleicht. WESKI sieht das Periodontium als geschlossene Gelenkhöhle an.

Vor allem in den Gefäßnervenspalten nahe den Gefäßen findet man noch Wanderzellen im Periodontium. Außer all den dem Bindegewebe angehörenden Zellen sieht man im Periodontium nahe dem Zement kleine oder größere Haufen von Epithelzellen (Abb. 108) „Debris epithelieaux paradentaires" nach MALASSEZ, die aus der Zeit der Entwicklung hier liegengeblieben sind und später bei entzündlichen Prozessen durch Cystenbildung wieder eine große praktische Rolle spielen können. Sie sind die Überbleibsel der HERTWIGschen Epithelscheide, die vom Rande des Schmelzorgans aus als Epithelschlauch die Wurzel präformierte. Nach FISCHER sollen sie

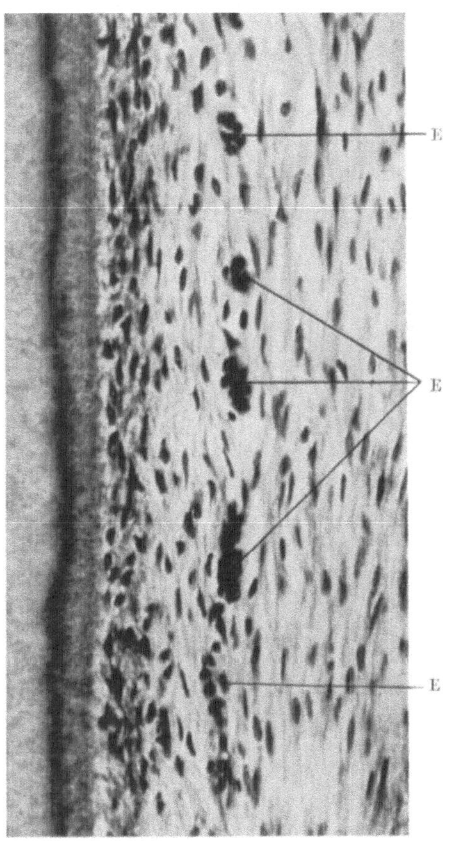

Abb. 108. E Epithelreste im Periodontium.

nicht in Haufen zusammenliegen, sondern Netze untereinander bilden, die sodann wieder mit dem Mundhöhlenepithel zusammenhingen. Wir können diese Darstellung FISCHERS nicht bestätigen. Andeutungen eines epithelialen Netzes sieht man nur in der Zeit kurz nach dem Zerfall der HERTWIGschen Scheide.

Man hat diese Epithelreste im Periodontium schon gelegentlich für Drüsen mit innerer Sekretion gehalten, was sie aber bestimmt nicht sind.

c) Die Alveole.

Die SHARPEYschen Faserbündel, die vom Zement aus durch den Periodontalraum hindurchziehen, sind in der knöchernen Alveolenwand verankert, um den Zahn dadurch in seiner Alveole zu befestigen (Abb. 104, 105, 106). Die Einstrahlung der Fasern in die Alveolenwand entspricht in ihrer Richtung natürlich

der Funktionsrichtung. Auch der architektonische Aufbau der Alveole ist der
Funktion entsprechend angelegt. Die Innenauskleidung der Alveole ist eine
mehr kompakte Knochenlamelle, sie hebt sich auch im Röntgenbilde als solche
recht deutlich ab. Nach den Untersuchungen WEIDENREICHS ist die Innenwand
wie überhaupt die Alveole zunächst aus Faserknochen gebaut, der aber bald
durch Schalenknochen in seiner Hauptmasse ersetzt zu werden pflegt. Nur die
eigentliche Innenwand der Alveole bleibt längere Zeit als reiner Faserknochen
noch bestehen. Aber auch hier wird schließlich wenigstens zum Teil reiner Schalenknochen gefunden, und zwar dann, wenn die Zähne ihre sog. *physiologische*
Wanderung begonnen haben. Daß die Zähne bei der Mahlbewegung vor allem

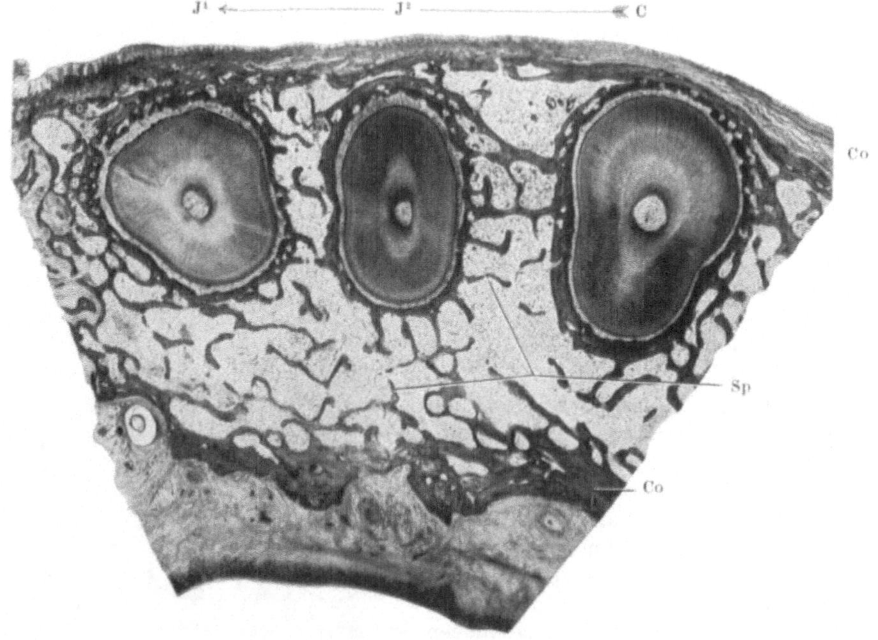

Abb. 109. J¹, J² und C in ihren Alveolen im Querschnitt. Die Zähne wandern nach der Mitte zu.
Man findet deshalb die mesiale Alveolenwand aus Schalenknochen, die distale aus Faserknochen
bestehend. Co Compacta. Sp Spongiosa.

sich an ihren Kontaktpunkten gegenseitig abschleifen (interstitielle Abschliff-
flächen), ist lange bekannt. Ferner wissen wir, daß trotz des Abschliffes keine
Lücken entstehen, sondern daß das Gebiß als Ganzes geschlossen bleibt, weil
die Zähne nach der Mittellinie hin wandern oder auch (zum Teil wenigstens)
Kippbewegungen machen. Diese Wanderung der Zähne haben STEIN und WEI-
MANN zuerst am histologischen Präparat bestätigt, indem sie zeigten, wie bei dem
Wandern nach der Mittellinie vor dem anrückenden Zahne die mesiale Innenwand
der Alveole entsprechend abgebaut wird. Die dünne Faserknochenschicht geht
dabei verloren, der Periodontalraum gelangt in das Bereich des Schalenknochens.
Auf der Rückseite der Zahnwurzel, bildlich gesprochen: „im Kielwasser des
wandernden Zahnes", wird wieder Faserknochen angebildet, so daß wir dann
schließlich die mesiale Innenwand der Alveole rein aus Schalenknochen bestehen
haben, während die distale Innenwand aus Faserknochen besteht (Abb. 109 und
110). Es kann aber auch zu Kippungen des Zahnes kommen, deren Drehpunkt nahe der Mitte der Wurzel liegt, so daß wir dann in der marginalen
Hälfte der Innenwand mesial Schalenknochen, distal Faserknochen finden und

umgekehrt in der fundalen Hälfte mesial Faserknochen und distal Schalenknochen.

Im Zusammenhange mit der Wanderung und Kippung der Zähne steht eine Veränderung im Foramen apicale des Zahnes selbst: Die Gefäße und Nerven, die ins Foramen einziehen, verhalten sich nämlich auffallend stationär gegenüber den Bewegungen des Zahnes. Man hätte denken sollen, es würden die Gefäße und Nerven einfach bei der Bewegung mitgenommen und der Knochenkanal,

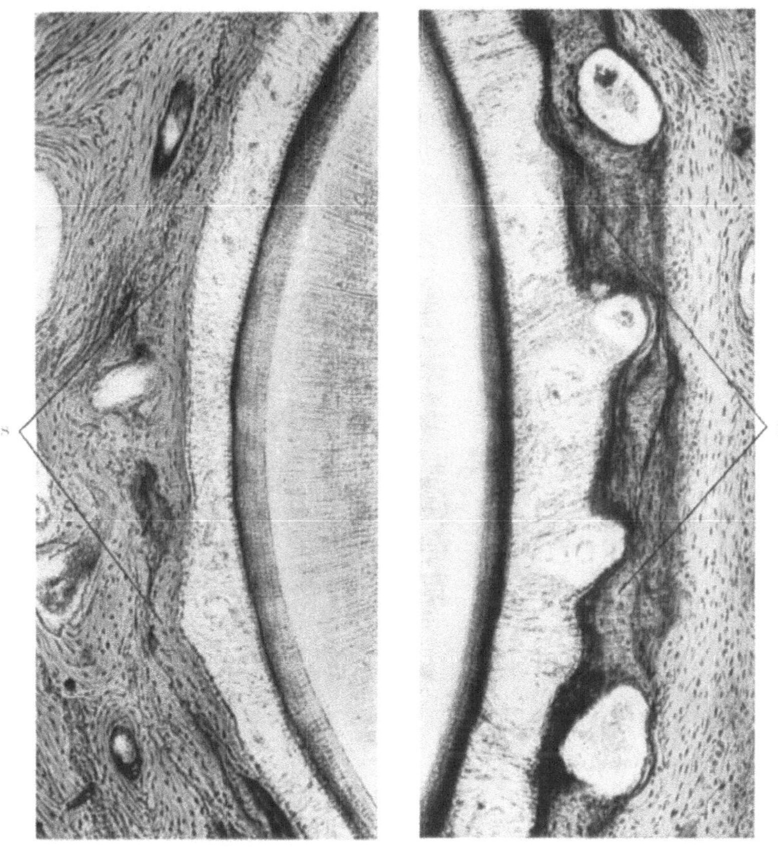

Abb. 110. Stärkere Vergrößerung aus der Alveolenwand des C der Abb. 109. Mesiale Alveole Schalenknochen S, distale Alveole Faserknochen F. Mesiales Periodontium eng, distales Periodontium weit.

aus dem sie ins Periodontium eintreten, entsprechend umgebaut. Das ist jedoch nicht der Fall, jedenfalls nicht im ausreichenden Maße, so daß nun gezwungenermaßen das Foramen selbst sich umbauen muß, damit die Gefäße und Nerven nicht einfach abgeknickt werden. Man findet im Foramen apicale auf der Seite, die im Rücken der Bewegungsrichtung liegt, Dentin und Zement abgebaut, während auf der entgegengesetzten Seite, die in der Bewegungsrichtung liegt, Zement angebaut wird. Mit anderen Worten: es wandert das Foramen apicale im Zahn, wie die Funktion es fordert.

In dem fundalen Abschnitt oral und auch nach dem interdentalen Septum hin geht die Compacta der Alveoleninnenwand in spongiösen Knochen über (Abb. 109). Vor allem vestibulär und auch oral nahe dem Limbus legt sich die

7*

Innenwand der Alveole unmittelbar an die äußere Compacta des Alveolarfortsatzes an. Dort, wo die Spongiosa gut ausgebildet ist, sehen wir auch die
Markräume vielfach in den Periodontalraum einmünden, so daß also hier die
Wurzelhaut mit dem Knochenmark in unmittelbarer Verbindung steht; hier
sehen wir dann auch die größeren Gefäße ins Periodontium eintreten.

Der freie Rand der Alveole — Limbus alveolaris genannt — wo äußere und
innere Corticalis sich treffen, hält sich normalerweise stets eine Strecke weit
vom Niveau des Zahnhalses entfernt. Es gehen hier Periodontium und äußere
Schleimhautbedeckung des Alveolarfortsatzes in den Zahnfleischsaum über
(Abb. 111).

d) Zahnfleischsaum.

Mit anderen Worten: es schließt der Zahnfleischsaum das Periodontium
nach der Mundhöhle zu ab. Es bedeckt der Zahnfleischsaum aber auch noch
einen Teil der Schmelzpartie. Die oberhalb des Limbus alveolaris im Zement

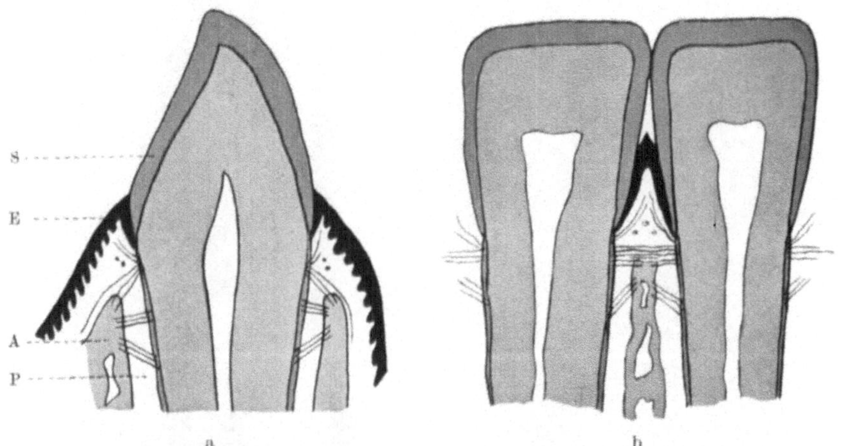

Abb. 111. Zahnfleischsaum. Schema. a bucco-lingual, b mesio-distal geschnitten. A Alveole,
E Epithel, S Schmelz, P Periodontium.

inserierenden SHARPEYschen Fasern zeigen markanten Verlauf in deutlich ab-
grenzbaren Bündeln. Unmittelbar unter dem Schmelzrande entspringt ein Faser-
komplex, der in die äußerste Spitze des Zahnfleischsaumes hinaufzieht. Eine
andere Fasergruppe zieht geraden Weges zum äußeren Periost des Alveolarfortsatzes. Eine dritte Gruppe läuft zirkulär um den Zahnhals herum. Zwischen
zwei Zähnen im Bereich der sog. Interdentalpapille ziehen die zum Alveolarfortsatz gehenden Faserbündel über das Interdentalseptum horizontal zum Zement
des Nachbarzahnes hin. Diese außerhalb der Alveole vom Zahn in das Zahnfleisch und zum Knochen ausstrahlenden Faserzüge sind in ihrer Gesamtheit
auch als *Ligamentum circulare* bezeichnet worden. Aber erstens läuft nur ein
geringer Teil um den Zahn *herum,* und dann handelt es sich gar nicht um ein
Band, sondern die Faserbündel stellen im ganzen betrachtet eine schirmartige
Ausspannung vom Zahn zum Zahnfleisch dar. Es ist die Bezeichnung „*Ligamentum*" also recht unpassend. Man hat dem „Ligamentum circulare" früher
besondere Schutzfunktionen gegen das Eindringen von Schädigungen in den
Zahnhalteapparat nachgesagt, die es aber nicht hat. Es ist viel richtiger, statt
von einem „Ligamentum circulare" einfach von „supraalveolären Faserbündeln"
zu sprechen.

Außer diesen deutlich ausgeprägten Faserbündeln befinden sich in der Randpartie des Zahnfleischsaumes noch ungeordnete Bündel, mehr lockeren fibrillären Bindegewebes. Auch ist das Zahnfleisch im Gegensatz zum Periodontium reich an elastischen Fasern.

Der nach dem Schmelz zugekehrte Abschnitt des Zahnfleisches ist frei von Papillen (Abb. 111 und 112), während die äußere Partie Papillen von ansehnlicher Höhe erkennen läßt. Das Zahnfleisch ist nach außen wie auch gegen den Schmelz hin von Epithel bedeckt, das entsprechend dem unterliegenden Bindegewebe teils Zapfen in die Tiefe zwischen die Bindegewebspapillen einsenkt oder einfach glatt verläuft, wie das Bindegewebe dies vorschreibt. Das Epithel, das dem Schmelz zugekehrt ist, werden wir bei Besprechung der Entwicklung aus dem vereinigten Schmelzepithel weiter bestehen sehen. Diese Epithelschicht, jetzt als inneres Saumepithel bezeichnet, ist auch nach dem Durchbruch des Zahnes noch fest verwachsen mit dem Schmelz oder genauer gesagt: mit dem Schmelzoberhäutchen. Die Loslösung des inneren Saumepithels vom Schmelz und die damit entstehende Zahnfleischtasche ist eine pathologische Erscheinung. Gottlieb hat diese Verhältnisse als erster richtig beschrieben und die alte Auffassung, daß mit vollendetem Durchbruch des Zahnes eine Zahnfleischtasche bis zur Schmelzzementgrenze reiche, widerlegt. Neuerdings konnten wir eine Blöße im inneren Saumepithel am untersten Schmelzrande jugendlicher Zähne beobachten. Es liegt dem Schmelz dann Bindegewebe direkt an. Diese Blöße muß — wenigsten für kurze Zeit — nicht so selten vorkommen, es sind die Untersuchungen darüber aber noch nicht abgeschlossen.

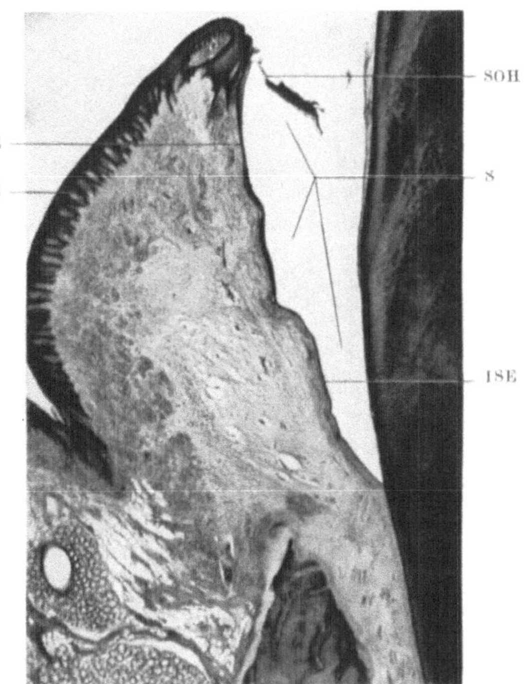

Abb. 112. Zahnfleischrand eines soeben durchgebrochenen Zahnes. Bei S ist der Schmelz in der Entkalkung verlorengegangen. ASE äußeres Saumepithel. ISE inneres Saumepithel. SOH Schmelzoberhäutchen.

Das äußere Saumepithel, das sich auf der Höhe des Zahnfleischrandes mit dem inneren Saumepithel trifft, zeigt meist deutliche Verhornungen, die oft bis zum Übergang in das innere Saumepithel reichen (Abb. 112).

Alle Abweichungen von dem hier gegebenen Normalbild sind bei der Pathologie des Zahnfleischrandes ausführlich beschrieben. Auch über das angeblich im Zahnfleischrand vorkommende „Lymphadenoide Gewebe" wird dort nachzulesen sein.

Über die Gefäße und Nerven, die teils von der Schleimhaut des äußeren Alveolarfortsatzes, teils aus dem Knochen, teils aus dem Periodontium kommen, ist nichts Besonderes zu sagen. Gefäße und Nerven ziehen bis unmittelbar unter die Epithelschicht, einzelne freie Nervenendigungen werden sogar in den tiefsten Epithelschichten gefunden.

IX. Entwicklung der Zähne.

A. Zahnentwicklung — allgemein — und Bildung der Milchzähne.

Wenn die Mundhöhle äußerlich formiert ist, um den 40. Tag der Entwicklung, bei einer Länge des Embryos von 13—14 mm [1], beginnt die Zahnentwicklung.

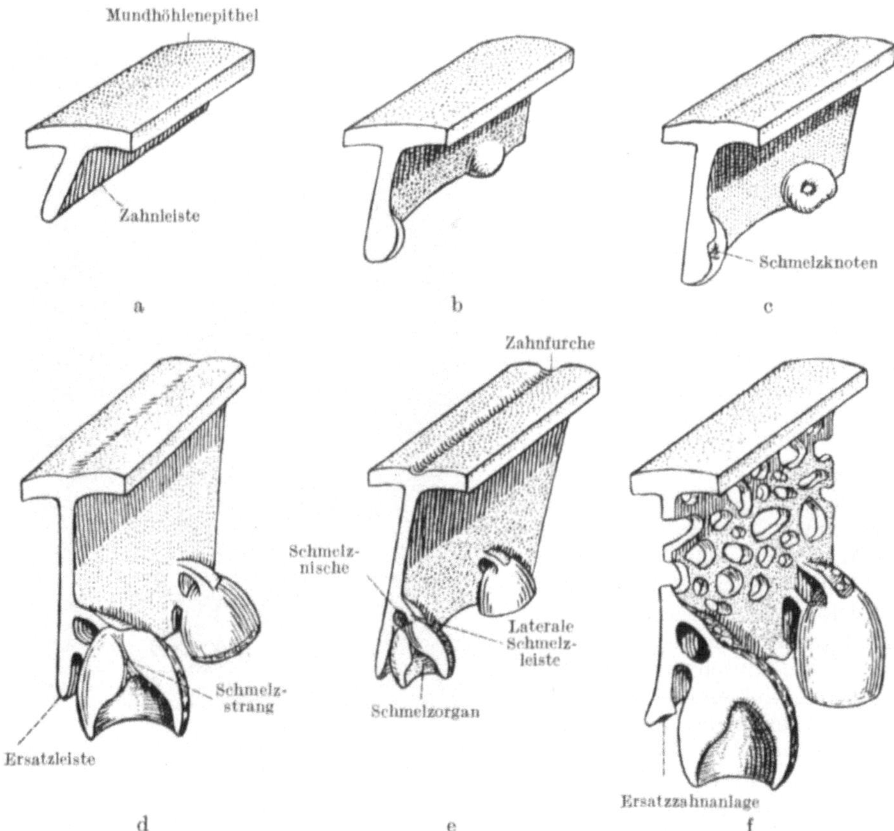

Abb. 113. Schematische Darstellung der Entwicklung des Schmelzorgans. Es sind jedesmal die Anlagen von zwei Zähnen und zwar nur die ektodermalen Teile gezeichnet. Jede vorderste Zahnanlage ist der Länge nach durchschnitten. a Zahnleiste, noch ohne Zahnanlage. b Knospenförmiges Stadium. c Kappenförmiges Stadium. d—f Glockenförmiges Stadium. Bei f ist die Resorption der Zahnleiste in vollem Gange, die sich auch auf die laterale Schmelzleiste erstreckt hat. (Nach EIDMANN: Entwicklungsgeschichte der Zähne.)

Um diese Zeit wächst das Epithel der Mundauskleidung dort, wo später die Zahnreihen stehen sollen, nach der Tiefe zu ins Bindegewebe hinein. Dies Tiefenwachstum ist mehr relativ gemeint vom Standpunkt der Schleimhautoberfläche aus, das Wachstum der Kiefer bleibt dabei unberücksichtigt. Man sieht das Epithel zuerst im Unterkiefer und dann im Oberkiefer anfänglich einen Wall in das Mesoderm hinein vorschieben. Aus diesem Wall wird bald eine Leiste, ein am Mundhöhlenepithel hängendes Band. An diesen beiden Epithelbändern, die Zahnleisten genannt werden, entstehen die Zähne. Jedenfalls spielt dies Epithel der Zahnleisten die Hauptrolle bei der Zahnentwicklung; es bestimmt die Form

---

[1] Alle Embryonenmaße sind in Scheitel-Steißlänge angegeben.

der Kronen, bildet direkt den Schmelz und veranlaßt die Dentinbildung zunächst
für die Krone. Dann gibt es die Form der Wurzel an und veranlaßt auch hier die
Bildung des Dentins. Das Epithel ist also formbestimmend für den ganzen Zahn,
bildet den Schmelz und organisiert die Bildung des Dentins.

Zuerst entwickeln sich an den beiden Zahnleisten die Milchzähne. Es entstehen dazu an jeder Leiste 10 Knoten symmetrisch angeordnet. Aus den einfachen Knoten, die man auch Knospen nennt, werden Kappen und aus den
Kappen Glocken. Diese Wachstumsvorgänge sind an der schematischen Zeichnung
Abb. 113 für zwei Milchzahnkeime des Unterkiefers dargestellt. Erst wenn die
wohlgeformte Epithelglocke zustande gekommen ist, beginnt die Bildung der
Hartsubstanzen Dentin und Schmelz. Mit der Verlängerung der Zahnleiste über
die Milchzahnkeime hinaus nach distal zu entstehen dann auch nach und nach

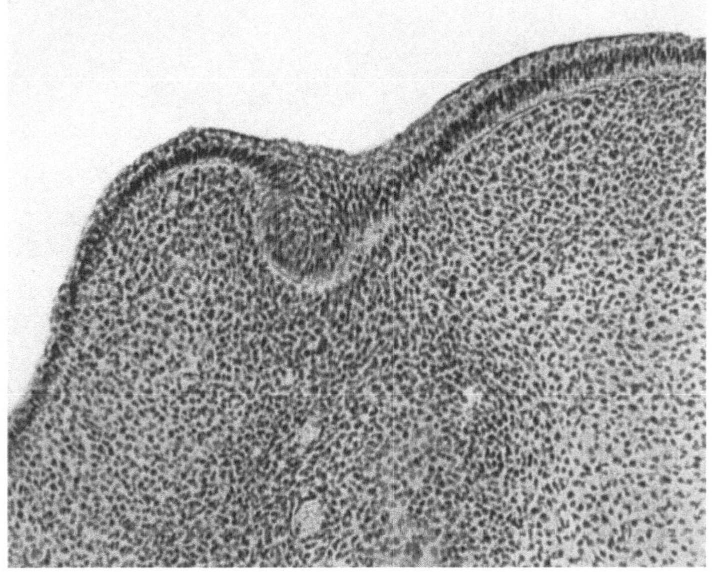

Abb. 114. Keim des unteren seitlichen Milchschneidezahnes eines 7 Wochen alten Embryos, 1,7 cm lang.
Vergr. 160 : 1.

noch die bleibenden Molaren. An den Milchzähnen hat sich bis dahin schon die
generelle Zahnleiste von ihren Keimen abgesetzt und ist an jedem einzelnen
Milchzahnkeim zungenförmig mundwärts weitergewachsen, um an diesem Vor-
wuchs, der Ersatzleiste, die Ersatzzähne zu bilden (Abb. 113). Diese Ersatzleisten
findet man auch an den bleibenden Molaren, aber hier treten sie nicht in Funktion.
An den bleibenden Molaren, die entwicklungsgeschichtlich betrachtet an sich
Milchzähne sind, findet keine Ersatzzahnbildung statt.

Welche Veränderungen an der Zahnleiste bis zu Beginn der Hartsubstanzbildung an allen Zahnkeimen sich abspielen, soll nun generell an einem unteren
Milchschneidezahn beschrieben werden. Wo Abweichungen von dieser Darstellung bei den Keimen der oberen Zähne oder der Seitenzähne festzustellen sind,
sollen sie kurz eingeflochten werden.

Fast unmittelbar nach dem Erscheinen der Zahnleisten sieht man auch schon
an ihnen die Anfänge der Zahnkeime selbst. Bereits beim 7 Wochen alten Embryo,
1,7 cm lang, findet man am Rande der Zahnleisten zarte Knoten, und zwar
zunächst 12, im Oberkiefer 6 und im Unterkiefer 6. Es sind dies die Keime für
die Milchschneide- und Milcheckzähne. In Abb. 114 sehen wir den Schnitt durch
solch einen Keim. Kurz danach, mit $7^1/_2$ Wochen etwa, erscheinen auch die

Knoten für die 1. Milchmolaren. Die Knoten für die 2. Milchmolaren entstehen erst später beim $10^1/_2$ Wochen alten Embryo, 5 cm lang.

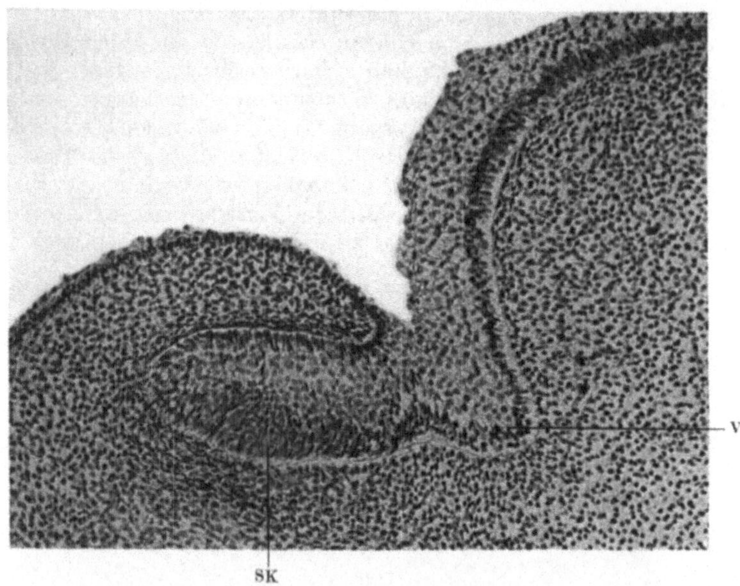

Abb. 115. Keim des unteren seitlichen Milchschneidezahnes eines 8 Wochen alten Embryos, 2,4 cm lang. Vergr. 160 : 1. V Vorhofleiste. SK Schmelzknoten.

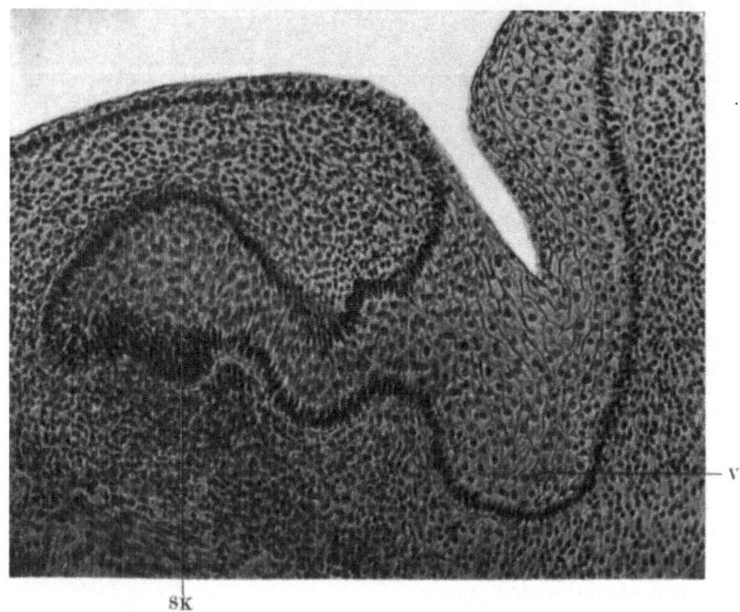

Abb. 116. Keim des unteren seitlichen Milchschneidezahnes eines 10 Wochen alten Embryos, 3,75 cm lang. Vergr. 160 : 1. V Vorhofleiste. SK Schmelzknoten.

Aus dem Knoten der Abb. 114, der der schematischen Zeichnung (Abb. 113b) etwa entspricht, wird dann sehr bald die Kappenform der schematischen Zeichnung (Abb. 113c). Das Übergangsstadium aus dem Knoten zur Kappe ist in Abb. 115

am 8 Wochen alten Embryo dargestellt und die Kappe sehen wir dann in Abb. 116 an einem 10 Wochen alten Embryo, 3,75 cm lang. Zahnleiste und Knoten sind, was ja auch schon in Abb. 115 auffiel, besonders nach lingual — im Oberkiefer nach palatinal — weitergewachsen. Die Kappe entsteht dadurch, daß um ein Zentrum herum das Epithel wulstartig sich vorschiebt. Dies Zentrum, um das das Epithel zur Kappe sich auswächst, zeigt eine eigentümliche Zellanhäufung, die als Schmelzknoten bezeichnet wird. Welche Bedeutung diese Zellanhäufung hat, weiß man nicht. Für die Schmelzbildung hat sie keine unmittelbare Bedeutung, sie verschwindet, bevor es zur Bildung des Schmelzes kommt. In dem Epithel der Kappe lassen sich jetzt schon deutliche Unterschiede zwischen der

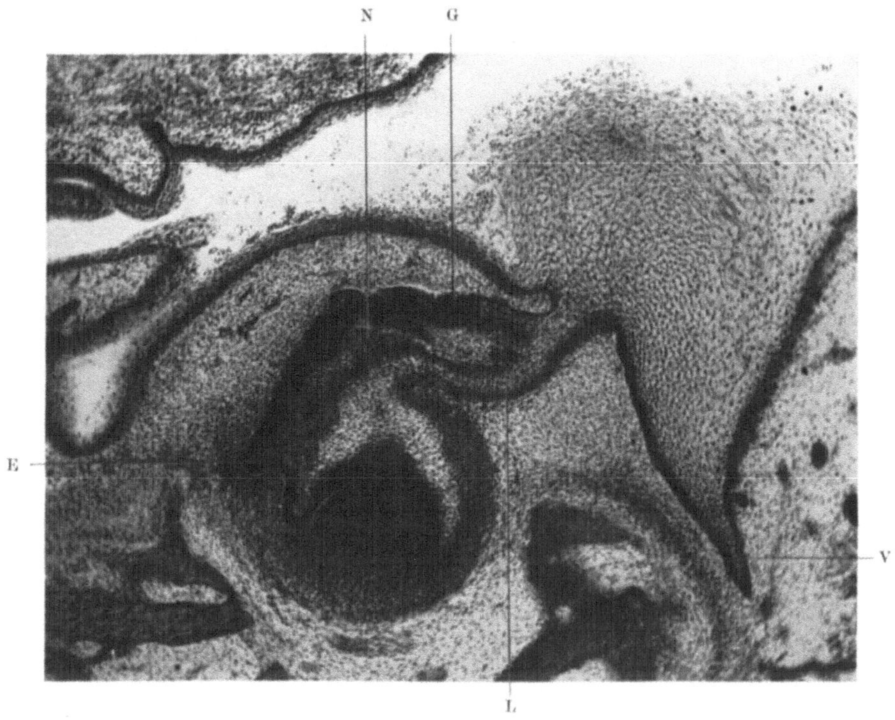

Abb. 117. Keim des unteren seitlichen Milchschneidezahnes eines 14 Wochen alten Embryos, 8,7 cm lang. Vergr. 60 : 1. V Vorhofleiste. L Laterale Leiste. G Generelle Leiste. E Ersatzleiste. N Schmelznische.

Hauptmasse der Zellen und den Grenzschichten, die an das Bindegewebe stoßen, erkennen. In der Hauptmasse sind große Zellen locker gefügt, während in den Grenzschichten kleinere Zellen eng zusammenliegen.

Die Anfänge der Glockenform des Zahnkeimes bilden sich dann in den weiteren 4 Wochen heraus. Beim etwa 14 Wochen alten Embryo, 8,7 cm lang, können wir jedenfalls, wie Abb. 117 zeigt, die Glockenform schon erkennen. Der Keim selbst ist jetzt schon deutlich abgesetzt von der generellen Zahnleiste und außerdem sehen wir jetzt auch die laterale Zahnleiste auftreten, deren Situation aus der schematischen Abb. 113 klarer wird als aus einem einzelnen Schnitt. Wir sehen hier, daß der Zahnkeim von einem gewissen Zeitpunkt ab mehr aus der generellen Zahnleiste sich heraushebt und daß in die zunächst kompakte Verbindung zwischen Zahnkeim und genereller Leiste von distal her eine Mulde sich hineinschiebt, die schließlich trichterförmige, nischenförmige Gestalt bekommt. Diese Einsenkung in dem Verbindungsstück zwischen Zahnleiste und Zahnkeim heißt Schmelznische. Macht man einen dünnen Schnitt durch den Zahnkeim und diese

Nische, dann erscheint der Keim wie an zwei Bändern oder Leisten aufgehängt.
Diese durch die Einsenkung der Schmelznische entstandene labialwärts gelegene
Leiste wird als laterale Leiste bezeichnet im Gegensatz zu der ursprünglichen,
generellen Leiste, aus der dies alles sich entwickelte. Das Verhalten zwischen dem
Leistensystem und dem Keim selbst kann man aus einem einzelnen Schnitt wie
der Abb. 117 kaum verstehen, es muß da vielmehr zum Verständnis das Modell
der Abb. 113 mit herangezogen werden.

Wenn der Embryo fast 5 Monate alt und etwa 15 cm lang ist, hat die Gestalt
der Milchzahnkeime die Hochform der Glocke erreicht (Abb. 118).

Die Verbindung des Keimes selbst mit den Leisten ist stark gelockert. Die
generelle Zahnleiste hat nur noch durch dünne Epithelstränge Zusammenhang

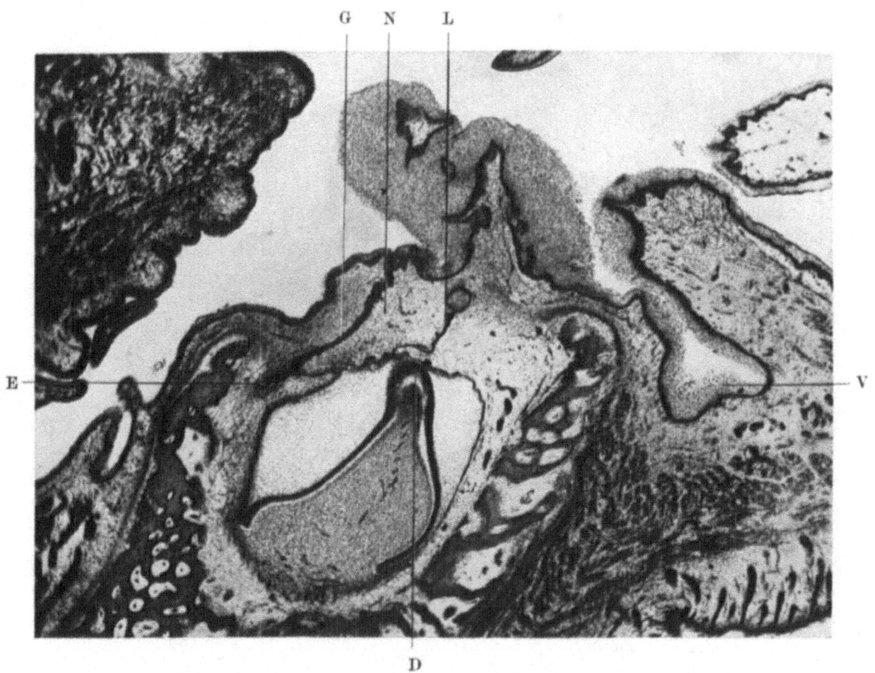

Abb. 118. Keim des unteren seitlichen Milchschneidezahnes eines 5 Monate alten Embryos, 15 cm lang.
Vergr. 25 : 1. V Vorhofleiste. L Laterale Leiste. G Generelle Leiste. E Ersatzleiste. N Schmelznische.
D Dentin.

mit dem Keim, und die laterale Leiste ist in ihrer Gesamtheit sehr zart geworden.
Sie scheint jetzt ohne Vermittlung der generellen Leiste aus dem Mundhöhlenepithel selbst zu entspringen.

Das Epithel der Glocke hat nun den höchsten Stand seiner Differenzierung
erreicht. Die Hauptmasse des Glockenepithels ist noch mehr gelockert als das
schon in den Abb. 116 und 117 zu sehen war. Diese Zellen sind jetzt zu einem
weitmaschigen Netz auseinandergetreten, die Maschen sind mit einer schleimigen,
eiweißreichen Flüssigkeit angefüllt. Man nennt diese lockere Epithelmasse
Schmelzpulpa, da ihr Aussehen an das Bild der Pulpa des fertigen Zahnes
erinnert. Die äußere Begrenzung des Glockenepithels ist noch fester gefügt, oft
ausgesprochen einschichtig. Man nennt diese Außenschicht „äußeres Schmelzepithel". Die innere Begrenzung der Glocke, „inneres Schmelzepithel" genannt,
ist ebenfalls sehr fest gefügt, hat aber noch weitere Differenzierungen durchgemacht. Die allerinnerste Schicht, die unmittelbar an das Bindegewebe angrenzt,
besteht jetzt aus palisadenförmig angeordneten, sehr langen walzenförmigen

Zellen, den sog. Ameloblasten auch Adamantoblasten, Ganoblasten genannt, diese Namen deuten alle auf ihre schmelzbildende Funktion hin. Zwischen den Ameloblasten und der Schmelzpulpa liegt noch eine Zellschicht, die dem äußeren Schmelzepithel ähnlich sieht. Sie wird, da sie zwischen Ameloblasten und Schmelzpulpa liegt, Stratum intermedium genannt. Abb. 119 zeigt eine stärkere Vergrößerung von diesen drei Schichten der Glocke, dem inneren Schmelzepithel, dem äußeren Schmelzepithel und der Schmelzpulpa.

Zu erwähnen ist hier noch der sog. Schmelzstrang, der kurz vorher, ehe die Glocke ihre Höchstform erreicht, in jedem Zahnkeim zu finden ist. Wir haben in Abb. 115 und 116 den sog. Schmelzknoten kennengelernt. Von diesem Schmelzknoten aus zieht eine Zellverdichtung durch die Schmelzpulpa hindurch nach dem äußeren Schmelzepithel zu. Wo der Schmelzstrang mündet, befindet sich in dem äußeren Schmelzepithel eine kleine Einziehung, die ihrer Form wegen als Schmelznabel bezeichnet wird (Abb. 120).

Und ferner muß hier auf die sog. Vorhofleiste, auch Vestibularleiste oder Lippenfurchenleiste genannt, aufmerksam gemacht werden. Wie schon ihr Name sagt, bildet sie den Mundvorhof. Sie zeigt an den Frontzähnen ein anderes Verhalten als an den Seitenzähnen. Bei den Frontzähnen ist sie anfänglich gewissermaßen mit in der Zahnleiste enthalten, erst beim 8 Wochen alten, 2,4 cm langen Embryo sehen wir die Vorhofleiste lippenwärts von der Zahnleiste nach dem Bindegewebe zu vorwachsen (s. Abb. 115). Diese Vorhofleiste wird allmählich länger

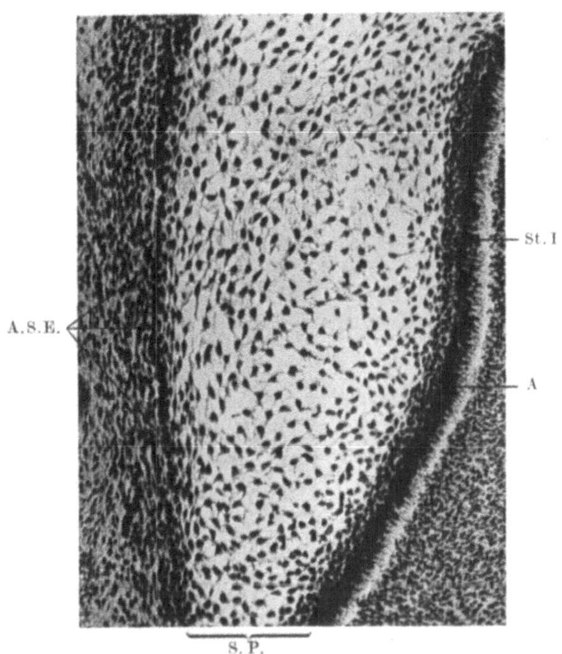

Abb. 119. Stärkere Vergrößerung aus einem glockenförmigen Zahnkeim. A.S.E. Äußeres Schmelzepithel. S.P. Schmelzpulpa. A Ameloblasten. St. I. Stratum intermedium.

und stärker, und schließlich entsteht ein von oben nach unten im Sagittalschnitt V-förmiger Spalt in der Vorhofleiste, der damit dann den Kiefer von der Lippe immer mehr trennt (s. Abb. 118), bis der Mundvorhof fertiggestellt ist. Bei den Seitenzähnen entwickelt sich die Vorhofleiste später als bei den Frontzähnen, auch hat sie hier nicht so enge Beziehungen zu der Zahnleiste, sie entspringt getrennt von der Zahnleiste von Anfang an als selbständiges Gebilde. Bei den Seitenzähnen mag dieser Abstand der Vorhofleiste von der Zahnleiste damit zusammenhängen, daß hier auf der Buccalseite aber mehr unmittelbar an der Zahnleiste die sog. Nebenleiste auftritt. Sie ist wahrscheinlich als Überbleibsel der Drüsenleiste der Reptilien anzusprechen. Sie besteht nur kurze Zeit, erreicht ihren Höhepunkt etwa, wenn der benachbarte Zahnkeim vom kappenförmigen ins glockenförmige Stadium übergeht und verschwindet dann bald wieder.

Wenn die Glockenform des Zahnkeimes bis kurz vor Beginn der Hartsubstanzbildung ihre Vollendung erfahren hat, dann stellt ihr innerer Ausguß die Miniaturform des Zahnes dar, den sie zu bilden hat. Man kann dann also die Keime der Frontzähne von denen der Seitenzähne deutlich unterscheiden.

Vom Bindegewebe ist, da die Epithelveränderungen zunächst einmal im Zusammenhange beschrieben werden sollten, noch nicht die Rede gewesen. Es verhält sich anfänglich auch ganz passiv (Abb. 114). Man hat in frühen Stadien der Entwicklung nur manchmal den Eindruck, als fände eine gewisse Zusammendrängung des Bindegewebes dort statt, wo das Epithel in die Tiefe dringt. Später aber schon beim 9—10 Wochen alten Embryo (Abb. 116) kann man an den Milchzahnkeimen eine mehr diffuse Zellanhäufung im Bindegewebe feststellen.

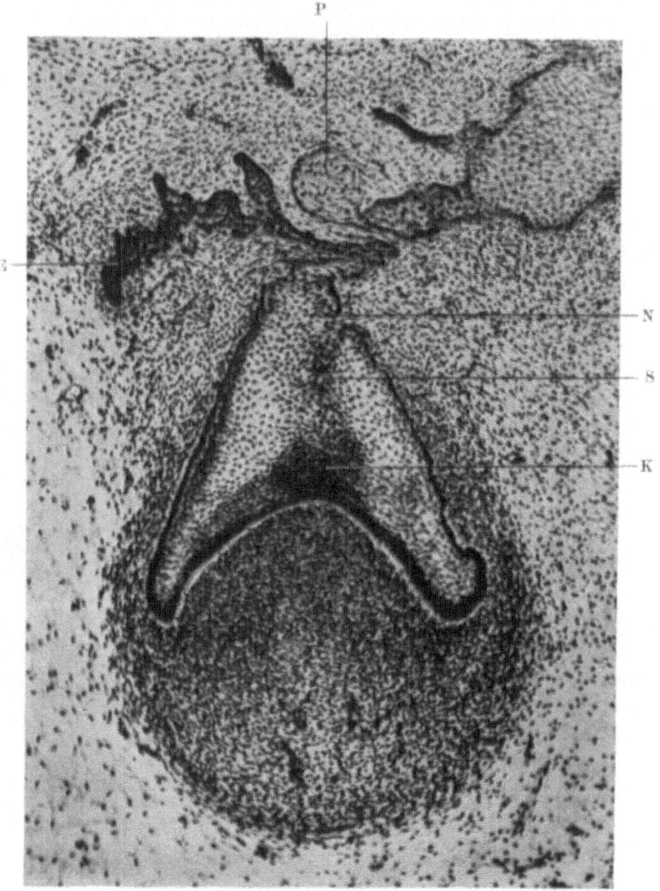

Abb. 120. Schmelzstrang S, Schmelzknoten K und Schmelznabel N im Keim eines unteren Milchschneidezahnes. Ersatzleiste E, Serresche Perle P. Vergr. 160 : 1.

Beim 14 Wochen alten Embryo (Abb. 117) ist diese Zellanhäufung umschriebener geworden, sie hat die Form einer gut abgegrenzten Kugel angenommen, die das glockige Epithelgebilde in sich einschließt. Später verliert sich dieser Zellreichtum in den Außenschichten der Kugel wieder, um einer derben Fibrillenanordnung, dem Zahnsäckchen, Platz zu machen. Am Rande der Glocke aber und in dem Abschnitt, der von der Glocke überstülpt wird, bleibt der Zellreichtum bestehen (Abb. 118), aus dieser Zellanhäufung wird später die Pulpa dentis. Zunächst aber differenzieren sich aus den Zellen, die dem inneren Schmelzepithel anliegen, auf Veranlassung des Epithels offenbar, die sog. Odontoblasten, die, wie ihr Name sagt, an der Dentinbildung beteiligt sind.

Wenn der Embryo $4^1/_2$ Monate alt — 14 cm lang — ist, beginnt die Bildung der Krone bei den Milchfrontzähnen (Abb. 118). Bei den Milchmolaren setzt die

Kronenbildung noch etwas später ein, beim 1. Milchmolaren Ende des 5. und beim 2. Milchmolaren im 7. Monat. Und zwar geht die Dentinbildung der

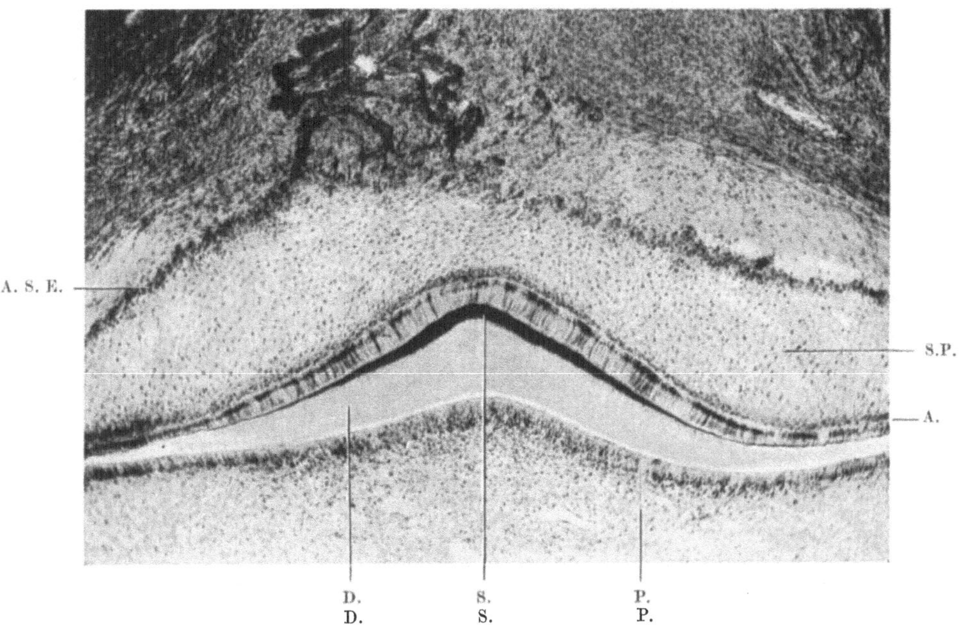

Abb. 121. Erste Anlage von Schmelz S, auf dem schon dickeren Dentinscherbchen D. A Ameloblasten. S. P. Schmelzpulpa. A. S. E. Äußeres Schmelzepithel. P. Pulpa mit deutlichem Odontoblastensaum.

Schmelzbildung immer etwas voraus. In der Region der Kronenspitze beginnend und von dort wurzelwärts sich fortsetzend, wird immer erst eine dünne allerdings noch unverkalkte Dentinschale angelegt, auf die dann der schneller verkalkende Schmelz aufgebaut wird (Abb. 121). Erst wenn schon verkalkter Schmelz diesem sog. Prädentin aufliegt, beginnt die Verkalkung auch des Dentins.

Wenn die Hartsubstanzbildung der Krone einsetzt, hat zwar schon der Ausguß der Epithelglocke die Form der späteren Krone angenommen, aber noch nicht annähernd ihre Größe erreicht. Das sehen wir aus der Gegenüberstellung von Zahnkeim und fertiger Krone in Abb. 122. Der Zahnkeim muß also von Beginn der Hartsubstanzbildung ab noch sehr stark wachsen, um schließlich der ganzen Krone die volle Form geben zu können. Dazu wächst an der Stelle, wo inneres und äußeres Schmelzepithel ineinander übergehen, der Keim wurzelwärts weiter aus und immer noch entsteht zwischen diesen beiden Epithelien durch die Auflockerung des Epithelgefüges die Schmelzpulpa. So wird dann schließlich von den Odontoblasten und Ameloblasten zuerst einmal die ganze Krone gebildet. Der

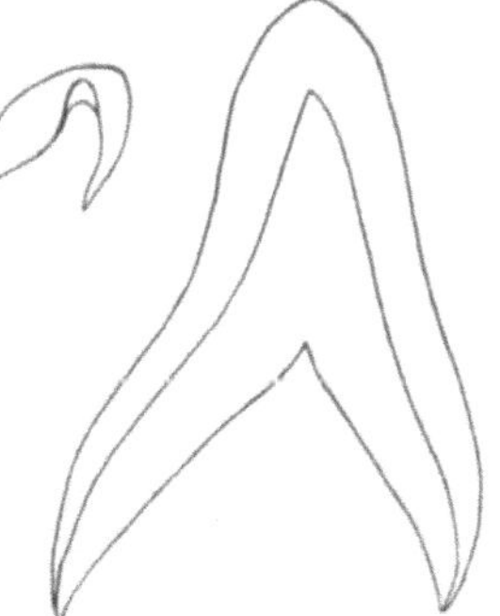

Abb. 122. Keim des unteren Milchschneidezahnes eines Embryos von 15 cm Länge und fertige Krone dieses Zahnes, beide Schnitte bei genau 15facher Vergrößerung.

Raum der bindegewebigen Papille, über den sich die Epithelglocke stülpt, muß mit der zentripetalen Zunahme des Dentins, das sie ja selbst um sich baut, immer kleiner werden. Später nennen wir diese vom fertigen Zahn umschlossene Papille ja Pulpa. Und mit der zentrifugalen Dickenzunahme des Schmelzes nähert sich unter Schwund der Schmelzpulpa das innere Schmelzepithel immer mehr dem

äußeren Schmelzepithel. Über den Kronenspitzen und Schneidekanten findet
die völlige Annäherung des inneren Schmelzepithels an das äußere Schmelzepithel
schon so frühzeitig statt, daß dann die Schmelzbildung dort noch nicht vollendet
ist, vielmehr erst in den Anfängen steht (s. Abb. 118). Wenn die Schmelzpulpa
schon so früh schwindet, so muß man daraus schließen, daß sie für die Histogenese
des Schmelzes nicht die Bedeutung haben kann, wie das vielfach seither angenommen wurde.

Die Verbindung zwischen dem Glockenepithel und der Mundschleimhaut wurde
schon bei Beginn der Hartsubstanz lockerer. Dieser Lockerungsprozeß hat sich
während der Kronenbildung fortgesetzt, so daß dann schließlich jede Verbindung
zwischen Mundschleimhaut und Zahnkeimepithel fehlt.

Die Zahnkeime der Milchzähne kommen früh in eine gemeinsame Rinne des
Kieferknochens zu liegen. Die ersten Anfänge der Kieferknochenbildung beobachtet man schon beim 7—8 Wochen alten, etwa 1,7 cm langen Embryo. Im Oberkiefer wird der Knochen als reiner Bindegewebsknochen angelegt, im Unterkiefer
krystallisiert sich der Knochen als Belegknochen um den MECKELschen Knorpel.
Der MECKELsche Knorpel fällt aber schon bald der Resorption anheim. Er wird
dann durch Knochen substituiert. Die knöcherne Rinne, in der anfänglich die
Zahnkeime gemeinsam liegen, unterteilt sich dann in Alveolen für die einzelnen
Zahnkeime. Nicht allein seitlich und am Boden werden die Keime vom Knochen
umschlossen, sondern auch schneidekanten-kauflächenwärts schließt sich der
Knochen über den Keimen (bei den bleibenden Zähnen mehr als bei den Milchzähnen), so daß der zum Durchbruch sich anschickende Zahn zunächst keinen
freien Austritt aus seiner Alveole hat.

In dieser knöchernen Kapsel, der Alveole, liegt der Zahnkeim, bis die Krone
wenigstens äußerlich ganz fertig formiert ist, völlig still, erst nach Fertigstellung
der Krone beginnt der Durchbruch, der durch das jetzt einsetzende Wurzelwachstum und durch das Wachstum der bindegewebigen Papille verursacht wird. Unter
dem Zahnkeim hat sich schon ein fester Fundus der Alveole gebildet (Abb. 118),
und dieser setzt dem Vordringen der wachsenden Wurzel und dem Andrängen der
wachsenden Papille Widerstand entgegen, so daß damit der Zahn kompensatorisch
emporgehoben wird. Zunächst aber soll hier besprochen werden, wie die Bildung
der Wurzel vor sich geht. Schon bei der Kronenbildung wurde beschrieben, wie
die Epithelglocke an ihrem unteren Rande an der Übergangsstelle vom inneren
zum äußeren Schmelzepithel immer noch weiter auswachsen muß, damit sie
schließlich die volle Kronengröße erreicht (Abb. 121). Es entsteht dazu immer
noch Schmelzpulpa zwischen innerem und äußerem Schmelzepithel, soweit
Schmelz auf das Dentin abzulagern ist. Wenn die Krone dann ihre volle Größe
unter dieser Glocke erreicht hat, wächst der untere Rand der Glocke noch weiter
in die Tiefe — jetzt vom Standpunkt der Krone aus betrachtet —, aber es entsteht zwischen dem inneren und äußeren „Wurzelepithel" keine Schmelzpulpa
mehr, da kein Schmelz auf die Wurzel abzulagern ist. An den Zähnen, die zwei
oder drei Wurzeln haben, wächst für jede der Wurzeln ein gesonderter Schlauch
in die Tiefe. Dieser Epithelschlauch — HERTWIGsche Epithelscheide — hat die
Gestalt der Wurzel und in seinem Innern krystallisieren sich wie in der Kronen-
glocke Odontoblasten zur Dentinbildung an (Abb. 123 und 124). Wenn die Länge
der Wurzel erreicht ist, rundet sich der Schlauch, wie wenn er sich schließen
wollte, ab (Abb. 123), um damit dem Apex, der Wurzelkuppe, die Form vor-
zuzeichnen. Aber er schließt sich nicht vollständig, ein kleines Loch läßt er als
Foramen apicis s. apicale frei, um Gefäße und Nerven des Zahnes hier ein- und
austreten zu lassen. Bevor aber noch die Wurzel zu ihrer vollen Länge ausgewachsen ist und ehe die Dentinschicht ihre normale Stärke erreicht hat, heben
die Epithelzellen des Wurzelschlauches sich von der Dentinschicht außen ab,
das Gefüge des Schlauches wird locker, es zerfällt zunächst in ein Netz aus dünnen

Epithelsträngen, die dann schließlich nach weiterer Lockerung als kleine Epithel-
inseln, MALASSEZsche Epithelreste, dauernd in der Wurzelhaut nahe der Wurzel
liegen bleiben (Abb. 108). Mit der Abhebung des Epithels aber treten Bindegewebszellen aus der Wurzelhaut an die Dentinoberfläche, Zellen, die den Osteoblasten analog sind, die hier nur wegen des speziellen Knochens, des Zementes,
das sie ja zu bilden haben, Zementoblasten genannt werden. Sie lagern auf die
ganze Wurzel zunächst das zellfreie Zement ab, das dann später in der apikalen
Region und in der Bifurkation noch vom zellhaltigen Zement überlagert wird. Dies
eben beschriebene Wurzelwachstum, dies Drängen nach der Tiefe — vom Standpunkt der Krone aus — über dem festen knöchernen Alveolenfundus und zugleich

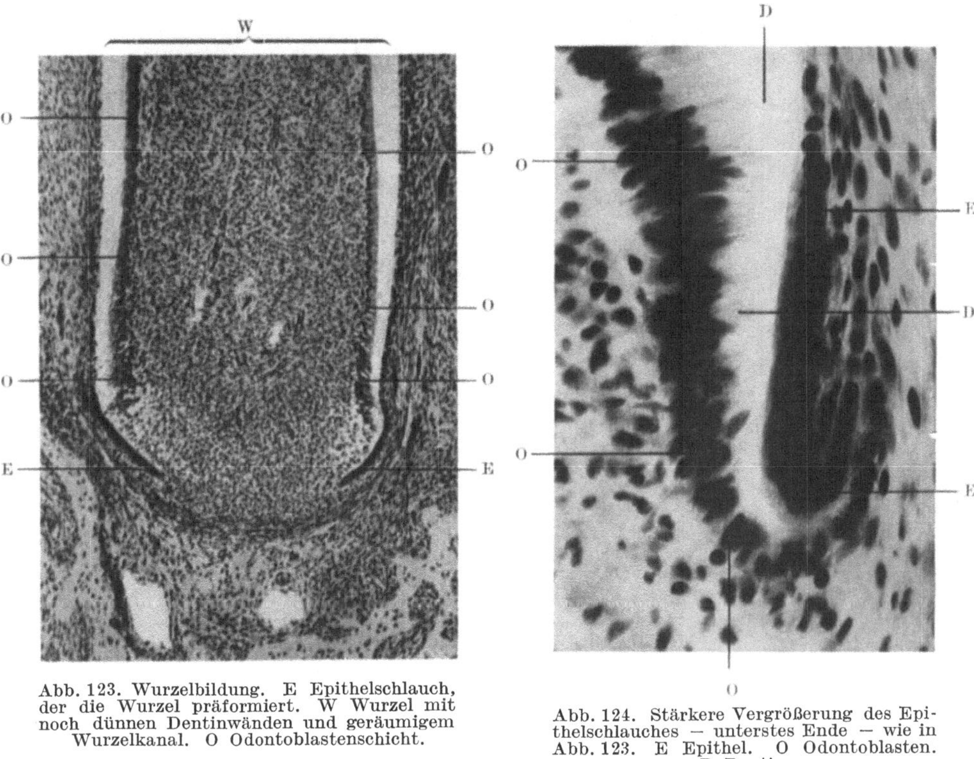

Abb. 123. Wurzelbildung. E Epithelschlauch,
der die Wurzel präformiert. W Wurzel mit
noch dünnen Dentinwänden und geräumigem
Wurzelkanal. O Odontoblastenschicht.

Abb. 124. Stärkere Vergrößerung des Epi-
thelschlauches — unterstes Ende — wie in
Abb. 123. E Epithel. O Odontoblasten.
D Dentin.

die Volumenzunahme der Papille treiben den Zahn empor. Oben wurde schon
erwähnt, daß es mit der Bildung des Schmelzes gleichzeitig zum Schwund der
Schmelzpulpa kommt und daß dann äußeres und inneres Schmelzepithel sich
aneinander legen. So nähert sich also mit diesem Epithelmantel versehen der
Zahn bei seinem Emporstieg dem Mundhöhlenepithel. Man sieht, wie zwischen
dem „vereinigten Schmelzepithel" und dem Mundhöhlenepithel das Bindegewebe
immer mehr zusammengeschoben wird. Über der höchsten Spitze des Zahnes
werden die Schmelzepithelzellen flach gedrückt und dort, wo die Spitze des
Zahnes sich dem Mundhöhlenepithel nähert, weichen, wie einem Druck nachgebend,
die einst tiefen Zapfen dieses Epithels nach den Seiten aus. Das Schmelzepithel
und das Mundhöhlenepithel zeigen seitlich der Spitze des Zahnes die Tendenz
sich zu verdicken und schließlich, mit dem Fortschritt des „Durchbruchs" legen
sich Schmelzepithel und Mundhöhlenepithel aneinander, um bald danach zu
schwinden, da der Zahn immer weiter mundwärts drängt. Dort, wo das Epithel
dann geschwunden ist, liegt der Schmelz, nur noch mit dem Schmelzoberhäutchen

bedeckt, frei, die höchste Spitze ist „durchgebrochen". In Abb. 125 sehen wir, wie Schmelzepithel und Mundhöhlenepithel soeben zusammengewachsen sind.

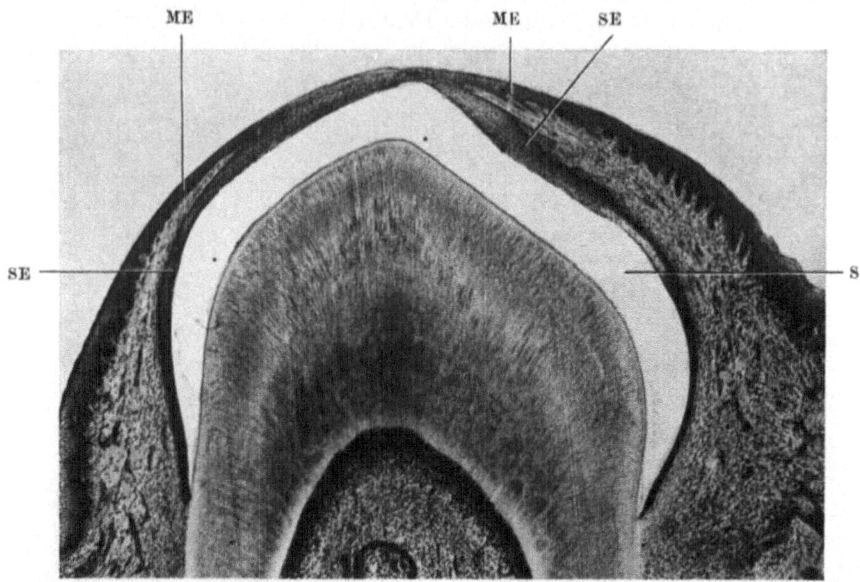

Abb. 125. Zahn unmittelbar vor dem Durchbruch. Vereinigtes Schmelzepithel SE und Mundhöhlenepithel ME sind über der Spitze bereits in breiter Fläche zusammengewachsen. S Schmelz bei der Entkalkung verlorengegangen.

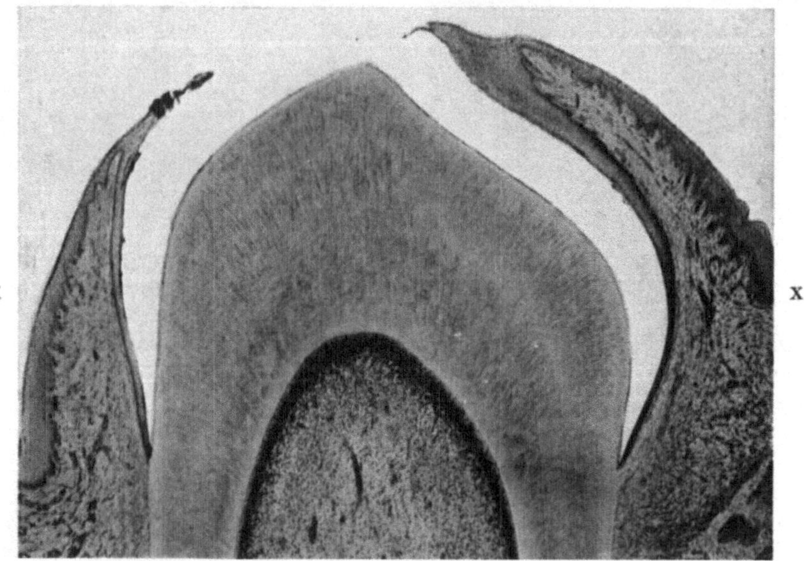

Abb. 126. Der Zahn ist mit seiner Spitze durchgebrochen. Mundhöhlenepithel und Schmelzepithel haben sich weiter vereinigt, um dann über der Spitze des Zahnes zu schwinden.

Über der höchsten Kronenspitze bereitet sich der Schwund des Epithels vor. Wenn der Zahn nun weiter sich hebt, wächst auch weiter Schmelzepithel mit Mundhöhlenepithel zusammen, um bald darauf in Richtung auf den Zahnhals zu zu verschwinden. So wird schließlich fast die ganze Krone frei von Weichgewebsbedeckung, nur der Zahnfleischrand bleibt als schmaler Saum um den unteren Rand der Krone bestehen. An der Spitze des Zahnfleischrandes stoßen Mundhöhlenepithel und vereinigtes Schmelzepithel zusammen. Das vereinigte Schmelzepithel nennt man nur jetzt, wenn der Zahnfleischsaum fertig gebildet ist, inneres Saumepithel, das Mundhöhlenepithel äußeres Saumepithel. In Abb. 126 sehen wir, wie der Zahnfleischrand sich formiert, eine große Strecke des Schmelzes liegt schon frei, bis in die Gegend der Stelle X muß der noch zu hohe Zahnfleischrand im Laufe des Durchbruchs schwinden. Immer aber geht der Durchbruchsprozeß so vor sich, daß zunächst das Bindegewebe schwindet, damit die beiden Epithelien sich vereinigen können; sie atrophieren dann an den äußersten Enden. Es entsteht also im Verlauf des Zahndurchbruches normalerweise keine Wunde. Einen eigentlichen Alveolarfortsatz gibt es vor dem Durchbruch des Zahnes nicht, es ist vielmehr so, daß der Zahn mit seinem Durchbruch den Alveolarfortsatz sich selbst gewissermaßen emporzieht.

B. Entstehung der Ersatzzähne und Schwund der Milchzähne.

Schon an Hand der schematischen Zeichnung (Abb. 113) und an den Abb. 127, 128 u. 130 ist ganz kurz auf die Entwicklung der Ersatzzähne hingewiesen. Die

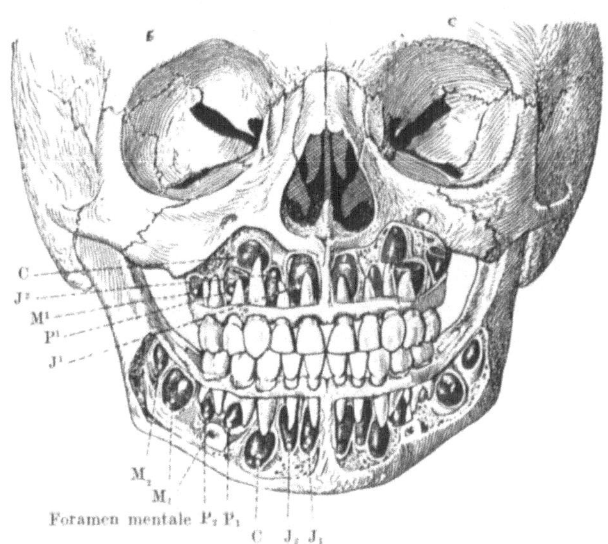

Abb. 127. Schädel eines 4jährigen Kindes. Die Wurzeln der Milchzähne und die Keime der bleibenden Zähne sind freigelegt. (Aus MEYER, W: Lehrbuch der normalen Histologie und Entwicklungsgeschichte der Zähne des Menschen. München: J. F. Lehmann 1932. Abb. 310 a.)

Ersatzleiste, die Fortsetzung der generellen Leiste, an der die Ersatzzähne entstehen, wächst nicht als zusammenhängende Leiste für alle Ersatzzähne gemeinsam weiter, sondern es ist vielmehr so, daß um jeden Milchzahn eine gesonderte zungenförmige Leiste nach lingual-palatinal sich abhebt. Die ersten deutlichen Ansätze zu dieser Leiste sehen wir beim Embryo von 12—14 Wochen und bei einer Länge von etwa 8 cm (s. Abb. 127). Die Ersatzleiste bekommt dann größere Selbständigkeit, die Verbindung mit dem Milchzahnkeim wird lockerer und schließlich geht sie ganz verloren. Auch die Verbindung mit dem Mundhöhlenepithel ist dann unterbrochen. Die Leisten fingen schon frühzeitig an, nahe der Mundschleimhaut in einzelne Inseln zu zerfallen, die die Tendenz zur Verhornung

zeigen. Diese kugeligen verhornten Reste der Leiste nennt man SERRESche
Perlen. An den Ersatzleisten spielen sich nun dieselben Vorgänge ab wie ehemals
für die Milchzähne an den generellen Leisten. Es bildet sich für jeden Ersatzzahn
ein Knoten, aus dem Knoten wird die Kappe, aus der Kappe die Glocke und
genau wie bei den Milchzähnen entstehen Kronen und Wurzeln. Anfänglich
liegt der Ersatzzahnkeim mit in der Rinne und dann in der Alveole seines Milchzahnes. Dann aber bekommt er seine eigene Alveole, die sich allseitig also auch
am Alveolarkamm um den Keim schließt.

Die Keime der Schneidezähne liegen ausgesprochen oral von ihren Milchzähnen, also dort, wohin die Ersatzleiste ursprünglich wuchs. Die Eckzahnkeime
liegen zwar auch oral, aber doch weit aus dem Niveau der übrigen Zahnkeime

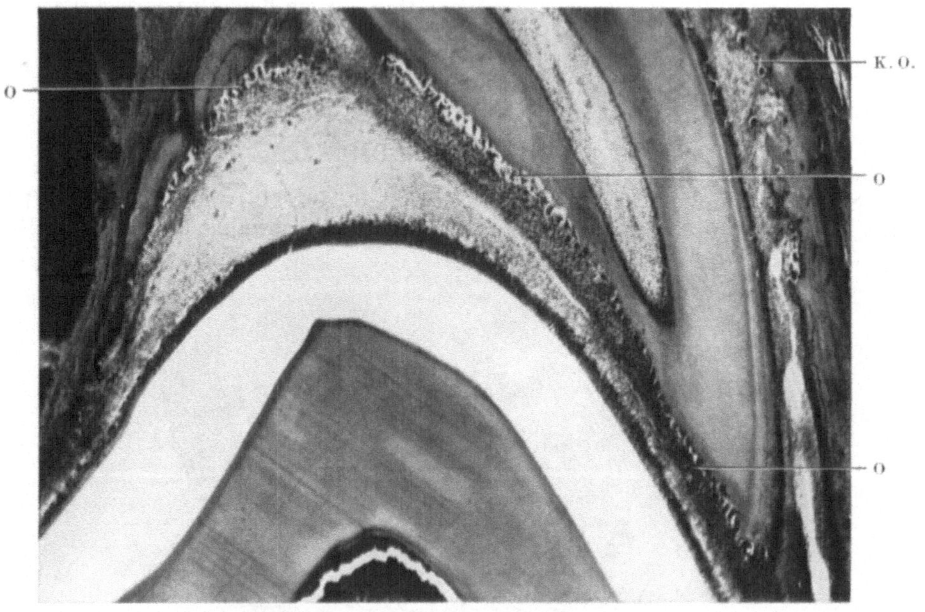

Abb. 128. Milchzahnresorption. Die Milchzahnwurzel ist dicht mit Osteoclasten besetzt O.
Auch am Knochen Abbau durch Osteoclasten K. O.

herausgeschoben, die oberen Eckzähne nach dem Auge zu, die unteren nach der
Basis mandibulae zu. Die Keime der Prämolaren stellen sich, anfänglich auch
rein oral gelegen, in die Bifurkation ihrer Milchzähne, deren Wurzeln entsprechende
Spreizungen haben. Über die Lage der Milchzähne unterrichtet Abb. 127. Aus
diesen also ganz verschiedenen Stellungen schicken sich dann die Ersatzzähne,
wenn ihre Kronen fertiggestellt sind, zum Durchbruch an. Zunächst liegt ihnen
aber Knochen im Wege, ihre eigene eng geschlossene Alveole, die wird durch
Osteoclasten resorbiert. Und wo dann der Milchzahn dem vorrückenden Ersatzzahn am nächsten steht, wird auch der resorbiert (Abb. 128). Diese Resorptionen
finden in Schüben statt. In den Resorptionspausen kann es häufig zu Anlagerungen
von Zement und sogar zu Verwachsungen zwischen Milchzahn und Knochen
kommen. Wenn die Wurzel des Milchzahns immer kürzer und der ganze Zahn
dadurch locker geworden ist, dann sieht man das Zahnfleischrandepithel den
Resorptionsstellen entgegenwachsen und allein diese Epithelumwachsung, die an
die Epithelumwachsung von Fremdkörpern erinnert, kann dann den Milchzahn
ganz aus dem Kiefer eliminieren. Meist jedoch wird der stark lockere Milchzahn
herausgebissen oder sonst gewaltsam entfernt und dann sieht man dort, wo er

stand, ein hochrotes, leicht blutendes Granulationsgewebe, das früher als spezielles Resorptionsorgan der Milchzähne angesprochen wurde. Es handelt sich jedoch um nichts anderes als um ein zell- und gefäßreiches Granulationsgewebe, wie man es bei jedem Resorptionsprozeß findet. Die Epitheldecke schließt sich schnell über diesem Granulationsgewebe, und dann findet der Ersatzzahn die gleichen Verhältnisse bei seinem Durchbruch vor wie ehemals der Milchzahn, so daß auf die Beschreibung des Milchzahndurchbruches nur verwiesen zu werden braucht.

C. Bildung der Molaren.

Hinter den 20 Milchzähnen, die durch ihre 20 Ersatzzähne ersetzt werden, entstehen dann noch die 12 bleibenden Molaren. Man hat sie auch als Zuwachszähne bezeichnet. Obgleich sie zum permamenten Gebiß gehören, sind sie, entwicklungsgeschichtlich betrachtet, jedoch Milchzähne. Sie entstehen an der generellen Zahnleiste, an der auch die Milchzähne entstanden. Diese generelle Leiste macht sich von der Verbindung mit dem Mundhöhlenepithel frei. Es ist kein Raum im Corpus mandibulae und Corpus maxillae, es muß deshalb der Platz für die Entwicklung der Molaren vorerst in den Ramus ascendens und ins Tuber maxillare verlegt werden (s. Abb. 127). Dahin also wächst die generelle Zahnleiste hinter den Milchmolaren weiter, kann dabei aber den Zusammenhang mit dem Mundhöhlenepithel nicht aufrechterhalten. An dieser Leiste entstehen die Molaren einer nach dem andern. Hinter dem 1. wächst die Leiste weiter nach rückwärts zuerst für den 2. Molaren und dann hinter diesem für den 3. Molaren. Man kann an jedem der 3 Molaren in frühen Stadien der Keimentwicklung eine unverkennbare Ersatzleiste finden, die ein untrüglicher Beweis dafür ist, daß die Molaren Milchzähne sind. Diese Ersatzleiste verkümmert frühzeitig, sie bildet nicht einmal einen regulären Zahnkeim.

Mit dem Längenwachstum des Kiefers kommen die Molarenkeime nacheinander an die Stelle, von der sie dann zu ihrer Eingliederung in der Zahnreihe durchbrechen können.

D. Histogenese.

1. Die Histogenese des Schmelzes.

Es ist oben schon erwähnt worden, daß der Schmelz erst gebildet wird, wenn eine dünne Lage Dentin vorhanden ist. Die Ameloblasten sind zu langen, annähernd sechseckigen Zellen ausgewachsen. Der am peripheren Ende liegende Kern ist entsprechend der Form der Zelle langgestreckt (Abb. 129). Die Ameloblasten sind gewissermaßen in eine Intercellularsubstanz eingebettet, die von Intercellularbrücken von einer Zelle zur anderen durchzogen ist. Nach dem Stratum intermedium zu ist die Intercellularsubstanz durch ein Schlußleistennetz abgeschlossen. Ebenso finden wir den Intercellularraum nach dem Dentin zu durch ein Schlußleistennetz verschlossen (Abb. 129). Ob die Schlußleisten eine besondere Bedeutung für die Entstehung des Schmelzes haben, wissen wir nicht. Nach dem Dentin zu bildet jeder Ameloblast zu Beginn der Schmelzentwicklung den sog. Tomesschen Fortsatz, der dieselbe Breite etwa hat wie die Zelle selbst (Abb. 129). Gleichzeitig mit der Ausbildung dieser Ameloblastenfortsätze tritt offenbar Intercellularsubstanz durch das Schlußleistennetz durch und umgibt die Ameloblastenfortsätze. In beides werden, soweit man das im Mikroskop erkennen kann, Substanzen abgelagert, die man als Präemail oder Vorschmelz bezeichnet und die nun zunächst diese beiden Elementarteile, die Ameloblastenfortsätze und die ehemalige Intercellularsubstanz nicht mehr recht voneinander unterscheiden lassen, jedenfalls bei den üblichen Färbemethoden und auch bei der Ultraviolettmikrophotographie nicht. Erst wenn der fertige Schmelz daraus hervorgeht, offenbar durch verschiedenes Auskrystallisieren der Kalksalze in den Ameloblastenfortsätzen zu den Schmelzprismen einerseits und in der ehemaligen Intercellularsubstanz, jetzt interprismatischen Substanz andererseits, sehen wir wieder diese Elementarteile differenziert. Vor allem weist die interprismatische Substanz das so typische Bild der ehemaligen Intercellularsubstanz auf, daß über ihre Herkunft kein Zweifel bestehen kann (siehe die Bilder des fertigen Schmelzes). Drastisch ist die Gegenüberstellung von Querschnitten durch Ameloblasten und fertigen Schmelz (Abb. 130). Auf welche Weise die Kalksalze, überhaupt das Präemail in den Schmelz gelangen, weiß man noch nicht sicher. Man sieht nur während der Schmelzbildung in dem inneren Rande der Ameloblasten färberisch dieselbe Substanz, die auch das Präemail charakterisiert, in Kügelchen

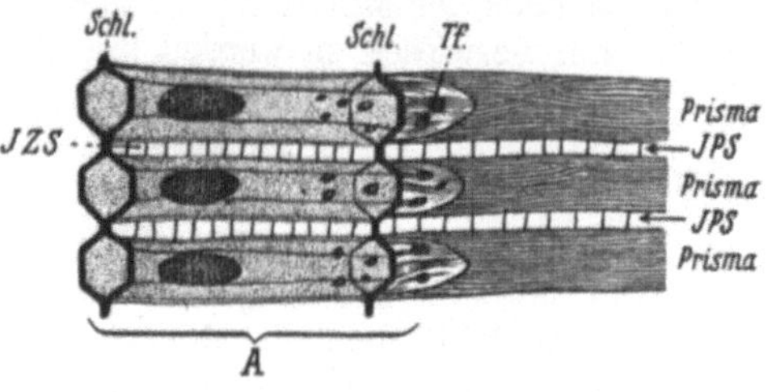

Abb. 129. Schematische Darstellung von der Histogenese des Schmelzes. Ameloblasten A, TOMESsche Fortsätze Tf, Schlußleistennetz Schl, Intercellularsubstanz IZS, Interprismatische Substanz IPS. (Aus MEYER. W.: Lehrbuch der normalen Histologie und Entwicklungsgeschichte der Zähne des Menschen. München: J. F. Lehmann 1932. Abb. 251.)

auftreten. Es ist möglich, daß dies Präemail also in den Ameloblasten gebildet und durch die Fortsätze in den Schmelz gelangt. Unter fortwährender Bildung von Schmelz wachsen die Ameloblasten peripherwärts, die Schmelzpulpa büßt dabei mehr und mehr an Raum ein, bis schließlich das Stratum intermedium an das äußere Schmelzepithel grenzt. Die Ameloblasten und die Schmelzprismen

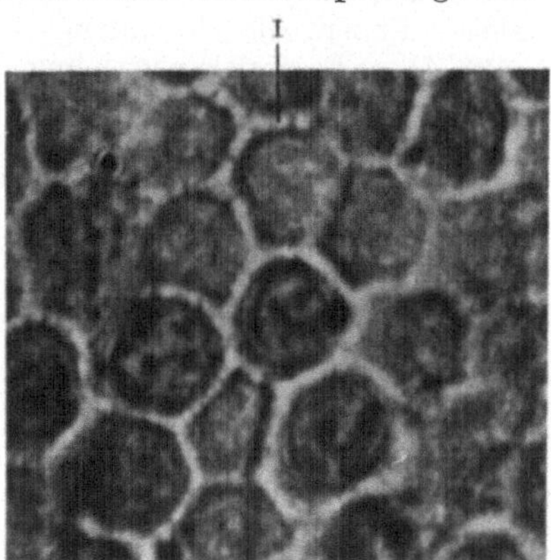
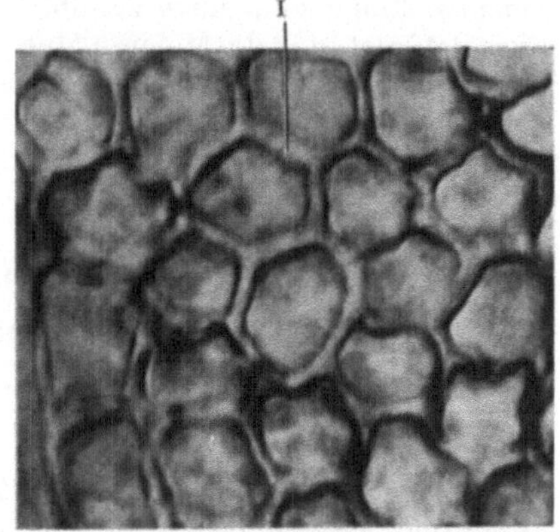

Abb. 130. Querschnitt durch Ameloblasten (links) und durch fertigen Schmelz (rechts) bei gleicher Vergrößerung. Der Intercellularsubstanz der Ameloblasten I entspricht die interprismatische Substanz des Schmelzes I.

und auch die interprismatische Substanz nehmen nach außen an Umfang zu, um den entsprechenden Raumgewinn auszugleichen, es werden nicht etwa neue Ameloblasten zur Bildung weiterer Schmelzprismen im Verlauf der Schmelzbildung zwischengeschaltet. Der oft komplizierte Verlauf der Prismen wird natürlich von den Ameloblasten vorgezeichnet. Man kann z. B. in der Anordnung der Ameloblasten schon die Parazonien und Diazonien des Schmelzes erkennen. Jedes Prisma zieht von der Dentingrenze des Schmelzes bis zur Oberfläche. Zum Schluß liefern die Ameloblasten als cuticulares Gebilde dem Schmelz das sog. Schmelzoberhäutchen.

Vom Oberhäutchen und von dem vereinigten äußeren und inneren Schmelzepithel bedeckt, nähert sich die Krone dem Mundhöhlenepithel, worüber beim Durchbruch des Zahnes berichtet ist.

2. Die Histogenese des Dentins.

Über die feineren Vorgänge bei der Bildung des Dentins ist lange Jahre diskutiert worden. Man hielt zuerst das Dentin für ein Umwandlungsprodukt der

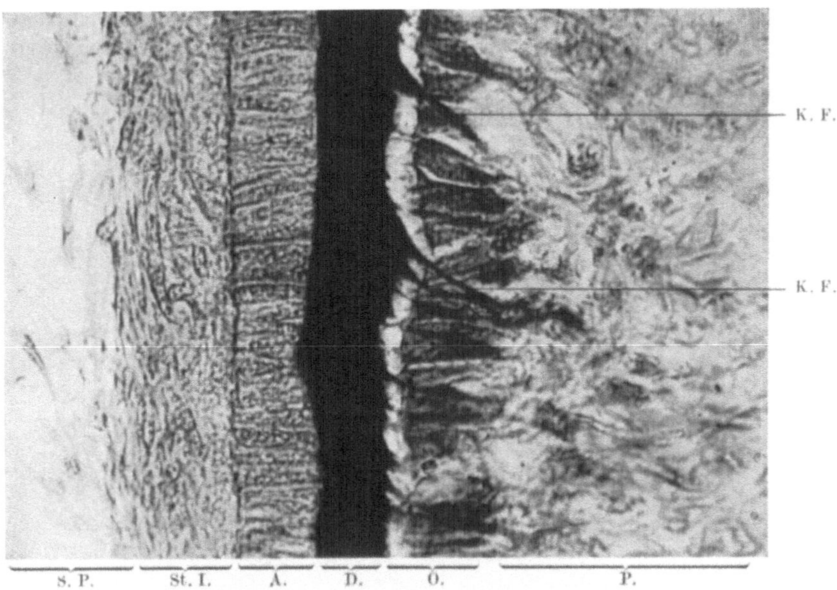

Abb. 131. Die von Korffschen Fasern K. F. treten in Bündeln durch die Odontoblastenschicht hindurch.
O. Odontoblasten. D. Dentin. A. Ameloblasten. S. P. Schmelzpulpa. St. I. Stratum intermedium.
P. übrige Pulpa.

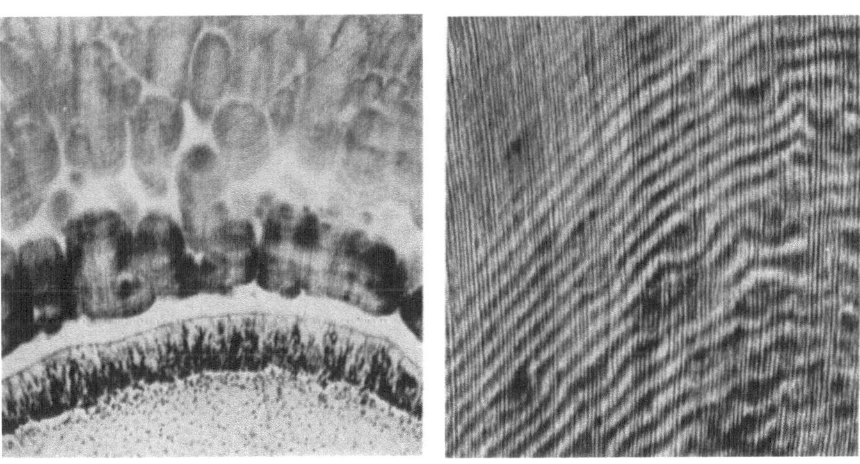

Abb. 132. Verkalkung des Dentins. a in Kugelform, b in Reihenform, die vielfach in Kugelform
übergeht.

Odontoblasten. Kölliker dagegen bestritt diese Art der Bildung, er glaubt,
daß das Dentin ein Sekretionsprodukt der Odontoblasten sei. Zu diesen Theorien
kam dann später noch die Theorie von Korffs, die besagte, daß die Bildung des
Dentins aus Fibrillen ver Pulpa zustande käme, kollagene Fibrillen zögen von der
Pulpa her zwischen den Odontoblasten hindurch ins Dentin hinein. In Abb. 131
sehen wir die von Korffschen Fibrillen aus der Pulpa her zunächst als Strang

durch die Odontoblastenschicht hindurchziehen und sich dann zwischen Odontoblasten und Ameloblasten zu der hier dunkel gefärbten, ersten Anlage des Dentins
zusammenschließen. Die Odontoblasten lassen ihre Dentinfortsätze, auch
TOMESsche Fasern genannt, einfach vom Dentin in die sog. Dentinkanälchen
einschließen. Diese Art der Dentinbildung durch VON KORFFsche kollagene
Fibrillen findet man nur in den äußeren Bezirken des Dentins; in den mehr

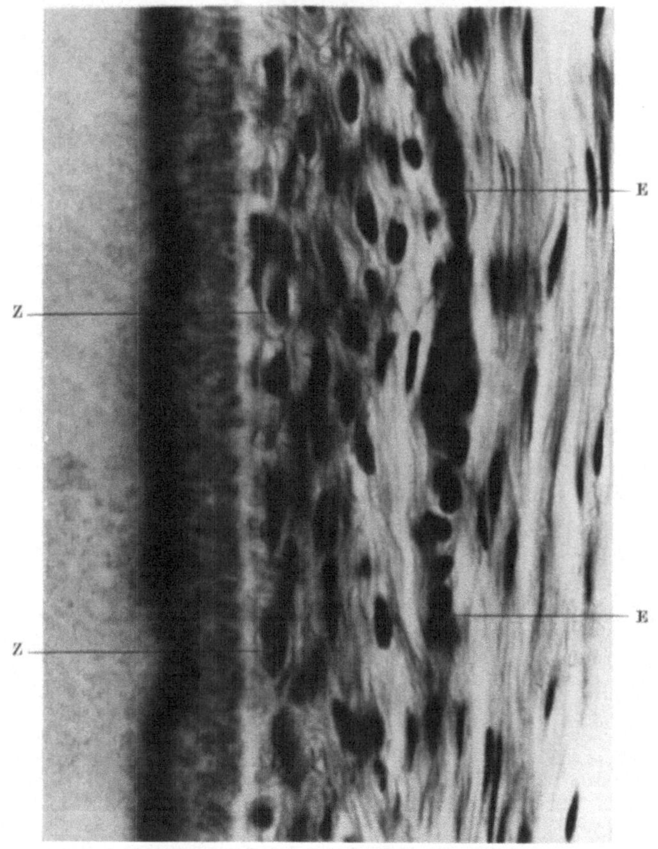

Abb. 133. Zementoblasten Z haben begonnen, zellfreies Zement zu bilden. Epithelreste E.
Vergr. 1000 : 1.

pulpawärts gelegenen Partien, die die Hauptmasse ausmachen, sehen wir keine
fertigen kollagenen, sondern nur, wie ORBAN zeigte, präkollagene Fibrillen zwischen
die Odontoblasten treten, erst im Dentin werden sie zu kollagenen Fibrillen.
Die Odontoblasten liefern offenbar nur die Zwischensubstanz, in die die Fibrillen
eingebettet werden. Diese Zwischensubstanz verkalkt, es bleibt nur immer eine
jüngst von den Odontoblasten gebildete Zone längere Zeit unverkalkt liegen —
man nennt diese unverkalkte Dentinsubstanz Prädentin.

Das Dentin verkalkt später als der Schmelz, obwohl doch die Anbildung der
Dentinmasse eher beginnt als die des Schmelzes. Die Kalksalze werden nicht
gleichmäßig, sondern teils in Kugelform, teils in rhythmischer Reihenanordnung
in der Dentingrundsubstanz abgelagert, wie das Abb. 132 zeigt. Nahe dem Schmelz
bleiben oft in markanter Anordnung Zwischenkugelbezirke unverkalkt, diese Bezirke wurden früher Interglobularräume genannt, da sie aber keine „Räume" sind,
haben wir die Bezeichnung „unverkalktes Interglobulardentin" gewählt (s. Abb. 95).

3. Die Histogenese des Zahnhalteapparates.
(Zement, Periodontium, Alveole.)

Wenn das Epithelgefüge der sog. Wurzelscheide sich gelockert hat, liegt das Zahnsäckchen der Dentinoberfläche an. Ähnlich wie die Odontoblasten stellen sich jetzt Zellen des Zahnsäckchens an der Dentinoberfläche in Reihe auf. Diese Zellen sind mehr rundlich als die Zellen des Zahnsäckchens. Wir nennen diese Zellen Zementoblasten, weil sie zum mindesten gewichtigen Anteil an der Bildung des Zementes haben. Sie lassen Faserbündel zwischen sich an die Dentinoberfläche herantreten, die dann in eine verkalkende Grundsubstanz eingebettet werden (Abb. 133). Wieweit die Zementoblasten an der Bildung der Zementgrundsubstanz beteiligt sind, ist bis heute noch nicht sicher festgestellt. Nach WEIDENREICH bilden sie selbst die verkalkende Grundsubstanz. WEBER sieht die Bedeutung der Zementoblasten für sekundär an, möchte vielmehr die Hauptbedeutung — in Anlehnung an die Arbeiten von HUECK — dem syncytialen Fasernetz geben. HÄUPL und LANG fanden das Protoplasma sich umwandeln in Grundsubstanz. In den ersten Lagen sehen wir nur die Faserbündel, SHARPEYsche Fasern, in das Zement eingebaut — primäres oder besser zellfreies Zement — aber vor allem in dem apikalen Teil der Wurzel und in der Bifurkation der mehrwurzeligen Zähne werden weitere Schichten auf das zellfreie Zement aufgelagert, die vereinzelte Zementoblasten analog den Vorgängen bei der Knochenbildung mit einschließen in die Grundsubstanz. Diese eingeschlossenen Zementoblasten heißen dann Zementzellen oder Zementkörperchen. Das zellhaltige Zement nennt man auch sekundäres Zement.

Analog den Vorgängen bei der Bildung des zellhaltigen Zementes geht der Einbau der SHARPEYschen Fasern in der Alveole vor sich, die ja, wie wir sahen, zunächst als einfache Kapsel um den Zahnkeim herum angelegt wurde, der aber nach der Bildung der Wurzel die Aufgabe, den Halteapparat in sich zu verankern, zufällt. In den Abb. 117 u. 118 sahen wir das Zahnsäckchen, aus dem Alveole und Zement hervorgingen, mit seinen Fasern parallel zur Oberfläche des Keimes und der Wurzel eingestellt. Dieser Aufbau ändert sich mit dem Beginn der Zementbildung. Da treten dann die Fasern senkrecht auf die Wurzel und auf die Alveolenwand zu, ordnen sich zu straffen Bündeln zusammen (Abb. 105), die nur kleine Spalträume zwischen sich lassen, um Gefäße und Nerven darin einzubetten.

E. Dentitionen.

Mehrfach ist in den vorigen Kapiteln betont worden, daß das menschliche Gebiß nicht einheitlich ist, wir müssen die Milchzähne und Ersatzzähne von den Molaren, die auch Zuwachszähne genannt werden, unterscheiden. Der Teil des Gebisses, der die Milch- und Ersatzzähne in sich schließt, ist diphyodont, aber die Molarenreihe ist monophyodont, jedenfalls rein äußerlich betrachtet und vom klinischen Standpunkte, denn entwicklungsgeschichtlich läßt sich ja nachweisen, daß eigentlich auch die Molarenreihe diphyodont ist, daß die Molaren Milchzähne sind, deren Ersatzzähne nur nicht zur Ausbildung kommen.

Vom entwicklungsgeschichtlichen Standpunkte aus müssen wir also sagen, der Mensch hat 32 Milchzähne und 32 Ersatzzahnanlagen, von denen allerdings nur 20 zur Ausbildung kommen, die letzten 12 Anlagen an den Molaren, die eigentlich „permamente Milchmolaren" heißen müßten, verkümmern. Das Schema eines so eingeteilten Gebisses sieht folgendermaßen aus:

(8)	(7)	(6)	5	4	3	2	1		1	2	3	4	5	(6)	(7)	(8) Ersatzzahnreihe
VIII	VII	VI	V	IV	III	II	I		I	II	III	IV	V	VI	VII	VIII Milchzahnreihe
VIII	VII	VI	V	IV	III	II	I		I	II	III	IV	V	VI	VII	VIII Milchzahnreihe
(8)	(7)	(6)	5	4	3	2	1		1	2	3	4	5	(6)	(7)	(8) Ersatzzahnreihe

Die Anlagen 6, 7, 8 sind in Klammern gesetzt, da sie keinen Zahn bilden.

Diese Einteilung, so konsequent sie an sich sein mag, ist jedoch für die klinischen Belange unbrauchbar. Da müssen wir vielmehr streng zwischen dem

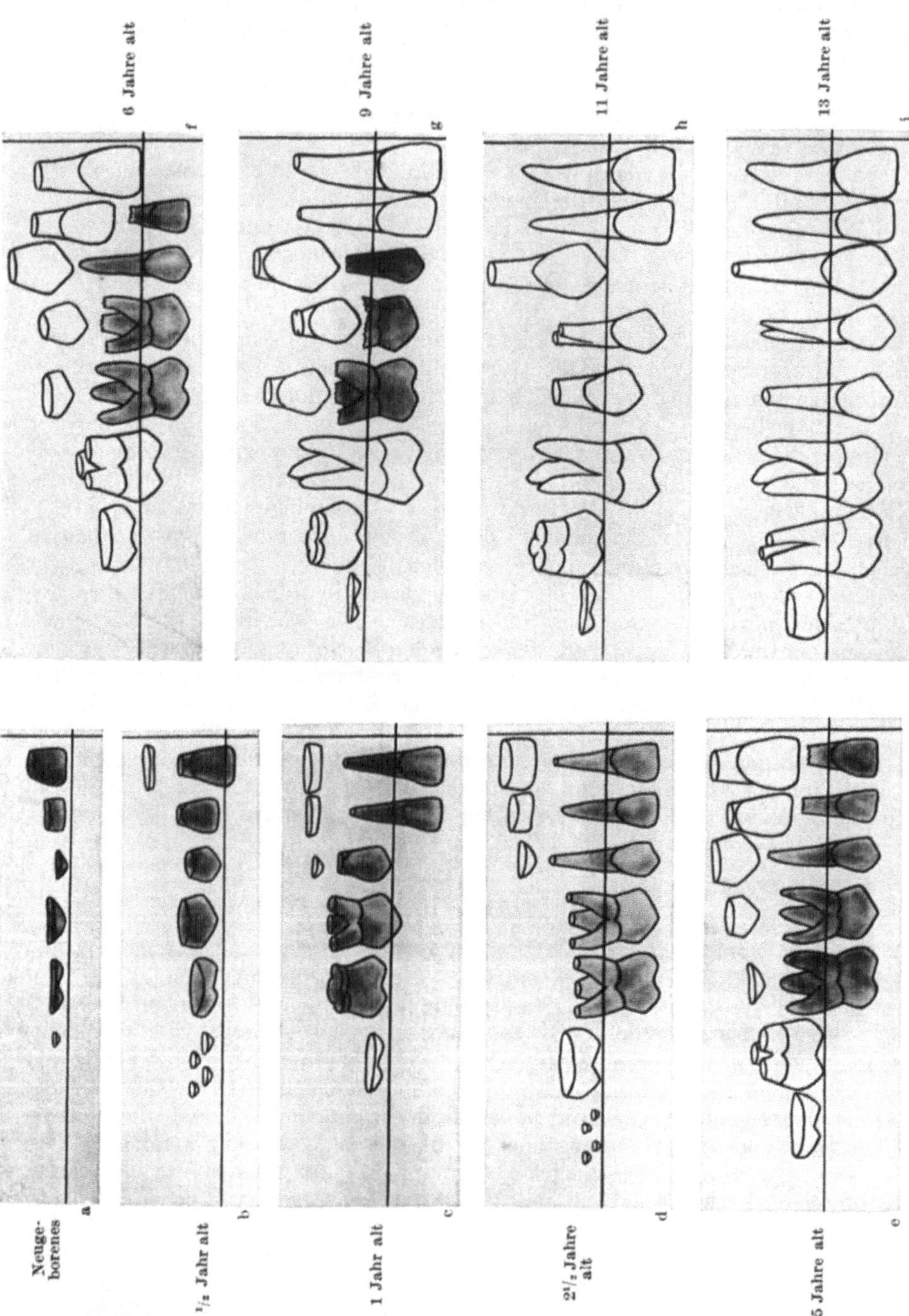

vergänglichen Milchgebiß mit 20 Zähnen und dem permamenten Gebiß mit 32 Zähnen unterscheiden. Das permamente Gebiß wird dabei noch unterteilt in Wechselgebiß und Zuwachsgebiß, wie das im zweiten Schema dargestellt ist:

Z		W						W					Z	
8 7 6	5 V	4 IV	3 III	2 II	1 I		1 I	2 II	3 III	4 IV	5 V	6 7 8	
8 7 6	V 5	IV 4	III 3	II 2	I 1		I 1	II 2	III 3	IV 4	V 5	6 7 8	
Z		W						W					Z	

Milchzähne römische Zahlen. Bleibende Zähne arabische Zahlen. W Wechselgebiß. Z Zuwachsgebiß.

Die Zahnungsperiode, die das klinische Milchgebiß mit seinen 20 Zähnen liefert, nennen wir erste Dentition und die Periode, die das bleibende Gebiß mit seinen 32 Zähnen hervorbringt, nennen wir zweite Dentition. Wir müssen nur im Auge behalten, daß dieses bleibende Gebiß bloß rein äußerlich betrachtet eine Einheit bildet.

Die erste Dentition wird mit dem Erscheinen des unteren mittleren Milchschneidezahnes im 6. Lebensmonat eingeleitet und findet ihre Abschluß nach Durchbruch des 2. Milchmolaren mit etwa $2^1/_2$ Jahren. Die Durchbruchsdaten für die einzelnen Zähne sind nebenstehend aufgeführt.

Durchbruch der Milchzähne			Reihenfolge		Durchbruch der bleibenden Zähne			Reihenfolge
il	6.— 8.	Monat	1		J1	6.— 9.	Jahr	2
i2	8.—12.	,,	2		J2	7.—10.	,,	3
c	15.—20.	,,	4		C	9.—14.	,,	6
m1	12.—16.	,,	3		P1	9.—13.	,,	4
m2	20.—20.	,,	5		P2	11.—14.	,,	5
					M1	6.— 8.	,,	1
					M2	10.—14.	,,	7
					M3	16.—30.	,,	8

Die zweite Dentition beginnt mit dem Durchbruch des 1. Molaren und dem etwas später erfolgenden Ausfall und Ersatz des mittleren Milchschneidezahnes. Sie endet mit der Einstellung des 3. Molaren nach dem 17. Lebensjahre. Auch hierfür sind die Daten in der zweiten Tabelle angegeben, zu der nur noch zu bemerken ist, daß mit Ausnahme des 1. Prämolaren jeweils der Zahn des Unterkiefers zuerst durchbricht.

Außerdem unterrichten über den Ablauf der beiden Dentitionen die schematische Zeichnung (Abb. 134) und die angeschlossenen großen Übersichtstabellen.

Zweiter Teil

Physiologie der Mundhöhle.

Allgemeines.

Die Mundhöhle des Menschen dient verschiedenen Aufgaben. Ihre wichtigste Aufgabe ist die Verdauungsarbeit, die sie einzuleiten hat. Sie nimmt die Nahrung auf und verarbeitet sie mechanisch und auch schon chemisch, um sie dann durch den Schluckakt dem Magen zuzuführen. In dem Geschmacks- und Temperatursinn und in dem Tastgefühl haben wir gleichzeitig eine gewisse Schutzvorrichtung für den weiteren Magen- und Darmtractus und überhaupt für den Organismus gegenüber Schädlichkeiten in der Nahrung zu erblicken. Mehr aushilfsweise dient die Mundhöhle auch der Atmung. Wenn die Nase nicht genügend Luft zu liefern imstande ist, muß die Mundhöhle mit als Atmungsweg herangezogen werden.

Mit der Atmung eng verbunden ist die Stimm- und Sprachbildung, an der die Mundhöhle mit ihren Gebilden gewichtigen Anteil hat.

Auch in den Zwischenzeiten, wenn gerade keine Verdauungsarbeit geleistet wird, findet, wenn auch stark abgeschwächt, eine Sekretion aus den Drüsen der Mundhöhle statt, so daß dadurch die Schleimhaut und die Zähne stets feucht sind oder gar mit Speichel direkt überspült werden. In dieser „feuchten Kammer", in der, wenn nicht Nahrungsaufnahme oder Atemluft für kurze Zeit die Situation ändern, meist eine gleichmäßige Temperatur von annähernder Höhe der Bluttemperatur herrscht, gedeihen Mikroorganismen unter den günstigsten Bedingungen. Vor allem sind die Bedingungen für das Wachstum der Mikroorganismen günstig, wenn Nahrungsreste in der Mundhöhle verbleiben und eine Reinigung (Selbstreinigung durch normalen Kauakt und künstliche Reinigung) unterbleibt. Die Mundhöhle beherbergt unter normalen Verhältnissen vor allem Kokken und Stäbchen und außerdem in geringerer Zahl Spirochäten, Aktinomyzeten, Vibrionen, Leptotrix- und Streptotrixarten, Amöben. Wenn auch ein großer Teil der Mikroorganismen, die in der Mundhöhle vorkommen, zu den pathogenen Keimen an sich zu rechnen ist, so muß jedoch mit Sicherheit angenommen werden, daß sie zumindest in ihrer Pathogenität normalerweise stark reduziert sind und nur mehr die Bedeutung von Saprophyten haben, aber sehr schnell ihre harmlose Natur ändern können. Sie können dann, wenn Wunden vorhanden sind, zu schweren Infektionen führen, während die intakte, gesunde Schleimhaut der Mundhöhle ein sicherer Schutz gegen die Mikroorganismen ist. Wenn trotzdem relativ selten die Infektionen der Wunden in der Mundhöhle — wir müssen jede Wunde, die nicht absolut vom Speichel freigehalten worden ist, als infiziert betrachten — zu nachweisbarer Schädigung sich auswirken, so liegt das nicht allein an der geringen oder fehlenden Pathogenität, sondern ist vor allem auf die außerordentliche Abwehrfähigkeit des Gewebes zurückzuführen (starke Durchblutung und hochentwickeltes Lymphsystem).

I. Die Nahrungsaufnahme.

A. Die Kaufunktion.

Die Bewegungen, die der Unterkiefer mit Hilfe des Kiefergelenkes beim Ergreifen und Zerkleinern der Nahrung ausführt, sind sehr kompliziert. Es ist notwendig, vor Beschreibung dieser Funktionen ganz kurz die Anatomie des Kiefergelenks und die elementaren Bewegungen zu besprechen.

1. Das Kiefergelenk.

Zum besseren Verständnis des komplizierten Mechanismus des menschlichen Kiefergelenkes sollen kurz die Kiefergelenke von Tieren mit mehr einfachem, elementarem Mechanismus beschrieben werden (Abb. 135).

Die Fleischfresser, die nur die Nahrung ergreifen und im Hackbiß zerschneiden, haben ein Scharniergelenk, das ein Öffnen und Schließen ohne Vorwärts- und Rückwärtsbewegung zuläßt.

Die Wiederkäuer machen außer den Öffnungs- und Schließungsbewegungen, die dem Ergreifen dienen, vor allem Seitwärtsbewegungen, ein konkaver Gelenkkopf funktioniert auf einem konvexen Gelenkhöcker.

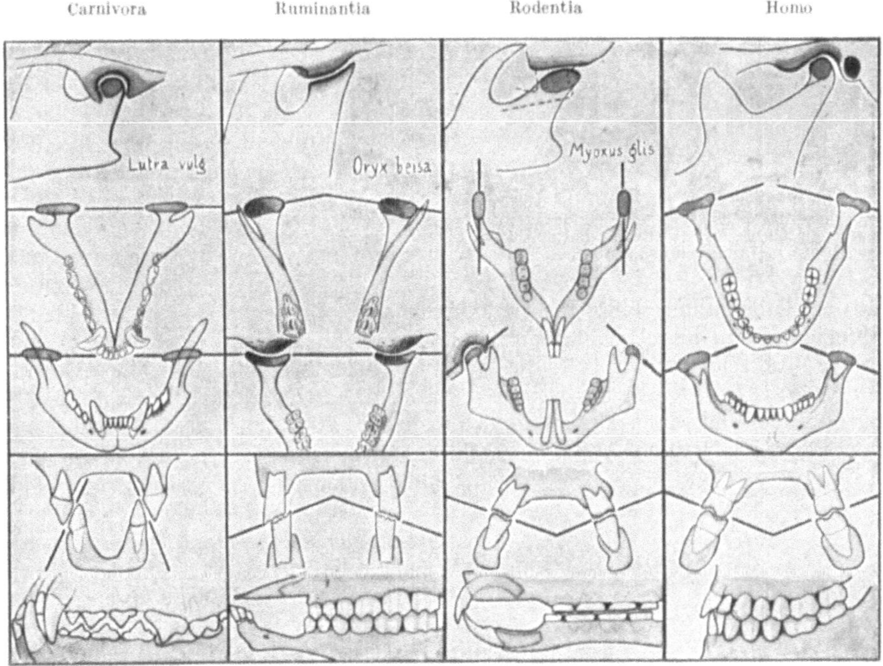

Abb. 135. Vergleichende Tabelle der Kiefergelenk- und Zahnverhältnisse bei Tieren und bei den Menschen. (Aus BRUHN: Handbuch der Zahnheilkunde. Bd. 3. 3. Aufl. München: J. F. Bergmann 1930.

Die Nager führen außer den Öffnungs- und Schließungsbewegungen besonders Vor- und Rückwärtsbewegungen aus. Das Gelenkköpfchen ist deswegen sagittal gestellt, es ist meist mehr kammartig schmal und läuft in einer entsprechenden Rinne vorwärts und rückwärts.

Das Kiefergelenk des Menschen läßt alle die Bewegungen der Fleischfresser, der Wiederkäuer und der Nager zu. Allein daraus läßt sich schließen, daß der Mensch omnivor und nicht für einseitige Ernährung eingestellt ist (Abb. 135).

Am Kiefergelenk unterscheidet man 1. die Gelenkgrube mit dem Gelenkhöcker, in den sie sich nach vorn hin fortsetzt; 2. das Kieferköpfchen (Processus condyloideus) der Mandibula; 3. den Discus articularis, die Zwischenscheibe; 4. die Gelenkkapsel und die Gelenkbänder.

Die Gelenkgrube gehört dem Schläfenbein an (Abb. 136). Sie wird allseitig von Randerhebungen umgrenzt; die starke, vordere Erhebung, die dem Kieferköpfchen als Gelenkbahn dient, heißt Tuberculum articulare. Die Grube selbst ist flach und in ihrem langen, transversalen Durchmesser so eingestellt, daß die

Verlängerung dieser Richtung den vorderen Rand des Foramen magnum trifft (Abb. 136). Der vordere Wulst, das *Tuberculum articulare*, fällt mehr oder weniger steil — mit individueller Verschiedenheit — nach unten vorn ab, um dann in eine mehr plane horizontale Fläche überzugehen. Der Winkel des Abfalles beträgt nach GYSI etwa 33° zur Kauflächenebene.

Das Kieferköpfchen ist bereits bei der Anatomie der Mandibula beschrieben worden. Die Querachsen der beiden Gelenkköpfchen stehen wie die Gelenk-

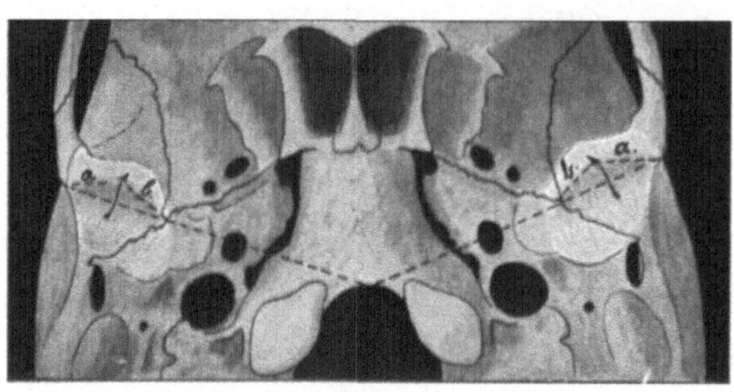

Abb. 136. Schädelbasis. Gelenkgrube hell bezeichnet, punktierte Linie die Schiefstellung zeigend. Pfeilrichtung zeigt die einwärtsgerichtete Kondylenbahn bei Seitbiß links und rechts. (Aus BRUHN: Handbuch der Zahnheilkunde. Bd. 3. 3. Aufl.)

gruben nicht parallel, sondern im Winkel zueinander, der dem Winkel der Gelenkgruben entspricht, also auch am vorderen Rande des Foramen occipitale magnum liegt. Nur die vordere Fläche des Gelenkköpfchens ist mit Knorpel überzogen, da nur sie und nicht die hintere Fläche an der Artikulation beteiligt ist. Gleicherweise weist auch nur die Gelenkgrube in ihrem vorderen Abschnitt beim Übergang in das Tuberculum

und das Tuberculum selbst Knorpelüberzug auf. Zwischen Gelenkgrube-Tuberculum einerseits und Gelenkköpfchen andererseits liegt die bewegliche Gelenkscheibe — Discus articularis — die das Kiefergelenk eigentlich in zwei Gelenke teilt (Abb. 137). Der Discus ist durch die schlaffe Gelenkkapsel sowohl an der Gelenkgrube und dem Tuberculum einerseits als auch am Gelenkköpfchen andererseits angeheftet. Außerdem steht der Discus in fester Verbindung mit dem

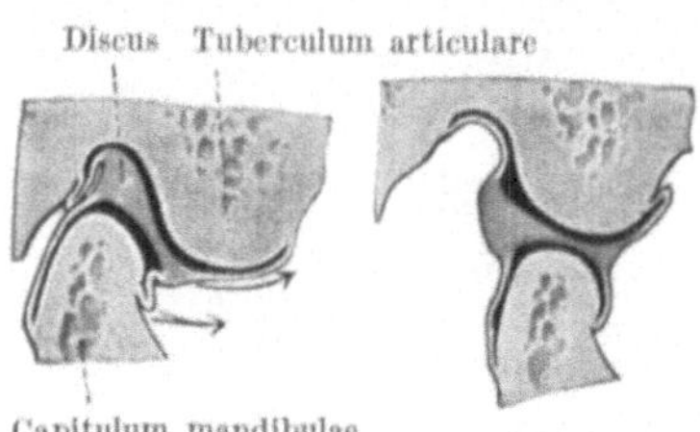

Abb. 137. Discus articularis des Kiefergelenkes, Flachschnitt durch Gelenk und Knochen, a bei geschlossenem, b bei geöffnetem Kiefer. Die Pfeile entsprechen der Zugrichtung des M. pterygoideus externus. In Stellung b kann der Discus um das Capitulum schalenförmig herumgebogen sein. (Aus BRAUS: Anatomie. Bd. 1.)

M. pterygoideus externus. Bei Kieferschluß liegt der Discus mit seiner dicken Partie in der eigentlichen Gelenkgrube, während das Gelenkköpfchen mit seiner vorderen Fläche, der eigentlichen Artikulationsfläche, dem Tuberculum angelehnt ist, nur die dünne Partie des Discus trennt Tuberculum und Köpfchen. Wie der Discus bei den Vorwärtsbewegungen des Köpfchens mit diesem am Tuberculum nach vorwärts und unten wandert unter teilweiser Anspannung und teilweiser Erschlaffung der Kapsel, zeigt ebenfalls Abb. 137. So werden durch den transportablen Discus zwei Gelenke geschaffen. In dem einen bewegt sich das

Gelenkköpfchen unter dem Discus, wenn es sich z. B. um die reine Scharnierdrehung handelt. In dem anderen schiebt sich der Discus selbst mit dem Kieferköpfen nach unten vorn um das Tuberculum. Bei den Kieferbewegungen handelt es sich nur selten um eine dieser Elementarbewegungen, sondern man trifft fast immer Kombinationen zwischen Funktionen der beiden Gelenke an, wie bei Besprechung der Artikulation noch gezeigt wird.

Die Verstärkungsbänder des Kiefergelenks haben nur mehr untergeordnete Bedeutung, sie haben gewisse Bremsfunktionen, sind teilweise Antagonisten für die Muskeln, die aber in der Hauptsache selbst die Gelenksfunktion weitgehend beherrschen. Das *Ligamentum temporo-mandibulare* zieht mit seiner vorderen Partie vom Jochbogen nach rückwärts hinten zum Hals des Gelenkfortsatzes,

spielen. Die Vorschubbewegungen leisten vor allem der M. pterygoideus externus und auch vordere Anteile des Masseter und des pterygoideus internus. Das Zurückziehen haben dann die hinteren Partien des Temporalis auszuführen.

Wir müssen grundsätzlich zwei Phasen der Vor- und Rückschubbewegungen unterscheiden. Nehmen wir jedenfalls den geringen Schneidezahnüberbiß als normal an, dann muß erst der Überbiß überwunden werden, bis die untere Zahnreihe nach vorn gezogen werden kann. Ist kein Überbiß vorhanden, dann ist erst die Höhe der Seitenzahnhöcker zu überwinden, bis die reine Vorwärtsbewegung einsetzen kann, die als die zweite Phase bezeichnet wird. Funktionell wichtiger ist natürlich die erste Phase mit ihrem entsprechenden Rücklauf, bei dem die unteren Schneidezähne mit ihren Schneiden die scherende Bewegung an den palatinen Flächen der oberen Schneidezähne vollziehen. Hierbei erfolgt das Abbeißen der Nahrung.

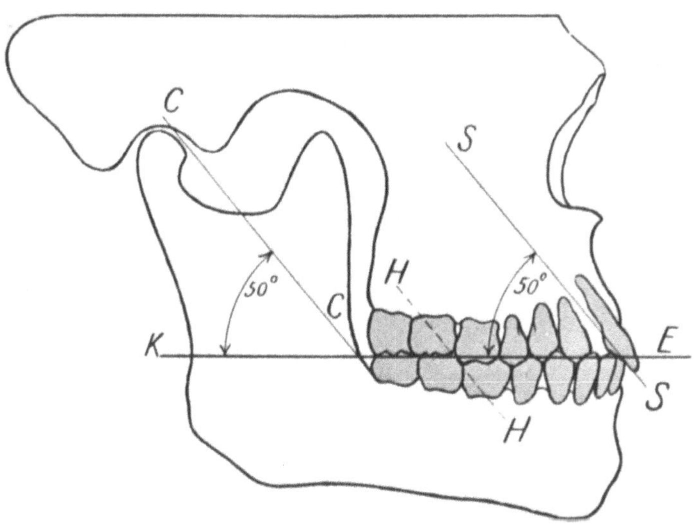

Abb. 140a. Kondylenbahn C—C, Schneidezahnbahn S—S und Höckerneigung H—H verlaufen parallel zueinander (Ausnahmefall). (Nach SCHRÖDER: Lehrbuch der Zahnheilkunde. Bd. 1.)

Im Idealfalle haben wir es bei der ersten Phase der Vorschubbewegung des Unterkiefers mit einer Parallelverschiebung zu tun, wobei die Schneidezahnführung und die Kondylenbahn parallel zueinander stehen, so daß auf diesen beiden Parallelen der Unterkiefer abwärts — vorwärts rücken kann, wie das in Abb. 140a dargestellt ist. Da betragen die Winkel, die die palatinale Fläche des mittleren Incisivus und die Gelenkbahn zur Kauflächenebene bilden, je 50°. Parallel dazu stehen außerdem noch die Höcker der Seitenzähne, so daß auch an denen dieselbe Führung für den Unterkiefer bei seiner Vorwärts- und Abwärtsbewegung gegeben ist. Mit diesem Idealfalle haben wir es aber vor allem beim rezenten Europäer selten zu tun. Da finden wir meistens Abweichungen in der Richtung, daß die Führung des Schneidezahnüberbisses steiler steht als die Kondylenbahn. Die Folge davon ist, daß wir es bei der ersten Phase der Vorschubbewegung nicht mehr mit einer einfachen Parallelverschiebung zu tun haben. Es muß zwangsläufig eine Drehung in dem Gelenk stattfinden, dessen Bahn zu flach ist, wenn der Schneidezahnüberbiß bei der Vorschubbewegung überwunden werden soll. Das kann man sich ohne weiteres aus der Abb. 140b vorstellen, wo die Schneidezahnführung im Winkel mit 50° angenommen ist, während die Kondylenbahn hier nur 34° beträgt. Ein Rotationszentrum für diese Bewegung kann man finden, indem man auf den beiden Führungsbahnen, Schneidezahnbahn und

Gelenkbahn, die Mittelsenkrechten errichtet, die sich nach GYSI meistens in Höhe
des 6.—7. Halswirbels schneiden. Je steiler die Schneidezahnbahn ist im Verhältnis zur Kondylenbahn, um so mehr muß es zu einer Rotation im Gelenk
im Sinne der Öffnungsbewegung kommen. Aber auch da bewirken hohe Höcker

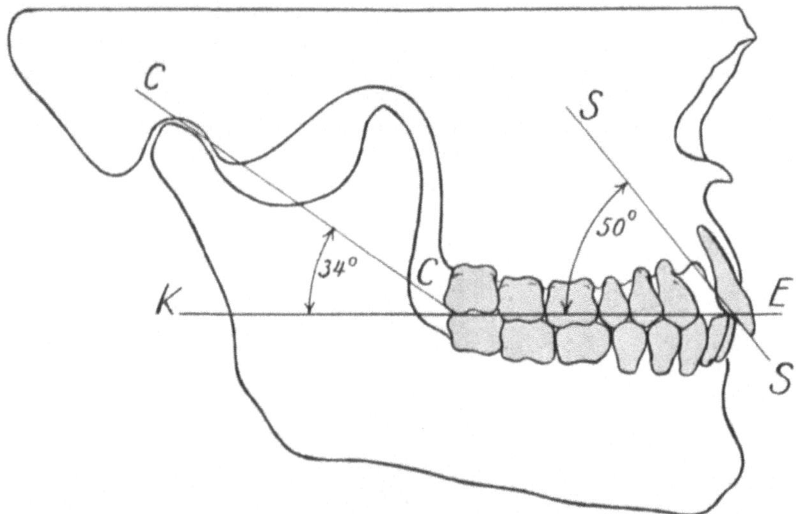

Abb. 140b. Kondylenbahn C—C und Schneidezahnbahn S—S in mittlerer Neigungsdifferenz zur
Kauebene K—E. (Nach SCHRÖDER: Lehrbuch der Zahnheilkunde. Bd. 1.)

der Seitenzähne, daß es trotz der Drehbewegung bei der ersten Phase des Vorbisses nicht zu einem Klaffen dort kommt, wenn die unteren Schneidezähne die
Schneiden der oberen erreicht haben. Außerdem kommt normalerweise noch ein
zweites Moment hinzu, welches verhindert, daß die Molaren bei der ersten Phase

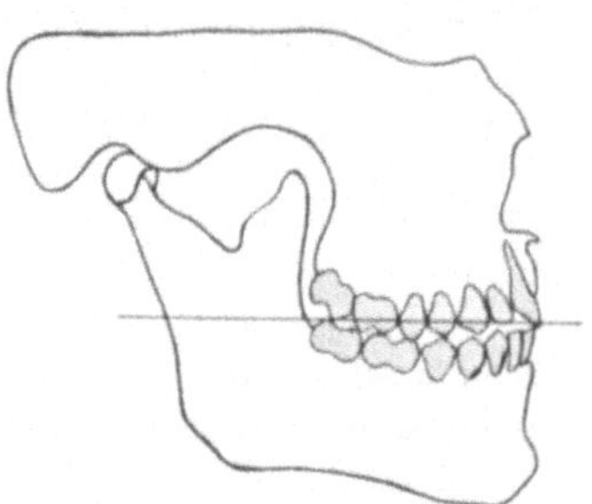

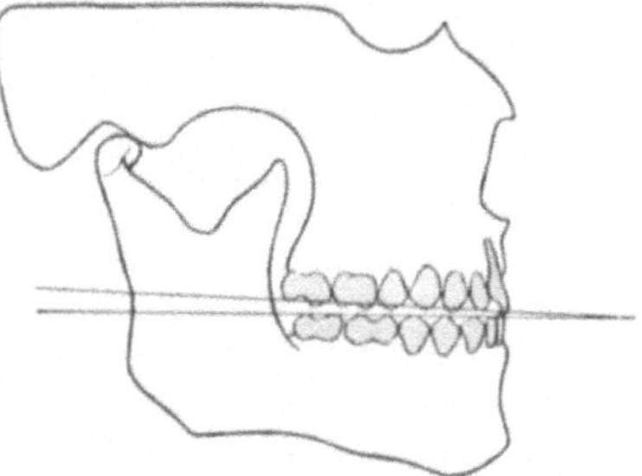

Abb. 141a. Frontzahnüberbiß, kompensiert
durch hohe Höcker der Seitenzähne und gut
ausgebildete Okklusionskurve.

Abb. 141b. Frontzahnüberbiß nicht kompensiert
infolge niedriger Höcker und fehlender Okklusionskurve.

(Nach SCHRÖDER: Lehrbuch der Zahnheilkunde. Bd. 1.)

des Vorbisses ihre gegenseitige Fühlung verlieren, das ist die SPEESche Kurve,
in der die Zahnreihen stehen. Durch diese bogenförmige Anordnung wird es
ermöglicht, daß die unteren Molaren bei ihrem Vorwärts-Abwärtsgleiten mit
den oberen Molaren in Fühlung bleiben können. Das geht eindeutig aus Abb. 141
hervor. Aus dem Verlauf der ersten Phase des Vorschubs wird der Rücklauf
dieser Bewegung ohne weiteres verständlich.

Mit der Überwindung des Schneidezahnüberbisses ist der Unterkiefer für die
zweite Phase der Vor- und Rückschubbewegung frei. Nach SPEE findet nun
diese Vorwärtsbewegung derart statt, daß die Zahnreihe des Unterkiefers in ihrer

bogenförmigen Aufstellung an der entsprechenden Bogenform des Oberkiefers sich vorschiebt. Da nach Spee diese bogenförmige Anordnung der Zahnreihen derart gestaltet ist, daß ihre Fortsetzung durch die Gelenkbahn geht, also für Zahnreihenbogen und Gelenkbahn ein Rotationszentrum (s. Abb. 142) besteht, so muß die Vorschubbewegung (2. Phase) der Zahnreihen zueinander unter ständiger Wahrung des Kontaktes vor sich gehen. Man kann also darin den Höhepunkt funktioneller Anpassung erblicken. Für die Anfertigung der Prothesen ist diese Erkenntnis von großer Bedeutung, worauf Spee selbst schon hingewiesen hat. Im natürlichen Gebiß finden wir aber diesen Idealfall, wie er von Spee beschrieben wurde, nur relativ selten, vor allem

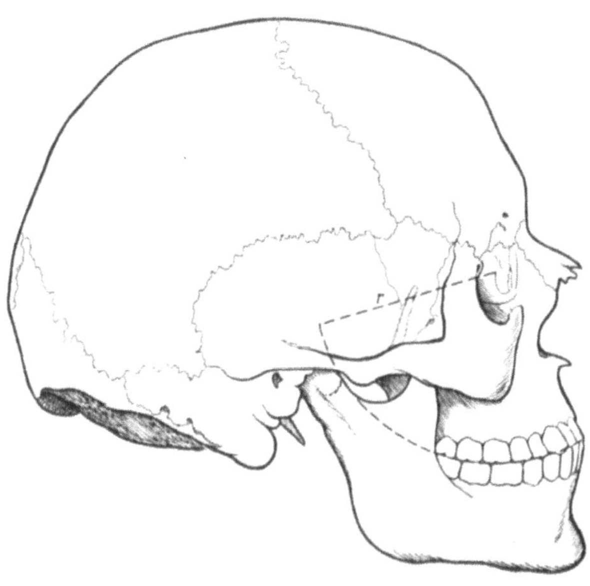

Abb. 142. Okklusionskurve. (Nach Spee.)
(Aus Schröder: Lehrbuch der Zahnheilkunde. Bd. 1.)

beim rezenten Menschen begegnen wir ihm nicht häufig mehr. Nach Christensen ist aber auch derselbe funktionelle Effekt dadurch gegeben, daß Gelenkbahn

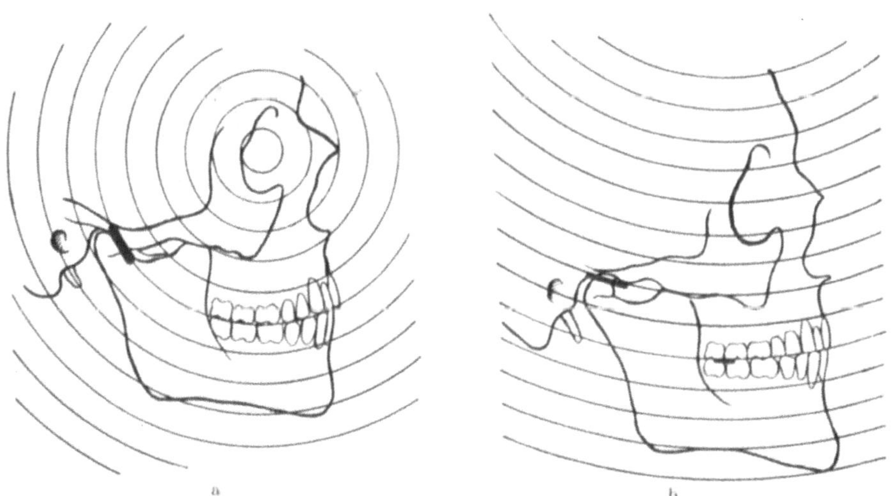

Abb. 143. Die Gelenkbahn als Fortsetzung der Okklusionskurve oder parallel mit ihr verlaufend.
(Nach Christensen.) (Schröder: Lehrbuch der Zahnheilkunde. Bd. 1.)

und Zahnkurve einfach parallel zueinander verlaufen, ohne daß es notwendig wäre, die Lage von Zahnbogen und Gelenkbahn auf derselben Kurve zu verlangen (Abb. 143). Liegen die Verhältnisse nicht so, wie es Spee und Christensen angegeben haben, so müssen wir die verschiedensten Abweichungen der Zahnreihen von dem idealen Kontakt bei den Vorschubbewegungen finden, und daß ist fast immer der Fall. Neuerdings hat FABIAN die SPEESche Kurve in ihrer Entstehung und Bedeutung ganz anders erklärt. Er ist der Ansicht, daß die verschiedene Anordnung der Kieferschließmuskeln die Kurvenanordnung der Zahnreihen fordere, damit alle verschiedenen Zugrichtungen der Muskeln durch eine jeweils entsprechende Stellung der Zähne zu vollster Wirkung gelangen.

4. Die Seitwärtsbewegung des Unterkiefers.

Die Seitwärtsbewegungen führen vor allem das mahlende Kauen aus. Die Bewegung aus der Schlußstellung nach der Seite wird vom M. pterygoideus externus vollzogen, und zwar durch die einseitige Funktion. Wenn der Unterkiefer nach rechts bewegt werden soll, zieht der Muskel der linken Seite das Kieferköpfchen aus der Schlußstellung nach unten und innen aufs Tuberculum herab. Das Köpfchen der rechten Seite dreht sich dabei in der Fossa mandibularis und macht außerdem noch leichte Bewegungen oft nach rückwärts und seitwärts. Den Rücklauf dieser Bewegungen bewirken vor allem der M. temporalis und,

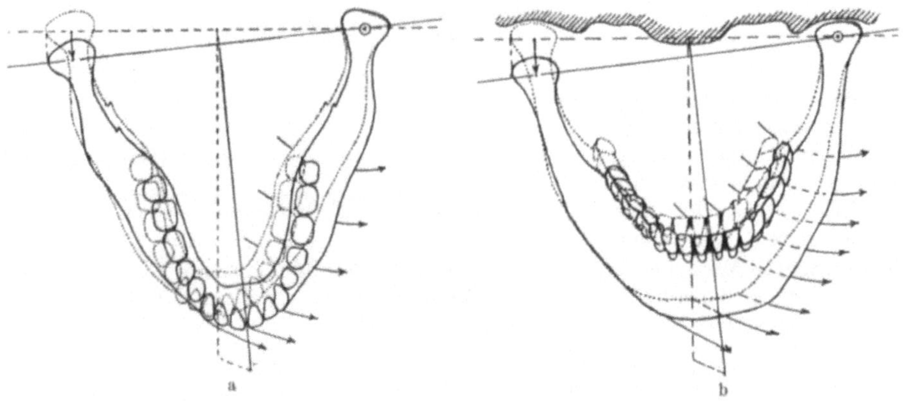

Abb. 144. Schematische Darstellung der Seitwärtsdrehung des Unterkiefers bei Annahme eines ruhenden Drehzentrums im linken Gelenkköpfchen. In a Horizontal-, in b Frontalprojektion. (In Anlehnung an FICK, 1911.) (Aus Handbuch der normalen und pathologischen Physiologie. Bd. 3.)

wenn Kraftaufwand notwendig ist, beteiligen sich daran Masseter und Pterygoideus internus beider Seiten ganz bedeutend.

Die Bewegungen sind jedenfalls sehr kompliziert, da sie sich aus drei Elementarbewegungen zusammensetzen und schwieriger zu registrieren sind als die einfache Öffnungs-Schließungsbewegung und die Vor-Rückschubbewegung.

Betrachten wir zunächst die *reine Seitenbewegung in der Horizontalen,* wie sie sich gestalten würde, wenn der Condylus der einen Seite nur in der Fossa um eine senkrechte Achse sich drehte. Wie sich dann die Zähne auf den Kreisen bewegen würden, die man um den linken Condylus legt, geht aus der Abb. 144 ohne weiteres hervor. Da wir es aber nicht mit diesen einfachen Drehbewegungen um einen sonst ruhenden Condylus zu tun haben, werden hier schon die Verhältnisse kompliziert. Oft macht im Anfang der Seitenbewegung der „ruhende", d. h. der sich hauptsächlich in der Fossa drehende Condylus eine kleine Außenbewegung, es kommen aber auch andere Verschiebungen des „ruhenden" Condylus vor. So z. B. leichte Verlagerung nach rückwärts und nach vorwärts. Wie sich das BONVILLsche Dreieck bei diesen einzelnen Abweichungen von der reinen Drehbewegung verändert, ist in Abb. 145 dargestellt. In A sehen wir die reine Drehbewegung um den linken Condylus. In B hat mit der Drehbewegung eine leichte Verschiebung nach der Seite stattgefunden. In C hat sich der „ruhende" Condylus ein wenig außer der Drehung nach rückwärts verschoben. In D sehen wir die Drehbewegung des Condylus kombiniert mit einer leichten Vorverlagerung. Wie verschieden die Bahn ist, die die einzelnen Zähne beschreiben, kann man sich leicht jedenfalls für die Anfangs- und Endstellung klarmachen. Wo das jeweilige Drehzentrum liegt, ist auch noch individuell verschieden, es muß natürlich

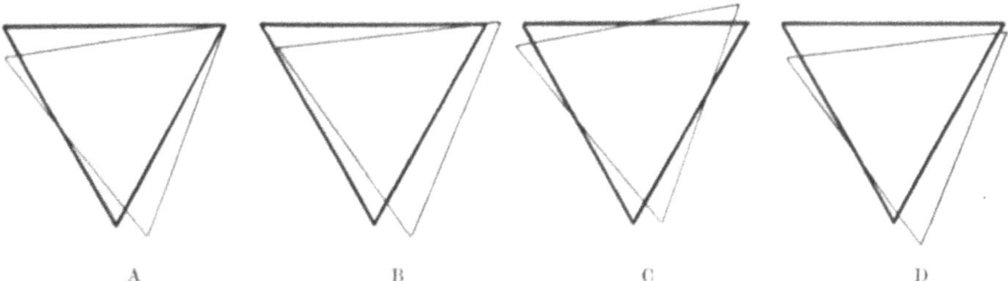

Abb. 145. Die vier Hauptmöglichkeiten der Unterkiefer-Seitenbewegungen, dargestellt am BONWILLschen Dreieck (modifiziert nach WINKLER).

sich ergeben aus den beiden Bahnen, die der rechte und der linke Condylus beschreiben, nur bei der reinen Rotation, Fall A, liegt das Drehzentrum in der Mitte des sich drehenden „ruhenden" Condylus (Abb. 144).

Betrachten wir die *Seitwärtsbewegung von vorn*, so können wir sehen, wie sich z. B. bei einer Bewegung nach links das rechte Köpfchen, das wir in der

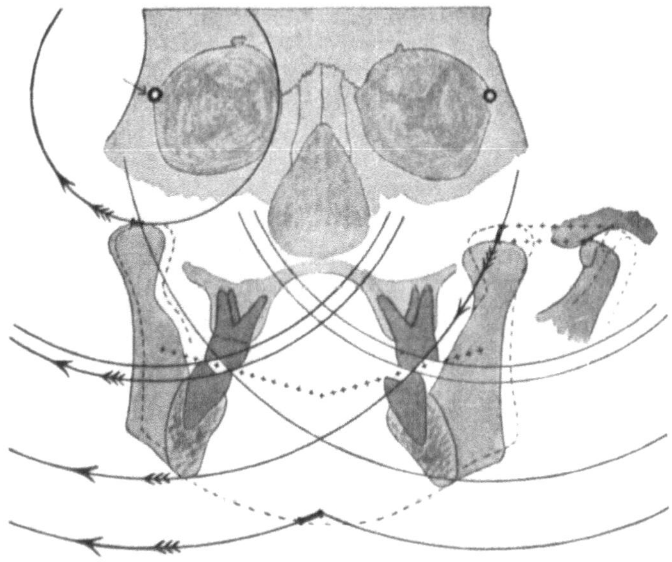

Abb. 146. Kauflächengestaltung der Molaren, so daß beim Seitbiß links und rechts der Kontakt erhalten bleibt. Die natürliche Neigung der Kaufläche läßt sich ebenfalls aus dieser Konstruktion gewinnen. (Aus BRUHN: Handbuch der Zahnheilkunde. Bd. 3. 3. Aufl.)

Horizontalen mehr oder weniger rein kreisförmig um den linken Condylus als Drehpunkt sich nach vorn verschieben sahen, nun in dieser Ebene nach abwärts bewegt, und zwar so weit abwärts, wie es nach dem Grade der Vorwärtsbewegung die geneigte Gelenkbahn der Tuberculums zwangsläufig vorschreibt.

Bei dem Abwärtsgleiten des Condylus, den wir um den „ruhenden" Condylus schwingen sahen, gleiten die unteren Molaren im Idealfalle (Abb. 146) in festem gegenseitigen Kontakt mit den oberen Molaren nach abwärts, bis die Spitze der buccalen Höcker der unteren Molaren den Spitzen der palatinalen Höcker der oberen Molaren gegenüberstehen. Fester ist allerdings noch der Kontakt auf der

Seite, wohin die Bewegung erfolgt. Da sind die lingualen Höcker der unteren
Molaren an den palatinalen Höckern der oberen Molaren und ebenso die buccalen
Höcker oben und unten in fester Fühlung geblieben. Rückläufig geht es wieder
in die Schlußstellung. Auf der Seite, wohin die Seitbewegung erfolgt, wird
jedesmal die Hauptmahlarbeit geleistet, man nennt dann diese Seite die Arbeits-
seite, während die andere Seite, bei der der Kontakt nicht immer so fest ist,
wie im Idealfalle der Abb. 146, die Balanceseite heißt.

5. Das Ergreifen und Abbeißen der Nahrung.

Durch die Ausbildung von Eßwerkzeugen haben Lippen und Zähne beim
Ergreifen der Nahrung nur noch wenig Arbeit zu leisten. Verarbeitbare Stücke
und Mengen der Nahrung werden durch Instrumente oder von den Fingern direkt
zwischen die Lippen in den Mund und auch zwischen die Zähne gegeben, die Lippen
müssen von Gabel oder Löffel die Nahrung abstreifen. Bei festerem Haften des
Bissens an der Gabel können auch die vorderen Zähne an dem Abstreifen sich
beteiligen.

Zum Abbeißen der Nahrung aus größeren Stücken wird der Unterkiefer gerade
so weit, wie es notwendig ist, geöffnet. Die Schneidezähne des Unterkiefers und
des Oberkiefers dringen mit den Schneiden meißelartig in das Nahrungsstück
ein. Dabei kann es, wenn es sich um eine spröde Masse handelt, schon nach
kurzem Eindringen dieser Meißel zum Abspringen des Bissens kommen, auch
kann dabei die Hand gleichzeitig durch Bewegung des Ganzen, aus dem herausgebissen wird, das Losbrechen des Bissens begünstigen, oder auch es kann das
Losbrechen des Bissens vornehmlich mit der Hand erfolgen, wenn die Zähne nicht
genügend in die Masse einzudringen vermögen. Ist die Masse jedoch gut schneid-
bar, dann macht der Unterkiefer in Richtung auf die Kopfbißstellung der Schneidezähne die Schließbewegung. Je nachdem, wie das abzubeißende Stück nachgibt,
treffen entweder die Schneiden der unteren und oberen Zähne dann aufeinander,
oder aber sie haben noch weitere Abbeißarbeit zu leisten und es gleiten nun in
scherender Bewegung die Schneiden der unteren Zähne an den palatinalen Flächen
der oberen Zähne entlang, die Nahrung dabei gleichsam zerschneidend. Wie bei
der mehr spröden Nahrung die Hand durch abbrechen mithilft, so hilft sie hier
bei der schneidbaren Nahrung durch Abreißbewegungen nach. Besonders beobachtet man das, wenn aus zäher Masse herausgebissen werden soll. Da werden
dann auch mehr die Seitenzähne benutzt und es kann außer der Abreißbewegung
der Hand sich auch der Kopf durch die Nackenmuskulatur an der Abreißbewegung
beteiligen. Bei den Raubtieren beteiligt sich der ganze Körper an dieser Abreißbewegung.

Beim Abbeißen der Nahrung ist also die reine Öffnungs- und Schließbewegung
in Funktion und vor allem die Vor- und Rückschubbewegung. Besonders die
Rückschubbewegung hat das eigentliche Abschneiden zu leisten.

6. Der Kauakt.

Das aus der großen Masse abgebissene Stück — gleichfalls der kaugerecht
eingeführte Bissen — wird von der Zunge zwischen die Prämolaren zur Zerstückelung gegeben. Gleichzeitig schließen sich die Lippen. Im mehr oder weniger
reinen Hackbiß, bestehend hauptsächlich aus einfachen Öffnungen und Schlie-
ßungen, wird die erste Arbeit geleistet. Das Zerhacken soll zunächst eine grobe
Zerlegung des Bissens herbeiführen, die einzelnen Stücke auch so klein gestalten,
daß sie zu weiterer Verarbeitung leicht zwischen die weniger weit sich öffnenden
Molarenreihen geschoben werden können. Es wird meist notwendig sein, daß
die Prämolaren mehrere Male zuhacken, bis die für den Mahlakt nötige Feinheit erreicht ist. Bei jedem Zubiß gleitet der eine Teil des Bissens nach dem

Vorhof zu ab, der andere Teil ins eigentliche Cavum oris. Im Vorhof wird hauptsächlich aus der Parotis dem Bissen Speichel beigemengt, im Cavum oris vornehmlich aus der Mandibularis und der Sublingualis. Außer der

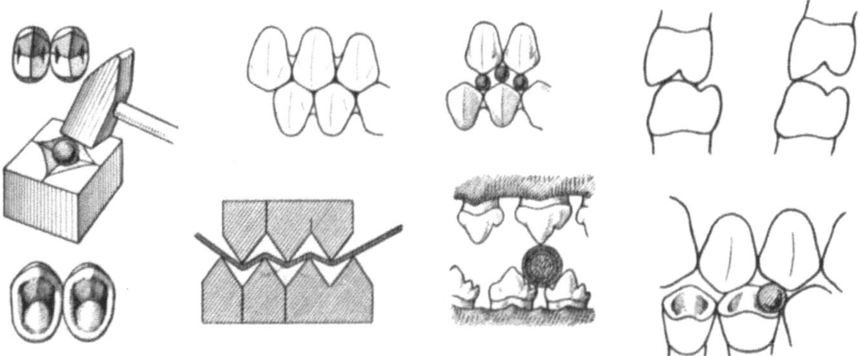

Abb. 147a. Funktion der Prämolaren als Körner-knacker und Fasernreißer. (Aus BRUHN: Handbuch der Zahnheilkunde. Bd. 3. 3. Aufl.)

Abb. 147b. Gruben in der Kau-fläche der Prämolaren zum Halten körniger Nahrung.

Zerstückelung spröder oder leicht zerschneidbarer Nahrung findet zwischen den Prämolaren auch das Zerreißen zäher, faseriger Nahrung statt. SCHRÖDER macht darauf aufmerksam, daß die zu zerreißenden Fasern von den Nachbar-zähnen der Prämolaren geradezu über den Prämolarenhöckern in Spannung gehalten werden. Hacken nun die Prämolaren zu, dann müssen dabei die Fasern zerrissen werden. Auch Quetschwirkung zerrt die faserige Masse auseinander. Über die mecha-nische Wirkung der Prämolaren gibt Abb. 147 anschaulich Aufschluß.

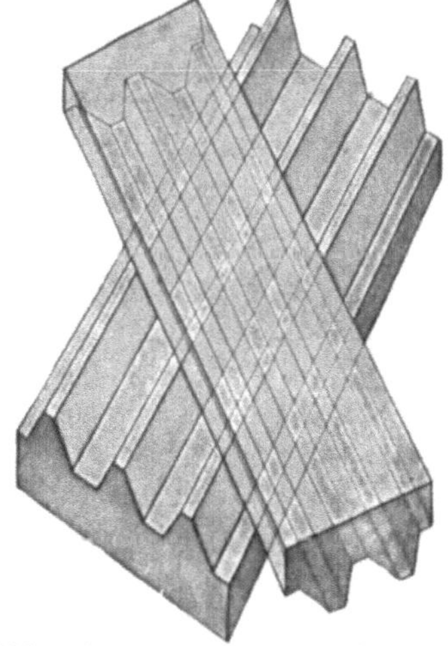

Abb. 148a. Schematische Darstellung der gegenseitigen Wirkung der Keilleistchen auf der Kaufläche der Anatoformmola-ren. Die kreuzweise Lagerung sichert ein ruhiges Übereinandergleiten und große Schneidewirkung bei minimalem Kaudruck.

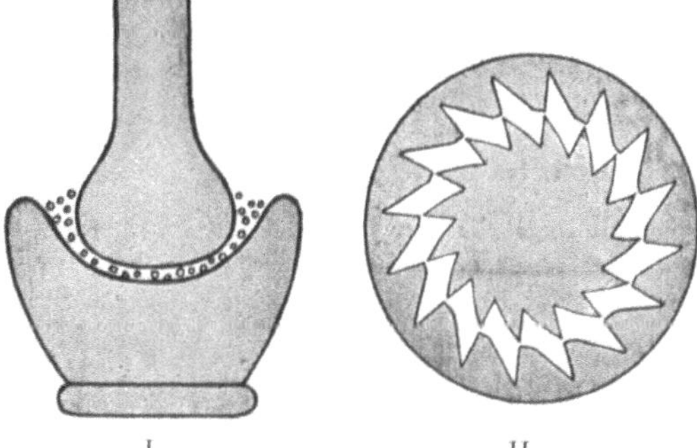

Abb. 148b. I Prinzip der Pulvermühle, wie es die mensch-lichen Molaren haben; II Prinzip der Pfeffermühle, wie es die menschlichen Molaren haben, infolge der Diagonalrillen auf der Kaufläche. (Aus BRUHN: Handbuch. Bd. 3.)

Der zum Vorhof beim Zubiß abgeglittene Bissen wird von der Wangen-muskulatur wieder zwischen die Zahnreihen geschoben. Die Wange wird dabei auch passiv vom Luftdruck mundwärts bewegt; bei der Kieferöffnung entsteht ein luftverdünnter Raum in der Mundhöhle, daher der Eindruck der Wange von außen nach innen. Ferner hilft die Spannung der Wangenmuskeln bei der Kiefer-öffnung den Bissenteil aus dem Vorhof wieder herauszuschieben. Im Cavum oris selbst besorgt diese Funktion die Zunge.

Die Arbeit der Prämolaren findet zunächst jedenfalls einseitig statt und bleibt auch weiter nur einseitig, wenn der Bissen sehr klein ist. Bei größeren Bissen findet zur Mahlarbeit aber eine Verteilung — normalerweise — auf beide Kieferhälften statt. Der schon einen gewissen Zusammenhang durch die Einspeichelung bekommende Bissen wird allmählich zwischen die Molaren zur Vermahlung gegeben. Außer dem Zermahlen findet auch weiter ein Zerschneiden der faserigen Bestandteile statt. Durch ihre Gestalt sind die Molaren eben in der Lage, alle Arten der Zerkleinerungsarbeit zu leisten. Das geht aus Abb. 148 wiederum klarer hervor, als viele Worte das zu sagen vermögen. Beim mahlenden Kauen gelangt auch ein Teil des Bissens in den Vorhof, ein Teil in die eigentliche Mundhöhle, aber im Gegensatz zum Hackbiß bleibt ein dritter Teil zwischen den Zähnen, um der intensiven Zerkleinerung anheim zu fallen. Auch dabei findet noch weiter ein Abgleiten nach den Interdentalräumen zu statt, viel wird aber gerade durch die Randwülste der Molaren wie in einem Mörser festgehalten. Wange und Zunge sorgen nicht nur dafür, daß die Bissen immer wieder zwischen die Zahnreihen gelangen, sondern sie halten sie auch geradezu verarbeitungsgerecht zwischen die Zahnreihen.

Betrachten wir noch genauer die Kieferbewegungen des Kauaktes, wie sie sich aus den Aufzeichnungen mit den Registrierapparaten erkennen lassen. Der Hackbiß entspricht etwa den einfachen Öffnungs- und Schließungsbewegungen, jedenfalls in seiner reinen Form. Meist ist aber auch der Hackbiß mit geringen Seitbißbewegungen und auch mit Vor- und Rückschubbewegungen kombiniert. Werden vor allem die Seitbißbewegungen stärker, dann haben wir es mit dem mahlenden Kauen zu tun. Wie nun, schematisch dargestellt, das mahlende Kauen abläuft, zeigt Abb. 149. Wir sehen hier die von Gysi bezeichneten 4 Phasen des Kauens rein frontal dargestellt. Zu diesem frontal betrachteten Verlauf der Unterkieferbewegung kommt noch eine wenn auch geringe Vor- und Rückschubbewegung nach den Darstellungen Hanaus hinzu.

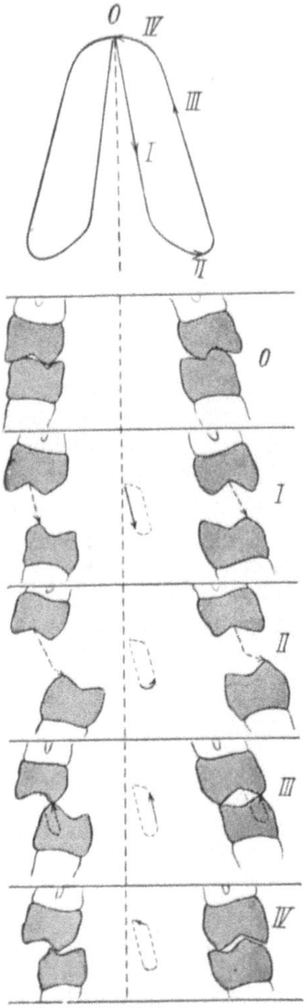

Abb. 149. Die 4 Phasen des Rundbisses nach Gysi.
(Nach Schröder: Lehrbuch der Zahnheilkunde. Bd. 1.)

7. Die Kraftentfaltung des Kauapparates.

Die Kraft, welche die Kaumuskeln zu entfalten vermögen, hat man auf verschiedene Weise zu ermitteln versucht. So hat z. B. Fick aus dem Querschnitt der Schließmuskeln errechnet, daß diese in ihrer Gesamtheit einen Druck von 400 kg zu erzeugen vermögen. Da aber nicht alle die Muskeln, die als Schließmuskeln so allgemein bezeichnet werden, in der reinen Druckrichtung arbeiten, haben andere Autoren diesen von Fick errechneten Wert als zu hoch angesprochen, es kommen aber auch dann immer noch Werte heraus, die praktisch insofern nicht in Betracht kommen, als im allgemeinen die Sensibilität der Wurzelhaut eine so starke Belastung der Zähne nicht zuläßt, wie sie die Kaumuskulatur auszuführen imstande wäre. Leistungen, wie sie gelegentlich von sog. Zahnathleten hervorgebracht werden, die schon nachweislich eine Kaukraft bis zu

720 kg aufzubringen vermochten (wie HAUPTMEYER feststellen konnte), sind weniger von praktischem Wert. Von größerem Interesse für uns ist die Kauleistung der Zähne im einzelnen und des Gebisses in seiner Gesamtheit.

8. Der von den einzelnen Zähnen geleistete Kaudruck.

Auf verschiedene Weise hat man den Druck zu messen versucht, der zwischen den einzelnen Zähnen erzeugt wird. So haben BLACK, DIECK, HABER, MORELLI u. a. mit Apparaten gemessen, die nach dem Prinzip der Federwaage gebaut sind. Andere haben die Kraft gemessen, die notwendig ist, um die zusammenbeißenden Zahnreihen zu öffnen. BLACK, RIECHELMANN und SCHRÖDER haben aus der Festigkeit der Nahrung auf den Kaudruck geschlossen. Nach demselben Prinzip, aber doch exakter, haben KÖHLER und ETLING ihre Messungen gemacht. Sie lassen eine Stahlkugel von genau bestimmter Größe in weiches Metall von bestimmter Eindrückbarkeit einbeißen (BRINELLsches Kugeldruckverfahren). Aus der jeweiligen Tiefe des Einbisses wird der Kaudruck errechnet. Die Werte, die mit den verschiedenen Methoden gefunden wurden, weichen sehr voneinander ab. Man kann aber aus allen Aufzeichnungen herauslesen, daß der zwischen den letzten Molaren erzeugte Druck annähernd doppelt so groß ist wie der zwischen den Schneidezähnen. ECKERMANN erklärt das dadurch, daß der Unterkiefer ein einarmiger Hebel sei, und dann ist der mittlere Schneidezahn nach ECKERMANN doppelt so weit vom Drehpunkt entfernt wie der letzte Molar. Diese Darstellung ECKERMANNs hat viel Widerspruch gefunden. Immerhin sind die Druckwerte aber annähernd so, wie sie ECKERMANN angegeben hat. MORELLI kommt zu einer ganz anderen Erklärung. Wie wir oben schon erwähnten, ist die Druckleistung der einzelnen Zähne begrenzt durch die Schmerzreaktion der Wurzelhaut. (Bei ihrer Anästhesie erhält man höhere Werte bei der Kaudruckmessung.) Und zwar ist die Grenze der Toleranz bestimmbar nach Druck und Zeit. Hoher Druck löst schnell Schmerzen aus, geringer Druck nach längerer Einwirkung. Das Produkt aus Druck und Zeit ist nach MORELLI die Kaudruckkonstante. MORELLI registriert den Druck, der innerhalb einer Minute Schmerzen im Periodontium verursacht. Und dieser Wert ist nach MORELLI wiederum proportional zur Wurzeloberfläche des Zahnes. Umstehend sind die beiden Tabellen MORELLIs wiedergegeben.

Tabelle 2. Zahnwurzeloberflächen in mm².

Obere Zahnreihe	117	139	181	205	181	376	363	mm²
	1	2	3	4	5	6	7	
Untere Zahnreihe	136	124	158	142	136	266	278	mm²

Tabelle 3. Kaudruckkonstanten.

Obere Zahnreihe	12—15	14—17	18—23	20—26	18—23	40—50	37—46
	1	2	3	4	5	6	7
Untere Zahnreihe	13—17	12—16	16—20	14—18	13—17	27—34	28—35

Die Kaudruckkonstanten der Tabelle 3 besagen uns also, wieviel Kilogramm Druck erzeugt würde, bis an den einzelnen Zähnen innerhalb einer Minute Schmerzen sich einstellen. Von noch größerer, praktischer Bedeutung sind die Untersuchungen CHRISTENSENs, der

die Leistung des gesamten Gebisses während der Kaufunktion

dadurch ermißt, daß er das erzielte Verarbeitungsresultat eines Bissens kontrolliert.

Ein Stück Nahrung wird während einer bestimmten Zeit gekaut und dann durch Siebe zunehmender Dichte aufgefangen. Dadurch läßt sich mit Genauigkeit der Grad der Feinheit, der erreicht wurde, feststellen. Daß natürlich eine möglichst feine Zerkleinerung der Nahrung für die gesamte Verdauungsarbeit von größtem Wert ist, kann hier nur kurz erwähnt werden.

Die Zähne selbst vermögen die Belastung, die sie bei ihrer Funktion trifft, auszuhalten, ohne daß es zum Zerspringen kommt. Man beobachtet erst ein Abspringen der Höcker, wenn darauf eine Stahlplatte mit 150 kg Druck zur Einwirkung gelangt.

B. Die Einspeichelung der Nahrung.

Es muß hier zunächst ganz kurz über den *Speichel* selbst das Allernotwendigste vorausgeschickt werden. Der Speichel ist eine leicht getrübte, mehr oder minder fadenziehende Flüssigkeit. Die leichte Trübung ist auf Schleimflocken und auf zellige Elemente zurückzuführen. Vor allem die sog. Speichelkörperchen, aus der Mundschleimhaut und aus den Tonsillen ausgewanderte weiße Blutkörperchen, sind im Speichel als Zellen enthalten. Außerdem findet man immer abgestoßene Epithelzellen der Schleimhaut und Zellen aus den Speicheldrüsen. Vielfach werden alle diese Zellen als Speichelkörperchen bezeichnet, während man ursprünglich nur die weißen Blutkörperchen darunter verstand. Ferner findet man, wie ja oben schon erwähnt wurde, alle Arten von Mikroorganismen ständig im Speichel.

Der Speichel enthält 0,6% feste Bestandteile. Davon sind 0,2% Salze (nach ROSEMANN Chlornatrium, Chlorkalium, doppelkohlensaure Alkalien, doppelkohlensaurer Kalk, phosphorsaure Alkalien und Erden u. a.) und etwa 0,3% organische Stoffe (Eiweiß, Mucin, die Diastase — auch Ptyalin genannt — und Maltase), ferner Rhodankalium in geringen Mengen und Gase, besonders Kohlensäure.

Die chemische Reaktion des Speichels ist in den letzten Jahren vielfach untersucht worden — sie ist ja auch so wichtig für das Verständnis des normalen und pathologischen Geschehens in der Mundhöhle. Nach den zahlreichen auf diesem Gebiet nun vorliegenden Arbeiten müssen wir annehmen, daß der Speichel in seiner Gesamtheit leicht sauer reagiert. Der Neutralpunkt liegt bei p_H 7,04 und die Wasserstoffionenkonzentration des Speichels wird mit etwa p_H 6,6—6,8 im Mittel angegeben. Nach neuesten amerikanischen Untersuchungen soll aber die Reaktion des Speichels in einer Mundhöhle an den verschiedenen Stellen verschieden sein, teils sauer, teils neutral, teils alkalisch. TÜRKHEIM vermutet, daß diese Unterschiede damit zusammenhängen könnten, daß an Retentionsstellen Speisereste und Mikroorganismen Zeit hätten, den Speichel zu säuern.

Der Speichel in seiner Gesamtheit ist das Gemisch der verschieden nach Art und Menge produzierenden Speicheldrüsen. Die einen liefern nur seröses Sekret, die anderen nur muköses Sekret und wieder andere sind muko-serös sezernierende Drüsen. (Je nach dem Vorherrschen mehr der mukösen oder mehr der serösen Anteile ändert sich die Viscosität.) Eine Aufstellung nach ZIMMERMANN zeigt die verschiedenen Funktionen der einzelnen Drüsen:

1. Rein oder fast rein serös: die Ohrspeicheldrüse, die Drüsen der Geschmackspapillen.

2. Hauptsächlich serös, nur wenig mukös: die Unterkieferdrüse, die zusammengesetzten Mundbodendrüsen, gelegentlich die große Unterzungendrüse.

3. Hauptsächlich mukös, nur wenig serös: die Lippendrüsen, die kleinen Wangendrüsen, die vorderen Zungendrüsen, die kleineren und die große Unterzungendrüse.

4. Rein oder fast rein mukös: einzelne kleine Unterzungendrüsen, die Schleimdrüsen des Zungengrundes und -randes, die Gaumendrüsen, die Isthmusdrüsen.

Hand in Hand mit dem Zerkauen der Nahrung geht die Einspeichelung vor sich und damit kann der Speichel seine Verdauungsarbeit beginnen. Die Diastase des Speichels, das Ptyalin, spaltet die Stärke in Maltose und diese wiederum wird von der Maltase des Speichels in Traubenzucker zerlegt. Diese Tätigkeit des Speichels findet im Magen unter der Einwirkung der Salzsäure ihren vorläufigen Abschluß, um dann im Darm unter der Einwirkung des Sekrets der Bauchspeicheldrüse wieder von neuem zu beginnen oder fortgesetzt zu werden.

Neben der chemischen kommt der Durchspeichelung vor allem mechanische Bedeutung zu. Der Speichel muß mit seinen schleimigen Anteilen den Bissen schlüpfrig, glatt, schluckbar machen und ihm dazu auch mit Hilfe der Klebrigkeit eine geeignete Form geben lassen. Die Notwendigkeit der Durchspeichelung und Formierung des Bissens wird besonders deutlich, wenn man versucht, trockenes geriebenes Brot, das an sich also fein genug zermahlen ist, ohne Durchspeichelung und Gestaltung zu einem Bissen zu schlucken.

So wie das Zerkauen der Nahrung die Durchspeichelung besonders begünstigt, so darf aber auch andererseits nicht übersehen werden, daß wiederum die Durchspeichelung das Zerkauen erleichtert. SCHRÖDER fand z. B., daß trockenes Brot erst bei 80—120 kg Druck durchbissen wird, nach Durchspeichelung während einer halben Minute waren noch 20 kg Druck erforderlich und nach 3 Minuten nur noch 2,2 kg.

Auf die Speichelsekretion, vor allem ihre Innervierung, kann hier nicht näher eingegangen werden. Kurz erwähnt soll nur noch werden, daß die Speichelsekretion reflektorisch mit der Aufnahme der Nahrung, ja schon beim Anblick oder durch den Geruch der Nahrung beginnt und daß die Nahrung je nach Geschmack und Konsistenz verschieden wirkt. Ein jeder kennt die lebhafte Speichelsekretion, die momentan einsetzt, wenn man sich vorstellt, in eine recht saure Citrone beißen zu müssen.

Die Menge, die die Speicheldrüsen zu sezernieren haben, ist gewaltig. Die Drüsen liefern an Speichel während eines Tages mehr als das Zwanzigfache ihres eigenen Gewichtes. Die Speicheldrüsen wiegen etwa 50—60 g. Die Speichelmenge des Tages wird mit 1—2 Liter angegeben. Dazu kommt noch, daß diese Menge während der kurzen Mahlzeiten in der Hauptsache produziert wird, daß in den Zwischenzeiten die Sekretion aber nur gering ist. Küss beobachtete, daß die Parotis beim Kauen das Fünfzigfache dessen etwa liefert, was während der Ruhe abgesondert wird.

C. Der Schluckakt.

Wenn der Bissen gut zerkaut und durchspeichelt ist, formieren die Kiefer- und Zungenbewegungen einen für den Schluckakt geeigneten länglichen Kloß, der nun zur Beförderung in den Magen meist noch einmal auf dem vorderen Abschnitt der Zunge bereitgestellt wird. Von hier wird er durch die Anpressung der Zunge an den Gaumen, die gleich einer Wellenbewegung von der Zungenspitze nach rückwärts läuft, nach hinten geschoben. Das Durchzwängen des Bissens durch die Rachenenge geschieht schließlich durch Zurückziehen der fest nach oben gewulsteten Zunge durch den Musculus styloglossus und hyoglossus beiderseits. Ist der Bissen durch die Rachenenge hindurchgeschoben, dann schließt sie sich; nach BRAUS kommt der Kontraktion der Rachenenge sogar die Bedeutung zu, einen schluckfähigen Bissen jeweils abzuteilen von dem Übrigen. BRAUS vergleicht den Vorgang mit einer Wurstmaschine, in der für jeweils eine Wurst ein bestimmtes Quantum durch eine Abteilvorrichtung in Schüben geliefert wird. Die Beförderung des Bissens bis in den Rachen geschieht willkürlich, von da aber läuft der weitere Vorgang reflektorisch ab. Damit nun nicht Speiseteile in den Luftweg gelangen, den sie beim Menschen direkt zu durchkreuzen haben, muß die Nase abgeschlossen werden. Dies geschieht dadurch, daß der weiche Gaumen sich der Rachenwand fest anlegt. Die Rachenwand selbst wulstet sich zu diesem Zwecke durch die Kontraktion des Musculus constrictor pharyngis superior vor (PASSAVANTscher Wulst). Der andere Eingang in den Luftweg, der Kehlkopf, versteckt sich gewissermaßen unter der Zunge, der Kehldeckel hat sich gleichzeitig heruntergeschlagen, um den Eingang zu verschließen. Außer dem Verschluß durch den Deckel findet noch eine Verengerung des Zuganges zum Kehlkopf durch den Musculus aryepiglotticus beiderseits statt. Wir finden also den Zugang zum Kehlkopf ganz besonders gesichert gegen fälschliches Eindringen von Speiseteilen. Ein „Verschlucken" kommt nur bei Unachtsamkeit zustande, wenn z. B. während des Schluckaktes der Kehlkopf zum Sprechen geöffnet wird.

Der Weg, den der Bissen nimmt, geht meist seitlich am Kehldeckel entlang. Wenn der Bissen in den Oesophagus eingetreten ist, kehren die Muskeln, die den Bissen bis dahin gebracht haben, in die Ruhestellung zurück.

D. Die Aufnahme flüssiger Nahrung.

Bei der Aufnahme flüssiger Nahrung müssen wir drei verschiedene Arten unterscheiden:

1. *Das reine Saugen.* Der Mund wird dabei nach rückwärts dadurch geschlossen, daß die Zunge sich fest gegen den Gaumen anlegt. Dann wird der Unterkiefer abwärts und der Vorderteil der Zunge nach abwärts und rückwärts gezogen. Dieses reine Saugen kann mit einem Druck geschehen von 400 mm Quecksilbersäule, beim Säugling 25 mm (nach den Angaben von SCHENK und GÜRBER).

2. *Das Schlürfen.* Hierzu wird die Nasenhöhle durch den weichen Gaumen von der Mundhöhle abgeschlossen und nun mit einem Atemzug Flüssigkeit meist halb eingeschlürft, halb eingegossen. Es kann aber auch reines Schlürfen geschehen.

3. *Das Eingießen* der Flüssigkeit in den Mund. Die Lippen werden dazu etwa trichterförmig gestaltet. Die Flüssigkeit wird in diesen Trichter eingegossen.

Die Weiterbeförderung der in die Mundhöhle gelangten Flüssigkeit geschieht meist momentan, so daß nur wenig Speichel im Gegensatz zur Durchspeichelung trockener und fester Nahrung beigemengt wird. Es sind zwar feine Unterschiede in der Weiterbeförderung der Flüssigkeiten im Gegensatz zur festen Nahrung zu konstatieren, die aber hier nicht wichtig sind.

II. Die Sprachbildung.

Am Zustandekommen der artikulierten Sprache hat die Mundhöhle mit ihren Gebilden ganz besonderen Anteil (Abb. 150). Durch die Veränderungen des „Ansatzrohres", als was wir Rachen, Mundhöhle und Nasenhöhle auf den Kehlkopf, die Erzeugungsstätte der Stimme, aufgesetzt denken müssen, entsteht die artikulierte Sprache. Die *Vokale* entstehen nach BRAUS dadurch, daß zu dem für alle Vokale gleichbleibenden Kehlkopfton das Ansatzrohr verkürzt bzw.

verlängert wird. BRAUS vergleicht die Vokalbildung hier mit dem physikalischen Experiment, bei dem durch verschiedene Ansatzrohre die gleiche tonerzeugende Pfeife zur Oboe, zum Horn, zum Fagotte und zur Trompete gemacht werden kann. Das längste Ansatzrohr verlangt das U, das kürzeste das J. Alle Vokale verlangen einen Abschluß der Mundhöhle nach der Nase zu, sie klingen sonst „näselnd"; es ist also stets dabei das Gaumensegel gegen die rückwärtige Rachenwand mehr oder weniger stark angehoben, wie wir bei den einzelnen Vokalen noch besprechen werden. Der natürlichste Vokal ist das a. Der Kehlkopf ist ganz leicht angehoben, die Zunge liegt dem Boden fest, flach an. Das Gaumensegel ist gerade so viel gehoben, daß die Mundhöhle hier verschlossen ist. Die Lippen liegen ohne Zwang den Zahnreihen an. Durch Verlängerung des Ansatzrohres entsteht aus dem a das o. Der Kehlkopf senkt sich etwas, die Lippen runden sich, um sich gleichzeitig etwas vorzuwulsten. Das Gaumensegel hat sich etwas fester dem Rachen angelegt. Die Zunge hat sich in der Mitte angehoben, die Zahnreihen sind einander genähert. Wenn diese Veränderungen, wie wir sie beim Übergang aus dem a zum o sahen, noch stärker werden, dann wird daraus das u. So sehen wir bei der a-o-u-Reihe aus dem Grundvokal a die anderen durch Verlängerung des Ansatzrohres hervorgehen. Wenn das Ansatzrohr verkürzt wird, entsteht die a-e-i-Reihe. Beim e steigt der Kehlkopf leicht empor, das Gaumensegel hebt sich und die Zunge nähert sich mit der Mittelpartie ihres Rückens dem harten Gaumen. Die Lippen sind in die Breite gezogen und lassen die Zähne etwas hervortreten. Alle diese Veränderungen vom a zum e noch verstärkt ergeben das i. Zwischen den Vokalen liegen die sog. Zwischenlaute. Zwischen dem a und dem e liegt das ä. Wenn man das a ertönen läßt und geht aus der a- in die e-Stellung langsam über, dann hört man alle Variationen des ä, das teils mehr nach dem a hin, teils mehr nach dem e hin ausgesprochen wird. Aus dem i wird ein ü, wenn man bei der übrigen i-Stellung die Lippen in die u-Stellung gleiten läßt. Umgekehrt kann man, während das ü erklingt, durch Öffnen der Lippen das

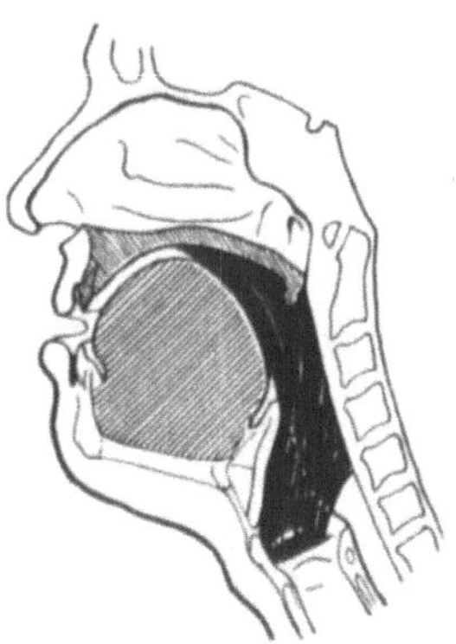

Abb. 150. Ansatzrohr beim Sprechen von Vokalen. Stellung des Gaumens und der Zunge (schraffiert) beim Sprechen des Vokals i. Luftstrom von der Stimmritze bis zum Gaumen schwarz. Mit Benutzung von BARTH, Menschliche Stimme, 1911. Abb. 188. (Aus BRAUS: Anatomie. Bd. 2.)

reine i hören. Es bekommt also mit anderen Worten beim ü das i den u-Vorsatz der Lippen. Ganz ähnlich verhalten sich e und o zu ö. Läßt man das e erklingen und ändert die Lippen zur o-Stellung, so wird daraus das ö.

Die Diphthonge werden durch den Übergang von einem Vokal zum anderen gebildet. Besonders klar wird das beim Versuch z. B. das au ganz lang gedehnt zu sprechen. Dann hört man das au deutlich in seine Bestandteile zerlegt.

Die *Konsonanten* sind Geräusche, die dadurch entstehen, daß dem Luftstrom an den verschiedensten Stellen des Ansatzrohres auf verschiedenste Weise Hindernisse in den Weg gelegt werden. Vom Standpunkte der Mechanik betrachtet, teilt man die Konsonanten ein in 1. *Verschlußlaute*, 2. *Reibungslaute*, 3. *Zitterlaute*, 4. *Resonanten* oder *Nasenlaute*. Und ferner muß man vier Stellen unterscheiden, wo die Konsonanten gebildet werden.

1. Die erste Artikulationsstelle zwischen den Lippen.

Die Verschlußlaute der ersten Stelle sind b und p. Beim b liegen die Lippen weich aufeinander. Sie lösen sich mehr vor dem andringenden Luftstrom, als daß sie gesprengt werden. Die Sprengung findet beim p statt. Da liegen die Lippen ein wenig gespitzt fest aufeinander und platzen förmlich. Die Reibungslaute der Lippen sind w, v und f. Sie werden nur meist nicht rein als Lippenlaute erzeugt, sondern zwischen Unterlippe und oberen Frontzähnen. Die Unterlippe läßt zwischen sich und den oberen Zähnen im engen Spalt die Luft reibend durchtreten, bei f im engeren Bezirk als bei w. Das v wird wie w oder f gesprochen. Ebenso kann man aber ein reines Lippen-w erzeugen, indem man in der u-Stellung die Lippen weiter schließt bis das w daraus wird. Da haben wir dann also den fließenden Übergang vom Vokal zum Konsonanten.

Ein Zitterlippenlaut kommt in unserer Sprache wenig oder gar nicht vor. Der Resonanzlippenlaut ist das m. Die Lippen sind geschlossen wie beim b. Die tönende Stimme versetzt die Luft der Mund- und Nasenhöhle in Resonanz. Der Mund ist nach der Nase zu nicht verschlossen.

2. Die zweite Artikulationsstelle zwischen der Zunge und dem harten Gaumen.

Die Sprenglaute sind hier t und d. Die Lippen und die Zahnreihen sind leicht geöffnet, die Schneidekanten der oberen und unteren Frontzähne sind eben sichtbar. Die Zungenspitze ist meist an den vorderen Teil des harten Gaumens angelegt, fester und spitzer beim t, mehr breiter und weicher beim d. Gelegentlich liegt die Zungenspitze auch an der palatinalen Fläche der oberen Schneidezähne. Die Zungenränder liegen weiter rückwärts direkt den Prämolaren und Molaren an.

Die Reibungsgeräusche dieser Artikulationsstelle sind die s-Laute. Bei der Aussprache des s sind die Lippen wie beim e zurückgezogen, so daß man die einander nahestehenden Zahnreihen sehen kann. Die Zungenspitze liegt den unteren Frontzähnen an, der Zungenrücken ist gewölbt und mit einer Längskerbe versehen. Die rückwärtigen Seitenränder der Zunge liegen den Zähnen des Oberkiefers an. Durch die Längskerbe des Zungenrückens fließt die Luft gegen die palatinalen Flächen der oberen Schneidezähne, je konzentrierter der Luftstrahl geformt wird, desto schärfer, zischender der s-Laut, je breiter die Rinne um so weicher. Als Reibegeräusche entstehen weiter zwischen Zungenspitze und hartem Gaumen sch-Laute. Die Zungenspitze wird dazu vom reinen s etwa 1 cm weiter nach rückwärts verschoben. Die Lippen wölben sich schlauchförmig vor. Die Reibung der Luft geschieht dabei mehr an den gesamten Frontzähnen und auch am harten Gaumen, und das Geräusch wird durch den Lippenschlauch mannigfach variiert.

Ebenfalls in der zweiten Artikulationsstelle entstehen die l-Laute. Bei ihnen wird der tönende Luftstrom dadurch geteilt, daß die Zungenspitze sich dem vorderen Teil des harten Gaumens mehr oder weniger spitz anlegt und an beiden Seiten die Luft vorbeitreten läßt. Die l-Laute sind dialektisch sehr verschieden und es ändert sich dabei die Stellung der Zunge sehr, sie kann mit ihrer Spitze sogar weit rückwärts dem harten Gaumen anliegen.

Der Zitterlaut der zweiten Stelle ist das Zungen-r. Die Zunge bewegt sich dabei am Vorderteil des harten Gaumens. Der Resonant der zweiten Stelle ist das n. Es wird dabei derselbe Verschluß gebildet wie beim t, nur die Nasenhöhle ist wie beim m geöffnet.

3. Die dritte Artikulationsstelle zwischen Zungenrücken und weichem Gaumen.

Als Sprenglaute entstehen hier k und g, analog p—b und t—d. Lippen und Zahnreihen sind mäßig weit geöffnet, die Zungenspitze liegt am Boden der Mundhöhle ohne die Frontzähne zu berühren. Die rückwärtigen Zungenränder liegen den oberen Molaren an. Die Stelle, wo zwischen Zunge und Gaumen der Verschluß gebildet wird, ist sehr variabel. Sie kann vor der Grenze zwischen weichem und hartem Gaumen liegen und weit rückwärts am Rande des weichen Gaumens.

Als Reibegeräusche entstehen an der dritten Stelle ch und j. Das härtere von beiden, das ch, ist gewissermaßen das zum Reibegeräusch abgeänderte k, während das j dem g entspricht.

Der Zitterlaut ist das Gaumen-r, das durch Vibration des Gaumensegels (mehr vorn) oder durch Schwingen des Zäpfchens (weiter hinten) entsteht.

Außer mit dem weichen Gaumen kann der Zungenrücken mit der Rachenwand artikulieren.

Der Resonant der dritten Stelle ist das französische Gaumen-n.

4. Die vierte Artikulationsstelle ist der Kehlkopf selbst, wo das Reibegeräusch ein mehr oder weniger scharfes h hervorbringt.

III. Die Sinnesempfindungen in der Mundhöhle.

1. Die Tastempfindung.

Die Tastempfindung in der Mundhöhle ist bezirksweise außerordentlich verschieden, neben Stellen höchst ausgeprägten Tastsinnes haben wir Stellen der Schleimhaut, die der Tastempfindung sogar völlig entbehren sollen. Die Untersuchungen wurden teils mit dem elektrischen Strome, teils mit geeichten Reizhaaren ausgeführt. Nach den Berichten von KIESOW, KRÜGER und TÜRKHEIM kann man die verschiedenen Gebiete der Mundhöhle nach ihrer Tastempfindlichkeit folgendermaßen ordnen:

> Zungenspitze,
> Lippenrot (Mitte),
> harter Gaumen,
> Zungenrücken und -rand,
> Wangenschleimhaut,
> weicher Gaumen,
> Gaumenbögen.

Die Zungenspitze weist also die größte Tastempfindlichkeit auf, die Gaumenbögen sind nur wenig, stellenweise gar nicht tastempfindlich. Das Zahnfleisch ist in der Tabelle nicht angegeben, es liegen über dessen Tastempfindlichkeit nur Untersuchungen von TÜRKHEIM vor, aus denen hervorgeht, daß nur eine geringe Tastempfindlichkeit vorhanden ist, und zwar ist sie im Unterkiefer noch geringer als im Oberkiefer und beschränkt sich hauptsächlich auf die Gegend der Papillen. Analog ist es mit der Wahrnehmung getrennter Tastreize. Die Zungenspitze vermag noch zwei Reize als getrennt wahrzunehmen, wenn diese weniger als 1 mm auseinanderliegen. TÜRKHEIM konnte feststellen, daß die Grenze der Zweipunktwahrnehmung um 0,8 mm beim Erwachsenen liegt. Unter 0,8 mm haben die Versuchspersonen den Eindruck eines flächenhaften Reizes empfunden und wenn die Spitzen des Tastinstrumentes noch enger lagen (0,3 mm), wurde erst die Empfindung einer Spitze hervorgerufen. Die *Zähne* selbst besitzen kein Tastempfindungsvermögen, sondern sind nur imstande, Tastreize als Bewegung ins Periodontium und in die Gingina weiter zu geben, wo sie von den dort sehr fein verteilten Nerven als Tastreiz aufgenommen werden. Wenn also auch das Parodontium gereizt wird, so verlegt man jedoch die Empfindung richtig zwischen oder an die Zähne. Bei der Besprechung der Histologie der Wurzelhaut wurde erwähnt, daß die Nerven hauptsächlich in der Nähe der Wurzeloberfläche endigen. Das wird für die Empfindung selbst minimaler Bewegungen, Erschütterungen von Bedeutung sein. Außerdem entstehen bei Berührung der Zähne vielfach Geräusche, die wiederum vom Ohr wahrgenommen werden, und so das Tastempfinden unterstützen. Das Tast- oder Druckempfinden durch die Zähne vermittelt, ist sehr stark ausgeprägt, man vermag z. B. noch ein Haar zwischen den Schneiden der oberen und unteren Incisiven wahrzunehmen.

Der hochentwickelte Tastsinn in der Mundhöhle ist einerseits für die Bearbeitung der Nahrung notwendig und ist andererseits eine Schutzvorrichtung für den Verdauungstraktus. Wir vermögen mit der Zunge sogar ganz kleine Fremdkörper aus der Nahrung herauszufinden. Beim Abtasten zwischen den Fingern beurteilen wir die Größe eines Gegenstandes aus der Zahl der jeweils gereizten Tastempfindungsreceptoren. Unbewußt legen wir die Erfahrung des Abtastens mit den Fingern auch beim Tasten mit der Zunge zugrunde. Da aber in der Zunge eine größere Zahl Tastreceptoren auf der gleichen Fläche gereizt wird, so erscheint uns alles, was die Zunge abtastet, viel größer als es in Wirklichkeit ist. Das fällt besonders bei nur minimalen Veränderungen an den Zähnen auf. Eine kleine Kavität wird oft als groteske Höhle empfunden.

Durch künstliche Gebisse wird das Tastvermögen wesentlich beeinträchtigt. Die Zunge findet bei Plattenersatz im Oberkiefer nicht die Unterstützung der Gaumenschleimhaut. Die noch stehenden Zähne können wesentlich in ihrem Tastgefühl behindert werden.

2. Die Temperaturempfindung.

Die Empfindung für kalt und vor allem für warm ist in der Mundhöhle weniger gut ausgebildet als an der äußeren Haut.

In der Mundhöhle ganz allgemein werden Temperaturen von 0—10⁰ C als kalt empfunden ohne unangenehm zu sein, 20—30⁰ als lau, 40⁰ als das, was man im Volksmunde als „mundwarm" bezeichnet, 50—60⁰ als heiß, ohne ein unangenehmes Gefühl auszulösen. Temperaturen von 70⁰ und darüber werden als unangenehm heiß, schließlich schmerzend verspürt. Die Gewöhnung spielt hier eine große Rolle. Kinder können nur weit niedere Temperaturen vertragen als Erwachsene. Die höchste Grenze des Erträglichen dürfte für Erwachsene bei 75⁰ C liegen. FRIEDMANN fand, daß im Orient, wo gewohnheitsgemäß die Getränke sehr heiß genossen werden, die Temperaturen dieser Getränke um 70—75⁰ C lagen.

Kälte- und Wärmesinn sind nun in der Mundhöhle sehr ungleich verteilt. Man trifft, wie ja fast überall am Körper, den Kältesinn viel häufiger an als den Wärmesinn.

Am stärksten auf *kalt* reagiert die Zungenspitze. Die übrigen Regionen haben der Reihe nach immer geringeres Empfinden für Kälte (der Aufstellung von STRUGHOLD entnommen):

Zungenspitze,
Lippen (Hautteil),
Lippen (Schleimhaut),
Zungenrücken vorn seitlich,
weicher Gaumen ⎱ seitlich der Raphe,
harter Gaumen ⎰
Wangenschleimhaut,
Zahnfleischpapillen,
übriges Zahnfleisch.

Wenn die Empfindlichkeit der Zungenspitze = 1 gesetzt wird, so sind die Werte an den Interdentalpapillen um 0,4, die des übrigen Zahnfleisches um 0,01 gelegen. Außerdem finden sich Stellen, die keine Kälteempfindlichkeit besitzen, z. B. der hintere Gaumenbogen lateral und die sog. Wangennaht.

Die Wärmeempfindlichkeit der Mundhöhle ist, wie oben schon gesagt wurde, sehr gering. Die Tabelle von GOLDSCHEIDER bringen wir nachstehend.

Tabelle 4. Topographie des Wärmesinnes in der Mundhöhle. Nach GOLDSCHEIDER.

Unterlippe	Nur nach den Mundwinkeln zu, jedoch äußerst schwach entwickelt.
Oberlippe	Ebenso wie Unterlippe.
Unteres Zahnfleisch .	Keine Wärmeempfindlichkeit vorhanden.
Oberes Zahnfleisch . .	Keine Wärmeempfindlichkeit vorhanden.
Backenschleimhaut . .	Sehr schwach entwickelter Wärmesinn.
Boden der Mundhöhle	Keine Wärmeempfindlichkeit vorhanden.
Zunge	Äußerst schwach und undeutlich.
Gaumen	Wärmeempfindlichkeit nicht vorhanden.

Zu dieser Tabelle ist ergänzend noch zu bemerken, daß TÜRKHEIM im Zahnfleisch des Oberkiefers in Gegend der Schneidezähne einen Wärmepunkt fand, im Unterkiefer aber die Befunde GOLDSCHEIDERS bestätigen konnte.

Die *Zähne* können weder kalt noch warm als solches wahrnehmen; sie reagieren nur auf große, weit entfernt von ihrer Eigentemperatur gelegene Kälte- und Wärmeapplikationen zunächst durch mehr oder weniger unangenehme Gefühle, dann durch Schmerzen, aber nicht im Sinne einer eigentlichen Temperaturempfindung. Die Temperaturgrenzen, bei denen ein normaler Zahn „reagiert", werden sehr verschieden angegeben. Nach den Angaben TÜRKHEIMS fanden die Autoren die Schmerzen auftreten bei $+ 90^0$ C und darüber und bei $- 15^0$ C.

Die vielfach besonders beim Laien vorhandene Ansicht, daß schnelle Temperaturschwankungen Risse im Schmelz verursachen, ist irrig, jedenfalls Temperaturdifferenzen, wie sie physiologischerweise in der Mundhöhle vorkommen, werden von den Zähnen anstandslos vertragen.

3. Der Geschmackssinn.

Geschmackswahrnehmungen sind auf ganz bestimmte Abschnitte der Mundhöhle beschränkt. Nach den Zusammenstellungen und eigenen Untersuchungen TÜRKHEIMS sind der Geschmacksempfindung fähig:

a) Beim Kinde: Zungenoberfläche, Zungenbasis, Unterseite der Spitze, weicher und harter Gaumen, Tonsillen, Uvula, hintere Rachenwand, innerer Kehldeckel, Wangenschleimhaut (fraglich?).

b) Beim Erwachsenen: Zunge (mit Ausnahme der Mitte und der Unterseite der Spitze) und weicher Gaumen.

Wir unterscheiden vier verschiedene Geschmacksqualitäten: süß, sauer, salzig und bitter. Für diese vier verschiedenen Qualitäten ist die Perzeptionsfähigkeit auf der Zunge nicht gleichmäßig verteilt. Dies geht sehr deutlich aus einer Zusammenstellung von HÄNIG hervor:

salzig, die meisten Schmeckorte an den Rändern und der Spitze
bitter,   „   „   „   „ der Wurzel
süß,   „   „   „   „ der Spitze
sauer,   „   „   „   „ den Rändern.

Wie die Erregung der Geschmacksnerven zustande kommt, ist noch unbekannt. Notwendig zum Zustandekommen einer Geschmacksempfindung ist, daß der betreffende Stoff sich in der Mundflüssigkeit löst. „Es schmecken daher nicht Eiweiß, Fett, kolloidale Kohlehydrate, die überhaupt erst durch Zusatz von Schmeckstoffen bzw. Genußmitteln für die Aufnahme in den Verdauungstractus vorbereitet werden müssen; denn erst der Wohlgeschmack und der Wohlgeruch an der Speise ist imstande, die Sekretion von Verdauungssäften vom Speichel bis zum Darmsaft in Tätigkeit zu setzen. Und in dieser Tatsache liegt die außerordentliche physiologische Bedeutung der Schmeckstoffe" (TÜRKHEIM).

Aus den Worten TÜRKHEIMS geht schon hervor, daß der Geruch bei der Geschmacksempfindung eine Rolle spielt. Daß dies tatsächlich der Fall ist, wissen wir aus eigener Erfahrung. Aber es ist noch umstritten, ob es sich dabei um eine wirkliche, nasale Geschmacksempfindung oder mehr um eine erfahrungsmäßige Kombination von Geruchs- und Geschmacksempfindung handelt. Es liegen da die Verhältnisse sehr kompliziert. Daß die Nase beim „Schmecken" eine wichtige Rolle mitspielt, kann man leicht durch Zuhalten der Nase feststellen und erfährt man stets beim Schnupfen, wo die „Geschmacksempfindung" hochgradig herabgesetzt ist durch den Ausfall der nasalen Komponente, mit der zusammen erst die volle Geschmacksempfindung zustande kommt, womit der Gesamteindruck gemeint ist, den Stoffe hervorrufen, die zum Schmecken in den Mund eingeführt werden. Daß bei dem Gesamteindruck auch Tast- und Temperatursinn, ferner der Anblick eine große Rolle mitspielen, ist aus dem täglichen Erleben bekannt.

Um die Geschmacksempfindung, besonders wo sie undeutlich ist, zu vertiefen, reibt die Zunge an den Unebenheiten des harten Gaumens die Geschmacksstoffe im wahren Sinne des Wortes in sich hinein. Das Verdecken dieser Rauhigkeiten des Gaumens beim Einsetzen einer Prothese mit Gaumenplatte beeinträchtigt das Geschmacksvermögen. Kautschuckplatten sollen das Geschmacksvermögen stärker herabsetzen als dünne Metallplatten. Man hat durch Nachahmung der Rugae palatinae diesem Übelstand abzuhelfen versucht. Ob aber tatsächlich die fehlenden Rauhigkeiten schuld daran sind, daß die Geschmacksempfindung herabgesetzt ist, erscheint deshalb fraglich, weil die Patienten schon nach wenigen Tagen das Geschmacksvermögen zur Norm zurückkehren finden. Dies legt den Gedanken nahe, daß es sich hier vor allem um eine Ablenkung der Aufmerksamkeit handelt. Das Tastgefühl der Zunge empfindet bei seinem starken Perzeptionsvermögen das Fremde so immens groß, daß unter diesem Eindruck alles andere zurücktritt. Damit stimmt auch die Beobachtung überein, daß die dünnen, sich weniger fremd anfühlenden Metallplatten die Geschmacksempfindung weniger herabsetzen als Kautschukplatten.

4. Die Schmerzempfindung.

Nach den Darstellungen v. FREYs und seiner Schüler müssen wir heute annehmen, daß die Schmerzempfindung an besonders mit dieser Reaktion betraute, freie Nervenendigungen gebunden ist. Im Gegensatz zu v. FREY ist GOLDSCHEIDER der Meinung, daß Schmerzreaktion ausgelöst wird, wenn irgendwelche Reize über eine gewisse Grenze gesteigert werden, daß also ein besonderer „Schmerzsinn" nicht existiert. Die vielen Nachprüfungen, vor allem die von SCHRIEWER, einem Schüler v. FREYs, sprechen so eindeutig für die besonderen Schmerzempfindungsreceptoren, daß wir auch hier damit rechnen wollen.

SCHRIEWER hat sehr eingehend die Mundhöhlenschleimhaut untersucht und dabei ältere Befunde zum großen Teil bestätigt gefunden. Auf Grund der Resultate SCHRIEWERS hat v. KRÜGER die einzelnen Gebiete nach ihrer Empfindlichkeit geordnet und folgende Zusammenstellung darüber gebracht:

Vollempfindlich	Hypalgetisch	Analgetisch
Oberes Lippenrot	Schleimhaut der Unterlippe	Zahnfleisch, Außenseite
Vorderer Gaumenbogen	Gaumenmandel	Harter Gaumen, vorderer Teil
Hinterer Gaumenbogen	Zungenrand, zwei Finger breit von der Spitze	Uvulaspitze
Weicher Gaumen	Harter Gaumen, hinterer Teil	Hinterer oberer Teil der Wangenschleimhaut
Hintere Rachenwand	Zungenoberfläche, zwei Finger breit von der Spitze	Hinterer unterer Teil der Wangenschleimhaut
Frenula labiorum	Vorderer oberer Teil der Wangenschleimhaut	Zahnfleisch, Innenseite
Übergangsfalten der Lippen zum Zahnfleisch	Vorderer unterer Teil der Wangenschleimhaut	KIESOWsche Zone
Mundboden	Zahnfleisch, Außenseite	
Zungenunterfläche innerhalb der V. subling.		
Uvulaansatz		
Zungenspitze		
Unteres Lippenrot		
Zungenunterfläche, außerhalb der V. subling.		
Frenulum linguae		
Übergangsfalte der Wangenschleimhaut zum Zahnfleisch		
Schleimhaut der Oberlippe		

Aus dieser Zusammenstellung geht klar hervor, daß alle die Gebiete der Schleimhaut, die beim Kauakt stark mechanisch in Anspruch genommen werden, eine auffallend geringe oder gar keine Schmerzempfindung haben. — Natürlich betrifft dies nur die eigentliche Schleimhaut, nicht die tiefer liegenden Gewebsabschnitte. — Absolut nicht parallel mit dieser Schmerzempfindlichkeit laufen Tast- und Temperaturempfindlichkeit. Dies ist vor allem ein Argument gegen die Ansicht GOLDSCHEIDERs und für die Theorie v. FREYs.

Daß die Zähne nur einer Schmerzempfindung fähig sind, ist bereits oben gesagt. In dem Abschnitt „Histologie" ist ausführlicher beschrieben, wie sich die Ansicht über die Schmerzreceptoren des Dentins in der letzten Zeit entscheidend wieder gewandelt hat, d. h. nur für einen Teil der Autoren. Mangels des sicheren Nachweises von Nervenendigungen im Dentin vertrat WALKHOFF die Ansicht, die Odontoplastenfortsätze empfingen die Reize, um sie in der Pulpa an die Nerven zum Weitertransport abzugeben. Nachdem es DIECK und TOJODA gelungen ist, Nerven im Dentin einwandfrei darzustellen, erscheint die Frage gelöst zugunsten derjenigen Autoren, die stets der Meinung waren, die Schmerzempfindung sei auch im Dentin an Nerven gebunden. Die hochgradige Empfindlichkeit des Dentins wird mit der großen Zahl der Dentinkanälchen, die neben den Odontoplastenfortsätzen die Nerven führen, ohne weiteres erklärt. Der Schmelz ist nicht schmerzempfindlich, nur in seiner Schicht nahe dem Dentin wäre eine Schmerzreaktion denkbar, weil hier Odontoplastenfortsätze konstant vorhanden sind, die womöglich von Nerven begleitet sein können.

5. Die Reflexe.

Zarte Berührungen des weichen Gaumens bewirken dessen Hebung. Werden die Reize stärker, so treten Würgereflexe ein. Ebenso löst man Würgereflexe aus durch Berührung der Gaumenbogen, der Zungenwurzel und der Rachenwände. Vielfach kann das bei Untersuchungen und Behandlungen störend in Erscheinung treten, so z. B. beim Abdrucknehmen, bei Anfertigung von intraoralen Röntgenaufnahmen in den rückwärtigen Abschnitten und bei Ausführung der Mandibularanästhesie. Oberflächenanästhesierung der Schleimhaut schafft sofort Abhilfe.

Dritter Teil

Klinische Zahnheilkunde.

I. Spezielle Pathologie und Therapie der Zahn- und Mundkrankheiten

(mit Ausschluß der konservierenden und prothetischen Zahnheilkunde sowie der Orthodontie).

A. Die Untersuchung des Patienten.

Aus allen wissenschaftlichen Arbeiten der letzten Jahrzehnte, gleichviel auf welchem Teilgebiet der Zahnheilkunde sie verfaßt worden sind, geht immer klarer hervor, wie außerordentlich eng die Wechselbeziehungen zwischen Zähnen und Gesamtorganismus sind. Ebenso wie eine große Anzahl von Allgemeinerscheinungen auf pathologische Verhältnisse an den Zähnen zurückgeführt werden muß, sind umgekehrt die Krankheitserscheinungen an den Zähnen und ihrem Halteapparat häufig genug der sichtbare Ausdruck irgendwelcher Allgemeinstörungen. Allein schon aus diesem Grunde muß heute eine ausschließliche Betrachtung der Zähne allein, gewissermaßen losgelöst von dem übrigen Organismus, als vollkommen unzureichend betrachtet werden. Nicht bloß das Verständnis für die Vorgänge an den Zähnen würde dabei außerordentlich erschwert sein, es könnten sich unter Umständen sogar recht unangenehme forensische Weiterungen anschließen. Es ist also heutzutage eine selbstverständliche Pflicht für den Zahnarzt geworden, daß er bei jedem neu hinzukommenden Patienten *nicht nur die Zähne allein ansieht, sondern auch deren nähere und weitere Umgebung einer systematischen Untersuchung unterwirft.* Für den Anfänger bedeutet es zweifellos eine Erleichterung, wenn er sich dabei möglichst genau an ein umfassendes Schema hält; deshalb sei im folgenden ein derartiges Schema wiedergegeben.

Daß der Untersuchung die genaue Aufnahme einer *Anamnese*, einer Vorgeschichte der Erkrankung, wie überhaupt der Gesundheitsverhältnisse des Patienten vorauszugehen hat, ist selbstverständlich. Man darf sich aber hierbei nicht zu einer vorschnell gefaßten Meinung von dem Falle verleiten lassen; man darf auch nicht die ergänzenden Fragen einseitig nach einer solchen Richtung hin stellen, sondern muß stets bemüht sein, die volle Objektivität sich zu wahren und dementsprechend die Fragen zu wählen.

Die *Untersuchung* selbst hat damit zu beginnen, daß man sich — zunächst wenigstens — nach dem äußeren Eindruck eine ungefähre Vorstellung von dem Allgemeinzustande des Patienten macht. Dann wird das Gesicht des Patienten eingehend geprüft, wobei er den Mund noch geschlossen hat. Hierbei sind vor allem neben dem Ernährungszustand zu berücksichtigen die Gesichtsfarbe (Blässe, starke Rötung!) sowie alle von dem normalen Bilde abweichenden Erscheinungen. Nehmen wir an, es ist dabei eine Schwellung zu konstatieren, so ist es jetzt Sache der *Inspektion*, auf folgende Punkte zu achten: Sitz und Umfang der Schwellung, Oberflächenbeschaffenheit, Hautfarbe und eventuell Hautveränderung. Dann kommt die *Palpation*, die zu berücksichtigen hat: Temperatur, Konsistenz,

Schmerzhaftigkeit, Verschieblichkeit a) der Haut über der Schwellung, b) der Schwellung über der Unterlage. Mit diesem Teil der Untersuchung verbindet man zugleich die *Prüfung der submentalen und submaxillären Lymphdrüsenverhältnisse,* wie sie uns PARTSCH gelehrt hat.

Jetzt erst kommt die *intraorale Untersuchung,* wobei vorerst der Spiegel als Hilfsinstrument vollauf genügt; nur muß er auch richtig angelegt werden, d. h. er soll nicht etwa nur dazu dienen, das Lippenrot nach außen zu rollen, denn dann wird man nie eine klare Übersicht über die Schleimhautverhältnisse bekommen; der Spiegel muß vielmehr Lippen und Wangen so abziehen, daß auch das ganze Vestibulum oris überblickt werden kann. Nun wird die Schleimhaut von Lippen, Wangen, Zunge und Gaumen besichtigt und dann facial und oral das Zahnfleisch sehr genau geprüft (Vorwölbungen, Verdickungen, Entzündungsherde, Fisteln usw.!). Dann kommt die Betrachtung der Zahnbogen, der Artikulation und der Zähne im allgemeinen an die Reihe; bei dem letzten Punkt ist namentlich auf Zahnbestand, Zahnstellung, Beläge, Wurzeln, besondere Erscheinungen an den Kronen und Cariesfrequenz (Cariesprädilektionsstellen!) zu achten.

Nur auf solchem Wege, der sich noch in manchen Punkten verbreitern läßt, gelangt man zu einer klaren Übersicht über die vorliegenden Mund- und Zahnverhältnisse, nur so vermeidet man die Gefahr, Wichtiges zu übersehen, und nur so kann man den Patienten über das aufklären, was zu einer Sanierung notwendig ist. Wer diesen Untersuchungsgang ein paarmal geübt hat, wird bald merken, wie wenig Mühe damit verbunden ist und wie gering die zeitliche Mehrbelastung ist, wie viel er aber auch andererseits an wichtigen Beobachtungen sammeln kann, die ihm sonst entgangen wären.

Über die spezielle Untersuchung der einzelnen Zähne sowie über die weiteren diagnostischen Hilfsmittel wie faradischer Strom, Thermometrie usw. wird an anderer Stelle berichtet, nur das *Röntgenbild* als diagnostisches Hilfsmittel soll gleich anschließend noch eingehender besprochen werden.

Röntgenologie.

Die Röntgenstrahlen — Schwingungen des Äthers — haben eine außerordentliche Durchdringungsfähigkeit. Sie vermögen die Materie je nach deren Dichte verschieden zu durchdringen. Außerdem ist das Durchdringungsvermögen der Röntgenstrahlen um so höher, je kürzer ihre Wellenlänge ist. Auf der Verschiedenheit der Materiendichte beruht die Möglichkeit, die Röntgenstrahlen für die Diagnostik zu verwerten. Für das Auge sind die Röntgenstrahlen ja nicht sichtbar. Wir können sie erst sekundär dadurch sichtbar machen, daß wir Fluorescenzschirme unter dem Einfluß der Röntgenstrahlen aufleuchten lassen (kommt für uns nicht in Frage) oder dadurch, daß wir die Röntgenstrahlen auf photographische Schicht einwirken lassen. In jedem Falle, auf dem Fluorescenzschirm und auf der photographischen Platte, erzeugen wir uns ein Schattenbild von dem zu untersuchenden Gegenstand. Je nach der Dichte des Objektes und je nach dem Durchdringungsvermögen der Strahlen erzielen wir dann entweder einen vollen Schatten — bei größter Dichte und geringer Durchdringungsfähigkeit — oder nur entsprechend abgestufte Schattierungen. *Es muß also die Durchdringungsfähigkeit der Strahlen dem Objekt jeweils angepaßt sein.* Je kürzer die Wellenlänge der Strahlen ist, desto größer ist das Durchdringungsvermögen und umgekehrt. Das wurde oben schon erwähnt. Man bezeichnet die kurzwelligen Strahlen als hart, die langwelligen als weich. Je höher die strahlenerzeugende Spannung (in 1000 Volt = Kilovolt) ist, desto härter ist die Strahlung. Die Härte der Strahlung, wie sie für die gewöhnlichen, intraoralen Aufnahmen notwendig ist, wird von etwa 30 Kilovolt bei 10—15 Milliampere erzeugt. Für extraorale Aufnahmen und Schädelaufnahmen muß man mit größerer Durchdringungsfähigkeit der

Strahlen arbeiten, mit Strahlen, die von 40—50 Kilovolt erzeugt werden. Arbeitet man z. B. bei gewöhnlichen, intraoralen Aufnahmen mit so harter Strahlung, wie sie von 40—50 Kilovolt erzeugt wird, dann durchdringen diese kurzwelligen Strahlen die Zähne und den Knochen zu stark, es entstehen nicht mehr Schatten von genügender Tiefe, die Aufnahme erscheint nicht kontrastreich schwarz und weiß, sondern mehr allgemein grau. Von einem Röntgenapparat muß man also verlangen, daß er wenigstens Strahlen von 30—50 Kilovolt je nach Schaltung liefert. Es ist unmöglich mit einer festgelegten Kilovoltspannung alle vorkommenden Aufnahmen lege artis zu machen.

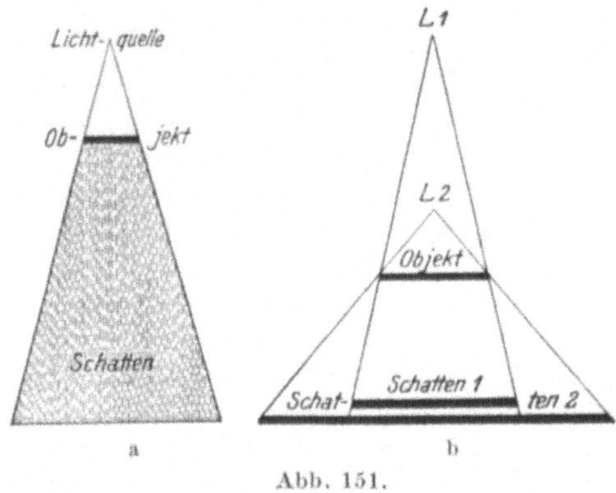

Abb. 151.

Fängt man das Schattenbild auf einem Fluorescenzschirm auf, dann sieht man natürlich dies Bild gleich positiv, d. h. dort, wo ein Schatten hinfällt, ist die Stelle dunkel und umgekehrt. Beim Auffangen des Schattenbildes auf der photographischen Schicht müssen auf dem *Negativ* selbstverständlich die Schatten im Durchblick hell sein, weil diese Stellen ja nicht belichtet wurden. Wo das Licht in größter Fülle auffiel, muß die Schicht geschwärzt werden, dazwischen liegen alle Abstufungen im Grau. Man wird wohl immer direkt aus dem Negativ die Diagnose stellen, muß sich aber stets bewußt sein, ein *Negativ* vor sich zu haben. Was also auf dem Negativ dunkel ist, ist Licht und nicht Schatten. Verwirrungen entstehen bei Ungeübteren dadurch, daß in Abhandlungen vielfach Positive statt der ursprünglichen Negative gebracht werden, und daß mit den Ausdrücken nicht korrekt verfahren wird; so findet man oft bei Beschreibungen eines Negativs eine dunkle Stelle einfach als Schatten bezeichnet, was in

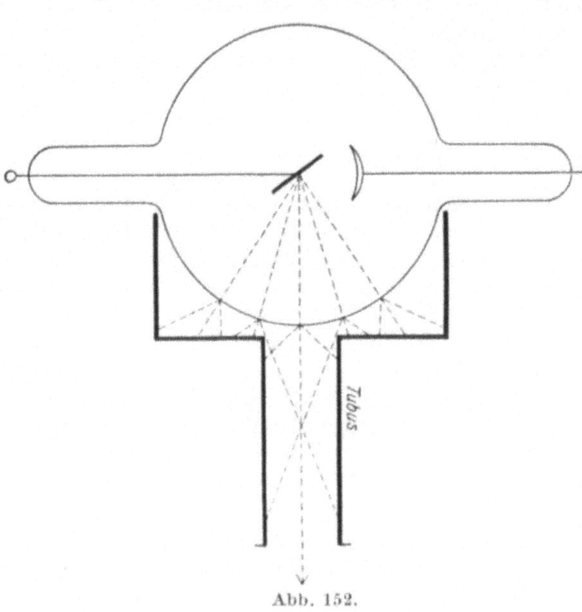

Abb. 152.

Wirklichkeit Licht ist. Man erkennt am sichersten, ob es sich um ein Negativ oder Positiv handelt, an dem freien Raum um das Objekt, der beim Negativ schwarz und beim Positiv weiß ist.

Bei der Anfertigung der Röntgenaufnahme, die ja nur ein detailliertes Schattenbild eines für die Röntgenstrahlen mehr oder minder durchgängigen Objektes ist, müssen natürlich die elementaren Gesetze der Schattenprojektion in Anwendung gebracht werden. Das Bild ist abhängig von der Stellung der

Lichtquelle zum „Schirm" (Platte) und von der Stellung des Objektes zwischen Lichtquelle und Schirm. Am einfachsten liegen die Verhältnisse, wenn die Lichtquelle senkrecht zum Schirm und das Objekt parallel zum Schirm steht.

Bleiben Lichtquelle und Objekt gleich weit voneinander entfernt, so muß das Schattenbild um so größer werden, je weiter der Schirm vom Objekt entfernt ist; und umgekehrt muß mit zunehmender Nähe des Schirmes zum Objekt das Schattenbild immer mehr der natürlichen Größe sich nähern, bis der Schirm schließlich unmittelbar dem Objekt anliegt (Abb. 151a).

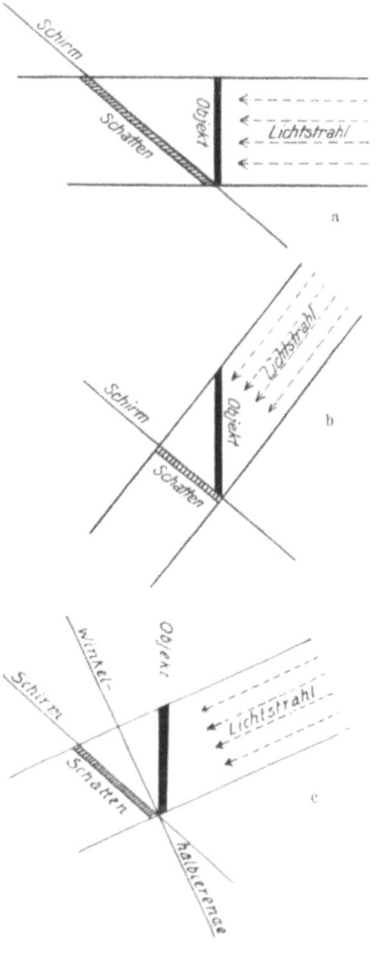

Daraus ergibt sich die praktische Nutzanwendung, daß wir den Film, auf dem wir bei unseren Aufnahmen das Schattenbild auffangen wollen, möglichst in die unmittelbare Nähe des Objektes heranbringen müssen, um ein exaktes Schattenbild zu erhalten. Es ist aber natürlich auch die Stellung der Lichtquelle zum Objekt bei sonst gleichbleibender Entfernung des Schirmes vom Objekt von Einfluß auf das Schattenbild; je näher die Lichtquelle dem Objekt steht, um so größer muß das Schattenbild werden (Abb. 151b). Das Schattenbild wird also um so schärfer, je weiter wir mit der Lichtquelle vom Objekt entfernt bleiben. Praktisch genügt es, wenn wir mit dem Fokus der Röntgenröhre etwa 35 cm vom Objekt uns entfernt halten. Diese Entfernung zeigt uns meist der *Tubus* an, der der Röntgenröhre aus verschiedenen Gründen aufgesetzt wird. Seine Hauptaufgabe besteht darin, sekundäre Röntgenstrahlen, die an der Glaswand der Röhre entstehen und die die Bildschärfe beeinträchtigen würden, abzufangen (Abb. 152). Ferner ist es mit dem Tubus sehr einfach, die Richtung der Röntgenstrahlen zu bestimmen und beliebig einzustellen.

Es bleibt noch zu besprechen, wie sich die Projektionsverhältnisse ändern, wenn Objekt und Schirm im Winkel zueinander stehen. Die Lichtquelle soll so weit vom Objekt entfernt sein, daß wir hier der Einfachheit wegen annehmen können, es kommen die Strahlen aus dem Unendlichen, sie verlaufen also parallel zueinander. Objekt und Schirm sollen den Winkel bilden, wie das in Abb. 153a gezeichnet ist. Die Lichtstrahlen fallen senkrecht auf das Objekt, dann muß der Schatten auf dem Schirm in die Länge gezogen sein. Fallen dagegen die Strahlen senkrecht zum Schirm auf das Objekt (Abb. 153b), dann muß der Schatten verkürzt werden. Die Verzeichnungen lassen sich nach der Verlängerung und Verkürzung hin noch verstärken, das ist ohne weiteres aus den Abb. 153a und b zu ersehen, es braucht in 153a die Lichtquelle nur mehr nach unten und in 153b nach oben verschoben zu werden. Und wiederum liegt auf der Mitte zwischen der Lichtquellenstellung 153a und 153b der Punkt, aus dem der Lichtstrahl kommen muß, um auf dem Schirm einen größengetreuen Schatten zu erzeugen (Abb. 153c). Mit anderen Worten: *Man muß den Strahl senkrecht auf die Winkelhalbierende zwischen Objekt und Schirm einstellen, um einen natürlich großen Schatten des Objektes auf dem Schirm zu erzeugen.* Dieses

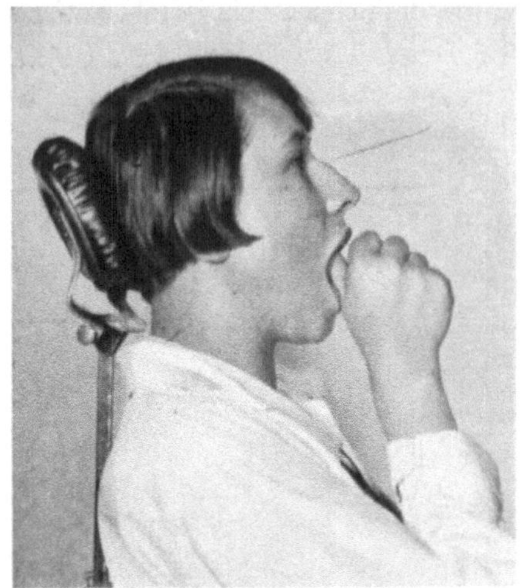

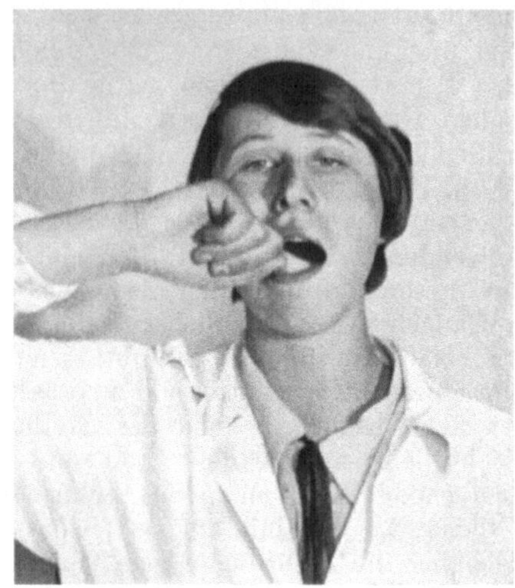

a

b

Abb. 154. Halten des Films im Oberkiefer und Unterkiefer.

Gesetz (nach CIESZYNSKI - DIECK) ist außerordentlich wichtig für die gesamte Einstelltechnik bei unseren Röntgenaufnahmen, denn bei fast allen Aufnahmen bilden Objekt und Schirm einen Winkel miteinander, nur bei den unteren Molaren kommt es vor, daß Objekt und Schirm zueinander parallel stehen.

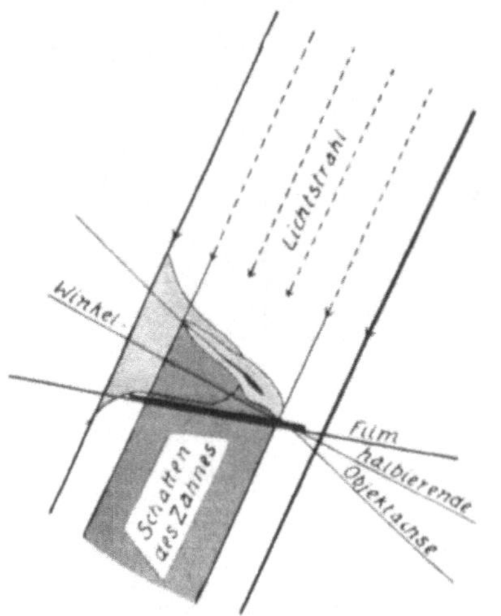

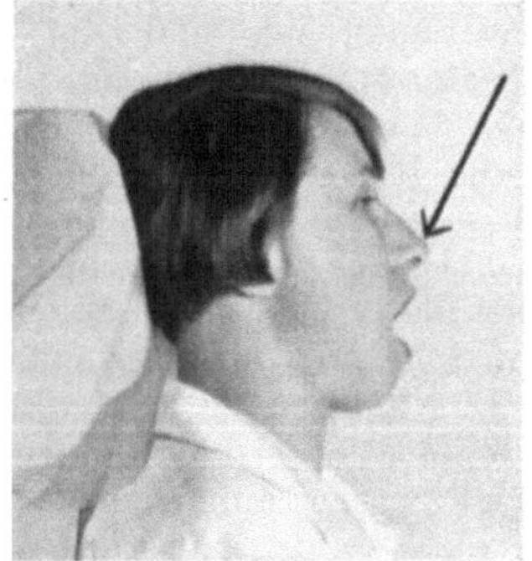

Abb. 155a.

Abb. 155b.

Einstellung der Röntgenstrahlen zur Aufnahme der oberen Frontzähne.

a) Die Technik der Röntgenaufnahmen.

Um den photographischen Film, den wir zur Darstellung des Schattenbildes verwenden, nahe an das Objekt bei einfachen Zahn- und Kieferaufnahmen heranzubringen, müssen wir ihn den Zähnen und dem Kiefer oralwärts anlegen, vom Patienten halten lassen (Abb. 154) und dann die Röntgenstrahlen von außen her durch das Objekt hindurchschicken, und zwar so, *daß der Hauptstrahl senkrecht auf der Winkelhalbierenden zwischen Zahn und Film steht.*

Oberkiefer. Im Bereich der oberen Frontzähne liegt der Film so an, wie aus Abb. 155a hervorgeht. Um auf der Winkelhalbierenden zwischen Zahn und Film senkrecht zu stehen, müssen die Röntgenstrahlen ziemlich stark·von oben her kommen (Abb. 155b). Der vordere Abschnitt des Gaumens ist ja stark abgeflacht. Bei den Prämolaren wird das Gaumengewölbe schon höher, der Film

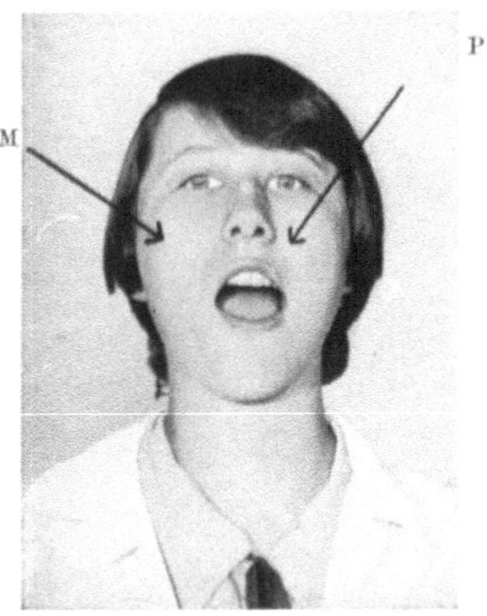

Abb. 156. Einstellung der Röntgenstrahlen zur Aufnahme der Prämolaren P und der Molaren M im Oberkiefer.

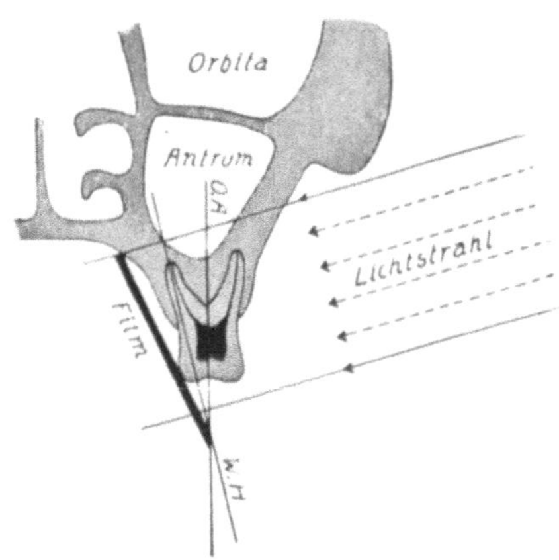

Abb. 157. Aufnahme der oberen Molaren. O. A. Objektachse. W. H. Winkelhalbierende.

liegt hier dem Kiefer schon steiler an, es darf deshalb das Strahlenbündel hier nicht mehr so steil von oben kommend eingestellt werden wie bei den Frontzähnen. Das geht aus Abb. 156 hervor. Bei den Molaren wird das Gaumengewölbe noch steiler, der Film liegt dem Kiefer entsprechend steiler an und deshalb muß

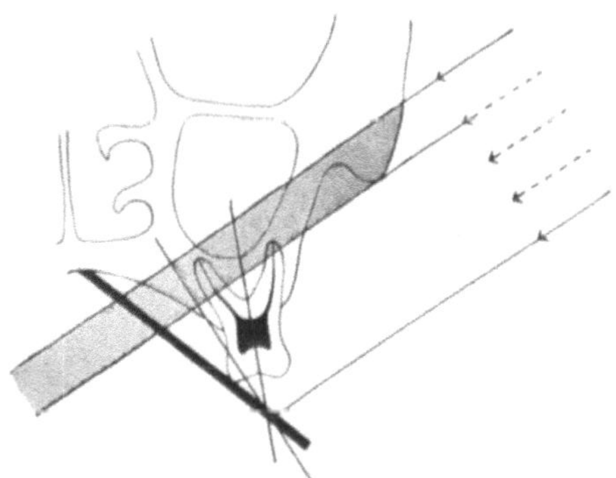

Abb. 158. Der Jochbogenschatten (dunkel) liegt auf den Molarenwurzeln.

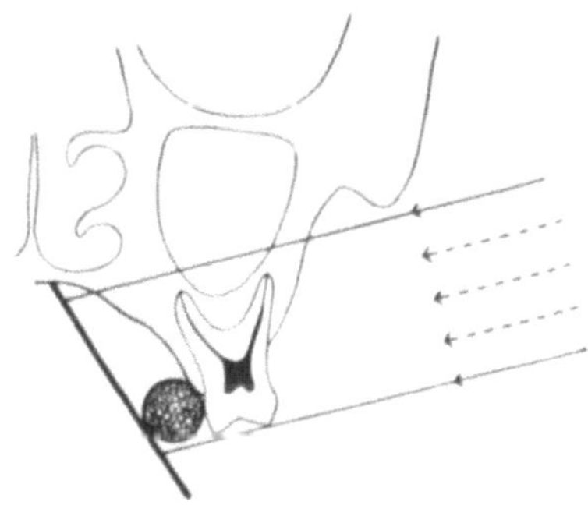

Abb. 159. Durch Einlegen einer Watterolle zwischen Zahn und Film liegt der Film fast parallel zum Zahn, dadurch vermeidet man den Jochbogenschatten.

das Strahlenbündel noch weniger steil von oben her kommen (Abb. 156, 157 und 158). Würde man zu steil mit den Röntgenstrahlen von oben her kommen, dann wäre der Schatten des Jochbogens mit auf der Aufnahme und würde störend die Molarenwurzeln überlagern (Abb. 158). Bei flachem Gaumen läßt sich dieser Übelstand nicht ohne weiteres vermeiden. Man hilft sich dann dadurch, daß man nach LE MASTER eine Watterolle zwischen die Zahnkrone und den Film legt, dann steht der Film fast senkrecht und nun kann man die Molarenwurzeln ohne Jochbogenschatten aufnehmen (Abb. 159). Bei all diesen Aufnahmen im

Oberkiefer richtet man den Kopf des Patienten zweckmäßig so, daß die Zahnreihe waagerecht steht.

Ebenso soll auch die Zahnreihe bei den Aufnahmen im *Unterkiefer* nach Einlegen des Films waagerecht stehen. Für Oberkiefer und Unterkiefer ist also die Kopfhaltung verschieden. Auch im Unterkiefer bilden Zahn und Film im

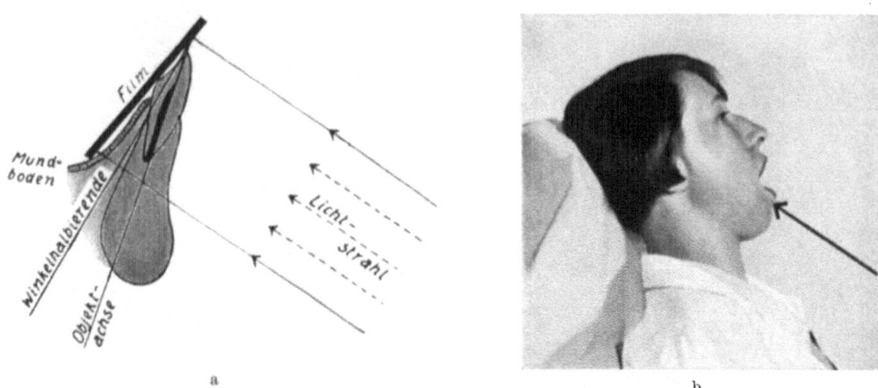

Abb. 160. Einstellung der Röntgenstrahlen zur Aufnahme der unteren Frontzähne.

Bereich der Frontzähne und der Prämolaren jeweils einen Winkel miteinander, nur an den Molaren, besonders beim 2. und 3. Molaren liegt der Film parallel zur Zahnachse. Da bei den Frontzähnen ein Winkel zwischen Zahn und Film gebildet wird, muß das Strahlenbündel, um auf der Winkelhalbierenden senkrecht zu stehen, etwas von unten kommen (Abb. 160). Bei den Molaren wird das Strahlenbündel annähernd senkrecht auf die Zahnachse zu eingestellt, also horizontal, weil Zahn und Film hier fast parallel liegen (Abb. 161).

Die Röntgenstrahlen müssen natürlich jeweils so gerichtet werden, daß sie den aufzunehmenden Bogenabschnitt des Kiefers radiär

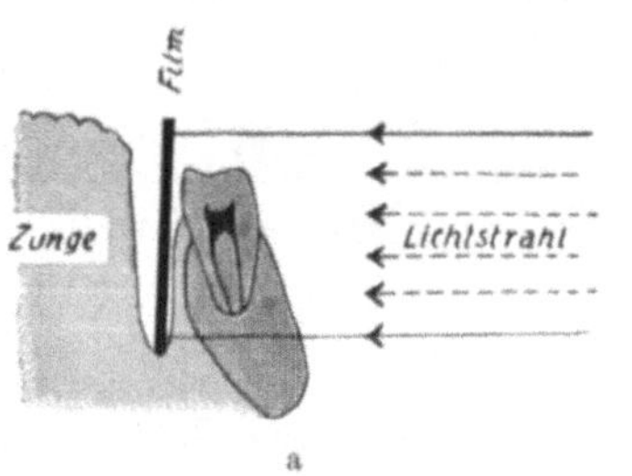

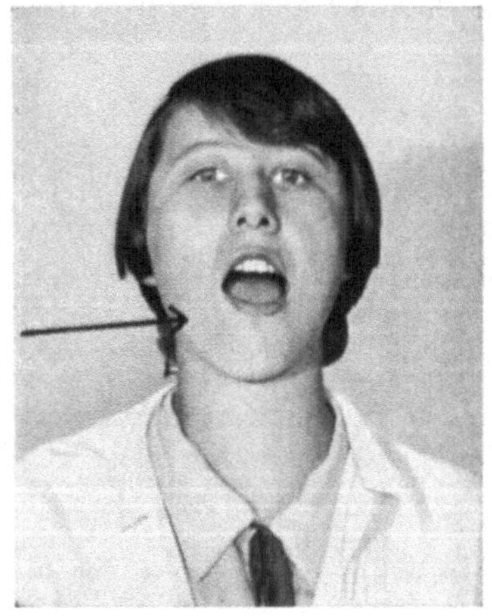

Abb. 161. Einstellung der Röntgenstrahlen zur Aufnahme der unteren Molaren.

schneiden und nicht tangential. Wir sprechen dann von orthoradiärer Einstellung. Bei dieser Einstellungstechnik decken sich jedoch mitunter die Wurzeln des 1. Prämolaren im Oberkiefer, so daß bei der Aufnahme dieses Zahnes eine mesial- oder distalexzentrische Einstellung vorzuziehen ist.

Oben wurde gesagt, daß man den Film durch den Patienten halten lassen soll. Wir selbst dürfen den Film nicht halten und auch durch das Personal nicht halten lassen, wegen der großen Gefahr der Röntgenschädigung bei *häufiger* Bestrahlung — auch in großen Zeitabständen. Die kurze Bestrahlung zur Aufnahme schadet natürlich dem Patienten nicht, darüber werden wir am Schluß noch ausführlicher berichten.

Im allgemeinen macht es dem Patienten keine Schwierigkeiten, den eingelegten Film zu halten. Die Filmhalter haben sich fast alle nicht recht bewährt, nur die ganz einfachen Halter sind zu empfehlen, die man sich selbst aus Kork oder Holz

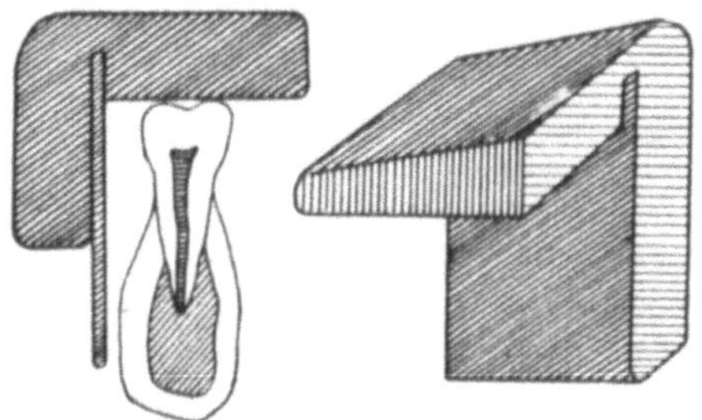

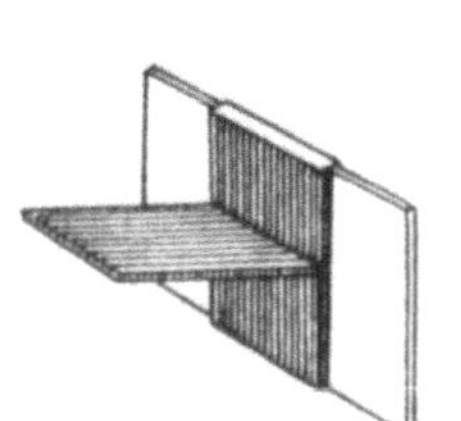

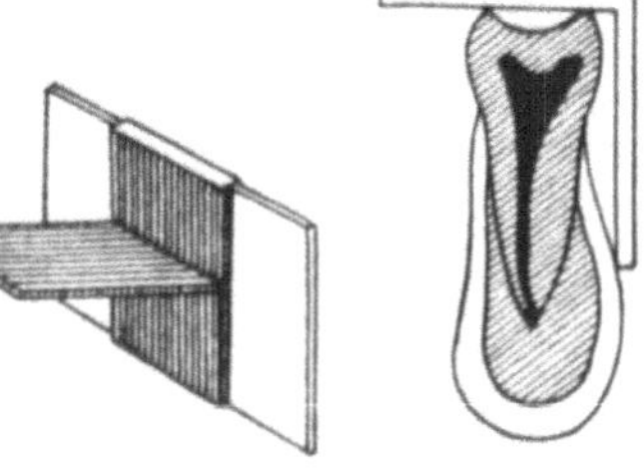

Abb. 162a. Filmhalter für Unterkiefer.
(Aus Schindler: Leitfaden der zahnärztlichen Röntgentechnik. Leipzig 1927.)

Abb. 162b. Filmhalter nach Raper.
(Aus Schindler: Leitfaden.)

zurecht schneidet (Abb. 162a). Man legt den Halter mit dem Film ein und läßt zubeißen. Verhindert eine Kieferklemme das Einbringen eines Filmhalters, so verwenden wir zum Halten eine Arterienklemme, die den Film an seiner oberen vorderen Ecke faßt und ihn vom Vestibulum oris aus waagerecht durch die Zahnreihe einführen läßt, durch entsprechende Drehung des Klemmengriffes erfolgt dann die Vertikaleinstellung.

Will man nicht die Wurzeln in ihrer ganzen Länge auf dem Film haben, kommt es vielmehr auf die Krone, auf die Interdentalräume an, dann ist die einfache Haltervorrichtung nach Raper sehr zweckmäßig zu verwenden. Man legt Papier oder Band um das Filmpaket, läßt die freien Flügel des Bandes zwischen den Zahnreihen heraussehen, zieht straff an und läßt zubeißen (Abb. 162b). Dabei erhält man, wenn man senkrecht auf Zahn und Film, die ja nun parallel stehen, einstellt, scharfe Aufnahmen von den Kronen beider Kiefer zugleich.

Größere Kieferabschnitte kann man mit der intraoralen Aufnahme darstellen, wenn man einen größeren (4:5 cm) Film zwischen die geschlossenen Zahnreihen legt und nun wieder auf die Winkelhalbierende zwischen Zahn und Film senkrecht einstellt (Abb. 163).

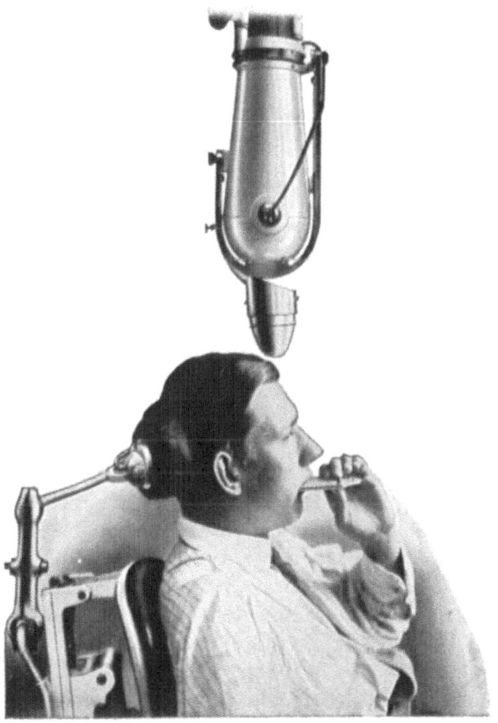

Abb. 163. Übersichtsaufnahme oberer Frontzähne.
(Aus Münzesheimer u. Kuppenheim: Leitfaden der systematischen Röntgenuntersuchung in der Zahnheilkunde. Berlin 1931.)

Es kommt jedoch dies Verfahren nur für die Frontzähne und Prämolaren im Oberkiefer praktisch in Frage, weiter rückwärts wird in die Molaren der Jochbogenschatten zu stark hineinprojiziert. Eine gute Hilfe bei dieser Aufnahmetechnik ist die Methode von SIMPSON, die die Verwendung der HEYDENschen enoralen Kassette vorsieht. Man erreicht damit sehr schöne Übersichtsbilder, die z. B. bei retinierten Eckzähnen bis zu einem gewissen Grad sogar die nachher noch zu besprechende Stereoaufnahme entbehrlich machen. Auch bei Steilaufnahme von unten kann dadurch eine exaktere Lagebestimmung des retinierten Weisheitszahnes ermöglicht werden.

Zu Übersichtsaufnahmen muß man sich vor allem der *extraoralen Methoden* bedienen. Sie kommen mehr für den Unterkiefer als für den Oberkiefer in Betracht, weil man im Oberkiefer, wie oben gesagt wurde, schon intraoral größere Bezirke im Übersichtsbild darstellen kann und dann weil die Erkrankungen des Unterkiefers häufiger die Indikation zu Übersichtsaufnahmen geben; da sind vor allem die Kieferbrüche zu nennen, die im Unterkiefer weit häufiger sind als im

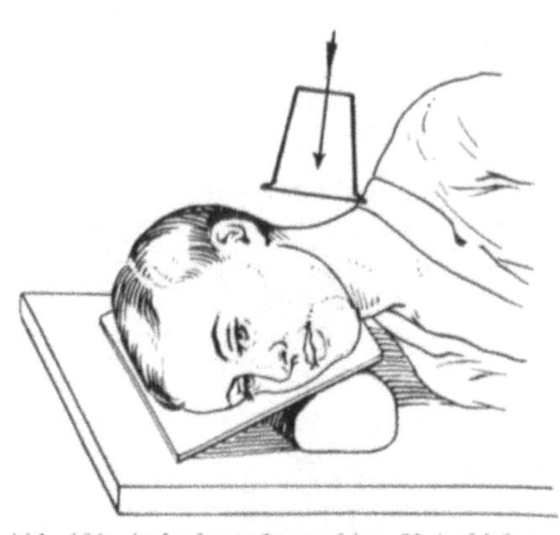

Oberkiefer und ferner verhindert oft die Kieferklemme, ausgehend von pathologischen Prozessen des Unterkiefers, die Ausführung der intraoralen Aufnahme.

Im *Oberkiefer* ist die Einstelltechnik für die extraorale Aufnahme relativ einfach. Auf einem entsprechend großen Film wird bei Aufnahme der Front das Gesicht auf die Kassette gelegt, die Strahlen werden von rückwärts her durch den Kopf hindurchgeschickt. Die seitliche Aufnahme wird analog gemacht. Die Seite, die man aufnehmen will, liegt auf dem Film. Bei diesen Aufnahmen des Oberkiefers — die Aufnahmen enthalten, wenn der Film groß genug ist, auch natürlich den Unterkiefer — wirken

Abb. 164. Aufnahme des rechten Unterkiefers am „hängenden Kopf“.

aber die übrigen Teile, die notgedrungen mit auf das Bild projiziert werden, sehr störend. Bei der sog. „Occipito-Frontalaufnahme“ sind es Schädelknochen oder die Wirbelsäule, bei den seitlichen Aufnahmen sind es die anderseitigen Kiefer, die das Bild störend beeinflussen. Für den *Unterkiefer* (und auch für die rückwärtigen Abschnitte des Oberkiefers) kann man die störende Gegenseite bei seitlichen Aufnahmen aus dem Bilde fernhalten durch die Aufnahme am „hängenden Kopf“. Der Kopf wird schräg nach abwärts geneigt gelagert (Abb. 164). Man läßt die Röntgenstrahlen leicht von rückwärts her — so wie man in den Abb. 165a und b in den Unterkiefer innen hineinsieht — durch den Kiefer auf den Film fallen.

Will man den Kiefer ohne aufsteigenden Ast darstellen — also die Prämolaren und Molaren — dann wird mehr die Stirnkante auf den Film gelegt. Es verdeckt dann die Wirbelsäule den aufsteigenden Ast (Abb. 165a). Soll der aufsteigende Ast mit den letzten Molaren deutlich herauskommen, dann muß man mehr die Schläfenpartie auf den Film legen (Abb. 165b). Es wird dann der Unterkiefer unter der Wirbelsäule „hervorgedreht“.

Bei all den einfachen, intra- und extraoral gemachten Aufnahmen wird aus vielen Ebenen ein planes Schattenbild erzeugt, aus dem wir nur erfahrungsmäßig einige Schlüsse über die Lage der Gebilde im Raum ziehen können. Nach den obigen Ausführungen entsteht der schärfste Schatten, wenn das Objekt dem Film am nächsten liegt. Je weiter das Objekt vom Film entfernt ist, desto verschwommener muß die Schattenkontur werden. Daraus können wir z. B. manchmal den Schluß ziehen, ob ein verlagerter Zahn palatinal — nahe dem Film — oder buccal — entfernt vom Film — liegt. Doch sind das nur unsichere Schlüsse. Man kann zur Lagebestimmung im Raum zwei Aufnahmen aus verschiedenen Richtungen machen und aus der Verschiebung der Teile in zwei Aufnahmen

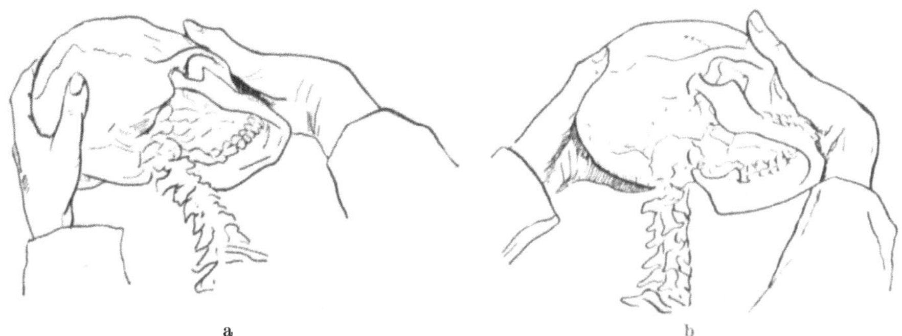

Abb. 165. Hilfsdrehgriff nach Pordes.
(Aus Cieszynski: Zahnärztliche Röntgenologie. Leipzig 1926.)

gegeneinander die Lage in jedem einzelnen Falle — aber auf umständliche Weise — bestimmen.

Am besten geben die räumlichen Verhältnisse die *stereoskopischen* Aufnahmen wieder, die höchst einfach herzustellen sind, sich aber bis heute noch nicht recht eingebürgert haben, weil fast überall von Schwierigkeiten in der Herstellung und bei der Betrachtung gesprochen wird. Oder die Stereoaufnahmen werden nur nebensächlich erwähnt und damit wird der Methode nicht die genügende Würdigung angetan. *Es sei deshalb ausdrücklich hier betont, daß man weder zur Aufnahme noch zur Betrachtung eine spezielle Apparatur benötigt und daß das Resultat ein außerordentlich gutes ist.*

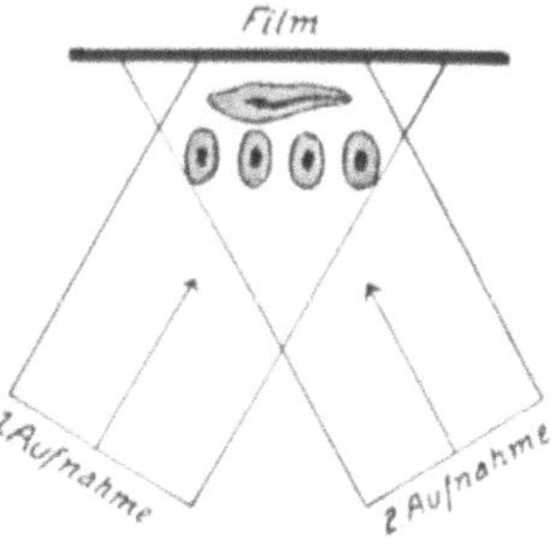

Abb. 166. Technik der stereoskopischen Aufnahme.

Man verfährt folgendermaßen: Zunächst wird die Röhre eingestellt, als ob es sich um eine einfache Aufnahme handeln würde. Die Röntgenstrahlen werden radiär zu dem betreffenden Bogenabschnitt des Kiefers gerichtet. Von dieser Stellung aus geht man mit der Röhre um halben Augenabstand, etwa 33 mm, nach der einen Seite und richtet die Röhre so, daß der Strahl auf die fragliche Stelle trifft: 1. Aufnahme! Nun geht man mit der Röhre um ganzen Augenabstand nach der anderen Seite, richtet die Röhre wieder auf die fragliche Stelle: 2. Aufnahme! Es muß also mit anderen Worten der Brennfleck der Röntgenröhre einmal das eine und dann das andere Auge gewissermaßen darstellen (Abb. 166).

Die Aufnahme, die von links gemacht ist, wird vor das linke Auge gebracht, die von rechts vor das rechte Auge — nicht vertauschen, sonst findet Umkehrung der Verhältnisse statt! — Man kann ohne Apparat einfach die beiden Aufnahmen mit den Händen vor die betreffenden Augen halten und so einstellen, bis die zwei Aufnahmen zu einem Bilde in unserer Vorstellung zusammenfallen und sofort ist der stereoskopische Effekt da. Das gewöhnliche Stereoskop nach Brewster erleichtert die Betrachtung. Man schiebt dabei im Stereoskoprahmen auf einer Glasplatte die beiden Filme so gegeneinander, daß sie zum räumlichen Bild vereinigt werden, in dieser Stellung werden sie dann auf der Glasscheibe festgeklebt.

Es ist aber, wie gesagt, die Verwendung des Stereoskops nicht notwendig. *Die ganze Methode ist höchst einfach.* Es genügt auch, daß man die Röhre bei den zwei Aufnahmen um ungefähren Augenabstand verschiebt, es ist nicht einmal nötig genau zu messen, denn wir wollen ja nur feststellen, ob z. B. ein Eckzahn labial oder palatinal liegt u. a. m. Will man den räumlichen Effekt noch erhöhen, direkt übertreiben, dann muß man den Abstand der Röhre bei den beiden Aufnahmen größer als Augenabstand nehmen, die Tiefenwirkung ist dann ganz besonders drastisch.

Im folgenden soll zunächst das normale Röntgenbild der Zähne und ihrer Umgebung gezeigt werden. Je nach der Dichte der Materie ist der entstehende Schatten verschieden dicht. Von den Zähnen selbst ist das dichteste Gewebe der Schmelz, der einen sehr intensiven Schatten verursacht, es bleibt diese Stelle auf dem Negativ dann rein weiß oder annähernd weiß, wo der Schmelz auch in dickerer Schicht den Röntgenstrahlen als Hindernis im Wege stand. In Abb. 167 sehen wir solch mächtige Schmelzschichten sich fast weiß abzeichnen auf der Kaufläche der hier dargestellten Prämolaren und an den Rändern der Krone. Wo der Schmelz nur in dünner flächenhafter Schicht zu durchwandern war, war er kein nennenswertes Hindernis, es ist also von diesen dünnen Schmelzschichten kein deutlicher Schatten entstanden. Schon mehr durchlässig als der Schmelz sind Dentin und Zement, die also einen weniger intensiven Schatten werfen und die Graufärbung des Films für die Hauptmasse des Zahnes veranlassen. Dort, wo die Pulpa im Zahn eingeschlossen ist, haben die Röntgenstrahlen leichten

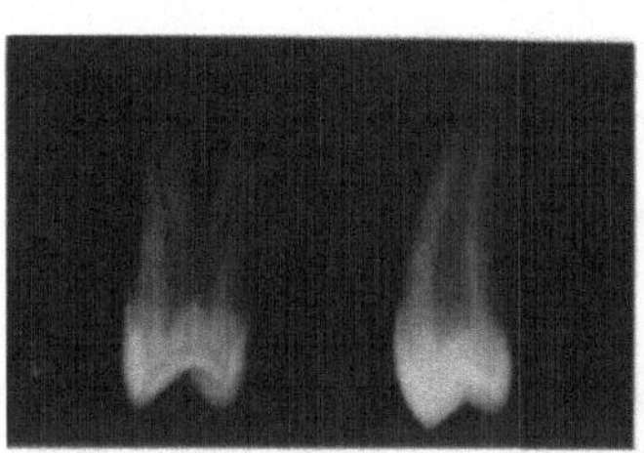
Abb. 167. Röntgenbilder von Prämolaren.

Weg. Die Strahlen, mit denen wir arbeiten, finden in der Pulpa praktisch kein Hindernis, es müssen also dort, wo die Pulpa sich befindet, in der Krone und im Wurzelkanal noch schwächere Schatten entstehen. Im Negativ bedeutet dies fast eine Schwärzung, besser gesagt ein Dunkelgrau, herrührend von den dünnen Dentin- und Zementschichten. Ebenso zeichnet sich das Periodontium um die Kontur der Wurzel deutlich dunkelgrau ab (Abb. 168 f.). Der Knochen ist in seinen kompakten Partien fast so dicht in der Schattenwirkung wie das Dentin, man sieht aber immer feine Kanäle und Foramina bei genauer Betrachtung dargestellt. In den spongiösen Knochenpartien sieht man die Knochenbälkchen als helles Maschenwerk im Negativ, während die Markräume mit ihrem Weichgewebe sich verhalten wie die Pulpa, also tiefes Grau entstehen lassen. Das Zahnfleisch hebt sich nur bei weicher Strahlung, die noch genügend vom Weichgewebe absorbiert wird, ganz schwach von dem völligen Schwarz der Umgebung des Objektes ab. Es ist der Unterschied gegenüber dem völligen Schwarz aber so minimal, daß der Druck diese Feinheit nicht wiederzugeben vermag.

Intensiv dunkel werden natürlich auf dem Negativ die Partien, wo die Strahlen Hohlräume zu passieren hatten, die nur von Weichgewebe und dünnen Knochenschichten gedeckt werden, so z. B. die Nase und die Kieferhöhle. Diese Partien lassen viel Röntgenlicht auf den Film fallen, so daß er dort stark dunkelgrau werden muß. Die Abb. 168—173 zeigen die Zähne im Kiefer unter normalen Verhältnissen. Man stelle sich die Sagittalschnitte durch Zähne und Kiefer vor, wie sie in der normalen Anatomie beschrieben wurden. Daraus läßt sich ohne Schwierigkeiten das Schattenbild ableiten, das entstehen muß, wenn man Röntgenstrahlen und Film so verwendet, wie das im technischen Teil dargestellt wurde.

Alle Abweichungen von diesen Normalbildern (Abb. 167—173) kann man rein vom Standpunkt der Röntgenologie in zwei Gruppen teilen:

1. Schatten treten auf, wo sie nicht entstehen dürften oder Schatten, die nur schwach sein sollten, sind intensiver geworden.

2. Schatten werden schwächer oder verschwinden gänzlich, wo Kalksalze verlorengehen, Zähne entfernt sind u. a. m.

Das typische Beispiel für die Ursache von abnormer Schattenbildung sind Fremdkörper, z. B. Metalle (Füllungen, Kanülen im Gewebe usw.) oder Gebilde des Organismus (verlagerte Zähne, Verdichtung des Knochens u. a. m.).

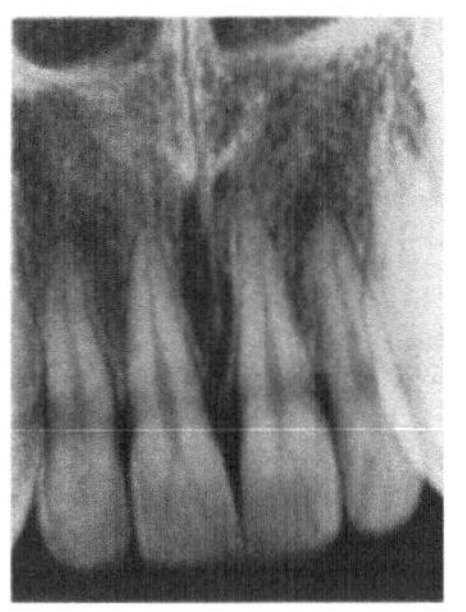 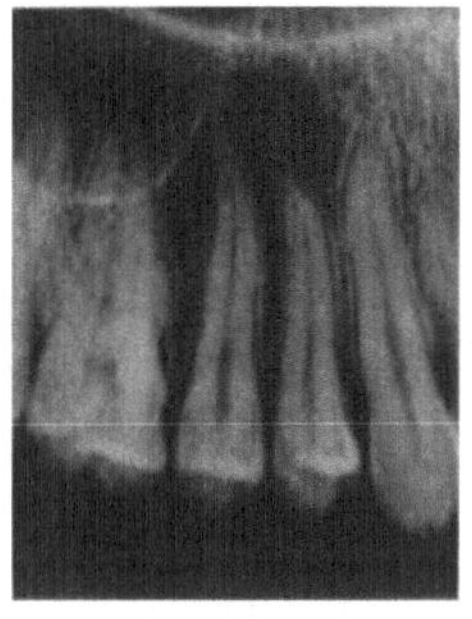 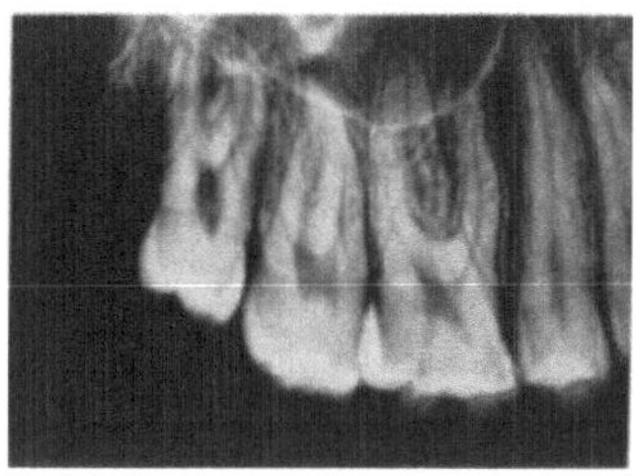

Abb. 168.   Abb. 169.   Abb. 170.

Abb. 168. Die beiden mittleren und seitlichen Schneidezähne des Oberkiefers. Um die Zähne herum sieht man die mehr oder minder breite dunkle Linie, das Periodontium und dies wieder umsäumt von der Compacta der Alveoleninnenwand, die hier im Negativ sich hell abheben muß. Aber nur dort hebt sich die Corticalis so hell ab, wo sie in großer Masse sich den Röntgenstrahlen als Hindernis in den Weg stellt, also dort, wo man sie „über die Kante" betrachtet wie bei der Alveole mesial und distal vom Zahn, während sie bei flächenhafter Betrachtung sich wenig oder gar nicht markiert. In der apikalen Hälfte sieht man in der Wurzel noch eine feine Netzzeichnung, die Spongiosa, die vor allem palatinal schon in großer Masse vorhanden ist. Die Crista nasalis inferior ist hell im Negativ, da ist wieder corticaler Knochen mehr über die Kante getroffen. Darüber ist die Nasenhöhle mehr intensiv geschwärzt. In der Mitte des Bildes läuft eine dunkle Linie senkrecht von oben nach unten, die Sutura interincisiva. Zwischen den beiden mittleren Schneidezähnen eine deutlich langgezogene Verdunkelung, hier ist also mehr Licht durchgetreten, das Foramen incisivum, vielfach hat dies Foramenbild schon zu Verwechslungen Anlaß gegeben, wenn es höher liegt und die Aufnahme etwas von der Seite her gemacht ist. Dann liegt das Foramen nahe der Wurzelspitze des einen mittleren Schneidezahnes, wo es ein Granulom vortäuschen kann.

Abb. 169. Eckzahn und Prämolaren im Oberkiefer. An den Zähnen selbst fällt vor allem die Abzeichnung der beiden Kauhöcker auf, wo ja durch die Projektion Schmelzschichten der beiden Höcker hier im Bild zum Teil in eine Ebene verlegt werden und nun dort, wo sie gemeinsam als Hindernis den Röntgenstrahlen im Wege standen, als starke Schatten sich markieren müssen. Über die nächste Umgebung des Zahnes ist nichts Besonderes zu erwähnen. In der Gegend der Wurzelspitze des 2. Prämolaren sieht man schräg im Bogen von oben nach unten die helle Linie herunterziehen, die Corticalis des Kieferhöhlenbodens. Sie erscheint auch dort nur als intensiver Schatten, wo sie „über die Kante" betrachtet wird. Mehr als parallel zum oberen Rande des Bildes zieht als helle Linie, aber breiter als der Kieferhöhlenboden, der Boden der Nasenhöhle.

Abb. 170. Die Molaren im Oberkiefer. Hier ist das Bild jetzt schwieriger zu entwirren, die Vielgestaltigkeit der Molaren ist es, die die klare Deutung oft erschwert. Man muß sich immer vorstellen, wie das Schattenbild zustande kam. Vielfach ist es so, daß durch die Einstellung auf die Mittelachse des Zahnes die buccalen Wurzeln etwas verkürzt, die palatinale etwas verlängert dargestellt werden. Durch die Einstellung muß auch zwangsläufig die palatinale Wurzel vor allem beim 1. und 2. Molaren mit in die Kieferhöhle projiziert werden. Beim 1. Molaren sieht man auch hier im Bild die palatinale Wurzel klar durch die Spreizung der beiden buccalen. Beim 2. und 3. Molaren dagegen, wo die Wurzeln mehr eng stehen, oft zu einem Massiv vereinigt sind, ist ein deutliches Bild von den Wurzelverhältnissen, vor allen auch von den Kanälen nicht zu erhalten, die helle Linie des Kieferhöhlenbodens, die wir in Abb. 169 schon sahen, setzt sich in Abb. 170 zuerst noch nach unten fort, um dann, an der distalen Wurzel des 1. Molaren beginnend, wieder anzusteigen.

Für die zweite Gruppe sind z. B. charakteristisch die Caries, in deren Bereich die Strahlen leichter durchtreten können als im gesunden Dentin, weil die Kalksalze verlorengegangen sind und die Cysten, die den Knochen zum Schwund brachten und eine Flüssigkeit enthalten, welche den Strahlen kein wesentliches Hindernis bedeutet und endlich die Frakturspalten.

Nach diesen Gesichtspunkten sollen hier typische Bilder gebracht werden, und zwar 1. die Zähne allein; 2. Zahn und Umgebung; 3. die Umgebung allein betreffend (Abb. 174—189).

Auf eines sei zum Schlusse noch erneut aufmerksam gemacht: die Gefahr, daß das Röntgenbild auch eine irrtümliche Deutung erfahren kann, ist nie ganz

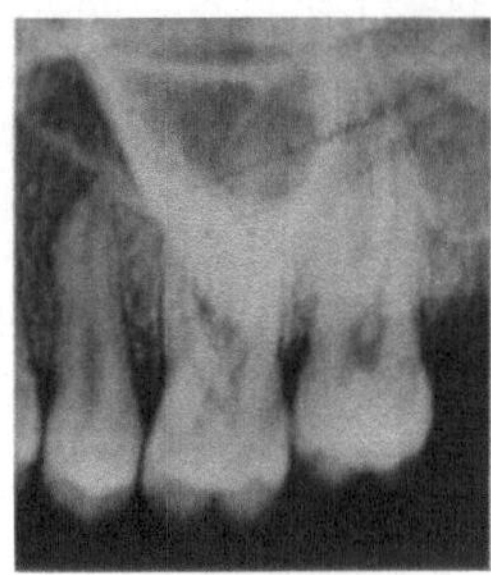
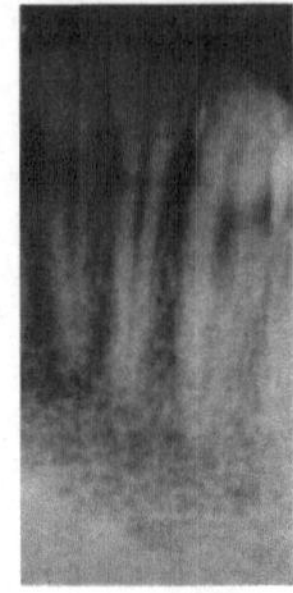
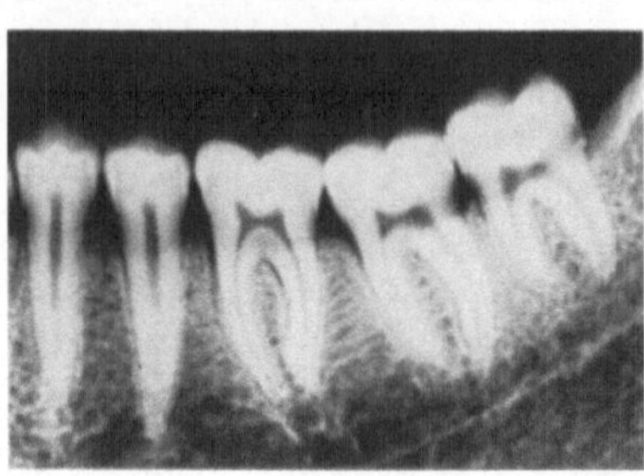

Abb. 171.   Abb. 172.   Abb. 173.

Abb. 171. Während in Abb. 170 so gut wie nichts zu sehen war von dem Jochbogenschatten, die Aufnahme war mit Watterolle gemacht, ist bei gewöhnlicher Filmlage und hoher Einstellung hier der Jochbogenschatten über die Wurzel der Molaren gelegt, so daß die Details durch diesen intensiven Schatten nicht mehr hindurchscheinen.

Abb. 172. Mittlerer und seitlicher Schneidezahn und Eckzahn im Unterkiefer. Über die Zähne selbst ist nichts Besonderes zu sagen. Nach Betrachtung der Zähne des Oberkiefers macht die Deutung der Aufnahmen der unteren Zähne kaum noch Schwierigkeiten. Im Gegensatz zu der Knochenzeichnung des Oberkiefers fällt die Größe der Spongiosamaschen besonders auf. Unmittelbar um die Mittellinie, etwa 5 mm von der Wurzelspitze des mittleren Schneidezahnes, sehen wir die Knochenzeichnung dichter werden: „Spinae mentales."

Abb. 173. Die beiden Prämolaren und die 3 Molaren im Unterkiefer. Über die Prämolaren selbst ist nichts Besonderes zu sagen. Den Mandibularkanal sieht man unter den Molaren entlang laufen. Das ist in Abb. 15 bei der normalen Anatomie ausführlich beschrieben. Über die Molaren ist nichts zu sagen. Ihr Bild ist so eindeutig. Zwischen dem 1. und dem 2. Molaren fällt die Spongiosaanordnung auf. Unter dem 2. Prämolaren und dem 1. Molaren wird das Spongiosanetz sehr weitmaschig. Gelegentlich kann diese Spärlichkeit an Knochenbälkchen, die ganz normal ist, zu Verwechslung mit Rarefizierung der Knochensubstanz führen, vor diesem Irrtum muß man sich hüten. Man betrachte bei der Beurteilung des Röntgenbildes stets die Querschnitte durch die Kiefer, wie sie in der normalen Anatomie gezeigt sind. Aus diesen Sagittalschnitten ist ohne weiteres das Schattenbild der Röntgenstrahlen zu erklären. Am 2. und 3. Molaren sehen wir das Bild der Wurzeln schon stärker von dem Schatten überlagert, den der corticale Knochen buccal und lingual verursacht, die Gegend der Linea obliqua und der Linea mylohyoidea.

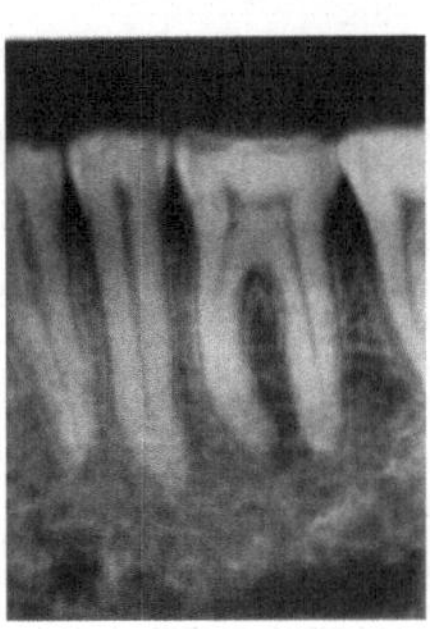
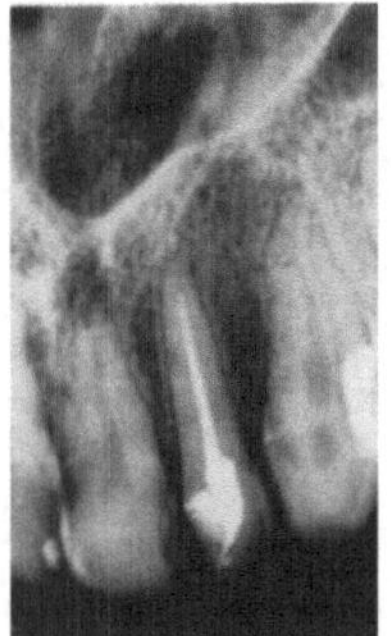
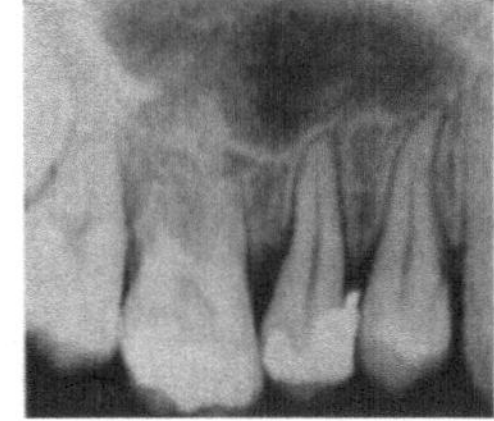

Abb. 174.   Abb. 175.   Abb. 176.

Abb. 174. Wir sahen in den Abb. 167—173 die weiten Pulpenräume jugendlicher Zähne. Hier in Abb. 174 sehen wir Pulpenräume und Wurzelkanäle in dem 1. Molaren besonders eng geworden durch die Anbildung von Ersatzdentin. Gleichzeitig ist an allen Zähnen eine starke Abkauung zu bemerken, die Kauhöcker sind abgeschliffen, zum Teil bis ans Dentin heran, etwa 7 mm unterhalb des 1. Prämolaren das Foramen mentale [1].

Abb. 175 zeigt eine Wurzelfüllung im oberen seitlichen Schneidezahn. Die Wurzelfüllung hat einen intensiven Schatten geworfen, zeichnet sich also fast weiß hier im Negativ ab. Die Wurzelfüllung reicht nicht ganz bis ans Foramen apicale.

Abb. 176. Füllungen aus Metall im 2. Prämolaren und 1. Molaren. Das Metall hat so gut wie gar keine Röntgenstrahlen durchtreten lassen, intensive Schatten — weiß im Negativ —. Die Füllung der Prämolaren hat stark überstehenden Rand. Der Alveolarfortsatz ist im Schwund begriffen. Die Interdentalsepten lassen an ihren Enden viel Röntgenlicht durchtreten, daher die Schwärzung (Kalksalze sind hier verlorengegangen). Das Periodontium der beiden Prämolaren ist verbreitert.

---

[1] Das Foramenbild hat oft zu Verwechselung mit Granulomen geführt, wenn es nahe einer Wurzelspitze lag.

von der Hand zu weisen! Eine der häufigsten Ursachen für die sog. Röntgentäuschung ergibt sich aus anatomischen Verhältnissen, so kann das Foramen
incisivum oder das Foramen mentale leicht ein Granulom vortäuschen; auch die
Abgrenzung eines apikal-ostitischen Herdes an unteren Molaren kann durch den
Mandibularkanal erschwert werden. Besonders schwierig ist mitunter die Auseinanderhaltung von Cysten an oberen Prämolaren und Molaren einerseits und
Ausbuchtungen der Kieferhöhle andererseits, wie überhaupt die Lagebeziehung
der Wurzelspitzen oberer Zähne zum Antrum im Röntgenbild leicht falsche Vorstellungen erwecken kann. Sehr weitgehenden Täuschungen kann man aber auch

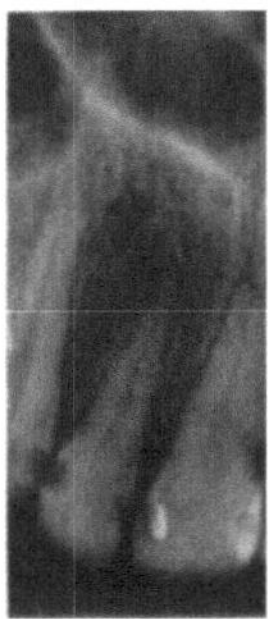 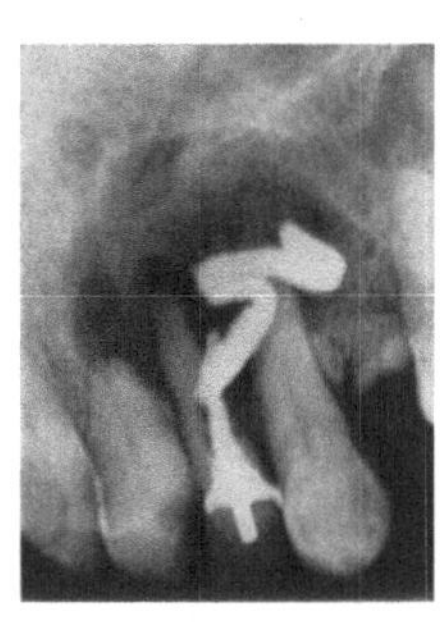 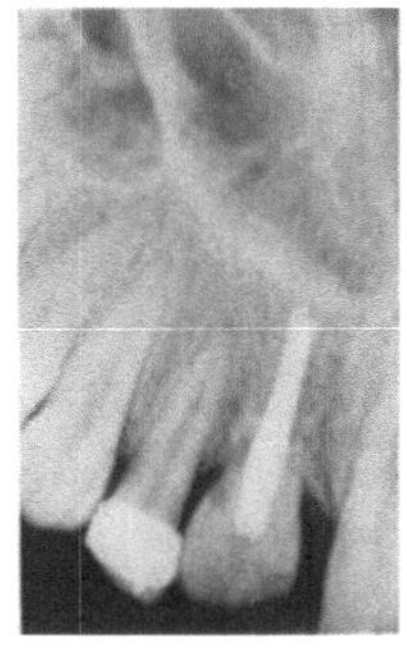 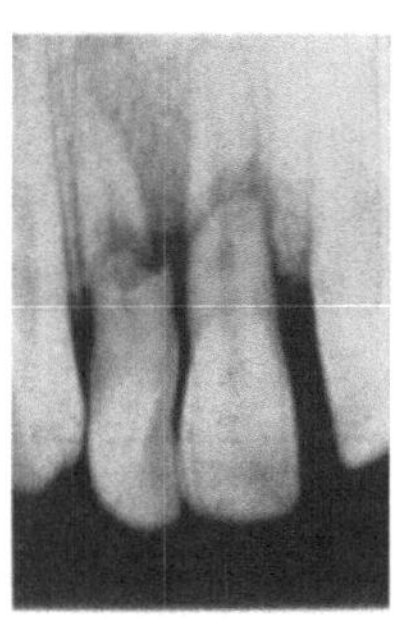

Abb. 177.   Abb. 178.   Abb. 179.   Abb. 180.

Abb. 177. Caries. Während im normalen Bild die Kontur der Kronen glatt ist, sehen wir hier das helle
Grau des Schmelzes und auch das dunklere Grau des Dentins in halber Kronenhöhe im mittleren
und seitlichen Schneidezahn und im Eckzahn durch dunkle Höfe, von den Approximalseiten her
vordringend, unterbrochen. Die Kalksalze sind durch den Cariesprozeß verlorengegangen. Die
Röntgenstrahlen konnten ungehindert hindurchtreten und die Schwärzung im Negativ hervorrufen.
Der helle Bezirk in der Kavität des mittleren Schneidezahnes ist Füllmaterial.

Abb. 178. Perforation im seitlichen oberen Schneidezahn. Der Metallstift, der die Porzellankrone mit
der Wurzel vereinigt, ist durch ein Bohrloch nach dem Eckzahn zu durchgestoßen. Vorher ist schon
durch dies Bohrloch Wurzelfüllmasse in einen Hohlraum (Cyste) — scharf abgegrenzte Verdunkelung
im Negativ — eingedrungen. Man sieht diese Wurzelfüllmasse sich wurstähnlich um die Wurzel des
Eckzahnes legen.

Abb. 179. Resorption der Wurzel des mittleren Schneidezahnes im Oberkiefer. Dieser Zahn wurde
vor 8 Jahren nach einem Unfall replantiert. Es trat fast völlige Resorption der Wurzel ein, nur ein
kleiner Rest der Wurzel nahe dem Zahnhalse blieb bestehen. Die ehemalige Wurzelfüllung liegt jetzt
direkt im spongiösen Knochen.

Abb. 180. Fraktur eines mittleren und seitlichen Schneidezahnes. Mit der Fraktur ist es zu starker
Dislokation gekommen. Die beiden Bruchstücke haben sich weit voneinander entfernt. Das Röntgenlicht konnte durch diese Spalten mehr minder ungehindert hindurchtreten und hier im Negativ die
starke Schwärzung den Spalten entsprechend verursachen.

verfallen, wenn man etwa die Ausdehnung eines Krankheitsherdes nur nach dem
Röntgenbild beurteilen wollte. Und so ließe sich noch eine ganze Anzahl von
Röntgentäuschungsmöglichkeiten aufzählen. Mit Rücksicht auf den hier verfügbaren Raum mag aber der kurze Hinweis genügen. Ausführlicheres darüber ist
in der Spezialliteratur nachzulesen.

b) Therapeutische und schädigende Wirkung der Röntgenstrahlen.

Ein Teil der Röntgenstrahlen wird vom Gewebe absorbiert — eben dadurch
entstehen ja die Schatten —, und zwar sind es vornehmlich, wie wir oben auseinandersetzten, die weichen Strahlen, die absorbiert werden. Dies ist nun nicht
ohne Wirkung auf die Zellen. Vor allem wird der Zellkern von den Röntgenstrahlen beeinflußt, es kommt zu pyknotischen Veränderungen und schließlich
zum Kernzerfall. Aber auch das *Protoplasma* wird von den Röntgenstrahlen beeinflußt. Bestrahlt man z. B. die Speicheldrüsen lange genug, dann tritt nach kurzer
Zeit Verminderung des Speichelflusses ein: Wirkung auf das Protoplasma. Diese
Reaktion geht bald vorüber; nach Tagen setzt nochmals eine Verminderung der

Sekretion ein, die anhaltender ist: Reaktion des Kernes. Ein *Wachstumsreiz* auf die Zellen findet keinesfalls statt, er kann nur gelegentlich vorgetäuscht sein, es handelt sich dann aber immer nur um den beschleunigten Lebensablauf der einzelnen Zellen, mit anderen Worten: die Lebensuhr einer röntgenbestrahlten Zelle läuft schneller ab. *Funktionsreiz* im wahren Sinne ist nicht festgestellt.

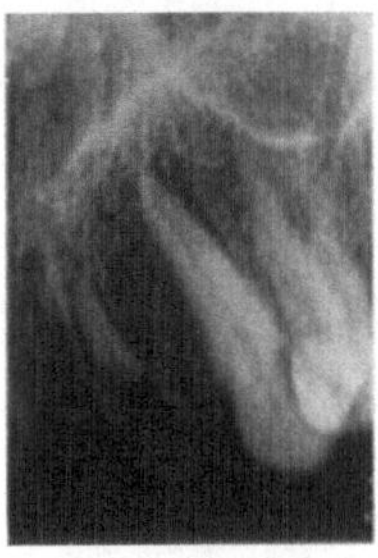 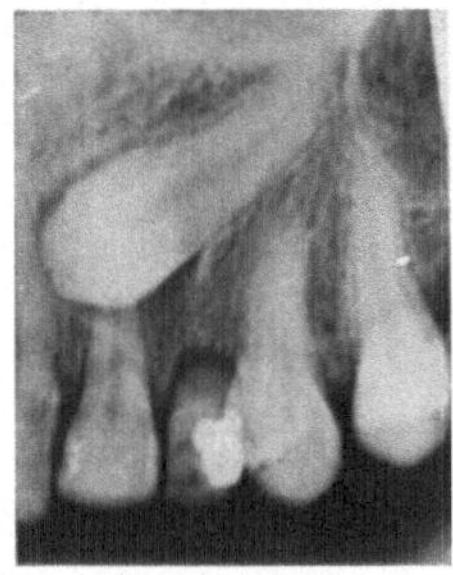 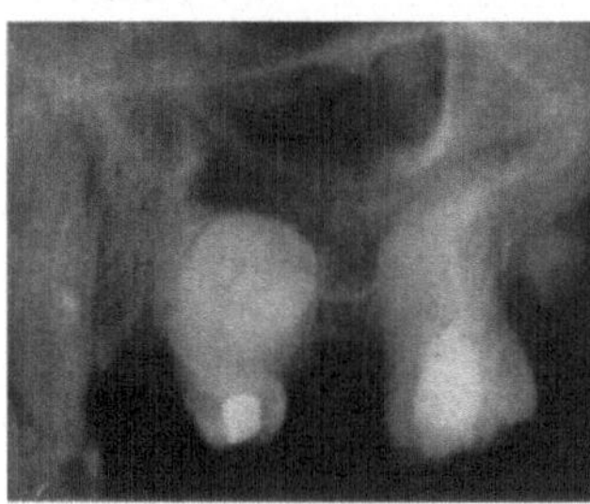

Abb. 181.   Abb. 182.   Abb. 183.

Abb. 181. Fraktur des oberen seitlichen Schneidezahnes bei der Extraktion. Die apikale Hälfte der Wurzel ist in der Alveole zurückgeblieben.

Abb. 182. Retention des Eckzahnes im Oberkiefer. Persistenz des Milcheckzahnes. Der Eckzahn liegt mit seiner Wurzelspitze nahe der Kieferhöhle, mit seiner Krone hinter oder vor der Wurzel des seitlichen Schneidezahnes. Die genaue Lage läßt sich am einfachsten durch ein Stereobild nachweisen, wie das in Abb. 166 beschrieben ist. Einen stets nur unsicheren Anhalt bietet die Schärfe der Konturen, was dem Film nahe liegt, also nach palatinal zu, ist am schärfsten.

Abb. 183. Zementgeschwulst eines oberen 2. Prämolaren. Die Krone hat annähernd normale Gestalt. Die Wurzel ist kugelig verdickt, die Schattendichte entspricht ganz der des Dentins und des Zementes. Der Kieferhöhlenboden ist entsprechend der Geschwulstkugel emporgehoben.

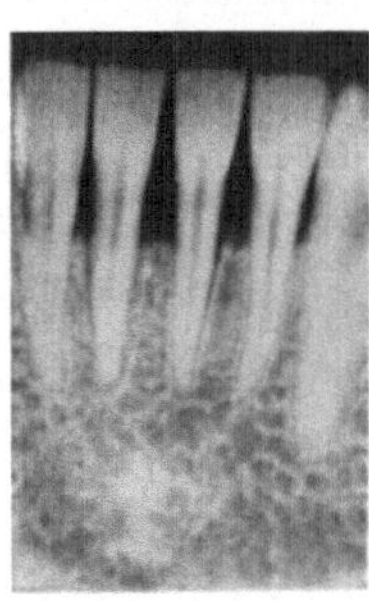 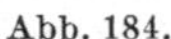 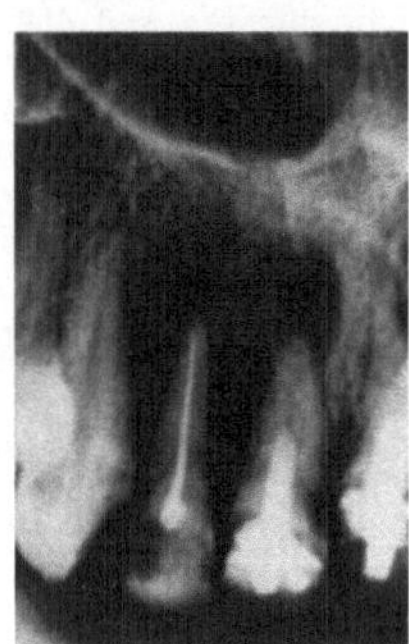 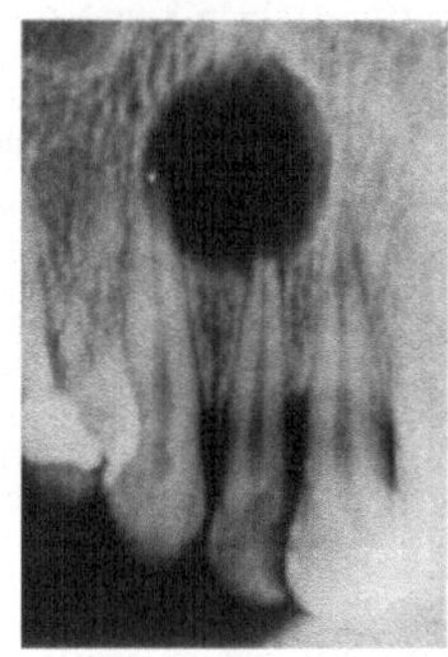

Abb. 184.   Abb. 185.   Abb. 186.

Abb. 184. Parodontitis chronica marginalis an den unteren Frontzähnen. Die interradikalen Septen sind horizontal schon um einige Millimeter geschwunden. Vgl. Abb. 172 und 173, wo die Septen noch normal hochstehen. Nun kann der Knochen auch in anderer Form schwinden mehr in vertikaler Richtung; es entstehen dann stark trichterförmige Alveolen. Aber vom Standpunkt der reinen Röntgenologie bleibt es immer das gleiche. Wo Knochen, also optisch dichtes Gewebe, von Granulationsgewebe, also optisch dünnem Gewebe, ersetzt wird oder völlig schwindet, können die Röntgenstrahlen ohne wesentlich absorbiert zu werden, zum Film vordringen. Resultat: Schwärzung des Negatives.

Abb. 185. Parodontitis chronica apicalis. Granulom am seitlichen Schneidezahn. Die Wurzelfüllung reicht fast bis zum Foramen apicale. Um das Foramen apicale hier im Negativ eine deutliche Verdunkelung; da der Knochen durch das entzündliche Granulationsgewebe hier eingeschmolzen wurde, konnten die Röntgenstrahlen fast ungehindert bis zum Film gelangen und die Schwärzung hier hervorrufen. Um den mittleren Schneidezahn, der einen Stiftzahn trägt, sehen wir ebenfalls Granulationen sich ausbreiten.

Abb. 186. Parodontitis chronica apicalis mit Cystenbildung. Der Hohlraum, der sich um die Wurzelspitze des seitlichen Schneidezahnes gebildet hat, ist im Gegensatz zum Granulom und vor allem im Gegensatz zu den Granulationen scharf abgegrenzt.

Nur indirekt durch Beeinflussung der Durchblutung z. B. kann Funktionsreiz vorgetäuscht werden. Es handelt sich bei der Röntgenbestrahlung immer um destruierende Wirkung.

Man hat die Wirkung der Röntgenstrahlen weitgehend für die Therapie herangezogen. So z. B. bestrahlt man mit mehr oder weniger gutem Resultat Geschwülste, vor allem Sarkome. Spezifische und unspezifische Entzündungen werden bestrahlt. Ich nenne hier vor allem die Aktinomykose, die ausgezeichnet auf die Röntgenstrahlen reagiert. Unspezifische Entzündungen werden bestrahlt, um sie zu beseitigen, wenn sie sich noch im Anfangsstadium befinden oder, wenn ihre Entwicklung nicht mehr aufzuhalten ist, um die Einschmelzung zu beschleunigen. Bei der Parulis z. B. machen wir gelegentlich von der Röntgenbestrahlung Gebrauch. Besonders erwähnt werden muß dabei die sofortige

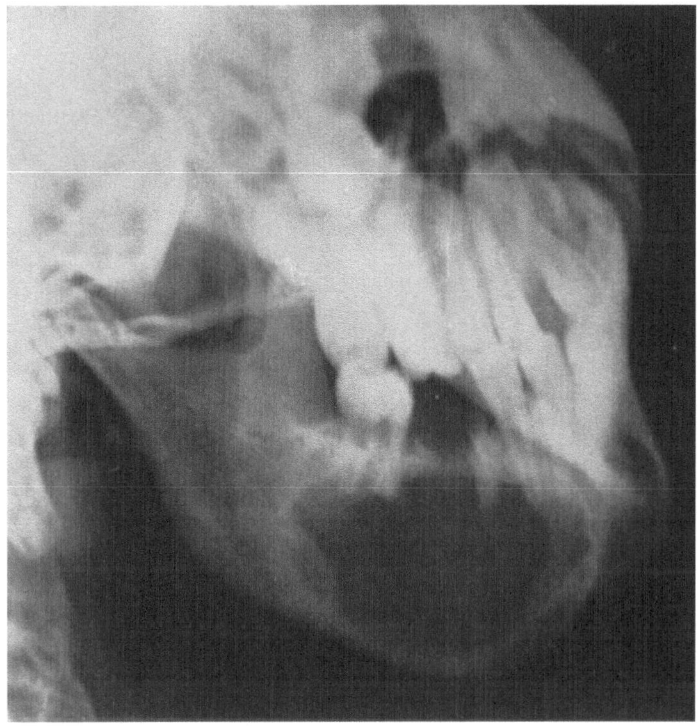

Abb. 187. Cyste im Unterkiefer (verkleinert). Die Aufnahme ist entsprechend der Abb. 165 gemacht. Wir sehen hauptsächlich das Corpus mandibulae dargestellt, in dem wir eine fast hühnereigroße Verdunkelung finden. Eine Cyste hat sich entwickelt, deren knöcherne Wände offenbar zum Teil schon gänzlich verlorengegangen sind, daher die intensive Verdunkelung im Negativ, nach unten zu ist der Knochen blasig aufgetrieben.

Schmerzlinderung durch die Bestrahlung. Ferner ist die Trigeminusneuralgie hier zu nennen, die auf Röntgenstrahlen in einer großen Zahl von Fällen völlig geheilt wurde.

Nach den Beobachtungen, die man naturgemäß vor allem an der äußeren Haut machte, unterscheidet man 1. die Frühreaktion; 2. die eigentliche Röntgenreaktion und 3. die Spätreaktion. Und die Dosis an Röntgenstrahlen, die gerade imstande ist, ein Erythem der Haut hervorzurufen, bezeichnet man als H. E. D. (Haut-Erythem-Dosis).

Auf eine solche H. E. D. zeigt sich zunächst die *Frühreaktion:* Erythem von etwa 3 Tagen, Ödem (Wirkung auf Protoplasma der Endothelien). Die *eigentliche Röntgenreaktion* setzt nach 3 Wochen ein: Rötung, Pigmentierung, Haarausfall, Abschilferung der Haut (Wirkung auf den Zellkern). In der *Spätreaktion* geht Erweiterung der Capillaren zurück. Gefäße bleiben leichter erregbar.

Pigmentierung kann mehrere Monate bestehen bleiben. Haare sind nach einem Vierteljahr wieder gewachsen. In der Tiefe kann ein chronisch induriertes Hautödem sich einstellen, dann können Schwellung und Derbheit lange ₎oder immer bestehen bleiben.

Mengen über eine H. E. D. rufen, wenn sie groß genug sind, schwere und schwerste Röntgenverbrennungen hervor, die schließlich zu schweren Ulcera führen, deren Heilungstendenz eine außerordentlich schlechte ist.

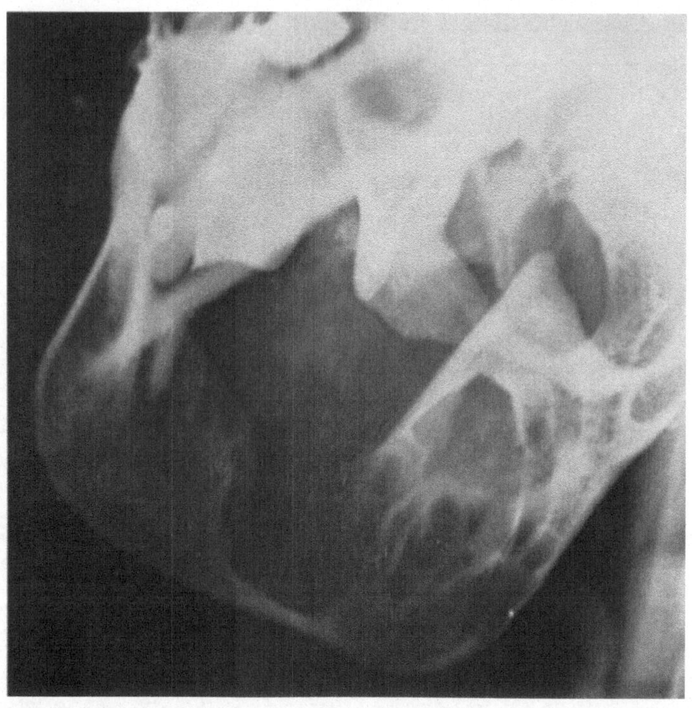

Abb. 188. Adamantinom (verkleinert). Die Aufnahme wurde entsprechend Abb. 165 gemacht. Während wir in Abb. 187 nur *eine* große Cyste im Corpus mand. entstanden sahen, finden wir hier einen Teil des Corpus und vor allem den Ramus von vielen Cysten eingenommen. Der ganze aufsteigende Ast ist unter dem Wachstum der Geschwulst stark verdickt. — Während also die Cyste und das Adamantinom rein expansiv gewachsen sind, Kammern im Knochen gewissermaßen sich bildeten, die die Röntgenstrahlen durchtreten ließen wie z. B. das Zentrum im Oberkiefer, sehen wir andere Geschwülste wieder mehr infiltrativ den Knochen einschmelzen. Die Grenzen solcher Geschwülste verhalten sich naturgemäß zu den rein expansiv wachsenden wie die entzündlichen Granulationen zu den abgekapselten Granulomen oder Cysten bei ihrer Betrachtung im Röntgenbild. Sie alle lassen dadurch, daß sie Knochensubstanz einschmelzen, die Schwärzungen des Negativs eintreten. Es geht einfach schattenwerfender Knochen verloren. Anders bei den Geschwülsten, wo noch mehr schattenbildende Substanz entsteht, z. B. bei den Osteomen oder den Zementomen oder Odontomen, dafür sahen wir ein typisches Beispiel in Abb. 183.

Bei Einwirkung selbst kleinster aber immer wiederkehrender Röntgenbestrahlung kommt es zur chronischen Dermatitis. Die Haut wird zunächst blaurot, juckt. Dann setzt Atrophie der Haut ein, sie wird spröde, rissig, borkig. Die Fingernägel wachsen mit tiefen Rillen und unregelmäßig. Es kommt zu Hyperkeratosen, atypischen Epithelwucherungen. Auf solchem Boden können sich Carcinome entwickeln, die wegen ihrer Bösartigkeit gefürchtet sind.

Diese Schädigungen trafen früher vor allem den Röntgenologen und das Personal. Nachdem aber die Schutzvorrichtungen der neueren Apparate gegen Hochspannung und Strahlung vor Schädigung schützen und *da wir auf alle Fälle ein wiederholtes Halten der Filme vermeiden und auch dem Personal keinesfalls erlauben,* sind diese Schädigungen wohl kaum noch möglich.

Aber auch vor wiederholten Aufnahmen, womöglich noch der gleichen Stelle und in kurzen Zeitabständen muß der Patient bewahrt werden. Wenn wir uns auch bei der einzelnen Aufnahme weit unter der Grenze einer H. E. D. befinden, so könnte doch die Häufung von Bestrahlungen durch mehrfache Aufnahmen gelegentlich zur Schädigung führen, wie der Fall von K. GREVE zeigt, wo durch wiederholte Aufnahmen einer Stelle Haarausfall und Schwund der normalen Pigmentierung beobachtet wurde (Abb. 190).

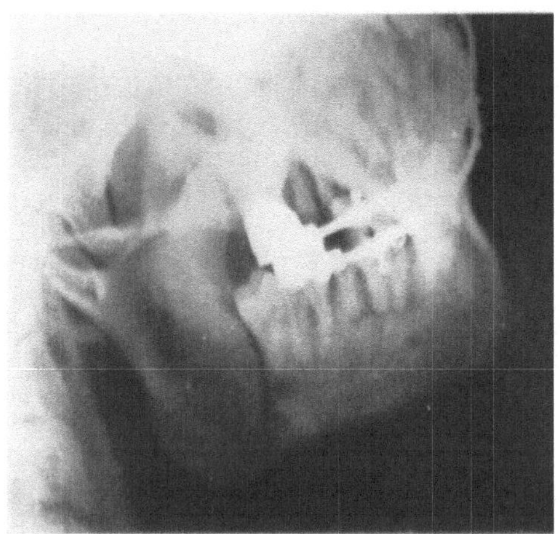

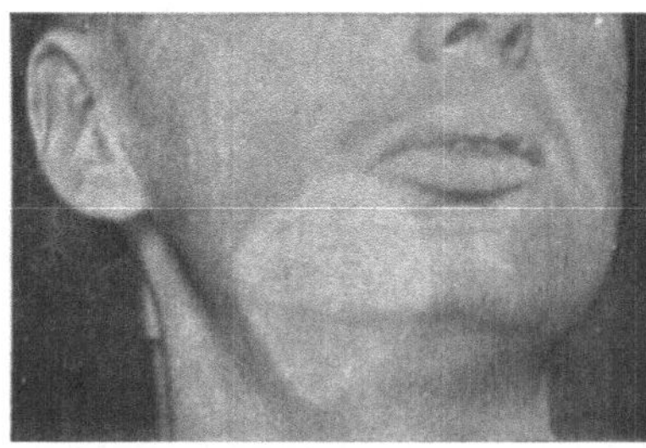

<table>
<tr><td>Abb. 189.</td><td>Abb. 190.</td></tr>
</table>

Abb. 189. Fraktur des Unterkiefers (sehr stark verkleinert) nahe dem Angulus und in der distalen Alveole des 3. Molaren verlaufend. Der Bruchspalt klafft um mehrere Millimeter. Röntgenlicht konnte dort fast ungehindert hindurchtreten und hier im Film entsprechend dem Spalt die intensive Schwärzung hervorrufen. Die Schienung ist im Ober- und Unterkiefer angelegt.

Abb. 190. Röntgenschädigung nach unsachgemäßen Zahnaufnahmen. (Aus KARL GREVE: in Vjschr. Zahnheilk. Berlin 1923.)

Man sei sich stets bewußt, daß, wenn man Röntgenaufnahmen macht, jede Bestrahlung eine biologische Reaktion zur Folge hat, und hier gilt auch wie in der Pharmakologie die Regel: „Dosis sola fecit venenum." Die Röntgentherapie, die ungeheure Gefahren in der Hand des Ungeübten in sich birgt, überlasse man nur dem erfahrenen Röntgentherapeuten.

B. Störungen des Durchbruchs der Zähne.

Der Mensch ist „diphyodont", d. h. er erfährt einen einmaligen Zahnwechsel oder anders ausgedrückt: er bekommt zweimal Zähne, zuerst die Milchzähne und dann die bleibenden Zähne. Angaben über eine dritte Dentition (meist nur einzelne Zähne oder eine Zahngruppe betreffend) gegenüber wird man stets recht skeptisch sein müssen; denn gewöhnlich handelt es sich dabei nur um einen verspäteten Durchbruch retinierter — auch überzähliger Zähne — oder um das Produkt einer gewissen Geschwulstform. Nur ganz wenig Berichte, so z. B. einer von MAYRHOFER, erscheinen hinreichend verbürgt und lassen an eine seltene Rückschlagserscheinung denken. Über die normalen Durchbruchszeiten ist in den ersten Abschnitten diese Buches schon berichtet worden; *den Durchbruch selbst muß man als einen physiologischen Vorgang ansehen, welcher, eben weil physiologisch, ohne Störungen des Allgemeinbefindens ablaufen soll.* Wenn nun hier in einem eigenen Kapitel von Durchbruchsstörungen die Rede sein wird, so handelt es sich dabei entweder um Erkrankungserscheinungen während der ersten bzw. zweiten Dentition oder um Abweichungen von dem normalen zeitlichen Ablauf des Prozesses.

Speziell bei dem letzteren Punkte, aber auch bei der Zahnstruktur spielen nach unserer heutigen Auffassung zwei Momente herein, die von so wesentlicher

Bedeutung sind, daß sie hier einer kurzen Erörterung bedürfen. Es sind das die Ernährung (insbesondere die akzessorischen Nährstoffe, die sog. Vitamine) und die innere Sekretion.

1. Die Bedeutung der Vitamine für die Zahnentwicklung und den Zahndurchbruch.

Nach dem derzeitigen Stand der Vitaminforschung unterscheidet man folgende Vitaminformen: a) die fettlösliche Gruppe: „Vitasterine“ FUNK: Vitamin A (antixerophthalmisch), D (antirachitisch), E (Fertilitäts- oder Antisterilitätsvitamin) und b) die wasserlösliche Gruppe „Vitamine“ FUNK: Vitamin B (antineuritisch, ein Komplex von mindestens 7 Stoffen) und C (antiskorbutisch, ebenfalls ein Komplex von mehreren Stoffen).

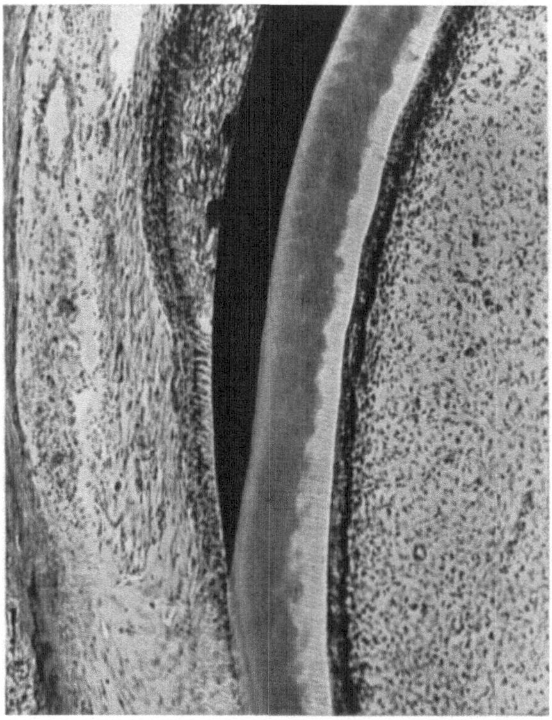

Die Frage, ob es ein eigenes Wachstumsvitamin gibt oder ob ein solches etwa in Vitamin A mit enthalten ist, steht immer noch offen. Von KÖGL-SMIT ist ein Wuchsstoff, von ihnen *Auxin* genannt, gefunden worden, der sich unter anderem in geringen Mengen im menschlichen Speichel, in größeren Mengen im menschlichen Harn nachweisen läßt; eine enorme Steigerung des Auxingehaltes findet sich im Harn von Schwangeren. Eine auf sehr umfangreichen Tierexperimenten gestützte Ansicht (KOLLATH) geht dahin, daß es sich um einen den Vitaminen gewissermaßen übergeordneten Stoff handelt, zu dem aber sämtliche Vitamine Abhängigkeitsbeziehungen besitzen. Tatsächlich lehrt ja z. B. das Tierexperiment, daß sich der Mangel eines *jeden* der obengenannten Vitamine auch in Störungen bei der Zahnentwicklung und dem Zahndurchbruch auswirken kann.

Abb. 191. Störung in der Schmelzbildung (aplastische Form) bei einer Ratte, die mit synthetischer vitaminfreier Kost ernährt worden war. Bei N: Die Ameloblasten liegen dem Schmelz S auf und erinnern in der Form noch an normale Verhältnisse. Bei A: Die stark degenerierten Ameloblasten sind vom normalen Schmelz weit entfernt; im Zwischenraum zwei Stellen (dunkle Punkte) mit abortiver Schmelzbildung. (Dtsch. zahnärztl. Wschr. 1933, 297.)

Die stärkste Wachstumsbeeinflussung, einen ausgesprochenen Wachstumsstillstand, sehen wir bei A-Mangel; er betrifft mit dem Skelet auch die Kiefer und Zähne, und damit müssen auch die Durchbruchszeiten beeinflußt werden. Auch bei Mangel an Vitamin B setzt ein Wachstumsstillstand ein, der insofern noch unmittelbarer sich auswirkt wie bei A-Mangel, als es eine Speicherung des Vitamins B im Körper nicht gibt. Bei B wird die Erklärung in dem weitgehenden Einfluß auf den Stoffwechsel, speziell den Kohlehydratstoffwechsel, gesehen. Wo Kohlehydrate aus der Nahrung ausgeschaltet werden, ist der B-Mangel unschädlich.

Gibt man zu einer von allen Vitaminen freien Kost das Vitamin B_1, so entsteht bei Ratten Pellagra; läßt man aber aus dem Salzgemisch der Grundkost das Magnesiumsulfat fort, dann entsteht auch bei reichlich B_1 keine Pellagra mehr, es kommt aber zu vollem Gewichtsstillstand (KOLLATH). Nach MAY MELLANBY ist *Mangel an Vitamin A verantwortlich für die Erkrankung des paradentalen Weichgewebes*; ein häufiger Befund sei dabei auch die Schwellung der Gingiva.

Über den Einfluß von Vitaminmangel C und D auf die Bildung der Zähne und ihrer einzelnen Substanzen liegt heute eine große Anzahl von Veröffentlichungen vor. In Bestätigung anderer Arbeiten haben uns eigene Untersuchungen an Rattenzähnen gezeigt, daß bei Mangel an Vitamin C vor allem die degenerativen

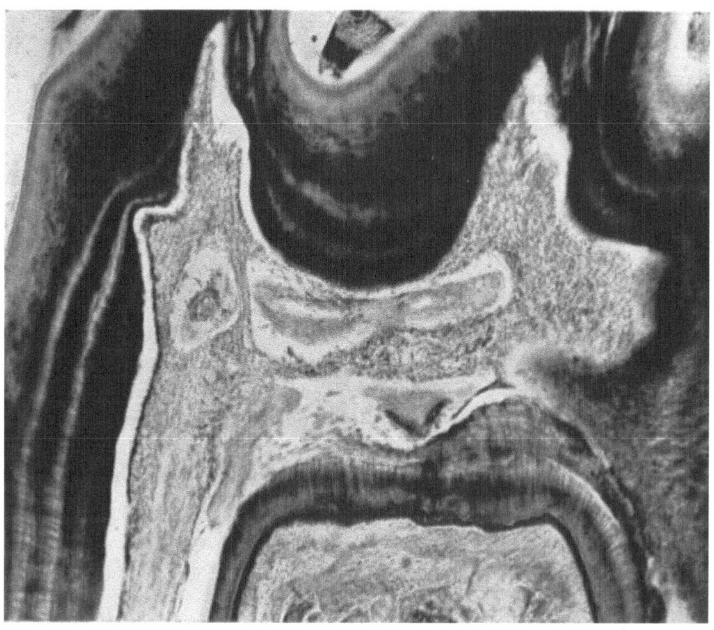

Abb. 192. Schwund der Odontoblasten und Osteoidbildung in der Pulpa (paraplastische Form). Die betreffende Ratte hatte Rachitisvordiät mit MacCollum 3143 und dann kalkarme Kost mit Anwesenheit aller Vitamine erhalten. (Dtsch. zahnärztl. Wschr. 1933, 298.)

Veränderungen an den Ameloblasten mit abortiver Schmelzbildung (Schmelzkugeln und Hypoplasien (Abb. 191), ferner die abnorm breiten Prädentinschichten mit spärlichen Kalkglobuli und endlich in der Pulpa selbst die starken Blutungen mit teilweiser Odontoblastendegeneration auffallen. Bei Vitaminmangel D stehen die Dysplasien von Hartsubstanzen im Vordergrund — zum großen Teil auch im Sinne von Hypoplasien; besonders bemerkenswert ist die enorme Anreicherung mit osteoblastischen Zellformen in der Pulpa, der Osteoidbildung mitten im Pulpagewebe als häufige Erscheinung entspricht (Abb. 192). Im Gegensatz zu dem Einfluß von A-Mangel auf die Weichgewebe macht MELLANBY *Mangel an D verantwortlich für Störungen im Bau des Alveolarfortsatzes und der Zähne selbst.* Nach der gleichen Autorin ist die Erklärung dafür in dem Einfluß des D auf die Kalkablagerung (oder die Funktion der Glandulae parathyreoideae?) zu suchen; ferner kommt hier das Verhältnis von Phosphorsäure zum Kalk einerseits und zu Magnesium andererseits zu entscheidender Geltung. Die Erkenntnis von der ungeheuren Wichtigkeit *des richtigen Verhältnisses zwischen Phosphorsäure und Kalk* muß überhaupt als eine besondere Errungenschaft der neueren Forschung bezeichnet werden; je optimaler das Verhältnis ist, um so geringere Mengen an D sind nötig.

Neuerdings hat man auch Beobachtungen über die Entstehung von Ostitis fibrosa bei Vitaminmangel D gemacht; so konnte Kranz bei experimenteller Hunderachitis das Auftreten von Ostitis fibrosa verfolgen. Kollath fand Ähnliches an Ratten, hier allerdings ohne Osteoclastenvermehrung.

Am schlimmsten wirken sich die Vitamine, besonders A und D, in ihrem Fehlen während der Wachstumsperiode aus, wobei, wie schon erwähnt, der Mangel namentlich auch in der Verzögerung der Durchbruchszeiten zur Geltung kommt. Andererseits macht die Bekämpfung der sog. Mangelschäden (Avitaminosen) sowohl prophylaktisch wie therapeutisch um so mehr Fortschritte, je mehr die Reindarstellung der einzelnen Vitamine gelingt.

Sehr umfangreiche Erfahrungen liegen vor über den günstigen Einfluß von Vigantoldarreichung — allein oder in Verbindung mit Lebertran — auf die Zahnentwicklung und den Zahndurchbruch. Es handelt sich bei dem Mittel um ein Vitamin D, von Windaus gewonnen durch Bestrahlung der von ihm gefundenen Vitaminvorstufe Ergosterin. Allerdings hat die zunehmende Verwendung von Vigantol gelehrt, daß gelegentlich auch gewisse Gefahren mit seiner Darreichung verbunden sein können. Im übrigen enthält schon der Lebertran an sich gewaltige Mengen von Vitamin A und D, während sich in der (unverarbeiteten) Milch, in Gemüse, Kartoffeln und Obst die Vitamine A, B und C in verschieden reichlichen Mengen finden.

Gerne wird auch die Darreichung von Vigantol verbunden mit Gaben von Kalk. Sehr gute Erfolge hat z. B. H. Pflüger im Tierexperiment gesehen, wenn er zu Vigantol als Kalkpräparat „Proossa" gab. Auf diese Punkte wird später bei Besprechung der „rachitischen Zähne" noch weiter einzugehen sein; für hier sei nur noch erwähnt, daß nach Ansicht fast aller Autoren eine Überdosierung bei Vitamin D Kalzinose macht, während übernormale Dosierung von A, B und E keine übernormale Wirkung habe.

2. Die Bedeutung der inneren Sekretion für Zahnentwicklung und Durchbruch.

Ebenso wie die Vitamine untereinander in engen Beziehungen stehen — Kollath spricht geradezu von einem *gegenseitigen Abhängigkeitsverhältnis* —, so gibt es zweifellos auch enge Beziehungen zwischen den Vitaminen und den *Hormonen,* den Produkten der Drüsen mit innerer Sekretion. Welcher Art im einzelnen diese Beziehungen sind, ist noch nicht hinreichend geklärt. Gegenwärtig werden besonders zwei Ansichten diskutiert; die eine sieht in den Vitaminen eine Art Rohstoff für das Inkret. So könnte z. B. nach v. Euler das fettlösliche Vitamin A eine Vorstufe des Inkretes der Parathyreoidea sein. Nach der anderen Ansicht bestünde die Möglichkeit, daß Vitamine nicht selbst die Rohstoffe sind, wohl aber die Drüsen zu ihrer Tätigkeit anregen. Kollath, der hauptsächlich diese letztere Ansicht vertritt, sagt wörtlich: „daß Hypophyse, Keimdrüsen, Thyreoidea, Parathyreoidea beim normal ernährten Individuum das Wachstum beeinflussen, ist keine Frage mehr, andererseits aber läßt sich leicht zeigen, daß ihr Einfluß sofort aufhört, wenn die Diät in bestimmter Weise einseitig wird".

Nach Biedl kommt das Zahnsystem in dreifacher Richtung für eine inkretorische Beeinflussung in Frage: zunächst für den morphogenetischen Einfluß der Blutdrüsen auf den Bau und die Entwicklung des die Zähne tragenden Skelets, dann für Ausbildung, Entwicklung und Aufbau der Zähne selbst und schließlich für die richtige Beschaffenheit der die Zähne tragenden und sie beeinflussenden Schleimhautpartie der Mundhöhle.

Am längsten bekannt und eingehendsten studiert ist der Einfluß, den die *Epithelkörperchen* (Glandulae parathyreoideae) mit ihrem Inkret, dem Parathormon auf den Kalkstoffwechsel besitzen. Die Untersuchungsergebnisse, die ERDHEIM an den Zähnen von parathyreopriven Ratten, d. h. Tieren, bei denen die Epithelkörperchen entfernt worden waren, gefunden hat, sind so oft nachgeprüft und bestätigt worden (so von TOYOFOKU, PREISWERK, GOTTLIEB usw.), daß kein Zweifel mehr aufkommen kann. Die Wegnahme der Glandulae parathyreoideae führte zu Veränderungen auch an den Zähnen, die den rachitischen ungemein ähnlich sehen. Die FLEISCHMANNsche Theorie, daß die rachitischen Zahnveränderungen auf Tetanie zurückzuführen seien, fügt sich ohne weiteres hier ein, wenn man sich die Auffassung ESCHERICHs zu eigen macht, daß die Ursache der Tetanie in einer Funktionsstörung (organischen Erkrankung?) der Epithelkörperchen zu suchen sei. Den Schluß in der Beweiskette erbrachten neuerdings die Arbeiten von COLLIP und SCHULTEN; diese Autoren gaben parathyreopriven Tieren Epithelkörperchenextrakt und konnten dadurch die Ausfallserscheinungen (Tetanie, Störung des Kalkstoffwechsels) beseitigen oder wenigstens erheblich mildern. Die klinischen Untersuchungen von BEUMER und FALKENHEIM bestätigen durchaus die Ergebnisse der Tierexperimente (KRANZ in MISCHs Fortschritten der Zahnheilkunde).

Was die *Schilddrüse* selbst betrifft, so tritt nach BIEDL ihre Bedeutung für das Zahnsystem sowohl bei Überfunktion durch ein auffallend regelmäßiges Gebiß und schöne Zähne, wie auch bei Unterfunktion durch generelle Wachstumshemmung und mangelhafte Zahnentwicklung in Erscheinung. KRANZ konnte allerdings bei Kaninchen, die in der Jugend thyreoidektomiert waren, nur wenig Veränderungen an den Zähnen feststellen; dagegen war das Wachstum der Nagezähne erheblich verzögert. Extrakte der *Thymusdrüse* bewirkten bei Versuchen von BIEDL eine Senkung des Blutcalciumspiegels, während länger andauernde Zufuhr solcher Extrakte eine Zunahme des Gesamtcalciums und eine Kalkanreicherung in den Knochen zur Folge hatte. KRANZ fand bei thymektomierten Tieren eine Verzögerung der Dentition und eine schwächere Anlage der Zähne. BIEDL betrachtet es jedenfalls als sicher, daß auch „die Thymus auf irgendeine Weise mit dem Kalk- und Phosphatstoffwechsel in Konnex steht". Ein einschneidender Einfluß auch auf Kiefer und Zahnsystem steht ferner der *Hypophyse* zu, die ja als ausgesprochene Wachstumsdrüse gilt. Hypophysektomie führt nach BIEDL zu wesentlicher Verlangsamung der Dentition. STEIN glaubte bei bestimmten Formen von Parodontosen röntgenologisch Veränderungen an der Hypophyse beobachten zu können. Die Verzögerung in der Dentition bei Myxödem wird ebenfalls auf die mit dem Myxödem verbundene Veränderung im Hypophysenvorderlappen erklärt. Endlich geben die neueren Beobachtungen über Hypophysentumoren sichere Anhaltspunkte für die Beziehungen auch zu den Zähnen (interessante Befunde von SCHÜRMANN-PFLÜGER-NORRENBECK, von SIEGMUND u. a.!). Schließlich sind hier noch die Keimdrüsen zu erwähnen, deren Hormon ebenfalls mit den Wachstumsvorgängen am Gebiß in Zusammenhang zu bringen ist und dem ein Einfluß auf den Calciumstoffwechsel zusteht. Die erhöhte Cariesfrequenz in der Zeit der Pubertät und der Schwangerschaft ist ebenfalls als ein Beweis für Zusammenhänge zwischen Keimdrüsenfunktion und Zahnsystem zu bewerten.

3. Störungen des Durchbruchs während der ersten Dentition.

a) Abweichungen von den normalen Durchbruchszeiten. Allgemeines.

Abweichungen sind hier an sich nichts Seltenes. Ein französischer Autor behauptet sogar: Unregelmäßigkeiten seien die Regel bei der ersten Dentition. Vor allem werden Abweichungen insofern beobachtet, als ein ungewöhnlich frühes

Erscheinen (Dentitio praecox), aber auch stark verspätetes Erscheinen (Dentitio tarda) vorkommen kann. *Pausen in der Durchbruchsfolge brauchen nicht ohne weiteres Anzeichen pathologischer Prozesse zu sein, solange sie nicht ein erhebliches Maß annehmen.* Nach dem Durchbruch der $_1i_1$, der $^2i^2$ und der $^1_1m^1_1$ sind sogar etwas längere Pausen derartig häufig, daß man geradezu von bestimmten, physiologischen Pausen in der ersten Dentition sprechen und überbesorgte Mütter leicht beruhigen kann. Gewöhnlich erscheinen nach einer solchen Pause die Zähne der folgenden Serie um so rascher hintereinander, so daß die Gesamtdurchbruchszeit keine nennenswerte Verlängerung zu erfahren braucht. Immerhin ist es zweckmäßig, solche Kinder in der Kontrolle zu behalten, da sich ja am Anfang einer Pause in der Dentition nicht übersehen läßt, ob sie noch in der physiologischen Breite liegt oder ob ein pathologischer Prozeß die Ursache ist; erst die Dauer der Pause entscheidet und macht eventuelle Allgemeinuntersuchung und Lebertrankur erforderlich (auch Bestrahlung mit Höhensonne kann sehr vorteilhaft im Sinne einer Beschleunigung bei Dentitionsverzögerung wirken).

b) Dentitio praecox.

Der Begriff ist insofern weiter zu fassen, als man auch die sog. dentes connatales hinzurechnet. Es kommt nämlich gelegentlich vor, daß bereits bei der Geburt zwei oder mehr Schneidezähnchen im Munde sichtbar sind. Man nimmt an, daß in solchen Fällen der Keim sehr oberflächlich, dicht unter der Schleimhaut, zur Entwicklung gelangte und das Fehlen der ersten Knochenhülle sowie der kurze Durchbruchsweg das Erscheinen in dem Munde beschleunigte. Meist handelt es sich um die regulären Milchschneidezähne, hin und wieder wohl auch um überzählige Zähne; in einem Falle, der eine größere Zahl „angeborener" Zähne umfaßte, soll es die erste von drei Dentitionen gewesen sein (MAYRHOFER). Charakteristisch für diese Zähnchen ist stets die hochgradige Lockerung, das Fehlen jeglicher Wurzelbildung und die Anzeichen mangelhafter Strukturbildung und Verkalkung.

Klinische Bedeutung. Durch die scharfen Kanten dieser dentes connatales kann beim Sauggeschäft eine Verletzung der Brustwarze erfolgen, was immer die Gefahr einer Mastitis in sich schließt. Als Schutz dagegen kommen Warzenhütchen in Betracht. Vielfach wird auch die Entfernung der Zähnchen empfohlen, was bei ihrem oberflächlichen Sitz sehr leicht vor sich geht; allerdings ist dabei die Gefahr einer lange anhaltenden Blutung nicht ausgeschlossen, auch muß man mit den Lücken rechnen, die aus der Entfernung für das spätere Milchgebiß erwachsen und die sich infolge Wegfalles des funktionellen Wachstumsreizes auf den Kiefer auch noch im Platzmangel für die bleibenden Incisivi auswirken können. Etwaige Blutung wird man durch Auftragen eines der neueren Blutstillungsmittel in Verbindung mit längerer Kompression mittels Mull- oder Wattebausches bekämpfen. Stehen solche Zähnchen bei der Geburt kurz vor dem Durchbruch, so kann die entsprechende Verdickung des Alveolarkammes zur irrtümlichen Annahme eines angeborenen Tumors führen, wie wir das in einem Falle zu beobachten Gelegenheit hatten.

c) Dentitio tarda.

Der Beginn der ersten Dentition kann sich gelegentlich außerordentlich verzögern oder aber der Beginn erfolgt rechtzeitig, es setzt aber dann eine Pause ein, die weit über den Rahmen der vorhin besprochenen, physiologischen Pausen hinausgeht und eine größere Zahl von Monaten betragen kann. Ja selbst ein Stillstand von Jahresdauer und mehr wird mitunter beobachtet, ebenso wie der Beginn der ersten Dentition manchmal derartig verzögert ist, daß er erst einsetzt, wenn normalerweise die erste Dentition bereits abgeschlossen sein sollte.

Auch die Reihenfolge der Zähne pflegt in so schweren Fällen eine sehr willkürliche zu sein; erhebliche Unterschiede können dabei bei den Kiefern bestehen.

Klinische Bedeutung. Ganz ausnahmsweise kommt Vererbung als ausschließlicher Grund in Betracht; gewöhnlich ist die Ursache in irgendwelchen allgemeinen Störungen zu sehen. Daran muß man denken, auch wenn sonst keinerlei Krankheitsanzeichen vorhanden sind. Für den Zahnarzt erwächst daraus die Pflicht, in allen Fällen von ausgesprochener Dentitio tarda auf eine gründliche ärztliche Untersuchung zu dringen. Oft kann dadurch die frühzeitige Erkennung des Grundleidens herbeigeführt und eine Behandlung mit um so besserem Erfolge vorgenommen werden. Sind Avitaminosen die Ursache, so wird meist durch entsprechende Umstellung der Diät und vor allem durch eine Lebertrankur der Stillstand in der Dentition bald behoben, bei Rachitis, einem überaus häufigen Anlaß zu Verzögerung der Bezahnung, ist ebenso wie bei einer Reihe anderer Erkrankungen (Myxödem, Spasmophilie usw.) auch an Störungen in der inneren Sekretion zu denken und die Behandlung dementsprechend einzustellen. Endlich ist noch auf die hereditäre Lues als eine mögliche Ursache für zeitliche Störungen bei der ersten Dentition hinzuweisen. Differentialdiagnostisch kommt eine Unterzahl von Milchzähnen in Betracht, d. h. es wird deshalb vergeblich auf das Erscheinen einzelner Zähne gewartet, weil diese gar nicht angelegt zu sein brauchen. Hier muß das Röntgenbild Aufklärung geben.

d) Die sog. Dentitionskrankheiten.

Ungemein häufig treten in der gleichen Zeit, in welche die erste Dentition fällt, Störungen allgemeiner und lokaler Natur auf. Es ist daher wohl verständlich, daß sich der Gedanke an einen ursächlichen Zusammenhang (wobei die Zahnung das Primäre sein soll) derartig festgesetzt hat und die Theorie der „Dentitionskrankheiten" auch heute noch in Laien-, ja selbst in Ärztekreisen ihre große Anhängerschar besitzt. Erstaunlich ist nur, was alles von der Entzündung der Mundschleimhaut an bis zu Krämpfen, Fieber und hartnäckigen Durchfällen auf das Konto der Zahnung gesetzt wird. Gewisse Reaktionen sind ja wohl tatsächlich vorhanden, was aus einer größeren Unruhe selbst ganz gesunder Kinder und aus ihrem Bedürfnis, auf allen möglichen Gegenständen herumzukauen, hervorgeht; doch dürften diese Erscheinungen sehr wohl noch innerhalb einer physiologischen Breite liegen und zum Teil wenigstens damit begründet sein, daß die Umstellung des zahnlosen, straffen und knorpelähnlichen Kieferwalles in ein weiches, lockeres Gewebe mit dem Zahndurchbruch nicht ganz Schritt zu halten braucht und so ein deutliches Spannungsgefühl entstehen kann. Im ganzen aber bleibt die Dentition aber doch ein rein physiologischer Vorgang!

Sehr zu begrüßen war, daß die berufensten Beurteiler, die Kinderkliniker, in neuerer Zeit auch mehr der Frage der Dentitionskrankheiten nachgegangen sind. Vor allem ist hier FEER zu nennen, der über ein besonders großes Beobachtungsmaterial verfügt. Auf Grund einer 14jährigen Beobachtungszeit kam er zu der Ansicht, daß es *höchst wahrscheinlich überhaupt keine Zahnungskrankheiten gibt.* „Berücksichtigt man, wie rasch in den letzten 50 Jahren die Dentitionskrankheiten zusammengeschrumpft sind, und wie sie jetzt meist nur noch per exclusionem ein bescheidenes Dasein fristen, so braucht es keine Prophetengabe, um vorauszusehen, daß sie in der wissenschaftlichen Medizin in 50 Jahren verschwunden sein werden." Recht interessant sind auch die Angaben eines französischen Arztes, der seine beiden Söhnchen während der ersten Dentition sehr genau beobachtete und immer wieder untersuchte. Wohl wurden bei den Kindern Allgemeinstörungen wie Reizbarkeit, Bronchitis, Diarrhöe usw. in dieser Zeit gesehen, aber nie ließ sich ein Zusammenhang mit der Zahnung konstatieren!

Ungeachtet dieser Feststellungen bringt gerade die Literatur der letzten 2 Jahre wieder besonders zahlreiche Arbeiten zu dem viel umstrittenen Thema. Man begegnet in diesen Veröffentlichungen den verschiedenartigsten Erklärungen, wieso die erste Dentition das Befinden unmittelbar beeinflussen könne oder müsse. LANDSBERGER z.B. nimmt an, daß die starke Spannung der Weichteile, insbesondere die der Schleimhaut, beim Emporwachsen der Alveole Dehnung und Zerrung der in ihr gelagerten Nervenendigungen (Trigeminus!) erzeuge und infolgedessen alle möglichen nervösen Erscheinungen zeitige.

Klinische Bedeutung. Da nach der Ansicht kompetenter Autoren ein Zusammenhang zwischen Dentition und dem, was man alles unter die Dentitionskrankheiten rechnet, kaum je besteht, so *müssen alle während der Zahnung auftretenden Störungen Anlaß geben, auf ärztliche Allgemeinuntersuchung zu dringen.* Die Störungen sind nicht ein Zeichen, daß das Kind eben zahnt, sondern daß in der Zeit der Zahnung eine Erkrankung eingesetzt hat! Was die örtlichen Erscheinungen anlangt, so müssen gewisse Schädigungen der Schleimhaut ausgeschaltet werden, dann dürfte sich auch die Zahl lokaler Störungen bald verringern. Zu diesen Schädigungen gehören: übereifrige Mundpflege durch die Mütter oder Pflegerinnen, Auswischen der kindlichen Mundhöhle mit grobem Stoff, schmutzige Kauringe, Lutscher usw., dann auch die sog. „Erweichungsmittel" alter Ammen usw. Man bedenke stets, wie zart und empfindlich die Mundschleimhaut in der ersten Lebenszeit noch ist. Das früher übliche Spalten des Zahnfleisches über der vorrückenden Krone ist ebenfalls zu verwerfen; es ist nicht nur zwecklos, sondern kann sogar gefährlich werden, indem die Wunden zu Eingangspforten für Bakterien werden und eine Osteomyelitis oder „Folliculitis expulsiva" sich anschließt.

4. Störungen des Durchbruchs während der zweiten Dentition.

a) Abweichung von den normalen Durchbruchszeiten.

Gelegentlich wird auch bei der zweiten Dentition ein besonders frühes Erscheinen einzelner Zähne beobachtet, doch ist dies fast durchweg bedeutungslos. Um so mehr Aufmerksamkeit erfordert eine abnorm starke Verzögerung im Durchbruch bleibender Zähne. Allerdings kann man hier noch leichter wie bei der ersten Dentition einer Täuschung verfallen, da die Unterzahl von Zähnen im bleibenden Gebiß eine viel häufigere Erscheinung ist als im Milchgebiß; auch ist die sog. Retention, das Ausbleiben des Durchbruchs infolge von Verlagerung oder aus anderen Gründen im bleibenden Gebiß etwas keineswegs Seltenes. Über die beiden Begriffe Unterzahl und Retention wird an anderer Stelle noch ausführlicher gesprochen; Sache eines Röntgenbildes ist es, erkennen zu lassen, ob eine dieser beiden Möglichkeiten vorliegt, oder ob unter sonst normalen Verhältnissen, wie ausreichender Platz, normale Anlage und Durchbruchsrichtung, das Erscheinen bleibender Zähne ungewöhnlich lange auf sich warten läßt. Es ist wohl möglich, daß *Vererbung* im letzteren Falle gelegentlich eine Rolle spielen mag; wenigstens sahen wir in der Breslauer Poliklinik einmal eine ausgesprochene Dentitio tarda bei mehreren Geschwistern und die Anamnese ergab, daß auch bei dem Vater die gleiche Erscheinung vorgelegen hatte; doch ist in solchen Fällen immer der Verdacht auf eine *Dysostosis cleidocranialis* naheliegend.

Die weitaus häufigste Ursache für ein verspätetes Erscheinen bleibender Zähne ist in den schon besprochenen Avitaminosen und in Störungen der inneren Sekretion (KRANZ) zu suchen. Namentlich die Rachitis spielt hier eine große Rolle. Früher hatte man die reichlich naive Vorstellung, daß die rachitischen Zähne infolge ihrer unebenen Kronenoberfläche nicht glatt durchbrechen könnten und daher die Verzögerung rühre. Heute weiß man, daß die Entwicklung und Verkalkung des Skelets (Kieferknochen!) gleichen Gesetzen unterworfen ist wie die Entwicklung und Verkalkung der Zähne und daß Verkalkungsstörungen hier wie dort sich bemerkbar machen müssen, ferner daß Störungen im Kalkstoffwechsel mit der mangelhaften Verkalkung an sich angelegter Gewebe auch auf die Durchbruchszeiten von Einfluß sind.

Nach der Aufzählung von HOCHSINGER wird, abgesehen von der Rachitis, eine erhebliche Verzögerung in der zweiten Dentition beobachtet bei einfacher Idiotie, angeborenem Myxödem und mongoloider Idiotie, also Krankheiten, die in erster Linie mit Störungen im endokrinen System in Beziehung gebracht werden. So ist in solchen Fällen der Beginn der zweiten Dentition erst im 9. oder 10. Lebensjahr statt im 6.—7. nichts Seltenes. Schließlich sind hier noch Skrofulose und hereditäre Lues zu nennen.

Klinische Bedeutung. Von wenigen Fällen abgesehen ist also auch hier wie bei den vorausgegangenen Abschnitten eine erhebliche Verzögerung stets ein Fingerzeig dafür, daß eine allgemeine Störung zugrunde liegen dürfte und deshalb ist auch hier auf eine ärztliche Untersuchung hinzuwirken. Gelingt es mit entsprechender Ernährung, ausreichender Zufuhr etwa fehlender Vitamine, bei endokrinen Störungen auch mit Organpräparaten usw., die eigentliche Ursache wirksam zu erfassen, dann kann auch mit einem rascheren Ablauf der zweiten Dentition gerechnet werden. Das bisher Besprochene schließt nicht aus, daß mitunter auch *lokale Ursachen* für einen verspäteten Durchbruch vorliegen können. Manche glauben z. B., daß Milchzähne ungewöhnlich lange stehenbleiben können und dadurch den nachfolgenden bleibenden Zahn am Erscheinen verhindern oder ihn abdrängen; sie empfehlen deshalb die Be-

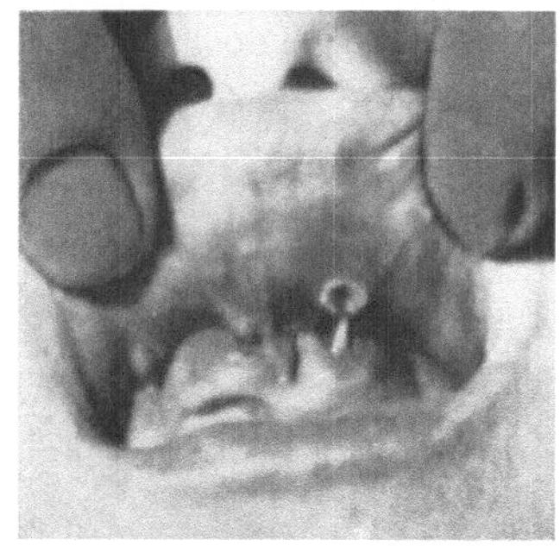

Abb. 193. Dekubitalgeschwür in der Oberlippe durch die nekrotische Wurzel eines oberen Milchschneidezahnes.

seitigung solcher „persistierender" Milchzähne. Indessen ist es doch wohl nicht richtig, in dem Verhalten der Milchzähne das primäre Moment zu suchen; eine in jeder Hinsicht normale Entwicklung eines bleibenden Zahnes muß auch das Schicksal seines Vorgängers im Milchgebiß mitbestimmen.

b) Störungen im Befinden während der zweiten Dentition.

Beschwerden sind im allgemeinen mit der zweiten Dentition nicht verbunden; eine Ausnahme können die Weisheitszähne, und zwar besonders häufig die unteren, selten die oberen, machen, wobei aber auch nicht die Dentition an sich, sondern ungünstige lokale Verhältnisse, Raummangel usw. zu der sog. „Dentitio difficilis" führen. Darüber wird nachher noch mehr zu sagen sein. Eine andere gelegentlich zu beobachtende Erscheinung, die aber auch nur mittelbar mit der zweiten Dentition zusammenhängt, ist folgende: durch Pulpatod und Periodontitis ist die Wurzel des Vorgängers im Milchgebiß nicht vollständig resorbiert worden; der nachrückende bleibende Zahn drängt die nekrotische Wurzel heraus und diese veranlaßt ein Dekubitalgeschwür in den bedeckenden Weichteilen (Abb. 193). Die Behandlung ist natürlich sehr einfach; man geht mit einem Hebel über die Wurzelspitze des betreffenden Milchzahnes und luxiert den Zahnrest heraus. Das Dekubitalgeschwür heilt dann rasch von selbst; eventuell kann man für kurze Zeit einen Jodoformgazestreifen zwischen Alveolarfortsatz und äußere Weichteile legen.

c) Dentitio difficilis des unteren Weisheitszahnes.

Um die Verhältnisse, die zu einem erschwerten Durchbruch des unteren Weisheitszahnes führen, richtig verstehen zu können, ist notwendig, sich folgendes zu vergegenwärtigen: Die Anlage des Weisheitszahnes erfolgt (ebenso wie vorher die der anderen Molaren) in dem an den Kieferwinkel sich anschließenden Teil des aufsteigenden Kieferastes. Mit dem Wachstum des horizontalen Kieferastes in sagittaler Richtung entwickelt sich — genügende Wachstumsenergie vorausgesetzt — auch der Raum am Ende des bisherigen Zahnbogens, in den der Weisheitszahn zur normalen Stellung einrückt. Der Raum muß so groß sein, daß das *Hintereinander* von Vorderseite des aufsteigenden Kieferastes, Schleimhautüberzug derselben und distalem Rand des Weisheitszahnes gewährleistet wird. Leider ist aber beim rezenten Menschen ein Nachlassen der Wachstumsenergie für das Bereich des 3. Molaren oder anders ausgedrückt: eine allmählich fortschreitende Reduktion der Kiefer festzustellen, was dann notwendig zu einer Disharmonie zwischen Zähnen und Kiefer führen muß. Ist die Wachstumsenergie ganz mangelhaft, dann kommt der Weisheitszahn aus dem Raume des Kieferwinkels überhaupt nicht ganz heraus und die distale Kronenhälfte ist noch teilweise von Knochen bedeckt; ist die Wachstumsenergie etwas besser, aber doch nicht ganz ausreichend, dann tritt zwar die Krone aus dem Knochenbereich des

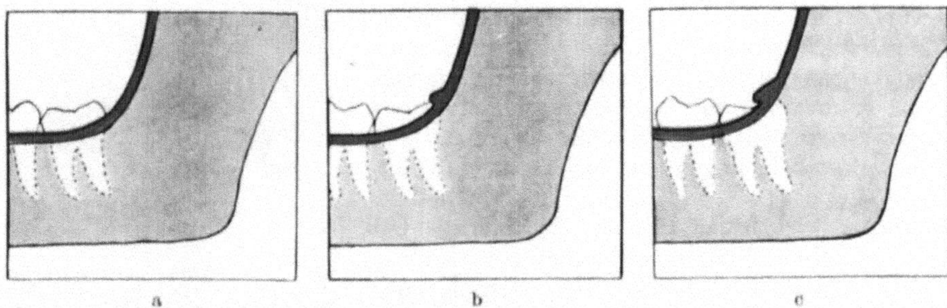

Abb. 194. Schematische Darstellung der Raumbeziehung des unteren Weisheitszahnes zur Vorderseite des aufsteigenden Kieferastes. (Die Schleimhaut ist mit rot angedeutet.) a optimales Verhältnis: das Hintereinander von Zahn, Schleimhaut und Knochen. b die Schleimhaut der Vorderseite des aufsteigenden Kieferastes ruht auf der distalen Kronenkante des Weisheitszahnes auf. c stärkster Raummangel: die distale Kronenkante kann nicht aus dem Ramus heraustreten, die Schleimhaut bedeckt einen Teil der Kaufläche.

aufsteigenden Astes heraus, aber für ein Hintereinander von Knochenrand, Schleimhaut und Krone reicht der Platz nicht aus, die Schleimhaut der Vorderseite des aufsteigenden Kieferastes ruht vielmehr wie eine Wand auf der distalen Partie der Kaufläche und läßt sich von da nicht verdrängen; an der Berührungsstelle von Schleimhaut und Kaufläche entwickelt sich in der Folge bald eine Nische, in der wir gewöhnlich den Ausgangspunkt für pathologische Prozesse zu suchen haben. Einen Ausweg aus dieser Kollision sehen wir dann, wenn der Weisheitszahn sich mehr lingual einstellt, wobei die *Zahnbogenform statt der Parabel sich mehr elliptisch gestaltet.* Das lang ausgezogene Dreieck der Vorderseite des aufsteigenden Kieferastes ist ja selten rein frontal, sondern eher halb median gestellt. Dadurch ergibt sich etwas mehr Spielraum, da die innere Kante des Ramus ascendens entsprechend weiter nach rückwärts liegt. In diesen Fällen besteht dann eher die Möglichkeit, mit dauerndem Erfolg und entsprechender Nachhilfe die Schleimhaut von der Kaufläche abzudrängen. Nach HAMMER besteht ein *absoluter* Raummangel für den Durchbruch des Weisheitszahnes *nicht*, wohl aber finden sich ungünstige Raumverhältnisse. Je früher der Weisheitszahn sich anlegt und je früher er seine Wanderung antritt, mit um so mehr Wahrscheinlichkeit wird er an die richtige Stelle gelangen. Je spitzer der Winkel ist, in dem er auf die distale Seite des 2. Molaren trifft, um so leichter kann er sich hier aufrichten und vertikal einstellen; je stumpfer der Winkel ist, um so größer die Gefahr, daß er sich am 2. Molaren unterhalb der distalen Kronenwölbung desselben „fängt".

Ein paar schematische Zeichnungen mögen das bisher Gesagte veranschaulichen. In Abb. 194a haben wir normale Einstellung des 3. Molaren mit dem Hintereinander von distalem Kauflächenrand, Schleimhaut und Knochenrand; bei b besteht das Hintereinander nur aus Kauflächenrand und Knochenwand, die Schleimhaut liegt auf dem distalen Höckerpaar auf; bei c konnte der Weisheitszahn aus Platzmangel überhaupt nicht ganz aus dem aufsteigenden Ast heraustreten. Natürlich gibt es auch alle möglichen Übergänge zwischen diesen drei im Schema festgehaltenen Möglichkeiten! Die Lageverhältnisse in bucco-lingualer Richtung gehen aus der folgenden Serie von Schemata hervor. Bei Abb. 195a wieder normale Verhältnisse, bei b Durchbruchsrichtung zu nahe der äußeren

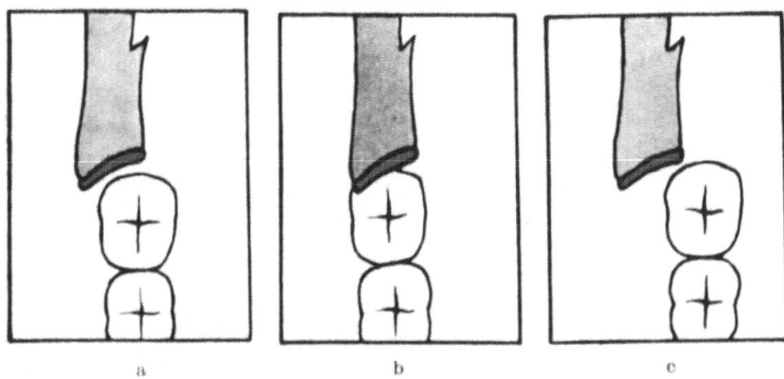

Abb. 195. Schematische Darstellung der Lagebeziehung des unteren Weisheitszahnes zur Vorderseite des aufsteigenden Astes. a normale, günstige Verhältnisse. b der Weisheitszahn bricht mehr buccal durch, ungünstig wegen der weiter vorspringenden äußeren Kante. c der Weisheitszahn bricht mehr lingual durch: günstiger wegen der mehr zurücktretenden inneren Kante.

Kante des aufsteigenden Astes (ungünstig!), bei c Durchbruchsrichtung mehr lingual gelegen (günstig!).

Klinische Bedeutung. In der Unmöglichkeit, die Kaufläche des Weisheitszahnes von Schleimhaut frei zu bekommen und in der sich zwischen Kaufläche und Schleimhaut entwickelnden Nische ist also die unmittelbare Gefahr zu sehen. Vor allem führen Bißverletzungen und *Druckgeschwüre an der Innenseite der Zahnfleischkappe* zur Invasion von Bakterien, und nun kann sich ein Bild von wechselnder Schwere entwickeln: in leichteren Fällen mäßige, lokale Entzündung und Schwellung mit geringer Kieferklemme, aber immerhin sehr beträchtlichen, subjektiven Erscheinungen, auf die auch die stets beteiligten, submaxillären Lymphdrüsen (vor allem c, aber auch b) von Einfluß sind, in schweren Fällen neben der Mitleidenschaft aller, auch der weiter entfernt liegenden Weichteile einschließlich Wange und Gaumen eine hochgradige Periostitis mit subperiostaler Eiteransammlung an der buccalen Seite des Unterkiefers, die sich nach vorn bis zum Foramen mentale erstrecken kann und dadurch gelegentlich zu Fehldiagnosen führt; die Kieferklemme ist hierbei eine hochgradige, was die Untersuchung erheblich erschwert; zur Lymphadenitis tritt bald eine Perilymphadenitis, und eine eitrige Einschmelzung der Drüsen ist oft nicht mehr hintanzuhalten. Selbst ein letaler Ausgang unter den Erscheinungen der Sepsis kommt gelegentlich vor.

Bei der Ausbreitung des Prozesses von der Schleimhautkappe aus erreicht die Infektion zunächst, und zwar meist auf der buccalen Seite der Krone, das Ligamentum circulare; dieses erweist sich bei der Dentitio difficilis wirklich als der beste Schutz der Wurzelhaut; es verhindert in den meisten Fällen das sofortige Eindringen der Entzündung in den Periodontalraum, lenkt sie vielmehr *zum äußeren Alveolarrand,* wo das Periost ergriffen wird und sich nun in der oben angegebenen Weise ein subperiostaler Absceß zu entwickeln pflegt. Statt nunmehr nach außen hin durchzubrechen, kann der Absceß sich auch noch weiterhin zwischen Knochen und Knochenhaut um die Basis mandibulae herum nach der lingualen Seite zu ausdehnen. So entsteht das schwere Krankheitsbild des *perimandibulären Abscesses*. Noch bedrohlicher wirkt der Zustand, wenn die Absceßausbreitung nach rückwärts zwischen Periost und aufsteigendem Kieferast vor sich geht. Die Beteiligung des Knochens ist in diesen Fällen fast stets eine sekundäre, hervorgerufen durch die Abhebung des Periosts und den Eiter.

Therapeutisches. Fast das Wichtigste für die Behandlung einer Dentitio difficilis des unteren Weisheitszahnes ist, sich ein *ganz genaues Bild von den jeweiligen topographischen Verhältnissen am inneren Kieferwinkel zu verschaffen*. Gibt es die Möglichkeit eines Hintereinander oder nur Übereinander in der Lagebeziehung von Knochen, Schleimhaut und Zahn? Ist die Durchbruchsrichtung mehr buccal oder lingual? Je nach der Beantwortung dieser beiden Fragen fällt die zu wählende Therapie aus. Besteht die Möglichkeit eines Hintereinander und ist die Lage des 3. Molaren mehr lingual, dann konservierende Behandlung, d. h. allmähliches Abdrängen, gelegentlich auch einmal Excision der Schleimhautkappe! In allen anderen Fällen garantiert nur die Extraktion Dauererfolg und Verhütung von Rezidiven oder schweren Erkrankungen! Liegen bei der ersten Untersuchung schon schwerere Störungen vor, dann sind zunächst diese zu behandeln, d. h. bei nachweisbarer Fluktuation an der Umschlagsfalte oder von außen je nachdem intraoral oder extraoral weite Eröffnung des Eiterherdes, sonst vorerst heiße Umschläge und möglichst Bettruhe. Sehr gute Dienste kann zur Beschleunigung der Incisionsreife eine einmalige kurze Röntgenbestrahlung leisten; sie empfiehlt sich besonders da, wo der Gesamtzustand ein baldiges Eingreifen wünschenswert macht. Nach Rückgang der akuten Entzündungserscheinungen anschließend Extraktion. Vor allem dann, falls irgend möglich, die Extraktion hinausschieben, wenn ausgedehnte Ulcerationen sich in der Umgebung des Zahnes finden; erst müssen diese unter Bißerhöhung, Spülungen, Mundbädern und Betupfung mit milden Mitteln zum Schwinden gebracht werden. Die erforderliche Anästhesie erhält man mit der üblichen Leitungsanästhesie am Foramen mandibulare, wenn die Schleimhauteinstichstelle nicht druckempfindlich, und wenn sie frei von Infiltration ist. Bei stärkerer Kieferklemme kann die extraorale Mandibularanästhesierung gewählt werden, wenn die Passage nahe dem äußeren Kieferwinkel nicht durch Perilymphadenitis der Drüse c verlegt ist, sonst bleibt nur eine kurze Narkose. Vorsicht bei Anwendung der instrumentellen Mundöffner, sonst kann man damit leicht schwere Schädigungen setzen! Die Bekämpfung der Kieferklemme kann nicht früh genug und nur mit den schonendsten Mitteln (Korkplättchen, die allmählich stärker gewählt werden) erfolgen.

C. Anomalien der Zähne.

Unter dieser Überschrift sollen im folgenden nur diejenigen Abweichungen von der Norm besprochen werden, die *nicht* auf eine erkennbare Ursache, wie etwa eine nachweisbare Erkrankung während der Zahnentwicklungszeit zurückzuführen sind. Es scheiden damit namentlich Abweichungen in der Struktur aus, die in den früheren Auflagen des Lehrbuches auch hier eingereiht waren; trotzdem bleibt noch eine Fülle von Anomalien übrig, die bekannt sein müssen. Sie betreffen hauptsächlich die Größe und Form der Zähne, dann die Zahl; die Anomalien der Zahnstellung bilden ein Kapitel für sich, das dann auch gesondert behandelt werden wird.

Genetisch werden die reinen Anomalien nicht immer leicht zu erfassen sein. Am klarsten scheinen noch die Verhältnisse bei der Abweichung von der normalen Zahnzahl zu liegen, wenn man die Begriffe „Rückschlag" und „Rückbildung" so uneingeschränkt gelten läßt, wie das von seiten mancher Autoren geschieht. Der Begriff *Rückschlag* käme für gewisse Fälle von Überzahl von Zähnen in Betracht; die Deutung wäre dann: gelegentliches Wiederauftauchen einer früheren Stufe der Gebißentfaltung in der phylogenetischen Reihe, für die die Grundformel angenommen wird: 3 J, 1 C, 4 P, 4 M jederseits in jedem Kiefer. Es darf aber nicht verschwiegen werden, daß es auch an energischen Protesten gegen eine zu weitgehende Anwendung des Begriffes Rückschlag nicht fehlt, so steht z. B. Adloff auf dem Standpunkte, daß für die überzähligen Zähne in der Schneidezahngegend ein Atavismus zu Erklärung nur in den seltensten Fällen herangezogen werden darf. Teilweise findet wohl auch das Auftreten überzähliger Zähne seine Erklärung in der Spaltung normaler Zahnanlagen. Als Beweis dafür werden überzählige, seitliche Incisivi bei Kiefergaumenspalten angeführt.

Unbestritten ist dagegen die Deutung der meisten Fälle von Zahnunterzahl als eine *Rückbildungs-*(Reduktions-)*erscheinung*, namentlich soweit der seitliche Schneidezahn, der Weisheitszahn und mitunter auch der 2. untere Prämolar in Betracht kommen. Es kann keinem Zweifel unterliegen, daß gegenüber der heute noch als normal geltenden Formel 2 J, 1 C, 2 P, 3 M die Zahnzahl beim rezenten Menschen in Abnahme begriffen ist — auch eine Kulturerscheinung, Folge der verringerten funktionellen Inanspruchnahme der Zähne durch die „verfeinerte" Art der Nahrungszubereitung.

Was die Anomalien der Zahnform und -größe anlangt, so mögen teilweise auch Reduktionserscheinungen vorliegen, sofern es sich um Übergangsformen von der Norm zum völligen Verlust handelt; wenigstens werden so die Verkümmerungsformen des Weisheitszahnes und des oberen seitlichen Schneidezahnes häufig erklärt. Daneben spielen aber sicherlich auch *Veränderungen im Wachstumsdruck* während der Entwicklungszeit eine Rolle, obwohl wir in diesem Punkte bezüglich der Einzelheiten noch nicht viel über Vermutungen hinausgekommen sind. Auch der *Erbfaktor* wird des öfteren bei Zahnanomalien in Berücksichtigung zu ziehen sein.

1. Anomalien der Größe und Form.

a) Das ganze Gebiß oder einen großen Teil desselben betreffend.

Im allgemeinen pflegt eine gewisse Korrelation zwischen dem ganzen Skeletbau und der Größe der Zähne zu bestehen in der Weise, daß große, kräftig entwickelte Gestalten über ein kräftig entwickeltes Gebiß verfügen, während beim Zwergwuchs ein mehr zierliches Gebiß vorliegt. Ebenso steht fest, daß die Zähne beim weiblichen Geschlecht durchschnittlich kleiner sind als beim männlichen. Ab und zu bekommt man aber doch auch Kiefer zu sehen, die im Verhältnis zu ihrer Größe auffallend zierliche Zahnreihen zeigen. Ungewöhnlich große Zähne von vollkommen normaler Form kommen als Einzelerscheinung wohl gelegentlich vor; im allgemeinen aber pflegt auch bei großen Gestalten der Zahnumfang nicht über ein gewisses Maß hinauszugehen. Daß die Zähne noch wachsen können (abgesehen von einer Verdickung des Wurzelzementes), wenn ihre Entwicklung erst einmal abgeschlossen ist, ist natürlich undenkbar; es scheint aber doch, als ob gewisse Krankheiten, wie die halbseitige Gesichtshypertrophie, die bereits in der Zeit der Zahnentwicklung einsetzen, auch von Einfluß auf die Größenentwicklung der Zähne sein können; so liegen gerade für die halbseitige Gesichtshypertrophie einwandfreie Beobachtungen von ungewöhnlicher Zahngröße auf der befallenen Seite vor (Port, Pagenstecher und Clerc, Abb. 196). Um welches Grundleiden es sich bei der halbseitigen Gesichtshypertrophie handelt, steht noch nicht ganz fest. Am wahrscheinlichsten ist, daß eine Erkrankung der Hypophyse (in unseren Fällen wohl angeboren) die eigentliche Ursache ist; doch ist auch schon an eine Erkrankung der Epithelkörperchen gedacht worden.

Klinische Bedeutung. Von einer solchen kann man nur sprechen, wenn der kräftigen Entwicklung der Zähne nicht auch eine ebensolche der Kiefer entspricht; denn dann entsteht ein Platzmangel, der zu Stellungsanomalien der verschiedensten Form, auch zu Halb- und Ganzretentionen führen muß. Ein Ausgleich kann

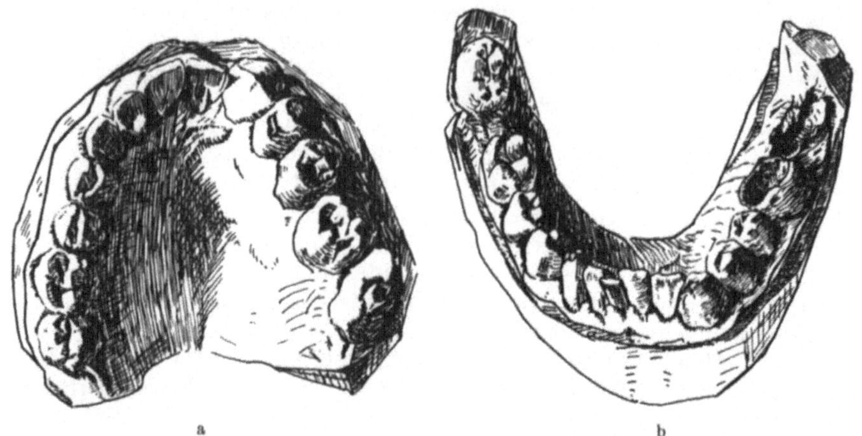

Abb. 196. Zahnvergrößerung auf der befallenen Seite bei halbseitiger Gesichtshypertrophie.

nur durch orthodontische Behandlung oder durch systematische Extraktionen geschaffen werden. Genaueres darüber ist in den Kapiteln über Orthodontie und Stellungsanomalien nachzulesen.

b) Einzelne Zähne betreffend.

Krone. Bei den Milchzähnen ist über diesen Punkt wenig zu sagen, da sie eine wesentlich größere Konstanz auch in der Form haben als die bleibenden Zähne. Ungewöhnlich große Milchzahnkronen erweisen sich fast stets als eine

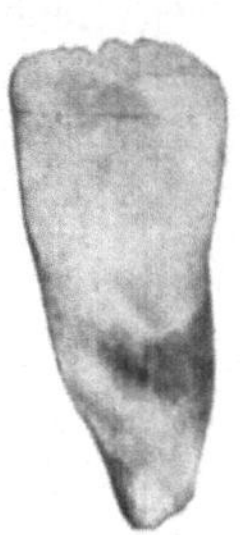
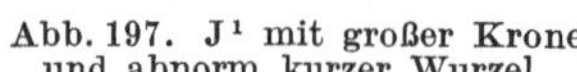
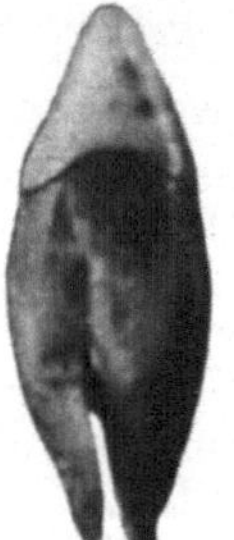
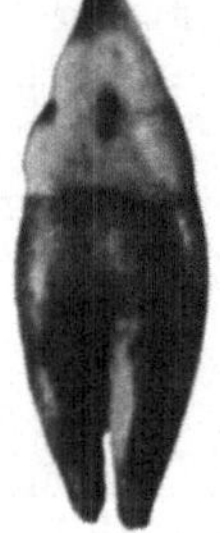
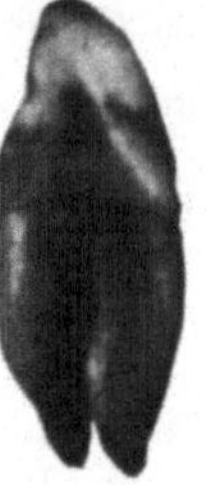
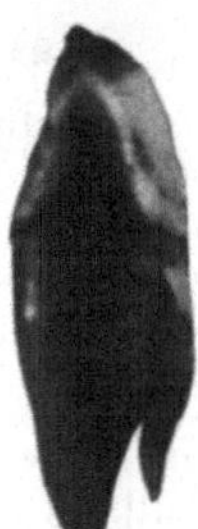

Abb. 197. J¹ mit großer Krone   Abb. 198. Untere Eckzähne
und abnorm kurzer Wurzel.   mit 2 Wurzeln.

Folge der Vereinigung zweier Nachbarzähne. Bei den bleibenden Zähnen kann auf die gleiche Weise eine besonders große Krone entstehen; viel häufiger sind aber hier Beobachtungen nach der entgegengesetzten Seite, d. h. die Zahnkrone — besonders des oberen seitlichen Schneidezahnes und des 3. Molaren — ist auffallend verschieden von der Normalform; sie ist mehr oder minder verkümmert und bietet dann sehr oft das Bild des sog. Zapfenzahnes.

Eine sehr eigentümliche Wahrnehmung macht man gelegentlich bei oberen mittleren Incisivi und unteren Weisheitszähnen: die Krone ist bemerkenswert groß und gut entwickelt, die Wurzel aber ist auffallend klein, kurz und stumpf (Abb. 197). Es könnte fast den Anschein erwecken, als ob zuungunsten der Wurzel eine gesteigerte Entwicklung der Krone stattgehabt habe, was aber doch wohl nicht als Erklärung gelten kann.

Die meisten Variationen trifft man bei den Kronen überzähliger Zähne; von der getreuen Nachbildung normaler Formen bis zum schmelzlosen Zahnrudiment kann jede Möglichkeit vertreten sein.

Eine Abweichung von der normalen Zahnkronenform kann dadurch zustande kommen, daß physiologische Höcker abnorm stark entwickelt sind oder überzählige Höcker hinzutreten; im letzteren Falle ist freilich erst zu prüfen, ob der neue Höcker nicht infolge von Vereinigung mit einem überzähligen Zahngebilde (bei den Molaren mit sog. Paramolaren) hinzugetreten ist. Sehr variabel kann die Höckerzahl bei Weisheitszähnen sein.

Klinische Bedeutung. Sie ist im allgemeinen nicht sehr groß. Abnorm große Kronen können unter Umständen die Stellung der Nachbarzähne ungünstig beeinflussen oder geringfügige Verschiebungen in der Artikulation mit sich bringen;

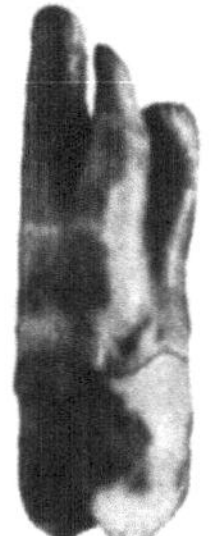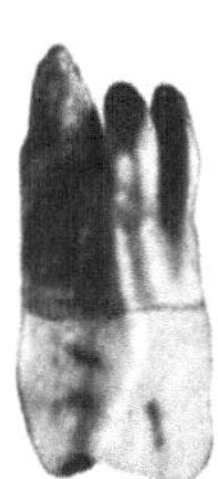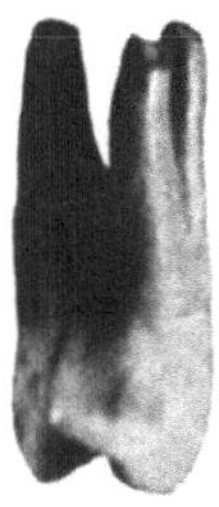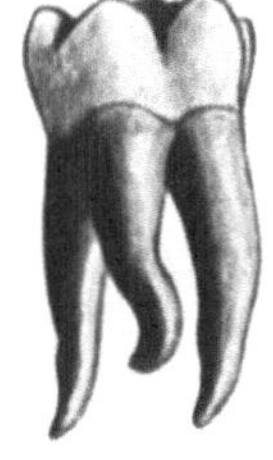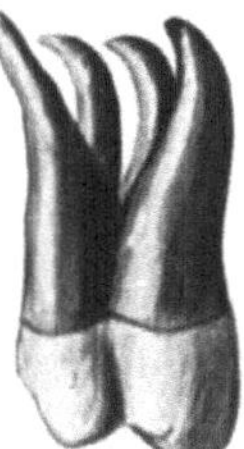

Abb. 199. Obere Prämolaren mit 3 Wurzeln.

Abb. 200. Unterer Molar mit 3 Wurzeln, oberer Molar mit 4 Wurzeln.

abnorm kleine Zähne bedeuten mitunter eine Lückenstellung, die kosmetisch etwas stören mag. Verschiebungen im Höckerbild können je nach der Furchenbildung der Entstehung von Caries Vorschub leisten.

Wurzel. Die Anomalien der Zahnwurzeln können sich erstrecken auf die Zahl, die Größe und die Form, bzw. den Verlauf der Wurzeln.

Anomalien der Wurzelzahl. Im Milchgebiß sind als gelegentlich vorkommend zu registrieren 2 Wurzeln an unteren Eckzähnen, 3 Wurzeln an unteren und 4 Wurzeln an oberen Milchmolaren. Im bleibenden Gebiß kann eine *Überzahl von Wurzeln* schließlich an jedem Zahn vorkommen; doch sind es manche Zähne, bei denen die Überzahl besonders häufig beobachtet wird; vor allem sind da zu nennen der Weisheitszahn (mit sehr variabler Wurzelzahl), dann der untere Eckzahn (2 Wurzeln) (Abb. 198), die unteren Prämolaren (2 Wurzeln), der obere 1. Prämolar (3 Wurzeln) (Abb. 199), die unteren Molaren (3 Wurzeln) (Abb. 200), die oberen 1. Molaren (4 Wurzeln). Die dritte Wurzel, die bei unteren Molaren öfter beobachtet wird, kann zweierlei Erklärung haben: entweder es handelt sich um eine Art Spaltung der mesialen Wurzel entsprechend den beiden hier vorhandenen Wurzelkanälen, oder die 3. Wurzel ist ganz neu hinzugekommen — akzessorisch! Die Größe der „akzessorischen" Wurzeln kann schwanken zwischen einem zierlichen Rudiment und voller Ausbildung wie eine normale Wurzel. Bei den Molaren kann man allerdings insofern noch leicht einer Täuschung verfallen, als die Überzahl auch durch Vereinigung mit einem anderen Zahn während der Entwicklungszeit entstehen kann.

Das Gegenteil — *Unterzahl von Wurzeln* — ist im Grunde immer nur eine scheinbare. Die Wurzeln sind zu einem einzigen Stock vereinigt, die Zahl der Wurzelkanäle, die ja entscheidend ist, bleibt aber doch die normale.

Anomalien der Wurzelgröße. Vorweg muß bemerkt werden, daß ebenso wie an Milchzahnwurzeln auch an den Wurzeln bleibender Zähne ein Abbau stattfinden

kann, für den nur wesentlich andere Gründe maßgebend sind; abnorm kleine
oder kurze Wurzeln sind daher nicht ohne weiteres als Anomalien zu bewerten, sondern erst auf das Vorhandensein von Resorptionserscheinungen
hin zu prüfen. Doch gibt es auch echte Anomalien in Form von ungewöhnlich
kleinen Wurzeln bei den Zähnen der zweiten Dentition, während das Milchgebiß
auch hier seine größere Konstanz wahrt. Auffallend klein können gelegentlich
die Wurzeln oberer mittlerer Schneidezähne, unterer Weisheitszähne und unterer
Prämolaren sein. Viel häufiger wird freilich eine über die Norm hinausgehende
Wurzellänge beobachtet, so z. B. beim oberen Eckzahn (F. und W. Lux haben
einen oberen Caninus mit einer Gesamtlänge von 4,3 cm beschrieben!), dem oberen
und unteren 1. Molaren und gelegentlich auch beim oberen seitlichen Schneidezahn.

Anomalien des Wurzelverlaufes. Soweit die Anomalien des Wurzelverlaufes
mit einer einmaligen Gewalteinwirkung von außen her zusammenhängen, finden
sie nachher noch weitere Besprechung; augenblicklich soll nur der Fälle gedacht
werden, die aus völlig unbekannter Ursache oder aus *Druckwirkungen* heraus entstanden sind, welche mit der Entwicklung des Gesichtsskelets zusammenhängen.

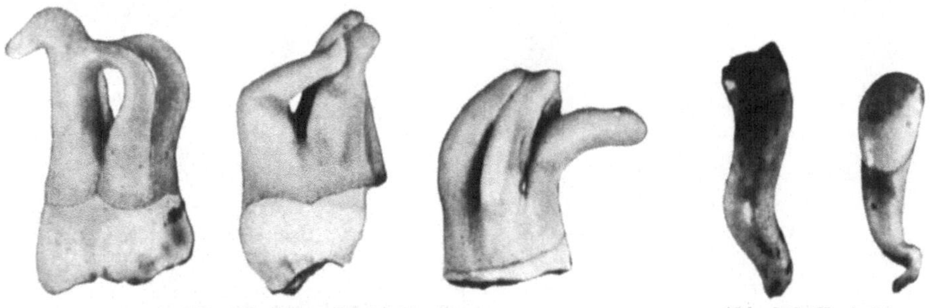

Abb. 201. Obere Weisheitszähne
mit abnormem Wurzelverlauf.

Abb. 202. Korkzieher-
form der Wurzel.

Zu den letzteren Fällen sind z. B. die rechtwinkligen Knickungen der Wurzeln
oberer Weisheitszähne zu zählen, bei denen zweifellos die Druckverhältnisse in
der Kieferhöhle eine Rolle spielen (Abb. 201). Wie weit gelegentlich zu beobachtende abnorm starke Spreizungen beim oberen 1. Molaren auf die gleiche Ursache zurückzuführen sind, läßt sich nicht ohne weiteres entscheiden. Manche
Wurzeln, namentlich einwurzeliger Zähne, können im Laufe ihrer Entwicklung
auch eigentümliche Drehungen erfahren, so daß geradezu eine Korkzieherform
entsteht (Abb. 202). Solche Torsionen sieht man mitunter an oberen seitlichen
Schneidezähnen und Eckzähnen, seltener an unteren Prämolaren. Vorübergehende
Druckverschiebungen beim Kieferwachstum, namentlich bei gleichzeitiger Störung
im Kalkstoffwechsel, dann weiterhin Raummangel sind sicher auch nicht unbeteiligt an der Entstehung von Anomalien des Wurzelverlaufes, ebensowenig
besondere funktionelle Inanspruchnahme vor Abschluß des Wurzelwachstums.

Klinische Bedeutung. Die Wurzelanomalien haben eine recht erhebliche
praktische Bedeutung. Starke Wurzelspreizungen, Abknickungen und Torsionen
stellen eine wesentliche Erschwerung bei der Extraktion dar und eine Fraktur
ist hier oft trotz der größten Vorsicht nicht zu vermeiden. In gleicher Weise kann
die konservierende Behandlung der Kanäle solcher Wurzeln große Schwierigkeiten
bereiten, ja mitunter ganz unmöglich werden. Instrumentelle Erweiterung derartiger Wurzelkanäle schließt immer die Gefahr einer „fausse route", einer
seitlichen Perforation in sich. Eine *ungewöhnliche Wurzelkürze verführt bei der
Behandlung leicht zu Fehlschlüssen*; man glaubt noch im Wurzelkanal zu sein,
während die Sondenspitze bereits das Foramen apicale passiert hat und durch
Verletzung des Periodontiums Schmerzen auslöst, die auf das Konto lebender

Pulpastümpfe gesetzt werden; etwaige erneute Arsenikeinlagen können unter solchen Umständen sehr unangenehme Folgen nach sich ziehen. Wurzelknickungen und abnorme Kürze von Wurzeln können sich aber auch in der prothetischen Zahnheilkunde ungünstig auswirken. Ein Stiftzahn z. B., der auf die besonders kurze Wurzel eines oberen mittleren Incisivus gesetzt wird, dürfte bald die Existenz des ganzen Zahnes in Frage stellen, wenn das Längenverhältnis zwischen künstlicher Krone und Wurzel gar zu ungleich ist. Der beste Ausweg ist natürlich immer, sich vor Einleitung einer Behandlung oder bei geringstem Verdacht durch ein Röntgenbild eine klare Vorstellung von der Wurzelform zu sichern.

2. Anomalien der Zahnzahl.

Die Anomalien der Zahnzahl können sich sowohl auf eine Vermehrung wie eine Verminderung der normalen Zahnzahl erstrecken; im ersteren Falle spricht man von Überzahl, im letzteren von Unterzahl der Zähne. Beide Formen kommen wohl auch im Milchgebiß vor, sind hier aber wesentlich seltener als im bleibenden Gebiß.

a) Überzahl der Zähne.

Der Art nach können alle Zahngruppen vertreten sein, *nur die Eckzähne machen eine Ausnahme.* Der Form nach kann der Typus der betreffenden Zahngruppe ganz genau wiedergegeben sein; es kommen aber auch alle Übergänge

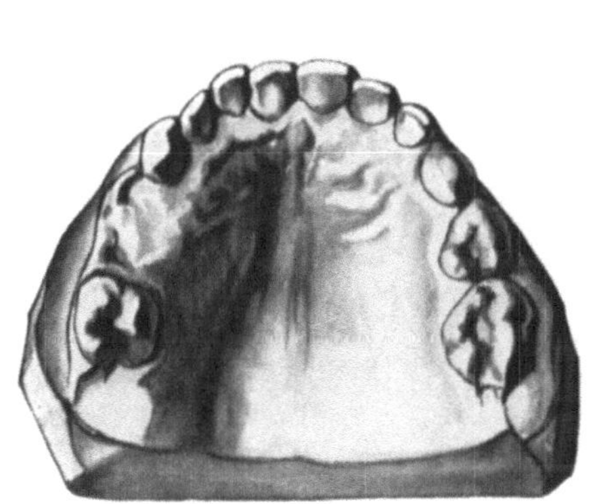

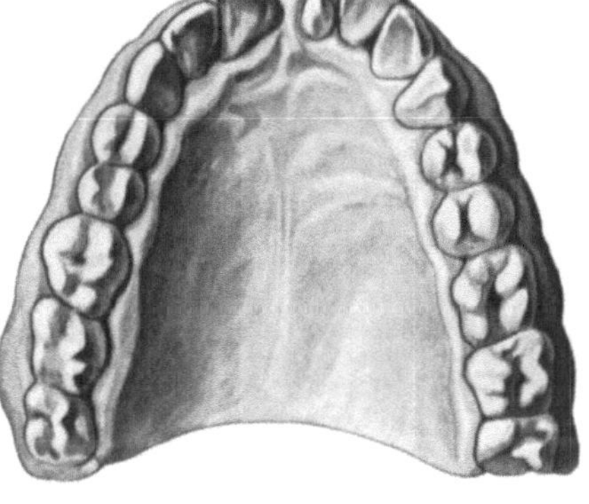

Abb. 203. Sechs Schneidezähne im Oberkiefer eines Milchgebisses.

Abb. 204. Überzähliger kegelförmiger Zahn zwischen den oberen mittleren Schneidezähnen.

von der normalen Zahnform bis zu winzig kleinen Zapfenzähnchen oder zu monströsen Gebilden vor. Der Stellung nach treten sie sowohl im normalen Zahnbogen wie außerhalb desselben auf; hier entscheidet meist die Platzfrage.

Im *Milchgebiß* kommen überzählige Zähne nur im Schneidezahnbereich vor, im Oberkiefer vielleicht etwas häufiger als im Unterkiefer; doch geht die Gesamtschneidezahnzahl dann nicht über 6 hinaus (Abb. 203). Bemerkenswert ist, daß bei der ersten Dentition die überzähligen Zähne stets eine genaue Kopie der normalen Zähne darstellen. Manchmal tritt bei den betreffenden Individuen dann auch im bleibenden Gebiß an der gleichen Stelle ein überzähliger Zahn auf oder es bleibt wenigstens der Raum ausgespart.

Beim bleibenden Gebiß gehören überzählige Zähne im Frontbereich keineswegs zu den Seltenheiten; so ist eine relativ häufige Erscheinung das Auftreten eines atypisch geformten Zahnes zwischen den beiden oberen mittleren Incisivi (Abb. 204); gelegentlich ist das Gebilde auch in der Doppelzahl vorhanden und

12*

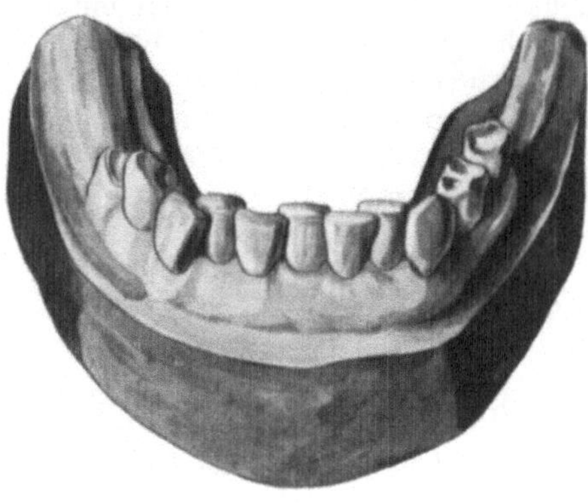

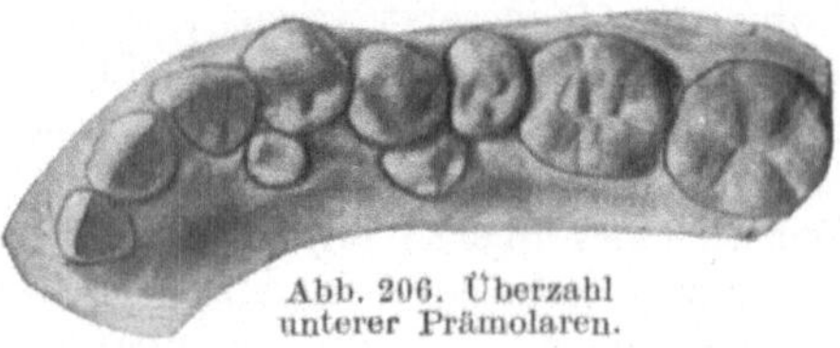

Abb. 206. Überzahl
unterer Prämolaren.

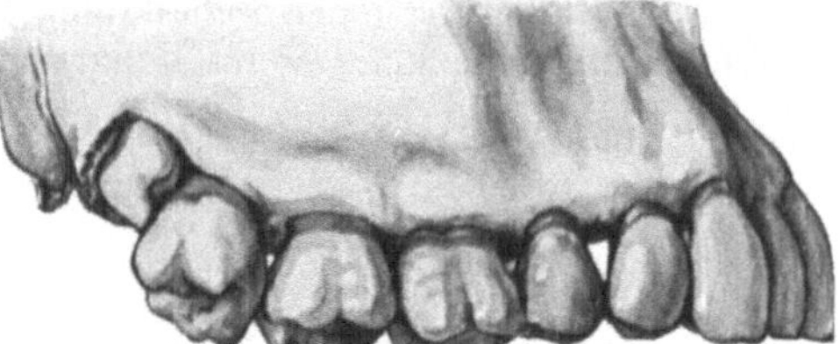

Abb. 205. Überzahl im Bereich der unteren
bleibenden Schneidezähne.

Abb. 207. 4. Molar im Oberkiefer.

steht dann gewöhnlich palatinal von ^{1}J^1. Auch ein zweiter seitlicher Schneidezahn kann als überzähliges Gebilde vorkommen; er ist vielfach auf eine Spaltung des normalen Zahnkeimes zurückzuführen und weicht meist nur wenig von der Normalform ab. Das letztere gilt gleicherweise für die überzähligen Schneidezähne im Unterkiefer (Abb. 205). Überzählige Prämolaren, zu denen DIECK sehr interessante Beiträge gebracht hat, sind im Unterkiefer öfter zu beobachten wie im Oberkiefer; selbst 4 Prämolaren — meist gut geformt — in einer einzigen Unterkieferhälfte sind keine allzu große Seltenheit, ja selbst 5 Prämolaren bekommt man gelegentlich zu Gesicht (Abb. 206). Umgekehrt sehen wir überzählige Molaren weitaus häufiger im Ober- als im Unterkiefer. Wenn im Unterkiefer einmal ein 4. Molar auftritt, ähnelt er in der Form gewöhnlich dem Weisheitszahn; im Oberkiefer aber handelt es sich in der Mehrzahl der Fälle um kleinere Zahngebilde, die entweder

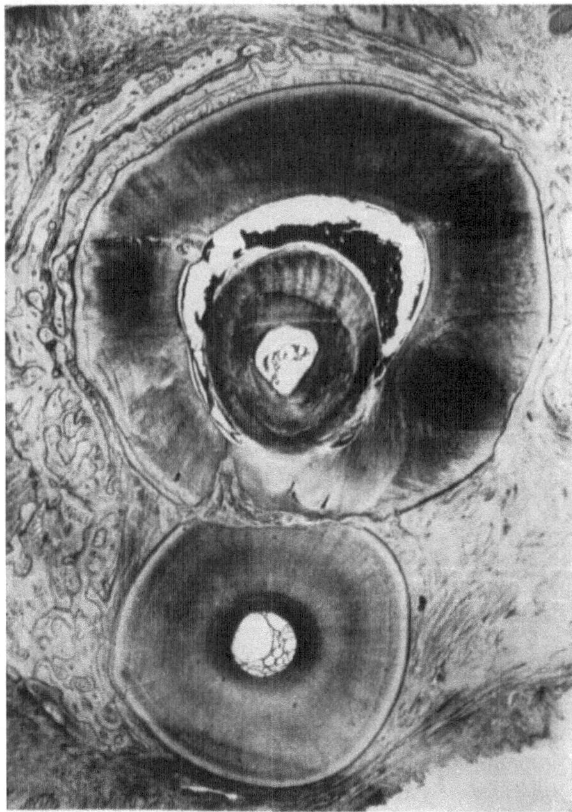

Abb. 208. Dens in dente (r. ob. mittlerer Schneidezahn).

buccal vom 1. und 2. Molaren liegen (Paramolaren nach BOLCK) oder hinter dem Weisheitszahn durchbrechen (Distomolaren) (Abb. 207).

Klinische Bedeutung. Ist der Alveolarbogen groß genug, dann können einzelne, ja selbst mehrere überzählige Zähne sich in den Zahnbogen einfügen, ohne irgendwelche klinische Bedeutung zu gewinnen; höchstens eine kosmetische Störung mag damit verbunden sein, wenn die Krone des überzähligen Zahnes stark atypisch gestaltet ist (*Kegel-* oder *Dütenform!*). Meist aber reicht der Platz nicht aus, und es ergeben sich die verschiedensten Stellungsanomalien, die auch eine normale Artikulation behindern und die Entstehung von Caries begünstigen können. In der Regel wird daher die Entfernung der überzähligen Zähne, wenigstens soweit sie außerhalb des Zahnbogens durchgebrochen sind, das Gegebene sein.

Die eigentümlichste Form eines überzähligen Zahnes stellt wohl der sog. Dens in dente dar; in dem Pulparaum eines Zahnes findet sich ausnahmsweise noch ein weiteres selbständiges Zahngebilde, das seinerseits wieder einen eigenen Pulparaum aufzuweisen hat (Abb. 208). Die Erklärung für dieses ungewöhnliche Vorkommnis lautet verschieden; meist wird eine Absprengung oder Einstülpung beim normalen Zahnkeim angenommen.

b) Persistenz von Milchzähnen.

Sehr oft ist eine wirkliche Überzahl gar nicht vorhanden; sie wird nur vorgetäuscht durch das Stehenbleiben von Milchzähnen — *Persistenz.* Die häufigsten Ursachen für eine Persistenz von Milchzähnen sind folgende: 1. der zugehörige bleibende Zahn ist nicht angelegt; infolgedessen verzögert sich die Resorption der Milchzahnwurzel ganz außerordentlich oder sie sistiert überhaupt; ja es kann sogar zu einer Verwachsung des Milchzahnes mit dem Kieferknochen kommen (besonders wenn der betreffende Milchzahn dauernd energisch zur Kaufunktion herangezogen wird), womit gewissermaßen die Permanenz gesichert ist;

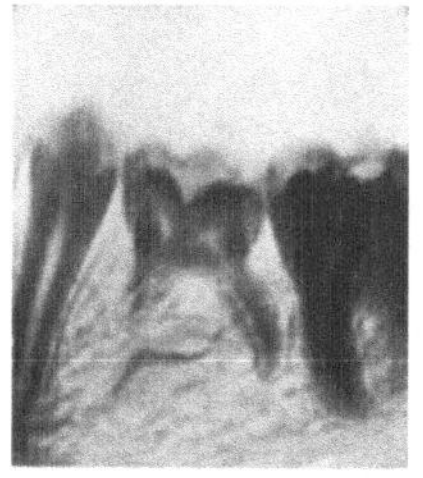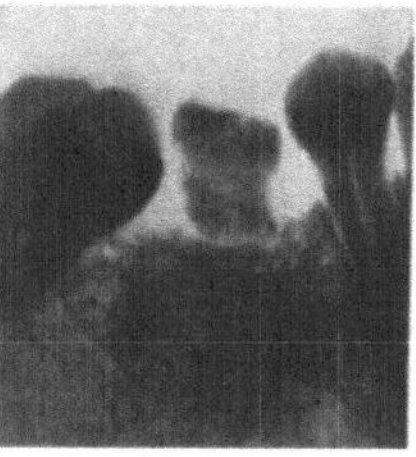

a   b

Abb. 209. Röntgenbild von Persistenz eines Milchmolaren bei Nichtanlage des betr. Prämolaren.

so erklärt sich auch das Vorhandensein von funktionstüchtigen Milchzähnen noch in einem Alter von 40 und mehr Jahren. 2. Der zugehörige bleibende Zahn ist verlagert und im Kiefer retiniert. Je weniger er dabei in Kontakt mit der Milchzahnwurzel war, um so geringer ist deren Resorption. 3. Die Durchbruchsrichtung des zugehörigen bleibenden Zahnes ist eine abnorme (nach innen oder nach außen vom Zahnbogen); erfolgt sie nicht zu nahe bei dem betreffenden Milchzahn, dann kann letzterer ebenfalls lange Zeit noch stehen bleiben. Was die falsche Durchbruchsrichtung veranlaßt hat, ist hinterher meist nicht festzustellen; daß aber der Milchzahn selbst daran schuld sein soll, wie von einigen Autoren angenommen wird, ist höchst unwahrscheinlich. 4. Der Kieferbogen ist ungewöhnlich groß, so daß sich der bleibende Zahn, z. B. der Eckzahn neben seinem Vorgänger im Milchgebiß einstellen kann. Gerade beim oberen Eckzahn ist das gut vorstellbar, da ja seine erste Entwicklung hoch oben in der Fossa canina vor sich geht, und er von da sich den Weg geringsten Widerstandes nach unten suchen kann.

Die Persistenz der Milchzähne ist nicht bei allen Zahnsorten gleich häufig; sie tritt verständlicherweise am meisten da auf, wo Unterzahl oder Retention auch am häufigsten sind, also bei oberen seitlichen Schneidezähnen, bei unteren Prämolaren (Unterzahl!) (Abb. 209) oder bei oberen Eckzähnen (Retention!) (Abb. 210). Eine gehäufte Persistenz in ein und demselben Munde kann da vorkommen, wo aus irgendwelchen Gründen die zweite Dentition stark reduziert ist (Abb. 211).

Klinische Bedeutung. Die klinische Bedeutung persistierender Milchzähne ist nicht zu gering einzuschätzen; das zeigt sich besonders, wenn ein solcher seinen Platz gut ausfüllender Zahn cariös wird. Ihn deshalb ohne weiteres zu entfernen,

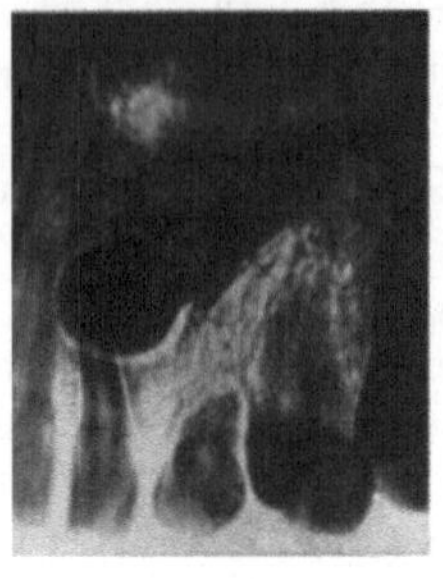 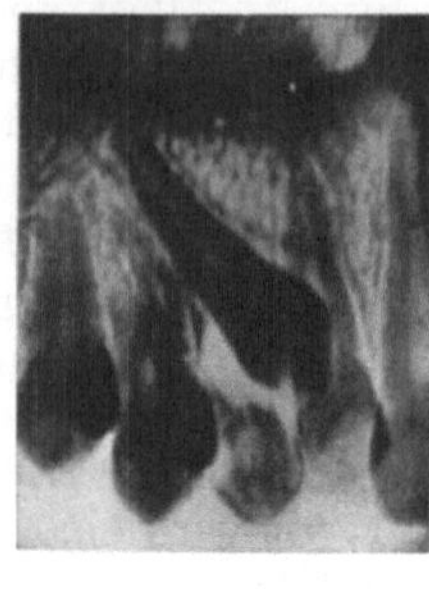 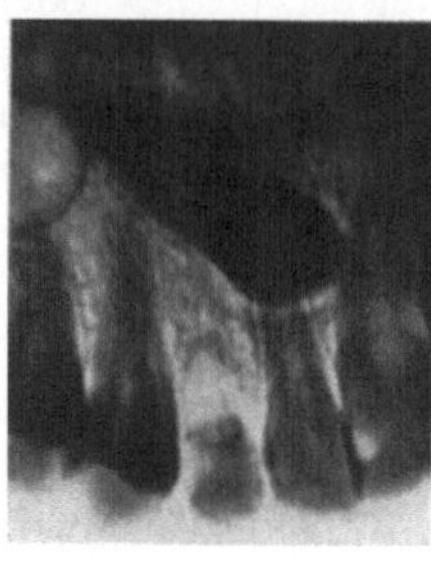

a   b   c

Abb. 210. Röntgenbild von Milcheckzahnpersistenz bei Verlagerung des bleibenden Eckzahnes.

da es „ja doch nur ein Milchzahn" ist, das ist falsch. Es kann dabei sehr leicht der Fall eintreten, daß nun eine störende Lücke vorhanden ist, oft zu klein, um einen Ersatz leicht zu beschaffen und doch zu groß, um nicht aufzufallen. Es sollte daher in allen solchen Fällen ein Röntgenbild gemacht werden, wo Verdacht auf einen Milchzahn besteht. Der Verdacht selbst stützt sich auf die Farbe, die Form und Größe des Zahnes, auf buccale Schmelzrandwülste und eventuell geringe Festigkeit sowie endlich auf die Abkauung. Da, wo die Persistenz auf eine Retention des bleibenden Zahnes zurückzuführen ist, wäre zu überlegen, ob der letztere nicht durch orthodontische Maßnahmen an seinen natürlichen Platz gebracht werden kann; ist dies möglich, dann besteht natürlich die Extraktion des Milchzahnes

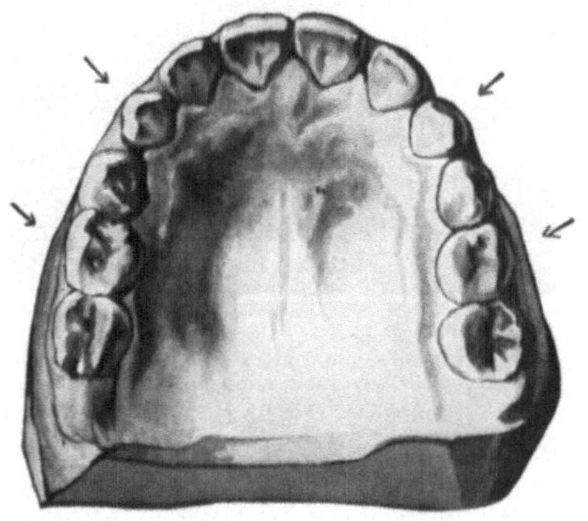

Abb. 211. Stehenbleiben von mehreren Milchzähnen (dieselben sind durch die Pfeile gekennzeichnet).

zu Recht. Ist es aber nicht möglich oder ist Unterzahl der Grund für die Persistenz, dann muß unbedingt die Erhaltung des Milchzahnes angestrebt werden. Freilich kann schon die Arsenikeinlage mit ihrer Tiefenwirkung, noch mehr aber die Wurzelbehandlung, je nach dem Grade der Wurzelresorption, erhebliche Schwierigkeiten bereiten.

c) Unterzahl der Zähne.

Als wichtigste Ursache für die Unterzahl von Zähnen werden von DEPENDORF folgende angegeben: Zerstörung des Zahnes durch ein Trauma; Dystrophien infolge chronischer Entzündung der Kiefer; allgemeine Störungen in der Entwicklung und Ernährung des gesamten Organismus (in jüngster Zeit sind auch Störungen der inneren Sekretion als Ursache herangezogen worden); spezielle Störungen in der Knochen- und Zahnentwicklung, Ursachen in Form trophoneurotischer Störungen. Außerdem muß man bei der Ätiologie aber auch die ganze Reduktionsbestrebung und den Erblichkeitsfaktor, auf den neuerdings

KORKHAUS wieder besonders hingewiesen hat, noch schärfer hervorheben. Am häufigsten sind von der Unterzahl betroffen: der Weisheitszahn im Ober- und Unterkiefer (nach MORAMARCO in 25%), der 2. Prämolar im Unterkiefer, der seitliche Schneidezahn im Oberkiefer. Etwas seltener ist die Unterzahl beim 1. und 2. Prämolaren im Oberkiefer, beim mittleren Schneidezahn im Unterkiefer. An den übrigen Zähnen wird eine Unterzahl nur ausnahmsweise beobachtet. Eine Unterzahl des Eckzahnes gehört zu den großen Seltenheiten, wie ja dieser sich überhaupt durch größere Konstanz auch in der Form auszeichnet, doch sind gerade in den letzten Jahren mehrere Fälle von Eckzahnunterzahl berichtet worden. Im Milchgebiß ist im ganzen die Konstanz ausgeprägter. Wir begegnen deshalb auch hier viel weniger oft der Nichtanlage eines Zahnes; nur die seitlichen Schneidezähne im Oberkiefer fehlen gelegentlich einmal (Abb. 212), schon viel seltener die seitlichen Schneidezähne im Unterkiefer; ganz ungewöhnlich ist die Nichtanlage einer größeren Anzahl von Milchzähnen in ein und demselben Munde.

Klinische Bedeutung. Sie ergibt sich in erster Linie aus den Lücken, die bei Unterzahl entstehen müssen. Meist sind diese Lücken allerdings dadurch vermin-

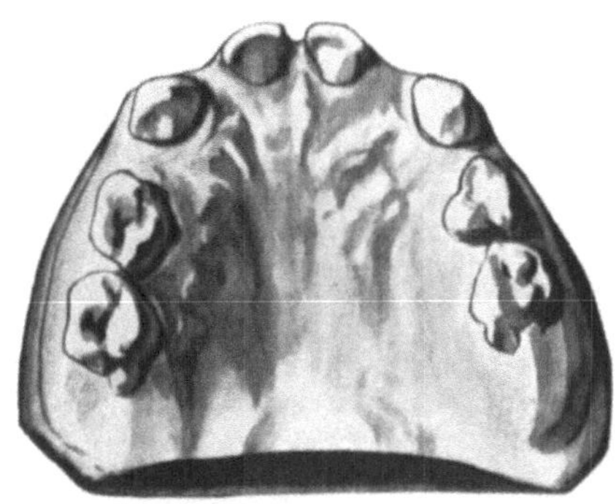

Abb. 212. Fehlen der oberen seitlichen Schneidezähne in einem Milchgebiß.

dert, daß die benachbarten Zähne, z. B. beim Fehlen der oberen seitlichen Schneidezähne vor allem die mittleren Schneidezähne etwas auseinanderrücken und dadurch die Ersatzfrage nicht so dringend wird; eine gewisse kosmetische Störung wird aber doch meist damit verbunden sein. Für die Artikulation spielt die Unterzahl, solange sie sich nur auf einen Zahn oder ein Zahnpaar beschränkt, keine so große Rolle. Vielfach ist ja auch mit der Unterzahl eine Persistenz von Milchzähnen verbunden; für diese gilt dann, was im vorigen Abschnitt bezüglich der Erhaltung gesagt wurde.

d) Zahnretention.

Man nennt häufig auch die Retention die scheinbare Unterzahl von Zähnen; es ist deshalb wohl gerechtfertigt, gleich anschließend über sie noch das Wichtigste

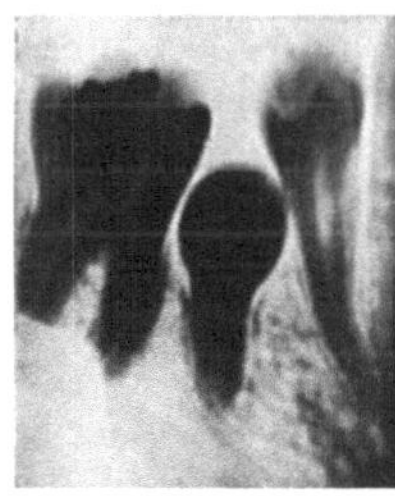

Abb. 213. Röntgenbild von Halbretention eines unteren 2. Prämolaren.

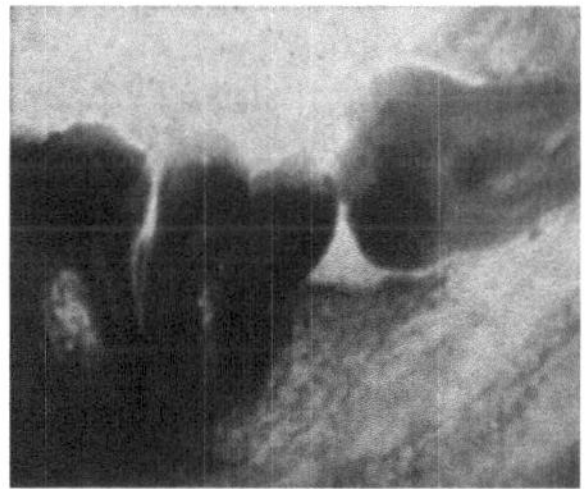

a

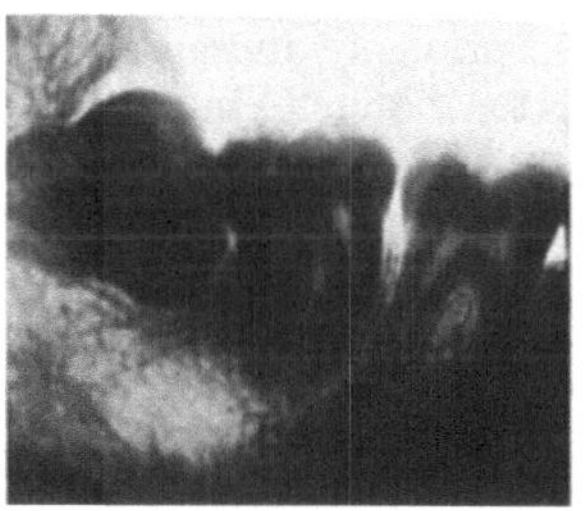

b

Abb. 214a und b. Röntgenbild von Halbretention eines unteren Weisheitszahnes.

zu sagen. Unter Retention hat man die völlige Verhaltung eines Zahnes im Kiefer zu verstehen, d. h., daß auch die Zahnkrone allseitig von Knochen und Weichteilen oder nur von Weichteilen umgeben bleibt. Wenn ein Zahn nur mit einem kleinen Teil seiner Krone im Munde erscheint und dauernd in dieser Stellung verharrt, so bezeichnet man das als *Halbretention* (Abb. 213 und 214).

Als wesentlichste Punkte in der Ätiologie der Retention werden von LUNIAT-
SCHEK folgende angeführt: primäre Verlagerung des Zahnkeimes, Behinderung
des Zahndruchbruches (z. B. durch Verbildung des Zahnkeimes oder Störung
während der Zahnbildungsperiode, dann, wie SCHWEITZER hervorhebt, durch
überzählige Zähne besonders im oberen Frontabschnitt), Verdrängung der
Zahnanlage durch Geschwülste, dann ferner Heredität und Verwachsung zwischen
Zahn und Knochen. Indessen ist auch an die Möglichkeit umfangreicher Entwicklungsstörungen zu denken.

Im Milchgebiß wird höchst selten eine Zahnretention beobachtet, im bleibenden Gebiß dagegen kann schließlich jeder Zahn retiniert bleiben, wenn die Voraussetzungen gegeben sind; bei einigen Zähnen aber ist die Retention eine recht
häufige Erscheinung; obenan stehen hier die oberen Eckzähne, dann folgen der
Häufigkeit nach die unteren Weisheitszähne und in größerem Abstand die unteren
Prämolaren und unteren Eckzähne. Bei den unteren Weisheitszähnen spielt
sicher der Platzmangel, der sich aus einem ungenügenden Längenwachstum des
horizontalen Unterkieferabschnittes ergibt, eine erhebliche Rolle, bei den oberen

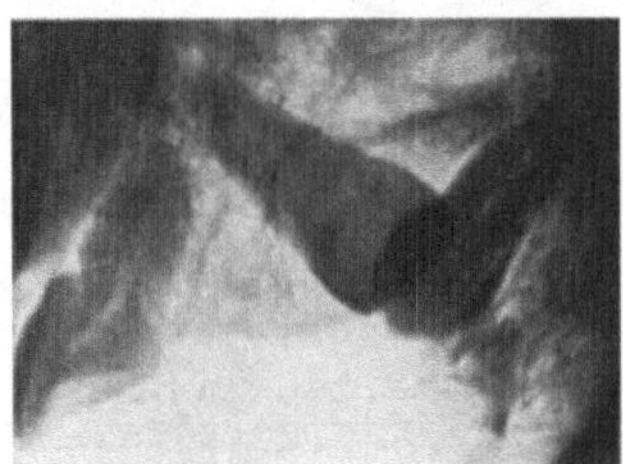

Abb. 215. Retention eines oberen mittleren
Schneidezahnes und Eckzahnes.

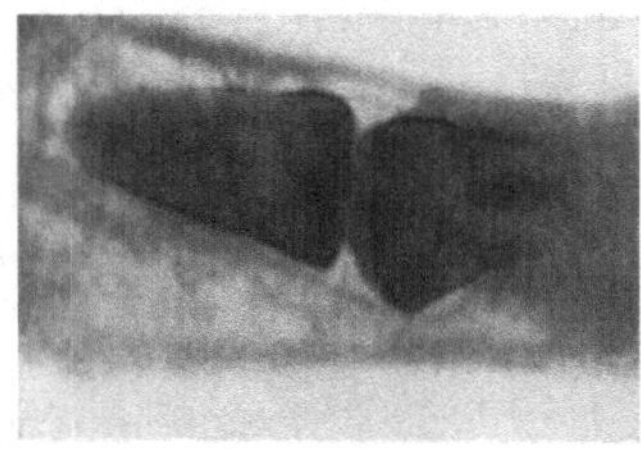

Abb. 216. Retention zweier unterer
Molaren.

Eckzähnen nimmt man als Erklärung für die Häufigkeit der Retention an, daß
die Entwicklungsrichtung bei den topographischen Verhältnissen des Eckzahnkeimes leichter durch die verschiedensten Faktoren beeinflußt werden könne.
ECKERMANN sieht „in der Modernisierung des Gebisses zum Zwecke der Elimi-
nation des seitlichen Schneidezahnes" die Ursache der Eckzahnretention.

Klinische Bedeutung. Retinierte Zähne führen zu den verschiedensten Erscheinungen. Sie vermögen die Stellung der benachbarten, bereits durchgebrochenen
Zähne zu beeinflussen, sie können aber auch den Anstoß zu weitgehender Wurzelresorption an diesen anstoßenden Zähnen geben. Weiterhin sieht man in retinierten Zähnen eine der Ursachen zu Trigeminusneuralgie. Bei zahnlosem Kiefer
kann eine hartnäckige Fistel durch einen retinierten Zahn unterhalten werden,
wenn die bedeckenden Weichteile etwa durch das Tragen einer Prothese in einen
chronisch-entzündlichen Zustand versetzt worden waren. Auch bei Entstehung
von Geschwülsten mag gelegentlich die Zahnretention als Ausgangspunkt in
Betracht kommen. Nicht allzu selten ist mit der Zahnretention eine (follikuläre)
Cystenbildung verbunden, doch dürfte hierbei die Entstehung der Cyste das
Primäre und die Retention nur eine Folge der Cystenbildung sein. Mit dem
Gesagten soll aber nicht ausgedrückt werden, daß jeder retinierte Zahn notwendig
Erscheinungen machen muß, vielmehr können solche jahrzehntelang, ja manchmal
völlig fehlen.

Diagnose. Die zuverlässigste Form der Feststellung ist natürlich die röntgeno-
logische (Abb. 215 und 216) und hier wiederum ist am idealsten das Röntgen-
stereogramm, das zugleich den besten Aufschluß über die genaue Lage und die
Beziehungen zur Nachbarschaft gibt. Doch ist auch die Diagnose leicht, wenn
der betreffende Zahn in der Reihe fehlt und stattdessen facial oder oral eine

umschriebene, sehr derbe kleine Vorwölbung am Kiefer sich findet; freilich können dabei auch Fehlschlüsse unterlaufen. Bei Fistelbildung sichert die Diagnose eine sorgfältige Sondierung, die in der Tiefe einen mehr oder minder glatten, glasharten Widerstand fühlen läßt. Grundsätzlich sollte aber in allen Fällen eine Röntgenaufnahme verlangt werden.

Therapeutisches. Eine umstrittene Frage ist die, ob man prinzipiell eine Zahnretention angehen soll, sobald sie überhaupt einmal festgestellt ist. Manche Autoren verlangen dies, doch läßt sich meines Erachtens wohl verantworten, daß man davon absieht, wenn mit Bestimmtheit deutliche Folgeerscheinungen auszuschließen sind und auch kosmetische Gründe nicht dazu drängen. Die Art der Therapie muß sich nach dem einzelnen Falle richten; sie kann eine konservative insofern sein, als man den betreffenden Zahn erhält, ihn aber mit orthodontischen Maßnahmen an seine normale Stelle zu bringen sucht. Eine entscheidende Rolle spielen hierbei die Lage des retinierten Zahnes und die Platzfrage. Näheres hierüber findet sich im orthodontischen Teil dieses Buches.

In den meisten Fällen aber wird die Behandlung der Retention doch auf eine Entfernung des Zahnes hinauslaufen. Planlos angegangen kann eine solche Ausmeißelung erhebliche Schwierigkeiten bereiten, nicht aber, wenn man sich gute Röntgenbilder (von verschiedenen Seiten her gemacht!) anfertigt und eine sichere Vorstellung von der genauen Lage des Zahnes verschafft. Wenn es angeht, wird man die faciale Seite des Kiefers für den Zugang zum Zahn bevorzugen, doch soll dies natürlich kein starres Prinzip sein. Man legt sich mit Skalpell,

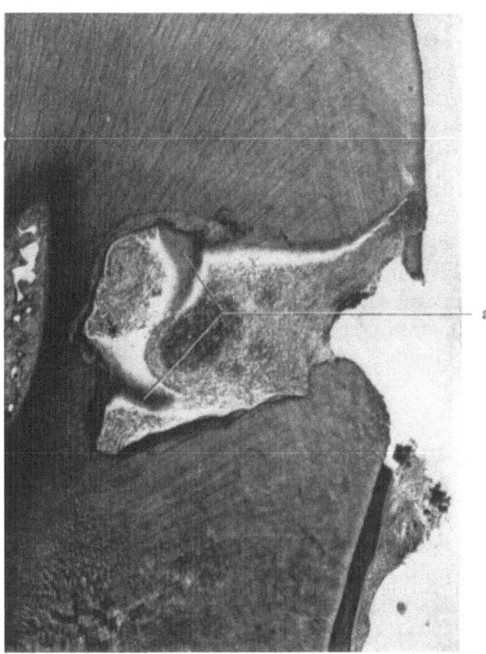

Abb. 217. Resorption und Apposition (a) an einem retinierten Zahne.

Raspatorium und Meißel den Zahn so weit bloß, daß er wirksam mit Hebeln gelockert werden kann. (Achtung auf die Nachbarzähne beim Hebeln!) Guter Überblick über das Operationsfeld ist höchst wichtig; man scheue sich gelegentlich auch nicht vor der Resektion einer im Wege stehenden Wurzelspitze. Mitunter wird schonendes Vorgehen dadurch unterstützt, daß man den retinierten Zahn in situ quer durchschneidet und ihn nun in zwei Hälften herausholt. Nur keine zu brüske Gewaltanwendung!

Zur Pathohistologie. Sehr häufig wird man die Wahrnehmung machen, daß auch bei leichter Auslösung eines retinierten Zahnes dieser keineswegs eine ganz glatte Oberfläche aufweist, und namentlich im Kronenabschnitt schon mit bloßem Auge eigentümliche Buchten zu erkennen sind. Früher glaubte man wohl, daß dies cariöse Höhlen sind; die histologische Untersuchung belehrt aber sofort, daß es sich um Abbauerscheinungen handelt, denen freilich teilweise schon wieder Anbauvorgänge gefolgt sind. So entstehen Bilder, wie sie Abb. 217 zeigt, mit dem charakteristischen Wechsel von Resorption und Apposition. Meist überwiegt der Abbau, doch kann auch ein exzessiver Anbau vorkommen, der gelegentlich zu einer Verwachsung zwischen Zahn und Kiefer führt und die Ausmeißelung sehr erschwert.

Beim Bestehen einer chronischen Entzündung in der Umgebung des retinierten Zahnes ist die Resorption leichter verständlich; umstritten dagegen sind die Fälle, in denen der Zahn in einem scheinbar gesunden Gewebe eingebettet liegt. SIEGMUND und WEBER nehmen freilich an, daß auch in diesen Fällen der Abbau mit einer Reaktion des Gefäßbindegewebeapparates zusammenhängt, die wir eben Entzündung nennen. GOTTLIEB und KOTÁNYI fassen den Zahn als Plantat auf, dessen Verhältnis zur Umgebung abhängt von der Qualität des Plantates und dem Zustand des Bindegewebes. Das Verhältnis kann ein indifferentes sein, dann bleibt der retinierte Zahn unverändert; es kann aber bei Änderung des Verhältnisses das Plantat je nachdem auch zu Bildung von Osteoclasten (Resorption!) oder Osteoblasten (Apposition!) anregen; Voraussetzung wäre, daß keine Isolierschicht — Eiter oder Epithel — vorhanden ist. Eine dritte, viel verbreitete Ansicht ist mit dem Schlagwort Fremdkörpertheorie gekennzeichnet; es wird dabei angenommen, daß der Organismus den retinierten Zahn als Fremdkörper empfindet und ihn abzubauen sucht, nachdem die normale Erledigung, d. h. der Durchbruch des Zahnes nicht erfolgt.

Da, wo eine Fistel bestanden hat, beobachten wir an dem retinierten Zahn häufig mehr oder minder reichliche Beläge, die äußerst fest sitzen, von großer Härte sind und eine dunkelgraue bis graugrünliche Färbung aufweisen. Es handelt sich um eine Art Zahnstein, der sehr arm an organischen Bestandteilen ist und dessen Herkunft sich zum Teil dadurch erklärt, daß der Speichel durch die Fistel Zugang zu dem retinierten Zahn gefunden hat.

e) Halbretention.

Was man darunter zu verstehen hat, erhellt am besten aus einem Beispiel, wie es Abb. 213 illustriert. Der Grund, warum eine Krone nicht zum vollständigen Durchbruch und zur normalen Einstellung in der Kauebene gelangt, ist in den meisten Fällen im Platzmangel zu suchen. Wird z. B. ein 2. Milchmolar verhältnismäßig sehr frühzeitig gezogen, also etwa im 7. Lebensjahr, so verkleinert sich der Abstand zwischen dem 1. Milchmolaren und dem 1. bleibenden Molaren durch Narbenbildung; der bleibende Molar rückt außerdem etwas weiter nach vorn und das Knochenwachstum in der Lücke bleibt zurück, weil der funktionelle Reiz des 2. Milchmolaren fehlt. Der bestehende Raum reicht dann nur, um die Höcker des 2. Prämolaren, nicht aber seine ganze Krone durchtreten zu lassen. Andere Ursachen für die Halbretention sind ungünstige Durchbruchsrichtung, namentlich bei unteren Weisheitszähnen, dann ferner Trauma und Verwachsungen.

Klinische Bedeutung. Sie liegt hauptsächlich in der Behinderung einer natürlichen Reinigung, woraus für die angrenzenden Zähne eine besondere Cariesgefahr resultiert. Dazu kommt die funktionelle Beeinträchtigung und — bei vorderen Zähnen — auch die kosmetische Störung. Die Behandlung der Halbretention richtet sich nach der Ursache. Wo Platzmangel der Grund ist und die Möglichkeit einer Raumgewinnung besteht, wird die orthodontische Behandlung vorzuziehen sein; in anderen Fällen ist die Entfernung des halbretinierten Zahnes zu erwägen.

f) Dysostosis cleidocranialis.

Man versteht darunter den Folgezustand einer frühzeitigen Wachstumshemmung, die sich hauptsächlich auf die Deckknochen (Schädel und Schlüsselbein) beschränkt, aber auch Zahndurchbruch, Zahnzahl und Zahnstellung in hohem Maße beeinflußt (ZILKENS, HESSE). Sie ist sowohl auf männliche wie auf weibliche Nachkommen vererblich. Mit der Dysostosis cleidocranialis sind in der Hauptsache jene rätselhaften Fälle geklärt, in denen oft ganze Zahngruppen mit normaler

Durchbruchsrichtung im Kiefer stehen, ohne sich je zum Durchbruch anzuschicken. Die Milchzähne sind längst verlorengegangen, die retinierten Zähne sind deutlich am Alveolarkamm durchzutasten, oft ist die Kaufläche nicht einmal

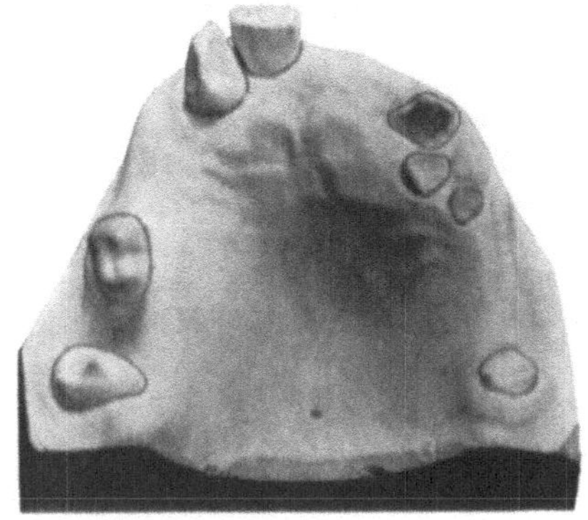
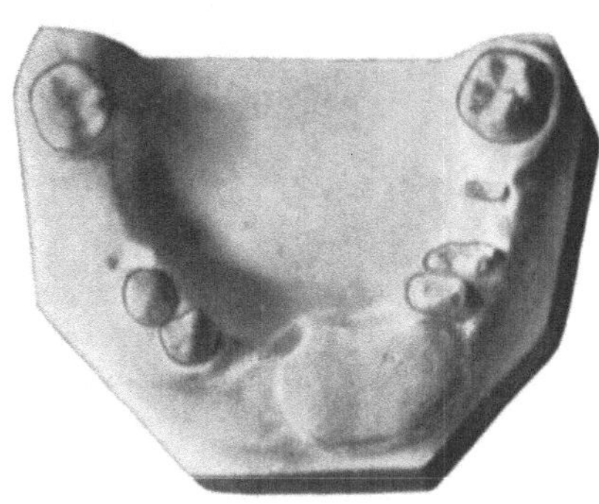

a   b

Abb. 218. Dysostosis cleidocranialis. Ober- und Unterkiefer. (Alle fehlenden Zähne sind retiniert.)

mehr von Knochen bedeckt und doch wird man vergeblich auf das Erscheinen warten. Auch im hiesigen Institut hatten wir mehrfach solche Fälle gesehen (Abb. 218), davon einmal bei einem Vater und dreien seiner Kinder; zweimal war das Schlüsselbein auffällig kurz; in einem weiteren Falle (HERRMANN) fehlte das Schlüsselbein vollständig und es bestand die abnorme Schulterbeweglichkeit wie sie Abb. 219 wiedergibt. Derartige Massenretentionen können den Zahnarzt vor recht schwierige Fragen stellen, die Patienten drängen mit Rücksicht auf die großen Lücken auf Ersatz; dieser führt aber dann bald zu Störungen, wenn die Zähne dicht unter der Schleimhaut stehen. Man wird sich deshalb überlegen müssen, ob man nicht von vornherein an die Entfernung aller retinierten Zähne gehen soll. Orthodontisch sind hier leider auch nur schwer Erfolge zu erzielen.

3. Schmelztropfen.

Eine Sonderstellung unter den an den Zähnen zu beobachtenden Anomalien nehmen die sog. Schmelztropfen ein. Unter diesem Sammelnamen werden die verschiedenen Möglichkeiten des Vorkommens von Schmelz an atypischer Stelle zusammengefaßt; dabei hat dieser Schmelz keineswegs immer Tropfenform, auch bestehen die Gebilde häufig gar nicht aus Schmelz allein, sondern

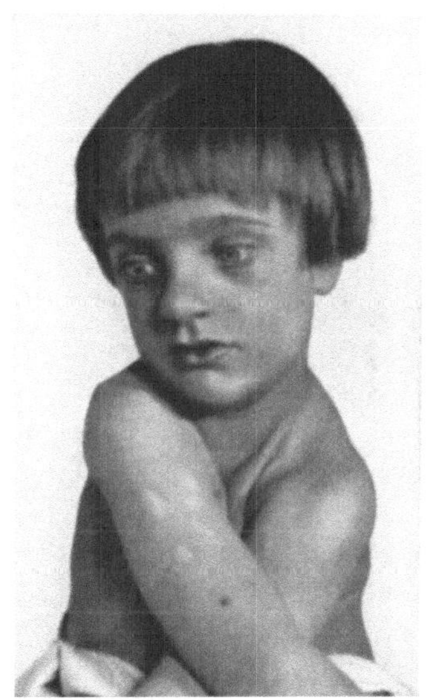

Abb. 219. Fehlen der Schlüsselbeine, infolgedessen abnorme Beweglichkeit der Schultern. [Vjschr. Zahnheilk. 48, 472 (1932)].

sie können oft auch einen Dentinanteil aufweisen. Zweckmäßig trennt man daher zwischen Fällen, bei denen *auf normal verlaufendem Dentinkörper* an ungewöhnlicher Stelle Schmelz aufgelagert ist und den Fällen, bei welchen *außer Schmelz auch noch ein eigener Dentinkegel* vorhanden ist. Eine dritte Gruppe, die außer Schmelz und Dentin *auch noch ein Pulpacavum* enthält, gehört wohl nur zum kleinsten Teil hierher, da es sich dabei meist um eine andere Anomalie, nämlich um eine „Verschmelzung" handelt.

Die erste Gruppe, die man die „*echten Schmelzperlen*" nennen könnte, findet
sich mit Vorliebe unterhalb der Schmelzzementgrenze (Abb. 220 und 221) und
in der Bifurkation mehrwurzeliger
Zähne (Abb. 222). Sie entgehen
leicht der Untersuchung, zumal sie
selten größere Ausdehnung annehmen und (namentlich in der
Bifurkation) nachträglich von Zement überlagert werden können.
Sie sind darauf zurückzuführen,
daß an gewissen Stellen des vereinigten äußeren und inneren
Schmelzepithels eine Vermehrung
des Zellmaterials aus unbekannten Gründen eintritt und so eine Art Schmelz-
pulpadivertikel entsteht. Irgendwelche praktische Bedeutung kommt ihnen nicht

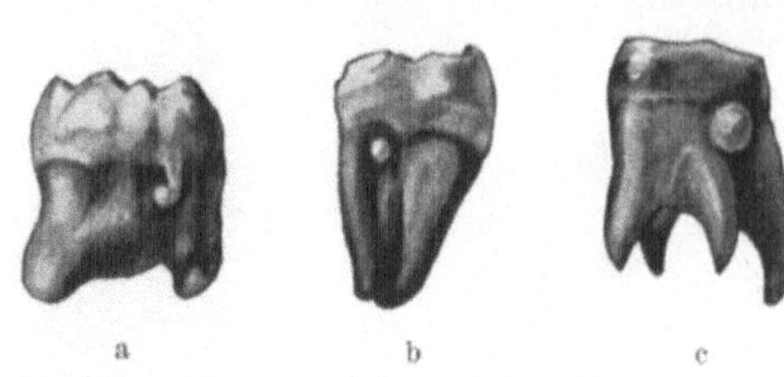

Abb. 220. Schmelztröpfchen. Bei c Übergang zum
überzähligen Zahn.

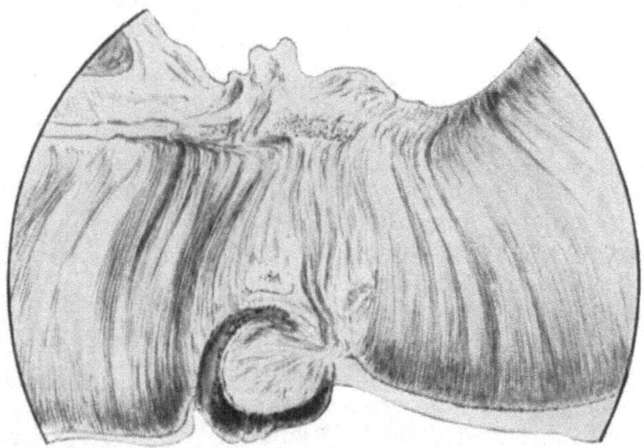

Abb. 221. Schliff durch ein Schmelztröpfchen.

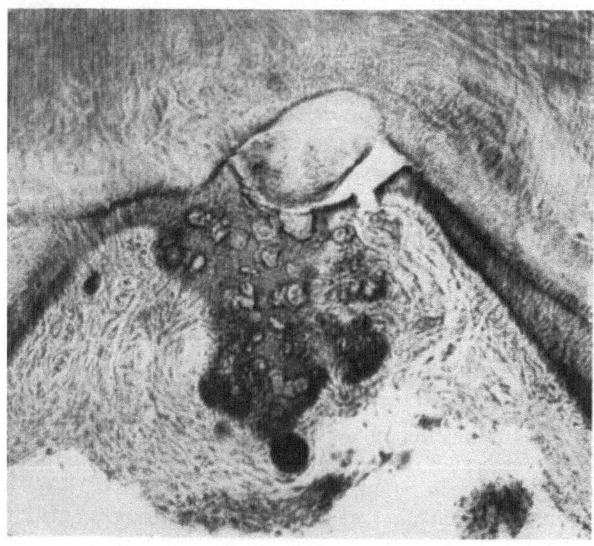

Abb. 222. Schmelztropfen in der Bifurkation der Wurzeln eines Molaren.

zu. Nach PFLÜGER ist dem Fortbestehen des inneren Blattes des Schmelzepithels die Hauptbedeutung für die Entstehung der Schmelzperlen zuzumessen.

Die zweite Gruppe fällt um so mehr ins Auge, je größer der Dentinanteil ist. Die hierher gehörigen „Schmelztropfen" haben meist halbkugelige Gestalt und schwanken an Umfang zwischen Stecknadelkopf- und Hanfkorngröße. Auch für sie gilt als Lieblingssitz die Gabelungsstelle mehrwurzeliger Zähne. Die Schmelzprismenzeichnung ist meist eine gute, doch ist mangelhafte Verkalkung recht häufig; die Dentinkanälchen strahlen vom Hauptkörper aus in den Schmelztropfen ein und sind mehr oder minder abgeknickt. Die Entstehung dieser Art von Schmelztropfen ist wohl darauf zurückzuführen, daß besondere, ungewöhnliche Druckwirkungen in der Zeit des Zahnkeimwachstums zu umschriebener Einschnürung führen, oder daß spontan kleine Ausstülpungen in dieser Zeit entstehen. Auch der zweiten Gruppe von Schmelztropfen kommt keine wesentliche Bedeutung bei, höchstens, daß sie unter Umständen eine Taschenbildung begünstigen können.

Die wenigen Fälle der dritten Gruppe, die hierher gehören, sind wohl auf ähnliche Kräfte zurückzuführen, nur daß die Ausstülpung bzw. Abschnürung auch noch einen Teil des normalen Pulparaumes erfaßt und so das Gebilde zu einem eigenen, mit dem Hauptcavum kommunizierenden Markraum gelangt. Die meisten Fälle aber, die man früher auch hierher gerechnet hat, entsprechen mehr der frühzeitigen Vereinigung zweier getrennter Zahnanlagen, von denen nur die eine nicht über eine geringe Größe hinausgeht und so die Ähnlichkeit mit Schmelztropfen vortäuscht.

4. Verwachsung, Verschmelzung, Zwillingsbildung.

Diese drei Begriffe haben wohl unter sich eine gewisse Verwandtschaft, weshalb es auch gerechtfertigt ist, sie in einem gemeinsamen Absatz zu besprechen; doch dürfen sie keineswegs miteinander identifiziert werden. Ganz kurz ausgedrückt läßt sich jede der drei Anomalien in folgender Weise charakterisieren:

Unter *Verwachsung* versteht man die Vereinigung zweier Zähne von einem Zeitpunkt ab, in dem bereits jeder der beiden Zähne seinen eigenen Dentinkörper gebildet hat. Die Pulpen sind dabei vollkommen getrennt voneinander, nur der Zementmantel ist ein gemeinsamer. Zu den Verwachsungen werden auch die Fälle gezählt, bei denen die Zementmäntel zweier selbständiger Zähne sich infolge enger Nachbarschaft und weiterer Apposition allmählich berühren und ineinander übergehen.

Unter *Verschmelzung* versteht man die Vereinigung zweier Zahnanlagen zu einem Zeitpunkt, in dem die Bildung der Kronen noch nicht abgeschlossen ist. Daher ist mindestens die Wurzelpulpa eine gemeinsame; gewöhnlich aber wirkt die Kronenpulpa des zweiten Zahnes nur als ein Pulpahorn der Gesamtpulpa (Abb. 223).

Unter *Zwillingsbildung* versteht man die Vereinigung eines normalen Zahnes mit einem überzähligen. Die Zwillingsbildung kann ihrerseits je nach dem Zeitpunkt der Vereinigung eine Verwachsung oder eine Verschmelzung darstellen; spricht man aber von einer Verwachsung oder Verschmelzung schlechtweg, so ist meist die Vereinigung zweier Nachbarn der normalen Bezahnung, also z. B. eines mittleren mit einem seitlichen Incisivus gemeint.

Klinisches. So konstant sonst im allgemeinen die Zähne der ersten Dentition sind, so sind doch gerade die in Rede stehenden Anomalien, die man wohl richtiger *Mißbildungen* nennen wird, im Frontabschnitt des Milchgebisses nichts Seltenes; dabei sind sie im Unterkiefer häufiger als im Oberkiefer. Im bleibenden Gebiß werden hauptsächlich die Molaren betroffen, und zwar handelt es sich gewöhnlich

um Zwillingsbildungen, d. h. Vereinigung eines der 3 Molaren mit einem Paramolaren; die betreffende Krone fällt äußerlich dann dadurch auf, daß sie einen
besonders kräftig entwickelten überzähligen Höcker besitzt. Sonst, d. h. bei den

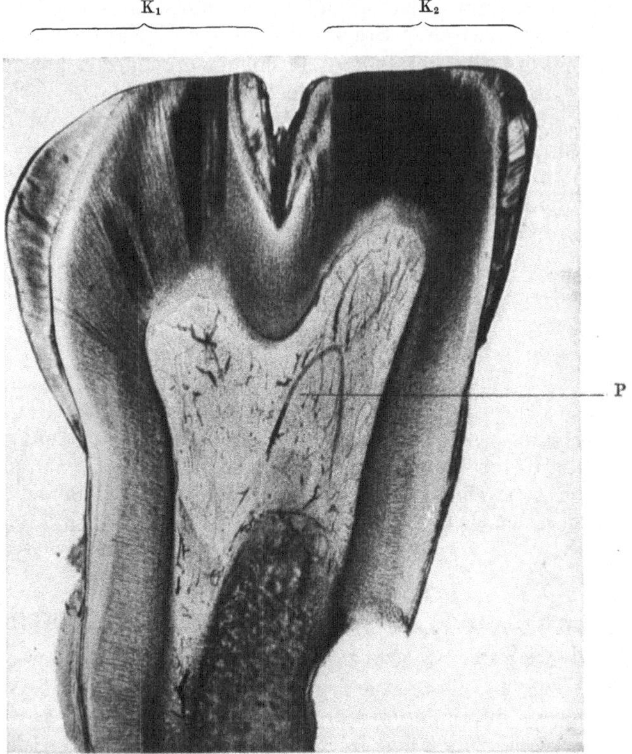

Abb. 223. Verschmelzung zweier Milchschneidezähne. Schliff ungefärbt. Übersichtsbild. K₁ und K₂
die noch erkennbaren zwei Kronen. P gemeinsame Pulpa. (Optik: Winkel Luminar 70 mm.)
(Aus EULER-MEYER: Pathohistologie der Zähne. München: J. F. Bergmann 1927.)

Schneidezähnen, ist die Vereinigung äußerlich meist nur an einer mehr oder minder
tief einschneidenden Kerbe erkennbar. Ob Zwillingsbildung vorliegt, muß die
Abzählung ergeben. Bisweilen bekommt man Fälle zu Gesicht, bei denen sämtliche

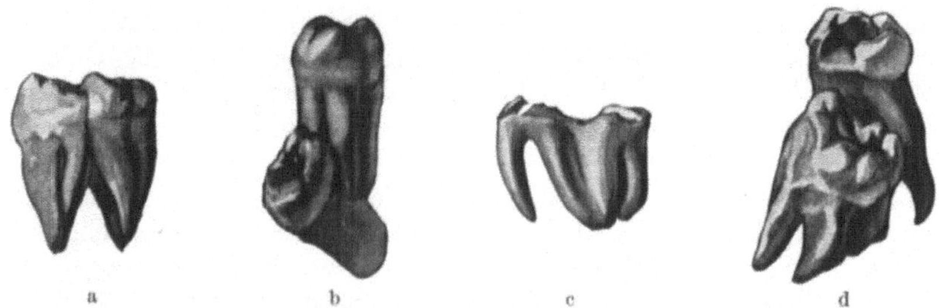

Abb. 224. Verwachsungen und Verschmelzungen von Molaren.

8 Schneidezähne eine tiefe Furche in der Mitte der Schneidekante besitzen, die
auf Zwillingsbildung in gehäuftem Maße hinweist. In der Regel läßt sich die
Furche auch noch, allmählich seichter werdend, die ganze labiale Fläche entlang
bis zum Zahnhals verfolgen.

Eine gewisse Schwierigkeit kann sich dann ergeben, wenn Verwachsungen
eine Wurzelbehandlung erforderlich machen, da ja hierbei noch ein weiterer

Wurzelkanal hinzukommt, mit dem man gerade bei den Schneidezähnen nicht zu rechnen pflegt. Es empfiehlt sich in solchen Fällen immer eine Röntgenaufnahme zur Sicherung des Kanalbildes.

Sehr viel unangenehmer machen sich Verwachsungen, wie sie in Abb. 224 wiedergegeben sind, dann bemerkbar, wenn extrahiert werden soll. Die Überraschung ist nicht gering, wenn statt des einen erkrankten Zahnes noch ein zweiter gesunder Zahn mit herausbefördert wird. Dabei kann man noch von Glück sagen, wenn die Extraktion überhaupt glatt vonstatten ging; meist aber ist durch die Vereinigung der beiden Zähne der Widerstand so groß, daß eine Fraktur des ersten Zahnes erfolgt oder aber es wird bei gesteigerter Kraftaufwendung ein beträchtliches Stück Kieferknochen mit abgesprengt. Deshalb kann auch hier nur dringend eine Röntgenaufnahme empfohlen werden, wenn ein Zahn dem Zuge der Zange gar zu großen Widerstand entgegensetzt.

D. Schädigung der Zähne während der Entwicklungszeit.

Wurden in dem Kapitel „Anomalien der Zähne" nur diejenigen Abweichungen von der Norm besprochen, die nicht auf eine erkennbare Ursache, nachweisbare Erkrankung usw. zurückzuführen sind, so wären nunmehr diejenigen Schädigungen und ihre Folgen zu besprechen, die sich an ganz bestimmte pathologische Vorgänge während der Entwicklungszeit anknüpfen. Die wichtigsten derartigen Schädigungen ergeben sich aus dem Trauma, aus lokalen entzündlichen Prozessen und allgemeinen Kalkstoffwechselstörungen. Auch der Lues congenita und ihres Einflusses auf die Zähne wird hier zu gedenken sein. Ebenso gehört noch die Osteogenesis imperfecta hierher.

1. Traumatische Schädigung.

Die Milchzähne werden in ihrer Entwicklungszeit, die ja größtenteils in den intrauterinen Abschnitt fällt, wohl selten von Traumen betroffen, häufiger dagegen die bleibenden Zähne, wobei allerdings die Milchzähne meist das Trauma vermitteln, d. h. der Stoß, Schlag oder Fall trifft zuerst den Milchzahn, dieser wird in den Kiefer hineingetrieben und schädigt dabei die Anlage des bleibenden Zahnes. Die Auswirkung des Traumas hängt ab von dem Zeitpunkt (Entwicklungsstadium), der Gewalt des Traumas, der Richtung der Gewalteinwirkung und selbstverständlich auch davon, ob mit dem Trauma eine Infektion verbunden ist oder nicht.

Was den Zeitpunkt anlangt, so ist im allgemeinen die Prognose um so schlechter, je frühere Entwicklungsstadien vorliegen. Eine schwere Verletzung der Schmelzpulpa z. B. schafft meist irreparable Zustände. Wird der Keim im ganzen nicht ausgestoßen, so tritt bei der Heilung an Stelle des Schmelzes Osteozement, das die verkümmerte Zahnanlage dauernd im Kieferknochen festhält, sofern sie nicht noch nachträglich abgebaut wird. Ist dagegen die Schmelzentwicklung schon weiter fortgeschritten, so braucht unter Umständen nur ein hypoplasieähnliches Bild zu resultieren. Nicht ganz so schlecht scheint die Prognose für den Dentinkeim zu sein; wenigstens haben wir in einem Falle eine vollständige Regeneration der Odontoblastenschicht beobachtet. In einem noch späteren Entwicklungsstadium ist als Folge des Traumas gewöhnlich eine Verkürzung oder Verkrümmung der Wurzel zu beobachten.

Die Gewalt des Traumas, das, wie gesagt, meist ein indirektes zu sein pflegt, spielt selbstverständlich auch eine erhebliche Rolle. Je nach der Schwere schwanken die Folgen zwischen vollständiger Verkümmerung der Zahnanlage und ganz geringfügigen Formveränderungen. Die Richtung der Gewalteinwirkung ist insofern von großer Bedeutung, als der durch den Milchzahn vermittelte Stoß

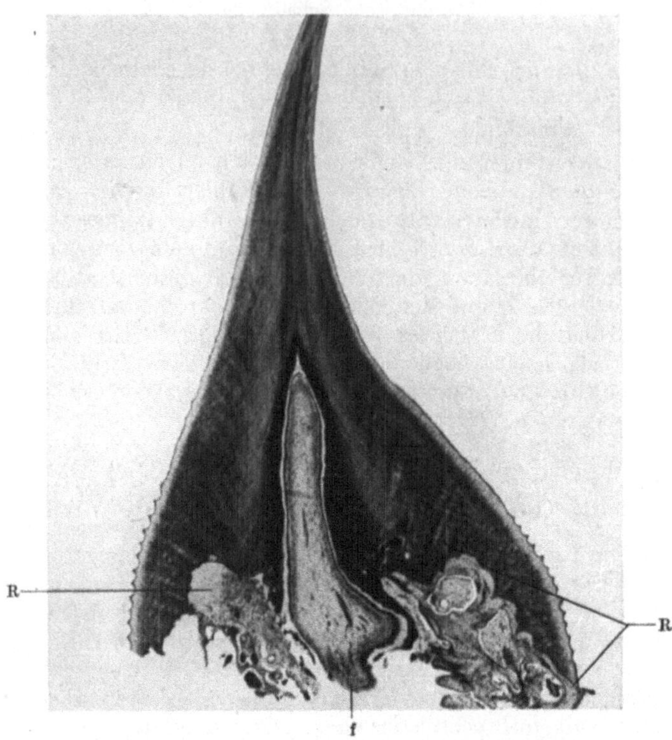

Abb. 225. Traumatische Zahnkeimschädigung. Oberer 1. Schneidezahn. Hämatox.-Eosinfärbung. Übersichtsbild. Eine Wurzel fehlt. An der Krone haben Resorptionen (R) und nachträgliche Appositionen stattgefunden. Provisorisches Foramen apicale (f). (Optik: Winkel Luminar 50 mm.) (Aus EULER-MEYER.)

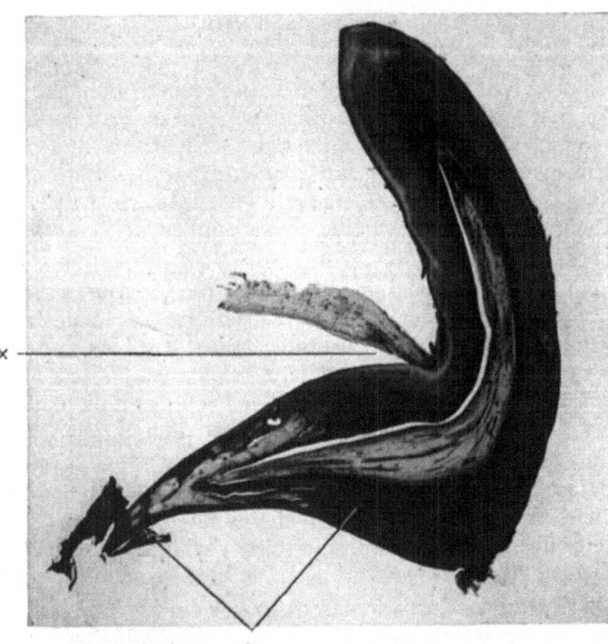

Abb. 226. Traumatische Zahnkeimschädigung. Oberer 1. Schneidezahn. Schmorlfärbung. Übersichtsbild. Wurzel und Krone sind voll ausgebildet; es hat aber das Trauma zur Abknickung der Krone geführt. Bei R starke Resorptionen mit nachträglicher Apposition von Osteozement. (Optik: Winkel Luminar 70 mm.) (Aus EULER-MEYER.)

oder Schlag entweder eine Stauchung oder eine Luxation der Krone des bleibenden Zahnes herbeiführt. Im ersteren Falle ist eine Verkrüppelung der Wurzel, ja selbst ein völliges Ausbleiben der Wurzelbildung die Folge (Abb. 225) und die Retention unvermeidlich, im zweiten Falle kommen die bizarren Zahnformen zustande, bei denen die ganze Wurzel oder — je nach dem Zeitpunkte des Traumas — ein Teil derselben im stumpfen oder rechten Winkel zur Zahnkrone steht (Abb. 226 und 227). Ist der Zeitpunkt ein sehr früher, so kann gelegentlich auch die rechtwinkelige Abknickung noch im Kronenabschnitt selbst liegen. Daß in allen Fällen das Hinzutreten einer Infektion eine schwere Komplikation bedeutet, liegt klar auf der Hand. Auch das Maß der Schädigung des Kieferknochens beim Trauma spielt selbstverständlich eine große Rolle.

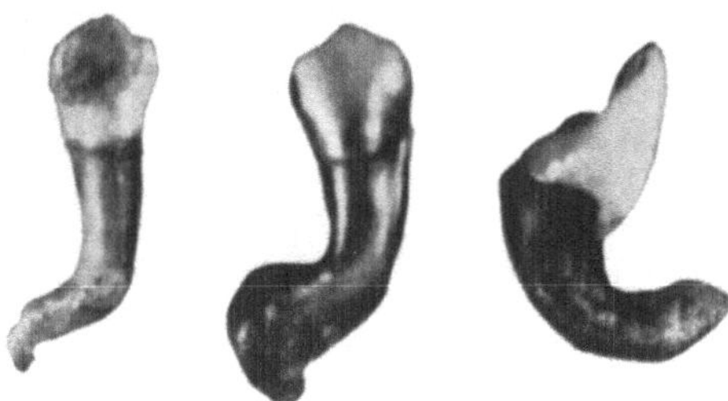

Abb. 227. Wurzelkrümmung als Folge eines Traumas während der Zeit der Wurzelbildung.

Klinische Bedeutung. Fast in allen Fällen einer stärkeren Gewalteinwirkung, namentlich, wenn das Trauma in einem frühen Stadium der Entwicklung stattfand, kann der Zahn praktisch als verloren gelten, da er doch nicht zum Durchbruch und keinesfalls zur Funktion gelangt. Es ergibt sich daraus eine kosmetische Störung und ein funktionelles Minus. Darauf beschränkt sich aber die weitere Folge des Zustandes nicht; es können die retinierten, verkümmerten Zähne später noch Anlaß zu Neuralgien, zu hartnäckiger Fistelbildung bei sekundärer Infektion geben. Auch die Entwicklung einer Cyste auf traumatischer Grundlage ist nicht ausgeschlossen. Jedenfalls wird früher oder später die Entfernung des schwer geschädigten Zahnes nicht zu umgehen sein. In ganz anderer Richtung liegt die Bedeutung des Traumas dann, wenn es die rechtwinkelige Abknickung der Wurzel im ganzen oder teilweise zur Folge hatte. Solche Zähne können sehr wohl durchbrechen, aber eine etwa notwendige Wurzelbehandlung wird bei ihnen stets auf unüberwindliche Hindernisse stoßen, außerdem ist die Gefahr, eine „fausse route" zu schaffen, nicht gering.

2. Schädigungen durch entzündliche Prozesse.

Hier ist in erster Linie an die Folgen zu denken, welche die apikale Wurzelhautentzündung von den Milchzähnen für die Keime der bleibenden Zähne haben kann. Wohl vermag auch eine in den ersten Lebensjahren sich abspielende Kieferosteomyelitis zu einer schweren Gefahr für die Anlagen der bleibenden Zähne zu werden; doch ist dies immerhin ein selteneres Ereignis, das gewöhnlich zu Nekrose und Ausstoßung der betroffenen Keime führt. Dagegen gehört der Pulpazerfall und die anschließende apikale Periodontitis auch bei Milchzähnen zu den alltäglichen Erscheinungen. Damit ist natürlich nicht gesagt, daß hieraus jedesmal eine Schädigung der Anlage des entsprechenden bleibenden Zahnes erfolgen muß; Voraussetzung hierzu ist vielmehr, daß der Keim sehr nahe der erkrankten Wurzelspitze liegt und in seiner Entwicklung noch nicht bis zum Abschluß der Schmelzbildung gediehen ist; auch scheint nur der akute Entzündungszustand zu einer wirklichen Gefahr zu werden, während Prozesse, die von Anfang an chronisch verlaufen, wesentlich weniger schädigen. Am häufigsten zeigen die unteren Prämolaren Spuren einer solchen Nachbarschaftsentzündung und das ist leicht verständlich, wenn man sich vergegenwärtigt, daß die unteren Milchmolaren in der Periodontitis-Statistik besonders hoch stehen und die weitere Entwicklung des Prämolarenkeimes sich in der Hauptsache in dem Raum zwischen den beiden stark gespreizten Wurzeln abspielt (Abb. 228). Ja, man kann an der Bicuspiskrone geradezu ablesen, ob an beiden Milchmolarenwurzeln ein Entzündungsherd vorhanden gewesen war oder nur an einer Wurzel; im letzteren Falle ist der Schmelz halbseitig intakt, im ersteren Falle zeigt der ganze Schmelzüberzug die nachher noch genauer zu besprechenden Veränderungen. Wenn Schneidezahnanlagen unter einer derartigen Schädigung zu leiden haben, so sind die Spuren stets nur an der labialen Kronenfläche zu sehen — entsprechend der Lage der Keime hinter der Wurzel der gleichnamigen Milchzähne.

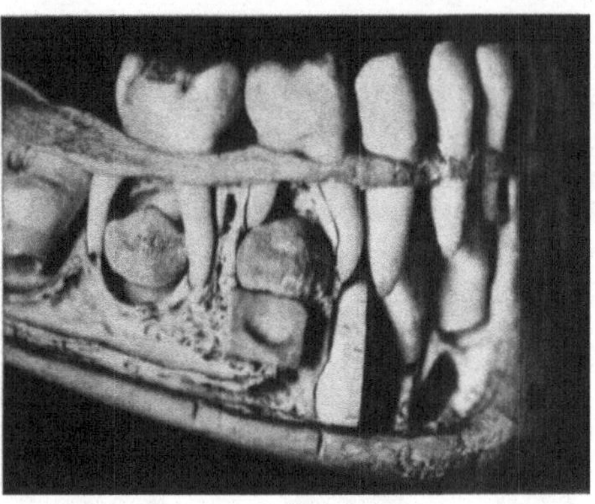

Abb. 228. Lagebeziehung der Milchmolarenwurzel zum Prämolarenkeim. (Aus MEYER: Dtsch. Mschr. Zahnheilk. 1927.)

Früher rechnete man die Schädigungen durch entzündliche Prozesse mit zu den Hypoplasien, wie sie bei allgemeiner Kalkstoffwechselsstörung vorkommen und in der Tat ist auch eine Ähnlichkeit im Bilde vorhanden; seitdem aber TURNER die Besonderheit dieser Gruppe nach ihrer Ätiologie genauer beschrieben hat, und es leicht gelingt,

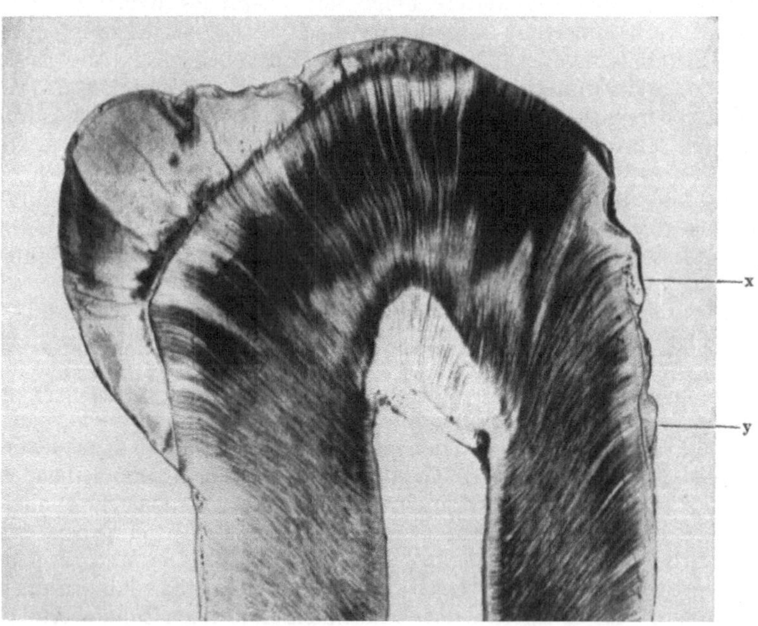

Abb. 229. Unterer 1. Prämolar. „Turnerzahn", Schliff ungefärbt. Auf der linken Seite normaler Schmelz. Auf der rechten Seite ist nur bei y eine dünne Lage Schmelz vorhanden, bei x finden wir statt Schmelz Zement. (Optik: Winkel Luminar 26 mm.) (Aus EULER-MEYER.)

experimentell die Schädigungen an den bleibenden Zahnkeimen hervorzurufen, ist die Abtrennung von den „rachitischen" Zähnen selbstverständlich geworden.

Gegenüber den Folgen der allgemeinen Stoffwechselstörung sind die „Turnerzähne" vor allem auch dadurch kenntlich, daß gewöhnlich nur ein einziger Zahn befallen ist, während die übrigen Zähne vollkommen normalen Schmelzüberzug aufweisen können; bei der Rachitis dagegen weisen mindestens die gleichnamigen Zähne rechts und links an derselben Stelle Hypoplasien auf; auch laufen diese Hypoplasien rings um den ganzen Zahn, bei der lokalen entzündlichen Schädigung hinwiederum braucht nur eine Seite oder ein kleiner Bezirk geschädigt zu sein (Abb. 229). Nur in schweren Fällen sehen wir auch beim Turnerzahn ringförmige Absätze und Einschnürungen (Abb. 230). Wo das Dentin freiliegt, erscheint es hart und braun gefärbt. Im Mikroskop ist die Eigenart des Turnerzahnes noch viel schärfer ausgeprägt. Hier ist mindestens in den leichteren Fällen das Dentin an den Störungen ganz unbeteiligt, während bei der allgemeinen Kalkstoffwechsel-störung die Verkalkung des Dentins ebenso leiden muß wie diejenige des Schmelzes. Das überraschendste im Mikroskop aber ist, daß nach der lokalen entzündlichen Schädigung die Krone an den Stellen, an denen die Schmelzanlage ganz oder teilweise zerstört worden war, *einen Zementüberzug erhält.* Die Herkunft des letzteren ist nicht schwer zu erklären: heilt nach Entfernung des schuldigen Milchzahnes die Entzündung aus, dann tritt an Stelle der entzündlichen Granu-lationen ein Gewebe, das nach seiner ganzen Genese aus dem Kieferenost zur

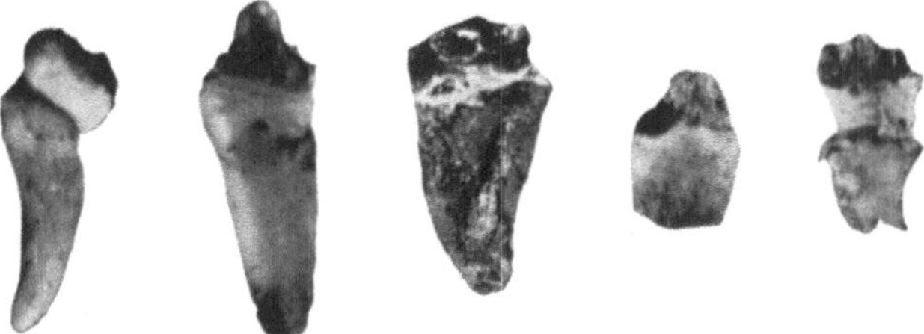

Abb. 230. Turnerzähne. Verkrüppelte Kronen von Prämolaren.

Knochenbildung befähigt ist. Wo sich eine solche Knochenschicht auf dem Dentin auflagert, tritt sie uns dann als (Osteo-) Zement entgegen und bleibt beim Durch-bruch des geschädigten Zahnes auch erhalten. Unebenheiten an der Oberfläche des Dentinkörpers der Krone sind damit zu erklären, daß hier nach Zerstörung der Schmelzanlage Resorptionen an dem schon verkalkten Zahnbein stattgefunden haben.

Klinische Bedeutung. Sie liegt zunächst einmal nach der kosmetischen Seite hin; durch den völligen oder teilweisen Wegfall des Schmelzes erscheinen die Turner-zähne meist sehr unansehnlich, was allerdings nicht hindert, daß sie funktionell doch durchaus leistungsfähig sind. Weiterhin setzen sich in den Gruben leicht Speisereste fest, die nicht gründlich genug jedesmal beseitigt werden können; dadurch wird der Entstehung von Caries Vorschub geleistet. Endlich fällt an den Turnerzähnen häufig eine sehr starke Verkürzung der Wurzel auf, was bei tech-nischen Maßnahmen und Pulpabehandlung zu berücksichtigen ist.

Die Hutchinsonschen Zähne.

Die im vorstehenden Absatz geschilderten Schädigungen sind das Produkt einer infektiösen Entzündung, die nicht auf spezifische Erreger zurückzuführen ist; es spielen da die verschiedensten Kokkenarten eine Rolle, wie sie sich eben in einem parodontitischen Herde finden. Nun liegt nahe, dazu in Gegensatz zu bringen die Veränderungen am Zahne, wie sie sich bei einem spezifischen Erreger einstellen können. Hier kommt nur die Spirochaeta pallida in Betracht. In der Tat beobachten wir häufig bei konnataler Lues eine von der Norm erheblich abweichende Form des oberen Schneidezahnes, die unter dem Namen Hutchinson-scher Zahn bekannt ist. Es fehlt auch nicht an Autoren, die eine unmittelbare Schädigung des Zahnkeimes durch den Syphiliserreger annehmen, da es ihnen

gelungen ist, im Zahnkeim abgestorbener Feten die Spirochaeta pallida nachzuweisen. Es fehlt auch nicht an Autoren, ZINSSER an der Spitze, die geneigt
waren, *alles gehäufte Auftreten von Hypoplasien auf das Konto der Syphilis* zu
setzen, wenn es mit sonstigen Stigmata hereditärer Lues zusammenfiel. Andererseits vertraten verschiedene Autoren den Standpunkt, daß auch die HUTCHINSON-
sche Form nichts anderes darstellt, als eine gewöhnliche Hypoplasie, wie sie z. B.
bei Rachitis vorkomme.

Nun wird ja über die Erscheinungen der Lues in der Mundhöhle noch an
anderer Stelle ausführlicher gesprochen, soweit aber die Zähne in Betracht kommen,
mag gleich hier das Wichtigste gesagt werden, zumal durch manche Arbeiten der
letzten Zeit, so z. B. von DE JONGE COHEN doch eine wesentliche Klärung im
Widerstreite der Ansichten erfolgt ist. Darnach ist festzustellen, daß der HUT-
CHINSONsche Zahn in der Tat als eine ganz besondere pathologische Form zu gelten
hat, der ein symptomatischer Wert für hereditäre Lues zuzuschreiben ist, wenn
sie in Verbindung mit Keratitis parenchymatosa und Rindentaubheit (HUT-
CHINSONsche Trias) auftritt. Die Besonderheit
der Form liegt einmal in der halbmondförmigen
Aussparung an der Schneidekante und zweitens
in der Konvergenz der approximalen Flächen
gegen die Schneidekante hin. Dadurch kommt
die charakteristische Tonnenform zustande, die
noch unterstützt werden kann durch eine Verdickung und stärkere Abrundung der approximalen Randwülste (Abb. 231).

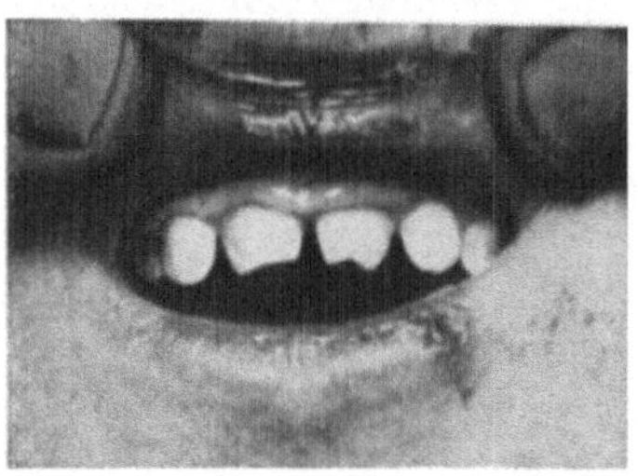

Abb. 231. HUTCHINSONsche obere
Schneidezähne.

DE JONGE COHEN führt die halbmondförmige
Aussparung auf eine Aplasie des mittleren
Randtuberkels (der mittleren der drei kleinen
Spitzen, die die Schneidekanten beim Durch-
bruch aufweisen) zurück und meint, daß diese Aplasie nicht schwer zu erklären
sei, wenn man die innigen Beziehungen zwischen der Funktion des endokrinen
Systems einerseits und der Struktur- und Formentwicklung des Zahnsystems
andererseits sowie die Vorliebe berücksichtige, die die Lues für Organe mit
innerer Sekretion hat. Die letztere Ansicht vertritt auch KRANZ. Von der
Vorstellung einer unmittelbaren lokalen Schädigung rücken beide Autoren damit vollständig ab. Es ist auch nicht einzusehen, warum die Spirochaeta pallida
gerade den Keim der oberen mittleren Schneidezähne, die ja hauptsächlich das
Bild des Hutchinsonzahnes bieten, als Ansiedlungsplatz bevorzugen soll; man
nimmt vielmehr an, daß ein gelegentlicher Nachweis der Erreger im Zahnkeim
nur darauf zurückgeführt werden muß, daß vor dem Absterben des Fetus der
ganze Organismus mit Spirochäten überschwemmt worden ist.

Bei den oberen seitlichen Schneidezähnen sind die beiden Merkmale — Konvergenz der Approximalflächen und halbmondförmige Aussparung — häufig nicht
so gut ausgeprägt wie bei den mittleren Incisivi, aber doch wenigstens angedeutet.
Bei den unteren Schneidezähnen ist von den Merkmalen höchstens die Aplasie
des mittleren Höckerchens wahrnehmbar. In allen Fällen von Hutchinsonform
der oberen mittleren Schneidezähne sind auch die Kronen der ersten bleibenden
Molaren nicht ganz normal gestaltet; die Höckerbildung ist meist nur schwach
ausgeprägt, der Schmelz fehlt zum Teil auf der Kaufläche oder er ist in Form
zerstreuter kleiner Inselchen vorhanden; auch beim 6-Jahr-Molaren pflegen in
derartigen Fällen die Seiten der Krone stärker gegen die Kaufläche hin zu konvergieren. Im übrigen verschwinden infolge der funktionellen Abnutzung im
Laufe der Jahre die Zeichen an Kaukante bzw. Kaufläche. Manche Autoren
beschreiben auch besondere Veränderungen am Dentin bei den Hutchinsonzähnen;
solche sind an sich ja durchaus zu erwarten, da es sich doch um eine allgemeine

Störung handelt, sie weichen aber in nichts von den Bildern beim rachitischen Zahn ab, d. h. es sind lediglich mehr unverkalkte Interglobularbezirke vorhanden als beim normalen Zahn.

3. Allgemeine Kalkstoffwechselstörung und ihre Folgen für die Zähne.

Die Besprechung der HUTCHINSONschen Zähne hat bereits von dem Kapitel „lokale Schädigungen" zu den Folgen von Allgemeinerkrankungen für die Zähne übergeführt. Während man aber in der Tat der konnatalen Lues unter gewissen Verhältnissen einen spezifischen Einfluß auf manche Zahnformen zuschreiben muß, handelt es sich bei den nunmehr zu beschreibenden Störungen in der Zahnentwicklung um etwas ganz Unspezifisches, an keinen bestimmten Morbus Gebundenes. Vielmehr ist jeder Krankheitsprozeß, sofern er zu einer Dysfunktion des Kalkstoffwechsels führt, imstande, die recht unzulänglich als Schmelzhypoplasien bezeichneten Strukturmängel herbeizuführen. Man nennt derartige Zähne mit Vorliebe *rachitische* Zähne, da sie besonders häufig nach überstandener Rachitis beobachtet werden; wir haben aber schon früher gehört, daß die Genese der Rachitis keineswegs eine einheitliche ist, daß der Mangel an Vitamin D im Tierexperiment das Bild der Rachitis herbeiführen kann, ebensogut wie die Exstirpation der Glandulae parathyreoideae, ferner, daß auch Licht- und Luftmangel in den ersten Lebensjahren von Einfluß sein können. Desgleichen kann man aber auch beim Hunde und an seinen Zähnen rachitische Erscheinungen erzeugen, wenn man dem Tier Serumbouillonkulturen von Streptokokken einspritzt (KOCH). Oft genug wird man bei Patienten mit stark hypoplastischen Zähnen vergeblich nach sonstigen Anzeichen überstandener Rachitis am Skelet fahnden, vergeblich auch die entsprechenden Fragen nach der ersten Jugend stellen; das einzige, was anamnestisch eruiert werden kann, ist, daß die Betreffenden in den ersten Lebensjahren besonders schwer unter irgendeiner Kinderkrankheit, namentlich einer Infektionskrankheit gelitten haben; manchmal wird auch als einzige gesundheitliche Störung jener Zeit eine hartnäckige sog. Sommerdiarrhöe angegeben. Jedenfalls wird man gut tun — das soll mit den vorstehenden Sätzen dargetan werden — den Begriff Schmelzhypoplasien in genetischer Hinsicht möglichst weit zu fassen und daran festzuhalten, daß *alles, was den normalen Ablauf des Kalkstoffwechsels auf einige Zeit zu stören vermag, entsprechende Spuren an den Zähnen hinterlassen kann.* Das schließt nicht aus, daß es auch für die Disposition zu Kalkstoffwechselstörungen eine Vererbbarkeit gibt, wie KORKHAUS aus Beobachtungen bei seinen Zwillingsstudien folgert. Den normalen Ablauf des Kalkstoffwechsels aber vermögen ebensogut Momente zu stören, die mit der Hormonbildung als solcher zusammenhängen wie auch Momente, die in der Mineralsalzzufuhr im ganzen oder ihren Zusammensetzungen (Ca : P; Magnesiumanteil) oder endlich in der Vitaminzufuhr zu suchen sind. Für die Zufuhr ist noch wichtig zu merken, daß vielfach ein Zuviel ebenso schädlich sein kann wie ein Zuwenig. Als Formen der Störungen werden insbesondere in Hinsicht auf die Tetaniegenese (alte FLEISCHMANNsche Theorie von Zusammenhang zwischen Tetanie und Hypoplasieentstehung!) von ROMINGER, MEYER und BOMSKOW angegeben: *P-Stauung* (primäre Störung im P-Haushalt, sekundäre im C-Haushalt); *Alkalose* (Störung der Wasserstoffionenkonzentration und Änderung des Bicarbonatgehaltes); *Kalkhaushaltstörung* (absoluter Kalkmangel oder Blockierung der Kalkionen durch toxische Substanzen). Alle drei treffen sich in der Verminderung des ionisierten Calciums.

Warum die Bezeichnung Schmelzhypoplasien vorhin unzulänglich genannt wurde, ergibt sich aus folgender Überlegung: Da die ursächliche Kalkstoffwechselstörung eine allgemeine ist, so muß auch von ihr gleichmäßig alles betroffen werden, was an Hartsubstanzen zur Zeit der Störung in Bildung begriffen war;

beim Zahne gehört dazu aber nicht nur der Schmelz, sondern auch das Dentin und in der Tat weist auch das Dentin charakteristische Merkmale ungenügender Verkalkung auf; nur sehen diese Merkmale anders aus, da das Zahnbein über genügend organisches Stützmaterial verfügt, um trotz des Mangels an Kalk die Form zu bewahren (BERTEN, GOTTLIEB u. a.).

An der Tatsache der allgemeinen Kalkstoffwechselstörung vermag auch die eigentümliche Beobachtung nichts zu ändern, daß gelegentlich einmal ein Zahn, mit Vorliebe ein oberer seitlicher Schneidezahn, als einziger von allen Frontzähnen von Hypoplasien verschont erscheint. Sonst aber ist klar, daß ebenso wie am einzelnen Zahn Schmelz- und Dentinverkalkung von der Störung betroffen werden, auch *sämtliche Zähne darunter leiden müssen, die zur Zeit der Störung in der Verkalkung begriffen sind.* Da nun, wie das Verkalkungsschema zeigt,

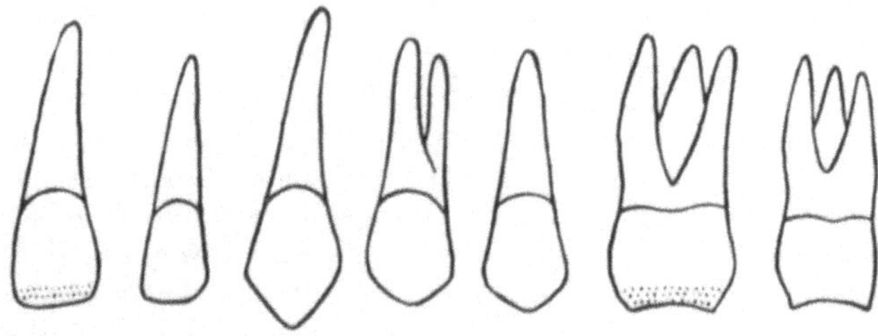

Abb. 232. Einfluß einer sehr frühen und kurzen Verkalkungsstörung (schematisch).

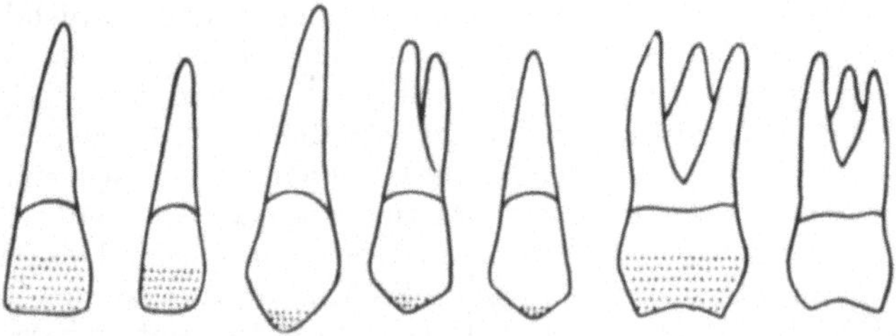

Abb. 233. Einfluß einer früh einsetzenden und lange anhaltenden Verkalkungsstörung (schematisch).

die verschiedenen Zähne einer Seite verschiedene Verkalkungszeiten haben, für rechts und links aber die gleichen Zeiten gelten, so muß sich einerseits für rechts und links eine Symmetrie ergeben, andererseits für die Spuren der Störung eine Zone herausstellen, die mit den Verkalkungslinien übereinstimmt. Für die Breite der Zone ist maßgebend die Dauer der Verkalkungsstörung, für die Lokalisierung der Hypoplasien an der Krone ist maßgebend der Zeitpunkt der Störung.

Nehmen wir zwei Extreme als Beispiel: Die Dysfunktion des Kalkstoffwechsels setzte bald nach der Geburt ein, dauerte aber nicht sehr lange, dann wird von Hypoplasien nur etwas nachzuweisen sein an den Höckern der 6-Jahrmolaren und den Schneidezahnkanten der mittleren Schneidezähne. Schematisch dargestellt würde unter Anlehnung an die sehr instruktiven Zeichnungen von KANTO-ROWICZ sich das Bild Abb. 232 ergeben, oder aber: die Störung setzt zwar auch sehr früh ein, dauert aber sehr lange, dann werden sämtliche Zähne mit Ausnahme des 2. Molaren umfangreiche Hypoplasien erkennen lassen (Abb. 233) und es ergibt sich eine derartige Mißgestaltung der Kronen, wie sie Abb. 234 illustriert.

An Milchzähnen sehen wir nur selten Hypoplasien, denn die Verkalkung ihrer Kronen fällt hauptsächlich in die intrauterine Zeit und der Fetus nimmt sich rücksichtslos aus dem mütterlichen Organismus, was er braucht oder aber er geht zugrunde, wenn die Mütter zu tief einschneidende Stoffwechselstörungen treffen.

So sehen wir im allgemeinen nur Hypoplasien an den wenigen Milchzahnkronen-abschnitten, die nach der Geburt erst verkalkt werden, also vor allem die cervicale Hälfte der Krone des 2. Milchmolaren.

Wie kommen nun die eigentümlichen Veränderungen an der Zahnkrone zustande? Hierüber geben uns die Arbeiten von GOTTLIEB, SIEGMUND und WEBER usw. Aufschluß. Beim Schmelz folgt unter normalen Verhältnissen der Bildung des feinen, organischen Gerüstes die Verkalkung auf dem Fuße; bei leichten Kalkstoffwechselstörungen wird das organische Gerüst zwar genügend versteift, um im ganzen erhalten zu bleiben, die Verkalkung ist aber keine gleichmäßige, vielmehr sehen wir überall Spuren der unzulänglichen Mineralisierung, teils an dem Bilde der Querstreifung, teils an den Lücken kenntlich, die im Schliff schwarz (mit Luft gefüllt) erscheinen oder aber statt der gleichmäßigen Prismenbahn ist körniger Kalkniederschlag zu sehen. Bei schwerer Störung des Kalkstoff-wechsels bleibt mit den Kalksalzen auch die Versteifung des organischen Schmelz-gerüstes aus und dieses stürzt haltlos ein. An solchen Stellen entsteht dann eine

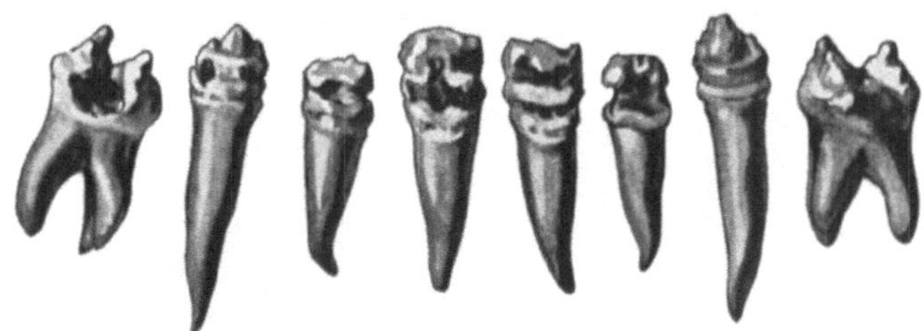

Abb. 234. Ausgedehnte Schmelzhypoplasien, makroskopisches Bild.

feine Furche im Schmelz, wenn die Störung nicht lange anhielt und die koronal-wärts anschließenden Prismen sich mit guter Verkalkung dem älteren, gesunden Schmelz auflagern. Bleibt aber die Kalkzufuhr lange Zeit aus, dann können auch die stets nach der Kronenspitze umbiegenden neuen Prismen nicht mehr den Anschluß an älteren Schmelz finden, und wir haben Gruben, ja selbst breite Bän-der, die die Kontinuität des Schmelzes unterbrechend bis zur Oberfläche des Dentinkörpers reichen. Zur Schmelzlosigkeit auf größere oder kleinere Strecken hin kann es auch dadurch kommen, daß die Ameloblastenschicht, die bei dem Ausbleiben des Kalkes schließlich doch auch in ihrer Funktion gehemmt wird, degeneriert und sich in Blasenform von der Unterlage abhebt. Einen zunehmenden Abstand zwischen Ameloblastenschicht und erstgebildetem Schmelz kann man namentlich bei avitaminotischen Ratten verfolgen. Auch ist hier eine abortive Schmelzbildung in Gestalt von Schmelzkugeln häufig zu beobachten.

Beim Dentin ist das organische Grundgerüst fester gefügt; es wird bei mangel-hafter Verkalkung nicht einstürzen, sondern zunächst wird die Prädentinzone viel breiter ausfallen als normal und wenn dann in das Prädentin die Kalkglobuli eingelagert werden, so bleibt als Ausdruck der ungenügenden Kalkzufuhr der Prädentinbezirk zwischen den Globuli, der sog. Interglobularbezirk, kalkfrei und es entstehen Bilder, wie sie Abb. 235 zeigt.

Das *klinische* Bild. Das Bild, das die Zähne nach dem Durchbruch bieten, die in ihrer Entwicklungszeit eine Dysfunktion des Kalkstoffwechsels durchge-macht haben, ist ein ungemein sprechendes. Wenn man auch hinsichtlich der Ätiologie oft nicht über Vermutungen hinauskommt, so können wir um so mehr über Zeitpunkt des Beginns, über die Dauer und Schwere der Störung aus der Oberflächenbeschaffenheit der Krone herauslesen. Dazu geben uns die verschie-denen Formen der Hypoplasien wertvolle Anhaltspunkte. Als Ausdruck der relativ leichtesten Störung gilt der *wellige Schmelz*; hierbei bleibt die Schmelzoberfläche

immerhin noch glatt, wenn auch ringförmig um die Krone angeordnet seichte
Täler und mäßige Erhebungen abwechseln (Abb. 236 und 237). Als nächst
schwerer Grad gelten die *Punkte und Grübchen,* die manchmal nur linienartig
rings um den Zahn herum angeordnet sind, manchmal auch in breiterer Zone
unregelmäßig zerstreut über die Schmelzoberfläche beobachtet werden; sie können
die ganze Dicke des Schmelzes durchdringen und so eine beträchtliche Tiefe
erhalten. Bei der *Furchenbildung* sehen wir eine oder mehrere mehr oder weniger
tiefe Furchen horizontal um die ganze Peripherie des Zahnes verlaufen; sie können

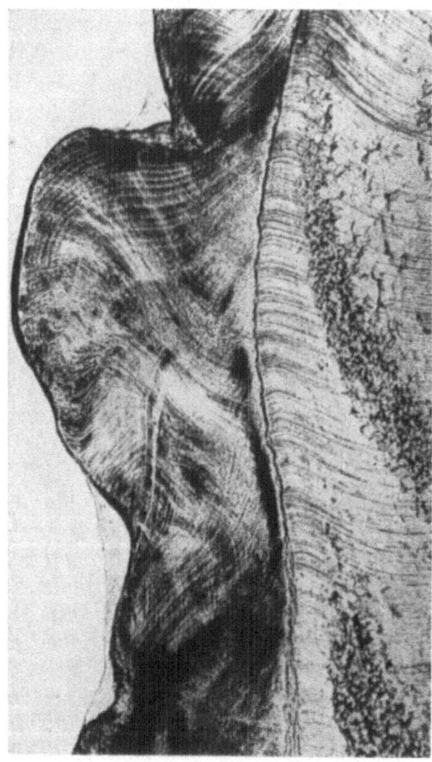

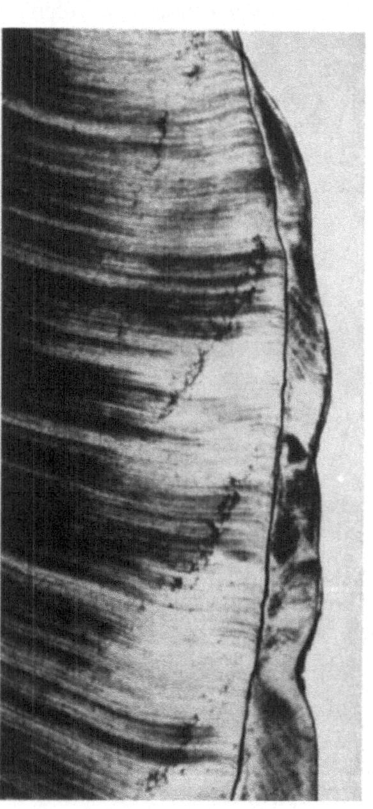

Abb. 235. Mikroskopisches Bild einer Hypoplasie. Zu beachten die breiten Interglobular-
dentinzonen, die jeweils den tiefen Furchen im
Schmelz entsprechen.

Abb. 236. Welliger Schmelz. Mikroskopisch. Auch hier wieder die stark
hervortretenden Zonen von
Interglobulardentin.

glatt sein oder ihrerseits noch Punkte und Grübchen aufweisen. Als schwerste
Form von Störungsfolgen gilt der *völlige Schmelzmangel* an einem Teil der Krone;
so bekommt man manchmal Schneidezähne zu sehen, bei denen zwei Drittel der
Zahnkrone nur aus einem kleinen braunen Dentinkörper bestehen und erst gegen
den Zahnhals zu ein Schmelzüberzug erkennbar ist.

Die Bedeutung dieser Kalkstoffwechselstörungsfolgen liegt zunächst wieder
auf dem kosmetischen Gebiete. Ein Blick auf Abb. 238 lehrt schon, wie weit
die Beeinträchtigung im Aussehen der Zähne gehen kann. Zu dem ungünstigen
Aussehen der Hypoplasien an sich kommt noch der Eindruck der Verkümmerung,
da die Schmelzhülle nicht die normale Dicke besitzt. Dieser Eindruck wird weiterhin verschärft, wenn die Hypoplasien sich auch an der Schneidezahnkante finden
und der geschwächte Schmelzrand beim Benutzen der Zähne unregelmäßig aus-
bricht. Mindestens ebenso wichtig wie die kosmetische Störung ist aber die

Bedeutung der Hypoplasien als ein cariesprädisponierendes Moment. Die Vertiefungen im Schmelz, namentlich in Gestalt von Punkten und Grübchen sind nur schwer von gärungsfähigen Speiserückständen zu befreien und haben erst einmal die Bakterien den Weg in den Schmelz gefunden, so fällt dort ihre Ausbreitung leicht, da sich ja reichlich größere und feinere Lücken in der Verkalkung finden. Aber auch im darunterliegenden Dentin wird der Vormarsch der Mikroorganismen auf viel weniger Hindernisse stoßen, weil die breiten Linien von unverkalkten Interglobularbezirken einer Häufung von organischen Substanzen entsprechen, bei denen nicht erst der langwierige Prozeß der Entkalkung nötig ist.

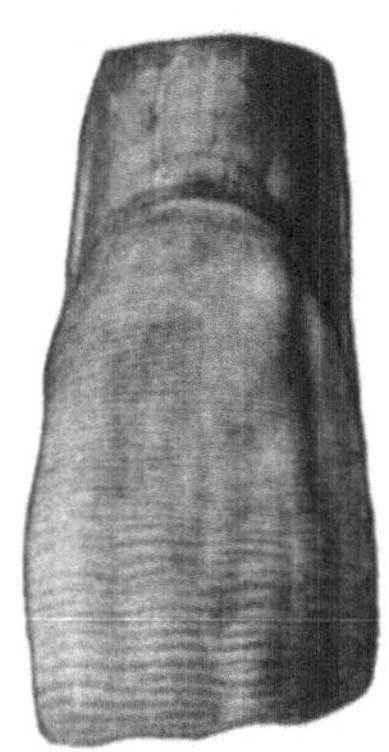

Abb. 237.
Welliger Schmelz
(nach PREISWERK).
Makroskopisch.

Zur *Therapie.* Gegen die Ursache der Hypoplasien läßt sich natürlich *hinterher* nichts mehr tun, denn das, was wir im Munde an den durchgebrochenen Zähnen sehen, sind ja Folgen einer längst überstandenen Störung. Immerhin wird schon das unschöne Aussehen dieser Folgen oft genug den Wunsch nach einer kosmetischen Besserung laut werden lassen; außerdem macht der Beginn der Caries in den Vertiefungen meist bald eine Behandlung nötig. Durch Verbindung benachbarter Grübchen miteinander und Ausfüllen mit einem möglichst zahnähnlichen Material (Silicat, gebrannte Prozellanfüllungen) läßt sich in leichteren Fällen schon sehr viel erreichen. Für schwerere Fälle dürfte die Jacketkrone wohl den besten Erfolg versprechen.

Erscheint nach dem Gesagten die Therapie der Hypoplasien am durchgebrochenen Zahn im ganzen wenig befriedigend, so hat nach dem heutigen Stande der Kalkstoffwechselforschung eine um so größere Bedeutung die *Prophylaxe.* Bemerkenswert ist hier die Übereinstimmung neuerer Autoren in der Auffassung, daß die Zufuhr von Kalkpräparaten allein nicht genügt zu günstiger Beeinflussung des Kalkstoffwechsels, sondern daß auch gleichzeitig Vitamine (Vitamin D) verabreicht werden müssen. Handelt es sich um die Bekämpfung einer schon manifest gewordenen Störungskrankheit, so sind eventuell noch Hormonpräparate (Parathormon) und ultraviolette Bestrahlung vorzusehen. Das wichtigste ist, daß die vorbeugenden Maßnahmen Einfluß auf den *werdenden* Zahn nehmen, denn

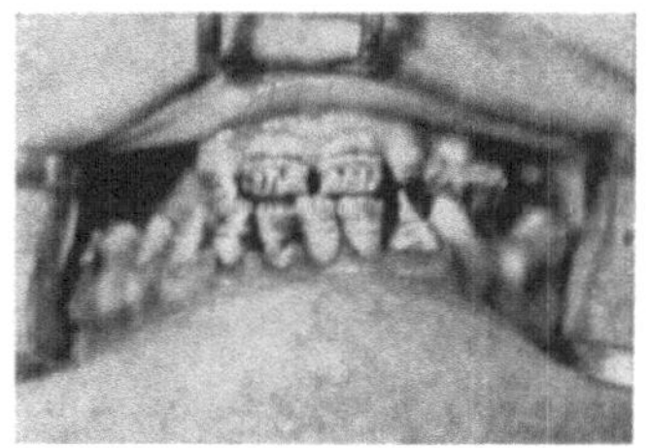

Abb. 238. Klinisches Bild von
Schmelzhypoplasien.

hier ist zweifellos ein Erfolg zu erwarten, während ja die Beeinflussung beim fertig entwickelten Zahn doch sehr fraglich ist.

Osteogenesis imperfecta.

Anhangsweise soll hier noch eine Erkrankung kurz erwähnt werden, die auch eine schwere Störung in der Entwicklung von Hartsubstanzen bedeutet, aber nur von solchen Hartsubstanzen, die aus der mesenchymalen Gewebsreihe hervorgehen. Der Schmelz als epitheliales Gebilde wird in seiner Entwicklung nicht von der Störung betroffen, um so mehr jedoch das Dentin (ebenso wie der Knochen). Die Odontoblastenzone wird unter dem Einfluß der Erkrankung hochgradig verändert, die Odontoblasten verlieren ihre gestreckte Form und lassen die Dentinfortsätze vermissen; an Stelle der regelmäßigen Anordnung findet man einen wirren Haufen von Zellen der mannigfachsten Gestalt. Das Produkt solcher Zellen ist dann auch kein gleichmäßig kanalisiertes Dentin, sondern eine grobschollige, zum Teil unregelmäßig faserige Masse, die stellenweise Zelleinschlüsse aufweist. Von WILTON wird die Osteogenesis imperfecta mit intrauterinem Vitamin C-Mangel erklärt.

E. Erkrankungen der durchgebrochenen Zähne.

Die beiden wichtigsten Momente, die zur krankhaften Veränderung am durchgebrochenen Zahn führen, sind das Trauma und die Zahncaries.

1. Traumatische Schädigung.

Um das gleich vorweg zu bemerken: der Begriff Trauma ist hier im allerweitesten Sinne aufzufassen. Die Betonung dieses Satzes ist deshalb notwendig, weil einerseits namentlich das chronische Trauma uns am Zahn in den verschiedensten Formen entgegentreten kann und andererseits die Abgrenzung gegenüber der physiologischen Abnutzung nicht immer ganz leicht ist. Verhältnismäßig einfach liegen die Dinge beim einfachen — akuten Trauma; dieses wird je nachdem zu Luxation und Fraktur des Zahnes, manchmal auch zu beiden gleichzeitig führen; die Frakturen allerdings können je nach Form und Sitz auch recht verschiedene Bilder liefern. Beim chronischen Trauma dagegen wird allein schon die funktionelle Inanspruchnahme, sobald sie über das physiologische Maß hinausgeht, eine Reihe charakteristischer Veränderungen hervorrufen; hierher gehören z. B. übermäßige Abkauung, habituelle und professionelle Usuren. Zu den chronischen Traumen gehört ferner eine übertriebene Bearbeitung mit Bürste und groben Zahnputzmitteln (Zahnschwund, keilförmige Defekte!). Chronische Insulte stellen weiterhin die Schädigungen dar, welche mit dem Einatmen von Säuredämpfen in gewissen Fabriken verbunden sind (Nitrierergebisse!).

Um kein Mißverständnis aufkommen zu lassen: Bei all den eben aufgezählten traumatischen Schädigungen, wie sie nun im folgenden ausführlicher besprochen werden sollen, ist hier nur die Folge für den Zahnkörper berücksichtigt, die ja letzten Endes meist auf eine Volumenminderung hinausläuft. Die Wirkung der verschiedenen Traumen auf das Parodontium ist hier dagegen ganz außer acht gelassen, da ihrer bei dem Abschnitt „Parodontitis" noch eingehender gedacht werden wird. Erscheinungen wie Lockerung, Taschenbildung, entzündlicher Abbau des knöchernen Zahnfaches, die ebenfalls bei dauernder Überlastung sich einstellen können, werden daher jetzt nicht weiter erwähnt. Dagegen sei gleich an dieser Stelle der „*Schmelzsprünge*" gedacht, nachdem ihre Entstehung vielfach auf traumatische Einwirkung zurückgeführt worden ist. *Faber* hat indessen gezeigt, — und eigene Untersuchungen bestätigen es uns vollauf — daß man von wirklichen Sprüngen nur in seltenen Fällen sprechen kann. Fast durchweg handelt es sich um Täuschungen entstanden in der Weise, daß besonders kräftig entwickelte Schmelzlamellen (Spaltlamellen nennt sie FABER) an ihrem peripheren Ende Farbstoffe und anderes (Raucher!) aufnehmen und dadurch stark sichtbar in Erscheinung treten. Oberflächlich kann später der (braunen) Linie entsprechend ein feiner Riß sondierbar werden. Eine Erleichterung für die Bakterieneinwanderung ist hierbei gut vorstellbar.

a) Das einmalige Trauma.

α) Die Zahnfraktur.

Zur *Ätiologie*. Eine Zahnfraktur kann herbeigeführt werden durch direkte oder indirekte Gewalteinwirkung. Zu den direkten Gewalten gehören vor allem Stoß, Schlag und Fall auf die Zähne, wobei naturgemäß die Frontzähne als am stärksten exponiert auch am häufigsten betroffen werden; je nach Ausdehnung

der Gewalteinwirkung wird nur ein einzelner Zahn oder eine größere Zahl von
Zähnen frakturiert. Ein Hufschlag z. B. wird gleichzeitig im Ober- und Unterkiefer an einer ganzen Reihe von Zähnen schwere Schädigungen herbeiführen
können. Dabei pflegt allerdings auch der Kieferknochen und das ihn bedeckende
Weichgewebe entsprechend stark in Mitleidenschaft gezogen zu werden. Zu den
direkten Momenten kann ferner der Hieb gehören mit dem Schläger oder Säbel,
der in der Universitätsstadt gar nicht selten Patienten mit Zahnfraktur die Zahn-
klinik aufsuchen läßt. Bei der indirekten Gewalteinwirkung handelt es sich in
erster Linie um Fall oder Schlag auf das Kinn, wobei die Zähne unerwartet heftig
miteinander in Berührung kommen. Neben
den Verletzungen durch äußere Gewalteinwirkung können auch Frakturen beim
Kauakt vorkommen, namentlich wenn
plötzlich auf etwas sehr hartes wie ein
Schrotkorn, ein Stückchen Knochen oder
Stein gebissen wird; hier sind *ganz besonders solche Prämolaren und Molaren gefährdet, die an beiden Approximalseiten
einschneidende Füllungen haben.*

Der *Frakturform* nach können wir
unterscheiden Längs-, Schräg- und Quer-
brüche. Es kann eine einzige Bruchlinie
vorliegen oder auch eine Häufung von
Bruchlinien; im letzteren Falle spricht
man von Splitterbrüchen. Eine besondere
Form stellen die sog. Zementrißfrakturen
dar, wie sie sich gelegentlich bei starker Torsion eines Zahnes während der
funktionellen Inanspruchnahme einstellen
(Abb. 239). Recht vielgestaltig sind auch
die Frakturbilder, wie sie bei einer miß-
glückten Extraktion entstehen können;
als ein typisches derartiges Frakturbild
ist die Dachfirstform des Kronenstumpfes
zu bezeichnen, die zu immer neuem Abgleiten der Zange führt.

Von größter Bedeutung für das spätere Schicksal ist der *Sitz der Fraktur* am
Zahne. In ganz leichten Fällen braucht
sich die Schädigung nur auf das Ab-

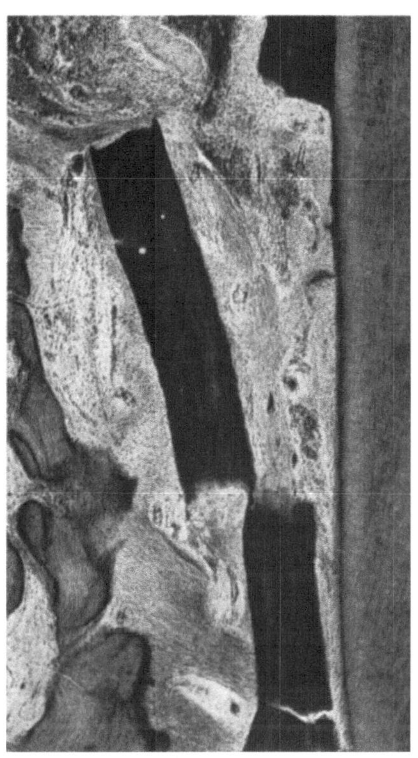

Abb. 239. Histologisches Bild einer sog.
Zementrißfraktur.

sprengen eines Stückchens Schmelz zu beschränken. Auch Frakturen im *Bereich
der Krone,* bei denen neben dem Schmelz noch etwas Zahnbein mit abbricht, gelten
noch als „einfache Brüche", obwohl die Eröffnung der Dentinkanälchen auch
schon eine Weichteilverletzung, nämlich der TOMESschen Fasern darstellt und
einen Infektionsherd bedeutet. Weit ungünstiger liegen die Dinge, wenn durch
die — „komplizierte" — Fraktur im Kronenbereich das Pulpacavum eröffnet wird,
weil dann fast stets die Infektion der Pulpa auf dem Fuße folgt. Geht die Frakturlinie durch den *Zahnhals* quer, so ist natürlich die Krone verloren, aber gewöhnlich
die Wurzel selbst noch erhalt- und verwertbar. Endlich kann die Fraktur auch
im *Bereiche der Wurzel* selbst liegen, wobei die weitere Gestaltung des Krankheitsbildes abhängt von der Lebensfähigkeit der Pulpa, dem Sitz der Frakturlinie
nahe dem Zahnhals oder der Wurzelspitze, dem Ausmaß der Verletzung von
Schleimhaut und Knochen, der Zahl der Frakturlinien und anderem mehr. Bei
den Längsbrüchen sind Krone und Wurzel zugleich beteiligt; reine Längsbrüche,

die die Krone und Wurzel in zwei Hälften teilen oder bei mehrwurzeligen Zähnen durch die Bifurkation gehen und so die Wurzeln trennen, sind relativ selten; viel häufiger sind lang ausgezogene Schrägbrüche z. B. an Prämolaren, wobei die Höcker voneinander getrennt werden und nun die Bruchlinie nach buccal oder palatinal weiterläuft, um hier mehr oder weniger nahe dem Zahnfleischrande zu endigen.

Diagnose der Zahnfraktur. Soweit die Fraktur im Kronenbereich liegt, und nur zum Substanzverlust geführt hat, wird schon der äußere Anblick die Diagnose nahelegen; zu ihrer Sicherung ist die pathologische Fläche auf ihr Aussehen hin zu prüfen; sieht die Fläche glatt, wie poliert aus, dann liegt eine habituelle „Usur" vor; bei leichter Rauhigkeit, großer Härte und auffallend frischem Aussehen, oftmals auch eigentümlich seidigem Glanz (sekundäres Dentin) ist eine Fraktur wahrscheinlicher. Wurde die Kronenpulpa freigelegt, dann treten heftige Schmerzen auf, besonders beim Berühren, beim Einatmen oder beim Aufnehmen von Nahrungsmitteln, Getränken usw., deren Temperatur selbst nur wenig über oder unter der Mundhöhlentemperatur liegt. Außerdem ist eine mehr oder minder heftige Blutung mit dem Freilegen der Pulpa verbunden, die sich bei unvorsichtiger Berührung der Pulpa leicht wiederholt.

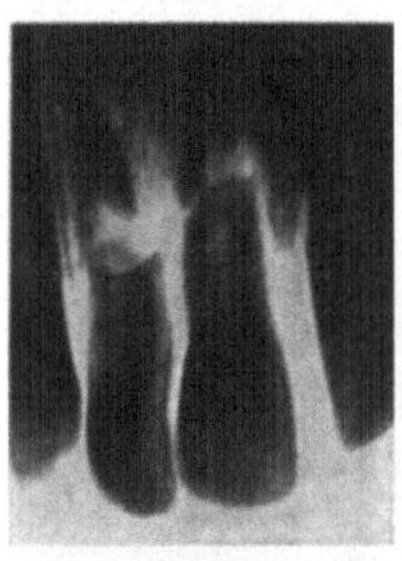

Abb. 240. Röntgenbild einer Fraktur der beiden oberen rechten Schneidezähne.

Empfiehlt sich schon bei Frakturen der Krone zur Kontrolle der Wurzelbeschaffenheit eine Röntgenaufnahme zu machen, so ist die letztere ganz unerläßlich, wenn der geringste Verdacht auf eine Wurzelfraktur vorliegt. Einen gewissen äußeren Anhaltspunkt kann ja die auffallende Beweglichkeit der Krone beim Fehlen von Zahnfleischtaschen geben und je größer die Exkursionen sind, die dabei, etwa an einem Incisivus, die Schneidezahnkante machen kann, um so wahrscheinlicher ist eine Fraktur, und zwar nahe dem Zahnhals, auch eine sonst nicht vorhandene Bewegungsmöglichkeit in der Längsrichtung des Zahnes ist verdächtig. Ein genaues Bild aber von Sitz, Zahl und Verlauf der Bruchlinien vermag doch nur das Röntgenogramm zu geben (Abb. 240). Eine Ausnahme gibt es allerdings, bei der das Bild im Stiche lassen kann, nämlich, wenn die Bruchlinie nicht quer verläuft, sondern mesial-distal in schräger Richtung gegen die faciale oder orale Wurzelseite hin, weil wir hier zu viel Deckung im Bilde haben. Indessen sind diese Fälle ohnehin leicht zu diagnostizieren, weil die Beweglichkeit eines einzelnen Höckers oder einer Zahnwand bei vollständig festem Sitz des übrigen Zahnes etwas ungemein Charakteristisches ist; gewöhnlich besteht auch auf der Seite, wo die Bruchlinie an der Wurzeloberfläche endet, eine deutliche Druckempfindlichkeit.

Prognose der Zahnfraktur. Auch die Prognose richtet sich naturgemäß sehr nach dem Sitz und Umfang der Zahnfraktur sowie den Begleiterscheinungen. Besonders ungünstig liegen die Verhältnisse bei starker Einwirkung von stumpfer Gewalt, da hiermit meist auch eine Zerquetschung der Weichteile und Splitterung des Alveolarfortsatzes verbunden ist. In der Regel kommt dann noch eine Infektion hinzu, die Zahnfragmente wie auch ein Teil der Knochenstücke werden nekrotisch und als Fremdkörper ausgestoßen. Ungünstig liegen natürlich auch von vornherein die Verhältnisse für größere oder kleinere abgesprengte Kronenstücke, da diese ja nicht mehr anheilen können. Was dagegen die intraalveolär gelegenen Wurzelquer- oder -Schrägbrüche anlangt, so braucht die Prognose nicht von vornherein infaust zu sein, besonders dann nicht, wenn die knöchernen Alveolarwände erhalten sind und die Bruchlinie nicht zu nahe dem Zahnhalse liegt.

Es ist sehr interessant, die Frage zu verfolgen, was die Natur selbst dazu tun kann, um die Prognose wenigstens für Weiterexistenz und Funktionstüchtigkeit der Wurzel günstiger zu gestalten. Die Hauptarbeit bei der Konsolidierung nach Wurzelfrakturen leistet das Periodontium: die Kontinuitätstrennung der Wurzel bedeutet auch für die Wurzelhaut selbst eine Schädigung und Schaffung abbaureifer Gewebsteile; der Reiz der letzteren genügt allein schon, um eine resorptive Entzündung herbeizuführen; dieser entzündliche Abbau braucht sich nun keineswegs auf die Wurzelhaut allein zu strecken, er kann sich auch auf die traumatisch geschädigten Frakturränder von Zement und Dentin ausdehnen, indem das periodontale Gewebe Granulationen in den Bruchspalt hineinschickt. Wenn nun nach Beseitigung der dem Abbau verfallenen Partien das Granulationsgewebe

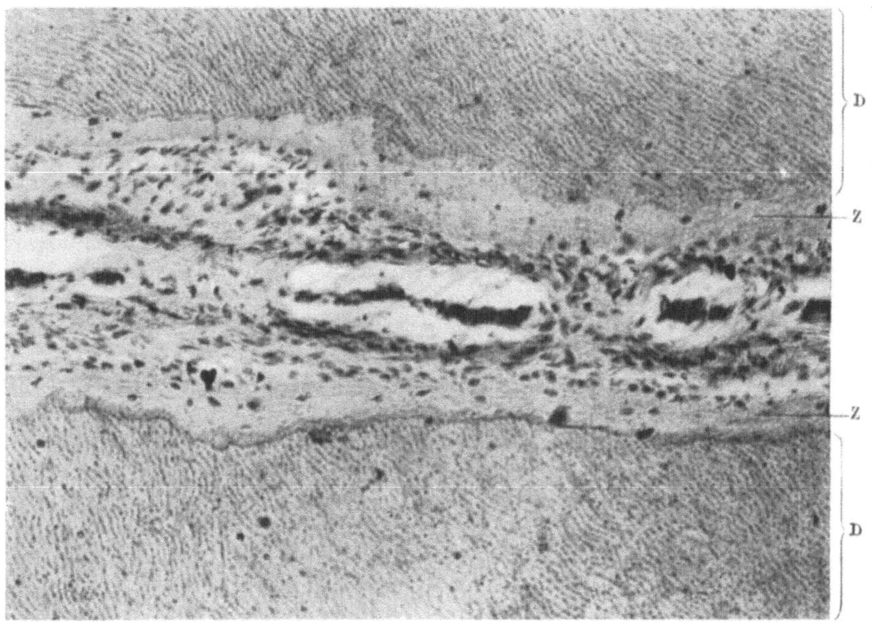

Abb. 241. Frakturspalt im Hundezahn. Hämatox.-Eosinfärbung. Schwache Vergr. Vor der Apposition der Zementschicht (Z) haben Resorptionen am Dentin stattgefunden, erkennbar an den ehemaligen Resorptionslacunen. Dentin (D). (Optik: Winkel Achrom. 16 mm, Kompl. Ok. 4.) (Aus EULER-MEYER.)

ausreift und nunmehr den *regenerativen Anbau* besorgt, kann auf die Bruchränder und den Bruchspalt so viel Zement gelagert werden, daß dabei eine sehr dauerhafte und feste Verbindung der Bruchstücke erfolgt (Abb. 241). Etwas kann wohl auch die Pulpa zur Minderung der Frakturschäden beitragen durch Bildung eines dem Dentin nahestehenden Callus, der hauptsächlich zum Verschluß des freigelegten Pulpacavums dient, wobei vorhandene Dentinsplitter von der neu gebildeten Hartsubstanz vollständig umschlossen werden. Es erscheint fast so, als ob das Vorhandensein von Dentinsplittern den Vorgang der spontanen Heilung begünstigt. Zunächst allerdings wird als Folge der traumatischen Schädigung jede Pulpa neben parenchymatösen Blutungen starke Degenerationserscheinungen besonders der Odontoblastenzone aufweisen, weshalb das von solchen Pulpen gebildete Hartgewebe wohl als dem Dentin nahestehend, nicht aber ihm in der Struktur (Kanalisierung) ähnlich bezeichnet werden kann. Jugendliche Pulpen freilich können eine vollständige Wiederherstellung der Odontoblastenzone durch Bildung neuer Zellen erfahren und dann auch wieder regulär gezeichnetes Dentin liefern. Voraussetzung bei derartig günstig verlaufenden Fällen, die Spontanheilungen genannt werden können, ist freilich: gesunde Wurzelhaut und gesunde Pulpa beim Eintritt der Fraktur, dann Ausbleiben von Infektion und endlich möglichste Ruhigstellung der frakturierten Zähne; daß außerdem der Kiefer selbst nicht geschädigt sein darf, ist bereits erwähnt worden. Ein derartig günstiges Zusammentreffen ist allerdings selten und so muß man im ganzen die Prognose bei der Zahnfraktur doch eher als ungünstig bezeichnen.

Zu einem eigenartigen Störungsfaktor bei der Heilung kann das Mundschleimhautepithel werden, wenn die Fraktur nahe dem Zahnhals liegt; denn dann wuchert das Epithel von der Schleimhaut in die Tiefe, bedeckt die Bruchfläche und verhindert so die Anlagerung von Zement; *selbst bis weit in die Bruchspalten hinein kann das Epithelwachstum vordringen.*

β) Behandlung der Zahnfraktur.

Kronenfrakturen. Es ist zweckmäßig, bei der Therapie die Kronen- und Wurzelfrakturen auseinanderzuhalten, weil für die Behandlung zu große Verschiedenheiten bestehen können. Handelt es sich bei der Kronenfraktur nur um die Absplitterung eines kleinen Stückchens, dessen Verlust kosmetisch nicht allzusehr ins Gewicht fällt, dann wird man sich mit einer Glättung scharfer Bruchränder begnügen können, um Verletzungen an Zunge oder Lippe zu verhüten. Ist ein größeres Stück Krone, jedoch ohne Freilegung der Pulpa, also etwa die approximale Ecke eines Incisivus abgesprengt worden, so werden gebrannte Prozellanfüllungen oder Goldguß in erster Linie für den Ersatz in Betracht kommen. Wenn jedoch bei der Fraktur das Pulpacavum eröffnet worden ist, so wird allem anderen die Wurzelbehandlung vorausgehen müssen, denn ein sicheres Mittel um eine freigelegte Pulpa zur Ausheilung zu bringen, haben wir leider immer noch nicht, wenn auch nach den Erfahrungen bei den neuesten Pulpaamputationsmethoden die Aussichten für die Zukunft sich *wesentlich gebessert* haben. Der Patient selbst wird in erster Linie darauf dringen, daß seine Schmerzen behoben werden. Das einfachste Mittel hierzu ist die Injektion eines Lokalanaestheticums, unter dessen Wirkung vielfach gleich die Entfernung der freigelegten Pulpa vorgenommen wird. Bei einwurzeligen Zähnen kann das letztere Verfahren unter Umständen eine erhebliche Verkürzung der Behandlungszeit bedeuten; bei mehrwurzeligen Zähnen, besonders älterer Individuen, ist die sofortige „hohe Amputation" in Lokalanästhesie nicht sehr empfehlenswert, weil dabei Pulpareste zurückbleiben, deren gesteigerter Sensibilität nur sehr schwer beizukommen ist; hier ist die Arsenikeinlage, mit Gips, Fletscher oder Zement auf der Bruchfläche fixiert, meist vorzuziehen.

Wie nach Abschluß der Wurzelbehandlung der Kronendefekt zu decken ist, wird von Fall zu Fall entschieden werden müssen. Viele ziehen es bei Frontzähnen vor, wenn ein beträchtlicher Teil der Krone fehlt und eine Wurzelbehandlung ohnehin gemacht werden muß, auch noch den Rest der Krone abzutragen und einen Stiftzahn anzufertigen; daneben kommen natürlich auch andere Ersatzkronenformen in Betracht. Bei Prämolaren und Molaren wird eine Goldvollkrone die meist gewählte Behandlungsmethode sein. Bei den schon mehr erwähnten mesio-distalen Brüchen, die schräg nach facial oder oral verlaufen, ist man immer wieder versucht, durch Ringe die Kronenhälften fest aneinander zu schließen; ein Dauererfolg ist aber dabei kaum je beschieden. Sicherer ist schon, das kleinere Bruchstück zu entfernen und die restliche Kronenhälfte mit einer schrägen Füllung zu versehen oder einen gegossenen Aufbau zu machen.

Bei *Wurzelfrakturen* ist die Extraktion das einzige, was zu tun ist, wenn Splitterbrüche vorliegen oder Infektionserreger in den Bruchspalt gelangen oder wenn auch der Alveolarfortsatz stark zertrümmert ist; sonst aber braucht man mit der Entfernung des Zahnes nicht zu eilig zu sein, namentlich dann nicht, wenn die Bruchlinie in genügender Entfernung vom Zahnhals liegt und der Alveolarfortsatz nicht an der Verletzung beteiligt ist. Wichtig ist nur, daß der Zahn vollkommen ruhig gestellt wird und von den Antagonisten nicht mehr getroffen werden kann. Gestanzte oder gegossene Schienen, die weit genug nach rückwärts gehen, um den Biß genügend zu sperren, sind beliebte Mittel zur Ruhigstellung des Zahnes. Nach etwa 4 Wochen kann im Röntgenbild schon etwas von der beginnenden Konsolidierung zu sehen sein und die Schiene allmählich entbehrlich werden. In den Fällen, bei welchen die Frakturlinie sehr nahe der Wurzelspitze verläuft, und sonst günstige Verhältnisse vorliegen, läßt sich auch unter Anlehnung an die Technik der Wurzelspitzenresektion der abgesprengte Apex entfernen und der Zahn selbst funktionstüchtig erhalten. — Über die Technik der Entfernung frakturierter Wurzeln wird noch an anderer Stelle berichtet (s. Zahnextraktion).

γ) Die Zahnluxation.

Von der Zahnluxation machen wir bewußt den ausgiebigsten Gebrauch bei der Entfernung von Zähnen. Alle die hebelnden Bewegungen, die auf eine Lockerung der natürlichen Befestigung des Zahnes (meist unter gleichzeitiger Dehnung der Alveole) hinauslaufen und zu einer Lageverschiebung der Wurzel innerhalb der Alveole führen, sind nichts anderes als ein Luxieren. Während aber diese Luxationen etwas Gewolltes und Planmäßiges darstellen, gibt es gelegentlich — freilich nicht so häufig wie Frakturen — auch sehr ungewollte Luxationen.

Ätiologie. In erster Linie sind stumpfe Gewalteinwirkungen von außen zu erwähnen. Kinder mit ihrem nachgiebigeren Kieferknochengefüge stellen hierbei das Hauptkontingent von Luxationen, besonders im Bereich der Frontzähne. Die Milchzähne können in toto gekippt oder auch in den Kiefer hineingetrieben werden, wobei sie mitunter den darüberliegenden Keim des bleibenden Zahnes schädigen. Bei Erwachsenen kann wohl auch eine äußere Gewalteinwirkung zur Zahnluxation führen; bei der größeren Festigkeit des Kieferknochens aber ist hier doch die Fraktur, wie sie auf den vorhergehenden Seiten geschildert wurde, das häufigere. Dagegen sind Luxationen bei Erwachsenen als unerwünschte Begleiterscheinungen von zahnärztlichen Maßnahmen nichts Seltenes. Recht gefährlich in dieser Hinsicht sind die verschiedenen Hebel, vor allem der Lekluse und der BERTENsche Spieß. Wer sich nicht genau überzeugt hat, daß der als Stützpunkt für den Hebel dienende Nachbarzahn wirklich größere Widerstandsfähigkeit besitzt als der zu entfernende Zahn, darf sich nicht wundern, wenn unter der Hebelgewalt der falsche Zahn sich aus seiner Alveole bewegt. Sehr viel Vorsicht erfordert ferner das Heraushebeln von retinierten Zähnen, da hier durch Meißeldrehungen usw. ebenfalls leicht Luxationen an den Nachbarzähnen vorkommen können. Schließlich sei noch darauf hingewiesen, daß *in der Orthodontie durch Überstürzung oder mangelnde Technik auch sehr oft Luxationen verursacht werden.*

Diagnose. Die Erkennung einer Zahnluxation ist nicht schwer; vielfach machen die Patienten selbst darauf aufmerksam, weil ihnen plötzlich beim Kieferschluß ein Zahn im Wege ist, der sich vorher glatt in die Biß- und Mahlbewegungen eingefügt hatte. Die Nachprüfung ergibt Lockerung und Veränderung der Stellung des Zahnes. Gerade der letztere Punkt wird schon auf den ersten Blick einen Verdacht auf Luxation erwecken. Häufig zeigen sich auch Quetschungserscheinungen am Zahnfleisch sowie leichte Blutungen. Die Abgrenzung gegen eine Fraktur wird durch eine Röntgenaufnahme gesichert.

Prognose. Die Prognose der Zahnluxation kann man im ganzen als sehr günstig bezeichnen; nur in den Fällen, bei denen nicht eine Dehnung, sondern eine Zertrümmerung der Alveolarwände zur Lageverschiebung des ganzen Zahnes geführt hat, ist die Prognose zweifelhaft, wenn eine Infektion hinzutritt oder auch die letzte Haltmöglichkeit zerstört wurde. Hier wird man den Versuch der Zahnerhaltung meist bald als nutzlos aufgeben müssen und zur völligen Entfernung schreiten.

Therapie. Die Behandlung lautet im Prinzip einfach: Zurückbringen in die natürliche Stellung (Reposition) und Fixierung in dieser Stellung für einige Wochen. Die Reposition geschieht mit sauberen Händen oder einer Zange; für die Fixierung kann mitunter eine Drahtligatur, die zu den Nachbarzähnen führt, ausreichend sein; von unkundiger Hand ausgeführt, können freilich Ligaturen das Übel nur noch verschlimmern. Sicherer ist jedenfalls die Anfertigung einer Schiene, die aufzementiert wird und dem Zahn Unbeweglichkeit bis zur Wiedereinheilung auch tatsächlich gibt. Die spätere Existenz solcher Zähne, die zunächst wieder vollkommen brauchbar wurden, kann insofern in Frage gestellt werden, als mitunter umfangreiche Resorptionen an der Wurzel sich nach Jahren einstellen. Nicht vergessen werden darf eine Wurzelbehandlung, wenn bei der Luxation die Pulpa am Foramen apicale abgerissen war!

δ) Die rituelle Verstümmelung von Zähnen.

Rituelle Zahnverstümmelungen sind bei Völkern niedrigerer Kulturstufe wohl immer noch sehr verbreitet. Der Zeitpunkt der Verstümmelung entspricht meist dem Eintritt in die Mannbarkeit, bei manchen Stämmen auch dem Eintritt in die Ehe. Besonders häufig finden sich Verstümmelungen im Gebiß der Australier, asiatischen Malayen und mancher Negerstämme sowie bei den Polynesiern. Je nach dem Kulturzustande des Volksstammes und der Berührung, in welche er mit den Europäern gekommen ist, geschieht die Verstümmelung mit Steinen oder Klingen, ist also mehr ein Behauen der Zähne, oder es werden Meißel und Feile dazu verwendet.

Schröder teilt die Zahnverstümmelung in 7 Gruppen:

1. die einfache Zuspitzung der Zähne;
2. die Zacken- und Lückenfeilung;
3. das Ausbrechen der Zähne;
4. die Horizontalfeilung bzw. Amputation der Zahnkrone;
5. die Färbung der Zähne;
   a) die einfache Färbung der Zähne;
   b) in Verbindung mit Farbenfeilungen:
      Flächenfeilung, Furchenfeilung, Dellenfeilung, Relieffeilung;
6. das Ausschmücken der Zähne mit Metall- und Steineinlagen;
7. das Verdrängen der Zähne aus ihrer Stellung.

Fast ausschließlich handelt es sich bei den Verstümmelungen um die 6 Frontzähne; selten werden auch die Prämolaren mit einbezogen, kaum je die Molaren. Die Pulpa wird bei den Bearbeitungen entweder unmittelbar freigelegt oder sie befindet sich mindestens in nächster Nähe der neuen ungeschützten Zahnoberfläche. Die Folge davon ist, daß sehr bald eine Infektion der Pulpa erfolgt mit nachfolgendem Tod und anschließender Wurzelhautentzündung. So ist es nicht verwunderlich, wenn an macerierten Schädeln von Individuen mit verstümmelten Zähnen über jeder Wurzelspitze Defekte im Alveolarfortsatz zu sehen sind.

b) Das chronische Trauma.

Es sei nochmals wiederholt, daß der Begriff „chronisches Trauma" hier im weitesten Sinne aufzufassen ist, denn sonst dürfte gleich die erste Unterabteilung „verstärkte Abkauung" gar nicht hier eingereiht werden. Die Abkauung stellt sich im Laufe der Jahre in jedem Gebiß ein, ist deshalb auch um so mehr eine physiologische Erscheinung, weil sie sich schon bei der in physiologischen Grenzen gehaltenen funktionellen Inanspruchnahme allmählich herausbildet. Freilich ist dabei die Form der Abkauung stets so ziemlich die gleiche: Abschleifen der Höcker, Abnutzen der Schneidekanten und im Zusammenhang damit schließlich eine Senkung des Gebisses. Was dagegen jetzt hier als verstärkte Abkauung besprochen werden soll, weicht von der physiologischen Abnutzung nach Form und Maß ganz erheblich ab und man darf es insofern als das Produkt eines chronischen Traumas ansprechen, als abnormer Biß und abnorme Belastung manche Zähne so über Gebühr beanspruchen, daß es sich nicht mehr um physiologische, sondern um pathologische Vorgänge bei der Okklusion und Funktion handelt.

a) Verstärkte Abkauung.

Der weitaus wichtigste Grund ist in Bißanomalien zu sehen. Je nach der Art der Bißanomalie ergeben sich besondere Formen von Abkauungen. Beim Kopfbiß z. B. (Abb. 242), bei dem die Schneidekanten und die Höcker der Ober- und Unterkieferzähne senkrecht aufeinander treffen, stellt sich häufig folgendes Bild heraus: Die Kaufläche selbst wird nach Verlust des Schmelzüberzuges nur von Dentin gebildet und erscheint als eine flache Mulde, die an der Peripherie eingefaßt wird von dem Schmelz der Kronenseitenflächen; die Mulde kommt dadurch zustande, daß sich das an organischer Substanz reichere Dentin zentral schneller abnutzt als die härtere Schmelzperipherie. Beim Kreuzbiß bilden sich gerne verstärkte

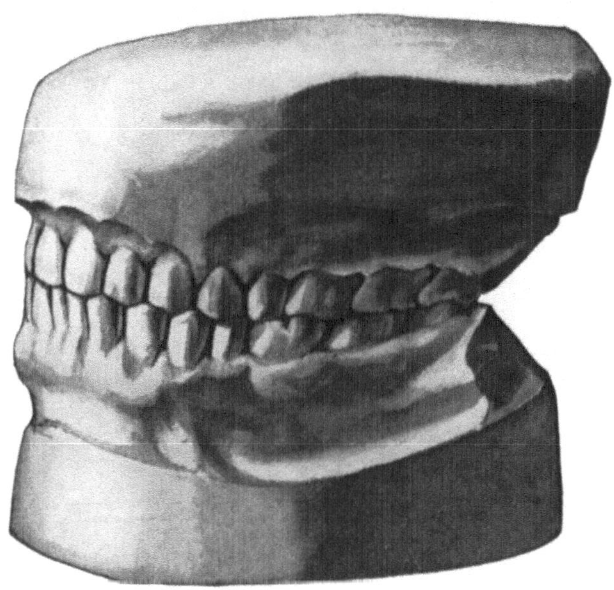

Abb. 242. Kopfbiß.

Abkauungen an der Schneidungsstelle der beiden Zahnbogen. Beim sog. tiefen Biß sehen wir oft weit über die Wurzeloberfläche an der labialen Seite der unteren Zähne ausgedehnte pathologische Abnutzung, sog. Schliffacetten. Bei der Progenie erhalten wir das gleiche Bild (nur entsprechend dem Vorbiß der unteren Schneidezähne) an der labialen Seite der unteren Schneidezähne.

Die mannigfaltigsten Bilder verstärkter Abkauung finden sich dann, wenn z. B. die Molaren im Ober- oder Unterkiefer oder überhaupt alle Molaren fehlen und nun die ganze Belastung die vorderen Zähne trifft; natürlich muß in solchen Fällen der Kieferknochen sowie der betreffende Zahn selbst eine sehr hohe Lebens- und Funktionsfähigkeit besitzen, denn sonst würde sich als Folge der Überlastung sehr bald eine Erkrankung des Parodontiums mit Taschenbildung und Lockerung einstellen. Auffallend ist dabei, wie viel mehr sich die Zähne des einen Kiefers abnutzen können wie die des anderen. Einige Bilder mögen die verschiedenen Formen der pathologischen Abkauung illustrieren.

Die *Erkennung* der verstärkten Abkauung ist sehr leicht, auch wenn man nicht den Biß prüft, sondern nur die einzelnen Zähne betrachtet. Die Schliffacetten sind ganz glatt und von spiegelndem Glanze, so daß sie wie poliert erscheinen. Die Farbe des freigelegten Dentins ist meist nicht ganz gleichmäßig; vielmehr erscheint das sekundäre, während des Gebrauchs gebildete Zahnbein etwas mehr bräunlich gegenüber dem helleren Dentin aus der Zahnentwicklungszeit; es hängt das teils mit der veränderten Struktur und dem höheren Kalkgehalt, teils auch mit Pigmentierungen zusammen.

Die *Bedeutung* der verstärkten Abkauung liegt einmal in der kosmetisch ungünstig wirkenden Formveränderung der Zahnkronen und dann vor allem in der übermäßigen Beanspruchung der Pulpa. Eine gesunde und leistungsfähige Pulpa vermag ja sehr lange den Verlust an der Oberfläche auszugleichen durch Anlagerung von Reizdentin an der korrespondierenden Pulpenkammerwand (Abb. 243), wobei das Kronenpulpacavum immer mehr eingeengt und schließlich ganz obliteriert werden kann. Nur so erklärt sich auch, warum bei verstärkter Abkauung nicht sehr bald die Pulpa freigelegt wird. Aber schließlich mehren sich doch in der Pulpa die Degenerationserscheinungen als Folge der zu starken Inanspruchnahme; die innere Apposition von Reizdentin hält nicht mehr Schritt mit der äußeren Abnutzung, die Schliffacetten nähern sich infolgedessen immer mehr der Pulpa, und nun kann es, auch ohne daß die Pulpa selbst schon nachweislich frei liegt, zur Einwanderung von Bakterien durch die kurzen und nicht mehr genügend verkalkten Kanälchen kommen. Daraus entwickelt sich in der erschöpften Pulpa sehr rasch eine diffuse Entzündung der Pulpa und — wenn nicht sofort eine Behandlung eingeleitet wird — auch eine Entzündung der Wurzelhaut.

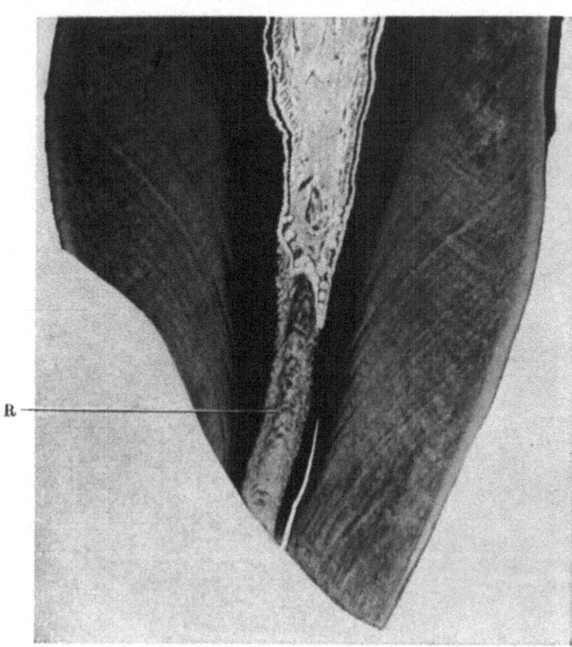

Abb. 243. Abkauung mit Reizdentinbildung (R).

Die *Behandlung* muß in erster Linie die primäre Ursache, d. h. die Bißanomalie, den Verlust von Mahlzähnen usw. beseitigen und eine Hebung des Bisses anstreben. Wenn möglich, sind die abgeschliffenen Kronen wieder aufzubauen, sonst durch künstliche Kronen zu ersetzen, eventuell muß, namentlich bei Wurzelschliffacetten, extrahiert werden. Die Pulpa- und Wurzelhautentzündung ist nach den dafür geltenden Regeln anzugehen.

β) Abschleifung durch übertriebene Zahnpflege.

Wenn man früher als typische, hierher gehörige Erscheinung den sog. *keilförmigen Defekt* (Abb. 244) angesehen hat, so wird das heute keine uneingeschränkte Geltung mehr haben dürfen. Unter keilförmigen Defekten versteht man einen charakteristischen Substanzverlust an der labialen Seite der Zähne, der in fortgeschrittenen Stadien von einer kürzeren, nach der Krone zu liegenden und mehr horizontal verlaufenden und von einer längeren, nach dem Zahnhals zu ziehenden und an dem Zahnfleischrande endigenden Fläche begrenzt wird. Die beiden Flächen stehen etwa in einem Winkel von 45° zueinander geneigt (Abb. 245). In Frühstadien handelt es sich mehr um eine rauhe Rinne im Schmelz, an der

der darübergleitende Fingernagel hängenbleibt. Diese Defekte gelangen am stärksten zur Entwicklung bei den Frontzähnen (speziell des Unterkiefers), während bei den Molaren sich aus der anfänglichen Rinne nahe dem Zahnfleischrande gewöhnlich eine Zahnhalscaries entwickelt. Weshalb die keilförmigen Defekte heute nur bedingt unter die Abschleifungen durch Zahnpflege zu rechnen sind, das hängt damit zusammen, daß sozusagen das Grundleiden bei ihnen eine chronische Caries ist; die Abschleifung wird ja in der

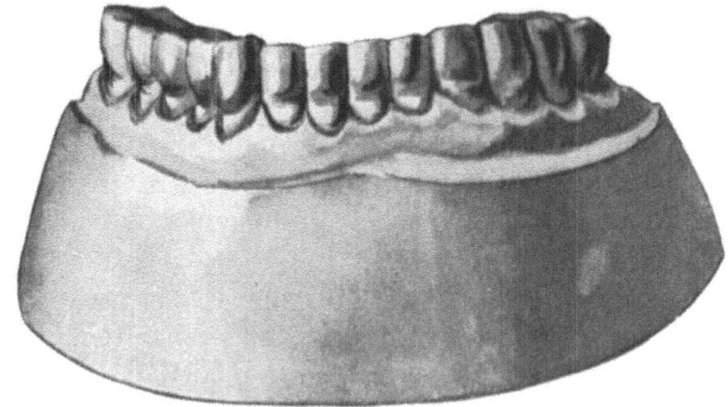

Abb. 244. Keilförmiger Defekt an sämtlichen Zähnen des Unterkiefers.

Tat meist durch die Zahnbürste herbeigeführt; aber was abgeschliffen wird, fällt viel weniger der zu harten Bürste oder zu groben Zahnpulvern zum Opfer; es wird vielmehr deshalb abgeschliffen, weil die chronische Caries zu einer oberflächlichen Erweichung von Dentin nach Schmelzzerstörung führt (s. das Kapitel Zahncaries).

In ähnlicher Weise sind die Defekte zu erklären, welche unter Mitwirkung von Prothesenklammern sich am Zahnhalse von Stützzähnen entwickeln. Auch hier ist das Grundleiden eine chronische Caries und Schnittpräparate lassen, selbst wenn die der Klammer entsprechende Rille beim Sondieren sehr hart erscheint, deutlich die Einwanderung von Bakterien in den freigelegten Dentinkanälchen erkennen, wenn auch die Invasion nie sehr weit in die Tiefe reicht. Die Rille entspricht in ihrer horizontalen Ausdehnung der Größe der Klammer, in ihrer Breite dem Spielraum, den die Prothese bei Bewegungen in vertikaler Richtung hat. Meist erweist sich übrigens die „Klammerusur" an der Oberfläche als weicher wie der keilförmige Defekt und dadurch ist auch das Grundleiden leichter zu erkennen.

Einzelne der keilförmigen Defekte sind aber doch auch *nur das Ergebnis mechanischer, chronischer Insulte.* Sie sind makroskopisch daran zu erkennen, daß die Oberfläche genau so glatt und spiegelnd erscheint

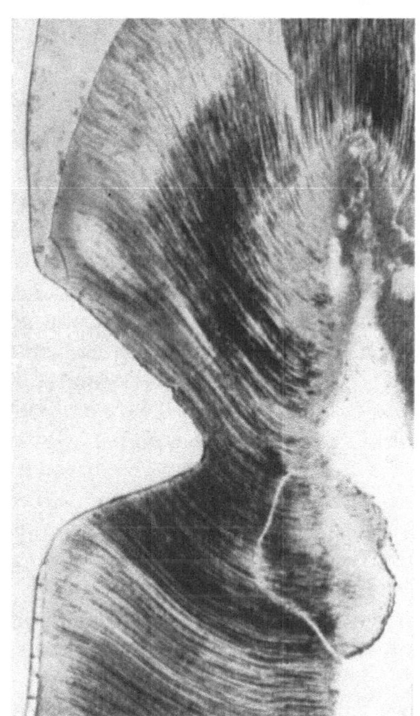

Abb. 245. Keilförmiger Defekt im histologischen Bilde.

wie bei den Schliffacetten durch Abkauung. Auch hat man beim Überfahren mit der Sonde das Gefühl, als ob die Sondenspitze über eine polierte Fläche gleite. Mikroskopisch findet sich nur transparentes Dentin bis zur Oberfläche hin und keine Bakterieninvasion.

Ganz das gleiche Bild, wie es soeben geschildert wurde, findet man auch in größerer Ausdehnung über die labiale Fläche oberer und unterer Frontzähne ausgebreitet, entstanden ebenso wie die zuletzt geschilderte Gruppe von keilförmigen Defekten, durch übermäßiges Putzen mit zu harten Zahnbürsten, oder durch Verwendung von Pasten, Zahnpulvern usw., denen zu scharfe Poliermittel, z. B. gemahlener Bimsstein, Austernschale, Koralle usw. beigefügt waren. Alle diese Mittel besitzen nicht nur große Härte, sondern auch noch in den feinsten Stäubchen sehr scharfe Kanten und Bruchflächen, die sie zwar bei vereinzeltem Gebrauch die Zahnoberfläche sehr schön reinigen, bei regelmäßigem Gebrauch aber auch stark abschleifen lassen. Eigenartige Bilder können entstehen, wenn die labiale Fläche mit einer Füllung von besonderer Härte versehen war; diese nützt sich nicht so schnell ab und ragt schließlich über die Schliffebene hinaus.

Zur *Behandlung*. Bei keilförmigen Defekten wird man ebenso wie bei den durch Klammern geschaffenen Usuren am sichersten gehen, wenn man die Häufigkeit einer chronischen Caries als Grundleiden berücksichtigt und bei der Ausfüllung des Defektes darauf bedacht ist, die oberflächlichen Schichten wegzunehmen, soweit sie infiziert sein könnten. Im übrigen wird wohl hauptsächlich die gebrannte Porzellanfüllung oder die Goldgußfüllung zum Ersatz des Substanzverlustes in Betracht kommen. Gegenüber den mehr flächenhaften Abschleifungen (sog. Zahnschwund) ist man, was die Wiederherstellung normaler Konturen anlangt, ziemlich machtlos. Es ist nur zu wünschen, daß man solche Patienten möglichst früh zu Gesicht bekommt, um sie nachdrücklich vor zu harter Zahnbürste zu warnen und ihnen statt der groben Schleifmittel nur mildeste Zahnpulver, Pasten usw. zu empfehlen.

γ) Habituelle und professionelle Usuren.

Langjährige Gewohnheit, einzelne Zähne — und zwar immer die gleiche Stelle der Zähne — zu einer Funktion heranzuziehen, welche außerhalb des üblichen Gebrauchsrahmens liegt, vermag allmählich besondere, in ihrer Art typische Abnutzungen oder besser gesagt Usuren herbeizuführen. Man müßte sie wohl alle als habituelle Usuren bezeichnen; doch hat sich die Gepflogenheit herausgebildet, den Ausdruck „habituelle Usuren" nur für die Fälle zu verwenden, bei denen irgendeine Liebhaberei zur Abnutzung geführt hat, also z. B. bei Zigarrenrauchern das Festhalten der Zigarrenspitze mit den Zähnen oder bei Pfeifenrauchern das Aufbeißen auf die Pfeifenspitze (Abb. 246). Im Gegensatz dazu werden als „professionelle Usuren" diejenigen bezeichnet, welche aus bestimmten, mit dem Beruf zusammenhängenden Gewohnheiten heraus entstanden sind. Beispiele dafür sind die Schneidezahnusuren bei Schustern, wenn der Pechdraht immer mit den Zähnen angezogen wird oder die feinen Einkerbungen an der Schneidezahnkante bei Näherinnen, die gewohnheitsgemäß den Faden abbeißen oder zwischen den Zähnen sehr oft eine Stecknadel festhalten. Etwas größer sind die Einkerbungen bei Polsterern und Tapezierern, die einen Nagel ständig zwischen den Zähnen festklemmen. Erheblich größere, dem Pfeifenraucherloch ähnliche Usuren sieht man mitunter bei Heimarbeitern der Zigarrenindustrie, die die Gewohnheit haben, nach dem Drehen der Einlage einer Zigarre, des sog. Wickels, das Ende dieses Wickels mit den Zähnen abzubeißen. Auch bei Klarinettisten und bei Bläsern sonstiger Instrumente sowie bei manchen Arbeitern in Glasbläsereien kann man gelegentlich professionelle Usuren beobachten.

Bezüglich der Behandlung kann nur wiederholt werden, was über die Therapie der bereits besprochenen Arten von stärkerer Abnutzung gesagt worden ist. So unbedeutende Usuren wie die berufsmäßigen der Näherinnen kommen für eine Behandlung überhaupt nicht in Betracht. Die anderen habituellen und professionellen Usuren größeren Umfanges werden meist erst dann der Behandlung zugeführt, wenn die Leistungsfähigkeit der Pulpa erschöpft ist und die Infektion derselben erfolgt.

ð) Chemische Schädigung der Zähne im Beruf.

Neben mechanischen Ursachen, wie sie bisher behandelt wurden, können auch chemische Einflüsse, insbesondere die Einwirkung von Säuredämpfen eine beschleunigte Abnutzung der Zähne bewirken. Wohl gibt es gewerbehygienische Vorschriften, die einer solchen Schädigung entgegenwirken; wo diese Vorschriften aber von den Arbeitern nicht genügend eingehalten werden, werden oft eigenartige, ziemlich rasch fortschreitende Verkürzungen an den Frontzähnen, zum Teil auch an den Prämolaren beobachtet. Die Zähne, welche übrigens wenigstens makroskopisch fast nie eine Spur von Caries zeigen, verlieren ihren Glanz und erscheinen auf der labialen Seite vom Zahnfleischrand gegen die Kronenhöhe hin deutlich abgeschrägt in glatter harter Fläche. Mit dem Fortschreiten des Prozesses werden die Zähne in einer Weise verkürzt, wie es aus Abb. 247 hervorgeht.

Am deutlichsten ist diese Schädigung bei den sog. Nitrierern zu sehen und die Erklärung für die eigenartige Zahnverkürzung dürfte hier folgende sein: die

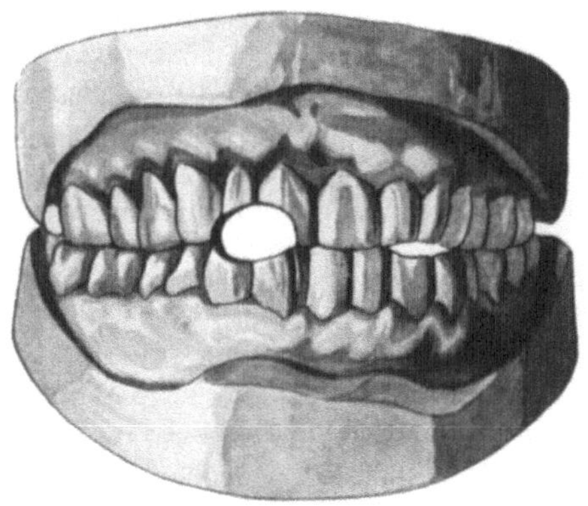

Abb. 246. Sog. „Pfeifenloch" rechts und links.

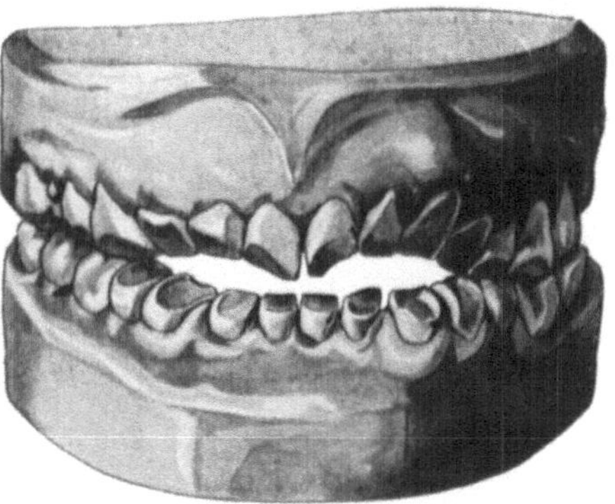

Abb. 247. Zahnusur bei Nitrierern.

Nitriergefäße enthalten salpetrige Säure; die Dämpfe derselben werden von den Arbeitern, die die Schutzvorrichtungen nicht benutzen, eingeatmet und kommen zunächst mit der Vorderseite der Frontzähne in Berührung. Hier rufen sie eine ganz oberflächliche Entkalkung hervor; die entkalkte Zahnsubstanz wird dann rasch durch den Kauakt und eventuelle Zahnpflege wieder abgeschliffen und so fehlt der Fläche zwar der Glanz, nicht aber eine beträchtliche Härte. Der Pulpa bleibt hinreichend Zeit, auf den äußeren Reiz mit innerer Apposition von Dentin zu antworten, so daß man trotz oft stärkster Verkürzung selten eine freiliegende Pulpa zu sehen bekommt. Mit der Innenseite der Zähne treten die Säuredämpfe nicht in so unmittelbare Berührung; auch ist hier viel mehr Speichel vorhanden und so hält sich die orale Zahnseite länger als die faciale; daher die Abschrägung. Dagegen ist von Hübner eine sehr weitgehende chemische Schädigung an der oralen Seite der Zähne bei einem Patienten beschrieben worden, der jahrelang wegen Anacidität Salzsäuretropfen durch ein Glasröhrchen genommen hatte.

Zur Vermeidung dieser Art Schädigungen reichen wohl die bestehenden Schutzvorrichtungen und gewerbehygienischen Vorschriften aus, nur muß auch auf eine strenge Einhaltung gedrungen werden.

2. Zahncaries.

Die Zahncaries stellt diejenige Erkrankungsform dar, die für sich oder mit ihren Folgezuständen weitaus am meisten die Tätigkeit des Zahnarztes in Anspruch nimmt. So erscheint es gerechtfertigt, wenn dieses Kapitel nicht nur nach der therapeutischen, sondern auch nach der pathologischen und klinischen Seite hin etwas ausführlicher behandelt wird. In umschriebener Form heute schon das Thema zu behandeln, ist leider nicht möglich trotz der Summe von Forschungsarbeit, die dauernd auf diesem Gebiete geleistet wird. Es gibt hier immer noch eine Reihe von Problemen, die ihrer endgültigen Lösung harren. Doch ist in unserer Kenntnis von dem ganzen Fragenkomplex wenigstens so weit eine Klärung eingetreten, daß nun schon eher eine einigermaßen umfassende Darstellung möglich ist, ohne sich zu sehr in widerstreitende Ansichten zu verlieren.

a) Wesen der Caries.

Wie in so vielen anderen Gebieten unseres Faches so tritt auch bei dem Thema Zahncaries in den letzten Jahren immer mehr die Neigung hervor, den Begriff von weiteren, d. h. *konstitutionellen Gesichtspunkten* aus zu erfassen. Am schärfsten tritt dies vielleicht bei TÜRKHEIM hervor, wenn er sagt: ,,Die Caries ist ätiologisch konstitutionell bedingt. Die Umwelt hat einen mitbestimmenden Wert, sie ist aber nicht grundsätzlich ausschlaggebend." Gegenüber dieser Tendenz darf aber doch nicht übersehen werden, daß es grundsätzlich *keine Zahncaries ohne Bakterien* gibt (GINS, HESS u. a.). In Anbetracht der letzteren Tatsache kann man also in gewissem Sinne die Caries unter die *Infektionskrankheiten* rechnen, wenn auch für den Beginn der Erkrankung die Anwesenheit von Mikroorganismen allein nicht ausschlaggebend zu sein braucht. Da ein einziger bestimmter Erreger für die Caries kaum in Betracht kommt, so würde man sie in Fortsetzung des Gedankens unter die *unspezifischen* Infektionskrankheiten einreihen. Nun wird freilich öfter darauf hingewiesen, daß die Caries sich auch in vitro und an toten, beim Zahnersatz verwandten menschlichen Zähnen entwickeln kann. Dieser Prozeß ist aber doch ein wesentlich anderer und vielleicht am ehesten vergleichbar dem Zerstörungsprozeß, dem z. B. auch ein in die Mundhöhle hineinragender Knochensequester unterworfen sein kann, während für die Zahncaries als primäre Krankheit kein Analogon im Körper existiert, aus dem einfachen Grunde, weil sich nirgends mehr ein solches Verhältnis von anorganischen zu organischen Substanzen findet wie z. B. am Zahnschmelz und dann auch, weil außer den Zähnen kein Hartgebilde physiologischerweise über die Epitheldecke hinausragt. Da der Infektionsverlauf eben aus diesen Gründen sich anders gestalten muß, als wir es sonst im Körper zu sehen gewohnt sind, so erweckt somit die Caries das Bild einer *atypischen* unspezifischen Infektionskrankheit von lokalem Charakter.

Das Wesen der Erkrankung ist nur insofern damit *nicht restlos erschöpft*, als, wie vorhin schon angedeutet, die Anwesenheit der Bakterien allein noch keineswegs zur Caries führen muß, denn alle Mikroorganismen, die man im Zusammenhang mit der Caries gebracht hat, mit Ausnahme vielleicht der Azidobakterien, finden sich in jedem, auch dem cariesimmunen Munde in größerer oder geringerer Menge. *Um die Caries zur Entwicklung gelangen zu lassen, müssen also noch andere Faktoren hinzukommen.* Zu diesen Faktoren gehört 1. die Anwesenheit von gärungsfähigem Material auf der Zahnoberfläche, und zwar muß sich die Anwesenheit auf genügend lange Zeit erstrecken! Denn ohne die bei der Gärung entstehenden Säuren kann die Zahnoberfläche nicht so weit angegriffen werden, daß der Einmarsch von Mikroorganismen möglich ist. Nach NASSAU soll die Entstehung der Gärungssäure allerdings auch mit dem Stoffwechsel des Zahnes selbst zusammenhängen. 2. Gehört zu diesen Faktoren eine Minderung der natürlichen Neutralisierung der gebildeten Säuren, die ja auch in jedem Munde entstehen und 3. gehört dazu eine Minderung der natürlichen Widerstandsfähigkeit, ein Faktor, der von den lokalen Verhältnissen auf die konstitutionellen überführt.

Aus dieser Mannigfaltigkeit der Faktoren ergibt sich die Notwendigkeit, will man den Begriff Caries im ganzen erschöpfen, sich ihn als einen *komplexen Vorgang* vorzustellen, der aber, wie schon erwähnt, im wesentlichen unter dem Bilde einer atypischen Infektionskrankheit verläuft. Für diesen komplexen Vorgang stellen die Bakterien ganz allgemein und die von ihnen gebildeten Säuren das *kausale Moment* im engeren Sinne dar, während die anderen Faktoren die Bedingungen umfassen, unter denen das kausale Moment seine Wirkung entfalten kann — also die *konditionalen Momente* bedeuten. — Es ist deshalb, um nun etwas mehr ins einzelne zu gehen, zunächst notwendig, die bakteriologische Seite der Zahncaries zu besprechen und hierauf die konditionalen Momente noch näher zu betrachten.

b) Ätiologie.

α) Die kausalen Momente.

Welcher Art die Bakterien sind, die am Zahnprozeß beteiligt sind, hat begreiflicherweise schon seit langem die verschiedensten Autoren beschäftigt! Von früheren Namen seien hier nur GOADBY und MILLER, von späteren HEIM und seine Schule, SCHLIRF usw. erwähnt. Der Gedanke, daß eine ganz bestimmte Bakteriensorte für die Caries verantwortlich zu machen sei, hat wohl immer wieder Verfechter gefunden. So wurde z. B. Streptococcus viridans und lacticus Kruse als der spezifische Erreger beschuldigt. Im Auslande, vor allem im englisch sprechenden Auslande, neigt man immer mehr dazu, in dem *Bacillus acidophilus* den hauptsächlichsten Erreger zu sehen. Jedenfalls mehrten sich in neuerer Zeit die Anzahl von Veröffentlichungen, in denen die führende Rolle dieses Bacillus hervorgehoben wird. Übereinstimmend wird angenommen, daß sich bei gehäuftem Auftreten von Caries stets eine starke Vermehrung des Bacillus nachweisen läßt, während er in cariesresistenter Mundhöhle fehlen soll. Man wird aber doch der Ansicht von einem spezifischen Erreger gegenüber vorerst noch sehr skeptisch bleiben müssen! Vielmehr ist nach dem heutigen Stande der Forschung anzunehmen, daß *verschiedene Bakteriengruppen am Werke sind.*

Eingeleitet wird die Caries durch die Wirkung von Säurebildnern an der Zahnoberfläche. Zu diesen Säurebildnern gehören vor allem die *Fusobakterien* (unter anderen Cladotrix und Leptotrix), die sich reichlich überall da finden, wo Nahrungsbestandteile mit Mucin vermischt ungestört haften können. Die Fusobakterien besitzen selbst schon beträchtliche Säurewerte; sie leben außerdem an den genannten Stellen in Symbiose mit *Streptokokken,* die in ihren oberflächlichen Arten Aerobier, proteolytisch und ebenfalls säurebildend sind. Die für die Säurebildung erforderliche Nahrung erhalten die beiden Gruppen von Mikroorganismen aus den vorhandenen Kohlehydraten. Die Wirkung dieser oberflächlichen Bakterienschicht äußert sich nun zunächst in einer Quellung und Zerstörung des Schmelzoberhäutchens und weiterhin in einer Entkalkung der periphersten Schmelzschicht. Mit der Entkalkung im Schmelz hält das Tieferdringen der Bakterien Schritt; nur bleiben zunächst beim Tieferdringen die Fusobakterien zurück und die Streptokokken als fakultative Anaerobier — jetzt nur säurebildend — übernehmen die Hauptrolle. Zu ihnen gesellt sich aber jetzt eine andere Gruppe von Mikroorganismen, die *Azidobakterien,* die sich durch besonders hohe Säurewerte auszeichnen. Je stärker die letzteren vertreten sind, um so rascher verläuft die Caries.

Weniger im Schmelz mit seinem bescheidenen organischen Gerüst als im Dentin, das so viel mehr organische Substanzen enthält, ergibt sich — wenigstens theoretisch — somit zunächst das Bild der Durchsetzung mit Streptokokken und Azidobakterien und der Erweichung der Hartsubstanz durch die von der Säure bewirkte Lösung der Kalksalze. Für die völlige Auflösung dieses erweichten Rückstandes kommen nun wieder neben anderen Faktoren nach der Meinung SCHLIRFs hauptsächlich die Fusobakterien, die Spirochäten und Spirillen in Betracht; tatsächlich ist ja auch durch REITER der Nachweis erbracht worden, daß

die Spirochäte dentium Eiweiß abbauen kann. In praxi darf man sich aber die
beiden Phasen Entkalkung und Auflösung zeitlich nicht allzusehr voneinander
getrennt denken. Vielmehr ist an ständiges Wechselspiel zu denken in der Weise,
daß nicht nur fortlaufend Säure gebildet wird, welche die Kalksalze löst, sondern
daß auch eben durch die gelösten Kalksalze Säure neutralisiert wird, und dies ist
die Phase, in der die proteolytisch wirkenden Mikroorganismen in Tätigkeit
treten. Die Nahrung für die säurebildenden Bakterien in tieferen Schichten
wird zum Teil von dem hier befindlichen Material, zum Teil aber wohl von dem
Diffusionsstrom von der Mundhöhle her geliefert.

Die vorstehende Darstellung stützt sich in der Hauptsache auf die bakterio-
logischen Untersuchungen von HEIM und seinen Schülern. Bei einer Nachprüfung gelang es BORGS allerdings nicht, eine anaerobe Züchtung der Milchsäure-
bakterien durchzuführen. Im übrigen besteht gegenüber den ausländischen Arbeiten insofern kein Widerspruch, als der erwähnte Bacillus acidophilus unter
die Azidobakterien zu rechnen ist. Im Hinblick auf die Ergebnisse von BORGS
sei vermerkt, daß der Bakteriologe GINS bei der Untersuchung von Bohrstaub
aus einer Kavität unter anderem einen streng anaerob wachsenden gramnegativen
Doppelcoccus gefunden hat.

β) Die konditionalen Momente.

Um hier eine übersichtliche Darstellung zu ermöglichen, ist notwendig, etwas
zwischen lokalen und allgemeinen Momenten zu trennen. Freilich darf diese
Trennung nicht allzu buchstäblich genommen werden, weil sich ja auch z. B. der
konstitutionelle Faktor lokal auswirken muß. Die lokalen Momente können zu
suchen sein a) im Zahn selbst, b) in der Stellung der Zähne, c) in den sonstigen
Mundverhältnissen.

ad a) Hier kommt zunächst in Betracht *Minderwertigkeit der Struktur*. Als
am stärksten cariesresistent betrachten wir den Zahn, dessen Schmelzoberhäutchen
gut verhornt und dessen Hartsubstanzen optimal verkalkt sind. Nach sehr inter-
essanten Untersuchungen von CARLSTRÖM, PROELL u. a. haben wir normalerweise
auch im fertig entwickelten Zahn Unterschiede im Härtegrad des Schmelzes anzunehmen in der Weise, daß die größte Härte sich an der Peripherie befindet und
von da nach dem Dentin zu fortschreitend etwas abnimmt. Unter dem Einfluß
von Entwicklungsstörungen zeigen sich indessen auch am ausgebildeten Zahn
noch Folgen, die für die Cariesausbreitung von größter Bedeutung sind: die Schmelzprismen sind nicht gleichmäßig verkalkt, sondern weisen zum Teil mehr körnigen
Kalkniederschlag auf, zum Teil finden sich auch Partien, in denen die Kalksalze
fast ganz fehlen. Im Dentin ist eine Häufung von unverkalkten Interglobularbezirken festzustellen. All dies muß den Widerstand gegenüber der Caries erheblich
herabsetzen. Von solchen Gesichtspunkten aus betrachtet wird die Bedeutung
der Vitamine, der Mineralsalzzufuhr und der inneren Sekretion für den werdenden
Zahn erst richtig klar. Abgesehen von der Herabsetzung des Widerstandes an sich
bedeuten Hyppolasien auch später noch insofern eine Gefahr, als ja nach der Form
der Hypoplasien die Retention von gährungsfähigem Material begünstigt werden
kann, so daß auch hier leichter eine Entkalkung stattfindet. Liegt infolge Schmelz-
mangels Dentin auf größere Strecken frei und ist so der natürlichen und künstlichen Reinigung zugänglich, dann braucht die Hypoplasie keine erhöhte Cariesbegünstigung darzustellen, da das freiliegende Dentin sich gewöhnlich durch
besonders gute Verkalkung und entsprechende Härte auszeichnet.

Unter a) kommt ferner in Betracht die *Gestaltung der Krone* überhaupt. Je
glatter eine Kronenoberfläche ist — vorausgesetzt, daß sie auch in genügender
Weise der natürlichen und künstlichen Reinigung unterliegt — um so weniger
cariesgefährdet wird sie sein. Je tiefer aber die Fissuren auf der Kaufläche der

Mahlzähne oder die Foramina coeca einschneiden, um so schwieriger wird die Reinigung und um so mehr kann mit der Retention von Speiseresten auch die Cariesgefahr wachsen. Deshalb gelten *Fissuren* und *Foramina coeca* mit zu den Prädilektionsstellen für Caries, auf die bei der Munduntersuchung besonders zu achten ist.

ad b) Je mehr von einer Zahnkrone der *ständigen Reinigung* durch die Friktion des Speisebreies unterworfen ist, um so besser wird die Krone vor der Caries behütet. Nun bringt aber schon die normale Stellung der Zähne mit sich, daß die Berührungsseiten mit den Nachbarzähnen hier im Nachteil sind. Unter physiologischen Verhältnissen wird der Nachteil einigermaßen ausgeglichen durch den Kontaktpunkt und die Zahnpapille, vom Standpunkt der Reinigungsmöglichkeit aus betrachtet bleiben aber doch die Approximalseiten ungünstige Stellen, und die Prädisposition für die Caries wächst mit dem Versagen des physiologischen Schutzes und mit der vermehrten Retention von Speiseresten. Deshalb gelten mit Recht die *Approximalseiten* als weitere wichtige Prädilektionsstellen. Je gedrängter die Zähne stehen, um so mehr kann die Reinigung erschwert werden. Besonders ungünstig liegen die Verhältnisse bei manchen abnormen Zahnstellungen, perversem Durchbruch usw., wenn dadurch Nischen und Winkel gebildet werden, die der natürlichen Reinigung überhaupt nicht zugänglich sind.

ad c) Eine große Rolle spielt hier die Frage, wieweit für eine Reinhaltung der Zähne durch *entsprechende Pflege* gesorgt wird; die künstliche Reinigung und Entfernung zurückgebliebener Speisereste ist um so dringlicher, je weniger die natürliche Reinigung (energisches Kauen fester Nahrungsmittel!) in Aktion tritt. Weiterhin bedeutet das Vorhandensein cariöser Zähne für deren Nachbar eine ständige Gefahr. Aber auch wenn solche Zähne gefüllt sind, kann dann noch eine Gefahr bestehen, wenn namentlich an den Approximalseiten die Füllungen über den Rand hinausragen und hier sich Speisen festsetzen. Eine andere Art von Cariesbegünstigung ergibt sich an denjenigen Kiefern, deren Alveolarfortsatz schwindet und dabei den weniger widerstandsfähigen Zementmantel der Wurzel freigibt; auch die Bifurkationsstellen mehrwurzeliger Zähne können dabei zu Nischen für festhaftende Speisereste werden.

Eine noch nicht genügend geklärte, aber sicher höchst bedeutungsvolle Rolle bei der Cariesentstehung bzw. -verhütung spielt der *Speichel*. Zunächst leistet er wohl auch einiges in mechanischer Hinsicht. Auf die Wirkung des Speichels als Spülflüssigkeit führte KANTOROWICZ die Tatsache zurück, daß die unteren Frontzähne des Menschen relativ cariesimmun sind. Von weit größerer Bedeutung aber ist bei der Beziehung zwischen Zahncaries und Speichel die chemische Seite desselben. Zwar vermochten neuere Messungen der Wasserstoffionenkonzentration des Speichels, wie sie von STERN u. a. vorgenommen worden sind, keinen wesentlichen Unterschied zwischen cariesempfänglichen und cariesresistenten Zähnen erkennen zu lassen. Andererseits ist aber bekannt, daß der Speichel ein Ferment enthält, das Stärke in Dextrin und Malzzucker umwandelt, und daß gerade bei der Zersetzung der Maltose die gefährlichen Säuren gebildet werden. Es ist aber sicher falsch, anzunehmen, daß die vorübergehende saure Reaktion des Speichels für sich zur Entkalkung von Schmelz und zum Cariesbeginn führt, denn dann dürfte es keine lokalisierte, sondern mehr eine diffuse Caries geben. Selbst eine zeitweilig gesteigerte saure Reaktion des gesamten Speichels wie etwa beim Einnehmen gewisser Medikamente (Salzsäure usw.) bedeutet noch keine so große Gefahr, wie dies von manchen Autoren angenommen wird. Es ist einmal zu berücksichtigen, daß, wie von amerikanischen Autoren in groß angelegten Untersuchungen nachgewiesen wurde, *regelmäßige starke Schwankungen im Säurebasengleichgewicht* bestehen! Am höchsten sind die Säurewerte frühmorgens; dann sinken sie, um am späten Abend wieder leicht anzusteigen. Weiterhin ist zu berücksichtigen, daß die saure Reaktion an verschiedenen Stellen der Mundhöhle selbst auch verschieden ist. Mit am niedrigsten sind die Säurewerte hinter unteren Schneidezähnen, was im Gegensatz zu der vorhin angegebenen mechanischen Deutung von KANTOROWICZ die niedrige Cariesziffer dieser Zähne auf chemische Gründe zurückführen ließe. Die höchsten Ziffern in der Säurereaktion fanden sich stets da, wo es zu einer Stagnation des Speichels kommt. In diesem Zusammenhang sei auch gleich die Rolle von Süßigkeiten bei der Cariesentstehung kurz gestreift. Nach neuerer Auffassung hat man ihre Gefahr doch wohl etwas überschätzt, wenn auch feststeht, daß *Zucker mit Kalk eine lösliche Verbindung gibt.* BERG meint, daß, um Zucker an dem Zahn entkalkend wirken zu lassen, notwendig sei: eine Verletzung des Schmelzes, eine sehr erhebliche Konzentration der Zuckerlösung selbst und ein Mangel an Kohlensäure. Er hält die Stärke für viel gefährlicher. LENNOX sieht deshalb im Zucker eine Gefahr, weil er einer der Faktoren sei, die zum *Phosphormangel* beitragen und im Phosphormangel die besondere Begünstigung für die Cariesentstehung zu suchen wäre. Strittig ist immer noch die Frage, ob der Gehalt des Speichels an *Rhodankalium* irgendeine nennenswerte Rolle in der Beziehung zur Caries spiele. Die weitaus größte Mehrzahl der Autoren aber ist zu einem ablehnenden Standpunkt gekommen.

Als besonders wichtig sind im vorliegenden Zusammenhang noch folgende Punkte hervorzuheben, auf die namentlich TÜRKHEIM aufmerksam gemacht hat: das sog. *Säurepufferungsvermögen* des Speichels, das „Kalksalzgleichgewicht" zwischen Speichel und Zahn und endlich eine Störung der normalen Speichelzusammensetzung durch konstitutionelle und sonstige allgemeine Momente. Mehr nebenbei soll hier noch erwähnt werden, daß auch die Speichelmenge eine gewisse Rolle spielt. Starke Abnahme des Speichels wie auch rasche Eintrocknung bei Mundatmern z. B. können unter Umständen die Entstehung von Caries begünstigen, teils weil der mechanische Effekt wegfällt, teils weil dabei auch die chemische Seite nachteilig beeinflußt werden könne. Eine Abnahme des Speichels kann nach den Untersuchungen von GRÜNIG auf Mangel an Vitamin B bzw. dessen parasympathischen Faktor zurückzuführen sein, da die Avitaminose B auch pathologische Veränderungen in den Speicheldrüsen hervorruft.

Was speziell das *Gleichgewicht zwischen Zahn und Speichel* betrifft, so berührt dieser Punkt eine alte Streitfrage: Gibt es im fertig ausgebildeten Schmelz einen Kalkstoffwechsel? Hängt dieser Stoffwechsel mit der Pulpa oder mit dem Speichel oder mit beiden zusammen? Dieser Frage liegt vor allem die Tatsache zugrunde, daß der frisch durchgebrochene Zahn in der Schmelzzusammensetzung einen niedrigeren Prozentsatz von anorganischer Substanz aufzuweisen hat, als der schon längere Zeit funktionierende Zahn; es wird weiterhin auf Beobachtungen verwiesen, nach denen oberflächlicher Kalkmangel beim Schmelz (opake Flecken) mitunter wieder ausgeglichen wird; ebenso wird angenommen — ob mit Recht mag dahingestellt bleiben — daß die feinen Rauhigkeiten, die die Applikation von Säure auf die Zahnoberfläche in vivo hervorruft und die von selbst bald wieder verschwinden können, einer vorübergehenden oberflächlichen Kalksalzauflösung entsprechen, die durch Aufnahme von Kalksalzen aus dem Speichel wieder gutgemacht wird. Die Bedeutung dieser Frage liegt klar auf der Hand, und so ist es verständlich genug, wenn darüber immer wieder neue Untersuchungen veröffentlicht werden. Von einer Einheitlichkeit in den Ergebnissen sind wir aber leider noch recht weit entfernt. Nur das wenigstens wird heute fast allgemein anerkannt, *daß der Schmelz eines durchgebrochenen Zahnes mit lebender Pulpa nicht als abgeschlossenes Gebilde betrachtet werden kann.* Die hauptsächlichsten Meinungen, die auf Grund von Untersuchungen vertreten werden, sind folgende: es geht ein Säftestrom von dem Speichel durch den Zahn hindurch zur Pulpa bzw. umgekehrt; oder aber: es besteht zunächst ein solcher Strom; mit der Zeit verdichtet sich aber die äußerste Schicht — wohl durch Verhornung des organischen Materials an der Schmelzperipherie — und die Durchlässigkeit wird

damit unterbrochen (Fish); oder endlich: es besteht ohne Rücksicht auf irgendwelchen Säftestrom die Möglichkeit, daß Kalksalze aus dem Speichel in der peripheren Schmelzschicht niedergeschlagen werden. Die Ansicht von Fish, die sich
speziell auf Untersuchungen an jungen Hunden stützt, hat außerordentlich viel
für sich; sie schließt nicht aus, daß von der Pulpa her wenigstens bis an die
durchlässige Schicht heran auch später noch Kalksalze geführt werden können.
Für die zuletzt genannte der drei Ansichten, die mit dem Begriff *Remineralisation*
aufs engste verbunden ist, hat sich neuerdings Ehrenberger eingesetzt, dabei
aber als Voraussetzung für die Möglichkeit der Remineralisation bezeichnet, daß
das organische Gerüst der Schmelzsubstanz erhalten geblieben ist. *Andresen*
hat auf dieser Möglichkeit der Remineralisation eine Therapie der beginnenden
Caries aufgebaut. Kraus meint allerdings, die Erfolge, die Andresen erzielt,
seien lediglich damit zu erklären, daß das Kalksalzdeckpräparat als Isolierschicht
wirke und die weitere Säurewirkung fernhalte.

Die zuletzt besprochenen Fragen hängen wiederum aufs engste zusammen mit
der *Speichelzusammensetzung* und der Bedeutung von Störungen in dem Speichel.
Man hat deshalb gerade in der letzten Zeit auch der Chemie des Speichels erhöhte
Aufmerksamkeit zugewendet. Bemerkenswert sind hier unter anderen die Untersuchungen, die Weber über den Phosphorgehalt des Speichels angestellt hat.

Die Speichelverhältnisse in ihrer quantitativen wie qualitativen Abhängigkeit
auch vom Gesamtorganismus führen von der lokalen Gruppe der konditionalen
Momente zu der zweiten Gruppe über, zu dem *Einfluß der Konstitution und der
allgemeinen Disposition.* Die Notwendigkeit, auch weitere, mehr allgemeine Gesichtspunkte zum Verständnis der Caries heranzuziehen, wird klar, wenn man sich
vergegenwärtigt, daß in manchen Gegenden und bei manchen Rassen die Cariesfrequenz höher steht als bei anderen, oder daß unter gleichen Lebens- und Umweltbedingungen bei dem einen die Zähne nahezu cariesimmun sind, während bei
anderen ein rapider Zerfall zu konstatieren ist, oder daß bei schweren Erschöp-
fungs- und Krankheitszuständen die Cariesfrequenz schnell ansteigt; man denke
hier z. B. an Chlorose. In aller Kürze sollen nun im folgenden die wichtigsten
Ergebnisse der neueren hierher gehörigen Forschungen verzeichnet werden. Im
Vordergrunde dieser Forschungen stehen schon seit Jahren die *Einflüsse der Ernährung auf die Cariesresistenz* bzw. Cariesempfänglichkeit. Für den *werdenden*
Zahn ist die schon früher besprochene Bedeutung der Vitamine, Mineralsalz-
aufnahme und inneren Sekretion ja leicht verständlich. Schwieriger ist den Einfluß auf den *fertig ausgebildeten* Zahn klarzumachen. Die einen Autoren, so z. B.
Broderick, sehen die Einflußmöglichkeit auch beim fertig entwickelten Zahn darin,
daß das Säurebasengleichgewicht in Abhängigkeit zur Diät steht. Bei normalem
Stoffwechselvorgang, der unter der Kontrolle des vegetativen Nervensystems
und des endokrinen Apparates steht, bleibe das Gleichgewicht erhalten, bei
Störungen dagegen könne eine *Azidose* eintreten, die eine ausgesprochene Begünstigung für die Cariesentwicklung darstellt. Broderick glaubt außerdem auch einen
speziellen Zusammenhang zwischen dem Vitamin D und den Speicheldrüsen
sowie ihrer Produktionsfähigkeit gefunden zu haben. Andere Autoren wieder,
namentlich solche, die an dem Kalkstoffwechsel in den Hartsubstanzen auch
des fertig entwickelten Zahnes festhalten, sehen die Abhängigkeit in dem Einfluß
zunächst auf die Pulpa und ihre Vitalität, mit deren Beeinträchtigung auch die
Widerstandsfähigkeit gegen Caries abnehme. Im Zusammenhang mit der Ernäh-
rungsfrage sei auch auf die Untersuchungen von Röse hingewiesen, der in
Gegenden mit kalkarmem Wasser eine stärkere Verbreitung der Caries beobachtete.
Zahlreiche Nachprüfungen der letzten Zeit, die unter anderem in Form von vergleichenden Untersuchungen in der Schweiz durchgeführt wurden, haben indessen
eine Bestätigung für die Richtigkeit der Röseschen Ansicht nicht bringen können.
Im übrigen geht ja unsere heutige Auffassung dahin, daß nicht so sehr die

Kalkmenge als solche als vielmehr das Verhältnis von Phosphorsäure zum Kalk entscheidend sei. *Nicht auf den Kalkspiegel, sondern auf den Phosphatspiegel komme es an.* Ganz besonders wird die Bedeutung des Phosphors von LENNOX unterstrichen, der im Phosphormangel in der Ernährung die hauptsächlichste Begründung für die Cariesentstehung erblickt. Sicher scheint auch, daß daneben die Bedeutung des *Magnesiumgehaltes* im Stoffwechsel eine sehr erhebliche ist. GASSMANN fand in Übereinstimmung mit FRANCIA, daß eine abnorme Vermehrung des Magnesiumgehaltes nur bei kranken oder zu Caries disponierten Zähnen in Erscheinung tritt („Stoffwechselstörungen infolge von Übersättigung der Zellen mit Magnesium").

Soweit die innere Sekretion in Betracht kommt, muß sie bei der überaus engen Beziehung zwischen ihr und den Vitaminen sowie dem Kalkstoffwechsel in dem gleichen Sinne wie diese von Bedeutung für die Cariesresistenz sein. In direkte Beziehung zur Cariesfrequenz hat man unter anderem die *Thymusdrüse* sowie die *Schilddrüse* gebracht. Hinzu kommt, daß diese offenbar auch eine Rolle bei der Widerstandsfähigkeit der allgemeinen Immunitätslage überhaupt spielt. Wir haben ja gehört, daß ohne Bakterien eine Caries nicht möglich ist und wenn die gesamte Immunitätslage vielleicht auch bei der Caries keinen so wichtigen Faktor darstellt wie sonst bei Infektionskrankheiten, etwas mag diese doch zur Erklärung dafür beitragen, warum ein und dasselbe Individuum zu verschiedenen Zeiten verschieden cariesresistent sein kann, oder warum ein Individuum cariesimmun ist, das andere nicht. Tatsache ist jedenfalls, daß bei allgemeinen Infektionskrankheiten gelegentlich auch eine Carieszunahme beobachtet wird. Von *allgemeinen Infektionskrankheiten,* die für die Zahncaries von Bedeutung noch sein können, zählt KANTOROWICZ unter anderem auf: allgemeine Schwäche, erschöpfende chronische Kinderkrankheiten, Rachitis, Lues hereditaria, Tetanie; TÜRKHEIM nennt noch: Anämie, Chlorose, Diabetes, Tuberkulose.

Was den *Einfluß der Umwelt* auf die Cariesfrequenz betrifft, wozu man mit TÜRKHEIM, abgesehen von der Vererbung, auch Klima und Kultur zu rechnen hat, so sind hier in jüngerer Zeit Statistiken von so schlagender Beweiskraft beigebracht worden (TÜRKHEIM u. a.), daß daran kein Zweifel mehr bestehen kann. Ferner wird in diesem Zusammenhang auf die so viel geringere Cariesfrequenz bei den prähistorischen Menschen hingewiesen. Als Beweis für den Einfluß der Umweltänderung wird auch die Carieszunahme bei Tieren (Affen), welche in der Gefangenschaft aufgezogen sind, angesehen; dabei spielt allerdings wohl auch die Änderung der Nahrung eine erhebliche Rolle. Endlich ist noch zu erwähnen, daß auch zwischen *Rasse* und Cariesfrequenz ausgesprochene Beziehungen bestehen; das hat erst neuerdings wieder eine große Statistik erwiesen, die nach den ethnographischen Sammlungen der Vereinigten Staaten von Nordamerika aufgestellt worden ist. Zum Schlusse der langen Aufzählung muß noch auf den *Einfluß gewisser Berufe* auf die Cariesfrequenz hingewiesen werden. Hier ist in erster Linie des Bäckerei- und Konditoreigewerbes zu gedenken. Die ungewöhnliche Steigerung der Caries ist bei diesem Beruf in erster Linie darauf zurückzuführen, daß der reichlich eingeatmete Mehl- und Zuckerstaub sich auch an den Zähnen, und zwar besonders in dem vom Zahnfleischrande und der Kronenoberfläche gebildeten Winkel festsetzt und hieraus bei der Umwandlung und Zersetzung sich eine stärkere, lokale Säureentwicklung ergibt.

Vor einem muß bei der gesamten vorstehenden Aufzählung noch einmal nachdrücklich gewarnt werden: irgendeines der genannten Momente, losgelöst aus dem Zusammenhang, gewissermaßen als *den* Grund für die Caries zu betrachten; wie schon die öfteren Hinweise auf die Speichel- und Zahnstoffwechselfrage beweisen, sind dafür die Zusammenhänge zwischen allgemeinen und örtlichen Momenten viel zu eng. Außerdem stellen nur die Bakterien etwas wirklich Konstantes bei der Caries dar; alle anderen Punkte sind schwankend, zum Teil auch noch gar nicht genügend geklärt.

Zum Schlusse dieses Kapitels sei noch die *Vererbungsfrage* berührt. Hier kann es sich natürlich nicht um die Vererbung der Karies selbst handeln, sondern um eine Disposition hierzu. ASTACHOFF tritt mit allem Nachdruck für die Bedeutung der Vererbung ein und auch die Untersuchungen, die PRAEGER an eineiigen Zwillingen gemacht hat, lassen diese Möglichkeit durchaus offen. PRAEGER findet vor allem bei GUMMERSHEIMER Zustimmung, während KORKHAUS auf Grund seiner vergleichenden Untersuchungen zwischen erbgleichen und erbverschiedenen Zwillingen keinen wesentlichen Einfluß der Erbanlage feststellen konnte. CZAPPAN spricht dem Vererbungsfaktor der Konstitution bei der Caries geradezu eine ausschlaggebende Rolle zu und betrachtet dementsprechend als wichtige Aufgabe bei der Cariesprophylaxe die Berücksichtigung dieses Faktors.

c) Statistisches.

Schon seit langem war aufgefallen, daß nicht alle Zähne gleichmäßig häufig von Caries befallen werden, und es existiert auch hierüber eine große Zahl von Statistiken, deren umfangreichste eine derjenigen von KLÖSER ist. Darnach verfällt der 1. Molar weitaus am häufigsten der Caries; dann folgen die 2. Molaren, die oberen Prämolaren und Schneidezähne, hierauf die unteren 2. Prämolaren, die Weisheitszähne und die oberen Eckzähne. Zuletzt kommen der Häufigkeit nach die unteren 1. Prämolaren, die unteren Eckzähne und als scheinbar am widerstandsfähigsten die unteren Schneidezähne. Neuere Statistiken, die auch auf großes Material stützen, so von BREKHUS und HYATT bestätigen im wesentlichen die vorstehenden Ziffern. Besonders auffallend ist das *Überwiegen der Caries beim 1. Molaren.* LIPSCHÜTZ fand, daß das Verhältnis der kariösen 1. Molaren zu den 2. etwa 4 : 1 beträgt. Man hat natürlich nach Gründen für ein so auffälliges Verhalten des 1. Molaren gesucht. Als solche gibt KANTOROWICZ an: daß er am ehesten durchbricht, daß er eine sehr furchenreiche Oberfläche hat und vor allem, daß er meist längere Zeit neben cariösen Milchmolaren steht, so daß eine sog. Kontaktcaries möglich ist. Interessant ist in diesem Zusammenhang, daß neuerdings die Zahl der Autoren, welche den 1. Molaren überhaupt noch zum Milchgebiß rechnen, immer größer wird.

Aus den vorerwähnten Statistiken geht ferner hervor, daß die *Zähne des Oberkiefers viel häufiger von Caries heimgesucht werden als diejenigen des Unterkiefers.* Bei den Schneidezähnen z. B. stellt sich nach den Untersuchungen von MAGITÔT das Verhältnis zwischen Cariesfrequenz im Ober- und Unterkiefer wie 20 : 1 (1. Schneidezahn) und 24 : 1 (2. Schneidezahn). Bei den übrigen Zähnen ist das Mißverhältnis nicht so schroff, aber doch auch unverkennbar. Eines der interessantesten Ergebnisse bei den neueren Statistiken ist der *Unterschied zwischen rechts und links* in den beiden Kiefern. Im Oberkiefer überwiegt in bezug auf Cariesfrequenz nach Untersuchungen der Gebr. LUX die linke Seite, im Unterkiefer die rechte Seite. Ob hinsichtlich des *Geschlechts* auch Unterschiede bestehen, wird verschieden beantwortet. Nach der Statistik der einen soll das weibliche Geschlecht im Nachteil sein; nach derjenigen anderer Autoren ist der zahlenmäßige Beweis dafür nicht mit Sicherheit zu erbringen und die häufigere Beobachtung von Caries lediglich damit erklärt, daß die Frauen leichter und häufiger sich entschließen den Zahnarzt aufzusuchen. Dagegen herrscht wiederum volle Übereinstimmung bei den neueren Statistiken darin, *daß die Cariesfrequenz ganz allgemein in der Zunahme begriffen ist* und zwar scheint die Verschlechterung bei dem Gebiß der Männer noch stärker zu sein als wie bei den Frauen.

Eine alte Beobachtung ist auch, daß die Cariesfrequenz bei ein und demselben Individuum im Laufe der Jahre wechselt. Auf Grund der Statistiken von RÖSE,

Klöser, Port u. a. ergibt sich eine Kurve, die im Laufe eines Lebens drei stärkere Anstiege aufweist; der erste fällt in das 5.—8. Lebensjahr, der zweite in das 15. bis 20. (Pubertätszeit!) und der dritte in die Zeit nach dem 45. Lebensjahre.

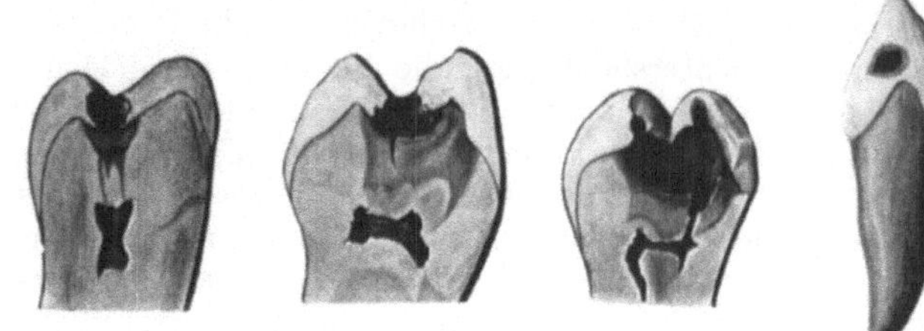
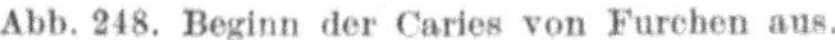
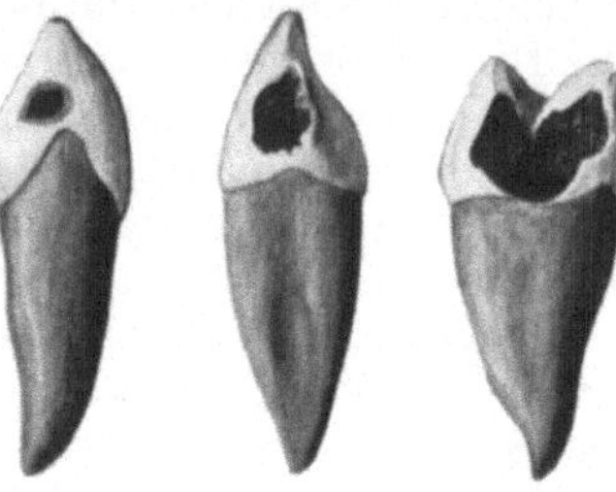

Abb. 248. Beginn der Caries von Furchen aus.   Abb. 249. Beginn der Caries von der Approximalfläche aus.

Im *Milchgebiß* ergibt sich nach den Statistiken eine annähernde Übereinstimmung mit den Verhältnissen im bleibenden Gebiß; nur der Milcheckzahn

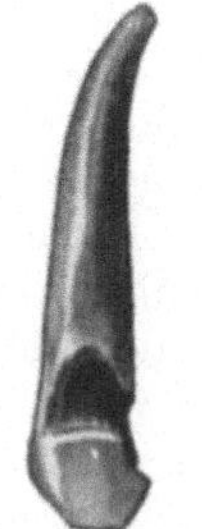
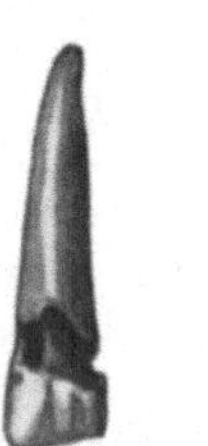
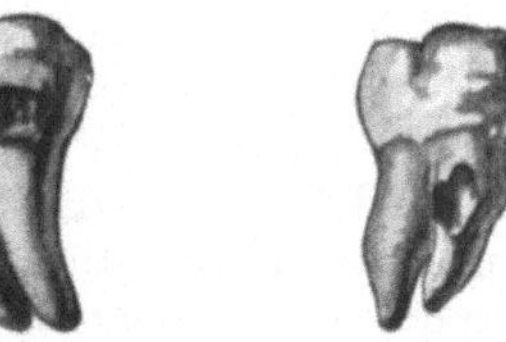

Abb. 250. „Bäckercaries". Beginn der Caries am Zahnhals.   Abb. 251. Caries unterhalb der Schmelzgrenze, weiter fortgeschritten mit sekundärer Schmelzcaries.   Abb. 252. Caries an der freiliegenden Wurzel eines M.

scheint häufiger der Caries zu verfallen als der bleibende Eckzahn. Ob im ganzen die Caries im Milchgebiß häufiger oder seltener ist als im bleibenden Gebiß,

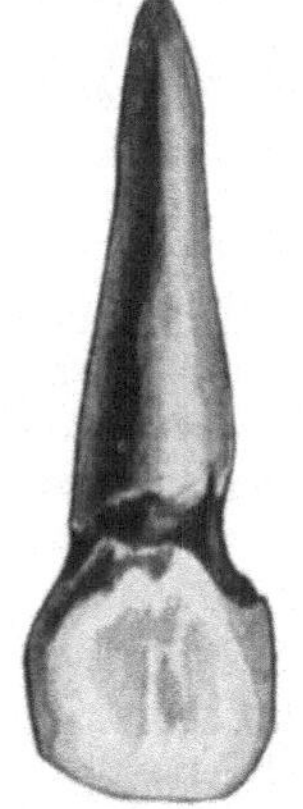

darüber gehen die Ansichten etwas auseinander. Eine auffällige Erscheinung ist die ungewöhnlich frühe und starke Ausbreitung von Caries bei manchen Kindern; so sieht man mitunter Gebisse von Drei- und Vierjährigen, bei denen bereits an sämtlichen Zähnen der Schmelz zerstört ist und überhaupt nur noch Stummeln stehen, die allerdings oft noch überraschend gut funktionieren. Gerade in diesen Fällen kann man nicht umhin, an konstitutionelle Faktoren zu denken.

Lokalisation der Caries.

Auf den vorhergehenden Seiten ist mehrfach von Prädilektionsstellen die Rede gewesen, Stellen, an denen Speisereste besonders hartnäckig haften können. Diesen Prädilektionsstellen entspricht auch in erster Linie die Lokalisation der Caries. Man hat danach unterschieden:

Abb. 253. Zirkuläre Caries.

1. Beginn der Caries von den Furchen und Grübchen aus (Abb. 248).

2. Beginn der Caries an den Approximalflächen (Abb. 249).

3. Beginn der Caries an der freien Zahnoberfläche (Zahnhals) (Abb. 250).

4. Beginn der Caries unterhalb der Schmelzgrenze (Abb. 251).

5. Beginn der Caries unter pathologischen Verhältnissen (Zahnstellung) (Abb. 252).

Als gesonderte Form wird mitunter die sog. zirkuläre Caries (FEILER) geführt. FEILER glaubt sie in Zusammenhang mit rachitischen Knochenveränderungen bringen zu sollen und nimmt eine zonenförmige Schwächung des Schmelzes und Dentins von innen heraus an — wahrscheinlich infolge einer verminderten Kalksalzablagerung. Ein Zusammenhang mit Tuberkulose, wie er von einzelnen vermutet wurde, ist für die ringförmige Caries nicht anzunehmen (Abb. 253).

d) Spezielle Pathologie und Pathohistologie der Caries.

Allein schon die Verschiedenartigkeit der Struktur und der organischen Bestandteile bringt es mit sich, daß das feinere Bild der Caries in den verschiedenen Hartsubstanzen des Zahnes sehr verschieden ausfallen muß. Verfolgen wir den

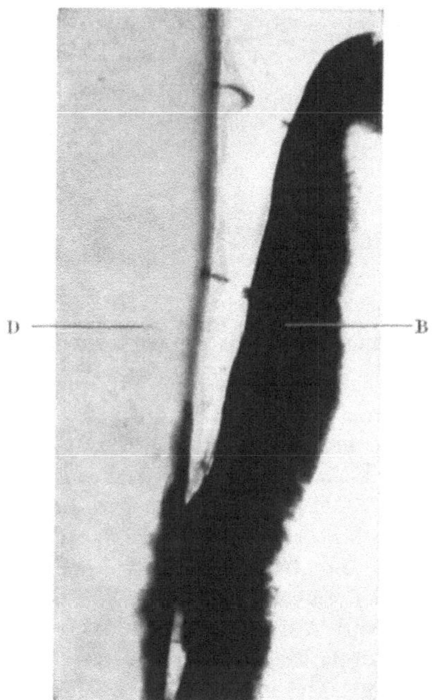

Abb. 254. „Bakterienhäutchen".
Schmelzoberhäutchen mit Belag.
B Belag. D Dentin.

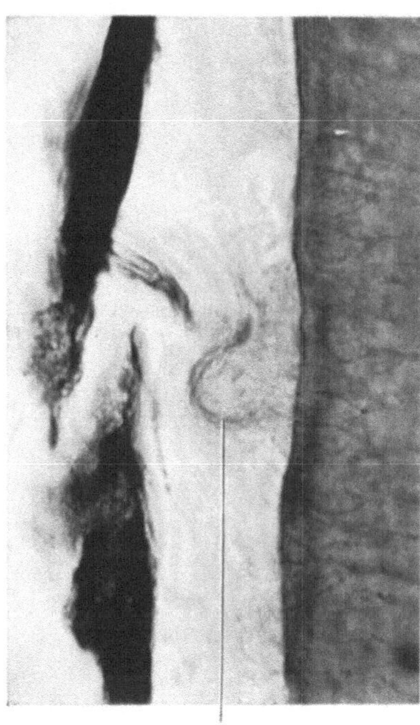

Abb. 255. Zerstörung des Schmelzoberhäutchens durch Mikroorganismen. L Lamelle.

Weg, den die Caries etwa an der Approximalseite einer Krone von der Oberfläche bis zum Pulpacavum zurückzulegen hat, so ist zunächst das Schmelzoberhäutchen (in der Folge mit SOH bezeichnet) zu berücksichtigen, dann der Schmelz selbst und endlich das Dentin in seiner regulären und irregulären Form. Der Weg kann von dem Prozesse in sehr kurzer Zeit zurückgelegt werden, dann sprechen wir von *akuter Caries*; er kann aber auch sehr lange Zeit beanspruchen; ja oft genug scheint es, als ob der Prozeß überhaupt zum Stillstand gekommen wäre, dann sprechen wir von *chronischer Caries*. Die Bilder bei der akuten und bei der chronischen Form sind unter sich ebenfalls wieder verschieden genug, um gesondert besprochen zu werden.

α) Die akute Caries (Caries florida s. humida).
Das Verhalten des Schmelzoberhäutchens.

An den der natürlichen und künstlichen Reinigung schwer oder gar nicht zugänglichen Stellen findet sich auch in gepflegtem Munde auf dem Schmelzober-

häutchen ein dichter Belag von Fusobakterien und Streptokokken — das sog.
Bakterienhäutchen (Abb. 254). Bei Cariesimmunität erträgt das SOH diesen

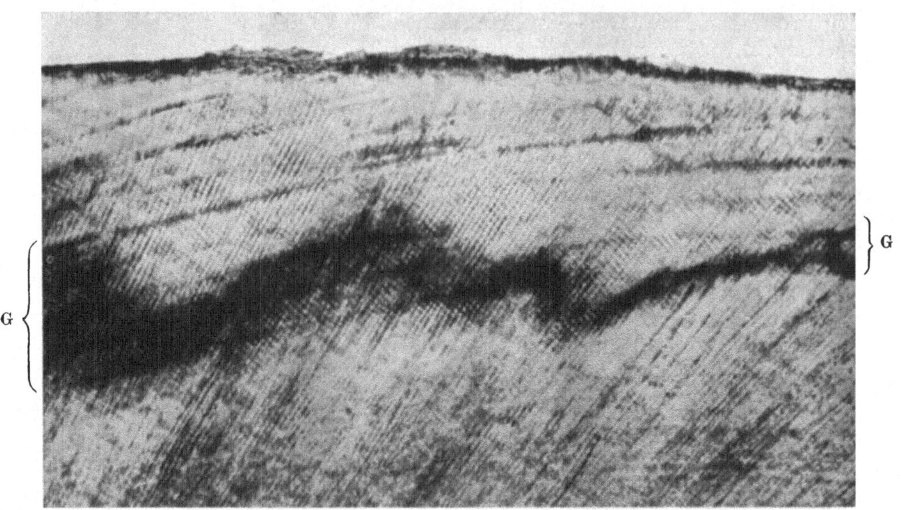

Abb. 256. Approximalseite eines 2. unteren Molaren. Oberflächliche Schmelzcaries. Schliff ungefärbt.
Schwache Vergr. Deutliche Querstreifung der Prismen und Auftreten von Retziusstreifen im cariösen
Schmelz. Dunkle Grenze G zwischen gesundem und cariösem Schmelz. Optik: Winkel Achrom.
12,6 mm. Kompl. Ok. 4. (Aus EULER-MEYER.)

Belag dauernd, ohne eine Veränderung aufzuweisen. Wird aber eine Caries vorbereitet, dann setzt der Prozeß damit ein,
daß unter der Säure- und Toxinwirkung der
Bakterien das SOH in seinen oberen Lagen
quillt und die Mikroorganismen sich in der
aufgelockerten Schicht ausbreiten. Von hier
aus wird die tiefer liegende Schicht des SOH
zur Quellung und Aufnahme von Bakterien
gebracht, bis schließlich das ganze SOH von
Bakterien durchsetzt ist. Sobald die Mikroorganismen bis zum inneren Rand des Häutchens vorgedrungen sind, setzt auch bereits
die Veränderung an der Peripherie des
Schmelzes selbst ein. Besonders leicht gelingt anscheinend das Durchdringen des SOH
an den Stellen, an denen die Schmelzlamellen
in das Häutchen übergehen (Abb. 255).

Die Frage, wie steht es aber mit den vielen
Stellen der Zahnkrone, an denen durch den
Kauakt das SOH längst abgeschliffen worden
ist, ist dahin zu beantworten, daß derselbe
Faktor Kauakt stets hier für eine so gründliche Reinigung sorgt, daß im allgemeinen
solange keine Caries möglich ist, als die
Antagonisten in Funktion sind.

Die Caries des Schmelzes.

Makroskopisch ist das Bild in den Anfangsstadien dadurch gekennzeichnet, daß

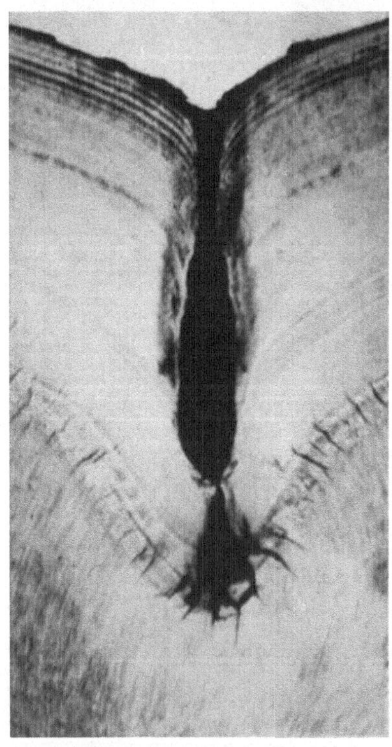

Abb. 257. Schmelzfissurencaries.

die gleichmäßige Transparenz des Schmelzes unterbrochen wird und ein umschriebener Fleck entsteht, der entweder eine mehr *weißliche Farbe* hat (bei
der akuten Caries) oder bräunlich *pigmentiert* erscheint (chronische Form). Beim
Überfahren der Stelle mit der Sonde ist eine deutliche Rauhigkeit zu spüren. Die
Veränderung der Transparenz hängt mit der eingetretenen oberflächlichen Entkalkung der Schmelzprismen zusammen. Der weitere Verlauf kann sich auch
makroskopisch etwas verschieden gestalten, je nachdem ob der Prozeß sich an
der glatten Zahnoberfläche abspielt — *Oberflächencaries* — (Abb. 256) oder in
einer Fissur — *Fissurencaries* — (Abb. 257). Namentlich bei der letzteren sehen

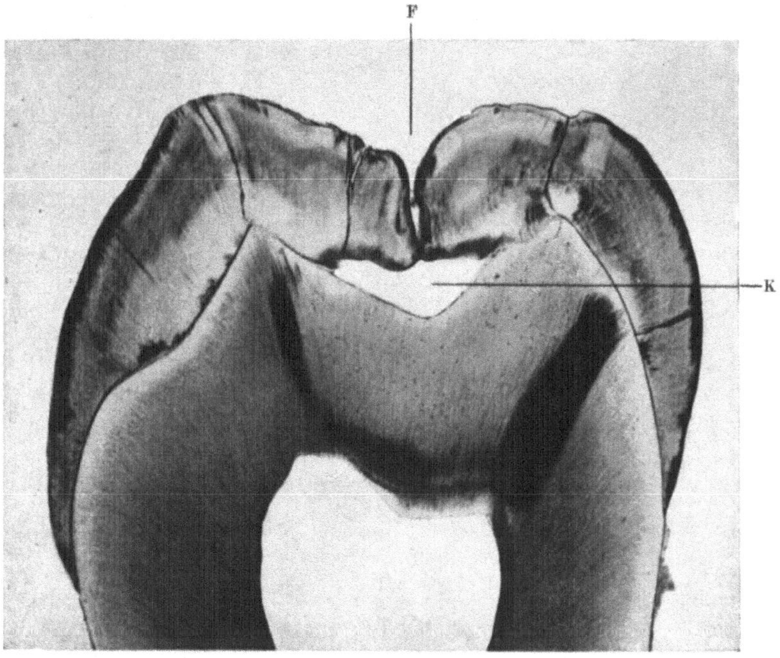

Abb. 258. Oberer 2. Prämolar. Unterminierende Schmelzcaries (K) von einer Fissur (F) ausgegangen.
Schliff ungefärbt. Übersichtsbild. Optik: Winkel Luminar 26 mm. (Aus EULER-MEYER.)

wir auch häufig das Bild der sog. *unterminierenden* Caries (Abb. 258) sich entwickeln.

Noch deutlicher tritt allerdings der Unterschied zwischen der Oberflächen-
und Fissurencaries zutage, wenn man die Vergrößerung bei der Betrachtung zu
Hilfe nimmt. Bei der Oberflächencaries ist das Fortschreiten entweder ein gleich-
mäßiges nach der Tiefe zu oder es macht sich mehr die Kegelform — die Spitze
nach dem Dentin zu gerichtet — bemerkbar. Bei der Fissurencaries dagegen
ist entsprechend der Prismenanordnung auch die Tendenz zur seitlichen Ausbreitung meist unverkennbar. Manches ist allerdings auch beiden Formen
gemeinsam, so das Auftreten der Querstreifung der Prismen, das stärkere
Hervortreten der Retziusstreifen und das auffallend rasche Vordringen der
Bakterien in den Schmelzlamellen.

Wenn die Caries auf ihrem Vormarsch die Schmelzdentingrenze erreicht hat,
sehen wir sehr häufig eine Ausbreitung der Bakterien auch zwischen diesen
beiden Substanzen, so daß eine regelrechte Unterminierung des Schmelzes eintritt (unterminierende Caries). Von der Unterminierungsstelle oder -spalte aus
kann die Caries sich nun wieder im Schmelz weiter ausdehnen, diesmal aber

von zentral nach peripher verlaufend (sog. rückläufige Schmelzcaries). Die unterminierten Stellen werden bei Druck leicht einbrechen.

Die Ausbreitung der Caries wird um so mehr begünstigt, je mehr organische Substanzen vorhanden sind, bzw. je mehr Teile des Schmelzgerüstes unverkalkt geblieben sind. Außer den bereits erwähnten Schmelzlamellen spielen in dieser Hinsicht noch die sog. Büschelformen (unverkalkte Prismen und Prismenzwischen-

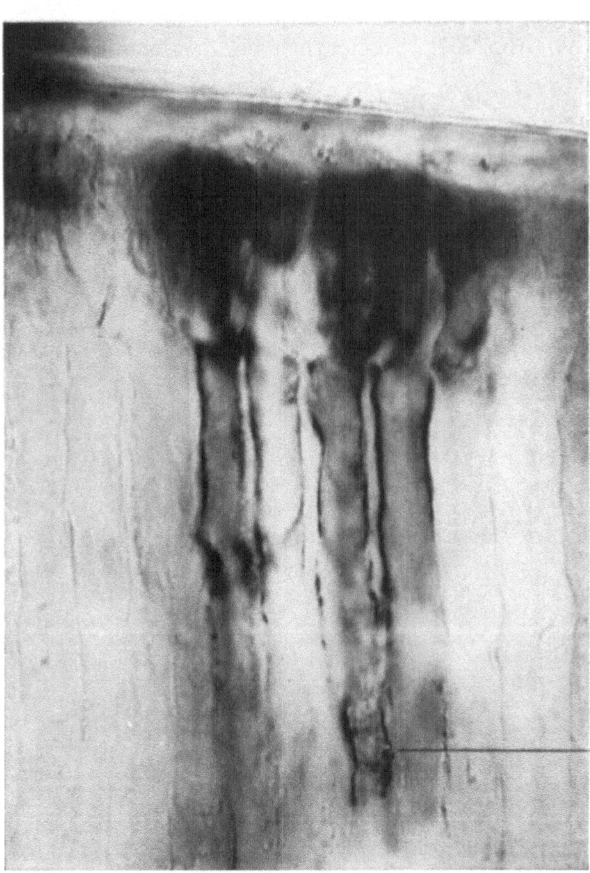

Abb. 259. Unterer 1. Molar. Weitere Entwicklung der Schmelzcaries. Schliff, Fuchsinfärbung. Sehr starke Vergr. Im oberen Teil des Bildes sind die Grenzen der Prismen verloren gegangen. Darunter beginnen die Konturen bereits zu verschwimmen. Bei Q Querstreifen in dem Prisma und Körnelung. Optik: Winkel Fluor. 1,4 mm, Kompl. Ok. 4. (Aus EULER-MEYER.)

substanz) sowie teilweise noch die Retziusstreifen eine Rolle. Sprünge im Schmelz können wohl auch als besonderer Weg für die Bakterien dienen (s. S. 202).

Was die *feinen Vorgänge bei der Schmelzcaries* anlangt (Abb. 259), so ist als erste Wirkung der in die tieferen SOH-Schichten gedrungenen Bakterien zu verzeichnen eine Entkalkung der periphersten Prismenabschnitte sowie der hier befindlichen interprismatischen Substanz, soweit auch in diese Kalksalze eingelagert werden; gleichzeitig tritt eine sehr deutliche *Querstreifung der Prismen* auf, auch erscheinen zunächst noch die Prismenränder schärfer konturiert, was teilweise als Quellung der „Prismenhüllen" aufgefaßt wird. Allmählich verwischt sich aber die Zeichnung; es macht sich in den Prismen selbst an Stelle der Querstreifung eine Körnelung bemerkbar, die schließlich in eine wolkige Trübung

übergeht, in welche nun auch die interprismatischen Bahnen einbezogen werden. Kleinste Partien am Rande geraten vollständig in Verlust und so entstehen vielfach feinste V-förmige Zacken, die der Sonde als Rauhigkeit erscheinen. Die Einwanderung der Bakterien vollzieht sich in erster Linie in den entkalkten interprismatischen Bahnen und von hier aus gelangen sie in das Prisma selbst, in dessen Zentrum sich anscheinend auch nach der Entkalkung wieder günstige Ausbreitungsbedingungen finden. Ob es auch im Schmelz eine transparente Zone als Grenze gegen den cariösen Herd hin gibt, wie dies neuerdings von einigen angenommen wird, ist nicht sicher; eine Grenzzone ist wohl vorhanden, doch könnte sie auch durch Sinterung gelöster Kalksalze und durch Pigmente entstehen.

Die Caries des Dentins.

Ist man im Schmelz mehr auf das morphologische Bild beim Studium der Caries angewiesen, so ist man beim Dentin um so leichter in der Lage, sich auch vom *biologischen* Ablauf des Prozesses eine klare Vorstellung zu machen, da uns ja hier die Beobachtung der einwandfrei belebten Dentinfortsätze der Odontoblasten zur Verfügung steht. Dadurch wird das Verständnis für die Ausbreitung der Caries wesentlich erleichtert. Daß wie beim Schmelz die Ausbreitung um

so mehr begünstigt wird, je mehr unverkalkte Partien vorhanden sind, ist selbstverständlich; beim Dentin spielen hier die interglobulären Bezirke eine erhebliche Rolle. Wenn beim Schmelz über die Berechtigung, von der Caries als einer Infektionskrankheit zu sprechen, auch gewisse Zweifel noch möglich sind, so fallen diese Zweifel um so mehr weg beim Dentin, das in den Kanälchen die Bahnen mit geordneter Ernährung erhält.

Der *biologische Ablauf der Dentincaries*. Er beruht, ganz kurz ausgedrückt, zuerst in einer *Stoffwechselstörung* in den Kanälchen als Fernwirkung der andringenden Bakterien, weiterhin in einer *Zerstörung der* TOMES*schen Fasern* durch die Durchsetzung mit Bakterien, dann von hier aus in einer *Entkalkung und Erweichung der Dentingrundsubstanz*, wodurch auch diese aufnahmefähig für die Bakterien wird. Den Schluß des Prozesses bildet endlich die *Auflösung der Dentinknorpelrückstände*.

Die erste Fernwirkung — eine toxische — der Bakterien auf den Stoffwechsel der TOMESschen Fasern beruht darin, daß das angebotene Fett nicht mehr verarbeitet werden kann; es tritt infolgedessen eine *Anreicherung mit Fett* in den Kanälchen ein. Hier muß indessen darauf hingewiesen werden, daß vor allem nach den Untersuchungen von WEBER eine Verfettung der Odontoblastenfortsätze auch bei degenerierter Pulpa und ganz besonders bei eitrigen Prozessen sowie Pulpanekrose auftreten kann. Ebenso fand WEBER Verfettung an abgekauten Zähnen entsprechend den abgekauten Zahnteilen. WEBER sieht in dieser Verfettung ebenso wie bei der Caries ein Zeichen der Schädigung der protoplasmatischen Substanz. An die Verfettung schließt sich eine *Ausfällung von Kalksalzen*, zunächst in mehr körniger

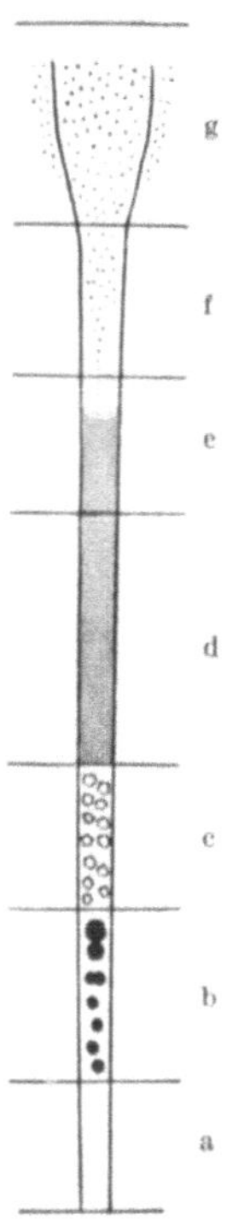

Abb. 260. Schematische Darstellung der Vorgänge im Dentinkanälchen bei Caries (unter teilweiser Benutzung der schematischen Zeichnung von FURRER).

a Zone geringster Störung. b Zone der Fettspeicherung. c Zone der beginnenden Kalkausfällung. d Zone der Transparenz. e Auflösung der Transparenz. f Zone der Pionierpilze. g Pilzreiche Zone.

Form — Vorstufe des transparenten Dentins; die Kalksalzausfällung steigert sich und es kann zur völligen Obliteration der Kanälchen kommen — *transparentes Dentin*. Inzwischen sind aber die Bakterien weiter vorgerückt und nun macht sich die Nahwirkung aus der Säure geltend: die neuen Kalksalze in den Kanälen werden wieder aufgelöst (wobei auch wieder eine Zwischenstufe mit dem Bilde der Körnelung möglich ist). Nach Auflösung dieser Salze *treten nun die Bakterien in die betreffenden Kanalabschnitte selbst ein* und machen von hier aus ihre entkalkende und zerstörende Wirkung auch nach den Seiten hin über die Kanalwandungen hinaus geltend. — Der Prozeß spielt sich in dem befallenen Gebiete nicht in allen Kanälchen gleichmäßig und gleichzeitig ab, vielmehr können die Bakterien in einzelnen Kanälchen schneller vorrücken, und so entsteht eine Zone, die man mit FURRER als die *Zone der Pionierpilze* bezeichnen kann; die Bakterienzahl ist hier noch recht spärlich (Abb. 260 f.).

Die von den Bakterien ausgehende Stoffwechselstörung macht sich aber nicht nur am peripheren Ende der Odontoblastenfortsätze geltend, *sondern auch an dem zentralen Ende,* d. h. im Odontoblastenbereich selbst, und hier sehen wir dann als Folge des Reizes erhebliche *Neuanlagerungen von meist irregulärem Dentin.* Auf die Dauer aber vertragen die Odontoblasten doch nicht den ständigen Reiz, und so ergibt sich als weitere Folge eine *Degeneration der Zellen.*

Mit der vorstehenden Darstellung ist vor allem FISH nicht einverstanden. Nach seinen Beobachtungen am Tier wie am Menschen wäre der Dentinabschnitt, dessen Kanälchen durch irgendeinen Vorgang (mechanischer Insult, Caries) peripher geöffnet worden sind, *als tot anzusprechen,* und zwar von der Läsionsstelle ab, bei der Caries vom Kavitätenboden ab bis zur Appositionslinie des sekundären Dentins am primären Dentin. In diesem Gebiet sollen sich dann auch zunächst die Pionierpilze ausbreiten. An der Verbindungsstelle zwischen primärem und sekundärem Dentin ist nach FISH das erste Hindernis für die Cariesausbreitung zu sehen, da die Verbindungszone eine mehr oder weniger homogen verkalkte Zone darstellt, die zum mindesten keinen physiologischen Zusammenhang zwischen den Dentinkanälchen des primären und sekundären Dentins bestehen läßt.

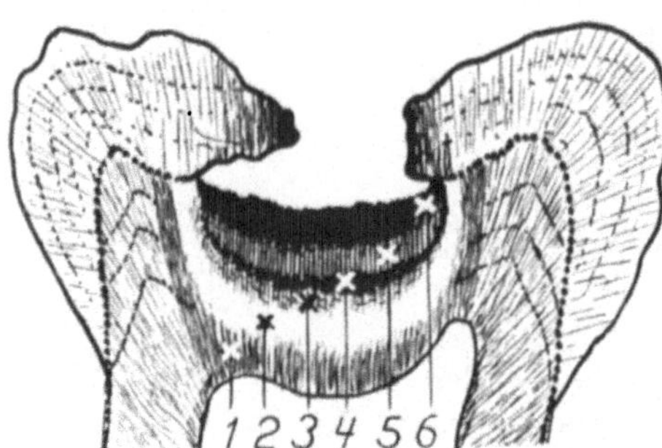

Abb. 261. Schematisches Übersichtsbild der Carieszonen nach FURRER.

Das *makroskopische* Bild. Hier tritt der Unterschied zwischen der chronischen und der akuten Form ganz besonders scharf zutage. Während bei der chronischen Form die Oberfläche oft von einer solchen Härte und scheinbaren Glätte sein kann, daß geradezu eine Verkennung des Bildes möglich ist, und der früher gebrauchte Ausdruck „ausgeheilte Caries" durchaus verständlich wird, stellt sich das makroskopische Bild bei der akuten Form wesentlich anders dar. Bei versteckten Kavitäten, wie z. B. an der Approximalseite bei dichtem Zahnstand, erscheint der bedeckende Schmelz an der Kaufläche je nach Ausdehnung der Kavität weißlichgrau bis dunkel, und erst sorgfältiges Sondieren oder eine Röntgenaufnahme klären über die wahre Ursache der Verfärbung des Schmelzes auf; auf alle Fälle müssen solche Farb- oder Transparenzveränderungen an den Approximalabschnitten von Kauflächen sehr verdächtig auf vorhandene Caries sein.

Bei freiliegenden Kavitäten haben wir zunächst fast stets einen kleineren Zugang im Schmelzmantel als er der wirklichen Ausdehnung des Herdes entspricht. Als oberste Schicht des Herdes selbst haben wir gewöhnlich eine schmierige, säuerlich oder übelriechende Masse vor uns, die aus Speisepartikeln, in Auflösung begriffenen Dentinrückständen und gewaltigen Mengen saprophytischer Bakterien besteht. Die Farbe ist dunkel, schwankt aber etwas, je nach der Nahrung und der Art der Pilze. Wischt man die schmierige Masse weg, so erscheint eine konsistentere, im ganzen aber doch noch sehr weiche Schicht von bräunlicher Farbe, die dem erweichten, aber noch nicht aufgelösten Dentin entspricht und für spitze oder scharfe Instrumente ohne weiteres durchgängig ist. Darunter kommt eine härtere Zone von hellerem Braun, in der wir teils die Zone der Pionierpilze, teils diejenige der beginnenden Erweichung zu sehen haben. Endlich schließt sich über dem normalen Dentin noch an eine sehr harte, hellbraune bis weißliche Schicht — diejenige des transparenten Dentins. Makroskopisch ist die letztere allerdings nicht ohne weiteres zu entscheiden. Selbstverständlich braucht der Befund bei einer cariösen Höhle nicht immer genau nach diesem Schema zu sein; namentlich die sich mehr flächenhaft als tief ausbreitenden Cariesherde können auch makroskopisch Abweichungen vom Schema mit sich bringen.

Das histologische Bild. Aus Mangel an Raum kann hier nicht auf alle Einzelheiten eingegangen werden; wer sich für diese interessiert, findet eine erschöpfende Darstellung in den Lehrbüchern der Zahnpathohistologie. Über die Anreicherung mit Fett in den Kanälchen orientiert Abb. 262. Hier erscheint das Fett zunächst nur in Tröpfchenform; im weiteren Verlauf aber wird die Verfettung eine vollständige, was sehr schön mit Scharlach- oder Sudanfärbung zum Ausdruck

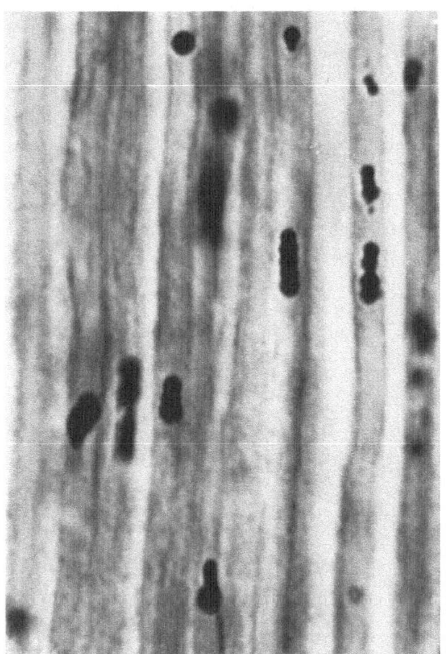

Abb. 262. Anreicherung mit Fett in den Dentinkanälchen.

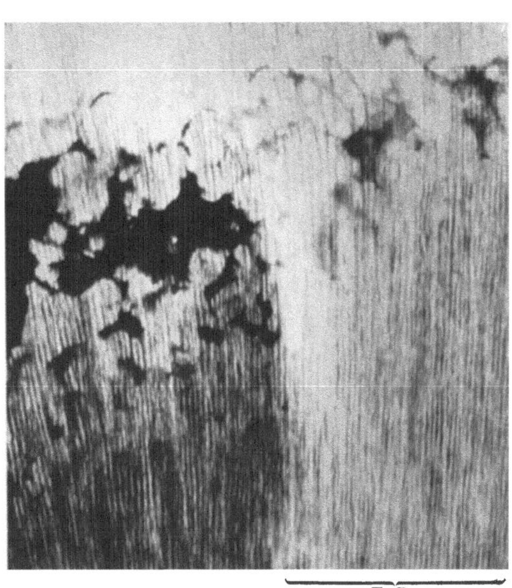

T. D.

Abb. 263. Transparentes Dentin (T. D.).

gebracht werden kann. Als weitere Folge der Stoffwechselstörung haben wir die Häufung von Kalksalzniederschlag in den Kanälchen kennengelernt, die sich auch auf die unverkalkt gebliebenen Interglobularbezirke erstrecken kann und zur Bildung von transparentem Dentin führt (Abb. 263). Neuere Untersuchungen haben übereinstimmend gezeigt, daß die transparente Zone ein ganz besonders geringes Maß von Durchlässigkeit besitzt. Die Transparenz erklärt sich aus dem veränderten optischen Verhalten infolge der Kalksalzanreicherung. Bei der späteren Auflösung dieser neuen Kalksalze beobachtet man mitunter Schrumpfung der Fasern und Segmentierung derselben, womit die sog. WELLAUERschen Blitzfiguren erklärt sind; die Segmente bestehen dann in der Hauptsache nur noch aus der fester gefügten Wandschicht der TOMESschen Fasern (NEUMANNsche Scheide).

Nunmehr rücken in einzelnen Kanälchen die ersten Bakterien vor (Abb. 264); je näher der Pulpa zu, um so spärlicher sind sie; peripher liegen sie dichter und eine größere Zahl von Kanälchen erscheint infiziert; meist ist es nun ein Komplex von Kanälchen, zwischen welchen und dem nächsten Komplex noch reichlich bakterienfreie Partien sein können, bis auch diese völlig mit Bakterien durchsetzt sind. Mit der nun auch einsetzenden Entkalkung der Kanalwände und Zwischensubstanz und dadurch entstandenen Nachgiebigkeit derselben können sich einzelne Kanalabschnitte unter dem Wachstumsdruck der Bakterien stark ausdehnen; die Zwischensubstanz verschwindet und durch Konfluieren entstehen sog. Kavernen, die zuerst mehr Rosenkranzform annehmen und sich später zu großen Lücken ausdehnen (Abb. 265).

Bei der Entkalkung der Zwischensubstanz zwischen den Kanälchen tritt nach und nach das Fasergerüst der Dentingrundsubstanz immer deutlicher zutage; zuerst werden die ringförmig verlaufenden Fasern und später auch die zu den Kanälchen parallel ziehenden Fasern gesondert färbbar. Gleichzeitig entstehen auch Spalten, die senkrecht oder im Winkel zu den Kanälchen stehen und auf

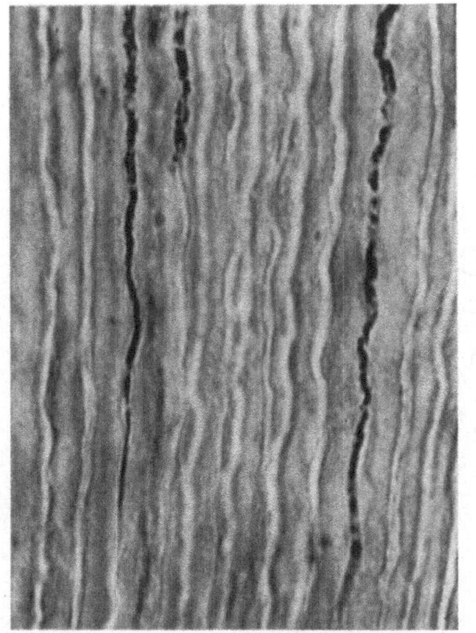

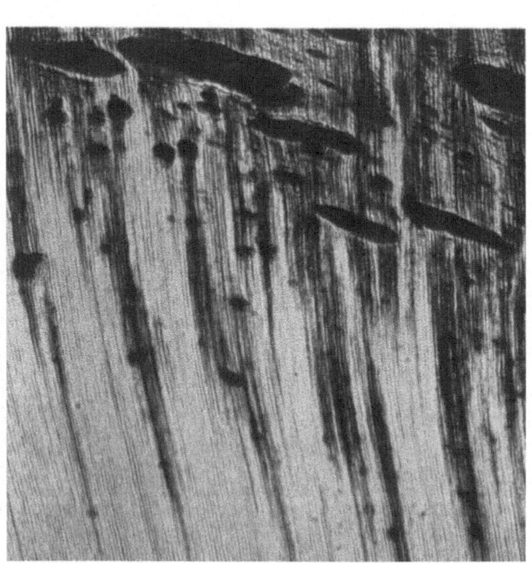

Abb. 264. Zone der Pionierpilze.   Abb. 265. Kavernenbildung.

die bei der Dentinentwicklung schichtweise erfolgende Kalkanlagerung sowie einen besonderen Faserverlauf zurückzuführen sind. Sie sind mit den vorhin erwähnten Kavernen nicht zu verwechseln und tragen die Bakterieninvasion auch in die seitlichen Partien (Abb. 265).

Das erweichte und in Auflösung begriffene Dentin überrascht oft durch merkwürdig gut erhaltene Röhrchen, und gerade dieser Befund ist bei dem alten Streite, ob die Odontoblastenfortsätze in isolierbaren Röhren, den NEUMANNschen Scheiden, ruhen, oder ob es die resistenten Kanalwände selbst sind, die wir vor uns sehen, immer hervorgehoben worden. Es kann aber heute kaum mehr einem Zweifel unterliegen, daß die Röhrchen nichts weiter sind als die verdichtete Corticalschicht der Odontoblastenfortsätze selbst, die eine erstaunliche Widerstandsfähigkeit gegen Säuren besitzen kann. Im übrigen sieht man in dem erweichten Teil ungeheure Mengen von Bakterien und namentlich von dicken langen Fäden; auch eingepreßte Speiseteile finden sich.

Das vorstehend geschilderte histologische Bild kehrt im allgemeinen ziemlich regelmäßig wieder. Gewisse Abweichungen beobachten wir nur bei der *Caries des irregulären Dentins,* da hier die Gleichmäßigkeit der Kanalbahnen fehlt; statt dessen spielen die Spaltbildungen eine größere Rolle. Auch bei der sog. *Wurzelcaries* ist das Bild nicht das gleiche; hier erfolgt die Infektion der Dentinkanälchen hauptsächlich in zentrifugaler Richtung vom Wurzelkanal aus.

Die Caries des Zementes.

Eine Zementcaries entwickelt sich meist dann erst, wenn die Wurzeloberfläche schon frei gelegen war. Der Freilegung geht aber zumeist eine Überwucherung mit Epithel voraus und aus diesem bildet sich auf dem Zement *eine Cuticula*, die in ihrem Verhalten der Caries gegenüber dem Schmelzoberhäutchen gleichgestellt werden kann. Auch hier findet erst eine Quellung und Durchsetzung mit Bakterien statt, dann wird der Zementmantel selbst angegriffen. Im *Bereich des Faserzementes* macht sich die Entkalkung in erster Linie in dem Ansatz der Sharpeyschen Fasern bemerkbar und hier sowie in den Saftlücken erfolgt auch die Einwanderung der Bakterien. Haben diese auf solchem Wege die Oberfläche des Dentinkörpers erreicht, dann breiten sie sich zunächst mehr zwischen Zement und Dentin aus; das Faserzement wird förmlich abgehoben und bricht dann leicht ab, ohne völlig zerstört zu sein (Abb. 266).

Im Osteozement vollzieht sich das Tiefenwachstum der Bakterien *in den Zementkanälchen*, die bis zur Oberfläche reichen und nach der Tiefe zu miteinander zusammenhängen; schließlich sind

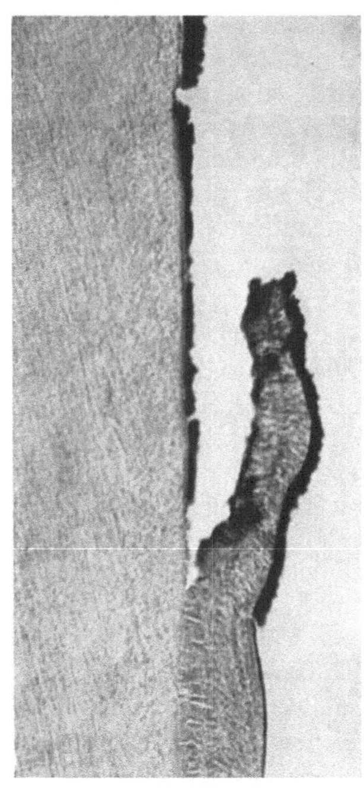

Abb. 266. Zementcaries.

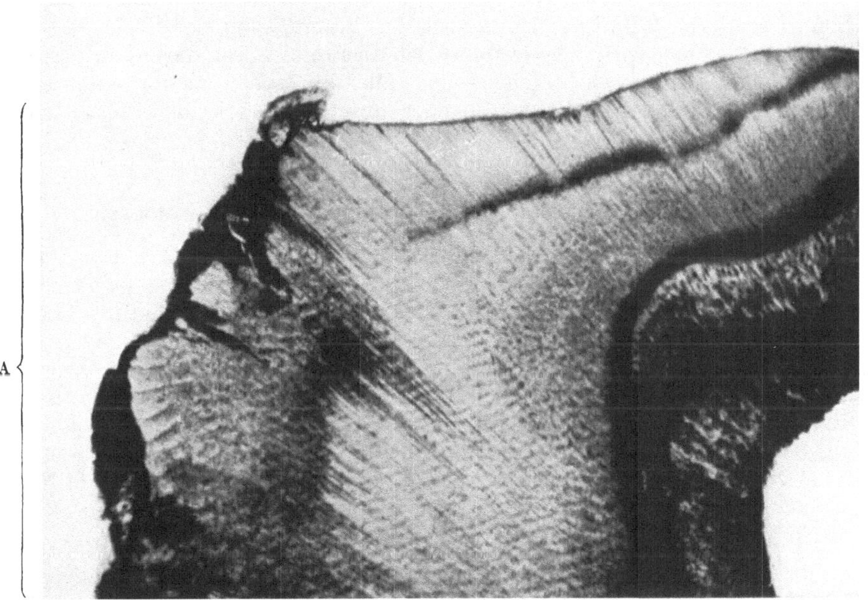

Abb. 267. 1. Molar. Caries chronica auf der Kaufläche (K), Caries humida an der Approximalseite (A). Hämatox.-Eosinfärbung. Ganz schwache Vergr. Optik: Winkel Achrom. 37 mm, Kompl. Ok. 4. (Aus Euler-Meyer.)

Zementhöhlen und Zementkanälchen ganz vollgepropft mit Mikroorganismen, die sich nun auch seitlich nach der Zementgrundsubstanz hin durch Entkalkung auswirken können und dabei ähnlich wie beim Dentin das Fasergerüst der Grundsubstanz deutlich hervortreten lassen. Sobald beim Tiefenwachstum der Bakterien im lamellären Zement eine Lamellenzwischenschicht erreicht wird, die ja meist wenig oder gar nicht verkalkt ist, erfolgt ein ausgedehntes Wachstum in dieser Zwischenschicht, wobei ein Stück Lamelle nach dem anderen *abblättern* kann. Daneben kommt es aber auch zu völliger Erweichung und Auffaserung der Grundsubstanz, wodurch ebenfalls ein Teil Zement verlorengeht.

β) Caries chronica.

Wesentlich größer ist der Unterschied im histologischen Bild bei der *chronischen Caries*. Um die mikroskopischen Befunde hier zu verstehen, ist notwendig, sich die Bedingungen klarzumachen, unter denen eine chronische Caries sich entwickelt. Wenn z. B. auf der Kaufläche eines Molaren eine akute Fissurencaries eingesetzt hat, die bald zur Unterminierung des Kauflächenschmelzes führt, so findet gärungsfähiges Material in den Unterminierungsnischen einen ausgezeichneten Schlupfwinkel und die Ausbreitung der Caries nach der Tiefe zu kann rasch vor sich gehen; bricht aber der unterminierte Schmelz vollkommen ab, namentlich durch den Kaudruck, dann liegt die ganze Oberfläche des Krankheitsherdes bloß und wird durch die Friktion des Speisebreies fortan ständig gescheuert; auch das längere Verweilen von gärungsfähigem Material hat aufgehört. Damit entfällt der Säure- und Bakteriennachschub; es entfallen aber auch die bakterienreichen erweichten Dentinpartien, da sie dem Kaudruck nicht standhalten und so vollzieht sich an der gleichen Krankheitsstelle der Übergang von der akuten Form der Caries in die chronische. Im Mikroskop sehen wir nur eine ganz kurze Strecke, in der die Bakterien in die Tiefe dringen. Darunter befindet sich reichlich transparentes Dentin (Abb. 267).

Eine gesonderte Rolle hat früher bei der Besprechung der Caries die sog. *rezidivierende Caries* gespielt. Es erübrigt sich aber, hier weiter darauf einzugehen, weil diese Form, von verschwindend wenig Fällen abgesehen, nichts weiter ist als ein Beweis dafür, daß bei der Behandlung der „primären" Caries nicht im gesunden Zahnbein gearbeitet wurde.

3. Die Erkrankungen der Pulpa und ihre Ausgänge.

Ehe auf die Erkrankungen der Pulpa selbst eingegangen wird, seien vorher ein paar Sätze über ihre Biologie eingeschaltet. Es ist ein besonderes Verdienst von G. Fischer, daß er diesem Thema eine umfangreiche Bearbeitung hat angedeihen lassen. Unter anderen Ergebnissen seiner Forschung verzeichnet er, daß die Stauung in der Wurzelpulpa, die wir dort fast regelmäßig finden, eigentlich das Schicksal aller intakten Zähne ohne Ausnahme sei, ferner, daß die Stauung bereits in der Jugend als physiologischer Stoffwechselvorgang einsetzt und während des Lebens anhält; mit Beginn der Stauung stellt sich nach Fischer sofort ein veränderter Mineralstoffwechsel in der Pulpa ein, wobei es zum Kalküberschuß kommt. Diese *Alkalose* erscheint Fischer als eine Art Selbstschutz sehr wichtig.

In der Kronenpulpa tritt diese Stauung wenig oder gar nicht in Erscheinung, und daran mag es zum Teil wenigstens liegen, daß hier auch sonst noch *Unterschiede im biologischen Verhalten gegenüber der Wurzelpulpa* bestehen. Dazu gehört unter anderem, daß man nachträglich entstandene, höher organisierte Dentikel in der Kronenpulpa massenhaft finden kann, in der Wurzelpulpa dagegen fast nie: um so reichlicher treffen wir hier amorphe Kalkausfällungen, die nun wiederum in der Kronenpulpa viel seltener sind. Ferner: Im Wurzelkanal sind Resorptionsvorgänge an der Kanalwandung durch das Pulpagewebe etwas recht Häufiges, im Kronenpulpacavum dagegen ein sehr seltenes Vorkommnis. Und endlich: Die an eine Resorption der Wandung sich anschließende Apposition besteht im Kronenpulpaabschnitt gewöhnlich aus recht gut gezeichnetem Dentin nach sekundärer Odontoblastenbildung; nur ausnahmsweise wird im Kronenpulpaabschnitt nach Resorption Zement apponiert; im Wurzelkanal dagegen ist die Zementapposition nach Resorption durchaus die Regel, eine Dentinapposition mit sekundärer Odontoblastenbildung hinwiederum eine Seltenheit.

Die weitgehende Fähigkeit der Wurzelpulpa zur Bildung von neuer, wenn auch atypischer Hartsubstanzbildung hat man sich (MÜNCH, REBEL u. a.) in den letzten Jahren bei der Pulpaamputation zunutze gemacht, wobei die Applikation von Vitaminen in Substanz in Verbindung mit Dentinsplittern oder Mineralsalzgemischen sich noch als besonderes Stimulans für die Hartsubstanzneubildung erwiesen hat.

Für die Erkrankungen der Pulpa gelten naturgemäß die Gesetze der allgemeinen Pathologie; eine gewisse Verschärfung tritt nur insofern ein, als die Pulpa eingeschlossen ist in ein starrwandiges Gehäuse und nur durch eine einzige größere Öffnung, die gleichzeitig auch als Abflußöffnung dienen muß, ihre Gefäßversorgung erhält. Außer dem Wegfall des kollateralen Systems ist auch das Fehlen eines gut ausgeprägten Lymphsystems sehr nachteilig. Dies alles wirkt zusammen, um bei Erkrankungen der Pulpa die Prognose von vornherein ungünstiger zu gestalten. Davon aber abgesehen entspricht der Verlauf z. B. der Entzündung durchaus den Lehren der allgemeinen Pathologie. Es entwickelt sich zuerst eine aktive Hyperämie, die bald in die passive Form übergeht mit Stauung, Quellung und seröser Durchtränkung. Daran kann sich dann anschließen die eitrige Einschmelzung. Der weitere Verlauf richtet sich nach Umfang und Dauer des schädigenden Momentes, nach der Widerstandsfähigkeit des geschädigten Organes und den äußeren Umständen. Zu den letzteren ist im besonderen die Frage zu rechnen, ob die erkrankte Pulpa freigelegt wurde (Pulpitis aperta) oder ob die Pulpenkammer verschlossen blieb (Pulpitis clausa).

Die wichtigsten krankhaften Zustände der Pulpa sind:

a) die auf infektiöser Basis beruhenden,
b) die auf traumatischer Basis beruhenden,
c) die auf chemisch-toxischer Basis beruhenden,
d) regressive Veränderungen,
e) Tumoren in der Pulpa,
f) Dentikelbildung.

a) Die Pulpitis auf infektiöser Grundlage.

Der Anfang wird bei allen Formen gewöhnlich der gleiche sein: Hyperämie und partielle Entzündung der Pulpa. Wie sich der Prozeß aber weiter entwickelt, das hängt ganz von den Eigenschaften der drei bereits vorhin erwähnten Faktoren ab, nämlich der infizierenden Keime, der infizierten Gewebe und der äußeren Umstände. Hochvirulente Bakterien, zumal wenn sie auf eine schon geschwächte Pulpa stoßen, werden in raschem Ablauf über die totale Entzündung zum Gewebstod führen, umgekehrt: Bakterien von geringer Virulenz, zusammen mit einer sehr widerstandsfähigen Pulpa begünstigen einen mehr chronischen Verlauf. Oder: Bei geschlossener Pulpenkammer, die jeden Sekretabfluß verhindert, ist die Gefahr eines baldigen Gewebstodes größer als bei offenem Cavum pulpae, das bei leistungsfähiger Pulpa sogar weitgehende regenerative Vorgänge (Pulpapolyp) zuläßt. Legt man diesen biologischen Maßstab zugrunde, so ergibt sich für die infektiöse Pulpitis folgende Einteilung, die aber auch nicht zu schematisch aufgefaßt werden darf, *weil die Grenzen zwischen den einzelnen Formen zu sehr fließend sind:*

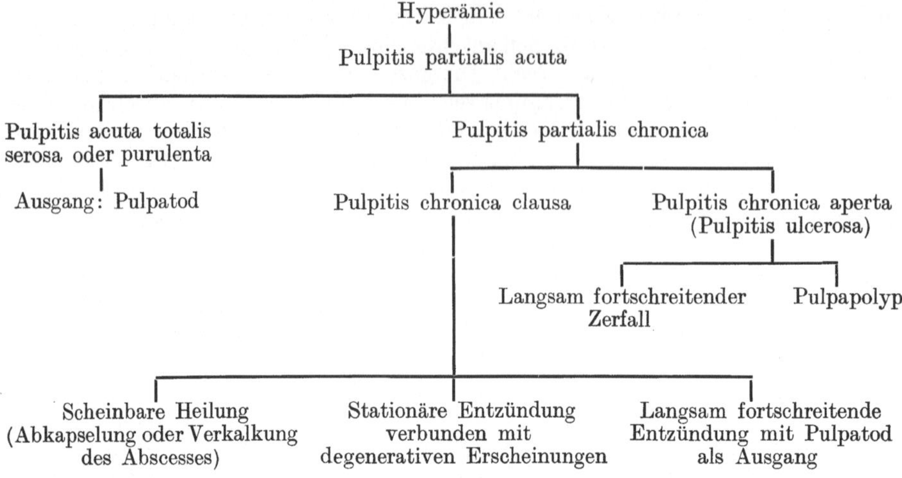

α) Hyperämie der Pulpa.

Sehen wir uns nun die einzelnen Formen, die aber sämtlich, das sei ausdrücklich nochmals erwähnt, nichts weiter als eine *Fixierung von Zustandsbildern*

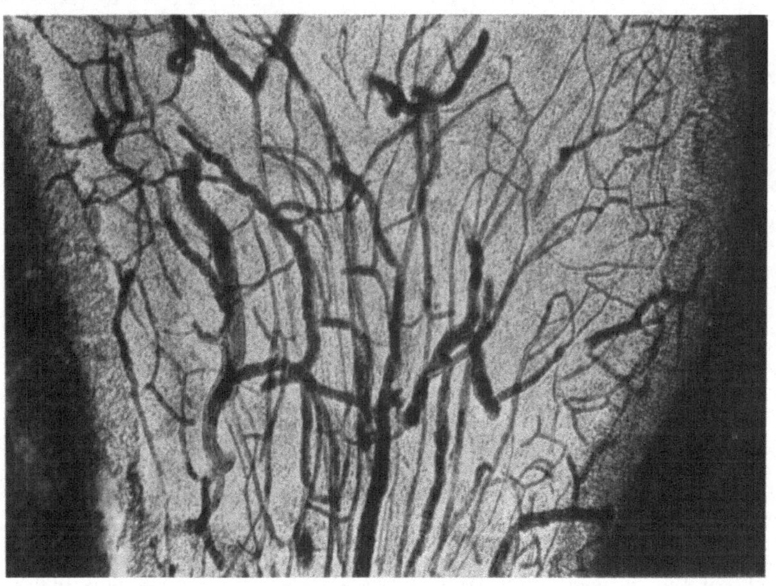

Abb. 268. Hyperämie der Pulpa.

darstellen, etwas genauer an, so wäre vom pathologisch-anatomischen und klinischen Standpunkt aus zunächst über die Hyperämie der Pulpa folgendes zu sagen: sie kann einem größeren oder kleineren Bezirk der Pulpa entsprechen, ist aber zunächst meist oberflächlich und im unmittelbaren Bereich der Schädigungsstelle. Sie findet ihren Ausdruck in der prallen Füllung der Gefäße und vor allem in dem starken Hervortreten auch der kleinsten Capillaren, namentlich im Bereich der Odontoblastenzone (Abb. 268). Sie tritt namentlich in dem Moment stark in Erscheinung, in dem ein verstärkter Reiz die Pulpa trifft. In der aktiven Form besteht die Hyperämie bei der Pulpa meist nur sehr kurze Zeit.

Klinisches. Unter „Klinisches" werden im folgenden bei den verschiedenen Zustandsbildern der Pulpitis vor allem auch die subjektiven Erscheinungen gebracht. Dazu muß aber gleich bemerkt werden, daß keineswegs in allen Fällen die von seiten der Patienten angegebenen klinischen Erscheinungen auch die gleichen anatomischen Bilder bedingen. Nach den Untersuchungen von GRETH muß vielmehr gesagt werden, daß die Diagnose der Pulpitisformen, wenigstens soweit sie mit derzeitigen klinischen Hilfsmitteln erfolgt, noch sehr im Argen liegt. Ausführlicheres darüber wird ja wohl an anderer Stelle noch gebracht; hier soll nur noch erwähnt werden, daß WEBER in einer jüngsten Veröffentlichung glaubt, in der Chronaxiebestimmung ein zuverlässigeres diagnostisches Hilfsmittel gefunden zu haben. Allzu großer diagnostischer Wert ist demnach den im folgenden angegebenen subjektiven Erscheinungen nicht beizumessen.

Was nun speziell die klinische Seite der Hyperämie betrifft, so ist für sie charakteristisch, daß sie subjektiv in dem Moment sich bemerkbar macht, in dem Temperaturreize (kalt und warm) die Pulpa treffen und daß die Beschwerden schon nach wenigen Minuten wieder ganz abklingen. Die Prognose kann im allgemeinen noch als günstig gelten, wenn sofort eine Behandlung der Caries eingeleitet und jeder Reiz ausgeschaltet wird.

β) Pulpitis acuta partialis.

Hier handelt es sich in der Regel um eine exsudative Form der Entzündung, und zwar kann das Exsudat ein seröses oder ein eitriges sein; dadurch kann sich das klinische Bild verschieden gestalten. Bei der serösen Form steht die seröse Durchtränkung

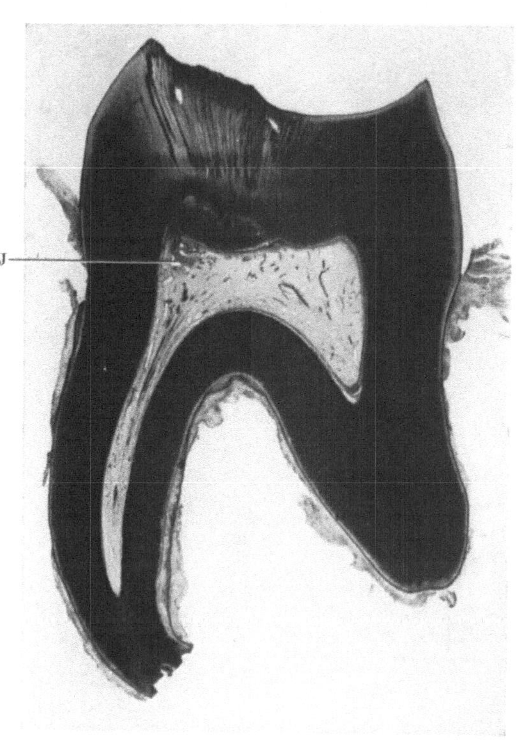

Abb. 269. Pulpitis acuta partialis. Anfangsstadium; Rundzelleninfiltration (J).

des betreffenden Pulpaabschnittes und die Quellung, sowie die Anreicherung mit Rundzellen (vor allem histiozytären Zellelementen) im Vordergrund (Abb. 269 und 269a). Bei der eitrigen Form beherrschen bald die polynukleären und polymorphkernigen Leukocyten das Bild (Abb. 270). Die Odontoblastenzone weist gewöhnlich schon bei Beginn der partiellen Pulpitis regressive Veränderungen auf, die entweder in Vakuolisierung, in Kernpyknose oder in fettiger Degeneration bestehen können. Die Gefäße im Entzündungsbereich zeigen eine starke Erweiterung.

Die Tendenz zur eitrigen Einschmelzung kann sehr frühzeitig einsetzen; es kann aber auch späterhin ein Übergang von der serösen zur eitrigen Entzündungsform stattfinden. Bei der eitrigen Entzündung kommt es zur völligen Zerstörung von Gefäßwänden, von Pulpaparenchym und auch von Nerven im umschriebenen Bezirk. Es entsteht dabei das, was man als Pulpaabsceß bezeichnet.

Klinisches. Die hervorstechendsten Merkmale der akuten partiellen Pulpitis sind das längere Anhalten von Schmerzattacken bei Reizverstärkung sowie das spontane Auftreten von Schmerzen, d. h. auch ohne Temperatur- und sonstige neue Reize kommen recht heftige Schmerzanfälle, die eine halbe Stunde und länger anhalten können. Bei der serösen Form wird kalt und warm als gleicherweise quälend empfunden; bei der eitrigen Form wird oft über größere Empfindlichkeit Wärme gegenüber geklagt als Kälte gegenüber; auch können bei der eitrigen Form sich die spontanen Schmerzanfälle in der Nacht besonders häufen; außerdem ist bei der serösen Form der partiellen Pulpitis eine Beteiligung der regionären Lymphdrüsen nicht ohne weiteres nachzuweisen, während man bei der eitrigen Form oft schon *deutliche Vergrößerung und Druckempfindlichkeit der submentalen bzw. submaxillären Lymphdrüsen* beobachtet.

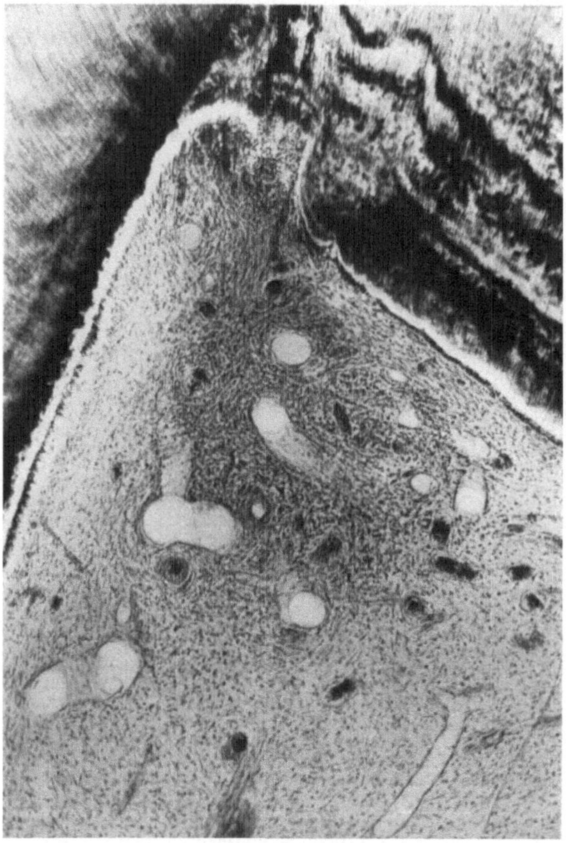

Die Prognose ist für das Leben der Pulpa durchweg ungünstig. Es gilt geradezu als feststehender Satz: *Sind erst einmal spontane Schmerzen aufgetreten, dann ist die Pulpa verloren.*

γ) Pulpitis acuta totalis.

Die Pulpitis acuta totalis ist nur gradweise unterschieden von der akuten partiellen Pulpitis. In Wirklichkeit besagt die Diagnose weiter nichts, als daß die Entzündung sich nicht mehr auf ein Pulpahorn erstreckt, sondern weitere Ausdehnung gewonnen hat. Das gilt sowohl für die seröse, wie die eitrige Entzündung; handelt es sich wieder um die letztere Form, dann kann entweder die Pulpa im ganzen eitrig eingeschmolzen werden (phlegmonöse Form), oder es bilden sich multiple Abscesse, die teilweise konfluieren. Histologisch ist das Bild bei fast gleicher Symptomatik denn auch recht verschieden. Bald steht scheinbar nur eine starke totale Hyperämie im Vordergrund, bald beherrscht kleinzellige Infiltration durch die gesamte Pulpa (Abb. 271) oder deren größten Teil hindurch das Bild, während in anderen Fällen ein sehr großer Absceß zu beobachten ist (Abb. 272).

Ausgang. Das rasche, oft schon nach 2 Tagen erreichte Ende der akuten totalen Pulpitis führt gewöhnlich zu der fauligen Nekrose. Bei der serösen Form ergibt sich daraus, daß anscheinend die sekundär hinzugetretenen Fäulnisbakterien in der überaus saftreichen abwehrunfähigen toten Pulpa ein sehr günstiges Ausbreitungs-

Abb. 269a. Stärkere Vergrößerung der Partie J aus Abb. 269.

feld finden; aber auch bei der eitrigen Einschmelzung, deren Erreger (Streptokokken zumeist) nichts mit der Gangrän zu tun haben, kann nachträglich eine faulige Zersetzung des Eiters durch Fäulnisbakterien stattfinden. Dazwischen findet man gelegentlich noch nekrotische Gewebsfetzen mit verwaschener Strukturzeichnung.

Klinisches. Auf der Höhe der akuten totalen Entzündung, so wie sie namentlich die seröse Form darbietet, sehen wir oft recht gut eine charakteristische Trias von Symptomen ausgeprägt: die *Kontinuierlichkeit der Schmerzen*, die *Irradiation* und die *sekundäre Hyperämie des Periodontiums*. Das erste dieser

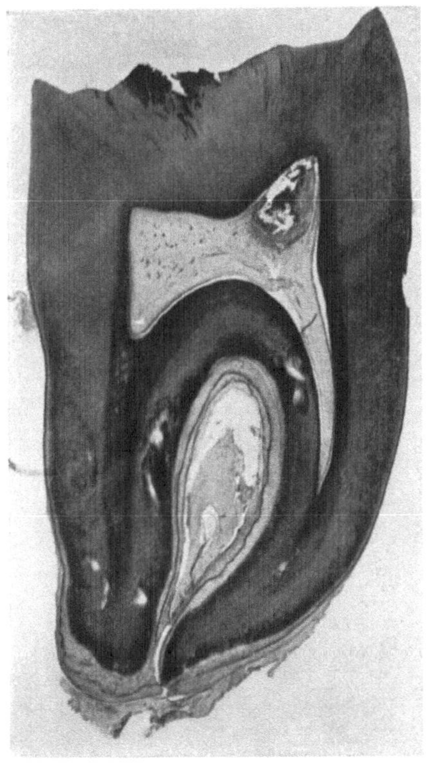

Abb. 270. Pulpitis acuta partialis mit eitriger
Einschmelzung.

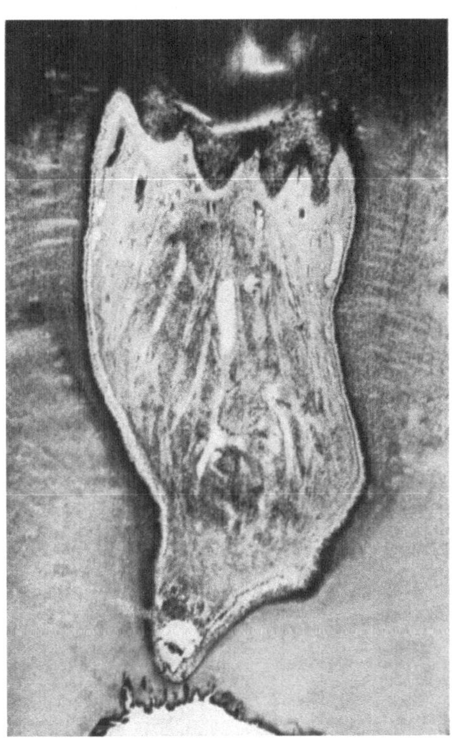

Abb. 271. Pulpitis acuta totalis. Diffuse
Infiltration.

Symptome besagt, daß in den Schmerzen überhaupt keine freien Intervalle mehr auftreten und verstärkte Reize nur eine bis ins Unerträgliche gehende Schmerzsteigerung herbeiführen. Bei dem zweiten Symptom handelt es sich um eine von den Nervi dentales aus fortgeleitete Hyperämie des Perineuriums des betreffenden Trigeminusastes (nicht selten der Ausgangspunkt einer symptomatischen Trigeminusneuralgie); bei dem dritten Symptom ist die Erklärung mit einem Übergreifen der Hyperämie der Pulpa auf das Periodontium gegeben, was bei den arteriellen und venösen Zusammenhängen am Fundus alveolaris leicht verständlich wird. Diese sekundäre Hyperämie des Periodontiums genügt vollkommen, um die Erscheinungen einer wahren infektiösen Periodontitis herbeizuführen: also Klopfempfindlichkeit, Schmerzen beim Kauakt usw.; daß es sich aber doch um einen viel harmloseren Zustand handelt, geht daraus hervor, daß die Erscheinungen von seiten des Periodontiums in allerkürzester Frist verschwinden, wenn die Pulpahyperämie ihrerseits unter dem Einfluß der eingeleiteten Behandlungen wirkungslos wird.

Sind schon die Schmerzen bei der serösen Form der Pulpitis acuta totalis sehr groß, so werden sie noch als quälender empfunden bei der eitrigen Form; sie nehmen dabei einen klopfenden Charakter an, entsprechend dem Rhythmus des Pulses, verbunden mit einem sehr starken Druckgefühl. Flüssigkeiten, deren Temperatur auch nur um wenige Grade höher liegt als die Mundhöhlentemperatur, steigern die Schmerzen auf das heftigste; an Schlaf ist kaum zu denken, da die von den Kissen reflektierte Wärme im gleichen Sinne wirkt. Dagegen wird nunmehr Kälte eher als schmerzlindernd empfunden und deshalb gerne von den Patienten ein Schluck kalten Wassers zur Linderung in den Mund genommen.

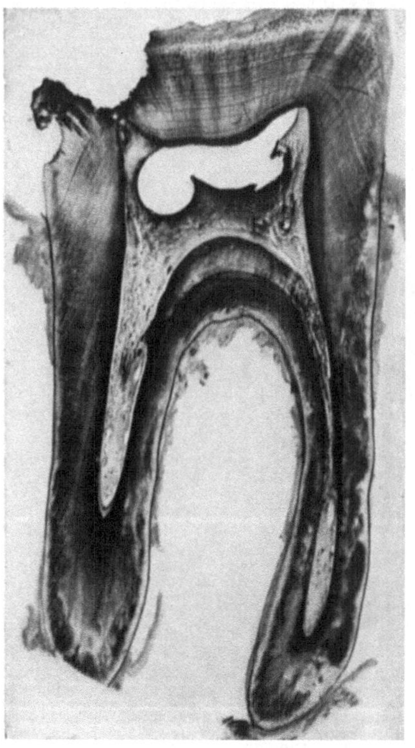

Abb. 272. Pulpitis acuta totalis. Ausgedehnte Abszedierung.

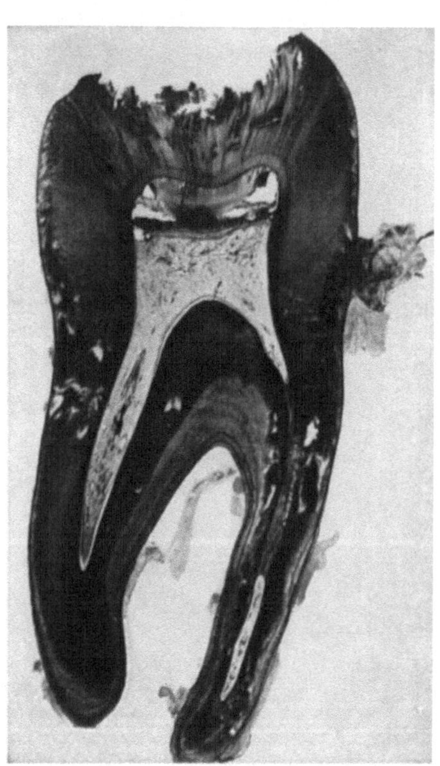

Abb. 273. Chronische Pulpitis clausa mit kalkiger Abgrenzung zweier Pulpahornabscesse.

Diese Erscheinungen, die für die purulente Form charakteristisch sind, gehen fast schlagartig zurück, wenn mit Eröffnung der Pulpenkammer das gestaute Sekret einen Abfluß findet. Der Druck, mit dem der Eiter dann herausquillt, gibt einen Begriff von der starken Spannung, die im Pulpacavum geherrscht haben muß, und damit ist zum Teil auch die Hochgradigkeit des Schmerzes erklärt. Zum anderen Teil sind die Schmerzen auf toxische Reizung des Nervus dentalis zurückzuführen. Prognostisch ist die Pulpitis acuta totalis in beiderlei Form absolut infaust.

δ) Die chronischen Formen der Pulpitis.

Nicht immer verläuft die infektiöse Entzündung so rasch und so deletär; die pathobiologischen Bedingungen können vielmehr auch günstiger liegen, die Virulenz der Erreger kann geringer, die Widerstandsfähigkeit der Pulpa eine sehr erhebliche sein. Daraus resultiert dann eine Art Stellungskrieg im Kampfe zwischen Bakterien und dem befallenen Organ. Es kann dabei freilich jederzeit das Verhältnis der Kräfte zuungunsten der Pulpa verschoben werden *und nun doch sich das Bild einer akuten totalen Pulpitis entwickeln.* Es kann aber auch umgekehrt die Pulpa in ihrer Widerstandsfähigkeit die Oberhand gewinnen und nun für kürzere oder längere Zeit ein relativ günstiger Zustand eintreten; freilich: eine Restitutio ad integrum kennen wir leider bei der Pulpitis nicht! Sehr wesentlich wird auch das Bild dadurch beeinflußt, ob sich der weitere Prozeß bei geschlossener oder geöffneter Pulpakammer abspielt, und danach pflegt man gewöhnlich mit KANTOROWICZ die chronischen Pulpitiden auch einzuteilen.

Pulpitis chronica clausa.

Wie aus dem Übersichtsschema hervorgeht, kann man nach dem Grade der Pulpaleistungsfähigkeit einerseits und der Art und Virulenz der Bakterien andererseits drei Gruppen unterscheiden, die aber auch wieder ineinander übergehen können, nämlich:

1. Der geschädigte Pulpabezirk wird für mehr oder minder lange Zeit bindegewebig oder kalkig abgekapselt.

2. Der geschädigte Pulpabezirk befindet sich in einem chronisch entzündlichen Zustand von stationärem Charakter; hier tritt dann besonders die degenerative Fettinfiltration sowie die resorptive Verfettung in Erscheinung.

3. Der geschädigte Bezirk breitet sich gleichmäßig langsam oder mit Pausen verschiedener Länge aus und führt schließlich zum völligen Pulpazerfall.

ad 1. Eine bindegewebige Abkapselung beobachtet man unter den oben erwähnten Voraussetzungen hauptsächlich da, wo sich im Stadium der akuten partiellen Entzündung in einem Pulpahorn ein Absceß gebildet hatte. Nachdem die Virulenz der eingedrungenen Erreger stark zurückgegangen war, konnte sich am Absceßrand eine ziemlich derbe und verhältnismäßig widerstandsfähige bindegewebige Zone bilden: die sog. *Absceßmembran.* Solange die Virulenz der eingeschlossenen Bakterien nicht wieder ansteigt und nicht daneben ein neuer Einbruch von Erregern erfolgt, kann die Absceßmembran sehr lange standhalten und so zu einer Art Schutz für das übrige Pulpagewebe werden.

Es können aber im Laufe der Zeit im weiteren Bereiche der bindegewebigen Abkapselung degenerative Veränderungen eintreten, die zu Verkalkungsherden führen. Durch Neuanlagerung von Kalk an diese letzteren Herde vergrößern sich dieselben, bis sie aneinanderstoßen und schließlich zu einer kontinuierlichen Barre werden, die nun als kalkige Abgrenzung des primären Herdes im gleichen Sinne ein Schutz bedeuten kann wie die Absceßmembran (Abb. 273).

ad 2. Zu dieser Gruppe gehören hauptsächlich die Fälle, bei denen das Stadium der akuten partiellen Pulpitis überhaupt kaum ausgeprägt war, und jedenfalls keine eitrige Einschmelzung stattgefunden hatte. Die geschädigten Partien sind aber deswegen doch nicht frei von Bakterien, und deren Einfluß auf den Stoffwechsel reicht aus, um ihn ungünstig zu gestalten. Aus der Stoffwechselstörung resultieren dann die Unfähigkeit, das angebotene Fett zu verarbeiten, und die gesteigerte Aufnahmefähigkeit für ausgefällte Kalksalze. Infolgedessen sehen wir bei dieser Gruppe ausgedehnte Fettinfiltrationen und zahlreiche niedrig stehende Dentikel. Von den Degenerationserscheinungen bleiben auch die Gefäße und Nerven nicht verschont.

ad 3. Hier sind vor allem die Fälle einzureihen, bei denen die Vitalität der Pulpa doch nicht mehr auf der vollen Höhe stand. Infolgedessen gewinnt der Zerstörungsprozeß langsam aber sicher an Boden. Schnitte durch solche Pulpen lassen im Kronenabschnitt weitgehenden Zerfall, im Bereich der noch lebenden Pulpa zahlreiche Anzeichen von Atrophie erkennen. In den zerstörten Teil können Fäulniserreger eindringen und so zu partieller Gangrän führen.

Klinisches. Das klinische Bild weicht von den akuten Formen vor allem durch die Geringfügigkeit der subjektiven Erscheinungen ab. In besonders günstigen

Fällen werden sich die Individuen überhaupt nicht der erkrankten Pulpa bewußt. In anderen Fällen machen sich nur zeitweilig mäßige Schmerzen bemerkbar, die aber bald wieder von selbst verschwinden können und mit kleinen akuten Nachschüben zu erklären sind. Nur bei der dritten Gruppe kommen länger anhaltende Gefühle von Spannung oder Druck vor, die bei Erkältungen zunehmen können.

Pulpitis chronica aperta.

Ähnlich wie die chronische, geschlossene Pulpitis umfaßt auch die offene Form gewisse Untergruppen, die mit dem Schlagwort „destruktive" bzw. „proliferative" Form der Entzündung gekennzeichnet sind. Betrachten wir uns zunächst die letztere Form etwas näher.

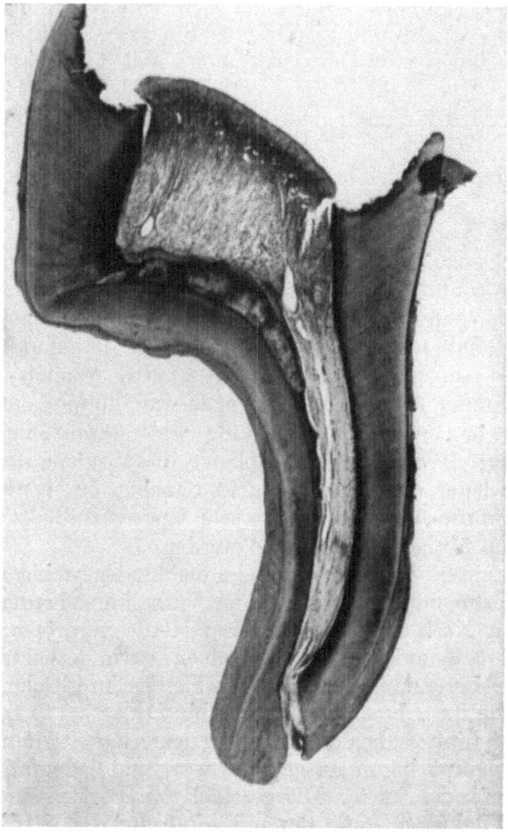

Proliferative, chronische Entzündung der freigelegten Pulpa — Pulpapolyp. Hier ist die Voraussetzung einerseits eine leistungsfähige Pulpa, andererseits eine Minderung der schädigenden Faktoren. Die Entwicklung des Prozesses und die zugehörigen histologischen Bilder sind leicht verständlich, wenn man sich folgendes überlegt: In einem Pulpahorn hat sich ein Absceß gebildet zu einer Zeit, als noch das Cavum geschlossen war. Die Dentincaries ist aber dann weiter fortgeschritten, hat die Decke über dem Absceß zerstört und so diesem zum Abfluß verholfen: dadurch nimmt der bisherige Absceßboden den Charakter eines Geschwüres an; dieses reinigt sich allmählich und auf der gereinigten Geschwürsfläche können frische Granulationen entstehen. Diese, ihrer Natur nach chronisch entzündlichen Wucherungen füllen allmählich das Kronenpulpacavum und zuletzt auch die Kavität aus

Abb. 274. Pulpapolyp bei Pulpitis chronica aperta.

(Abb. 274). An einem solchen größeren Pulpapolyp lassen sich vier Schichten unterscheiden: zu oberst eine Lage nekrotischen Gewebes, darunter eine sehr zellreiche Schicht mit reichlichen Capillaren, deren Intima meist starke Verdickungen aufweist; darunter eine Schicht, bestehend aus fibrillären Zügen, abwechselnd mit Reihen von Rundzellen und endlich als Übergang zur normalen Pulpa eine Zone von Pulpagewebe, durchsetzt ebenfalls mit Rundzellen. Kommt ein solcher Pulpapolyp bei seinem Wachstum mit dem Mundschleimhautepithel in Berührung, so übernimmt er von der Schleimhaut durch Kontakttransplantation Epithel und kann so zu einem vollständigen Epithelüberzug gelangen, unter dessen Schutz eine weitere Organisierung der Granulationen möglich ist.

Klinisches. Bei der makroskopischen Betrachtung erscheint ein Pulpapolyp als eine rötliche Fleischwarze von großer Zartheit und starker Neigung zu Blutungen (namentlich wenn die Epitheldecke fehlt), die in der Kavität ruht. Dabei ist allerdings zu beachten, daß ähnliche Gebilde auch von der wuchernden Wurzelhaut und dem entzündeten Zahnfleischrand geliefert werden können. Zur Sicherung der Diagnose ist also notwendig der Nachweis, daß das Fleischwärzchen nicht aus der Kavität herausgewälzt und nicht von der Wurzelpulpa getrennt werden kann. Da der Pulpapolyp keine sensibeln Nervenfasern enthält, ist seine Verletzung an sich unempfindlich. Erst wenn man in die tiefen Schichten, wo sich lebende Pulpa befindet, mit der Sonde gelangt, werden Schmerzen ausgelöst.

Destruktive chronische Entzündung der freigelegten Pulpa. Für diese Form gilt so ziemlich alles, was bei der 3. Gruppe der Pulpitis chronica clausa gesagt wurde, nur daß eben hier die Pulpenkammer offen ist. Infolgedessen gelangen auch dauernd Speisereste in das Cavum der Pulpa, wobei sich dann im mikroskopischen Bilde mancherlei Überraschungen ergeben. Für das Verständnis des ganzen Prozesses ist noch folgendes zu sagen: Zunächst haben wir nach Eröffnung der Pulpenkammer durch die Caries eine geschwürige Oberfläche vor uns — daher der Name Pulpitis ulcerosa. Infolge der geringeren Vitalität der Pulpa und unter dem Einfluß der ständig eindringenden Fremdkörper rückt allmählich die Geschwürsfläche näher an die Wurzelkanäle heran, während die Kronenpulpa geschwürig zerstört wird (Abb. 275); schließlich befindet sich nur noch ein kleiner Pulparest im Wurzelkanal, bis auch dieser zerstört ist. Zu beachten ist noch, daß von der Ulcerationsfläche aus gelegentlich *metastatische Abscesse* sich in der Tiefe bilden können. Sehr häufig findet man namentlich da, wo die Widerstandsfähigkeit der Pulpa doch immerhin noch ziemlich groß ist, und die äußeren Bedingungen günstiger liegen, auch eine Art von Zwischenform zwischen der proliferativen und der destruktiven Form, die man als die *stationäre Form der Pulpitis aperta* bezeichnen kann. Sie ist hauptsächlich dadurch charakterisiert, daß zwar die Kronenpulpa bis auf mehr oder minder kleine Reste zerstört ist, die Wurzelpulpen jedoch sich lange Zeit in ihrer vollen Ausdehnung erhalten finden. Bei Verschlechterung des Gesamtzustandes oder der äußeren Bedingungen geht diese stationäre Form dann in die destruktive über, soweit nicht ein akutes Zustandsbild zustande kommt.

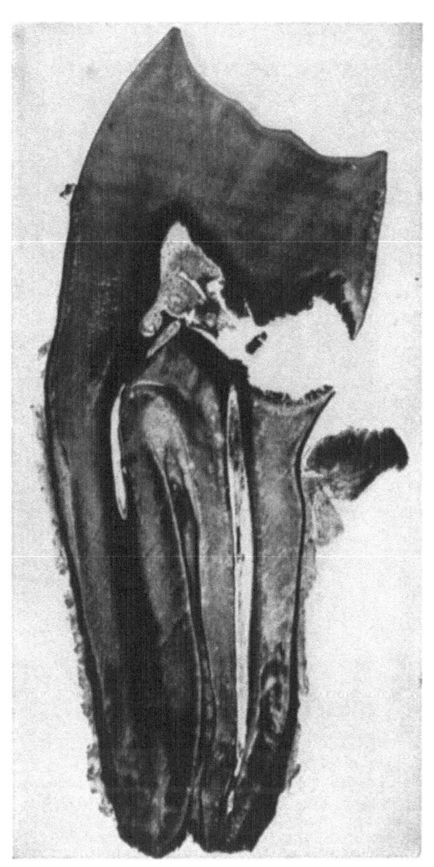

Abb. 275. Destruierende Form der Pulpitis chronica aperta. Eine Reinigung der Geschwürsfläche ist nicht möglich, da dauernd neue Speisepartikel eindringen, die nach Lage der Kavität nicht entfernt werden können.

Klinisches. Die Pulpitis ulcerosa stellt eine sehr häufig vorkommende Form der infektiösen Pulpenentzündung dar. Sie verursacht im allgemeinen wenig Beschwerden; nur wenn der Sekretabfluß behindert wird dadurch, daß die Kavität mit Speisebrei vollgepfropft wird oder durch die Speisepartikel ein starker Druck auf die Pulpa ausgeübt wird, entstehen Schmerzen, die aber bald wieder abklingen, wenn die Höhle über der Geschwürsfläche von den Fremdkörpern befreit wird. Treten länger anhaltende Schmerzen (spontan!) auf, so ist dies meist ein Zeichen, daß sich ein metastatischer Absceß in der Tiefe gebildet hat.

Die Speisepartikel, welche durch die Kavität in die Pulpenkammer gelangen, bleiben auch teilweise zurück, werden zersetzt und können so zu den Erscheinungen einer Gangrän beitragen, während in den tieferen Abschnitten des Pulpacavums sich noch lebende Pulpa befindet. Solche Fälle hat man mit dem ungeschickten Namen Pulpitis gangraenosa belegt. Je kleiner übrigens der noch lebende Pulparest ist, um so schwieriger kann sich die Behandlung gestalten.

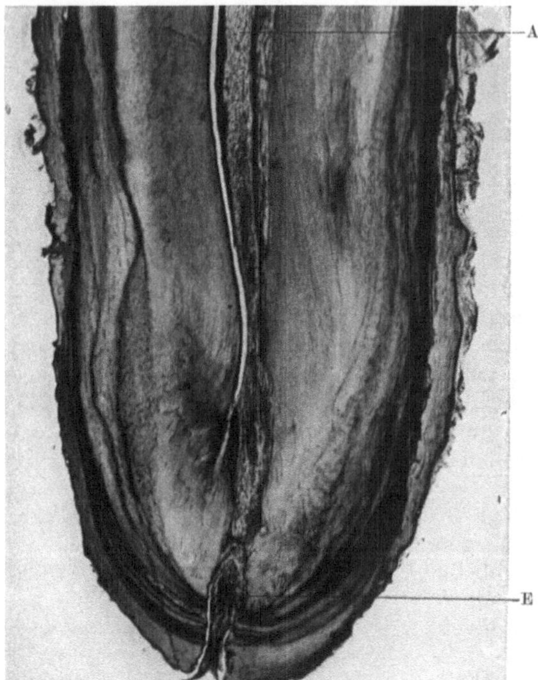
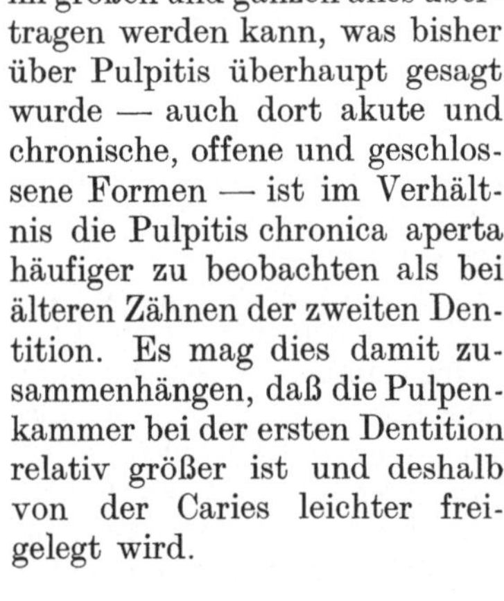

Abb. 276. Unterer 1. Prämolar. Übergreifen der Entzündung des Periodontiums auf die Pulpa. Hämatox.-Eosinfärbung. Übersichtsbild. In der Regio apicalis eitrige Einschmelzung (E). Nach der Krone zu wird die zellige Infiltration geringer, bei A haben wir das Bild einer nicht entzündeten atrophischen Pulpa. Optik: Winkel Luminar 26 mm. (Aus EULER-MEYER.)

Bei den *Milchzähnen*, auf die im großen und ganzen alles übertragen werden kann, was bisher über Pulpitis überhaupt gesagt wurde — auch dort akute und chronische, offene und geschlossene Formen — ist im Verhältnis die Pulpitis chronica aperta häufiger zu beobachten als bei älteren Zähnen der zweiten Dentition. Es mag dies damit zusammenhängen, daß die Pulpenkammer bei der ersten Dentition relativ größer ist und deshalb von der Caries leichter freigelegt wird.

Pulpitisbeginn am Foramen apicale.

Für alle bisher besprochenen Fälle gilt die Annahme, daß die Infektionserreger von einer Kavität im Kronenbereich oder auch im Wurzelbereich nahe dem Zahnhalse aus in die Tiefe gelangt sind. Nun kommt es aber ausnahmsweise auch vor, daß bei primärer Entzündung des Parodontiums, die am Zahnfleischrande ihren Anfang genommen hat und allmählich gegen den Fundus alveolaris hin vorgerückt ist, sekundär die Pulpa am Foramen apicale infiziert wird und sich nun die Entzündung im Wurzelkanal zentrifugal ausbreitet. Die Beschwerden sind dabei meist relativ gering, da die Pulpa in solchen Fällen fast immer schon weitgehende Degenerationserscheinungen aufweist. Der Verlauf der „rückläufigen" Pulpitis ist meist ein chronischer (Abb. 276).

Hämatogen bedingte Pulpitis.

Nachdem schon früher GRÄF gezeigt hat, daß bei Septicämie sich auch in der Pulpa äußerlich intakter Zähne Entzündungsherde finden können, die hämatogen bedingt sind, hat in neuerer Zeit unter anderen auch ADRION bestätigt, daß man mit der Möglichkeit einer *hämatogenen Pulpitis* rechnen müsse. Da, wo diese infolge Ansiedlung von Bakterien entstanden ist, kann es natürlich ebensogut zur Abscedierung kommen wie bei den bisher beschriebenen Formen von purulenter Pulpitis. Da, wo es sich um die Folgen von Stoffwechselstörungen handelt, kann teilweise Verkalkung, teilweise Degeneration die weitere Folge sein.

Zur Bakteriologie der Pulpitis.

Als ganz abgeschlossen können die Untersuchungen über die Erreger der Pulpitis heute noch nicht gelten. In den Anfangsstadien der Pulpitis überwiegen ja in den weitaus meisten Fällen neben Stäbchen die Streptokokken, und zwar scheinen die grünwachsenden, die sog. Viridansformen vorzuherrschen. Wenn die neueren Lehren namentlich amerikanischer, aber auch deutscher Autoren wie MORGENROTH von der Permutabilität der Streptokokken sich als richtig erweisen sollten, würde das Suchen nach besonderen Streptokokkenarten mehr in den Hintergrund treten, vielmehr je nach der Auswirkung und Virulenz eine gewisse Verwandlungsphase der Streptokokkengruppe vorherrschend sein. Zum Teil könnte damit auch die starke oder fehlende Tendenz zu eitriger Einschmelzung ihre Erklärung finden, ohne daß man deshalb verschiedene Streptokokkenarten — in einem Falle hämolytisch - hochvirulente, im anderen Falle die grünwachsende, wenig virulent bis avirulent — zu vermuten hätte. Vielfach wurde bisher angenommen, daß bei den chronisch verlaufenden Pulpitisformen, die keine stürmischen Erscheinungen machen, auch die Staphylokokken

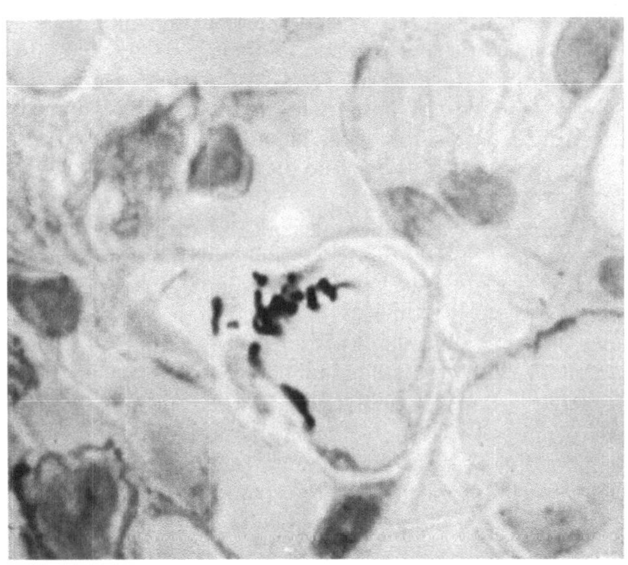

Abb. 277. Oberer 2. Molar. Stäbchen und Kokken in entzündeter Pulpa. Lithioncarmin-Gramfärbung. Sehr starke Vergr. Optik: Winkel Fluor. 1,4 mm, Kompl. Ok. 5. (Aus EULER-MEYER.)

eine große Rolle spielen. Jedenfalls findet man sehr häufig neben Streptokokken auch Staphylokokken bei der Pulpitis. Ob auch obligatorische Anaerobier eine Pulpitis verursachen können, ist umstritten (Abb. 277). GINS, der sich auch in dankenswerter Weise mit der Bakteriologie der Pulpitis befaßte, fand bei der Untersuchung einer akuten Pulpitis nicht weniger als 12 verschiedene Bakterienarten, unter denen auch ein streng anaerob wachsendes fadenbildendes Stäbchen war, das zur Gruppe der Actinomyceten gehört. *Ein abschließendes Urteil über die Bakteriologie der Pulpitis glaubt aber auch GINS noch keineswegs finden zu können.*

Ganz ausnahmsweise können auch spezifische Erreger wie der Strahlenpilz in eine freiliegende Pulpa gelangen und hier ihrerseits eine Entzündung unterhalten. Ob das gleiche auch für den Tuberkelbacillus gilt, ist nicht sicher.

b) Pulpitis auf traumatischer Grundlage.

Die Berechtigung, von einer Pulpitis auf traumatischer Grundlage zu sprechen, ergibt sich aus folgender Überlegung; jedes stärkere Trauma — gemeint sind augenblicklich nur die akuten Formen — führt zu Stoffwechselstörungen; die Stoffwechselstörungen ihrerseits schaffen abbaufälliges Zell- und Gewebsmaterial. Dieses wiederum bewirkt eine reaktive Entzündung, die in der Hauptsache resorptive Aufgaben hat (SIEGMUND und WEBER). Von diesem Ablauf des Geschehens ist auch die Pulpa nicht frei. Leider machen sich aber gerade hier die Besonderheit der Gefäßversorgung im Zahn und das Fehlen des kollateralen Kreislaufs sehr ungünstig bemerkbar. Infolgedessen bedeutet eine traumatische Entzündung der Pulpa immer ein bedenkliches Ereignis. Man kann es noch als einen recht günstigen Ausgang bezeichnen, wenn die geschädigten Pulpaabschnitte, nachdem ihr fälliger Abbau aus den erwähnten Gründen auf Schwierigkeiten stößt, verkalken und so unschädlich werden. Weniger günstig ist eine totale Degeneration der Pulpa, wie sie sich ebenfalls an ein Trauma anschließen kann. Leider aber kommt es doch häufiger zu einer Nekrose der Pulpa, wahrscheinlich infolge von Stauung und dann ist es meist nur eine Frage der Zeit, wann Mikroorganismen eindringen, die dann aus der sterilen Nekrose einen Fäulnisherd machen. Je enger ein Pulpacavum ist, um so größer die Gefahr des Gewebstodes. Darum sehen wir z. B. bei unteren Schneidezähnen, die äußerlich scheinbar intakt sind, des öfteren eine tote Pulpa. Die Anamnese ergibt meist einen unglücklichen Biß oder einen Stoß, der nicht weiter beachtet wurde, weil der Zahn ja ganz blieb und die Schmerzen bald verschwanden.

Klinisches. Gewöhnlich ist mit der traumatischen Reizung der Pulpa auch eine solche des Periodontiums verbunden und die von dem letzteren ausgehenden Beschwerden überdecken die von der Pulpa ausgehenden Erscheinungen, bis in den ungünstigen Fällen später eine dunkle Verfärbung der Zahnkrone, eine Parulis oder eine Fistelbildung auf den Ausgangspunkt hinweist. In den günstiger verlaufenden Fällen verschwinden die subjektiven Erscheinungen bald völlig.

Ist durch das Trauma die Pulpa freigelegt worden, wie z. B. bei Schlägermensuren es vorkommt, dann läßt die Infektion gewöhnlich nicht lange mehr auf sich warten und aus der traumatischen wird eine infektiöse Pulpitis. Ausnahmsweise verkalkt auch die freigelegte Pulpenoberfläche, wenn sie gut geschützt war und die Existenz der restlichen Pulpa bleibt erhalten. Anscheinend wird die Bildung eines neuen Kalkabschlusses erheblich begünstigt, wenn noch Dentinsplitter die durch das Trauma freigelegte Pulpaoberfläche bedecken. Handelt es sich bei der freigelegten Pulpa um den Kronenabschnitt, so werden in den Fällen, die einen neuen Abschluß von Hartsubstanzen erhalten, neue Odontoblasten gebildet und von diesen eine frische Dentindecke geschaffen, in welche die von der Fraktur herrührenden Dentinsplitter verbacken werden. An Stelle von neuen Odontoblasten treten Zementoblasten und an Stelle von neuem Dentin tritt Zement, wenn die freiliegende Pulpa zum Wurzelpulpenabschnitt gehört.

c) Schädigung der Pulpa auf chemisch-toxischer Grundlage.

Die wichtigste hierher gehörige Schädigung ist zweifellos diejenige, welche wir gewollt mit der Arsenikapplikation herbeiführen. Daß sie allerdings nicht immer nur auf die Pulpa beschränkt bleibt, geht aus den entsprechenden Ausführungen bei der Parodontitis hervor. Versuche, an Stelle des Arsenik ein Mittel von gleicher Stärke, aber besserer Begrenzung der Wirkung zu finden, sind bisher noch nicht voll befriedigend gewesen; sie haben allerdings gezeigt, daß noch eine große Anzahl Medikamente imstande ist, die Pulpa zu nekrotisieren, doch sind diese hier ohne Bedeutung. Dagegen verdienen einige Mittel aus der konservierenden Zahnheilkunde noch Erwähnung, so z. B. die Phenolreihe, die weniger totale Nekrosen als Verschorfung und lebhafte partielle Entzündung hervorruft. Formalinlösungen machen meist vereinzelte Zellnekrosen und lebhafte reaktive Entzündung. Dagegen ist Paraformaldehyd imstande, die Pulpa im ganzen zu nekrotisieren, wozu es mindestens 5 Tage benötigt. Eine umstrittene Frage ist, ob die zunächst noch nicht vollständig gebundene Phosphorsäure bei Silicatfüllungen auch zum Tode der Pulpa führen kann, oder ob es sich dabei um die Wirkung bei der Kavitätenpräparation zurückgebliebener Bakterien handelt. Daß Phosphorsäure an sich, auf die Pulpa selbst gebracht, diese schwer schädigt, ist klar; die Zweifel beziehen sich hauptsächlich auf die Durchwirkung durch erhaltene Dentinschichten hindurch.

Für den Arsenik wie überhaupt für die Arsenikpräparate dagegen steht außer allem Zweifel, daß eine Durchwirkung durch Dentin (auf dem Wege über die TOMESschen Fasern) schon nach einer geringen Zahl von Stunden erfolgt, im übrigen hängt Schnelligkeit und Umfang der Wirkung sehr ab von der Quantität und der Art der Arsenverbindung. Scherbenkobalt z. B. wirkt schonender und langsamer als Acid. arsenicos. Kolloiddisperser Arsenik soll nach BALTERS reizloser wirken wie krystalloider Arsenik. Das wesentliche bei der Tiefenwirkung ist aber die Lösung und der Tiefentransport bzw. die Diffusion der gelösten Arsenverbindung. Wie wenig Lösung notwendig ist, geht aus der Durchwirkung durch das Dentin hervor; denn hier steht ja nur die Flüssigkeit in den TOMESschen Fasern für die Lösung zur Verfügung.

Die Wirkung des Arseniks setzt sich zusammen aus: a) stärkster Hyperämie, b) Veränderung der Nervenfasern, c) Veränderung der Odontoblasten und der übrigen Pulpazellen. Man nimmt an, daß Arsenik oxydationshemmend wirkt und dadurch

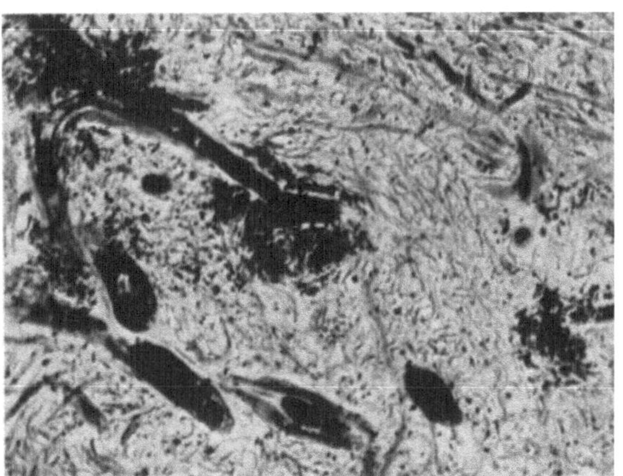

Abb. 278. Arsenikwirkung auf die Pulpa. Einreißen der Gefäßwände und Blutung in das Parenchym.

die Schädigung hervorgerufen wird. BALTERS formuliert: der Tod der Pulpa beruht auf Sauerstoffmangel, der auf die Beschlagnahmung von für die Gewebsatmung wichtigen Fermenten zurückgeführt werden kann und nicht auf einen Chemismus, den die Zelle mit dem Arsenik eingeht. Zum Teil aber ist die unmittelbare Todesursache in einer übermäßigen starken Stauung der Blutgefäße in der Pulpa und dadurch bedingten Sistierung einer geordneten Ernährung zu sehen. Die Einwirkung auf den Gefäßapparat kann geradezu als schlagartig bezeichnet werden. Fast unmittelbar mit der Berührung von Arsenik setzt auch schon eine gewaltige Hyperämie in der ganzen Pulpa ein; an die abnorme Dilatation der Gefäße schließt sich bald ein Einreißen der Gefäßwände, und so gehören Blutungsherde im Pulpaparenchym zum typischen Bilde der Arsenikpulpa (Abb. 278). Die Lähmung der contractilen Fasern in den Gefäßwänden vervollständigt die Unmöglichkeit der Rückkehr zur normalen Zirkulation. Was die Pulpanerven anlangt, so ist oft als erste Wirkung eine starke Fettspeicherung in den Fasern zu sehen, dann setzt der schollige Zerfall der Markscheiden ein. Das übrige Pulpagewebe ist gequollen, die fibrillären Fasern sind stark geschlängelt; bei den Zellen, besonders den Odontoblasten macht sich Kernzerfall bemerkbar.

Klinisches. Die Schädigung durch Formalin ist oft von einem länger anhaltenden dumpfen Schmerz gefolgt. Die (fragliche) Schädigung durch Phosphorsäure bei Silicatfüllungen kann ganz unbemerkt vor sich gehen; es können aber auch für längere Zeit ruckartige Schmerzen auftreten. Bei der Arsenikapplikation ohne

Zusatz eines Anaestheticums sind heftige Schmerzen eigentlich die Regel. Sie erklären sich vor allem dadurch, daß eine enorme Drucksteigerung innerhalb der geschlossenen Pulpenkammerwände durch die Hyperämie einsetzt, noch ehe unter der Arsenikwirkung die Leitungsfähigkeit der Nervenbahnen erlischt; daneben ist aber auch mit einem direkten chemischen Reiz der Nervenfasern als Schmerzquelle zu rechnen. Ganz besonders qualvoll gestalten sich die Schmerzen, wenn eine akut-totale Entzündung der Pulpa vorliegt, die ohnehin schon mit außerordentlicher Drucksteigerung einhergeht, weshalb in solchen Fällen gern in der ersten Sitzung etwa eine Chlorphenoleinlage gemacht und den Arsenikpasten durchweg ein Lokalanaestheticum zugesetzt wird.

d) Die regressiven Veränderungen der Pulpa.

Daß bei der chronischen Pulpitis als Ausdruck der Stoffwechselstörungen regressive Veränderungen auftreten können, ist bereits erwähnt worden. Die

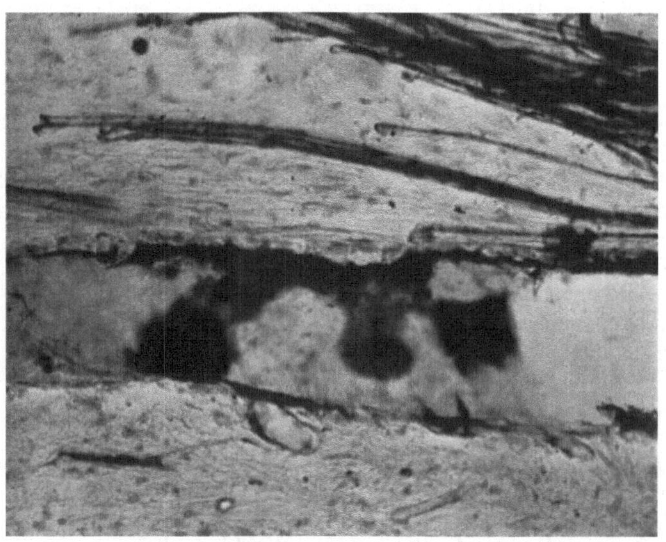

Abb. 279. Kalkeinlagerung in eine Venenwand nach vorausgegangener Wandschädigung. (Nach EULER: Kalkeinlagerungen der Pulpagefäße. Paradentium. 1932, Nr. 4.)

gleichen regressiven Veränderungen beobachten wir aber auch gar nicht selten, ohne daß an dem betreffenden Zahn eine Caries und Pulpitis aufgetreten sind (vgl. das auf S. 232 über die Biologie der Pulpa Gesagte). Im wesentlichen handelt es sich um folgende Formen: vacuoläre Degeneration, Verfettung, hyaline Degeneration, amyloide Degeneration, kalkige Degeneration, Atrophie in ihren verschiedenen Formen und endlich die Metaplasie der Pulpa. Der Häufigkeit nach sind sie nicht alle gleichwertig; amyloide Degeneration und Metaplasie sind selten; vacuoläre Degeneration dagegen, Verfettung und Atrophieerscheinungen etwas ungemein Häufiges.

Als Ursache wird man letzten Endes auch bei den selbständiger auftretenden regressiven Veränderungen *Stoffwechselstörungen* annehmen müssen, die teils von außen bedingt sind, teils mit Allgemeinerscheinungen im Körper zusammenhängen. Zu den äußeren Bedingungen gehören sicher auch starke funktionelle Inanspruchnahme der Zähne, Überlastung, Abkauung, Erschöpfungserscheinungen, wie sie ja auch mit dem Alter auftreten können. Zu den inneren Bedingungen gehören z. B. allgemeine Gefäßwandveränderungen, die sich auch bei den Pulpagefäßen bemerkbar machen; für sich betrachtet sind diese Wandveränderungen ja auch schon der Ausdruck degenerativer Prozesse, die hier nur eine primäre Rolle spielen und sekundär Veränderungen im Pulpaparenchym und an den Nervi dentales zur Folge haben. Daß auch echte arteriosklerotische Veränderungen im Zusammenhang mit dem Gesamtleiden an den Pulpagefäßwänden vorkommen, und zwar offenbar gar nicht selten, haben die Untersuchungen von KOKUBUN an Pulpen von Arteriosklerotikern gezeigt. Auf dem Boden der primär entstandenen Gefäßwandschädigungen erfolgte Kalkeinlagerung in die Pulpagefäßwand zeigt Abb. 279.

Klinisch pflegen die regressiven Veränderungen der Pulpa, um dies gleich vorwegzunehmen, nicht in Erscheinung zu treten. Trotzdem kann ihnen eine erhöhte praktische Bedeutung dadurch zukommen, daß die Widerstandsfähigkeit gegen Caries herabgesetzt zu werden vermag, daß die Fähigkeit, Reizdentin zu

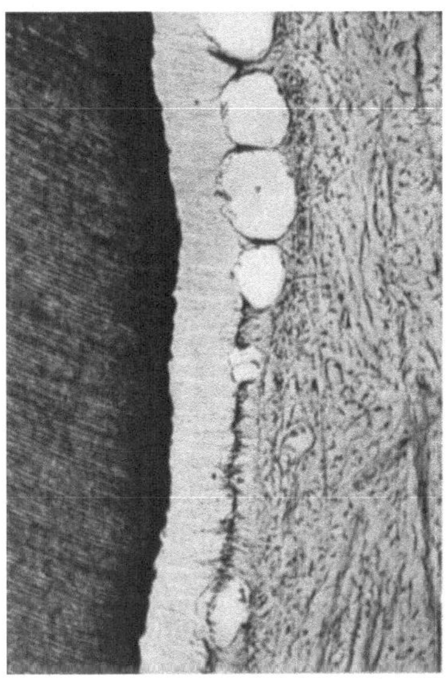

Abb. 280. Vacuoläre Degeneration in der Odontoblastenzone.

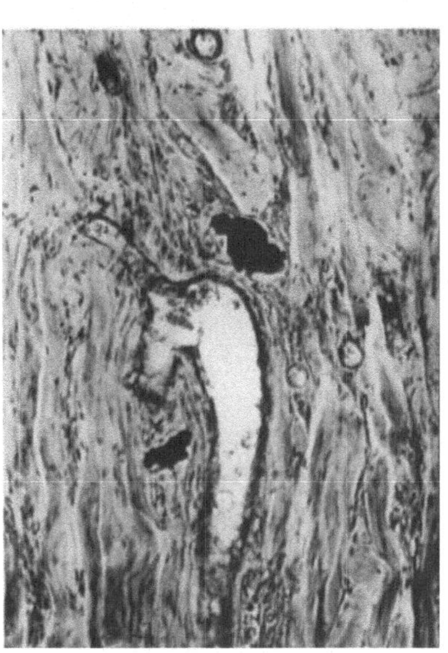

Abb. 281. Hyaline Degeneration der Pulpa.

liefern, speziell bei Atrophie aufhört und so z. B. bei Abkauungen das Pulpacavum freigelegt werden kann. Bei hochgradiger kalkiger Degeneration kann die Wurzelbehandlung erschwert werden. Auch die Wirkung einer Arsenikeinlage läßt in solchen Fällen oft zu wünschen übrig. — Im einzelnen ist zu den verschiedenen Formen der regressiven Metamorphose noch kurz folgendes zu sagen.

α) Vacuoläre Degeneration.

Sie betrifft in erster Linie die Odontoblasten, während sie in anderen Zellarten der Pulpa viel seltener ist. In der Odontoblastenzone ist sie eine überaus häufige Erscheinung, die z. B. auch in retinierten Zähnen, die doch gewiß keiner funktionellen Inanspruchnahme ausgesetzt sind, fast regelmäßig beobachtet wird. Anfänglich nur in kleineren Bezirken der Odontoblastenschicht auftretend, breitet sie sich schließlich über die ganze Zone der Zahnbeinbildner aus und läßt diese nur noch durch feine Fäden mit der Dentinwand zusammenhängen (Abb. 280).

β) Verfettung.

Auch die Speicherung von Fett in den Pulpazellen ist eine sehr häufige Erscheinung, die man vorübergehend schon in jugendlichen Pulpen beobachten kann. Wiederum sind es die Odontoblasten, bei denen die Fettfärbung sehr häufig positiv ausfällt; bald sind es dabei nur allerfeinste Tröpfchen, bald ergeben sich, durch Konfluieren derselben, Tropfen von beträchtlicher Größe. Ähnliche Beobachtungen kann man in den Neurilemmzellen und in den Wänden der Pulpagefäße machen. Mitunter nimmt die Verfettung in der Pulpa einen sehr erheblichen Umfang an.

γ) Hyaline Degeneration.

Diese tritt vor allem in der unmittelbaren Umgebung kleinster Gefäße und Capillaren und in der Wandung größerer Gefäße auf. Auf dem Längsschnitt erscheint ein solch kleines Gefäß von einer breiten homogenen Schicht bekleidet, die sich mit den gewöhnlichen Färbemethoden nur schlecht färbt. In den Anfangsstadien kann das Hyalin auch in mehr scholliger Form beobachtet werden. Ausgedehnte Hyalinisierung finden wir öfter in den Wurzelkanälen. Im ganzen aber ist die hyaline Degeneration doch mehr eine Folgeerscheinung chronischer Entzündung der Pulpa (Abb. 281). Vielfach werden die hyalinen Gebiete später verkalkt.

δ) Amyloide Degeneration.

Sie steht der hyalinen sehr nahe und kann sich an diese anschließen. Von GRÄFF ist ein Fall von allgemeiner Amyloidose beschrieben worden, bei dem auch in der Pulpa intakter Zähne das Auftreten von Amyloid festzustellen war.

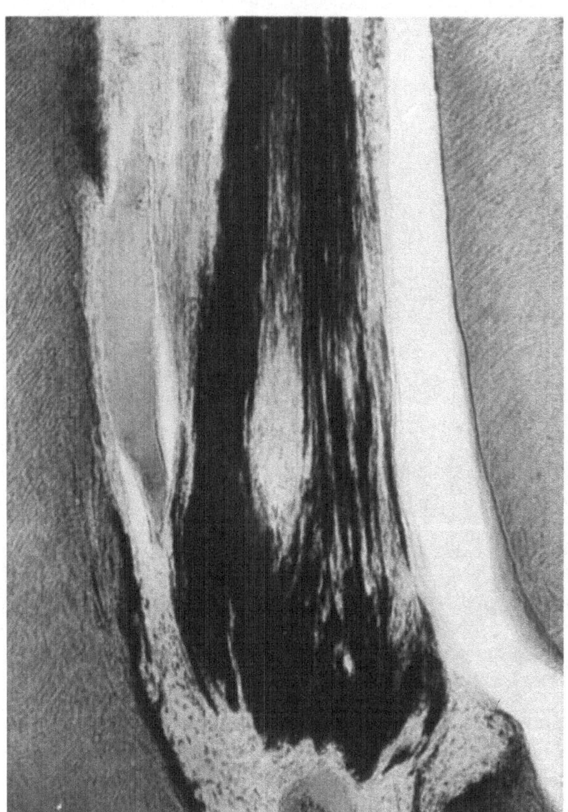

Abb. 282. Kalkige Degeneration der Wurzelpulpa.

ε) Kalkige Degeneration.

Darunter ist zu verstehen das Auftreten von meist länglich geformten Kalkniederschlägen, die für sich betrachtet vollkommen homogen sind, d. h. keinerlei Zeichnung aufweisen. Sie treten zunächst im bindegewebigen Stützapparat der Gefäße und Nerven der Pulpa auf; mit der weiteren Zunahme finden sie sich dann auch an den Gefäßwänden selbst sowie zwischen den einzelnen Fasern eines Nerven und frei in den Zellinterstitien des Pulpagewebes. Allmählich kann sich das Auftreten häufen, die benachbarten Konkremente treten miteinander in feste Verbindung, und schließlich kommt es zur Bildung von mächtigen Schollen mit charakteristisch gezackten Rändern. Aber auch dann noch bleibt die Strukturlosigkeit gewahrt. Es ist deshalb wichtig, dies zu betonen, weil diese Konkremente von manchen Autoren mit zu den Dentikeln gerechnet werden, wo sie als „niedrigstehende Dentikel" eingereiht sind. Tatsächlich haben sie aber mit Dentikeln nicht das geringste zu tun, da jede Beziehung zu dem Begriff Dentin fehlt. Es handelt sich vielmehr um Ausfällung von Kalk in amorpher Form (Abb. 282), die, wie wohl anzunehmen ist, mit den Stauungsverhältnissen in der Wurzelpulpa zusammenhängen dürfte.

ζ) Metaplasie der Pulpa.

Das Wesen dieser Erscheinung wird am besten charakterisiert, wenn man von folgender Vorstellung ausgeht: die Bildung von Dentin stellt eine relativ hohe Differenzierung dar, die ein entsprechend organisiertes Gewebe mit einer besonderen Zellart, den Zahnbeinbildnern, voraussetzt und das ist eben die Pulpa. Nun kann sie aber durch Trauma oder eine einschneidende lokale Stoffwechselstörung von diesem hohen Niveau herabgedrückt werden und auf einer etwas niedrigeren Stufe stehenbleiben, die sie nur noch zur Bildung von knochenähnlichem Zement befähigt, wie das der Wurzelhaut zukommt. Im Gegensatz zu den sonstigen Zementbildungen in der Pulpa handelt es sich bei der Metaplasie aber nicht um den vorausgehenden Verlust der Odontoblastenschicht; diese wird vielmehr — an den Konturen noch in ihrer früheren Form erkennbar — ganz in das neu apponierte Zement eingeschlossen. Die Zementbildung kann so weit gehen, daß das Kronenpulpacavum davon vollständig ausgefüllt wird (Abb. 283), während die Wurzelpulpa von der Metaplasie noch gar nicht so stark betroffen zu sein braucht. Im ganzen ist die echte Metaplasie eine sehr seltene Erscheinung.

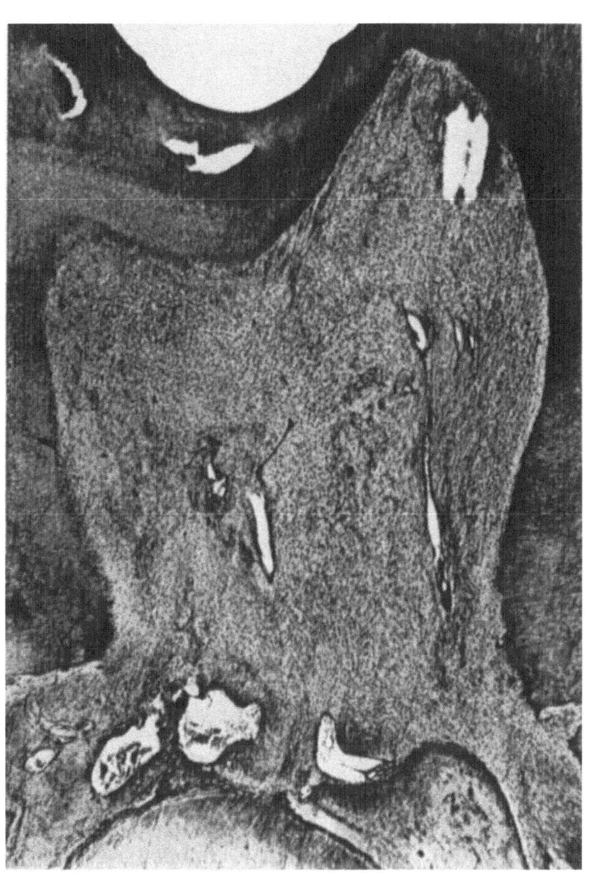

Abb. 283. Oberer 3. Molar. Metaplasie der Pulpa. Schmorlfärbung. Übersichtsbild. Das ehemalige Pulpacavum ist ausgefüllt mit einer dichten, gleichmäßigen Osteo-Zementmasse, die nur wenige gefäßführende Kanäle aufweist. Optik: Winkel Luminar 26 mm. (Aus Euler-Meyer.)

η) Atrophie der Pulpa.

Die bisher besprochenen Formen, die verschiedenen Degenerationserscheinungen, lassen sich zusammenfassen als die Gruppe der *qualitativen regressiven Metamorphose*. Ihr gegenüber steht die *quantitative regressive* Veränderung, wie sie in der Atrophie ihren Ausdruck findet. In praxi finden wir freilich Degeneration und Atrophie oft genug in einer Pulpa vertreten. Die Pulpenatrophie kann sich auf einzelne Zellen und Zellgruppen beschränken und dabei mehr als *partielle Atrophie* wirken; sie kann aber auch das Organ im ganzen betreffen als *totale Atrophie*.

Im ersteren Falle sind wieder die Odontoblasten die meist betroffenen, und zwar die Odontoblasten der Wurzelpulpa in stärkerem Maße wie diejenigen der Kronenpulpa. Den Übergang zum vollständigen Schwund stellt häufig die Pyknose der Zellkerne dar. Im zweiten Fall (totale Atrophie) ist das häufigste Bild die sog. retikuläre Atrophie der Pulpa (Abb. 284). Meist beginnt diese an der Peripherie und dehnt sich dann über das ganz Gewebe aus. Der Name rührt von dem netzartigen Bild her, das eine derartige Pulpa bietet. Das Organ selbst schrumpft nur in den allerseltensten Fällen wirklich zusammen, fast immer erscheint es förmlich ausgespannt zwischen den Dentinwänden, da feine Fäden, vielleicht

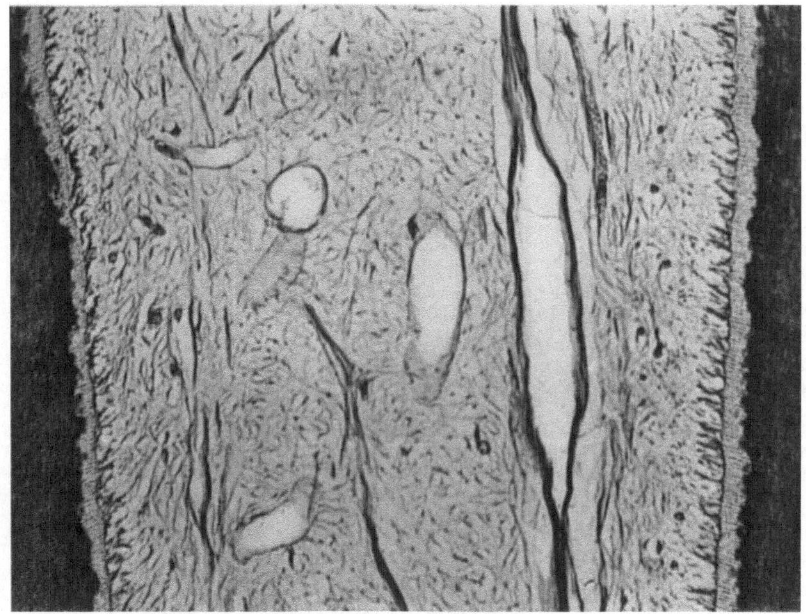

Abb. 284. Retikuläre Atrophie der Pulpa. Leichterer Grad.

Reste der v. KORFFschen Fasern, zum Teil auch Reste der Odontoblasten, doch für eine letzte Fixierung an der Pulpenkammerwand sorgen. Neben dem Auftreten allmählich größer werdender Maschen wird die retikuläre Atrophie noch charakterisiert durch das Schwinden auch der polygonalen Zellen und der Zellen des bindegewebigen Stützapparates sowie durch das stärkere Hervortreten von Fasersträngen, die zugleich die Wandung der Maschen bilden und manchmal eine überraschende Stärke aufweisen (Abb. 285).

Sehr viel seltener ist eine andere Art der Atrophie, bei der die Tendenz zur Maschenbildung fehlt und neben der Pyknose fast sämtlicher Zellkerne ohne Unterschied der Zellart auch noch das Abnehmen der Capillaren und feineren Gefäße vorherrscht. Nur noch spärliche größere Gefäße, häufig erweitert, sind in der Pulpa erkennbar.

e) Tumoren in der Pulpa.

Zu diesem Punkte ist nur wenig zu sagen, da einwandfrei bisher nur ein einziger Fall und zwar von REBEL beschrieben worden ist. Es handelt sich bei dem betreffenden Zahn um ein Lymphom in der Pulpa, das auf einer Seite gut abgegrenzt war, an einer anderen Seite aber Tendenz zur weiteren Ausbreitung durch Umklammerung eines Gefäßes zeigte.

Bei malignen Tumoren der Kiefer hatten wir dagegen mehrfach Gelegenheit, das Eindringen von Tumorzellen durch das Foramen apicale in den Wurzelkanal zu verfolgen.

f) Cysten.

Gelegentlich findet man in entzündungsfreien Pulpen einen großen Hohlraum mit verdichteter Gewebsgrenze. Zum Teil mögen solche Hohlräume artifiziell entstehen, zum Teil aber sind sie zweifellos als *echte Bindegewebscysten* anzusprechen. Über die Entstehung lassen sich meist nur Vermutungen aussprechen. Da sie fast nur im Kronenpulparaum zur Beobachtung gelangen, ist eine traumatische Genese nicht von der Hand zu weisen. Das Bild einer solchen Cyste sehen wir in Abb. 286.

g) Dentikel.

So spärlich die Beobachtungen zu den Punkten e und f sind, so häufig ist das Vorkommen von Dentikeln und auch die Literatur ist entsprechend umfangreich. Freilich ist schon auf einer früheren Seite betont worden, daß man den Begriff Dentikel nicht zu weit ausdehnen

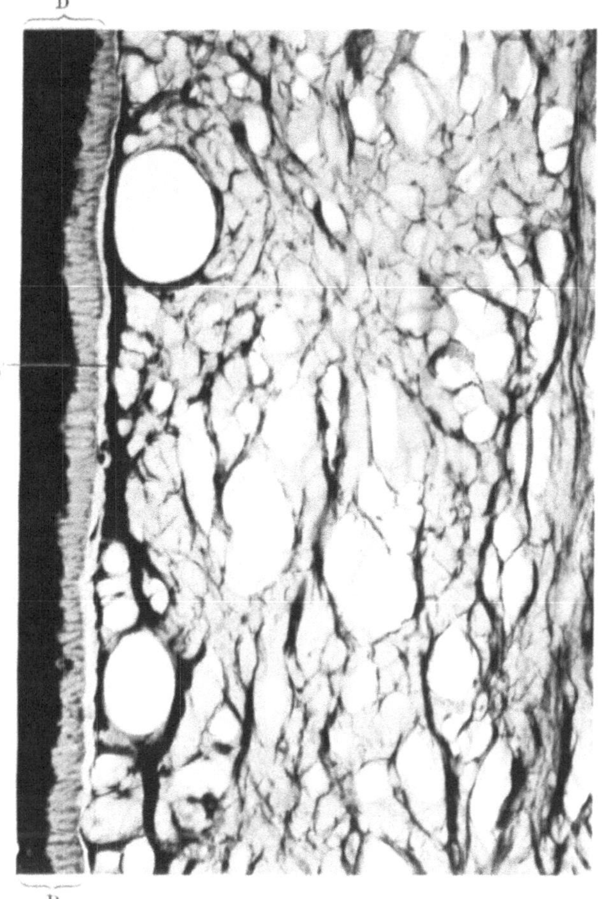

Abb. 285. Oberer 1. Schneidezahn. Großmaschige, retikuläre Atrophie der Pulpa. Hämatox.-Eosinfärbung. Mittlere Vergr. Bei O ehemalige Odontoblastenzone. D Dentin. Optik: Winkel Achrom. 6 mm, Kompl. Ok. 2. (Aus EULER-MEYER.)

darf, und daß mindestens die amorphen Kalkniederschläge, wie sie bei der sog. kalkigen Degeneration vorkommen, auch wenn sie durch Zusammenschluß größeren Umfang angenommen haben, nicht hierher gerechnet werden sollten. Auch ohne das bleibt noch eine Trennung in wahre Dentikel, die von vornherein aus Keimgewebe hervorgegangen sind und in Hartgebilde, die nachträglich entstanden sind und sich auf einer umschriebenen Stoffwechselstörung aufbauen.

1. Wahre Dentikel. Man hat unter ihnen zu verstehen *Anomalien der Primärdentinbildung*; sie besitzen keine Wachstumstendenz und üben keinerlei Reiz auf die Umgebung aus. Sie sind als entstanden zu denken aus einer Abschnürung von Odontoblastenzellen. Wenn diese Abschnürung eine vollständige ist, liegen solche Dentikel frei in der jugendlichen Pulpa: *freie Dentikel*; mit der Verdickung der

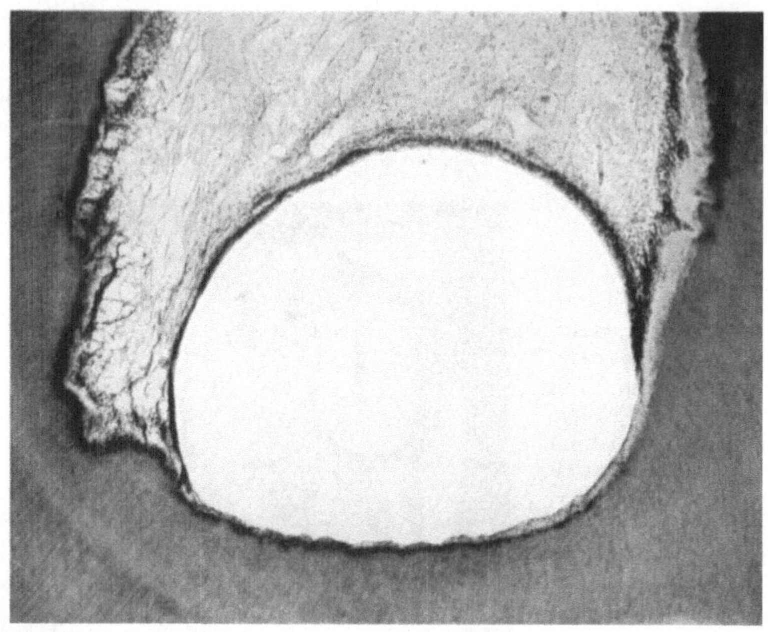

Abb. 286. Bindegewebscyste in der Pulpa eines unteren Weisheitszahnes. Übersichtsbild. Optik:
Objekt 25 mm; Ok. 4. (Nach EULER: Über Cystenbildung in der Pulpa. Z. Stomat. **1930, H. 7**, 1025.)

Wurzelkanalwand tritt eine Vereinigung von Dentikel und Wand ein — die Dentikel werden *adhärent*; durch fortgesetzte Dentinanlagerung werden die Dentikel schließlich ganz von der Dentinwand umschlossen — *interstitielle Dentikel* (Abb. 287). Die echten Dentikel können kanalisiert sein oder nur aus Grundsubstanz bestehen, wodurch eine Homogenität im Aussehen bedingt wird.

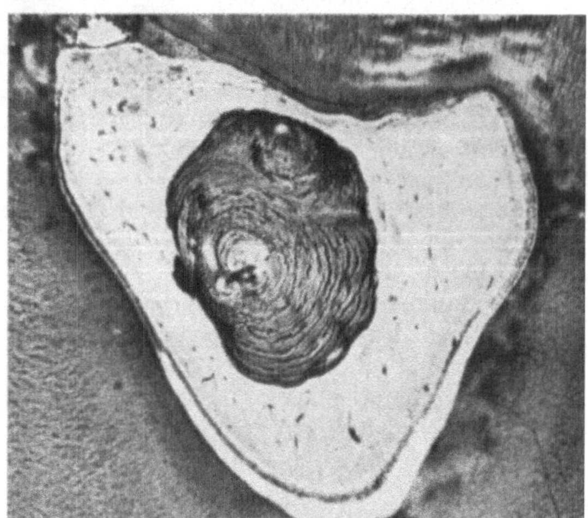

Abb. 287. Wahre Dentikel im Wurzelkanal.   Abb. 288. Freies Dentikel mit Zwiebelschalenmuster.

2. Nachträglich entstandene Hartgebilde. Bei ihnen ist gewöhnlich das Zentrum von verkalktem, geschädigt gewesenem Pulpagewebe gebildet und die Weiterentwicklung durch die Leistungsfähigkeit der Pulpa bestimmt. In ganz besonders günstig gelagerten Fällen führt der Reiz des primären Verkalkungsherdes zu einer *metabolischen Bildung von Odontoblasten aus jungen Pulpazellen.* Solche

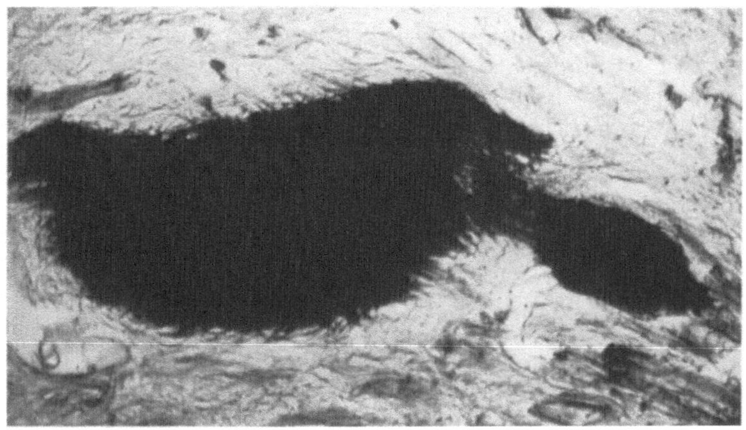

Abb. 289. Niedrig stehende Form von Dentikel. Verkalkung der Grundsubstanz und ihrer Fasern.

Dentikel können dadurch eine ziemlich regelmäßige Kanalisierung erhalten. Allerdings sind diese neugebildeten Odontoblasten jeder Schädigung gegenüber sehr empfindlich, weshalb ihr Nachweis nicht leicht zu erbringen ist.

Bei Pulpen, die nicht mehr eine so hohe Zelldifferenzierungsfähigkeit besitzen, ist eine andere Form von Dentikeln zu beobachten, deren Charakteristikum das sog. Zwiebelschalenmuster ist. In exzentrischem Wachstum werden schalenartig immer neue Schichten aufgelegt, deren Grenzen auch später noch gut erkennbar sind und so den Vergleich mit dem Schnitt durch eine Zwiebel verständlich machen (Abb. 288).

Eine dritte Gruppe findet sich in Pulpen mit mehr oder minder umfangreichen degenerativen Erscheinungen (hyaline Entartung usw.). Bei dieser Gruppe von Hart-

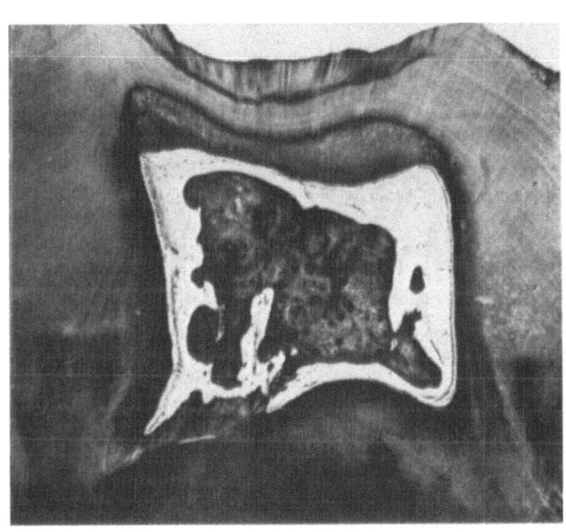

Abb. 290. Ein Dentikel füllt den größten Teil der Pulpakammer aus.

gebilden, die schon mehr nach der degenerativen Verkalkung hineinneigen, als daß sie noch zu den Dentikeln gehören, ist das meist gesehene Bild das einer unregelmäßigen Faserzeichnung (Abb. 289).

Auf die vierte Gruppe endlich ist schon bei der chronischen Pulpitis (clausa) hingewiesen worden. Es handelt sich hier um die Verkalkung von Gewebsgebieten, die durch die lange bestehende Entzündung in ihrem Stoffwechsel nachteilig beeinflußt worden sind. Sie können als Abgrenzung des primären

Entzündungsherdes den Anschein von Schutzmaßnahmen der Pulpa erwecken. Ein Beispiel für die Größe, die die Dentikel erlangen können, ergibt sich aus Abb. 290.

4. Pulpatod.

Vorweg muß das eine hier ausdrücklich hervorgehoben werden: Damit, daß die Pulpa einer der zahlreichen, im vorstehenden beschriebenen Krankheiten vollständig zum Opfer gefallen ist, findet das krankhafte Geschehen niemals ein Ende! Dafür sind die anatomischen, physiologischen und biologischen Beziehungen der Pulpa zum anschließenden Periodontium viel zu enge! Gewisse Veränderungen im apikalen Periodontium müssen daher selbst da eintreten, wo wir im Verlaufe einer Wurzelbehandlung gewollt den Pulpatod durch Arsenik usw. herbeiführen. Wenn wir daher von einem Pulpatod als Ausgang einer Pulpaerkrankung sprechen, so ist hier immer nur an den Ausgang für die Pulpa selbst gedacht. Über den Übergang der Pulpaerkrankungen in Wurzelhauterkrankungen wird an anderer Stelle noch weiter gesprochen!

Daß der Ausgang für die Pulpa in einer vollständigen eitrigen Einschmelzung des Organs bestehen kann, haben wir bereits bei den eitrigen Formen der Pulpitis gehört. Andere Ausgänge sind die feuchte, faulige Nekrose — *Gangrän* — und

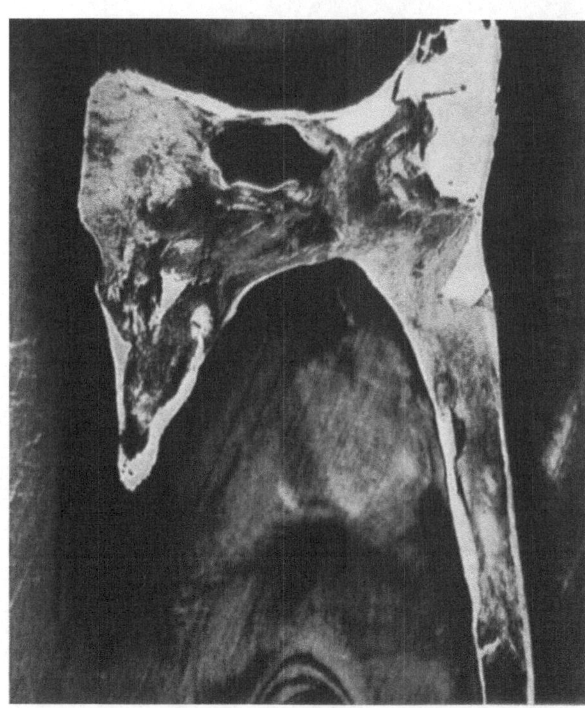

Abb. 291. Oberer 1. Molar. Nekrose der Pulpa. Hämatox.-Eosinfärbung. Übersichtsbild. Von Zell- und Gewebsstrukturen ist nur noch wenig zu erkennen. Bereits vollkommen verflüssigtes Gewebe im rechten Pulpahorn ist bei der Präparation ausgefallen. (Gefrierschnitt.) Optik: Winkel Luminar 26 mm. (Aus EULER-MEYER.)

die feuchte, nicht faulige Nekrose. Ob außerdem auch noch eine trockene, nicht faulige Nekrose — *Mumifikation* — ohne medikamentöses Zutun vorkommt, ist an sich sehr wohl vorstellbar, scheint im ganzen aber doch recht selten zu sein; die Pulpa würde dabei etwa einem trockenen (geschrumpften) Faden entsprechen.

Die weitaus häufigste Form ist jedenfalls die faulige Nekrose, die Gangrän, mit ihrem charakteristischen Geruch. Der Inhalt des Pulpacavums besteht dabei aus strukturlosen schmierigen Massen, die je nach der Art der Fäulniserreger und etwaiger Blutreste einen schmutziggrauen bis bräunlichen Farbton haben und meist reichlich Fäulnisfette enthalten (Abb. 291). Bei Fettfärbung kann man das Rot vom Wurzelkanal aus meist noch weit in die Dentinkanälchen hinein verfolgen, als Beweis dafür, daß auch die TOMESschen Fasern in die faulige Nekrose mit einbezogen sind, ein Befund, der bei einer exakten Wurzelbehandlung sehr wohl berücksichtigt werden muß, da Reinfektion von dem Kanälchen aus möglich ist.

Die feuchte, nicht faulige Nekrose kommt viel seltener vor und besteht gewöhnlich als solche nicht sehr lange, *da früher oder später doch Fäulniserreger einzudringen pflegen*. Die häufige Ursache für diese Art Nekrose ist das Trauma. Die Pulpamasse ist hier kompakter, die Farbe weißlich, das Ganze geruchlos. Die Gewebszeichnung ist verwischt.

Klinisches. In den Fällen, in welchen das Pulpacavum frei liegt und die eingeführte Sonde keinerlei Schmerzen auslöst, auch keine Blutung zur Folge hat, ist die Erkennung des Pulpatodes sehr leicht. Schwieriger sind die Fälle, bei denen die Zahnkrone anscheinend intakt ist oder vorhandene Kavitäten durch Füllungen verschlossen sind. Hier liefert die Verfärbung der Krone einen äußerst wichtigen Anhaltspunkt. Man sollte sich bei der Untersuchung eines Gebisses zum Grundsatz machen, jeden Zahn, dessen Krone sich durch eine dunklere Tönung von den anderen abhebt, auf das genaueste zu prüfen. Dazu steht uns einmal die Thermometrie zur Verfügung; wenn sehr hohe und sehr niedrige Temperaturen keine Reaktion auslösen, so ist das ein weiteres wichtiges Verdachtsmoment. Ferner hätte die Prüfung mit dem Induktionsstrom zu erfolgen: keine oder nur sehr schwache Reaktion selbst bei stärkstem Strom spricht auch wieder für Pulpatod. Bohrt man dann den Zahn an und das Bohren wird ohne jede Empfindung vertragen, so ist dies ein weiteres Zeichen. Endlich empfiehlt sich noch die Prüfung der regionären Lymphdrüsen; sie werden bei Pulpatod stets eine Veränderung tastbar aufweisen. Im übrigen werden früher oder später auch seitens des Periodontiums sich deutliche Anzeichen einstellen.

Was der Pulpatod für die Stellung des „toten" Zahnes im Kiefer bedeutet, hat WEBER in mehreren Arbeiten eingehend behandelt. Er stellte zunächst an Zähnen, die aus dem Kieferverband herausgelöst waren, fest, daß autolytische Prozesse stattfinden, die *alle* Hartsubstanzen des Zahnes betreffen, wobei der Hauptteil des Ammoniaks, der abgeschieden wird und nach dessen Bestimmung WEBER seine Schlußfolgerungen aufgebaut hat, wohl von dem an organischen Bestandteilen reicheren Dentin stammt. Weiter stellte WEBER fest, daß der gleiche Vorgang sich auch am Zahn abspielt, wenn er noch im Kieferverband steht und daß die Abgabe quer durch Dentin und Zement erfolgen kann. Eine vollständige Unterdrückung der Autolyse durch die bei der Wurzelbehandlung eingeführten Medikamente ist nicht möglich, wohl aber eine Hemmung durch Fixierung der Eiweißkörper im Dentin. Die Beobachtung, daß eine Stoffabgabe quer durch die Kanalwand stattfinden kann, muß bei der Auswahl der in den Kanal einzuführenden Medikamente entsprechend berücksichtigt werden.

F. Pathologie des Parodontiums.

Allgemeines.

Eingehende Arbeiten des letzten Jahrzehnts von WESKI, GOTTLIEB und vielen anderen haben gezeigt, wie eng in physiologischer wie auch in pathologischer Hinsicht die Beziehungen der Wurzelhaut zu ihren beiden Insertionsstellen Zement und Alveolarknochen sind. Eine vollkommen gesonderte Betrachtung der Wurzelhautpathologie für sich, wie sie früher in den Lehrbüchern üblich war, ist danach gar nicht möglich, ohne das Verständnis für die pathobiologischen Vorgänge zu zerstören. Nur im Gesamtrahmen von Geweben, die so innig zusammenhängen, kann die Auswirkung krankhafter Vorgänge im Periodontium erfaßt werden. WESKI hat für diesen Gewebskomplex den Namen Paradentium eingeführt; sprachlich richtiger ist es aber wohl, *Parodontium* zu sagen, welches Wort in der Folge auch gebraucht werden soll. Der Begriff Parodontium ist verschieden weit gefaßt worden; hier soll er in erster Linie so weit Geltung haben, als sich aus dem untrennbaren funktionellen und biologischen Zusammenhang ergibt.

Schmelz und Dentin gehen aus der Zahnkeimanlage unmittelbar hervor; die Apposition von Zement aber beginnt im allgemeinen erst, wenn der Keim anfängt vorzurücken (ORBAN), und sie erreicht unter normalen Verhältnissen ihre volle Höhe erst dann, wenn der frisch durchgebrochene Zahn in Funktion tritt; etwas ähnlich liegen die Verhältnisse beim Zahnfortsatz des Kiefers; *ohne Zahn und dessen Funktionsreiz gibt es auch keine knöchernen Alveolarwände.* Beweis: Abbau des Alveolarfortsatzes nach Verlust der Zähne. Die Funktionsvermittlung zwischen Zahn und Knochen aber ist Aufgabe des Periodontiums, das zugleich in vollkommener Weise als beweglicher Teil des Aufhängeapparates für den Zahn dient. Die Funktionsvermittlung mit all ihren Reizen ist auch in erster Linie der Anstoß für die Wurzelhaut, nach Bedarf nach der einen Seite hin Zement, nach der anderen Seite hin Knochen zu bilden oder auch abzubauen. *An keiner dieser drei Komponenten des Parodontiums kann eine Störung eintreten, die sich nicht auch irgendwie auf die beiden anderen auswirkt* (WESKI u. a.). In dieser Beobachtung liegt zugleich der Kern für das Verständnis dessen, was man früher als Alveolarpyorrhöe bezeichnet und mit den widersprechendsten Theorien zu erklären versucht hat.

Also nur unter der ständigen Voraussetzung des engsten Zusammenhanges und nur in Form von Unterabschnitten des Kapitels Parodontium ist es noch durchführbar, von einer Pathologie des Zementes, der Wurzelhaut, der knöchernen Alveolarwand zu sprechen, und im wesentlichen wird eine solche Besprechung auch mehr auf eine Fixierung der *jeweiligen Zustandsbilder* hinauslaufen.

1. Pathologie des Zementes.

Abgesehen von der eben erwähnten Voraussetzung bedarf diese Überschrift noch in anderer Beziehung einer gewissen Einschränkung. Zunächst mag es nicht konsequent erscheinen, wenn die Caries des Zementes bereits früher besprochen wurde, statt hier eingereiht zu sein; tatsächlich kommt aber die Caries des Zementes nur an freiliegenden Stellen der Wurzel zur Entwicklung, die jeden Zusammenhang mit Wurzelhaut und Knochen verloren haben. Und die zweite Einschränkung: es gibt nicht viele Stellen am Zahn, wo es so schwer ist, die Grenze zwischen physiologisch und pathologisch zu ziehen, so daß man leicht darum streiten könnte, ob ein Zustandsbild schon pathologisch ist oder nur besonderem funktionellen Bedarf entspricht.

a) Vitalität des Zementes.

Wenn man die Schnitte durch einen dickeren Zementmantel auf die Beschaffenheit der Zementzellen hin sorgfältig durchmustert, die wir ja als wichtigen Teilausdruck der Vitalität des Gewebes ansehen dürfen, dann ergibt sich die überraschende Tatsache, daß *die in den tieferen Zementschichten liegenden Zellkerne meist eine viel schlechtere Färbbarkeit besitzen als die mehr peripher* gelegenen. Ob dies bei dem Fehlen der HAVERSischen Kanäle und der Spärlichkeit der VOLKMANNschen Kanäle im Zement als sekundäre Erscheinung zu bewerten ist, oder ob sie primär ist und die weitere Zementanlage bedingt hat, kann nicht mit Sicherheit gesagt werden. Eine Ansicht (GOTTLIEB) geht dahin, daß die fortschreitende Verkalkung der Insertionsstellen von SHARPEYschen Fasern es ist, die weitere Zementanlagerungen notwendig mache. Im ganzen scheint aber für die weitere Funktion von geringerer Bedeutung zu sein, daß sich die tief gelegenen Zementzellen in ihrer Färbbarkeit und Vitalität ungünstig verändert haben. Um so bedeutungsvoller kann werden, wenn sich pathologische Veränderungen in den oberflächlich gelegenen Zementzellen einstellen. Sie sind schon deswegen von

Bedeutung, weil sie gleichzeitig der Ausdruck von *Abbaureife des Zementes* werden können, und weil hier teilweise der Grund für Resorptionserscheinungen am Zement gesehen werden kann.

Ihren schroffsten Ausdruck findet die Veränderung im Zellbild der zentralen Zementpartien in dem *völligen Schwinden des Zellkernes oder in einer Art körnigen Zerfalls.* Hier fehlt die Färbbarkeit eigentlich ganz, und man müßte ein solches Zement wohl zum mindesten als nekrobiotisch ansprechen (Abb. 292). Für die Ausbreitung des Mundschleimhautepithels nach der Tiefe zu und damit auch für die Ausbreitung der chronischen marginalen Parodontitis dürften, wie GOTTLIEB gezeigt hat, solche Befunde von großer Wichtigkeit sein. Als Übergang zu solchen Endstadien sehen wir des öfteren eine ausgesprochene Pyknose des Zementzellkernes. Mit der Pyknose verbunden oder auch selbständig auftreten kann eine

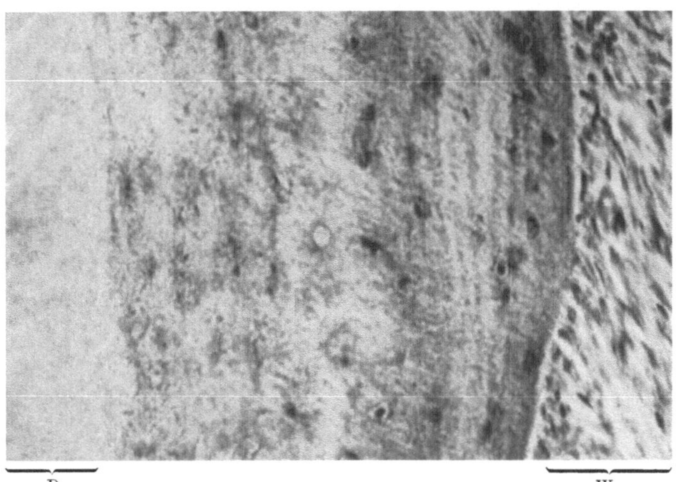

Abb. 292. Abnahme der Färbbarkeit der Zementzellen gegen das Dentin (D) hin. W Wurzelhaut.

Fettspeicherung in den Zementzellen, die schließlich bis zur völligen Ausfüllung der Zelle mit Fetttropfen führen kann. Derartige Bilder sind namentlich von W. MEYER beschrieben worden.

b) Abnorme Apposition.

Darunter wird im vorliegenden Zusammenhang eine über das gewöhnliche Maß der Zementschicht hinausgehende Anlagerung verstanden, wobei die Frage vermutungsweise beantwortet werden soll, ob es sich dabei um besondere funktionelle Bedürfnisse oder pathologische Zustände handelt.

Für *funktionelle Anpassung* spricht manches bei folgenden Formen: *diffuse Hyperzementose, apikale knopfförmige Verdickung* und *laterale Hyperzementose* (Abb. 293). Die funktionelle Vermehrung des Zementes kann auf besonderen Belastungsverhältnissen des Zahnes beruhen, vielleicht auch der Theorie GOTTLIEBS entsprechen, nach der bei Abbau des Alveolarknochens unter guten vitalen Verhältnissen vikariierend eine Zementvermehrung eintritt, die die Funktion des Zahnes aufrecht erhält. Eigenartig ist die Beobachtung, daß Zähne ohne Antagonisten eine breite Zementschicht haben können. Das würde nicht gerade für die Funktionstheorie oder die Belastungseinwirkung als Ursache (HÄUPL) sprechen; eher könnte man sich denken, daß auch hier die Zementverbreiterung einen Ausgleich für den Knochenabbau darstellt. Sonst aber sieht doch die größere Mehrzahl der Autoren in besonderer funktioneller Beanspruchung die

Hauptursache. BÖDECKER u. a. fanden, daß in der 5. Lebensdekade Hyperzemen-
tosen besonders häufig auftreten. Gänzlich unklar ist in einem Teil der Fälle

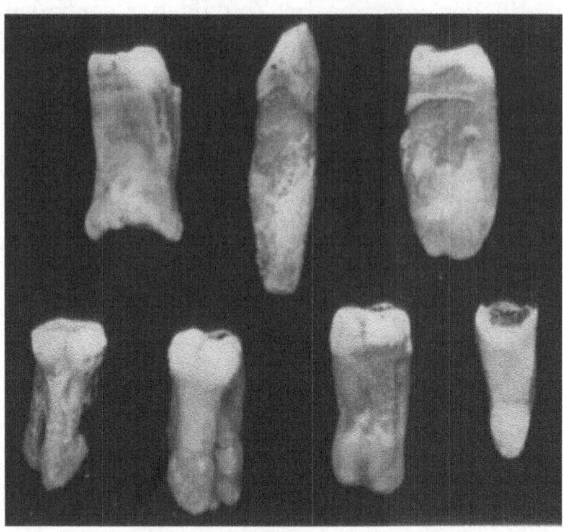

Abb. 293. Verschiedene Formen von Hyperzementose.
Makroskopisch.

die Entstehung der sog. *Zementexostosen*, unregelmäßiger umschriebener Erhabenheiten; in
einem anderen Teil der Fälle sind
sie zurückzuführen auf Vereinigung der Zementoberfläche mit
Zementikeln.

Die diffuse Hyperzementose
weist fast durchweg das Bild
der lamellären Zementapposition
auf, wobei die interlamelläre
Schicht die Ernährung mit zu
vermitteln hat. Die einzelnen
Zementlamellen sind ungleich
dick, aber stets vom Typus des
Knochenzements (Abb. 294). Die
Apposition erstreckt sich ziemlich
gleichmäßig auf die ganze Wurzeloberfläche, während bei der „lateralen Hyperzementose" nur eine
Wurzelspitze stärker verdickt ist,

die andere einen dünnen Zementmantel hat. Auch bei der *knopfförmigen Verdickung* herrscht die lamelläre Zeichnung vor, nur daß sich hier die Apposition

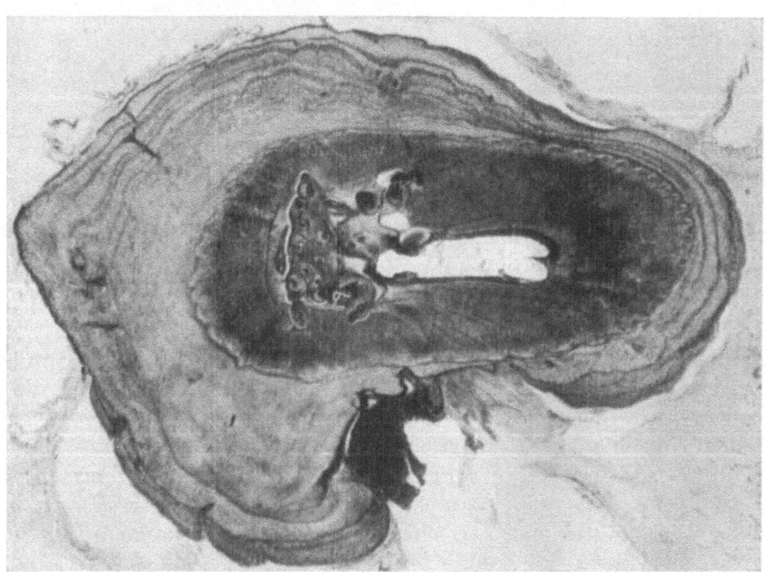

Abb. 294. Mikroskopisches Bild von Hyperzementose. Querschnitt.

ganz und gar auf den apikalen Teil der Wurzel beschränkt und gegen den übrigen
Zementmantel von normaler Dicke scharf abgesetzt erscheint. Bei den reinen
Zementexostosen dagegen fällt im histologischen Bilde mehr eine Sklerose des
Hartgewebes auf, d. h. eine von spärlichen Fasern durchzogene Grundsubstanz
überwiegt, die Zahl von Zellen dagegen ist bemerkenswert spärlich. Dadurch

können solche (meist kleine) Exostosen makroskopisch eine auffallend helle Farbe bekommen und bei flüchtiger Betrachtung auf dem Gelb des übrigen Zements fast wie Schmelztropfen wirken. Über Zementikel wird nachher noch gesondert ausführlicher berichtet.

Unter den pathologischen Zuständen als Ursache für stärkere Zementapposition ist in erster Linie die *Entzündung* zu nennen. Namentlich Wurzeln mit einem Granulationsherd am Apex lassen den Einfluß sehr gut verfolgen. Natürlich ist es nicht der zentrale Herd der Entzündung, der zu weiterer Zementanlagerung führt — hier finden wir im Gegenteil meist umfangreichen Abbau —, sondern die peripherste Zone einer chronischen Entzündung, wo die entzündliche Hyperämie und mit ihr der Stoffwechsel mehr zu produktiver Leistung führen, d. h. für die Wurzelhaut: zu weiterer Zementanlagerung. Dabei kann eine Art treppenförmigen Absatzes aus Zement entstehen, dem die entblößte Wurzelspitze aufsitzt.

Klinische Bedeutung der Hyperzementose. Von den aufgezählten Formen beanspruchen die apikalen knopfförmigen Verdickungen größere Bedeutung insofern, als sie sehr erhebliche *Extraktionshindernisse* werden können und beim Extraktionsversuch gerne zur Fraktur führen. Die Alveole paßt sich im ganzen doch ziemlich genau der Wurzeloberfläche an, infolgedessen wird auch wie bei der Wurzel so bei der Alveole der Querdurchmesser coronalwärts von der Verdickung wesentlich enger und aus der Schwierigkeit, den apikalen größeren Durchmesser durch den coronalen kleinen Durchmesser hindurchzuführen, erklärt sich leicht die Hemmung. Dabei ist die Wurzel wegen der annähernd kugeligen oder ovalen Form der Hyperzementose scheinbar gut beweglich — aber nur nicht in der Richtung nach dem Alveolarrand zu. Die Beweglichkeit führt dann gerne zu größerer Gewaltaufwendung und dadurch zur Wurzelfraktur. Manchmal bleibt nichts anderes übrig als die Wurzelspitze für sich mit dem Meißel herauszuholen. — Durch Hyperzementose an mehreren Wurzeln eines Zahnes kann schließlich die äußere Vereinigung der ursprünglich getrennt gewesenen Wurzeln zu einem Wurzelstock erfolgen, was ebenfalls bei der Extraktion dann eine gewisse Bedeutung gewinnen kann, wenn bei der Extraktion die Krone abbricht; ist es doch oft leichter, nach solcher Fraktur getrennte Wurzeln gegeneinander auszuspielen als einen einzigen frakturierten Wurzelstock hinauszubefördern. Praktisch noch viel unangenehmer kann sich auswirken, wenn durch Hyperzementose der Wurzeln *zwei benachbarte* Zähne miteinander in Berührung treten und schließlich *starr verbunden werden.* Ob Hyperzementose zu Trigeminusneuralgie führen kann, wie oft angenommen wird, ist möglich, aber nicht ganz sicher erwiesen.

c) Verwachsung zwischen Zahn und Knochen.

Die Tatsache, daß gelegentlich durch Hyperzementose auf Kosten des Periodontalraumes eine starre Vereinigung zwischen Zahn und Kieferknochen herbeigeführt wird, gibt Anlaß dazu, hier noch etwas näher auf die „Verwachsung" einzugehen. Vorweg sei betont: so oft, wie die Verwachsung als Ausrede dann angeführt wird, wenn eine Extraktion große Schwierigkeiten bereitet, oder ein mehr oder minder großes Stück Alveolarknochen zugleich mit dem Zahne dem Zuge der Zange folgt, kommt sie ganz gewiß nicht vor. Andererseits aber deckt es sich nicht mit den wirklichen Verhältnissen, wenn von vielen Autoren noch heute die Möglichkeit überhaupt in Abrede gestellt wird. Um eine klare Übersicht über die vorkommenden Fälle zu gewinnen, ist es nötig, zu trennen zwischen scheinbarer und wirklicher Verwachsung. Die *scheinbare Verwachsung* liegt meist vor, wenn auch bei vorsichtigstem Extrahieren das gleichzeitige Abbrechen und Loslösen eines Stückes Alveolarfortsatz unvermeidlich ist. Im Mikroskop ergibt sich dann als Erklärung eine ungemein dünne und besonders straff gefügte Wurzelhaut, die die knöcherne Insertionsstelle zum Mitgehen zwingt; manchmal liegt auch eine geringere Widerstandsfähigkeit des Knochens vor, die zur Trennung statt im Periodontalraum im Knochen selbst führt.

Wahre Verwachsungen sehen wir unter den verschiedensten Umständen zustande kommen, so vor allem nach Trauma, also Wurzelfraktur, Wurzelspitzenresektion und ähnlichem mehr. Eine eigenartige Form der Verwachsung beobachten wir gelegentlich bei persistierenden Milchzähnen, wenn die Wurzelresorption in Apposition umschlägt und dadurch die Vereinigung von Wurzel und Knochen herbeigeführt wird. Dies mag namentlich da sich ereignen, wo der Milchzahn noch zu energischer Funktion herangezogen wird. In einer anderen Gruppe von Fällen vollzieht sich die starre Vereinigung dadurch, daß sich entweder der Zementmantel oder die knöcherne Alveolarwand auf Kosten des Periodontalraumes so lange verdickt, bis schließlich Zement und Knochen sich berühren und ineinander übergehen (Abb. 295). Bei einer weiteren Gruppe von Fällen ist die primäre

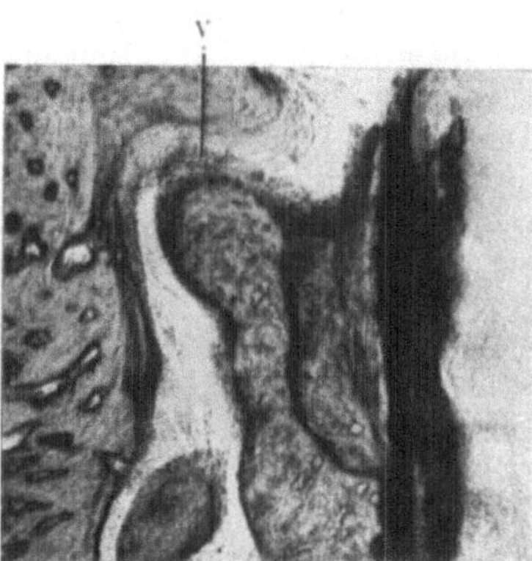

Ursache in einer Degeneration (namentlich hyaline Degeneration) der Wurzelhaut zu suchen, an die sich die völlige Verkalkung anschließt, die dann zum starren Band zwischen Zahn und Knochen wird. Endlich können auch Tumoren gelegentlich zu Verwachsungen führen. Eine Sondergruppe bei den wahren Verwachsungen können retinierte Zähne und Zähne in follikulären Cysten bilden. Verwachsungen bei Odontomen wären zur Tumorengruppe zu rechnen. Auffallend oft fanden GOTTLIEB, ORBÁN und STEIN Verwachsungen im Tierexperiment, wenn Hundezähne nach erfolgter Pulpaextraktion *mit Diathermie behandelt* wurden, und zwar fand sich die Verwachsung hauptsächlich in den Seitenabschnitten und nicht etwa am Apex.

Abb. 295. Beginnende Verwachsung (V) nach Hyperzementose.

Etwas Ähnliches hat übrigens FELDMANN bei Verwendung von Formaldehyd zur Wurzelbehandlung gesehen.

Klinisches. Über die klinische Bedeutung der Verwachsungen braucht nicht viel gesagt zu werden, da sie ohne weiteres einleuchtet. Auch hier sind es wieder die Extraktionsschwierigkeiten, die im Vordergrunde stehen. Gerade bei retinierten Zähnen kann dabei die Entfernung sich zu einem zeitraubenden Eingriff gestalten, der nur Stück um Stück unter den Meißelschlägen fallen läßt. Übergroße Gewaltanwendung führt in solchen Fällen nur zum Unheil und kann unter Umständen im Unterkiefer sogar eine komplette Fraktur zur Folge haben; nur genaue Orientierung und systematisches Vorgehen führen zum Ziele. Leider läßt uns das Röntgenbild dabei manchmal im Stich, wenn sich der Zahn selbst und die Verwachsungsstelle bei der Aufnahme decken. Jedenfalls ist wichtig, daß man überhaupt *an die Möglichkeit einer Verwachsung denkt* und rechtzeitig die Zange weglegt, um zum Meißel zu greifen.

d) Zementikel.

Bei der Hyperzementose ist auch der Zementikel gedacht worden, die mitunter sekundär zu Zementexostosen führen. Ihre Entstehung ist mit verschwindend wenig Ausnahmen auf Stoffwechselstörungen im Wurzelhautgewebe zurückzuführen, wobei die betreffenden Zellen oder kleinen Gewebsabschnitte zu sog. Kalkfängern werden. In manchen Fällen läßt der zentrale Grundstock der Zementikel noch deutlich die Konturen des betreffenden Zellabschnittes erkennen — *strukturierte Zementikel*; in anderen Fällen fehlt jede Zeichnung — *strukturlose*

Zementikel. In fast allen Fällen aber zeigen die Zementikel eine ausgesprochene Wachstumstendenz, die sich aus der weiteren peripheren Kalkanlagerung ergibt; es macht eben doch ganz den Eindruck, als ob die Anwesenheit verkalkter Gebiete oder von Kalkkonglomeraten einen gewissen Reiz auf die umgebenden Gewebe ausübt, wenn dies auch im Mikroskop nicht morphologisch leicht erfaßt werden kann. Wie bei den Dentikeln unterscheidet man auch bei den Zementikeln je nach ihrer Lagebeziehung zur Wurzeloberfläche: *freie Zementikel* (frei im Wurzelhautgewebe liegend), *adhärente Zementikel* (mit der Wurzeloberfläche in Verbindung getreten) und *interstitielle Zementikel* (vom Wurzelzement nachträglich eingeschlossen); doch sind ursprünglich alle Zementikel frei gewesen (Abb. 296). Hin und wieder beobachtet man schon im Endstadium der Zahnentwicklung ein außerordentlich gehäuftes Auftreten von strukturlosen Zementikeln, ohne daß eine Erklärung dafür beizubringen wäre. Die von einigen Autoren vertretene Ansicht, daß diese Häufung von Zementikeln auf Rachitis zurückzuführen sei, hat besonders dann etwas für sich, wenn man an den Einfluß der Avitaminosen denkt.

Eine besondere Rolle bei der Entstehung von Zementikeln spielen die *Reste des Schmelzepithels,* und zwar sowohl die bekannten MALASSEZschen Nester in der Wurzelhaut als auch die zerstreuten Epithelzellen, die den kleinen Schmelztröpfchen in der Bifurkation mehrwurzeliger Zähne gegenüberliegen. Anscheinend ist eine degenerative Ver

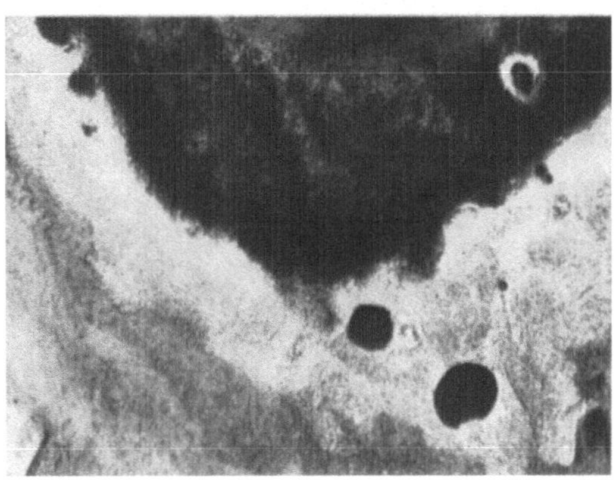

Abb. 296. Freie, adhärente und interstitielle Zementikel.

änderung solcher Schmelzepithelreste, an die sich dann die Verkalkung anschließt, kein sehr seltenes Vorkommnis. GOTTLIEB meint, daß solche Epithelzellen, wie sie sich im Zusammenhang mit Schmelztröpfchen finden, unter Umständen schädigend wirken können und nun durch die Einkapselung im Zement unschädlich gemacht werden sollen. RYWKIND glaubt, daß die Ursache für die Verkalkungsbereitschaft der MALASSEZschen Epithelreste in einer Störung ihres Kolloidzustandes zu suchen sei. Eine Reihe von Autoren nimmt an, daß die Zementikel oder zum mindesten ein Teil derselben *verkalkte Thromben in Wurzelhautgefäßen* seien. Für einzelne Fälle mag dies auch zutreffen; die größere Mehrzahl der Gebilde aber ist sicher als Verkalkung von Zellen oder Gewebsabschnitten anzusprechen. Interessant ist, daß freie Zementikel die Wanderung des zugehörigen Zahnes nicht mitzumachen brauchen und dadurch gelegentlich sogar mitten im Alveolarknochen beobachtet werden können.

Über eine *klinische Bedeutung* ist wenig zu sagen, da die Zementikel wohl durchweg Zufallsbefunde sind und praktisch nicht in Erscheinung treten. Höchstens dadurch können sie eine gewisse Bedeutung erlangen, daß sie als adhärente Zementikel dazu beitragen, die Wurzeloberfläche uneben zu gestalten. Bei sehr rasch wachsenden Zementikeln ist wenigstens theoretisch die Möglichkeit gegeben, daß sie durch mechanischen Druck eine Trigeminusneuralgie herbeiführen.

e) Resorption des Zementes.

Ebenso wie wir nach Abschluß der eigentlichen Zahnentwicklung noch recht beträchtliche Zementapposition beobachten, können wir umgekehrt häufig auch mehr oder minder weitgehende Resorption an dem Zementmantel sehen (Abb. 297). Ja man kann sogar sagen, daß sich *schon normale Zähne kaum finden, in deren*

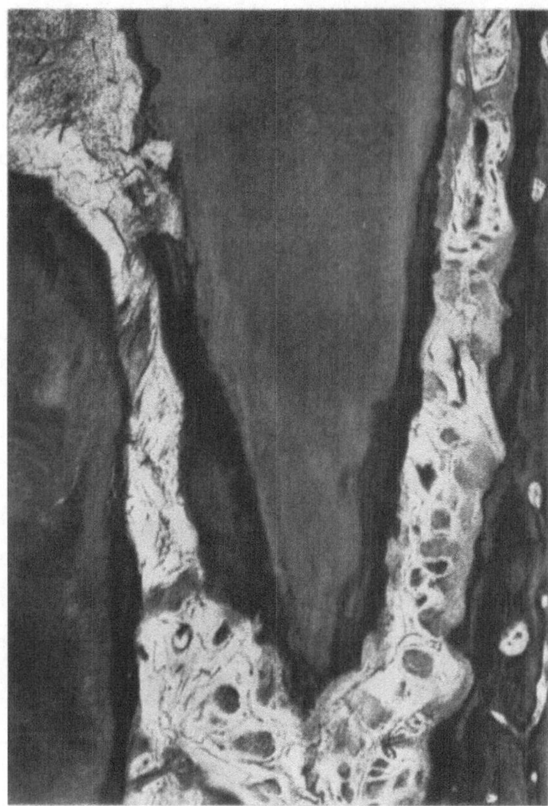

Zementmantel nicht Spuren einer gelegentlichen Resorption zu erkennen wären; allerdings handelt es sich dabei fast nie um einen Dauerzustand, sondern meist ist die Abbaustelle durch nachträgliche Zementapposition wieder ausgeglichen worden. Noch umfangreicher sind die Resorptionserscheinungen unter pathologischen Verhältnissen, wobei die spätere Apposition völlig fehlen kann (Abb. 299).

Ätiologie. Die tieferen Ursachen der Abbauerscheinungen am Zahn haben zu einer lebhaften Diskussion namentlich zwischen der Wiener und Innsbrucker Schule geführt, ohne daß eine Einigung zustande gekommen wäre. Es ist auch hier nicht der Platz, auf diese Diskussion näher einzugehen; ganz allgemein kann man wohl nur mit SIEGMUND sagen: Aus sich heraus ist die Wurzelhaut nicht imstande, resorbierende Leistungen am Zement auszuüben, es bedarf dazu einer *Akti-*

Abb. 297. Zementresorption an sonst intaktem funktionierendem Zahn.

vierung, die wohl hauptsächlich durch das Angebot abbaufähigen Materials zustande kommt. Vereinzelt kann allerdings auch der Anstoß aus der weiteren

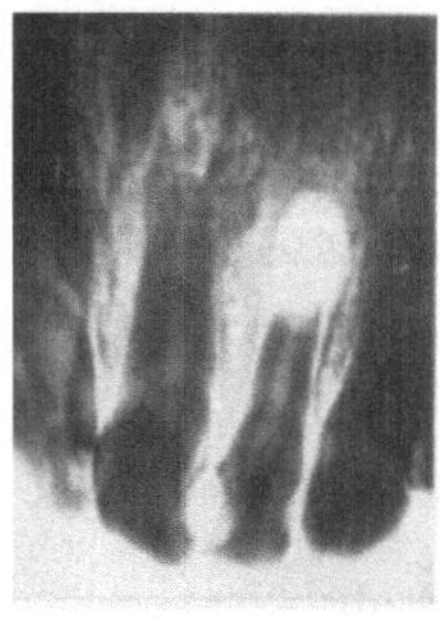

Abb. 298. Röntgenbild von Wurzelresorption bei apikalem Entzündungsherd.

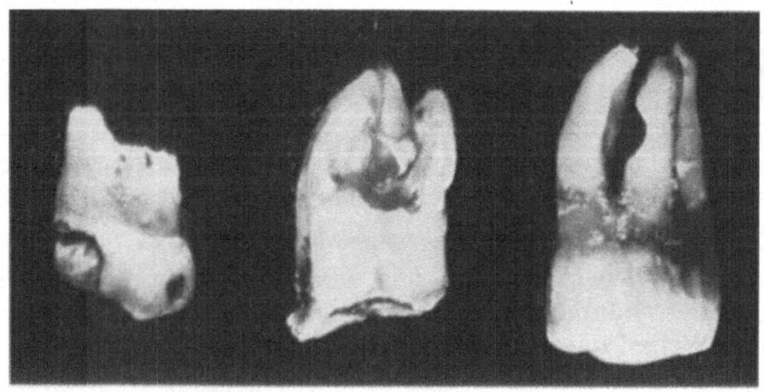

Abb. 299.
Wurzelresorption verschiedenen Umfanges.

Umgebung in die Wurzelhaut hineingetragen sein und in seltenen Fällen ist (bei anscheinend normalen Verhältnissen) die Herkunft des Anstoßes ganz unbekannt.

In gewissem Sinne verschiebt sich also die Erforschung der Ätiologie in der Richtung der Frage: Was führt zur Abbaufähigkeit des Zementes? Antwort: *Störungen im Stoffwechsel,* die bis zu dessen völliger Einstellung und zur Nekrotisierung von Zementabschnitten führen. Andererseits können aber auch durch die verschiedensten Reize Steigerungen im Stoffwechsel der Wurzelhaut eintreten, denen selbst ein an sich nicht abbaureifes Zement zum Opfer fällt.

Ein wichtiger Faktor ist im Trauma zu sehen, wohin man auch bis zu einem gewissen Grad manche funktionelle Inanspruchnahme rechnen muß. Je stärker das Trauma, um so größer kann das Maß der Resorption sein, also z. B. nach Entfernung und Replantation eines Zahnes, dann nach Frakturen und Wurzelspitzenresektionen. Weiterhin kommen in Betracht medikamentöse Schädigungen des Zementes bzw. medikamentöse Reizung des Periodontiums, z. B. bei Durchpressen von Wurzelfüllungsmaterial, das differente Mittel enthält, durch das Foramen apicale hindurch. Ferner kann eine entzündliche Reizung der Wurzelhaut auch auf infektiöser Basis zum Abbau führen (vgl. Abb. 298). Endlich ist noch des Reizes zu gedenken, der durch besondere Druckverhältnisse (andrängenden verlagerten Zahn usw.) geschaffen wird. Über die vielfach sehr umfangreichen Resorptionen an retinierten Zähnen ist ätiologisch schwer etwas zu sagen, ohne sich in Hypothesen zu verlieren.

Klinisches. Die kleinen Resorptionsstellen im Zement sind makroskopisch meist überhaupt nicht erkennbar; größere Stellen erwecken den Eindruck kleiner Grübchen oder flacher Mulden (Abb. 299), die aber auch wieder später völlig durch Zementapposition ausgeglichen werden können. Manche Resorptionsstellen sind dadurch beachtenswert, daß sie scheinbar nur eine kleine Fläche einnehmen, *im Innern des Zahnes aber sich finger- oder kanalförmig weit ausbreiten,* um ebenfalls später — auch im Dentinbereich! — durch Zement obliteriert zu werden (Abb. 300). Makroskopisch sichtbarer sind die Resorptionen an der Wurzelspitze, die hier zu stärkerer Rauhigkeit führen und doch wohl in dieser Form auch ihrerseits einen gewissen Reiz auf das apikale Gewebe ausüben können; jedenfalls ist sicherer, bei Wurzelspitzenresektionen die Abtragung auf die ganze rauhe Partie auszudehnen.

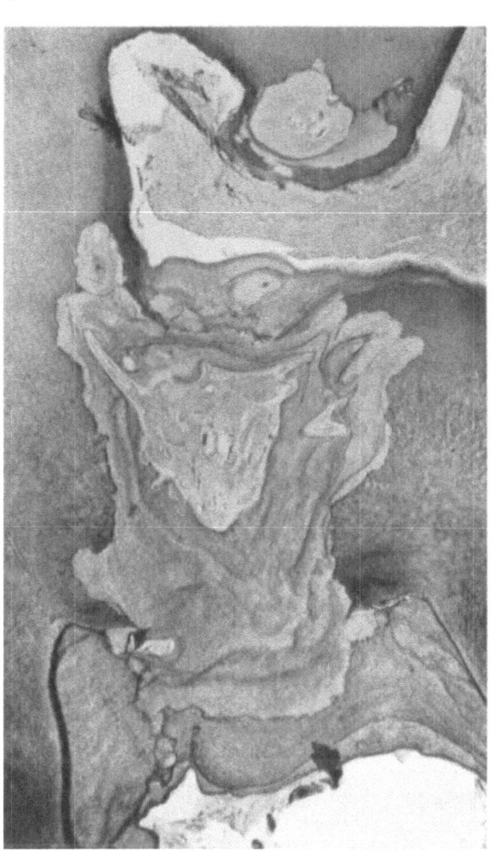

Abb. 300. Resorption auch im Dentin mit nachträglicher Zementapposition.

f) Wurzelresorption größeren Umfanges.

Bisher war im wesentlichen nur der Resorptionen gedacht worden, die sich als fast alltägliche Erscheinung hauptsächlich am Zement abspielen. Nun gibt es aber auch Resorptionen an Wurzeln bleibender Zähne, selbst bei lebender Pulpa, die sich keineswegs auf das Zement allein erstrecken, sondern auch auf das Dentin und *dabei die Wurzellänge ganz erheblich verkürzen können*. Damit wächst aber auch die praktische Bedeutung solcher Wurzelresorptionen und deshalb sollen sie in einem eigenen Abschnitt jetzt anhangsweise besprochen werden.

Dem Verständnis nahe liegen diejenigen Fälle, bei denen z. B. ein gröberes Trauma als sinnfällige Ursache festgestellt werden kann. So erleben wir meist nach Replantationen, daß im Verlaufe von 5—8 Jahren die Wurzel vollständig abgebaut wird. Ähnliches ist bei Entzündungen größeren Umfanges der Fall, so besonders bei Ostitis fibrosa. Auch bösartigen Geschwülsten können ganze Wurzeln im Abbau zum Opfer fallen. Ein retinierter Eckzahn, dessen Krone stark auf die Wurzel eines seitlichen Schneidezahnes drückt, kann diese ebenfalls zur vollständigen Resorption führen. Ätiologisch noch recht unklar sind

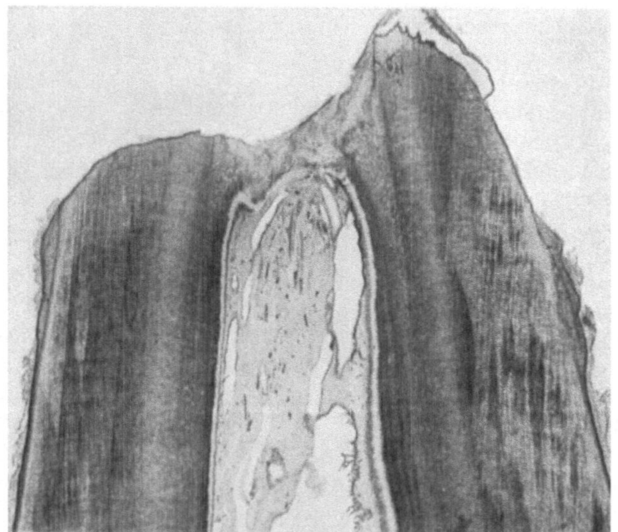

Abb. 301. Hochgradige Wurzelresorption bei lebender Pulpa.

dagegen solche Fälle, bei denen alle diese Faktoren wegfallen, die Pulpa selbst auch keine besonderen Veränderungen aufweist und doch — manchmal an mehreren Zähnen desselben Mundes zugleich — in ausgedehntem Maße ein Wurzelabbau erfolgt (Abb. 301). Für diese letztere Gruppe ist charakteristisch, daß sich der Periodontalraum gewöhnlich trotzdem nicht verbreiterte, vielmehr die Knochenapposition in der Alveole Schritt hält.

Gerade in den letzten Jahren sind die Berichte über weitestgehende Resorptionen an bleibenden, klinisch sonst intakt erscheinenden Zähnen immer zahlreicher geworden. ZILKENS unterscheidet zwei Gruppen von Fällen; bei der einen Gruppe wird der Prozeß offenbar durch im Körper befindliche schädigende Stoffe hervorgerufen und dementsprechend nicht ein einzelner Zahn, sondern eine größere Zahl von Zähnen befallen (hierher gehören unter anderem die Fälle von ZILKENS, KRONFELD und MÜLLER, MUELLER und RONY, ferner wohl auch der von GÖLLNER); bei der anderen Gruppe ist die Ursache am Zahn selbst oder in seiner nächsten Nachbarschaft zu suchen und dementsprechend auch nur ein einzelner Zahn befallen.

Praktische Bedeutung. Diese liegt in den schwersten Fällen darin, daß der betreffende Zahn allmählich seinen Halt verliert und dadurch in Verlust gerät.

In den weniger schweren Fällen tritt die Bedeutung besonders dann zutage, wenn eine Wurzelbehandlung an einem derartigen Zahn notwendig wird; denn zunächst pflegt man doch mit einer normalen Wurzellänge zu rechnen; wenn aber schon nach kurzer Strecke die Nadel bereits das Foramen apicale passiert hat und im Periodontium Schmerzen auslöst, ist der näherliegende Verdacht der, daß die Wurzelpulpa in ihrem Endabschnitt noch lebe; dabei fehlt aber bereits der ganze Endabschnitt; so kommt es leicht zu Arsenik- und anderen Periodontitiden. Die Röntgenaufnahme ist das einzig sichere Mittel, sich Klarheit zu verschaffen.

So groß in quantitativer Hinsicht die Unterschiede zwischen der einfachen Zementresorption und der Wurzelresorption sind, in einem anderen Punkte sind sie einander völlig gleichgestellt, nämlich in der Art der Resorption; es handelt sich durchweg um einen *resorptiven Prozeß auf entzündlicher Grundlage*. Freilich sind die Stigmata der Entzündung bald ungemein stark ausgeprägt, bald selbst im Mikroskop kaum wahrnehmbar. Die letzteren Fälle haben mir auch hauptsächlich Veranlassung gegeben, dabei von einer „*idiopathischen*" *Wurzelhautwucherung* zu sprechen, denn hier ist nicht nur von Entzündung kaum etwas zu erkennen, auch alle greifbaren Ursachen für eine Entzündung können vollständig fehlen. Am prinzipiellen Vorgang vermag dies natürlich nichts zu ändern. Stets geht der aktive Resorptionsprozeß von dem Weichgewebe Wurzelhaut aus; der Anstoß zu dem aktiven Vorgehen kann trotzdem eine Senkung der Vitalität im Hartgewebe bleiben. Vom Gefäßapparat der Wurzelhaut aus erfolgt auch die Lieferung der resorbierenden Zellen, der Osteo- bzw. der Zementoclasten; ob diese Zellen nur von verpufften Endothelsprossen stammen oder auch aus dem adventitiellen Zellgebiet oder von Keimzellen im Wirkungsbereich der Gefäße, soll hier nicht weiter untersucht werden. Dagegen ist wichtig zu wissen, daß wir *zwei Arten solcher Hartsubstanz resorbierenden Zellen* unterscheiden: die großen, vielkernigen — die sog. Riesenzellen — und eine kleinere, flache, mehr spindelförmige Art mit nur einem Kern. Die ersteren schaffen tiefe Buchten mit charakteristischen Begrenzungszacken, die anderen besorgen den Abbau etwas gleichmäßiger. Immer aber handelt es sich um *reine Osteoklase*. Die Ansicht, daß die Rauhigkeit mancher Wurzelspitzen, die in alten, zum Teil eingeschmolzenen Entzündungsherden stecken, auf eine Arrosion durch Eiter zurückzuführen sei und daß so ein Unterschied zwischen Resorption und Arrosion (durch Eiter) zu machen sei, ist heute nicht mehr haltbar.

Die naheliegende Frage, wieso Weichgewebszellen mit einer Hartsubstanz derartig aufräumen können, ist mit LIESEGANG vielleicht dahin zu beantworten, daß die Zellen infolge des gesteigerten Stoffwechsels auch mehr Kohlensäure ausscheiden, und daß ihnen das zur Auflösung der Kalksalze zu dienen vermag.

2. Pathologie der Wurzelhaut.

Auch bei diesem für den Zahnarzt so überaus wichtigen Kapitel sei eingangs noch einmal mit allem Nachdruck betont, daß eine Besprechung der Wurzelhautpathologie *nur einen Teilausschnitt des biologisch und funktionell untrennbaren Ganzen „Parodontium" darstellt*. Möglich, daß eine Entzündung z. B., die primär die Wurzelhaut trifft, sich wirklich für einige Stunden nur auf die Wurzelhaut beschränkt; viel länger aber dauert es bestimmt nicht, bis wir im Mikroskop die Wirkung dieser Entzündung in den Spongiosamaschen des angrenzenden Alveolarknochens nachweisen können. Es würde also unter allen Umständen ein ganz falsches Bild geben, wenn wir uns das Wesen einer Wurzelhauterkrankung mit dem erschöpft denken, was sich in der Wurzelhaut abspielt. *Also nur um die Besprechung des auf die Wurzelhaut entfallenden Anteils an der Erkrankung des Parodontiums kann es sich im folgenden handeln*, und so ist es auch zu verstehen, wenn auf den folgenden Seiten es gelegentlich heißt „Periodontium“ und „Periodontitis“.

Dieser Anteil ist freilich so umfangreich und so vielgestaltig, daß es schon deshalb gerechtfertigt ist, ihn in einem Unterkapitel gesondert zu besprechen. Die Vielgestaltigkeit rührt einmal davon her, daß speziell bei der Entzündung sich die akuten Formen anatomisch und klinisch so sehr abheben von den — viel häufigeren — chronischen Formen und weiter davon, daß die chronischen Formen in der weiteren Entwicklung (auf Kosten des Kieferknochens!) zu den verschiedenartigsten Bildern führen können. Die meist gebrauchte Einteilung richtet sich, abgesehen von dem zeitlichen Ablauf, nach dem Ausgangspunkt, der teils am Apex, teils am Alveolarrand zu suchen ist und weiterhin nach der Art der Schädigung, die zunächst den Wurzelhautanteil des Parodontiums erfaßt. Diese drei Gesichtspunkte, für die Einteilung in sinngemäßer Weise miteinander verbunden, sollen auch die Disposition für die folgende Besprechung abgeben. Was die Art der Schädigung dabei anlangt, so kommen hauptsächlich drei Formen in Betracht: die *chemisch-toxische*, die *traumatische* und die *bakterielle*. Die beiden ersteren spielen zahlenmäßig eine untergeordnete Rolle, so sehr überwiegt der Häufigkeit nach die bakterielle Schädigung, die sich gelegentlich auch auf einer traumatischen aufbauen kann, gewöhnlich aber eine primäre ist. Ihre Häufigkeit wird schon dadurch verständlich, daß sie am Apex ja nur die anatomisch bedingte Fortsetzung der Pulpitis ist.

a) Chemisch-toxische Schädigung der Wurzelhaut.

Ätiologie. Reicht eine Wurzelfüllung bis unmittelbar oder auch nur nahe an die Wurzelhaut heran, so bedeutet sie stets einen Reiz für dieselbe; man darf ja nicht vergessen, daß die Übergangsstelle der entfernten Pulpa in die Wurzelhaut zunächst immer eine Wunde bedeutet. Die Folge des Reizes ist meist eine Entzündung mit ziemlich reichlicher Exsudation; das Exsudat führt zur Auflösung von medikamentösen Bestandteilen der Wurzelfüllung und diese Lösung verschärft nun die Entzündung und macht sie recht eigentlich zur medikamentösen. Der Umfang der Schädigung des Periodontiums richtet sich nach Art und Konzentration der Lösung. Sehr wirksam sind z. B. die Lösungen aus der Phenolreihe und von Formalin. Trotzdem besitzen diese Schädigungen insofern keine allzugroße praktische Bedeutung, als einerseits die Lösung sich allmählich erschöpfen muß und andererseits dabei bakterielle Schädigungen hintangehalten werden. Der weitere Gang ist gewöhnlich der, daß das geschädigte Periodontalgewebe nach Abklingen der Lösung abgebaut wird und nun eine beachtenswerte Regeneration erfolgt, was übrigens für Arsen von Feldmann bezweifelt wird. Eine solche ist z. B. von Hübner beobachtet worden, auch wenn er die Triopaste unmittelbar auf die Wurzelhaut brachte. Trotzdem muß „*Gewebsfreundlichkeit*“ als eine wichtige Eigenschaft des Wurzelfüllungsmaterials gefordert werden.

Die *klinischen* Erscheinungen bei den hier genannten Formen chemisch-toxischer Schädigung haben ganz den *Charakter einer akuten apikalen Parodontitis*; leichte bis stärkere kontinuierliche Schmerzen, Druckempfindlichkeit in der Wurzelspitzengegend, Klopfempfindlichkeit des betreffenden Zahnes. Dagegen sind die regionären Lymphdrüsen — im Gegensatz zur bakteriellen Schädigung — nur wenig beteiligt.

Eine besondere und leider auch sehr unangenehme Rolle spielt unter den chemisch-toxischen Schädigungen die Arsenikwirkung, die zur apikalen *Arsenparodontitis* führt. Daß eine solche vorkommt, steht heute außer allem Zweifel. Die zahlreichen Tierexperimente haben stets eine Bestätigung dafür erbracht. Sie haben vor allem auch die einzelnen Phasen, in denen sich durch Wochen hindurch der Prozeß abspielt, genauer kennenlernen lassen. Natürlich kommt es hier auch auf die Art der Arsenverbindung und vor allem auf die Dauer der

Wirkung an. Scherbenkobalt wirkt viel milder und langsamer, reiner Arsenik um so heftiger. Dies ist auch der Grund, warum man immer noch nach einem Ersatz dafür sucht — freilich bisher nur mit mäßigem Erfolg.

Die marginale Arsenparodontitis kann nach BALTERS dadurch entstehen, daß von der Einlagestelle aus quer durch die Zahnwand eine Diffusion gelösten Arseniks erfolgt; er verlangt deshalb auch, daß die Einlagestelle möglichst weit vom Zahnfleischrand entfernt liegen soll. Die Untersuchungsergebnisse von WEBER schließen in der Tat eine solche Möglichkeit nicht aus; meist aber kommt die marginale Arsenparodontitis dadurch zustande, daß eine As-Einlage nicht genügend verschlossen wird und nun durch den Speichel dauernd etwas von der Substanz gelöst wird, das dann mit der Papille des Zahnfleisches auch bald den Wurzelhautrand schädigt; im Vordergrunde stehen allerdings hier die Schädigungen des Alveolarknochens, so daß auf das dort Gesagte (S. 310) verwiesen werden muß. Bei der apikalen Arsenparodontitis handelt es sich um das Durchtreten arsenhaltiger Lösungen durch das Foramen apicale, übrigens auch die weitaus häufigste Form der Arsenschädigung. Oft ist schon nach 24, spätestens nach zweimal 24 Stunden der Anfang der Schädigung im histologischen Bilde zu erkennen; HEINZE ist es auch gelungen, nach dieser Zeit den chemischen Nachweis von Arsen in der Wurzelhaut zu erbringen. Die ersten Erscheinungen bestehen in einer ausgedehnten Hyperämie, die sich über den Raum des apikalen Periodontiums bis in die Spongiosamaschen hinein erstreckt; daran schließt sich eine rasch zunehmende Infiltration, bei der anfänglich die histiocytären Elemente überwiegen; mit der Vertiefung der Wirkung und Nekrotisierung von Wurzelhautgewebe stellen

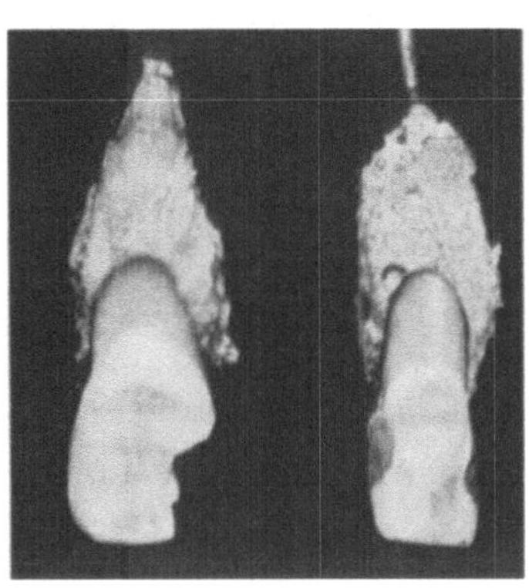

Abb. 302. Nekrose der knöchernen Zahnumgebung nach Arsenikparodontitis.

sich bald auch Leukocyten ein und es kann zu Abscedierung kommen. Nach einigen (etwa 4) Wochen werden die Regenerationsbestrebungen deutlich, vor allem in dem Auftreten von fibrillären Fasern.

Das oben geschilderte Bild tritt hauptsächlich auf, wenn der Arsenik auf die freigelegte Pulpa gebracht wurde. Etwas verschieden davon kann sich der Verlauf — wenigstens im Tierexperiment — gestalten, wenn noch eine Dentindecke zwischen Einlage und Pulpa bestanden hatte. Dann bildet sich im Parodontium am Foramen apicale weniger ein Absceß als eine hochgradige Auflockerung des Gewebes in umschriebenem Bezirk. Es entstehen weite Maschen, mit seröser Flüssigkeit gefüllt, die ineinander übergehen können und so manchmal geradezu das Bild einer kleinen Cyste vortäuschen.

Klinisches Bild. Die Erscheinungen ähneln sehr denjenigen, wie sie vorhin für die Schädigung durch Chlorphenol usw. aufgezählt wurden, nur ist alles stärker ausgeprägt, namentlich die subjektiven Erscheinungen sind außerordentlich heftig. Die Hochgradigkeit der Schmerzen, ihr Einsetzen etwa 24—36 Stunden nach der Einlage, das Fehlen von stärkeren objektiven Erscheinungen, wie sie die bakterielle Schädigung rasch herbeiführt, und endlich das refraktäre Verhalten gegenüber der üblichen Parodontitistherapie erleichtern wesentlich die Diagnose (Abb. 302).

Therapeutisches. Frühzeitige Entfernung des Zahnes kann die Erscheinungen coupieren; Versuche, das Arsenantidot in den Wurzelkanal einzuführen, nachdem man möglichst rasch die Einlage und alle Teile der Wurzelpulpa entfernt hat, sind anzuraten, aber in ihrem Erfolg zweifelhaft. Antidolorosa sind in reichlichem Maß notwendig! — Viel wichtiger ist eigentlich die Prophylaxe: vor allem keine lange Liegedauer! O. MÜLLER hat Tabletten angegeben, die nur die minimalste

notwendige Menge von Arsenik enthalten und darüber gleich das Antidot beigefügt zeigen. Auch Borsäure ist imstande, die Arsenikwirkung einzudämmen.
Bei jugendlichen Zähnen sieht man am besten ganz von Arsenik ab und verwendet Scherbenkobalt. HUTTINGER empfiehlt nach Einlage auf die geschlossene
Pulpa möglichst bald aufzubohren, weil die sich in der geschlossenen Pulpenkammer entwickelnde reaktive Entzündung mit ihrem Druck den Durchtritt von
arsenhaltiger Lösung durch das Foramen apicale begünstigen kann.

b) Traumatische Schädigung der Wurzelhaut.

Ätiologie. Traumatische Schädigungen der Wurzelhaut sind schon wegen der
exponierten Stellung der Zähne etwas recht Häufiges. Stoß, Schlag und Fall
z. B., die namentlich leicht die Frontzähne treffen können, spielen in der Ätiologie eine erhebliche Rolle. Je nach der Gewaltrichtung wird dabei der eine Teil
des Periodontiums gequetscht, der andere übermäßig gezerrt werden müssen.
In beiden Fällen aber werden Zellen und Fasern geschädigt und abbaufällig; dies
sowie die Blutungsherde führen zu resorptiver Entzündung. Eine unter Umständen
schädliche Überlastung mit der gleichen Entzündungsfolge kann in rein axialer
Richtung erfolgen, wenn unvermutet auf einen besonders harten Gegenstand
(Knochen, Schrotkorn usw.) gebissen wird. Von solchen akuten Traumen, die
sich aus der Funktion ergeben, sind wohl zu trennen diejenigen, die als *chronische
Kaudrucküberlastung*, z. B. Schiefstand eines Antagonisten, aufgefaßt werden
müssen und dementsprechend auch eine langsam einsetzende und chronisch
verlaufende Entzündung herbeiführen. Alle die bis jetzt aufgezählten Ursachen
haben das gemeinsam, daß stets größere Wurzelhautabschnitte geschädigt
werden.

Eine andere Gruppe traumatischer Parodontitiden ist auf instrumentelle Verletzungen zurückzuführen; hier handelt es sich dann meist um kleinere Entzündungsherde als Folge. Solche instrumentelle Verletzungen entstehen beispielsweise, wenn Sonden, glatte oder gezahnte Nadeln durch das Foramen apicale
gestoßen werden — apikale traumatische Entzündung (vorausgesetzt, daß die
apikale Wurzelhaut nicht schon vorher infektiös entzündet war). Eine andere,
nicht ganz seltene instrumentelle Verletzung ergibt sich, wenn ein Bohrer vom
ordnungsmäßigen Weg abweicht und *seitlich die Kanalwand perforiert* — Fausse
route, seitliche traumatische Entzündung; besonders gefährlich sind in dieser
Beziehung die Bemühungen, den Kanal einer stark abgebogenen Wurzel zur
Aufnahme eines Stiftes zu erweitern.

Eine andere Gruppe wiederum umfaßt die Fälle, bei denen das Trauma am
Alveolarrand einwirkt — marginale traumatische Parodontitis. Derartige Schädigungen kommen ebenfalls im Zusammenhang mit zahnärztlichen Maßnahmen vor,
z. B. wenn ein Kronenring zu weit wurzelwärts geschoben wird oder ein Regulie-
rungsring sich stark verschiebt.

Das *klinische Bild* richtet sich ebenso wie die Prognose in erster Linie danach,
ob gleichzeitig eine Infektion stattgefunden hat oder nur eine sterile traumatische
Entzündung vorliegt. Im letzteren Falle sind die Erscheinungen verhältnismäßig
leicht und klingen nach einigen Tagen meist von selbst ab. Die Symptome sind
die üblichen einer Parodontitis. Bei einer mehr diffusen Schädigung ist die Berührungsempfindlichkeit im ganzen stärker; bei lokalisierten Verletzungen wird
hauptsächlich Druck auf den Zahn in der Richtung der Verletzung als schmerzhaft
empfunden. Bei den Randverletzungen ist immer auch mehr oder minder starke
Reaktion am Zahnfleischrande zu beobachten. Lockerung des Zahnes kommt
bei allen traumatischen Entzündungen vor; am stärksten ist sie ausgeprägt bei
diffuser und bei Randentzündung, am wenigsten stark dagegen gewöhnlich bei
apikaler Verletzung.

Pathologisch-histologisches. Im Vordergrund steht die Hyperämie und ausgedehnte Mobilisierung von Uferzellen; namentlich Makrophagen kann man bei der infektionsfreien traumatischen Parodontitis in großen Reihen aufmarschieren sehen, wie überhaupt auch das mikroskopische Bild ganz auf Resorptionsvorgänge eingestellt ist. Größere oder kleinere Blutungsherde sind ein regelmäßiger Befund. Stärker geschädigte Gewebspartien zeigen bald regressive Erscheinungen, sie können hyalinisiert, gelegentlich auch ohne Infektion eingeschmolzen werden; das üblichere ist der Ersatz durch Granulationsgewebe, das dann organisiert wird.

Ganz anders und ungleich schwerer gestaltet sich das Bild, wenn mit dem Trauma auch Infektionserreger eingeschleppt wurden; hier sind Abszedierungen die Regel, ebenso aber auch weitgehende Beteiligung des Knochens. Der Prozeß kann akut verlaufen unter einem Bilde, das der Parulis gleicht, oder er wird bald chronisch mit geringer Neigung zur Heilung. So fanden wir bei experimenteller, infizierter Perforation noch nach einer großen Zahl von Wochen Abszeßherde. Auch die Ausbreitung auf nicht verletzte Wurzelhautabschnitte gehört dazu (Abb. 303).

Therapeutisches. Das erste Augenmerk wird man zweckmäßig der Ruhigstellung des Zahnes durch Erhöhung des Bisses usw. zuwenden. Dabei verliert sich bald die Lockerung und leichte, nicht infizierte Verletzungen heilen ohne weiteres Zutun aus. Auch die akuten Randschädigungen haben bei Entfernung der Ursache eine

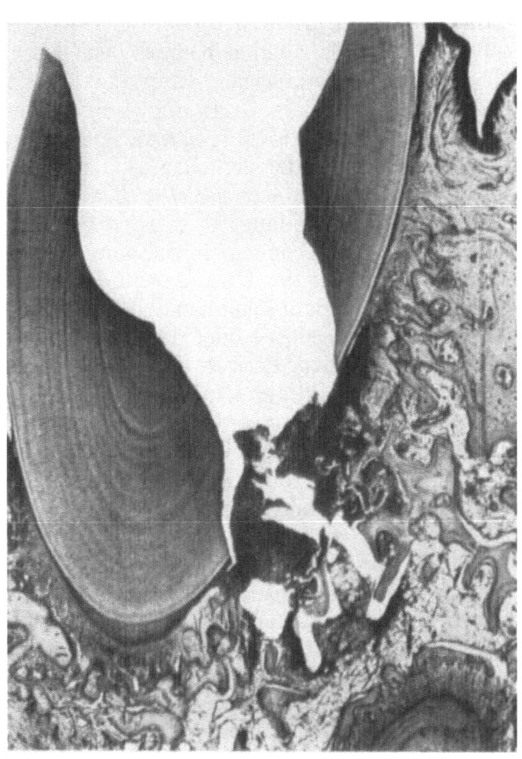

Abb. 303. „Fausse route". Perforation einer Wurzel mit Infektion.

sehr gute Heilungstendenz. Eine Fausse route behandelt man zweckmäßig nach chirurgischen Grundsätzen (z. B. vorsichtiges Einführen von Jodoformemulsion), bis die akuten Erscheinungen abgeklungen sind. Die definitive Heilung ist manchmal durch Ausfüllung mit reizlosen Substanzen wie Chloropercha zu erzielen, sonst bleibt nur der blutige Eingriff übrig. *Perforationen nahe dem Foramen apicale kann man mit Wurzelspitzenresektion beseitigen;* liegt die Fausse route nahe dem Zahnhals, dann sorgt man am besten für dauernde Freilegung und Abfüllung eventuell von außen her. Ist bei der instrumentellen Verletzung der Wurzelhaut das Instrument abgebrochen, so muß die Nadelspitze, Beutelrockbohrer oder um was es sich sonst handelt, blutig entfernt werden.

c) Bakterielle Schädigung der Wurzelhaut.

Wie schon in der Einleitung betont, überwiegen die infektiösen Parodontitiden bei weitem alle anderen Formen. Hier zeigt sich wieder ganz besonders deutlich die Richtigkeit des alten pathobiologischen Satzes: Der Verlauf der Erkrankung

wird bestimmt durch die Eigenschaften des infizierenden Keimes, des infizierten
Organs und der äußeren Umstände. Andererseits darf aber gerade hier nicht vergessen werden, daß der Begriff „infiziertes Organ" nicht erschöpft ist mit der
Wurzelhaut, sondern daß untrennbar dazu vor allem auch der Alveolarknochen
gehört. Wer das außer acht läßt, wird nie zu vollem Verständnis für die marginale
progressive Parodontitis („Alveolarpyorrhöe") gelangen. Die Worte „Eigenschaften
des infizierten Organismus" sind in weitestem Sinne aufzufassen, d. h. es ist
nicht nur an die lokal bedingten, sondern auch an die allgemein bedingten Eigenschaften
zu denken. Die „äußeren Umstände" hängen unter anderem mit Belastungsfragen,
dann aber auch mit den topographischen Verhältnissen zusammen. Die Eigenschaften des infizierenden Keimes beziehen sich in erster Linie auf die Virulenz.
Hochvirulente Bakterien (Streptokokken) werden einen stürmischen Verlauf
bedingen; herrscht *von Anfang an* geringere Virulenz vor, so ist mit einem
schleichenden Verlauf zu rechnen; plötzlicher Umschlag in Hochvirulenz oder
plötzliches Sinken der örtlichen Widerstandsfähigkeit schafft eine *akute Exacerbation auf chronisch-entzündlicher Basis.*

Wirkliche Ausheilung ist — ohne Behandlung — namentlich bei der apikalen
Parodontitis etwas ungemein Seltenes; der gewöhnliche Ausgang auch der ganz
akuten Formen ist der Übergang in die chronische Entzündung. Dabei wird der
Kampf zwischen dem schädigenden Agens und dem Organismus je nachdem mehr
zu einem Stellungskrieg oder das schädigende Agens gewinnt Schritt um Schritt
an Boden; Knochen, Periost, Zahnfleisch und Haut werden allmählich einbezogen
und eine Fistelbildung kann schließlich das äußere Zeichen des bestehenden
chronischen Prozesses werden. Oder aber das schädigende Agens tritt fast·völlig
zurück, dafür kann Epithel, das in den chronischen Entzündungsherd eingewandert
ist, bestimmend werden für den weiteren Verlauf, der zur fungösen Cyste führt.
Über die fortlaufende Entwicklung der Erkrankung bei der progressiven marginalen Form eine ähnliche gedrängte Übersicht in der Einleitung zu geben, ist
wegen der komplizierten Vorgänge nicht möglich; hier muß auf die ausführliche
Besprechung hingewiesen werden.

Mit ein paar Worten sei hier noch des Verhaltens der *Lymphdrüsen* gedacht,
wobei bezüglich der normalen Beziehung der einzelnen Zähne zu den submentalen
bzw. submaxillären Lymphdrüsen auf das verwiesen wird, was im anatomischen
Teil dieses Buches gesagt wurde. Daß die pathologischen Beziehungen zu diesen
Drüsen hier besonders hervorgehoben werden, ist dadurch gerechtfertigt, daß es
keine infektiöse Parodontitis gibt, die nicht klinisch erfaßbare Erscheinungen
an der zugehörigen Drüse bewirkt; ja wir können *das Verhalten der Drüsen geradezu
als wertvolles diagnostisches Merkmal bezeichnen, und kein Zahnarzt sollte versäumen,
bei der Untersuchung der Mundhöhle auch der Beschaffenheit der regionären Lymphoglandulae sein Augenmerk zu schenken.* Noch mehr: Ein gut Teil, oft sogar der
überragende Teil der subjektiven Beschwerden rührt bei einer Parodontitis von
der konsekutiven Lymphadenitis her. Davon ausgehend, daß unter ganz normalen
Verhältnissen die zu den Zähnen gehörigen Lymphdrüsen nicht durchtastbar
(palpabel) sind, können wir unter pathologischen Verhältnissen hauptsächlich
drei Formen unterscheiden: 1. Die Drüse ist erheblich vergrößert, sehr weich und
druckempfindlich: akuter Entzündungsprozeß im Wurzelbereich; 2. die Drüse
ist klein, derb und nicht druckempfindlich: chronischer Entzündungsprozeß im
Wurzelbereich; 3. das Bild ist verwischt und gemischt: subakuter Entzündungszustand. Das chronische Zustandsbild der Lymphdrüse ist stationär, solange
kein akuter Nachschub im Quellgebiet eintritt. Das akute Zustandsbild der Drüse
geht über das subakute meist allmählich in das chronische über, doch kann bei
schweren Fällen der Ausgang zunächst ganz anders sein: Schwellung und Druckempfindlichkeit nehmen weiter zu, die erst noch verschiebliche Drüse wird unverschieblich und ist mit dem Periost des Unterkiefers fest verbunden; zur Lymph-

adenitis ist damit noch eine *Perilymphadenitis* getreten. Trotzdem kann bei rechtzeitiger Behandlung (vor allem trockene Wärme!) sich das Ganze zurückbilden; andernfalls wird bald auch die Haut über der Drüse nicht mehr verschieblich, sie rötet sich und nimmt einen leichten Glanz an: es vollzieht sich die eitrige Einschmelzung, die entweder mit einem spontanen Hautdurchbruch ihre Entspannung findet oder auch auf andere Drüsen übergreift (Abb. 304). In ganz schweren Fällen entwickelt sich von da aus eine allgemeine Sepsis und diese kann zum Tode führen.

Was die *bakteriologische* Seite anlangt, so kann bei ganz akuten Prozessen die Streptokokkeninvasion überwiegen, sonst aber hat man es meist mit einer Mischinfektion zu tun (nach den Untersuchungen von BULLEID unter 80 Fällen 70mal). Namentlich wenn die Pulpenkammer offen ist und ein unbehinderter Weg von der Mundhöhle zum Herd im Periodontalraum führt, können die verschiedensten Mikroorganismen gefunden werden. Übel-

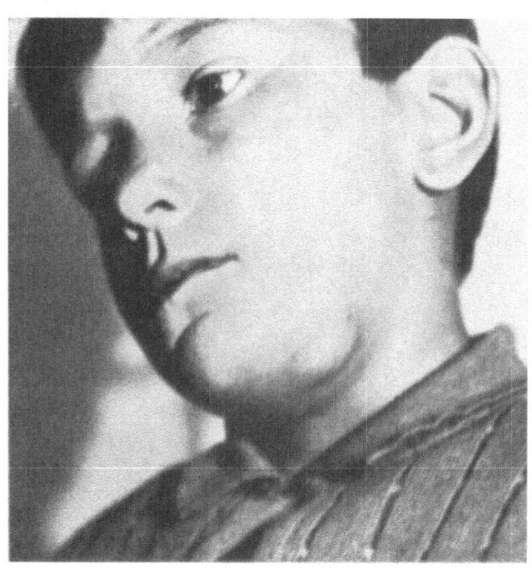

Abb. 304. Lymphadenitis mit eitriger Einschmelzung kurz vor dem Durchbruch bei apikaler Parodontitis.

riechender Eiter weist auf Fäulniserreger hin, die von der verjauchten Pulpa aus in die Wurzelhaut gelangt sind. Auch spezifische Erreger wie Tuberkelbacillen und der Strahlenpilz können durch den offenen Wurzelkanal das Periodontium erreichen. Die bakteriologische Seite ist nicht nur wegen der örtlichen Reaktion, sondern auch wegen der Gefahr einer fokalen Infektion von größter Wichtigkeit; es wird deshalb bei dem betreffenden Abschnitt (S. 463) nochmals darauf zurückzukommen sein.

Spezielle Einteilung. Es ist schon vorhin betont worden, daß die Verhältnisse doch sehr ungleich liegen bei den am Apex beginnenden und den am Zahnfleischrand beginnenden Entzündungen. Schon daraus ergibt sich die Notwendigkeit einer Trennung der beiden Formen bei der Besprechung. Da besonders bei den apikalen Formen auch die Unterschiede zwischen dem akuten und dem chronischen Verlauf sehr stark zutage treten und endlich die Folgezustände sehr variabel sind, so ist damit die Einteilung bereits einigermaßen umschrieben. Man könnte wohl noch eine „umschriebene seitliche, infektiöse Parodontitis" hinzunehmen; aber soweit sie auf ein Trauma zurückzuführen ist, wurde ihrer an anderer Stelle gedacht und soweit sie aus der Infektion eines Seitenkanals der Wurzelpulpa hervorgeht, bietet sie prinzipiell nichts anderes als die apikale Parodontitis. Es bleibt also die Einteilung in apikale und marginale Form und bei beiden wieder der akute und der chronische Verlauf. Dazu die verschiedenen Arten von Folgezuständen.

α) Akute apikale Parodontitis.

Zur *Ätiologie.* Über das kausale Moment braucht natürlich nichts weiter gesagt zu werden, das sind selbstverständlich die Bakterien; aber die Form, in der sich ihr Übergang in die Wurzelhaut vollzieht, kann verschieden sein. Am leichtesten verständlich ist ein Vorrücken im Wurzelkanal unter gleichzeitiger Vernichtung der Pulpa, bis das Periodontium erreicht ist; aber auch dann, wenn noch der apikale Teil der Wurzelpulpa erhalten ist, können die Bakterien bereits im Periodontium auftreten, wobei die feinen Lymphspalten entlang den Nervenscheiden und die Saftlücken im Gewebe den Weg bilden. Eine weitere Möglichkeit der Übertragung ergibt sich *bei unvorsichtiger Handhabung der Sonden und gezahnten Nadeln,* die durch den infizierten Kanal bis über das Foramen apicale hinaus verschoben werden und dabei die Wurzelhaut mit Bakterien förmlich impfen. Bei geschlossener Pulpenkammer und Gangrän soll der Druck der Fäulnisgase ebenfalls den Durchtritt von Bakterien beschleunigen. Einen weiteren Grund gibt noch KANTOROWICZ an: Die Spritzenstempelwirkung eines großen Rosenbohrers, der zur Eröffnung der Pulpenkammer benutzt wird und dabei in den Wurzelkanal gleitet.

Pathologische Anatomie und *Histologie.* Mindestens in den ersten Stunden haben wir das Bild der Hyperämie: pralle Füllung und Erweiterung der Gefäße

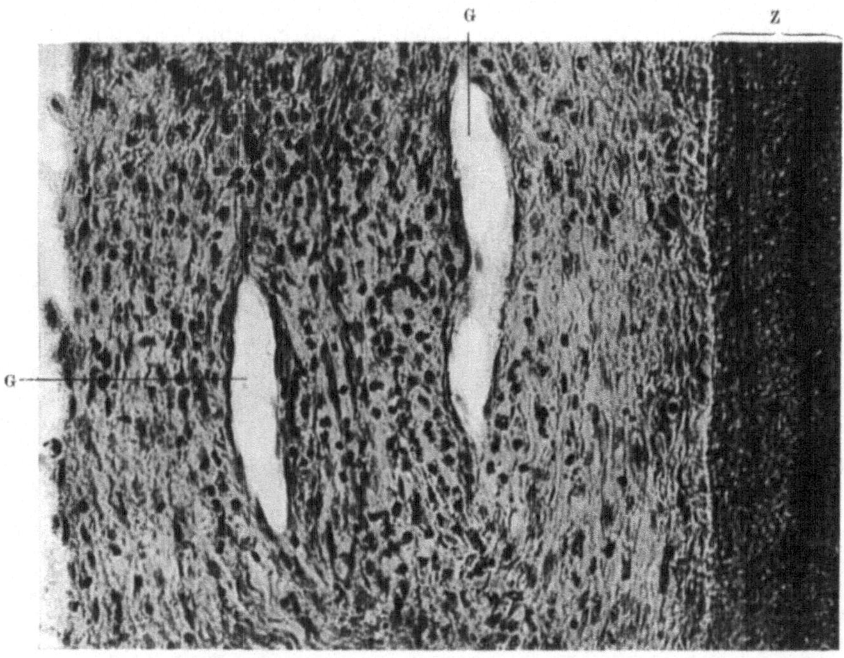

Abb. 305. Unterer 1. Molar. Periodontitis acuta. Hämatox.-Eosinfärbung. Mittlere Vergr. Beginnende Infiltration. G Gefäß. Z Zement. Optik: Winkel Achrom. 6 mm, Kompl. Ok. 4. (Aus EULER-MEYER.)

im apikalen Bereich der Wurzelhaut sowie starkes Hervortreten der Capillaren. Ganz auffallend ist dabei das frühzeitige und *multiple Auftreten von feinen Blutungen in das Gewebe* (Hämorrhagien) und wenn ein in diesem Stadium gezogener Zahn an seiner Wurzelspitze so stark gerötet aussieht, so ist das mit auf die zahlreichen Blutungsherde zurückzuführen. Fast unmittelbar mit der Hyperämie geht die seröse Durchtränkung und Quellung des Gewebes einher, zugleich macht sich eine lebhafte Zellvermehrung entlang den Gefäßwänden bemerkbar (Abb. 305).

Erfolgt in diesem Stadium bereits eine sachgemäße Behandlung, so können die aufgezählten Erscheinungen schnell verschwinden. Andernfalls erscheinen bald massenhaft polymorphkernige Leukocyten und die eitrige Einschmelzung des Gewebes beginnt. Sehr rasch dehnt sich dann die Abszedierung weiter aus und nun kann der Prozeß verschiedene Wege einschlagen. Im allgemeinen wählt ja die (eitrige) Entzündung den Weg geringsten Widerstandes und größerer Kürze, und von der Wurzelspitze aus führt der kürzeste Weg quer durch den Alveolarfortsatz. So sehen wir denn auch als häufigstes Bild den Marsch der Bakterien durch die Spongiosamaschen unter die bedeckenden Weichteile, bis auch diese von dem sich ansammelnden Eiter durchbrochen werden. Schon vorher macht sich ein umfangreiches Ödem in der Schleimhaut und weiterhin in der bedeckenden Gesichtshaut bemerkbar; es entwickelt sich das Bild der „dicken Backe", der *Parulis* (Abb. 306). Ein so fortgeschrittener Prozeß wird natürlich längst nicht mehr mit dem Begriff „Parodontitis" erschöpft, sondern er stellt eine akute umschriebene Osteomyelitis und Periostitis dar, weshalb man zu der Bezeichnung „*Panostitis*" gekommen ist. Nach den einzelnen Etappen des an sich ja kontinuierlichen Weges kann man aneinanderreihen: periodontale, intraostale, subperiostale und submuköse Phase. Wenn vorhin von dem starken entzündlichen Ödem der Weichteile gesprochen wurde, so bedarf dies einer Einschränkung insofern, als das Ödem ganz fehlen kann, wenn der kürzeste Weg von der Wurzelspitze aus nicht quer nach außen, sondern quer nach innen zum Gaumen geht; dort bildet sich vielmehr ein scharf umschriebener Gaumenabsceß (Abb. 307). Differentialdiagnose: Cyste und Parotismischtumor. Das gilt für einen hohen Prozentsatz der seitlichen oberen Schneidezähne und für die palatinalen Wurzeln von Prämolaren und Molaren.

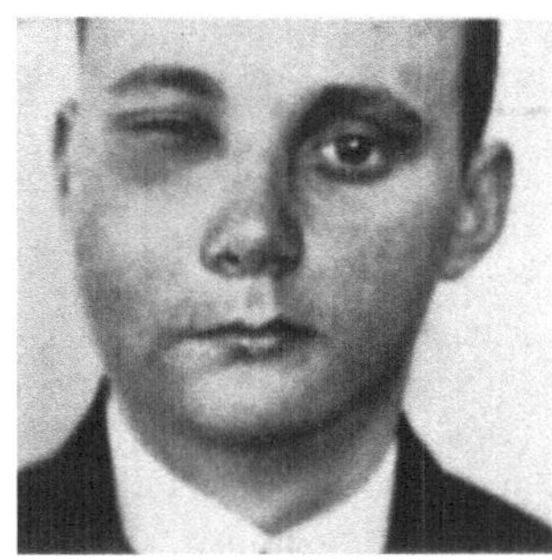

Abb. 306. Parulis im Oberkiefer mit Ödem des unteren Augenlides.

Ein anderer Weg für die Ausdehnung der eitrigen Parodontitis führt im Wurzelhautraum zwischen Zement und Alveolarrand nach dem Zahnhals zu; in diesem Falle wird die seitliche Wurzelhaut in großem Umfang in die Einschmelzung einbezogen und schließlich kommt es zu einer Entleerung des Eiters in die Mundhöhle zwischen Zahn und Zahnfleischrand, nachdem auch das sog. Ligamentum circulare zerstört worden ist.

Seltener als die beiden eben beschriebenen Verlaufsmöglichkeiten ist folgende: ohne stärkere äußere Schwellung, nur begleitet von einer lebhaften Rötung und Druckempfindlichkeit der Schleimhaut im apikalen Bereich breitet sich der Absceß im Knochen selbst weiter aus und der ursprünglich sehr kleine Eiterherd kann dabei in kurzer Zeit auf Kosten des Kieferknochens einen sehr beträchtlichen Umfang annehmen: es entsteht ein sog. *dentaler Markabsceß*, der durch besonders große Schmerzhaftigkeit charakterisiert ist.

Bei den *Milchzähnen* ist für den Verlauf wichtig der Zeitpunkt, in dem die

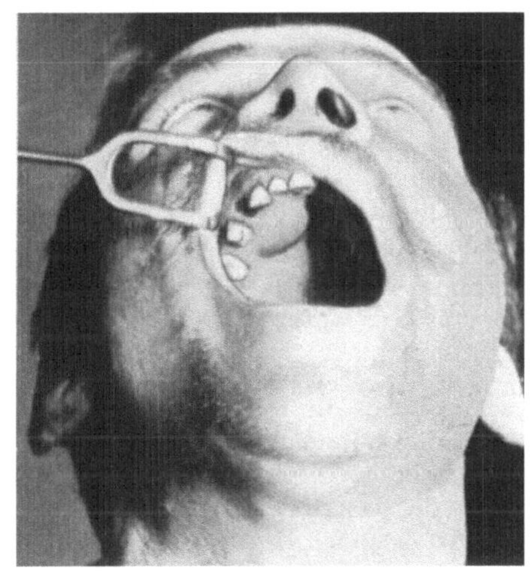

Abb. 307. Gaumenabsceß.

akute apikale Parodontitis einsetzt. Geschieht es in einem relativ frühen Alter, wenn die Milchzahnwurzel noch keine stärkere Resorption erfahren hat, dann kann auch bei der ersten Dentition sich das oben beschriebene Bild der Parulis entwickeln; geschieht es erst später, bei Milchmolaren z. B. nach dem 7. Lebensjahr, so ist die äußere Schwellung nicht so beträchtlich, statt dessen macht sich gar nicht sehr weit entfernt vom Rande am Zahnfleisch eine Vorwölbung bemerkbar: es kommt zum *Zahnfleischabsceß*.

Klinische Erscheinungen. Zum größten Teil ergeben sich die klinischen Erscheinungen schon aus dem eben geschilderten Verlauf; nur einiges ist zur

Abrundung des Bildes noch hinzuzufügen. Was zunächst die Hyperämie anlangt, so genügt sie bereits vollkommen, um die charakteristischen Symptome der Wurzelhautentzündung auszulösen, nämlich: ein Gefühl, als ob der Zahn länger werde, starke Beschwerden bei Benutzung und Beklopfen des Zahnes, Gefühl von Lockerung des Zahnes. Geht die Hyperämie in die eitrige Form der Entzündung über, dann steigern sich die genannten Beschwerden außerordentlich, dazu kommen nun noch ständige, sehr quälende Schmerzen, die anfänglich als dumpf, später oft als deutlich pulsierend empfunden werden, und außerdem die von der beteiligten Lymphdrüse ausgehenden Beschwerden. Die Berührungsempfindlichkeit des erkrankten Zahnes ist so hochgradig geworden, daß die Patienten jedes Zubeißen vermeiden. Warme Getränke verschärfen die Schmerzen, kalte Getränke, Eisstückchen usw. schaffen dagegen vorübergehende Linderung (wegen der gefäßkontrahierenden Wirkung der Kälte). Die heftigen Beschwerden zusammen mit Schlaflosigkeit und ungenügender Nahrungszufuhr, ferner die mehr oder minder gesteigerte Temperatur vermögen selbst kräftige Patienten zu zermürben. Am schlimmsten sind die Schmerzen in der enostalen Phase bei der Parulis und bei dem dentalen Markabsceß; ein starkes Nachlassen der Schmerzen erfolgt bei der Parulis, wenn das submuköse Stadium erreicht ist.

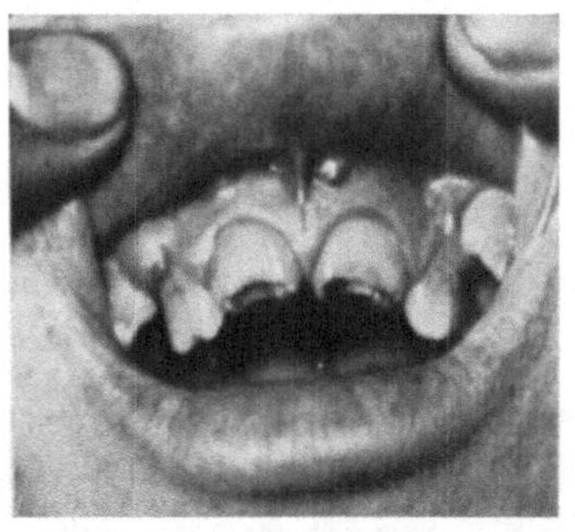

Abb. 308.
Zahnfleischfistel, ausgehend von ¹J.

Objektive Symptome sind außer dem Lymphdrüsenbefund die Lockerung und die Schwellung, sowie bei den Endphasen der Parulis und beim Zahnfleischabsceß der Milchzähne die deutliche Fluktuation. Die Lockerung braucht allerdings nur sehr geringfügig zu sein; in starkem Maße ist sie lediglich bei den Fällen vorhanden, bei denen der Eiter entlang der Wurzel seinen Weg zum Alveolarrand findet, dann natürlich auch bei Milchzähnen. Die Schwellung äußert sich zunächst am Periost und am Zahnfleisch, wobei die Wangenumschlagsfalte im Bereich des erkrankten Zahnes verschoben werden kann; die Schwellung der äußeren Haut, die sich im Oberkiefer auch auf das Augenlid erstreckt, ist zunächst als *rein ödematöse* zu bewerten, kenntlich an der teigigen Konsistenz und an dem vorübergehenden Verbleiben des Fingereindruckes; sie geht mit der Entleerung des Eiters in die Mundhöhle rasch zurück. Nur wenn sich der Eiter zum *Durchbruch durch die äußere Haut* anschickt, was öfter im Unterkiefer als im Oberkiefer vorkommt, verwandelt sich das Bild der ödematösen Schwellung: die Haut wird stark gerötet und glänzend, und läßt nun auch Fluktuation erkennen, was fast immer auf Flüssigkeit (Eiter) nahe der Oberfläche schließen läßt.

Erfolgt auch in den Spätstadien noch keine Behandlung, so ist der gewöhnliche Verlauf der, daß der Eiter sich spontan durch Durchbruch Entleerung verschafft. In den weitaus meisten Fällen geschieht dieser Durchbruch nach der Mundhöhle zu. Das Resultat ist dann eine Fistel am Alveolarfortsatz, eine sog. *Zahnfleischfistel* (Abb. 308). Es kann aber auch, wie wir eben gehört haben, ein Durchbruch nach außen durch die Gesichtshaut erfolgen, wovon dann ebenfalls Fisteln zurückbleiben können, die man zusammenfaßt als *dentale Gesichtsfisteln* und im einzelnen bezeichnet je nach der Lage: als Wangen-, Unterkiefer- oder Kinnfistel; namentlich die letzteren sind keine so sehr seltene Erscheinung.

Therapeutisches. Die Frühbehandlung, bei der oft die unblutigen Methoden vollständig ausreichen, wird im Abschnitt konservierende Zahnheilkunde besprochen. Hier sollen nur die blutigen Methoden Erwähnung finden, wie sie bei stärkerer Abszedierung notwendig werden. Kleine Abscesse, die unmittelbar am Foramen apicale ihren Sitz haben, finden oft genügende Entleerung, wenn es gelingt, den Wurzelkanal dafür frei zu machen, sonst aber ist ohne das Messer nicht auszukommen. *Lediglich der Zeitpunkt der Incision bedarf der Überlegung.* Solange nur eine serös-entzündliche Schwellung und eine Infiltration ohne nachweisbare Fluktuation vorliegt, *kann von einem Einschnitt kein wirksamer Erfolg erwartet werden*; es sind im Gegenteil unter Umständen Gefahren damit verbunden. Viel zweckmäßiger ist, vorerst nur mit ausgiebiger Wärmeapplikation (heiße Tücher, Säckchen, elektrisches Heizkissen, Solluxlampe usw.) vorzugehen. In besonders günstigen Fällen können dabei die äußeren Erscheinungen ganz zurückgehen; wo aber die Einschmelzung doch unvermeidlich ist, wird sie unter dem Wärmeeinfluß beschleunigt. Das Symptom der Fluktuation stellt sich viel rascher ein, und jetzt ist der richtige Zeitpunkt für die Incision auch gekommen. Als ganz besonders wirksam hat sich uns in solchen Fällen die *Röntgenbestrahlung* erwiesen; meist genügt schon eine einzige Sitzung, und am nächsten, mitunter schon gleichen Tage ist die Incisionsreife eingetreten. Die Wärmeapplikation hat auch noch den Vorzug, daß die von der Lymphdrüse ausgehenden Beschwerden sich rasch vermindern.

Natürlich muß man durch geeignete innere Mittel den Patienten über die Wartezeit bis zur Incisionsreife hinweghelfen; da es sich um ganz akute Prozesse handelt, scheue man sich nicht, lieber größere Dosen, diese aber nicht zu oft zu geben (z. B. Pyramidon 0,4 2—3mal täglich), bei Kindern sind die Dosen entsprechend geringer zu wählen. Will man für den Eingriff selbst Schmerzlosigkeit erzielen, so wäre es ein ganz grober Fehler, wollte man zu diesem Zwecke in den Entzündungsherd selbst einspritzen; hier kommt nur Leitungsanästhesie in Betracht. Hat die periphere Infiltration und Schwellung auch die Kaumuskeln ergriffen, und es liegt eine stärkere Kieferklemme vor, so bestehen gegen eine kurze Rauschnarkose keine Bedenken, falls die inneren Organe in Ordnung sind. Als Narkoseform kann z. B. in Betracht kommen die Chloräthyltropfnarkose. Um nur eine Incision zu machen, genügt meist ausgiebiges Bestreichen der fluktuierenden Stelle mit Psicain, das in einer sehr zweckmäßigen Verbindung mit Paraffin für diese Zwecke im Handel ist, oder mit 2%igem Perkain oder einem ähnlichen Mittel.

Die Extraktion kommt nur bei nicht mehr erhaltbaren Zähnen in Betracht, sonst aber ist nach Incision und Abklingen der akuten Erscheinungen die Wurzelspitzenresektion ein sehr wertvolles Mittel, die Zähne zu erhalten. Die sofortige Freilegung des Herdes um die Wurzelspitze ist ganz unerläßlich beim dentalen Markabsceß, da hier ja keine äußere Fluktuation und Incisionsmöglichkeit zu erwarten steht und nur mit Messer und Meißel dem Patienten sofort geholfen werden kann. In besonders dringenden Fällen und als *vorläufige* Maßnahme, um den gequälten Patienten wenigstens rascheste Erleichterung zu schaffen, ist die „*Lüftung*" der Wurzelspitzengegend (SCHROEDER) in der Praxis ein sehr brauchbarer Weg. Der kleine Schleimhautbogenschnitt und die Trepanierung der Alveolarwand mit dem Bohrer oder einem spitzen Instrument, das Ganze ein Werk weniger Minuten, kann wahre Wunder wirken.

Eine besondere Form von Komplikation bei akuter apikaler Parodontitis sei zum Schlusse noch erwähnt; sie ergibt sich aus der Lagebeziehung oberer Backzahnwurzeln zur Kieferhöhle und besteht in einer Fortleitung der eitrigen Entzündung auf die Schleimhaut des Antrums. Daraus kann dann das sog. *odontogene Antrumempyem* entstehen. Näheres darüber ist auf S. 424 nachzulesen. Von sonstigen Komplikationen haben Kieferklemme und eitrige Einschmelzung der Lymphdrüsen bereits Erwähnung gefunden. Im Unterkiefer ergibt sich eine schwerwiegende Komplikation noch dann, wenn die eitrige Entzündung sich nach dem Mundboden zu ausdehnt und eine sog. *Mundbodenphlegmone* entsteht. Das Sicherste ist in diesem Falle immer, für sofortige Krankenhausaufnahme zu sorgen. Endlich sei noch einmal daran erinnert, daß sich wie bei allen eitrigen Prozessen so auch bei der akuten Parodontitis frühzeitig septische Erscheinungen einstellen können, weshalb Herz und Puls guter Kontrolle bedürfen und bei dem geringsten Verdachte die Zuziehung eines Arztes erfolgen soll.

β) Akute marginale Parodontitis.

Über diese Form ist nur wenig zu sagen. Sie schließt sich meist an ein Trauma an, das durch Infektion kompliziert ist. Besonders zu erwähnen sind Verletzungen durch Kronenringe, Regulierungsringe und Kofferdamfäden. Dagegen ist eine relativ sehr seltene Erscheinung das Auftreten einer akuten marginalen Parodontitis im Anschluß an die ja so überaus oft vorkommende chronische marginale Gingivitis. Wenn nicht ein rein progressiver Prozeß vorliegt, kann nach Beseitigung der Ursache die akute marginale Parodontitis ganz von selbst ausheilen. Kleine, nahe dem Rande liegende Abscesse brechen bald spontan gegen das Zahnfleisch zu auf; es genügt eine kleine Incision. Eine Beschleunigung der Heilung wird erzielt durch sorgfältige Reinigung des betr. Zahnes und Pudern mit Jodoformstaub oder Pinseln des marginal parodontitischen Herdes mit nicht zu scharfen Mitteln, so z. B. mit 10%igem Trypaflavinglycerin oder mit Jodpregl. Ein Ätzen darf nicht zu oft wiederholt werden.

γ) Chronische apikale Parodontitis und ihre Folgezustände.

Weitaus die meisten akuten Parodontitiden gehen in die chronische Form über, daneben gibt es aber zahlreiche Fälle, bei denen die infektiöse Entzündung

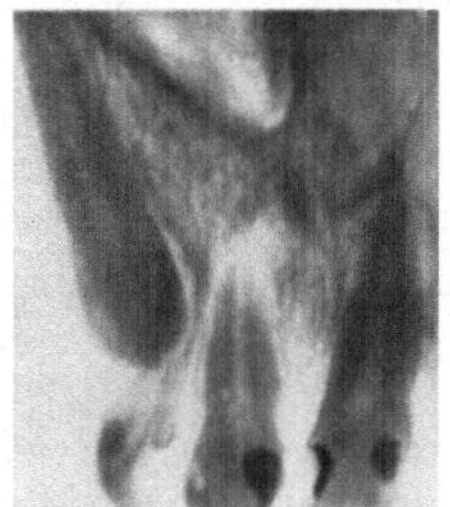 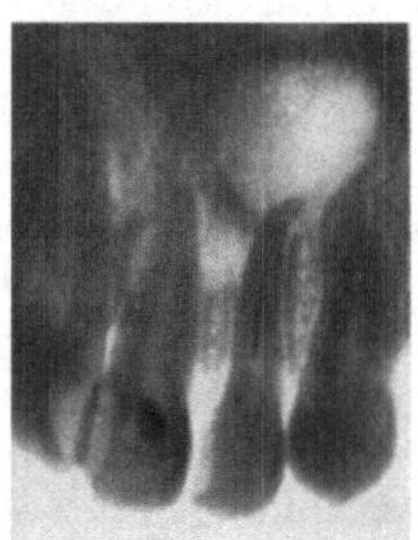 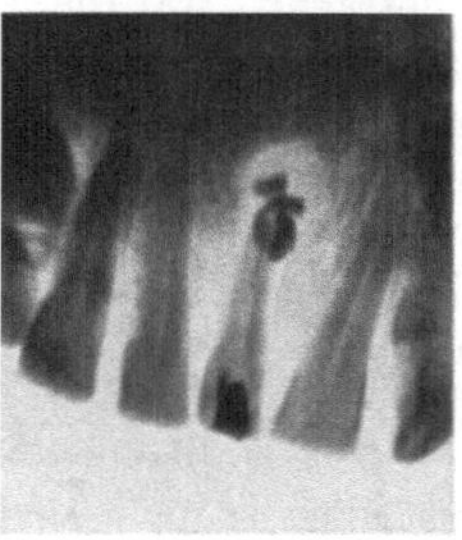

a   b   c

Abb. 309. Röntgenbilder bei apikaler chronischer Parodontitis. a Fehlende Wurzelbehandlung. b Ungenügende Wurzelbehandlung. c Durchgepreßtes Füllungsmaterial.

von Anfang an einen schleichenden Verlauf nimmt und überhaupt erst eine gelegentliche akute Exacerbation die Patienten auf das Bestehen des Leidens aufmerksam macht oder eine ganz langsam zunehmende Schwellung durch ihren Umfang auffällig wird. So sehr verschieden sich die chronische apikale Entzündung entwickeln kann, so muß doch auch hier wieder betont werden, daß es sich stets *nur um Zustandsbilder handelt,* die sich leicht verändern können, und *daß insbesondere jederzeit ein akutes Aufflammen das ganze Bild wieder verschieben kann.* Die Verschiedenheit der chronischen Formen erklärt sich biologisch sehr leicht aus der Kampflage, wie sie sich je nach den Eigenschaften des infizierten Gewebes, des infizierenden Keimes und der äußeren Umstände entwickelt; nur das ist Voraussetzung, daß *der Faktor infizierender Keim nicht erheblich überwiegen darf.* Im einzelnen können wir folgende Bilder als die häufigsten unterscheiden: 1. die schwielige Verdickung; 2. die progressive Form der chronisch-granulierenden Entzündung; 3. die demarkierte chronische Entzündung, das Granulom mit den Unterformen solides Granulom, epithelisiertes Granulom und dem Übergang in Cystenbildung.

Ätiologisches. Der Hauptgrund für Bildung und Bestand einer chronischen apikalen Entzündung ist natürlich, daß das schädigende Agens nicht restlos beseitigt wird. Wie sich in unbehandelten Fällen aus der akuten die chronische Form der Parodontitis entwickelt, ist bereits besprochen worden; aber auch in überaus vielen behandelten Fällen zeigt das Röntgenbild eine chronische apikale Entzündung. Zum Teil liegt das an Fehlern in der Technik (Abb. 309), wenn z. B. der Wurzelkanal nur mangelhaft gefüllt wurde oder das Fül-

lungsmaterial über das Foramen apicale hinausgestoßen wurde oder wenn bei mehrwurzeligen Zähnen ein Wurzelkanal übersehen wurde usw.; zum Teil liegt es aber auch an gewissen Schwierigkeiten, die im Zahn selbst liegen: stark gekrümmte Wurzeln, Kanäle, die durch Kalkgebilde mehr oder minder verlagert sind, überzählige kleine Wurzelkanäle und ähnliches mehr. Daß auch eine Wurzelfüllung sich erschöpfen oder daß sie ausgelaugt werden kann, und nun von den bakterienhaltigen Dentinkanälchen der Wurzelkanalwand ein Bakteriennachschub erfolgt, ist mindestens theoretisch nicht von der Hand zu weisen. Am klarsten liegen die Verhältnisse, wenn die Füllung der Krone verlorenging oder die Krone allmählich abbrach und nun der Speichel auch noch Zutritt zum Wurzelkanal und seiner Füllung erhielt. Dar-um kann man mit ver-

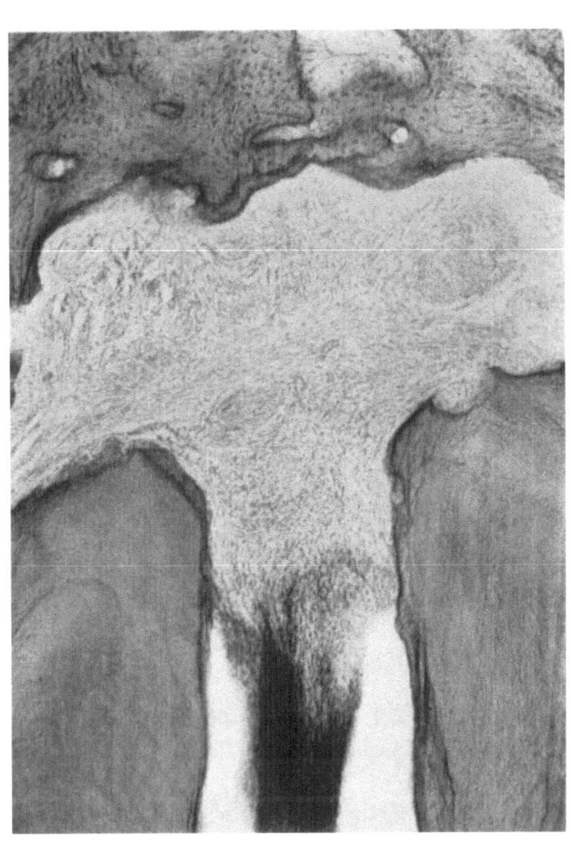

Abb. 310. Schwielige Verdickung im apikalen Parodontium.

schwindend wenig Ausnahmen derartige Wurzeln, *auch wenn sie sich noch so reaktionslos verhalten, als infiziert betrachten* und pathologische Veränderungen an ihrer Wurzelspitze nachweisen.

Die schwielige Verdickung.

Sie stellt eigentlich ein verhältnismäßig günstiges Resultat unserer Wurzelbehandlung dar, *wenn auch die Spuren chronischer Entzündung in Form von größeren oder kleineren Infiltrationsherden nie vollständig fehlen.* Das Überwiegende sind aber doch derbe, sich kreuzende Bindegewebsfaserbündel, zwischen denen die Lymphocytenherde eingestreut liegen können (Abb. 310). Dadurch kommt ein relativ guter Abschluß am Foramen apicale zustande, was für einen evtl. Nachschub von Wichtigkeit ist. Ist die Schwiele nicht sehr dick, so findet sich im Röntgenbild nur eine geringfügige Verbreiterung des apikalen Periodontalraumes. Am besten kann man den Zustand als eine partielle Vernarbung des apikalen

Herdes kennzeichnen, wie sie sich nach einigermaßen gelungener Wurzelbehandlung
einzustellen pflegt. Äußerlich ist in solchen Fällen überhaupt nichts nachzuweisen,
wie ja auch derartige Wurzeln sich gewöhnlich ganz reaktionslos verhalten.
Nur bei ausnahmsweise erfolgender sehr starker Inanspruchnahme des Zahnes
kann vorübergehend eine Empfindlichkeit auftreten. Eine Therapie ist im allgemeinen nicht erforderlich; nur wenn Empfindlichkeit beobachtet wird, ist an
eine Erneuerung und Verbesserung der Wurzelbehandlung heranzugehen.

Die progressive Form der chronisch-granulierenden Entzündung.

Es handelt sich dabei um einen gut umschriebenen besonderen Verlauf, für
den PARTSCH, der ihn zum ersten Male genauer geschildert hat, die Bezeichnung
„chronisch granulierende Periodontitis" wählte.

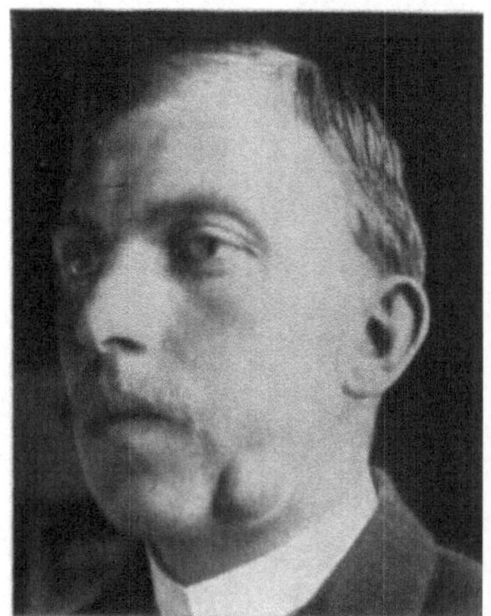

Abb. 311. Chronisch granulierende Periodontitis nach PARTSCH vor dem
Durchbruch nach außen.

Gegen diese Bezeichnung ist nur einzuwenden,
daß sich der Prozeß allmählich viel mehr im
Knochen und den ihn bedeckenden Weichteilen abspielt, so daß das Wort Periodontitis
ihn nur unvollständig erfaßt. Die Unterhaltung des Prozesses freilich erfolgt ganz und
gar vom Periodontium bzw. der betreffenden
Wurzelspitze her. Die Besonderheit des Verlaufes ist dadurch gekennzeichnet, daß die
Infektion in verhältnismäßig schmaler Bahn
sich ganz allmählich einen Weg durch den
Kieferknochen nach außen sucht, wobei im
Bereich der Bahn selbst alles in Granulationsgewebe umgewandelt wird. „Nach außen"
heißt in diesem Falle fast stets gegen die
Außenhaut hin; ist diese erreicht, so bildet
sich im Laufe längerer Zeit eine scharf umschriebene, etwa markstückgroße, gerötete
Stelle, die Haut wölbt sich allmählich halb-
kugelig vor, wird verdünnt und läßt nun in täuschendster Weise das Gefühl
von Fluktuation für den tastenden Finger erkennen (Abb. 311). Wenn man

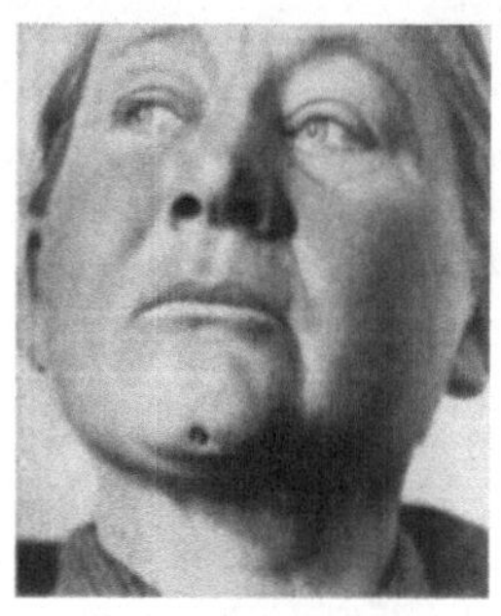

Abb. 312. Kinnfistel von einer
Parodontitis ausgehend.

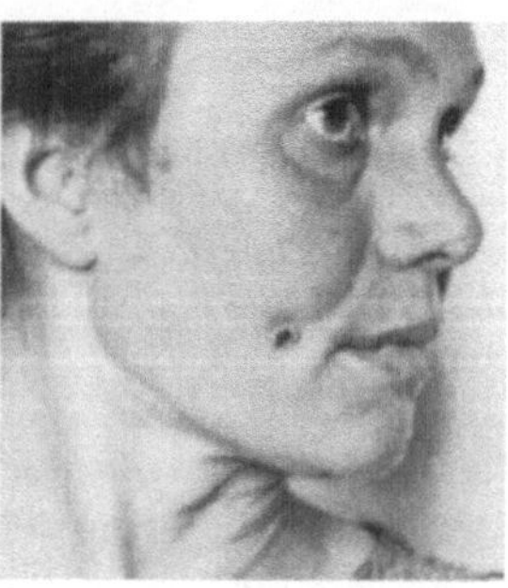

Abb. 313. Wangenfistel von
einer Parodontitis ausgehend.

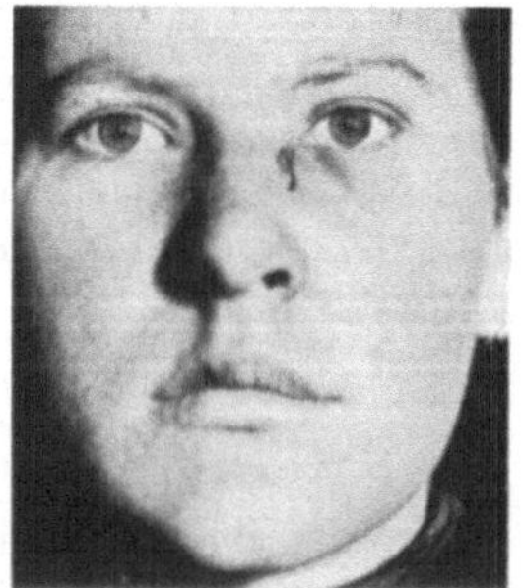

Abb. 314. Odontogene Fistel
am linken medialen Augenwinkel.

aber in diesem Stadium die Incision in die Haut macht, so *entleeren sich
höchstens Spuren von Eiter,* um so reichlicher tritt Blut aus und als Inhalt der
Vorwölbung ergeben sich ganz schlaffe Granulationen. Unterbleibt die Incision,
so erfolgt in der Regel ein spontaner Durchbruch, der im weiteren zur Bildung
einer Gesichtsfistel (Abb. 312—314) führt, wie sie bei den klinischen Erscheinungen

der akuten apikalen Parodontitis schon erwähnt wurde; doch sind Gesichtsfisteln nach Parulis weit seltener als bei der chronisch-granulierenden Entzündung. Mitunter ist der Sitz einer solchen Fistel ein recht eigenartiger, z. B. am medialen Augenwinkel, an der Nase, dem Jochbogen usw. Beim sorgfältigen Palpieren in der Wangenumschlagsfalte wird man aber stets einen derben Strang feststellen können, der von dem schuldigen Zahn aus in der Richtung nach der Fistel führt. Für die Diagnose ist dies außerordentlich wichtig. Hört man nun noch eine Anamnese im Sinne des vorhin geschilderten Verlaufes und stellt außerdem am Zahn, von dem der Strang ausgeht, im Röntgennegativ einen apikalen dunklen Schatten fest, so braucht an der Diagnose meist kein Zweifel mehr zu sein, zumal auch der schuldige Zahn kaum je Wurzelschwirren und Veränderung im Klopfschall vermissen läßt.

Wird der als schuldig erkannte Zahn extrahiert, oder gelingt es, seine Kanäle sorgfältig zu reinigen, so tritt überraschend schnell ein Versiegen der Fistel ein. Bei anschließender exakter Wurzelfüllung kann ohne besonderen blutigen Eingriff eine vollständige Heilung erfolgen. Aus der Fistel wird dabei eine trichterförmige adhärente Narbe, die durch Massage viel von ihrem kosmetisch störenden Eindruck verliert; eventuell ist die Narbe zu excidieren. *Mitunter ist man aber doch gezwungen, von der Fistel aus noch eine gründliche Auskratzung bis in den Knochen hinein anzuschließen.*

Das Granulom.

Sehr häufig wird beim Extrahieren einer Wurzel ein durchschnittlich kleinerbsengroßes, derbweiches Gebilde mit herausbefördert, das der Wurzelspitze mehr oder minder fest anhaftet. Dieses Gebilde ist das, was wir als Granulom bezeichnen. Man versteht darunter einen gut abgegrenzten Granulationsherd, der von einer Bindegewebskapsel umschlossen ist; die Kapsel geht seitlich an der Wurzelspitze in das gesunde Periodontium über und erklärt so leicht das Festhaften. Das histologische Bild des Kapselinhaltes kann außerordentlich verschieden sein, obwohl neben einem schwankenden Gehalt an Leukocyten das Zellmaterial im wesentlichen histiocytären Ursprungs ist; nur erfahren diese Histiocyten eine sehr verschiedenartige Weiterentwicklung: so sehen wir zahlreiche Makrophagen, die sich mit größeren Zellpartikeln und ganzen abgestorbenen Zellen beladen, Plasmazellen, die nach SIEGMUND und WEBER eine Rolle bei der Eiweißresorption spielen, Schaumzellen, die eine Speicherung von Fett aufweisen; die Hülle der Schaumzellen kann gesprengt werden und das frei gewordene Fett tritt uns zuletzt in Form von *Cholesterinkristallen* mit ihrer charakteristischen Spießform entgegen. Im ganzen herrscht also stark das Bild resorptiver Vorgänge vor. Von anderen Zellarten im Granulom sind schließlich noch zu erwähnen: Endothelzellen, Lymphocyten, Mastzellen und Fibroblasten. Gelegentlich sich findende Flüssigkeitsherde stammen nach GAYLER von Exsudaten, von Blutungen oder alten Eiterungen.

Wenn in einem Granulom die Leukocyten die Vorherrschaft haben, so ist dies immer ein Zeichen, daß ein Nachschub von Bakterien stattgefunden hat. Dabei können innerhalb des Granuloms eitrige Einschmelzungen erfolgen, aus denen bei Aufhören des Nachschubs ein gut abgekapselter und insofern relativ unschädlicher Absceß wird. *Selten geht aber ein solcher Nachschub vorüber, ohne daß die Infiltration über die Grenze der bisherigen Kapsel hinausgreift, diese durchbricht.* Mit dem Abklingen der Erscheinungen wird nun der weitere Herd wieder von einer vollständigen Bindegewebshülle umfaßt, daß diese jetzt ein etwas größeres Gebiet einschließt. Auf solche Weise erfolgt die allmähliche Vergrößerung eines Granuloms (Abb. 315). Über seine Bedeutung als Träger von Mikroorganismen für den Gesamtorganismus wird in dem Kapitel „*Fokale Infektion*" auf S. 463 noch ausführlicher gesprochen.

Wenn man sich erinnert, daß die Kapsel die Verbindung mit dem gesunden
Periodontium darstellt, und in diesem Periodontium sich zahlreiche Epithelnester
als Reste der MALASSEzschen Epithelscheide finden, so wird leicht verständlich
zu machen sein, wie aus einem „einfachen" Granulom ein „epithelisiertes" werden
kann. Soweit nämlich diese Epithelnester ihre Wucherungsfähigkeit behalten
haben, werden sie durch die benachbarte Entzündung oder wie GAYLER es ausdrückt: durch Ernährungsänderung infolge von (entzündlichen) Gefäßstörungen
zu Lockerung und Vermehrung angeregt. Die Vermehrung erfolgt in der Richtung
des stärkeren Stoffwechsels, also nach dem Granulationsherde zu, bis dieser
erreicht ist und — vorausgesetzt, daß sich kein Nachschub von Bakterien seit
längerer Zeit ereignet hat — von den Epithelzügen durchdrungen werden kann.
Die Epithelzüge bilden schließlich eine Art Netz, das kleine Granulationsherde

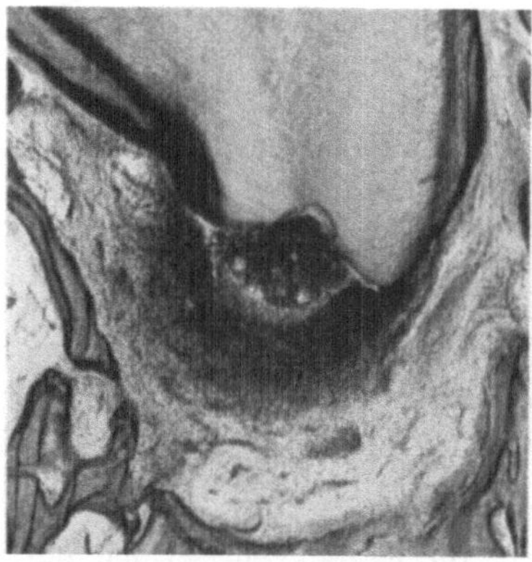

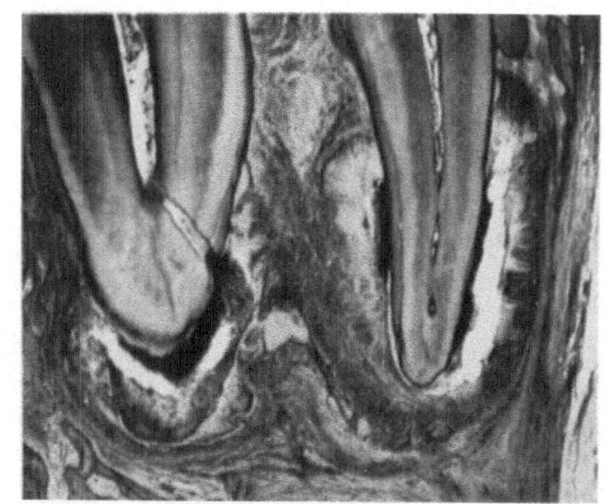

Abb. 315. Granulom an einer Wurzelspitze,   Abb. 316. Epithelisiertes Granulationsgewebe an
   teilweise bindegewebig umschlossen.   den Wurzelspitzen.

in den Maschen einschließt (Abb. 316). Die geeignete Bodenbeschaffenheit im
Granulom vorausgesetzt, ist das Einwandern von Epithel anscheinend das häufigere
Vorkommnis. FREEMANN fand bei seinen Untersuchungen 45% der Granulome
epithelfrei (zur Zeit der Untersuchung!).

Klinische Erscheinungen. Im sog. Latenzstadium pflegen weder die einfachen
noch die epithelhaltigen Granulome subjektive Erscheinungen zu machen. Allerdings bleiben sie stets ein Locus minoris resistentiae; stärkere Belastung z. B. kann
sehr lebhafte Empfindungen auslösen, daß an dem betreffenden Zahn nicht alles
in Ordnung sei. Alles, was dem Faktor „infizierender Keim" das verlorengegangene
Übergewicht wieder zurückgibt, muß zu stärkeren subjektiven und objektiven
Erscheinungen führen, so unter anderem Erkältungen, Manipulieren in den Wurzelkanälen mit Durchstoßen von Kanalinhalt in das Granulombereich usw. Starke,
länger anhaltende Beschwerden, verbunden mit Klopfempfindlichkeit und Drüsen-
schmerzen sind in der Nachschubphase die Regel.

Objektiv ist in der Latenzzeit oft eine leichte Vorwölbung in der Wurzelspitzengegend durchzutasten. Rötung braucht damit nicht unbedingt verbunden zu sein.
Die zugehörige Lymphdrüse ist wenig vergrößert, derb, nicht druckempfindlich.
Das entscheidende *objektive Bild liefert aber doch stets die Röntgenaufnahme,* ohne
die man nie an die Behandlung eines solchen Zahnes herangehen sollte; sie gibt
auch annähernd Aufschluß über Sitz, Größe und bei mehrwurzeligen Zähnen
über die Zahl der Granulome sowie über deren Beziehung zur Nachbarschaft.
In der Nachschubphase sind die objektiven Erscheinungen am Kiefer und der
Lymphdrüse wesentlich stärker ausgeprägt; sie ähneln dann den Symptomen
der akuten apikalen Parodontitis, wie ja die Nachschubphase nichts anderes als

eine akute Exacerbation ist. Wertvolle klinische Symptome sind aber auch *Wurzelschwirren* und *Veränderung des Klopfschalles.*

Zur Therapie. Zur Verfügung stehen die konservative und die chirurgische Behandlung, bzw. die Kombination von beiden. Welche Methode die empfehlenswerteste ist, muß von Fall zu Fall entschieden werden. Die radikalste Methode, die Extraktion, muß dann Platz greifen, wenn der Zahn bzw. die Wurzel nicht mehr erhalten werden kann; die Granulome pflegen dabei freilich am promptesten auszuheilen, doch kommen gelegentlich auch Fälle vor, wo sie zurückbleiben und nun ein selbständiges Wachstum erfahren können (*Paradentäre Ostitis nach* MELCHIOR). Gerade im Latenzstadium wird, besonders bei kleinerem Röntgenschatten, im allgemeinen die konservative Behandlung da vorangestellt werden, wo die Kanäle passierbar sind oder gemacht werden können; eventuell wird nur zur Ergänzung dieser Therapie noch die blutige Ausräumung des Herdes herangezogen. Es muß das deshalb besonders erwähnt werden, weil mit der zunehmenden Erkenntnis von der Bedeutung solcher apikaler Herde als Infektionsquelle für den gesamten Organismus auch bei uns die Neigung zu radikalstem Vorgehen anscheinend etwas im Wachstum ist. Sind die Wurzelkanäle aus irgendeinem Grunde nicht passierbar (Stiftzahn usw.), so ist die *chirurgische Behandlung des apikalen Herdes,* abgesehen natürlich von der Extraktion, immer noch die einzige Methode — trotz aller Vorschläge über Diathermie, Röntgenbestrahlung usw. Diese letzteren mögen als Ergänzung zur Wurzelbehandlung ihren Wert besitzen, wo aber mit ihnen nicht eine sorgfältige Wurzelfüllung verbunden werden kann, liefern sie günstigen Falles nur Scheinerfolge.

Die fungöse Cyste.

Vorhin wurde gesagt, daß die eingewanderten Epithelzüge das Granulom durchsetzen und in Maschenform die Granulationsbezirke einschließen. Vorausgesetzt, daß kein akuter Nachschub die weitere Entwicklung stört, beobachten wir nun sehr oft ganz eigenartige Veränderungen in diesen Granulationsbezirken wie auch in den allmählich dicker werdenden Epithelzügen: Es tritt nach und nach *auf dem Wege über die Verfettung eine Verflüssigung in dem Granulationsgewebe wie auch in einzelnen Teilen des Epithelgebietes ein,* wobei Leukocytenfermente eine wesentliche Rolle spielen (Abb. 317). So bildet sich allmählich ein vom Epithel umgebener Verflüssigungsherd etwa im Zentrum des Granuloms aus; ähnliche Vorgänge vollziehen sich im weiteren in der Nachbarschaft dieses ersten Herdes; die trennenden Epithelzüge zwischen den einzelnen Herden werden immer dünner, schwinden schließlich ganz und die Vereinigung mehrerer kleiner verflüssigter Partien zu einem größeren — aber stets vom Epithel umgebenen! — Herde kann erfolgen; er nimmt nunmehr kugelige Form an und die cystische Entartung des Granuloms ist Tatsache geworden (Abb. 318).

Ob das Epithel in den Granulomen, ohne das eine cystische Entartung nicht möglich ist, wirklich nur von den MALESSEZschen Zellnestern stammt, wurde früher viel diskutiert. GRAWITZ vertrat den Standpunkt, daß wohl mehr das Mundhöhlenepithel in Betracht komme. Wie neuere Untersuchungen gezeigt haben, kann man kurz sagen, daß *jedes Epithel, das in das Wirkungsbereich des entzündlich gesteigerten Stoffwechsels gelangt, zur Cystenbildung im Granulom zu führen vermag,* also Flimmerepithel von der Kieferhöhlenschleimhaut her, Mundschleimhautepithel, Keimepithel, wenn nur die Epithelvermehrung nicht durch akut entzündliche Erscheinungen gestört wird. Übrigens kann auch nach bereits eingetretener Cystenbildung stets eine Bakterieninvasion vom Wurzelkanal aus erfolgen, der bisher seröse Inhalt in der Cyste verwandelt sich dann sehr schnell in eitrigen Inhalt; gleichzeitig treten erhebliche Schwellung und Schmerzhaftigkeit ein.

Den ursprünglich ja sehr kleinen Cysten wohnt meist eine bemerkenswerte Wachstumstendenz inne, zumal sich am Rande immer wieder kleine

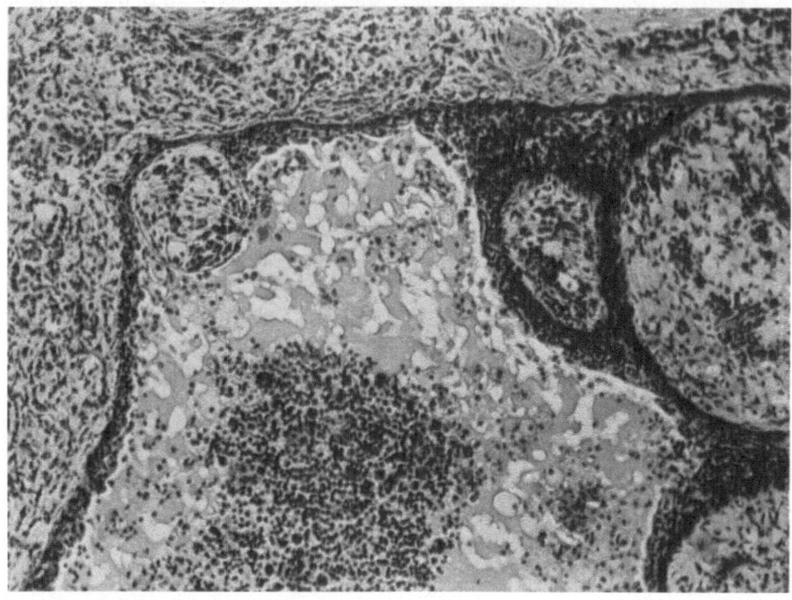

Abb. 317. Umwandlung von epithelisiertem Granulationsgewebe in einer Cyste.

„Tochtercysten" bilden können, die in die „Muttercyste" übergehen. Die Wachstumsrichtung ergibt sich zum Teil aus der Lage des Ausgangspunktes. Bei

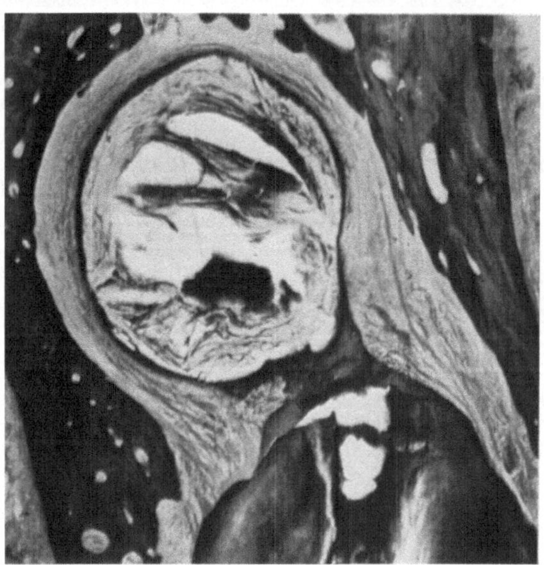

Abb. 318. Mikroskopisches Übersichtsbild einer kleinen fungösen Cyste.

den oberen Backzähnen ist der *Weg nach der Kieferhöhle* zu kurz und zu widerstandsunfähig, als daß er nicht regelmäßig bevorzugt würde (Abb. 319). Das bedeutet aber keineswegs einen Durchbruch durch die Kieferhöhlenschleimhaut! Diese wird vielmehr durch den Cystenbalg vom Boden der Kieferhöhle abgehoben und immer mehr nach oben gegen das Kieferhöhlendach (den Orbitalboden) gedrängt; eine Kommunikation des cystischen Hohlraumes und des von Kieferhöhlenschleimhaut umschlossenen Hohlraumes tritt bei normaler Entwicklung nicht ein! Trotzdem behält die Cystenentwicklung nach dem Antrum zu so viel Spielraum, daß die Oberkiefercysten, bis wir sie zu sehen bekommen, meist schon eine sehr respektable Größe angenommen haben. Die seitliche Entwicklung im Oberkiefer wie auch im Unterkiefer kann nur auf Kosten des Knochens vor sich gehen, der dabei stark verdünnt und schalig nach außen vorgewölbt wird. Die Knochenverdünnung kann so weit gehen, daß schließlich nur noch Papierstärke vorhanden ist und ein geringer Druck genügt, die Schale einzudrücken; gelegentlich beobachtet man dabei ein knitterndes Geräusch, das als *„Pergamentknittern"* bezeichnet wird. Im Unterkiefer, wo die dicke Corticalis einen stärkeren Widerstand entgegensetzt, erfolgt oft eine Ausbreitung zuerst im Corpus mandibulae nach dem

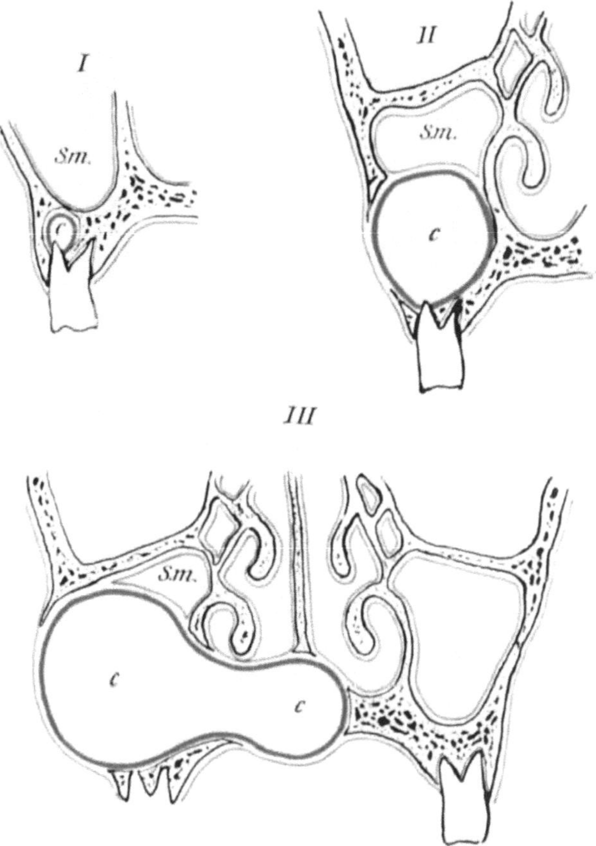

Abb. 319. Schema für die Cystenausdehnung in die Kieferhöhle hinein (nach Perthes). S. m. Sinus maxillaris; c Cyste.

aufsteigenden Aste zu, ja selbst bis in diesen hinein, ehe die äußere Vorwölbung stärker in Erscheinung tritt.

Klinisches. Mit der Vorwölbung, ganz langsam und schmerzlos gewachsen (Abb. 320), ist schon ein wichtiges Erkennungszeichen gegeben, wenn die Vorwölbung eine prall-elastische Konsistenz verrät; gestützt wird noch die Diagnose durch den Nachweis eines Zahnes mit nekrotischer Pulpa oder schlecht gefülltem Wurzelkanal, durch das Röntgenbild mit der charakteristischen *scharfen Konturierung der dem Cystenlumen entsprechenden Aufhellung* (Abb. 321) evtl. auch durch Änderung einer Zahnstellung. Bestehen trotzdem noch Zweifel, so ist eine Punktion zu empfehlen, die meist eine ziemlich klare gelbliche Flüssigkeit mit feinen, glitzernden (Cholesterin-) Krystallen herausbefördert. Allerdings können die Krystalle so zahlreich werden, daß der Cysteninhalt mehr breiig wird, und dann kann die Punktion negativ ausfallen. Zur Differentialdiagnose

Kieferhöhle–Cyste sowie auch zur Feststellung der Cystenausdehnung in der Kieferhöhle selbst liefert die Verwendung von Jodipinlösung oder Jodipintamponade
nach WASSMUND oft sehr wertvolle Anhaltspunkte als Röntgenkontrastmittel.

Therapeutisches. Für die Behandlung wird zwar, namentlich bei kleinen Cysten,
von einzelnen Autoren auch die konservative Methode empfohlen, im allgemeinen
kommt aber mehr die chirurgische Form in Betracht, die entweder bei kleineren
Cysten in der Ausschälung des ganzen Balges (PARTSCH II) oder in Wegnahme

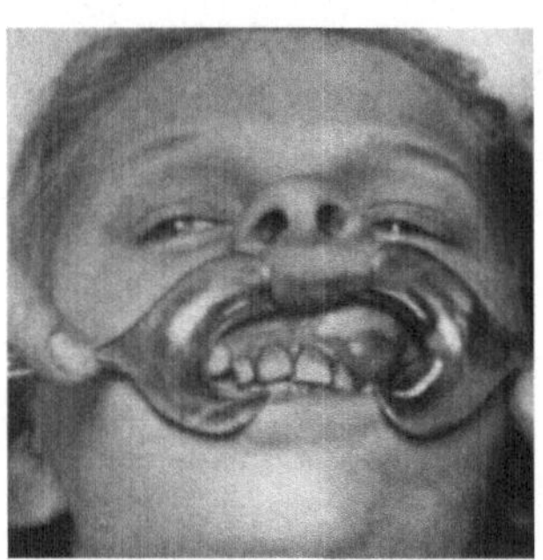

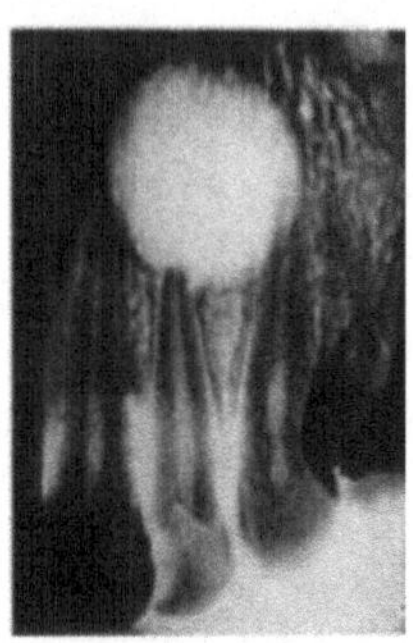

Abb. 320. Fungöse Cyste im linken Oberkiefer.   Abb. 321. Röntgenbild einer fungösen Cyste.

der äußeren Wand besteht unter Umwandlung der Cystenhöhle in eine Nebenhöhle der Mundhöhle (PARTSCH I). *In geeigneten Fällen ist im Oberkiefer auch
die Operationsmethode nach* LUC-CALDWELL *von Vorteil.*

δ) Parodontitis marginalis progressiva.

Mit der Besprechung der cystisch entarteten Granulome sind die wesentlichsten
Krankheitsbilder der chronisch-apikalen Parodontitis und ihrer Folgezustände zu
Ende geführt; wir kommen nunmehr zu den chronisch-entzündlichen Krankheitsformen des Parodontiums, die am Zahnfleischrand ihren Anfang nehmen und in
mehr oder minder langsamem Ablauf unter verschieden starkem Gewebsschwund
sich in Richtung nach dem Kieferkörper und der Wurzelspitze zu ausbreiten.
Dem Ausgangspunkt und der Ausbreitungstendenz entsprechend ist für den vorliegenden Abschnitt die Überschrift *Parodontitis marginalis progressiva* beibehalten
worden; sie deckt sich vielfach mit dem, was man früher — und zum Teil auch
heute noch — mit Alveolarpyorrhöe bezeichnete; doch bringt die Endsilbe itis
schon zum Ausdruck, daß bei den nachstehenden Ausführungen die entzündlichen
Vorgänge des vielseitigen Komplexes „Parodontose" oder „Paradentose", wie er
heute auch schon in weiten Laienkreisen genannt wird, vornehmlich behandelt
werden sollen. Das Erschwerende in dem ganzen Fragengebiet liegt freilich darin,
daß die entzündlichen Vorgänge *ebensogut als eine selbständige, lokal bedingte
Erkrankung auftreten können, wie sie auch eine mehr symptomatische Bedeutung
gewinnen oder das unvermeidliche Endglied eines ursprünglich rein regressiven
Prozesses darstellen können.*

Mit Recht steht das ganze Fragengebiet mit seiner überragenden Bedeutung
schon seit einer langen Reihe von Jahren im Mittelpunkt eifrigster wissenschaftlicher Forschung und Diskussion; von einer einheitlichen Auffassung des ganzen
Gebietes sind wir aber leider heute noch ziemlich weit entfernt. Hat sich doch
noch nicht einmal eine einheitliche *Nomenklatur* durchzusetzen vermocht. Um
wenigstens im internationalen wissenschaftlichen Verkehr eine Verständigung
hinsichtlich der Bezeichnungen zu erreichen, hat die Nomenklaturkommission
der Fédération dentaire internationale vorgeschlagen, man solle sich auf folgende

Unterscheidung einigen: 1. Gingivitis marginalis suppurativa; 2. Paradentose mit den Unterabteilungen Paradentitis profunda suppurativa simplex, Dystrophia diffusa, Paradentitis dystrophicans complicata; 3. Atrophia alveolaris praecox. — Es ist nicht gerade wahrscheinlich, daß sich diese Ausdrücke rasch einbürgern werden; immerhin geben sie, die doch allen Formen auch inhaltlich gerecht werden wollen, eine gute Vorstellung davon, *wie vielseitig der ganze Erscheinungskomplex ist.* Sehen wir von diesem internationalen Bemühen um die Nomenklatur ab, so ist für die Bezeichnungen, die die einzelnen Autoren gewählt haben, vielfach maßgebend die jeweilige Einstellung entweder zur Erscheinungsform (Entzündung — Schwund — Kombination von beiden) oder zu den Hauptursachen (exogene — endogene Faktoren). Es ist hier nicht der Raum, auf Einzelheiten in den Bezeichnungen allzuweit einzugehen, nur ein paar Stichproben mögen folgen. LANG und HÄUPL z. B. stellen die Entzündung ganz in den Vordergrund und so trennt HÄUPL zwischen Paradentitis marginalis superficialis und profunda. WESKI dagegen legt ein Hauptgewicht auf die Erscheinungen der Atrophie und spricht von einer totalatrophischen und partialatrophischen Paradentose. LOOS unterscheidet — ebenfalls unter Berücksichtigung der Pathogenese — eine primär atrophische Gruppe und eine primär entzündliche Gruppe mit konsekutiver Atrophie, vom Standpunkt der Ätiologie aus eine idiopathische, traumatische, konsekutive, symptomatische Form. Und zum Schluß GOTTLIEB noch, auf dessen Einteilung mehrfach zurückzukommen sein wird: Schmutzpyorrhöe, Paradentalpyorrhöe, diffuse Atrophie des Alveolarfortsatzes, letztere in späteren Stadien in Verbindung mit der Paradentalpyorrhöe.

In Deutschland hat sich in Verbindung mit dem von WESKI geprägten Wort Paradentium (Parodontium) der, wie schon oben erwähnt, auch von Laien jetzt vielfach gebrauchte Ausdruck Paradentose (Parodontose) durchgesetzt. Von diesem Ausdruck soll auch auf den folgenden Seiten ausgegangen werden und zwar mag, um dem Lernenden wenigstens etwas Führung durch die schwierige Materie zu geben, dabei folgendes gelten: Der Ausdruck Parodontose soll zunächst *ein Sammelbegriff für alles krankhafte Geschehen im Bereiche des Parodontiums* bedeuten, also ebensogut wie die entzündlichen Formen auch die regressiven Erscheinungen im Alveolarfortsatz umfassen, die im nächsten Kapitel besprochen werden und zu denen unter anderem die Atrophia alveolaris praecox, senilis sowie die GOTTLIEBsche diffuse Alveolaratrophie gehören. (In der Praxis hat sich denn auch das Wort Parodontose oder Paradentose als erste allgemein gehaltene Diagnose längst eingebürgert!) Sache der genaueren Untersuchung wird dann sein festzustellen, ob die Entzündung das wesentliche ist — *Parodontitis,* oder aber der regressive Prozeß — *Parodontose im engeren Sinne,* oder endlich ob die *Mischform von beiden* vorliegt. Wir werden also unterscheiden zwischen Parodontose im weiteren Sinne als Sammelbezeichnung, Parodontitis als der augenblicklich ja in Rede stehenden entzündlichen Form und Parodontose im engen Sinne als Bezeichnung für bestimmte regressive Vorgänge. In Wirklichkeit ist der Verlauf gewöhnlich der, daß zu fast allen „Parodontosen im engen Sinne" früher oder später auch noch ein entzündliches Geschehen hinzutritt und in praxi es sich nun *meist um eine Mischform dreht.* Jedenfalls muß man sich, wie später noch einmal in einer Zusammenfassung gezeigt werden soll, doch *davor hüten, die Rolle der Entzündung gar zu gering einzuschätzen,* wenn sie natürlich auch nicht imstande ist, den Begriff Parodontose völlig zu erfassen.

Versucht man nun von dem Begriff Parodontose (im weiteren Sinne) eine erschöpfende *Definition* zu geben, so stößt man auf die gleichen Schwierigkeiten wie bei der Nomenklatur und der Einteilung, d. h. je nach Einstellung der Autoren zur Pathogenese lauten auch die Auslegungen des Begriffes sehr verschieden und zur Zeit muß man schon noch mit Loos sagen: „Die Paradentose mit ihrer mannigfaltigen Genese und Ätiologie wie den vielartigen Krankheitsbildern im

Ablauf ihres Prozesses zu einem Begriff zusammenzufassen ist bis jetzt noch nicht gelungen. Nur ein gemeinsames Stigma existiert: das Endergebnis des Schwundes." Eine Definition aus den letzten Jahren und zwar von CHIAVARO, der für „Alveolarpyorrhöe" den Ausdruck „Peririzoclasia" vorgeschlagen hat, soll indessen hier doch im Wortlaut folgen, da sie sehr viel Treffendes enthält: „Peririzoklasia ist eine fortschreitende infektive, nicht infektiöse, oft eitrige Destruktion der die Zahnwurzel umgebenden Gewebe, wenn diese ihre Widerstandskraft unter Wirkung lokal prädisponierender Ursachen, die durch konstitutionelle Störungen oder Körperkrankheiten unterstützt wurden, verloren haben. Wird nicht rationell und zeitig eingegriffen, endet sie mit dem Verlust der angegriffenen Zähne, dem spontane Heilung ihrer Alveolen folgt." Anhänger des Atrophiegedankens werden nicht mit Unrecht bei dieser Definition einwenden, daß hier das Hauptmerkmal des Schwundes doch zu wenig Erwähnung findet. Nur um an einem Beispiel zu zeigen, wie auch absolut andere Gedankengänge bei dem Studium des Wesens der Parodontose Platz gegriffen haben, sei hier noch HEINRICH zitiert: „Die Parodontose ist eine Organneurose. Hinter dem Symptom der Zahnlockerung steht immer der ganze Mensch, nicht nur in seiner Abhängigkeit von seiner Konstitution, sondern auch dem Druck der Summe seines Gemüts- und Affektlebens gehorchend."

Die Schwierigkeit, ja *Unmöglichkeit einer alle Einzelheiten im Wesen der Parodontosen erfassenden Definition liegt darin, daß zu vielerlei und zu verschiedenartiges zusammengefaßt werden müßte*, wie das Loos schon richtig angedeutet hat. Andererseits hat aber GOTTLIEB nicht ganz unrecht, wenn er meint: solange würde eine Einigung unter den Autoren nicht zu erzielen sein, als nicht zuerst mit der *Frage der Taschenbildung* die *Frage des Epithelansatzes* gelöst sei. In der Tat sind dies zwei Fragen, mit denen man selbst bei einer kurzen Besprechung der Parodontosen sich eingehender befassen muß.

Zum Verständnis der Begriffe „Epithelansatz" und „Taschenbildung" müssen zunächst einige *anatomische Vorbemerkungen* eingeschaltet werden. Man wird sich von der Darstellung des Zahndurchbruches in Teil I dieses Lehrbuches her erinnern, daß beim Eintreten in die normale Okklusion nicht die ganze — anatomische — Krone eines Zahnes im Munde sichtbar geworden ist, sondern nur der größere Teil derselben — die klinische Krone; den übrigen cervicalen Teil der Krone bedeckt normalerweise das Zahnfleisch, das, wenn streng physiologische Verhältnisse vorliegen, *organisch mit dem darunterliegenden Schmelz verbunden ist* und nur am Rande eine geringfügige Einsenkung beim Übergang auf die Schmelzoberfläche erkennen lassen darf. Die organische Verbindung zwischen Zahnfleisch und bedecktem Schmelz besorgt das vereinigte Schmelz-Mundschleimhautepithel, das sich in dieser Zeit gewöhnlich bis zur Schmelzzementgrenze verfolgen läßt — hier seinen Ansatz hat. MEYER hat allerdings gezeigt, daß das Schmelz und Zahnfleisch verbindende Epithel auch schon früher aufhören kann, in welchem Falle eine Zementauflagerung auf den Schmelz die Verbindung mit dem Weichgewebe bewerkstelligt. Immerhin mag, um dem Studierenden das Verständnis für die ganze Frage zu ermöglichen, davon ausgegangen werden, daß zu einem gewissen Zeitpunkt nach dem Durchbruch die Epithelansatzstelle physiologischerweise an der Schmelzzementgrenze zu finden ist. Dabei sei ausdrücklich vermerkt, daß dies nicht bedeutet, daß zu diesem Zeitpunkt nun auch das vereinigte Schmelz-Mundhöhlenepithel bis zu dieser Ansatzstelle von der cervicalen Schmelzunterlage sich abgelöst haben müßte, wie man früher glaubte, denn das würde dann schon über den Begriff der *„physiologischen Tasche"*, wenn man von einer solchen überhaupt reden kann, hinausgehen. Streng physiologischerweise müßte zu dem gedachten Zeitpunkt vielmehr ein gut entwickeltes Stratum corneum kontinuierlich sich dem Zahnfleischrand entlang fortsetzen bis zur Grenze zwischen klinischer und anatomischer Krone und hier in das Schmelzoberhäutchen übergehen..

Wir nehmen also, um das nochmals zu wiederholen, als physiologisches Zustandsbild zu einem Zeitpunkt bald nach Einstellung des Zahnes in die Okklusion an: Epithelansatzstelle an der Schmelzzementgrenze, keine Tasche zwischen Krone und Zahnfleischrand. Nun kann folgendes geschehen: der Epithelansatz schiebt sich über die Schmelzzementgrenze hinaus auf der Wurzeloberfläche nach apikal zu vor, wobei der Zahnfleischrand in gleichem Schritt mitwandern kann und der Abstand zwischen Epithelansatz und Deckepithel der Gingiva annähernd gewahrt bleibt. In diesem Falle braucht es überhaupt nicht zur Taschenbildung zu kommen. Solche Bilder haben wir, wenn der Zahn etwa bei fehlendem Antagonisten aus dem Alveolarfortsatz „heraussteigt", oder wenn der Alveolarfortsatz mitsamt dem Parodontium einer reinen Atrophie unterworfen ist (reine Altersatrophie z. B.). Solche Bilder weisen z. B. auch auf die Annahme von GOTT-LIEB hin, daß jeder Zahn physiologischerweise einem permanenten Durchbruch unterworfen sei. Gerade diese Erscheinung, daß Epithelansatz und Zahnfleischrand unter annähernder Wahrung ihres Abstandes voneinander sich gleichmäßig und ohne Taschenbildung langsam apikalwärts verschieben, sehen wir aber nur selten in typischer Form. Das häufigere ist ein anderer Entwicklungsgang: der Epithelansatz wandert über die Schmelzzementgrenze hinaus und entfernt sich, da der Zahnfleischrand bei der Wanderung nicht gleichen Schritt hält, zunächst mehr und mehr von dem letzteren. Auch dieser Vorgang ist an sich eine Zeitlang noch denkbar ohne Entzündung, z. B. dann, wenn die diffuse Alveolaratrophie von GOTTLIEB vorliegt. GOTTLIEB selbst weist auf biologische Minderwertigkeiten an der Zementoberfläche hin als einen der Impulse zum Epitheltiefenwachstum. Stets aber ist es auch in all diesen Fällen *nur eine Frage der Zeit,* wann beginnend am Zahnfleischrand eine *Ablösung der Weichteile von der Zahnunterlage erfolgt* — eine pathologische Tasche entsteht, wobei der Abstand des tiefsten Punktes der Ablösung (Taschenfundus) von dem Zahnfleischrande die „Taschentiefe" angibt. Taschenfundus und Epithelansatz dürfen demnach nicht miteinander identifiziert werden, sondern können sich in erheblicher Entfernung voneinander bewegen.

In diesem Stadium der Taschenbildung sind nun in allen Fällen umfangreichere entzündliche Erscheinungen im Gewebe nachzuweisen, die sich mehr minder rasch vom Rande her nach der Tiefe zu ausbreiten — sofern nicht schon von allem Anfang die Entzündung vorherrscht und gewissermaßen den Verlauf dirigierte! Hier muß nämlich gleich noch auf etwas anderes hingewiesen werden: so ideal, wie vorhin als streng physiologisch der Übergang vom Stratum corneum zum Schmelzoberhäutchen angegeben wurde, *liegen in Wirklichkeit die Dinge fast nie!* Die täglichen kleinen mit der Zahnfunktion zusammenhängenden Insulte, die ständige Anwesenheit von Bakterien in dem Winkel zwischen Zahn und Zahnfleischrand, gärungsfähige Partikel von Speisen, inkrustierte Beläge — das alles lockert schnell genug die oberste Schicht der epithelialen Verbindung der Schleimhaut mit dem Zahn und so sehen wir eigentlich als Norm, *daß das Stratum corneum entweder gegen den Schmelz hin ganz fehlt oder aufgefasert erscheint.* Dieser Schwächung des natürlichen Schutzes entspricht eine *Zellanreicherung aus Lymphocyten, Plasmazellen, Rundzellen und vereinzelten Leukocyten im subepithelialen Gewebe;* ihr so häufiges Vorkommen hat manchen Autor früher dazu verführt, davon als einer physiologischen Erscheinung zu sprechen, während es sich tatsächlich schon um eine ganz *leichte Form chronisch-entzündlichen Reizes* handelt.

Aus dem bisher Gesagten ergibt sich folgendes: *Wir müssen trennen zwischen einem Prozeß, bei dem von Beginn an die Entzündung im Vordergrund steht und einem Prozeß, bei dem die Entzündung erst als sekundäres Moment im Laufe der Entwicklung auftritt.* Im ersteren Falle fördert die Entzündung unmittelbar das Tiefenwachstum des Epithels und die Taschenbildung. Im zweiten Falle treten krankhafte nicht entzündliche Zustände im Parodontium, seiner näheren oder weiteren Umgebung auf, die nun entweder zunächst mit anderen Veränderungen im Gewebe ein Epitheltiefenwachstum zustande kommen lassen und erst von dem Zeitpunkt der Taschenbildung ab Entzündungsbilder liefern, oder aber durch Senkung des natürlichen Widerstandes im Parodontium die Ausbreitung der Randentzündung in besonderem Maße begünstigen und so doch wieder das entzündliche Geschehen in den Vordergrund rücken.

Die sämtlichen Fälle, bei denen die Entzündung im Vordergrund steht, bezeichnen wir entsprechend der unter Nomenklatur gegebenen Einteilung als Parodontitis marginalis progressiva, und zwar handelt es sich hier um eine Entzündung mit vorwiegend rarefizierendem Charakter (SIEGMUND und WEBER, HÄUPL), was im Hinblick auf die umfangreichen Schwunderscheinungen betont werden muß. Um die weitere Entwicklung der Parodontitis marginalis progressiva verständlich zu machen, muß nochmals kurz auf die anatomischen Verhältnisse zurückgegriffen werden. Von der Schmelzzementgrenze ab entspricht die Verankerung der periodontalen Faserbündel im Zement entlang der ganzen Wurzeloberfläche dem normalen Bild — mindestens zu dem in Rede stehenden Zeitpunkt. Die Faserbündel sind besonders gehäuft in dem Abschnitt, der zu dem marginalen Teil des Zahnhalteapparates gehört, und werden hier mit dem Namen *Ligamentum circulare* zusammengefaßt, wobei die Bezeichnung Ligamentum allerdings nur bedingt richtig ist; denn es handelt sich ja nicht um etwas absolut Stationäres, vielmehr ist ein Wandern des Ligamentum mit dem „Längerwerden" des Zahnes anzunehmen. Wenn sich nun der Epithelansatz apikalwärts über die Schmelzzementgrenze hinaus verschiebt, dann nimmt er den Platz ein, an dem Wurzelhautfasern inserierten. Es ergibt sich also nun die Frage: Was geschieht *vor* dem Tieferwachsen des Epithels mit diesen Fasern, die den Platz räumen müssen? Antwort: Entweder sie schwinden (das gilt für die Erkrankungen, bei denen erst sekundär die Entzündung einsetzt) oder aber sie fallen der vom Zahnfleischrande her fortschreitenden Entzündung zum Opfer! Im letzteren Falle, der ja im Augenblick hier besonders betrachtet werden soll, bedeutet die Häufung der marginalen Fasern eine gewisse Erschwerung für die sofortige Ausbreitung der Entzündung in gerader Richtung nach der Tiefe zu. Es folgt denn auch die fortschreitende Entzündung zuerst der gewundenen Gefäßlückenbahn, die um die verschiedenen Faserbündel der Wurzelhaut und das Ligamentum circulare herum vom Apex her gegen den Rand hin verläuft. Auf einem einzelnen Schnitt betrachtet, auf dem immer nur die gerade in der Schnittebene liegenden Windungsstücke der Bahn getroffen sind, hat man natürlich nicht den Eindruck einer fortlaufenden Bahn, sondern den einzelner isolierter Saftlücken, und eine Entzündung, die hier vordringt, erweckt dementsprechend auf dem Schnitt den Anschein nicht zusammenhängender Infiltrationsherde; ergänzt man sich aber in Gedanken die anderen Schnitte und verfolgt durch sie hindurch die Bahn, so wird ihre Kontinuierlichkeit, wenn auch in gewundener Form, klar. Nun ist aber noch etwas anderes zu berücksichtigen: in die eben geschilderte gewundene Gefäßbahn münden vom Knochen her noch eine Menge anderer Bahnen, die ebenfalls Gefäße enthalten. Also dürfen wir korrekterweise nicht mehr von einer Gefäßlückenbahn sprechen, sondern von einem *weit verzweigten Gefäßlückennetz, das sich sowohl in der Wurzelhaut wie im Knochen ausbreitet.* Die Zusammenhänge in diesem Netz sind so enge, daß z. B. ein auch nur etwas stärkerer Reiz, der auf einen Gefäßlückenabschnitt oberhalb des Ligamentum circulare einwirkt, noch weit in das Periodontium und den Knochen hinein an den Gefäßwänden eine Mobilisierung von Uferzellen hervorrufen kann, während die dazwischen liegenden Faserbündel noch einen ganz unversehrten Eindruck machen.

Die weitere Entwicklung der Parodontitis marginalis progressiva geht aus den weiter unten folgenden Darlegungen im Absatz: „Spezielle Pathologie und Pathohistologie" hervor. Hier sei zunächst nur im Rahmen der allgemeinen Übersicht noch erwähnt, daß sich vielfach schon vor der Ablösung des Zahnfleisches von der

Wurzeloberfläche die Entzündung auch seitlich weiter ausgebreitet hat und ein *Granulationsgewebe* entstehen läßt, das durch sprossenförmige Fortsätze von der Epitheloberfläche her bald von Epithelzügen ganz durchsetzt wird. Die seitliche Ausbreitung kann, bis zum Nachbarzahn sich erstreckend, vom Limbus alveolaris her breit flächenhaft nach der Tiefe zu vorrücken (wenn mit Schwund verbunden, dann zum Teil WESKIS Horizontalatrophie entsprechend); sie kann aber auch sich auf den zum betreffenden Zahn gehörigen Knochenabschnitt des Processus alveolaris beschränken und so das Bild einer vertikalen Knochentasche entstehen lassen (WESKIS Vertikalatrophie). Der Prozeß kann sich je nach Gründen und Bedingungen auf einzelne Zähne, eine einzelne Zahngruppe oder auf mehrere Zahngruppen erstrecken. Der ganze Prozeß findet von selbst seinen Abschluß, wenn der Zahn, der infolge der Zerstörungs- oder auch Schwundvorgänge im Halteapparat immer mehr gelockert wird, ausgefallen ist. Auf eines sei hier noch besonders hingewiesen: aus dem bisher Gesagten könnte vielleicht der Eindruck entstehen, als ob das Tieferwachsen des Epithels entlang der Wurzeloberfläche gleichmäßig ringförmig geschehe. Das ist aber wohl so gut wie nie der Fall. Stets werden wir *an den verschiedenen Seiten einer Wurzel auch verschieden tiefes Epithelwachstum*, verschiedene Taschentiefe usw. finden, wie ja auch die biologischen Verhältnisse an der Wurzeloberfläche nicht in allen Abschnitten der letzteren sich gleich sind.

Ätiologie. Es versteht sich von selbst, daß bei der ungeheuren Verbreitung der Parodontosen mit besonderem Eifer den Ursachen nachgeforscht wird, die zu den verschiedenen hierher gehörigen Erkrankungsformen führen. In jüngster Zeit hat sich die Aufmerksamkeit in einem Maße konstitutionellen bzw. internistisch-chemischen Fragen zugewendet, daß die lokalen Momente fast zu kurz zu kommen scheinen. Insofern war es ein Verdienst von WESKI, daß er auf einer großen Tafel alle ätiologischen Faktoren zusammenzustellen versuchte; sehr gut kommen auf dieser halbgraphischen Darstellung der Tafel auch die Überschneidungen der Wirkung der einzelnen äußeren und inneren Faktoren zum Ausdruck. Einige der wichtigsten Gruppen aus der Aufstellung WESKIS möge nachstehend wiedergegeben werden:

A. Exogene auslösende Reize. Artikulationsstörungen, (Karolyieffekt), Wanderung, Infektion, Zahnstein, Viscosität des Speichels, Intoxikationen, akzidentelle mechanische Reize.

B. Allgemeine konstitutionelle Faktoren. Vegetatives Nervensystem, endokrines System, elektrolytisches Milieu, psychische Konstitution, hämopoetisches System, Stickstoff- und Lipoidstoffwechsel, Gefäßapparat, Immunitätslage, Avitaminosen, Tabes.

Man sieht aus dieser Liste B, daß in der Tat schon Beziehungen zu fast allen konstitutionellen Möglichkeiten hergestellt worden sind, womit aber noch nicht gesagt ist, daß alle diese Möglichkeiten für die Parodontosen in gleicher Häufigkeit und gleicher Wichtigkeit in Betracht kommen. Speziell vom Standpunkte der entzündlichen Formen aus, die ja hier in erster Linie erörtert werden sollen, wird man in Anbetracht der großen Zahl ätiologischer Momente gut tun, dreierlei auseinanderzuhalten: 1. Die schon früher aufgezählten kleinen Schädigungen, die dauernd den Zahnfleischrand treffen und hier einen chronisch-entzündlichen Reizzustand von relativ geringer Ausdehnung schaffen; 2. die von außen kommenden (exogenen) Faktoren, die in unmittelbarer örtlicher Einwirkung und Schädigung aus dem marginalen Reizzustand eine fortschreitende Entzündung (Parodontitis marginalis *progressiva*) werden lassen; 3. die von innen kommenden (endogenen) Faktoren, die entweder eine Bereitschaftsstellung (Loos) im Gewebe für eine später einsetzende Entzündung schaffen oder durch Herabsetzung des normalen Gewebswiderstandes die Ausbreitung der Randentzündung begünstigen.

ad 1. Hierzu ist wenig mehr nach den früheren Ausführungen zu sagen; es muß nur immer wieder auf das fast hundertprozentige Vorkommen des Reizzustandes hingewiesen und die große Bedeutung unterstrichen werden, die diesem Reizzustand als erstem Anfang der Entzündung zukommen kann.

ad 2. Hierher sind alle lokalen Momente zu rechnen, die den Zahnfleischrand unmittelbar schädigen, sei es auf mechanischem Wege wie z. B. durch Gebißklammern, durch die scharfen Ränder einer nicht sehr festsitzenden Prothese, sei es auf chemischem Wege durch Begünstigung der Retention und Zersetzung von Speiseresten, also z. B. überstehende Approximalfüllungen, abstehende Kronenränder, tiefgehende Approximalkavitäten usw. Wie dabei schon die Gärung an sich erst durch Mikroorganismen möglich wird, so wird auch sonst in allen diesen Fällen die verstärkte Ansiedlung der Bakterien zu erhöhter bakterieller Schädigung führen. Weiterhin wird unter die lokalen Momente gerechnet der Zahnstein, wenn ihm auch heute nicht mehr die große ätiologische Bedeutung zugesprochen wird wie früher. Und endlich ist als sehr wichtig noch zu nennen die falsche Zahnbelastung, was im wesentlichen der *„traumatischen Okklusion"* entspricht.

Unter den vorstehend bei 2. aufgezählten ätiologischen Momenten bedürfen noch einer etwas eingehenderen Besprechung folgende drei: a) Bakterien, b) Zahnstein, c) traumatische Okklusion.

a) Bakterien. Der grundlegende Unterschied gegen früher in der Auffassung von der Bakterienbedeutung bei Parodontitis marginalis progressiva besteht darin, daß früher eine höchst wichtige primäre Ursache in den Mikroorganismen gesehen wurde und viel Mühe und stets enttäuschte Hoffnung auf die Fahndung nach dem „spezifischen Erreger der Alveolarpyorrhöe" verwendet worden war, während heute fast alle Autoren darin übereinstimmen, daß die *Bakterieninvasion ein durchaus sekundärer Vorgang sei.* BEHNKE gibt dem mit folgenden Worten Ausdruck: „Im Anfang steht nicht die Infektion, sondern die aus verschiedenen Gründen entstehende Gewebsläsion, die zu kleineren oder größeren Gewebsdefekten führt; hier siedeln sich dann die Mikroorganismen an, die bis dahin reine Saprophyten, nun pathogen werden, wenn sie im Gewebe die erforderlichen Verhältnisse vorfinden." Der bei der Cariesbakteriologie schon mehrfach zitierte Bakteriologe GINS hat sich der Mühe unterzogen, von Parodontitisherden Züchtungen vorzunehmen. Aus seinen Ergebnissen sei hier erwähnt, daß er unter 4 Fällen nicht *ein*mal Streptococcus pyogenes oder viridans gefunden hat; dagegen zeigte sich, daß außer der „fusospirillären Symbiose" auch regelmäßig Actinomyceen vorkommen, sowie eine von ihm gefundene, bisher noch nicht identifizierte Bakterienart. Als Gesamtresultat seiner Untersuchung muß aber GINS bezeichnen: „Die Auswertung unserer Züchtungsergebnisse kann vorläufig noch nicht zur Klärung des Problems Paradentose (Alveolarpyorrhöe) führen."

Daß die Bakterien erst sekundär in Betracht kommen, ändert nichts an ihrer großen Bedeutung, sobald sie erst einmal eingewandert sind. So mehren sich auch in der deutschen Literatur Berichte, nach denen eine oral-fokale Infektion, ausgehend von Parodontitis marginalis progressiva als gesichert gelten kann, was ja schließlich auch nicht weiter verwunderlich sein darf. Vor allem aber läßt aufmerksame Beobachtung immer wieder akut entzündliche Zustandsbilder in dem an sich ja chronischen Prozeß erkennen, die unter dem Bilde eines gingivalen oder paradentären Abscesses verlaufen, sofern sie nicht noch umfangreichere entzündliche Erscheinungen setzen. Diese akuten Zustandsbilder sind meist durch sehr starke subjektive Erscheinungen und lebhafte Lymphdrüsenbeteiligung gekennzeichnet.

b) Zahnstein. Beim Zahnstein handelt es sich nach TÜRKHEIM und URBANTSCHITSCH nicht um eine chemische Verbindung, sondern um ein „chemisches Gemenge". Was die Entstehung anlangt, so hat heute die sog. Kolloidtheorie, die zwar auf Arbeiten von LIESEGANG fußt, von diesem selbst aber für den Zahnstein durchaus nicht uneingeschränkt zugestanden wird, die meisten Anhänger. KORSAKOW, der sich besonders eingehend mit der Zahnsteinbildung beschäftigt hat, geht davon aus, daß der Speichel eine kolloidale Lösung sei und als solche immer der Entwicklung verschiedener Momente ausgesetzt wäre, die zu Ca-Ausfall führen können; zu diesen Momenten rechnet er Mikroorganismen, Reaktionsänderungen, Änderungen im kolloidalen Zustand, Verkalkung des vorgebildeten organischen Stromas, Verbindungsänderungen des Ca-Eiweiß. Interessant ist dabei die Beobachtung von KORSAKOW, daß *im Ca-Gehalt des Speichels kein Unterschied zwischen Leuten mit viel Zahnstein und solchen ohne Zahnstein bestehe*; wohl aber soll die Zahnsteinablagerung nach FRANK dann steigen, wenn der

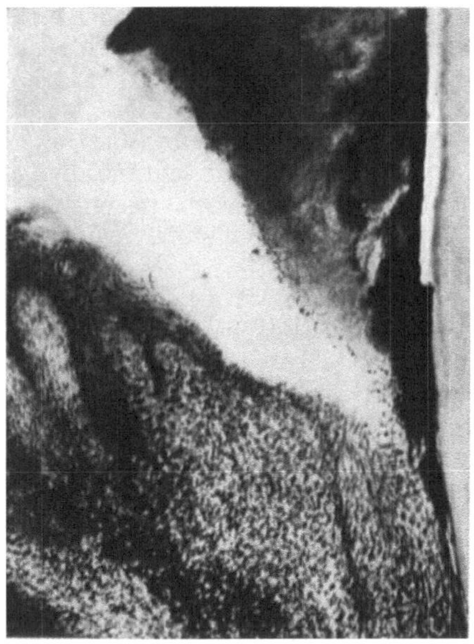

Abb. 322. Supragingivaler Zahnstein, fast ganz strukturlos.

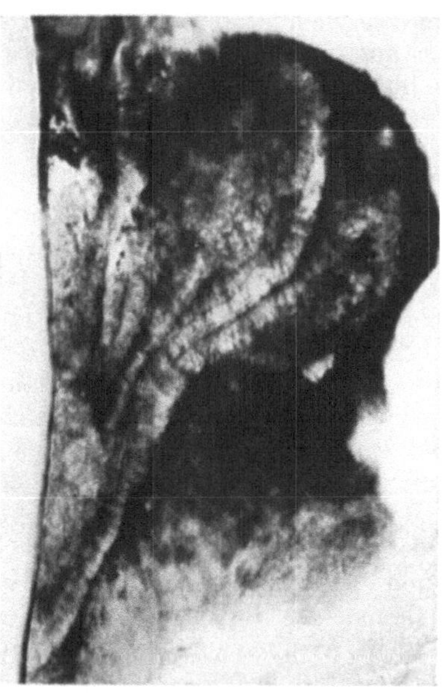

Abb. 323. Subgingivaler Zahnstein mit lamellärer Strukturierung.

Ammoniakgehalt des Speichels zunimmt. Der Gedanke, daß Mikroorganismen eine erhebliche Rolle bei der Zahnsteinbildung spielen, geht auf GALIPPE zurück, hat aber gerade in der letzten Zeit wieder viel Anhänger gefunden.

Klinisch lassen sich zwei Formen von Zahnstein unterscheiden: eine etwas weichere, meist strukturlose, mehr *supragingival sitzende Form* von gelber bis gelblich-bräunlicher Farbe, der nicht allzu fest auf der Unterlage, d. h. am Zahn haftet (Abb. 322) und eine sehr harte, *subgingival sitzende Form* von graugrünlicher bis dunkelgrauer Farbe, die außerordentlich fest auf der Unterlage haften und häufig eine gewisse lamelläre Struktur zeigen kann (Abb. 323). Der Unterschied zwischen beiden Formen ergibt sich in erster Linie aus dem verschiedenen Gehalt von Kalksalzen (phosphorsaurem und kohlensaurem Kalk, Spuren von phosphorsaurer und kohlensaurer Magnesia) sowie aus dem Gehalt von wasserunlöslichen organischen Substanzen. Bei der weicheren Form ist der Gehalt an wasserlöslichen organischen und anorganischen Substanzen größer; der unentbehrliche Grundstock aus organischer Materie setzt sich hier zusammen aus Bakterienrasen, Speichelkörperchen, Epithelzellen, Speisepartikelchen. Dieser Grundstock wird dann mit Kalksalzen inkrustiert, die sich ja im Speichel gelöst finden oder ausgefällt werden, wenn das Lösungsmittel Kohlensäure abgespalten wird; Maß und

Zeitpunkt der Abspaltung können sehr schwanken; doch spielt daneben auch die natürliche und künstliche Reinigung der Zähne eine große Rolle. Weniger übereinstimmend sind die Ansichten der Autoren über den harten, subgingivalen Zahnstein, der nach der Meinung vieler als „Serumstein“ durch Ausfällung aus dem Serum gebildet wird und an organischen Substanzen sehr arm ist. Früher glaubte man, daß dieser subgingivale Zahnstein die Alveolarpyorrhöe (als Krankheit wie als Symptom!) überhaupt erst veranlasse, doch ist das in dieser Form sicher nicht richtig, obwohl neuerdings vereinzelt wieder daran gedacht wird. Zuerst muß ein Raum, also die Tasche, entstehen, nach der zu das Serum abgesondert wird, dann kann in der Tasche die Ablagerung der Kalkkonkremente erfolgen. Will man die Rolle dieser Art von Zahnstein charakterisieren, dann muß man sagen: er ist ein bedeutsames Glied im Circulus vitiosus: zuerst Entzündung und Taschenbildung, dann harter Zahnstein; dann von diesem aus wieder Unterhaltung eines entzündlichen Reizes, eventuell mit Geschwürsbildung an der Weichteiltaschenwand und Eiterabsonderung (= Symptompyorrhöe).

GOTTLIEB nimmt in der Bewertung des Zahnsteins eine besondere Stellung ein. Nach seiner Ansicht ist das Vorhandensein von Zahnstein zunächst einmal als unhygienischer Zustand zu bewerten, der ein Entzündungsbild schaffe, das GOTTLIEB als „*Schmutzpyorrhöe*“ bezeichnet. Erst wenn nach Behebung des unhygienischen Zustandes die Entzündung bestehen bleibt und weiter geht, spricht er von *Paradentalpyorrhöe*.

c) Traumatische Okklusion. Hier muß zunächst kurz an die physiologischen Verhältnisse erinnert werden; diese sind im Zahnhalteapparat dann gegeben, wenn er sich, wie der Ausdruck lautet, im physiologischen Gleichgewicht befindet. Dazu gehört neben physiologischer Belastungsrichtung und physiologischem Belastungsmaß eine gute Insertion der Fasern in Zement und Knochen. Dabei darf man sich aber das Bild des Zahnhalteapparates nicht als ein absolut starres vorstellen; der Zementmantel wird verstärkt, der Zahn wandert, der Knochen ist einer ständigen Umwandlung unterworfen; trotzdem bleibt normalerweise das funktionelle Gleichgewicht gewahrt, solange die Veränderungen im Bilde sich im Rahmen des Physiologischen · bewegen, die Vitalität der drei Komponenten Zement, Wurzelhaut und Knochen eine gute ist und *die funktionelle Inanspruchnahme nicht längere Zeit der Norm zuwiderläuft*. Wo aber einzelne dieser Momente nicht mehr zutreffen, und eine irreparable Störung durch längere Beeinträchtigung des funktionellen Gleichgewichtes herbeigeführt wird, da sind sofort auch die Ausbreitungsbedingungen der Randentzündung nach der Tiefe zu günstig geworden.

Als typisches Beispiel für eine „traumatische Okklusion“ führt WEBER den *tiefen Biß* an, da eine auf der Gegenseite ausbalancierte Bewegung unmöglich sei; bei normalem Biß dagegen erzielen nach WEBER die Druckkräfte nur dann eine schädliche Beeinflussung des Parodontiums, wenn — wie beim nächtlichen Knirschen — Gebißteile in abwegiger Richtung und zu lange belastet würden; die Folgen seien nachteilige Veränderungen der Blutversorgung mit konsekutiven Ernährungsstörungen des Bindegewebes und des Knochens und eine mechanische Überlastung des Zahnbettes. GRACEY sieht eine Belastungsparodontose da, wo als Zeichen einer unphysiologischen Belastung der Zähne die Alveolarwand vor allem in horizontaler und vertikaler Richtung an umschriebenen Stellen abgebaut wird. Als prädisponierende Momente für die Belastungsparodontose bezeichnet er unter anderem: kongenital entstandene Stellungsanomalien, frühzeitiger Verlust einzelner Zähne mit Wandern und Kippen der Nachbarn, Verwendung von hartem, nicht gleichmäßig abschleifbarem Füllungsmaterial, übertriebene Modellierung von Kronenkauflächen, Brücken, dann Gebrauch von Klammern, wenn diese die Zähne in abwegiger Richtung beanspruchen. BAUER bezeichnet als Hauptursache der Parodontitis die Störung oder Aufhebung des funktionell-mechanischen Reizes; das Epitheltiefenwachstum wird von BAUER in der Hauptsache auf die entzündliche oder durch die funktionelle Überlastung bedingte Auflockerung zurückgeführt. GOTTLIEB bestreitet durchaus nicht, daß auch Entzündung und Überlastung zum Knochenschwund führen können, eine Zahnlockerung aber konnte er selbst bei sehr starker Belastung auf experimentellem Wege nicht herbeiführen, weshalb nach seiner Meinung *eine Zahnlockerung bei diffuser Atrophie auch nicht in primären kausalen Zusammenhang mit Überlastung und Entzündung gebracht werden dürfte.*

Wie man sich nun auch zu den einzelnen Autoren stellen mag, sicher bleibt, daß die Kaufunktion ebenfalls eine unmittelbare Schädigung des Parodontiums herbeiführen kann, doch muß man natürlich trennen zwischen einer funktionellen Schädigung, die an sich nicht über das physiologische Maß hinauszugehen braucht und doch als pathologischer Reiz mit entsprechender Entzündungsfolge empfunden wird, weil das Parodontium als solches oder Teile desselben nicht mehr voll leistungsfähig waren, und solchen funktionellen Schädigungen, die als pathologische Überlastung oder als Belastung in abwegiger Richtung zu bewerten sind. Doch hat auch KRONFELD, ein GOTTLIEB-Schüler, recht, wenn er sagt, daß man bei all diesen Fragen wie Überfunktion nicht das Gesamtbild aus dem Auge verlieren dürfe; denn was im „wehrfähigen" Gebiß keinen Schaden mache, rufe im „wehrlosen" Gebiß bereits Lockerung hervor.

ad 3. Hierunter waren bei der ätiologischen Einteilung eingereiht worden die endogenen Faktoren, die entweder durch morphologisch unmittelbar erfaßbare Veränderungen eine Bereitschaftsstellung im Gewebe für eine später einsetzende Entzündung schaffen oder aber die Ausbreitung einer Entzündung durch Herabsetzung des normalen Gewebswiderstandes begünstigen. Im einzelnen kann man hier all das aufzählen, was einleitend zu dem Absatz Ätiologie unter B, allgemeine konstitutionelle Faktoren der WESKISCHEN Einteilung, genannt worden ist. Allerdings ist auch die Länge der Liste bis zu einem gewissen Grad ein Beweis für die Unsicherheit und Fülle von Problemen, die hier noch vorliegen, und wenn manche Autoren schon in bestimmten Konstitutionstypen [„hypertonisch-spastischer Typ" (CHAIM), „arthritisch-allergischer Typ" (LOOS)] eine Grundlage für die Entstehung von Parodontose sehen, so wendet COHEN demgegenüber mit guten Gründen ein, daß das wohl eher eine Problemverschiebung als eine Lösung sei. Auf die zahllosen Streitfragen, die hier noch offen sind, einzugehen, verbietet sich schon mit Rücksicht auf den verfügbaren Platz von selbst, nur die wichtigsten Punkte seien im folgenden gestreift.

Blutbeschaffenheit. Im mikroskopischen Blutbild sind wohl mehrfach Abweichungen gefunden worden, die aber doch auch zu viel andere Ursachen haben konnten, als daß man von etwas Spezifischem reden könnte. Was die chemische Blutuntersuchung anlangt, so liegen zum Teil recht beachtliche Prozentsätze von Abweichungen bei Parodontose vor, so kommen z. B. LANDGRAF und BANHEGYI zu dem Ergebnis, daß von 80 Parodontosefällen 50 abnorme Kalium- und Calciumwerte hatten; trotzdem glaubten diese beiden Autoren nicht, daß die Ermittlung des Blutkalium und -calciumspiegels sichere Schlüsse hinsichtlich der Parodontoseätiologie zulassen. Harnsäure fand sich nach LANDGRAF in 33 von 100 Fällen pathologisch erhöht. Der Cholesterinspiegel wurde teils erhöht, teils gesenkt gefunden

Im Anschluß an den knappen Überblick über Ergebnisse von Blutuntersuchungen sei kurz noch eines anderen Zweiges der Parodontoseforschung gedacht, der *Capillarmikroskopie* am Zahnfleisch. Einer der bekanntesten Autoren auf diesem Gebiet ist STURM, der sich die Entstehung der gewöhnlichen chronischen Alveolarpyorrhöe mit Störungen im intermediären Stoffwechsel erklärt, wobei sich gefäßschädigende Capillargifte bilden, die dann wiederum in erster Linie sich schädlich im Gewebe auswirken. BACK und REDISCH haben bei der klinischen Parodontose nicht weniger als 5 verschiedene Bilder festgestellt, die dann sekundär zum Knochenabbau und dem klinischen Bilde der Alveolarpyorrhoe führen können. Von „capillarer Hemmungsentwicklung" sprechen noch verschiedene Autoren. O. Müller sieht wohl mit Recht wenigstens bei Vasoneurotikern die Bedeutung der Capillarveränderung darin, daß der anormale Infekt der Gingiva ein bereits geschädigtes Gewebe trifft. Im übrigen fehlt es auch nicht an Autoren, die den Wert der Capillarmikroskopie für die Parodontose nicht recht anerkennen wollen.

Stoffwechselstörungen sind schon seit langem in ätiologische Beziehungen zur Parodontose gebracht worden, insbesondere wurde in diesem Zusammenhang immer der Diabetes genannt als diejenige Form, die in geradezu typischer Weise die Entwicklung der Parodontose begünstige. Erst neuerdings sind Zweifel an der Richtigkeit dieser Auffassung, soweit sie speziell den Diabetes betrifft, aufgetaucht; wenigstens den sozusagen zwangsläufigen Zusammenhang wollen heute die meisten Autoren, insbesondere die Internisten unter ihnen nicht mehr anerkennen. Bönheim gibt dem mit folgenden Worten Ausdruck: „Zusammenfassend läßt sich sagen, daß wir in der Parodontose nicht ein diabetogenes Symptom sehen dürfen. Auch eine diabetogene Anlage oder auch ein Diabetes latens läßt sich mit Hilfe genauer hyperglykämischer Kurven nach Dextrosebelastung nur ausnahmsweise bei Parodontose feststellen.

Grundumsatz und spezifisch dynamische Eiweißwirkung. Was man darunter zu verstehen hat, hat Weber wie folgt kurz definiert: Grundumsatz entspricht der Größe der Oxydationen eines seit mindestens 12 Stunden nüchternen vollkommen ruhenden Menschen. Durch die Nahrungsaufnahme und andere Faktoren wird der Grundumsatz gesteigert, wobei Eiweiß besonders steigernd wirkt, was man als seine spezifisch-dynamische Wirkung bezeichnet. Abweichungen um mehr als 10% des Umsatzes gelten stets als pathologisch. Weinmann hat nun gefunden, daß bei der diffusen Atrophie die spezifisch-dynamische Eiweißwirkung herabgesetzt ist, während der Grundumsatz normal bleibt. Cohen bestätigte, daß in 90% seiner Fälle von diffuser Atrophie tatsächlich eine Herabsetzung der spezifisch-dynamischen Eiweißwirkung vorliege. Auch andere Autoren kamen, wenn auch nicht mit gleich hohen Ziffern, zu ähnlichen Ergebnissen. Umgekehrt fehlt es natürlich auch hier nicht an gegenteiligen Meinungen, so vor allem von Nothmann und Voit, die von 12 Patienten 11mal normale Steigerung des spezifisch-dynamischen Eiweißeffektes feststellten; den Unterschied erklären beide Autoren damit, daß Weinmann seine Untersuchungen zu früh nach den Mahlzeiten vorgenommen habe.

Innere Sekretion. Wie sehr die Meinungen über die ätiologische Bedeutung solcher Faktoren noch auseinandergehen, zeigt am besten die Literatur über die Beziehungen der inneren Sekretion zur Parodontose. Auf der einen Seite bringt Rosenthal eine Statistik, nach der sich in 12 Fällen von endokriner Störung 0% Parodontosefälle fanden. Andererseits hebt Weinmann die relative Häufigkeit von Störungen der Hypophysenfunktion bei diffuser Atrophie des Alveolarfortsatzes hervor; verschiedentlich fand er auch Veränderungen im Röntgenbild (Sella turcica), die er in diesem Sinne deutete; er spricht deshalb geradezu von einem „hypophysären Typ". Mehrfach wird auch die Bedeutung der Keimdrüsen für die Parodontoseätiologie hervorgehoben (Chaim, Citron). Auch ist Vergrößerung der Schilddrüse relativ oft gefunden worden. Becks weist darauf hin, daß die Nebenschilddrüsen zu erhöhter Mobilisation der Kalksalze anregen und damit Abbau der Hartsubstanzen bewirken, welch letzterer ja gerade bei der Parodontose eine erhebliche Rolle spielt.

Vitamine. Daß die Vitaminfrage auch eine Frage der Parodontoseätiologie sein kann, steht heute um so mehr außer Zweifel, als sich, wie uns auch eigene Untersuchungen gezeigt haben, im Tierexperiment unschwer der Beweis dafür erbringen läßt; außerdem sprechen die günstigen Erfolge bei Vigantolkuren — geeignete Fälle vorausgesetzt! — durchaus dafür. Offen bleibt vorläufig noch die Frage, ob ein bestimmtes Vitamin (und welches) dafür verantwortlich zu machen ist, oder ob mehrere Vitamine einen solchen Einfluß haben können. Frau M. MELLANBY möchte in erster Linie das Vitamin A in ätiologische Beziehung bringen; das groß angelegte Werk von WESTIN „Über Zahnveränderungen in Fällen von Skorbut bei Tier und Menschen" rückt das Vitamin C in den Vordergrund, während die Erscheinungen, die BECKS bei Vitaminmangel D sah und von ihm als dystrophisch-osteopathische Form bezeichnet wurden, eine auffallende Ähnlichkeit mit der diffusen Atrophie nach GOTTLIEB erkennen lassen.

Zusammenfassung über Wesen und die Ätiologie. Nach den vielen gegensätzlichen Meinungen, die im vorstehenden gebracht werden mußten, wenn man z. B. auf die so wichtige Frage der Ätiologie auch nur flüchtig eingehen wollte, könnte es den Anschein erwecken, als ob die Rubrik „allgemeine endogene Faktoren" überhaupt etwas in Zweifel zu ziehen wäre. Das wäre aber ein absolut falscher Schluß. Die entscheidende Ursache für die Gegensätzlichkeit der Meinungen ist vielmehr die, daß zur Prüfung ganz verschiedenes und ganz verschieden beurteiltes Material herangezogen wird, denn *die Tatsache von der Wichtigkeit endogener Faktoren an sich steht ja längst außer Diskussion*. Vielleicht kommt man einmal eher zur Einigung, wenn grundsätzlich noch schärfer geschieden wird zwischen nicht entzündlichen (meist auf allgemeiner Grundlage beruhenden) pathologischen Veränderungen im Alveolarfortsatz, zwischen allgemeinen Erkrankungen, die dem Körper im Kampf mit einer sich ausbreitenden Entzündung Abwehrkräfte entziehen und endlich zwischen dem entzündlichen Prozeß selbst. Das heißt: Man kann die Genese der „Alveolarpyorrhöe", wenn die alte Bezeichnung noch einmal hier gebraucht werden darf, nicht erschöpfen mit der Endsilbe ...itis noch auch mit der Endsilbe ...ose, *jeder Fall muß vielmehr für sich auch nach der Ätiologie hin betrachtet werden*. Man kann, wie das ja hier geschieht, ausführlich über eine Parodontitis marginalis progressiva sprechen, dann darf aber nicht vergessen werden, Bilder wie die diffuse Alveolaratrophie, nach GOTTLIEB die Atrophia alveolaris praecox, usw. in eigner Rubrik zu berücksichtigen. Andererseits aber darf man auch nicht die Tatsache zu gering einschätzen, daß Erkrankungen wie die diffuse Alveolaratrophie nicht für sich allein die Zähne verlorengehen lassen, sondern der Verlust sich *erst mit Hinzutritt der Entzündung* vollzieht. Ein großer Schritt in der Einigung wäre also getan, wenn sich für die Rolle der Entzündung bei den Parodontosen (im weiteren Sinne) eine allgemein anerkannte Formulierung finden ließe. Als solche käme vielleicht folgende in Betracht:

1. Wenn man auf dem Boden streng pathologisch-anatomischer Betrachtung bleiben will, so können die subepithelialen Rundzellenanhäufungen am Zahnfleischrande in Verbindung mit Schädigung des Schleimhautepithels nicht als physiologische Erscheinung gelten, sondern müssen als eine für gewöhnlich stationär bleibende entzündliche Abwehrreaktion angesehen werden. Diese Feststellung ist wichtig, weil wir hier die ersten Anfänge für die progressive Entzündung bei Parodontose zu suchen haben.

2. Das Epitheltiefenwachstum wird ausschließlich entzündlich bedingt da, wo das Zahnbett schon in Granulationsgewebe umgewandelt ist; das Epitheltiefenwachstum wird nur teilweise entzündlich bedingt da, wo es sich zuerst lediglich der Wurzeloberfläche entlang ausbreitet. Eine nicht entzündliche Form dieses letzteren Epitheltiefenwachstums finden wir da, wo (im Bereich des Zahnbettes) sich quantitative — nach Ansicht verschiedener Autoren auch qualitative — regressive Metamorphosen abspielen.

3. Bei der Ablösung des tiefer wachsenden Epithels von der Wurzeloberfläche sind zu trennen: a) Ablösung ohne Taschenbildung; hierbei kann jede Spur von Entzündung fehlen; b) Ablösung mit Taschenbildung; hierbei spielt die — oft erst sekundär hinzugetretene — Entzündung eine sehr wesentliche Rolle; sie

braucht dabei aber nicht von Anfang an eine exsudative zu sein, d. h. noch kann
vorerst die Pyorrhöe im buchstäblichen Sinne fehlen.

4. Was die Rolle der Entzündung bei den sonstigen pathologischen Vorgängen
im Parodontium anlangt, so ist sie von Anfang an eine entscheidende bei den
Formen, wie sie GOTTLIEB als Schmutzpyorrhöe bezeichnet. Bei den anderen Formen, die als die konstitutionellen im weitesten Sinne des Wortes gelten mögen, tritt die Entzündung meist sekundär auf vorbereitetem Boden auf; sie braucht äußerlich wenig Erscheinungen zu machen, wird auf die Dauer aber auch hier in keinem Falle fehlen und in den Endphasen auch hier wieder eine erhebliche Rolle spielen.

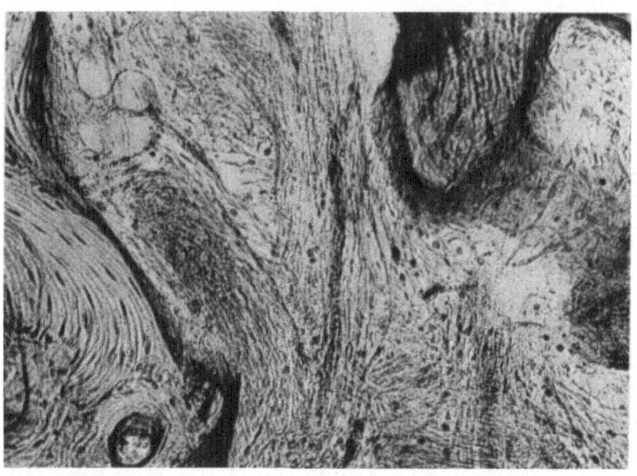

Abb. 324. Umwandlung von Fettmark in Fasermark.

Spezielle Pathologie und Pathohistologie. Wir gehen
aus von der fast unvermeidlichen Zahnfleischrandentzündung; doch muß dabei
betont werden: es ist durchaus nicht nötig, daß diese auch makroskopisch vorher in Erscheinung tritt mit dem bekannten girlandenförmigen roten Saum usw.;
wir finden vielmehr eine große Anzahl von Fällen, wo makroskopisch überhaupt nichts zu sehen ist und nur mikroskopisch die Anzeichen der Entzündung nachgewiesen werden können. Trotzdem muß man sogar sagen: Die Fälle, bei denen anscheinend gar keine Randentzündung vorliegt, sind wesentlich heimtückischer als die anderen, weil hier nicht die überwiegenden Eigenschaften des schädigenden Faktors, sondern die *minderwertiger gewordenen Eigenschaften des geschädigten Organs, die viel schwerer anzugehen sind, den Verlauf der Krankheit*

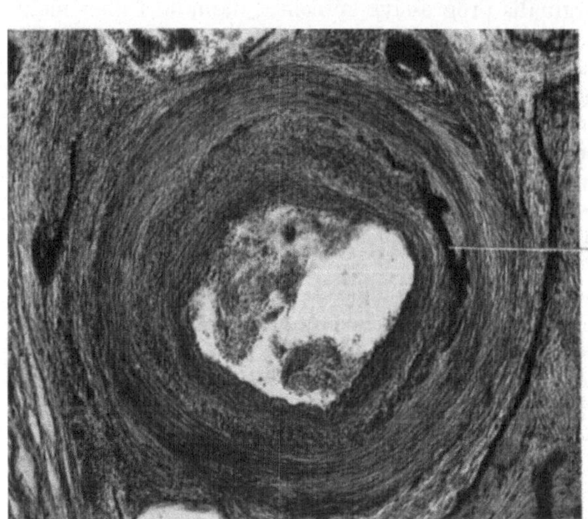

Abb. 325. Kalkeinlagerung (K) in der Wandung
eines Kiefergefäßes.

bestimmen. Manches von diesen minderwertigeren Eigenschaften findet auch einen
mikroskopisch nachweisbaren Ausdruck, so z. B. am Zement, Verfettung oder
Nekrobiose der Zementzellen, dann mehr oder minder ausgedehnte Resorptionserscheinungen als Beweis für die Abbaureife. Am Knochen sind histologisch feststellbar als Zeichen von Minderwertigkeit Umwandlung des Fettmarks in gallert-
artige oder faserige Massen (Abb. 324); an den Wänden der Knochengefäße finden

sich Anzeichen von fettiger, hyaliner und kalkiger Degeneration (Abb. 325). Im Röntgenbild ist außerdem öfter das Bild einer Osteoporose zu erkennen, dem im Mikroskop eine auffällige Erweiterung der Spongiosamaschen bzw. Rarefizierung der Bälkchen entspricht. Diese Verschiedenheit in der Wertigkeit des betroffenen Parodontiums ist natürlich nicht ohne Einfluß auf den Verlauf, und wenn man dazu noch den Unterschied in dem Maß der Randentzündung hinzurechnet, so kann man sehr wohl mit Anlehnung an GOTTLIEB zwei Hauptformen unterscheiden: *eine reine Randentzündung des Parodontiums mit stark ausgeprägten entzündlichen Erscheinungen* (die „Schmutzpyorrhöe" GOTTLIEBS) und *eine diffus sich ausbreitende Form, bei der die äußeren Entzündungserscheinungen stark in den Hintergrund treten, dafür aber die Eigenschaften des betroffenen Parodontiums in ihrer Minderwertigkeit die Ausbreitung begünstigen.* Der Ausdruck Randatrophie und diffuse Atrophie wird unbeschadet dessen, was bereits über die Krankheit „diffuse Atrophie" schon gesagt ist und auf S. 314 noch weiter ausgeführt wird, im vorliegenden Zusammenhang nur insofern mit Vorsicht zu gebrauchen sein, als es sich bei der Parodontitis ja um entzündlichen Abbau handelt und etwaige regressive Vorgänge am Knochen nur krankheitsbegünstigende Bedeutung haben. Man kennt wohl auch eine Atrophie des Alveolarfortsatzes (bei vorhandenen Zähnen!), die im höheren Alter vorkommt, und Atrophia senilis genannt wird, die gelegentlich auch in

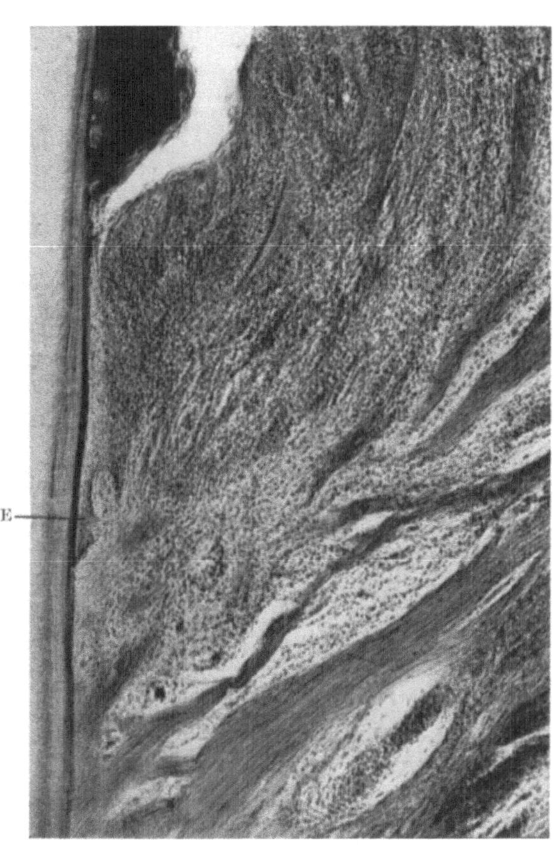

Abb. 326. Ausbreitung der Infiltration zwischen den Faserbündeln des Ligamentum circulare und Zerstörung der Faserbündel. E in die Tiefe wachsendes Epithel.

jüngeren Jahren schon vorkommen kann, und dann Atrophia alveolaris praecox heißt. Das ist aber kein entzündlicher Abbauvorgang! Deshalb findet man bei den reinen Formen der Alveolaratrophie auch keine Taschenbildung und bis in die letzte Zeit hinein auch keine Lockerung! Freilich bekommt man solche reinen Formen nur verhältnismäßig selten zu Gesicht; gewöhnlich gesellt sich zu ihnen bald eine Entzündung, und so wird das Bild völlig verwischt. Namentlich dann läßt die Entzündung meist nicht mehr lange auf sich warten, wenn mit dem Schwund des Alveolarfortsatzes die Wurzelbifurkationsstelle mehrwurzeliger Zähne freigelegt wird, und so eine Nische sich findet, in der Speisereste haften können.

Der Unterschied der Parodontitis gegenüber der reinen Atrophie geht im histologischen Bilde unter anderem klar aus dem Verhalten des Ligamentum circulare hervor. Bei der reinen Atrophie wandert das gut ausgeprägte Ligamentum

circulare mit dem Limbus alveolaris, zu dem es bis zuletzt die funktionellen
Beziehungen aufrecht erhält. Bei der Parodontitis dagegen ist das Bild folgendes:
Geht die oberflächliche Gingivitis marginalis in die Parodontitis progressiva über,
so vergrößern sich zunächst die früher erwähnten Infiltrationsfelder in den Gefäß-
lücken des subepithelialen Gewebes; sie breiten sich auch in den lockeren Binde-
gewebspartien zwischen den Faserbündeln des Ligamentum circulare aus
(Abb. 326); schließlich werden diese durchtrennt und vom Zement abgelöst;
nun rückt das Mundschleimhautepithel rasch über die Schmelzzementgrenze
hinaus nach der Tiefe zu vor und mit seiner Loslösung von der Zementoberfläche
ist bereits eine erhebliche Taschenbildung vollzogen. So wenigstens gestaltet

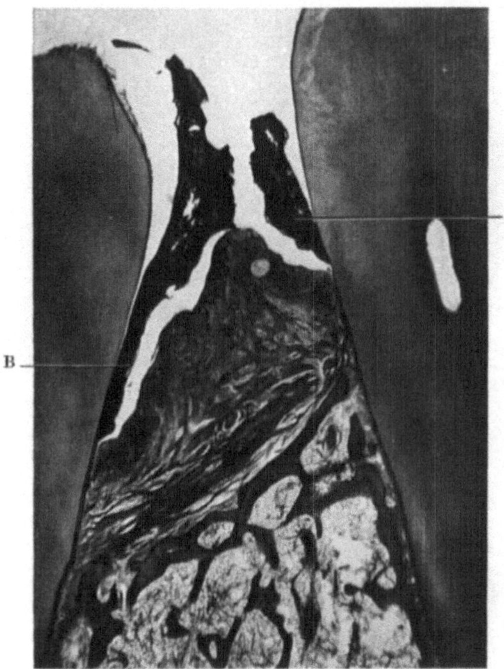

Abb. 327. Marginale Parodontitis, am rechten
Zahn Beginn, am linken Zahn vorgeschritteneres
Stadium. (B Belag.)

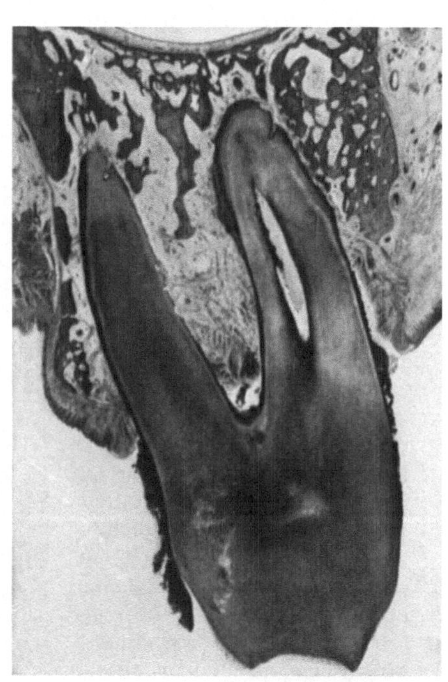

Abb. 328. Parodontitis, bei der die entzündlichen Erscheinungen etwas mehr zurücktreten (2. Form). Der Zahn erscheint länger.
Zu beachten die Rarefizierung des Knochens,
besonders im interradikalen Raum!

sich der Verlauf bei den Formen mit stark vorherrschender Entzündung. Dafür
können hier die tieferen transversalen Fasern der Wurzelhaut gut erhalten sein
und wie eine fibrilläre Grenzzone zwischen Entzündungsgebiet und Tiefe wirken
(Abb. 327). Die über der Zone liegenden Partien werden in Granulationsgewebe
umgewandelt, das *vielfach vom Epithel durchsetzt* ist. Aus dem gleichen Bilde
geht auch die *Loslösung des Epithels vom Zement unter Bildung einer Cuticula*
hervor. Die Entstehung der letzteren denkt man sich zum Teil so, daß die dem
Zement unmittelbar aufliegenden Epithellagen hyalinisiert werden und dann
verhornen. Die Cuticula kann außerordentlich fest auf der Unterlage haften
und bei der Taschenbildung können auf ihr Lagen unverhornten Epithels zurückbleiben.

Bei den anderen Formen der Parodontitis, bei denen die Entzündung nicht
so sehr im Vordergrunde des Bildes steht, vollziehen sich die Dinge etwas
anders. Man könnte hier eher von einem schleichend entzündlichen Schwunde
des Ligamentum circulare reden und schleichend vollzieht sich hier auch das

Tieferwachsen (zunächst nur am Zement!) eines gut geordneten Epithelzuges, aus dem dann allmählich die Bildung der Cuticula hervorgeht. Dadurch ergibt

sich auch ein etwas anderes Bild für die Taschenwand: Bei der stark entzündlich betonten Form ist die Taschenwand ein schlaffes, auch *zu Zerfall neigendes Granulationsgewebe*, das trotzdem nicht frei von chronisch-entzündlicher Wucherung zu sein braucht und dadurch noch zu einer Zeit bis zum Schmelzrand reichen kann, zu der der Prozeß schon die halbe Wurzellänge überschritten hat. Der Capillarreichtum ist sehr groß und entsprechend auch die *Neigung zu Blutung*. Bei der anderen Form mit weniger stark betonter Entzündung ist keine entzündliche Wucherung zu sehen, die Zähne werden vielmehr gewöhnlich mit dem Fortschreiten des

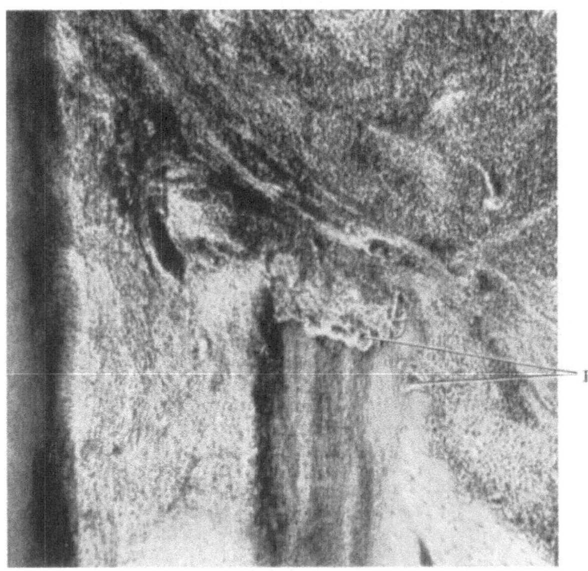

Abb. 329. Osteoclastischer Knochenabbau am Alveolarrand bei Parodontitis der 1. Form. (R Riesenzellen.)

Prozesses immer weiter entblößt, *„länger"*. Das Granulationsgewebe, in das schließlich auch hier das Parodontium umgewandelt wird, ist weit weniger schlaff, kaum

zu Einschmelzung neigend; die Epithelzüge, die es durchziehen, weisen einen relativ guten Bau auf, und ähnlich steht es mit dem Epithelüberzug des ganzen Gewebes (Abb. 328).

Beim Knochen sehen wir bei der ersteren Form oft *massenhaft Riesenzellen*, die vom Rande und den peripheren Hohlräumen her den Abbau besorgen (Abb. 329), während die tieferen Schichten des Knochens ein relativ gutes Aussehen bewahren (Abb. 330).

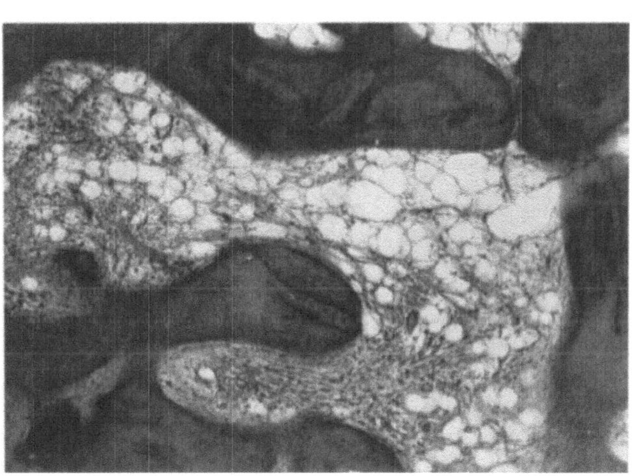

Abb. 330. Geringe (beginnende) Infiltration im Fettmark der Knochentiefe.

Bei der zweiten Form ist das Bild viel wechselreicher. Wohl gibt es auch hier gelegentlich vielkernige Osteoclasten zu sehen; in der Hauptsache aber scheinen doch einkernige Zellen den Abbau durchzuführen, auch ist es nicht nur ein Abbau vom Rande her, sondern auch in den Knochenhohlräumen selbst sehr tiefer Schichten, also *von innen heraus*. Endlich ist der Abbau kein gleichmäßiger, sondern wir sehen dazwischen immer wieder aus der Funktion

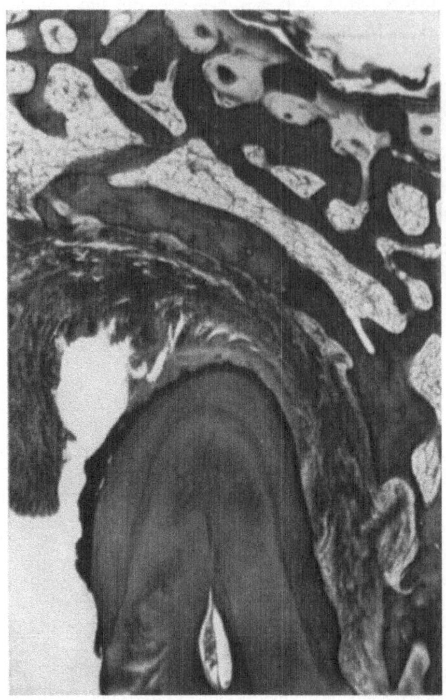

Abb. 331. Endstadium bei einer Parodontitis.
Weitestgehende Zerstörung des Parodontiums.

heraus entstandene neue Anbauversuche, die freilich nie bis zur völligen Bildung guten Knochens gedeihen. Der mangelhafte Anbau kann im histologischen Bilde mit einem halisteretischen Abbau große Ähnlichkeit besitzen und so leicht zu falscher Vorstellung über die Art des Abbaues führen. Mit den Veränderungen im Knochen ist zum Teil das Bild gegeben, wie es HÄUPL und LANG als „Paradentitis marginalis profunda" geschildert haben.

Nun wäre es allerdings falsch, anzunehmen, daß die eben geschilderten Bilder in ihren charakteristischen Unterschieden sich stets im Mikroskop gleich scharf abheben; es gibt vielmehr Übergänge aller Art. So sorgen schon die zahlreichen Fremdkörper, die allmählich in die Zahnfleischtaschen hineingepreßt werden, die Mikroorganismen, die manchmal geradezu in Reinkultur hier gedeihen und dann ferner der Zahnstein dafür, daß die Entzündung auch da in den Vordergrund treten kann, wo *erst lange Zeit die zweite Form bestanden hatte*; damit verwischt

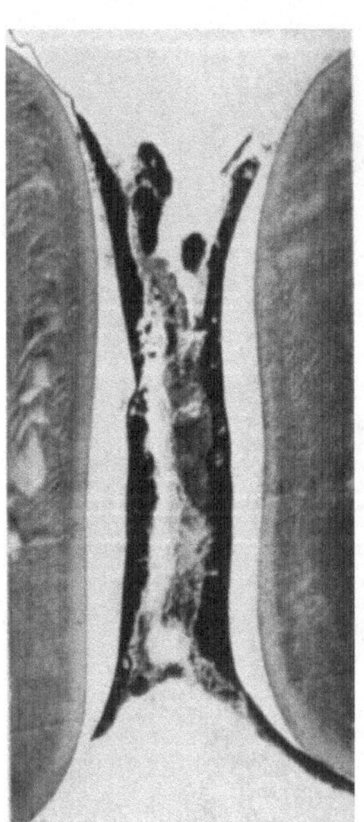

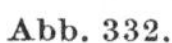

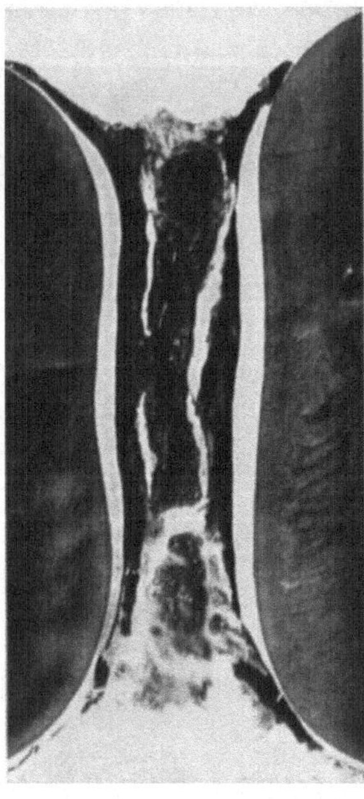

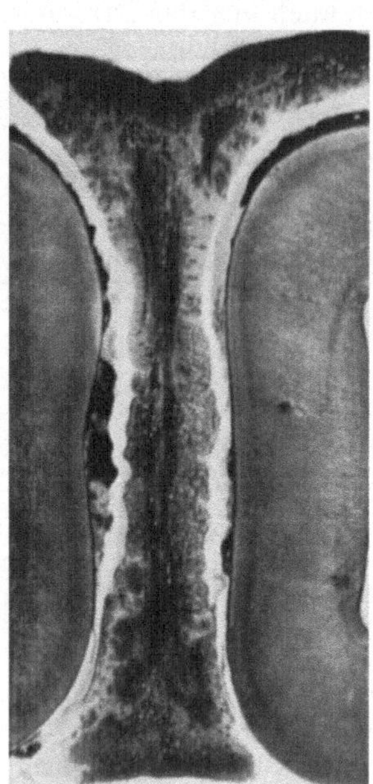

Abb. 332.　　　　　　Abb. 333.　　　　　　Abb. 334.

sich natürlich das histologische Bild. Umgekehrt wird eine Entzündung, die von Anfang an überwogen hatte, mit der Zeit *auch nicht ohne Einfluß auf die tieferen Schichten bleiben*; sie wird entsprechend dem chronisch-veränderten Stoff-

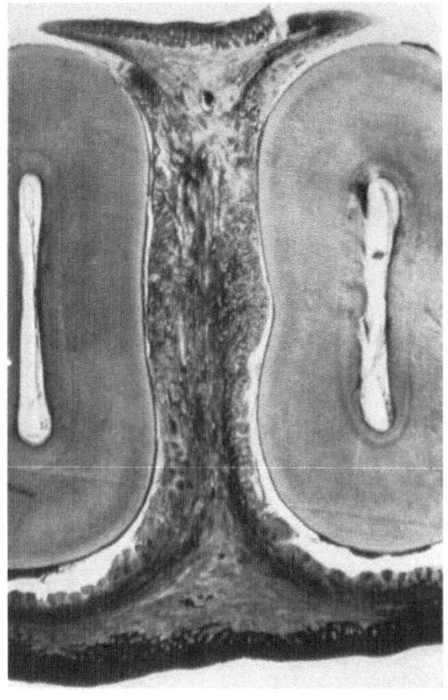

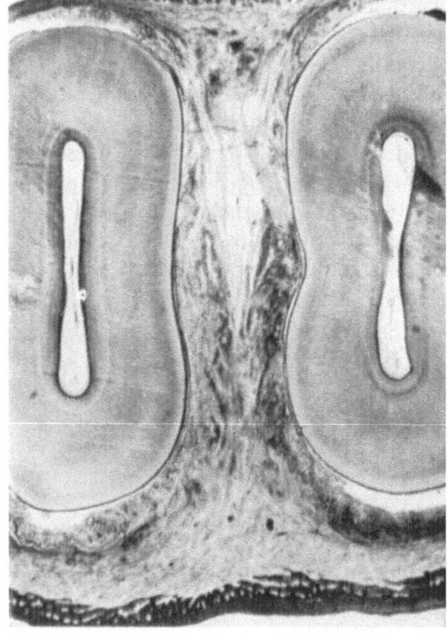

Abb. 335.

Abb. 336.

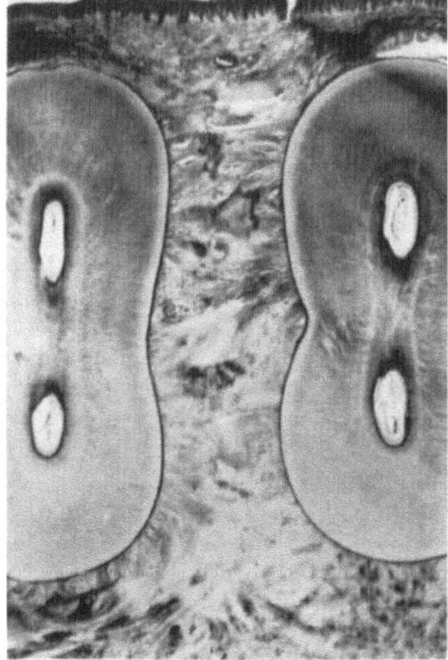

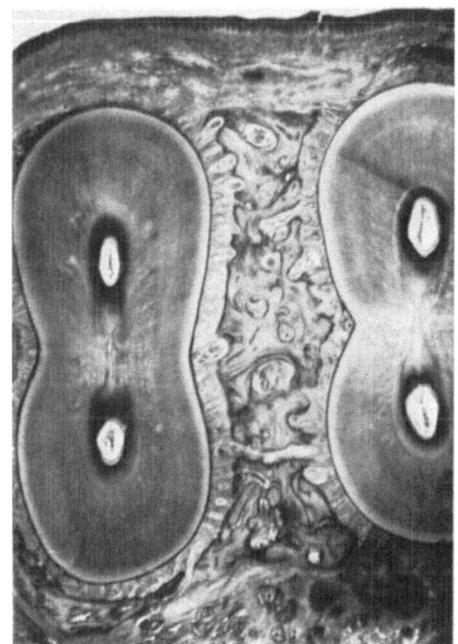

Abb. 337.

Abb. 338.

wechsel degenerative Gewebsveränderungen herbeiführen und so die weitere Ausbreitung begünstigen. In einem Punkte sind sich jedenfalls beide Formen gleich: sie erfassen, die einen schneller, die anderen langsamer, nach und nach das ganze

Parodontium; damit ist der ganze Halteapparat zerstört (Abb. 331) und der Zahn fällt heraus, wenn er nicht schon vorher wegen der störenden Lockerung gezogen worden war; zurück bleibt eine mehr oder minder tiefe, mit Granulationen ausgekleidete und mit Epithel überzogene Mulde, die nun nach dem Verlust des Zahnes rasch ausheilt. Die tiefere Ausbreitung vollzieht sich im übrigen, wie schon früher ausgeführt, keineswegs gleichmäßig; an einer Seite der Wurzel kann die Tasche bzw. das Epithel schon bis nahe an die Wurzelspitze sich erstrecken, während sie an anderen Seiten des Zahnes noch kaum bis zur Wurzelmitte vorgedrungen ist. Zur Illustrierung der letzten Sätze wie auch — in Anbetracht der außerordentlich großen Wichtigkeit des Themas — zur Ermöglichung einer abgerundeten Vorstellung der Verhältnisse möge mit Abb. 332—339 eine Serie von Bildern folgen, die gewonnen wurden aus Horizontalschnitten durch zwei obere Prämolaren mit Parodontitis. Abb. 332: Der Schnitt geht durch den Belag der Interdentalpapille. Abb. 333: Der Rand der Interdentalpapille ist eben getroffen. Abb. 334: Etwas tieferer Schnitt durch die Interdentalpapille. Diese ist in ein mit Epithel durchsetztes Granulationsgewebe umgewandelt; der Zahnstein nimmt ab. In der nächst tieferen Lage (Abb. 335) auch noch ausschließlich Granulationsgewebe; der Taschenspalt interdental ist sehr eng geworden, an einigen Stellen ist bereits der Boden der Tasche erreicht, nur palatinal ist die Taschenbreite noch erheblich. Im folgenden Schnitt (Abb. 336) ist interdental fast nichts mehr von der Tasche zu sehen, das Gewebe besteht aus Bindegewebszügen mit Infiltrationen durchsetzt; buccal und palatinal ist der Taschenboden noch nicht erreicht. Erst in der nächst tieferen Lage (Abb. 337) erreicht man hier den

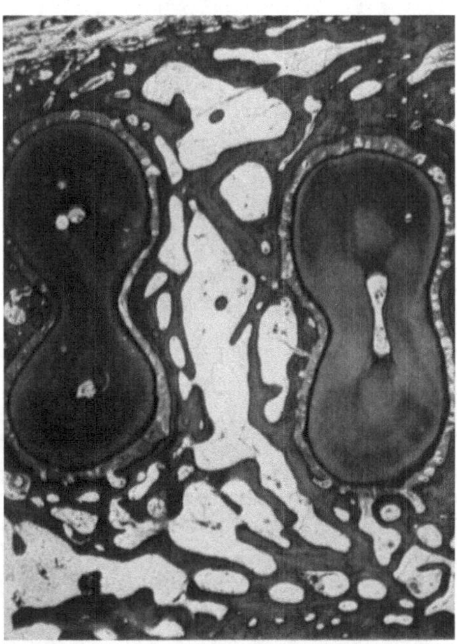

Abb. 339.

Taschenboden. Interdental einige spärliche gezackte Knocheninseln. In der nun folgenden Schicht (Abb. 338) tritt im Interdentalraum und an dem einen Prämolaren auch palatinal eine bessere Zeichnung und Abgrenzung des Periodontiums hervor. Die Spongiosamaschen des Interdentalseptums lassen aber noch jedes Fettmark vermissen. Erst ganz in der Tiefe (Abb. 339) gelangen wir zu normaleren Verhältnissen.

Klinische Seite und Diagnose. Die wichtigsten Punkte des klinischen Bildes, auf denen sich auch die Diagnose aufbaut, sind unschwer aus dem vorstehenden Berichte über die Pathologie zu entnehmen; es sind das vor allem die Zahnfleischrandentzündung in ihren verschiedenen Graden, dann die Taschenbildung mit oder ohne eitrige Absonderung, die Lockerung der Zähne und das „Längerwerden" der Zähne. Ehe auf diese Erscheinungen vom klinischen und diagnostischen Standpunkte aus weiter eingegangen wird, zunächst noch ein paar allgemeine Bemerkungen. Die Unterschiede, die man früher nach dem *Geschlecht* hinsichtlich der Häufigkeit gemacht hat, gelten zum Teil auch heute noch; so fand CITRON als Verhältnis 65% Frauen zu 35% Männer, BOENHEIM sogar 82% Frauen zu 18% Männer; damit kommt er sogar noch über die Angabe von ARKÖVY mit 14:5

erheblich hinaus. Nach unserer Beobachtung sind die von CITRON angegebenen Zahlen wohl am meisten zutreffend. Die Vorliebe einzelner *Zahngruppen* für die Erkrankung ist umstritten; behauptet wird von PREISWERK u. a., daß die Frontzähne öfter befallen werden als die rückwärtigen Zähne. Dagegen ist sicher, daß nicht von vornherein an einer größeren Zahl von Zähnen zugleich die Krankheit beginnen muß, sondern daß entsprechend lokalen Ursachen auch einzelne Zähne betroffen werden. Allerdings pflegt in solchen Einzelfällen die stark entzündliche Form zu überwiegen, während bei konstitutionellen Störungen und allgemeiner Überlastung nach GOTTLIEB mehr die „diffuse" Form ohne besondere Betonung der Entzündung Platz greift. Auffällig ist, daß solche Zähne eine gewisse Resistenz zeigen können, deren Pulpa nekrotisiert und sachgemäß ersetzt worden ist. Bezüglich des *Alters* ist früher schon erwähnt worden, daß höhere Alter mehr prädestiniert erscheinen, daß die Erkrankung aber auch bei jüngeren Individuen nicht so selten ist.

Nun zu den wichtigsten Symptomen selbst: Die *Gingivitis marginalis chronica* in ihrer reinen Form ist ohne weiteres kenntlich an dem gut abgegrenzten, stark roten, schmalen Saum, der girlandenförmig dem Zahnfleischrande folgt und von teils schmierigem, teils hartem Zahnbelag bekleidet ist (siehe auch die späteren Abb. 404a und b, 405, 406). Der rote Saum stellt zugleich eine leichte entzündliche Verdickung dar. Aber nur da kann man von der reinen Form der Gingivitis sprechen, wo die Sonde zwischen Zahn und Zahnfleisch nicht tiefer dringt als diesem schmalen, hypertrophischen und leicht blutenden Saume entspricht. Auch die Tatsache, daß in solchen Fällen bei Entfernung der Beläge ohne weiteres Zutun die minimale Tasche *schon nach wenigen Tagen* ganz verschwunden ist, kann für die Diagnose verwertet werden. Aber schon wenn der Saum stärker verbreitert ist und namentlich, wenn die hellrote Farbe mehr in eine bläulich-rote überging, dann auch, wenn die Sonde nicht bloß eben mit der Spitze verschwindet, sondern noch ein wenig tiefer geschoben werden kann, darf man nicht mehr von einer ausschließlichen Gingivitis sprechen, es liegt vielmehr schon das vor, was HÄUPL und LANG eben noch als „Paradentitis marginalis superficialis" bezeichnen. Die Neigung zu Blutungen bei der geringsten Verletzung ist hier eher noch erhöht. Jetzt wird eine einfache Zahnreinigung nicht in wenigen Tagen zum restlosen Schwinden aller Erscheinungen führen, wohl aber wird — und das gleiche gilt auch für die weiteren Stadien aller der stark entzündlich betonten Formen — eine ganz bestimmte Abnahme der Taschentiefe erfolgen, nämlich soweit, als sie auf der Zunahme des Zahnfleischrandvolumens infolge entzündlicher Wucherung beruht. Soweit aber schon ein Teil des Zahnhalteapparates vom Zahn abgelöst worden ist, bleibt die Tasche bestehen.

Man darf sich aber nicht vorstellen, daß alle durch die Beläge bedingten Zahnfleischrandentzündungen zu chronischer Wucherung führen; man sieht im Gegenteil oft auch eine *rarefizierende Wirkung,* wobei es den Anschein erweckt, als ob der harte Belag gewissermaßen das Zahnfleisch und die darunterliegenden Gewebe vor sich her schiebe; dadurch können namentlich bei den unteren Frontzähnen labial wie lingual große Strecken der Wurzeloberfläche freigelegt werden; eine erhebliche Taschentiefe braucht aber nicht unbedingt damit verbunden zu sein.

Was nun die *Taschenbildung* selbst anlangt, so kann ich mich hier ziemlich kurz fassen, da die Art ihrer Entstehung ja schon früher ausführlich erörtert wurde, nur über die klinische und diagnostische Seite ist noch einiges zu sagen. Das einfachste Hilfsmittel, sich über das Vorhandensein von Taschen und deren Tiefe zu informieren, besteht darin, daß man eine rechtwinkelig abgebogene spitze Sonde, leicht gefaßt, zwischen Zahn und Zahnfleisch einführt und nun darauf achtet, wieviel von dem abgebogenen Teil der Sonde ohne wesentlichen Druck in die Tiefe geschoben werden kann. Dabei ist aber notwendig, das abgebogene Sondenstück stets in einem spitzen Winkel zur Wurzellängsachse zu führen. Wird diese Sondierung richtig gemacht, so darf keine Blutung entstehen. Auftretende Empfindung seitens des Patienten zwingt zum Einhalten. Man darf sich nicht darauf beschränken, nur eine Seite in dieser Weise zu sondieren,

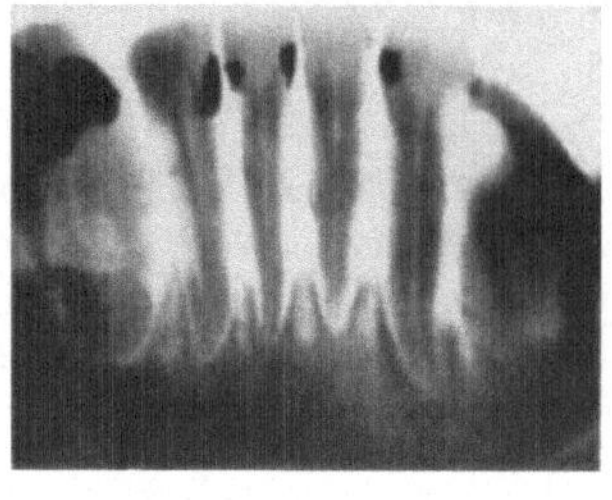
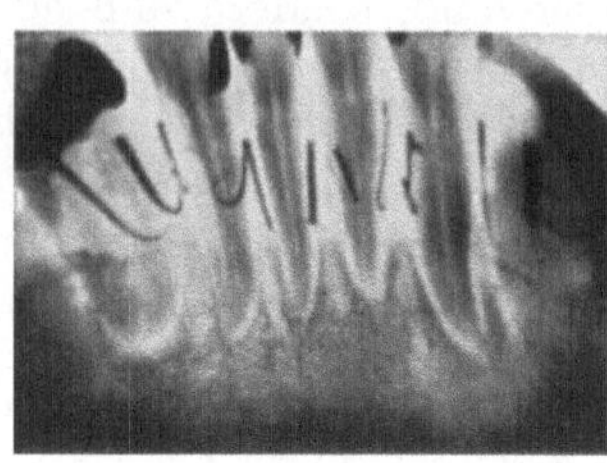

a   b

Abb. 340. Röntgenbild bei Parodontitis mit und ohne Guttaperchasondierung. Das untere Ende des Guttaperchapoints entspricht der sondierbaren Taschentiefe. Der Boden der Knochentasche liegt erheblich tiefer.

sondern man *muß alle Seiten vornehmen*; dabei ergeben sich oft sehr erhebliche Unterschiede.

Wesentlich klarer ist freilich das Bild, wenn man den Röntgenapparat zu Hilfe nimmt und nach dem Vorschlag von WESKI vorgeht: Guttaperchapoints

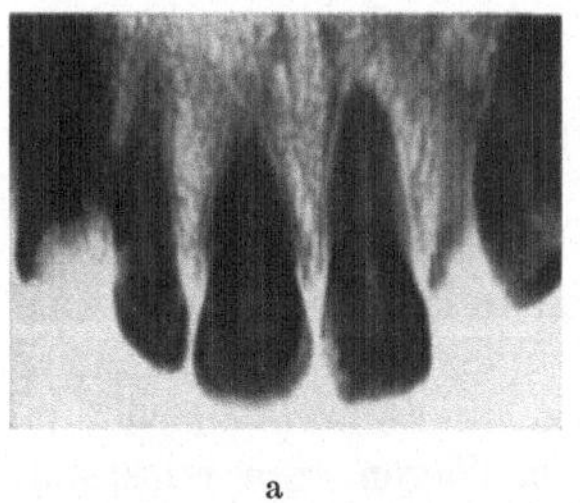
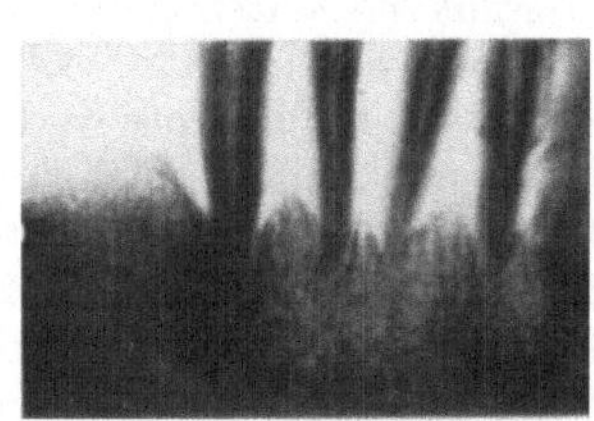
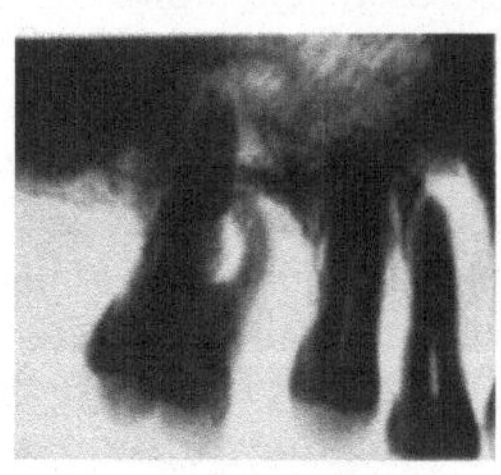

a   c   a

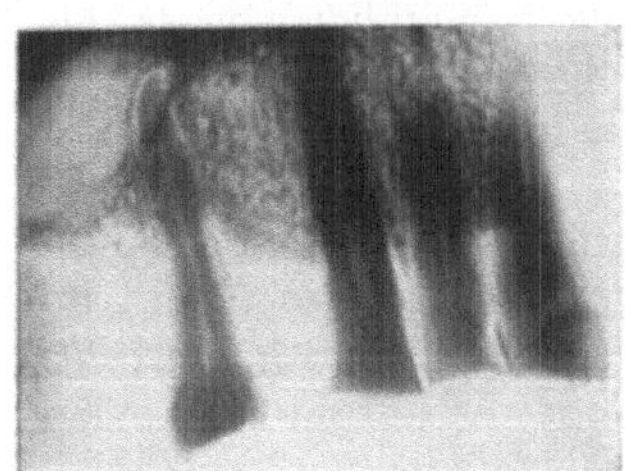
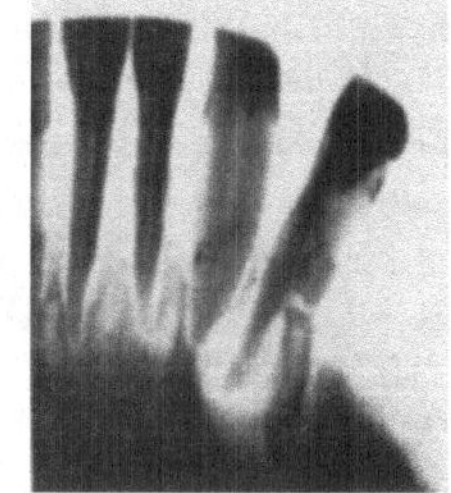
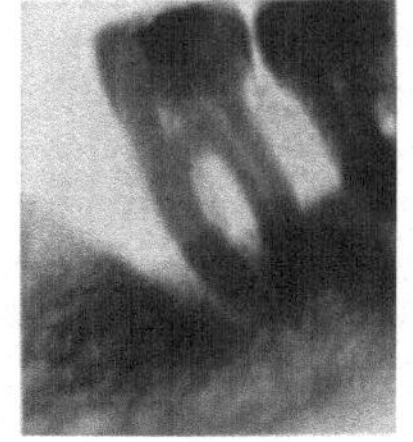

b

Abb. 342. Vertikale (einseitige) Knochentaschen bei Parodontitis.

b   d

Abb. 341. Röntgenbilder von Parodontitis verschiedenen Grades.

werden an den vier Seiten soweit als angängig in die Tasche eingeführt; was dann noch von dem Point über den Zahnfleischrand hinausragt, wird mit einem heißen Instrument abgetragen oder rechtwinklig umgebogen und nun wird das Röntgenogramm hergestellt; der Guttaperchastift hebt sich dabei gut ab und läßt einen exakten Schluß zu (Abb. 340). Überhaupt kann nicht nachdrücklich genug betont werden, daß *eine wirklich gute Übersicht über die Verhältnisse bei Parodontitis ohne Röntgenaufnahme schlechterdings unmöglich ist,* und daß deswegen grundsätzlich bei jedem Falle Aufnahmen gemacht werden sollen, wie das ja auch jetzt von einem Teil der Versicherungsträger bereits anerkannt worden ist. Wohl läßt der Grad der Zahnlockerung gewisse Schlüsse auf die Ausdehnung des Prozesses zu, wieweit aber z. B. eine Wurzel überhaupt noch sich im Knochenbereich befindet, das kann uns nur der Film lehren. Einige Abbildungen sind hier als Beleg beigefügt. Abb. 341 a und b zeigen verschiedene Grade des gleichmäßig fortschreitenden Randabbaues, c und d zeigen Endstadien, bei denen die Beziehung zwischen Zahn und Knochen nahezu oder ganz aufgehoben ist. Abb. 342 zeigt das, was man als eine vertikale Knochentasche bezeichnet.

Was nun die *Absonderung aus der Zahnfleischtasche* anlangt, so schwankt diese außerordentlich. Etwas seröse Exsudation wird ja wohl immer stattfinden und von einer „trockenen" Parodontitis zu sprechen, ist mindestens etwas zu gewagt. Die seröse Exsudation kann mit der Entzündung anwachsen; sie geht in eine eitrige hauptsächlich dann über, wenn die Taschenwand ulceriert wird oder mit einer Virulenzsteigerung der Streptokokken reichlichere Massen der torpiden Granulationen eingeschmolzen werden. Fehlt dabei der Abfluß nach dem Zahnfleischrande zu, so kann sich eine Sekretstauung entwickeln und das Bild eines Abscesses entstehen. Auch bei Schwankungen im Gesamtzustand beobachtet man mitunter eine starke Zunahme von Eiterabsonderung, anscheinend, weil hierbei die Bakterien ein Übergewicht bekommen. Der Eiter selbst ist dabei gelblich, dünnflüssig.

Die *Lockerung der Zähne* ergibt sich ohne weiteres aus der Schwächung und endlichen Vernichtung des Zahnhalteapparates. Wenn GOTTLIEB bei der „Randatrophie" mit „Schmutzpyorrhöe" die Lockerung als ein Spätsymptom, bei der „diffusen Atrophie" dagegen als ein Frühsymptom bezeichnet, so kann sich das durchaus mit dem histologischen Befund decken; im ersteren Falle sind die tieferen Abschnitte des Halteapparates noch lange Zeit funktionstüchtig, im letzteren haben wir oft eine Schwächung des ganzen Halteapparates schon in frühen Stadien. Wenn überhaupt erst einmal eine Lockerung begonnen hat, so kann damit auch wiederum ein Circulus vitiosus geschlossen sein: der Krankheitsprozeß führt zur Lockerung; die funktionelle Inanspruchnahme eines solchen Zahnes führt infolge der Lockerung zu abnorm großen Exkursionen des Zahnes; dadurch wird ein stärkerer Reiz auf das Parodontium ausgeübt und die Weiterentwicklung der Entzündung wird begünstigt. Eine charakteristische Eigenschaft der *durch allgemeine Momente* bedingten Parodontitis ist übrigens, *daß das Maß der Lockerung, namentlich solange die Taschen noch nicht sehr tief sind, schwanken kann.* Bessert sich der Allgemeinzustand, so werden auch die Zähne wieder fester; umgekehrt nimmt die Lockerung stark zu bei Verschlimmerung.

Nach dem *Ausmaß der Lockerung* kann man verschiedene Grade unterscheiden: einen leichten Grad, bei dem schon etwas stärkerer Druck notwendig ist, um die pathologische Beweglichkeit ad oculos zu demonstrieren; einen mittleren Grad, bei dem der Bewegungsradius der Krone größer ist, minimaler Druck zur pathologischen Bewegung genügt und der Zahn einen erheblich veränderten Klopfschall aufweist, und endlich einen schweren Grad der Lockerung, bei dem schon das einfache Anlegen des Zungenrandes genügt, den Zahn weit nach außen über die Zahnreihe hinaus zu kippen. Bei dieser schwersten Form kann man schließlich noch etwas anderes beobachten: Bei Druck auf die Schneidekante oder Kaufläche gibt der Zahn deutlich sichtbar in der Richtung nach dem Fundus der Alveole nach, um in seine frühere Stellung zurückzukehren, wenn der Druck wieder wegfällt. Dies Symptom ist praktisch wichtig, weil es nur vorhanden sein kann, wenn die Umwandlung des Parodontiums in Granulationsgewebe sich bereits bis zur Wurzelspitze erstreckt, und weil ein solcher Zahn jede Hoffnung auf Erhaltung ausschließt.

Hand in Hand mit der zunehmenden Lockerung geht gewöhnlich auch das *„Längerwerden"* der Zähne; von einem wirklichen Längerwerden ist hierbei natürlich nicht die Rede; der Zahn bzw. seine Wurzel wird nur in größerer Ausdehnung sichtbar und erweckt so den Anschein, als ob er länger geworden wäre. Das Symptom wird um so deutlicher ausgeprägt sein, je ausgesprochener der Charakter der Entzündung ein rarefizierender ist.

Eine sehr merkwürdige Erscheinung, die auch als ein Symptom krankhafter Veränderungen im Parodontium bewertet werden kann, ist nun noch zu erwähnen: die *Wanderung der Zähne*. Daß im Kieferknochen normalerweise ein Umbau stattfindet, und daß dabei auch die Zähne wandern können, ist ja eine bekannte Tatsache; mit dieser Art Wanderung kann aber die Stellungsveränderung der Zähne, wie sie augenblicklich in Rede steht, nicht ohne weiteres verglichen werden; bei ihr wirkt das scheinbar Unmotivierte besonders auffällig, namentlich, wenn z. B. ein Schneidezahn allmählich über die Normalebene hinaustritt und eine fortschreitende Kippung etwa

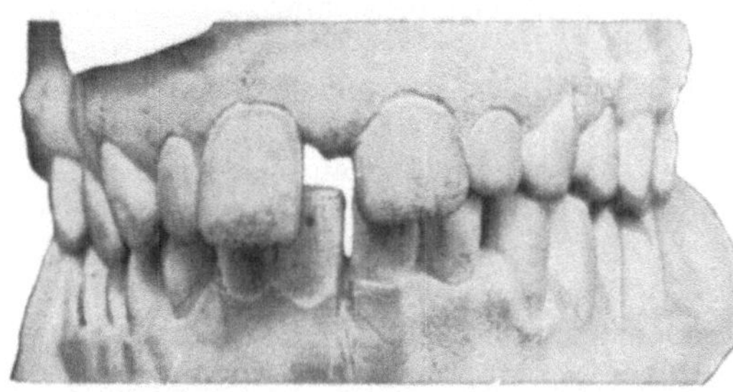

Abb. 343. Pathognomonischer Schiefstand der Zähne bei Parodontitis (MAYRHOFER).

nach labial erfährt, auch wenn seine Antagonisten gar nicht mehr mit ihm in Berührung stehen. Eine andere Art der Stellungsveränderung ergibt sich aus der zunehmenden Lückenbildung zwischen den einzelnen Zähnen des Frontabschnittes (Abb. 343 und 344). Dabei braucht weder eine Taschenbildung noch eine Lockerung vorhanden zu sein, so daß man die Zahnwanderung sehr wohl als ein *Frühsymptom* bezeichnen darf (GOTTLIEB). Röntgenologisch läßt sich mitunter in dem betreffenden Abschnitt des Alveolarfortsatzes eine deutliche *Osteoporose* feststellen; letzten Endes müssen wir ja überhaupt die Erklärung für den Vorgang darin suchen, daß *weitgehende Umstellungen im Knochen sich vollziehen*, die mit Zunahme von Hohlräumen und Erweiterung der vorhandenen Hohlräume einhergehen und dabei auch Druckerscheinungen zeitigen, die in der Stellungsänderung des Zahnes ihren Ausdruck finden. Teilweise wird angenommen, daß diese weitgehenden Umstellungen nichts anderes seien als Umwandlungen in der Tiefe in Granulationen.

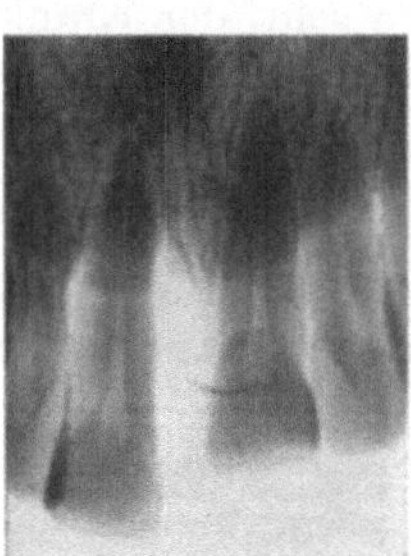 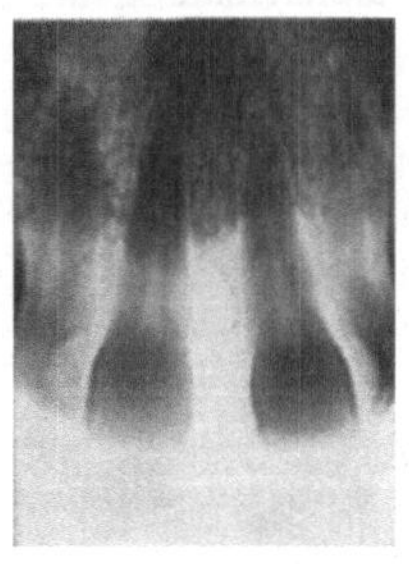

a   b

Abb. 344. Röntgenbilder von der Stellungsänderung oberer mittlerer Schneidezähne bei Parodontitis (Lückenbildung!).

Ein Wort noch über *das Verhalten der Zähne selbst* im Erkrankungsbereich. Daß sie nicht nur seitlich an der Zementoberfläche, sondern auch an der Wuzrelspitze *umfangreiche Resorptionen* durchmachen, kann man immer wieder beobachten. Die Wandung im Wurzelkanal weist fast immer erhebliche Anlagerungen von irregulärem Dentin auf; die Pulpa unterliegt im Verlauf des Prozesses weitgehenden regressiven Veränderungen. Gelegentlich dringt die Entzündung von der Alveole aus auch durch das Foramen apicale in den Wurzelkanal ein, namentlich, wenn die Taschenbildung sich nur einseitig so tief erstreckt; doch pflegen stärkere subjektive Erscheinungen nicht immer damit verbunden zu sein, da die Pulpa meist schon vorher zu stark degeneriert war.

Was sonst die *subjektiven Erscheinungen bei der Parodontitis* betrifft, so sind sie im Verhältnis zur Schwere der Erkrankung sehr gering; es erklärt sich dies ohne weiteres aus dem chronischen Verlauf. Recht lästig wird die Unsicherheit beim Kauen empfunden, wenn erst einmal die Zahnlockerung Fortschritte gemacht hat. Wo reichliche Eiterabsonderung vorliegt, klagen die Patienten öfter über einen unangenehmen Geschmack, der namentlich morgens beim Erwachen stark empfunden wird. Von sehr sensiblen Kranken wird auch manchmal ein unbestimmtes Brennen am Kiefer angegeben, das mit der Intensität der sonstigen Erscheinungen schwankt. Störend ist endlich auch die große Neigung zu Blutungen, wie sie bei den Formen mit stärkeren Entzündungserscheinungen gegeben ist, wo oft schon die Friktion des Speisebreies genügt, um ein länger anhaltendes Bluten herbeizuführen. Die stärksten subjektiven Erscheinungen treten natürlich da auf, wo bei reichlicherer Eiterbildung der Abfluß stockt und das Bild eines Abscesses entsteht; bis er endlich seine Entleerung gefunden hat, können die Beschwerden durchaus denen einer akuten Periodontitis gleichen. In dieser Hinsicht hat sich überhaupt die Meinung etwas geändert. Früher nahm man an, daß die „Alveolarpyorrhöe" sozusagen der typische Vertreter einer rein chronisch verlaufenden Krankheit sei. Schärfere Beobachtung der letzten Jahre hat aber gezeigt, daß *akute Zustandsbilder gar nicht so sehr selten* sind; sie werden hauptsächlich hervorgerufen, abgesehen von der eben erwähnten Abflußbehinderung, durch umschriebene Verschärfung des infektiösen Prozesses in entsprechender Virulenzsteigerung oder durch allgemeine Verschärfung infolge plötzlicher Verschlechterung der ganzen Immunitätslage. Auf allgemeine Ursachen sind meist auch jene zum Glück seltenen Fälle zurückzuführen, bei denen man geradezu von einem „rapiden" Verlauf sprechen muß; an dieser Annahme ändert die Tatsache nichts, daß häufiger einzelne Zähne (z. B. obere seitliche Schneidezähne) von dem erschreckend schnellen Verlauf befallen werden wie größere Zahngruppen. Die subjektiven Erscheinungen sind natürlich durchweg stärker bei den akuten Zustandsbildern als bei den chronischen.

Einen von dem sonstigen etwas abweichenden Verlauf, ebenfalls sehr häufig mit akuten, äußerst schmerzhaften Zuständen verbunden, nimmt die progressive marginale Parodontitis gerne dann, wenn sie die Bifurkation mehrwurzeliger Zähne erreicht hat. Es kommt dabei mit Vorliebe zu Abscessen — *den sog. interradikulären Abscessen.* Die Ursache ergibt sich ohne weiteres aus den besonderen topographischen Verhältnissen, die mit Schaffung einer Nische im Bifurkationsbereich der Wurzel geschaffen werden. Interessant ist der Unterschied, der hier zwischen Ober- und Unterkiefer besteht. Im Unterkiefer ist ein akutes Zustandsbild fast die Regel und das Ausmaß der subjektiven Erscheinungen sehr groß; im Oberkiefer sind akute Exacerbationen seltener und in ihren Symptomen nicht so stürmisch.

Schon mit Rücksicht auf die Wichtigkeit der „differentiellen Therapie" (ÖSTMAN) ist es dringend notwendig, sich bei der Diagnosestellung in jedem Falle genau zu überlegen, ob etwa das Bild vorliegt, wie es GOTTLIEB unter Schmutzpyorrhöe versteht oder ob die Anzeichen mehr darauf hinweisen, daß konstitutionelle Momente bzw. Gewebsminderwertigkeiten an der Ausbreitung der Entzündung die Hauptschuld tragen. Das mag zum Schlusse nochmals besonders hervorgehoben werden.

Therapeutisches. Die Behandlung der Parodontitis wird je nach der Lage des Falles sein eine konservative, eine blutige oder eine Kombination von beiden; dazu treten dann noch die eventuellen prothetischen Maßnahmen. Genaueres hierüber ist in den betreffenden Abschnitten (konservierende, prothetische, chirurgische Zahnheilkunde) nachzulesen. Hier sollen nur die allgemeinen Richtlinien kurz erörtert werden.

Das erste ist natürlich, den *kausalen Momenten* nachzugehen und für deren gründliche Beseitigung zu sorgen. Darunter fallen in erster Linie alle entzündungserregenden Ursachen am Zahne selbst, die Beläge, besonders harter Konsistenz abstehende Kronenränder, überstehende Füllungen usw. Das zweite ist, den *Belastungsverhältnissen* ein sehr genaues Augenmerk zu schenken; hier ist namentlich auch zu berücksichtigen, daß allein schon die Höckerform der Backenzahnkauflächen eine sehr komplizierte Belastung darstellt, im Verhältnis zu der glatte Kauflächen eine gleichmäßigere Druckverteilung über die ganze Zahnreihe hin ermöglichen. Nach GOTTLIEB ist der „Abrasiotypus" das Ideale, und wo er sich nicht von selbst einstellt, solle durch Abschleifen der Höcker und Herstellung einer *Schlittenartikulation* nachgeholfen werden. Neben der sorgfältigen Prüfung der Bißverhältnisse im ganzen ist jede einzelne Lücke in den Zahnreihen in ihrer weittragenden Bedeutung bei einer Parodontitis zu bedenken und tunlichst zu beseitigen.

Die *konditionalen Momente,* auch allgemeiner Natur, sind um so gründlicher in Erwägung zu ziehen, je mehr die entzündlichen Erscheinungen bei der Parodontitis in den Hintergrund treten, und es ist um so mehr auf eine eingehende Allgemeinuntersuchung zu drängen, je diffuser die Parodontitis auftritt. Erscheint sie doch oft genug als ein erstes stärkeres Symptom einer allgemeinen Erkrankung! Es liegt denn auch nur in der Richtung der modernen Parodontoseforschung, wenn in den letzten Jahren diejenigen therapeutischen Vorschläge in den Vordergrund getreten sind, die sich mehr an den Allgemeinzustand wenden. Während noch vor wenig Jahren hier die Arsenikkur so ziemlich der einzige dahin zielende Vorschlag war, sehen wir jetzt namentlich Vitaminpräparate (Vigantol usw.) empfohlen, wobei allerdings nicht unerwähnt bleiben darf, daß gelegentlich auch recht *unerwünschte Nebenerscheinungen mit der Vigantoldarreichung verbunden sein können.* Von Bädern wird besonders Ems und ferner wegen einer zahnsteinlösenden Wirkung die Kur mit Emser Salz empfohlen; liegen mehr endokrine Störungen als Grundleiden vor, wird Tölz bevorzugt (SCHAEFFER-STUCKERT). Auch die Verabreichung von Präparaten innersekretorischer Drüsen ist in Betracht zu ziehen (GOTTLIEB). Ein Grundsatz muß aber bei all dem voranstehen: *strengste Individualisierung!*

Man verlasse sich auch nie auf die Wirkung eines einzigen Mittels, sondern berücksichtige unter allen Umständen auch die Beseitigung aller lokalen kausalen Momente und versuche auch die Widerstandsfähigkeit des Gewebes durch örtliche Beeinflussung zu heben. Hier hat sich die *Zahnfleischmassage* als äußerst wertvolles Mittel erwiesen. Es kommt dabei nicht so sehr auf die Art der Fingerarmierung oder die Wahl eines Einreibungsmittels an, sondern auf systematische Ausnutzung des mechanischen Effektes. Man muß den Patienten nachdrücklich auf die Wichtigkeit der regelmäßigen Massage und auf die drohende Gefahr für die Existenz der Zähne bei mangelhafter Befolgung der Ratschläge hinweisen; man muß ihn auch förmlich unterrichten in einer zweckmäßigen Form der Massage. Unseren Patienten wird folgende anderwärts erprobte Verordnung für die Massage gegeben: 1. eine horizontale Bearbeitung; 2. eine vertikale Massagerichtung, und zum Schluß 3. eine kreisförmige Bearbeitung; alles natürlich am Alveolarfortsatz außen und innen, im Ober- und Unterkiefer; für jede Form wenigstens 2 Minuten und das ganze früh und abends. Die Fingerkuppe genügt dabei vollkommen. Kräftiger ist ja wohl der mechanische Effekt, wenn nach dem Vorschlag von GOTTLIEB eine Zahnbürste dazu verwendet wird; doch scheuen dabei die Patienten oft die Schmerzen während der ersten Tage.

Zusammenfassend ist also über die Therapie der Parodontitis folgendes zu sagen: vorauszugehen hat natürlich eine genaue Prüfung des Falles nach Grad der Erkrankung und Form der Parodontitis sowie den kausalen und konditionalen Momenten; dabei ist auf gute Röntgenbilder besonders Wert zu legen (Aufnahme des Status). Nun wird ein *exakter Heilplan* aufgestellt, dessen Durchführung unter allen Umständen vorauszugehen hat eine genaue Reinigung des Krankheitsgebietes. Soweit damit allein die kausalen Momente nicht behoben sind, muß auch baldigst für deren restlose Beseitigung gesorgt werden. Der Heilplan hat zu berücksichtigen: die konservative Behandlung, zu der auch die innere Behandlung, Diät, Massage usw. gerechnet werden können, dann die blutige Behandlung, die ganz besonderer Indikationsstellung bedarf und endlich die technischen Maßnahmen einschließlich der Artikulationsanpassung. Dabei ist stets zu bedenken, daß es leider eine Restitutio ad integrum nicht gibt, daß also vor allem der Stillstand der Krankheit herbeigeführt und mit einer tunlichsten Ausgleichung der entstandenen Schäden gerechnet werden muß.

Prophylaktisches. Den Hauptwert für die Zukunft wird man in der Prophylaxe zu sehen haben. Dazu gehören u. a.: die Zahnbeläge und die Gingivitis marginalis chronica nicht mehr als etwas Unwesentliches, weil Alltägliches, zu betrachten, sondern es ist in jedem Falle sofort dagegen anzugehen. Dazu gehört auch weitgehende Aufklärung des Laienpublikums und der Ärzte sowie der Krankenkassen und noch vieles andere mehr. In allen diesen Beziehungen ist die Gründung der Arbeitsgemeinschaft für Parodontoseforschung („Arpa") sehr zu begrüßen gewesen, die sich nicht nur die Forschung und Therapie, sondern auch die Aufklärung zum Ziele gesetzt hat.

3. Pathologie des Alveolarfortsatzes
(mit Ausschluß der Frakturen).

Zum Teil hat die Pathologie des Alveolarfortsatzes schon auf den vorhergehenden Seiten eine Besprechung gefunden, wie das ja bei den untrennbaren Zusammenhängen der Komponenten des Parodontiums unvermeidlich ist. Es kann sich also jetzt nur noch darum handeln, einige Ergänzungen zu bringen sowie auch auf einige besondere Krankheiten einzugehen, die sich in erster Linie am Knochen abspielen. Frakturen sollen dabei nicht berücksichtigt werden, da sie später in einem eigenen Abschnitt im Zusammenhang mit den am Kieferkörper vorkommenden Frakturen ihre Besprechung erfahren. Im wesentlichen handelt es sich bei den folgenden Zeilen um chemisch-toxische Schädigungen, bakterielle Schädigungen und regressive Erscheinungen.

a) Chemisch-toxische Schädigungen.

α) Phosphornekrose.

Wenn auch das Krankheitsbild, das mit dem Namen Phosphornekrose belegt wird, keineswegs nur auf den Alveolarfortsatz beschränkt ist, so mag es doch hier gleich erörtert werden, zumal die eigentliche Phosphornekrose nicht unmittelbar von dem chemischen Agens herbeigeführt wird, sondern mit erkrankten Zähnen oder Zahnbelag kausal eng zusammenhängt. Die Phosphorwirkung an sich äußert sich am Knochen speziell des Unterkiefers, seltener des Oberkiefers, in einer vermehrten Knochenapposition und Knochensklerosierung; gleichzeitig tritt allerdings nach PERTHES auch eine verminderte Widerstandsfähigkeit im Knochen namentlich gegenüber bakteriellen Schädigungen ein, die auch dann noch jahrelang bestehen kann, wenn der Patient längst den Phosphorschädigungen nicht mehr ausgesetzt ist.

Leute mit durchweg gesunden Zähnen und einem sorgfältig gepflegten Gebiß können wohl die charakteristische Veränderung des Knochens erfahren, brauchen aber nicht eine Phosphornekrose durchzumachen. Um so mehr gefährdet sind solche Leute, die infizierte Pulpen, apikale Herde oder starke Beläge an den Zähnen haben. Von hier aus erfolgt nämlich die Infektion des chemisch geschädigten Knochens bzw. breiten sich selbst vorher gut abgekapselte Herde des apikalen Periodontiums aus; auch die marginale Parodontitis kann in gleichem Sinne wirken. Die Infektion führt bei der verminderten Vitalität des Knochens zu einer ausgedehnten, meist langsam verlaufenden Osteomyelitis, und im Zusammenhang mit der letzteren entwickelt sich nunmehr die Nekrose, wobei große Teile des Kiefers sequestriert werden können (Abb. 345). Die Erkrankung ist heute äußerst selten geworden, da seit dem Jahre 1907 die Verwendung von weißem Phosphor gesetzlich stark eingeschränkt worden ist und strenge gewerbehygienische Vorschriften bestehen, so z. B. die stete Kontrolle der Zähne usw.

Therapeutisches. Die allgemeine Behandlung richtet sich nach den für die Osteomyelitis gegebenen Lehren; insbesondere ist stets für gründlichen Abfluß entstandener Eiterherde zu sorgen; auch der Allgemeinzustand bedarf bei der Schwere des Leidens weitgehender Berücksichtigung; bewegliche Sequester sind baldigst zu entfernen. Über den Zeitpunkt eingreifender chirurgischer Behandlung gehen allerdings die Ansichten auseinander; die einen sind

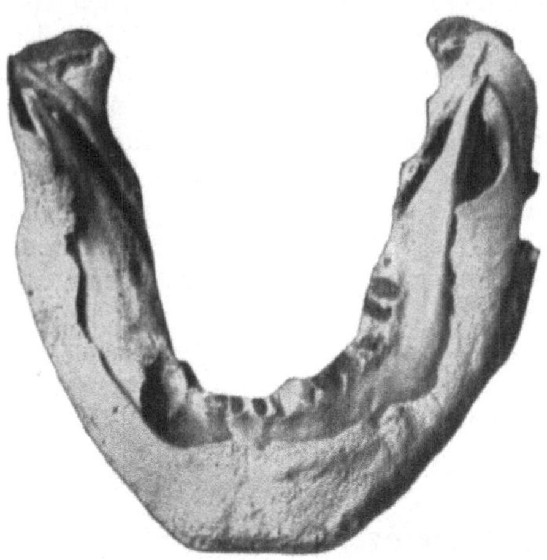

Abb. 345. Phosphornekrose des Unterkiefers mit ausgiebiger Ladenbildung (nach Partsch).

für möglichst frühzeitiges radikales Vorgehen, die anderen treten für ein Abwarten ein, bis sich die Demarkation der Sequester vollzogen hat.

β) Periostitis bei Perlmutterdrechslern.

Man nimmt an, daß die Ursache Perlmutterstaub ist, der bei der Bearbeitung von Muscheln entsteht und eingeatmet wird. An verschiedenen Teilen des Skeletts, so auch am Kiefer, kommt es unter Schmerzen und leichtem Temperaturanstieg zu Anschwellungen, welche sich allmählich wieder zurückbilden, ohne daß eine Abszedierung oder Nekrose eintritt. Am Unterkiefer, der besonders gerne befallen wird, beginnt die Erkrankung mit heftigen Schmerzen an den Zähnen, auch wenn diese ganz gesund erscheinen. Die Krankheit ist recht selten und hier nur der Vollständigkeit halber erwähnt.

γ) Arsenikschädigung des Alveolarfortsatzes.

Mangelhafter Verschluß an Approximalkavitäten über Arsenikeinlagen oder auch unvorsichtiges Herauspressen von Arsenikpaste beim Verschluß der Einlagen durch zu fest angerührten Fletscherbrei führen außer zu Nekrose der Interdentalpapille oft auch zu Schädigung des knöchernen Interdentalseptums, ja manchmal zu recht ausgedehnter Nekrose am Alveolarfortsatz. Der Verlauf bei einer solchen Arsenikschädigung ist nicht ganz einheitlich; man kann vielmehr *zwei Formen unterscheiden, wobei es nicht einmal so sehr auf die Menge des Arseniks als auf das Maß individueller Reaktion ankommt.* Die eine Verlaufsform ist charakterisiert durch eine frühzeitige Demarkationstendenz und verhältnismäßig geringe Beschwerden, die andere läßt eine sichere Demarkation überhaupt vermissen, dauert sehr lange und ist mit großen Schmerzen verbunden.

Bei der ersteren, der leichteren Form beschränkt sich die Nekrose auf das halbe, höchstens ganze Interdentalseptum; nach etwa 6—8 Tagen kann man das abgestoßene Knochenstück samt der zugehörigen nekrotischen Schleimhaut mit der Pinzette wegnehmen, und rasch schießen am Grunde frische Granulationen auf. Das Septum freilich wird nicht mehr ersetzt und dadurch kann die Festigkeit der angrenzenden Zähne sehr erheblich leiden. Mitunter bestehen Beschwerden von seiten des Periodontiums dieser Zähne während des Demarkationsprozesses (Abb. 346).

Wesentlich unangenehmer ist die zweite Form, die einen sehr hartnäckigen Verlauf nimmt. Nennenswerte Entzündungserscheinungen brauchen gar nicht damit verbunden zu sein, doch sind allein schon die Symptome der Periodontitis an den Nachbarzähnen äußerst quälend; aber auch das Interdentalseptum selbst ist Sitz starker Schmerzen. Allmählich dehnt sich der Bezirk nach dem Kieferkörper zu aus; im Röntgenbild erscheinen da und dort kleine Nekroseherde, nach deren Beseitigung kurze Zeit Ruhe eintritt, dann beginnen die Schmerzen von neuem; etwas entfernt von der bisherigen Stelle ist äußerlich eine geringfügige Rötung und kaum angedeutete Schwellung, aber hochgradige Druckempfindlichkeit festzustellen. Manchmal kommt der Prozeß erst nach Monaten endlich zum Stillstand, ohne daß eine größere Sequesterbildung stattgefunden hätte. Inzwischen sind mindestens auch die zwei angrenzenden Zähne verlorengegangen, weil die Patienten wegen der hochgradigen Berührungsempfindlichkeit und zunehmenden Lockerung (ohne Eiterbildung!) auf eine Extraktion drängen; manchmal werden aber auch noch mehr Zähne in den Erkrankungsbereich einbezogen.

Therapeutisches. Bei der ersten, leichten Form ist eine Therapie kaum erforderlich; denn bis man die Entstehung der Nekrose bemerkt, ist es meist zu spät, um sie noch zu verhindern, und außerdem geht die Abstoßung des Sequesters spontan und glatt vor sich. Die zweite, schwerere Form verhält sich leider

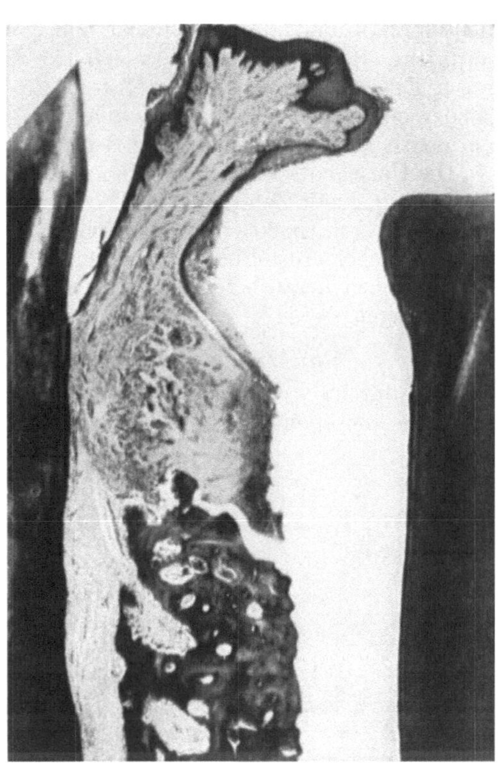

Abb. 346. Arseniknekrose im Interdentalraum. Verlust des Periodontiums und Nekrose des Interdentalseptums.

gegen therapeutische Maßnahmen sehr refraktär; man kann nichts weiter tun, als blutig vorzugehen, wenn das Röntgenbild einen Anhaltspunkt gibt. Der Gedanke, möglichst frühzeitig radikal vorzugehen, liegt wohl nahe, ist aber in seinem Erfolge äußerst ungewiß. Auch die Applikation von Arsenantidot (100 Teile schwefelsaure Eisenoxydlösung und 15 Teile Magnesia usta) ist fast immer wirkungslos, sollte aber doch stets versucht werden, namentlich in Frühstadien.

b) Bakterielle Schädigung.

Hier sollen, da es sich ja augenblicklich im wesentlichen nur um den Alveolarfortsatz handelt, zwei kleine Krankheitsbilder besprochen werden, die infektiösentzündlicher Natur sind; es sind das der „paradentäre Absceß" (WUNSCHHEIM) und die „paradentäre Ostitis" (MELCHIOR). Wie schon der Name sagt, gehören sie ganz zur Pathologie des Parodontiums, doch spielt sich die Krankheit hauptsächlich am Knochen ab.

α) Der paradentäre Absceß (WUNSCHHEIM).

Hierzu werden zwar von manchen Autoren verschiedene Prozesse gerechnet, so z. B. die Abscesse, die sich bei der marginalen progressiven Parodontitis bilden können, das reine Bild aber, sozusagen der Morbus sui generis, spielt sich folgendermaßen ab: Etwa in halber Wurzelhöhe tritt auf kleinem Bezirk eine starke Rötung und Schwellung des Zahnfleisches (meist auf der facialen Seite) auf, verbunden mit lebhaften, subjektiven Beschwerden; die angrenzenden Zähne selbst können dabei vollkommen intakt sein und das Zahnfleisch durchaus normal anliegen. Am 3. oder 4. Tag wird aus der Schwellung eine kleine, halbkugelige, deutlich fluktuierende Vorwölbung, die, falls keine Behandlung einsetzt, spontan aufbricht. Bei Incision entleert sich ein Tropfen gelblichen Eiters und nun tritt rasch Erleichterung ein. Im Röntgenbild sieht man, daß die Zähne ohne Besonderheit sind und der Limbus alveolaris glatt ist; aber darunter befindet sich ein deutlicher, gut abgegrenzter Schatten im Parodontium.

Die Ursache dieser kleinen Abscesse ist ein Trauma, verbunden mit Infektion. Verletzungen mit Zahnstochern, Fischgräten, Eßbestecken, wahrscheinlich auch mit unsauberen Injektionskanülen geben die Ursache ab. Die Behandlung besteht in gründlicher Auslöfflung des kleinen Herdes, wobei auch winzige Knochensequesterchen herausbefördert werden können. Die Heilung erfolgt glatt nach wenig Tagen.

β) Die paradentäre Ostitis nach MELCHIOR.

Fast durchweg kommen die apikalen Entzündungsherde ebenso wie die Parodontitis zur spontanen Ausheilung, wenn der betreffende Zahn gezogen ist.

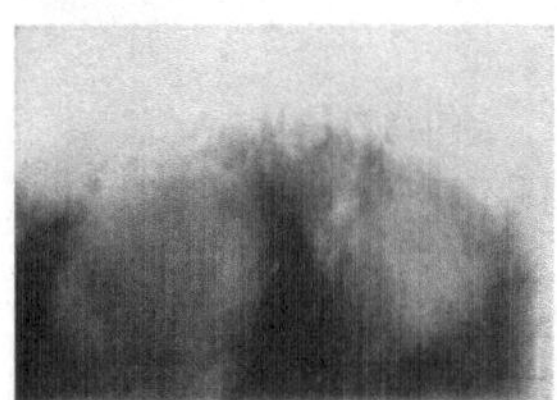

Abb. 347. Röntgenbild von doppelseitiger paradentärer Ostitis im zahnlosen Oberkiefer.

Hin und wieder hat ein solcher Herd aber doch schon so viel Selbständigkeit angenommen, daß er auch nach dem Zahnverlust noch weiter sich entwickelt und so zu einem Krankheitsbilde führt, das von MELCHIOR als paradentäre Ostitis bezeichnet wird. Durch die Zahnextraktion wird eine traumatische Entzündung gesetzt, die als eine Art Gegner der vorhandenen infektiösen, chronischen Entzündung wirkt. Die neue Wundentzündung führt eine neue, heilkräftige Hyperämie herbei, unter deren Einfluß sowohl die alte infektiöse als auch die traumatische Schädigung behoben werden. Wenn nun vorhin von Selbständigkeit gesprochen wurde, so heißt das, daß die Widerstandsfähigkeit des alten Herdes gegen den neuen Heileinfluß zu groß war, und er deshalb noch weiter bestehen blieb. Mit der großen Widerstandsfähigkeit ist gewöhnlich auch eine größere Ausbreitungstendenz verbunden, die dann im Verlauf von Monaten und Jahren den ostitischen Herd zu recht ansehnlicher Größe anwachsen läßt.

Je nach dem Sitz, ob oberflächlich oder zentral, sind die klinischen Erscheinungen deutlicher oder weniger deutlich ausgeprägt. Bei mehr oberflächlichem Sitz finden wir an dem betreffenden Kieferabschnitt eine Auftreibung, die nicht sehr resistent ist. Die Schleimhaut darüber ist gerötet, Druckempfindlichkeit ist vorhanden, spontane Schmerzhaftigkeit ist minimal, solange keine akute Exacerbation eintritt. Bei tiefem Sitz ist die Schmerzhaftigkeit im ganzen größer; über den Umfang des Herdes gibt nur das Röntgenbild klaren Aufschluß (Abb. 347). Die Extraktionswunde selbst heilt meist von vornherein sehr glatt und dadurch kann die Diagnose eine gewisse Schwierigkeit machen, wenn die Anamnese versagt.

Neben dieser Form odontogener Ostitis, die streng lokalisiert bleibt, gibt es noch eine andere, deren Charakteristikum eine *schleichende Nekrose* ist, wie sie bei der zweiten Form von Arseniknekrose beschrieben wurde; hier gibt das Röntgen-

bild keinen so klaren Aufschluß; da aber hier die Extraktionswunde nicht auszuheilen pflegt und neuralgiforme Schmerzen mit zu dem Symptomenbild
gehören, so bereitet die Diagnose doch keine Schwierigkeit.

Die Behandlung besteht in gründlicher Auskratzung des Herdes; bei der ersten
Form folgt darauf bald Heilung, bei der zweiten Form ist mitunter ein neuer
Eingriff nötig.

Nach der heutigen Auffassung von der Epulis als einem Produkt der Ostitis
fibrosa darf diese im vorliegenden Zusammenhang nicht vergessen werden. Nach
Ansicht von RECKLINGHAUSEN, RITTER, KONJETZNI, SIEGMUND u. v. a. handelt
es sich dabei primär um eine Schädigung des knöchernen Alveolarfortsatzes;
daran schließt sich eine Entzündung mit vorwiegend resorptivem Charakter,
aber reichlicher Überproduktion von Riesenzellen; nach Abklingen der Abbau-
tätigkeit kann eine Organisierung in fibrilläres Bindegewebe ebenfalls im Überschuß auftreten, und so ergibt sich das Bild des bekannten Tumors. (Ausführlicheres über die Epulis s. S. 441f.)

c) Regressive Erscheinungen.

Bei den konditionalen Momenten für die Entstehung der marginalen Parodontitis ist schon darauf hingewiesen worden, daß wir gelegentlich recht weitgehende regressive Veränderungen im Kieferknochengewebe beobachten können.
W. MEYER hat diese an Hunden mit hochgradiger Parodontitis beschrieben,
dann aber auch beim menschlichen Kiefer die gleichen Bilder gefunden. Es handelt
sich dabei um eine *Minderung der normalen Stoffwechselverhältnisse,* woran schuld
sein mögen die degenerativen Veränderungen in den Wänden der großen Kiefer-
gefäße. Als solche degenerativen Veränderungen sind zu erwähnen: das Auftreten
von multiplen hyalinen Zonen, Einlagerung von Kalksalzen, die sich im Schnitt
bis zu vollständigen Ringen steigern kann, degenerative Verfettung, die auf
stärkste Fettspeicherung in der Intima zurückgeht.

Man kann sich unschwer vorstellen, daß ein geordneter Stoffwechsel durch
solche Erscheinungen gestört wird und bei genügend langem Bestehen sich auch
Auswirkungen im Ernährungsgebiet zeigen müssen. Als solche Auswirkungen
dürften vielleicht zwei *Degenerationsformen des Kieferknochenmarks* aufgefaßt
werden, wie wir sie auch beim Menschen sehen können; es sind das die *fibröse*
und die *gallertige Entartung.* Die fibröse Form ist charakterisiert durch Abnahme
der Fettzellen und deren Ersatz durch ein lockeres, fibrilläres Bindegewebe mit
spärlichen, atrophischen Zellen; die gallertige Form ist kenntlich an der Umwandlung des Fettgewebes in eine sulzige schleimige Masse, in der vereinzelte Rundzellen
zu sehen sind. Die letztere Form ist übrigens beim Greisenalter ein sehr häufiger
Befund.

Außer an Gefäßen und am Knochenmark beobachten wir weiter noch
gelegentlich am Knochen selbst Veränderungen, die hauptsächlich auf eine
Rarefizierung hinauslaufen. Die Spongiosamaschen werden unverhältnismäßig
groß auf Kosten der Spongiosabälkchen; die Stärke und Anordnung der Bälkchen
steht nicht mehr im richtigen Verhältnis zur funktionellen Inanspruchnahme.
Mit einer rarefizierenden Entzündung haben diese Vorgänge an sich nichts zu
tun, wohl aber mit dem Begriff Atrophie, der ja so viel im Zusammenhang mit
Parodontosen gebraucht wird.

Selbst wenn die geschilderten regressiven Erscheinungen nicht alle vereinigt
sind, so ist es doch klar, daß ein derartiges Knochengewebe der Ausbreitungstendenz einer marginalen Entzündung viel weniger Widerstand entgegenzusetzen
vermag als ein Knochengewebe mit guter Ernährung und einwandfreier Zusammensetzung; ein solcher Knochen ist geradezu prädestiniert für die Parodontitis, er
befindet sich in „*Bereitschaftsstellung*", wie es Loos recht glücklich bezeichnet hat.

α) Alveolaratrophie.

Der Nachweis der vorstehend geschilderten regressiven Erscheinungen im Alveolarknochen wird ja im wesentlichen durch das Mikroskop zu erbringen sein; ein anderes Bild aber ist ohne weiteres makroskopisch erfaßbar: die Alveolarrandatrophie, wie sie sich gewöhnlich im Greisenalter einzustellen pflegt und wie sie pathologischerweise auch vorher schon vorkommen kann als Atrophia alveolaris praecox bzw. praesenilis. Von einem solchen Bilde sind wir aber nur dann zu sprechen berechtigt, wenn entzündliche Vorgänge als Ursache ausgeschaltet werden können. So oft sich bei der Abhandlung über die Parodontitis Gelegenheit gegeben hat, GOTTLIEBschen Gedanken zuzustimmen, in diesem Punkte muß man aber doch HÄUPL und LANG recht geben, wenn sie gegen die Verwendung des Wortes Atrophie (Randatrophie, diffuse Atrophie usw.) im Zusammenhang mit der Parodontitis Einspruch erheben. Es trifft wohl zu, daß ein zu Atrophie neigender Alveolarknochen weniger widerstandsfähig gegen eine einsetzende Randentzündung ist, und daß sich infolgedessen beide Bilder bald verwischen, aber eine reine Atrophie ist doch etwas von der Entzündung wohl zu Trennendes.

Klinisches. Wenn wir das klinische Bild der reinen Alveolarrandatrophie betrachten, so tritt der Unterschied gegenüber der Parodontitis besonders klar zutage. Obwohl die Zähne scheinbar immer länger werden, d. h. ihre Wurzel mit dem Fortschreiten der Atrophie immer mehr entblößt wird, *fehlen doch die entzündlichen Zahnfleischranderscheinungen, und es fehlt auch jede Taschenbildung.* Die Stärke der Schleimhaut über dem Limbus alveolaris bleibt unverändert, aber das gesamte marginale Zahnfleisch macht im Schritt mit der Knochenatrophie eine Wanderung der Wurzel entlang durch; ohne Taschenbildung verschiebt sich der Gingivaansatz am Zahn nach apikal in dem Maße wie der knöcherne Alveolarrand durch Atrophie verkürzt wird. Auf die Frage, wie der ganze Vorgang sich zu dem Gedanken eines dauernden Zahndurchbruches im Sinne GOTTLIEBs verhält, kann hier nicht weiter eingegangen werden. Auch in einem anderen Punkte unterscheidet sich noch das Bild der reinen Atrophie von dem der Parodontitis; während bei der Parodontitis, gleichviel auf welcher Basis sie sich aufbaut, die Lockerung früher oder später sehr stark wird, und als wichtiges Symptom bezeichnet werden mußte, fällt die Festigkeit der Zähne bei der reinen Alveolarrandatrophie geradezu auf, namentlich wenn schon mehr als die Hälfte der Wurzel freigelegt ist und man eigentlich ein leichtes Spiel bei der Extraktion erwarten möchte.

Ätiologisch ist die Erscheinung schwer zu erfassen. Wenn man trophoneurotische Einflüsse als Ursache angibt, so ist damit nicht sehr viel gedient. Auch mit den Schlüssen von der senilen Atrophie her kommt man nicht sehr weit, da es sich bei dieser um einen ganz allgemeinen Vorgang handelt, während die Atrophia alveolaris praecox eine lokalisierte Erscheinung ist. Gelegentlich tritt sie nach Kieferverletzungen ein, dann auch nach starker geistiger Überanstrengung.

Therapeutisch ist leider sehr wenig zu machen. Massage als Bekämpfungsmittel soll wenigstens versucht werden. Vielleicht kann auch eine bestimmte Diät von Vorteil sein, doch sind das alles notgedrungen nur unsichere Angaben.

β) Die diffuse Atrophie des Alveolarknochens (GOTTLIEB).

Diese Form ist bereits bei der Parodontitis marginalis progressiva als wichtiges Moment bei der, wie LOOS es nennt, Bereitschaftsstellung zu Parodontitis erwähnt worden. Sie muß aber schon deshalb hier nochmals gesondert genannt werden, weil nach den Untersuchungen von GOTTLIEB und seiner Schule sich das Bild der diffusen Atrophie des Alveolarknochens zunächst ohne jede entzündliche Erscheinungen entwickeln kann. Dabei sind Wanderung und Lockerung der Zähne und unregelmäßige Taschenbildung äußere Symptome.

Als Beweis dafür, daß die diffuse Atrophie des Alveolarknochens eine konstitutionelle Komponente besitzt, wenn sie nicht überhaupt als konstitutionelle Erkrankung aufzufassen ist, führt WEINMANN folgende Gründe an: 1. den durch Cariesimmunität charakterisierten Gebißtypus; 2. das Auftreten der diffusen Atrophie im Gefolge von Allgemeinerkrankungen und verschiedenen nicht lokalen Zuständen; 3. das Auftreten der ersten Symptome in der Regel ohne jede Spur einer greifbaren Ursache; 4. in einem auffallend hohen Prozentsatz die Herabsetzung der spezifisch-dynamischen Eiweißwirkung bei fast normalem Grundumsatz. GOTTLIEB verweist ferner auf die Untersuchungsergebnisse von BECKS, wonach bei diffuser Atrophie der Speichel eine Minderung des Calciums- und Phosphorgehaltes um 25% und des Magnesiums um 40% zu finden sei, während der Gehalt an Kalium und Natrium erhöht sei. Auch hat GOTTLIEB selbst Vermehrung von Kalium und Verminderung von Calcium gefunden. Endlich weist GOTTLIEB noch auf eine Erhöhung des Calciumspiegels im Blutserum (CITRON und WEINMANN) sowie auf eine Erhöhung des Cholesterinspiegels im Blut hin, „so daß wir endlich wirklich berechtigt sind, bei der diffusen Atrophie von Konstitution zu sprechen" (GOTTLIEB).

Bezüglich der *Therapie* hat WEINMANN über gute Erfahrungen berichten können bei Verwendung der DUNLOPschen Methode. Wenn dabei auch das Hefepräparat eine gewisse Rolle spielen mag, so hält WEINMANN doch nicht für ausgeschlossen, daß der Sauerstoff auch allein die günstige therapeutische Wirkung haben könne, zumal nach WEINMANN die diffuse Atrophie als eine konstitutionell dadurch charakterisierte Krankheit zu bewerten ist, daß der Sauerstoffverbrauch des Organismus auf den Reiz von Eiweißabbauprodukten herabgesetzt ist. GOTTLIEB fand, daß eine zehn- bis fünfzehnmalige Verabreichung von 10 Minuten dauernder Sauerstoffinsufflation bei 3 Atmosphären Schneidstärke das beste Resultat und die prompteste Umsatzverbesserung ergab. Eine Widerholung ist aber gelegentlich schon nach einem Vierteljahr, sonst erst nach Jahren erforderlich.

G. Chirurgische Behandlung der Erkrankungen der Zähne und des Parodontiums.

1. Zahnextraktion.

a) Indikation zur Zahnextraktion.

Die oberste Aufgabe des Zahnarztes ist es, den Menschen die Zähne zu erhalten; soll aber doch eine Zahnentfernung vorgenommen werden, so muß sie wenigstens hinreichend begründet sein; das gilt nicht nur für die bleibenden Zähne, sondern auch für das Milchgebiß. Früher glaubte man, die Tatsache, daß die Milchzähne ohnehin bald verlorengehen, gebe hinreichend Berechtigung mit ihrer Entfernung schnell bei der Hand zu sein; heute wissen wir, daß der Funktions- und Anwesenheitsreiz der Milchzähne von allergrößter Bedeutung für das Kieferwachstum und die spätere Stellung der bleibenden Zähne ist. Auch die Entfernung von Milchzähnen kann deshalb heute nur als begründet angesehen werden, wenn die Mittel der konservierenden Zahnheilkunde zu ihrer Erhaltung nicht mehr ausreichen und der weitere Bestand des Zahnes Gefahren für seine nähere oder weitere Umgebung in sich birgt. Indiziert ist dagegen die Entfernung von Milchzähnen aus folgenden Gründen: wenn sie bereits nach Wurzelresorption so lose sind, daß sie beim Kauen stören, wenn sie nach Absterben der Pulpa starke Entzündung mit Schwellung und Eiterbildung hervorrufen, wenn nekrotische Milchzahnwurzeln vom nachrückenden bleibenden Zahn quer durch Alveolarfortsatz und Schleimhaut gedrängt werden und ein Decubitalgeschwür hervorrufen, wenn der

Ersatzzahn pervers durchgebrochen ist unter Persistenz des Milchzahnes und an seine normale Stelle gebracht werden soll.

Beim bleibenden Gebiß ist der Anlaß zur Extraktion — abgesehen von fokaler Infektion — gegen früher ebenfalls erheblich eingeschränkt, da durch Wurzelresektion, Replantation und verbesserte unblutige Methoden sich noch vieles retten läßt, was vordem der Zange verfallen war. Immerhin besteht hier doch noch eine ganze Reihe von Indikationen, deren wichtigste folgende ist: Zunächst sind ausnahmslos und baldigst *alle Wurzeln* zu entfernen, die für keinerlei Funktion mehr nutzbar gemacht werden können. Pulpitische Zähne müssen im allgemeinen als erhaltbar gelten, doch gibt es natürlich auch hier vereinzelte Ausnahmen; wenn z. B. ein 3. Molar bei gedrängter Zahnstellung keinen Antagonisten besitzt und eine große, bis zum Pulpacavum reichende Kavität hat, so läßt sich eine Entfernung statt der Erhaltung wohl rechtfertigen. Bei *parodontitischen Zähnen* ist die Extraktion vollauf begründet, wenn ein Druck auf den Zahn diesen in apikaler Richtung nachgeben läßt, um dann wieder in die frühere Stellung zurückzukehren. Von periodontitischen Zähnen sind diejenigen meist der Zange verfallen, bei denen sich der Eiter vom Apex her unter Einschmelzung der ganzen Wurzelhaut einen Weg in der Alveole zum Zahnfleischrand gesucht hat. Bei *Kieferosteomyelitis* kann der Eiter den gleichen Weg nehmen, doch wird man sich hier unbedingt erst abwartend verhalten müssen, eventuell unter Schutz der betreffenden Zähne vor dem Kaudruck; nur dann, wenn der Zahn selbst nekrotisch geworden ist, und die Osteomyelitis gerade dadurch zum Teil noch erhalten wird, muß extrahiert werden. Bei *Trauma* kann man mit dem Erhaltungsversuch noch viel weitergehen; traumatische Lockerung, Luxation oder Dislokation sind gewöhnlich reparabel, und der Zahn ist zu retten; nur wenn er bei Kieferbruch im nekrotisch gewordenen Knochenstück steht und die Konsolidierung hindert, ist er aufzugeben; ebenso entfernen wir bei Kieferbruch solche im Bruchspaltbereich stehenden Zähne, die einen röntgenologisch erkennbaren apikalen Herd haben. Ist der Zahn durch das Trauma selbst frakturiert worden, so entscheidet der Sitz der Bruchlinie; Wurzelsplitterung ist Extraktionsgrund. Zähne des Oberkiefers, die zu maxillärer Sinusitis geführt haben, wird man fast stets entfernen müssen, das gleiche gilt von Zähnen, deren Wurzel aus irgendwelchen Gründen stark resorbiert ist.

Prothetik und Orthodontie erfordern bisweilen die Extraktion auch ganz gesunder Zähne. Bei Einzelstellungsanomalien wird die Entfernung des Zahnes davon abhängen, ob keine Korrektur möglich ist; um die *Berücksichtigung wirtschaftlicher Momente* wird man dabei nicht ganz herum kommen. Die sog. *systematische Extraktion* als Hilfsmittel in der Orthodontie ist gegen früher stark eingeschränkt worden; die Zahnextraktion zu diesem Zwecke und die Auswahl der zu entfernenden Zähne unterliegt besonderer, genau umschriebener Indikation. In der Prothetik machen schiefstehende oder weit aus dem Alveolarfortsatz getretene Zähne oft die Aufstellung einer guten Prothese unmöglich; auch da kann die Entfernung gerechtfertigt sein (Näheres darüber siehe die Abschnitte Prothetik und Orthodontie).

Von unteren Weisheitszähnen sind *die horizontal gelagerten durch Extraktion zu beseitigen, bei vertikaler Druchbruchsrichtung ist* — falls sich der glatte Durchbruch stark verzögert oder Beschwerden auftreten — *zu prüfen der Abstand der distalen Seite des 2. Molaren von der Schleimhaut des aufsteigenden Kieferastes und die Einstellung des Zahnes, ob mehr buccal oder mehr lingual.* Bei genügendem Abstand konservative Behandlung der Beschwerden, ebenso bei lingualer Einstellung; bei buccaler Einstellung aber, die zu nahe an die weiter vorspringende äußere Kante des aufsteigenden Astes heranführt, nimmt man so früh als möglich die Extraktion vor; denn ganz beschwerdefrei werden solche Patienten doch nicht.

Wie man sich zu *retinierten Zähnen* verhalten soll, wird verschieden beurteilt; die radikale Gruppe der Autoren vertritt den Standpunkt, daß retinierte Zähne grundsätzlich entfernt werden sollten, soweit sie nicht wie manche obere Eckzähne einer Stellungskorrektur zugänglich sind; andere Autoren empfehlen abzuwarten, ob aus der Retention sich überhaupt Beschwerden ergeben, dann sei es immer noch Zeit, an die Entfernung zu gehen. Nach unserer Meinung kann nur *der Zeitpunkt der Entfernung* bei retinierten Zähnen zur Diskussion stehen; denn früher oder später wird doch in jedem Falle die Extraktion erforderlich. Den Zeitpunkt der Entfernung sehen wir als *sofort gegeben, wenn Stellungsänderung oder Resorption an durchgebrochenen Zähnen von dem retinierten Zahn veranlaßt wird, ferner, wenn er Ursache für eine follikuläre Cyste, eine Fistel oder eine Ostitis ist, oder aber wenn er zu Trigeminusneuralgie führt.*

Ein paar Worte über die Kontraindikation zur Zahnextraktion, soweit die letztere an sich gerechtfertigt wäre. Hier wird in erster Linie auf die Hämophilen verwiesen, bei denen nur in alleräußerstem Notfalle extrahiert werden soll wegen der Verblutungsgefahr; auch bei Leukämie ist größte Vorsicht geboten. *Diabetes ist keine Kontraindikation: doch empfiehlt sich, vor multiplen Extraktionen den Patienten entzuckern zu lassen.* Daß die Schwangerschaft eine Kontraindikation für die Zahnextraktion abgäbe, wird heute niemand mehr so allgemein behaupten, wie das früher geschah. Drängt eine hochgradige, akute Entzündung zur Zahnentfernung, so wird man diese auch während der Menses vornehmen; sonst kann man ja den Extraktionszeitpunkt leicht um einige Tage verschieben. *Dringend notwendig ist die Verschiebung einer Extraktion dann, wenn ausgedehnte akute Geschwürsbildung an der Mundschleimhaut vorliegt,* denn hier besteht in besonderem Maße die Gefahr einer Wundinfektion; eventuell muß man den Patienten durch Pyramidon, Gelonida usw. solange über die Schmerzen hinweghelfen, bis die Geschwürsflächen gereinigt sind und in Heilung übergehen. Das eben Gesagte gilt auch für die *Angina.* Wie man sich bezüglich des Extraktionszeitpunktes bei einem unteren Weisheitszahn zu verhalten hat, der zu Dentitio difficilis führte, kann nur von Fall zu Fall entschieden werden. Eine Parulis, soweit sie nicht von einer unbrauchbaren Wurzel ausgeht, ist *noch keine Indikation zur Extraktion!* Nach Incision, Eiterabfluß und Abklingen der akuten Entzündungserscheinungen ist immer noch eine Erhaltung möglich.

b) Das Instrumentarium.

Allgemeines. Die alte Vorschrift für die Zahnextraktion „cito, toto et iucunde" hat auch heute noch ihre volle Geltung. Ihr wird man am besten entsprechen, wenn man neben der nötigen Übung auch das nötige Instrumentarium zur Verfügung hat. Dieses hier im einzelnen zu besprechen, dazu reicht der Raum nicht aus; es muß bezüglich Einzelheiten auf die Lehrbücher für zahnärztliche Chirurgie verwiesen werden; aber wenigstens die grundlegenden Gesichtspunkte sollen hier kurz erörtert werden.

Solange noch die Lokalanästhesie in den Kinderschuhen steckte und Narkosen bei der Extraktion das übliche waren, war auch der Wunsch nach einer sog. Universalzange, die den zeitraubenden Instrumentenwechsel ersparen würde, begreiflich. Heute ist ein solcher Gedanke unbedingt abzulehnen; denn wenn auch einzelne eine fabelhafte Fertigkeit in der Handhabung eines derartigen Universalinstrumentes erlangen mögen, so muß doch vom modernen Zahnarzt bei der Auswahl eines Instrumentariums erwartet werden, daß er auf das genaueste eine Reihe von Momenten berücksichtigt, die sich nicht so summarisch abtun lassen, wie das bei der Universalzange geschieht. Zu diesen Momenten gehören: die *Anatomie des Zahnes,* seine *Topographie,* die *äußerste Schonung der Zahnumgebung,* die *zweckmäßigste Ausnutzung physikalischer (Hebel-) Gesetze* statt roher Gewalt.

Die *Anatomie* muß vor allem soweit berücksichtigt werden, daß die freien Enden des Zangenmaules nicht nur punktförmig, sondern mindestens linien- oder noch besser flächenförmig sich anlegen; hier spielt ganz besonders die Gestaltung der Wurzeln in ihrem Ansatze am Zahnhals eine große Rolle. Was die *Topographie* betrifft, so ist dazu zu sagen: die günstigsten Bedingungen sind gegeben, wenn die Achsen des Zahnes, des Zangenmaules, des Schlosses und Zangengriffes sämtlich in einer Ebene liegen; je weiter rückwärts aber ein Zahn sitzt, um so mehr verlangen Mundwinkel und Mundöffnungsmöglichkeit eine Berücksichtigung. Dazu müssen aber die Zangen entsprechende Biegungen aufweisen, soweit der Oberkiefer in Betracht kommt. Für den Unterkiefer geben wir durchweg der sog. *Rabenschnabelform* mit dem über die Fläche abgebogenen Griff den Vorzug, nicht nur aus physikalischen Gründen, sondern auch, weil sie am besten das Operationsfeld überblicken und gleichzeitig die aufzuwendende Kraft besser regulieren läßt. Über die beiden anderen vorhin aufgezählten Punkte ist weiter kein Wort nötig, sie verstehen sich zu sehr von selbst. Gerade das Prinzip äußerster Schonung der Zahnumgebung läßt uns so oft bei der Wurzelentfernung von der Zange Abstand nehmen und zum *schonenden Hebel* greifen. Auch dieser muß den jeweiligen Bedürfnissen besonders angepaßt sein. Somit ergeben sich als unerläßlich 2 Gruppen von Instrumenten: die Zangen und die Hebel.

Bei den *Zangen* unterscheiden wir: Vollzangen, Wurzelzangen und Spezialzangen. Ausgaben kleineren Formates sind für die Milchzähne bestimmt. Die Vollzangen treten in erster Linie in Aktion, wenn die Krone noch einigermaßen erhalten ist oder aber, wenn die Krone fehlt, die Wurzeln mehrwurzeliger Zähne aber noch fest miteinander verbunden sind. Diese Zangen werden bis zum Alveolarrand unter das Zahnfleisch vorgeschoben. Die Technik der Extraktion mit diesen Instrumenten richtet sich vor allem nach Wurzelform und -zahl; im Oberkiefer: beim mittleren und seitlichen Schneidezahn Rotation, beim Eckzahn abwechselnd Rotation und Luxation, bei Prämolaren und Molaren Luxation nach außen und innen; im Unterkiefer: bei Schneidezähnen und Eckzahn Luxation nach außen und innen, *bei Prämolaren Rotation,* beim 1. Molaren Luxation mit Hauptrichtung nach außen, beim 2. Molaren Luxation mit Hauptrichtung nach innen, ebenso beim 3. Molaren, soweit dieser nicht zuerst nach rückwärts luxiert wird. Die Wurzelzangen treten im allgemeinen in Aktion bei großen, kräftigen und festsitzenden Wurzeln, nicht aber bei tieffrakturierten Wurzeln; bei kleinen Wurzeln (nach dem sichtbaren Wurzelquerschnitt beurteilbar!) ist den Hebeln der Vorzug zu geben, außerdem auch meist da, wo das Wurzelniveau erheblich tiefer liegt als das Zahnfleisch. Für die Wurzeln im Oberkiefer kommt die Bajonettzange, für diejenigen im Unterkiefer die Rabenschnabelform in Betracht. Um die Wurzel sicher zu fassen, läßt sich gewöhnlich nicht vermeiden, daß das Zangenmaul noch etwas über den Alveolarrand geschoben wird; die kleine Knochenresektion, die dadurch beim Zangenschluß entstehen muß, ist bedeutungslos. Von Spezialzangen ist uns die *Keilzange* zur Entfernung von unteren Weisheitszähnen (aus Platzmangelgründen) bei geschlossener Zahnreihe ganz unentbehrlich geworden; die beiden Keilblätter des Zangenmaules werden beim Zangenschluß zwischen den 2. und 3. Molaren getrieben, und zwingen den Weisheitszahn nach rückwärts (Abb. 348); senkt man dann den Zangengriff stark, so wird der Zahn nunmehr auch in die Höhe gehoben (Abb. 349). Für obere Weisheitszähne gibt es ebenfalls Spezialzangen, die auch recht zweckmäßig sind.

Von *Hebeln* benötigen wir folgende: den Geißfuß, den geraden Hebel nach BEIN, den Spieß nach BERTEN, zwei Hebelpaare nach dem VAJNaschen Prinzip (von denen der eine von rückwärts nach vorn, der anderen in umgekehrtem Sinne wirkt), z. B. das FLIESSsche Hebelpaar in der Marburger Modifikation und die ,,Kralle''. Höchst wertvolle Ergänzungsinstrumente bei dieser Gruppe sind noch der LECLUSEsche Hebel und der PARTsche Drehmeißel. Bei richtigem Vorgehen mit den Hebeln ist ein äußerst schonendes Arbeiten gesichert. Die Technik im einzelnen kann nur in den praktischen Kursen angeeignet werden. Lediglich bezüglich des Geißfußes sei noch ein Wort gesagt, weil hier zu häufig der gleiche Fehler gemacht wird. Nicht der Druck von außen nach innen befördert die Wurzel mit dem Geißfuß heraus, sondern eine Hebelung der Wurzel über den inneren Limbus alveolaris als Hypomochlion; deshalb muß nach Anlegen des Instrumentes

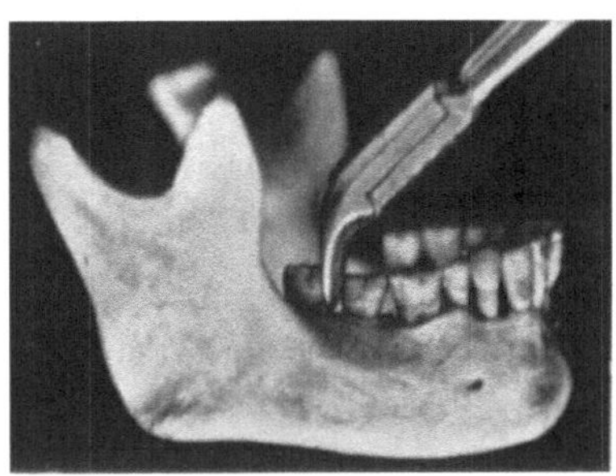

Abb. 348. Anwendung der Keilzange für untere Weisheitszähne. 1. Zeit: Distalschieben des Zahnes.

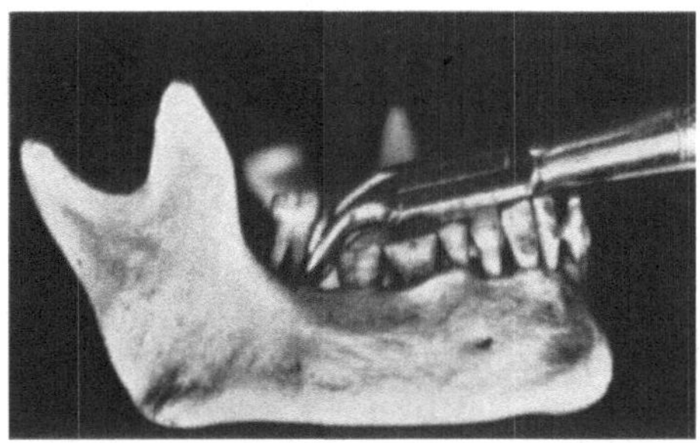

Abb. 349. Anwendung der Keilzange für untere Weisheitszähne. 2. Zeit: Hochheben des Zahnes.

der Druck nach innen *und oben* erfolgen. Die Funktion des geraden löffelförmigen Hebels geht *in zwei Zeiten* vor sich; erste Zeit: Ablösen der Wurzel ringsum von der Umgebung, wobei der Hebel ständig wandert; zweite Zeit: Anlehnung des Hebels an den kräftigsten Abschnitt des Alveolarrandes und Herausluxieren der Wurzel; bei den übrigen Hebeln, wie sie vorhin aufgezählt wurden, die sämtlich an den Approximalseiten der Wurzeln angreifen, ist *von größter Wichtigkeit, daß der Stützpunkt (Nachbarzahn), an den diese Hebel sich anlehnen, auch widerstandsfähig genug ist,* sonst kann sehr leicht statt der zu entfernenden Wurzel der Stützpunkt nachgeben.

Die richtige Haltung der instrumentfreien Hand ist bei einer Extraktion von zu großer Bedeutung, als daß sie nicht auch hier Erwähnung verdient; das gilt ganz besonders für den Unterkiefer; hier muß der Zeigefinger die Wange, bzw. Lippe, der Mittelfinger die Zunge abhalten, der Daumen liegt unten außen dem Unterkieferrand an

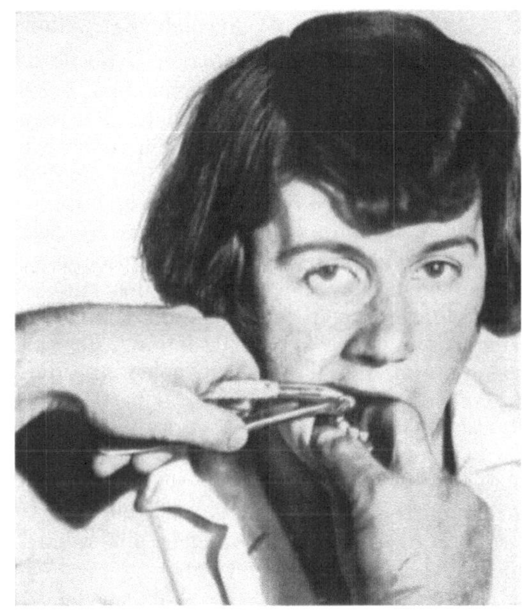

Abb. 350. Extraktion im rechten Unterkiefer mit der linken Hand. Handhaltung. Zange in Rabenschnabelform.

und drängt förmlich von unten her den Zahn in die Zange; im Oberkiefer ist die Aufgabe der freien Hand, die Wange bzw. Lippe abzuhalten.

Endlich noch ein Wort über die Stellung des Extrahierenden. Der Stellung vor dem Patienten ist unbedingt der Vorzug zu geben vor der Stellung hinter ihm mit Vorbeugen des Kopfes; denn nur so läßt sich die volle Übersicht über das Operationsfeld am leichtesten wahren. Um dies aber auch bei der Extraktion in der rechten Unterkieferhälfte durchführen zu können, ist freilich erforderlich, daß der Zahnarzt auch mit der linken Hand extrahieren lernt, wenigstens, wenn er die Zangen mit Rabenschnabelform beibehalten will, über deren Vorzüge ja schon gesprochen wurde. Diese Forderung des Ambidextertums scheint im ersten Moment etwas weitgehend, gestaltet sich aber, wie die Erfahrung im praktischen Unterricht beweist, gar nicht als nennenswert schwierig (Abb. 350).

c) Vorbereitung der Mundhöhle.

Extrahieren heißt eine Wunde setzen; nach den Lehren der allgemeinen Chirurgie würde dazu gehören, daß das ganze Operationsgebiet möglichst keimfrei gemacht wird. Diese Vorschrift stößt aber in der Mundhöhle auf ganz erhebliche Schwierigkeiten; das einzige, was wir ohne Schädigung der Schleimhaut tun können, ist, vermittels des Jodstriches die im Extraktionsbereich vorhandenen Bakterien zu fixieren. Die Erfahrung lehrt, daß in einem einigermaßen gepflegten Munde der Jodstrich auch durchaus genügt. Sind reichlich Beläge da, so muß für deren Beseitigung mindestens im weiteren Wundbereich gesorgt werden; der Zahnstein wird abgelöst, der weiche Belag durch gründliche Waschung mit Tupfern, die in Wasserstoffsuperoxydlösung getaucht sind, beseitigt; dann Nachwischen mit trockenem sterilen Tupfer und nun der Jodstrich. — Zur Vorbereitung der Mundhöhle gehört auch die Vorbehandlung von frischen Ulcerationen, wie sie bereits erwähnt worden ist; auch dadurch wird die Infektionsgefahr gemindert. Über Kieferklemme s. S. 429.

d) Normale Extraktionswundheilung.

Es ist wichtig, den normalen *Heilverlauf einer Extraktionswunde* zu kennen, weil bei etwaigen Nachschmerzen und Beurteilung ihrer Gründe das Aussehen der Wunde eine große Rolle spielt. Bei regulärem Verlauf muß 1. vom 1. Tage ab beginnend die Wundfläche sich fortwährend verkleinern; am 3. Tage soll sie bereits nur mehr die Hälfte der ursprünglichen Ausdehnung aufweisen; von da ab geht die weitere Verkleinerung langsamer vor sich; 2. muß die Alveole stets von einem Koagulum prallelastischer Konsistenz ausgefüllt sein, bis sich die Epithelisierung vollzieht; Neigung zu Einschmelzung des Koagulums und übler Geruch dürfen nicht vorhanden sein; in den ersten Tagen ist die Oberflächenfarbe des Koagulums rot, später wird sie weißlich, wobei auch die Oberfläche etwas einsinkt; 3. muß die leichte Wundentzündung, die am ersten Tage die Wundränder rötet, schon am zweiten Tage zurückgehen und die Farbe mehr und mehr rosa werden; 4. muß die Epithelisierung der Oberfläche etwas am 4.—5. Tage beginnen und in etwa 8 Tagen die frühere ganze Wundfläche überzogen haben; 5. muß von da ab in den folgenden Wochen eine leichte Schrumpfung in dem ganzen Bezirk eintreten, wobei gleichzeitig die Alveolarränder abgebaut werden. Jede Abweichung von diesem kurz skizzierten Verlauf muß Verdacht auf eine Störung in der Heilung erwecken; das gleiche gilt, wenn Fisteln, die vorher bestanden hatten, nicht bald verschwunden sind.

Unter der Voraussetzung, daß sich der Verlauf in der vorgeschilderten Weise normal gestaltet, ist eine Nachbehandlung nicht erforderlich; wesentlich beschleunigt aber kann die Heilung werden, wenn man dem Bestreben der Natur, die Wundfläche rasch zu verkleinern, dadurch zu Hilfe kommt, daß man in allen Fällen, bei denen die Wundränder stark klaffen, eine sog. *Situationsnaht legt*. Gegen die *digitale Kompression* stark gedehnter Alveolarränder werden von einigen Seiten Bedenken erhoben; saubere Finger, sauberes Instrumentarium und Jodstrich vorausgesetzt, sind diese Bedenken aber doch nicht stichhaltig, und dem Patienten wird durch die Kompression meist eine sehr unangenehme Form von Nachschmerz erspart (S. 329). Spülungen mit Wasserstoffsuperoxydlösungen am ersten Tage sind nicht unbedingt nötig, kommen aber der Reinhaltung der Oberfläche des

Gerinnungspfropfes in der Alveole zugute. Spülungen mit kaltem Wasser sofort nach der Extraktion bis zum Nachlassen der Blutung sind eine alt eingebürgerte Verordnung; andere bevorzugen das Aufbeißenlassen auf eine sterile Kompresse. Die Mahnung, namentlich an jugendliche Patienten, die Finger von der Wunde zu lassen, ist nie ganz überflüssig!

2. Üble Zufälle während und nach der Extraktion.

a) Zahnfraktur.

Wohl die häufigste Komplikation bei der Extraktion ergibt sich aus der Fraktur des Zahnes. Ungeeignetes Instrumentarium, mangelhafte Technik, schlechte Übersicht begünstigen wesentlich das Zustandekommen einer Fraktur unter Belastung des Extrahierenden; aber auch ohne dessen Schuld sind Frakturen sehr wohl möglich, z. B. bei stark gekrümmten Wurzeln, bei sehr unruhigen und unvernünftigen Patienten. Einige Zähne weisen *eine besonders hohe Ziffer in der Frakturenstatistik* auf, *dazu gehören die unteren Prämolaren und die beiden unteren letzten Molaren.* Bei den Prämolaren ist nach meiner Erfahrung der Hauptgrund der, daß die Rotationsbewegung nicht genügend berücksichtigt wird; bei den

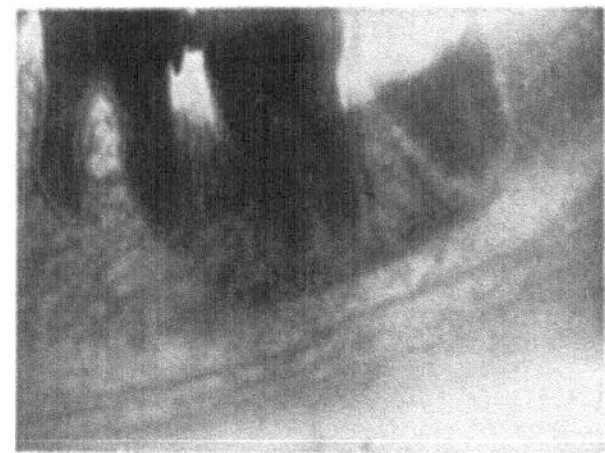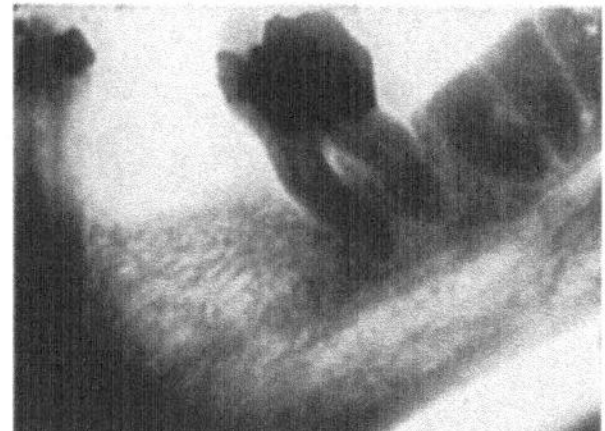

Abb. 351.   Abb. 352.

Abb. 351 u. 352. Typische Röntgenbilder von Fraktur des unteren Weisheitszahnes.

beiden Molaren ist die Ursache meist in der außerordentlich stark entwickelten und unnachgiebigen Corticalis zu sehen, der nur durch äußerst ruhiges und langsames Vorgehen entgegengearbeitet werden kann. Auch obere 1. Prämolaren frakturieren häufiger, gewöhnlich deshalb weil nicht die richtige Zange gewählt wurde und diese nicht hoch genug geschoben worden ist.

Hat eine Fraktur stattgefunden, so ist *nichts verkehrter, als sofort nach der Wurzelzange zu greifen* und sich und den Patienten damit endlos abzumühen. Sich eine klare Übersicht über die Frakturverhältnisse zu schaffen, das ist das erste, was zu geschehen hat und vor allem auch — die nötige Ruhe bewahren! Handelt es sich um eine Fraktur nahe dem Zahnhals bei vorderen Zähnen einschließlich der Prämolaren, so ist gegen die Anwendung der Wurzelzange nichts einzuwenden; liegt aber die Fraktur sehr viel mehr apikal, so schlitzt man das Zahnfleisch, hebelt es ab mit dem Raspatorium, nimmt mit ein paar Meißelschlägen das Jugum alveolare weg und kann nun leicht mit dem Hebel das Wurzelstück herausnehmen; eine Naht vereinigt dann wieder die Schleimhautwundränder. Nur dies ist in solchen Fällen eine schonende Methode! Nur sie führt rasch und sicher zum Ziel! Bei coronaler Fraktur oberer Molaren ist ebenfalls die Wurzelzange am Platz; meist wird sie allerdings erst den Zweck haben, die noch bestehende Verbindung zwischen den Wurzeln zu sprengen und dann erst diese einzeln herauszunehmen. Bei hoher Fraktur ist so zu verfahren, wie es oben geschildert wurde. Bei unteren Molaren ist zunächst ebenfalls ein Versuch mit der Wurzelzange angezeigt; bei 1. Molaren führt er auch oft zum Ziel. *Beim 2. und 3. Molaren die Versuche mit der Wurzelzange lange auszudehnen, ist eine unnötige Zeit und Kraftvergeudung,* sie verwüstet höchstens das Operationsfeld; namentlich die gefürchtete *dachfirst-förmige Fraktur* spottet jedem Versuch. Viel richtiger ist es, sich einen genauen, den Verhältnissen angepaßten Plan zurechtzulegen, der zweckmäßig durch ein Röntgenbild gestützt wird (Abb. 351 und 352), schon um zu wissen, ob die Wurzeln getrennt stehen oder zu einem Stock vereinigt sind. Im ersteren Falle leistet der PARTSCHsche Drehmeißel viel Gutes; im letzteren

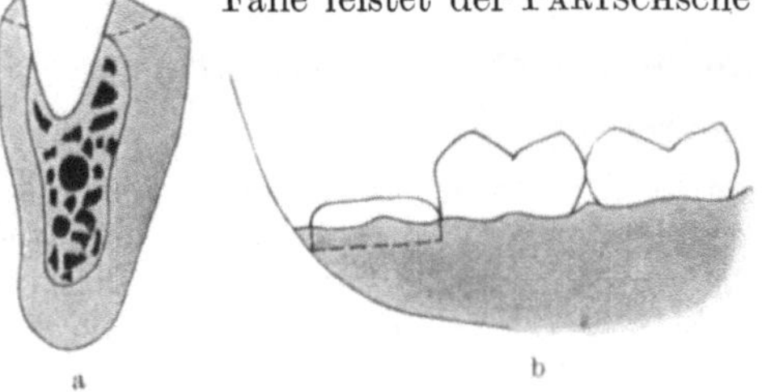

Abb. 353. Schematische Darstellung der Meißelungslinien bei frakturiertem unteren Weisheitszahn.

Falle ist der meist gangbare Weg der, buccal am Alveolarrand mit dem Meißel eine nicht zu seichte Stufe gegen die Wurzel hin schlagen, dann mesial und distal einen dünnen Meißel ziemlich tief einzutreiben und nun den Wurzel-stock herauszuhebeln (Abb. 353). Ist nur eine einzige Wurzel bei unteren Molaren zurückgeblieben, so kommen die von mesial nach distal oder umgekehrt wirkenden *Hebel als schonendstes Verfahren* in Betracht. Hier sind die FLIESSschen Hebel mit der scharfen Spitze und die Kralle, die auch dicke, interradikale Septen durchschneidet, gut am Platze.

b) Kieferfraktur.

Bei den Knochenfrakturen, die gelegentlich einer Extraktion vorkommen können, muß man wohl unterscheiden diejenigen am Alveolarfortsatz und diejenigen am Kieferkörper. Die *Frakturen am Alveolarfortsatz* sind eine recht häufige und nicht immer ganz zu vermeidende Komplikation, die allerdings auch keine weitgehende Bedeutung beansprucht. Zumeist handelt es sich um kleine Stücke der facialen oder oralen Alveolarwand, dann ferner um Interradikal- oder Interdentalsepten. Die beiden letzteren können ohne weiteres als verloren gelten, bei den Wandfrakturen sind diejenigen Stücke, die aus allem Zusammenhang losgelöst sind, zu entfernen, diejenigen, die noch durch das Periost festgehalten

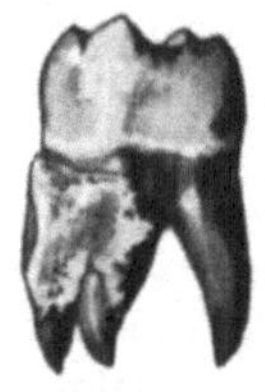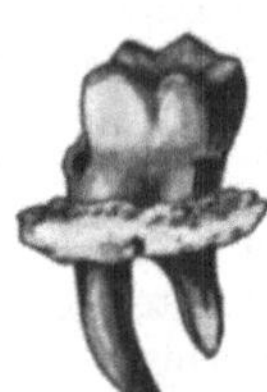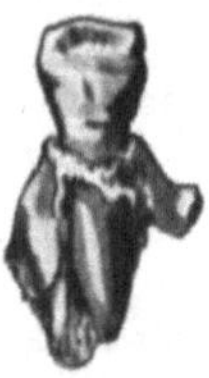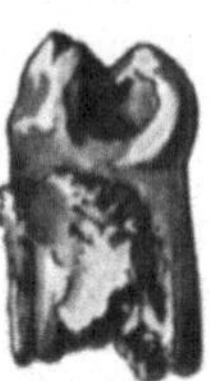

Abb. 354. Fraktur von Teilen des Alveolarfortsatzes bei der Extraktion.

werden, können vorerst belassen werden; bei ungestörter Heilung der Extraktionswunde werden sie gewöhnlich wieder konsolidiert. Im allgemeinen sind Alveolarfrakturen eine häufigere Erscheinung bei älteren Patienten mit spröderem Knochenmaterial (Abb. 354).

Sehr viel unangenehmer sind *Frakturen, die sich auf den Kieferkörper erstrecken*. Sie können entschuldbar vorkommen, wenn z. B. im Unterkiefer das Knochengefüge durch eine große Cyste oder eine ausgedehnte Osteomyelitis geschwächt ist, dann gelegentlich auch einmal bei Tabikern. Weit häufiger aber sind solche Frakturen die *Folge einer unangebracht großen und brüsken Hebelgewalt*. So ist z. B. im Oberkiefer eine Absprengung des ganzen Tuber maxillare nichts allzu Seltenes, wenn der obere Weisheitszahn mit dem Lecluse nach rückwärts luxiert wird. Auch im Unterkiefer kann auf diese Weise gelegentlich einmal eine Totalfraktur herbeigeführt werden. Die Behandlung, die sofort einzuleiten ist, hat nach den allgemeinen Regeln der Frakturtherapie zu erfolgen.

c) Luxation des Unterkiefers.

Eine Unterkieferluxation — *einseitig oder doppelseitig* — kann im Zusammenhang mit einer Extraktion eintreten, wenn der Mund zu gewaltsam geöffnet wird; besonders leicht tritt sie ein bei Personen mit habitueller Luxation. Die Unmöglichkeit, den Mund wieder zu schließen, die Delle vor dem Ohr, da, wo das Kieferköpfchen sitzen sollte, erleichtern sehr die Diagnose. Die Behandlung ist meist sehr einfach mit dem bekannten Handgriff (s. auch S. 414).

d) Luxation von Nachbarzähnen.

Es ist schon früher betont worden, wie wichtig es ist, bei Verwendung von Hebeln die Leistungsfähigkeit des als Stützpunkt dienenden Nachbarzahnes genau zu prüfen. Besonders bedenklich sind solche Nachbarzähne, die an ihrer anderen Approximalseite eine Lücke begrenzen; kann man in solchen Fällen den Hebel nicht entbehren, so muß entweder ein Finger der freien Hand mit aller Kraft auf diesen Zahn gepreßt, und es muß bei dem Gefühl des Nachgebens sofort mit den Hebelarbeiten aufgehört werden. Noch besser ist, man hält sich sterile Hartholzstückchen von reichlicher Zahnesbreite vorrätig, keilt diese in die alte Lücke ein und stellt so wieder eine geschlossene Zahnreihe her, die jedem Hebeldruck gewachsen ist. Sind gesunde Zähne nur leicht luxiert worden, so ergeben sich daraus bei sofortiger Reposition meist keine weiteren Schwierigkeiten; sehr stark luxierte Zähne sind natürlich ebenfalls sofort zu reponieren, werden aber zweckmäßig einige Zeit vor Belastung geschützt und sind öfter auf ihr Pulpaleben hin zu prüfen.

e) Entfernung gesunder Nachbarzähne.

Ohne Verschulden des Extrahierenden kann die Entfernung vorkommen wenn die Nachbarzähne mit dem kranken Zahn im Wurzelbereich verwachsen sind oder im Falle von Abb. 355; von diesen Ausnahmen abgesehen liegt aber meist ein starkes Versehen vor, entstanden aus Unübersichtlichkeit des Operationsfeldes oder falschem (schrägem) Anlegen der Zange, wobei bei schmalen und eng stehenden Zähnen leicht der Nachbarzahn mit herausbefördert werden kann. Auch falsches Arbeiten mit Hebeln kann zum gleichen Ergebnis führen. Die Behandlung ist die gleiche wie bei den stark luxierten Nachbarzähnen.

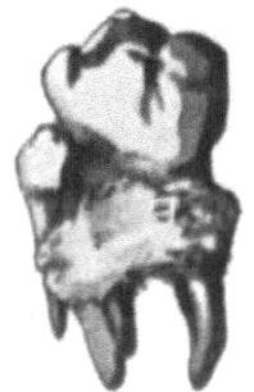

Abb. 355. Mitentfernung eines nicht durchgebrochenen Weisheitszahnes.

Ein reponierter, gesunder Zahn wird auch nach vorausgegangener vollständiger Entfernung meist wieder fest!

f) Verletzung von Weichteilen.

Geringfügige Verletzungen von Weichteilen sollten zwar auch nicht vorkommen, sind aber bei der guten Heilungstendenz in der Mundhöhle meist ohne besondere Bedeutung. Um so mehr Beachtung verlangen größere Weichteilverletzungen. Diese kommen hauptsächlich zustande, wenn ein Zahn nicht sorgfältig von festhaftendem Zahnfleisch losgelöst wird, oder aber wenn ein Instrument, besonders ein Hebel, ausgleitet und dabei tief in die Weichteile (auch Zunge) gerät, dann auch da, wo ungehörigerweise die Zange über das Zahnfleisch geschoben wird. Eine gewisse Gefahr schließen die Fälle in sich, bei denen Wurzeln ganz vom Zahnfleisch bedeckt sind. Wer aber die Wurzelzange richtig anlegt, d. h. *mit der oralen Backe des Zangenmaules zuerst den oralen Zahnfleischrand abdrängt, dann ganz dicht über*

*der Wurzeloberfläche erst die Zange spreizt und hierbei auch die faciale Zahnfleisch-
partie abhebelt,* wird der Gefahr leicht entgehen. Eventuell macht man einen Schnitt
entlang dem Zahnfleischkamm, hebelt mit dem Raspatorium ab und legt sich so
mit einigen Meißelschlägen die Wurzel frei. Um beim Arbeiten mit der Voll-
zange das Abreißen größerer Schleimhautstreifen zu verhindern, sollte man grundsätzlich bei jeder Extraktion noch eine Rotationsbewegung vornehmen, wenn der
Zahn bereits aus der Alveole gehoben ist; erweist sich dabei das Zahnfleisch als zu
fest haftend, so wird es mit dem Raspatorium abgelöst und die Schädigung ist
vermieden. Verletzungen an Zunge und Mundboden sind sofort energisch mit
Jodpregl auszuwaschen; hat trotzdem eine sich ausbreitende Infektion stattgefunden, so ist für Erweitern und Offenhalten der Wunde zu sorgen; jedenfalls ist eine längere, strenge Kontrolle angezeigt. Im übrigen sind bei Zahn-
fleischverletzungen zerfetzte Ränder zu glätten und Nähte zu legen.

Eine andere, sehr unnötige Verletzung wird von unachtsamen Operateuren
durch *Quetschung der Unterlippe* herbeigeführt, wenn bei Entfernung oberer
Zähne der Zangengriff die Unterlippe zu fest auf die unteren Zähne aufpreßt.
Eine Behandlung ist hier nicht nötig.

g) Plötzliches Verschwinden von Wurzeln aus Zange und Mundhöhle.

Bei mangelnder Übersicht und falschem Anlegen der freien Hand, dann aber
auch bei starker Blutung und als reiner Unglücksfall kann unkontrolliert eine
Wurzel (oder sonstiger Zahnteil ebenso wie Füllungen) plötzlich verschwinden.

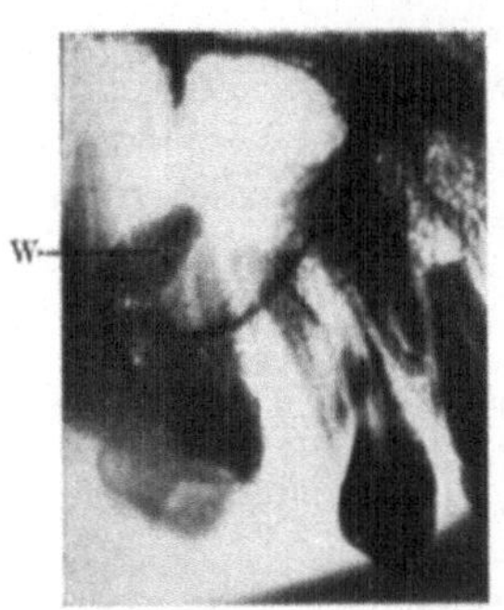

Abb. 356. Eine Wurzel ist
in die Kieferhöhle gelangt
(W Wurzel).

Der Weg, den diese Wurzeln dabei nehmen, richtet sich
zum Teil nach dem Sitz des Zahnes; obere Prämolaren-
und Molarenwurzeln können *in die Kieferhöhle geraten,*
untere Weisheitszahnwurzeln *in die lockeren Weichteile der
lingualen Seite des Unterkiefers* gegen den Gaumensegel-
ansatz hin; andere Wurzeln geraten in den Oesophagus und
endlich auch hier und da einmal Wurzeln in *die Trachea.*

Wurzeln geraten in die Kieferhöhle. Dies kommt vor,
wenn die Wurzelzange unvorsichtig hochgestoßen wird
und der Antrumboden besonders dünn ist (Abb. 356).
Falls nicht gerade die betreffende Wurzel vom Antrum
her wie ein Pfropf die Alveole verschließt, ist die Diagnose
sehr leicht: die Sonde gerät durch die leere Alveole ins
Uferlose, die Sprache klingt sofort etwas nasal; beim Zuhalten der Nase und gleichzeitigem Exspirationsdruck in
der Nase *treten Luftblasen oder schaumiges Blut aus der Alveole;* oft kommt auch
aus der betreffenden Nasenhälfte etwas Blut. Eine solche Wurzel muß natürlich
aus der Kieferhöhle wieder entfernt werden, sonst tritt früher oder später sicher
eine Sinusitis mit Empyem auf. Dazu gibt es zwei Wege: einen Weg des *Ver-
suches von der Alveole aus* und die *Eröffnung der Kieferhöhle* von der vorderen
Antrumwand aus. Der Versuch gestaltet sich folgendermaßen: mit dicken
Fräsen wird die Alveole nach dem Antrum zu stark erweitert; dann führt
man einen Jodoformgazestreifen von etwa 2 cm Breite und mindestens 30 cm
Länge durch die Alveole in die Kieferhöhle hoch und zieht ihn nun am freien
Ende langsam wieder heraus; dabei kann es gelingen, die Wurzel mit heraus-
zubefördern, weil sie sich leicht in den Maschen des Gazestreifens verfangen
kann. Mißlingt der Versuch, so bleibt nur der zweite Weg übrig, der an sich
auch keine Schwierigkeiten bietet, aber doch nur in einer zahnärztlichen Praxis
gemacht werden sollte, wo Assistenz, Erfahrung und Instrumentarium in entsprechender Weise vorhanden sind.

Wurzeln geraten in die Unterkieferweichteile. An diese Möglichkeit muß man beim
2. und 3. Molaren immer denken; die Erkennung stützt sich auf den Nachweis eines

kleinen, sehr derben und etwas verschieblichen Widerstandes unter der Schleimhaut, der bei der vergleichenden Untersuchung auf der gleichen Stelle der anderen Seite fehlt. Bei vorsichtigem Arbeiten mit einem schmalen stumpfen Haken gelingt es gewöhnlich, das Zahnstück unter der Schleimhaut nach dem Wundeingang hin zu verschieben und dann mit der Pinzette wegzunehmen. Eventuell muß ein kleiner Einschnitt gemacht werden. Kurze Wundtamponade ist oft angezeigt.

Verschlucken von Wurzeln usw. Zahnteile, die keine sehr scharfen Ränder haben, passieren beim Verschlucken meist glatt den Darmtractus und machen keine Erscheinung. Beim Einspießen eines scharfen Zahnstückes in die Oesophaguswand treten heftige Schluckbeschwerden auf; baldigste Überweisung an die zuständige ärztliche Stelle ist vorzunehmen.

Aspiration von Zahnteilen oder Füllungen. Dies ist die allerunangenehmste Komplikation, die vorkommen kann, ganz besonders bei tiefer Narkose, die schon deswegen so bedenklich ist. Namentlich bei Benutzung von Hebeln (Geißfuß) kann sehr leicht eine Wurzel aspiriert werden, wenn ein starker Druck angewendet wird und die Wurzel ganz plötzlich den Widerstand aufgibt. Bei erhaltenen Reflexen wird der Zahnteil oft noch rechtzeitig durch Hustenstöße wieder herausbefördert; wenn aber gerade in dem Moment, in dem die Wurzel auf den Zungengrund fällt, eine tiefe Inspiration erfolgt, so kann die Wurzel oder der Zahn leicht den Kehlkopf passieren und tief in die Trachea gelangen. Hier ist nun erstes Gebot: *nicht als Unkundiger mit ungeeigneten Instrumenten helfen wollen, sondern sofort möglichst spezialärztliche Hilfe heranzuziehen;* man darf oft noch von Glück sagen, wenn durch sofortige Tracheotomie der Fremdkörper wieder aus der Luftröhre entfernt werden kann. Wenn die Wurzel bis zur Bronchialteilung gelangt, so ist die Gefahr der Erstickung sehr groß; aber selbst später noch besteht Lebensgefahr durch Pneumonie usw. Sehr gerne entgleiten auch obere Weisheitszähne der Zange, wenn sie nur geringe Größe haben. Die dafür angegebenen Spezialzangen mit stark ausgehöhltem Zangenmaul sind deshalb recht empfehlenswert, weil hier der Zahn auch bei geschlossener Zange im Zangenmaul hinreichend Platz findet und die Backen an ihren Rändern sich so fest aneinanderlegen, daß er nicht mehr aus dem Maule entgleiten kann. Gefährlich sind endlich auch *große Backzahnfüllungen,* die von dünnen Kronenrändern umgeben sind, weil die letzteren durch die Zange leicht zerquetscht werden und dabei die Füllung frei wird. Bei derartigen Zähnen ist besondere Aufmerksamkeit nötig.

h) Eröffnung der Kieferhöhle bei einer Extraktion.

Auch ohne daß, wie vorhin beschrieben, Wurzeln in die Kieferhöhle gelangen, kann eine Eröffnung derselben stattfinden. Diese ereignet sich besonders gerne, wenn ein chronischer, apikaler Entzündungsherd den knöchernen Antrumboden über sich zerstört hat, dann auch, wenn sich das Antrum sehr tief zwischen gespreizte Wurzeln einsenkt oder rechtwinklig abgeknickte Wurzeln im Antrumboden verlaufen, wie das bei oberen Weisheitszähnen nicht selten ist (Abb. 357). Die Symptome sind die gleichen wie sie vorhin bei der Wurzel im Antrum geschildert wurden, aber die Behandlung ist eine andere, klar vorgezeichnete. War der Zahn in toto entfernt worden, dann *jedes Sondieren und Spülen an der Eröffnungsstelle wie überhaupt in der leeren Alveole vermeiden!* Auch keine Tamponade in die Alveole! Nur ein paar Lagen

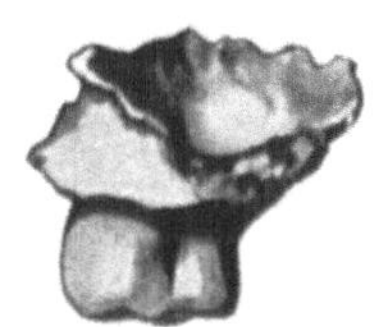

Abb. 357. Mitentfernung des Bodens der Kieferhöhle und Antrumeröffnung bei einer Zahnextraktion.

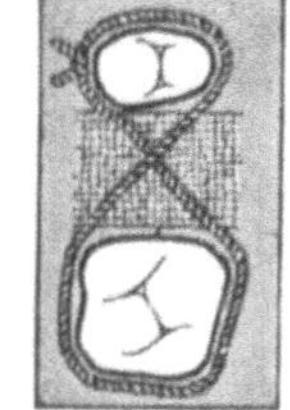

Abb. 358. Schematische Darstellung von der Fixierung eines Gazestreifens durch Achterligatur bei Eröffnung des Antrums.

Jodoformgaze auf den Alveoleneingang legen und durch eine Achtertour um die Nachbarzähne festhalten! (Abb. 358).

i) Entfernung des Zahnkeimes bleibender Zähne bei der Extraktion von Milchzähnen.

Ein seltenes Vorkommnis, das mehr der Vollständigkeit halber hier mit angeführt wird. Es betrifft in erster Linie die Prämolarenzahnkeime und kann dann zustande kommen, wenn die Wurzeln des betreffenden Milchmolaren nicht im ganzen Verlauf divergieren, sondern im apikalen Teil wieder gegeneinander geneigt sind; dadurch wird der Zahnkeim des Prämolaren so umfaßt, daß er ebenfalls dem Zuge der Zange folgt. Doch ist das, wie gesagt, sehr selten, schon deswegen, weil ja die Milchmolaren meist in einer Zeit erkranken, zu der die Wurzelresorption bereits eingesetzt hat.

k) Ohnmacht. Kollabieren des Patienten.

Vielfach kommen die Patienten erst zur Extraktion, wenn sie durch tagelange Schmerzen und durch Schlaflosigkeit in ihrer Widerstandfähigkeit stark gelitten haben. Dazu tritt noch eine hochgradige Angst vor dem Ziehen und gelegentlich auch eine verstärkte Wirkung des Suprareninzusatzes zum Anaestheticum. In leichteren Fällen beschränken sich die Erscheinungen auf Blaßwerden, Schweißausbruch, Gefühl von Schwäche und Schwindel; in schwereren Fällen erweitert sich die Pupille, der Bulbus rollt nach oben, die Arme fallen schlaff herab, der Patient sinkt in sich zusammen oder rutscht vom Stuhl, der Puls wird schwach, leicht unterdrückbar, das Bewußtsein schwindet.

Aufmerksames Beobachten des Patienten wird schon die ersten Anzeichen nicht übersehen lassen; Unterbrechen der Behandlung, Zufuhr frischer Luft, einige Züge an der geöffneten Ätherflasche, Trinkenlassen von etwas kaltem Wasser mit 20 Tropfen Validolum camphoratum oder 10 Tropfen Cardiazol sind einfache, rasch angewendete Mittel, die gewöhnlich bald wieder das Weiterarbeiten gestatten; eventuell läßt man den Patienten sich einige Zeit hinlegen. Ist eine Ohnmacht eingetreten, so muß der Patient horizontal gelagert werden, beengende Kleidungsstücke sind zu lockern (bei weiblichen Patienten immer Zeugen zuziehen, frische Luft ist zuzuführen, Äther einatmen zu lassen; bei hartnäckiger Ohnmacht Waschung von Gesicht und Brust mit kaltem Wasser oder Schlagen mit nassen Tüchern, künstliche Atmung, Herzmassage, eventuell Injektion von Oleum camphoratum oder Cardiazol, letzteres intravenös. Ständige Pulskontrolle!

Prophylaktisch kann man dadurch etwas erreichen, daß man vor Beginn der Behandlung solchen Patienten, die übertrieben aufgeregt oder ängstlich sind, ein Abstumpfungsmittel gibt, z. B. 1—2 Tabletten Neuritit (enthält etwas Brom). Die meisten Fälle von Kollaps sind wohl psychisch bedingt; sie werden gewöhnlich bald behoben, wenn man in der vorstehend geschilderten Weise vorgeht. Tritt der Kollaps beim Injizieren ein, so muß man sich von Fall zu Fall genau überlegen, ob nach Abklingen der Kollapserscheinungen die Injektion zu Ende geführt werden darf. Meist wird es zweckmäßiger sein, davon Abstand zu nehmen. Im übrigen darf nie vergessen werden, daß Blässe des Gesichtes auch durch Erkrankungen z. B. des Blutsystems herbeigeführt werden kann; dementsprechend sind Fragen zu stellen.

l) Störungen im Heilverlauf.

Der Heilverlauf, so wie er als normal geschildert worden ist, kann sehr frühzeitig eine Störung dadurch erfahren, daß eine mehr oder minder hartnäckige Nachblutung eintritt. Auch eine mitunter recht beträchtliche Schwellung der

umgebenden Weichteile (meist ödematöser Natur) kann bald nach der Extraktion
einsetzen. Ganz besonders gestört wird der Heilverlauf, wenn die Extraktionswunde infiziert worden ist; außer hierbei können auch aus anderen Gründen
quälende Nachschmerzen entstehen. Endlich kommen Anästhesien und Hyper-
ästhesien nach Extraktionen vor.

m) Nachblutung.

Eine *recht häufige Erscheinung sind Nachblutungen* aus der Extraktionswunde,
die manchmal sehr spät erst einsetzen, gewöhnlich aber dann beginnen, wenn der
gefäßkontrahierende Suprareninzusatz zum Anaestheticum seine Wirkung verloren hat. Die Blutung kann zurückzuführen sein auf die Verletzung eines größeren
Gefäßes, sie kann aber auch eine rein parenchymatöse Blutung sein, und sie kann
endlich bedingt werden durch die Abschwächung oder Verlust der normalen
Gerinnungsfähigkeit. Blutungen aus der Extraktionswunde können herrühren von
den Gefäßen am Fundus der Alveole oder von den Gefäßen des Alveolarknochens,
der bei den Luxationsbewegungen verletzt wurde, oder aber von den bedeckenden
Weichteilen.

Erscheint ein Patient mit Nachblutung, so wird die erste Aufgabe sein, nach
gründlicher Reinigung der Mundhöhle von Blutgerinnseln durch Spülung mit
Wasserstoffsuperoxydlösungen und nach vorübergehendem Komprimieren durch
Zubeißenlassen auf einen sterilen Wattebausch sich *über die Herkunft der Blutung
zu orientieren.* Nach der Herkunft richtet sich auch die Behandlung. Blutungen
aus dem Fundus der Alveole kommen — wenn die Gerinnungsfähigkeit nicht zu
sehr herabgesetzt ist — meist zum Stehen, wenn man die Alveole nach Ausspritzen
mit H_2O_2 sorgfältig tamponiert mittels eines Jodoformgazestreifens von etwa
1 cm Breite; über den Tampon kommt dann für einige Zeit noch ein steriler Wattebausch, auf den der Patient aufzubeißen hat. Bei Blutungen aus den Seitenwänden
der Alveole muß der ganze Alveolarabschnitt überdeckt werden und durch entsprechend längeres Zubeißenlassen auf einen Bausch die Kompression von außen
erfolgen; bei Blutung aus den Weichteilen ist zu umstechen und bei Riß-
wunden dicht zu nähen. Geringere parenchymatöse Blutungen stehen oft
schon, wenn ausgiebig *Clauden-Fischl* oder eines der neueren Präparate in genügender Menge aufgestreut wird und sich noch eine Kompression für einige
Zeit anschließt.

Ist eine Stillung der Blutung mit den eben aufgezählten Verfahren nicht zu
erreichen, dann hat sich uns folgende Methode noch stets glänzend bewährt:
Man nimmt mit gut eingefettetem Löffel einen Stentsabdruck der ganzen Kieferhälfte, wobei die Kompressionsmasse an der äußeren und inneren Seite des Alveolarfortsatzes hoch hinauf bzw. herabgeschoben wird; nun wird nach Erkalten der
Masse zunächst der eingefettete Löffel und dann vorsichtig der Abdruck selbst
herausgenommen; während der Abdruck in fließendem, kaltem Wasser liegt,
wird die Wundfläche und ihre weitere Umgebung unter Freilassung der Zähne
mit zwei oder drei Lagen glatt ausgebreiteter Jodoformgaze belegt und hierauf
der Abdruck wieder auf den Kiefer zurückgebracht; er ist jetzt um die Dicke der
Jodoformgazestreifen zu eng, komprimiert dafür aber um so gleichmäßiger und
kräftiger bei einfachem Kieferschluß; eventuell kann man zur Sicherung noch
einige Touren Binde um das Gesicht führen (z. B. für die Nacht). Die Schiene
bleibt längere Zeit liegen; man kann sie dem Patienten mit der nötigen Unterweisung auch nach Hause mitgeben, damit er sie selbst einsetzt, wenn die Blutung
später noch einmal beginnen sollte.

Ein sehr seltenes, aber immerhin schon mehrfach beobachtetes Vorkommnis
ist eine äußerst starke Blutung nach Extraktion eines unteren Molaren, entstanden
dadurch, daß die Arteria alveolaris inferior abnormerweise zwischen den Wurzeln

des Zahnes durchzog und beim Extrahieren zerrisen wurde. Als Notbehandlung, bis chirurgische Hilfe kommt, darf folgendes gelten: die Alveole wird kräftig austamponiert und über den Tampon von einer Assistenz ein Wattebausch dauernd festgepreßt; inzwischen kann ein den Wurzeln entsprechender Holzkeil zugeschnitzt und ausgekocht werden, *hierauf wird er mit Jodoformgaze umwickelt und in die Alveole hineingetrieben.* Darüber kann dann noch eine Stentsschiene gebracht werden.

n) Schwellung der Weichteile.

Bei einfachen Extraktionen bleibt die Schwellung ja meist aus; wenn aber der Meißel zur Hilfe genommen werden mußte, ist sie keine seltene Erscheinung. Im übrigen kommen hauptsächlich drei Formen von Schwellungen in Betracht, die sorgfältig auseinandergehalten werden müssen: das sekundäre Wundödem, das Hämatom, die infektiöse Schwellung. *Das sekundäre Wundödem* ist kenntlich an der diffusen Form, der Einbeziehung der Haut, der Unempfindlichkeit gegen Druck, dem Fehlen von Wärmesteigerung im Schwellungsbezirk und der weichen Konsistenz. Bei ruhigem Verhalten des Patienten und ausgiebiger Wärmeapplikation geht diese Schwellung nach 1—2 Tagen von selbst zurück. Verwendung der Solluxlampe kann die Resorption beschleunigen, doch kommt die Solluxlampe erst in Betracht, wenn jede Anästhesiewirkung verschwunden ist, weil sonst leicht Verbrennung der Haut stattfindet.

Das *Hämatom* wird namentlich nach schwieriger Entfernung unterer Prämolaren beobachtet, wenn die Arteria mentalis verletzt wurde. Kennzeichen: die Schwellung ist stark umschrieben, wächst sehr rasch, ist oft verbunden mit einem deutlichen Druckgefühl; die Konsistenz ist prall-elastisch, Druckempfindlichkeit ist kaum vorhanden; die Gesichtshaut ist über der Schwellung verschieblich. Als Behandlung für den Anfang kommt höchstens ein Druckverband in Betracht; nach einigen Tagen kann mit Wärmeapplikation begonnen werden; *dagegen ist jede Punktion oder gar Incision zu unterlassen!* Über infektiöse Schwellung siehe nächsten Abschnitt. Über Schwellung nach Injektionen ist unter Lokalanästhesie nachzulesen.

o) Infektion.

Eine sehr starke Beeinträchtigung in der Wundheilung ergibt sich, wenn die Extraktionswunde infiziert wird. Wann die Infektion stattgefunden hat, ob bei der Extraktion durch unsauberes Instrumentarium (einschließlich Injektion!) oder unsaubere Finger, ob nachträglich durch das Betasten der Wunde seitens des Patienten oder durch andere infektiöse Herde in der Mundhöhle (Angina!) oder im Kiefer, läßt sich hinterher nicht immer genau feststellen; man sei jedenfalls vorsichtig mit Vorwürfen gegen den Vorbehandler, wenn man sie nicht wirklich begründen kann. Wichtige Kennzeichen der *infektiösen Heilungsstörung* sind: schlechtes Aussehen der Wunde, Infiltration in der Umgebung (infektiöse Schwellung), starke, subjektive Erscheinungen wie Nachschmerz, Hitzegefühl, Klopfen in der Wunde usw. und weiche, vergrößerte, druckschmerzhafte Lymphdrüse.

Das schlechte Aussehen der Wunde ergibt sich aus dem Zerfall des Gerinnungspfropfes verbunden mit üblem Geruch, dann aus dem Klaffen der Wundränder, sowie Rötung und Schwellung der Wundumgebung, evtl. auch Eiterabsonderung aus der Alveole. Die infektiöse Schwellung fühlt sich derb und heiß an und ist sehr druckempfindlich. Bei Fortschreiten des Prozesses kann sich eine mehr oder minder ausgedehnte Ostitis und Periostitis entwickeln mit eitriger Einschmelzung und Knochensequestrierung; die Beschwerden nehmen zu, das Allgemeinbefinden kann erheblich leiden. *Die Lymphdrüsen können ebenfalls eitrig eingeschmolzen werden.* In zum Glück seltenen Fällen stellt sich *allgemeine Sepsis,* unter Umständen sogar mit Todesfolge ein. Man sei sich also seiner Verantwortung klar bewußt! Von infizierten Extraktionswunden im Unterkiefer aus kann sich eine Mundbodenphlegmone entwickeln.

Die Behandlung gestaltet sich um so schneller wirksam und um so erfolgreicher, je frühzeitiger man dazu kommt; man schärfe deshalb den Patienten stets ein, daß sie zur Nachuntersuchung nach einer Extraktion erscheinen sollen, wenn einige Zeit nach dem Zahnziehen sich anhaltende Schmerzen einstellen. Sind nun die oben angeführten Zeichen einer Infektion vorhanden, ist vor allem die Alveole leer oder mit übelriechenden Massen ausgefüllt, dann spritze man zunächst die Alveole ohne jeden Druck mit warmer Wasserstoffsuperoxydlösung aus, was schon etwas Erleichterung schafft. Nun wird ein Jodoformgazestreifen von etwa 1 cm Breite und 3—4 cm Länge in *Chlorphenolcampherlösung* (Camphora trita 20,0, Paramonochlorphenol 10,0 innig verrieben und etwas Alkohol zugesetzt) getaucht und damit die infizierte Alveole lose austamponiert. Ist der Prozeß schon etwas weiter gediehen, so nehme man 1—2mal täglich $^1/_2$—$^3/_4$stündige Solluxbestrahlung oder Diathermiebehandlung vor, welch letztere bei tiefer sitzenden Entzündungen noch prompter wirkt, wie die mehr oberflächlich erwärmende Solluxlampe, dazu lokal die oben angegebene Tamponade. Dem Patienten wird aufgetragen, zu Hause fleißig zu wärmen und besonders heiße Umschläge auf die Lymphdrüse zu machen. Besteht schon eine große, derbe Schwellung, jedoch noch ohne Fluktuation, dann hat uns eine *ein- bis zweimalige Röntgenbestrahlung* ausgezeichnete Dienste geleistet; wenn die Verhältnisse noch reparabel sind, dann geht hierbei rasch die Schwellung zurück, andernfalls erfolgt beschleunigt eine Einschmelzung und nun kann man incidieren. Das gleiche gilt für die geschwollene Lymphdrüse. Trotzdem kann sich aber der Verlauf noch lange hinziehen, wenn Knochen in größerem Umfange geschädigt wurde und sich die Sequestrierung vorbereitet. Wunden hierbei offen halten! Bettruhe während der akuten Phase einer schweren Infektion ist immer von Vorteil für den Verlauf.

p) Nachschmerz.

Das größte Kontingent der Fälle von Nachschmerz wird durch Infektion bedingt. Daneben gibt es aber auch andere Formen von Nachschmerz, auf die hier noch kurz eingegangen werden soll, zumal ihre Behandlung doch eine andere ist, als wie sie eben geschildert wurde. Solche nichtinfektiösen Nachschmerzen können z. B. ausgehen von den Nervi dentales *an der Abrißstelle*. Derartige Fälle sind leicht daran erkennbar, daß das Aussehen der Wunde ein sehr gutes ist und die Heilung glatt verläuft; auch die Lymphdrüsen sind nicht stärker beteiligt als bei jedem Trauma. Ein blutiges Vorgehen ist in diesen Fällen vollkommen entbehrlich, da man hierdurch nur den Heilverlauf unterbricht und da die Schmerzen ohnehin bald von selbst verschwinden; es gilt nur, die Patienten durch Analgetika über die Schmerzzeit hinwegzubringen; hier empfiehlt sich, lieber kleine Dosen und diese öfter zu geben, z. B. Gelonida 1 Tablette mehrmals täglich oder Pyramidon, kleine Tabletten (0,1) 6—8 auf den ganzen Tag verteilt. Ähnliches gilt von Neuritit und anderen derartigen Mitteln.

Eine andere Form von Nachschmerz, oft typisch neuralgiformer Art, entsteht an *scharfen Alveolarrändern*, wenn diese nicht gleich nach der Extraktion zusammengepreßt worden waren. Der Schmerz stellt sich meist erst einige Tage nach dem Zahnziehen ein, wenn die narbige Kontraktion einsetzt und der Abbau des Limbus alveolaris nicht Schritt gehalten hat, so daß sich das Periost über dem scharf gezackten Rande strafft. Auch hier sind das Aussehen der Wunde und der sonstige Heilverlauf durchaus gut, ebenso ist die Lymphdrüse ohne Besonderheit, facial oder oral aber fällt nahe der Wundstelle eine kleine vorspringende Leiste auf, über der die Schleimhaut blaß aussieht; der geringste Druck wird als äußerst schmerzhaft bezeichnet. Wenn die betreffende Alveolarwand sehr dünn ist, genügt manchmal das einfache Eindrücken der Wand mit dem Finger unter der unverletzten Schleimhaut; sonst aber ist die Therapie folgende: nach Anästhesierung wird die Schleimhaut gespalten, der Knochenrand freigelegt und nun mit der LÜHRschen Zange oder dem Meißel abgetragen. Naht.

Bisweilen endlich wird ein Nachschmerz dadurch bedingt, daß ein *isoliertes Stückchen Knochen* oder *ein Wurzelrest* zurückgeblieben ist, über dem sich die Wunde trotzdem gut schließen kann. In allen zweifelhaften Fällen empfiehlt sich daher eine Röntgenaufnahme. Trifft danach der zuletzt angegebene Grund zu, so muß er eben beseitigt werden.

q) Sensibilitätsstörungen im Bereich des Nervus mandibularis und mentalis.

Bei der Extraktion unterer Molaren, deren Wurzelspitze allzu nahe dem Mandibularkanal gelegen hatte, kommt mitunter vor, *daß Blut auch in den Kanal eindringt.* Bei den hier herrschenden, ohnehin sehr engen Verhältnissen und der Schwierigkeit der Resorption ergibt sich daraus eine sehr beträchtliche *Drucksteigerung im Mandibularkanal,* die auf das Leitungsvermögen des Nervus alveolaris inferior sehr nachteilig wirkt. Je nach den pathologischen Druckverhältnissen entstehen Sensibilitätsstörungen von der geringen Hypästhesie an bis zur vollen Anästhesie in annähernd dem gleichen Bezirke wie sie eine Injektion am Foramen mandibulare hervorruft. Eine vollständige Wiederherstellung der normalen Sensibilität pflegt sich zwar regelmäßig einzustellen, doch können mehrere Monate darüber vergehen. Für die Patienten ist die Störung recht lästig, weil namentlich Verletzungen der Lippe, Verbrennungen usw. wegen der Gefühllosigkeit sich häufen können; ängstliche Kranke kommen auf allerhand bedrückende Vermutungen. Wer aber den Grund der Anästhesie kennt, wird sie leicht beruhigen können. Solluxbestrahlungen und Anwendung des faradischen Stromes vermögen vielleicht den Wiedereintritt normaler Empfindung zu beschleunigen.

r) Schwierige Extraktionen.

Mit dem Schlagwort „schwierige Extraktionen" verbindet man in der zahnärztlichen Praxis einen ganz bestimmten Begriff; man denkt dabei in erster Linie an alle die Fälle, bei denen die Zange höchstens am Schluß noch in Aktion tritt, die Hauptaufgabe aber dem Meißel zufällt. Hierher sind zu rechnen: verlagerte Zähne, eingekeilte Zähne (Halbretention), dann aber auch überbrückte und tief frakturierte Wurzeln. Bei der Wichtigkeit, die diesem Kapitel zukommt, ist es gerechtfertigt, am Schlusse des Abschnittes Zahnextraktion noch etwas näher darauf einzugehen, wenn auch nur allgemeine Richtlinien gegeben werden können.

Das erste muß stets sein: *exakteste Röntgenaufnahmen!* Bei frakturierten oder überbrückten Wurzeln mag eine einzelne Aufnahme genügen, bei verlagerten und völlig retinierten Zähnen aber ist unbedingt erforderlich eine Aufnahme von zwei verschiedenen Richtungen her (Abb. 359), noch besser ist eine Stereoaufnahme nach der einfachen Methode, wie sie von W. MEYER ausgebaut worden ist und von jedem Zahnarzt, der über einen Röntgenapparat verfügt, ohne weiteres ausgeführt werden kann. Sehr gut orientiert auch bei retinierten oberen Eckzähnen eine Steilaufnahme, bei der ein genügend großer Film zwischen die beiden Zahnreihen geschoben wird und der Achsenstrahl senkrecht von oben dicht vor der Nasenwurzel auf den Film fällt. Das zweite ist: *ausgiebigste Anästhesierung,* Kombination von Leitungs- und terminaler Anästhesie, Cocainwatterolle in die Nase usw. Nur bei Schmerzlosigkeit kann man ohne jede Überstürzung arbeiten! Das dritte ist: auf Grund des oralen und röntgenologischen Befundes sich einen *Plan zurechtlegen,* nach dem man verfahren will. Nicht ziellos vorgehen, sondern unter Berücksichtigung aller Punkte sorgfältig überlegen, wie man am zweckmäßigsten und schonendsten seine Aufgabe löst! Abweichungen von dem Plan sind je nach dem Situs immer noch möglich. Das vierte endlich ist: *hinreichend Instrumentarium für alle Fälle* vorzubereiten; kommt man dann mit weniger aus, so ist das nur erfreulich gegenüber der Unannehmlichkeit, während des Operierens immer wieder neue Instrumente, die sich als notwendig erweisen, auskochen zu müssen, wenn die Assistenz beschränkt ist. Auch die Assistenz selbst muß sich genau über die ihr zufallenden Aufgaben im klaren sein; ohne ausreichende und geschulte Assistenz arbeiten heißt, den Eingriff zeitlich ganz erheblich verlängern! — Das ist das, was über die Vorbereitung zu sagen ist, und es ist wahrlich nicht weniger wichtig wie die Ausführung selbst!

Was die *Ausführung* anlangt, so wäre zunächst von den verlagerten Zähnen zu sprechen. Hier kann natürlich nicht jeder einzelne Fall erörtert werden; nur der zwei häufigsten Vorkommnisse soll gedacht werden: verlagerte Eckzähne und verlagerte Weisheitszähne. Wohl kann schließlich jeder Zahn einmal retiniert gefunden werden, aber das Behandlungsprinzip bleibt doch stets das gleiche, höchstens daß sich aus der besonderen Lage (Kieferhöhlennähe z. B.) noch besondere Komplikationen ergeben. Und die-

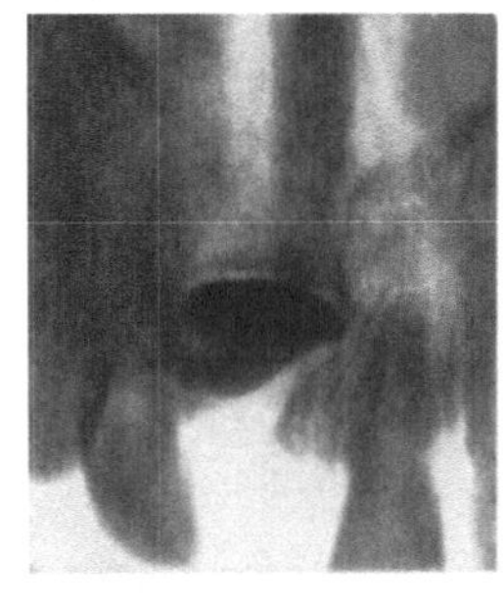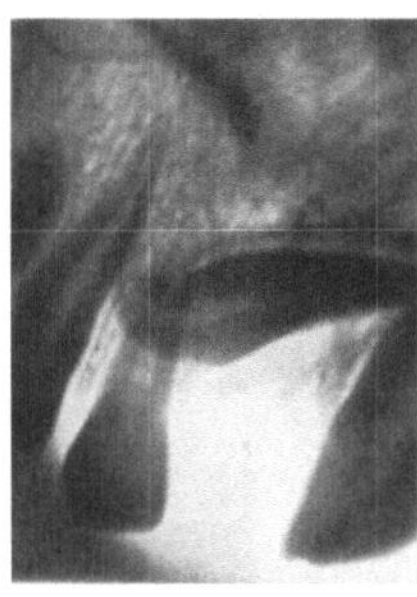

a   b

Abb. 359. Röntgenaufnahme des gleichen retinierten Zahnes, bei a von vorn, bei b von der Seite her.

ses Prinzip lautet wie das KIEFFER klar ausgedrückt hat, sehr einfach: *nicht Steigerung der Kraft, sondern Minderung des Widerstandes durch ausreichende Fortnahme hindernder Knochenschichten.*

Im allgemeinen wird man es vorziehen, einen retinierten Eckzahn von der labialen Seite her anzugehen, für den Operateur ist die Übersichtlichkeit besser gewahrt und dem Patienten bleibt das störende einer Gaumenwunde beim Essen erspart. Doch darf dies natürlich nicht zum starren Prinzip werden! Wenn sich die Eckzahnkrone deutlich als Vorwölbung an der Gaumenseite abhebt, muß natürlich hier eingegangen werden; nach dem Schleimhautschnitt, dessen Gestaltung sich ganz nach der jeweiligen Situation richtet, ist bei solchen Vorwölbungen rasch ein Teil der Krone erreicht; nun heißt es sich genau über die Wurzelrichtung orientieren und dieser parallel beiderseits der Wurzel am Gaumen eine tiefe Rinne zu schlagen; mit dem Hohlmeißel kann man dann meist unschwer die die Wurzel noch bedeckende Knochenschicht ablösen. Wie bei jedem Meißeln ist auch da stets darauf zu achten, daß *das Instrument federnd in der Hand ruht,* sonst kann leicht passieren, daß die Wurzel abgeschlagen und zersprengt wird. Manchmal allerdings legt man es geradezu darauf an, den Zahn quer zu durchtrennen und hilft noch mit dem Fissurenbohrer nach, nämlich dann, wenn es unmöglich ist, den Zahn mit dem Drehpunkt Wurzelspitze aus seinem Knochenbett herauszuheben, ohne Nachbarzähne zu gefährden oder zuviel Knochen zu opfern; ist aber der Zahn geteilt, so lassen sich die beiden Stücke ohne große Exkursion mit dem Hebel herausbefördern. Liegt der Eckzahn mehr labial, so präpariert man sich erst wieder die Krone frei, dann wird die Vorderseite der Wurzel bloßgelegt, bis man mit dem Hohlmeißel oder geraden Hebel gut unterfassen und den Zahn allmählich lockern kann; ist er erst ein wenig luxiert, kann die Wurzelzange leicht den Rest besorgen. Hierauf Naht. Mit am ungünstigsten liegen die Fälle, bei denen der Eckzahn schräg zwischen Wurzelspitzen gelagert ist. Hier darf man sich nicht scheuen, unter Umständen auch einmal eine Wurzelspitzenresektion an einem der im Wege stehenden Zähne vorzunehmen, um so die Bahn für die Herausnahme des Eckzahnes frei zu bekommen.

Beim unteren Weisheitszahn handelt es sich in der großen Mehrzahl der Verlagerungen um folgendes Bild: Die Achse des Zahnes verläuft von rückwärts nach vorn und steht somit im rechten Winkel zur Achse des 2. Molaren; die Kaufläche des Weisheitszahnes legt sich ungefähr in Zahnhalshöhe an die distale Seite des 2. Molaren an, hat sich dort, wie HAMMER es nennt, gefangen, ein Teil der distalen Kronenfläche des Weisheitszahnes ist durch die Schleimhaut durchgebrochen (Abb. 360). Um einen solchen Zahn zu entfernen, kann man in folgender Weise vorgehen: Man schlitzt die Schleimhautkappe über dem 3. Molaren und verlängert den Schnitt noch ein Stück weit nach hinten oben der Vorderseite des aufsteigenden Kieferastes entlang; dann legt man dicht hinter dem 2. Molaren sowohl buccal wie lingual einen weiteren Schnitt, der senkrecht zum ersten steht; sämtliche Schnitte müssen natürlich bis auf den Knochen durchgeführt sein. Nun kann man vom ersten Schnitt aus leicht die Schleimhaut nach buccal und lingual abhebeln und erhält so eine gute Übersicht. Jetzt wird mindestens bis

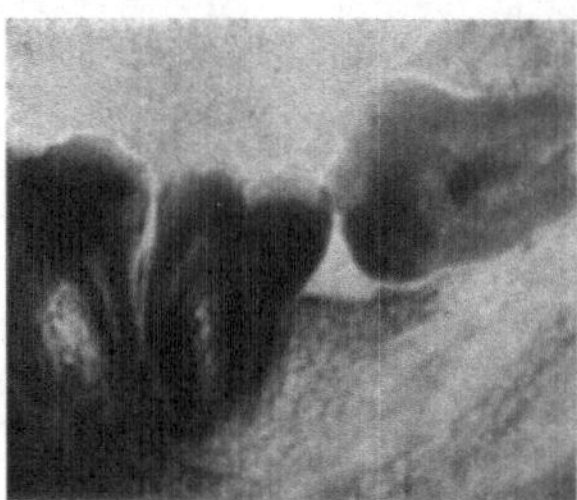

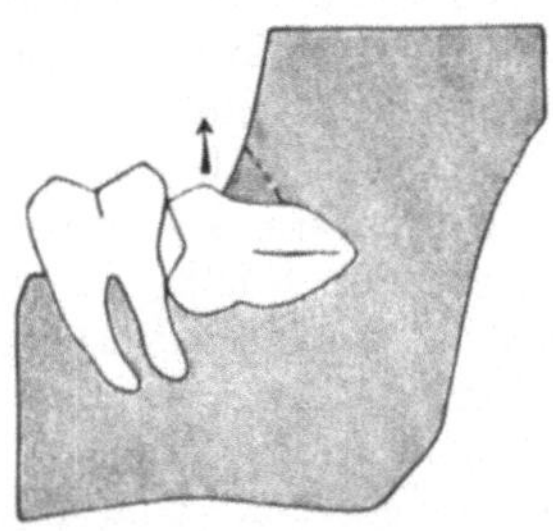

Abb. 360. Röntgenbild eines querliegenden unteren Weisheitszahnes.

Abb. 361. Schematische Darstellung der Meißelungslinie bei der Entfernung querliegender unterer Weisheitszähne.

zur halben Wurzellänge die den Weisheitszahn nach oben bedeckende Knochenschicht abgetragen; hierauf schlägt man an der buccalen Seite des Alveolarfortsatzes eine tiefe Stufe und kann dann unschwer von der Stufe aus die Krone unterfassen und mit dem Hebel langsam herausluxieren (Abb. 361). Nun werden allzu scharfe Knochenkanten abgetragen und geglättet; die beiden Schleimhautflügel werden zurückgeklappt und durch einige Nähte wieder miteinander verbunden. REBEL hat übrigens einen sehr zweckmäßigen Instrumentensatz sowohl für das Anlegen des „Türflügelschnittes" als auch für das Herausmeißeln angegeben, der durch seine Form das Herankommen an die ungünstigste Stelle wesentlich erleichtert. Manchmal ist die distale Seite des 2. Molaren stark gewölbt, und überlagert dadurch ein wenig die Krone des Weisheitszahnes; *hier kann dem Herausluxieren ein beträchtliches Hindernis entgegenstehen.* Es wird dadurch überwunden, daß man einen dünnen Meißel von buccal her vorsichtig zwischen 2. und 3. Molaren einschlägt und so den Weisheitszahn etwas nach rückwärts in die Spongiosa des aufsteigenden Kieferastes hineintreibt. Auch die Keilzange läßt sich sehr gut zum Rückwärtsdrängen verwenden. Schneidemeißel für Handdruck, die von amerikanischer Seite sehr empfohlen werden, können bei der Entfernung verlagerter Weisheitszähne auch gute Dienste leisten.

Sind Wurzeln in einem Kiefer zurückgeblieben und überbrückt worden, die dann entzündliche Erscheinungen machen, so legt man dicht am Alveolarrand einen nach oben zu offenen Bogenschnitt an, dessen Mitte ungefähr der Lage der Wurzel entspricht. Dann klappt man den Schleimhautlappen hoch, trägt die buccale Alveolarwand über der Wurzel ab und hebelt den Zahnrest durch die Knochenlücke heraus; hierauf wird mit 2 oder 3 Nähten die Schleimhaut wieder in der normalen Lage fixiert.

Im Anschluß an die letzten Zeilen sei wenigstens kurz die Frage gestreift, wie man sich bei *Fraktur der Wurzel im apikalen Viertel* überhaupt verhalten soll. Solche Frakturen kommen gerade bei unteren Weisheitszähnen infolge Abknickung des Wurzelendes häufiger vor. Ohne Richtlinien hierzu für jeden einzelnen Fall geben zu können, sei ganz allgemein vermerkt: Sind Wurzelhaut und Wurzelpulpa entzündungsfrei gewesen, so kann unter Umständen die Belassung eines Wurzelrestes wohl verteidigt werden, wenn seine Entfernung sehr umfangreiche weitere Meißelungen erfordert hätte. *War aber ein apikaler Herd vorhanden oder die Wurzelpulpa als sicher infiziert anzunehmen, so muß der Wurzelrest entfernt werden.*

3. Wurzelspitzenresektion.

a) Indikation.

Eine große Zahl von Zähnen mit apikaler Parodontitis, die früher der Zange verfallen war, kann heute durch Ausräumung des apikalen Herdes und Beseitigung der nekrotischen Wurzelspitze erhalten werden. Die Methode geht in ihren Anfängen schon in die 70er Jahre zurück, ist aber systematisch erst ausgebaut worden von PARTSCH und seiner Schule. Wo besondere Gründe vorliegen, über die nachher noch zu sprechen sein wird, kommt die sofortige Anwendung der chirurgischen Methode in Betracht, sonst aber sollte sie nur dann angewandt werden, wenn die ausgiebig versuchte konservative Behandlungsform nicht zum Ziele führt. Die Wurzelspitzenresektion kommt also hauptsächlich als Ergänzung der konservierenden Therapie in Frage, hier aber hat sie ganz außerordentliche Bedeutung, das haben erst wieder die Diskussionen der letzten Jahre über die „fokale Infektion" und ihre Verhütung gezeigt.

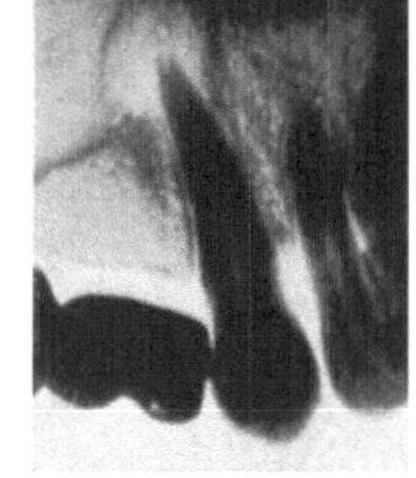

Abb. 362. Indikation für die Wurzelspitzenresektion: apikaler Herd an einem Brückenpfeiler mit Stift im Wurzelkanal. Röntgenbild.

Was zunächst die Indikation für eine sofortige Vornahme der Resektion anlangt, so sind hier folgende Fälle einzureihen:

1. Akute, äußerst schmerzhafte Exacerbationen eines chronischen apikalen Herdes, die nicht rasch nach der Eröffnung des Zahnes abklingen, sofern Lokalanästhesie möglich ist;

2. apikale Parodontitis an Zähnen, deren ungenügend gefüllter Wurzelkanal nicht durchgängig gemacht werden kann, sei es, weil er teilweise obliteriert ist oder den Stift eines festsitzenden Stiftzahnes trägt (Abb. 362) oder mit einer Masse gefüllt ist, deren Entfernung nicht gelingt;

3. Perforation von Wurzeln in nicht allzu weiter Entfernung vom Apex;

4. Anwesenheit von Fremdkörpern im Bereich der Wurzelspitze, z. B. abgebrochene Instrumententeile, differentes, durchgepreßtes Füllungsmaterial usw.

Ein Versagen der medikamentösen Behandlung bei chronischer, apikaler Parodontitis muß überall da erblickt werden, wo es auch nach Anwendung von Kanalerweiterungsinstrumenten nicht gelingt, das Füllungsmaterial bis zum Foramen apicale vorzutragen. Auch wenn der apikale Herd sehr groß ist und namentlich wenn er sich seitlich weit an der Wurzel entlang ausdehnt, ist der konservativen Methode oft eine Grenze gesteckt. ZILKENS zieht alle Herde in das Indikationsbereich, die Erbsengröße überschreiten. Andere Fälle wieder gibt es, bei denen durch Monate hindurch selbst die mildeste Einlage mit Verschluß nicht vertragen wird; hier wird ebenfalls die Resektion die Ultima ratio sein. Mitunter sind auch berufliche oder wirtschaftliche Gründe einer lang ausgedehnten Wurzelbehandlung im Wege, so daß man, um den Zahn doch zu erhalten, um der Abkürzung willen zum Messer greift.

Die Trennung, die man früher machte, zwischen einfacher Aufklappung ohne Resektion und Aufklappung mit Resektion läßt sich nicht mehr aufrecht erhalten. Es wird kaum einen apikalen Herd geben, der nicht wenigstens zur Zementnekrose am Anulus apicalis geführt hat; damit haben wir hier stets krankes Gewebe, das bei einer gründlichen Ausräumung mit weggenommen werden muß. Es ist also sicherer, in jedem Falle die Wurzelspitze abzutragen; wieviel davon weggenommen wird, das kann jeweils nur nach Lage der Dinge beurteilt werden, sicherlich aber stets so viel, als an Wurzelspitze in Granulationsgewebe oder in Eiter ragt; denn dieser Abschnitt des Hartgewebes ist sicher nekrotisch!

Der Erfolg einer Wurzelspitzenresektion, die lege artis ausgeführt worden ist, kann im allgemeinen als ein sicherer gelten. Unter den Gründen, die zum Mißerfolge führen, seien folgende genannt: der Wurzelkanal war auch nach der Resektion nicht richtig gefüllt; es bestand an einem Nachbarzahn ein Herd, der nicht berücksichtigt worden war und von dem aus das neugebildete Granulationsgewebe wieder infiziert wurde; es wurde bei der Ausräumung nicht gründlich genug vorgegangen und krankhaftes Material (auch Füllungsmaterial, Abb.363) war zurückgeblieben. Sehr in Frage kann der Erfolg auch insofern gestellt werden, als die Wegnahme eines zu großen Stückes der Wurzel den Halt des ganzen Zahnes beeinträchtigte, dieser schließlich locker wurde und verloren ging. Sehr häufig ist der Mißerfolg dadurch gegeben, daß außer der apikalen Parodontitis *auch noch eine marginale progressive Parodontitis* vorliegt und die Reinfektion der Knochenwunde von der Taschentiefe aus erfolgt. So kann marginale Parodontitis geradezu zur Kontraindikation werden. Endlich gibt es hin und wieder Fälle, bei denen trotz Beachtung sämtlicher Regeln nach einiger Zeit doch wieder ein chronischer Entzündungsherd sich am Apex bildet; ehrlicherweise muß man zu diesen zum Glück seltenen Fällen sagen, daß wir die Gründe nicht überblicken können.

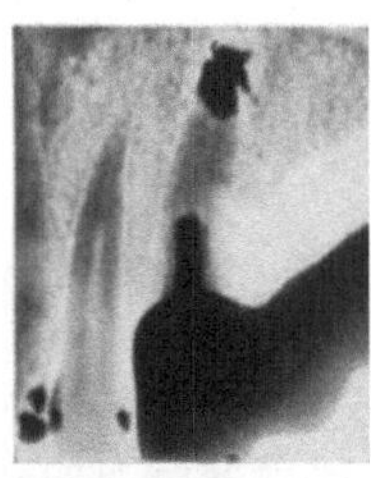

Abb. 363. Amalgamüberschuß an der Resektionsstelle als Ursache für den Mißerfolg des Eingriffs. Röntgenbild.

Gewisse Momente können die Ausführung der Wurzelresektion erschweren oder zeitlich hinausschieben lassen. Bei einer Parulis z. B. ist es wohl ratsamer, zunächst durch Incision und Eiterentleerung die akuten Erscheinungen zum Abklingen zu bringen und die Resektion selbst, wenn sie angezeigt ist, erst nach einigen Tagen vorzunehmen; es liegt das schon im Interesse einer besseren Anästhesierungsmöglichkeit; auch ulcerierende Prozesse der Mundschleimhaut vermögen eine zeitliche Kontraindikation abzugeben. Daß man bei Blutern Abstand nimmt, ist leicht verständlich; Diabetiker sind zweckmäßig vorher zu entzuckern.

b) Vorbereitung.

In den Fällen, in denen die sofortige Vornahme einer Resektion angezeigt erscheint, also z. B. bei einer Wurzel mit festsitzendem Stiftzahn, wird eine wesentliche Vorbereitung außer der üblichen für chirurgische Eingriffe kaum in Betracht kommen, höchstens daß man sehr aufgeregten und ängstlichen Patienten eine halbe Stunde vor der Einspritzung etwas Veramon, Gelonida und ähnliches gibt. Anders liegen die Dinge da, wo eine Wurzelbehandlung an sich möglich war. Hier wurde von jeher die Frage eifrig diskutiert: *Wann soll man den Wurzelkanal füllen?* Dreierlei ist möglich: entweder Füllung vor der Resektion oder Füllung von der Krone her während der Resektion oder endlich Abschluß des Wurzelkanals an der Resektionsfläche von der Wunde aus mit Amalgam und eventuell die übrige Wurzelkanalfüllung später. Jede dieser Methoden hat ihre eifrigen Verfechter. Ganz allgemein kann man dazu sagen: *je besser gereinigt ein Wurzelkanal vor der Resektion war und je besser er sich von der Krone her füllen ließ, um so günstiger ist es.* Bei der Füllung während des Eingriffs läßt sich die Vollständigkeit der Kanalfüllung sehr gut mit dem Auge kontrollieren;

man kann ruhig einen Überschuß in die Wundhöhle durch den Kanal durchpressen und ihn dann leicht sofort entfernen. Allerdings muß dabei die Resektionsfläche peinlich trocken gehalten werden und das Material, z. B. Elfenbeinstift
oder Guttaperchastift mit Zement, auch an der Resektionsfläche den Kanal
hermetisch abschließen. In diesem Punkte ist nun wieder der *Amalganabschluß*
von der Wunde her am zuverlässigsten; Tierversuche haben gezeigt, daß er *wirklich bakteriendicht* sein kann. Die benötigte Amalgammenge überschreitet kaum
Stecknadelkopfgröße und ist deshalb praktisch unschädlich. Andere Tierversuche
dagegen haben dargetan, daß Füllungsmaterial wie die üblichen Pasten nicht als
Dauerfüllungen angesehen werden dürfen und aus dem Wurzelkanalende ausgezogen werden können, ja daß sogar gewisse Medikamentenzusätze einen ungünstigen Reiz ausüben. Sehr gut bewährt hat sich nach den Untersuchungen
von BAUER auch im Tierexperiment die Elfenbeinstiftabfüllung; dabei muß
allerdings der hermetische Abschluß gegen die Kanalwand durch eine Zement-
masse, die mit dem Stift eingeführt wird, hergestellt werden.

Zu den Vorbereitungen kann man noch mit hinzurechnen eine Röntgenaufnahme, die grundsätzlich bei allen Eingriffen dieser Art zu machen wäre; die
Nachbarzähne sind mit aufzunehmen, um etwaige Nachbarschaftsherde feststellen zu können.

c) Technik des Eingriffs.

Am leichtesten ist die Wurzelspitzenresektion an den Frontzähnen des Oberkiefers vorzunehmen, da hier das Jugum alveolare den klaren Weg vorzeichnet,

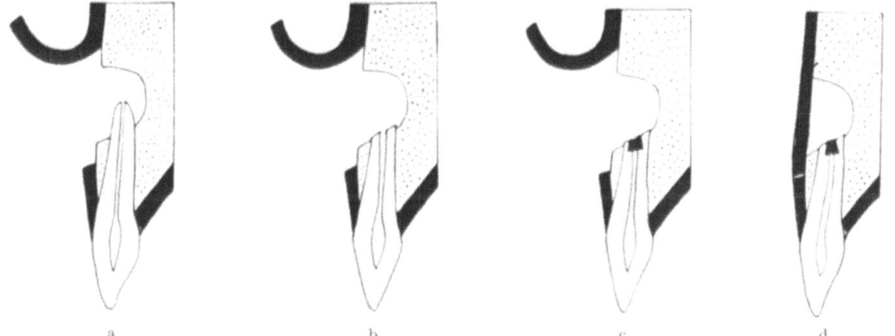

Abb. 364. Schematische Darstellung der einzelnen Phasen bei der Wurzelspitzenresektion: a Frei-
legung des apikalen Herdes und der Wurzelspitze. b Abtragung der Wurzelspitze. c Abfüllung des
Kanals an der Resektionsfläche mit Amalgam. d Vernähen des wieder heruntergeklappten
Schleimhautlappens.

die bedeckende Knochenschicht nur dünn und die Übersicht über das Operations-
feld ohne weiteres gegeben ist. Höchstens über seitlichen Schneidezähnen, deren
Wurzelspitze näher der Gaumenseite zu liegen kam, ist mitunter eine stärkere
Alveolarwand abzutragen, bis man an das Wurzelende herankommt.

Im einzelnen gestaltet sich der Gang des Eingriffs — etwa an einem oberen
mittleren Incisivus — folgendermaßen (hierzu die schematische Zeichnung
Abb. 364): Vor allem wird ausreichend anästhesiert; zu diesem Zwecke verbinden
wir die terminale Injektion mit einer Einspritzung sublabial in das Foramen infraorbitale, eventuell legen wir noch eine der in der konservierenden Zahnheilkunde
üblichen Speichelwatterollen in den unteren Nasengang ein, nachdem sie mit
einer 10—20%igen Cocainlösung getränkt ist und mit 5—7 Tropfen Suprarenin
1 : 1000 beschickt worden ist. Da diese Watterolle beim Hochhalten der Oberlippe leicht in der Nase nach rückwärts geschoben und später übersehen werden
kann, wird sie am vorderen Ende mit einem Seidenfaden umschlungen, der aus
der Nasenöffnung heraushängt und mit Heftpflaster fixiert ist.

Nach erfolgtem Jodstrich wird ein nach oben offener Bogenschnitt am labialen Zahnfleisch angelegt, der bis auf den Knochen durchzuführen ist; der Schnitt darf nicht zu nahe an den Zahnfleischrand heranführen, sondern muß sich davon noch gut $^1/_2$ cm entfernt halten; der Bogen soll nicht zu klein ausfallen, sondern mindestens noch die Wurzelregion des rechten und linken Nachbarzahnes einbeziehen. Der kranke Zahn entspricht der Mitte des Bogens, so daß seine Wurzelspitze nach Aufklappen der Schleimhaut in der Mitte des Operationsfeldes liegt. Nun wird der Schleimhautlappen mit dem Raspatorium nach oben gehebelt und zusammen mit der Lippe von der Assistenz nach oben abgehalten. Dem stumpfen Haken ist zu diesem Zweck entschieden der Vorzug zu geben, da die Schleimhaut durch ihn weniger verletzt wird und das sekundäre Wundödem auch nicht so stark ausfällt. Jetzt liegt der apikale Ausschnitt des Jugum alveolare frei und sehr oft ist auch schon eine Arrosion in der Knochenwand nahe der Wurzelspitze zu sehen. Nun wird ein etwa $^1/_2$—$^3/_4$ cm breiter Meißel rechts und links am Rand des Jugum alveolare angesetzt und mit einigen leichten Hammerschlägen etwas in die Tiefe getrieben; auch der Fissurenbohrer kann hierzu Verwendung finden; dann wird oberhalb der Wurzel der Meißel so angesetzt, daß er die beiden ersten Meißel-

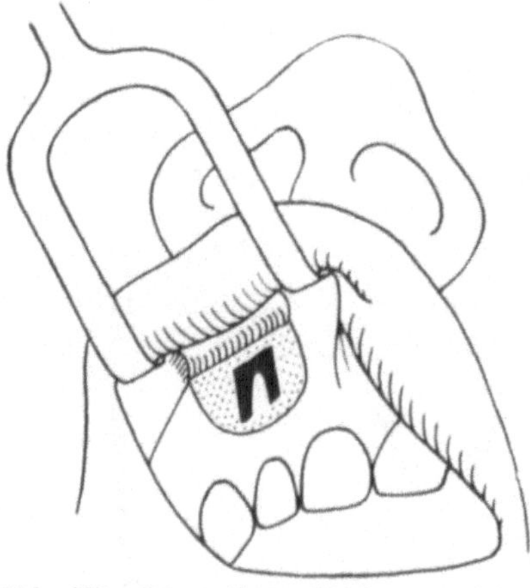

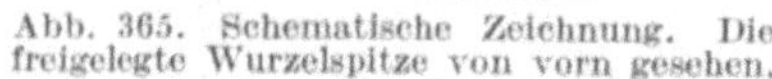

Abb. 365. Schematische Zeichnung. Die freigelegte Wurzelspitze von vorn gesehen.

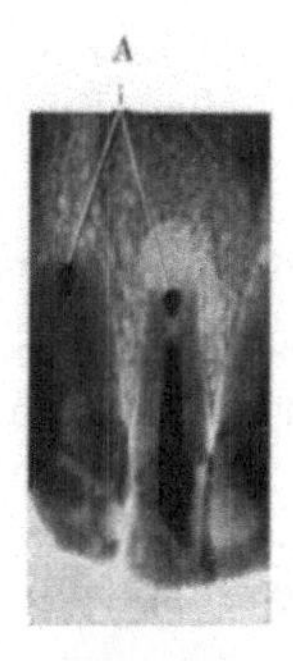

Abb. 366.
Röntgenbild unmittelbar nach der Resektion, den Amalgamabschluß zeigend (A).

rinnen verbindet, das gleiche geschieht quer über der Wurzel am unteren Ende der Rinnen, nur darf hier der Hammerschlag keineswegs stark sein, da sonst die Gefahr einer Wurzelsplitterung besteht. Auf diese Weise läßt sich ein quadratisches Knochenfeld wegnehmen und die Wurzelspitze liegt frei (Abb. 365). Mit kleinen scharfen Löffeln werden die Granulationen rings um die Wurzelspitze entfernt, so daß diese gut überblickt werden kann. Nun trägt man mittels Fissurenbohrer, eventuell auch mit sehr großem Rosenbohrer vom Ende her die Wurzelspitze ab, soweit sie nackt ist. Kleine Wattekügelchen, mit Wasserstoffsuperoxydlösung getränkt, werden am oberen Rande der Wunde vorsichtig eingeführt und mit ihnen die Bohrspäne von innen nach außen herausgewischt; der entstehende Schaum tut dabei auch sein Übriges. Jetzt kann der ganze Granulationsherd aufs sorgfältigste und gründlichste ausgeräumt werden; insbesondere dürfen kleine Seitennischen nicht übersehen werden. Hierauf wird die Blutung gestillt (mit Suprarenin usw., bei hartnäckiger Blutung auch mit Clauden-Fischl) und die Wandung der Höhle mit kleinen Wattekügelchen austapeziert; so läßt sich in Trockenheit die Querschnittfläche des Wurzelkanals prüfen. Ist das Kanallumen leer, wird es von der Wunde her mit Amalgam, das in Alkohol gelegen hatte und gut ausgepreßt war, abgefüllt, nachdem man das Lumen noch ein wenig erweitert hatte (Abb. 366). Etwaige Amalgamüberschüsse lassen sich leicht beim Herausnehmen der die Wandung tapezierenden Wattekügelchen mit entfernen. Ob man hierauf die Höhle erst noch einmal mit Jodpregl auswischt, hängt von den jeweiligen Verhältnissen ab. Nachdem man nun noch durch energisches Berühren der Wundränder mit dem scharfen Löffel dafür gesorgt hat, daß sich die Höhle rasch mit Blut füllt, wird der Schleimhautlappen heruntergeschlagen und in der normalen Lage vernäht (Abb. 367). Wie nach dieser Methode ein Herd vollständig ausheilen kann unter Knochenneubildung, zeigt das Röntgenbild Abb. 368.

Hat sich an den Nachbarzähnen auch ein apikaler Entzündungsherd befunden, so wird man ihn unter Erweiterung des Bogenschnittes gleich mit ausräumen. Jedenfalls besteht kein Bedenken, wenn sonst die Indikation gegeben ist, in einer einzigen Sitzung mehrere Resektionen auszuführen, doch gehen wir *möglichst nicht über 3 Zähne hinaus.*

Eine Wurzelspitzenresektion läßt sich schließlich an jedem Zahne ausführen, allerdings nicht überall mit gleicher Übersichtlichkeit. Und je geringer die Übersichtlichkeit ist, um so mehr wird man darauf angewiesen sein, daß vorher die Wurzelkanäle erweitert und restlos gefüllt sind. Bei den rückwärtigen unteren Molaren kommt dazu noch die Dicke der Corticalis; man wird sich deshalb bei diesen Zähnen überlegen müssen, ob nicht der Replantation (siehe nächsten Abschnitt) der Vorzug zu geben sei.

Bei mehrwurzeligen Zähnen, namentlich beim oberen 1. Prämolaren vergesse man nicht, daß die Arbeit nur halb getan ist, wenn *nur eine Wurzel* berücksichtigt wird. Gerade bei den oberen Prämolaren müssen beide Wurzelspitzen freigelegt und vorgenommen werden, denn

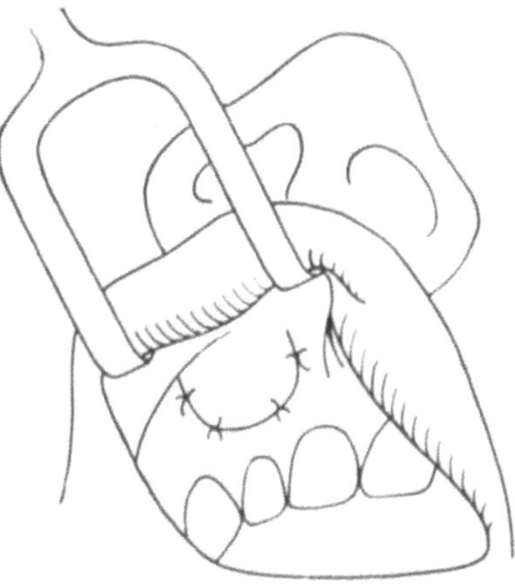

Abb. 367. Schematische Zeichnung. Bild von vorn nach dem Vernähen.

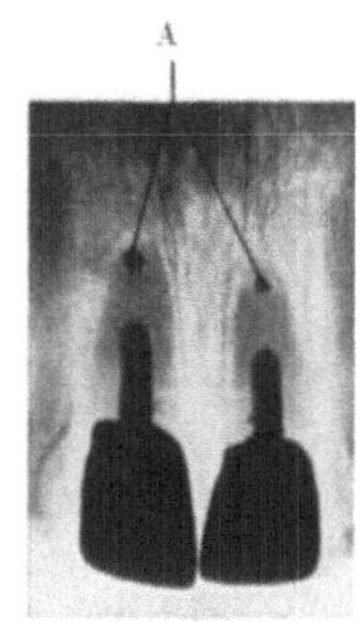

Abb. 368. Ausheilung apikaler Herde mit Knochenneubildung nach Wurzelresektion und Abschluß mit Amalgam. Röntgenbild.

beide Kanäle sind gleich eng und schwer zu füllen. Bei unteren Molaren kommt es eher vor, daß die distale Wurzel, die nur einen Wurzelkanal, und zwar von günstigerer Weite hat, röntgennegativ ist und eine gute Füllung bis zum Foramen apicale aufweist. Hier kann man sich unter Umständen auf die Wegnahme der mesialen Wurzelspitze beschränken; ähnlich ist es bei oberen Molaren, bei denen oft die palatinale Wurzel gut durchgängig gemacht und mit Erfolg medikamentös behandelt werden kann, während bei den beiden buccalen Wurzeln (ältere Patienten) manchmal der Erfolg versagt bleibt und die chirurgische Methode zu Hilfe genommen werden muß.

d) Nachbehandlung.

Möglichstes Ruhighalten während der ersten 2 Tage ist immer von Vorteil, wenn auch nicht gerade Bettruhe dazu erforderlich ist. Ebenso ist von Vorteil, des öfteren mit einer verdünnten Wasserstoffsuperoxydlösung zu spülen, namentlich nach dem Essen, um die Wunde rein zu halten. Doch sind die Patienten davor zu warnen, daß sie das Spülen gar zu eifrig betreiben und die Spülflüssigkeit zwischen den Zähnen stark in den Mundvorhof pressen, da hierbei leicht eine Naht ausreißen kann. Ein Wundödem, das gerne am 2. Tage auftritt, wird durch Applikation trockener Wärme und Solluxbestrahlung günstig beeinflußt. Etwa sich einstellende Nachschmerzen werden mit Pyramidon oder einem ähnlichen Mittel bekämpft. Die Nahtentfernung kann durchschnittlich am 5. oder 6. Tage erfolgen.

e) Komplikationen.

Gewisse Komplikationen können sich während des Eingriffs ergeben aus der besonderen Lage der Wurzelspitze. So z. B. besteht bei oberen Prämolaren oder Molaren die Gefahr, daß die Kieferhöhle eröffnet wird. Man kann es vermeiden dadurch, daß man sich eine ausreichend große Strecke der Wurzel bloßlegt und mit dem Fissurenbohrer in genügender Entfernung vom Antrumboden arbeitet; nach Durchtrennung der Wurzel wird die Spitze vorsichtig mit dem geraden Hebel herausgeholt. Erfolgt die Kommunikation mit der Kieferhöhle durch zu energisches Auslöffeln, dann *vermeide man alles unnötige Sondieren* und bedecke die Wunde besonders gut mit dem Schleimhautlappen.

Eine andere Komplikation ergibt sich mitunter bei unteren Prämolaren dadurch, daß die Arteria mentalis verletzt wird und sich eine sehr starke Blutung einstellt. Auch hier kann man der Komplikation entgehen, wenn man die Resektion nicht allzu nahe der Wurzelspitze vornimmt. Das Wesentlichste ist ja wohl immer, daß man die gesamten topographischen Verhältnisse klar vor Augen hat. Ist aber doch die Blutung eingetreten, dann hilft nur längeres energisches Komprimieren eventuell unter Eintreiben eines sterilen Holzkeiles, denn mit der Arterienklemme läßt sich im Foramen mentale selbst nur selten etwas erreichen.

Daß der Heilverlauf nennenswert gestört würde, wenn man sich an die Regeln der allgemeinen Chirurgie gehalten hat, ist kaum zu befürchten. Geht aber doch einmal das weichere Mundödem in eine derbe entzündliche Infiltration über, und werden die Nachschmerzen über den ersten Tag hinaus immer heftiger, dann muß man die Nähte entfernen, die Wunde wieder öffnen und einen Chlorphenolcamphertampon einlegen, wie das für infizierte Extraktionswunden beschrieben worden ist.

4. Replantation.

Die Replantation stellt einen speziell auf die Erhaltung parodontitischer Zähne gerichteten Abschnitt des großen Kapitels „Plantation" dar. Wenn wir von den Versuchen absehen, artfremdes Gewebe (Elfenbein, Metall) als Wurzelersatz für Stiftzähne in einen leeren Alveolarabschnitt einzupflanzen, dann bleiben immer noch drei Begriffe, die auseinandergehalten werden müssen: die Implantation, die Transplantation und die Replantation. Bei der *Implantation* wird ein menschlicher Zahn in eine erst neu zu schaffende Alveole eingepflanzt. Gewöhnlich handelt es sich darum, daß die früher hier vorhandenen Zähne entfernt worden waren, die Alveole dann ausgeheilt ist und nun, um die Plattenprothese zu umgehen, ein neuer Stützpunkt für Brücken geschaffen werden soll. Voraussetzung ist, daß der Alveolarfortsatz nicht zu stark atrophiert ist, sonst kann die neu anzulegende Alveole nicht tief genug gemacht werden. Bei der *Transplantation* handelt es sich genau genommen um jede Überpflanzung eines Zahnes; gemeint ist aber gewöhnlich damit die Entfernung eines nicht mehr erhaltbaren Zahnes und Einsetzen eines anderen z. B. retinierten Zahnes in die leere Alveole. Der verpflanzte Zahn kann auch von einem anderen Menschen stammen, dann spricht man von Heteroplastik; ist er dem Patienten selbst an einer anderen Stelle entnommen, so ist dies eine Autoplastik. Unter *Replantation* endlich versteht man das Vorgehen, das hier genauer besprochen werden soll: die Wiedereinpflanzung eines Zahnes in seine Alveole, aus der er beabsichtigt oder unbeabsichtigt entfernt worden war.

a) Indikation.

Die wichtigsten Indikationen für eine Replantation sind folgende: a) versehentlich entfernte Zähne; b) durch Unfall entfernte Zähne; c) wurzelkranke Zähne. Versehentliche Entfernung von Zähnen ist schon bei dem Abschnitt

Zahnextraktion erwähnt worden. Ungeschicklichkeit des Extrahierenden, Unübersichtlichkeit des Gesichtsfeldes, starke Unruhe des Patienten, Überschätzung der Widerstandsfähigkeit eines als Stützpunkt gewählten Zahnes bei der Verwendung von Hebelinstrumenten sind zwar keine Entschuldigung, aber eine Erklärung für die Gruppe a). Bei der Gruppe b) kommen hauptsächlich die Frontzähne in Betracht, die ja naturgemäß einem Stoß, Schlag oder Fall viel stärker ausgesetzt sind als die rückwärtigen Zähne. Voraussetzung bei der Indikation zu b) ist allerdings, daß der Alveolarfortsatz durch das Trauma nicht zertrümmert worden war; auch daß das Zahnfleisch nicht allzu sehr gelitten hat, ist wichtig; sonst aber kann im Rahmen der Gruppe b) die Replantation gar nicht ausgiebig genug angewendet werden, *selbst wenn man erst 1 oder 2 Tage nach dem Unfall die Behandlung des Patienten übernimmt.*

Im augenblicklichen Zusammenhang interessiert uns aber am meisten die Gruppe c) *wurzelkranke Zähne.* Wir werden später noch hören, daß die Lebensdauer der replantierten Zähne doch eine verkürzte ist, so gut auch die Prognose für die ersten Jahre ausfällt. Deshalb haben wir in der Replantation in erster Linie nur eine Ergänzung der medikamentösen Therapie und der Behandlung durch Wurzelspitzenresektion in dem Sinne zu sehen, daß die Replantation erst in Betracht zu ziehen ist, wenn die medikamentöse Behandlung versagt und die Wurzelresektion aus irgendwelchen Gründen nicht möglich ist. Nach diesen Gesichtspunkten richtet sich auch im einzelnen die *Indikation.* Es sind also vor allem die Molaren, bei denen auch die exakte Resektion vielfach auf große Schwierigkeiten stößt und wegen Engigkeit der Kanäle die medikamentöse Behandlung nicht immer zum Ziele führt, welche Anlaß zur Replantation geben, um auf diesem Wege eine Heilung des apikalen Herdes anzustreben.

Von verschiedenen Autoren wird die Replantation auch *bei Parodontitis* sehr empfohlen. Ich kann mich dem nicht ganz anschließen; leichtere Fälle, die für die Rückpflanzung prognostisch günstig liegen, sind mit anderen Methoden zweckmäßiger zu behandeln und fortgeschrittene Grade haben uns wenigstens kein günstiges Resultat geliefert.

Nun sind freilich nicht alle Zähne ohne weiteres für die Replantation geeignet. Die erste Voraussetzung bleibt stets, daß der Zahn bei der Extraktion *in toto herausbefördert* wird. Tief zerstörte Zähne, bei denen schon die Festigkeit der Wurzelverbindung gelitten hat, scheiden meist aus. Eine weitere Voraussetzung ist, daß bei der Extraktion das knöcherne Alveolarfach möglichst gut erhalten blieb, da es ja den Haupthalt für den replantierten Zahn zu gewährleisten hat. Je höher die Alveolarwände, um so günstiger. Eine dritte Voraussetzung bezieht sich auf das Zahnfleisch; es soll gerade am Rande möglichst wenig verletzt werden, damit es sich wieder genau anlegen kann. Ulceröse und andere stark entzündliche Prozesse am Zahnfleischrand können den Erfolg gefährden und sind vor dem Eingriff zur Abheilung zu bringen.

b) Vorbereitung.

Ein Vorzug der Methode ist, daß zur Vorbereitung die Wurzelfüllung nicht gehört; man wird sie unter viel besserer Kontrolle des Auges *extraoral* vornehmen können. Dagegen ist ein anderer Punkt bei der Vorbereitung sehr wichtig: die Anfertigung einer exakt sitzenden Metallschiene, die möglichst die sämtlichen Zähne der betreffenden Kieferhälfte einbezieht. Die Schiene, gestanzt oder gegossen, wird nach einem Abdruck angefertigt, der den kranken Zahn noch in seiner Stellung vor der Extraktion zeigt; sie hat teils als Retentionsschiene zu dienen, teils zur gleichmäßigeren Verteilung des Kaudruckes und Ruhigstellung des Einzelzahnes. Wenn auch gelegentlich sich Zähne bei der Replantation so fest einkeilen lassen, daß sie ohne weiteres Hilfsmittel unverrückt in der Alveole bleiben, so sind die Vorzüge der Schiene doch so vielseitig, daß wir ihrer nicht mehr entraten möchten. Daß man durch Ligieren des zurückgepflanzten Zahnes an seine Nachbarn genau dasselbe wie mit der Schiene erreiche, trifft doch wohl nicht zu.

Zur *Vorbereitung gehört auch eine Röntgenaufnahme*, die vorher über die Wurzelverhältnisse, Spreizung, dann Größe apikaler Herde usw. unterrichtet. Was die Injektion anlangt, so ist unbedingt der *Leitungsanästhesie vor der terminalen der Vorzug zu geben*. Die mit der terminalen Einspritzung verbundene Anämie ist eben doch wesentlich stärker als bei der Leitungsanästhesie und längeres Ausbleiben der Alveolardurchblutung nach der Replantation kann verhängnisvoll werden. Bezüglich des Instrumentariums ist zu sagen, daß man an sich mit wenigem auskommt, doch sind einige Speziallöffel zur Ausräumung des apikalen Herdes in der Alveolentiefe recht angenehm. Nicht zu vergessen sind Schälchen mit steriler physiologischer Kochsalzlösung und einige sterile Gazeplättchen.

c) Technik der Replantation.

Nachdem man den Zahn schon vorher an den Zahnfleischrandpartien sorgfältig gereinigt hatte, wird er und seine Nachbarschaft mit Jodpregl gründlich abgewaschen und nun mit der Zange herausgeholt, um gleich in ein Schälchen mit körperwarmer, physiologischer Kochsalzlösung zu wandern; dort bleibt er vorerst liegen, da zunächst die Alveole versorgt werden muß: apikale Granulationsherde sind gründlich auszulöffeln, Blutgerinnsel, das die Alveole ausfüllt, ist mit warmer Wasserstoffsuperoxydlösung zu entfernen und nun die Alveole mit Jodoformgaze zu tamponieren; über den Tampon wird noch ein steriler Wattebausch gelegt; der Patient kann leicht auf den Bausch aufbeißen und den Mund schließen. Dann wird der Zahn vorgenommen. Mit einem Gazeläppchen gefaßt, ist er in seinem Wurzelteil einer genauen Untersuchung zu unterziehen; soweit der Apex auffallend nackt oder arrodiert aussieht, wird er abgetragen; Wurzelhaut, die auch nach dem Bade in der Kochsalzlösung und nach Abwaschen mit Tupfern noch eine rote Farbe aufweist, wird abgeschabt; farblose Wurzelhaut kann belassen werden. Nun wird noch die Wurzelfüllung von der Krone oder Resektionsfläche her vorgenommen (Elfenbeinstift mit Zement von der Krone aus oder Amalgamabschluß von der Wurzel her) und der Zahn kann in sein früheres Alveolarbett zurückkommen, nachdem der Tampon *ziemlich brüsk* aus der Alveole entfernt worden war. Hat dann der Zahn seine frühere Stellung wieder eingenommen, so braucht bloß noch die bereitgelegte Schiene aufzementiert werden und der Eingriff ist beendet. Bei stark gespreizten Wurzeln und gedrängter Zahnstellung hat man mitunter einige Schwierigkeit, den Zahn in die Alveole zu drücken; hier kann man sich dadurch helfen, daß man mit einer sauberen spitzen Zange die Wurzeln nahe dem apikalen Ende faßt und sie ein wenig zusammendrückt; sie federn stark genug, um einen mäßigen Druck auszuhalten; der Zahn schnappt dann förmlich in seine Alveole ein.

Es ist viel darüber diskutiert worden, ob man die Wurzelhaut nicht vor der Replantation völlig entfernen solle. Nach unserer Erfahrung heilt ein Zahn auch ein, wenn makroskopisch nichts mehr von Wurzelhaut übrig gelassen wurde, und bei Zähnen, die nach dem Trauma mit der Erde bereits in Berührung gekommen waren, haben wir auch das völlige Abschaben regelmäßig vorgenommen, da das Wurzelhautgewebe, einmal gründlich beschmutzt, doch nicht zu sterilisieren ist. Bei extrahierten Zähnen haben wir es aber als Begünstigung für eine schnellere Einheilung empfunden, wenn wenigstens im coronalen Drittel die Wurzelhaut noch erhalten blieb.

Subjektiv sind nach dem Eingriff keine besonderen Erscheinungen zu verzeichnen, höchstens, daß sehr sensible Patienten einige Tage lang über ein eigen-

tümliches Druckgefühl an dem Zahn klagen. Die Schiene wird durchschnittlich
4 Wochen an ihrem Platze belassen. Von verschwindend wenigen Ausnahmen
abgesehen ist nach dieser Zeit der Zahn wieder völlig fest geworden und kann
nun im Bedarfsfalle eine künstliche Krone bekommen. Ist die Festigkeit nach
4 Wochen noch nicht befriedigend, kann man die Schiene noch etwas länger
tragen lassen.

d) Prognose.

Wenn bisher immer nur von befriedigenden Resultaten die Rede war, so bedarf
dies doch einer besonderen Einschränkung insofern, als der replantierte Zahn
im allgemeinen nur eine begrenzte Existenzfähigkeit hat, deren Dauer durchschnittlich zwischen 5 und 8 Jahren schwankt. Dies hängt mit den eigentümlichen
Resorptionsverhältnissen zusammen, denen er unterworfen ist. Bald nach der
Replantation setzt ein *ziemlich lebhafter Abbau* ein, der stellenweise weit bis in den
Dentinkörper hineinführt. Dabei wird offenbar alles resorbiert, was, um mit
GOTTLIEB zu reden, völlig plantationsunfähig ist. Nun folgt aber *ein ebenso
lebhafter Anbau von Knochensubstanz,* der die Resorptionslücken wieder ausfüllt
und da und dort eine regelrechte Verwachsung mit den Kieferknochen herbeiführt. Damit erklärt sich auch die große Hartnäckigkeit, die die replantierten
Zähne Jugendlicher einer eventuellen Regulierung entgegensetzen. Alles dies spielt
sich im ersten Jahre der Replantation ab. In den folgenden Jahren jedoch lösen
sich wieder die Verbindungen mit dem Kieferknochen; das angelagerte Osteozement wird nun auch resorbiert und mit ihm allmählich die ganze Wurzel, so
daß der Zahn schließlich jeden Halt einbüßt und verlorengeht. In einem einzigen
Falle habe ich eine Existenzdauer von 11 Jahren beobachtet, es handelte sich
um einen oberen mittleren Schneidezahn, der, als er endlich ausfiel, überhaupt
keine Wurzel mehr besaß; selbst bis in das Kronendentin hinein hatte sich die
Resorption im Laufe der Jahre erstreckt.

5. Operation fungöser Cysten.

Es ist im Abschnitt Pathologie bereits geschildert worden, wie aus epitheli-
sierten Granulomen Cysten entstehen können. Wenn nicht gerade eine Infektion
des Cysteninhaltes stattfindet, so vollzieht sich die Entwicklung dieser radi-
kulären oder fungösen Cysten so ohne alle besonderen subjektiven Erscheinungen,
daß sie fast immer schon eine beträchtliche Größe angenommen haben, ehe sie
überhaupt diagnostiziert werden. Sie schließen sich durch ihren Cystenbalg
oder mindestens eine dicke Epithelschicht oft auch derart gegen das Foramen
apicale ab, daß sie sehr bald als selbständiges Gebilde angesehen werden können.
Daß sie unter solchen Umständen kaum für eine rein medikamentöse Behandlung in Betracht kommen, ist klar, müßte dabei doch alles vorhandene Epithel
restlos zerstört werden, wenn ein Erfolg zu erwarten sein sollte, und das ist selbst
in den Frühstadien nicht zu kontrollieren. Daher haben die Cysten ihren sicheren
Platz in der zahnärztlichen Chirurgie. Ein Hauptverdienst an ihrer operativen
Behandlung gebührt PARTSCH; nach ihm sind auch die beiden in Betracht kommenden Methoden benannt, nämlich: PARTSCH I: die Cyste wird zur Nebenhöhle
der Mundhöhle gemacht, und PARTSCH II: Die Cyste wird in toto herausgeschält.
Neben diesen Methoden hat sich ein anderer Vorschlag immer mehr durchzusetzen
vermocht, der solchen großen Oberkiefercysten gilt, die nach Schwund des knöchernen Antrumbodens sich weiter in die Kieferhöhle hinein ausdehnen. Hier tritt
an Stelle von PARTSCH I die Methode von LUC-CALDWELL, wobei die Cyste zur
Nebenhöhle der Nasenhöhle gemacht wird. Je weiter sich die Cyste in das
Antrum hinein erstreckt, um so besser und rascher sind die Erfolge mit der
rhinologischen Operationsmethode gegenüber PARTSCH I. Sehr zweckmäßig ist,
vor der Röntgenaufnahme die Cyste mit Jodipinjodoformgaze auszustopfen

(WASSMUND), um dadurch eine scharfe Kontrastzeichnung im Röntgenbilde zu erhalten und die Ausdehnung der Cyste in die Kieferhöhle hinein sicher verfolgen zu können.

a) Operation nach PARTSCH II.

Diese Methode mag zuerst besprochen werden, da sie hauptsächlich für Frühstadien in Betracht kommt. Solche Frühstadien sind gelegentlich zu erkennen

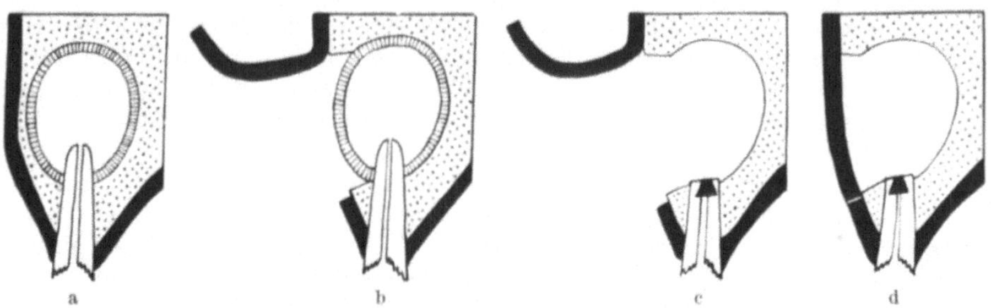

Abb. 369. Schematische Darstellung des Operationsganges nach PARTSCH II: a Bild vor dem Eingriff. b Die vordere Cystenwand ist freigelegt. c Die Cyste ist in toto herausgeschält, die Wurzelspitze reseziert. d Der heruntergeklappte Schleimhautlappen ist vernäht.

an kleinen, halbkugeligen Vorwölbungen des Knochens in der Wurzelspitzengegend; die Vorwölbungen sind derb und vollkommen reaktionslos; zur Sicherung der Diagnose muß aber stets noch eine Röntgenaufnahme gemacht werden, auf der der Vorwölbung entsprechend eine kleine, rundliche Höhle mit scharf abgesetztem glattem Rande zu sehen ist (Abb. 186). Die Methode kommt als ausschließliche in Betracht, meist verbunden mit einer Wurzelresektion, bei kleinen Cysten, *die Haselnußgröße nicht überschreiten.* Die Behandlung des Wurzelkanals ist die gleiche wie bei der Wurzelspitzenresektion.

Der Arbeitsgang ist sehr einfach (hierzu die schematische Zeichnung Abb. 369). Man legt einen nach oben offenen Schleimhautschnitt an, der die ganze Vorwölbung oder den Raum der Cyste einbezieht. Nach Abhebeln der Weichteile wird die vordere Wand der Knochenhöhle abgetragen, und bei vorsichtigem Vorgehen hat man den prall gespannten Cystenbalg vor sich. Mit flach löffelförmigen Raspatorien (Abb. 370) löst man jetzt ringsum den ganzen Cystenbalg von der Knochenwandung ab, was bei deren Glätte gar keine Schwierigkeiten bereitet. Der Cystenbalg wird restlos entfernt, die sichtbare Wurzelspitze mit dem Fissurenbohrer oder einem kleinen Rosenbohrer weggenommen, das ganze Lumen ausgewaschen und der Schleimhautlappen nach Kanalabschluß wieder darüber geklappt. War die Cyste unter Haselnußgröße, fehlten entzündliche Erscheinungen im Schleimhautbereich und hatte kein Verstoß gegen die Asepsis beim Eingriff stattgefunden, so kann man unbedenklich die Schleimhaut vollständig vernähen. Allerdings empfiehlt sich dabei, vor der Naht die Wundränder

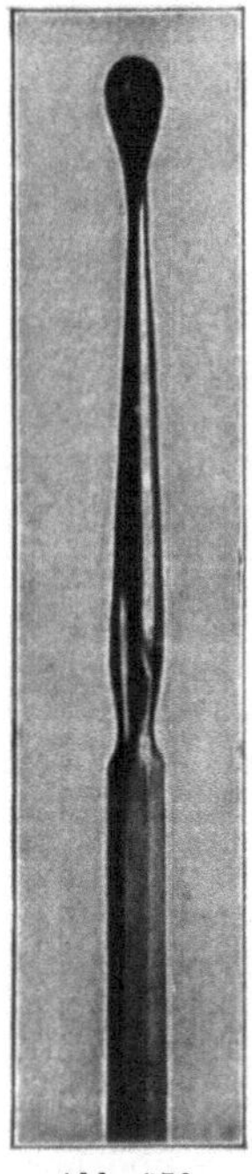
Abb. 370. Cystenlöffel nach PARTSCH.

mit dem scharfen Löffel zu stärkerer Blutung anzuregen, damit die kleine Höhle rasch vollläuft; die Nahtlinien überdeckt man noch für einige Stunden mit Jodoformpuder, um sie anfänglich besser gegen Infektion zu schützen. Man sucht tunlichst zu vermeiden, *daß die Nahtlinie sich im Bereich des Knochenhohlraumes selbst befindet.* Deshalb hat, wie Abb. 369 b—c zeigen, der Schleimhautschnitt etwas tiefer zu liegen als der Knochenrand, dann ist auch die Naht nicht mehr über der Höhle selbst, sondern auf einer

Knochenunterlage gelegen. NOWAK, PETER u. a. empfehlen, die Lappenführung bis zum Zahnfleischrande gehen zu lassen, um so ganz sichere Deckung der Knochenhöhle zu erhalten.

Bei etwas größeren Cysten, die aber auch noch in den Geltungsbereich derselben Methode fallen, kann man zwischen zwei Nähten eine Lücke lassen, durch die ein Tampon geschoben wird. Dieser Tampon darf aber weder sehr groß sein, noch braucht er oft gewechselt zu werden; ebenso soll er natürlich nicht lange liegenbleiben. Das von einigen Autoren angewendete Verfahren, die Höhle mit einem Jodoformbrei auszufüllen (nach HAUBERRISSER, VICOCOLL), ist meist entbehrlich. Übrigens wird auch bei den etwas größeren Cysten von manchen die Tamponade verworfen und die Heilung per primam angestrebt.

b) Operation nach PARTSCH I.

Die Ziffer erklärt sich daraus, daß die nun zu besprechende Methode I von PARTSCH zuerst angegeben worden ist und erst später auf Grund seiner Erfahrungen noch auf die eben besprochene Methode II hingewiesen wurde. Sie kommt

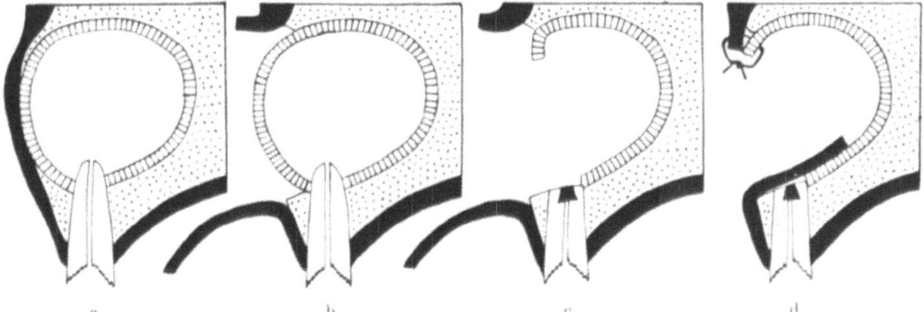

Abb. 371. Schematische Darstellung des Operationsganges nach PARTSCH I: a Bild vor dem Eingriff (größere Cyste als in Abb. 186). b Die Schleimhaut ist so durchtrennt, daß ein größerer Lappen nach unten, ein kleinerer nach oben geschlagen werden konnte; die Vorderwand der Cyste ist freigelegt. c Die Vorderwand der Cyste ist abgetragen, die Wurzelspitze ist reseziert. d Der untere größere Lappen ist nach innen geschlagen und überdeckt die Resektionsfläche der Wurzel vollständig. Der obere Lappen ist mit dem Cystenbalg vernäht.

in Betracht bei allen Cysten größeren Umfanges und hat, wie vorhin schon erwähnt, zum Ziele, das Cystenlumen zu einer Nebenhöhle der Mundhöhle zu machen, wobei diese Nebenhöhle sehr bald sich verkleinert, nachdem der Innendruck weggefallen ist und schließlich nur eine mehr oder minder flache Mulde übrigbleibt. PARTSCH ging bei seinem Vorschlag davon aus, daß die Auskleidung der Cyste von einem Epithel besorgt wird, das genetisch auf das Mundhöhlenepithel zurückzuführen ist.

Auch bei dieser Methode (schematische Zeichnung Abb. 371) ist der Arbeitsgang recht einfach und der Erfolg kann gar nicht ausbleiben, namentlich wenn man versucht, *den Zugang zur Cyste so groß zu gestalten, daß sein Durchmesser nicht wesentlich unter dem Durchmesser der Cyste selbst bleibt.* Man legt wieder einen entsprechend großen Schleimhautschnitt an und hebelt den Weichteillappen ab. Dann wird die ganze äußere Knochenwand abgetragen, was bei der starken Verdünnung des Knochens mit der Knochenschere oder der LÜHRschen Zange leicht durchzuführen ist. Nun wird auch die äußere Wand des Cystenbalges mit der Schere weggeschnitten und das Cystenlumen liegt in seiner ganzen Ausdehnung vor uns; es wird ausgewaschen und hierauf der abgehebelte Schleimhautlappen mit einem größeren, das ganze Lumen ausfüllenden Tampon in die Höhle hineingeschlagen, wo er rasch anheilt. Man kann auch die Schleimhaut sowie den Cystenbalg an der Schnittfläche etwas mobilisieren und mit einigen

Nähten Mundhöhlen- und Cystenepithel miteinander vereinigen (Abb. 372); dabei vollzieht sich die Heilung der Wundränder noch rascher. Der Tampon wird unter allmählicher Verkleinerung in der Folgezeit noch einige Male gewechselt, bis die Epithelisierung an den Wundrändern erfolgt ist, was etwa eine Woche in Anspruch nimmt. Später hat der Patient nur dafür zu sorgen, daß Speisebrei, der in die cystische Nebenhöhle gelangt, nach dem Essen wieder herausgespült wird; solange statt einer flachen Mulde noch ein tieferer Gang vorliegt, empfiehlt sich für den Patienten eine Spritze von der Form unserer Wasserspritzen.

Ein Mißerfolg ist meist nur da zu befürchten, wo der Zugang zur Cyste nicht groß genug gestaltet worden war; denn hier besteht immer die Gefahr, daß unter dem steten und gleichmäßigen Druck der Lippen oder Wange eine weitere Verkleinerung des Zuganges stattfindet und schließlich das alte Krankheitsbild wieder vorliegt. Neben der Sorge für einen genügend weiten Zugang hat man auch ein Hauptaugenmerk darauf zu richten, *daß etwaige Wurzelresektionsflächen von dem Schleimhautperiostlappen,* der in das Cystenlumen hineingeschlagen wird, *weit überdeckt werden* (Abb. 371 d!). Wer das versäumt, läuft Gefahr, daß

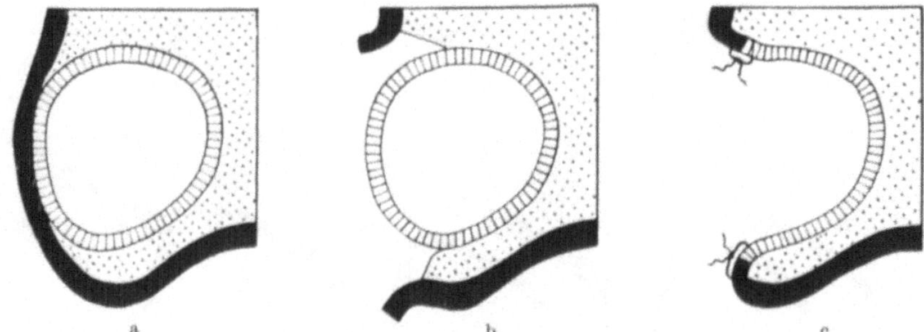

Abb. 372. Sowohl die vordere Cystenwand als auch die bedeckende Schleimhaut sind abgetragen. Schleimhaut und Cystenbalg sind an der Schnittfläche ringsum vernäht.

solche Resektionsflächen später überhaupt nicht mehr von den Weichteilen überlagert werden, sondern frei in der Nebenhöhle sichtbar bleiben. Man lege also den Weichteilschnitt ja nicht zu nahe dem Alveolarrand an! Im übrigen gibt es eine ganze Anzahl Vorschläge (z. B. PICHLER, HAUBERRISSER usw.), wie man durch geeignete Operationsmodifikationen der Gefahr entgehen kann.

Die Entwicklung der fungösen Cysten hängt in ihrer Form stark ab von dem Sitze; bei oberen Frontzähnen z. B. können sie nach der Nasenhöhle zu wachsen und am Nasenboden eine Vorwölbung herbeiführen; vom seitlichen oberen Incisivus ausgehende Cysten können den Gaumen entlang nach hinten wachsen und mehr enge, aber sehr tiefe Höhlen schaffen, die auch den Gaumen etwas vorwölben. Von Prämolaren und Molaren ausgehende Cysten wählen mit Vorliebe erst den Weg nach der Kieferhöhle zu, wobei die Schleimhaut des Antrums vom Boden her stark nach oben gedrängt wird (siehe früheres Bild, Abb. 319); diese Fälle sind es auch, wie vorhin schon ausgeführt, für die als Behandlungsmethode der Wahl die Methode von LUC-CALDWELL vorgeschlagen wird. KANTOROWICZ rühmt als Vorzug dieser Methode (LUC-CALDWELL), daß das lästige Ausspritzen wegfällt und daß die Patienten sich schneller beschwerdefrei fühlen. Er trennt allerdings zwischen den Fällen, die einen Durchbruch in den Sinus darstellen, und solchen, bei denen die Sinusschleimhaut nur nach oben gedrängt wird. Im ersteren Falle wird nach KANTOROWICZ die ganze trennende, schon durchbrochene Wand zwischen Antrum und Cyste weggenommen und so ein einheitlicher Hohlraum hergestellt, mit der Öffnung nach LUC-CALDWELL in die Nase hinein; im zweiten Falle genügt seiner Ansicht nach, die Cyste allein gegen die

Nase hin zu dränieren, wobei dann zwei Hohlräume (Sinus und Cyste) vorhanden sind. Beide Verfahren gehen aber wohl über den gewöhnlichen Rahmen der zahnärztlich-chirurgischen Praxis hinaus, während die Methoden nach PARTSCH I und PARTSCH II leicht vom Zahnarzt ausgeführt werden können.

Nun kommen vielfach die fungösen Cysten dann dem Zahnarzt zu Gesicht, wenn eine Infektion des Cysteninhaltes eingetreten ist und damit außer akut entzündlichen Erscheinungen auch lebhafte, subjektive Beschwerden vorliegen. Der Cysteninhalt besteht in solchen Fällen aus meist dünnflüssigem Eiter; die Anästhesierung kann wegen der Beteiligung der Schleimhaut an dem akuten Zustande gewisse Schwierigkeiten machen; man geht dann oft so vor, daß man zunächst durch genügende Öffnung für Eiterabfluß und Rückgang der entzündlichen Erscheinungen sorgt und einige Tage darauf erst die reguläre Operation durchführt. Untersucht man die dabei gewonnene Cystenwand histologisch, so sieht man, wie die wenigen Tage Wegfallens des Innendruckes genügt haben, um regenerative Bilder auftreten zu lassen; die zarten Osteoidbälkchen sind überall unter dem Cystenbalg zu erkennen. Man versteht auf Grund eines derartigen histologischen Bildes auch, wie in relativ kurzer Zeit beträchtliche Höhlen zu einer Mulde abgeflacht werden können — vorausgesetzt immer, daß auch genügend vordere Cystenwand weggenommen worden war.

6. Chirurgische Behandlung der Parodontitis marginalis progressiva.

a) Allgemeines und Indikation.

Im Abschnitt „Pathologie des Parodontiums" ist über die Entstehung und Bedeutung der Zahnfleischtaschen bei der progressiven marginalen Parodontitis eingehend gesprochen worden. In der Symptomenreihe dieser Erkrankung nehmen die Taschen jedenfalls ihren ganz besonderen Platz ein, schon deswegen, weil sie — einmal vorhanden — ihrerseits zur Weiterentwicklung der Erkrankung beitragen. Und von einem vollen Heilerfolg kann man nur da reden, wo jede Taschenbildung verschwunden ist. Da aber dieser Heilerfolg bei den konservativen Methoden keineswegs immer erreicht wird, so ist verständlich, daß man sich auch nach anderen Möglichkeiten zur Beseitigung der Taschen umsah. RÖMER setzte sich für die Abtragung der Taschenwände mittels des Kauters ein; aber auch diese Methode konnte nicht überall voll befriedigen. CIESZYNSKI formulierte 1914 acht Leitsatze, nach denen eine chirurgische, d. h. blutige Behandlung der Zahnfleischtaschen erfolgen soll. In den folgenden Jahren haben sich besonders WIDMAN und NEUMANN um den Ausbau der chirurgischen Methode verdient gemacht. Ihre Methode zielt auf eine vollständige Entfernung der Taschenwände und gründliche Beseitigung von Granulationen, krankhaft verändertem Knochen sowie tiefsitzendem Zahnstein ab. Es muß ohne weiteres zugestanden werden, *daß die chirurgische Behandlung eine wertvolle Bereicherung unserer Parodontitistherapie* darstellt und auch wir haben mit ihr in sehr weit fortgeschrittenen Fällen noch überraschend gute Erfolge erzielt. Trotzdem war es zu begrüßen, daß ein anfänglicher Übereifer allmählich verschwand, die Indikationsstellung klarer herausgearbeitet wurde und auch die Methodik nicht mehr nach einer einzigen Schablone gehandhabt wurde.

Der konservativen Behandlung gehört die erste Stelle bei der Parodontitisbehandlung, das muß immer wieder betont werden; lediglich der relativ geringe Rest, bei dem sie versagt, gehört dem Messer! Das Bedauerliche ist nur, daß das, was unter gründlichstem konservativen Vorgehen zu verstehen ist, in der Praxis leider meist nicht vollkommen erreicht wird, und zwar aus Gründen, die keineswegs etwa nur dem Zahnarzt zur Last zu fallen brauchen. Es ist aber jedem zu empfehlen, gerade bei den Formen, bei denen die Entzündung im Vordergrund steht, einmal die Probe zu machen, d. h. die Tiefe der vorhandenen Zahnfleischtaschen zu messen, dann wirklich Zeit und alle Mühe nicht zu scheuen, um peinlich genau vorzugehen und sich hierbei durch den Patienten mit kräftiger Massage seines Zahnfleisches unterstützen zu lassen. Wenn er dann nach wenigen Wochen eine neue Taschenmessung vornimmt, wird er fast stets durch die starke Abnahme der Taschentiefe überrascht sein; ein Teil der Taschenwand ist ja doch nur entzündliche Wucherung!

Erst wenn es auf solchem Wege nicht gelingt, die Beseitigung der Taschen und einen festen Anschluß gesunder Schleimhautränder an den Zahn zu erzielen, rückt die blutige Behandlung in den Kreis der Erwägungen, außerdem auch des öfteren da, wo schon sehr weit fortgeschrittene Fälle vorliegen. Endlich kann ein Zwang vorliegen, die Behandlung möglichst rasch zu erledigen; da ist dann ebenfalls die blutige Behandlung häufig das gegebene Verfahren. Dies sind einige der Richtlinien, aus denen die allgemeine Indikation erwächst.

Was die Einzelheiten betrifft, so ist dazu noch folgendes zu sagen: Wir unterscheiden zwischen der *einfachen Gingivektomie*, wie sie unter anderen GOTTLIEB propagiert, und der *radikal-chirurgischen Behandlung* nach WIDMAN und NEUMANN. Mit der ersteren Form kommen wir meist aus, namentlich dann, wenn die Entzündung im Vordergrund steht und der Limbus alveolaris mehr oder weniger gleichmäßig entzündlich abgebaut wird. Hier braucht man unseres Erachtens gar nicht so ängstlich zu sein, wenn auch noch Spuren von Granulationsgewebe zurückbleiben. Abgesehen von dem Wegfall der verderblichen Nischen ist ja doch die an die Gingivektomie sich anschließende umfangreiche, *traumatische Entzündung der Hauptfaktor,* den wir im Kampfe gegen die Parodontitis als Plus buchen können. Und in die Ausheilung der traumatischen Entzündung werden auch etwa zurückgebliebene alte Granulationen mit einbezogen. Etwas anderes ist es dagegen, wenn wir auch tiefe Knochentaschen, ausgefüllt mit epitheldurchsetzten Granulationen vor uns haben; hier ist die Vernarbung nicht so ohne weiteres sicher und deshalb wenden wir hier die radikalchirurgische Behandlung an, bei der auch der Knochenrand mit berücksichtigt wird (Abb. 373, 374f.).

b) Vorbereitung.

Wenn es sich etwa um einen einzelnen Zahn handelt, der noch fest sitzt, bedarf es keiner großen Vorbereitungen. Anders, wenn eine größere Gruppe von Zähnen anzugehen ist, wie das ja bei den für die chirurgische Behandlung vorgesehenen Fällen oft genug zutrifft. Hier hat die Vorbereitung zunächst darin zu bestehen, daß man sich ein *genaues Röntgenbild,* am besten mit Guttaperchapoints zur Tiefenangabe der Taschen nach WESKI, beschafft. Dann wird auf Grund des äußeren und röntgenologischen Befundes die *Schienenfrage* zu erwägen sein, die von großer Wichtigkeit ist. In Betracht kommen interimistische Schienen und Dauerschienen. Die letzteren sind da vonnöten, wo eine Wanderung und Kippung der Zähne eingesetzt hat oder eine Lockerung stärkeren Grades vorliegt; natürlich spielt auch das Maß des entzündlichen Knochenabbaues bei der Überlegung eine Rolle. In solchen Fällen, bei denen die Entzündung zurücktritt gegenüber der verminderten Gewebskonstitution, ist eine Dauerschiene weit nötiger als da, wo z. B. eine Form mit stark betonter Entzündung und nicht allzu großer Ausdehnung des Krankheitsprozesses gegeben ist; denn die letzteren Zähne werden erfahrungsgemäß von selbst sehr viel fester und ohne Dauerschiene funktionsfähig nach der chirurgischen Behandlung als die erstere Form. Die interimistische Schiene dient mehr der vorübergehenden Ruhigstellung, um im Stadium der traumatischen Entzündung keinen unnötigen Reiz durch die Funktion auszuüben; außerdem pflegt unmittelbar nach dem Eingriff fast stets sich eine temporäre stärkere Lockerung einzustellen, der entgegen zu arbeiten ist.

Über die Herstellung der Schienen wird im Hauptabschnitt prothetische Zahnheilkunde genaueres angegeben; sie gleich anschließend zu schildern, wäre wohl an sich angebrachter, doch ist hierbei eine Reihe von Voraussetzungen nötig, die im augenblicklichen Rahmen nicht erörtert werden können. Hier sei nur so viel bemerkt, daß die interimistischen Schienen gestanzt oder gegossen sein können, daß sie aber in manchen Fällen auch durch Drahtligaturen ersetzt werden. Wir geben der Schiene den Vorzug, und zwar wird sie gewöhnlich schon aufgesetzt, ehe die chirurgische Behandlung selbst beginnt. Da diese Schienen nicht über den Kronenrand hinausgehen, so erleichtern sie auch den dritten Punkt der Vorbereitung, nämlich die *gründliche Reinigung des Operationsfeldes*; man kann nach der Fixierung der Zähne viel energischer und umfassender die Reinigung vornehmen als vorher. Bezüglich des Einsetzens der Dauerschienen wird man den Zeitpunkt von Fall zu Fall bestimmen.

c) Technik der chirurgischen Behandlung.

α) Die Gingivektomie.

Handelt es sich nur um einen einzelnen Zahn, so schlitzt man die Tasche labial in vertikaler Richtung bis zum Knochenrand, dann trägt man mit gebogener spitzer Schere die Taschenwand ab; um im Interdentalraum gut beizukommen, kann man sich beim Abtragen auch feiner spitzer Messerchen in der ungefähren Form von Impflanzetten bedienen, wie sie von GOTTLIEB in drei Formen verwendet werden: ein gerades, ein der Fläche nach um 45⁰ abgebogenes und ein rechtwinklig abgebogenes Skalpell. Die Scherenform gleicht denen unserer histologischen Scherchen.

Liegt Taschenbildung an einer ganzen Gruppe von Zähnen, z. B. im Frontabschnitt vor, so wird man sich außer im Röntgenbild auch in situ genau über den Verlauf des Alveolarrandes bzw. des Fundus der Taschen orientieren, um danach die außen und innen von den Zähnen von rechts nach links oder umgekehrt verlaufende Schnittführungslinie festzulegen. Das ist nicht so kompliziert, wie es erst scheinen mag; man braucht nur mit einem abgestumpften Instrument, z. B. mit dem freien Ende einer geschlossenen Zahnpinzette unter leichtem Druck auf die Schleimhaut der Taschenwand zu prüfen, wo der knöcherne Widerstand anfängt; das ist sehr leicht durchzutasten. Nun wird dieser Linie entsprechend die Schleimhaut, soweit sie keine knöcherne Unterlage hat, in einem Streifen von der einen bis zur anderen Seite abgetragen (ähnlich wie in Abb. 375 angezeichnet). Dann wird die gesamte Wundfläche mit Jodoformpuder überstäubt und für die nächsten Tage Spülung mit Wasserstoffsuperoxydlösung sowie flüssige Kost verordnet. Etwa auftretende stärkere Blutungen werden durch Kompression oder mit in H_2O_2 getränkten Wattebäuschen gestillt. Die jetzt freiliegenden Wurzelabschnitte werden sorgfältig gereinigt.

Da die Taschentiefe sehr häufig ihr höchstes Maß im Interdentalbezirk hat, und doch auch hier bei der Schnittführung der Taschengrund erreicht werden soll, schlägt GOTTLIEB vor, in solchen Fällen die Schnittlinie entlang den Interdentalräumen bogenförmig gegen den Kieferkörper hin verlaufen zu lassen.

MÜLLER verlegt den Schleimhautschnitt entlang dem Zahnfleischsaum mehr wurzelwärts, so daß nach Entfernung der Weichteile der Alveolarknochenrand gut übersehbar frei liegt und die vorhandenen Granulationen entfernt werden können. HYLIN geht ähnlich vor, legt aber großen Wert auf eine ausgiebige nivellierende Knochenplastik und Herstellung einer dachfirstförmigen Gestalt des Margo alveolaris (nach ÖSTMAN wiedergegeben). Beide Methoden nähern sich bereits der Radikaloperation, nur erfolgt die Heilung per secundam.

β) Die WIDMANsche und NEUMANNsche Methode.

Genau decken sich das WIDMANsche und NEUMANNsche Verfahren nicht. Unter Berücksichtigung einiger Modifikationen gestaltet sich die Methode (NEUMANN) etwa folgendermaßen: mit einem feinen Skalpell werden in mesio-distaler Richtung sämtliche Interdentalpapillen des Erkrankungsbereiches durchtrennt; dann wird an dem den Krankheitsherd beiderseits begrenzenden gesunden Zahne ein vertikaler Schnitt durch die faciale und orale Schleimhaut des Alveolarfortsatzes geführt bis zum Zahnfleischsaum. Dadurch wird außen wie innen

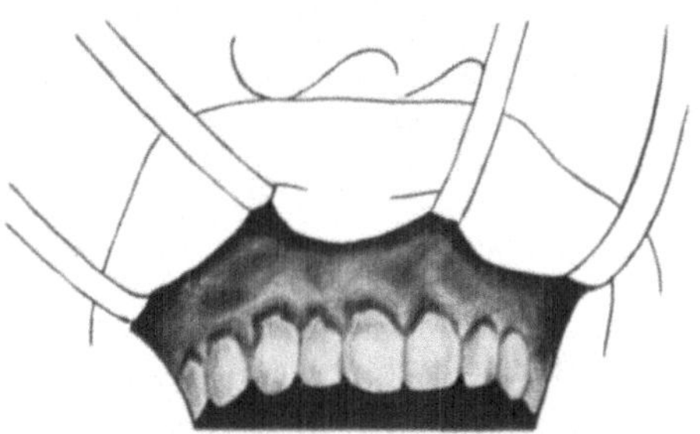

Abb. 373. Bild vor der chirurgischen Behandlung.

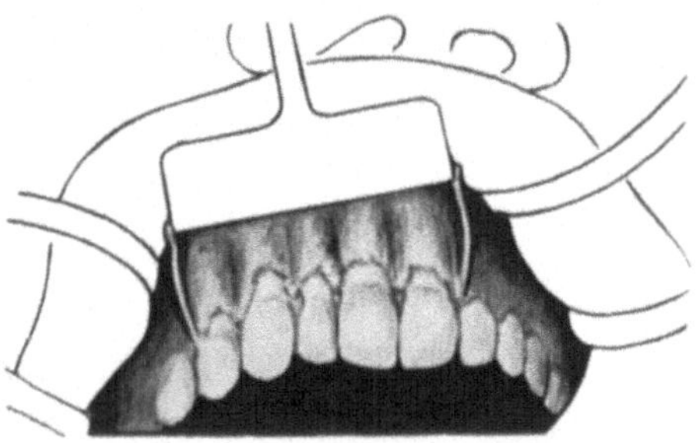

Abb. 374. Bild nach Hochklappen des Schleimhaut-Periostlappens.

ein Schleimhautlappen abgegrenzt, der mit dem Raspatorium abzuhebeln ist (Abb. 374, 375). Nach Abziehen dieser Lappen liegt nun der ganze knöcherne Alveolarrand einschließlich der Knochentaschen frei vor uns. Mit feinen, scharfen Löffeln werden alle sichtbaren und erreichbaren Granulationen beseitigt, der Knochenrand wird mit Meißeln oder besser mit kleinen Fräsen verschiedener Gestaltung geglättet, wobei auch die Knochentaschen möglichst abzuflachen

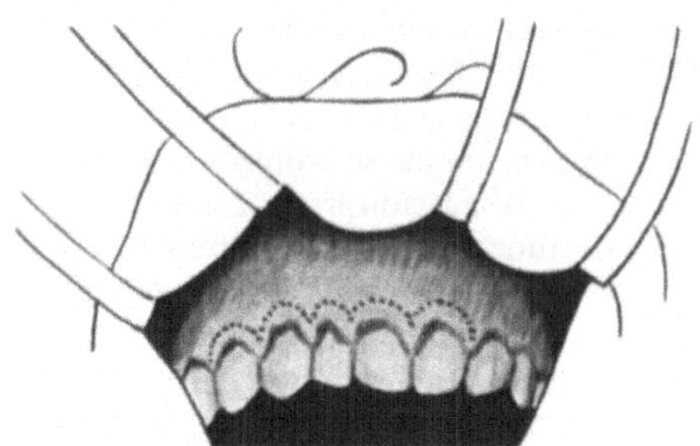

Abb. 375. Die punktierten Linien zeigen die Abtragungsstelle der Gingiva an.

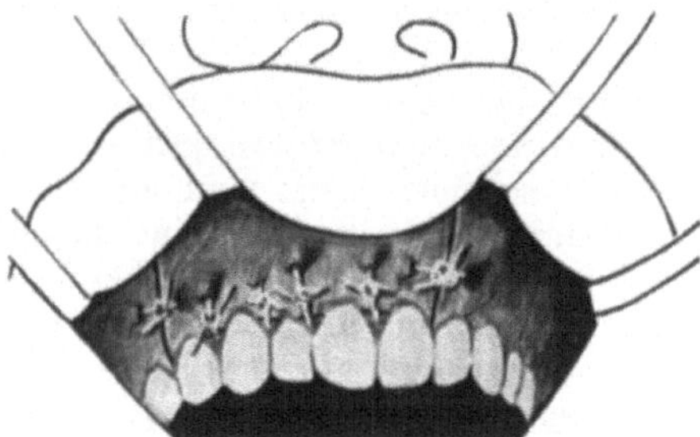

Abb. 376. Bild nach der Naht.

sind. Die Wurzeln selbst werden gründlichst gereinigt und poliert. Nun wird der dentale Rand des Schleimhautlappens soweit verkürzt, daß das übrige Weichmaterial gerade eben noch über den geglätteten Alveolarrand hinausreicht. Bei der Verkürzung wird der Lappenrand festonartig ausgeschnitten; die Ausbuchtungen der Festonlinie entsprechen den Zähnen, die dazwischen liegenden Spitzen den Interdentalräumen (Abb. 375). Nachdem man dies facial und oral gemacht hat, werden die Lappen wieder in ihre natürliche Lage gebracht und durch Nähte, die besonders sorgfältig in den Interdentalräumen die Schleimhautränder aneinanderfügen, festgehalten (Abb. 376). Für die Interdentalnaht werden gerne statt der üblichen halbkreisförmigen gerade Nadeln verwendet, die leichter von facial nach oral oder umgekehrt durchzuführen sind. Dann folgt die übliche Nachbehandlung und nach 5—7 Tagen die Entfernung der Nähte. Jetzt soll auch baldigst mit der Massage begonnen werden.

7. Die Anästhesierung.
a) Allgemeine Bemerkungen.

Mit dem Ausbau der Lokalanästhesie zu ihrer heutigen beherrschenden Höhe ist
die Bedeutung der Allgemeinnarkose für den praktischen Zahnarzt sehr gesunken.
Von ganz wenigen Ausnahmefällen — die aber dann auch meist der Krankenhausaufnahme bedürfen — kommt die Allgemeinnarkose in der Praxis des Zahnarztes nicht mehr vor oder besser, sie sollte nicht mehr vorkommen aus folgenden
Gründen: *1. Der Tod kann in jedem Stadium auch der sachgemäß ausgeführten
Narkose eintreten, während die Lokalanästhesie in richtiger Anwendung, vor allem
bei den geringen Mengen anästhesierender Flüssigkeit, die bei zahnärztlichen Behandlungen gebraucht werden, niemals das Leben des Patienten bedroht und so gut
wie gänzlich unschädlich ist. 2. Unter Narkose ist das Arbeiten in der Mundhöhle
meistens so beschwerlich (Haltung des Patienten, Aufsperren des Mundes und des
Unterkiefers mit Instrumenten, Vorziehen der Zunge, mangelnde Sicht wegen starker
Blutung, Verhütung der Aspiration von Fremdkörpern, Blut, Speichel u. v. m.),
daß allein deswegen schon, wenn die Gefahr für den Patienten in beiden Methoden
die gleiche wäre, der Lokalanästhesie der Vorzug gegeben werden müßte.* Wie FISCHER
berichtet, hat schon im Jahre 1892 SCHLEICH gesagt, daß die Ausführung von
Operationen in Narkose, wenn auch die örtliche Betäubung sich hätte anwenden
lassen, sowohl vom Standpunkt der Menschlichkeit wie auch von dem der straf-
rechtlichen Verantwortlichkeit durchaus unberechtigt sei. Was SCHLEICH also
vor nunmehr 40 Jahren schon für die große Chirurgie gesagt hat, *trifft heute für
die Zahnheilkunde ohne Einschränkung ganz besonders zu.* Und daß die Lokalanästhesie eigentlich immer, von nur ganz geringen Ausnahmen abgesehen, soweit
es sich um rein zahnärztliche Eingriffe handelt, angebracht werden kann — als
terminale oder als Leitungsanästhesie — muß man einsehen. EULER berichtete
aus der Göttinger Klinik, daß bei dem großen Material, unter dem doch schwierige
Fälle sich gehäuft finden, nur etwa zwei Narkosen im Jahr zu machen waren.

b) Die Injektionsflüssigkeit.

Als Anaestheticum benützen wir noch heute vor allem das *Novocain.* Das
Cocain hat zwar eine etwas stärkere anästhesierende Wirkung, es ist aber anderer
seits 16mal giftiger als Novocain und hat außerdem noch den Nachteil, daß es
nicht durch Aufkochen sterilisiert werden darf. Ohne andere Zusätze, kann man
bis zu 0,75 g Novocain injizieren, ohne nennenswerte Vergiftungserscheinungen
zu verursachen. Da wir aber wohl immer Novocain mit dem Zusatz von Suprarenin verwenden, liegt die Höchstdosis, die ohne Gefahr für den Patienten z. B.
bei großen, chirurgischen Eingriffen gegeben werden kann, bei etwa 2,0 g. Allerdings ist hier eine Einschränkung dahin zu machen, daß mit steigender Konzentration die Gefahrengrenze näher rückt. Es ist nicht gleichgültig, ob man eine
gewisse Menge Novocain in 0,5% oder in 5% Lösung einverleibt. Es werden also
100 ccm der 0,5% Lösung anstandslos vertragen, während 10 ccm der 5% Lösung
womöglich schon unangenehme Nebenerscheinungen machen können.

Der *Suprareninzusatz* wird der Novocainlösung zugefügt, weniger wegen der
Herabsetzung der Giftigkeit, sondern um das Anaestheticum lange am Wirkungsort zu fesseln. Während das Cocain eine deutliche, gefäßverengernde Wirkung
aufweist, verhält sich nämlich das Novocain dem Gefäßsystem gegenüber indifferent, d. h. es verursacht weder Verengerung noch Erweiterung. Es wird
deswegen relativ schneller vom Applikationsort fortgeführt als das Cocain, mit
anderen Worten, die Wirkung geht schneller vorüber. Um diesem Übelstande
abzuhelfen, setzt man dem Novocain Suprarenin zu. Man benutzt das synthetische
Präparat — das Organpräparat wird meist als Adrenalin bezeichnet — dessen
Höchstdosis 1,0 mg beträgt. Durch den Zusatz von Suprarenin erreicht man
gleichzeitig, wenn die Injektion terminal gemacht wurde, eine Herabsetzung der

Blutfülle des Operationsgebietes und, wie oben schon erwähnt wurde, eine bedeutende Herabsetzung der Giftwirkung des Novocains, das durch die Beimengung von Suprarenin nur langsam in die Blutbahn übergeht und deshalb nur nach und nach zur Allgemeinwirkung gelangt.

In der zahnärztlichen Behandlung kommt man allgemein mit der 2% Novocainlösung aus, nur seltene Ausnahmefälle verlangen die 4% Lösung. Nennenswert unter die 2% Konzentration herabzugehen, dürfte indessen auch nicht ratsam sein. Es liegt jedenfalls nach den Berichten und jahrelangen, eigenen Erfahrungen das Optimum bei 2%. Dieser 2% Lösung Novocain fügt man für kurz dauernde Eingriffe 0,000015 g Suprarenin pro Kubikzentimeter hinzu. Bei größeren Operationen, vor allem wenn lange gemeißelt werden muß, bei Resektionen und ähnlichen Eingriffen steigert man den Suprareninzusatz bis auf 0,00003 g pro Kubikzentimeter = 1 Tropfen aus der SEIDELschen Pipette (s. unten).

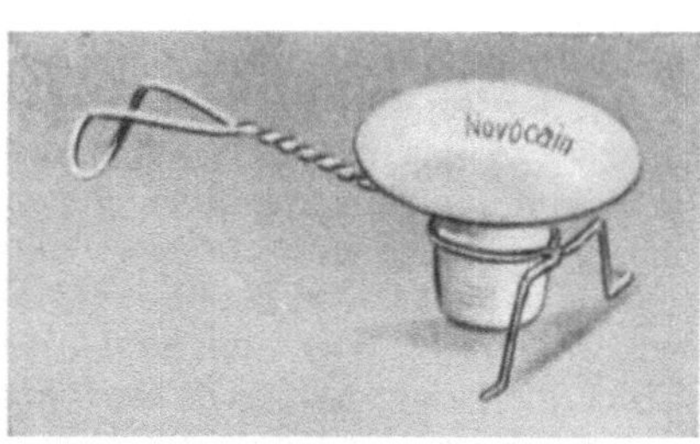

Abb. 377. Novocaingefäß nach SEIDEL.

Wenn man daraus errechnet, wieviel Novocain und Suprarenin z. B. bei der Applikation von 10 ccm Infektionsflüssigkeit gegeben werden, so erhält man die Menge von 0,2 g Novocain und höchstens 0,0003 g Suprarenin. Damit bleiben wir also noch weit unter den für diese Medikamente gezogenen Grenzen, die ja bei 2,0 und 0,001 g liegen. Nun liegt aber, wie wir später sehen werden, eigentlich kaum bei einem zahnärztlichen Eingriff die Notwendigkeit vor, 10 ccm zu injizieren, sondern man kommt fast immer mit einem geringeren Quantum aus. So verlangt die Extraktion eines Zahnes beispielsweise selten mehr als im Durchschnitt die Gabe von 2,0 ccm. Wenn also die Höchstgrenzen weitab von den meist gebräuchlichen Mengen liegen, so muß doch gleich hier betont werden, daß es deshalb trotzdem geboten ist, mit dem Injektionsmittel so sparsam umzugehen, wie es nur möglich ist, denn „Dosis sola fecit venenum“, und es ist Pflicht soweit wie möglich von dieser Giftdosis sich entfernt zu halten. Dies gilt ganz besonders für das Suprarenin. Einerseits macht das Suprarenin selbst in ganz geringen Mengen doch gelegentlich Allgemeinerscheinungen, wenn auch meist nebensächlicher Natur; und außerdem kann eine relativ zu hohe Dosis lokale Schädigung zur Folge haben, ohne daß es im Moment zu schädlichen Allgemeinwirkungen dabei kommt. Damit wäre also die Giftgrenze im eigentlichen Sinne doch dann überschritten, wenn auch die absolute Menge, die für den Gesamtorganismus berechnet ist, noch lange nicht an die Höchstdosis heranreichte.

Das sei an einem Beispiel erläutert: Die übliche und gerade angemessene Dosis Suprarenin bei der einfachen Entfernung eines Zahnes beträgt 0,000015 g pro Kubikzentimeter der 2% Novocainlösung. Bei dieser Dosis reicht die erzielte Blutleere gerade aus, um das Anaestheticum die nötige Zeit am Wirkungsort zu halten. Andererseits ist das Gewebe aber doch noch so stark durchblutet, daß der Blutstrom aus der Alveole diese gut reinigt und sie dann mit dem schützenden Koagulum füllt. Nehmen wir beispielsweise die doppelte Menge Suprarenin — 0,00003 g pro Kubikzentimeter für diese einfache Extraktion, dann folgt kein Blutstrom dem entfernten Zahne, die Alveole wird nicht gereinigt und erst später mit einem Koagulum gefüllt. Schädigung des Gewebes, Infektion der Wunde und deren Folgeerscheinungen sind selbstverständlich.

Wir sind also der Meinung, daß für jeden Fall der Suprareninzusatz besonders zu dosieren ist, *eine Schematisierung ist hier absolut kontraindiziert.*

Die zu injizierende Flüssigkeit muß *isotonisch* sein, man kann deshalb nicht die Lösung mit einfachem Wasser herstellen, sondern muß als Lösungsmittel

die physiologische Kochsalzlösung oder die Ringerlösung verwenden. SEIDEL ist
der Ansicht, daß es erfahrungsgemäß gleichgültig ist, ob man die Kochsalzlösung
0,6% oder 0,9% nimmt, ein nennenswerter Unterschied ist nicht gefunden.
SEIDEL benutzt die 0,75% Kochsalzlösung. FISCHER dagegen hält es für zweckmäßig, statt der einfachen Kochsalzlösung Ringerlösung oder noch besser „ge-
pufferte" Ringerlösung zu verwenden. Die Puffersalze sollen eine saure Reaktion
der Lösung verhindern. Da aber die Puffersalzlösungen nicht haltbar sind, wird
vorerst ihre Einführung in die Praxis auf Schwierigkeiten stoßen.

Da die fertige Novocain-Suprareninlösung sich
in kurzer Zeit (im Verlauf von Stunden) zersetzt
— erkennbar an der anfänglichen Gelbfärbung,
die in rötlichbraun übergeht — und dann schädigend wirkt, muß hier noch kurz auf die Zu
bereitung und Bereithaltung der Lösung eingegangen werden.

*Daß die Injektionslösung unbedingt steril sein
muß, sollte kaum der Erwähnung bedürfen, so selbstverständlich ist diese Forderung.*

Diese Forderung nach Sterilität der Lösung
und nach Unzersetztheit erfüllt am sichersten
die jeweils frische Zubereitung. Man benutzt dazu
den von SEIDEL angegebenen graduierten Por-
zellantiegel Abb. 377. Entweder löst man darin
die von den Höchster Farbwerken hergestellten
Novocaintabletten in physiologischer Kochsalzlösung auf, oder man benutzt die den Kochsalz-
zusatz gleich mit enthaltenden Tabletten, dann
nimmt man zur Lösung destilliertes Wasser.
Man läßt die Lösung gehörig aufkochen und
fügt nach Bedarf Suprarenin zu. Das Suprarenin

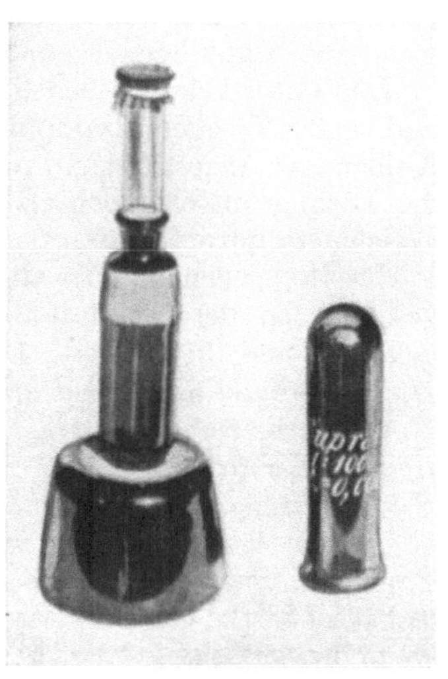

Abb. 378. Suprareningefäß nach
SEIDEL.

wird von den Höchster Farbwerken in Lösung 1 : 1000 geliefert. Die Lösung
ist mit einem Zusatz versehen, der sie keimfrei hält und vor Zersetzung bewahrt.
Man bewahrt die Lösung zweckmäßig in dem von SEIDEL angegebenen Pipetten-
gefäß auf (Abb. 378) und fügt aus der Pipette tropfenweise das Suprarenin zu.
Jeder Tropfen aus der SEIDELschen Pipette enthält 0,00003 g Suprarenin. Um die
gebräuchlichste Dosis, wie wir sie oben angaben, zu erhalten, setzt man auf je
2 ccm der Novocainlösung einen Tropfen Suprarenin zu. Für besondere Fälle
kann man bis zu 0,00003 g Suprarenin pro Kubikzentimeter Novocainlösung
steigen, dies sollte auch nach unseren Erfahrungen die Höchstgrenze sein. Novocainlösung allein ohne Suprarenin ist längere Zeit haltbar. Man kann deshalb
bei größerem Bedarf auch so verfahren, daß man größere Mengen dieser Lösung
vorrätig hält, eventuell schon sterilisiert, um unmittelbar vor Gebrauch erst das
Suprarenin zuzusetzen. Sicherer ist allerdings die jeweils frische Bereitung, die
außerdem noch den Vorteil bietet, daß man körperwarme Lösungen ohne besondere Umstände verwenden kann.

Vielfach üblich ist die Bereithaltung fertiger Novocain-Suprareninlösung in
einfachen *Ampullen*, zu denen auch die Carpule zu rechnen ist. Dieser Methode
haften mehrere Nachteile an, die nicht unwesentlich sind.

1. Die Lösung muß durch Zusätze (meist Säure) vor der schnellen, groben
Zersetzung bewahrt werden. Diese Zusätze schädigen unter Umständen das Gewebe und können die Wirkung des Anaestheticums herabsetzen. Bei längerem
Lagern der Ampullen über Monate findet eine Zersetzung des Suprarenins statt,
die bisher nicht verhindert werden konnte.

2. Die Dosierung kann nicht individualisiert werden, die meisten Ampullenlösungen haben einen zu hohen Gehalt an Suprarenin (0,00005 g pro Kubikzentimeter).

3. Die Ampullen müssen in antiseptischen Lösungen auch äußerlich keimfrei gemacht werden, ehe man sie steril eröffnet. Das Öffnen ist umständlich und birgt die Gefahr der Verunreinigung bei dieser Prozedur in sich. *(Es ist keinesfalls zu verantworten, wenn Ampullen so, wie sie in der Packung lagen, mit einer unsterilen Feile angeritzt und geöffnet werden. Dabei muß die Lösung infiziert, die Kanüle bei der Entnahme beschmutzt werden.)*

4. Alle Ampullenlösungen enthalten Glassplitter (zum Teil in großer Zahl) nach der Öffnung der Ampulle.

5. Die Ampullenmethode stellt sich wesentlich teurer als die Selbstbereitung.

Den unter 1. angegebenen Nachteil hat man neuerdings bei der *Doppelampulle* und bei der Trockensalzampulle beseitigt. Die Doppelampulle enthält in dem einen Kolben das Anaestheticum und Suprarenin in Substanz, in dem anderen Kolben das Lösungsmittel (Kochsalz- oder Ringerlösung). Die Kolben sind durch einen Weichmetallpfropf (WOELM) oder durch einen angeschmolzenen Glasstab (Höchster Farbwerke) gegeneinander abgeschlossen. Der Metallpfropf wird über der Flamme geschmolzen, der Glasstab abgebrochen, dann kann die Flüssigkeit zur Substanz gelangen und diese lösen. Die unter 3.—5. aufgeführten Nachteile sind bei der Doppelampulle aber noch größer als bei der einfachen.

Nach wie vor ist die einzig einwandfreie sichere Methode der Herstellung keimfreier, unzersetzter und möglichst unschädlicher Injektionslösung die jeweils frische Selbstbereitung.

In den letzten Jahren wurden noch neue Präparate, Tutocain, Panthesin, Pantocain und Percain in den Handel gebracht. Tutocain hat sich nicht bewährt, es hat zu starke gefäßerweiternde Wirkung, die hohe Gaben Suprarenin erfordert, wenn die Anästhesie lange genug anhalten soll. Aber auch die anderen drei Mittel scheinen das Novocain nicht zu übertreffen, ja es ist sogar noch die Frage, ob sie überhaupt an das Novocain heranreichen.

Auch für das Suprarenin hat man nach geeigneten Ersatzmitteln gesucht. Während die Versuche mit Hypophysenhinterlappenextrakten, mit Ephedrin, Eserin u. a. nicht befriedigten, ist nach neueren Untersuchungen Corbasil (besonders bei Kreislaufstörungen, Gefäßerkrankungen, essentieller Hypertonie und psychischen Erregungszuständen) empfehlenswert.

c) Das Instrumentarium.

Spritze und Kanüle.

Vorbedingung für eine Injektionsspritze ist, daß sie ausgekocht werden kann. Am einfachsten wird diese Forderung bei den Metallspritzen erfüllt. Den Metallspritzen haften nur zwei Mängel an, erstens kann man den Inhalt der Spritze nicht kontrollieren und zweitens schiebt sich der Metallkolben in dem Metallzylinder ohne Fettzwischenschicht nicht glatt, und Fett ist als Beimengung zur Injektionsflüssigkeit nicht erwünscht. Alle anderen Spritzen sind mehr oder weniger Kombinationen von Glas mit Metall. Wegen der verschiedenen Ausdehnungskoeffizienten von Glas und Metall und wegen der langsamen Wärmeleitung im Glas soll man diese Spritzen vorsichtig auskochen, langsam erwärmen und nicht zu schnell abkühlen.

Man kann einfache Spritzen mit aufgesteckter Kanüle verwenden, bei der Injektion in der Mundhöhle kann jedoch die Kanüle womöglich von dem Conus abgleiten, wenn man mit höherem Druck injiziert, es ist dashalb für die intraoralen Injektionen zweckmäßiger, aufgeschraubte Kanülen zu verwenden. Ein sehr geeignetes Spritzenmodell ist in Abb. 379 wiedergegeben.

Das Stück der Kanüle, das auf die Spritzenöffnung mit Hilfe des Schraubansatzes aufgepreßt wird, ist stempelartig verbreitert. Diese stempelartige

Verbreiterung besteht aus Weichmetall, das sich beim Anziehen des Schraubansatzes dem Spritzenausfluß völlig anschmiegt und damit eine sichere Dichtung
herstellt. Der Weichmetallconus ist neuerdings noch mit einem Hart-
metallmantel außen umgeben (Abb. 380) zum Schutz gegen starkes
Zerquetschen und gegen das lästige Festhaften im Schraubansatz.
Die Kanüle selbst muß einerseits gegen Bruch und andererseits
gegen zu leichtes Verbiegen sicher sein. Das Material darf auch nicht
zu weich sein, damit sich die Spitze beim Gebrauch scharf erhält.
Die gewöhnlichen Stahlkanülen, die die letztere Forderung zwar sehr
gut erfüllen, sind wenig widerstandsfähig gegen Bruch, da sie zu
spröde sind und leicht rosten, auch wenn sie vernickelt sind. Rost

setzt sich vor allem dort an, wo die Kanüle den Schraubansatz verläßt. Bei
umfangreichen Untersuchungen im Breslauer Institut haben sich vor allem der
V_2A-Stahl und Karsengold als Kanülen-
metall bewährt. Besonderes Augenmerk
ist auf das Schliffende der Kanüle zu
richten. Ist das Schliffende zu lang, dann
verbiegt sich die sehr dünne Spitze schon
bei geringem Widerstand (Knochen), es
kommt dann mit dem verbogenen Schliffende zu Zerreißungen des Gewebes und
außerdem ist es unangenehm, daß man
die Kanüle mit der lang angeschliffenen
Spitze erst weit in das Gewebe vorschieben muß, ehe man Flüssigkeit einspritzen kann. Das ist von Nachteil, wie
wir später noch sehen werden.

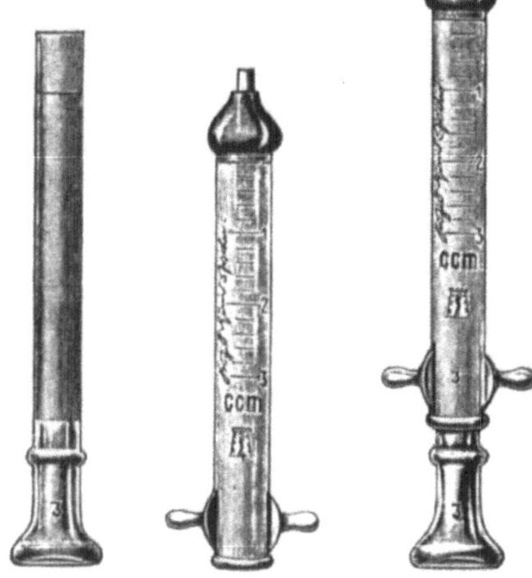

Abb. 379- Präzisionsinjektionsspritze nach
FISCHER. (Aus Fortschr. Zahnheilk., Bd. 5.)

Zum Auskochen muß die Spritze aus-
einandergenommen werden. Die Spritze wird in Wasser ohne Zusatz von Soda
gekocht, da schon geringe Sodamengen in der Spritze die Injektionsflüssigkeit
zersetzen würden. Man kann die Kanüle beim Auskochen auf der Spritze belassen.

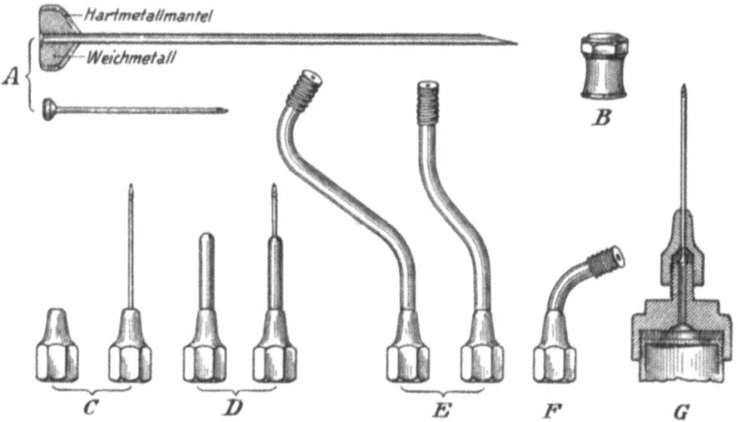

Abb. 380. Auswechselbare Injektionskanülen mit Weichmetallconus in Hartmetallgehäuse. A Verbesserte Kanüle, B Verschlußkappe, C Kurze Schraubkapsel ohne und mit Kanüle, D Lange Schraubkapsel ohne und mit Kanüle, E Bajonettförmige Zwischenstücke, F Winkelförmiges Zwischenstück,
G Kanüle auf Spritze geschraubt (Querschnitt).

Wenn Spritze und Kanüle nicht gleich nach dem Auskochen benutzt werden,
kann man sie in einem sterilen Tuch aufbewahren.

8. Technik der Injektion.

a) Allgemeines.

Für alle Arten von Injektionen, ob Leitungs- oder Terminalanästhesie, ist grundsätzlich einiges vorauszuschicken. Daß Injektionsmaterial und -instrumentarium zwischendurch nicht wieder infiziert werden dürfen, ist selbstverständlich. Dazu gehört auch die Sterilisation der Einstichstelle. Ist die Einstichstelle nicht steril, so werden von dort mit der Kanüle Mikroorganismen ins Gewebe verschleppt. Wird aber die Schleimhaut mit Jodtinktur bestrichen, so ist sie steril (Kantorowicz), und es ist auf diese Weise möglich, die Injektion ohne Infektion zu applizieren. Es muß nur auf alle Fälle vermieden werden, die jodierte Einstichstelle vor dem Einstich wieder von Speichel überfließen zu lassen. Bei extraoralen Injektionen wird die Außenhaut ebenfalls durch den Jodanstrich steril gemacht.

Grundsätzlich wird die *Spritze gebrauchsfertig in die Hand genommen, nicht in Schreibfederhaltung.* Man muß nämlich, sobald man die Kanüle so weit ins Gewebe eingeschoben hat, daß die Ausflußöffnung versunken ist — je kürzer das Schliffende der Kanüle dabei ist, desto besser — gleich eine geringe Menge des Anaestheticums abgeben, um das weitere Vorschieben der Kanüle schmerzlos geschehen zu lassen. Aus der vordringenden Kanüle gibt man ständig ein wenig Flüssigkeit ab. Bei dem langsamen Vorwärtsgleiten der Kanüle läuft gewissermaßen vorbereitend das Anaestheticum der Kanülenspitze voraus. Der Einstich der Kanüle wird auf diese Weise sehr erträglich, und es ist ein großer Unterschied zwischen dieser Methode der gebrauchsfertigen Haltung und der sog. Schreibfederhaltung. Patienten, die schon mit der Schreibfederhaltung Injektionen gemacht bekommen haben, zeigen oft große Angst vor der Injektion wegen der damit verbundenen Schmerzen und sind dann erstaunt über die oft völlige Schmerzlosigkeit, wenn man unter ständiger Abgabe von Flüssigkeit die Kanüle langsam vorschiebt. Es ist auch kaum jemals notwendig, die Einstichstelle vor dem Einstich unempfindlich zu machen. Man kann zwar mit Psicain oder Psicobenyl die Schleimhaut oberflächlich anästhetisch machen — bei sehr ängstlichen Patienten kann das gelegentlich angebracht sein — doch wenn man sich daran erinnert, daß die Schmerzreaktion der eigentlichen Schleimhaut sehr minimal ist, daß dagegen das tiefere Gewebe, vor allem das Periost schmerzempfindlich ist, so wird man sich mit Recht sagen, daß die Methode mit der ständigen Abgabe von Flüssigkeit beim Einstich der Kanüle eine vorherige Oberflächenanästhesie überflüssig macht. Das ist in der Tat der Fall. Außerdem hat das Einschieben der Kanüle unter ständiger Injektion noch den Vorteil, daß Gefäße, die etwa im Wege der Kanüle liegen, unter dem Druck der Flüssigkeit unter Umständen ausweichen.

Was die Zeit, das Tempo der Injektion anlangt, so kann man darüber nichts Generelles sagen. Sie richtet sich vor allem nach der Aufnahmefähigkeit der Gewebe für die Flüssigkeit. In die fest mit der Unterlage verlötete Schleimhaut des Gaumens bringt man die Flüssigkeit nur langsam, will man nicht dem Patienten unnötige Schmerzen bereiten und die Gewebe durch Einspritzung unter hohem Druck schädigen. In das lockere Gewebe um das Foramen mandibulare fließt dagegen die Flüssigkeit aus der Spritze förmlich ab, wenn man nur mit geringer Kraft den Kolben vorschiebt. Ohne Schaden kann man also hier schneller injizieren als in der Gaumenschleimhaut. Aber niemals soll die Injektion brüsk ausgeführt werden, auch das lockere Gewebe könnte geschädigt werden.

Die Ausflußöffnung der Kanüle muß bei allen Injektionen nach der Stelle gerichtet sein, wohin das Anaestheticum abgegeben werden soll, sie muß also bei der terminalen Anästhesie auf unserem Gebiet nach dem Knochen zu stehen. Es sind also vor allem zwei Forderungen zu beachten, wenn man in schonendster Weise injizieren will: Kanüle unter ständiger Entleerung langsam hochschieben, mit ganz geringem Druck injizieren. Außerdem achte man darauf, daß die Flüssigkeit nicht zu kalt ist. Vielfach wird Körpertemperatur der Lösung gefordert.

b) Die terminale Anästhesie.

Bei der terminalen Anästhesie soll das Anaestheticum in direkte Berührung mit den Nervenden kommen. Sowohl im Oberkiefer wie im Unterkiefer liegen nun die meisten Nervenendigungen, die unempfindlich zu machen sind, im Knochen. Man muß also eine große Menge der eingespritzten Flüssigkeit in den Knochen diffundieren lassen. Dazu sind im Oberkiefer die Verhältnisse weit günstiger als im Unterkiefer. Wir benützen in beiden Kiefern die Kanüle von 0,47 mm Dicke. Aus dem Schraubenansatz soll die Kanüle etwa 15—17 mm frei herausragen. Man geht nun so vor, daß man einige Millimeter vom Zahnfleischrande die Kanüle einsticht und parallel zum Zahn nahe dem Knochen in die Höhe weiter schiebt. Der Einstichpunkt liegt etwa an der Grenze zwischen straffem Zahnfleisch und lockerer Schleimhaut (Abb. 48) und zwischen je zwei Zähnen in der Vertiefung zwischen den Juga alveolaria. Auf dem Jugum reißt die dünne Schleimhaut leicht ein. Beim Einstich der Kanüle hat diese zuerst noch die Richtung fast senkrecht zur Oberfläche, um zunächst einmal die Ausflußöffnung in der Schleimhaut verschwinden zu lassen. Hat man Kontakt mit dem Knochen, dann stellt man die Kanüle annähernd parallel zur Knochenoberfläche ein, um sie hochschieben zu können. Die Kanülenspitze soll schließlich, wenn das Hauptdepot angelegt wird, möglichst nahe dem Knochen sich befinden, also etwa dem Periost nahe oder am Periost. Es wird kaum je gelingen, die Flüssigkeit wirklich „sub"periostal anzubringen, wie das vielfach gefordert wird.

Bei den meisten Eingriffen, für deren Ausführung wir eine terminale Anästhesie machen, ist es nötig, die Flüssigkeit etwa in Gegend der Wurzelspitze und darüber hinaus zu applizieren. Es kommt dabei zu einer Wirkung des Anaestheticums mehr im Bereich des Plexus dentalis, den wir im Kapitel Nerven ausführlicher besprochen haben (Abb. 39). Und wenn man es genau betrachtet, erzielen wir mit unserer Injektion in Höhe der Wurzelspitze eigentlich nicht strenggenommen eine direkte Umspülung der Nervenendigungen, jedenfalls nicht in der Hauptsache, sondern es handelt sich mehr auch um eine Art Leitungsanästhesie im Bereich des Plexus dentalis, während nur ein geringerer Teil des Anaestheticums die Nervenendigungen und auch die nur teilweise umspült.

Im *Oberkiefer* liegen die anatomischen Verhältnisse für die terminale Anästhesie günstiger als im Unterkiefer. Vor allem die palatinale Knochenwand ist mehr porös und die labial-buccale Wand ist recht dünn an allen Zähnen, so daß die Flüssigkeit leicht in das Innere des Kieferknochens diffundieren kann und die Wirkung dementsprechend gut ist. Es wird nach den oben gegebenen Regeln verfahren: Einstich einige Millimeter vom Zahnfleischrand an der Grenze zwischen straffer und lockerer Schleimhaut. Immer wird zuerst palatinal injiziert und dann vestibular. Palatinal ist die Schmerzempfindung beim Einstich geringer als vestibular. Macht man nun erst die weniger schmerzhafte palatinale Injektion, so kann von palatinal her eine Herabsetzung der Empfindung vestibular eintreten und dadurch wird die sonst unangenehmere, vestibulare Injektion erträglicher. Vorschieben der Kanüle unter ständiger Entleerung von Flüssigkeit. Im Bereich aller Zähne führt man die Kanüle annähernd parallel zur Längsachse des Zahnes hoch, nur im Bereich der rückwärtigen Molaren gelingt das nicht, der Mundwinkel läßt das nicht zu. Man muß hier überhaupt die Wangenmuskulatur durch möglichstes Schließen des Mundes entspannen lassen — bei weit geöffnetem Munde spannt sich die Wange straff über die Außenwand der Zähne und der Kiefer, nach Entspannung kann man den Mundwinkel nach rückwärts und die Wange abziehen. Aber auch so muß man noch im Bereich der rückwärtigen Molaren schräg von vorn unten nach rückwärts oben die Kanüle hochführen.

Bei den einwurzeligen Zähnen kann man mit einem Einstich palatinal und einem Einstich labial auskommen, aber sicherer ist es, wenn auch hier wie bei den Molaren je zwei Einstiche außen und innen gemacht werden.

Im *Unterkiefer* sind die anatomischen Verhältnisse für die terminale Anästhesie weniger günstig als im Oberkiefer. Es befriedigen deshalb die Resultate der terminalen Anästhesie im Unterkiefer nicht in allen Fällen. Im Bereich der Frontzähne sind die Knochenschalen ja wohl noch dünn, aber sie sind weniger porös; von den Prämolaren nach rückwärts zu wird die Corticalis lingual und buccal aber mächtiger (s. Abb. 14), so daß die Flüssigkeit nur schwer und spärlich durch wenige enge Foramina in das Innere des Kieferknochens gelangen kann. Vor allem in Höhe der Wurzelspitzen, wo wir bei allen übrigen Zähnen unser Anästhesiedepot anlegen, bietet der Kieferknochen bei den unteren Molaren wenig Aussicht für eine hinreichende Durchtränkung. Es ist der Zugang ins Innere vom Rande des Alveolarfortsatzes aus, wo wir um die Molaren häufig schon makroskopisch eine deutliche Porosität feststellen können, leichter als von den corticalen Seitenflächen her. Ferner bietet das Relief der Mandibula in Gegend der Molaren dem Vorschieben der Kanüle bis zur Wurzelspitzenhöhe Schwierigkeiten. Außen sitzt man leicht auf der Linea obliqua fest, innen springt die Linea mylohyoidea balkonartig vor, und es macht Schwierigkeiten, in die Gegend unter den Balkon mit der Kanüle zu gelangen. Wegen all dieser anatomischen Verhältnisse sind wir gezwungen, an den Molaren, vor allem an den zwei letzten Molaren, das Anästhesiedepot näher an den Rand des Alveolarfortsatzes zu verlegen, als in die Höhe der Wurzelspitzen. Im übrigen aber gilt das, was für den Oberkiefer auch gesagt wurde: Einstich an der Grenze der festen Gingiva, Vorschieben unter ständiger Entleerung parallel zur Längsachse des Zahnes, erst Injektion lingual, dann vestibular, die vestibulare Injektion ist auch im Unterkiefer die unangenehmere. Bei den einwurzeligen Zähnen genügt ein Depot innen und außen, besser ist es aber auch hier in vielen Fällen, zwei Depots auf jeder Seite anzulegen, wie bei den Molaren. Schwierigkeiten kann die Injektion auf der lingualen Seite der Frontzähne noch bereiten, vor allem, wenn der Mundwinkel klein ist, so daß man mit der Spritze nicht genügend schräg von rückwärts oben her in den Bogen des Unterkiefers eingehen kann. Es kommt dann oft noch erschwerend die Einwärtsstellung der Zähne und ein sehr enger Kieferbogen dazu. Wenn es absolut unmöglich sein sollte, von schräg rückwärts oben her an die Injektionsstelle richtig heranzukommen, so kann man sich folgendermaßen helfen: Man nimmt einen den Spritzen beigegebenen gebogenen Ansatz, mit dem es ohne Schwierigkeiten möglich ist, die Kanüle von vorn her, übergreifend über die Frontzähne, lingual tief ins Gewebe unter ständigem Kontakt mit dem Knochen einzuführen. Man kann sich auch ohne gebogenen Ansatz behelfen, indem man eine bruchsichere, längere Kanüle (sog. Mandibularkanüle) am Ende der Führung etwa im Winkel von 45° abbiegt und damit lingual die Injektion macht wie mit dem gebogenen Ansatz.

Es muß noch kurz erwähnt werden, daß man sich bei der terminalen Anästhesie ausgiebig des Spiegels bedienen soll. Einerseits dient er zum Abhalten von Lippen und Wangen, andererseits soll er den Gaumen und den lingualen Alveolarfortsatz beleuchten und auch die Zunge gleichzeitig abhalten, wo dies nötig ist.

Eintritt und *Abklingen* der terminalen Anästhesie hängen von verschiedenen Faktoren ab. Im Oberkiefer kann man wegen der guten Diffusionsbedingungen schon nach 5 Minuten die volle Wirkung erwarten. Auch im Unterkiefer kann man bei den vorderen Zähnen mit dieser Zeit rechnen. Bei den Molaren des Unterkiefers wird man einige Minuten länger warten müssen, bis die Wirkung auf ihrer Höhe angelangt ist.

Wie lange nun die Wirkung auf der optimalen Höhe bestehen bleibt, richtet sich nach der Menge, die als Depot abgegeben ist, einerseits und nach der Möglichkeit des Abtransportes andererseits. Wenig Surparenin oder auch stärkere Durchblutung, die nicht durch höhere Gabe von Suprarenin kompensiert wurde, beschleunigen den Ablauf der Anästhesie. Unter normalen Verhältnissen kann man bei einer gewöhnlichen, terminalen Anästhesie mit einer Wirkungszeit von wenigstens 30 Minuten rechnen.

c) Die Leitungsanästhesie.

Bei der Leitungsanästhesie unterbindet man die Reizleitung im Nerven auf dem Wege vom Endgebiet zur Centrale. Rein formell und auch aus praktischen Gründen unterscheiden wir die mehr periphere *Unterbrechung der Leitung an den einzelnen Ästen am Kiefer* von der mehr zentralen *Anästhesie des Stammes an der Schädelbasis*. Für die mehr periphere Leitungsanästhesie der einzelnen Äste von der Mundhöhle aus benutzen wir die 0,47 mm dicke und 42 mm lange Kanüle mit langem Ansatz, aus dem das freie Ende der Kanüle etwa 25 mm herausragen muß.

α) Oberkiefer.

Anästhesie der Äste.

Für die Injektionen kommen folgende 5 Punkte in Betracht:

Im Foramen infraorbitale: Nn. alveolares superiores anteriores,

im oder am Canalis incisivus: N. nasopalatinus Scarpae,

an der Außenwand der Kieferhöhle: Nn. alveolares superiores medii,

am Tuber maxillare: Nn. alveolares superiores posteriores und

am oder im Foramen palatinum maius: N. palatinus anterior.

Die Innervationsgebiete dieser einzelnen Zweige sind in Abb. 381 schematisch dargestellt. Außerdem ist darüber im Kapitel Nerven auf S. 31—35 nachzulesen.

Anästhesie des N. infraorbitalis im Foramen infraorbitale (Abb. 19 und 39).

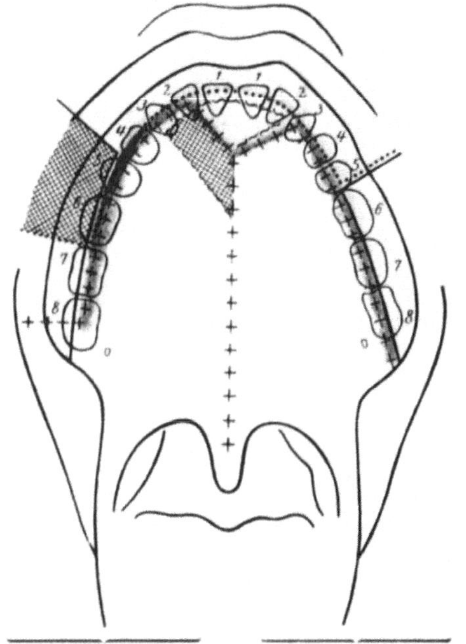

Abb. 381. Die Nervenzonen im Oberkiefer (nach Scharlau; aus Fischer: Örtliche Betäubung in der Zahnheilkunde, Berlin 1925). ——— Tuberanästhesie. .... Infraorbitalisanästhesie. + + + Palatinum ant.-Anästhesie. ∿∿∿ Incisivumanästhesie. ▨ Gebiete mit eventuell doppelter Innervierung.

Über die Anatomie des Foramen infraorbitale s. S. 33. Es liegt etwa $^3/_4$ cm unterhalb der Sutura zygomatico-maxillaris des Infraorbitalrandes. Man kann es nach der durchtastbaren Naht bestimmen oder bei mageren Individuen direkt palpieren. Wir injizieren am rechten Foramen mit der rechten Hand, am linken mit der linken Hand. Der Ring- oder Mittelfinger der freien Hand markiert die Stelle, unter der das Foramen liegt, Zeigefinger und Daumen heben die Lippe. Man sticht die Kanüle in Gegend über der Wurzelspitze des zweiten Schneidezahnes in die Schleimhaut und geht schräg von da aus in Richtung der Fingerkuppe des markierenden Fingers unter Kontakt mit dem Knochen hoch (Abb. 382). So gelangt man leicht in das trichterförmige Foramen, das sich ja schräg nach unten und nach der Nase zu öffnet. Man muß versuchen, so weit wie möglich im Canalis infraorbitalis vorzudringen, weil ja einige Millimeter vom Foramen entfernt die Nn. alveolares superiores anteriores abzweigen. Man kann auch das

Foramen infraorbitale von der Außenwand her ohne Schwierigkeit erreichen. Man muß sich nur auch genau an die anatomischen Verhältnisse halten. Man tastet mit dem Zeigefinger die Stelle ab, unter der das Foramen liegt und geht nun von der Nase her und etwas von unten kommend mit der Kanüle auf das Foramen zu. Die Einstichstelle muß also nasenwärts und etwas unterhalb des markierenden Fingers liegen, so daß man nach der Passage der deckenden Weichteile richtig im Foramen landet.

Anästhesie des *N. nasopalatinus Scarpae* im oder am *Canalis incisivus* (Abb. 22 und 14). Man geht mit der Kanüle direkt von der Papilla incisiva schräg nach oben und rückwärts durch das Foramen in den Kanal und injiziert. Da das Hochgehen im Kanal meist sehr schmerzhaft empfunden wird, muß man auf alle Fälle sehr langsam und unter ständiger Entleerung die Kanüle hochschieben. Man kann auch den Nervus nasopalatinus Scarpae anästhesieren, wo er vom Septum kommend den unteren Nasengang passiert, um in den Canalis incisivus zu gehen. Man injiziert hier nur selten, sondern legt lieber einen Wattebausch mit Psicain oder Psicobenyl in den unteren Nasengang. Der Nerv liegt hier nahe der Schleimhautoberfläche, so daß man mit der Oberflächenanästhesie gute Wirkung erzielt.

Anästhesie des *N. alveolaris superior medius* über der *äußeren Wand der Kieferhöhle*. Man geht von der Wangenumschlagsfalte über den Prämolaren schräg nach rückwärts oben und injiziert vor dem Ansatz des Processus zygomaticus, gegen den man mit der Kanüle sehr bald anstößt. Diese Anästhesie kommt aber allein wohl kaum in Frage, sondern nur in Gemeinschaft mit der Anästhesie des N. infraorbitalis und der Nn. alveolares superiores posteriores, die mit ihren Zweigen auch in das Gebiet des N. alveolaris superior medius vordringen (s. Abb. 39).

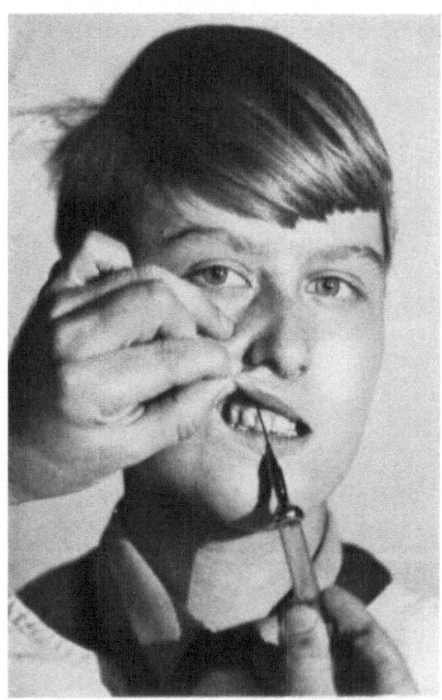

Abb. 382. Injektion am Foramen infraorbitale.

Anästhesie der *Nn. alveolares superiores posteriores am Tuber maxillare*. Hier laufen diese Nerven über die Außenwand des Knochen hinweg und können leicht erreicht werden, wo sie in die Foramina oberhalb der Wurzelspitzen des letzten Molaren eintreten. Man läßt den Mund schließen, zieht den entspannten Mundwinkel und die Wange weit ab — so kann man gut das Vestibulum übersehen. Man sticht die Kanüle, wie Abb. 383 zeigt, etwa in Höhe der Wurzelspitze des vorletzten Molaren ein und geht unter stetem Kontakt mit dem Knochen schräg nach rückwärts aufwärts, vom Einstichpunkt gerechnet etwa 2 cm.

Anästhesie des *N. palatinus anterior im Foramen palatinum maius*. Das Foramen liegt, betrachtet man den Gaumen im direkten Aufblick, um etwa $^1/_2$ cm palatinal von der Alveole des letzten Molaren (Abb. 22). Ist der Weisheitszahn nicht angelegt oder noch nicht weit genug entwickelt, dann liegt das Foramen neben dem 2. Molaren. Man kann die Stelle, wo es liegt, auch an einer seichten, trichterförmigen Einziehung der Gaumenschleimhaut erkennen. Die Weichteile sind hier aber wenigstens 1 cm dick. Wenn man also genau unterhalb der trichterförmigen Einziehung ins Foramen gelangen will, dann muß man etwa 1 cm vor dem Trichter einstechen und schräg nach rückwärts aufwärts hochgehen und gelangt so direkt ins Foramen und in die Verlaufsrichtung des Kanals.

Anästhesie des Stammes des N. maxillaris am Foramen rotundum in der Flügelgaumengrube.

Durch die Injektion in die Flügelgaumengrube am Foramen rotundum kann eine ganze Oberkieferseite mit einem einzigen Flüssigkeitsdepot anästhesiert werden (Abb. 384). Es wären nur die Anastomosen, die von der Gegenseite in der Mittellinie herüberkommen, noch besonders zu versorgen. Über den Bereich des N. maxillaris s. S. 32. Für den Gang der Kanüle in die Flügelgaumengrube

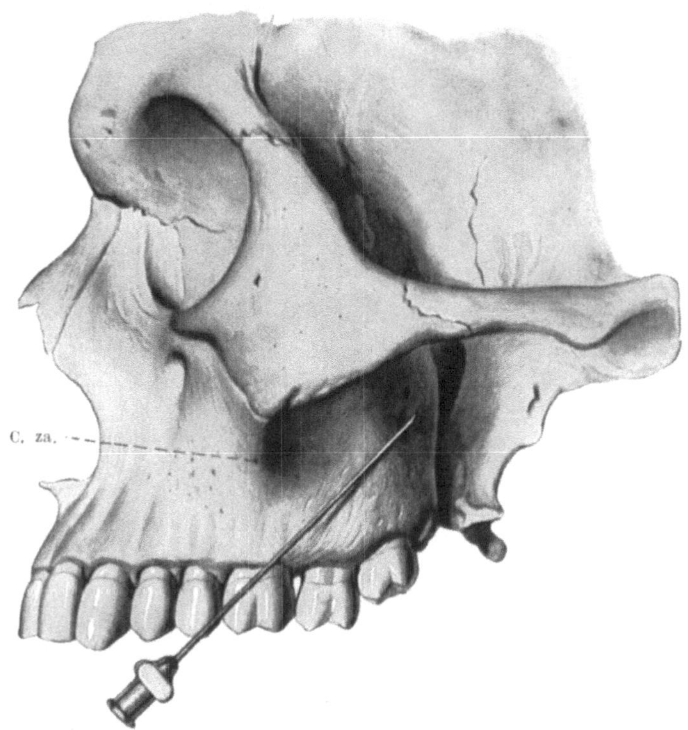

Abb. 383. Die lange Nadel in ihrer Beziehung zum Skelet bei Vornahme der Leitungsanästhesie der Nervi alveolares superiores. Die Nadelspitze liegt in der Mitte der Foramina alveolaria posteriora. Die Einstichstelle ist dort zu suchen, wo sich Nadel und Achse des 2. Molaren überkreuzen. C. za. Crista zygomaticoalveolaris. (Aus SICHER: Leitungsanästhesie.)

sind verschiedene Wege angegeben, von denen aber heute nur noch zwei benutzt werden, der von der Außenhaut unter dem Jochbein entlang und der vom Munde durch das Foramen palatinum maius und den Canalis pterygopalatinus. Die Lage des Foramen palatinum maius ist auf S. 17 und 33 eingehend beschrieben. Nach HOFER ist der Weg vom Einstichpunkt in der Schleimhaut über dem Foramen palatinum bis zum Foramen rotundum etwa 4,5 cm lang. Es genügt aber, die Kanüle nur 4 cm einzuführen, da man nicht bis unmittelbar ans Foramen rotundum kommen muß. Man benutzt nach HOFER eine 4,5 cm lange und 0,6—0,7 mm dicke Kanüle, die nach vorheriger Anästhesie am Foramen im Kanal in der Richtung der Sonde (Abb. 384) hochgeschoben wird. Der Kanal ist aber nicht in allen Fällen, selbst nicht für die allerdünnsten Kanülen durchgängig.

Der andere Weg führt von der Außenhaut zur Fossa pterygopalatina, wie es in Abb. 385 angegeben ist. Wie hier zu ersehen ist, werden verschiedene Einstichpunkte benutzt. Wählt man den Einstichpunkt nach SICHER (+), so gelangt man — bei der Richtung der Kanüle leicht nach rückwärts und oben — nach 3 cm auf das Tuber maxillare, gleitet daran entlang, um nach weiteren 1—2 cm in der Fossa zu landen. Man muß sich hüten, auf die laterale Lamelle des Processus pterygoideus zu kommen, weil darauf die Kanüle dann abirren würde. Während des Vorschiebens der Kanüle wird ständig injiziert und dann vor der Entleerung

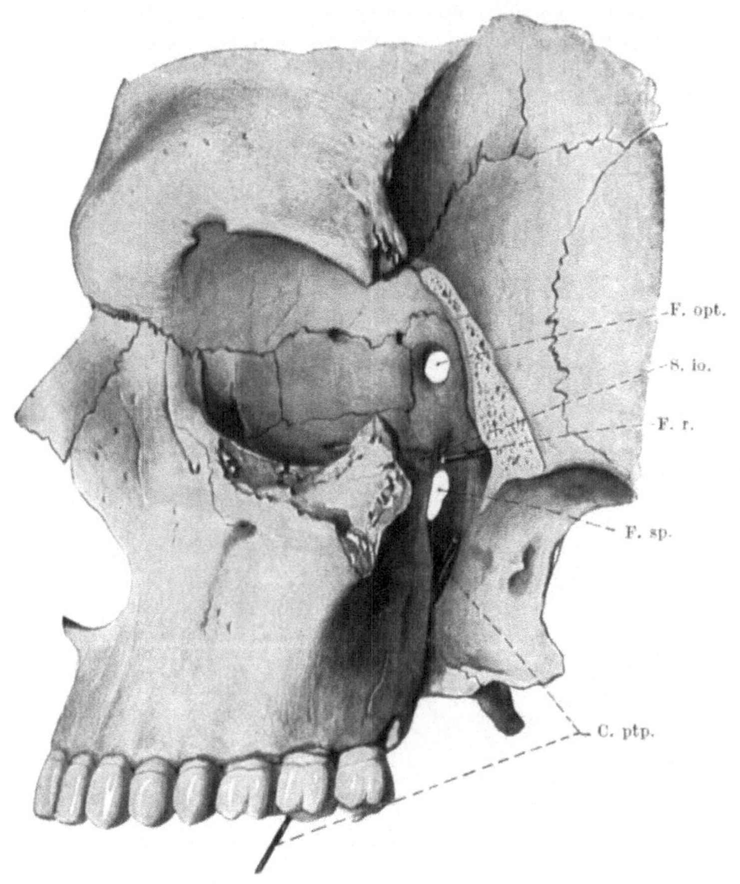

Abb. 384. An einem Schädel wurde das Jochbein aus seiner Nahtverbindung mit Stirnbein und Oberkiefer gelöst und vom Keilbein durch einen Sägeschnitt getrennt, der noch ein Stück des großen Keilbeinflügels mitnahm. Dadurch ist die Fossa pterygopalatina weit geöffnet. Durch den Canalis rotundus und Canalis pterygopalatinus wurden Sonden eingeführt. C. ptp. Canalis pterygopalatinus (sondiert). F. opt. Foramen opticum. F. r. Foramen rotundum (sondiert). F. sp. Foramen sphenopalatinum. S. io. Sulcus infraorbitalis. (Aus SICHER: Leitungsanästhesie.)

der Spritze in die Flügelgaumengrube der Kolben der Spritze noch einmal abgezogen, um zu kontrollieren, ob auch nicht die Kanüle in einem Gefäß mündet, erkenntlich daran, daß dann Blut in die Spritze eingezogen wird. Es müßte dann die Lage der Spritze etwas geändert werden.

β) Unterkiefer.

Die Anästhesie der einzelnen Äste.

Für die Injektion kommen folgende 3 Punkte in Betracht:

Foramen mentale: N. incisivus und N. alveolaris inferior,

Foramen mandibulare: N. alveolaris inferior und N. lingualis und

in der Wangenumschlagsfalte in Gegend der Molaren: Nervus buccinatorius.

Die Innervationsgebiete der einzelnen Nerven sind vorn ausführlich beschrieben. Außerdem sehen wir in Abb. 386 noch die Innervationsgebiete des N. alveolaris inferior und buccinatorius schematisch dargestellt.

Anästhesie des *N. incisivus* und des *N. alveolaris inferior im Foramen mentale*. Das Foramen liegt, wie Abb. 10 zeigt, unterhalb der Wurzelspitzen der beiden Prämolaren. Es öffnet sich trichterförmig nach oben rückwärts. Dementsprechend muß man mit der Kanüle von rückwärts kommen, etwas schräg vom 1. Molaren her. Man gelangt nicht weit ins Foramen, da der kurze Kanal mit Windungen in den Mandibularkanal geht. Die Anastomosen des N. incisivus der anderen Seite greifen weit über die Mittellinie; diese muß man auch ausschalten, will man eine

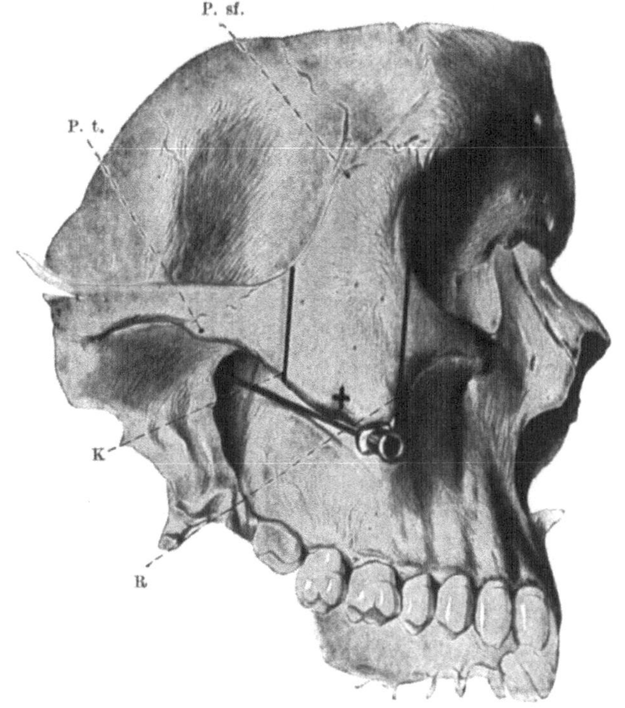

Abb. 385. Nadelrichtung bei Injektion in die Fossa pterygopalatina. Die vordere Linie (R) ist die Tangente, die vertikal an den äußeren Orbitalrand gezogen wird. Ihr Schnittpunkt mit dem unteren Jochbeinrand gibt den Einstichpunkt nach RATTEL an. In dem abgebildeten Falle deckt er sich mit dem Einstichpunkt nach BRAUN, der im Winkel zwischen Jochbein und Maxilla gelegen ist. Die hintere Linie (K) ist die Vertikale vom oberen Jochbeinwinkel; an ihrem unteren Ende der Einstichpunkt nach KANTOROWICZ. Die mit einem Kreuz bezeichnete Stelle markiert die Mitte zwischen dem Einstich nach BRAUN und KANTOROWICZ und ist unser Einstichpunkt. K Einstichpunkt nach KANTOROWICZ, R Einstichpunkt nach RATTEL. P. sf. Processus sphenofrontalis des Jochbeins. P. t. Processus temporalis des Jochbeins. (Aus SICHER: Leitungsanästhesie.)

volle Anästhesie haben. Man kann auch auf der anderen Seite im Foramen mentale eine Injektion anbringen oder man macht labial und lingual je eine terminale Anästhesie in der Mittellinie.

Anästhesie des *N. alveolaris inferior am Foramen mandibulare*. Über das Foramen mandibulare ist auf S. 9 nachzulesen; es liegt, wie Abb. 10, 11 und 12 zeigen, mit seiner Mitte etwa in der Verlängerung der Kauflächen der Molaren und ungefähr 1 cm von der inneren Vorderkante des aufsteigenden Astes entfernt. Die Stelle, wo das Injektionsdepot anzubringen ist, liegt etwas oberhalb des eigentlichen Foramen mandibulare, am Sulcus colli, etwa 1 cm oberhalb der Kauflächenebene der Molaren. Dorthin gelangt man sicherer als direkt an den Eingang des Foramens, weil da die Lingula oft stark nach oral zu vorspringen kann, die die Kanüle vom Foramen abirren läßt. Berechnet man noch die Dicke des Gewebes an der Vorderseite des Ramus mit 1 cm, so muß die Kanüle ein freies Maß von wenigstens rund 2 cm Länge haben, so lang ist der Weg von der Einstichstelle bis zur Injektionsstelle. Besser ist es, wenn die Kanüle etwas mehr als 2 cm freies Maß hat, damit man nicht bis zum Ansatz der Kanüle einstechen muß, wo erfahrungsgemäß die Frakturen, wenn sie überhaupt vorkommen, am leichtesten stattfinden. Wir gehen also zur Injektion am Foramen mandibulare von der inneren Vorderkante des aufsteigenden Astes aus, von einem Punkte, der 1 cm oberhalb der Kaufläche der Molaren liegt. Man markiert mit dem linken Zeigefinger bei der Injektion rechts und mit dem rechten Zeigefinger bei der Injektion am linken Foramen diesen Punkt folgendermaßen: Man sucht zunächst ganz wangenwärts die äußere Vorderkante des aufsteigenden Astes, geht mit der Fingerkuppe in die Fovea retromolaris und fühlt die innere Vorderkante des aufsteigenden Astes unmittelbar an der vordersten Fingerspitze. Der Finger ist dabei auf die Kante gestellt, d. h. der Fingernagel liegt mit seiner Fläche parallel zur

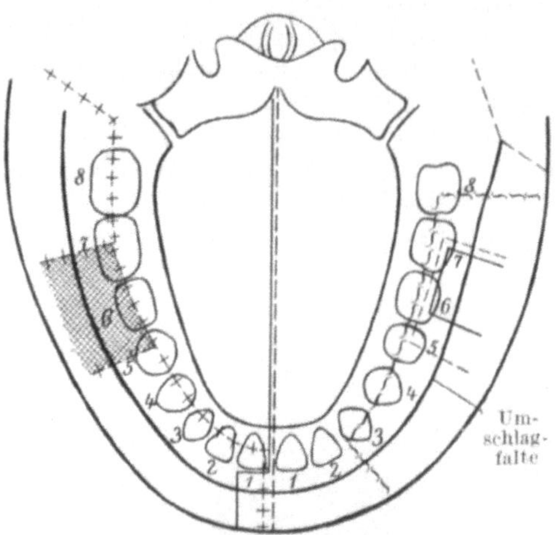

Abb. 386. Die Nervenzonen im Unterkiefer. (Nach SCHARLAU, aus FISCHER: Örtliche Betäubung.)
– – – Normale Grenze der anästhetischen Zone.
∼∼∼ Kleinste Zone (buccal zugleich größte des Buccalis).
——— Größte Zone (buccal zugleich kleinste des Buccalis).
+ + + Nerv, alveol. inf. isoliert anästhesiert.
▨▨▨ Nicht anästhetische Zone oder herabgesetzte Sensibilität im Bereich des N. buccalis.

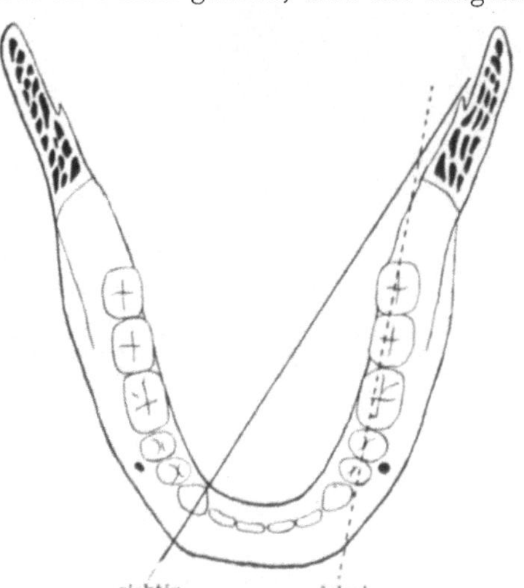

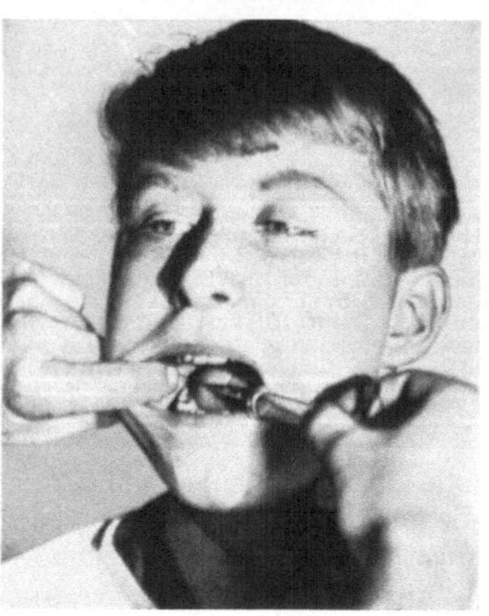

Abb. 387 a. Führung der Spritze bei Injektion am Foramen mandibulare. (Nach EULER, aus SCHWALBE: Diagnostische und therapeutische Irrtümer, Abt. Zahnheilkunde. H. 1. Leipzig 1925.)
Abb. 387 b. Injektion am Foramen mandibulare.

Fläche der Fovea retromolaris und mit seinem Rande längs der inneren Kante des aufsteigenden Astes. Der Daumen faßt die hintere Kante des aufsteigenden Astes, so daß also der Unterkiefer fest fixiert ist zwischen diesen zwei Fingern.

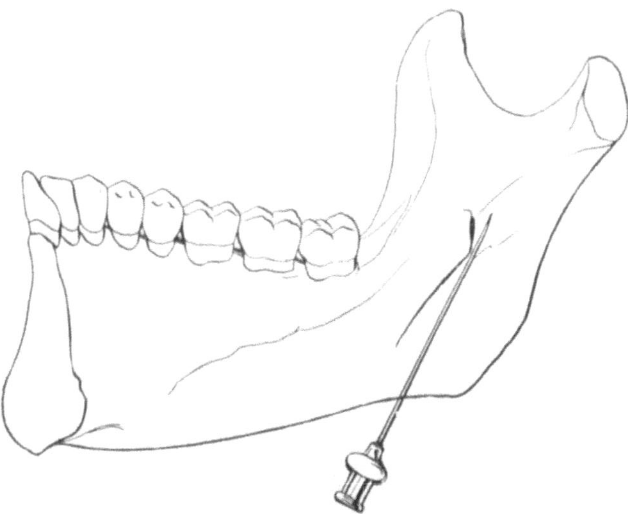

Abb. 388. Umrißzeichnung der Innenseite der rechten Unterkieferhälfte mit eingezeichneter Injektionsnadel in der Endstellung bei percutaner Anästhesie des Nervus alveolaris inferior. Die Nadel steht parallel zum hinteren Kieferastrand, ihre Spitze liegt am Foramen mandibulae. (Aus SICHER: Leitungsanästhesie.)

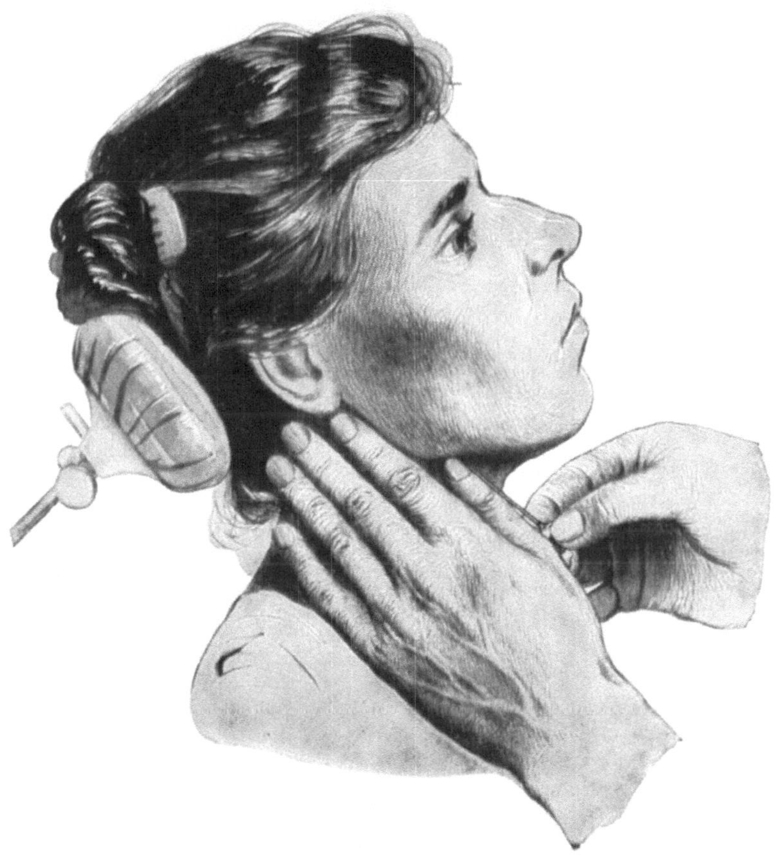

Abb. 389. Handhaltung und Nadelführung beim Einstich zur percutanen Anästhesie des Nervus alveolaris inferior der rechten Seite. Der Zeigefinger der linken Hand liegt mit seinem radialen Rand dem hinteren Rand des Unterkiefers an. Der Daumen ist in Kontakt mit dem Zeigefinger so weit vorgeschoben, daß sein Nagel dem unteren Kieferrand anliegt. Von dem Nagel des Daumens wird gegen die Innenseite des Kiefers eingestochen. (Aus SICHER: Leitungsanästhesie.)

Die Kanüle wird unmittelbar vor dem Fingernagel des markierenden Zeigefingers an der Innenkante eingestochen, 1 cm oberhalb der Kauflächen der Molaren. Rechts injizieren wir mit unserer rechten Hand, links mit der linken. Man kommt mit der Kanüle aus der Richtung des Eckzahnes der Gegenseite, wie Abb. 387a und b zeigt, um im Kontakt mit dem Knochen nach rückwärts gehen zu können. Der aufsteigende Ast steht im Winkel zur Zahnreihe; würde man die Kanüle parallel zur Längsrichtung der Zahnreihe vorschieben, so würde man weit ab vom Foramen mit der Kanülenspitze landen (Abb. 387a). Das erste Anzeichen der gelungenen Anästhesie ist ein pelziges, taubes Gefühl, das sich vom Mundwinkel aus bis zur Mitte der Unterlippe fortpflanzt (N. mentalis).

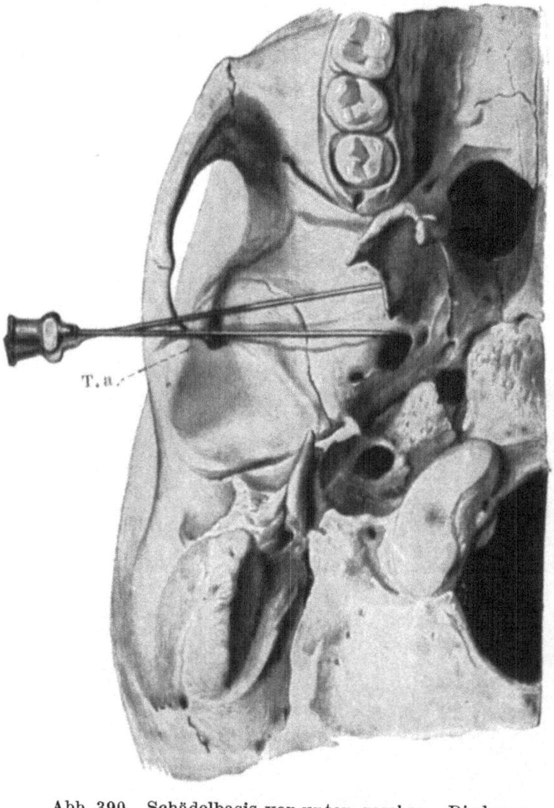

Mit der schon weit eingestochenen Kanüle dürfen keinesfalls solche Bewegungen gemacht werden, die zur Abbiegung oder dann weiter zum Bruch der Kanüle führen könnten. Der Patient darf sich nicht brüsk bewegen. Um das zu verhindern, halten wir den aufsteigenden Ast ja zwischen Zeigefinger und Daumen fest.

Das Foramen mandibulare ist auch noch von der *Außenhaut her*, von der Basis mandibulae aus zu erreichen. Man geht dazu folgendermaßen vor: Die Kanüle muß an der Innenseite des Ramus 1 cm parallel zur rückwärtigen Kante hochgeschoben werden (Abb. 388). Wir injizieren auch wieder rechts mit der rechten Hand, links mit der linken Hand. Die freie Hand wird angesetzt, wie Abb. 389 zeigt. Der Zeigefinger liegt an der Hinterkante des aufsteigenden Astes. Der Daumen an der Basis mandibulae. Unmittelbar vor dem Daumen wird eingestochen und vom Einstichpunkt unter Kontakt mit dem Knochen parallel zum Zeigefinger nach SICHER etwa 4 cm im Durchschnitt hochgegangen und das Depot angelegt. Hier bei dieser Injektion ist es zweckmäßig, zuerst die Kanüle allein einzuführen, um nicht durch die Länge der fertig montierten Spritze behindert zu sein. Die Rekordspritze mit aufsteckbarer Kanüle ist zu verwenden.

Abb. 390. Schädelbasis von unten gesehen. Die lange Injektionsnadel ist in zwei Stellungen abgebildet. Beim ersten Einstich ist sie vom vorderen Abhang des Tuberculum articulare gegen die Basis des Processus pterygoideus gerichtet und weicht dem entsprechend von der frontalen Richtung nach vorne ab. Beim zweiten Einstich ist die Nadel rein frontal eingestellt und erreicht in der selben Tiefe wie beim ersten Vordringen hinter der Wurzel des Processus pterygoideus das Foramen ovale. Lateral vom Processus pterygoideus und Foramen ovale dehnt sich das Planum infratemporale aus, über das die Nadeln wegziehen. T. a. Tuberculum articulare. (Aus SICHER: Leitungsanästhesie.)

Bei der Injektion am Foramen mandibulare wird meistens der *N. lingualis*, der einige Millimeter medial vom N. alveolaris hier verläuft (Abb. 42), mit anästhesiert, erkenntlich an dem tauben Gefühl in der zugehörigen Zungenseite. Man kann den N. lingualis auch erreichen, wo er am Mundboden dicht neben dem letzten Molaren nahe der Oberfläche verläuft.

Der *N. buccinatorius* wird entweder in der Wangenumschlagsfalte in Gegend des 2. Molaren erreicht. Man braucht hier nur wenige Tropfen dicht unter die Schleimhaut zu injizieren. Nach SICHER kann man auch noch weiter zentral den N. buccinatorius erreichen (Abb. 42). Man sticht buccal von der äußeren Vorderkante des aufsteigenden Astes in Höhe der Kaufläche der oberen Molaren ein und injiziert in einer Tiefe von 5—10 mm.

Die Anästhesie des N. mandibularis am Foramen ovale.

Durch die Anästhesie des N. mandibularis am Foramen ovale kann man bis auf die Anastomosen der Gegenseite eine ganze Unterkieferhälfte ausschalten. Den Weg, den die Kanüle von der Außenhaut her zum Foramen ovale zu nehmen hat, zeigt Abb. 390.

Man tastet das Tuberculum articulare ab, oder besser man markiert die Stelle, an der bei maximaler Öffnung des Unterkiefers das Kieferköpfchen auf dem Tuberculum liegt. Von hier geht man über das Planum infratemporale, wie von SICHER in Abb. 390 angegeben ist. Hat man die Lamelle erreicht, dann markiert man die Länge der Kanüle bis zur Lamelle mit einem Korkstückchen, um beim wiederholten Einstich hinter der Lamelle am Foramen ovale zu landen.

Über die Flüssigkeitsmenge, die bei der Leitungsanästhesie einzuspritzen ist, muß allgemein gesagt werden, daß sie um so geringer bemessen werden kann, je präziser die Technik ausgeführt wird. Und je genauer das Depot an oder sogar in den Nerven gebracht wird, desto kürzer ist die Wartezeit bis zum Eintritt der Wirkung. Bei den Injektionen am Stamm wird man unter 2 ccm der 2% Novocainlösung zweckmäßig nicht heruntergehen. An den Ästen, vor allem im Foramen incisivum und im Foramen infraorbitale kommt man mit 1 ccm und weniger aus. Hier beträgt die Wartezeit auch nur wenige Minuten, während man z. B. am Stamm doch mit 10—15 Minuten rechnen muß. Über die *Wirkungszeit* gilt das, was bei der terminalen Anästhesie generell gesagt wurde. Sie ist hier nur bei der Leitungsanästhesie länger dauernd und beträgt eine Stunde und mehr.

d) Indikationsstellung für terminale oder Leitungsanästhesie.

Hier können nur mehr allgemeine Richtlinien gegeben werden. Handelt es sich im Oberkiefer um kurz dauernde Eingriffe von nicht sehr großem Umfang, so wird man, wenn sonst kein Hindernis für die terminale Anästhesie besteht, diese anwenden, um auch gleichzeitig neben der Anästhesie noch die notwendige Blutleere im Operationsgebiet zu haben. Die terminale Anästhesie ist im Oberkiefer überall von ausgezeichneter Wirkung.

Unter denselben Bedingungen wird man auch im Unterkiefer im Bereich der Frontzähne und der Prämolaren die terminale Anästhesie anwenden. Im Bereich der Molaren aber, wo die anatomischen Verhältnisse nicht günstig für eine terminale Anästhesie sind, wird man die Leitungsanästhesie am Foramen mandibulare machen, kombiniert mit einer geringen terminalen Gabe auf der buccalen Seite, um hier die Reizleitung des N. buccinatorius auszuschalten und um gleichzeitig eine gewisse Blutleere zu erzielen.

Sollen die Eingriffe länger dauern, soll z. B. länger gemeißelt werden, dann wird man schon der nachhaltigeren Wirkung wegen im Oberkiefer wie im Unterkiefer sich der Kombination von Leitungs- und Terminalanästhesie bedienen müssen. Wenn der Eingriff umfangreicher wird, so muß man wegen ihrer längeren Dauer vor allem die Leitungsanästhesie wählen, kombiniert mit geringen lokalen Gaben zur nötigen Blutleere und für eventuelle Anastomosen. Außerdem kommt man bei den größeren Eingriffen, wenn man das Hauptgewicht auf die Leitungsanästhesie legt, auch mit geringeren Mengen an anästhesierender Flüssigkeit aus, zum Wohl des Patienten.

Im allgemeinen wird man bei den Eingriffen, die in der zahnärztlichen Praxis vorgenommen werden, mit den mehr peripher angelegten Leitungsanästhesien der Äste auskommen, während die Injektionen an den Stämmen, an der Schädelbasis, den ganz großen Eingriffen meist vorbehalten sind. Nur dann kann eine Injektion an der Schädelbasis auch bei kleineren Eingriffen einmal notwendig sein, wenn irgendein Hindernis der Anbringung der terminalen — und der mehr peripheren Leitungsanästhesie im Wege liegt. Und das wichtigste Hindernis ist hier wie überhaupt für die lokale Anästhesie die *Entzündung*. Es muß als schwerer *Mißgriff* bezeichnet werden, direkt in das Entzündungsgebiet, vor allem bei eitriger Entzündung zu injizieren. Nicht allein, daß dies mit heftigen Schmerzen verbunden ist, und daß bei der starken Durchblutung die Anästhesie kaum je recht zur Wirkung kommt, weil das Anaestheticum schnell fortgeschwemmt wird, sondern vor allem, weil es mit großen Gefahren für den Patienten verbunden ist. Es wird direkt eine Verschleppung des Eiters in die Nachbarschaft und in die Blutbahn provoziert. Das muß auf alle Fälle vermieden werden! Man kann wohl einen abgegrenzten Entzündungsherd gelegentlich einmal umspritzen, aber besser ist es schon, weit entfernt vom Entzündungsgebiet die Leitungsanästhesie zu machen. Auch darf man natürlich nicht mit der Nadel durch einen Infektionsherd hindurchgehen in entzündungsfreies Gebiet, man würde ja nur die Entzündung in die Tiefe tragen.

Nach diesen Gesichtspunkten ist neben den oben aufgeführten Richtlinien zu entscheiden, ob Terminal- oder Leitungsanästhesie zu machen ist. Daß andere Umstände, wie z. B. Kieferklemme u. a. m. auch bestimmend bei der Wahl der Anästhesie sein können, versteht sich von selbst.

e) Komplikationen.

Daß auf das Anaestheticum, wie wir es verwenden, irgendwelche üble Nebenwirkungen nicht zurückzuführen sind, ist oben schon gesagt worden. Wir beobachten aber nun doch gelegentlich nach der Injektion Angstzustände, Herzklopfen, Zittern, auch ist eine deutlich meßbare Blutdrucksteigerung oft vorhanden. Dies ist zum Teil auf das Suprarenin sicher zurückzuführen, deshalb wenig oder gar kein Suprarenin bei Arteriosklerose und bei jeglicher Hypertonie! Manchmal sieht man aber auch vom Suprarenin ganz entgegengesetzte Wirkungen. In den kleinen Mengen, wie wir sie verwenden, kann es eine starke Gefäßerweiterung im Bauchgebiete mit entsprechender Leere in den Hautgefäßen machen: „Blässe des Patienten". Eine gleiche Leere der Gehirngefäße führt dann zum Kollaps. Den Kollaps kann man meist noch rechtzeitig verhindern, wenn man den Patienten aufmerksam beobachtet: Sieht man ihn blaß werden, dann lagert man ihn horizontal oder besser noch so, daß der Kopf tiefer liegt als der übrige Körper. Es fließt damit dem Gehirn wieder das nötige Blut zu. Der Patient muß außerdem frische, kühle Luft tief atmen, die Atmung darf nicht durch enge Kragen und ähnliches behindert sein.

Genügen diese Maßnahmen noch nicht, scheint der Kollaps immer noch nahe, dann kann man Cardizol oder Validol-Campher „per os" geben.

Kommt es trotz aller Gegenwehr zum Kollaps, so muß unter Umständen Cardiazol, Campher oder Sympatol subcutan oder intravenös injiziert werden. Ist der Kollaps sehr tief und steht dabei die Atmung, so muß sie künstlich bei gleichzeitiger Herzmassage unterhalten werden, dazu empfiehlt sich Injektion von Lobelin.

Manchmal beobachtet man auch Kollapszustände, die gar nichts mit der Injektion als solcher zu tun haben, sondern rein psychisch bedingt sind. Sie können allein schon durch den Anblick der Instrumente hervorgerufen werden.

Ferner kann es zu *lokalen Schädigungen* kommen. Hier sind vor allem Hämatome zu nennen. Sie werden wohl meist nur bei Leitungsanästhesien beobachtet und lassen sich nicht immer vermeiden, wenn z. B. im engen Foramen mentale oder infraorbitale das Gefäß keine Ausweichungsmöglichkeit hat. Sie sind harmlos, solange sie nicht infiziert sind. Zur Beschleunigung ihrer Resorption kann man wärmen lassen. Gelegentlich senken sie sich sehr stark, sie können z. B. vom Foramen mentale über den Hals hinunter bis weit auf die Brust wandern.

Anästhesien und Parästhesien können im Anschluß an die Injektion zurückbleiben. Sie sind natürlich nicht immer auf das Konto der Injektion zu setzen, können vielmehr mit dem Eingriff zusammenhängen. Als Folge der Injektion kommen für sie ursächlich vor allem Verletzungen mit der Kanüle, ferner Hämatome und Infektionen in Frage. Meist bilden sich die Erscheinungen bald zurück, immerhin muß man oft mit Wochen rechnen. Dauerzustände sind hier außerordentlich selten.

Bruch der Kanüle muß bei einwandfreiem Material und richtiger Technik vermieden werden. Wenn es doch gelegentlich vorkommt, so gelten folgende Regeln: Bei Terminalkanülen wird senkrecht zur Kanüle eingeschnitten und von der Kanüle aus diese frei präpariert. Das macht nie Schwierigkeiten. Anders ist es z. B. bei der Mandibularanästhesie, wo am häufigsten Kanülenbrüche beobachtet werden. Kann man die Kanüle sicher fühlen, so soll man sie sogleich herausnehmen. Ist sie aber nur kurz abgebrochen und sitzt sie sehr tief, nicht fühlbar, womöglich in der Muskulatur, wo sie sich dauernd verschiebt, dann belasse man sie, wenn man die bestimmte Gewißheit hat, daß sie steril eingebracht wurde. Sie heilt meist reaktionslos ein. Stellen sich Entzündungserscheinungen ein, so muß sie entfernt werden. Das ist aber auf alle Fälle schwierig und kann kaum in der einfachen Praxis ohne sichere Beherrschung der chirurgischen Technik gemacht werden. Zur sicheren Lagebestimmung solch abgebrochener Kanülen ist es notwendig, stereoskopische Röntgenbilder zu machen.

H. Erkrankungen des Mundhöhlenbereiches mit Ausschluß der Zähne und ihre Behandlung.

1. Mißbildungen.

Die Mißbildungen werden eingeteilt in Doppelmißbildungen und Einzelmißbildungen. Bei den Doppelmißbildungen sind an der Mißbildung zwei Individuen beteiligt, bei der Einzelmißbildung nur ein Einzelindividuum.

Die Mißbildungen können sowohl aus inneren Ursachen als auch unter dem Einfluß äußerer Einwirkungen entstehen.

a) Doppelmißbildungen.

Bei den Doppelmißbildungen unterscheidet man:

1. Solche mit symmetrisch entwickelten Individualteilen — Duplicitas symmetros;

2. solche mit unsymmetrisch entwickelten Individualteilen — Duplicitas asymmetros — Parasiten.

Bei den symmetrischen Doppelmißbildungen kann die Vereinigung in der senkrechten Symmetrieebene stattfinden und man benennt dieselben nach den vereinigten Teilen. So kennt man z. B. einen Cephalothoracopagus, wo die Vereinigung den Kopf und die Brust betrifft, einen Prosopothoracopagus, wo sich die Vereinigung auf Gesicht und Brust erstreckt (Abb. 391 und 392).

Findet die Vereinigung in der waagerechten Symmetrieebene statt, so entsteht der Craniopagus (Abb. 394).

Von den symmetrischen Mißbildungen kommt für uns der Epignathus in Betracht, wo der Parasit an der Schädelbasis bzw. am Gaumen des Autositen sitzt (Abb. 393).

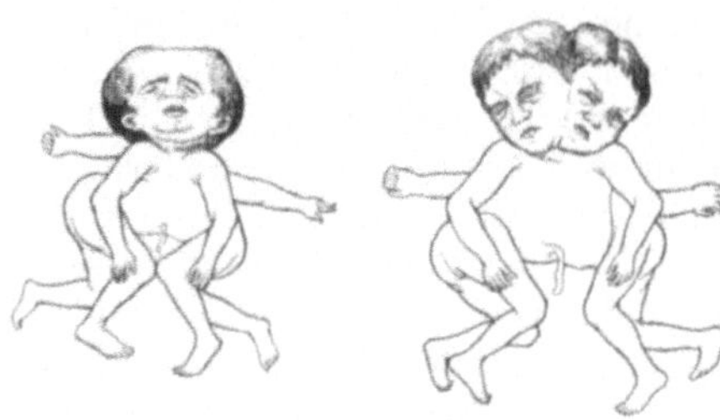

Abb. 391. Prosopothoracopagus.
(Nach SCHMAUS.)

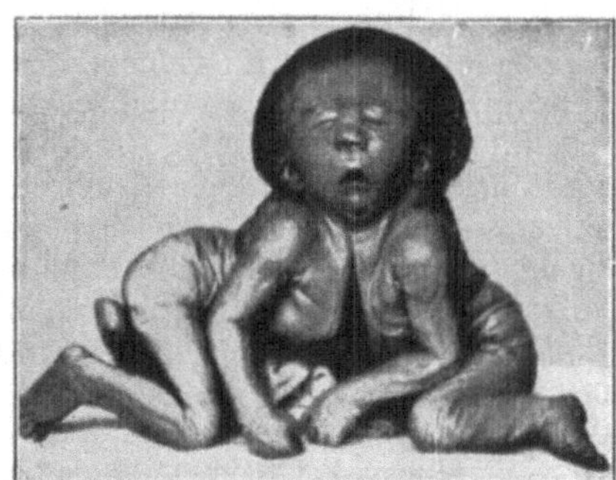

Abb. 392. Cephalothoracopagus.
(Nach SCHWALBE).

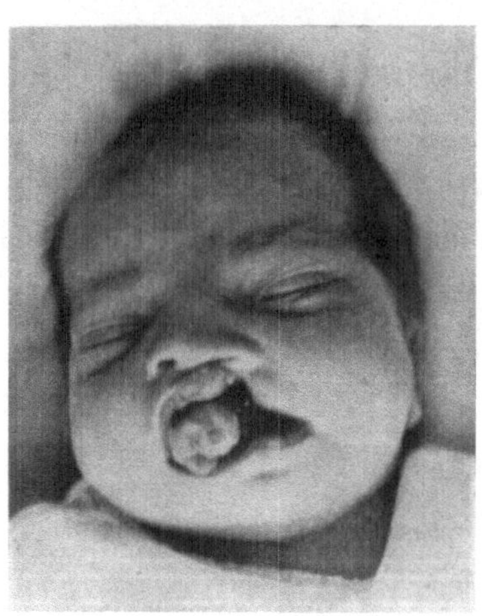

Abb. 393. Epignathus.
(Nach EULER.)

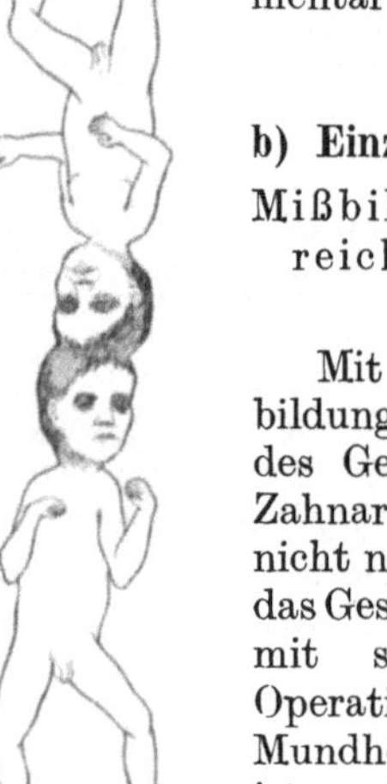

Abb. 394.
Kraniopagus.
(Nach SCHMAUS.)

SCHWALBE unterscheidet hier wieder vier Gruppen:

1. Der Autosit trägt in der Mundhöhle, besonders am Gaumen, den Nabelstrang eines Parasiten.

2. Aus der Mundhöhle des Autositen hängen Körperteile des Parasiten heraus.

3. Aus der Mundhöhle des Autositen ragt der Parasit in Gestalt einer unförmigen Masse heraus.

4. In der Mundhöhle des Autositen ist der Parasit nur in Form einer mehr gewebigen Masse vorhanden.

Eine weitere für uns in Betracht kommende Mißbildung ist der Janiceps. Dabei sind die beiden ineinander geschobenen Köpfe gleichmäßig entwickelt, während sonst der Parasit nur rudimentär ist.

b) Einzelmißbildungen.

Mißbildungen im Bereiche des Oberkiefers.

Mit den Einzelmißbildungen im Bereiche des Gesichts muß der Zahnarzt vertraut sein, nicht nur deshalb, weil das Gesicht unmittelbar mit seinem engeren Operationsgebiete, der Mundhöhle, verknüpft ist, sondern auch, weil er gar nicht selten in die Lage kommt, bei solchen Mißbildungen durch geeignete technische Apparate den Chirurgen unterstützen oder allein die entsprechende Hilfe bringen zu müssen.

Die Gesichtsspalten, um die es sich hier ausschließlich dreht, sind mannigfaltiger Art. PETER, dessen Arbeit über die formale Genese der Gesichtsspalten (Vierteljahrsschrift für Zahnheilkunde 1921) wir nachstehend folgen, gibt folgende Einteilung:

A. Gesichtsspaltbildungen im Verlauf der Furchen zwischen den embryonalen Gesichtsfortsätzen:

1. im Bereiche der primitiven Gaumenrinne; hierher gehört unter anderem die seitliche Lippenkieferspalte (Hasenscharte);

2. im Bereiche der primitiven Gaumenrinne und der Tränennasenrinne; hierher gehört die schräge Gesichtsspalte;

3. zwischen Unter- und Oberkieferfortsatz; quere Gesichtsspalte.

B. Gesichtsspaltbildungen ohne Beziehung zu den Furchen zwischen den Gesichtsfortsätzen.

C. Spaltbildungen im Bereiche des sekundären Gaumens, Gaumenspalte.

Was die Ätiologie, die kausale Genese der Gesichtsspalten, anlangt, so weist PETER darauf hin, daß unterschieden werden muß zwischen inneren und äußeren Ursachen der Spaltbildungen; die ersteren bestehen in einer fehlerhaften Keimanlage (vielfach erblich), zu den letzteren, den äußeren Ursachen, sind zu zählen nebst entzündlichen Vorgängen und fehlerhaften Lagen des Fetus vor allem pathologische Verhältnisse des Amnion (Verwachsungen, Strangbildungen).

Um die *formale Genese,* die Art der Entwicklung der Gesichtsspalten, bei der für uns hauptsächlich die Entwicklungshemmung in Betracht kommt, zu verstehen, ist es notwendig, sich die wichtigsten normalen entwicklungsgeschichtlichen Vorgänge vor Augen zu halten, wie sie im ersten Abschnitt unseres Buches von W. MEYER beschrieben worden sind. Bemerkt werden muß dazu allerdings, daß die Grenzen zwischen den Gesichtsfortsätzen und die zwischen den Knochenanlagen keineswegs zusammenfallen, sie sind vielmehr unabhängig voneinander. Ebenso unabhängig voneinander sind die Anlagen der Knochen einerseits und der Zähne andererseits (PETER). Es ist wichtig, dies zu wissen, weil sonst das recht verschiedenartige Verhalten des oberen seitlichen Schneidezahnes zu der Kieferspalte nicht verständlich wäre.

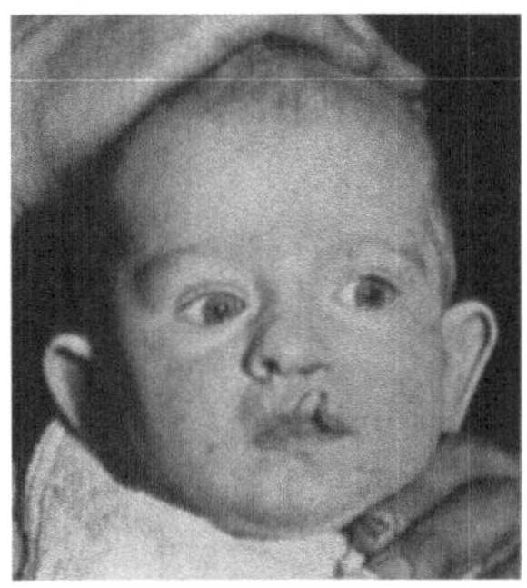

Abb. 395.
Linksseitige Lippenspalte.

Wenn nun die Verwachsung des Oberkieferfortsatzes mit dem mittleren Nasenfortsatz im Bereich der späteren Oberlippe ausbleibt, so entsteht die *Hasenscharte.* Geht die Hemmung der Vereinigung noch weiter, d. h. unterbleibt die Verwachsung des mittleren Nasenfortsatzes außer mit dem Oberkieferfortsatz auch mit dem seitlichen Nasenfortsatz, so resultiert die *Lippenkieferspalte.* Wenn die physiologische embryonale Gaumenspalte ganz oder teilweise bestehen bleibt, weil die Gaumenplatten aus irgendwelchen Gründen sich überhaupt nicht oder nur partiell vereinigen konnten, so entsteht eine unvollständige bzw. vollständige *Gaumenspalte.* Recht häufig treffen die Lippenkieferspalte und die Gaumenspalte zusammen (wenn sie auch genetisch etwas voneinander zu trennen sind!); dann spricht man von einer *Lippenkiefergaumenspalte.*

Die Lippenkieferspalte kann einseitig oder doppelseitig sein, die Gaumenspalte kann dagegen nie einseitig oder doppelseitig sein, sondern ist stets median gelegen. Das erscheint selbstverständlich, wenn man den Gang der Entwicklung bedenkt. Die strenge Beibehaltung der Medianlinie muß auch durch die Uvula führen und so sieht man bei vollständiger Spalte des Gaumens oder bei der nur auf den weichen Gaumen beschränkten Spalte stets rechts und links je eine Uvulahälfte. Als geringste Form der Spalte des weichen Gaumens ist die „Uvula bifida" anzusehen. Wenn die Lippenkieferspalte doppelseitig ist, so kann der Zwischenkiefer (genau trifft diese Bezeichnung, wie wir vorhin gehört haben, allerdings nicht zu) rüsselartig weit nach vorn stehen und bedeutet dann eine besondere Entstellung.

Die *Lippenspalte* kann in einem einfachen Einkniff im Lippenrot bestehen, was dem leichtesten Grad entsprechen würde; sie kann aber sich auch auf die ganze Lippe erstrecken und bis zum Nasenloch heranreichen (Abb. 395). Die leichteste Form bedeutet im wesentlichen nur eine kosmetische Störung und wird kaum eine Therapie erfordern; die vollständige Spaltung der Lippe hat neben der starken, kosmetischen Beeinträchtigung auch weitgehende funktionelle Störungen zur Folge: der Ausfall der Funktion des Musculus orbicularis oris beeinflußt in ungünstiger Weise die Sprache sowohl wie das Sauggeschäft. Es wird deshalb frühzeitig (in den ersten Lebensmonaten) eine Behandlung zu erfolgen

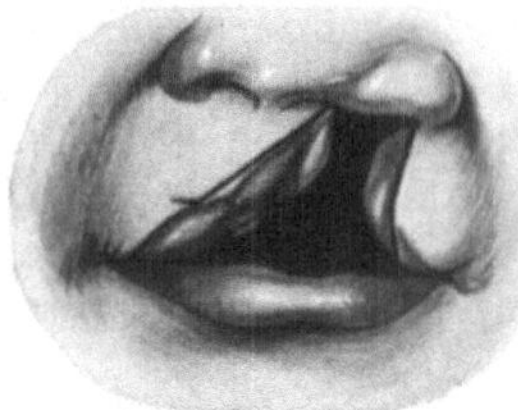 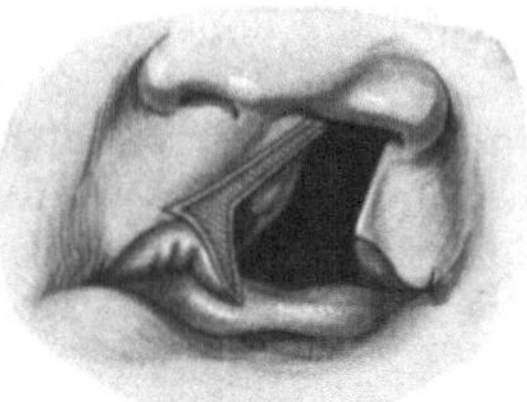

Abb. 396. Hasenschartenoperation (aus KAPOSI-PORT).

haben, die nur in einem chirurgischen Eingriff bestehen kann. Dabei wird gewöhnlich aus der einen Seite des Spaltes ein Läppchen gebildet, während man die andere Seite stumpfwinklig anfrischt (Abb. 396) und beide Teile dann durch die Naht vereinigt. PARTSCH legt dabei mit Recht besonderen Wert auf den genauen Aneinanderschluß des Lippenrots und die Herstellung eines glatten Lippensaumes. Wichtig ist ferner nach PARTSCH, daß die Wundränder möglichst wenig durch das Anfassen mit der Pinzette gequetscht werden.

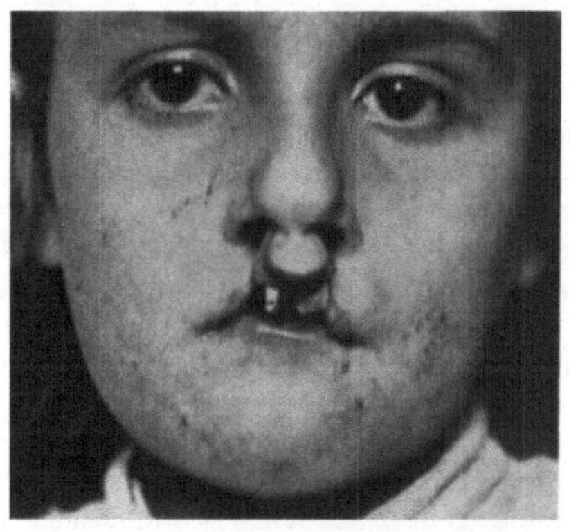 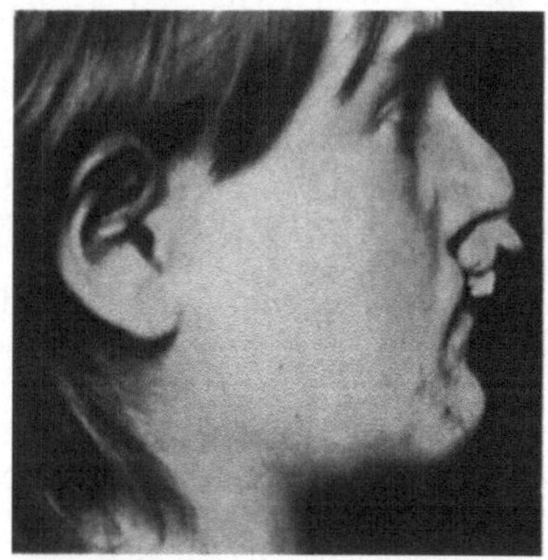

Abb. 397. Bürzelförmiges Vorspringen der Zwischenkiefer bei doppelseitiger Lippen-, Kiefer- und Gaumenspalte. Vorderansicht.

Abb. 398. Bürzelförmiges Vorspringen der Zwischenkiefer bei doppelseitiger Lippen-, Kiefer- und Gaumenspalte. Seitenansicht.

Bei der *vollständigen Hasenscharte, der Lippenkieferspalte,* treten die vorhin erwähnten funktionellen Störungen in noch viel stärkerem Maße hervor. Die Nahrungsaufnahme ist nur mühsam mittels des Löffels möglich; in den Nischen und Spalten bleiben leicht Milchreste zurück, die sich zersetzen und neben örtlichen Reizen auch Verdauungsstörungen verursachen. Der fehlende Mundschluß läßt ständig Staub und kalte Luft in die oberen Luftwege eindringen und wird so der erste Anlaß zu häufigen Erkrankungen der Luftwege. Es ist deshalb auch nicht verwunderlich, daß die Sterblichkeitsziffer der Kinder mit Hasenscharte eine recht beträchtliche ist. Ist die Hasenscharte eine doppelseitige, so erweitern sich entsprechend die Komplikationen. Aus allen diesen Gründen muß möglichst frühzeitig die operative Behandlung vorgenommen werden. Um ein gutes

Verziehen zu ermöglichen, müssen an den durch den Kiefer gehenden Spalten die Weichteile gründlich von der knöchernen Unterlage abgelöst werden (PARTSCH). Zähne, die verlagert im Spalt stehen, wie z. B. seitliche Schneidezähne, die manchmal in doppelter Zahl auftreten, weil der Spalt mitten durch ihre Keimanlage durchging, werden nicht immer zu retten sein. Vielfach sind sie auch nur in verkümmerter Form verhanden.

Eine sehr unangenehme Komplikation —auch vom chirurgischen Standpunkt aus— stellt das bürzelförmige Vorspringen des Zwischenkiefers bei doppelseitiger Lippenspalte dar, wobei gewöhnlich auch eine breite Gaumenspalte nicht fehlt (Abb. 397 bis 399). Der Bürzel erscheint meist gut beweglich und läßt sich auch vielfach schon manuell etwas zurückdrücken. Mitunter aber hat er sich stärker entwickelt, als dem Zwischenraum zwischen den ehemaligen Oberkieferfortsätzen entspricht, und dann fügt er sich nur schlecht in den Spalt ein. Früher hat man diese Bürzel ganz abge-

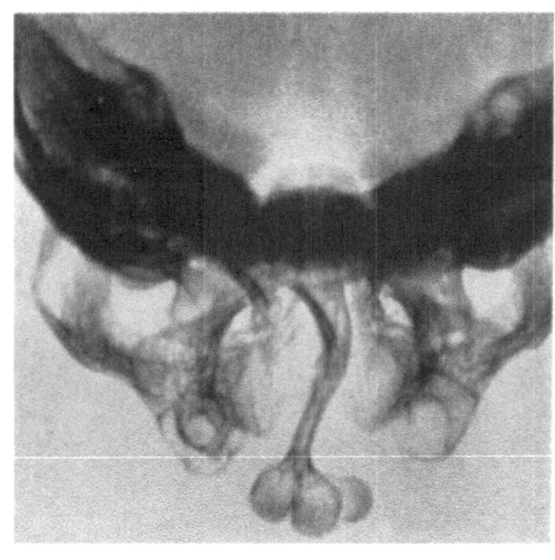

Abb. 399. Röntgenaufnahme bei bürzelförmigem Vorspringen.

tragen — aber mit höchst unbefriedigendem Erfolg. Heute wird der vorspringende Teil operativ zurückverlagert, aber auch bei dieser Methode ist nicht mit einem idealen Erfolg zu rechnen.

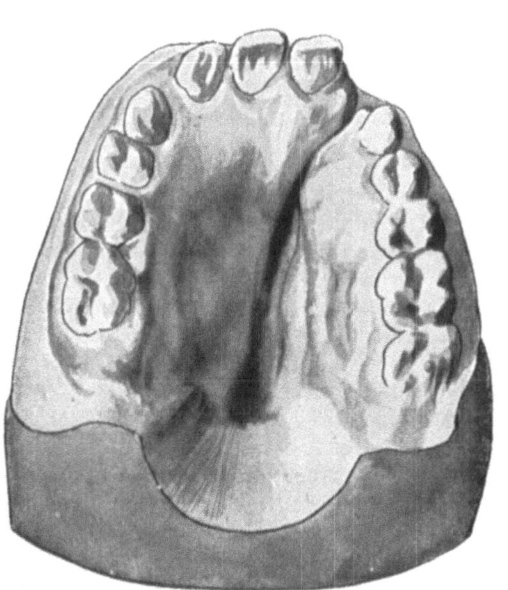

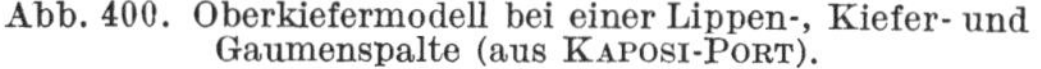

Abb. 400. Oberkiefermodell bei einer Lippen-, Kiefer- und Gaumenspalte (aus KAPOSI-PORT).

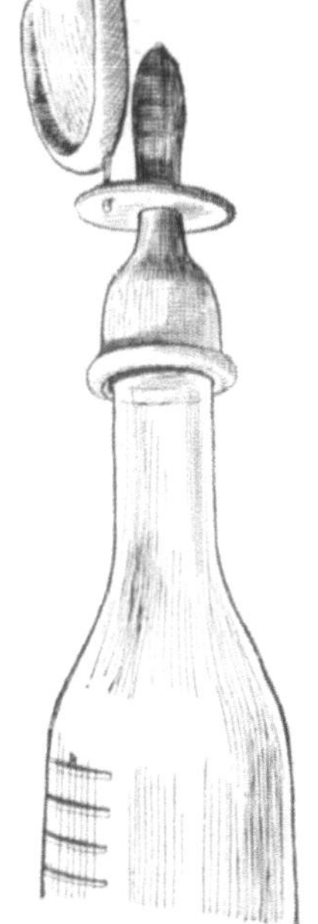

Abb. 401. Platte an der Saugflasche nach WARNEKROS.

Beim *Wolfsrachen*, der Lippenkiefergaumenspalte (Abb. 400) machen sich natürlich die funktionellen Störungen am stärksten bemerkbar. Alle Speisen, die in die Mundhöhle gelangen, müssen auch in den Nasenraum treten, Flüssigkeit kann dabei wieder durch die Nase herauslaufen. Dadurch kann die geordnete

Ernährung fast unmöglich werden und die Mortalitätsziffer ist eine entsprechend hohe. Auch die Sprache muß auf das Schwerste leiden. Um wenigstens in den ersten Lebensmonaten die Ernährung zu ermöglichen, hat WARNEKROS einen Obturator angegeben, welcher, an der Saugflasche angebracht, während des Trinkens die Mundhöhle einigermaßen von der Nasenhöhle abschließt (Abb. 401). Viele Chirurgen machen es so, daß sie schon bald nach der Geburt, d. h. nach den ersten Lebenswochen oder -monaten vorerst die Hasenschartenoperation vornehmen, um so die Nahrungsaufnahme einigermaßen zu sichern; die Gaumenspaltenoperation wird dann im 5. oder 6. Lebensjahre gemacht. Ist dabei kein völliger Abschluß gegen die Nasenhöhle hin zu erzielen, so tritt der Obturator in sein Recht, oder aber es wird von vornherein der prothetischen Zahnheilkunde überlassen bleiben, für einen Abschluß der Gaumenspalte zu sorgen. Genaueres darüber wird nachher noch zu sagen sein.

Die Gaumenspalte. Sie nimmt ihren Anfang hinter dem Foramen incisivum und zieht von da in der Medianlinie nach rückwärts bis zum hinteren Rande des weichen Gaumens (Abb. 402), wenn es sich um die Hemmung der Vereinigung im ganzen Gaumenbereich handelt; doch kommen auch Spalten, die sich nur auf den weichen Gaumen erstrekken (Abb. 403), des öfteren vor. Dagegen sind iso-

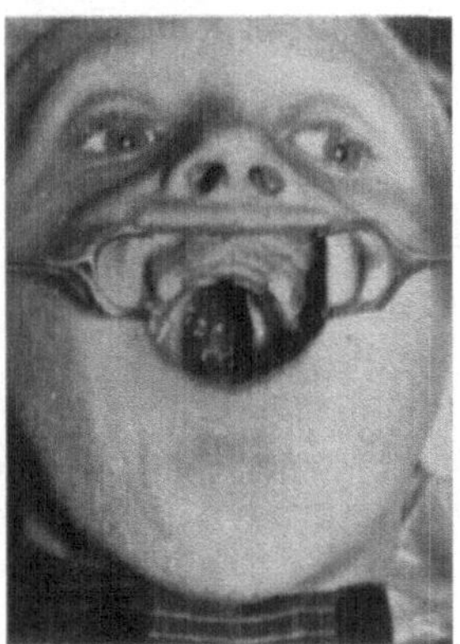

Abb. 402. Gaumenspalte (durch harten und weichen Gaumen gehend).

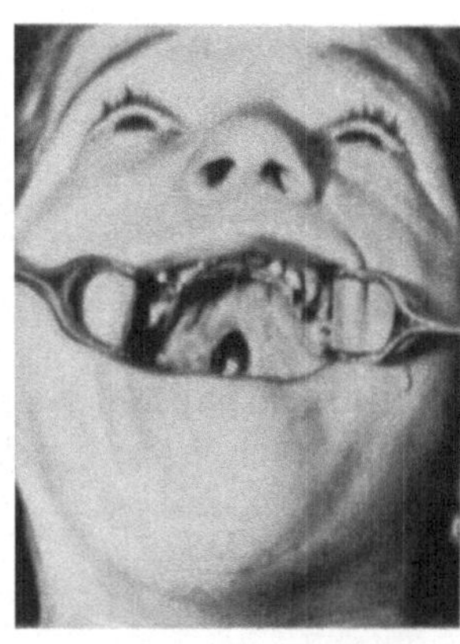

Abb. 403. Gaumenspalte (hauptsächlich weicher Gaumen).

lierte Spalten des harten Gaumens ziemlich selten. Neben der Beeinträchtigung der Nahrungsaufnahme ist es vor allem die Störung der Sprache, die die betreffenden Individuen sehr unter der Gaumenspalte leiden läßt. Ist doch häufig genug damit schon ein Zurückbleiben in der Schule und noch mehr später im wirtschaftlichen Konkurrenzkampf verbunden. Gerade mit Rücksicht auf die Sprache erscheint es eigentlich wünschenswert, daß eine Gaumenspalte möglichst frühzeitig behandelt wird, damit das Kind dem verbesserten Zustande entsprechend reden lernt; ist es aber — unbehandelt — erst einmal im schulpflichtigen Alter, so hat sich die mehr oder minder unverständliche näselnde Sprache schon so fest verankert, daß auch die gelungenste Operation oder der bestsitzende Obturator zunächst eine schwere Enttäuschung bringen: *der Patient muß nun erst wieder neu, d. h. verbessert sprechen lernen!* Man versäume deshalb nicht, die Angehörigen solcher älteren Kinder auf diese mit Sicherheit zu erwartende Enttäuschung vorher aufmerksam zu machen, und man wird auch gut tun, die Patienten nach Abschluß der Behandlung einem Sprachlehrer zu überweisen, damit das neue Erlernen des Sprechens in die richtigen Bahnen gelenkt wird.

Vom *therapeutischen Standpunkt* aus sind die isolierten Spalten des harten Gaumens für den Prothetiker die dankbarsten Fälle, denn eine einfache Gaumenplatte genügt dann schon, um die Kommunikation der Mundhöhle mit der Nasenhöhle aufzuheben und mit einem Schlage die gestörte Sprache und Nahrungsaufnahme normal werden zu lassen. Handelt es sich nur um einen Teil der Sutura mediana, der offen geblieben ist, so kann auch eine Periostschleimhautplastik zu dauernder Heilung führen. Leider sind dies aber, wie schon erwähnt, nur die seltensten Fälle, fast immer liegen die Verhältnisse auch vom therapeutischen

Standpunkt aus wesentlich ungünstiger. Es kann natürlich, soweit die chirurgische Behandlung in Betracht kommt, nicht die Rede davon sein, hier alle Einzelheiten der verschiedenen Operationsmethoden zu schildern, nur die allgemeinen Richtlinien können hier angegeben werden.

Zunächst muß ganz allgemein die Forderung aufgestellt werden, daß in jedem Falle von Gaumenspalte Chirurg und Zahnarzt gemeinsam die Behandlungsmöglichkeiten und ihre Aussichten besprechen. Die Behandlungsmöglichkeiten selbst lassen sich folgendermaßen gruppieren: 1. durch den Chirurgen allein; 2. durch den Zahnarzt allein; 3. durch gemeinsame Tätigkeit. Die letztere wiederum umfaßt zwei Formen: a) der Zahnarzt schafft durch orthodontische Maßnahmen günstigere Verhältnisse für die spätere Operation, indem er mit seinen technischen Hilfsmitteln die Spaltränder einander nähert und dadurch der verengerte Spalt durch die Plastik leichter überbrückt werden kann. Natürlich muß dann in solchen Fällen nach Abschluß der Wundheilung wieder eine Kieferdehnung angeschlossen werden; b) der Zahnarzt verschließt nachträglich mittels eines Obturators das, was durch die Operation nicht zur völligen Vereinigung gebracht werden konnte.

Nichts bedroht den Erfolg einer Gaumenspaltenbehandlung mehr als wenn hier zu schematisch vorgegangen wird. Kein Fall ist in allen Punkten vollkommen identisch mit dem anderen; es muß daher auch hier streng individualisiert werden oder mit anderen Worten: in jedem einzelnen Falle müssen Chirurg und Zahnarzt gemeinsam feststellen, welche der vorhin skizzierten drei Behandlungsmöglichkeiten jeweils am meisten indiziert erscheint. Eine aus falscher, einseitiger Indikation heraus mißglückte Operation belastet unnötig den Patienten und erschwert dem Zahnarzt die nachträgliche Hilfe und umgekehrt; ein für die Operation günstiger Fall, dem Zahnarzt allein überlassen, macht unnötig den Patienten zeitlebens vom Obturator abhängig.

Bei Überlegung der *Indikationen* spielen neben Alter und äußeren Umständen hauptsächlich zwei Punkte eine große Rolle: die Breite des Spaltes und das Maß der verfügbaren Weichteile. Namentlich die letzteren bedürfen einer sorgfältigen Prüfung im Schluckakt, in der Phonation usw. Je schmäler der Spalt und je reichlicher die Weichteile, um so günstiger ist im allgemeinen die Aussicht für die Operation, während bei weitem Spalt und geringem Maß von Weichteilen wenigstens für den weichen Gaumen ein Ausreißen der Nähte und ein Mißerfolg oft unvermeidlich sind.

Was nun die Operation selbst betrifft, so kann hier nur andeutungsweise auf sie eingegangen werden. Eine solche schon im Jahre 1862 von LANGENBECK angegebene Operationsmethode besteht darin, daß in genügender Entfernung vom Spaltrande jederseits ein Längsschnitt angelegt wird, welcher bis auf den Knochen geht. Dann wird gegen den Spalt zu Periost und Schleimhaut mit dem Elevatorium abgehoben, die so mobilisierten Lappen werden an der Seite des Spaltes angefrischt und durch die Naht vereinigt („Uranoplastik"). Die mit der Naht vereinigten Schleimhautperiostlappen produzieren eine Knochenlamelle, die in fester Form den Spalt überbrücken soll. Bei größeren Spalten wird aber oft noch eine Nachoperation nötig.

Die Zahl der Operationsmethoden ist seit LANGENBECK erheblich gewachsen; darauf einzugehen, liegt außerhalb des Rahmens dieses Buches. Dagegen soll noch kurz ein Vorschlag von BROPHY Erwähnung finden, der die Annäherung der Spaltränder auf folgende Weise anstrebt: quer durch Wangen, Kiefer und Gaumenfortsätze werden Silberdrähte geführt, die über einem der Wange aufgelegten Bleiplättchen zusammengezogen werden und dabei die Spaltränder bis zur völligen Berührung aneinander bringen können. BROPHY hält für den richtigsten Zeitpunkt seiner Methode diesen: Durchlegen und Anziehen des Silberdrahtes in den ersten Lebenstagen, Hasenschartenoperation einige Wochen später; blutige Vereinigung der aneinandergelegten Spaltränder nach Abschluß des ersten Lebensjahres.

Liegen die chirurgischen Methoden auch außerhalb des Tätigkeitsbereiches des praktischen Zahnarztes, so muß er um so besser Bescheid wissen über den auf ihn selbst entfallenden Anteil an der Behandlung von Spaltbildungen. Hierüber wird auf Seite 656 eine ausführliche Darstellung gebracht im Zusammenhang mit der zahnärztlich-chirurgischen Prothetik.

2. Die Erkrankungen der Weichteile des Mundhöhlenbereiches.

Bei den Weichteilerkrankungen des Mundhöhlenbereiches finden im folgenden hauptsächlich die Schleimhaut der Mundhöhle und die Zunge Berücksichtigung. Anschließend daran wird kurz die Pathologie der Speicheldrüsen zu erötern sein. Von den Weichteilerkrankungen kommen hauptsächlich in Betracht die auf traumatischer Grundlage beruhenden, dann die unspezifischen und spezifischen Entzündungen, die zu den Dermatosen gehörigen oder ihnen nahestehenden Erkrankungen und — in Berücksichtigung der erhöhten Bedeutung — noch gesondert betrachtet einige Krankheiten wie Lues und Tuberkulose. Die Tumoren, die ja eigentlich auch hier aufzuzählen wären, finden erst am Schlusse des Kapitels „Krankheiten der Kieferknochen" ihre Besprechung, da namentlich bei fortgeschritteneren Graden und bösartigen Formen die Auswirkung auf die Knochen sich doch nicht mehr von derjenigen auf die Weichteile trennen läßt.

Einige Erscheinungen sind verschiedenen der nachstehenden Krankheiten gemeinsam, so daß zweckmäßig schon in der Einleitung kurz auf sie eingegangen wird, um nachher Wiederholungen zu vermeiden. Es sind dies Beläge und Foetor ex ore.

Beläge. An anderer Stelle ist schon dargelegt worden, daß wir bei dem Begriff Beläge trennen müssen zwischen harten und weichen Belägen. Die *harten Beläge* werden unter dem Namen Zahnstein zusammengefaßt und scheiden hier bei der Betrachtung aus. Bei den *weichen Belägen* sind wohl auseinander zu halten die weichen Zahnbeläge und die Beläge bei entzündlichen und ulcerösen Erkrankungen der Weichteile. Bei den letzteren handelt es sich teilweise nur um Kleinpilze: Leptothrix, Soor usw., dann um abwischbare und nicht abwischbare Beläge verschiedener Zusammensetzung, wozu unter anderem auch die diphtherischen Beläge zu rechnen sind. Bei den weichen Zahnbelägen ist die gewöhnlichste Form eine Mischung von Speiseresten, abgestoßenen Epithelien, Speichelkörperchen, Leukocyten und Bakterien (Abb. 404a und 404b), sie tritt überall da in reichlichem Maße auf, wo die natürliche und künstliche Reinigung fehlt. Meist kann man ohne weiteres aus den die Zähne überdeckenden weichen Belägen den Schluß ziehen, daß hier ein Zahn sich befindet, der beim Kauen Schmerzen bereitet, weshalb die ganze Seite geschont wird. Außerdem gibt es noch eine Reihe besonderer Beläge, wie sie sich bei Rauchern, bei Kupfer- und Eisenarbeitern, dann beim Bleisaum (s. daselbst) finden. Über die Entstehung des grünen Zahnbelages gehen die Meinungen noch auseinander; am wahrscheinlichsten ist, daß chromogene Bakterien die Verfärbung bedingen.

Foetor ex ore. Der üble Mundgeruch, Foetor ex ore, ist ein Symptom, das wohl zahlreichen, krankhaften Prozessen in der Mundhöhle gemeinsam ist, *aber auch mit Erkrankungen weiter entfernt liegender Gebiete zusammenhängen kann.* Die Ursachen lassen sich etwa folgendermaßen gruppieren: 1. Krankhafte Prozesse im Bereich der Mundhöhle und an den Tonsillen; 2. Erkrankungen der Nase und des Nasenrachenraumes; 3. Krankheiten der Bronchien und Lungen; 4. Krankheiten des Magendarmtraktus; 5. Krankheiten des Blutes und Stoffwechsels. Von diesen Gruppen interessiert uns hauptsächlich die erste, die sich auf den Mundhöhlenbereich bezieht und hierzu soll noch einiges gesagt werden.

In erster Linie ist es die *mangelhafte Zahn- und Mundpflege*, welche, ohne daß eigentliche Erkrankungen der Mundgebilde schon vorliegen, einen Foetor erzeugen kann. Der sich ansammelnde Belag zersetzt sich, fault und macht dadurch den üblen Geruch. Auch Prothesen, die nicht regelmäßig gereinigt werden, können, ohne daß eine Krankheit besteht, zu Foetor führen; das gleiche gilt für manche Brücken. *Pulpagangrän*, namentlich bei offenem Pulpacavum, macht einen ganz

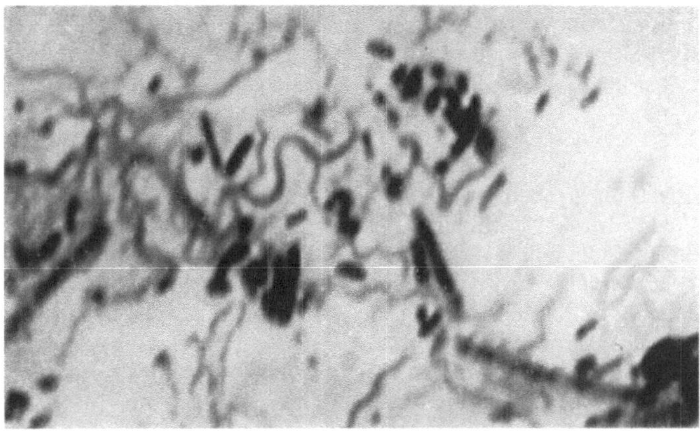

a

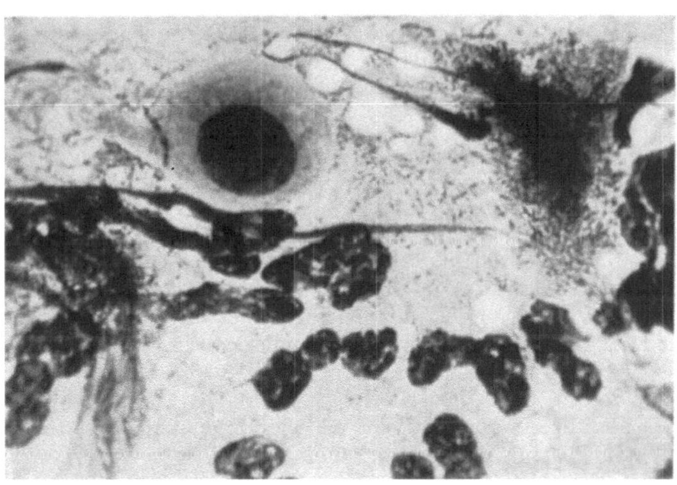

b

Abb. 404. a Bakterienbild aus weichem Zahnbelag. b Weicher Zahnbelag, Epithelien, Leukocyten und Mikroorganismen enthaltend.

besonders üblen Mundgeruch. (Nach PRINZ sollen zerstörte Zähne zu 90% die Ursache für üblen Mundgeruch sein.) *Überstehende Zahnfüllungen, abstehende Kronenränder* halten zersetzbares Material fest und kommen so ebenfalls als indirekte Ursache in Betracht. Weiterhin sind schuld am Foetor ex ore zahlreiche *Erkrankungen des Zahnfleisches und der übrigen Mundschleimhaut,* besonders die ulcerösen Formen; auch Eiterung aus den Zahnfleischtaschen kann hierher gehören. Ferner ist zu gedenken *zerfallender Geschwülste,* komplizierter Kieferfrakturen, nekrotisierender Osteomyelitiden und zerfallener Blutkoagula nach Extraktion. Schließlich ist noch auf schwere fieberhafte Erkrankungen und Fälle von sehr lange anhaltender Bewußtlosigkeit hinzuweisen.

Zum Schlusse der einleitenden Bemerkungen noch ein kurzer anatomischer Hinweis. Die Schleimhaut der Mundhöhle besteht aus einem am Alveolarfortsatz fixierten und einem übrigen lockeren Teil. Der fixierte Teil entspricht dem Zahnfleisch, Gingiva. Genau genommen ist daher der Ausdruck *Stomatitis, Entzündung der Mundschleimhaut, ein Sammelbegriff.* Es hat sich aber der Sprachgebrauch herausgebildet, daß man von Stomatitiden (im engeren Sinne) nur spricht, wenn die Schleimhautentzündung über die Grenzen des Zahnfleisches hinausgeht; innerhalb dieser Grenzen aber spricht man von Gingivitis.

a) Erkrankungen der Mundschleimhaut.

α) Verletzungen.

Blutige Verletzungen.

Verletzungen in großem Ausmaß kommen zustande durch Projektile, fast aber noch mehr durch Sekundärprojektile, dann ferner bei schweren Unfällen. Dabei handelt es sich selten um glatte Wunden, mehr um Zerfetzung oder starke Quetschungen. Eine typische Wunde der Lippenschleimhaut kommt dadurch zustande, daß bei Schlag oder Fall auf den Mund die Lippe gegen die Schneidezahnkanten gepreßt und *dabei die Schleimhaut durchtrennt wird, während die Kontinuität der äußeren Haut gewahrt bleiben kann.* Recht schwere Verletzungen können durch den *Geißfuß* gesetzt werden, wenn dieser, mit großer Kraft gegen eine Wurzel gedrückt, ausgleitet. Von dieser Verletzung wird besonders leicht außer der Zunge die Schleimhaut des Mundbodens betroffen; derartige Wunden sind um so ernster zu nehmen, als der Hebel beim Abgleiten über die Wurzeloberfläche den gesamten an Bakterien überreichen Belag mitnimmt und ihn förmlich in die getroffenen Weichteile hineinimpft; deshalb ist auch nicht selten eine Mundbodenphlegmone die weitere Folge. Wesentlich harmloser sind die *Bißwunden,* z. B. in die Wangenschleimhaut, wie sie namentlich in der Gegend der Molaren vorkommen, wenn sich die Schleimhaut zwischen die Zahnreihen schiebt.

Die *Prognose* ist, abgesehen von den erwähnten Geißfußverletzungen, im allgemeinen eine recht günstige. Die ausgezeichnete Heilungstendenz in der Mundhöhle läßt selten größere Komplikationen aufkommen und bringt kleinere Verletzungen auch ohne Zutun meist bald zur Heilung.

Therapeutisches. Trotz der an sich günstigen Prognose empfiehlt sich doch, auch bei leichteren Verletzungen, mit Rücksicht auf die gemischte Bakterienflora der Mundhöhle eine baldigste Auswaschung mit Presojod oder eine Bestreichung mit Jodtinktur vorzunehmen, ferner für die folgenden Tage Spülungen mit Wasserstoffsuperoxydlösung (1 Eßlöffel einer 4%igen Lösung auf 1 Trinkglas Wasser), besonders nach dem Essen, zu verordnen; auch warme, alkalische Lösungen (Natr. bicarb. 1 Teelöffel auf 1 Glas Wasser) werden zur Spülung empfohlen (WILLIGER). Bei größeren Wunden wird man zur Naht greifen. Mit *Abtragen von Schleimhautfetzen sei man möglichst zurückhaltend.*

Verbrennungen.

Isolierte, schwere Verbrennungen der Mundschleimhaut sind wohl selten; leichtere Verbrennungen kommen zustande bei Verwendung frisch ausgekochter heißer Instrumente, bei unvorsichtiger Handhabung des Thermokauters, bei Zigarren, die versehentlich umgekehrt in den Mund gesteckt werden usw. Diese Formen sind alle ziemlich harmlos, dagegen kann bei der Aufnahme zu heißer Flüssigkeiten mitunter eine sehr ausgedehnte Verbrühung der Mundhöhlenschleimhaut (und des Oesophagus) vorkommen. Dabei entstehende Blasen springen meist sehr rasch und die ihrer Epitheldecke beraubte Schleimhaut kann nun schon bei jeder Berührung, noch mehr aber bei Genuß von heißer Flüssigkeit oder gewürzten Speisen die heftigsten Schmerzen bereiten.

Die *Prognose* ist trotzdem meist eine sehr günstige, da die Epithelisierung der Wundfläche in der Mundhöhle sehr schnell vor sich geht. Nur selten entwickeln sich hartnäckige Geschwüre.

Therapeutisches. Die starken Schmerzen verlangen in erster Linie eine Berücksichtigung. Zergehenlassen von kleinen Eisstückchen oder von RITSERTschen Anästhesiebonbons, ferner Bepinselung mit Kokainlösungen (5% und mehr) schaffen bald Erleichterung. Außerdem ist reizlose, flüssige Kost zu verordnen. Im übrigen ist für gute Mundpflege zu sorgen.

Verätzungen.

Leichte Verätzungen sind nichts Seltenes infolge unvorsichtigen Umgehens mit stark wirkenden Wurzelbehandlungsmitteln, wie Chlorphenol, Formalin, Königswasser usw. Deshalb sollte damit nur unter Kofferdam gearbeitet werden. Häufig sieht man auch Verätzungen der Mundschleimhaut durch die Patienten selbst infolge von Verwendung bedenklicher „Zahntropfen", wie z. B. Carmol usw. Schwere Verätzungen kommen zustande, wenn stark ätzende Flüssigkeiten aus Versehen oder in selbstmörderischer Absicht getrunken werden.

Therapeutisches. Bei Verätzungen durch zahnärztliche Medikamente kann man die Wirkung abschwächen, wenn die Stellen je nach der Löslichkeit der Substanz sofort mit Alkohol oder Wasser gründlich abgewaschen werden. Bei ausgedehnter Verätzung mit Salz- oder Salpetersäure, ebenso bei Schwefelsäure empfiehlt SEIFERT Magnesia usta mit Wasser oder schleimigen Substanzen angerührt, bei Carbolsäure und Lysol Zuckerkalk, Magnes. sulfur., Eiweiß und Mehl.

β) Unspezifische Entzündungen.

Gingivitis simplex.

Wir können der Ausdehnung nach unterscheiden zwischen einer *Gingivitis marginalis* und einer *Gingivitis diffusa*. Die letztere entwickelt sich fast stets aus der marginalen Form und tritt namentlich auf, wenn die Mundpflege ganz vernachlässigt wird. Während die marginale Form mit verschwindend wenig Ausnahmen eine chronische ist, kann die diffuse Gingivitis beobachtet werden, wenn vorübergehend die natürliche und künstliche Reinigung vernachlässigt wird oder der Allgemeinzustand zu wünschen übrigläßt (besonders bemerkenswert ist die Neigung von Vasoneurotikern zu Gingivitiden!). Aus den gleichen Gründen kann auch aus der sog. katarrhalischen Form der Gingivitis die nachher noch zu besprechende ulceröse Form entstehen. Im übrigen gelten aber bezüglich der Entstehung wie auch bezüglich der Therapie und Verhütung die gleichen Grundsätze wie bei der marginalen Form, die noch etwas ausführlicher besprochen werden soll.

Gingivitis marginalis. Ganz frei von Gingivitis marginalis findet man nur verhältnismäßig wenig Menschen, ebenso wie nur wenige Menschen wirklich ganz frei von Zahnstein, der Hauptursache für die Gingivitis, sind. Andere zur Entzündung führende Reize gehen aus von den Rändern und dem sich zersetzenden Inhalt tiefreichender Kavitäten, cariöser Wurzeln, von abstehenden Kronenrändern, schlechtsitzenden Brücken, von dem Druck der Prothesenränder am Zahn, von überstehenden Füllungen usw. Eine stärkere Beteiligung der Interdentalpapillen findet man, wenn der Kontaktpunkt nicht gewahrt wird, oder bei Abbau des Alveolarrandes das Trigonum interdentale sich vergrößert.

Die *klinische Erscheinung* äußert sich am häufigsten in folgender Form: labial, meist auch lingual ist ein den Erhebungen der Papille entsprechend girlandenförmig verlaufender, 1—2 mm breiter Saum am Zahnfleisch zu sehen, der durch eine rote oder livide Farbe auffällt und bei Berührung leicht blutet (Abb. 405); er ist auch meist, namentlich im Bereiche der Interdentalpapillen, verdickt (Abb. 406) und schafft dadurch das Bild einer mäßigen Zahnfleischtasche. Dieses Bild kann jahrelang stationär bleiben; mitunter macht sich eine proliferierende Form der Entzündung geltend; in kleinem Maße haben wir dies bei dem sog. *Zahnfleischpolypen*; in stärkerem Maße beobachten wir es unter dem Einflusse des Reizes von Prothesenrändern und in ausgedehntester Form sehen wir es gelegentlich bei der Schwangerschaft als die sog. *Gingivitis hypertrophicans*

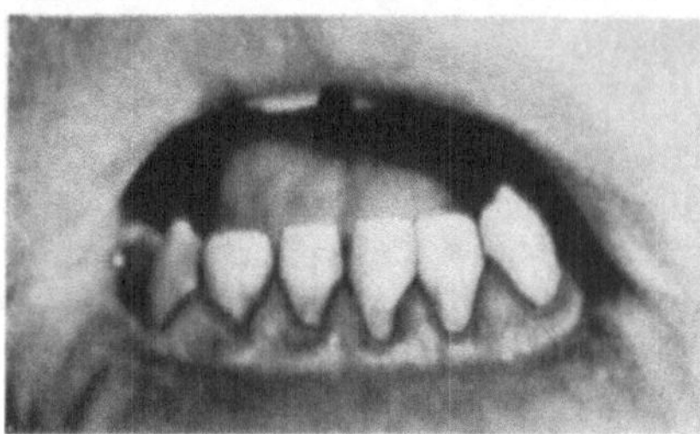

Abb. 405. Gingivitis marginalis chronica.
Charakteristischer Saum.

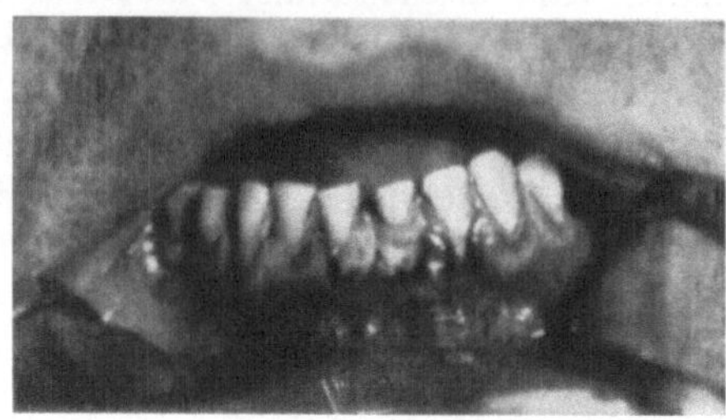

Abb. 406. Gingivitis marginalis chronica.
Zwischen ₁J und ₂J sowie ₂J und ₁C Papille
chronisch entzündlich verdickt.

gravidarum. Daß im letzteren Falle der Allgemeinzustand auf die Form der Entzündung von wesentlichem Einfluß ist, geht daraus hervor, daß die Wucherungen nach Ablauf der Gravidität oft auch ohne Zutun wieder von selbst sich zurückbilden. Die hypertrophierende Gingivitis ist — auch bei Nichtgraviden! — manchmal so stark, daß die Schneidezähne ganz überlagert werden und eine partielle Abtragung erfolgen muß (Abb. 407). Insofern ist verständlich, wenn

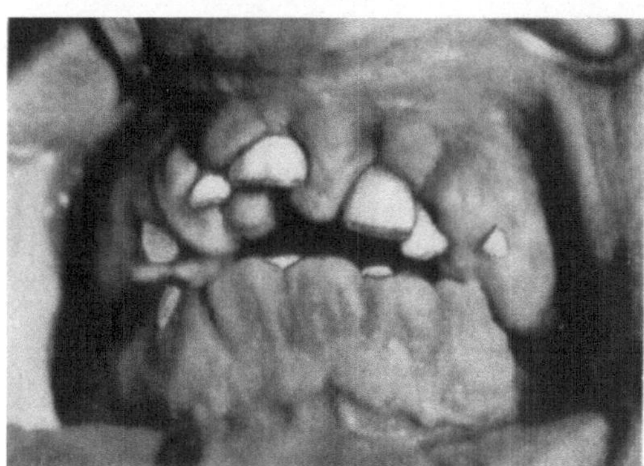

Abb. 407. Gingivitis hypertrophicans in besonders
schwerer Form.

manche Autoren ihr eine Sonderstellung zwischen entzündlicher Neubildung und echtem Blastom einräumen wollen. Man muß aber doch wohl an dem entzündlichen Charakter festhalten, wenn auch mehr und mehr festzustehen scheint, daß in allen diesen „elefantiastischen" Formen eine Störung der inneren Sekretion die Prädisposition abgibt.

Therapeutisch ist bei den leichten, stationären Formen kaum viel notwendig. Meist genügt es vollkommen, wenn die Ursache beseitigt wird (vor allem der Zahnstein); die Entzündung selbst bildet sich dann in kürzester Form allein zurück. Bei hartnäckigeren Formen hat sich die Pinselung des Zahnfleischrandes (natürlich neben der Ausschaltung der Ätiologie) mit einer verdünnten Chlorphenol-Thymollösung bewährt; auch Kamillosan wird gelobt; bei schmerzhaften Formen wird bei dieser Lösung gerne eine konzentrierte Lösung von Paramonochlorphenol gewählt, die oberflächlich verschorft und damit auch schnell die Schmerzen beseitigt. Spülungen sind bei der Gingivitis marginalis entbehrlich. Prophylaktisch ist Zahnfleischmassage empfehlenswert. In neuerer Zeit treten übrigens die ätzenden Mittel wie Chlorphenol bei der Behandlung mehr und mehr in den Hintergrund, weil sie zu „gewebsfeindlich" sind. An ihrer Stelle werden solche Mittel wie Trypaflavin (in 2%iger wässeriger Lösung oder 10%iger Glycerinlösung),

Flavicid usw. als „gewebsfreundlicher" vorgezogen. Außerdem finden jetzt sehr viel auch die „*Silargetten*" (Chlorsilberkieselsäuregel) Verwendung, Tabletten, von denen man 2—3 in der Stunde im Munde zergehen läßt.

In den letzten Jahren ist die Verwendung von Mundspülapparaten (Atomiseur, Folux usw.) unter Benutzung von Kohlensäure oder Sauerstoff auch bei entzündlichen Prozessen in der Mundhöhle warm empfohlen worden. Die Ergebnisse sind nicht gleichmäßig. FENNER sagt in einer kritischen Betrachtung bezüglich der beiden Gase „weder Kohlensäure noch Sauerstoff haben desinfizierende Eigenschaften, aber auch keinerlei andere spezifische, therapeutisch wertvolle Eigenschaften für die Gebilde der Mundhöhle. Sie sind lediglich gasförmige Betriebsstoffe." Doch gibt FENNER dem Sauerstoff den Vorzug, weil er große, mechanische Säuberungskraft bei eitrigen Entzündungen durch seine Schaumbildung besitze, wodurch alle eliminierbaren, nekrotischen Gewebsteile fortgeschwemmt würden.

Komplikationen. Eine Komplikation, die zur Lockerung des Zahnes oder der Zähne führen kann, ergibt sich dann, wenn die marginale Schleimhautentzündung auf den darunterliegenden Knochenrand übergreift (also zunächst eine *Parodontitis marginalis superficialis* nach HÄUPL wird). Dabei vollzieht sich am Limbus alveolaris ein osteoclastischer Abbau; ein gleicher entzündlicher Abbau spielt sich auch sehr häufig von der entzündeten Papille aus am Interdentalseptum ab. TREUENFELS hat dieses Bild als Papillitis bezeichnet. Der Verkürzung der Alveolarfortsatzlänge kann die Schleimhaut folgen und so sehen wir des öfteren sich eine langsame Freilegung der Wurzeloberfläche vollziehen, die man früher zum Teil als Druckwirkung des Zahnsteins ansah, die aber nichts anderes als ein rein entzündlicher Prozeß ist. Mit anderen Worten: *Aus der rein stationären Gingivitis marginalis entwickelt sich eine Parodontitis marginalis progressiva* (s. diesen Abschnitt). Mit der Freilegung des Zahnhalses kann eine hochgradige Empfindlichkeit einsetzen, die durch Ätzungen mit Chlorphenol, Argent. nitr. usw. abgestumpft werden muß. Ist die Freilegung der Wurzeloberfläche sehr ausgedehnt, so muß auch die Festigkeit des Zahnes mit der Zeit leiden.

Gingivitis ulcerosa.

Wie die Gingivitis marginalis nur eine örtlich sehr begrenzte Form der Stomatitis catarrhalis darstellt, so ist auch die Gingivitis ulcerosa nur eine auf den fixierten Teil der Mundschleimhaut beschränkte Stomatitis ulcerosa. Meist nimmt sie ihren Ausgangspunkt von einem chronisch entzündeten Zahnfleischsaum und bedeutet im Grunde nur eine Erschwerung des ganzen Krankheitsbildes. Namentlich die Interdentalpapillen werden mit Vorliebe und zuerst geschwürig. In ganz leichten Fällen beschränkt sich die Ulceration auf die Papillen, in schwereren Fällen greift sie auch auf das faciale bzw. orale Zahnfleisch über und kann von da zu Abklatschgeschwüren an der gegenüberliegenden Wangen- oder Lippenschleimhaut führen. *Eine Hauptursache ist in Schwankungen des Allgemeinzustandes zu sehen,* doch kann auch die lokale Immunität so weit herabgesetzt werden, daß dies genügt, um den stets vorhandenen Bakterien die Überhand zu geben. Während der Ulceration findet man dann oft auch Streptokokken, Spirochäten, Bac. fusiformis in großen Mengen im Munde.

Was das klinische Bild anlangt, so fällt als Einleitungsstadium die stärkere Schwellung und Rötung der Interdentalpapillen auf; ihr folgt sehr schnell die Zerstörung des Epithels auf dem Papillenkamm; dieser erscheint nunmehr etwas eingesunken, mit einer schmierigen Masse bedeckt. Während der weiteren Ausdehnung des Geschwürs sind die Ränder stark gerötet (Abb. 408); mit dem Einsetzen der Heilung dagegen werden die Ränder blaßrosa, fast weißlich: das Epithel schiebt sich wieder vom Rande her über die *sich reinigende Geschwürsfläche.* Einem länger anhaltenden geschwürigen Prozeß können die Interdentalpapillen fast ganz zum Opfer fallen, und es bleiben bei der Heilung größere Interdentallücken zurück. Von Begleiterscheinungen sind zu erwähnen: Foetor ex ore, Schwellung und Schmerzhaftigkeit der submaxillären Lymphdrüsen. Subjektiv macht die Gingivitis ulcerosa schon in der leichten Form erhebliche Beschwerden, die sich mit dem Umfang der Ulceration steigern. Die Ernährung und mit ihr der Allgemeinzustand können sehr in Mitleidenschaft gezogen werden, da jede Berührung der Geschwürsflächen mit Speiseteilchen äußerst schmerzhaft ist; ebenso wird heiß als qualvoll empfunden. Gelegentlich gehen von den ulcerierten Stellen auch hartnäckige Blutungen aus, die den rasch sich bildenden Belägen eine charakteristische Farbe geben und den Foetor noch vermehren können.

Therapeutisches. Zunächst ist eine vorsichtige Reinigung des ganzen Zahnfleischbezirkes und der Zähne vorzunehmen, wobei Wattebäuschchen in warme Wasserstoffsuperoxydlösung getaucht und möglichst schonend angewendet gute Dienste tun. REBEL empfiehlt eine konzentrierte wässerige Lösung von Chloramin-Heyden, mit der namentlich auch die Interdentalräume auszuspritzen sind;

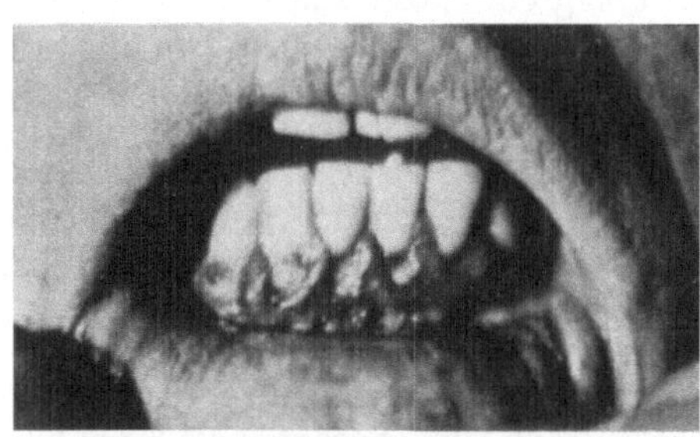

Abb. 408. Gingivitis ulcerosa leichteren Grades.

zur Behandlung der Geschwürsflächen nimmt er 10% Trypaflavin- oder Flavicidglycerin. PARTSCH bestäubte die Geschwürsflächen nach vorsichtigem Abtrocknen mit Jodoformpulver bis zur Bräunung und ließ dann mit Wasserstoffsuperoxydlösung nachspülen. Auch die Bepinselung mit Presojod wird gerne angewendet; *dagegen sollte man von hochkonzentrierten, stark ätzenden Mitteln, die früher gerne verwendet wurden, lieber absehen.* Zur Beseitigung des Foetor Spülungen mit Wasserstoffsuperoxydlösungen. Gegen die Lymphadenitis trockene Wärme. Sehr angenehm wird das Pudern der Geschwürsflächen mit Anästhesin empfunden. HENTZE empfiehlt zu gleichen Zwecken Dysphagin.

Sehr angenehm werden von den Patienten aber auch die Mundbäder nach MISCH empfunden; sie unterscheiden sich von den üblichen Spülungen dadurch, daß die körperwarme Lösung mehrere Minuten bei geschlossenen Lippen im Munde behalten und ständig, aber nur wenig, hin und her bewegt wird. Zu solchen Mundbädern können verwendet werden: physiologische Kochsalzlösung, Kamillentee, dünne Lösungen von Natrium-bicarbonat, Borsäure (1—2%). *Zu vermeiden sind Extraktionen im Ulcerationsgebiet.* So sehr die Gingivitis ulcerosa eine Mahnung sein soll, daß eine Mundhöhle gründlich saniert wird, *so bedenklich sind Wunden unmittelbar neben Geschwüren;* nur zu leicht wird der Gerinnungspfropf der Extraktionsstelle infiziert und von da aus die Infektion im Kiefer weitergetragen.

Stomatitis simplex s. catarrhalis.

Eine Entzündung der Mundschleimhaut, die sich nicht nur auf den fixierten Teil der Mukosa beschränkt, kann entstehen durch Ausbreitung des entzündlichen Prozesses von dem Zahnfleisch her, namentlich bei sehr ungepflegtem Munde, ferner als Folge häufiger Reize, wie z. B. durch Nikotin, dann auch oft wiederholter mechanischer und thermischer Reize. Auf eine neuzeitliche Form haben die Brüder LUX aufmerksam gemacht; es ist eine Stomatitis, die bei Chauffeuren geschlossener Wagen auftritt, die mit dem Reiz der Abgase zusammenhängen soll. Eine ausgedehnte, aber doch gut abgegrenzte Stomatitis sieht man oft bei den Trägern von Prothesen, sei es, weil die Platte nicht sauber gehalten wird, sei es, weil die Saugwirkung zum chronisch-entzündlichen Reiz wird. Daneben kann eine Stomatitis auch ohne lokale Ursache als Symptom anderweitiger Erkrankung, z. B. mit Sitz im Magen- und Darmtraktus auftreten.

Subjektiv machen besonders die chronischen Formen wenig Erscheinungen, höchstens daß über gelegentliches leichtes Brennen in der Mundhöhle geklagt wird. Objektiv fällt die stärkere Rötung der Mundschleimhaut auf; oft erscheint auch die Schleimhaut gequollen und weißlich getrübt. Bei stärkerer Quellung der Wangenschleimhaut prägen sich die Zähne mit ihren Lücken und die Okklusionslinie in charakteristischer Weise ab. Auch die Salivation kann bei Stomatitis simplex vermehrt sein.

Die *Therapie* wird in ihrem Erfolg hauptsächlich von *der Beseitigung der Ursache abhängen*, nur darf man nicht vergessen, daß die Stomatitis auch ein Symptom anderer Erkrankungen sein kann. Beim Suchen nach örtlichen Gründen berücksichtige man auch das Metall etwaiger Brückenarbeiten und die Zahl von Kupferamalgamfüllungen. Auch die roten Farbzusätze zum Kautschuk werden mitunter schlecht vertragen. Die lokale Behandlung entspricht dem, was unter Therapie bei der Gingivitis gesagt wurde. Oft genügt auch bei der diffusen Schleimhautentzündung die Beseitigung der Ursache vollkommen.

Stomatitis ulcerosa (Stomacace, Stomatitis ulcero-membranacea).

So wenig wie die Stomatitis catarrhalis stellt die Stomatitis ulcerosa eine einheitliche Krankheit dar; wir müssen vielmehr 4 Gruppen von Stomatitis ulcerosa auseinanderhalten, nämlich 1. die Erweiterung der Gingivitis ulcerosa; 2. eine Art ganz akuter, lokaler Infektionskrankheit; 3. eine symptomatische Gruppe; 4. eine auf chemisch-toxischer Grundlage beruhende Form.

Erweiterung der Gingivitis ulcerosa. Hier gilt alles, was über die letztere bereits gesagt worden ist; nur greifen die Geschwüre bald oder allmählich auf die angrenzende lockere Schleimhaut über. Eine geradezu typische Form dieser Art haben wir öfter bei halbretinierten Weisheitszähnen; zunächst ulceriert die die Kaufläche überdeckende Schleimhautkappe an der Innenseite; von da dehnt sich die Ulceration auf das Zahnfleisch des 2. Molaren und nach der Wangenumschlagsfalte aus; Ulcerationen an der Vorderseite des aufsteigenden Kieferastes und dem vorderen Gaumensegel sowie an den Prämolaren und der aufsteigenden Wangenschleimhaut können folgen.

Akute Infektionskrankheit. Ganz korrekt ist diese Abgrenzung nicht, denn auch die unter 1. genannte Form ist eine Infektionskrankheit und meist akuter oder subakuter Art. Das wesentliche ist aber bei der 2. Gruppe, daß sie nicht am Zahnfleisch zu beginnen braucht, wenn sie auch im ganzen an das Vorhandensein von Zähnen gebunden ist. Ausgangspunkt kann jede beliebige Stelle der Mundschleimhaut sein, die irgendwie unter längerem Reiz steht, z. B. die Wangenschleimhaut gegenüber einer scharfen Zahnkante oder einem buccalen Kavitätenrand, oder eine Partie, auf welche öfter gebissen wird. Von hier aus breitet sich nun der Prozeß in manchmal geradezu erschreckend kurzer Zeit über die Wangenschleimhaut, das Zahnfleisch, den harten und weichen Gaumen aus. Von vielen Autoren wird diese Krankheit als echte Spirochätose angesprochen.

Symptomatische Gruppe. Die Bedingungen für das Entstehen von Geschwüren wären bei dieser Gruppe lokal an sich nicht ausreichend, sie werden es aber dadurch, daß die gesamte Widerstandsfähigkeit durch schwere Erschöpfung, schwere Allgemeinerkrankungen, namentlich Infektionskrankheiten (Typhus, Masern, Pneumonie) sehr stark herabgesetzt worden ist. Es genügt dann eine an sich harmlose Druckstelle, um das Ausgangsgeschwür sich bilden zu lassen; die Erreger der allgemeinen Infektion (Typhus usw.) sind dabei aber nicht beteiligt.

Bei der *chemisch-toxischen Gruppe* handelt es sich um Begleiterscheinungen einer allgemeinen Intoxikation durch Blei, Quecksilber, seltener durch Morphium,

Jod, Pottasche (MISCH) usw. Im Grunde ist also auch diese Gruppe eine rein symptomatische, nur ist das Grundleiden vollkommen anderer Art.

Bei Kindern, die im Zahnwechsel stehen, sieht man die *Stomatitis ulcerosa oft gleichzeitig gehäuft* in einer Klasse auftreten; ähnliche Beobachtungen machte man während des Krieges namentlich in Schützengräben. Dies hat zur Anschauung geführt, daß die Stomatitis ulcerosa eine übertragbare Krankheit sei; in Wirklichkeit aber dürfte der Grund für das gehäufte Auftreten darin zu suchen sein, daß dieselben Bedingungen bei mehreren Individuen gleichzeitig gegeben sind.

Therapeutisches. Für die erste Gruppe gilt ohne weiteres, was bei der Gingivitis ulcerosa über die Behandlung gesagt worden ist. Das gleiche gilt übrigens auch, soweit die lokale Therapie in Betracht kommt, für alle anderen Gruppen. Bei der 2. Gruppe wird vielfach Salvarsan empfohlen, teils durch Einspritzung, teils durch Bepinseln mit Salvarsanglycerin (2%); im großen und ganzen ist aber eine Salvarsanbehandlung doch entbehrlich. Bei der 3. und 4. Gruppe spielt natürlich die Behandlung des Grundleidens eine große Rolle.

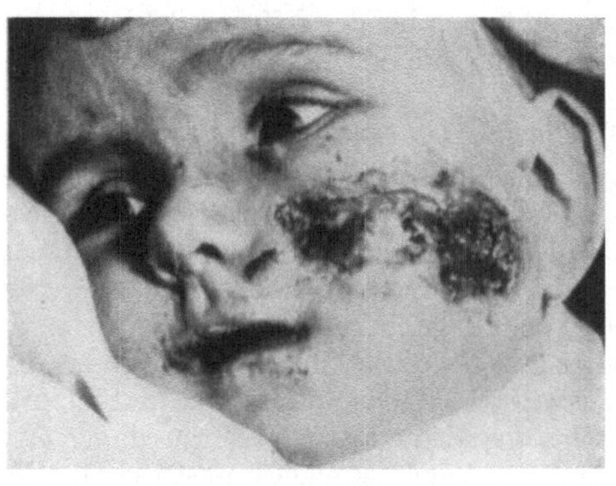

Abb. 409. Noma.

Im ganzen stellt die Stomatitis ulcerosa ein recht schweres Krankheitsbild dar, das die Patienten stark reduziert und auch die Gefahr einer allgemeinen Sepsis in sich schließt.

Stomatitis gangraenosa. Noma.

Die Noma oder der Wasserkrebs kommt hauptsächlich im Kindesalter *bei sehr schwächlichen und heruntergekommenen Individuen* vor; sie beginnt mit einer gewöhnlichen oder ulcerösen Stomatitis, dann entsteht — meist nahe dem Mundwinkel — ein Bläschen, von dem aus sich unter Anschwellung der Wange rasch der gangränöse Zerfall ausdehnt (Abb. 409). Bald wird die Wangenhaut durchbrochen und nun schreitet die Zerstörung nach allen Seiten rasch fort, wobei die Weichteile in eine übelriechende schmierige Masse verwandelt werden. Der ganze Prozeß verläuft sehr rasch (8—14 Tage) und endet meist (in etwa 75%) tödlich, teils durch Intoxikation, teils durch Aspirationspneumonie. Ein spezifischer Erreger ist nicht wahrscheinlich. Man nimmt vielmehr an, daß die an sich schon in der Mundhöhle vorhandenen Mikroorganismen, vor allem Spirillen, zusammen mit Fusobakterien das Bild der Noma hervorrufen können, wenn der Allgemeinzustand sehr stark reduziert ist. HAUBERRISSER hat allerdings einen Fall beschrieben, in welchem Spirochäten und Fusiformen fehlten. Wenn man frühzeitig zur Behandlung kommt, kann durch Excision des ganzen Herdes und Arbeiten weit im Gesunden unter Umständen der Prozeß kupiert werden; doch ist wichtig, auch sehr auf die Hebung des Allgemeinzustandes bedacht zu sein. Vielfach wird Salvarsantherapie empfohlen.

Auch bei Erwachsenen kommt, besonders nach stark erschöpfenden Infektionskrankheiten wie Typhus, Dysenterie, Malaria, dann ferner bei Leukämie die Stomatitis gangraenosa vor. Der Verlauf kann sich hier insofern etwas anders gestalten, als der Durchbruch nach außen mitunter ausbleibt. Zu Beginn stellt sich ein flaches, mit schmieriger Masse bedecktes, nicht sezernierendes Geschwür gegenüber den Molaren ein; dann wird die ganze Wange in eine bretthart Masse verwandelt, bei der man vergeblich eine eitrige Einschmelzung erwartet; auch trockene, heiße und feuchte Umschläge versagen vollkommen. Unter stärkstem Foetor verwandelt sich bald *die ganze Wangenschleimhaut in mißfarbene nekrotische*

Fetzen; dann dringt die Gangrän weiter in die Tiefe; Tod durch Sepsis erlöst häufig die Kranken von ihrem schweren Leiden.

Therapeutisch kann man neuerdings in den Frühstadien recht gute Erfolge mit Sauerstoffinjektionen in die umgebende gesunde Schleimhaut erzielen; man stellt sich den Erfolg so vor, daß Anaerobier die Ursache des Leidens sind und durch die Sauerstoffinjektionen zum Absterben gebracht werden. Auch die Anwendung von Salvarsan intravenös wie auch lokal wird von vielen Autoren immer noch warm empfohlen. Nach unserer Erfahrung ist die *Sauerstoffinsufflation* vorzuziehen. Sehr gute Erfolge bei Noma wurden von VAGS mit Spirocidgaben erzielt, nachdem Salvarsan völlig versagt hatte.

Phlegmone des Mundbodens Angina ,Ludovici.

In manchen Lehrbüchern wird unter Angina Ludovici ein Entzündungsprozeß der Mundbodenweichteile geschildert, wie er eben als Stomatitis gangraenosa beschrieben wurde, während man sonst unter Angina Ludovici eine Phlegmone des Mundbodens versteht. Das mag als Begründung dienen, warum an dieser Stelle auf die Erkrankung eingegangen wird, obwohl diese Phlegmone sich nicht so häufig an Stomatitiden wie an infektiöse, periostale Entzündungen des Unterkiefers anschließt (z. B. ausgehend vom Weisheitszahn oder von einer infizierten Extraktionswunde). Auch Verletzungen des Mundbodens mit unreinen Instrumenten, z. B. mit einem ausgleitenden und die Wurzeloberfläche abstreifenden Geißfuß, können zur Phlegmone führen.

Es ist ein Verdienst von WASSMUND, unsere Kenntnis von der schweren Erkrankung wesentlich gefördert zu haben. Nach seiner Beobachtung ist in etwa 90% der Fälle das Zahnsystem der Ausgangspunkt; daneben kommen unvorsichtige Anästhesierung, infizierte (Extraktions-) Wunden, Osteomyelitis, Speicheldrüsenentzündung usw. in Betracht. Zum Verständnis des Weges, den die Eiterung im Mundboden gehen kann, ist eine *genaue Vorstellung der anatomischen Verhältnisse notwendig*; denn der Beginn der Eiterung ist primär an ganz bestimmten Stellen oder Räumen zu suchen, nämlich: der *Submaxillarloge*, der *Sublingualloge* und der *Submentalloge*. Meist handelt es sich um eine der beiden ersten Logen als Ausgangspunkt, während die Submentalloge als primärer Sitz seltener in Betracht kommt. Die Erkrankung kann sich von einer Loge auf die anderen ausdehnen, so z. B. von der Submaxillarloge um den hinteren Rand des Mylohyoideus herum nach der Sublingualloge. Sekundär kann dann von hier aus in der Ausbreitung nach dorsal das Spatium parapharyngeum und weiterhin die Flügelgaumengrube und das *Spatium retropharyngeum* befallen werden; auch in die *Parotisloge* kann die Phlegmone einbrechen.

„Ihrer Natur nach wechselt die eitrige Entzündung; manchmal ist sie eine reine Staphylokokkeneiterung, die mehr zur Progredienz neigt, weniger leicht einen Absceß ergibt und klinisch schwerer verläuft. Meist aber ist sie eine putride Mischinfektion, in der Streptokokken und Fäulniserreger überwiegen; die Virulenz dieser Erreger ist oft außerordentlich groß." Die Beimischung von anaeroben Streptokokken und Fäulniserregern erleichtert die Ausbreitung nach der Tiefe erheblich. Die rasche Ausbreitung erklärt auch die rasch einsetzende septische Allgemeininfektion.

Was die Therapie betrifft, so sucht WASSMUND wohl in den Anfangsstadien durch energische Bekämpfung des Ausgangsleidens konservativ vorzugehen, doch warnt er vor allzu langem Zuwarten (etwa bis äußerlich deutliche Fluktuation vorliegt). Namentlich in schweren Fällen hält er frühzeitiges chirurgisches Eingreifen, *und zwar von außen* — auch bei primärem Sitz in der Sublingualloge! — für dringend erforderlich, da man möglichst rasch durch Eröffnung des erkrankten Gebietes und Zuführung von Sauerstoff mittels Dränagen dem Vordringen der

Anaerobier entgegenarbeiten müsse. Zu Vorsicht mahnt er bei Kieferklemme, da durch zu schroffes Beheben in Narkose neue Gefahren seitens der Infektion entstehen können.

Die Mortalitätsziffer, die WASSMUND sonst nach der Literatur mit 40 bis 50% angibt, ist in seiner Abteilung durch systematisches Vorgehen auf etwa 12% zurückgegangen. Auf alle Fälle aber bleibt es eine schwere Erkrankung, bei der der zahnärztliche Praktiker zweckmäßig für möglichst baldige Überweisung an den Chirurgen sorgen soll.

Stomatitis mercurialis.

Sie gehört eigentlich zur chemisch-toxischen Gruppe der Stomatitis ulcero-membranacea; doch hat sie gewisse Eigenschaften und eine besondere Bedeutung, so daß ihre gesonderte Besprechung gerechtfertigt ist.

Die Stomatitis mercurialis kann auftreten bei Hg-Kuren, bei Kalomel-darreichung, als gewerbliche Krankheit bei Quecksilberarbeitern usw. Bei gegen Hg sehr empfindlichen Menschen genügt schon längeres Verweilen in quecksilber-haltiger Luft, um die Stomatitis entstehen zu lassen. ALMKVIST erklärt ihr Auf-treten damit, daß entweder Quecksilber mit dem Speichel ausgeschieden wird, oder daß eine Kombinationswirkung des quecksilberhaltigen Blutes mit lokalen Eiweißzersetzungsprozessen vorliegt. Bemerkenswert ist die Tatsache, daß die Stomatitis mercurialis in einem gut gepflegten Munde kaum vorkommt, sich aber um so rascher und schwerer einstellt, je mangelhafter die Mundverhältnisse sind.

Klinisches. Ausgangspunkt ist meist eine vorhandene Gingivitis marginalis, namentlich in der Nähe cariöser Wurzeln; Zahnfleischsaum und die Papillen schwellen rasch an und bekommen eine livide Farbe. Bald folgt auch die Nekrose der Schleimhautoberfläche und am Zahnhalse sammeln sich schmierige, stinkende Massen. Die gesamte Mundschleimhaut wird gerötet und quillt auf; durch Druck von Zähnen bilden sich ausgedehnte Dekubitalgeschwüre; Blutungen und gesteigerte Salivation, dann starke Lymphdrüsenbeteiligung sind die üblichen Begleiterscheinungen. In schweren Fällen kommt es auch zu Nekrose des Alveolar-fortsatzes und zu Verlust von Zähnen.

Therapeutisches. Es ist vor allem dauernd für gründliche Reinigung der Mund-höhle zu sorgen, wozu sich häufige Irrigationen mit Borsäure-, Wasserstoffsuper-oxyd- oder auch einfachen Kochsalzlösungen eignen. So gut es geht, muß die Sanierung der Mundhöhle nachgeholt werden. Sehr gute Erfolge sollen mit Jodoformmilchsäurebrei erzielt werden, der auf die Geschwürsflächen auf-gestrichen wird. Quecksilberkuren sind zu unterbrechen.

Ob auch eine Stomatitis mercurialis nach größeren Kupferamalgamfüllungen, gegen deren Gefährlichkeit sich neuerdings STOCK mit viel Nachdruck gewendet hat, auftreten kann, ist umstritten.

Stomatitis bismutica.

Im Anschluß an die Stomatitis mercurialis seien noch zwei andere Formen besprochen, die insofern ihr verwandt sind, als sie auch auf Intoxikationen be-ruhen, nämlich: die Stomatitis bismutica und der Bleisaum.

Früher kaum bekannt, kommt sie seit Einführung des Wismut in die Lues-therapie relativ oft zur Beobachtung. Sehr gut charakterisiert hat sie LEBEZYNZKI mit den Worten: „toxisch in ihrer Ätiologie und septisch in ihrer Pathologie." Die Erscheinungen gestalten sich sehr verschiedenartig. Relativ harmlos und fast nur von symptomatischer Bedeutung sind die einfachen Bismutsulfidnieder-schläge, namentlich in dem fixierten Abschnitt der Kieferschleimhaut, schwarz-blaue circumscripte Verfärbungen, die an die Pigmentflecken beim Hundegaumen erinnern. Sehr viel unangenehmer — auch örtlich — können die diffuse Ausbreitung in Form der Stomatitis bismutica und auch die sog. Angina bismutica werden. Abgesehen davon, daß in diesen Fällen auch noch andere Intoxikationserscheinungen im Organismus damit verbunden sind, ähnelt jetzt das Bild sehr der Stomatitis mercurialis.

Die Therapie verläuft nach den gleichen Grundsätzen wie diejenige der Stomatitis mercurialis.

Bleisaum.

In der Trias von Symptomen der Bleivergiftung, nämlich Kolik, Radialislähmung und Bleisaum, nimmt der letztere diagnostisch eine sehr beachtliche Stellung ein; er besteht in einer lividen, graublauvioletten Verfärbung des Zahnfleischrandes, während die anliegenden Zahnpartien gerne einen mäßigen, schmutziggraublau gefärbten Belag aufweisen. Die Aufnahme des Bleies geschieht

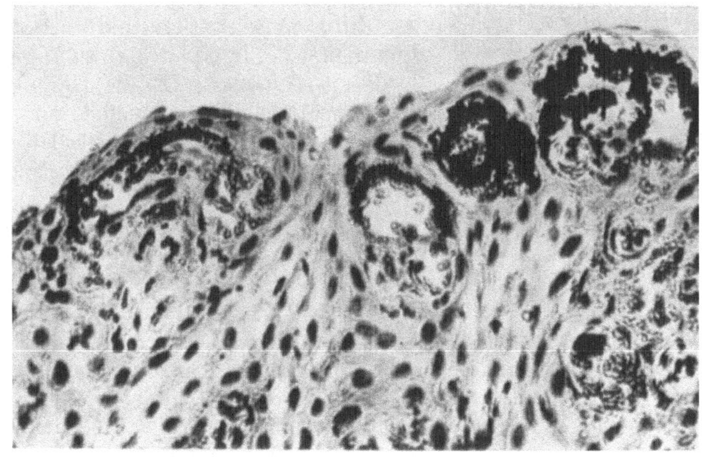

Abb. 410. Histologisches Bild von einem Bleisaum. Die perivasculäre Ablagerung des Bleisulfits ist an den Capillarquerschnitten gut erkennbar. (Optik: Okular 4, Brennweite 6.)

durch die Mundhöhle durch Einatmen des Farbstaubes, dann aber hauptsächlich durch Eindringen von Nahrungsstoffen in die Mundhöhle mit durch Bleifarben usw. beschmutzten Fingern. Der Farbniederschlag erfolgt nach HERRMANN bei der chronischen Bleivergiftung im Papillenstroma, den Adventitialzellen, Histiocyten und besonders den Gefäßwänden, während beim akuten Vergiftungsfall das Bleisulfid an der Papillen-Epithelgrenze, in den Intercellularlücken und auch in den Epithelzellen selbst anzutreffen ist. Sehr klar ergab sich bei den Untersuchungen auch die chemische Korrelation zwischen äußerer Schädigung des Epithels (zum mindesten Verlust des Stratum corneum) und innerem Niederschlag (Abb. 410).

Stomatitis aphthosa (maculo-fibrinosa).

Die Stomatitis aphthosa gilt heute meist als Infektionskrankheit, wenn auch ihr Erreger nicht bekannt ist. Vielleicht handelt es sich um Mischinfektion von Streptokokken und Staphylokkoken; neuerdings wird auch angenommen, daß das Virus des Herpes eine Rolle spiele. Differentialdiagnostisch kommen Herpes, Stomatitis epidemica vor allem in Betracht. Kinder werden noch etwas häufiger befallen als Erwachsene. Allgemeinerkrankungen können die Entstehung begünstigen.

Klinisches. Die Aphthen stellen kleine, rundliche Flecken auf der Schleimhaut dar, die im späteren Verlauf miteinander konfluieren können. Sie sind von einem geröteten, leicht erhabenen Hofe umgeben (Abb. 411). Ihr Zustandekommen wird darauf zurückgeführt, daß Fibrineinlagerungen zwischen die Epithelien stattfinden; unter diesen fibrinösen Plaques findet sich kleinzellige Infiltration. Die Farbe ist weiß bis gelblich, die Größe der Einzeleruption entspricht höchstens einer Linse. Bei gehäuftem Auftreten und Konfluieren können größere Herde entstehen. Allmählich lösen sich die Plaques ab und neues Epithel schiebt sich darunter. Gerade in dieser Zeit sind die subjektiven Erscheinungen auffallend stark: heftiges Brennen, namentlich beim Sprechen, Kauen und Schlucken. Diese hochgradige Schmerzhaftigkeit läßt sie leicht gegen syphilitische Plaques abgrenzen; von Stomatitis epidemica sind sie durch das Fehlen der diffusen Stomatitis und die schwächere Beteiligung der Lymphdrüsen zu unterscheiden.

Therapeutisches. Da die Heilung an sich meist spotan erfolgt, genügt zur Behebung der Schmerzen, wenn die Stellen mit Arg. nitr. getupft werden. Gewürzte Speisen und Nicotin sind zu vermeiden.

Chronisch rezidivierende Aphthen. Sie stellen wohl mehr eine hartnäckige Sonderform des eben geschilderten Krankheitsbildes dar. Auffällig ist, daß sie eigentlich nur beim weiblichen Geschlecht vorkommen, speziell zur Zeit der Menses. MIKULICZ hat gefunden, daß namentlich anämische bzw. chlorotische Frauen befallen werden. Die chronisch-rezidivierenden Aphthen sind für den Patienten wie für den Behandelnden eine gleich große Crux, da es bis jetzt noch kein sicheres Mittel der Verhütung zu geben scheint.

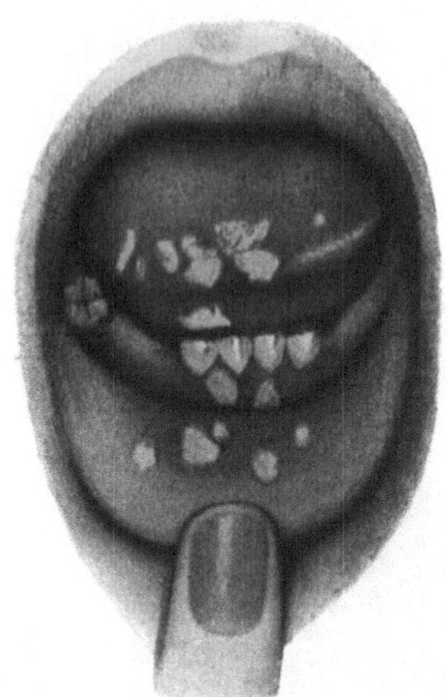

Abb. 411. Stomatitis aphthosa.

γ) Spezifische Entzündungen.
(Mit Ausschluß von Lues und Tuberkulose.)

Stomatitis oidica. Soor.

Der Soor ist charakterisiert dadurch, daß auf der scheinbar unversehrten oder wenig entzündeten Schleimhaut kleine, weiße Flecken auftreten, welche sich rasch vergrößern, konfluieren und dann membranartige Auflagerungen darstellen, welche die ganze Mundhöhlenschleimhaut überziehen, ja selbst bis in den Oesophagus hinein sich erstrecken können (Abb. 412). Die Auflagerungen haften nicht allzu fest; es entstehen beim Abstreifen aber doch leicht Blutungen. Am häufigsten kommt der Soor bei Säuglingen vor, welche durch anderweitige Erkrankungen stark geschwächt sind. Erreger ist das Oidium albicans, zwischen Schimmel- und Hefepilz stehend.

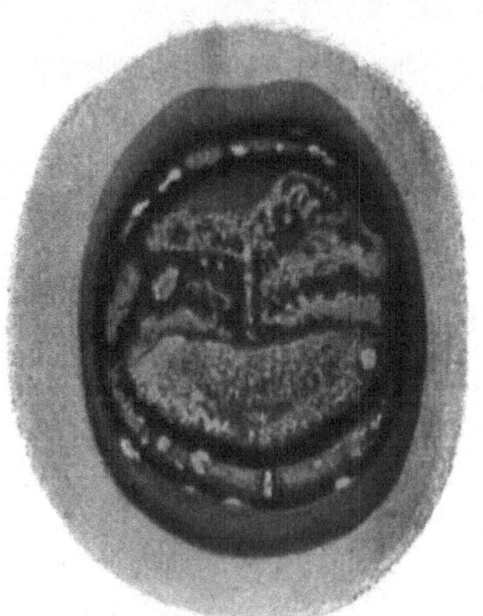

Abb. 412. Stomatitis oidica (Soor).
(Nach MIKULICZ-KÜMMEL.)

Die Behandlung hat in erster Linie das Grundleiden und die Hebung des Allgemeinzustandes zu berücksichtigen; wird dieser gebessert, so verschwindet der Soor meist von selbst. Verstöße gegen die Sauberkeit sind streng zu vermeiden.

Die Mundpflege ist beim Säugling durch vorsichtiges Auswischen vorzunehmen (reine, weiche Watte!). Von Medikamenten spielen Borax und Borsäure eine Hauptrolle; die Applikation kann z. B. durch den ESCHERICHschen Borsäureschnuller (3—4mal täglich auf kurze Zeit im Säuglingsmund belassen), dann nach MAYRHOFER durch Aufstreichen von Boraxhonig geschehen; ferner werden Pinselungen mit 10 % igem Boraxglycerin oder 2 % igem Borsäureglycerin empfohlen. Bei Erwachsenen entsprechend stärkere Konzentrationen. Noch zuverlässiger in der Wirkung bei viel geringerer Konzentration sind *Trypaflavin* und *Flavicid*. Sehr empfohlen wird auch 3—5 % Natr. bicarb.-Lösung.

Stomatitis epidemica. Maul- und Klauenseuche.

Unter Fieber, Schüttelfrost, Kopfschmerzen und Durchfällen treten bald neben den Erscheinungen auf der Außenhaut starke Rötung und Schwellung der Mundschleimhaut sowie der Zunge auf, verbunden mit starker Salivation. Daran schließt sich die Bildung von Bläschen in etwa Hirsekorngröße, die konfluieren können. Der Inhalt der Bläschen in anfänglich hell, trübt sich aber bald. Nach dem Platzen der Bläschen entstehen in leichteren Fällen seichte, bald heilende, in schwereren Fällen tiefer gehende Geschwüre von größerer Hartnäckigkeit. Die Lymphdrüsen sind stark beteiligt. Subjektiv ist das Gefühl des Brennens und das erschwerte Schlucken sehr lästig. Der Erreger ist noch nicht genau bekannt. Differentialdiagnostisch ist an Stomatitis aphthosa zu denken. Eine Isolierung der Kranken ist notwendig.

Therapeutisch kommen in der Hauptsache dieselben Behandlungsvorschriften in Betracht wie bei der Stomatitis aphthosa.

Stomatitis gonorrhoica.

Die Erkrankung ist recht selten, doch kommt sie sowohl bei Säuglingen wie bei Erwachsenen vor; die ersteren werden bei der Geburt von der infizierten Mutter angesteckt, bei den Erwachsenen geschieht die Übertragung durch Finger oder Gegenstände (Zahnstocher), die mit gonokokkenhaltigem Sekret beschmutzt sind; auch perverser Geschlechtsverkehr kann zur Erkrankung führen. Zur Sicherung der Diagnose ist der Nachweis von Gonokokken zu erbringen.

Bei den Säuglingen pflegt die Stomatitis gonorrhoica meist verhältnismäßig leicht zu verlaufen, beim Erwachsenen ist das Krankheitsbild mehr verwischt und oft hartnäckiger. Hauptsächlicher Sitz der Stomatitis gonorrhoica sind der hintere Teil des weichen Gaumens und die Gaumenbögen sowie der vordere Teil des Zungenrückens. Beim Säugling tritt 1—2 Wochen nach der Geburt eine Entzündung der Schleimhaut auf, die durch bläuliche Verfärbung auffällt. Daneben treten gelblich gefärbte Exsudate auf, welche später eine pseudomembranöse Auflagerung bilden. Beim Erwachsenen unterscheidet KRAUS zwei Stadien: ein ganz kurzes erstes mit entzündlicher Durchtränkung der Schleimhaut und ein zweites mit oberflächlichem Zerfall.

Therapie. Beim Säugling wird zur Pinselung etwaiger Geschwüre 1 % Protargol- oder 0,5 % Argentum nitr.-Lösung, beim Erwachsenen 5—10 % Protargol- bzw. Argentum nitr.-Lösung empfohlen. Die übrige Mundpflege ist die übliche wie bei allen Stomatitiden mit Ulceration. Größte Sauberkeit!

Stomatitis diphtherica.

Die Erscheinungen an der Mundschleimhaut sind fast immer erst sekundärer Natur. Der primäre Sitz ist an den Tonsillen, den Gaumenbögen und der Uvula zu suchen; von da aus kann sich der Prozeß wie nach der Trachea so auch nach der Mundhöhle zu ausbreiten. Das Zahnfleisch soll meist verschont bleiben, doch geben MISCH und andere an, daß sich auch hier charakteristische Beläge bilden können. Die Übertragung des Erregers kann unmittelbar von Kranken aber auch von Gesunden (Bacillenträgern) aus geschehen.

Das klinische Bild beginnt mit geringem Fieber und einer Angina. Durch Exsudation von Fibrin entstehen dann bald darauf die typischen Beläge. In leichteren Fällen stoßen sich die Beläge allmählich ab und werden kleiner, in schweren Fällen zeigen sich nach Abstoßung der Beläge große, leicht blutende, schmierig belegte Geschwürsflächen, die einen starken Foetor ex ore verursachen. Das Allgemeinbefinden ist dabei sehr gestört. Die Ausdehnung auf die Mundschleimhaut gilt meist als Zeichen einer schweren Erkrankung; die Wangenschleimhaut kann gangränös werden; es kann zum Lockerwerden und Ausfall von Zähnen kommen. Funktionelle Störungen können zurückbleiben.

Therapie. Sobald der Nachweis des Diphtheriebacillus erbracht ist, wird die Verwendung von Diphtherieserum (etwa 5000 antitoxische Einheiten und mehr) selbstverständlich; aber auch schon dann, wenn der Verdacht einigermaßen begründet ist, erscheint die Serumbehandlung gerechtfertigt.

Stomatitis erysipelatosa.

Diese Form sei mehr der Vollständigkeit halber angeführt; sie ist höchst selten, hin und wieder aber kommt es doch vor, daß Erysipele des Gesichts auf die Mundhöhle übergreifen. Die Schleimhaut schwillt dann an, zeigt starke Rötung und Schmerzhaftigkeit. Bemerkenswert ist dabei die Trockenheit der Schleimhaut. Hinzu kommt die Temperatursteigerung. Manchmal greift die Infektion auch auf den Rachen und den Larynx über, wobei die Gefahr des Glottisödems gegeben ist.

δ) Zu den Dermatosen gehörige oder ihnen nahestehende Erkrankungen.

In diese Gruppe fällt eine ganze Reihe von Erkrankungen, die sich zunächst an der Außenhaut abspielen und von da aus auf die Mundhöhle übergreifen können. Außer der Stomatitis herpetica (und der unspezifischen Leukoplakia buccalis), die beide noch etwas ausführlicher besprochen werden sollen, gehören hierher: Pemphigus, Erythema exsudativum multiforme, Urticaria, Lichen ruber planus, Lupus erythematodes, dann ferner die Arzneiexantheme.

Bei den Arzneiexanthemen interessiert uns besonders die *Idiosynkrasie gegen Jodoform, Paramonochlorphenol und Formalinpräparate,* unter der manche Patienten leiden; auch die in den Mundwässern enthaltenen *ätherischen Öle* sind gelegentlich imstande, ein Arzneiexanthem herbeizuführen. Die Erscheinungen bestehen hauptsächlich in Rötung der Schleimhaut mit Bläschenbildung; in einzelnen Fällen gehen die Bläschen in kleine Geschwüre über. Subjektiv ist das Gefühl von Brennen oft sehr lästig. Anästhesinbonbons können Erleichterung verschaffen; im übrigen ist natürlich für Ausschaltung des schuldigen Medikamentes zu sorgen.

Charakteristische Erscheinungen auf der Mundschleimhaut kommen auch bei manchen akuten Exanthemen vor, die streng genommen nicht unter dieses Kapitel fallen, aber doch gleich hier mit genannt sein mögen. Mitunter sind die Erscheinungen an der Mundschleimhaut noch früher zu erkennen als die des Hautexanthems, so daß der Mundhöhlenbefund erhöhte diagnostische Bedeutung gewinnen kann. Hierher gehören Masern, Scharlach, Varicellen, Variola, Röteln. Bei den Masern finden sich im Prodromalstadium auf der Mundschleimhaut bläulichweiße erhabene Pünktchen, von einem roten Entzündungshof umgeben — die sog. KOPLIKschen Flecken. Kurz vor dem Ausbruch des Hautexanthems erscheint das Masernexanthem auf der Schleimhaut, besonders des Gaumens.

Beim Scharlach findet sich als erste Erscheinung eine Angina, die Mundschleimhaut wird trocken und diffus rot, ebenso die Zunge, welche sich mit einem (fuliginösen) Belag bedecken kann. Stößt sich dieser ab, so fällt die Schwellung und starke Rötung der Papillae fungiformes auf, die zu dem Bilde der sog. Himbeerzunge führen. Bei den Varicellen kann man mitunter schon vor Beginn der äußeren Erscheinungen kleine Bläschen am harten und weichen Gaumen beobachten; aus den Bläschen kann dann ein seichtes Geschwür entstehen. Auch bei den echten Pocken beobachtet man öfter schon in der Prodromalzeit eine Mitbeteiligung der Mundschleimhaut.

Stomatitis herpetica. Herpes.

Die bekannteste Form des Herpes ist der Herpes labialis, wie er bei fieberhaften Erkrankungen öfter auftritt (Abb. 413). Manche Menschen bekommen schon bei dem leichtesten Schnupfen die Bläscheneruption an der Lippe, die die Krankheit charakterisiert. Von den Lippen aus kann sich nun der Herpes auch auf die Mundschleimhaut und die Tonsillen ausbreiten. Die Verwechslung mit Stomatitis aphthosa liegt stets nahe, besonders wenn die Herpesbläschen geplatzt sind, was meist schon

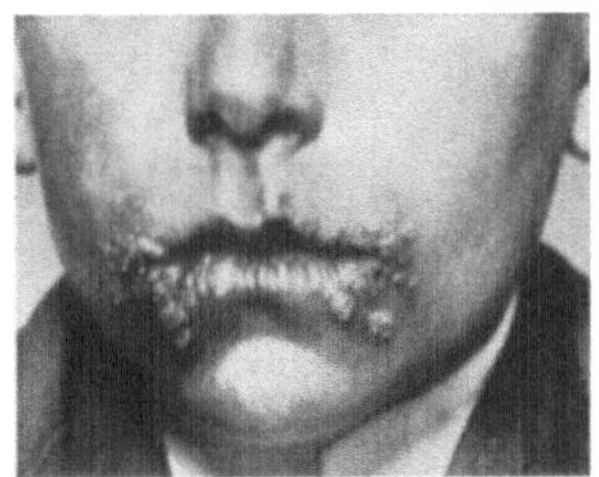

Abb. 413. Herpes labialis (Sammlung der Universitäts-Hautklinik Breslau).

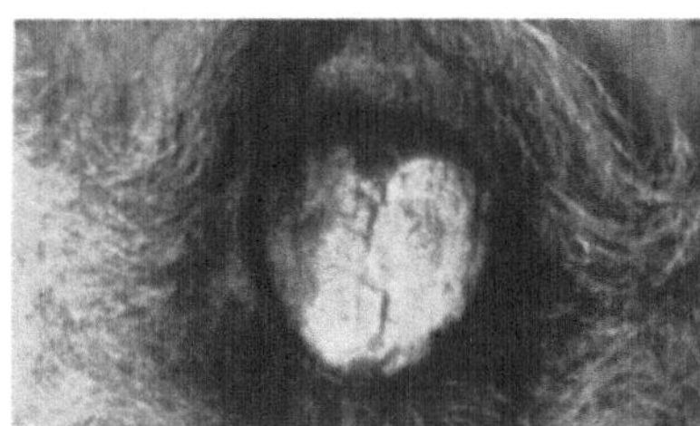

Abb. 414. Leukoplakie der Zunge.

wenige Stunden nach der Eruption der Fall ist. Differentialdiagnostisch ist folgendes für den Herpes wesentlich: die Bläschen treten plötzlich und gruppenweise auf, das Gefühl des Brennens während des Aufschießens der Bläschen ist, besonders wenn die Zunge beteiligt ist, ungemein stark, die Umgebung der Bläschen bzw. Geschwürchen (nach dem Platzen der Bläschen) ist wesentlich mehr gerötet als bei Aphthen; der Grund der kleinen Geschwüre ist speckig belegt, in der Umgebung derselben entstehen neue Bläschen. Ursache: Wahrscheinlich ein besonderes Virus.

Der Herpes verschwindet nach wenigen Tagen, ohne eine Narbenspur zu hinterlassen; eine besondere Therapie ist daher nicht nötig, höchstens kommt eine symptomatische Behandlung gegen die Schmerzen in Betracht (Betupfen der Stellen mit Argentum nitr., Anästhesinbonbons).

Der Herpes zoster, die sog. Gürtelrose, steht dem eben beschriebenen Herpes sehr nahe, doch ist die Art der Ausbreitung dadurch eine andere, daß sie an den Verlauf eines Nerven gebunden ist. In dieser Form sehen wir sie gelegentlich auch in der Mundhöhle auftreten, z. B. an einer Seite des Gaumens entsprechend dem Bereich des N. palatinus. Relativ oft ist die Wangenschleimhaut Sitz des Herpes zoster. Als Ursache wird eine Läsion des betreffenden Nerven angenommen. Für die Therapie gilt dasselbe wie für die Stomatitis herpetica. Williger empfahl außerdem innerlich Salicyl.

Leukoplakia buccalis.

Die (unspezifische) Leukoplakie ist eine Erkrankung, welche sowohl auf der Zunge (Abb. 414) wie der Wangenschleimhaut angetroffen wird; an der Zunge ist der vordere Rückenabschnitt, an der Wange die Gegend der Molarenokklusionsebene der Lieblingssitz. Im Beginn der Erkrankung ist nur eine leichte Epitheltrübung zu sehen, die wie ein weißlicher Hauch die Schleimhaut zu überziehen scheint; sie sieht aus, wie wenn die Partie mit einer dünnen Höllensteinlösung bepinselt worden wäre. Später erscheinen die Flecken glatt, trocken, milchigweiß, schärfer gegen die Umgebung abgesetzt, oft mit einem perlmutterartigen Glanz behaftet. Die Oberfläche kann weiterhin rauh und uneben werden, von Rhagaden durchzogen. War bis dahin von subjektiven Erscheinungen kaum die Rede, so kann die Leukoplakie in diesem fortgeschritteneren Stadium infolge der Rhagaden recht unangenehme Beschwerden machen. Viel schlimmer als dieses Brennen beim Sprechen, Essen usw. ist für manche Patienten die psychische Seite: Es ist zweifellos richtig, daß solche Leukoplakien den Boden für ein Carcinom vorbereiten können und Patienten, die dies wissen, können nun durch die Angst vor Krebs zu schwerster Depression gebracht werden.

Die Erkrankung stellt nichts anderes dar als eine umschriebene chronische Schleimhautentzündung, wie sie nach ständig wiederkehrenden Reizen, z. B. durch Rauchen, dann aber auch bei chronischen Magen-Darmaffektionen vorkommt. Dem entspricht auch das histologische Bild, das eine starke, entzündliche Vermehrung des Epithels, eine weitgehende Vermehrungstendenz dieses Epithels und Infiltration im subepithelialen Bindegewebe zeigt. Wenn man dem bisher Gesagten gegenüber noch von einer „spezifischen" Leukoplakie spricht, so ist damit das Auftreten des gleichen Bildes bei Lues gemeint. Dabei wird von mehreren Autoren angenommen, daß hier die Lues nur die prädisponierende Erkrankung für die Leukoplakie abgebe, daß die letztere aber nicht als Luessymptom gewertet werden könne.

Therapie. Wenn man die Fälle verhältnismäßig früh zu Gesicht bekommt, so genügt es bisweilen, durch Ausschaltung des Reizes oder Behandlung der Magen-Darmkrankheit die Erscheinungen an der Mundschleimhaut zum Verschwinden zu bringen; im ganzen aber gilt die Behandlung der Leukoplakie doch als eine recht unerfreuliche Aufgabe. Gerne wird eine mehrmalige Bepinselung der Stellen mit Jod vorgenommen, doch ist der Erfolg sehr fraglich. Auch Spülungen mit radiumhaltigem Wasser werden empfohlen. Dagegen wird mehrfach vor Bestrahlungen mit Radium gewarnt, da Verschlimmerungen danach beobachtet wurden. SEIFERT gibt für die Mundspülungen bei Leukoplakie folgende Anweisung: 2 Eßlöffel Borax und 3—4 Eßlöffel Glycerin auf $^3/_4$ l Wasser; davon $^1/_2$ Wasserglas voll, zu dem bis zum Rande heißes Wasser gegossen wird; davon 2mal täglich 1 Glas voll zu Mundbädern. MIKULICZ und KÜMMEL lassen bei starkem Brennen Mundbäder mit einem dicken Althäadekokt nehmen. Auch eine chirurgische Behandlung, bestehend in gründlichem Ausbrennen der Plaques ist für die Fälle starker Rhagadenbildung empfohlen worden.

ε) Sonstige Erkrankungen.

Tuberkulose.

Wenn die Mundhöhle Tuberkulöser auch keine spezifischen Veränderungen aufzuweisen braucht, so spielt sie doch als Passage für die Tuberkelbacillen nach außen in die Umwelt eine große Rolle; als besonders gefährlich für die Umgebung sind die feinen Tröpfchen anzusehen, die von den Kranken, mit Tuberkelbacillen durchsetzt, beim Sprechen, Husten usw. ausgesprüht werden. Mit offenem Munde inhaliert können die Tuberkelbacillen zunächst in die Mundhöhle gelangen und hier natürlich auch in cariösen Zähnen ein Versteck finden. Sie können auch von da durch den Wurzelkanal hindurch in den Kiefer gelangen und hier eine Knochentuberkulose herbeiführen. Näheres darüber ist auf Seite 420 zu lesen. Im allgemeinen aber ist dieser Weg doch recht selten.

Ebenso ist auch eine seltenere Erscheinung, daß die in die Mundhöhle gelangten Bacillen sich auf der Schleimhaut ansiedeln und hier einen primären isolierten Herd entstehen lassen. Lieblingssitz eines solchen Herdes ist die Zunge (Abb. 415), doch werden gelegentlich auch primäre Herde beobachtet an der Lippenschleimhaut und dem weichen Gaumen. Die Form, in der die Tuberkulose hier auftritt, ist die sog. tuberöse, d. h., es entwickelt sich zunächst ein größerer derber Knoten, der nach kurzer Zeit geschwürig zerfällt. Dadurch kann die Differentialdiagnose mit Gumma und auch mit Carcinom sehr schwierig werden und doch ist natürlich die sichere Entscheidung von allergrößter Bedeutung. KANTOROWICZ gibt folgende Unterschiedsmerkmale gegenüber dem Carcinom an; für Carcinom spricht Infiltration in der Umgebung des Geschwüres, Beteiligung der Lymphdrüsen, starke Schmerzhaftigkeit; für Tuberkulose unterminierte Ränder, oberflächlicher Herd, andere tuberkulöse Erscheinungen. Ein absolut sicherer Verlaß ist aber auf diese Aufzählung nicht. Merkwürdigerweise versagt auch die serodiagnostische Methode, die, neuerdings ausgearbeitet, bei Lungen- und Knochentuberkulose befriedigende

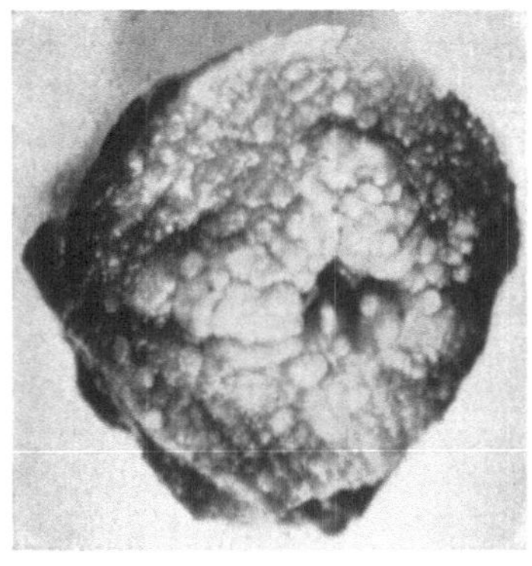

Abb. 415. Tuberkulöses Geschwür der Zunge mit Kraterbildung (excidiertes Präparat der Sammlung des Krankenhauses Allerheiligen Breslau).

Resultate ergibt, bei der Haut- und Schleimhauttuberkulose sehr häufig.

Weit häufiger als die primäre isolierte Form der Tuberkulose ist das sekundäre Auftreten in der Mundhöhle. Hier kommen hauptsächlich zwei Formen in Betracht, der Lupus und die miliare Form. Beim *Lupus* handelt es sich gewöhnlich

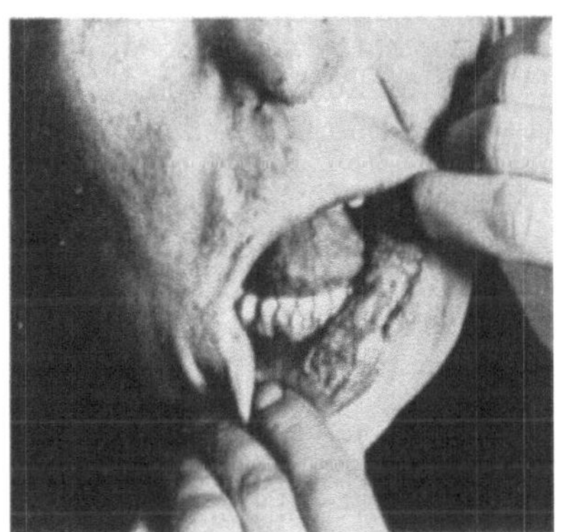

Abb. 416. Übergreifen von Lupus auf die Lippenschleimhaut.

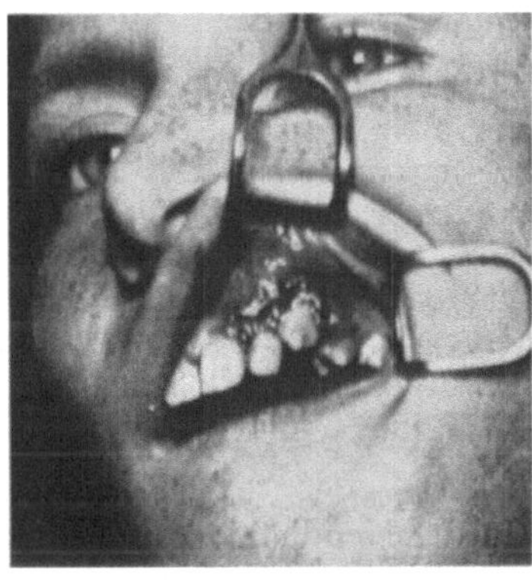

Abb. 417. Lupöse Form der Tuberkulose am Zahnfleisch (Sammlung der Universitäts-Hautklinik Breslau).

um das Übergreifen des Gesichtslupus auf die Mundschleimhaut, wobei zunächst die Lippen, später auch die anderen Abschnitte einbezogen werden können (Abb. 416). Ganz ausnahmsweise kommt es allerdings auch vor, daß der Lupus primär in der Mundhöhle beginnt. Prädilektionsstellen sind die Umschlagsfalten der Oberlippe, harter und weicher Gaumen und manchmal auch die Zunge, seltener das Zahnfleisch (Abb. 417). Es bilden sich zunächst auf der Schleimhaut kleine Knötchen, die zerfallen und dann Geschwüre darstellen, welche ein dünnflüssiges Sekret absondern und die Neigung besitzen zu konfluieren. Die größere Geschwürsfläche kann sich vertiefen und erhält gezackte, oft unterminierte

Ränder. Bei der Vertiefung kann z. B. am harten Gaumen die Knochenschicht erreicht und im Verlauf der Erkrankung sequestriert werden, so daß eine Perforation und Kommunikation mit der Nasenhöhle entsteht. Am Alveolarfortsatz kann in gleicher Weise der Knochen beteiligt werden, und es können die Zähne gelockert werden und ausfallen. Andererseits bildet sich die Heilung des Lupus unter völligem Verschwinden der Knötchen und unter *Hinterlassung ausgedehnter Narben* aus. Durch solche Narben können auch die Lippen stark verkürzt, verunstaltet und wenig beweglich werden. Die Erkennung ist nicht schwer, einmal von den Veränderungen von der Gesichtshaut her und dann, weil sich in der Peripherie und weiteren Umgebung der lupösen Geschwüre meist neue Tuberkelknötchen nachweisen lassen. Auffallend ist die geringe Schmerzhaftigkeit beim Lupus, während die tuberöse Form ebenso wie die ausgedehnten tuberkulösen Infiltrate der Zunge mit oder ohne Rhagadenbildung meist recht schmerzhaft sind.

Die *miliare Form* finden wir hauptsächlich bei Patienten, welche primär eine anderweitige tuberkulöse Erkrankung haben (Lungenphthise usw.). Die Tuberkelbacillen werden von da in den Blutstrom aufgenommen und können nun auch zur Mundschleimhaut gelangen, wo in großer Ausdehnung reichlich Tuberkelknötchen aufschießen, die dann wiederum zerfallen und konfluieren. Prädilektionsstellen für das Auftreten der miliaren Form im Munde sind der weiche Gaumen und das Zahnfleisch. Am Zahnfleisch kann an Stelle der baldigen Ulcerationen eine ausgesprochene Wucherung auftreten, die sich in hochgradigen Fällen bis zur Schneidekante erstreckt, von schwammiger Konsistenz ist und sehr leicht blutet. Auf dieser Basis können nachträglich noch rapide sich ausbreitende Geschwüre entstehen. Auch hierbei können die Zähne gelockert werden und ausfallen. Schmerzen sind oft reichlich vorhanden.

Therapeutisches. Am dankbarsten für die Behandlung sind die primären tuberösen Herde in der Mundhöhle; in leichten Fällen kann hier schon die Überdeckung mit Jodoformbrei genügen. In schwererer Form wird ausgiebiges Ätzen der Geschwürsfläche, namentlich mit Milchsäure, empfohlen. Eventuell kommt auch die Excision und Kauterisierung in Betracht. Beim Schleimhautlupus wird neuerdings wie beim Gesichtslupus die Höhensonnenstrahlenbehandlung bevorzugt, ferner verbunden mit Trypaflavininjektionen. Auch die SAUERBRUCH-HERMANSDORFER Diät kommt in Betracht. Bei der miliaren Form ist wohl das wichtigste die Sorge für die Allgemeinbehandlung, wozu noch örtliche Behandlung wie Ätzen der Geschwüre, Abstumpfen der Schmerzhaftigkeit durch Aufstreuen von Anästhesin, Orthoform usw. in Betracht kommt.

Syphilis (Lues).

In der Mundhöhle kommen alle drei Stadien der Syphilis zur Beobachtung. Die Krankheit ist auch für den Zahnarzt von besonderer Bedeutung, nicht nur, weil er mitunter an den Erscheinungen im Mundhöhlenbereich frühzeitig die Infektion erkennen und für eine baldigste Behandlung Sorge tragen kann, sondern auch, weil er bei mangelnder Kenntnis des Leidens und bei mangelnder Vorsicht die Infektion auf andere Patienten übertragen und sich selbst auch infizieren kann. Die Übertragung auf andere Patienten kann z. B. durch Weiterbenutzung der bei einem Luetiker verwendeten Instrumente geschehen, wenn die Instrumente dazwischen nicht ausgekocht waren. Schon allein um dieser Gefahr willen dürften in einer zahnärztlichen Praxis nie Instrumente benutzt werden, die nicht jedesmal beim Patientenwechsel frisch sterilisiert worden sind. Sich selbst kann der Zahnarzt bei Behandlung eines Luetikers infizieren, wenn er eine kleine Hautverletzung hat, oder sich während der Behandlung zuzieht, durch die der Lueserreger, die Spirochaete pallida, eindringen kann. Bei Luesverdacht ist gründlichstes Desinfizieren der frischen Verletzung, dann aber auch Schutz aller etwaigen älteren vorhandenen Verletzungen der Haut notwendig; eventuell sind Gummihandschuhe zu benutzen. *Verletzungen, die man sich während einer Behandlung zuzieht, sollte man grundsätzlich — auch ohne Luesverdacht — ausgiebig mit Jod bestreichen.*

Eine der häufigsten Übertragungsformen ist der Kuß; auch der Coitus praeternaturalis ist bei den direkten Übertragungen zu erwähnen. Nicht minder häufig ist die indirekte Übertragung; hier kommen in Betracht die gemeinsame Benutzung von Eßgeschirr oder Trinkgefäßen, Tabakspfeifen, dann auch von Blasinstrumenten wie bei den Glasbläsern. Mehr historisches Interesse hat die Beobachtung von Luesübertragung bei Zahntransplantation; aktueller ist dagegen eine Mitteilung von MONTGOMMERY, nach der durch den Lippenstift Lues übertragen und ein Primäraffekt an der Lippe herbeigeführt worden ist. PANGSY hat eine interessante Statistik über das zahlenmäßige Vorkommen der einzelnen Formen von Lues auf Grund eines Patientenmaterials von 1655 stationär behandelten Kranken aufgestellt; danach entfielen in der Berichtszeit der betreffenden Klinik auf Lues I 95 Fälle, auf Lues II 384 Fälle, auf Lues III 23 Fälle, auf Spätlues 9 Fälle, auf Lues latens 599 Fälle und Lues kongenita 37 Fälle. Im ganzen zeigten 23% Munderscheinungen, also *nahezu jeder vierte Kranke.*

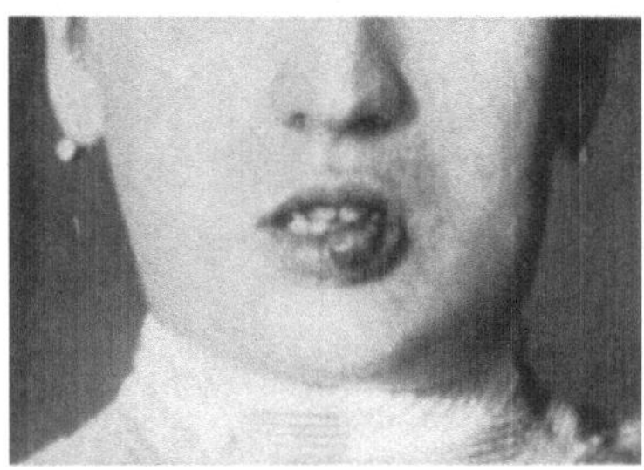

Abb. 418. Primäraffekt der Lippe.

Primäraffekt. Der Sitz des Primäraffektes im Mundhöhlenbereich ist mit Vorliebe die Lippe (Unterlippe häufiger als Oberlippe, Abb. 418). Nach einer umfassenden Zusammenstellung nach SCHEUER fanden sich unter 14950 Fällen von Primäraffekt 3380 an den Lippen, 1104 an den Tonsillen, 273 an der Zunge, *97 am Zahnfleisch* und 824 in der übrigen Mundhöhle. In Zukunft werden wohl, dies sei nebenbei bemerkt, die Zahlen erheblich zurückgehen, da die bessere Erfassung der Kranken, die sicherere Diagnostik und die schärfere Durchführung der Behandlung zusammen mit gesetzlichen Vorschriften über Meldepflicht usw., frische Fälle von Lues immer seltener macht.

Dem Eindringen der Spirochaete pallida genügt ein minimalster Defekt in der Oberflächenkontinuität der Haut oder Schleimhaut. Innerhalb von durchschnittlich 3—4 Wochen entwickelt sich eine kleine umschriebene Entzündung als Reaktion auf das Eindringen mit einem anfänglich geringfügigen, oberflächlichen Epitheldefekt. Bald fällt aber das Auftreten wallartiger, knorpelharter Ränder an diesem kleinen Geschwür auf; auch nach der Tiefe zu breitet sich die Induration aus, und so entsteht ein Knoten, welcher die Größe einer Kirsche erreichen kann. Der Epitheldefekt bedeckt sich mit einem rotbraunen, ziemlich festhaftenden Schorf. Dies gilt als das gewöhnliche Bild. Hin und wieder tritt die Induration etwas zurück und der Gesamteindruck ist mehr der einer einfachen Epithelerosion. Die befallene Partie sieht mehr fleischfarben aus und *fällt hauptsächlich dadurch auf, daß jede Heilungstendenz fehlt.* Stets sind die regionären Lymphdrüsen beteiligt, und zwar gewöhnlich in indolenter Form, wie überhaupt die subjektiven Beschwerden der Primäraffekte im Mundhöhlenbereich meist sehr gering sind.

Die Differentialdiagnose hat vor allem Tuberkulose und Carcinome zu berücksichtigen; sie ist beim Primäraffekt dadurch etwas erschwert, daß die WASSERMANNsche Reaktion erst später positiv ausfällt.

Sekundäre Symptome (Abb. 419). Der *Roseola syphilitica* der äußeren Haut entspricht an der Mundschleimhaut folgendes Bild: am Gaumen und den Tonsillen treten erythematöse Flecken auf, zugleich schwellen diese Teile an und so entsteht ein der gewöhnlichen Angina recht ähnlicher Befund, der auch zu dem Namen Angina syphilitica geführt hat. Doch ist die Differentialdiagnose insofern leicht, als bei der Angina syphilitica das Fieber fehlt und die charakteristischen Flecken auf der äußeren Haut vorhanden sind.

Dem papulösen Syphilid entsprechen die *Schleimhautpapeln* (Plaques muqeuses), rundliche, scharf umgrenzte, flache Erhebungen mit einer grauweißen Oberfläche, welche aussehen, wie wenn sie mit dem Höllensteinstift oberflächlich geätzt wären. MULZER unterscheidet: erodierte Papeln, Plaques opalines, papillomatöse Syphilide und ulzerierte Papeln. Die Papeln kommen vor an den Lippen, der Zunge, Gaumen, Wangenschleimhaut, Tonsillen; die stärkste Ausbreitung

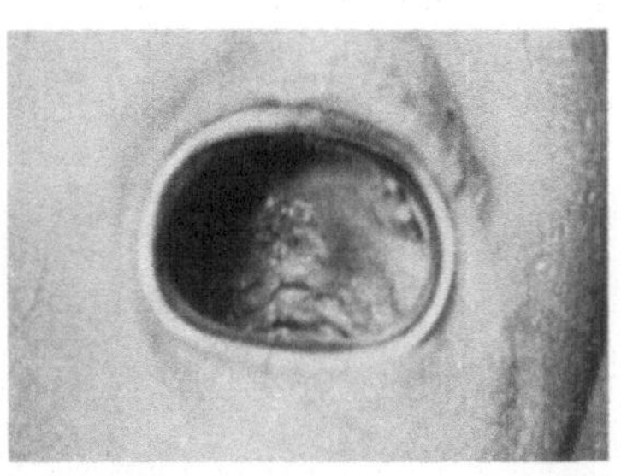

Abb. 419. Lues ulcerosa am Gaumen.
(Sammlung der Universitäts-Hautklinik
Breslau.)

findet sich am Gaumenbogen, den Tonsillen und den Mundwinkeln; hier entstehen durch Zerrung namentlich bei Kindern Rhagaden, die beim Ausheilen *radiär gestellte Narben* hinterlassen. Die subjektiven Erscheinungen sind im allgemeinen gering. *Gerade die Papeln sind im höchsten Grade infektiös und speziell von ihnen aus kann sich der Zahnarzt bei Fingerverletzung während des Behandelns selbst infizieren oder die Infektion übertragen.* Von den drei Stadien der Lues macht das sekundäre Stadium weitaus die häufigsten Erscheinungen in der Mundhöhle und unter diesen Erscheinungen wieder sind die Schleimhautpapeln weitaus die häufigsten. Die schon erwähnte Statistik von PANGSY weist von 1147 Luesfällen nicht weniger als 231 Fälle mit Schleimhautpapeln auf. Die Plaques saßen am häufigsten an den Tonsillen, dann der Häufigkeit nach folgend an der Mundschleimhaut, am Gaumen und Gaumenbogen, an der Zunge, am Zahnfleisch; am seltensten war die Uvula befallen.

Tertiäre Symptome. Sie treten erst mehrere Jahre nach dem Primäraffekt auf, und zwar bilden sich entweder herdartige Verdickungen mit Neigung zum Zerfall (Gummata) oder diffuse Infiltrationen. Das *Gumma* findet sich hauptsächlich am harten und weichen Gaumen sowie an der Zunge, seltener an der Lippe und der Wangenschleimhaut; es kann vereinzelt und multipel auftreten. Am harten Gaumen kommt das Gumma meist in der Mittellinie vor und zeigt nach einiger Zeit Neigung zum geschwürigen Zerfall. Die Geschwüre haben einen gelblich speckigen Grund und scharf abgesetzte gewulstete Ränder. Der Prozeß greift bald auch auf den darunterliegenden Knochen über: es bildet sich ein Sequester, nach dessen Abstoßung eine Kommunikation zwischen Mund- und Nasenhöhle zurückbleibt, die durch zahnärztliche Prothesen und Obturatoren zu decken ist. Die Gummata des weichen Gaumens können zu weitgehender Zerstörung führen; kommt der Prozeß zur Heilung, dann bleibt auch bei den minder schweren Fällen nicht nur ein Defekt im Velum zurück (Abb. 420), sondern dies hat durch die narbige Schrumpfung bei der Verheilung auch stets mehr oder weniger von seiner Elastizität eingebüßt. Gar nicht selten treten ferner *Verwachsungen mit der hinteren Rachenwand* ein, was ebenfalls zur Verzerrung der Velumreste führt und ebenfalls die Sprache störend beeinflußt. Zur Behandlung ist das Zusammenarbeiten des Chirurgen (Lösung der Verwachsungen usw.) und des Zahnarztes notwendig.

An der Zunge tritt das Gumma in zwei verschiedenen Formen auf: entweder in Gestalt des gewöhnlichen Gummas mit Neigung zu Zerfall (Ähnlichkeit mit

Primäraffekt!) oder aber unter dem Bilde der sklerosierenden Glossitis. Hier treten an Stelle des geschwürigen Zerfalls Schrumpfungen und Bildung von Schwarten in der Tiefe der Zunge; die Oberfläche des Organs weist dabei meist tiefe Einrisse auf, welche den Patienten erheblich belästigen können (Abb. 421).

An den Lippen kommen Gummata in der gewöhnlichen Form vor. In seltenen Fällen beobachtet man auch eine diffuse Lippenhypertrophie, die *Cheilitis luetica*; die Lippe ist hierbei diffus geschwollen und fühlt sich derb an; die Schleimhaut ist dunkelrot bis blaurot verfärbt, an den Mundwinkeln treten häufig Rhagaden auf.

Differentialdiagnostisch kommen auch beim Tertiärstadium Carcinome und Tuberkulose in Betracht. Die WASSERMANNsche Reaktion erleichtert wesentlich die Entscheidung, eventuell muß noch eine Probeexcision vorgenommen werden.

Typhus.

Beim Typhus treten sehr häufig Erscheinungen in der Mundhöhle auf, die man früher wohl als spezifische betrachtet hat. Dazu gehört die sog. Typhuszunge

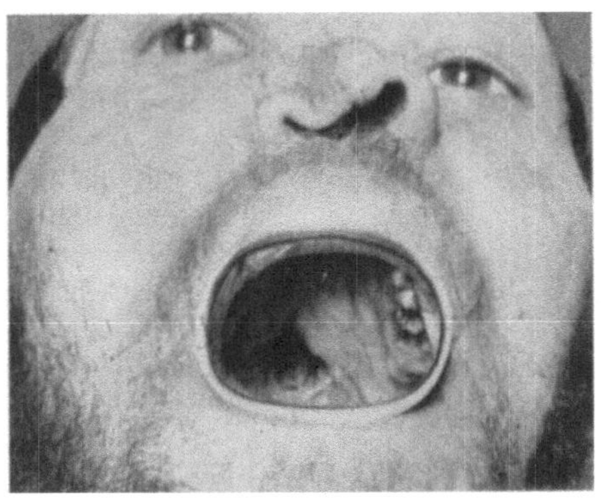

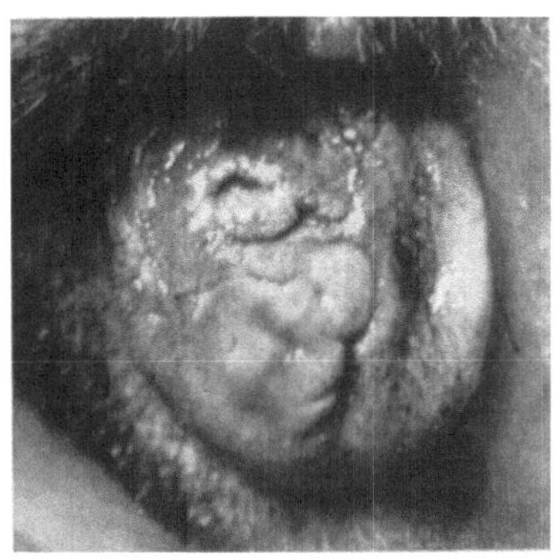

Abb. 420. Tertiär-luischer Defekt im weichen Gaumen (zu beachten auch die Nase). (Sammlung der Universitäts-Hautklinik Breslau.)

Abb. 421. Gumma der Zunge.

und das Typhusgaumengeschwür. Bei der Typhuszunge handelt es sich zunächst um die Bildung eines dicken bräunlichen Belages, nach dessen Abstoßung die Zunge leicht gerötet erscheint und die Papillae fungiformes verdickt sind. Beim Typhusgeschwür handelt es sich um meist vereinzelt auftretende, umschriebene Geschwüre mit gelblichem Grund, die sich mit Vorliebe am vorderen Gaumensegel oder weichen Gaumendach bilden. Nach der heutigen Auffassung sind aber weder das Zungenbild noch die Gaumengeschwüre eine spezifisch typhöse Erscheinung, sie resultieren vielmehr aus dem durch die schwere Erkrankung stark reduzierten Allgemeinzustand.

Erkrankung des Blutes und der blutbildenden Organe.

Hierunter fällt eine Reihe von Erkrankungen, bei denen der pathologische Blutbefund im Vordergrund steht. Neben Allgemeinerscheinungen und charakteristischen Erscheinungen an anderen Stellen des Körpers bringen diese Erkrankungen sehr häufig auch bestimmte pathologische Veränderungen in der Mundhöhle mit sich, die im folgenden kurz aufgezählt werden sollen. Ein Wort nur noch über die Blutuntersuchung ganz allgemein: Die chemische Seite der Untersuchung ist ja für den Zahnarzt schwer durchführbar, aber die *Gewinnung des Blutbildes und die Auszählung wenigstens ist auch für den Zahnarzt in vielen Fällen so außerordentlich wichtig* gerade in der Praxis, daß hier dringend auf die Notwendigkeit hingewiesen werden muß, sich mit diesen Dingen etwas vertraut zu machen.

Leukämie. Die Mundschleimhaut ist blaß, die Gebilde des lymphatischen Rachenringes sind geschwellt, häufig besteht eine Stomatitis mit Neigung zu geschwürigem Zerfall und zu Blutungen; die Drüsen der Submaxillargegend sind vergrößert. Die Erscheinungen in der Mundhöhle können manchmal in ihrer Ähnlichkeit mit Skorbut so ausgeprägt sein, daß erst die Blutuntersuchung die wahre Diagnose sichert, diese gibt Aufschluß über die für die Krankheit charakteristische *weitgehende Neubildung von Leukocyten.*

Perniziöse Anämie. Sie läßt häufig als erste Erscheinung heftiges Brennen an der Zungenspitze und deren Seitenpartien, sowie Rötung und Schwellung der Zungenpapillen erkennen. Im weiteren Verlauf kann es zu punktförmigen Blutungen in die Mundschleimhaut sowie zu Excoriationen an der Zunge kommen. Vereinzelt bilden sich auch hypertrophische Geschwüre an der Zunge, die aber bald wieder verschwinden. Das charakteristischste ist *eine sich allmählich entwickelnde Atrophie der Schleimhaut des ganzen Verdauungstractus,* die auch an der Zunge und der Mundschleimhaut zum Ausdruck kommt und die Mukosa an den befallenen Stellen eigentümlich eingesunken und gespannt erscheinen läßt. Hier ist im Blutbild das Wesentliche die *starke Herabsetzung der Erythrocytenzahl bei nur mäßiger Verminderung des Hämoglobins (Färbeindex größer als 1).*

Agranulocytose. Eine von den vorstehend aufgezählten Erkrankungen sehr verschiedene Stellung nimmt die sog. Agranulocytose ein, zunächst einmal dadurch, daß hierbei keine hämorrhagische Diathese besteht und die Hautblutungen ebenso fehlen wie die Milz- und Leberschwellung. Hingegen gleicht sie ihnen insofern, als sie auch mit gangränösen Prozessen im Bereich des Mundes und Rachens verbunden sein kann und ebenfalls Neigung zu Haut- und Schleimhautnekrosen zeigt. Pathologisch-anatomisch steht das *Fehlen der Granulocyten* im Blutbild und Knochenmark im Vordergrund. Die Ursache ist unbekannt; vielfach wird angenommen, daß es sich nur um eine ungewöhnliche Reaktion des leukopoetischen Apparates bei einer septischen Erkrankung handelt (HENTZE).

Chlorose. Das Zahnfleisch erscheint auffallend blaß, an den Rändern manchmal etwas bläulich verfärbt. Die Zunge ist häufig weißlich belegt; oft besteht starker Foetor ex ore, der aber mit der Krankheit als solcher kaum etwas zu tun hat. Auffallend ist die erhöhte Disposition zu Caries bei den Chlorotischen. Die Erythrocytenzahl ist hier nicht nennenswert herabgesetzt.

Hämophilie. Eine angeborene Erkrankung, die vor allem durch die herabgesetzte oder mangelnde Gerinnungsfähigkeit des Blutes charakterisiert ist; auch verhältnismäßig geringe Wunden, wie z. B. bei einer Extraktion, können deshalb zu lebensbedrohender Blutung führen. Das männliche Geschlecht wird überwiegend (in etwa 90%) betroffen. Die direkten Nachkommen männlicher Bluter sind weniger gefährdet, aber deren Töchter vererben die Krankheit auf ihre männlichen Nachkommen, ohne selbst Bluterinnen zu sein. Im allgemeinen ist die echte Hämophilie doch recht selten; wo ein Zweifel besteht, empfiehlt sich dringend, vor jedem zahnärztlichen Eingriff erst eine Blutuntersuchung zu machen und die Gerinnungszeit feststellen zu lassen. Extraktionen wird man tunlichst bei Hämophilen überhaupt nicht machen; wenn sie sich aber doch nicht ganz umgehen lassen, kommt eine durch Stunden oder Tage fortgeführte Kompression mit Kompositionsmasse als Nachbehandlung in Betracht, wie sie in dem Kapitel „Üble Zufälle nach Zahnextraktionen" (S. 327) beschrieben ist.

Skorbut. Der Skorbut gilt heute allgemein als eine Avitaminose, d. h. eine Erkrankung, die entstanden ist, weil das wichtige Vitamin C (das antiskorbutische

Vitamin) nicht in ausreichender Menge dem Körper zugeführt wird. Das Vitamin C findet sich vor allem in frischem Gemüse und Obst, es geht verloren bei langem Kochen und Herstellen von Konserven; daher die Häufigkeit des Skorbut bei Mangel an Grünnahrung und ausschließlicher Konservenkost. Vereinzelt wird neuerdings auch die Ansicht vertreten, daß der Skorbut nur eine so weitgehende Schwächung der allgemeinen Widerstandsfähigkeit bedeute, daß die latent in der Mundhöhle vorhandenen pathogenen Mikroorganismen nun manifeste Erscheinungen in Form einer schweren ulcerösen Stomatitis machen können, daß also die Munderscheinungen nur indirekt mit Avitaminose zusammenhängen. Andererseits läßt sich experimentell nachweisen, daß bei einer Kost, die frei von antiskorbutischem Vitamin ist, auch die Entwicklung der Zähne sehr stark beeinträchtigt wird.

Was die Munderscheinungen bei Skorbut anlangt, *so steht die hämorrhagische Stomatitis im Vordergrund.* Das Zahnfleisch schwillt an und lockert sich auf; es nimmt eine livide Farbe an und zeigt eine große Neigung zu Blutungen. Die Schwellung des Zahnfleisches kann so bedeutend sein, daß es die Zähne fast ganz überdeckt. Die Oberfläche neigt zu geschwürigem Zerfall; in schweren Fällen kann sie sich ganz in eine schmierige, stinkende Masse verwandeln, von der aus stets eine Sepsis droht. Die Stomatitis findet sich nur da, wo Zähne stehen.

Die Behandlung besteht in vitaminreicher Diät, Bettruhe, Irrigieren der Mundhöhle, Mundbädern usw., wie das schon bei der Stomatitis beschrieben worden ist.

Die MÖLLER-BARLOWsche Krankheit ist der Skorbut des frühen Kindesalters und stellt sich hauptsächlich bei Kindern ein, welche mit sterilisierter Milch ernährt werden. Durch das Sterilisieren werden die Vitamine C ebenfalls vernichtet. Neuerdings besteht wieder mehr Neigung (KOLLATH), den *Möller-Barlow* nicht als Jugendform des Skorbut, sondern als selbständige Erkrankung zu betrachten. Auch hier steht in der Mundhöhle die Stomatitis im Vordergrund, nur fehlt die Neigung der Oberfläche zum geschwürigen Zerfall. Auch die MÖLLER-BARLOWsche Krankheit kommt nur in einem Munde vor, in dem Zähne sind; sie verschwindet von selbst bei veränderter Ernährung.

Diabetes mellitus.

Wenn der Diabetes auch nicht mit einer spezifischen Erscheinung an der Mundschleimhaut verbunden ist, so macht er doch so viele indirekte, aber auch subjektive direkte Symptome in der Mundhöhle, daß er hier noch anhangsweise Erwähnung finden mag. Die Kranken klagen meist über Trockenheit in der Mundhöhle, Klebrigkeit der Zunge und ein trockenes, fremdkörperartiges Gefühl im Schlund. Objektiv fällt oft die Trockenheit der Zunge und Mundschleimhaut auf. Weiter fällt oft auf die überraschend schnelle Anlagerung von Zahnstein. Die Erscheinungen der Gingivitis und Parodontitis wird man heute nur als eine indirekte Folge des Diabetes bewerten (siehe konditionale Momente bei dem Kapitel Parodontitis); ähnlich liegen die Dinge mit der Zunahme der Cariesfrequenz bei Diabetes.

b) Erkrankungen der Zunge.

α) Verletzungen.

Die traumatischen Schädigungen der Zunge können bestehen in Verbrennungen, die aber doch wohl höchst selten sind, dann in Verätzungen, wie sie bei Trinken von Säure usw. aus Versehen oder in selbstmörderischer Absicht zustande kommen und mitunter sehr ausgedehnte Narben hinterlassen können. Leichtere Verätzungen, wie sie sich bei der Wurzelbehandlung durch unvorsichtiges Umgehen mit ätzenden Medikamenten ereignen, pflegen meist keine große, praktische Bedeutung zu haben; nur die Verätzungen mit Königswasser haben eine etwas schlechtere Heilungstendenz als etwa diejenigen mit Kresolen. Jedenfalls sollte man auch um des Zungenschutzes willen zum Kofferdam greifen.

Den unblutigen Verletzungen der Zunge stehen die blutigen gegenüber, wobei man trennt zwischen einmaligen und chronischen Traumata. Einmalige Verletzungen großen Umfanges ergeben sich im Frieden doch wohl nur bei schweren Unfällen und da meist in der indirekten Form (Zerreißung der Zunge durch Knochenstücke). Einmalige Verletzungen geringen Umfanges kommen leicht zustande durch Biß, dann durch Unvorsichtigkeit beim Manipulieren mit zahnärztlichen Instrumenten. Sobald die Wunden etwas tiefer gehen, sind auch bei gequetschten Rändern wenigstens Situationsnähte dringend wünschenswert. Im übrigen ist durch Auswaschen mit Presojod und Entfernung etwaiger Fremdkörper für Reinigung zu sorgen. Spülungen mit H_2O_2 während der nächsten Tage, namentlich jedesmal nach dem Essen, sind zweckmäßig.

Chronische Traumata ergeben sich aus der Reibung der Zunge an scharfen Zahnkanten (Abb. 422), an technischen Apparaten und scharfen Prothesenrändern. Sie führen zu sog. *Dekubitalgeschwüren*, die subjektiv außerordentlich schmerzhaft und lästig werden, aber schnell verschwinden, wenn die Ursache behoben wird. Über die Bedeutung solcher chronisch gereizter Stellen an der Zunge als Ausgangspunkt für Carcinome ist Genaueres bei dem Kapitel Tumoren ausgeführt.

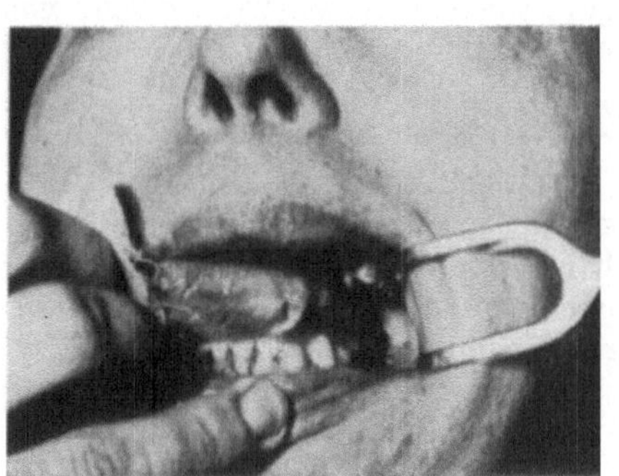

Abb. 422. Dekubitalgeschwür am Zungenrand durch scharfe Zahnkante.

β) Entzündungen.

Glossitis superficialis.

Bei der oberflächlichen Zungenentzündung sind zwei Formen zu trennen: die eine entwickelt sich aus kleineren Verletzungen, wie sie vorhin erwähnt wurden. Durch Infektion der Verletzung wird die Heilung per primam verhindert, die Entzündung breitet sich auf die Nachbarschaft aus und kann auch hier kleine, oberflächliche Abscesse hervorrufen. Die subjektiven Erscheinungen sind hierbei ziemlich stark, die Infiltration der Zungenoberfläche macht jede Zungenbewegung schmerzhaft. Auch durch Übergreifen von Geschwüren bei der Stomatitis ulcerosa auf die Zunge (besonders Zungenränder) kann eine solche superfizielle Glossitis entstehen.

Die andere Form der Glossitis superficialis ist nicht so sehr als selbständige Erkrankung aufzufassen wie *als Begleiterscheinung von Krankheiten des Magen-Darmtraktus*, der Angina chronica lacunaris usw. Sie geht meist in die chronische Form über und macht subjektiv keine nennenswerten Erscheinungen als höchstens ein leichtes Brennen. Objektiv steht der Zungenbelag im Vordergrund des Bildes. Unter dem Belag findet sich meist eine entzündliche Rötung und Verdickung der Papillae fungiformes. Der Belag erscheint weißlichgrau bis gelblich, kann aber durch Farbstoffbeimengungen aus der Nahrung und dem Blut auch mehr bräunliche Färbung erhalten; er besteht zum großen Teil aus in vermehrtem Maße desquamierten Epithelien.

Therapeutisches. Bei der zweiten Gruppe ist meist eine Behandlung gar nicht erforderlich; mit der Behandlung des Grundleidens verschwinden die Erscheinungen an der Zunge von selbst; will man aber etwas besonderes tun, so kommt die mechanische Entfernung der Beläge mit sauberen Schabern und eventuellem Spülen mit 2%iger Borsäure in Betracht.

Bei der ersten Gruppe wird man auf frühzeitige Spaltung sich bildender Abscesse bedacht sein müssen; gegen die Schmerzen Eispillen und Anästhesinbonbons. Die regelmäßig vorhandene *Lymphadenitis*, die ihrerseits auch Beschwerden macht, ist mit trockenen heißen Umschlägen zu behandeln.

MÖLLERsche *Glossitis*. Man versteht darunter eine chronische superfizielle Glossitis, wie sie hauptsächlich auf chronische Darmstörungen, nach einigen Autoren auch auf Reflexneurose zurückzuführen ist. Hauptsitz ist Zungenrücken und Zungenspitze. Durch rote Flecken und Streifen können dabei auf der Zunge eigentümliche (Schmetterlings-) Figuren entstehen. Das Epithel ist hier verdünnt und kann auch ganz fehlen. Die Zunge sieht an solchen Stellen wie roh aus (WILLIGER).

Lingua geographica.

Die Lingua geographica (auch Glossitis superficialis exfoliativa oder migrans genannt) gehört ebenfalls zu den entzündlichen Zungenerkrankungen, doch beschränkt sich der entzündliche Reiz nur auf das Zungenepithel. An irgendwelcher Stelle der Zunge (hauptsächlich am Rücken) setzt eine scharf umschriebene Epithelvermehrung ein; sehr bald danach folgt an der gleichen Stelle zentral eine lebhafte Epithelabstoßung, während an der Peripherie exzentrisch die Epithelvermehrung vor sich geht. Dadurch entstehen weißliche, etwas unregelmäßig geformte und leicht erhabene Ringe, — die periphere Epithelvermehrung — und in deren Zentrum blaßrosa gefärbte Stellen — die zentrale Epithelabstoßung (Abb. 423). Katarrhalische Affektionen im Bereiche der Mundhöhle scheinen die Entstehung der Lingua geographica zu begünstigen. Das Charakteristischste an der Erscheinung ist der auffallend rasche Wechsel im Bilde (oft innerhalb weniger Stunden!). Sie kommt gerne bei exsudativer Diathese vor.

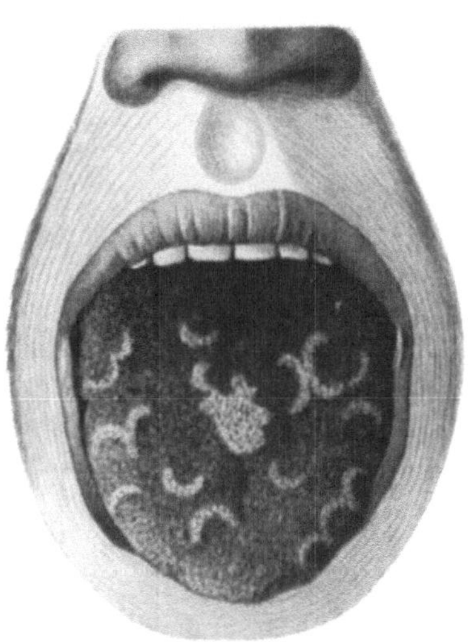

Abb. 423. Lingua geographica.

Subjektiv macht sich die Lingua geographica nicht bemerkbar. Viele Menschen haben diese oberflächliche Entzündung ohne es zu wissen; wenn sie sie aber zufällig wahrgenommen haben, sind sie oft nur schwer von der Harmlosigkeit zu überzeugen. Eine Behandlung ist nicht nötig, sofern nicht ein Grundleiden solche erforderlich macht.

γ) Sonstige Erkrankungen und Anomalien.

Lingua plicata. Faltenzunge.

Bei der Faltenzunge findet man meist eine leichte Vergrößerung des Organs. Statt der sonst glatten Oberfläche der Zunge zeigen sich tiefe, meist ziemlich symmetrisch angelegte Furchen, wodurch ein eigentümlich gerieftes Aussehen entsteht; in der Medianlinie findet sich gewöhnlich eine besonders tiefe Furche (Abb. 424). Spreizt man solche Furchen, dann zeigt sich, daß sie vollkommen gleichmäßig mit Epithel ausgekleidet sind. Der ganze Zustand, der keinerlei Beschwerden verursacht und meist nur als Zufallsbefund erhoben wird, ist mehr als eine Anomalie aufzufassen, die auch angeboren sein kann. Von mancher Seite wird sie auch als Degenerationserscheinung aufgefaßt und in Verbindung mit anderen Degenerationserscheinungen gebracht.

Lingua nigra. Haarzunge.

Auf dem Rücken der Zunge, von den Papillae vallatae nach vorn, aber unter Freilassung der Zungenspitze und der Seitenränder, findet sich manchmal ein länglich ovaler Flecken von eigentümlich dunkler bis schwarzer Farbe. Er entsteht dadurch, daß die Papillae filiformes abnorm lang werden und stark verhornen; Farbstoffe, in die verhornten Partien aufgenommen, führen zu der dunklen Farbe (Abb. 425). Auch diese Erscheinung ist ebenso wie die Faltenzunge etwas ganz Harmloses, das subjektiv keine Erscheinungen macht und keiner Behandlung bedarf. Es scheint, als ob manche Medikamente und manche Reize wie Nicotin, ferner Magenstörungen das Auftreten der Lingua nigra begünstigen.

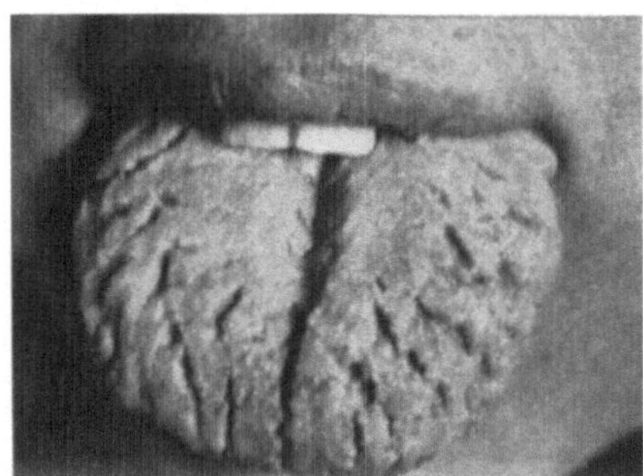

Abb. 424. Lingua plicata.

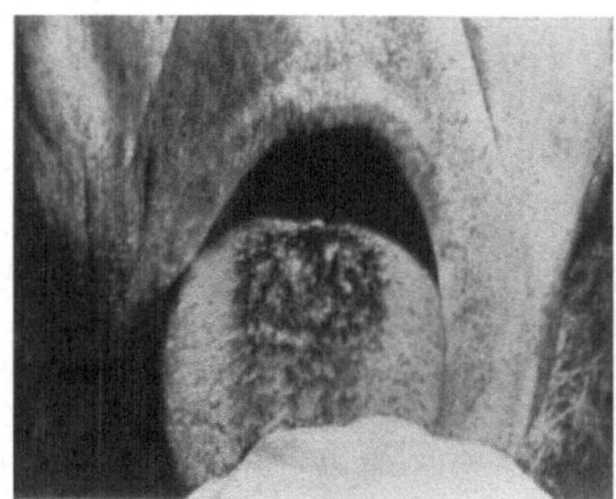

Abb. 425. Lingua nigra.

Will man aus kosmetischen Gründen etwas gegen die Haarzunge tun, so kommen Mittel in Betracht, die eine Erweichung der verhornten Papillen bewirken, z. B. Bepinselung mit 1% Salicylsäure, 3—5% Resorcinlösung, 15% Fibrolysinlösung.

c) Erkrankungen der Lippe.

α) Verletzungen.

Neben Verbrennungen und Verätzungen sind als recht häufig zu erwähnen die blutigen Verletzungen, teils durch Stoß, Schlag und Fall oder durch ungeschicktes Handhaben von Eßgeräten usw. sowie durch Biß als direkte Verletzung, teils durch gewaltsames Anpressen der Lippen an die Zähne als Quetschwunden. Die letzteren erfordern unter Umständen eine Glättung der Ränder; im ganzen aber sei man mit Abtragung von Wundfetzen möglichst zurückhaltend. Glatte Wunden sind nach Reinigung durch Naht zu verschließen. Bei flachen Quetschwunden ist mitunter *Interposition von Jodoformgaze* zwischen Zahnreihe und Lippe zweckmäßig. Bei Dekubitalgeschwüren, wie sie z. B. durch Prothesenklammern, die abstehen, oder durch abstehende Regulierungsapparate oder Zahnschienungen entstehen, ist für Behebung der Ursache Sorge zu tragen.

Verbrennungen kommen in der zahnärztlichen Praxis gelegentlich vor durch zu heiße Warmluftbläser, durch heißgelaufene Bohrer usw. Hierbei kommt es in der Regel zu einem Epithelverlust der Schleimhaut, der recht schmerzhafte Stellen schafft; bald bildet sich aber ein weißlicher Belag und die Heilung kann nach einigen Tagen spontan vor sich gehen. Eventuell kann man etwas reine Vaseline auftragen und nachts mittels Wattebäuschchen durch Heftpflaster festhalten. Die letztere Vorschrift empfiehlt sich auch bei Verätzung der Lippen oder Mundwinkel durch Medikamente (Wurzelbehandlung!) als Nachbehandlung, ferner bei den oft sehr lästigen Rhagaden der Lippe („aufgesprungene Lippe").

β) Entzündungen und Dermatosen.

Herpes labialis tritt bei vielen Menschen auf im Zusammenhang mit febrilen Erkrankungen, dann auch mit Verdauungsstörungen, selbst bei ganz leichten Erkältungen. Auf gerötetem Grunde schießen die charakteristischen Bläschen auf, und zwar mit Vorliebe am Lippenrot und der angrenzenden äußeren Lippenhaut; hier trocknen die Bläschen bzw. ihr Inhalt bald zu bräunlichen Borken ein, die sich später abstoßen, ohne irgendwelche Spuren zu hinterlassen. Geht der Herpes vom Lippenrot auf die Lippenschleimhaut über, so wird hier das Bild insofern anders, als die Bläschen auf der Schleimhaut bald platzen und nun kleine oberflächliche Geschwüre hinterlassen, die bald ausheilen.

Therapeutisch ist an sich nichts nötig. Heilungsverzögerung ist fast stets darauf zurückzuführen, daß ständig an den Herpesstellen und Borken gezupft wurde. Will man etwas tun, so empfiehlt sich das Auftragen einer milden Salbe.

Lippenekzem. Sehr häufig bei kleinen Kindern und früher fälschlicherweise in direkten ursächlichen Zusammenhang mit der Dentition gebracht. Kommt aber auch oft bei Erwachsenen vor, teils durch Übergreifen eines Ekzems von der Gesichtshaut her, teils durch bestimmte Reize wie z. B. Zusätze mancher ätherischer Öle zu *Mundwässern.* Das Ekzem gilt vielfach als Ausdruck einer Allergie, d. h. als Überempfindlichkeitserscheinung.

Das Ekzem beginnt mit einer Rötung der betreffenden Stelle, dann stellt sich eine umschriebene schwache Verdickung ein, die sich rasch in ein Bläschen verwandelt. Die Bläschen können eintrocknen oder platzen und es entstehen Borken und Krusten. Das Lippenekzem kann in akuter und in chronischer Form auftreten.

Therapie. Man wird zunächst nach den ursächlichen Reizen (Zahnputzmittel) forschen und diese ausschalten müssen. Für die Behandlung der Borken und nässenden Stellen kommen möglichst milde Salben wie Zinksalbe oder Salbe mit schwachem Borsäurezusatz in Betracht. Zur Salbenbehandlung bei Rhagaden empfiehlt Brocq Tanninsalbe (etwa 1%). Bei den seborrhoischen Ekzemen werden gerne Schwefel-, Ichthyol- oder Resorcinsalbe genommen.

Lippenfurunkel. Es hat von allen Furunkeln mit die ungünstigste Prognose, da die Gefahr von metastatischen Abscessen und Embolien bis zum Sinus cavernosus sehr groß ist. Mit dem Lippenfurunkel sind starke Ödeme und Schwellungen verbunden, die auch auf weitere Teile des Gesichtes sich ausdehnen. Möglichst zeitig ist zu incidieren und dem Eiter Abfluß zu verschaffen.

Cheilitis glandularis (Baelzsche Krankheit). Sie hat einen ausgesprochenen chronischen Verlauf und ist auf eine Infektion der Schleimdrüsen zurückzuführen. Die Lippe wird im ganzen nach und nach dicker, die Schleimdrüsen springen als Knötchen stärker hervor und vereitern schließlich. Eigentliche Schmerzen sind mit der Cheilitis glandularis nicht verbunden, doch wird die zunehmende Vergrößerung und Derbheit der Lippe sehr lästig empfunden. Therapeutisch kommt eventuell Spaltung der vereiterten Drüschen in Betracht.

Chronisch-entzündliche Verdickung der Lippe. Hier handelt es sich natürlich nicht um einen Morbus sui generis, sondern die verschiedenen vorerwähnten Krankheiten, so die Cheilitis glandularis, dann das Ekzem, namentlich in seiner skrophulösen Form, können bei sehr langem Bestehen zu einer entzündlichen Vermehrung und Verdickung des bindegewebigen Stromas der Lippe führen. Diese chronisch-entzündliche, interstitielle Wucherung bringt allmählich eine beträchtliche Vergrößerung der Lippe mit sich. Nach Ansicht einiger Autoren können auch häufig wiederkehrende und lange bestehende Rhagaden der Lippe zu derselben Erscheinung führen. Differentialdiagnostisch ist unter anderem die Makrocheilie zu berücksichtigen. Die Therapie hat bei der Beseitigung der Ursachen vor allem auch die Rhagaden zu bekämpfen. Nach Kantorowicz kann eine chronisch-entzündliche Verdickung der Unterlippe auch auf den ständig geöffneten

Mund und die Austrocknung der Lippenschleimhaut bei Progenie zurückzuführen sein; hier hätte die orthodontische Behandlung mitzuhelfen. Eine Verkleinerung der Lippe erfolgt übrigens trotz der Behandlung nur äußerst langsam.

d) Einige besondere Mundkrankheiten des Kindesalters.

Ulcus frenuli linguae.

Früher nahm man an, daß es sich bei dem Zungenbändchengeschwür des Kindesalters um einen von den Zähnen unabhängigen ansteckenden Prozeß oder gar um eine ulzerierte Geschwulstbildung handle; heute gilt als sicher, daß das Ulcus frenuli linguae nur das Ergebnis einer ständigen Reizung des Zungenbändchens durch die scharfen Kanten der unteren Milchschneidezähne beim Saugen oder bei heftigem Husten (Keuchhusten) ist.

Zur Behandlung genügt vollkommen, wenn die scharfen Höckerchen und Ecken der frisch durchgebrochenen Schneidezahnkanten etwas abgeschliffen werden; die Geschwüre heilen dann bald von selbst aus und jede Ätzung der Geschwürsfläche ist überflüssig.

Folliculitis expulsiva.

Auch hier liegt die Sache so, daß man nicht mehr an eine eigene Erkrankung denkt, wie das früher geschah, sondern daß man in dem Absterben und Ausstoßen von Zahnkeimen bei Säuglingen — darin besteht die Folliculitis expulsiva — heute nur die Folge einer *Osteomyelitis des Säuglingsalters* erblickt. Die Osteomyelitis ihrerseits geht aus entweder von feinen Verletzungen der Mundschleimhaut oder von einer diffusen Stomatitis oder aber die Infektionskeime sind auf hämatogenem Wege in den kindlichen Kiefer gelangt. Mit der Ausbreitung der Entzündung im Kieferinnern müssen auch die Zahnkeime ergriffen und nekrotisch werden. Die Zahl der Keime, die dem Prozeß zum Opfer fallen, richtet sich nach der Ausdehnung der Osteomyelitis. Soweit eine Behandlung bei den Säuglingen möglich ist, wird sie sich gegen die Osteomyelitis zu richten haben.

Bednarsche Aphthen. Ulcera pterygoidea palati.

Hierbei handelt es sich um oberflächliche Geschwüre, die meist symmetrisch zu beiden Seiten der Raphe an der Stelle entstehen, wo der Hamulus pterygoideus nahe an die Mundschleimhaut heranrückt. Das Bild kommt nur beim Säugling vor; es hat nichts mit der Stomatitis ulcerosa zu tun, wie sie auf früheren Seiten geschildert wurde, sondern ist das Produkt übereifrigen oder derben Auswischens der Säuglingsmundhöhle. Die kindliche Mundschleimhaut ist sehr leicht zu verletzen und bei ihrer Zartheit unterläßt man das Auswischen am besten ganz, solange noch keine Zähnchen durchgebrochen sind. Das ist die beste und sicherste Prophylaxe gegen die Bednarschen Aphthen; jedenfalls muß das Auswischen unbedingt eingestellt werden, wenn Ulcerationen hervorgerufen worden sind; diese heilen dann schnell von selbst.

Faulecke. Perlèche.

Man versteht darunter flache Einrisse in den Mundwinkel, die ungemein hartnäckig sind und ein typisches Bild zeigen: die Ränder sind etwas verdickt, die Umgebung gerötet, die Einrißstelle selbst erscheint geschwürig mit gelblichem oder weißlichem Belag. Charakteristisch ist die radiäre Ausstrahlung vom Mundwinkel aus. Was die Häufigkeit anlangt, so fand Schwab unter 17 000 Volksschulkindern in 0,75% die Faulecke. Als Ursache wird Zersetzung von Speichel in nischenförmigen Einbuchtungen des Mundwinkels sowie Unreinlichkeit und mangelnde Mundpflege angenommen. Die Hartnäckigkeit des Prozesses erklärt sich allein schon leicht aus der Bewegung, in der sich die Mundwinkel meist befinden. Darunter hat auch die Behandlung zu leiden, die sich tagsüber meist auf das öftere Auftragen milder Salben (Zinksalbe usw.) beschränken muß. Für die Nacht ist eher ein kleiner Salbenheftpflasterverband möglich und empfehlenswert.

e) Erkrankungen der Speicheldrüsen.

Durch Fremdkörper hervorgerufene Erscheinungen.

Speichelsteine. Cysten.

Besonders der Ductus submaxillaris läßt öfter Fremdkörper erkennen, die an der Caruncula salivalis eingedrungen sind. Solche Fremdkörper, wie man sie häufiger hier findet, sind Getreidegrannen, Fischgräten, Borsten der Zahnbürste, gelegentlich auch kleine Fruchtkörnchen. Die Fremdkörper brauchen nicht unbedingt Störungen zu machen, bisweilen aber ist der Gang folgender: Der Fremdkörper inkrustiert sich allmählich mit Kalkniederschlägen aus dem Speichel, und es entwickelt sich ein Speichelstein (Abb. 426), der rein mechanisch den Ausführungsgang der Speicheldrüse verlegt oder wenigstens bei gesteigerter Speichelsekretion den Abfluß verhindert. Die

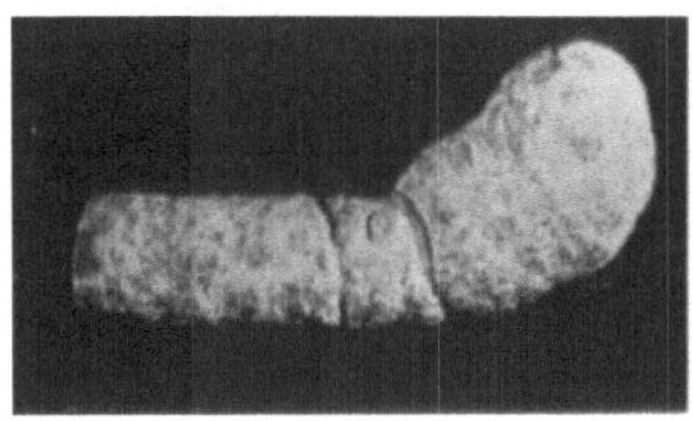

Abb. 426. Ein Speichelstein in natürlicher Größe.

Folge davon ist dann, daß solche Patienten beim Kauen eine schmerzhafte Schwellung am Mundboden bekommen, die erst nach und nach von selbst wieder verschwindet, außerdem aber auch durch streichende Bewegungen mit dem Finger von rückwärts nach vorn rascher ihres Inhaltes, des gestauten Speichels entleert werden kann. Neben diesen „*Gangsteinen*" gibt es auch „*Drüsensteine*", die in der Drüse selbst liegen und weniger Beschwerden zu machen pflegen als die Gangsteine. Ein anderes Bild, das sich nach dem Eindringen des Fremdkörpers entwickeln kann, ist dies: Durch das miteingeschleppte Infektionsmaterial wird eine Entzündung und Abszeßbildung herbeigeführt; die Schwellung fühlt sich in diesem Falle derb an, ist sehr druckempfindlich und bleibt unabhängig vom Kauen gleich stark.

Statt dieses akuten Ablaufes kann sich auch ein anderes mehr chronisch gestaltetes Bild entwickeln: Der Fremdkörper führt durch einen dauernden Reiz allmählich zu einer Entzündung der Wand des Ausführungsganges; es kommt zu einer Verengung des Ganglumens durch narbige Strukturen, und nun staut sich der produzierte Speichel dauernd an der verengten Stelle. So entsteht eine sog. *Retentionscyste des Speichelganges*. Daneben gibt es Retentionscysten der Speicheldrüsen selbst, die auf ähnliche Ursachen, auf Speichelstein, auf chronisch-entzündliche Verengung der Sammelkanäle, gelegentlich auch auf Kompressionsverschluß der Ausführungsgänge durch ein außerhalb gelegenes Moment zurückzuführen sind.

Am häufigsten sind Retentionscysten der erwähnten Art zu finden an der Sublingualis und ihrem Ausführungsgang, an der Submaxillaris und der BLANDIN-NUHNschen Drüse; seltener sind sie an der Parotis zu beobachten. Dafür kommt an der Parotis eine andere eigentümliche Affektion vor, die sog. *Pneumatocele*, und zwar bei Glasbläsern, welche den intrabuccalen Druck der aufgeblasenen Wange zum Blasen verwenden; dabei kann auch Luft durch den Ductus parotideus bis in die Parotissammelkanäle gepreßt werden, und es bildet sich in der Parotisgegend ein- oder doppelseitig vor dem Ohr eine etwa taubeneigroße Geschwulst, welche bei der Palpation das eigenartige Knistern des Hautemphysems erkennen läßt. Durch mehr oder minder kräftige Kompression gelingt es meist, die Luft wieder zu exprimieren.

Die am Mundboden sich bildenden Retentionscysten der hier befindlichen Drüsen werden unter dem Namen *Ranula* (Abb. 427 und 428) (Fröschleingeschwulst) zusammengefaßt. Von den gewöhnlich zentral gelegenen Dermoidcysten unterscheiden sie sich außer ihrer mehr blaßbläulichen Farbe und reinen Fluktuation auch durch die Lage im rechten oder linken Seitenabschnitt des Mundbodens. Wenn das Wachstum der Ranula an sich auch ein sehr langsames ist, so können sie doch eine recht erhebliche Größe erreichen, die zur Verlagerung der Zunge führt und den Ausgangspunkt nicht immer genau erkennen läßt; durch die Stauung des Drüsensekrets wird allmählich auch die Unterkinnpartie nach außen vorgewölbt wie bei einem Frosch, woher auch der Name stammt. Um gleich noch die *Therapie der Ranula* zu erwähnen, so ist bei kleineren

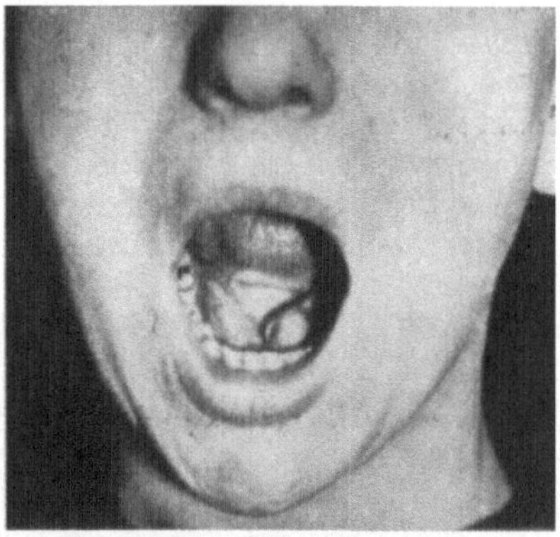

Abb. 427. Ranula von geringerer Ausdehnung.   Abb. 428. Ranula von großer Ausdehnung.

derartigen Retentionscysten die totale Ausschälung das sicherste, sicherer jedenfalls als die Injektion von Jod usw. („um den Cystensack zum Schrumpfen zu bringen“).

Bei großen Cysten ist eine ebenso einfache wie zuverlässige Methode die: Man schneidet aus der oberflächlichen Wand der Cyste ein größeres Fenster aus und vernäht die Cystenwand mit der Schleimhaut der Mundhöhle.

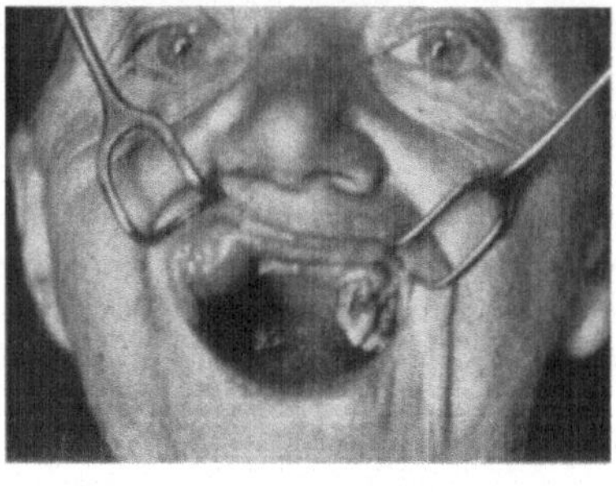

Eine andere, nur wesentlich kleinere Form sind die sog. *Schleimcystchen,* wie sie gerne an der Lippen-, gelegentlich auch an der Wangenschleimhaut vorkommen (Abb. 429). Auch hier handelt es sich um die Verlagerung des Ausführungsganges (oft als Spätfolge eines Traumas wie Biß) und die Stauung des Sekretes. Diese Schleimcystchen werden etwa kirschkerngroß. Ihre Therapie besteht in der Ausschälung.

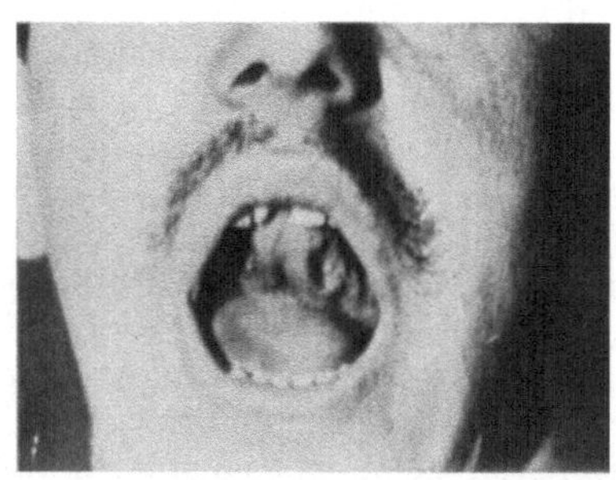

Abb. 429. Lippenschleimcyste (Oberlippe rechts).

Die *Diagnose der Speichelsteine* bereitet keine großen Schwierigkeiten, wenn die entzündlichen Erscheinungen nicht gar zu sehr im Vordergrund stehen; aber auch dann hilft das Röntgenbild, in dem sich die Speichelsteine sehr deutlich abheben, leicht das Kalkgebilde erkennen. Bei der Palpation (unter geringer Infiltration) läßt sich der Speichelstein oft als ein sehr harter und meist gut beweglicher Körper feststellen, wenn die Fingerspitzen der einen Hand den Mundboden intraoral und gleichzeitig die Fingerspitzen der anderen Hand ihn extraoral abtasten. Die Therapie kann wenigstens bei größeren Steinen nur in der chirurgischen Entfernung bestehen. Kleine Kalkkonkremente lassen sich mitunter unter vorsichtig streichender Bewegung an der Papilla salivalis inferior herauspressen.

Mikuliczsche Krankheit.

Mikulicz hat eine eigentümliche symmetrische Erkrankung der Tränen- und Speicheldrüsen beschrieben, deren Ätiologie noch nicht sichersteht. Außer bei diesen Drüsen findet sich auch eine Vergrößerung bei den Gaumendrüsen, welche dann wie kleine Tumoren neben der Raphe hervorragen. Ein Teil der Fälle stellt ein rein lokales Leiden dar und ist in der Prognose günstig, andere Fälle sind mit Schwellungen der Lymphdrüsen und der Milz verbunden oder zeigen Blutveränderungen wie bei der Pseudoleukämie und Leukämie. Hier ist die Prognose ungünstig. Charakterisiert sind die Schwellungen durch Lymphocyteninfiltrationen des Drüsenbindegewebes. Für die Behandlung kommt hauptsächlich Bestrahlung in Betracht.

Parotitis epidemica.

Die Parotitis epidemica ist eine Infektionskrankheit, die hauptsächlich Jugendliche und Kinder befällt und in Schulen mitunter klassenweise auftritt. Nach einer Inkubationszeit von 2—3 Wochen tritt eine Schwellung der Drüse unter Fiebererscheinungen auf. Erst ist nur die Gegend der Drüse selbst geschwollen, dann beteiligt sich aber auch durch Bildung eines kollateralen Ödems die ganze Gesichtshälfte daran. Meist ist die Krankheit einseitig, seltener doppelseitig. Im Volksmunde ist sie bekannt unter dem Namen *Mumps* oder *Ziegenpeter*. Die Infektion der Parotis erfolgt nach Seifert durch den Ductus Stenonianus.

Eine häufige Komplikation ist bei Knaben Hodenschwellung, bei Mädchen Anschwellung und Druckempfindlichkeit der Ovarien. Die subjektiven Erscheinungen sind im allgemeinen gering, fehlen mitunter auch gänzlich. Die Temperatursteigerung ist mäßig. Kauen, Schlucken und Sprechen sind erschwert. In 8—14 Tagen ist der Prozeß meist abgelaufen. Die Prognose ist für gewöhnlich günstig; manchmal kommt es allerdings zu einer Vereiterung der Drüse, welche eine Spaltung von außen her erfordert.

Sekundäre Parotitis.

Bei schweren Infektionskrankheiten wie Typhus, Diphtherie, Pneumonie, dann bei Sepsis, Peritonitis usw. kommen Vereiterungen der Parotis als Komplikationen vor. Offenbar handelt es sich um sekundäre Infektion von der Mundhöhle, vielleicht auch vom Blutwege aus. Soweit die Einwanderung der Erreger in den Ductus parotideus von der Mundhöhle aus in Betracht kommt, kann sorgfältige Mundpflege bei dem Kranken, die durch das Pflegepersonal auszuführen wäre, prophylaktisch günstig wirken. Auch Tuberkulose und Aktinomykose der Parotis können auf diesem Wege entstehen, während eine primäre Tuberkulose der Parotis recht selten ist.

3. Erkrankungen der Kieferknochen.

Soweit der Kieferknochen Bestandteil des Parodontiums ist, hat seine Pathologie schon früher (S. 299) eine Besprechung erfahren, da sonst die krankhaften Vorgänge am Zahnhalteapparat nicht hätten in ihrem ganzen Umfang verständlich gemacht werden können. Im folgenden sollen nunmehr die Erkrankungen der Kieferknochen besprochen werden, die namentlich auch den Kieferkörper betreffen und mehr oder weniger unabhängig vom Zahnsystem sind. Das schließt natürlich nicht aus, daß der Krankheitsprozeß seinem Ausgangspunkt nach doch odontogen sein kann. Als wichtigste Erkrankungen der Kieferknochen kommen in Betracht: 1. das Trauma, wobei hauptsächlich an die Kieferfrakturen zu denken ist; 2. die Entzündungen spezifischen und unspezifischen Charakters. Im weiteren Sinne kann man hierher auch noch rechnen 3. die Erkrankung der Kieferhöhle und 4. die

Erkrankung des Kiefergelenks einschließlich der Kieferklemme. Die chemisch-toxischen Schädigungen, wie die Phosphornekrose, sind schon an anderer Stelle (S. 309) erörtert worden. Bei den Tumoren, die schließlich auch noch hierher gehören, sind wenigstens in fortgeschritteneren Graden die Weichteile meist auch so stark beteiligt, daß dieser Abschnitt besser anschließend für Weichteile und Knochen des Mundhöhlengebietes gemeinsam besprochen wird. Ein Gleiches gilt für gewisse Entwicklungsstörungen, wie die Spaltbildungen des Oberkiefers und das Trema medianum connatale.

Was schon einleitend zur Pathologie der Weichteile gesagt worden ist, muß hier mit Nachdruck noch einmal wiederholt werden: ein Ersatz für die einschlägigen Vorlesungen und Kurse können und sollen die gesamten Ausführungen nicht sein; dafür sind sie schon viel zu kurz gefaßt oder mußten vielmehr sehr kurz gefaßt werden, wenn bei beschränktem Raume die Pathologie und Therapie der Zähne ausführlich zu Worte kommen sollte. Es kann also auch hier nur für jeden, der sich mit den Erkrankungen der Kieferknochen eingehender befassen will, der Hinweis auf die Spezialliteratur gegeben werden.

a) Traumatische Schädigungen.

Hierbei ist, wie schon erwähnt, in erster Linie an die Brüche des Ober- und Unterkiefers zu denken; dann kommen in Betracht die Kieferschußverletzungen und endlich ist noch zu gedenken der Luxation des Unterkiefers.

α) Kieferbrüche.

Frakturen können den Oberkiefer wie den Unterkiefer, aber auch beide Kiefer zugleich betreffen. Im Verhältnis zu den Frakturen anderer Knochen kommen die Kieferfrakturen relativ selten vor; doch sind Brüche der Kiefer unter den Brüchen der Knochen des Gesichtsschädels immer noch die häufigsten; das männliche Geschlecht ist weitaus häufiger betroffen. Dem Lebensalter nach beobachtet man die meisten Frakturen zwischen dem 20. und 40. Jahre, was aus beruflicher Tätigkeit heraus verständlich ist. Die Frakturen des Unterkiefers sind infolge der exponierten Lage dieses Knochens häufiger als die des Oberkiefers oder beider Kiefer. Sehr erheblich trägt zu der Zunahme der Kieferbrüche in den letzten Jahren der gesteigerte Verkehr (Auto, Motorrad) bei.

Wie bei den anderen Knochenbrüchen unterscheidet man bei den Kiefern einfache und komplizierte Frakturen, d. h. solche ohne und solche mit gleichzeitiger Verletzung der Haut bzw. Schleimhaut. Im Gegensatz zu den an anderen Knochen beobachteten Frakturen herrschen an den Kiefern die komplizierten vor. Besonders im Innern der Mundhöhle sind Zerreißungen des Zahnfleisches sehr häufig. Es ist das ohne weiteres begreiflich, wenn man bedenkt, wie innig der Zusammenhang zwischen Schleimhaut, Periost und Alveolarfortsatz ist.

Unterkieferfrakturen.

Im Unterkiefer lassen sich unterscheiden Frakturen des Kieferkörpers, des Alveolarfortsatzes, des aufsteigenden Kieferastes, des Gelenkfortsatzes und des Processus coronoideus. Hiervon trifft auf die Brüche des Kieferkörpers der größere Prozentsatz.

Die Unterkieferfrakturen können durch *direkte* und *indirekte Gewalt* entstehen, häufiger sind sie durch direkte Gewalteinwirkung wie Stoß, Schlag, Fall, Wurf hervorgerufene Brüche. Eine Fraktur durch indirekte Gewalt kommt beispielsweise zustande, wenn ein Wagenrad über eine Gesichtshälfte geht. Es werden dann die beiden aufsteigenden Kieferäste gegeneinander gedrückt, der Kieferbogen kann dieses Zusammenpressen seiner Enden nicht aushalten und bricht in der Mittellinie *(Biegungsbruch).* Oder ein anderes Beispiel: Jemand fällt auf das Kinn, dadurch wird der Unterkiefer im ganzen so stark nach rückwärts gestoßen, daß das am Widerstand auftreffende Gelenkköpfchen an seinem Halse abbricht. Natürlich kann ein Kiefer auch mehrfach brechen. Die Kieferknochen stehen sogar mit an erster Stelle unter den Knochen, die Doppel- und mehrfache Brüche aufweisen. Es kann zu Quer-, Schräg- und Splitterfrakturen kommen.

Als Kardinalsymptome einer Fraktur können bei Unterkieferbrüchen zur Beobachtung gelangen: Dislokation, Bruchschmerz, abnorme Beweglichkeit, Crepitation, fortgeleiteter Druckschmerz, Schwellung, Blutergüsse. Die *Dislokation* (hierzu Abb. 430—434) richtet sich bei den Unterkieferbrüchen in der Hauptsache nach der Insertion der Muskeln, d. h. der Mundöffner und Mundschließer. Je nach der Einwirkung dieser Muskelgruppen auf die Bruchstücke

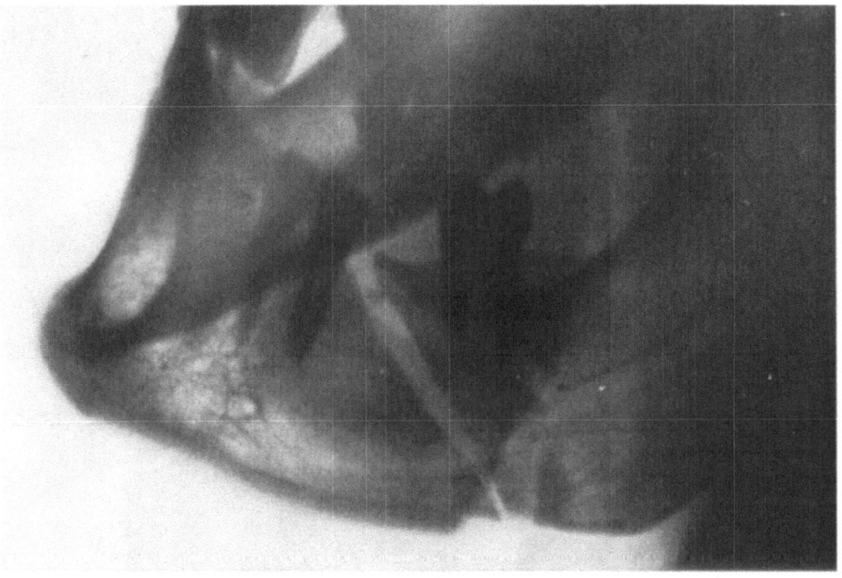

Abb. 430. Röntgenbild einer Unterkieferfraktur. Schrägfraktur ohne wesentliche Dislokation.

wird der Grad der Dislokation und die Verschiebung der Bruchstücke gegeneinander verschieden sein. Halten sich die Muskeleinwirkungen die Waage, wie dies bei einem Bruch in der Mittellinie der Fall ist, so ist die Dislokation bei einfachen Brüchen gleich Null; unwesentlich sind auch die Verschiebungen, wenn die Frakturlinie auf einer Seite, und zwar innerhalb des Masseteransatzes verläuft, da der Muskel und seine sehnigen Ansätze kräftig genug sind, die Bruchstücke in annähernd normaler Lage zu halten. Liegt aber die Bruchlinie zwischen Mittellinie und vorderem Rand des Masseteransatzes, so steht das größere Bruchstück unter dem Zuge der Hälfte der Schließmuskeln und drei Viertel der Mundöffner; letztere haben das Übergewicht und ziehen das größere Bruchstück nach abwärts, während das kleinere Bruchstück mit dem Bruchende nach oben und innen disloziert wird.

Bei Frakturen am Kieferwinkel oder am aufsteigenden Kieferast, also hinter dem Masseteransatz wird das kurze Bruchstück nur noch vom M. temporalis und pterygoideus externus beeinflußt, es wird nach oben und innen sowie etwas nach vorn geschoben, während das große Bruchstück nach der kranken Seite hin verschoben wird; geht man mit dem Finger in den rückwärtigen Abschnitt der oberen Wangenumschlagsfalte ein, so spürt man, wie fest der frakturierte Kieferast mit seinem Bruchende gegen den Oberkiefer herangezogen wird.

Bei Frakturen des Processus coronoideus allein wird dieser von der Sehne des M. temporalis hochgezogen; Funktionsbehinderung braucht damit nicht

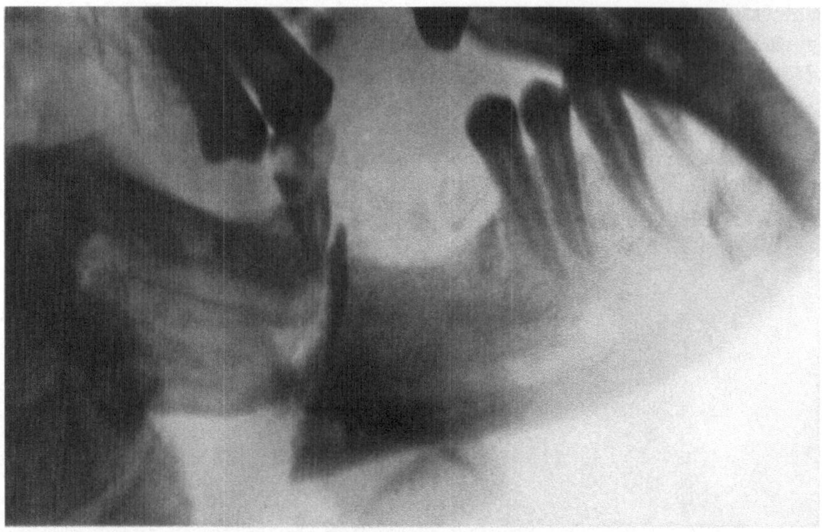

Abb. 431. Röntgenbild einer Unterkieferfraktur. Querfraktur mit Dislocatio ad latus.

verbunden zu sein; wohl aber kann die Funktionsbehinderung und namentlich der Schmerz beim Öffnen des Mundes und beim Kauen sehr ausgeprägt sein, wenn der Gelenkfortsatz frakturiert ist; der Unterkiefer mit seiner Zahnreihe ist dabei

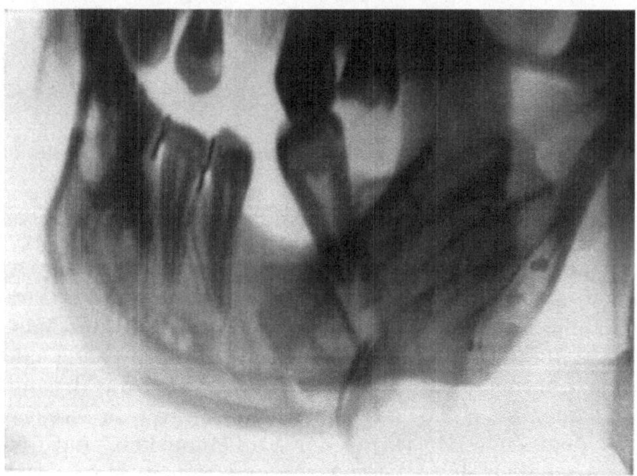

Abb. 432. Röntgenbild einer Unterkieferfraktur. Querfraktur mit Dislocatio ad latus et ad longitudinem.

ebenfalls etwas nach der kranken Seite hin verschoben. Sind beide Gelenkköpfchen abgebrochen, so ist der Unterkiefer im ganzen nach rückwärts disloziert.

Nun kann der Kiefer, wie schon erwähnt, nicht nur einfach, sondern auch doppelt frakturiert sein. Betrifft eine solche doppelte Fraktur die Kinngegend, so entsteht ein typisches Bild: die an und um die Spinae mentales internae sich ansetzenden Muskeln (Genioglossus, Geniohyoideus und der vordere Bauch des Biventer) ziehen das Kinn nach hinten und unten, wodurch dann die ganze Kinngegend in charakteristischer Weise abgeflacht erscheint. Bei doppelter Fraktur in den seitlichen Partien des Unterkiefers ist das frakturierte Stück durch den Muskelzug meist gegen das Innere der Mundhöhle geneigt.

Scheinbar auffällig ist das häufigere Auftreten von Kieferfrakturen an den gleichen Stellen. Solche Stellen sind die Gegend der unteren Eckzähne und die Gegend des Weisheitszahnes (namentlich wenn dieser noch nicht durchgebrochen ist). Die einfache Erklärung für diese „Prädilektionsstellen" ist, daß durch die der kräftigen Eckzahnwurzel entsprechende große Alveole und beim noch nicht durchgebrochenen Weisheitszahn durch den diesem entsprechenden Hohlraum im Kiefer eine Schwächung im Kontinuitätsgefüge der Mandibula stattfindet, die starker

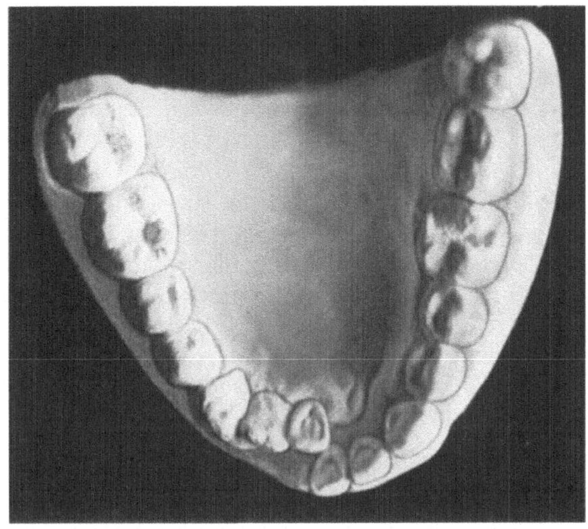

Abb. 433. Unterkieferfraktur im Frontabschnitt. Die Dislokation ergibt sich aus der Zahnstellung.

Gewalteinwirkung weniger Widerstand leisten kann. Als Schwachpunkt muß auch das Collum proc. condyloidei bezeichnet werden, das ebenfalls häufiger frakturiert.

Komplikationen. Abgesehen von einigen indirekten Brüchen und von Frakturen im Bereich des Unterkieferastes sind *fast stets mit dem Kieferbruch auch Verletzungen der Weichteile verbunden.* Dadurch ist an sich die Möglichkeit einer Wundinfektion und einer starken Beeinträchtigung des Heilverlaufes gegeben. Zum Glück ist aber die Weichteilheilungstendenz in der Mundhöhle eine sehr gute und in vielen Fällen bleibt die Heilungsstörung aus; in anderen Fällen kommt es nur zur Abstoßung kleiner, sequestrierter Knochenstücke, die längere Zeit in Berührung mit dem Speichel gestanden hatten; bis deren Entfernung vor sich gegangen ist, kann eine stärkere oder geringere Entzündung oder Fistelbil-

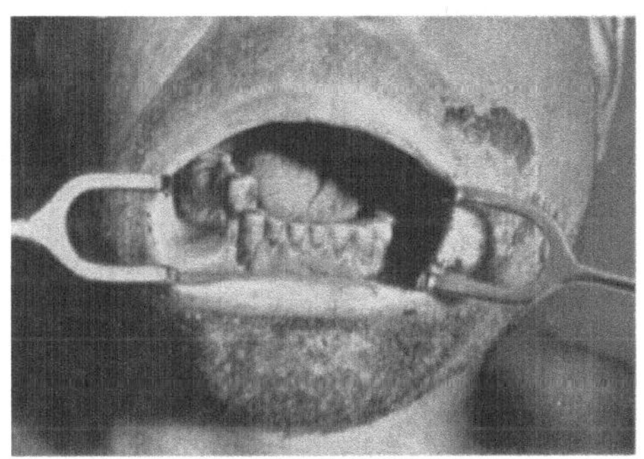

Abb.434. Unterkieferfraktur hinter dem Eckzahn. Das distale Bruchstück ist gehoben.

dung bestehen. Schwere Krankheitsbilder werden dagegen beobachtet, wenn mit der Fraktur auch eine Verletzung des Mundbodens oder der Zunge verbunden war.

Statt nach der Mundhöhle zu kann die Weichteildurchtrennung auch von außen her durch die Haut hindurch stattgefunden haben. Besonders unangenehm sind solche Hautverletzungen, wie sie durch eine sehr starke, stumpfe Gewalt (Hufschlag usw.) hervorgerufen werden, weil dabei vielfach die Haut in größerer Ausdehnung vollkommen zerquetscht wird und sich lange dauernde Eiterungen anschließen können. Oft sind damit auch Splitterungen des Kieferknochens verbunden und Abstoßung von Knochenstücken ist dabei die Regel. Wichtig ist in allen Fällen die Tetanusprophylaxe!

Durch die Gewalteinwirkung kann ferner die Lockerung eines oder mehrerer Zähne stattfinden oder Zähne werden ausgeschlagen oder abgebrochen. Bei schrägem Verlauf der Bruchlinie kann diese auch durch die Wurzel eines Zahnes gehen, ohne daß er in der Alveole gelockert zu sein braucht. Eine leicht verkannte Störung in der Heilung ergibt sich, wenn die Bruchlinie durch den Fundus der Alveole geht und in der Folge dann *die Pulpa des betreffenden Zahnes nekrotisch* wird; namentlich bei komplizierten Frakturen sind solche Pulpen meist verloren und von derartigen Zähnen aus wird dann die Frakturheilung verhindert. *Zuverlässige Röntgenaufnahmen sind daher wie bei allen Frakturen ganz unerläßlich.*

Behandlung der Unterkieferfrakturen. Der Hauptanteil an der Behandlung fällt der zahnärztlichen Technik zu, die durch entsprechende Apparate für Beseitigung der Dislokation und Ruhigstellung der Fragmente zu sorgen hat (s. S. 664f.). Eine Knochennaht, wie sie früher, namentlich bei zahnlosen Kiefern wohl üblich war, wird heute mit Recht immer seltener gemacht. Ganz allgemein kann man sagen, daß die Behandlungsverhältnisse um so günstiger sind, je früher man den Patienten nach dem Unfall zu Gesicht bekommt. Bei komplizierten Frakturen wird natürlich die Versorgung der verletzten Weichteile die allernächste Aufgabe sein. Die Wunden werden gereinigt, zerfetzte Ränder abgetragen, Fremdkörper werden entfernt; wo angängig werden Nähte mit entsprechenden Lücken für die Tamponade gelegt. Mit der Entfernung von Knochenstücken, soweit sie nicht ganz losgelöst und an die Oberfläche geschoben sind, wird man zunächst noch sehr zurückhaltend sein; das gleiche gilt für gelockerte Zähne; herausluxierte Zähne können oft durch sofortige Reposition noch gerettet werden, wenn der Alveolarfortsatz nicht zu sehr zersplittert ist. An Hämatomen und Blutungen in die Haut wird man möglichst nichts machen. Im übrigen sind die Verbände anzulegen.

Oberkieferfrakturen.

Die Oberkieferbrüche sind seltener als die Unterkieferbrüche. Wie bei den letzteren kann man auch bei den Frakturen des Oberkiefers *direkte und indirekte Formen* unterscheiden. Die direkte Form ist die weitaus häufigste; Stoß, Fall, Schlag, Wurf sind auch hier die gewöhnliche Ursache. Bei den indirekten Formen handelt es sich um das Fortwirken einer Gewalteinwirkung auf das Kinn, die Nase, den Jochbogen. Bei Sturz ist eine Oberkieferfraktur oft nur eine Teilerscheinung der Kopfverletzungen; Schädelbasis- und andere Frakturen können damit verbunden sein; namentlich Verkehrsunfälle, Einbrechen eines Gerüstes, Absturz mit einem Flugzeug führen häufig zu derartig schweren Verletzungen.

Starke Benommenheit oder Bewußtlosigkeit, Erbrechen, Blutungen aus der Nase und Ohr, Blutungen unter die Augenbindehaut und in die Orbita müssen immer an eine Schädelbasisfraktur denken lassen, die mit einer mehr oder weniger starken Gehirnerschütterung verbunden ist.

Weniger gefahrdrohend sind andere Komplikationen, die mit der Oberkieferfraktur vergesellschaftet sein können: Verletzungen des Ductus nasolacrimalis, was Tränenträufeln und oft auch die Entstehung einer Tränengangfistel zur Folge hat, Verletzungen des Canalis infraorbitalis und seines Inhaltes, kenntlich durch Blutaustritt am unteren Augenlid und Sensibilitätsstörungen im Bereich des N. infraorbitalis, Verletzungen der Kieferhöhle, wobei gelegentlich ein Hautemphysem beobachtet wird, Verletzungen des Nasenbodens oder der Nasenseitenwände und ähnliches mehr.

Die Fraktur kann einen Oberkiefer allein betreffen, wobei meist die faciale Wand des Antrums eingebrochen wird. Es kann aber auch ein ganzer Oberkiefer oder ein großer Teil desselben vom übrigen Schädel abgesprengt und je nach der Gewaltrichtung gesenkt (Abb. 435) oder gegen den anderen Oberkiefer hin gekeilt werden. Harmloser sind die Frakturen des Alveolarfortsatzes, wie sie mitunter auch bei zahnärztlichen Maßnahmen zustande kommen. Besonders gefährlich ist die Verwendung des Leklüse oder eines sonstigen Hebels bei großer Kraftentfaltung zur Entfernung des oberen Weisheitszahnes; nicht nur das ganze Tuber maxillare, auch ein Teil des Processus pterygoideus kann dabei abgesprengt werden.

Für Brüche, an denen beide Oberkiefer zugleich beteiligt sind, hat LE FORT drei typische Bruchlinien angegeben (Abb. 436). Die eine geht quer durch die Nasenwurzel, verläuft dann am Boden der Orbita nach vorn und geht hier auf den Ansatz des Processus zygomaticus des Os maxillare über; die zweite beginnt ebenfalls an der Nasenwurzel, verläuft jederseits quer durch die Augenhöhle zum Processus frontalis des Zygomaticus und schließlich zum Processus temporalis des Jochbeins; die dritte typische Frakturlinie verläuft in der Höhe des Nasenbodens horizontal nach rückwärts unter Eröffnung des beiderseitigen Antrums.

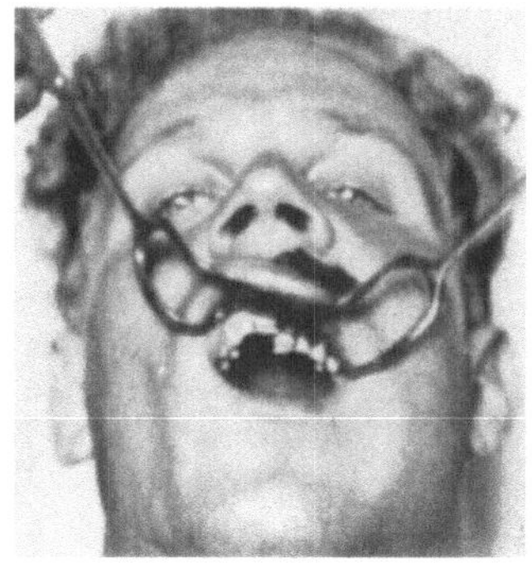

Abb. 435. Oberkieferfraktur. Die Dislokation ergibt sich aus der veränderten Zahnstellung.

Dislokationen in dem Umfang, wie wir ihnen bei der Unterkieferfraktur so oft begegnen, fehlen wohl meist bei den Oberkieferbrüchen. Zwei Bilder finden sich am häufigsten: Entweder sind der oder die Oberkiefer *gesenkt* und lassen sich relativ leicht in die ursprüngliche Lage zurückbringen, oder aber das Bruchstück ist im übrigen Gesichtsschädel *verkeilt* und das manchmal so fest, daß die Reposition nur nach und nach maschinell gelingt.

Behandlung der Oberkieferfrakturen. Bei schweren Unfällen und Brüchen an der Schädelbasis wird die Behandlung der Oberkieferfrakturen zurücktreten müssen gegenüber der Notwendigkeit, in erster Linie die Gehirnerschütterung

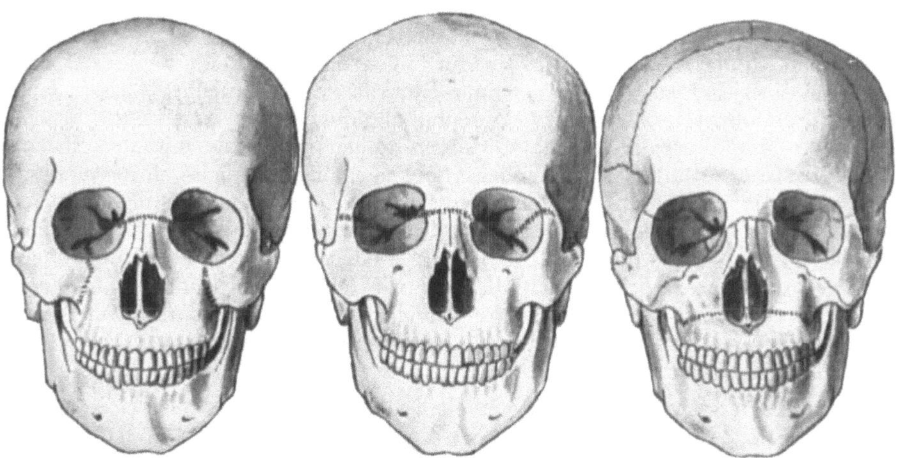

Abb. 436. Typische Bruchlinien nach LE FORT (SCHRÖDER).

und die Schädelbasisfraktur zu berücksichtigen. Lange anhaltende Bewußtlosigkeit und der Zwang zu absoluter Ruhe lassen die zahnärztliche Mithilfe oft erst nach einer längeren Reihe von Tagen zu. Auch dann kann es sich des öfteren vorerst nur um einen provisorischen Verband oder eine provisorische Schiene handeln, die einen gesunkenen Oberkiefer heben sollen, um die Nahrungsaufnahme etwas zu erleichtern. Für die günstiger liegenden Fälle kommen dieselben Grundsätze in Betracht, wie sie bei der Unterkieferfraktur erwähnt wurden. Im übrigen hat auch beim Oberkieferbruch die zahnärztlich-chirurgische Prothetik die Hauptarbeit zu leisten (s. S. 671 f.).

β) Kieferschußverletzungen.

Nach den Lehren des Weltkrieges entfallen von Kopfverletzungen 50—60 %
auf das Kiefergebiet; von diesen wieder entfallen nach G. FISCHER etwa 70 %
auf den Unterkiefer. Perforationsschüsse ohne Knochenfraktur sind schon im
Oberkiefer relativ selten, im Unterkiefer sind sie fast ungewöhnlich zu nennen;
die meisten Kieferschußverletzungen sind von umfangreichen Brüchen der Knochen
begleitet. Die Art der Geschosse und ihre Durchschlagskraft, die Schußweite
oder -nähe, die Art des Einschlages (Querschläger!) bestimmen im wesentlichen
den Umfang. Einzelsprünge mit großen Bruchstücken, dann Splitterbrüche,
dann Abreißen ganzer Knochenabschnitte sind die hauptsächlichsten Arten von
Knochenverletzung. Hierzu kommt eine entsprechend umfangreiche Weichteilverletzung, bei der aber vielfach nicht so sehr das Projektil selbst das Maß und
die Form bestimmt, sondern die von dem Fremdkörper verursachten sog. *Sekundärprojektile*, also z. B. losgerissene Compactasplitter, Zahnkronen usw., denen
durch das einschlagende Geschoß immer noch eine erhebliche Gewalt verliehen
wird. Zu den unmittelbaren Knochenverletzungen können dann noch *Fernwirkungen
hinzukommen*, namentlich Brüche am aufsteigenden Kieferast und seinen Fortsätzen, die sich aber gewöhnlich als einfache Brüche ohne Weichteilbeteiligung
charakterisieren.

Was die erste Versorgung der Weichteile anlangt, so liegt ja mitunter die Ver-
suchung nahe, die weit klaffenden Wundränder primär zu vernähen. Die Erfahrung
lehrt aber, daß dadurch eher eine Verschlimmerung als eine Besserung des Zustandes herbeigeführt wird. Reichliche Sekretion ist bei den direkten oder indirekten Schußverletzungen der Weichteile die Regel und *Sorge für guten Abfluß
des Sekretes ein wichtiges Gebot*. Es dürfen daher nur einige sehr weit auseinander-
liegende Situationsnähte vorgenommen werden, in deren Zwischenräume eventuell Gazestreifen als Docht einzulegen sind. Sonst ist aber die Schußverletzung
durchweg als eine infizierte Wunde anzusehen, für die nur die sekundäre Heilung
in Betracht kommt. Vor allem ist erst für eine gründliche Reinigung der Wunde
mit Hilfe eines Irrigators zu sorgen; zur Not tut es gewöhnliches Wasser, sonst
warme, physiologische Kochsalzlösung und anderes. Dann werden die Weichteile nach Fremdkörpern, Schmutz, Geschoßteilen (soweit sie mit der Pinzette
leicht zu fassen sind) Zahnstückchen, Knochensplittern abgesucht. Derartige
Knochensplitter, die aus dem Knochenverbande gelöst und räumlich entfernt
sind, sind ohnehin verloren; dagegen wird man sonst mit Frakturstückchen
tunlichst konservativ verfahren, da immer wieder überraschende Einheilungen
erlebt werden. Auch mit Weichteillappen wird man sehr schonend umgehen,
die Defekte werden ohnehin meist groß genug! Oft genügt eine schmale Basisbrücke vollständig, um den Lappen vor der Nekrose zu bewahren und so wieder
wertvolles Material zu retten.

Nach dem ersten Versorgen der Weichteile wird den Knochenverletzungen,
den Dislokationen der Frakturstücke, den Zahnverhältnissen die Aufmerksamkeit
zu schenken sein. Vielfach wird am Zahnfortsatz für den ersten Notbehelf nur ein
Drahtverband oder eine rasch gegossene Schiene in Betracht kommen, ehe die
später noch genau zu schildernden Apparate angelegt werden können. *Jedenfalls stellen die Kieferschußverletzungen, das hat der Weltkrieg in ausreichendstem
Maße gezeigt, ein weites und dankbares Feld der Betätigung für den Zahnarzt dar.*
In jedem Stadium des Heilungsverlaufes kann er wertvolle Hilfe leisten: von den
ersten Notverbänden an bis zu den kompliziertesten, für den Einzelfall erdachten
Apparaten; von der einfachen Zinnunterlage für Plastiken an bis zur prothetischen Erstellung großer Gesichtsabschnitte. Auch bei der Bekämpfung von
Narbenwirkung (cicatricieller Kieferklemme, bei narbiger Verengerung der Mund-
spalte usw.) kann die zahnärztliche Hilfe unentbehrlich werden.

Was den weiteren Verlauf bei Kieferschußverletzungen betrifft, so hängt dieser natürlich in hohem Maße davon ab, wieviel Verlust an harten und weichen Substanzen zu verzeichnen ist und wieweit durch Einbeziehung wichtiger Gebiete der Nachbarschaft die Verletzung kompliziert wird. Im Oberkiefer z. B. kann bei glatten Durchschüssen, obwohl meist die Kieferhöhle beteiligt ist, eine sehr schnelle Heilung eintreten, während im Unterkiefer glatte Durchschüsse kaum vorkommen und stets mit einer längeren Behandlungsdauer zu rechnen ist. Partielle und selbst totale Defekte des Oberkiefers können zahnärztlich-prothetisch verhältnismäßig leicht ersetzt werden, Defekte des Unterkiefers stellen später immer vor die Frage der Transplantation.

Bei größerem Substanzverlust muß man zur sog. *freien Transplantation* greifen. Von der Tibia oder dem Darmbeinkamm des Patienten wird z. B. ein entsprechend großes Stück samt Periost herausgemeißelt, der Span an seinen beiden Enden zugespitzt, jeweils in den Knochenstumpf des Unterkiefers ein Loch gebohrt und der Span so eingefügt, daß die zugespitzten Enden in den Bohrlöchern die Verankerung bilden. Darüber wird dann das Periost sorgfältig vernäht und der weitere Wundschluß durch Etagennähte versorgt. War man gezwungen, etwa einen aufsteigenden Ast zu exartikulieren, so wird ein Transplantat mit Gelenkfläche erforderlich. Ein solches findet sich z. B. im Mittelfußknochen. Das Gelingen einer Transplantation ist an mancherlei Bedingungen geknüpft. Die wichtigste ist: Das *Operationsgebiet muß völlig frei von Entzündungserscheinungen sein.* Eine andere Bedingung ist *Ruhigstellung des Transplantates*; diese kann aber nur erreicht werden, wenn der Kiefer an den Zähnen so geschient ist, daß sich die einzelnen Knochenabschnitte nicht leicht gegeneinander bewegen lassen.

Eine Transplantation kann völlig mißlingen, indem das Plantat in toto wieder ausgestoßen wird; es kann aber auch die feste Vereinigung an einem Ende erfolgen, während das andere Ende sich nicht mit dem Kiefer verbindet; so entsteht wieder eine *Pseudarthrose*. Eine solche Pseudarthrose kann übrigens auch bei geringem Substanzverlust und trotz Schienung vorkommen, wenn sich die Muskelfaserbündel, Perioststücke oder anderes in den Bruchspalt schieben und die Vereinigung der Bruchenden verhindern. Hier genügt allerdings meist ein relativ kleiner Eingriff, um die interponierte Substanz zu entfernen und die Knochenränder anzufrischen. Eventuell muß in den Spalt ein Knochenperioststückchen aus der Nachbarschaft geschlagen werden.

γ) Luxation des Unterkiefers.

Der Unterkiefer kann nach vorn und nach hinten luxiert werden, die weitaus häufigste Form der Luxation aber ist diejenige nach vorn.

Luxation nach vorn.

Bei sehr forcierter Mundöffnung kann das Kieferköpfchen über das Tuberculum articulare nach vorn hinwegtreten; durch die Kontraktion der Mundschließer und die Anspannung der Ligg. spheno- und stylomandibulare wird es bei diesem zu starken Nachvorn- und Abwärtsgleiten vor dem Tuberculum sofort in die Höhe gezogen und hier so fest an den Schädel herangepreßt, daß ein spontanes Zurückgehen über das Tuberculum nach rückwärts in die Gelenkpfanne nicht mehr möglich ist. Der Meniscus, der die abnorme Bewegung mitgemacht hat, steht zwischen Köpfchen und Tuberculum articulare eingeklemmt. *Die Gelenkskapsel reißt* — im Gegensatz zu anderen Luxationen — *gewöhnlich nicht ein*, die Luxation ist vielmehr meist eine intrakapsuläre. Allerdings kann sich bei der Luxation eine *Dehnung der Kapsel* einstellen, die so bald nicht wieder verschwindet; in dieser überdehnten Kapsel liegt die Gefahr, daß die Luxation sich nun auch schon bei weniger stark forcierter Mundöffnung einstellt und die Luxation eine *habituelle* wird.

Die Luxation nach vorn kann einseitig und doppelseitig sein. Bei der einseitigen Luxation ist der Mund leicht geöffnet; ihn zu schließen ist nicht möglich; das Kinn ist nach der gesunden Seite verschoben; vor dem Ohr der kranken Seite ist an Stelle des Gelenkköpfchens eine kleine Mulde zu fühlen. Bei der doppelseitigen Luxation ist der Mund weiter geöffnet; ein Kieferschluß ist auch hier weder aktiv noch passiv möglich; der ganze Unterkiefer mit dem Kinn steht nach vorn; beiderseits vor dem Ohr fehlt der länglich-rundliche Widerstand des Proc. condyloideus, statt dessen findet sich hier eine Mulde; ähnlich ist es im vorderen Gehörgang (Abb. 437).

Außer durch übermäßiges Öffnen des Mundes beim Gähnen, Schreien, dann durch Schlag oder Stoß von der Seite bei geöffnetem Munde kann die Unterkiefer-

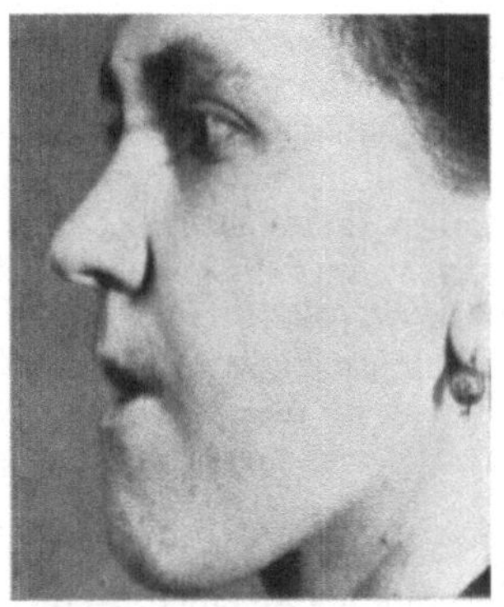

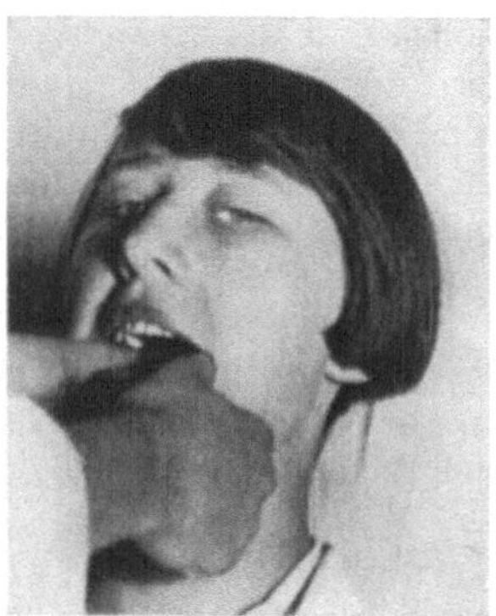

Abb. 437. Doppelseitige Unterkieferluxation.   Abb. 438. Reposition einer Unterkieferluxation.

luxation nach vorn auch beim gewaltsamen Öffnen des Mundes zum Zwecke von Zahnextraktionen eintreten; besonders leicht kommt dies bei tiefer Narkose infolge der Erschlaffung der Muskulatur zustande.

Die Reposition der Luxation ist sehr einfach: Man legt die mit einem Tuch oder Gaze umwickelten Daumen beider Hände flach auf die Kauflächen der hinteren Molaren des Unterkiefers, die übrigen Finger liegen von unten außen der Unterkieferbasis an; dann führt man mit dem Daumen einen kräftigen Druck nach abwärts und rückwärts und nun springt das Köpfchen meist in seine normale Lage zurück (Abb. 438). Selten ist notwendig, eine tiefe Narkose zu Hilfe zu nehmen. Besonders leicht ist die Reposition natürlich bei habitueller Luxation.

Nach der Reposition sind für etwa eine Woche alle stärkeren Mundöffnungen zu vermeiden, die Kost wird flüssig gewählt, eventuell wird, um einer habituellen Luxation möglichst sicher vorzubeugen, für die gleiche Zeit ein Schleuderverband getragen. Bildet sich trotzdem eine habituelle Luxation aus, so stehen verschiedene Behandlungswege zur Verfügung: Man kann eine Schrumpfung der Gelenkkapsel herbeiführen durch Einspritzung von Jod oder Alkohol in das Gelenk, oder aber man nimmt eine blutige Verkleinerung der Gelenkkapsel auf operativem Wege vor (besondere Operationsmethoden sind z. B. angegeben von LINDEMANN, von KONJETZNY u. a.), oder endlich man legt einen Retentionsapparat an, der am Oberkiefer befestigt wird, und von dem aus eine Pelotte gegen die Vorderseite des aufsteigenden Kieferastes führt, die ihn daran hindert, zu weit nach unten vorn zu treten.

Luxation nach hinten.

Sie kommt — an sich schon sehr selten! — fast ausschließlich beim weiblichen Geschlecht vor, bei dem der Raum unterhalb des Gehörganges meist flacher und weiter gestaltet ist als beim männlichen Geschlecht. Das Kieferköpfchen nimmt dabei den Weg unter dem Porus acusticus externus nach rückwärts und kommt vor den Processus mastoideus zu stehen, wo es leicht ertastet werden kann; die Zahnreihen sind fest geschlossen und können nicht voneinander entfernt werden, die obere Zahnreihe steht etwas vor.

Zur Reposition werden die Daumen von den Backentaschen aus auf die Gegend oberhalb des Kieferwinkels aufgelegt und an dem fest umfaßten Kiefer ein Zug nach unten und vorn ausgeübt. Gleichzeitig wird der Unterkiefer um seine Bewegungsachse mit dem Köpfchen nach vorn und aufwärts, mit dem Kinn nach rück- und abwärts gedreht (v. HACKER).

b) Kieferentzündungen spezifischen und unspezifischen Charakters.

Außer den infektiös-entzündlichen Schädigungen der Kieferknochen, wie sie im Zusammenhang mit der Pathologie des Parodontiums beschrieben worden sind und wie sie sich im wesentlichen nur auf relativ kleine Knochengebiete beschränken, gibt es noch sehr hartnäckige und sehr umfangreiche Knochenentzündungen am Kiefer, die entweder auch von den Zähnen ihren Ausgangspunkt nehmen oder auf hämatogenem Wege entstanden sind. Auch Traumata können die erste Ursache für derartige *Osteomyelitiden* sein; natürlich muß dazu die Infektion treten, aber deren Ausbreitung wird in einem an sich schon geschädigten Gebiete ja immer leichter vor sich gehen. In den meisten Fällen handelt es sich um sog. *unspezifische Entzündungen*, d. h. als Infektionserreger kommen in Betracht Vertreter der Streptokokken- und der Staphylokokkengruppen; auch beide zugleich können gefunden werden. Von spezifischen Erregern denkt man beim Kieferknochen vor allem an Aktinomyces, Tuberkelbacillen und Lueserreger. Eine Sonderrolle spielt die *Ostitis fibrosa localisata der Kiefer*, über die an anderer Stelle noch mehr zu sagen sein wird. Hier sei nur soviel bemerkt, daß die Infektion bei dieser Gruppe entweder überhaupt keine oder höchstens nur eine mittelbare Bedeutung hat.

α) Unspezifische Osteomyelitis der Kiefer.

Hat man früher unter Osteomyelitis ein ganz klar umschriebenes Krankheitsbild verstanden, zu dem als besondere Merkmale im Laufe des Prozesses die Bildung eines mehr oder minder großen Sequesters sowie um diesen Sequester herum die Bildung einer Totenlade gehörten, so hat sich allmählich doch gezeigt, daß gerade am Kiefer von einer solchen Einheitlichkeit des Bildes bei der Bezeichnung Osteomyelitis keine Rede sein kann. Gewiß ist auch die eben skizzierte „typische" Osteomyelitis am Kiefer zu beobachten mit Sequesterbildung von manchmal erstaunlich großem Umfang, aber fast noch häufiger sind die atypischen Formen, die unter sich ebenfalls recht verschieden im Verlauf sein können, je nachdem wie es im einzelnen Falle mit der Ausbreitungstendenz steht. Außerordentlich progredienten Formen stehen solche gegenüber, die von Anfang an eng umschriebenen Charakter besitzen. Je größer die Ausbreitungstendenz, um so schwerer natürlich auch die Erkrankung und die Gefahr von Komplikationen, um so länger die Dauer. Zweifellos spielt hier neben der Virulenz der Erreger selbst die jeweilige Immunitätslage eine ganz besondere Rolle.

So verschieden wie der Charakter pflegt auch die Vorgeschichte zu sein. Mitunter genügt schon das Trepanieren eines Zahnes mit jauchigem Kanalinhalt, um einen bis dahin mehr weniger latenten apikalen Herd sich in kurzer Zeit zu einer schweren Osteomyelitis entwickeln zu lassen. Ähnlich liegt es gelegentlich bei einer Zahnextraktion. Das sind dann forensisch die Fälle, bei denen sich der Gutachter mitunter vor fast unlösbare Aufgaben gestellt sieht, weil — mindestens theoretisch — die Osteomyelitis ebensogut von einer Infektion der Extraktionswunde wie von der Mobilisierung eines apikalen Fokus ausgehen kann. Relativ selten entwickelt sich die Osteomyelitis von einer chronischen apikalen Parodontitis aus, ohne daß noch ein besonderer Anstoß hinzutritt. Dieser kann auch zunächst noch außerhalb des Kiefers liegen, so hat HOENIG gezeigt, daß beispielsweise *Kinnfurunkel* recht oft den Anlaß geben. Die rein *hämatogenen Formen von Kieferosteomyelitis* sind aber gegenüber den odontogenen doch erheblich in der Unterzahl. Spielt sich die Osteomyelitis in einem jugendlichen Kiefer ab, der noch Zahnkeime einschließt, so können diese dadurch, daß sie nekrotisch werden, ihrerseits sehr zur Verlängerung des Prozesses beitragen.

Der Verlauf kann — zum Glück selten — von Anfang bis zu Ende akut sein; dabei entwickelt sich gewöhnlich zunächst ein der Parulis ganz ähnliches Bild, nur daß es nicht zu umschriebener Abszedierung kommt mit raschem Abklingen des Ödems, sondern zu ständig zunehmender Schwellung mit eitriger Einschmelzung in der Tiefe an verschiedenen Stellen; hierbei pflegen auch die Lymphdrüsen in stärkstem Maße beteiligt zu sein und das Allgemeinbefinden unter septischen Erscheinungen in schwerster Weise zu leiden. Trotz sorgfältigster Dränagen ist

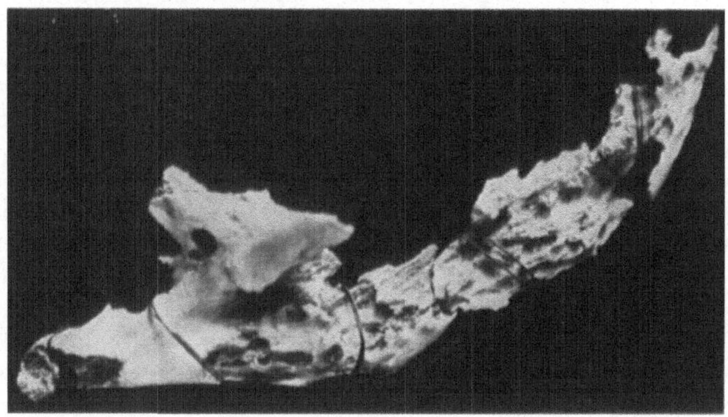

Abb. 439. Unterkiefersequester bei Osteomyelitis.

der Exitus in solchen Fällen mitunter kaum aufzuhalten. Solche Fälle sind aber, wie gesagt, zum Glück selten. Meist ist der Verlauf derart, daß er zunächst auch mit einem akuten Zustandsbilde beginnt, dann aber in ein subakutes und schließlich rein chronisches Bild überführt.

Der Prozeß beginnt zunächst mit einer Hyperämie, welche mit Hämorrhagien verbunden sein kann. Dann kommt es im Innern des Knochens zu multiplen kleinen oder einem größeren Eiterherd, dem immer mehr Spongiosa zum Opfer fällt; ist die Compacta erreicht, so dringt die Entzündung durch die Foramina nutricia und Emmissarien bis unter das Periost; die Compacta kann dabei in großen Stücken sequestriert werden. Unter dem Periost sammelt sich wie bei der Parulis der Eiter, um dann später durchzubrechen. Was aber bei der Parulis in wenigen Tagen abläuft, vollzieht sich bei der Osteomyelitis doch in längerer Zeit; so kann dem Periost an den Randzonen der Entzündung Zeit bleiben, reichlich neuen Knochen zu bilden, der aber dann mit der Ausdehnung des Herdes auch wieder zerstört werden kann. In der Folge bildet sich oft eine ganze Anzahl von Fisteln, aus denen sich reichlich Eiter entleert. Geht man mit der Sonde in eine solche Fistel ein, so gelangt man bald auf rauhen beweglichen oder festsitzenden Knochen. Wenn die Erkrankung das Gebiet des Alveolarfortsatzes erreicht, so tritt eine *erhebliche Lockerung der Zähne* des betreffenden Gebietes ein. Die Lockerung ist oft so hochgradig, daß nur noch die Schleimhaut den Halt der Zähne zu bewerkstelligen scheint, und daß man sehr versucht ist, die Zähne wegzunehmen. Trotzdem wäre dies nicht richtig, da selbst derartig lockere

Zähne später wieder von neugebildeter Spongiosa umgeben und gut fixiert werden können. *Nur wenn man sieht, daß der nekrotische Zahn für sich eine Eiterung unterhält, kommt die Extraktion in Betracht.*

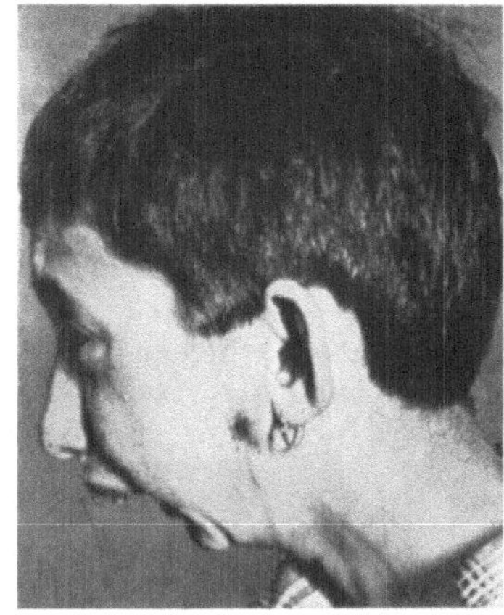

Abb. 440. Vogelgesicht nach osteomyelitischer Nekrose des Unterkiefers.

Der weitere Verlauf ist meist ein sehr langwieriger; die subjektiven Erscheinungen, die bis dahin wechselnd sind, können sich erheblich bessern, die Sekretion aus den Fisteln kann nachlassen und da und dort bereits die Vernarbung beginnen, bis plötzlich wieder eine stärkere Rötung und Schwellung, Kieferklemme usw. auftritt und bald wieder ein neuer Sequester entfernt werden kann. Es ist erstaunlich, welch ausgedehnte Partien z. B. vom Unterkiefer verlorengehen; zwei Drittel und mehr des ursprünglichen Umfanges werden mitunter abgestoßen (Abb. 439). Dabei ergeben sich natürlich auch unter dem Muskelzug schwere Entstellungen; so kann z. B. das sog. Vogelgesicht entstehen (Abb. 440). Nach Monaten endlich kommt der Prozeß zum Stillstand und nun zeigt sich, welch hohe Leistungsfähigkeit das noch erhaltene Kieferperiost besitzt; hat es vorher schon eine Sequesterlade gebildet, so kann nun, wenn die Infektion erlischt, *auch noch etwas funktionell Brauchbares sich ergeben, wenn selbst wichtigste Teile des aufsteigenden Kieferastes nekrotisch geworden waren.*

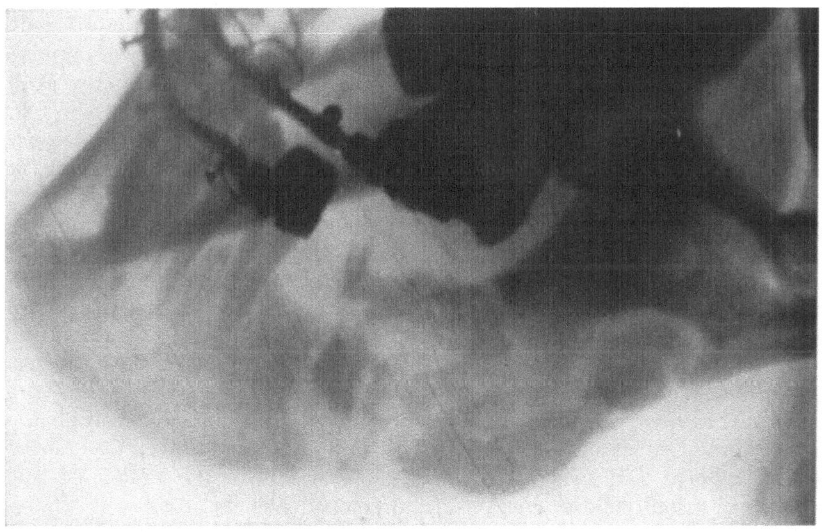

Abb. 441. Röntgenaufnahme von einer schweren Osteomyelitis des Unterkiefers.

Klinisch (hierzu Abb. 441 und 442) kann, wie schon erwähnt, eine zeitweilige Ähnlichkeit mit der Parulis bestehen; doch ist die Schwellung viel hartnäckiger, auch nach Incisionen, während die Schwellung bei einer Parulis, sobald man durch einen genügenden Einschnitt für Entleerung des Eiters gesorgt hat, schon nach ein oder zwei Tagen verschwunden sein kann. Später erleichtern die flächenhafte Auftreibung der Kieferknochen, das Vorhandensein von Fisteln mit reichlicher Sekretion und die Sondierung rauhen Knochens die Diagnose wesentlich.

Nun kann die Entzündung neben der exsudativen und destruktiven Form aber auch gleichzeitig noch einen proliferativen Charakter annehmen und dann wird die *Differentialdiagnose gegen einen Tumor, speziell ein Carcinom* gar nicht immer so einfach; das kommt davon her, daß die oft massenhaft neugebildeten Granulationen von der Mundhöhlenschleimhaut her mit Epithel durchsetzt werden, daß das Epithel in seinen Zügen durchaus nicht immer so regelmäßig verläuft, daß in den Epithelzügen Lumina, ja selbst auch Verhornungsbilder vorkommen können. Hier bedarf es immer wieder neuer, histologischer Untersuchungen, um in der therapeutischen Konsequenz — Kieferresektion oder einfache Auskratzung — zu einer Entscheidung zu gelangen.

Die Osteomyelitis ist vor allem eine Erkrankung der jüngeren Jahre; sie kommt hauptsächlich zwischen dem 10. und 20. Lebensjahre vor; hier pflegt sie auch meist sehr akut mit Fieber und Schüttelfrost einzusetzen, während im höheren Lebensalter der Beginn mehr ein subakuter, ja manchmal ein ausgesprochen schleichender ist.

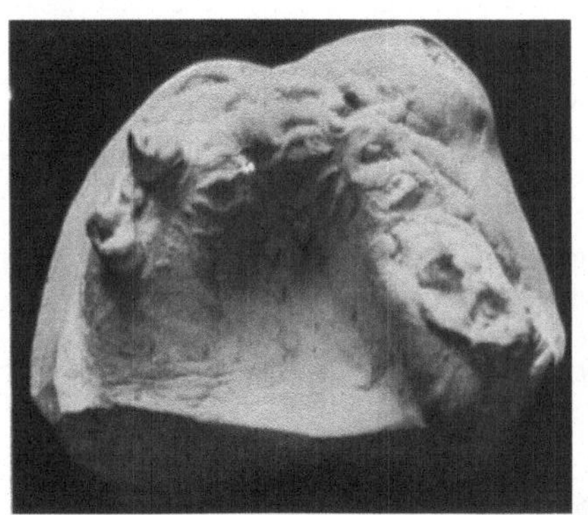

Abb. 442. Auftreibung bei Osteomyelitis des Oberkiefers.

Die Therapie besteht zunächst darin, daß man durch breite Incisionen dem Eiterherd Abfluß verschafft und im weiteren auch durch Offenhalten (Dränage) der Incisionsstellen Sekretstauung verhindert. Je frühzeitiger und je ausgiebiger man den Herd eröffnet, um so günstiger mag der Verlauf sein; ist am Anfang noch kein Eiter nachweisbar, auf den man mit Messer, eventuell Meißel eingehen könnte, so ist reichliche Wärmeapplikation zu empfehlen. Auch im weiteren Verlauf können gründliche Wärmebestrahlungen (Solluxlampe) von Nutzen sein. Sehr vorteilhaft ist die Diathermie. Die Schmerzhaftigkeit der entzündeten regionären Lymphdrüsen pflegt unter Wärmebehandlung meist bald zurückzugehen. Bewegliche Knochenstücke, mit der Sonde festgestellt, oder Sequester, im Röntgenbild feststellbar, geben Anlaß zur Entfernung, doch braucht man sich — dies gilt besonders etwa für den Processus condyloideus — nach Ansicht von WASSMUND durchaus nicht immer so sehr mit der Entfernung zu beeilen, wenn nicht besondere Verhältnisse (Temperatursteigerung, septische Symptome usw.) dazu zwingen. In schweren Fällen kann eine solche Sequestrotomie fünf-, sechsmal und mehr im Laufe von Monaten nötig werden. Zähne im Erkrankungsgebiete sind auf das Leben ihrer Pulpen zu prüfen; je lockerer sie waren, um so größer ist die Wahrscheinlichkeit, daß sie einer Wurzelbehandlung nachträglich unterworfen werden müssen, *sonst wirken sie ihrerseits als Grund zum Fortbestehen der Entzündung.* Ein sehr wichtiger Punkt bei schwereren Fällen ist auch die rechtzeitige (prophylaktische) Anfertigung einer Schiene.

β) Aktinomykose der Kiefer.

Über den Strahlenpilz ist bei der Aktinomykose der Mundweichteile schon das Wesentlichste gesagt worden. Die Einwanderung in den Kiefer kann sich entweder durch den Zahn hindurch oder durch feine Verletzungen der Kieferschleimhaut vollziehen. In einem Falle fand ich *Drusen in einer noch lebenden freiliegenden Pulpa,* in einem anderen Falle sah ich 10 Tage nach der Extraktion eines oberen Prämolaren die ersten Ansiedelungen von Actinomyces in der Extraktionswunde (der betreffende Oberkiefer war wegen malignen Tumors reseziert und so der Zufallsbefund der Drusen möglich geworden — Abb. 443).

Der Verlauf der Aktinomykose ist bei den Kiefern nicht ganz einheitlich: Im Unterkiefer können wir zwei Formen unterscheiden. Die eine, von KANTOROWICZ beschriebene, zeichnet sich durch eine gewisse Gutartigkeit aus; sie ist hauptsächlich auf die Einwanderung des Erregers durch die Wurzelkanäle zurückzuführen und kann in ihrem Verlauf eine große Ähnlichkeit mit der „chronischgranulierenden Periodontitis" aufweisen. Jedenfalls ist für diese charakteristisch, daß sie, ohne größere Kieferknochenmengen zu zerstören, auf dem kürzesten Wege nach außen dringt; hier kommt es nun zu einem subperiostalen oder subcutanen Absceß, in dessen Eiter sich die Drusen nachweisen lassen. Wird der Zahn, der als Ausgangspunkt diente, extrahiert, so heilt diese Form leicht aus. KANTOROWICZ mag wohl recht haben, wenn er annimmt, daß diese Form der Kieferaktinomykose gar nicht so sehr selten ist, daß sie aber nur verkannt und mit einer umschriebenen odontogenen Panostitis ver

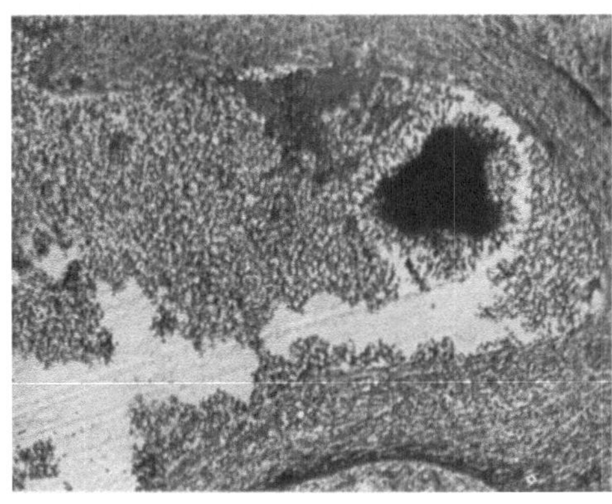

Abb. 443. Actinomycesdruse in einer Extraktionswunde.

wechselt wird, zumal die für Aktinomykose charakteristische brettharte Infiltration bei der leichten Form fehlen kann.

Im Gegensatz zu dieser prognostisch recht günstigen Form steht die sog. *zentrale Aktinomykose des Unterkiefers*. Sie mag wohl zum Teil auch mit der Einwanderung des Pilzes durch Wurzelkanäle zusammenhängen, zum Teil erfolgt

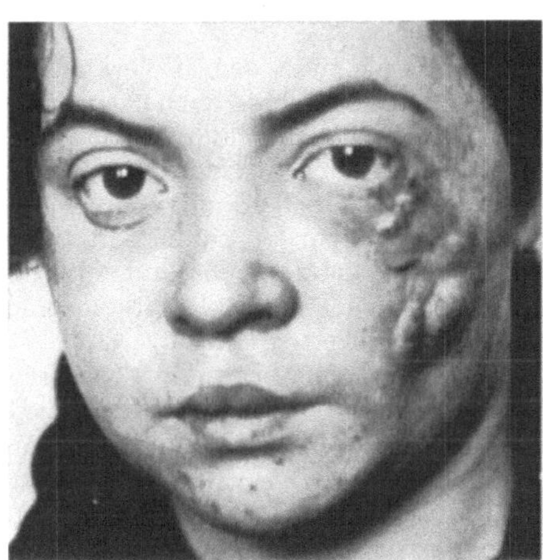

Abb. 444. Aktinomykose des Oberkiefers.

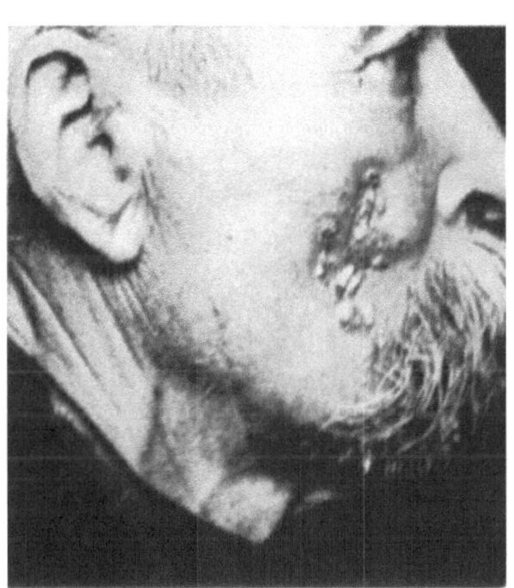

Abb. 445. Aktinomykose des Oberkiefers.

die Infektion durch kleinste Wunden. Die Ausbreitung des Erregers vollzieht sich zunächst in der Spongiosa, sie kann sich unter der Compacta weit im lockeren Kieferknochengewebe ausgedehnt haben, ehe der erste Durchbruch nach außen erfolgt. Dabei wird allmählich der Unterkiefer im Erkrankungsbereich aufgetrieben; im Innern der Auftreibung finden sich cystenartige Hohlräume, die mit aktinomykotischem Granulationsgewebe ausgefüllt sind. Schließlich werden große Gebiete des Unterkiefers zerstört, ja es kann infolge der Schwächung zu Spontanfrakturen kommen, während andererseits vom Periost auch Knochenneubildung erfolgen kann. Bei den Durchbrüchen durch die Compacta werden natürlich auch die bedeckenden Weichteile in Mitleidenschaft gezogen. Dehnt sich die Aktinomykose des Unterkiefers nach rückwärts zu aus, so bleibt schwere Kieferklemme nicht aus. Die Kieferklemme wird noch dadurch verstärkt, daß der Actinomyces, wenn er nach dem Durchbruch durch den äußeren Knochen zum Masseter gelangt ist, sich gerne diesem entlang in der Wange nach aufwärts ausdehnt.

Im Oberkiefer zeigt die Aktinomykose keinen so typischen Verlauf. Jedenfalls nimmt sie hier meist eine schwerere Form an, zumal die Nebenhöhlen ein Ausbreiten nach der Tiefe zu außerordentlich begünstigen. Gewöhnlich werden auch bei der Oberkieferaktinomykose die Gesichtsweichteile sehr stark in Mitleidenschaft gezogen (Abb. 444 und 445).

Die Diagnose stützt sich in erster Linie auf den Nachweis des Strahlenpilzes. Aus dem Eiter der Fisteln ist allerdings dieser Nachweis nicht immer zu erbringen, eher noch aus kurz vor dem Durchbruch stehenden neuen Abscessen; daneben kommt der Nachweis im Gewebe bei Probeexcisionen in Betracht. Das Fehlen der Lymphdrüsenbeteiligung — solange keine Mischinfektion vorliegt! — kann ebenfalls diagnostisch verwertet werden.

Therapeutisch genügt bei den leichteren Fällen des Unterkiefers Entfernung des schuldigen Zahnes (oder Wurzelspitzenresektion), Spaltung des äußeren Abscesses und Offenhalten der Incisionswunde, bis die Granulierung von innen heraus erfolgt ist (KANTOROWICZ). Bei schweren Formen muß man immer wieder spalten und auskratzen, sobald sich ein neuer Knochenherd zeigt. Außerdem wird gerade bei den dentalen Aktinomykosen die *Röntgenbestrahlung* empfohlen, die, wie PORDES berichtet, namentlich bei frischen Fällen geradezu glänzendes leistet. Innerlich wird gerne Jodkali gegeben.

γ) Tuberkulose der Kiefer.

Die Tuberkelbacillen gelangen auf zweierlei Wegen in den Kieferknochen: entweder durch die Blutbahn oder durch die Zähne. Daß daneben auch bei primärer Tuberkulose der Mundhöhlenweichteile die Kieferknochen beteiligt werden können, ist selbstverständlich. Ob der Weg durch die Zähne sehr häufig beschritten wird, ist fraglich, wenn man bedenkt, daß die Kiefertuberkulose namentlich bei älteren Individuen doch relativ selten ist, während cariöse Zähne und Tuberkelbacillen in der freien Mundhöhle ein ungemein häufiges Zusammentreffen darstellen. Daß aber der Weg durch die Zähne an sich von den Tuberkelbacillen begangen werden kann, ist durch verschiedene Arbeiten erhärtet (Abb. 446 und 447). Ich konnte z. B. an einem unteren Molaren ein tuberkulöses Granulom nachweisen; nach Entfernung des Zahnes und des Granuloms blieb der Kiefer dauernd gesund. Setzt in einem solchen Falle nicht die radikale Beseitigung des Krankhaften im günstigsten Moment ein, so *wird von dem Granulom aus die Infektion sich auf den Knochen der Umgebung ausdehnen*; der ganze Krankheitsbereich wird gegenüber der gesunden Seite wesentlich verdickt, der Knochen sieht wie aufgetrieben aus. Endlich erfolgen, ähnlich wie bei der zentralen Unterkieferaktinomykose, Durchbrüche nach außen, aus denen dann Fisteln mit wechselnd reichlicher Sekretion resultieren.

Im Oberkiefer dürfte wohl die *Verschleppung auf dem Blutwege* die häufigste Form der Kieferinfektion sein. Dafür spricht auch, daß ein Lieblingssitz der Oberkiefertuberkulose, der Processus zygomaticus oss. max., relativ weit von den Zähnen entfernt ist (Abb. 448). Auch im Oberkiefer kommt es früher oder später zum Durchbruch des Eiters nach außen und zur Fistelbildung. *Die Fistelbildung am lateralen Augenwinkel oder unterhalb des Infraorbitalrandes* ist eine fast typische Erscheinung bei der Oberkiefertuberkulose (Abb. 449). An ihre Stelle tritt dann später nach Ausheilung die charakteristische, kleine trichterförmige Einziehung, die einen gewissen Rückschluß auf die überwundene Krankheit erlaubt. Der Fistelbildung bzw. dem Durchbruch geht gewöhnlich voraus eine langsam sich entwickelnde umschriebene Vorwölbung ohne die stärkere entzündliche Beteiligung der Umgebung, wie wir sie etwa bei der Parulis sehen. Incidiert man einen solchen kalten „Absceß" und sondiert nun, so stößt man meist auf rauhen Knochen.

Die Kiefertuberkulose, namentlich die primäre Form ist in erster Linie eine Erkrankung des Kindesalters. Insbesondere die eben beschriebene Manifestierung am Processus zygomaticus tritt mit Vorliebe in der Jugend auf; die früher vertretene Ansicht, daß es sich gar nicht um eine Kieferknochen- sondern um eine Kieferhöhlentuberkulose handelt, ist schon deswegen

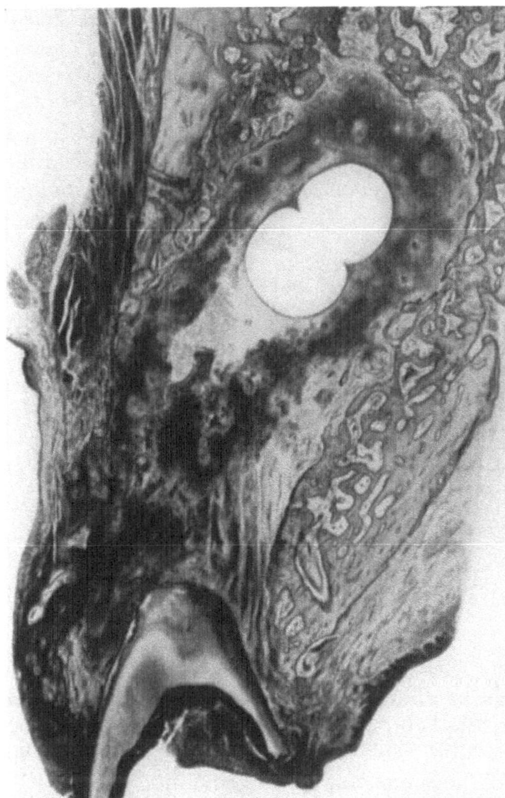

Abb. 446. Großes tuberkulöses Granulom an einer Wurzel. Primär wohl unspezifisches Granulom, dann Einwandern von Tuberkelbacillen durch die Wurzel.

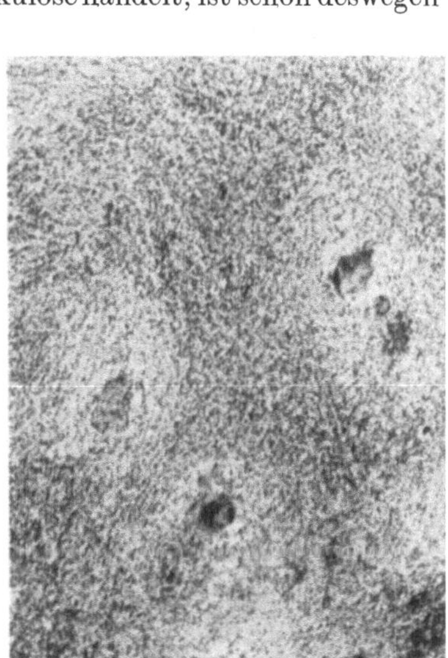

Abb. 447. Riesenzellen aus dem tuberkulösen Granulom (Abb. 446).

hinfällig, weil die Erkrankung hier schon in den allerersten Lebensjahren auftreten kann, also zu einer Zeit, zu der das Antrum kaum noch entwickelt ist. Auch die primäre „tuberkulöse Karies des Unterkiefers" kommt mehr im ersten Dezennium vor als später, während die sekundäre Erkrankung häufiger bei Erwachsenen zu sehen ist. Bemerkenswert ist die Geringfügigkeit der subjektiven Erscheinungen; selbst erhebliche Veränderungen und Vorwölbungen können sich allmählich entwickeln, ohne daß ausgesprochene Schmerzen damit verbunden zu sein brauchen, soweit nicht der Sitz der Schwellung Störungen verursacht.

Ein wichtiges Moment auch bei der Kiefertuberkulose ist das *Verhalten der Lymphdrüsen.* Wohl sehr bald nach der Erkrankung des Kieferknochens zeigt sich auch an den zugehörigen Lymphdrüsen eine Schwellung, aber ohne stärkere Druckempfindlichkeit. Die Schwellung wird ganz allmählich größer, die Verschieblichkeit der vergrößerten Lymphdrüse hat aufgehört; schließlich stellt sich Erweichung und Fluktuation ein; es kann zum spontanen Durchbruch der tuberkulös vereiterten

Lymphdrüsen kommen und auch daran sich für längere Zeit eine Fistelbildung anschließen. Von den submaxillären Drüsen kann der Prozeß auf die oberen Halslymphdrüsen übergehen und diese ebenfalls zur Einschmelzung bringen.

Die *Prognose* ist verschieden: Bei primärer Kiefertuberkulose und frühzeitigem Eingreifen kann die Erkrankung unter Umständen verhältnismäßig gut behoben werden. Schlechter ist die Prognose natürlich, wenn die Erkrankung sekundär, verschleppt von einem Tuberkuloseherd sich entwickelt; da hierbei meist die Allgemeinbeteiligung des Organismus eine größere ist, so muß mit der Gesamtprognose auch die lokale Prognose leiden. Ungünstiger ist auch die Prognose für den Kiefer, wenn die Krankheit herdweise auftritt und sich unter schleichendem Fieber diffuse Schwellungen über den ganzen Knochen hin bilden, der dabei in sehr ausgedehntem Maße nekrotisiert werden kann (PARTSCH).

Therapeutisch ist namentlich dann mit mehr Erfolg zu arbeiten, wenn keine Lungentuberkulose als Ausgangspunkt vorliegt. Spaltung, wo sich eine Einschmelzung zeigt, gründliche Ausräumung mit dem scharfen Löffel, Beseitigung

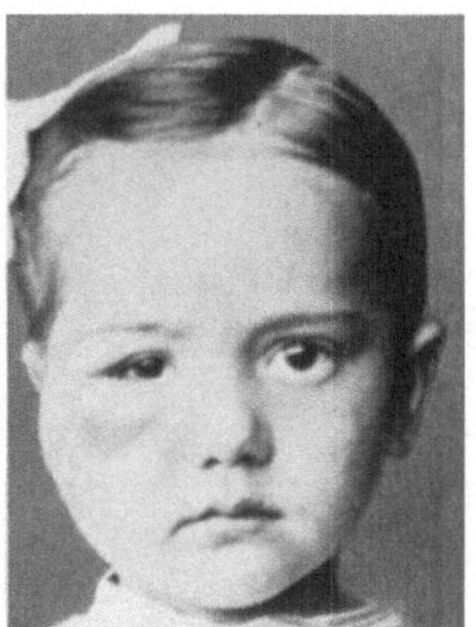

Abb. 448. Tuberkulose des Oberkiefers.

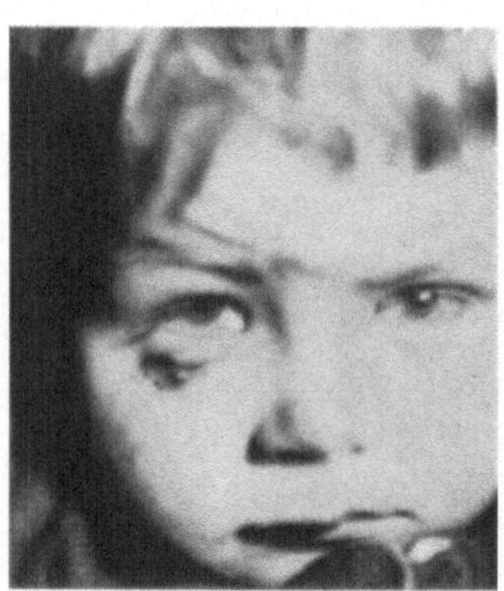

Abb. 449. Infraorbitale Fistelbildung bei Tuberkulose des Oberkiefers.

von Sequestern sind die gegebenen Eingriffe. Je früher und je radikaler man bei der Kiefertuberkulose vorgehen kann, um so eher ist die Möglichkeit einer völligen Heilung vorhanden; deshalb ist verständlich, wenn PARTSCH für manche Fälle die Kieferresektion als indiciert erachtet. Daß im übrigen die sonst übliche Behandlung, Bestrahlung mit der Höhensonne usw. erfolgen muß, ist unnötig zu sagen. Ist durch Zerstörung des Gaumendaches eine Kommunikation mit der Nasenhöhle eingetreten, muß ein Obturator angefertigt werden.

δ) Lues.

Hierzu ist nur wenig zu sagen. In der Hauptsache handelt es sich um gummöse Zerstörungen der Kieferknochen, also um Prozesse des Tertiärstadiums. Auch hier ist ja der Sitz des Gummas nicht primär im Kieferknochen zu suchen, sondern zunächst mehr in den Weichteilen, vor allem des harten und weichen Gaumens (siehe auch frühere Abb. 420). Am harten Gaumen, einem Lieblingssitz des Gummas, kommt das Gumma meist in der Mittellinie vor; es zeigt bald Neigung zum geschwürigen Zerfall und zu Übergreifen auf den Knochen. Am Knochen bildet sich nunmehr ein Sequester, mit dessen Abstoßung bei der Dünnheit der Knochendecke eine Kommunikation zwischen Mund- und Nasenhöhle sich ergeben muß. Zum Verschlusse einer solchen die deutliche Sprache und die Nahrungsaufnahme außerordentlich erschwerenden Kommunikation kommen auch wieder Obturatoren in Betracht, wie sie vorhin bei der Tuberkulose erwähnt wurden. Da aber immerhin noch nachträglich Verkleinerungen der syphilitischen Perforationsstelle möglich sind, so wird man sich stets mit einer einfachen, über das

Loch im Gaumen hinwegziehenden Platte begnügen und nicht etwa einen Obturator in Zapfenform wählen, der die spontane Verkleinerung unmöglich macht.

Sitzt das Gumma weit vorne am Gaumen, so kann es auch zu einer Sequestrierung des Alveolarfortsatzes mit Verlust der Frontzähne kommen. Auch ein großer Teil des Nasengerüstes kann dabei zerstört werden. In solchen Fällen müssen die Obturatoren entsprechend modifiziert und zu einer Kombination von Obturator und Prothese gestaltet werden.

Schwere Kiefernekrosen können übrigens auch bei postsyphilitischen Erkrankungen, z. B. bei Tabes vorkommen, und zwar ohne daß stärkere Gewebsreaktion in der Umgebung oder subjektive Erscheinungen damit verbunden wären. Gelegentlich beschränkt sich die Nekrose auch ausschließlich auf den zum Parodontium gehörigen knöchernen Anteil der Alveole. Einen solchen Fall hatten wir bei einem 12jährigen Mädchen mit konnataler Lues zu beobachten Gelegenheit, bei der in ganz kurzer Zeit fast sämtliche Frontzähne des Unterkiefers ausfielen. Die histologische Untersuchung ergab, daß die Loslösung der Zähne im knöchernen Anteil des Parodontiums erfolgt war.

c) Erkrankungen der Kieferhöhle.

Es gibt wohl nicht viele Krankheitsprozesse im Oberkiefer, bei denen nicht mit der Gefahr eines Übergreifens auf die Oberkieferhöhle zu rechnen wäre. Die engen, räumlichen Beziehungen machen das allein schon verständlich; dazu kommt aber noch die Tendenz so vieler Krankheitsprozesse (Entzündungen, Tumoren usw.), sich in erster Linie in der Richtung geringsten Widerstandes auszubreiten. Das beste Beispiel dafür haben wir in der Ausdehnung der fungösen Cysten des Oberkiefers, wie sie auf Seite 281 geschildert worden ist. Das gleiche Beispiel zeigt aber auch, daß der Hohlraum im Os maxillare nicht ohne weiteres identifiziert werden darf mit der von Schleimhaut ausgekleideten Nebenhöhle der Nase. Diese Nebenhöhle kann stark verkleinert, ja schließlich aufgehoben werden in dem Maße wie das Knochenlumen im Os maxillare von der fungösen Cyste, einem benignen Tumor usw. eingenommen wird. Andererseits kann natürlich auch die Kieferhöhlenschleimhaut von Anfang an in den Krankheitsprozeß einbezogen werden oder sie ist überhaupt der primäre Sitz der Erkrankung.

α) Traumatische Schädigung der Kieferhöhle.

Die Kieferhöhle ist sehr häufig bei Frakturen des Oberkiefers beteiligt; so verläuft die eine der drei von LE FORT angegebenen typischen Oberkieferbruchlinien vom Boden der Nasenhöhle aus beiderseits über den Antrumboden. Ebenso sind Schußverletzungen des Oberkiefers häufig mit Verletzungen des Antrums verbunden. Eine traumatische Schädigung der Kieferhöhle bei Extraktionen kann auf dreierlei Weise zustande kommen: bei der Entfernung eines oberen Prämolaren oder Molaren, dessen Wurzel in den Boden der Kieferhöhle hineinragt, kann die Sinusschleimhaut eingerissen werden; bei Entfernung einer oberen Wurzel kann diese in das Antrum hineingestoßen werden oder hineingleiten; bei Entfernung des letzten Molaren mit dem Lekluse oder einem ähnlich wirkenden Hebel kann zusammen mit dem Zahn auch ein größerer oder kleinerer Teil des Tuber maxillare abgesprengt und dabei die Kieferhöhle eröffnet werden.

Die Diagnose einer Kieferhöhlenverletzung, soweit sie zur Kommunikation mit der Mundhöhle im Zusammenhang mit Zahnextraktionen geführt hat, ist gegeben durch Austritt von Blut aus der betreffenden Nasenöffnung, durch nasalen Klang der Sprache, durch Austritt von Luft oder blutigem Schaum aus der Kommunikationsstelle bei Zuhalten der Nase und gleichzeitigem Bemühen, die Exspirationsluft durch die (verschlossene) Nase auszustoßen. Die Therapie hat möglichst konservativ vorzugehen, wie das bei den Komplikationen der

Zahnextraktion (S. 325) geschildert worden ist; insbesondere ist alles Sondieren der Höhle möglichst zu vermeiden. Wurzeln, die in das Antrum gelangt sind, müssen wieder entfernt werden.

β) Entzündliche Prozesse in der Kieferhöhle.

Die Entzündung der Kieferhöhlenschleimhaut, die Sinusitis maxillaris, kann sein *rhinogen, odontogen* oder von einer *hämatogenen* Osteomyelitis ausgehend. Die letztere Form kann hier übergangen werden; um so mehr interessieren uns die beiden ersteren Formen, nicht bloß aus differentialdiagnostischen Gründen, sondern auch, weil bei der rhinogenen Form die Zähne ebenfalls beteiligt zu sein pflegen — wenn auch nur subjektiv (Abb. 450).

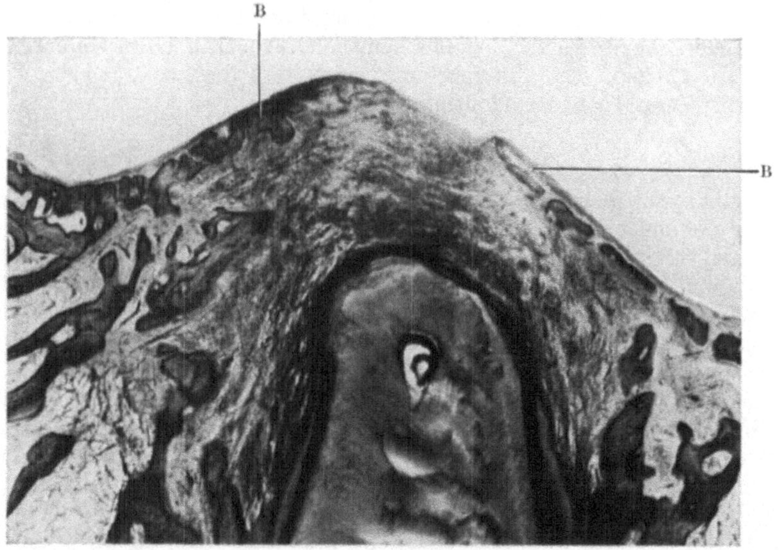

Abb. 450. Die granulierende Entzündung an der Wurzelspitze eines oberen Prämolaren hat den Kieferhöhlenboden (B) einbezogen.

Die Sinusitis beginnt mit einer Hyperämie der Schleimhaut; da nun, wie schon oft betont, die den Boden der Kieferhöhle bildende Knochendecke über den Wurzelspitzen von Prämolaren und Molaren außerordentlich dünn sein, ja manchmal im Apexbereich ganz fehlen kann, so kann die Hyperämie der Sinusschleimhaut auch sekundär auf das apikale Periodontium der betreffenden Wurzeln sich ausdehnen und hier leichte, periodontitische Schmerzen auslösen; auch eine deutliche Klopfempfindlichkeit ist öfter dabei vorübergehend zu beobachten. An die Hyperämie der Schleimhaut schließt sich bald die seröse Durchtränkung; nun wird das Symptomenbild auch wesentlich reichhaltiger: Kopfschmerzen treten auf, die vom Patienten mit Vorliebe in die Gegend des Processus zygomaticus verlegt werden; im Bereiche des Alveolarfortsatzes bestehen ebenfalls Schmerzen, die aber mehr als ein lästiger Druck empfunden werden und sich nicht genau auf einen bestimmten Zahn lokalisieren lassen; aufmerksame Beobachter unter den Patienten finden auch, wie die Zähne wechseln, die scheinbar die Beschwerden verursachen; bald sind es mehr die vorderen, bald die rückwärtigen Zähne im Oberkiefer, bald alle zusammen. Festes Auftreten auf den Fuß der kranken Seite, oder Aufspringen auf den Fuß beim Treppenhinabsteigen lösen ein deutliches schmerzhaftes Gefühl der Erschütterung im Oberkiefer aus; rasches Bücken vermehrt das schmerzhafte Druckgefühl. Äußerlich braucht in allen Stadien der Sinusitis nichts Abnormes zu sehen sein. Ist unter dem Einfluß der serösen Durchtränkung bereits eine Schwellung der Schleimhaut eingetreten, dann geben Durchleuchtung und Röntgenbild meist schon einen deutlichen Ausschlag. Bei der *Durchleuchtung*, die in verdunkeltem Zimmer mittels Einführen einer elektrischen Lampe und Lippenschluß um den Stiel der elektrischen Lampe vor sich geht, leuchtet die gesunde Kieferhöhle, ferner unteres Augenlid und Pupille hell auf, die kranke Kieferhöhle (Schwellung der Sinusschleimhaut) läßt das Lampenlicht dagegen nicht mehr so gut durchtreten und erscheint infolgedessen dunkler. Im *Röntgenbild* erscheint die kranke Kieferhöhle anders verschattet als die gesunde. Im Zweifelsfall wäre eine Probespülung (durch den Nasenarzt) vorzunehmen.

Im weiteren Verlauf der Erkrankung schließt sich an die seröse Durchtränkung nun die eitrige Exsudation. Da die Abflußöffnung aus der Kieferhöhle (Hiatus) höher liegt als der Boden, so kann sich der Eiter ansammeln und es liegt nun das vor, was man als *Antrumempyem* bezeichnet. Das Empyem ist von einigen charakteristischen Symptomen begleitet; zu diesen gehört: reichlicher Sekretabfluß aus

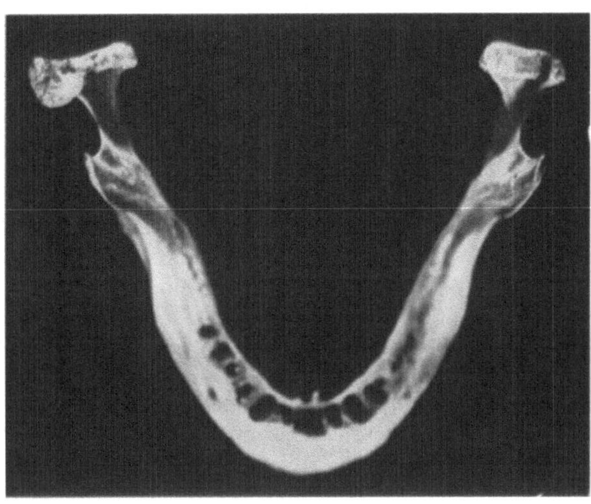

Abb. 451. Veränderungen am Gelenkköpfchen des Unterkiefers bei Arthritis deformans.

der Nasenöffnung der kranken Seite; dem Patienten fällt auf, daß sein Taschentücherverbrauch sich außerordentlich steigert, daß immer nur aus einer Nasenhälfte Flüssigkeit kommt und daß das Taschentuch beim Trocknen der Flüssigkeit harte Stellen, oft mit dunklem gelblichem Rande, bekommt. Ferner fällt auf, daß bei tiefem Bücken des Kopfes die Flüssigkeit noch reichlicher aus der Nase kommt, daß im Liegen sich die Flüssigkeit nach dem Rachen zu ansammelt, daß bei raschem Vorbeugen das Gefühl besteht, als ob im Kieferknochen eine schwere Kugel nach vorne falle. Diese Symptome können bei Verschluß des Hiatus antri infolge von Schwellung der Schleimhaut zum Teil fehlen, um so sicherer ist aber der Durchleuchtungs- und Röntgenbefund. Bei Inspektion der Nasengänge sieht man im mittleren Nasengang ziemlich weit rückwärts eine Stelle (dem Hiatus entsprechend), an der mehr oder weniger Eiter austritt.

Wie sollen wir nun *unterscheiden, ob eine rhinogene oder eine odontogene Sinusitis vorliegt* und danach die Therapie gestalten? Diese Unterscheidung kann sehr erhebliche Schwierigkeiten bereiten, da namentlich in fortgeschritteneren Stadien die Symptome sich fast völlig gleichen. Immerhin gibt es doch einige Anhaltspunkte für die Differentialdiagnose und dazu gehört vor allem die Anamnese. Wenn bei eingehendem Befragen — und dies darf nie versäumt werden! — sich ergibt, daß der Patient vorher sich erkältet und Schnupfen gehabt hatte, zunächst ohne Zahnbeschwerden, und daß dann erst die anderen Erscheinungen aufgetreten sind, so spricht dies von vornherein für die rhinogene Form. Wenn aber keine Erkältung vorgelegen hatte und statt dessen ein einzelner kranker Zahn, der genau bezeichnet werden konnte, zuerst beim Benutzen Schmerzen verursacht hatte und dann erst die übrigen Beschwerden kamen, so ist die ondotogene Form wahrscheinlicher. Noch leichter ist die Entscheidung für die rhinogene

Form, wenn alle Zähne des betreffenden Oberkiefers gesund sind, während umgekehrt die odontogene Form den Nachweis einer toten Pulpa erfordert. Andere weniger sichere Unterscheidungsmerkmale sind: Bei der odontogenen Form pflegen im allgemeinen die Beschwerden noch stärker ausgeprägt zu sein als bei der rhinogenen, namentlich ist auch der Allgemeinzustand meist noch mehr beteiligt. Dann: bei der odontogenen Form ist öfter als bei der rhinogenen Form der Eiter übelriechend, was leicht verständlich ist, wenn man daran denkt, daß die Fäulniserreger aus dem Wurzelkanal mit Gangrän leicht auch in die Kieferhöhle gelangen und im Eiter sich ausbreiten können.

Nun zur *Therapie*, die wenigstens anfänglich sich sehr verschieden gestaltet. Beginnen wir mit der rhinogenen Form, festgestellt nach Anamnese (vorausgegangener Schnupfen!) und negativem Befund an den Zähnen: Hier wird heute, wenn nicht bedrohliche Erscheinungen von den Nachbarhöhlen vorliegen, im allgemeinen zuerst die konservative Behandlung bevorzugt: Bettruhe, Schwitzen (heiße Zitronenlimonade mit Aspirin usw.), *Kopflichtbäder*, Spülungen. Die Erfolge sind meist ausgezeichnet und nur wo sich der Übergang in die chronische Form schon vollzogen hat, ist das Ergebnis oft nicht mehr befriedigend. Hier wird dann die operative Behandlung (LUC-CALDWELL) Platz greifen.

Bei der odontogenen Form wird man sich zunächst an den Zahnbefund halten und von verdächtigen Zähnen noch gesondert kleine Filmaufnahmen machen. In einigen Fällen kann nach Aufbohren des Zahnes und Leerung der Wurzelkanäle das Durchtreten von Eiter und damit auch die Diagnose sicher festgestellt werden. Übereinstimmend gehen die Ansichten der Autoren dahin, daß man bei der odontogenen Form am besten fährt, wenn man den *schuldigen Zahn ohne Rücksicht auf seine sonstige Erhaltbarkeit baldigst entfernt*. Oftmals entleert sich nun sofort aus der Alveole reichlich Eiter; andernfalls muß die Wurzelalveole, von der die Kommunikation zur Kieferhöhle führt, mit Fräsen und großen Bohrern so stark erweitert werden, daß die Fingerkuppe des kleinen Fingers durchgeführt werden kann. Nun wird gründlich ausgespült und ein kleiner Obturator angefertigt, von dem aus eventuell ein Zapfen in den Kommunikationskanal greift und diesen offen hält. Der Obturator mit dem daran befestigten Zapfen kann leicht mehrmals am Tage weggenommen und eine Spülung der Kieferhöhle durchgeführt werden. Ist aber nach etwa 8 Tagen trotzdem die Eiterung noch nicht versiegt, und das Spülwasser noch nicht ganz klar, dann *hat die Behandlung von der Alveole aus keinen Zweck mehr*, dann ist der Fall ebenfalls reif für operative Behandlung nach LUC-CALDWELL. Längeres Tragenlassen des Zapfens hat dann ebenfalls keinen Zweck mehr; *es ist im Gegenteil zu befürchten, daß der Zapfen für sich auf die Dauer eine entzündliche Reizung an der Kieferhöhlenschleimhaut hervorruft.*

Die operative Behandlung, wie sie letzten Endes bei allen chronischen und vielfach auch bei akuten Fällen rhinogener wie odontogener Form heute gewöhnlich vorgenommen wird, folgt mit geringen individuellen Modifikationen den Angaben von LUC und CALDWELL. In Wurzelspitzenhöhe wird vom 2. Schneidezahn bis zum 1. Molaren nahe der oberen Umschlagsfalte ein Schnitt durch Schleimhaut, Muskulatur und Periost geführt; dann werden die Weichteile nach oben gedrängt und so die Fossa canina und die vordere Knochenwand der Kieferhöhle freigelegt. Mit dem Meißel wird nun eine Öffnung in die Knochenwand geschlagen und mit einer der Spezialknochenzangen die Öffnung so weit vergrößert, daß die Übersicht eine vollständige ist. Unter der so möglich gewordenen Kontrolle des Auges erfolgt die Ausräumung der erkrankten Kieferhöhlenschleimhaut. Der Höhe des unteren Nasenganges entsprechend wird von der Kieferhöhle aus ein Stück der nasalen Wand der Kieferhöhle in ungefährer Größe von $^3/_4 : 1^1/_2$ cm weggenommen und dann auch die gegen die Nasenhöhle hin noch trennende Schleimhaut des unteren Nasenganges durchschnitten und in die

produktive Leistungen nichts Seltenes. Dadurch erhält das Kieferköpfchen die eigentümlichsten Formen (Abb. 451), andererseits aber wird die Funktion außerordentlich stark beeinträchtigt, ja oft gänzlich aufgehoben.

Die *Ankylose,* die vollständige Versteifung des Gelenkes, kann ausnahmsweise angeboren sein, gewöhnlich aber ist sie die Folge schwerer Verletzungen und Entzündungen. Nach LEXER kann schon die Kapselschrumpfung allein zur Unbeweglichkeit führen (kapsuläre Ankylose), es treten aber auch bindegewebige Wucherungen in dem nicht mehr bewegten Gelenk auf, welche die Knorpel oder, wo sie zerstört sind, die freiliegenden Knochenflächen fest miteinander verlöten; aus dieser *fibrösen,* intrakapsulären Versteifung wird später die *knöcherne* Ankylose. Eine völlige synostotische Ankylose zeigt Abb. 452; therapeutisch ist in solchen Fällen nur chirurgisch etwas zu erreichen mit blutiger Durchtrennung und eventuell gewollter Schaffung einer Pseudarthrose.

Kieferklemme.

Unter Kieferklemme versteht man die Unmöglichkeit oder Unfähigkeit, die Zahnreihen normal weit voneinander zu entfernen. Der Umfang in der Einschränkung der Unterkieferbeweglichkeit ist sehr verschieden; er kann schwanken zwischen ganz minimaler Einschränkung, die eine geordnete Nahrungsaufnahme ohne weiteres noch zuläßt und einer vollständigen Aufhebung der Beweglichkeit, der Ankylose, bei der die Zähne des Ober- und Unterkiefers überhaupt nicht mehr voneinander entfernt werden können. Man unterscheidet daher bei der Kieferklemme gerne drei verschiedene Grade: „*leichten Grades*" heißt, daß nur wenig bis zur normalen Öffnungsmöglichkeit fehlt; „*mittleren Grades*" heißt nach PARTSCH, daß die Zahnreihen sich bis zu 1 cm voneinander entfernen

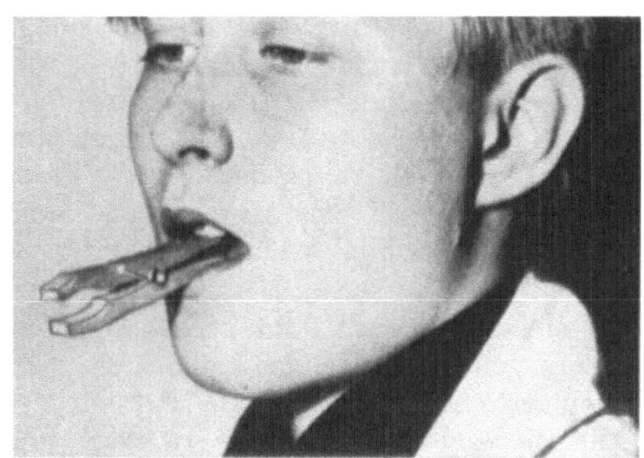

Abb. 453. Behandlung der Kieferklemme mit der photographischen Klammer.

lassen; „*schweren Grades*" heißt, daß mehr als 1 mm Abstand bei dem Öffnungsversuch spontan nicht zu erreichen ist. Dazu tritt als Extrem die Ankylose, die völlige Versteifung.

Die Kieferklemme spielt praktisch eine sehr große Rolle, schon weil bei den mittleren und schweren Graden die normale Nahrungsaufnahme stark beeinträchtigt ist. Immerhin kann bei den mittleren Graden der Patient wenigstens fein gewiegte und flüssige Kost ohne Schwierigkeiten zu sich nehmen; bei schweren Graden ist er ganz angewiesen auf flüssige Kost mittels Röhrchen, eventuell durch eine Zahnlücke hindurch aufgezogen, oder auf künstliche Ernährung. Die Kieferklemme bedeutet aber auch eine große Erschwerung notwendiger zahnärztlicher Maßnahmen, so kann sie zu einer der wenigen Indikationen für eine Narkose werden, die heute noch Geltung haben. Endlich bedeutet eine schwere Kieferklemme auch die Aufhebung der natürlichen und künstlichen Reinigung im Cavum oris; die Folge davon sind starke Beläge, Stomatitiden, Foetor ex ore usw.

Bei der ätiologischen Vielgestaltigkeit der Kieferklemme lag nahe, daß man eine gewisse Gruppierung angestrebt hat; so läßt sich unterscheiden: a) *die arthrogene* Form (die Gründe für die Kieferklemme liegen unmittelbar im Gelenk), b) die *myogene* Form (die Gründe für die Klemme sind in der Einschränkung der Muskelfunktion zu sehen, sei es wegen Schmerzen oder entzündlicher und sonstiger Veränderungen der Muskeln), c) die *cicatricielle* Form (von Cicatrix die Narbe; starke Narbenbildung beeinträchtigt die Kieferöffnung). Vom anatomischen Standpunkt aus ergibt sich als Einteilung: die intrakapsuläre und die extrakapsuläre Einschränkung der Kieferbewegung und vom klinischen Standpunkt aus endlich kann man mit PARTSCH trennen eine *aktive* und eine *passive Form der Kieferklemme.* Die aktive Form wird hervorgerufen durch die Zusammenziehung der Muskeln, welche den Unterkiefer an den Oberkiefer heranführen; hier spielt die entzündliche Kontraktur eine große Rolle, sei es dadurch, daß die Muskelansatzstellen in den Entzündungsbereich gehören, sei es, daß im Kiefergelenk selbst entzündliche Veränderungen vorliegen. Bei der passiven Form der Kieferklemme nach PARTSCH läßt sich die Öffnung des Kiefers bis zu einer gewissen Weite schmerzlos ungehindert ermöglichen, der weiteren Öffnung stellt sich aber ein fester Widerstand entgegen.

Was die arthrogenen Formen anlangt, so handelt es sich im wesentlichen um Folgezustände von Trauma oder von Gelenkentzündungen. Schlecht verheilte Brüche im Bereich des Processus condyloideus z. B. können eine sehr erhebliche Einschränkung in der Gelenkfunktion nach sich ziehen; das gleiche gilt für schwere Quetschungen des Gelenkes. Daneben gibt es aber auch Exostosen am Kieferköpfchen in Form von spinae, für deren Entstehung kein sicherer Grund angegeben werden kann und die ebenfalls die völlige Mundöffnung behindern. Die Entzündungen des Kiefergelenkes, die, wie wir vorhin gehört haben, verschiedenster Genese sein können, führen bei längerem Bestehen sehr oft zu weitgehenden Veränderungen im Gelenk, aus denen ebenfalls eine Kieferklemme resultieren kann. Dasselbe ist natürlich auch von den Entzündungen zu sagen, die erst sekundär auf das Kiefergelenk übergreifen wie z. B. die Kieferosteomyelitis. Am schlimmsten wirkt unter den Gelenkentzündungen die *Arthritis deformans.*

Bei der myogenen Form ist das Wort *myogen* im weitesten Sinne aufzufassen. Die myogene Kieferklemme kann einem ganz akuten Trismus entsprechen, wie man ihn gerade an der Kaumuskulatur öfter beobachtet bei Starrkrampf, Tetanie, Epilepsie und manchmal bei Hysterie und auch bei Trichinose. Die myogene Kieferklemme kann weiterhin darauf beruhen, daß die Muskeln selbst an der tieferen Ursache, vor allem einer Entzündung, noch nicht stärker beteiligt sind, daß aber die Benutzung der Muskeln schon mit starken Schmerzen verbunden ist, und deshalb der Mund nicht völlig geöffnet wird. Hier klärt sehr rasch eine Mandibularanästhesie auf. Wenn nur die Furcht vor Schmerzen die Hemmung bewirkt (sog. *reflektorische* Kieferklemme), so wird der Mund wesentlich weiter aufgemacht werden können, sobald die Injektion wirkt. Meist liegt in solchen Fällen eine Periostitis im Bereich der Muskelansatzstellen vor; auch erschwerter Durchbruch des Weisheitszahnes führt zu ähnlichen Verhältnissen. Ohne weiteres klar ist die myogene Hemmung, wenn mit der Ausbreitung der Entzündung auch *der Muskel selbst infiltriert* und zu einer derben, nicht elastischen Masse umgewandelt wird; derartiges sehen wir z. B. bei der Aktinomykose. Chronische myogene Kieferklemme beobachtet man bei Myositis ossificans.

Was endlich noch die *narbige,* die cicatricielle Form der Kieferklemme anlangt, so ist sie teils zurückzuführen auf schwere Verletzungen, z. B. durch Geschosse, Verbrennungen usw. mit oder ohne ausgedehnten Weichteilverlust, teils auf schwere Fälle von ulzeröser und gangränöser Stomatitis, teils auf die Rückstände spezifischer Entzündungen; bei den letzteren ist ganz besonders zu erwähnen die Aktinomykose, die mitunter bei der Ausheilung eine ganze Gesichtshälfte in eine einzige starre und adhärente Narbe verwandeln kann. Einen derartigen Fall sahen wir, bei dem infolge der zunehmenden narbigen Kontraktur nicht nur die Kiefergelenkbewegung völlig aufgehoben wurde, sondern auch allmählich eine weitgehende Stellungsänderung der Zähne zustande kam.

Gelegentlich entstehen, das sei zum Schlusse noch erwähnt, durch Tumoren z. B. der Parotis, auf mechanischem Wege oder auch durch Einbeziehung von Muskeln Behinderungen der Kieferbewegung.

Über Ankylose, die vollständige Versteifung des Kiefergelenkes, siehe S. 429.

Behandlung der Kieferklemme. Die Behandlung einer Kieferklemme richtet sich sehr nach dem Zeitpunkt, zu dem man den Patienten zu Gesicht bekommt sowie nach dem Grund und der Ursache der Kieferklemme. Im allgemeinen kann man aber sagen, *die Behandlung kann gar nicht früh genug einsetzen!* Natürlich ist es falsch, bei akuter Entzündung und Infiltration im Bereiche der Muskulatur brüsk mit einem Heister oder sonstigem Mundsperrapparat vorzugehen (auch nicht in Narkose!); je schonender man verfährt, um so besser ist es und um so mehr kann man auch auf die unentbehrliche Mithilfe des Patienten rechnen. Wir verwenden bei akuter Entzündung *Korkplättchen* verschiedener Stärke, die so dick gewählt werden, daß sie in trockenem Zustande gerade eben noch ohne Schmerzen zwischen die Zahnreihen geschoben werden können. In der Feuchtigkeit der Mundhöhle quillt der Kork dann allmählich auf und wirkt so der Kieferklemme entgegen.

Bei älteren Fällen ist uns die photographische Klammer, wie sie während des Krieges von J. Bock empfohlen wurde, ein ebenso zuverlässiges wie unentbehrliches Hilfsmittel geworden. Die beiden Blätter des Griffes werden zusammengepreßt und zwischen die Zahnreihen geschoben; dadurch wird die Feder

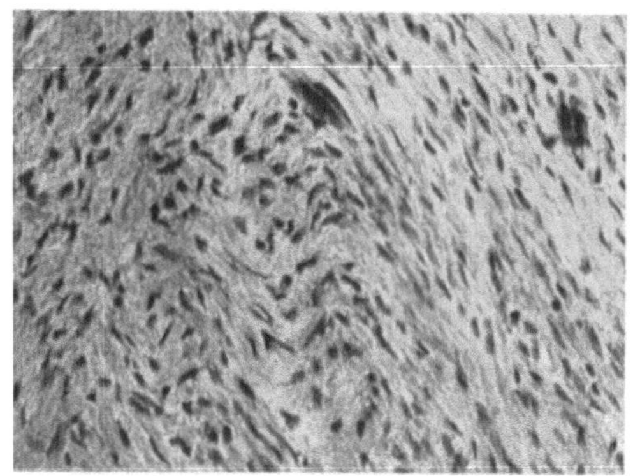

Abb. 454. Histologisches Bild eines Fibroms.

stark angespannt und die Tendenz der Feder, nun wieder sich zu entspannen, übt einen so gleichmäßig kräftigen Druck auf die Kiefer aus, daß selbst alte und große Narben auf die Dauer nicht ganz widerstehen können. Gerade bei Narben kann eventuell diese Behandlung noch unterstützt werden durch Injektion von Fibrolysin. In veralteten, ganz schweren Fällen, wo nicht einmal Raum für das Einschieben der Klammer zwischen den Zähnen bleibt, wird die chirurgische Behandlung immer ihren Platz behalten (Abb. 453).

Natürlich ist der Erfolg der photographischen Klammer, selbst wenn man sie durch Holzauflegen auf die Griffe verstärkt, doch nur ein räumlich begrenzter. Immerhin verhilft er doch so weit zu besserer Mundöffnung, daß neue Abdrücke gemacht und kompliziertere technische Dehnungsapparate angefertigt werden können. Näheres darüber Seite 673.

4. Die Tumoren im Mundhöhlenbereich.

Allgemeines.

Bei der allgemeinen Betrachtung der Geschwülste müssen wir ausgehen von dem Begriff pathologisches Wachstum. Zu diesem ist nach Borst zu rechnen 1. das regenerative Wachstum, das einen Heilungsvorgang darstellt, 2. das entzündliche Wachstum, das einen Abwehrvorgang mit exzessiver Wucherung bedeutet und 3. das geschwulstmäßige Wachstum, das als ein autonomer Vorgang aufzufassen ist. Die beiden ersteren stellen ein typisches Wachstum mit altruistischem Charakter, das dritte aber, das „blastomatöse", ein atypisches Wachstum mit unaltruistischem Charakter dar. Dem Prinzip nach sind also die 2. und 3. Form leicht auseinanderzuhalten, dagegen keineswegs immer leicht im klinischen Bild. Die exzessive Wucherung (vor allem bei der chronischen Entzündung) kann äußerlich sehr große Ähnlichkeit mit dem blastomatösen Wachstum bekommen, namentlich in der Mundhöhle, wo wir auch bei der entzündlichen Wucherung atypisches Epitheltiefenwachstum fast als Regel beobachten. Bei jedem Verdacht auf Geschwulst muß daher in allererster Linie die Frage entschieden werden: *Entzündliche Wucherung oder Neoplasma* (echte Geschwulst)?

Zur Entscheidung dieser ungemein wichtigen Frage dient einerseits das histologische Bild. Bei der entzündlichen Wucherung weicht das neu entstandene Gewebe nicht von der physiologischen Struktur ab, wenn es dem Unkundigen auch sehr auffällig erscheint, da ja meist nur die Jugendform des Gewebes erreicht wird; weiterhin ist charakteristisch für die entzündliche Neubildung, daß sie stets bereit zur Heilung ist, sowie das entzündungserregende Agens wegfällt. Oder praktischer ausgedrückt: Wenn wir eine Neubildung vor uns haben, und wir nehmen alles weg, was als ursächlicher Reiz in Betracht kommt, so tritt Ausheilung ein, wenn die Neubildung eine entzündliche Wucherung war; ist sie aber ein echtes Blastom, so wird sie in ihrem Wachstum dadurch nicht wesentlich beeinflußt. Die Geschwulstzelle ist eben „autonom" in ihrem Wachstum! Der Autonomie entspricht auch der Mangel an Anpassungs- und Regulationsfähigkeit, entspricht die verminderte Widerstandsfähigkeit und die starke Neigung zu Autophagocytose sowie fortschreitender Anarchie, entspricht bei Carcinomen vor allem auch die Transplantationsfähigkeit (FISCHER-WASELS).

Als Charakteristika für die echten Blastome gibt LEXER folgende Punkte an: 1. die Entwicklung der echten Geschwulst geschieht vollkommen selbständig und — abgesehen von der Ernährung — gänzlich unabhängig vom Organismus; 2. ihr Bau weicht mehr oder minder wesentlich von dem der normalen Umgebung ab, indem er schon von den ersten Anfängen an atypisch ist; 3. ihr Wachstum erreicht in der Regel keinen endgültigen Abschluß. Eine Sonderrolle spielen die geschwulstähnlichen Mißbildungen.

Der Ätiologie nach ist leider für die Blastome auch heute noch nichts Sicheres zu sagen. Zur Zeit existieren immer noch mehrere Theorien, so 1. die *Reiztheorie*, wobei an den Begriff Trauma im weitesten Sinne zu denken ist; vor allem wird auf die Wirkung einer häufigen Wiederholung der Irritation bei der Tumorätiologie hingewiesen. Als Beispiele werden angeführt: die Röntgencarcinome, die Pfeifenrauchercarcinome usw. Nach BORST beruht die Wirkung des Reizes darin, daß infolge einer Änderung der histomechanischen und histochemischen Beziehungen das Gewebsgleichgewicht gestört und die organische Kontinuität aufgehoben werden. 2. COHNHEIM-RIBBERTsche *Theorie*. Sie läuft darauf hinaus, daß bei der embryonalen Entwicklung Gewebskeime unverbraucht liegen bleiben, versprengt oder aus dem normalen Verband ausgeschaltet; diese Gewebskeime können anfangen zu wuchern und bilden Geschwülste. Eine andere Theorie, die *parasitäre Theorie*, findet nur von Zeit zu Zeit noch vereinzelte Anhänger. Neuerdings wird von FISCHER-WASELS eine Theorie vertreten, die er die Regenerationstheorie nennt. Danach folgt dem Gesetz einer primären Gewebsschädigung ein solches mit langdauernden (gestörten) Regenerationsvorgängen, wobei das für die Tumorentstehung Wesentliche ist die Bildung einer Geschwulstkeimanlage bei der Regeneration.

Die *Disposition* zur Geschwulstbildung wird ziemlich allgemein als sehr in Betracht kommend angenommen; man spricht sowohl von einer *angeborenen* wie von einer *postfetal erworbenen* Disposition. Mehr umstritten ist dagegen die Frage, ob die *Erblichkeit* eine Rolle spielt. Daß gewisse seltene Geschwulstformen eine ausgesprochene Familiarität besitzen, kann heute wohl als sicher gelten; darüber hinaus aber sind wir trotz umfangreicher Statistiken von der endgültigen Lösung der Erblichkeitsfrage wohl immer noch ziemlich weit entfernt.

Eine grundlegende Einteilung ergibt sich bei den echten Geschwülsten aus dem Grade der Gewebsreifung; wir müssen *trennen zwischen reifen und unreifen Formen*. Die ersteren können mit einiger Einschränkung als gutartige, die letzteren als bösartige — maligne — angesprochen werden. Die *Malignität* ist vor allem durch die bekannten Schlagworte charakterisiert: Infiltrierendes Wachstum, Schädigung des Gesamtorganismus, Metastasenbildung, Neigung zur Rezidivierung. Im einzelnen ist zu diesen Schlagworten noch folgendes zu sagen: Gutartige Geschwülste werden bei ihrem Wachstum, sofern es zentral ist, die durch eine Bindegewebskapsel abgegrenzte Nachbarschaft *lediglich verdrängen* und sofern es oberflächlich ist, die Tiefe nicht so sehr in Mitleidenschaft ziehen; es handelt sich um ein *expansives Wachstum*. Bösartige Geschwülste dagegen wachsen *infiltrierend*; ihre Zellen dringen in alle Gewebsspalten, Gefäß- und Safträume ein; dabei wird die normale Gewebsstruktur aufgelöst: Es handelt sich um ein *destruktives Wachstum*. Das Wachstumstempo ist bei den malignen Formen meist — nicht immer! — ein schnelleres als bei den gutartigen Formen.

Was die *Metastasenbildung* anlangt, so kann sie auf verschiedenem Wege vor sich gehen. Es können z. B. Geschwulstzellen durch die Blut- und Lymphbahn in die nähere Umgebung oder auf größere Entfernung verschleppt werden. Im ersteren Falle spricht man von lokaler oder regionärer Metastasierung. Dazu sind auch die Lymphdrüsenmetastasen meist zu rechnen. Es können ferner Geschwulstteilchen auf die Schleimhaut gelangen und sich hier festsetzen — Implantationsmetastasen. Endlich gibt es noch ein unmittelbares Übergreifen auf die Nachbarorgane: Kontaktmetastasen (STERNBERG).

Was die Schädigung des Organismus betrifft, so äußert sie sich in einem zunehmenden Entkräftigungszustand, der *Kachexie*. Sie tritt am stärksten zutage bei Metastasenbildung, wobei alle möglichen Faktoren wie Aufhebung der Funktionen, Versagen der Ernährung, schmerzhafte Zustände, Selbstvergiftung durch Resorption von Zerfallstoffen usw. eine Rolle spielen (LEXER).

Ein anderer Gesichtspunkt für die Einteilung ist die *Zugehörigkeit zu den verschiedenen Gewebsreihen*; danach sind auseinanderzuhalten: Tumoren der Bindegewebsreihe, Tumoren der Epithelreihe, Mischgeschwülste. Für uns Zahnärzte hat noch ein besonderes Interesse die Frage, ob vom Zahnsystem ausgehend oder nicht. Unter Berücksichtigung aller dieser Einteilungsmöglichkeiten ergibt sich in Anlehnung an die vorhandenen Einteilungen von BORST, RIBBERT, CLAIRMONT und FURTWAENGLER u. a. etwa folgendes Schema, auf die Mundhöhlenverhältnisse speziell zugeschnitten:

A. Die nicht vom Zahnsystem ausgehenden Tumoren.

I. Tumoren der Bindegewebsreihe.

1. **Reife Tumoren.**

a) Fibrom		d) Lipom	
b) Osteom	häufiger	e) Chondrom	seltener
c) Angiom		f) Myxom	
		g) Neurom	

2. **Unreife Tumoren.**

    a) Sarkom

        α) ganz unreif, β) höher entwickeltes Sarkom. Anhang: Epulis und Ostitis fibrosa localisata.

II. Tumoren der Epithelreihe.

1. **Reife Tumoren.**

    a) Papillom.

    b) Adenom.

    c) Cystadenom.

2. Unreife Tumoren.
Carcinom.

III. Mischgeschwülste.

Adenome des harten Gaumens.
Teratome.

B. Die vom Zahnsystem ausgehenden Kiefertumoren.

1. Follikuläre Zahncyste.
2. Adamantinom.
3. Odontom.
4. Kongenitale Odontoblastome.

Leider verbietet der Mangel an Raum, auf die einzelnen Geschwulstformen so genau einzugehen, wie das diesem so wichtigen Abschnitt der Pathologie zukommt. Dabei haben Geschwulstlehre und Zahnheilkunde insofern noch eine besondere Beziehung, als eine genaue Inspektion der Mundhöhle doch bei vielen Menschen des öfteren vorgenommen wird und dabei sich auch die Gelegenheit ergibt, das Auftreten von Tumoren zu einem Zeitpunkt festzustellen, wo sie noch keine subjektiven Erscheinungen zu machen brauchen und therapeutisch viel erfolgreicher angegangen werden können. Jedenfalls müßte der Zahnarzt bei den Munduntersuchungen auch darauf sein Augenmerk richten und bei verdächtigen Stellen einen Chirurgen zur Konsultation zuziehen oder eine *Probeexcision* machen und die histologische Untersuchung veranlassen. Eine solche Probeexcision muß allerdings, wenn sie Wert haben soll, auch richtig gemacht werden, d. h. nicht Abnahme oberflächlicher Zellen mit einem Tangentialschnitt, sondern blatt-förmige Excision, die bis weit in die Tiefe des Tumors reicht!

a) Die nicht vom Zahnsystem ausgehenden Tumoren.

α) Reife Tumoren der Bindegewebsreihe.

Das Fibrom.

Man unterscheidet ein sehr dicht- und straffaseriges Fibrom — das Fibroma durum — und ein zart fibrilläres Fibrom mit lockerer bis maschiger Faseranordnung — das Fibroma *molle*; sind die Gefäße stark ver-mehrt und erweitert, so spricht man von einem *Fibroma cavernosum* bzw. *teleangiektaticum*. Auch Knochenbildung kann im Fibrom auftreten: Fi-broma ossificans.

In der Mundhöhle kommen Fibrome vor an der Kieferschleimhaut (meist klein und besonders harmlos) und der Wangenschleimhaut (bisweilen etwas größere Gebilde) (Abb. 455 und 457); diese gehören sämtlich der weicheren Form an und be-anspruchen wegen ihrer Bedeutungslosigkeit kaum eine Therapie. Wichtiger sind die vom Kiefer-periost ausgehenden sog. periostalen Fibrome, die durchweg der harten Form angehören; sie treten

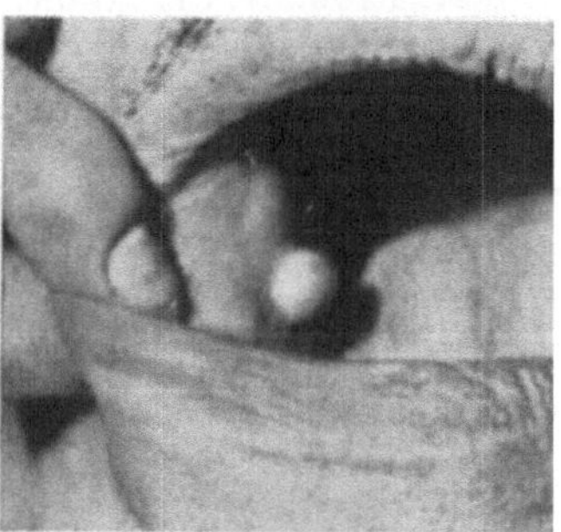

Abb. 455. Fibrom an der Wangenschleimhaut.

meist im jugendlichen Alter auf und können recht groß werden.

Eine keineswegs seltene und eigentümliche Erscheinung sind die symmetrischen Fibrome der Kiefer (Abb. 456 und 458), ebenfalls der derben periostalen Form angehörend. Fast stets haben sie ihren Sitz in der Gegend der Weisheitszähne, wobei sie sich auf den Bereich des Alveolarfortsatzes beschränken, aber auch nach der Medianlinie zu sich ausbreiten können. Sie können gleichzeitig im Ober- und Unterkiefer auftreten; beim weiblichen Geschlecht werden sie öfter beobachtet als beim männlichen. In einer neueren Arbeit aus der BRUHNschen Klinik vertritt KOBLIN den Standpunkt, daß man sie *wohl zu Unrecht den echten Geschwülsten zurechnet*; es handle sich vielmehr zweifellos um das *Produkt einer chronischen Entzündung*, bei der die Wucherungen Grade annehmen können, die der echten Geschwulstbildung sehr nahe stehen. Statt des Namens symmetrische Fibrome wird deshalb die Bezeichnung vorgeschlagen: symmetrische Fibrosität.

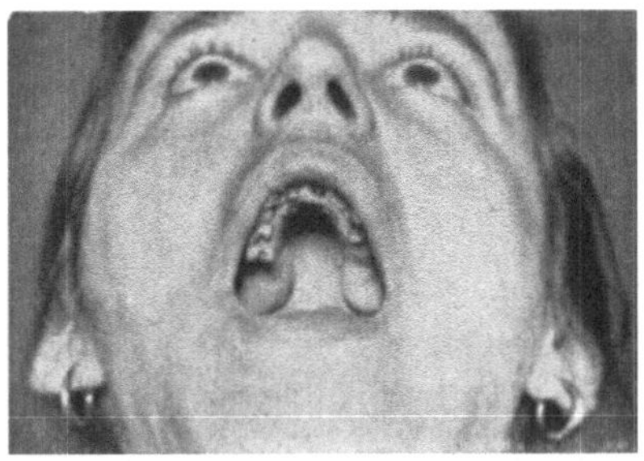

Abb. 456. Symmetrisches Fibrom im Oberkiefer. (Aus Handbuch der Zahnheilkunde I.)

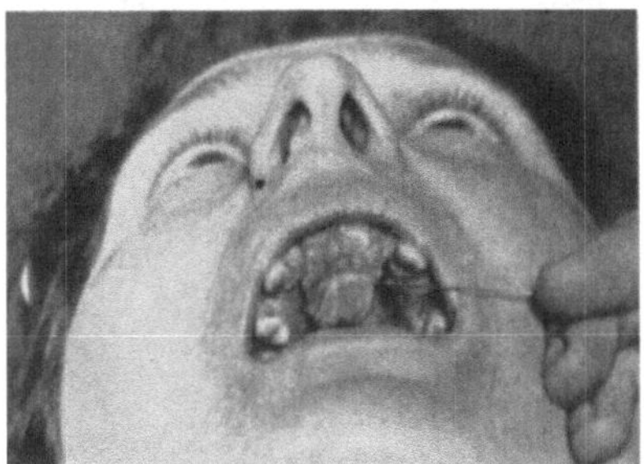

Abb. 457. Lappiges Fibrom am Alveolarfortsatz des Oberkiefers.

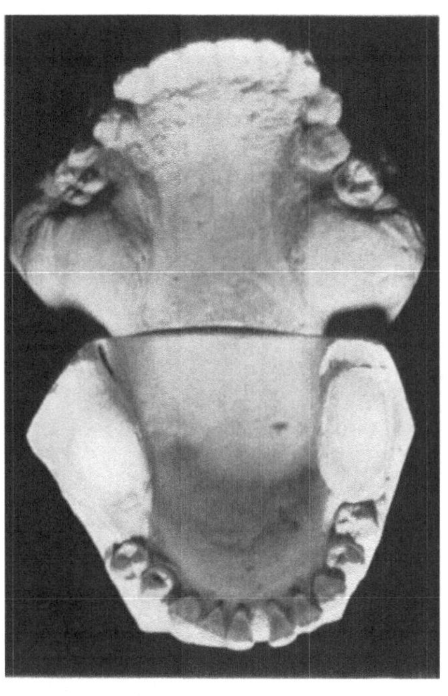

Abb. 458. Symmetrisches Fibrom im Ober- und Unterkiefer.

Auch bei den sog. *lappigen Fibromen des Alveolarfortsatzes,* die multipel auftreten können, ist meist der Verdacht gerechtfertigt, daß es sich gar nicht um Neoplasmata, sondern um Folgen eines chronisch-entzündlichen Reizes handelt, ähnlich der Gingivitis hypertrophicans. Doch gibt es zweifellos auch echte lappige Fibrome; sie sind kenntlich an dem Fehlen entzündlicher Rötung, an der normalen Schleimhautbedeckung, dem langsamen Wachstum, dem fehlenden Einfluß auf die Festigkeit der Zähne, dem Fortbestehen, auch wenn die Zähne gezogen werden (Abb. 457). Die Therapie besteht wie auch bei den anderen Formen in Abtragung.

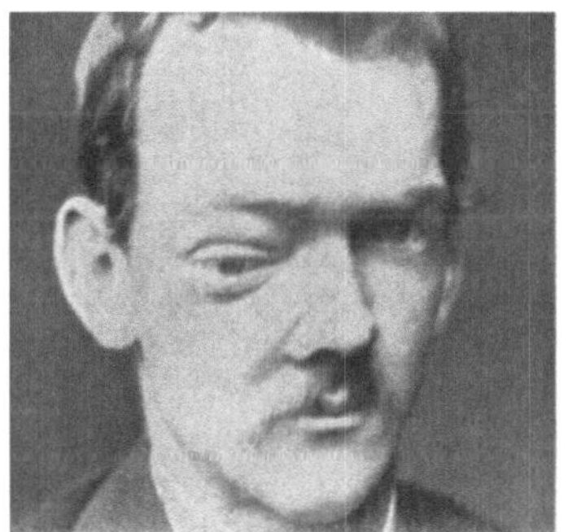

Abb. 459. Osteom des rechten Oberkiefers. (Aus Handbuch der Zahnheilkunde I.)

Klinisch nicht ganz so harmlos wie die bisher aufgezählten Fibromformen sind die sog. *zentralen oder enostalen Fibrome.* Sie gehen vom Enost des Knochens aus und sind im Unterkiefer häufiger als im Oberkiefer. Obwohl auch hauptsächlich expansiv wachsend treten sie doch dadurch mehr in Erscheinung, daß ihre Wachstumstendenz viel größer ist als bei den erstgenannten Formen und daß das zunehmende Wachstum auch auf die Gestalt und Masse des umgebenden

Knochens von Einfluß ist. Der Kiefer wird entweder mächtig aufgetrieben oder an einer Stelle durchbrochen (PARTSCH). Die Therapie besteht in Ausschälung.

Das Osteom.

Nach BORST dürfen nur solche Tumoren als Osteome bezeichnet werden, bei welchen die Ossifikation das eigentliche Ziel der Differenzierung darstellt und die *Geschwülste durchweg in allen Teilen aus knochenbildendem Gewebe bestehen.* Sie lassen sich einteilen dem Sitz nach in oberflächliche (periostale) und zentrale (enostale) Osteome, der Struktur nach in solche, die hauptsächlich aus Compacta bestehen (Osteoma

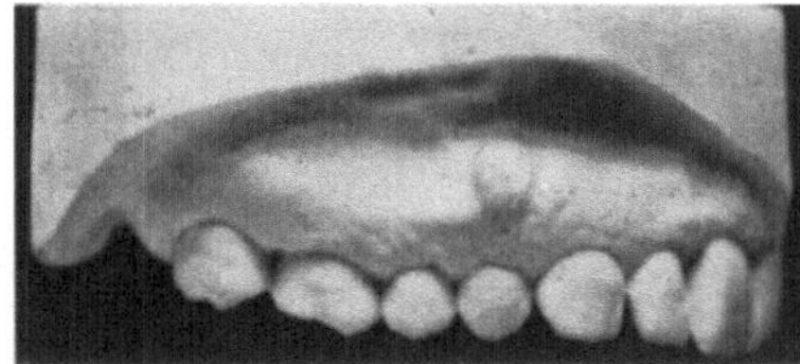

Abb. 461. Exostose an der buccalen Seite des Oberkiefers.

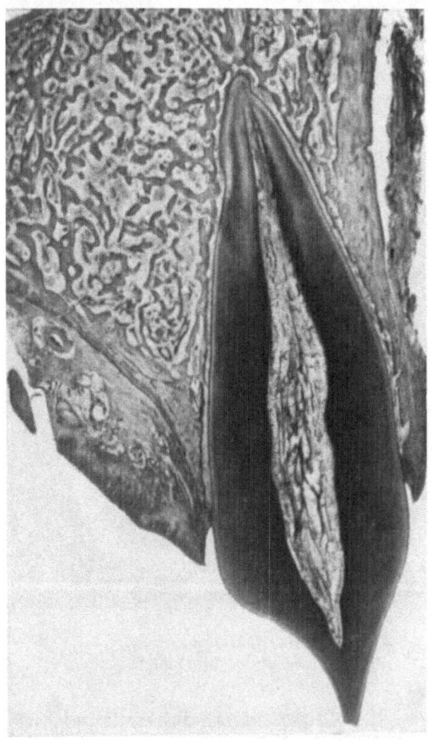

Abb. 460. Schnitt durch ein Osteom mit Zahn.

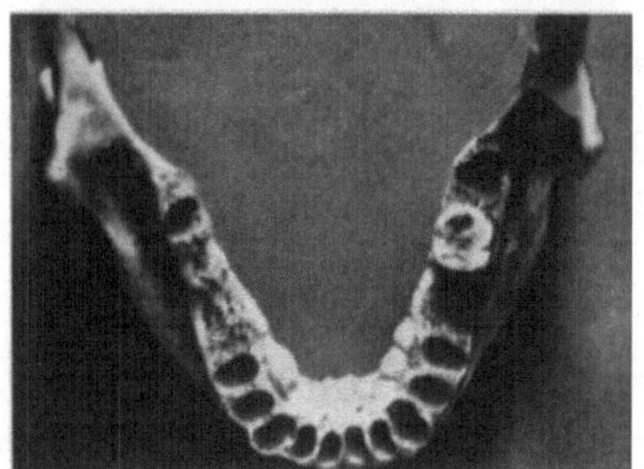

Abb. 462. Exostosen an der lingualen Seite des Unterkiefers.

eburneum oder durum), in solche, die mehr aus Spongiosa bestehen (Ost. spongiosum) und endlich in solche mit überwiegenden Markräumen (Ost. medullare).

Die *enostalen Osteome* kommen mehr im jugendlichen Alter vor; sie können ein sehr beträchtliches Wachstum entwickeln, wobei sie im Oberkiefer meist nach der Kieferhöhle zu sich ausdehnen. Mit fortschreitender Größe können sie auch die Augen- und Nasenhöhle beeinträchtigen; durch Druck auf den Orbitalinhalt, Gehörapparat, ja selbst Gehirn vermögen sie bei aller Gutartigkeit doch sehr schwere Störungen hervorzurufen. In Frühstadien kann die Ausschälung oder Ausfräsung gelingen; in Spätstadien ist nach PARTSCH Resektion nötig (Abb. 459 und 460).

Die *periostalen Osteome* ähneln anfänglich den einfachen Kieferexostosen, unterscheiden sich aber später leicht von diesen durch ihre Wachstumstendenz. Immerhin ist diese Wachstumstendenz nicht so intensiv wie bei den enostalen Formen. Die Therapie besteht in Abtragung mit dem Meißel nach Wegklappen der Schleimhaut. Subjektive Erscheinungen sind mit den periostalen oder oberflächlichen Osteomen kaum verbunden.

Die vorhin erwähnten „*einfachen Kieferexostosen*" sind nicht den echten Tumoren zuzurechnen. Soweit sie nicht als Rückstände einer (z. B. traumatischen) Entzündung persistieren, sind sie in ihrer Anlage angeboren. Lieblingsstellen für einfache Kieferexostosen sind die buccale Seite des oberen Alveolarfortsatzes in der Prämolarengegend (Abb. 461) und die linguale Seite des Unterkiefers im Front- und Seitenabschnitt (Abb. 462). An sich vollkommen harmlos werden sie mitunter lästig empfunden von Prothesenträgern durch den Druck des Plattenrandes. Mit einigen Meißelschlägen sind sie im Bedarfsfalle schnell beseitigt.

Das Angiom.

Echte angioplastische Tumoren sind am Kiefer seltener; häufiger sind angiektatische Granulome, mit denen sie nicht verwechselt werden dürfen. Die Angiome sind zu trennen in *Hämangiome* und *Lymphangiome,* je nach der Gefäßart, die in Betracht kommt. Bei beiden Formen unterscheidet man das *Angioma simplex* (Teleangiektasie) und das *Angioma cavernosum* Bei der Teleangiektasie herrscht das Gefäßlängenwachstum vor bei mäßiger Erweiterung der Lumina, bei der kavernösen Form kann man eher von einer Verkürzung der Gefäße sprechen, dafür sind ihre Lumina hochgradig dilatiert (Borst).

Hämangioma simplex. Die Entstehung wird zum Teil auf Entwicklungsstörungen zurückgeführt, und der Sitz entspricht vielfach auch dem Bereich ehemaliger fetaler Spalten, daher der Ausdruck: Fissurale Angiome. Das Hämangioma simplex findet sich meist an der Gesichtshaut — Naevus vasculosus; von hier aus kann die Ausdehnung nach der Breite, aber auch nach der Tiefe zu erfolgen. Gelegentlich finden sich einfache Hämangiome auch in der Lippe und können dort eine lymphangiomatöse Makrocheilie vortäuschen. Zur Differentialdiagnose der letzteren gegenüber ist neben der Farbe zu merken, daß jede vermehrte Blutzufuhr nach dem Kopf beim Hämangiom die Lippe stärker anschwellen läßt, also z. B. beim tiefen Bücken, Schreien usw, während dies auf den Umfang der lymphangiektatischen Lippe keinen Einfluß hat.

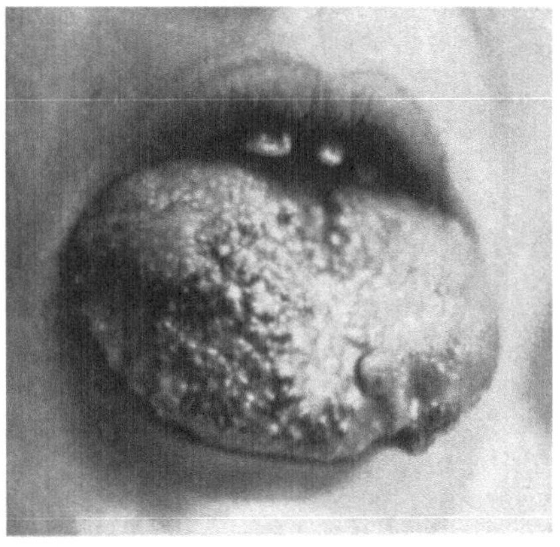

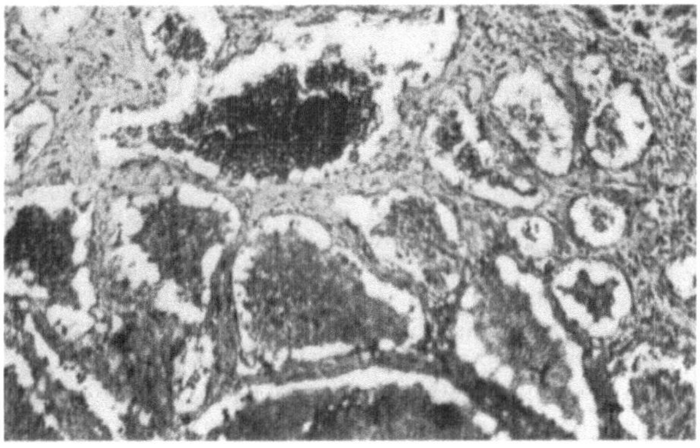

Abb. 463. Teleangiektatisches Hämangiom der Zunge. (Aus der Sammlung der Universitäts-Hautklinik Breslau.)

Abb. 464. Histologisches Bild eines Hämangioms.

Auch an der Zunge finden wir teleangiektatische Hämangiome (Abb. 463 und 464).

Hämangioma cavernosum kommt ebenfalls gelegentlich an der Lippe vor, wird bei den großen Formen auf Entwicklungsstörungen, bei den kleinen Formen auf Trauma zurückgeführt. Die arteriellen Hämangiome sind mehr roter, die venösen ausgesprochen bläulicher Farbe. Hierher gehören auch die kleinen

Hämangiome der Lippe nach Bißverletzung, die aber an sich ohne Wachstumstendenz sind. Ein anderer Lieblingssitz ist die Zunge, wo sich das Kavernom zu beträchtlicher Größe entwickeln kann.

Die *Therapie* der Hämangiome ist teils blutig, teils unblutig. Ignipunktur, Injektion von Alkohol, Chlorzink usw. streben eine unblutige Verkleinerung und Verödung an. Kavernöse Formen sind nur auf blutigem Wege mit Erfolg anzugehen.

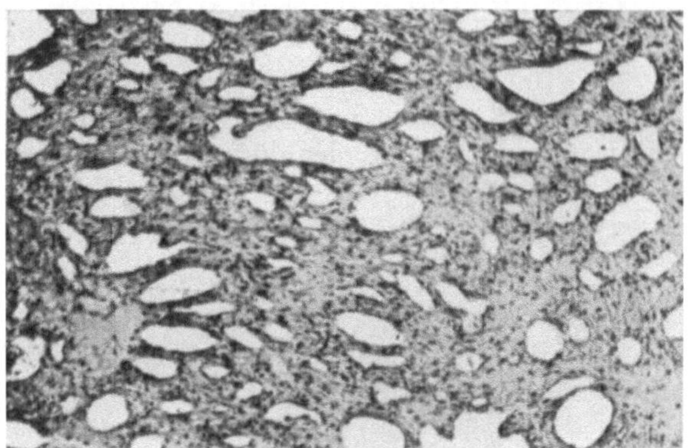

Abb. 465. Histologisches Bild eines Lymphangioms.

Lymphangioma simplex. Sie kommen z. B. vor an der Zunge, können aber auch dem Sitz nach als fissurale bezeichnet werden. Meist ist das einfache Lymphangiom mit einer anderen Geschwulstform kombiniert; in isolierter Form entstanden geht es gerne in die kavernöse Art über (Abb. 465).

Lymphangioma cavernosum, eine mehr diffuse, nicht abgekapselte Form der Lymphangiome, teils angeboren, teils aus kleinen Anfängen entstanden. Der Zusammensetzung nach handelt es sich um unregelmäßig miteinander kommunizierende Hohlräume, die mit Lymphe gefüllt sind (LEXER). Der Lieblingssitz ist die Lippe — *Makrocheilie* (Abb. 466) und die Zunge — *Makroglossie*, ferner auch die Wange. Die Größe kann sehr beträchtlich werden und dabei auch die Kieferform und die Zahnstellung durch Wachstumsdruck beeinflussen.

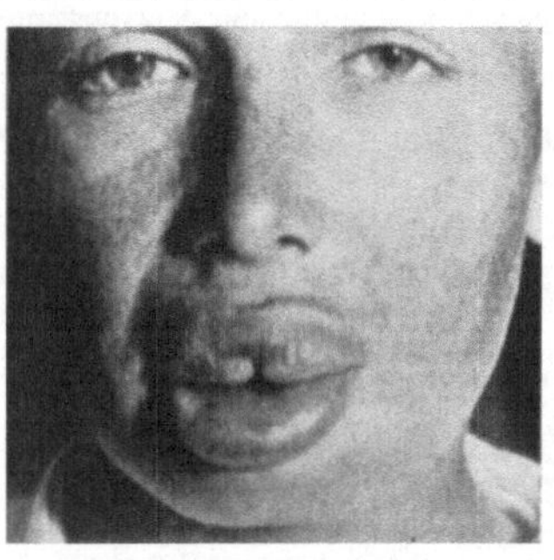

Abb. 466. Makrocheilie.

Eine besondere Form stellt das kavernöse Lymphangiom des Gesichtshalses dar mit starker, bindegewebiger Wucherung; es kann eine außerordentliche Größe annehmen und mit lappigen Überhängen schwer entstellen; man bezeichnet es auch als *Elephantiasis lymphangiektatica.*

Das Lipom.

Dieses gehört bereits zu den viel seltener im Mundhöhlenbereich vorkommenden Geschwülsten der Bindegewebsreihe. Ein Lieblingssitz ist die Zunge; die Lipome entspringen hier der Tiefe und machen zunächst keine Beschwerden; ihr Inhalt ist manchmal gelblich durchschimmernd (STEIN). Die Beschwerden stellen sich mit der Größenzunahme ein, wenn der Platz für die Zunge in der Mundhöhle zu klein wird. Auch die Nahrungsaufnahme kann dabei beeinträchtigt werden. Ein anderer Sitz ist die Wange, wo sie vom BICHATschen Fettpfropf ausgehen können.

Das Chondrom.

Aus Knorpelsubstanz aufgebaut, in der reinen Form aber sehr selten. Es kommt vor am Alveolarfortsatz, am Unterkieferkörper und aufsteigenden Kieferast. Das Wachstum ist sehr langsam; doch sind am Oberkiefer Chondrome von solchem Umfang beobachtet worden, daß zur Kieferresektion geschritten werden mußte (PARTSCH, RIEGNER).

Das Myxom.

Es besteht aus Schleimgewebe mit spärlichem fibrillären Stroma; man findet es mitunter in der Wangenschleimhaut, am harten und weichen Gaumen, doch selten in ganz reiner Form.

Das Neurom.

Hier wird getrennt zwischen reinen Neuromen und den sog. Neurinomen. Die letzteren sind faserige Geschwülste nervöser Natur, aber ohne Markscheide und Achsenzylinder; früher hat man sie auch als Neurofibrome bezeichnet, doch sollen die Fasern nicht mit Bindegewebszellen, sondern mit Neurocyten zusammenhängen. Von STEIN ist ein solches Neurinom beschrieben worden.

Die Amputationsneurome, wie wir deren eins am Unterkiefer zu beobachten Gelegenheit hatten, sind nach BORST mehr zu den Hyperplasien als zu den autonomen Neubildungen zu rechnen.

β) Unreife Tumoren der Bindegewebsreihe (Sarkome).

Die Sarkome (von σάρξ, das Fleisch) sind charakterisiert durch das starke Überwiegen der Zellen gegenüber der unvollkommenen Grundsubstanz, durch die große Wucherungsfähigkeit der zelligen Elemente, durch die mehr oder minder niedrige Entwicklungsstufe bzw. mangelhafte Gewebsreife, welche zusammen mit der Wucherungsfähigkeit auch die Bösartigkeit ausmacht (LEXER), durch die mangelhafte oder ganz fehlende Differenzierung der Zellen, wodurch eine gewisse gewebliche Monotonie herbeigeführt wird (BORST). Das Sarkom wächst stets aus sich heraus, nicht durch Umwandlung des umgebenden Ge-

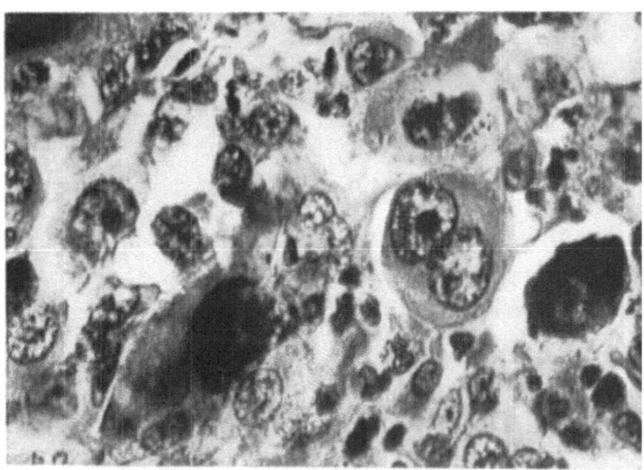

Abb. 467. Histologisches Bild eines Riesenzellensarkoms.

webes (LEXER). Es braucht nicht von Anfang an infiltrierend zu sein, sondern kann sich in den ersten Stadien rein expansiv verhalten, in dieser Zeit auch eher ausgeschält werden. Erst mit der Zunahme der Wachstumstendenz stellt sich auch das infiltrierende Wachstum ein. Was die Metastasenbildung betrifft, so neigen die reiferen Formen weniger, die unreifen mehr dazu; im jugendlichen Alter ist eine Metastasierung häufiger als später. Die Verschleppung geht mehr auf dem Blutwege als auf dem Lymphwege vor sich. Über die Ätiologie der Sarkome ist nichts Sicheres bekannt. Sarkome sind gar nicht selten angeboren; sonst treten sie hauptsächlich im mittleren Lebensalter auf, während sie im höheren Alter seltener sind.

Ganz unreife Sarkome.

Die hauptsächlichsten Formen sind: klein- und großzellige Rundzellensarkome, klein- und großzellige Spindelzellensarkome, Riesenzellensarkome. Daneben gibt es auch Mischformen. *Am bösartigsten sind die Rundzellensarkome* und von diesen wieder die kleinzelligen; sie zeigen rapidestes Wachstum, sind ihrer Konsistenz nach weich, der Farbe nach mehr rötlich und besitzen großen Gefäßreichtum. Die Spindelzellensarkome fühlen sich etwas derber an und wachsen nicht so stark infiltrierend. Die Riesenzellensarkome (Abb. 467) gehen hauptsächlich vom Knochen oder dem Periost aus und werden dem Sitz nach unterschieden in (derbere) periostale und (weichere) zentrale Formen. Am Kiefer nahm man früher viel häufiger Riesenzellensarkome an; in neuerer Zeit sind viele Autoren z. B. AXHAUSEN geneigt, die meisten der riesenzellenhaltigen Geschwülste

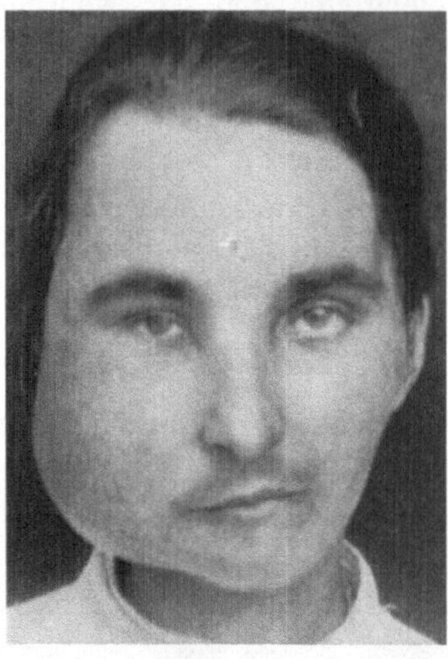

Abb. 468. Spindelzellensarkom. (Aus der Sammlung des Krankenhauses Allerheiligen Breslau.)

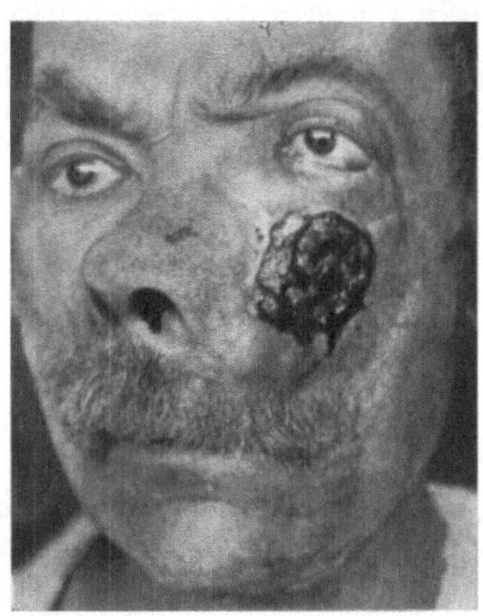

Abb. 469. Melanosarkom.

am Kiefer *nicht mehr zu den echten Neubildungen, sondern zu den Erscheinungen der Ostitis fibrosa zu rechnen* (näheres s. S. 441). Einige klinische Bilder bringen die Abb. 468—471.

Höher entwickelte Sarkome.

Das Bild der höher entwickelten Sarkome unterscheidet sich von den unreifen Formen vor allem dadurch, daß die Differenzierung der Zellen nicht mehr auf der

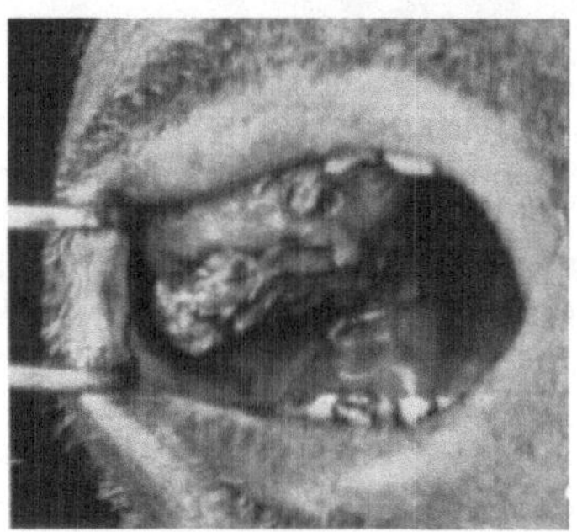

Abb. 470. Rundzellensarkom des rechten Oberkiefers.

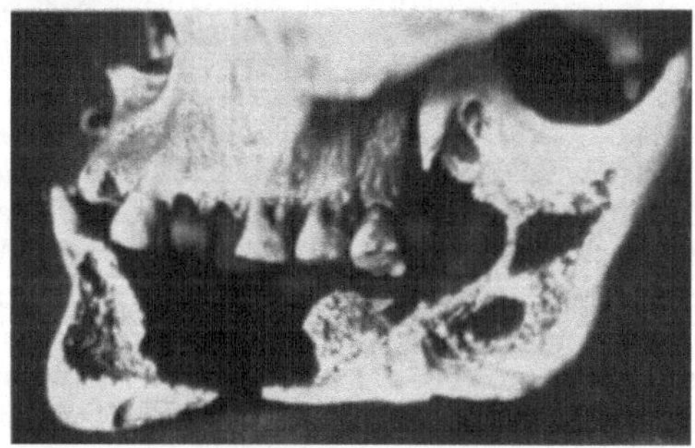

Abb. 471. Zerstörung des Unterkieferknochens durch Sarkom.

tiefsten Stufe stehen bleibt und die Grundsubstanz besser ausgebildet wird. Dadurch wird die Ähnlichkeit mit dem Muttergewebe bzw. mit den gutartigen Geschwülsten der Bindegewebsreihe größer, im ganzen aber bleibt der Tumor doch nur ein Zerrbild des Muttergewebes (BORST). Alle gutartigen Geschwülste der Bindegewebsreihe können eine heterotypische sarkomatöse Varietät aufweisen (LEXER) und dementsprechend kann man einteilen in Fibro-, Osteo-, Chondro-, Angio-, Myxosarkome usw.

Aus dieser langen Reihe sind *am Kiefer häufiger zu beobachten die Fibrosarkome und Osteosarkome*, seltener Angio-, Chondro-, und Myxosarkome. Eine besondere Rolle spielen bei den Angiosarkomen die *Endotheliome* und *Peritheliome*. Eine Sarkomform, die sich durch besondere Bösartigkeit auszeichnet, ist das melanoplastische Sarkom (Abb. 469); es ist charakterisiert durch die Fähigkeit der Parenchymzellen, ein besonderes Pigment (Melanin) zu bilden. Meist gehen diese Sarkome aus von Pigmentmälern der Haut; doch kommen derartige Pigmentmäler gelegentlich auch an der Gaumenschleimhaut vor und sie können ebenfalls als Ausgangspunkt dienen.

Anhang zu dem Kapitel Sarkome: Die Epulis bzw. Ostitis fibrosa.

Ursprünglich bedeutet der Begriff Epulis nichts anderes als dem „Zahnfleisch ($\tau\grave{o}$ $o\tilde{v}\lambda ov$) aufsitzend". Er wurde aber dann zu einem Sammelnamen für die Geschwulstgruppe, die dem Zahnfleisch bzw. Kiefer aufsitzt und teils mehr stationären Charakter und derbere Konsistenz aufweist *(Epulis fibromatosa)*, teils weniger gutartig auftritt und durch ihren großen Gehalt an Riesenzellen (*Epulis sarcomatosa* sive gigantocellularis) an das Riesenzellensarkom erinnert. Auf alle Fälle war man sich aber doch ziemlich einig, daß die Epuliden zu den echten Geschwülsten der Bindegewebsreihe gehörten, und zwar die derben Formen zu den echten Fibromen, während die anderen wegen des Reichtums an vielkernigen Zellen mehr mit den Sarkomen verwandt seien. Nur RECKLINGHAUSEN hat schon früher bei der Epulis auf die *große Ähnlichkeit mit gewissen Bildern bei der Ostitis fibrosa hingewiesen.*

Neuerdings ist nun immer mehr ein Meinungsumschwung hinsichtlich des Wesens der Epuliden zugunsten von RECKLINGHAUSEN eingetreten, namentlich haben sich für die Ostitis fibrosa eingesetzt RITTER, KONJETZKY, SIEGMUND und WEBER, LUKOMSKY, AXHAUSEN u. a. SIEGMUND und AXHAUSEN gehen sogar so weit, daß sie auch die zentralen Formen der Kieferriesenzellensarkome nicht mehr als Blastome, sondern ebenfalls als Erscheinungen der Ostitis fibrosa ansehen. SIEGMUND führt folgende Gründe dafür an, daß die Epulis sarcomatosa keine echte Neubildung mit Sarkomcharakter sein könne: Das Wachstum der Epulis sarcomatosa ist ein mehr expansives und ein begrenztes; spontane Rückbildungsmöglichkeit besteht durchaus; Metastasen kommen nicht vor, ebensowenig Rezidive — vorausgesetzt, daß der wirkliche Krankheitsherd (im Knochen) angegangen worden ist; den Zellen fehlt die Anaplasie (d. h. selbständige Existenzfähigkeit und Verlust der spezifischen Differenzierung). Danach kann es kein echtes Neoplasma sein, sondern gehört zu den entzündlichen Wucherungen.

Als primäre Ursache wird von SIEGMUND und anderen eine Schädigung des Alveolarknochens, etwa durch Trauma, angenommen; diese Schädigung macht den Knochen abbaureif; die Abbaufähigkeit ruft die Bildung von Osteoclasten in größeren Mengen hervor; der Prozeß mit einem Überreichtum an Osteoclasten

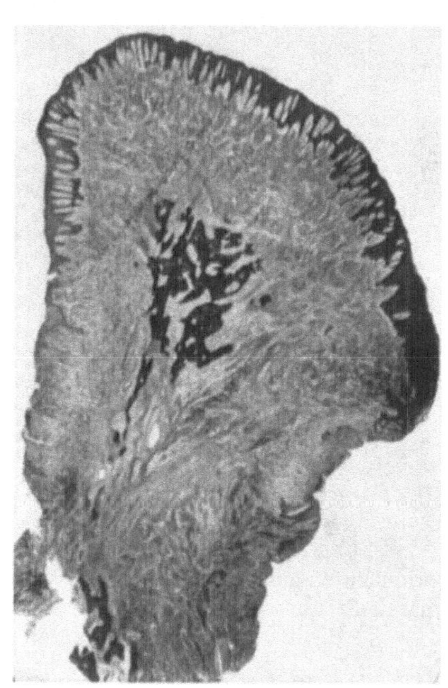

Abb. 472. Epulis „fibromatosa" mit Knochenneubildung.

kann sich in Geschwulstform abspielen und so entsteht die sog. Riesenzellenepulis. Nach Erledigung der Abbauaufgabe verschwinden zwar die Osteoclasten, die Geschwulst selbst braucht sich aber nicht wieder zurückzubilden; nur reift das sie bildende Gewebe jetzt aus und die fibrilläre Struktur beherrscht nunmehr das Bild — so entwickelt sich als reife Form die sog. Epulis fibromatosa (Abb. 472).

Bei Nachprüfungen, die von uns angestellt wurden, ergab sich zunächst, daß tatsächlich fast in jedem Falle eine deutliche Veränderung im Knochenbilde am Sitze der Epulis, auch der scheinbar ganz oberflächlichen, festgestellt werden konnte, während man doch früher annahm, daß wenigstens die oberflächlichen Formen nicht tiefer als vom Periost ausgingen. Des weiteren fand sich in frischen Fällen, daß stets damit Knochenabbauvorgänge verbunden waren und zwar in den verschiedensten Stadien. Knochenabbauvorgänge geringeren Grades fanden wir auch noch bei der fibromatösen Form in größerer Tiefe. Ferner

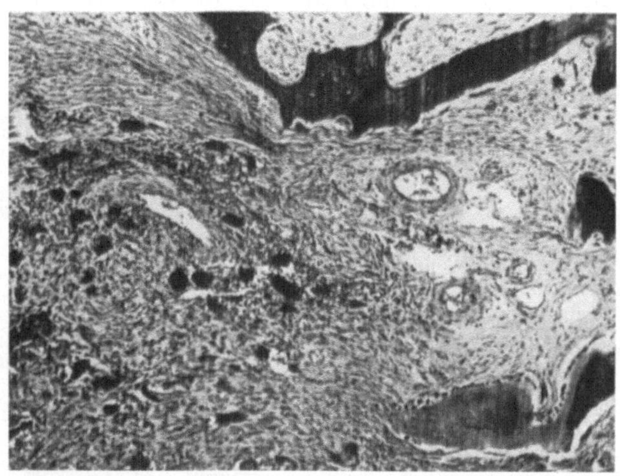

Abb. 473. Osteoclastische Riesenzellen in einer Epulis „sarcomatosa“.

konnte überall die Entstehung der Riesenzellen in Verbindung mit Endothelvermehrung gebracht werden als sog. „verpuffte Endothelsprossen“, womit ihr Charakter als echte Osteoclasten gesichert war (Abb. 473). Am sinnfälligsten aber war die Berechtigung der neueren Anschauung vom Wesen der Epulis, wenn man Bilder von Riesenzellenepulis und echtem Riesenzellensarkom nebeneinander stellte und dabei das weitere Schicksal der jeweiligen vielkernigen Zellen verglich. Nicht bloß, daß die Zellform beim echten Sarkom viel wechselreicher war, auch die charakteristische Zertrümmerung der Kerne beim Zerfall der Sarkomzellen fehlte bei der „Epulis gigantocellul.“ vollkommen (vgl. Abb. 467).

Zusammenfassend ist zu sagen, daß heute an der Berechtigung, die Epuliden unter den Begriff Ostitis fibrosa einzureihen, keinerlei Zweifel mehr bestehen kann. Nun darf man dabei allerdings eines nicht übersehen: die *Bezeichnung Ostitis fibrosa wird heute in doppeltem Sinne gebraucht:* einmal als Sammelnamen für eine ganze Reihe von entzündlichen Erkrankungen des Knochens, die wohl zu trennen sind von infektiösen Ostitiden und meist drei typische Erscheinungen gemeinsam haben: reichliche Bildung von vielkernigen resorbierenden Riesenzellen, von Bluträumen und von Osteoid. Diese Merkmale finden wir wie vorhin dargelegt auch bei der Epulis — verschieden stark je nach dem Alter der Epulis —, und so ist also ihre neue Eingruppierung zu Recht geschehen. Daneben gibt es aber auch noch eine Ostitis fibrosa im engeren Sinne als eine ganz bestimmte Krankheit, die in den sog. *braunen Tumoren* (hauptsächlich Bluträume und

Riesenzellenansammlungen) ein charakteristisches Merkmal besitzt, hauptsächlich an den Röhrenknochen auftritt und anschließend als *Ostitis fibrosa generalisata* auch an anderen Stellen des Skelets zur Erscheinung gelangt.

Was wir unter der Epulis im allgemeinen zu verstehen pflegen, sind meist kleinere Geschwülste, die sich namentlich gerne im Bereich von cariösen Wurzeln, aber auch im Bereich gesunder Zähne entwickeln; sie sitzen häufiger auf der facialen Seite oder dem Kamm des Alveolarfortsatzes, greifen aber auch auf die

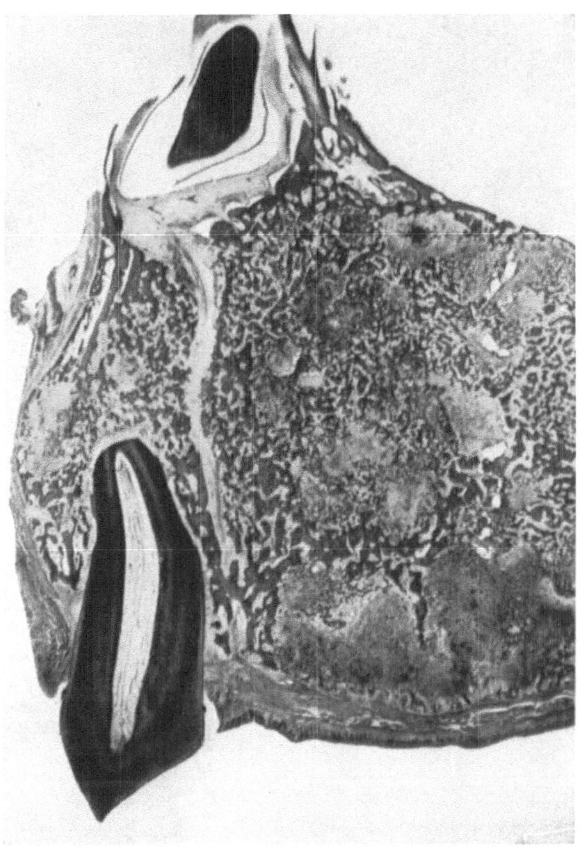

Abb. 474. Ostitis fibrosa in jugendlichem Oberkiefer. Zu beachten die starke Verlagerung des Eckzahnkeimes durch den wachsenden Prozeß.

linguale Seite über; selten nehmen sie (unter Verdrängung von Zähnen, gelegentlich auch mit Wurzelresorption verbunden) größeren Umfang an, letzteres dann, wenn noch ein Druckreiz durch die Zähne des Gegenkiefers mit Bildung von Dekubitalgeschwüren besteht. Im ganzen also handelt es sich dabei um oberflächliche Vorgänge, die röntgenologisch kaum Erscheinungen machen und gerne als „*einfache, granulierende Formen*" bezeichnet werden (Abb. 475, 476, 477). Nun kommt aber noch ein ganz anderes Bild am Kiefer vor, das absolut identisch ist mit der Ostitis fibrosa im engeren Sinne. Eben wegen der absoluten Übereinstimmung glaubte man, daß es sich hier um metastatische Kieferherde der Ostitis fibrosa generalisata handle. Vereinzelt mag diese Annahme auch zutreffen. Sorgfältigste Röntgenprüfung hat indessen wie anderen Autoren so auch uns gezeigt, daß neben den Röhrenknochen auch der Kiefer Sitz eines vollkommen selbständigen, nur hier auftretenden Herdes sein kann — *Ostitis fibrosa localisata.*

Macht man von solchen Kieferherden ein Röntgenbild, dann überrascht die *weitgehende Beteiligung des Knochens*, der große, ganz an Cysten erinnernde Schatten aufweist und bis zur Gefahr der Spontanfraktur verdünnt werden kann.

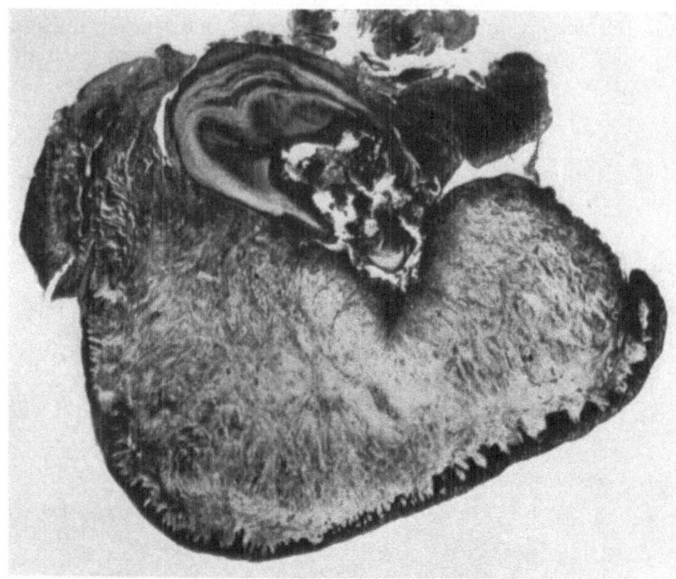

Abb. 475. Epulis im Bereich einer tief zerstörten Wurzel.

Das Wachstum ist ungleich viel schneller als bei der gewöhnlichen Epulis und der Gesamteindruck gleicht sehr dem einer bösartigen Geschwulst. Es besteht kein Zweifel, daß die meisten „Riesenzellensarkome" der Kiefer solche Ostitis-

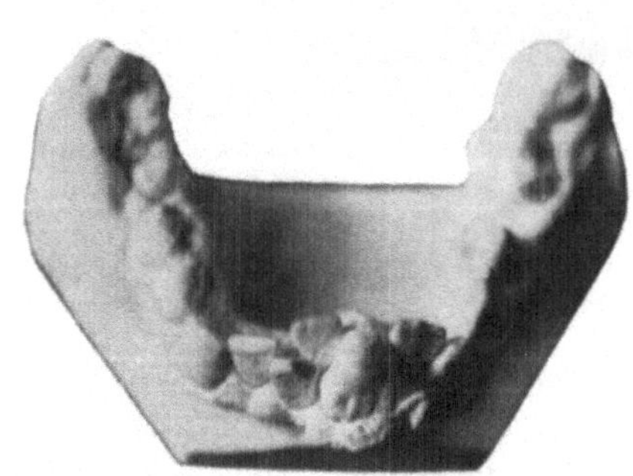

Abb. 476. Epulis zwischen Zähnen des Unterkiefers
(zu beachten der Einfluß auf die Zahnstellung!).

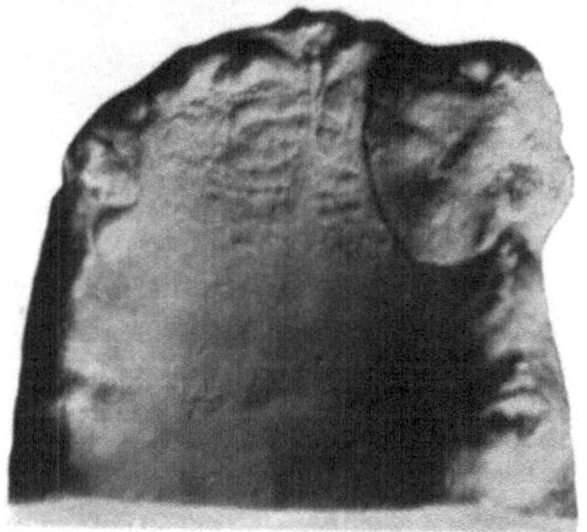

Abb. 477. Epulis über einer Wurzel am
Alveolarfortsatz des Oberkiefers.

fibrosa-Herde gewesen sind, womit aber nicht gesagt sein soll, daß nicht auch wirkliche Riesenzellensarkome am Kiefer vorkommen können.

Die von uns im Breslauer Zahnärztlichen Universitätsinstitut gesehenen derartigen Fälle betrafen fast durchweg Jugendliche, hauptsächlich Knaben im Alter von 8—13 Jahren. Fast immer ließ sich in der Vorgeschichte ein nicht zu schweres Trauma nachweisen, so wurde zweimal angegeben, daß ein Ball die betreffende Kieferstelle getroffen habe. Etwa 4—6 Wochen später wird dann das Auftreten der Geschwulst beobachtet. Die Therapie besteht in Ausschälung, wobei den Cysten-Röntgenbildern entsprechend gewöhnlich glattwandige Knochenhöhlen zu finden sind. Bei restloser Ausschälung geht die Ausheilung überraschend schnell vor sich. In älteren Fällen findet sich mitunter statt der in Knochenhöhlen liegenden „braunen" Tumoren eine an Knochenbälkchen sehr reiche Geschwulst, die große Ähnlichkeit mit einem Osteom besitzt und oft erst bei sorgfältigem Durchsuchen die charakteristischen Bluträume und Riesenzellenherde finden läßt (Abb. 474).

Bei der einfachen Epulis genügt vollkommen, wenn zugleich mit der oberflächlich sitzenden Geschwulst auch der ebenfalls oberflächlich sitzende Knochenherd gründlich beseitigt wird.

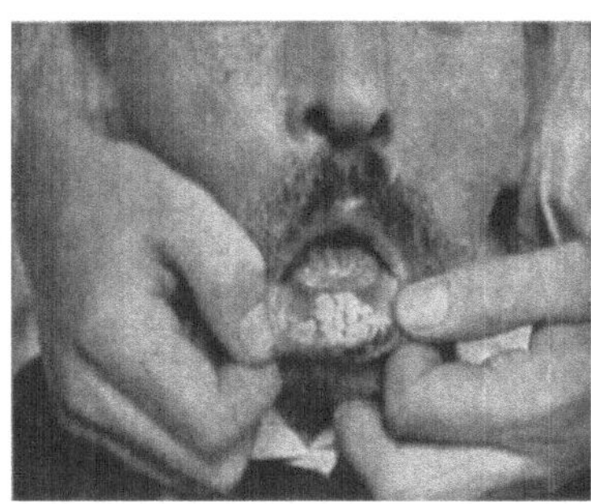

Abb. 478. Papillom der Unterlippe (PARTSCH, Handbuch).

γ) Reife Tumoren der Epithelreihe.

Das Papillom.

Unter Papillomen versteht man kleine Geschwülstchen, die selten Nußgröße erreichen, rein der Oberfläche aufsitzen, die Tiefe in keiner Weise beteiligen und sich zusammensetzen aus einem bindegewebigen Gerüst mit reichlicher Epitheldecke. Die von der Cutis ausgehenden Papillome fühlen sich im allgemeinen mehr derb an (Papilloma *durum*), die von der Schleimhaut ausgehenden sind von weicherer

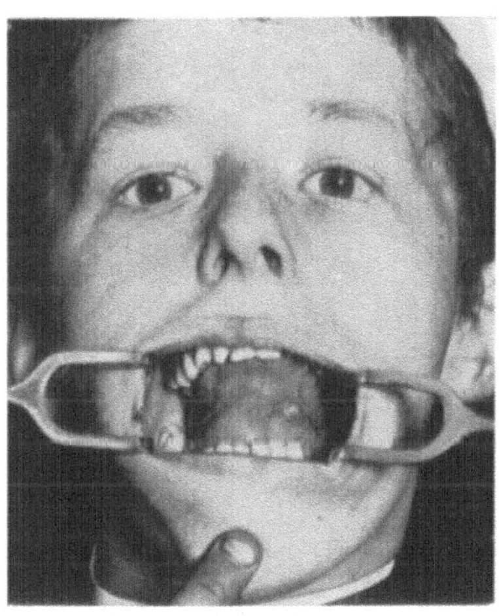

Abb. 479. Sublinguale Dermoidcyste.

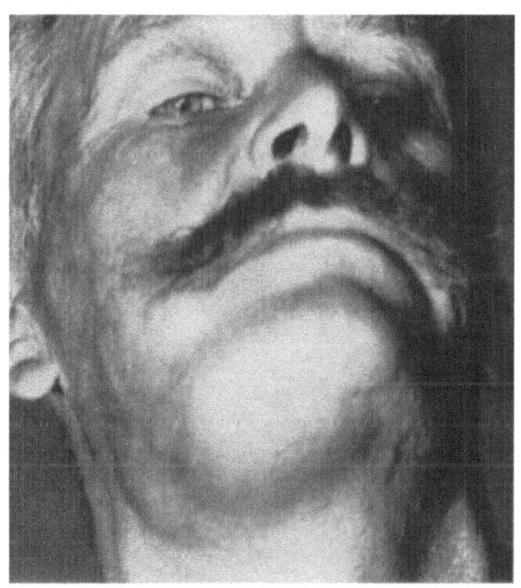

Abb. 480. Submentale Dermoidcyste.

Konsistenz (Papilloma *molle*). Der Form nach sind die Papillome gestielt oder auch breitbasig aufsitzend, manchmal auch sehr warzig. Ein Lieblingssitz ist die Saumregion der Lippen- und Wangenschleimhaut (Abb. 478).

In neuerer Zeit neigt man dazu, für viele Papillome den Charakter als echte Tumoren abzulehnen und sie zu den Neubildungen auf entzündlicher (infektiöser) Grundlage zu rechnen. Tritt ein auffälliges Wachstum ein, so ist der Verdacht auf Umschlag nach der malignen Seite gerechtfertigt.

Das Adenom.

Reine, nach dem Typus des Drüsengewebes gebaute autonome Neubildungen — das sind die Adenome — finden sich am Kiefer sehr selten; etwas häufiger kommen sie vor im Bereich der Mundhöhlenweichteile, wo sie ihren Ausgang von Schleim- und Speicheldrüsen nehmen. Hier erscheinen sie als weiche, gut abgekapselte, langsam wachsende Geschwülste. Polypen sind im allgemeinen nicht hierher zu rechnen, da sie meist entzündlicher Natur sind. Auch die sog. Parotismischtumoren sind davon getrennt zu halten.

SIEGMUND und WEBER betrachten als eine besondere hierher gehörige Form epitheliale Neubildungen, die ebenfalls von den submukösen Drüsen ausgehen, scharf umschrieben und gut abgekapselt sind. Sie kommen (von manchen Autoren als Endotheliome bzw. Epitheliome bezeichnet) überall in der Mundhöhle, auch am Gaumen vor und sollen den KROMPECHERschen Basaliomen nahe stehen.

Im Zusammenhang mit den Adenomen werden auch die *Cylindrome* genannt, charakterisiert dadurch, daß sie eigentümliche Stränge von hyalinem Aussehen aufweisen, die teils im Innern der Geschwulstzapfen liegen, teils diese umgeben.

Das Cystadenom.

Bei ihm erfahren die wuchernden Drüsenschläuche eine starke Erweiterung der Lumina, die sich zu cystischen Hohlräumen weiter entwickeln kann. Es findet sich viel mehr an Organen wie Nieren, Schilddrüse, Hoden usw., sehr selten in der Mundhöhle (PARTSCH).

Anhang: Die Dermoidcyste.

Unter einer Dermoidcyste versteht man eine gutartige Hohlgeschwulst, die bezüglich ihrer Entstehung eng mit entwicklungsgeschichtlichen Vorgängen

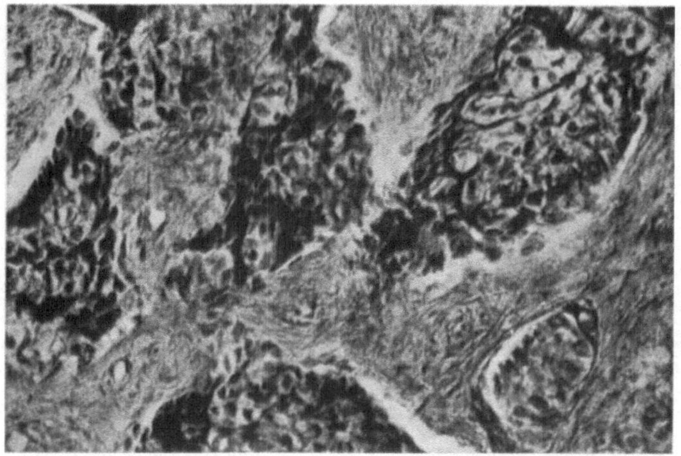

Abb. 481. Metastatische Carcinomzellnester in der Wurzelhaut eines unteren Molaren.

zusammenhängt. Für den Zahnarzt von größerem Interesse sind die *Dermoidcysten des Mundbodens*, welche aus Epithelresten an der Vereinigungsstelle der beiden Unterkieferhälften hervorgehen können. Soweit die innere Auskleidung nur aus mehrschichtigem Plattenepithel besteht, spricht man von *Epidermoiden*, während die Dermoidcysten im engeren Sinne in ihrer Wandung auch Haarbälge und die zugehörigen Drüsen enthalten (PARTSCH). Der Inhalt der Dermoide ist selten flüssig und bietet daher auch kaum das Symptom der Fluktuation;

eher ist die Konsistenz teigig und knetbar. Der Inhalt (Drüsenprodukte) schimmert gelblich durch die Wand durch.

MARCHAND unterscheidet *sublinguale* und *submentale* Dermoide. Die sublingualen Formen wölben den Mundboden stark vor und drücken die Zunge nach oben (Abb. 479), die submentalen Formen beeinträchtigen weniger den Mundhöhlenraum und wölben sich mehr nach dem Halse zu vor, oft als eine Art Doppelkinn (Abb. 480).

Nicht zu verwechseln sind die sublingualen Dermoide mit der Ranula, die von den Speicheldrüsen (Glandula sublingualis) ausgeht und von den meisten Autoren nicht zu den echten cystischen Hohlgeschwülsten gerechnet wird. Ihrer ist bei der Pathologie der Speicheldrüsen noch weiter gedacht (S. 404). Die Unterscheidung ist leicht durch die Fluktuation und den bläulichen Farbton der Ranula.

Die Dermoide können, wenn auch langsam wachsend, doch eine ganz erhebliche Größe annehmen und sind dann chirurgisch schwerer anzugehen, während die Frühstadien durch Ausschälung leichter beseitigt sind.

δ) Die unreifen Tumoren der Epithelreihe.

Das Carcinom.

Das Carcinom ist nach LEXER eine bösartige Geschwulst mit vorzugsweise infiltrierendem und das durchwucherte Gewebe zerstörendem Wachstum. Das Parenchym wird von Zellen gebildet, die je nach ihrem Ausgangspunkt verschieden sein können (Platten-, Zylinder- usw. -Epithel). Das bindegewebige Stroma ist verschieden stark; überwiegt es, dann ist die Konsistenz des Carcinoms derber (Carcinoma *scirrhosum*), überwiegt stark das Parenchym, dann ist sie weich (Carcinoma *medullare*); dazwischen liegt eine Mittelform (Carcinoma *simplex*). Bei den oberflächlichen Formen herrscht die knollige bis blumenkohlartige Gestaltung vor, meist mit tiefen kraterförmigen Geschwüren; bei den zentralen Formen ist öfter die Knotenform zu beobachten. *Die Metastasierung kann erfolgen lymphogen*, (regionäre Lymphdrüsen!), *hämatogen und disseminiert* (Krebsaussaat) (Abb. 481).

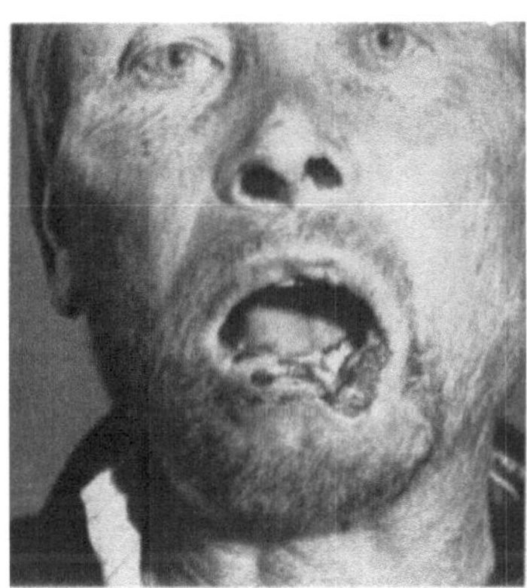

Abb. 482. Carcinom der Unterlippe.

Bemerkenswert ist beim Carcinom für die Diagnose: Bei reichlichem Stroma lassen sich kleine Pfröpfe (Carcinomzellnester) wie Comedonen an der Schnittfläche auspressen, bei den weichen Formen dagegen quillt aus der Schnittfläche sehr oft ein milchiger Saft (die sog. Krebsmilch), der Fett und Zellelemente enthält.

Das Carcinom ist im allgemeinen eine Krankheit des höheren Alters, namentlich des 5. und 6. Jahrzehnts; doch kommen gar nicht so selten auch Fälle im früheren Lebensalter vor. Das weibliche Geschlecht wird häufiger befallen als das männliche (6:4 nach BORST u. a.) Der Häufigkeit des Sitzes nach gibt BORST folgende Reihenfolge: Haut, Magen, Darm, Uterus, Mamma, Speiseröhre usw. Die Zunge nennt er erst an drittletzter Stelle.

Die allgemeine Diagnostik des Carcinoms geht neuerdings besondere Wege, indem das *serologische Verhalten Carcinomkranker* in verschiedener Hinsicht anders ist als das Gesunder. Serum Gesunder z. B. zerstört Krebszellen, Serum Carcinomkranker dagegen nicht (FREUND und KAMINER); das Serum Carcinomkranker ruft in Carcinomextrakten spezifische Trübung hervor, die durch gesundes Serum aufgehellt werden können.

Bei den Plattenepithelkrebsen hat KROMPECHER eine besondere Gruppe abgezweigt, die ihren Ausgang von den Basalzellen, d. h. den zylindrischen Zellen des Rete Malpigh. nimmt und von KROMPECHER als die Gruppe der *Basaliome* bezeichnet wird, während die übrigen Plattenepithelkrebse von den Stachelzellen der Epithelschicht ausgehen. Die Zapfen der Basaliome erhalten eine mehr drüsige Struktur; Hornperlen fehlen ganz oder sind wenigstens sehr selten, während bei den anderen sich Hornperlen meist in großen Mengen finden. Gerade die Basaliome sind im Kieferbereich nicht selten, doch dürfen sie nicht identifiziert werden mit den gutartigen Cylindromen sowie den Parotismischtumoren. Indessen können Cylindrome und Mischtumoren jederzeit in die maligne Form umschlagen.

Einteilung der Carcinome. Diese kann nach den verschiedensten Gesichtspunkten erfolgen; uns interessiert vielleicht am meisten die von LEXER nach dem Ausgangspunkt angegebene. Nach LEXER sind zu trennen:

a) Carcinome der Haut (das flache, das tiefgreifende, das papilläre Hautcarcinom);

b) Schleimhautcarcinome (Plattenepithel-, Drüsenepithelcarcinome);

c) Carcinome drüsiger Organe.

Hautcarcinome.

Bei den Hautcarcinomen ist in erster Linie das Gesicht beteiligt. Vielfach ist hier vorher die Haut schon verändert gewesen durch Narben, durch tuberkulöse Geschwüre, durch Lues, durch chronische Reize aus Beruf (Schornsteinfeger usw.), durch Röntgenschädigung, doch beobachtet man auch die Entwicklung von scheinbar gesunder Haut aus. Beim Hautcarcinom findet man die früher schon erwähnten Hornperlen besonders häufig, stark abgeplattete Epithelzellen konzentrisch zu Kugeln geschichtet.

Das *flache Hautcarcinom* beginnt als scheinbares Knötchen, das erst anfängt Erscheinungen zu machen, wenn es sich zu einem langsam wachsenden Geschwür entwickelt. Vor allem muß die große Hartnäckigkeit gegenüber der sonst bei Geschwüren üblichen Therapie auffallen. Anfänglich fühlt sich nur der Geschwürsrand derber an, ein schmaler, wallartiger Rand; später wird auch die Unterlage des Geschwürs miteinbezogen; die Haut ist dann nicht mehr verschieblich und nun fühlt sich auch der ganze Bezirk derber an; doch kann es Jahre dauern, bis dieser Zustand eintritt. Mit dem eintretenden Zerfall verändert sich auch das Aussehen des Geschwürsrandes, der nunmehr gezackt und unterminiert erscheinen kann. Vorübergehend kann Schrumpfung und Narbenbildung auftreten. Sitz ist unter anderem die Wange, dann das Kinn gegen den Lippenrand hin. Therapeutisch kommen in Betracht: Excision, die immer noch als das Sicherste gilt und Bestrahlung.

Das tiefgehende Hautcarcinom. Es unterscheidet sich von dem relativ gutartigen, flachen Hautcarcinom dadurch, daß die Ausbreitung namentlich auch nach der Tiefe zu sehr bald einsetzt, daß schmerzhafte Infiltrate entstehen, daß Geschwüre mit kraterförmiger Vertiefung und derbem, überhängendem Wall sich bilden. Sehr bald wird bei dem raschen Wachstum der darunterliegende Kieferknochen in Mitleidenschaft gezogen. Verjauchungen sind eine sehr häufige Erscheinung. Die Behandlung besteht in ausgedehnten chirurgischen Eingriffen; vielfach muß damit die Kieferresektion verbunden werden.

Das Schleimhautcarcinom.

Neben Wangenschleimhaut, Mundboden und weichem Gaumen wird mit Vorliebe die Lippe und zwar hauptsächlich die Unterlippe (Abb. 482 und 483) vom Schleimhautcarcinom befallen. Ätiologisch spielen hier zweifellos chronische

Reize eine erhebliche Rolle; so spricht man von *Pfeifenraucherkrebs;* ferner ist zu denken an den Reiz, den scharfe Zahnkanten auf die Wangenschleimhaut und Zunge ausüben. Eine Prädisposition für die Entstehung des Carcinoms wird auch geschaffen durch die Leukoplakie, die ja ebenfalls auf chronische Reize bei Rauchern zurückgeführt wird (Abb. 484).

Der Form nach können die Schleimhaut-carcinome sehr verschieden sein (Abb. 485): bald sind es mehr polypöse, bald mehr breit-basige Tumoren, bald mehr stärkste Infiltration; Geschwürsbildung ist äußerst häufig, nament-lich beim Carcinom der Zunge und der Lippe. Sehr häufig sind auch Blutungen und Verjau-chungen. Die subjektiven Beschwerden sind gerade bei den Schleimhautcarcinomen des Mundhöhlenbereiches besonders groß. PARTSCH sagt mit Recht, daß hier dem Zahnarzt eine ganz besondere Aufgabe gestellt ist, denn wäh-rend sonst am Körper die Schleimhautcarci-nome in ihren Anfangsstadien sich der Beob-achtung entziehen, ist dem aufmerksamen Unter-sucher der Mundhöhle viel eher Gelegenheit

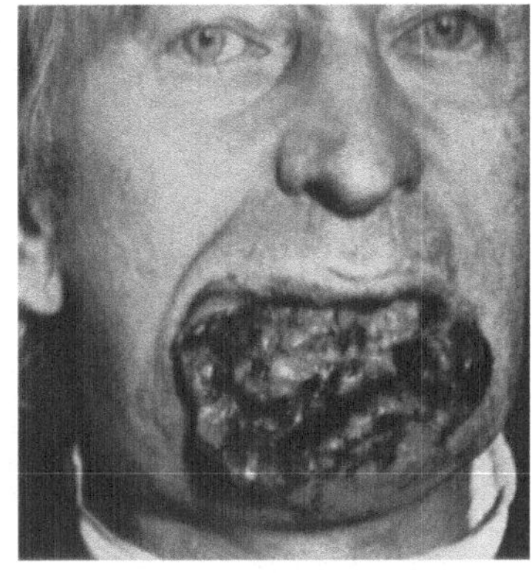

Abb. 483. Carcinom der Unterlippe, fortgeschrittenes Stadium.

gegeben, Frühstadien zu erkennen und sie einer rechtzeitigen und damit auch erfolgreichen Behandlung zuzuführen.

Die Differentialdiagnose ist namentlich bei den Frühstadien der Zungen-carcinome nicht immer ganz leicht. Zunächst ist das chronische Dekubital-geschwür auf rein entzündlicher Basis auszuschalten. *Wegfall des Reizes muß*

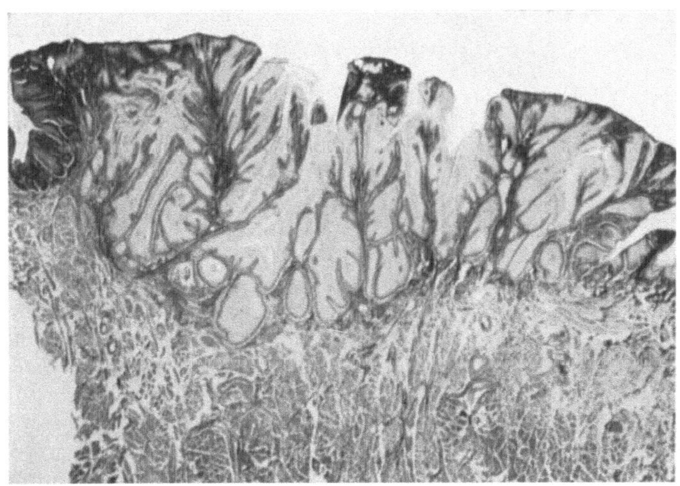

Abb. 484. Carcinombeginn auf dem Boden einer Leukoplakie.

hier schon nach wenigen Tagen Klärung bringen. Dann ist namentlich auch das Gumma auszuschalten, das mit seinen Zerfallserscheinungen mitunter sehr ähnliche Bilder machen kann. Auch hier kann nur dringend geraten werden, in jedem Falle ärztliche Beratung zuzuziehen.

ε) Die Mischgeschwülste.

Diese können teratoider Art sein oder von Speicheldrüsen ausgehen. Uns interessieren besonders die letzteren und von ihnen hauptsächlich die Parotismischtumoren. Streng genommen handelt es sich gar nicht ausschließlich um Mischtumoren, die nur mit der Parotis irgendwie zusammenhängen; sie sind lediglich hier zuerst genauer beobachtet worden und von da hat sich der Name auch auf die anderen Tumoren des gleichen Typus übertragen; ausgehen können sie aber von embryonal versprengten Resten der verschiedensten Speicheldrüsen. Mischgeschwülste heißen sie deshalb, weil neben dem epithelialen Anteil auch noch

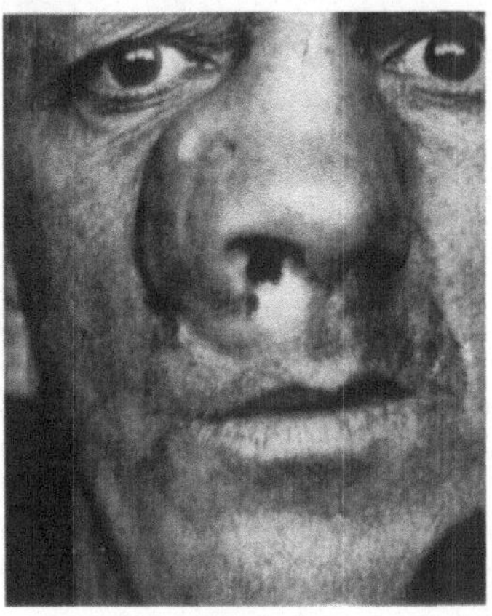

Abb. 485. Carcinom des Oberkiefers (ausgehend von der Schleimhaut der Oberkieferhöhle).

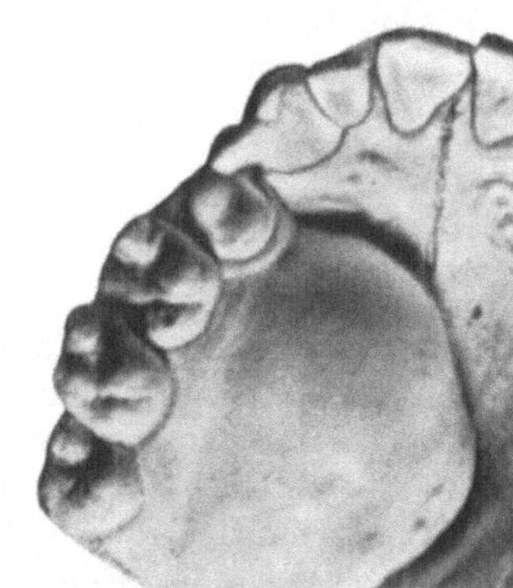

Abb. 486. Parotismischtumor im rechten Oberkiefer (zu beachten die Zahnstellung).

Anteile aus der Bindegewebsreihe in ihnen vorhanden sind; vor allem wird häufig angegeben, daß sie auch Knorpel enthalten, was allerdings von SIEGMUND bestritten wird, der die vermeintlichen Knorpelzellen als veränderte Epithelzellen anspricht.

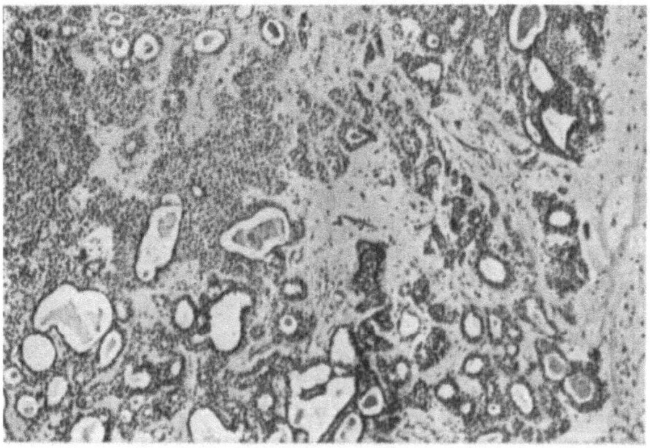

Der Grund, warum die Mischtumoren den Zahnarzt besonders angehen, ist einmal der, daß nach PERTHES über 50% der am Kiefer vorkommenden echten Neubildungen solche Mischtumoren sind, und weiter der Grund, daß durch zahnärztlich-chirurgische Maßnahmen der Umschlag aus der ursprünglichen Gutartigkeit in die Malignität beschleunigt werden kann. Sonst rechnet man durchschnittlich

Abb. 487. Histologisches Bild aus einem Parotismischtumor.

etwa 6—8 Jahre, bis der Umschlag erfolgt; doch sind auch Fälle bekannt, wo 20, ja selbst auch 45 Jahre verflossen waren, bis der Tumor eine stärkere Wachstumstendenz zeigte (LEXER). Anfänglich ist der Parotismischtumor jedenfalls durchaus benigner Natur; er wächst zunächst außerordentlich langsam, rein expansiv und ist gut abgekapselt; die Oberfläche zeigt keine Reizerscheinung und keine Veränderung; subjektive Beschwerden fehlen in dieser Zeit vollkommen. Sein Vorhandensein wird meist erst klar, wenn allmählich äußerlich eine derbe, unempfindliche Schwellung sich entwickelt. Mit Vorliebe sitzt der Mischtumor im Oberkiefer, wo er nach der Kieferhöhle zu und dann in einer sehr charakteristischen Weise nach dem Gaumen zu wächst.

Die Art, wie der Tumor allmählich die betreffende Gaumenhälfte vorwölbt, schafft ein Bild, das lebhaft an einen Gaumenabsceß erinnert (Abb. 486). Die Täuschung wird noch dadurch erhöht, daß im Innern des Tumors sich Cysten und Verflüssigungsherde bilden, die dann den Eindruck von Fluktuation beim Betasten aufkommen lassen. Eine Punktion an solcher Stelle wird freilich rasch aufklären, da sie beim Mischtumor nicht wie beim Absceß Eiter, sondern neben Epithelzellen höchstens seröse oder schleimige Flüssigkeit herausbefördert, wenn überhaupt etwas in die Punktionsspritze gelangt. Auch ist der Absceß eine gleichmäßig prall elastische Vorwölbung, die Neubildung aber nur in einzelnen Abschnitten weicher. Die gleichen Gesichtspunkte gelten auch für die *Differential- diagnose mit einer fungösen oder follikulären Cyste,* die ja ebenfalls langsam und reaktionslos wachsen kann und auch allmählich den Kiefer vorwölbt. Bei der

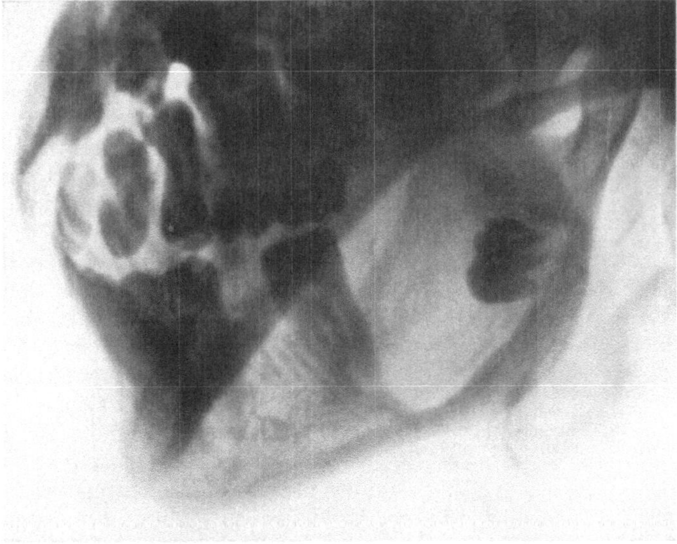

Abb. 488. Röntgenbild von einer follikulären Cyste. Der Zahn sitzt am Boden der Cyste.

Unterscheidung von der Cyste spielt natürlich auch die Röntgenaufnahme eine große Rolle, denn beim bereits äußerlich sichtbar gewordenen Tumor läßt das Röntgenbild meist jede Kieferhöhlenzeichnung vermissen, während bei der Cyste die Hohlräume eher vermehrt erscheinen.

Ein gerade vom Zahnarzt zu beachtendes Symptom ist das *Verhalten der Zähne im Tumorbereich.* Ohne jede Kronenschädigung, ohne Taschenbildung und ohne Trauma werden die Zähne allmählich locker, teils weil der knöcherne Teil des Aufhängeapparates in den Tumor miteinbezogen wird, teils weil Wurzel- resorptionen im Zusammenhang mit dem Tumor auftreten können. Lockerung gesunder Zähne ohne jeden äußeren Anlaß und ohne Taschenbildung soll daher immer einen Verdacht auf Tumor im Kiefer wachrufen.

Über den histologischen Befund beim Mischtumor sagen Siegmund und Weber: „Die Epithelien bilden eigenartige alveolär gebaute, von drüsenähnlichen Lichtungen durchsetzte, retikuläre Zellverbände, in denen es zur Abscheidung eines schleimartigen Produktes kommt. Durch das Einwachsen oder Umwachsen bindegewebiger Bestandteile, die der Kapsel oder den Gefäßen des Geschwulst- läppchens entstammen, entstehen eigenartige, hyaline, stark quellende Massen" (Abb. 487).

Was die Therapie betrifft, so entscheidet ganz der Zeitpunkt, zu dem man den Patienten zu Gesicht bekommt. In der benignen Zeit gelingt die völlige Ausschälung meist ohne große Schwierigkeit; später aber wird ausgedehnte Resektion oft nicht zu umgehen sein.

b) Vom Zahnsystem ausgehende Kiefertumoren.

α) Follikuläre Zahncysten.

Wesen. Unter follikulären Cysten versteht man mit Epithel ausgekleidete und mit Flüssigkeit gefüllte Hohlräume im Kieferknochen, die ihren Ausgang nehmen von dem Epithel einer Zahnanlage. Der Zahn, aus dessen Anlage die Cyste hervorging, kann trotzdem mem oder minder vollständig ausgebildet werden, zum Durchbruch gelangt er aber gewöhnlich nicht. Wenn es sich um einen normalen Zahn als Ausgangspunkt handelt, dann fehlt dieser im Gebiß; doch kann auch, freilich seltener, der Keim eines überzähligen Zahnes den Ausgangspunkt bilden. Die Stellung des betreffenden Zahnes zum Cystenlumen ist fast durchweg die gleiche: die Krone ist nach dem Hohlraum, die Wurzel nach der Cystenwand gerichtet (Abb. 488).

Genese. Die Entstehung einer follikulären Cyste kommt wohl erst von dem Stadium eines Zahnkeimes ab in Betracht, wo dieser den Zusammenhang mit der Zahnleiste verloren hat. Als Ausgangspunkt ist nur der Schmelzkeim heranzuziehen. Neuerdings hat PFLÜGER auch auf die MALASSEZschen Epithelreste als Ausgangspunkt hingewiesen, aber nicht sehr überzeugend wirken können.

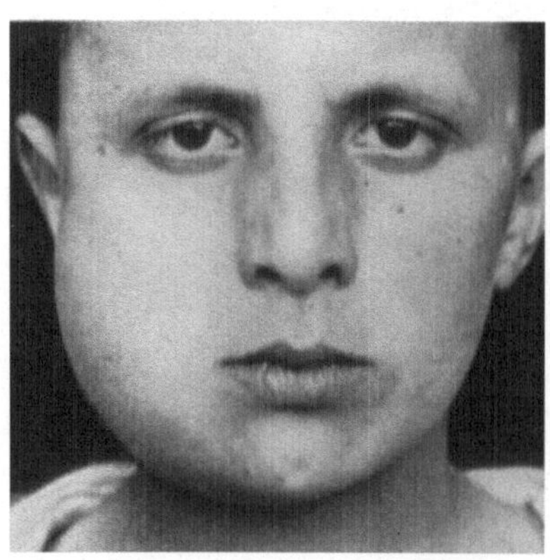

Abb. 489. Äußeres Bild bei einer follikulären Cyste im rechten Unterkiefer (Sammlung des Krankenhauses Allerheiligen Breslau).

Entscheidend, zugleich auch für den Grad der Ausbildung des Ausgangszahnes ist der Zeitpunkt, zu dem die cystische Entartung begann. Geschah dies ganz frühzeitig, so wird der ganze Schmelzkeim mit einbezogen und der Zahn gelangt überhaupt nicht zur Entwicklung. Geschah es erst später, wenn die Schmelzbildung in der Hauptsache schon vollzogen war, so muß man mit PECKERT annehmen, daß die Entwicklungsstörung ein Organ zu neuer, atypischer Lebenstätigkeit entfachte, das nach Erledigung seiner Aufgabe zum Verschwinden bestimmt war. Sind mehrere Zahngebilde an einer Cystenwand vorhanden, so ist eine Zersplitterung des zerstörten Zahnkeimes als Ursache denkbar.

Ätiologie. Daß diese Entstehung einer follikulären Cyste auf Entwicklungsstörungen zurückgeht, wie dies schon BROCA vertreten hat, ist wohl sicher. Aber was die Entwicklungsstörungen veranlaßt, ist oft schwer zu sagen. Zum Teil sind für die Keime bleibender Zähne parodontitische Reize an der benachbarten Milchmolarenwurzel der Grund zur Störung. Auf diese Beobachtung stützt sich die neuerdings in der zahnärztlichen Literatur hervortretende Tendenz, die follikuläre Cyste als genuine Hohlgeschwulst überhaupt abzulehnen und *ihr Auftreten mit entzündlichen Vorgängen im Bereich der ersten Dentition in Zusammenhang zu bringen.* Für eine solche Bedeutung haben sich namentlich LARTSCHNEIDER und BLOCH-JÖRGENSEN eingesetzt, aber auch LINDEMANN neigt dieser Ansicht zu. Es ist nur schwer, dann auch eine hinreichende Erklärung für die (follikulären) Cysten zu finden, die von retinierten Milchzähnen ausgehen. BAUER konnte in einem Falle einwandfrei ein Trauma als Ursache für die Entstehung der follikulären Cyste nachweisen. Experimentell kann man auch durch

Injektion differenter Flüssigkeiten in die Nähe des Schmelzkeimes Cysten zur Entstehung bringen.

Pathologische Anatomie. Die follikulären Cysten sind im allgemeinen als einkammerige Hohlräume aufzufassen, die sicher einen sehr erheblichen Umfang annehmen können, im allgemeinen aber doch nicht über ein gewisses Maß hinausgehen. Ganz abnorme Größe und ebenso Mehrkammerigkeit lassen die Diagnose *Cystom* wahrscheinlich werden. Die Cystenwand erinnert in ihrem Aufbau sehr an die der fungösen Cyste: peripher eine an Blutgefäßen reiche bindegewebige Schicht, nach innen zu die Epithelauskleidung, die aus mehreren übereinandergeschichteten Lagen oder auch lediglich aus spärlichen Reihen von Epithelzellen besteht. Nur in einem Punkte unterscheidet sich das histologische Bild der follikulären und fungösen Cystenwand: die letztere zeigt immer, wenn auch oft nur sehr kleine, Infiltrationsherde im Kapselbereich; bei der follikulären Wand fehlen sie gewöhnlich.

Klinisches. Die follikulären Cysten gehen seltener von Milchzähnen, häufiger von den Keimen bleibender Zähne aus; sie sind aber auch hier, verglichen mit der Häufigkeit fungöser Cysten, recht selten. Vereinzelt sind angeborene follikuläre Cysten beobachtet worden; sonst entspricht das Alter, in dem sie am meisten in Erscheinung treten, dem 12.—16. Lebensjahr; nach dem 20. Lebensjahr auftretende Cysten hängen überwiegend mit dem Weisheitszahn zusammen; überhaupt sind Molaren öfter der Ausgangspunkt als andere Zähne (Abb. 488).

Follikuläre Cysten entwickeln sich *ohne alle subjektiven Erscheinungen.* Die Erkennung erfolgt gewöhnlich erst dann, wenn sich am Oberkiefer oder Unterkiefer allmählich eine Vorwölbung bemerkbar macht und die Asymmetrie auffällig wird. Zu dieser Zeit haben aber die Cysten oft schon einen recht erheblichen Umfang aufzuweisen, und zwar im Oberkiefer deshalb, weil sie sich gerne erst in der Richtung nach der Kieferhöhle zu entwickeln, im Unterkiefer deshalb, weil im Spongiosateil des Kieferkörpers die Widerstände gegen die Ausdehnung viel geringer sind als von seiten der dicken und festen Corticalis. Die Entwicklung auf Kosten des Sinus maxillaris vollzieht sich nach dem Durchbruch in das Antrum genau so wie es bei den fungösen Cysten geschildert wurde, d. h. die Sinusschleimhaut wird vom Antrumboden abgehoben und nach oben gegen die Orbita verdrängt. Mit dem Größerwerden der Cysten pflegt sich auch der Einfluß auf die Zahnstellung bemerkbar zu machen, indem der seitliche Druck auf die Wurzeln zu Kippung und Lückenstellung führt.

Die mehrfach erwähnte Vorwölbung des Kieferknochens kommt dadurch zustande, daß unter dem Wachstumsdruck zentral eine Rarefizierung des Knochens stattfindet, der außen eine ganz ungenügende Knochenanlagerung gegenübersteht. Dadurch wird die Knochenschale verdünnt und nach außen ausgebuchtet. Mit dem fortschreitenden Prozeß wird die Knochenschale schließlich so dünn, daß man sie eindrücken kann, wobei ein leichtes, knitterndes Geräusch entsteht (das sog. Pergamentknittern). Zuletzt verschwindet die äußere Knochenschale stellenweise völlig.

Subjektive Erscheinungen treten eigentlich erst dann in den Vordergrund, wenn Infektionskeime in die Cyste gelangen und an Stelle des serösen Inhaltes Eiter tritt. Wie bei den vereiterten fungösen Cysten kann es dann auch hier zu akut entzündlichen äußeren Erscheinungen kommen.

Diagnose und Differentialdiagnose. In Frühstadien ist man für die Diagnose ganz auf das Röntgenbild angewiesen, und wenn man hier im Bereich des rundlichen Schattens noch einen retinierten Zahn erkennen kann, so ist kaum ein Zweifel möglich. In vorgeschrittenen Stadien liegt der Verdacht auf follikuläre Cyste nahe, wenn sich ganz langsam und schmerzlos eine Vorwölbung am Kiefer einstellt und ein Zahn im Bereich der Vorwölbung nicht zum Durchbruch gelangt ist, ferner wenn eine Fluktuation besteht und bei der Punktion sich als Inhalt seröse Flüssigkeit untermischt mit Cholesterinkrystallen ergibt.

Differentialdiagnostisch kommen zunächst fungöse Cysten in Betracht, die aber leicht abzugrenzen sind mit dem Nachweis einer nekrotischen Pulpa oder einer cariösen Wurzel. Das Röntgenbild läßt hier meist deutlich einen Zusammenhang des Schattens mit der betreffenden Wurzelspitze erkennen. Ferner kommen in Betracht die KLESTADTschen *Gesichtsspaltencysten*, die mit dem Zahnsystem in keinem Zusammenhang stehen. Bei Vereiterung einer follikulären Cyste im Oberkiefer ist schließlich die Verwechslung mit einem Antrumempyem möglich.

Therapie. Hier gilt dasselbe, was auf S. 341 über die Behandlung fungöser Cysten gesagt worden ist. Kleine Cysten kommen für die Operation nach PARTSCH II in Betracht (Ausschälung), größere für die Operation nach PARTSCH I (d. h. die Cyste wird durch Wegnahme der äußeren Wand zur Nebenhöhle der Mundhöhle gemacht), sofern im Oberkiefer nicht eine rhinologische Operationsmethode vorzuziehen ist.

β) Das Adamantinom.

Vorbemerkung. Die Grenzen zwischen den nun zu besprechenden beiden Geschwulstformen Adamantinom und Odontom werden von den verschiedenen

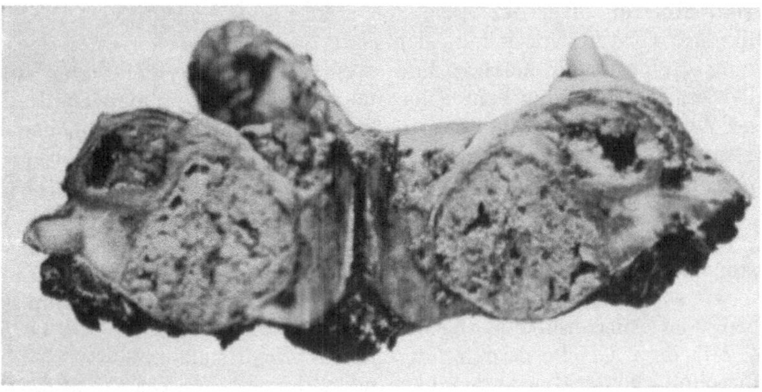

Abb. 490. Adamantinom des rechten Unterkiefers, nach der Resektion aufgeklappt; teilweise solider Bau.

Autoren recht verschieden gezogen. Wohl die schärfste Formulierung brachte SIEGMUND, der als Adamantinom nur solche Geschwülste gelten lassen möchte, bei denen das mesenchymale Stroma keinerlei blastomatöse und formative Eigenschaften zeigt und das Geschwulstparenchym ausschließlich epithelialer Natur ist. Als zu den Odontomen gehörig sind dann folgerichtig alle Geschwülste zu rechnen, bei denen entweder der mesenchymale Anteil allein oder zusammen mit dem epithelialen die Blastombildung bestreitet. Wie uns die histologische Untersuchung zweier ungewöhnlich früher Fälle (ein Kind von 13 Monaten mit Adamantinom und ein Kind von 19 Monaten mit Odontom) gelehrt hat, sind in beiden Fällen die *ersten Anfänge der geschwulstmäßigen Wucherung einander überraschend ähnlich*; es entscheidet sich nur dann sehr schnell, ob die epitheliale Komponente die besondere Aktivität erhalten hat und dem mesenchymalen Anteil nur eine in der Hauptsache passive Rolle zugeteilt ist, *woraus dann das Adamantinom resultiert,* oder ob die mesenchymale Komponente die Führung übernimmt, *woraus stets ein Odontom resultieren muß.* Wieweit bei der Differenzierung der mesenchymalen Anteile dieser Geschwülste dem Epithel eine Organisatorenwirkung zukommt, darüber haben uns SCHÜRMANN und PFLÜGER außerordentlich interessante Aufschlüsse gebracht.

Nach der Ansicht der meisten Autoren entwickelt sich das Adamantinom aus dem Epithel der Zahnanlage; einige Autoren allerdings, darunter KROMPECHER, vertreten die Meinung, daß auch das Epithel der Mundschleimhaut zum Ausgangspunkt für ein Adamantinom werden könne. In einem von uns beobachteten Falle ließ sich sowohl Keimepithel wie Mundschleimhautepithel im Adamantinom nachweisen, doch war ersichtlich das Schleimhautepithel erst nachträglich durch eine Extraktionswunde eingewandert. Als Ursache für die Entwicklung eines Adamantinoms nimmt man ein Trauma (BECKER) oder entzündliche Reize an. HAUENSTEIN unterscheidet bei der Ätiologie zwischen Reizfaktor und Dispositionsfaktor.

Die Adamantinome werden nach ihrer Konsistenz und Struktur eingeteilt in solide *(Adamant. solidum)*

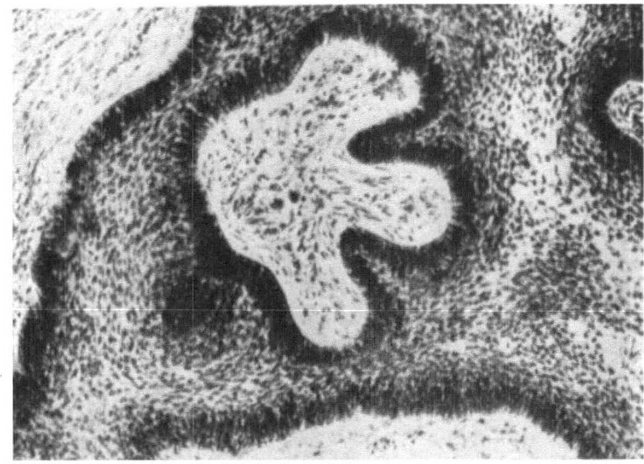

Abb. 491. Histologisches Bild aus einem Adamantinom.

und cystische Formen *(Adamant. cysticum)* Abb. 490 (Abb. 492). In neuerer Zeit wird aber die Berechtigung dieser Trennung in zwei Formen bezweifelt; nach RAHM soll es sich *nur um verschiedene Altersstufen* handeln, wobei die solide Form dem Jugendstadium der Geschwulst entspricht. SIEGMUND und WEBER wiederum hielten — wenigstens früher — an der Trennung in zwei Formen fest, wobei das solide Adamantinom — vielleicht tatsächlich von der Schleimhaut des Mundhöhlenepithels stammend — eine stärkere Wachstums- und Zerstörungstendenz haben soll als die „ausgereiften" Adamantinome, bei denen ein rein expansiver Wachstumstypus vorherrsche.

Im histologischen Bilde ist für das Adamantinom ungemein charakteristisch die Anordnung des Epithels: die basale Zellschicht besteht

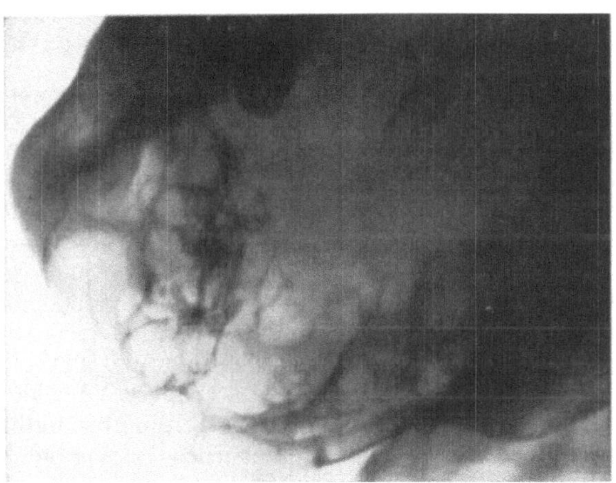

Abb. 492. Röntgenbild von einem Adamantinom im rechten Unterkiefer.

aus hohen, an Ameloblasten erinnernden Zylinderzellen (Abb. 492); dann folgt auf dem Querschnitt eines Zapfens nach innen eine Schicht mehr kubischer Zellen von wechselnder Stärke und im Zentrum des Querschnitts endlich haben die Epithelzellen die Form von Sternzellen, die weit auseinandergezogen sind. Durch diese Anordnung wird oft eine große Ähnlichkeit mit dem Bilde der Schmelzpulpa herbeigeführt. *Im Bereiche der Sternzellen vollzieht sich gewöhnlich auch der Anfang der Cystenbildung,* indem die Maschen zwischen den einzelnen Zellen immer größer werden und schließlich die zentralen Zellen ganz verschwinden. Das histologische Bild der cystischen Formen wird noch dadurch mannigfaltiger, daß häufig Umwandlungen von Epithelzügen in eine kolloidale Masse vorkommen. Eine glasige Masse, die man an der Epithelbindegewebsgrenze öfter findet, kann nach SIEGMUND und WEBER vielleicht als *abortive Schmelzbildung* gedeutet werden.

Was die *klinische Seite* betrifft, so ist hierüber nach PARTSCH folgendes zu sagen: der Unterkiefer wird weit häufiger befallen als der Oberkiefer. Einen Unterschied zwischen links und rechts der Häufigkeit nach zu machen, wie das einzelne Autoren tun, besteht kein Anlaß. Dem Alter nach wird das dritte Jahrzehnt bevorzugt; doch kommen auch in der Jugend und im höheren Alter Fälle zur Beobachtung. Ob der erschwerte Durchbruch des Weisheitszahnes mit der Bevorzugung des dritten Jahrzehnts zusammenhängt, ist unsicher; die Möglichkeit ist an sich nicht von der Hand zu weisen. Das Wachstum ist anfänglich ein

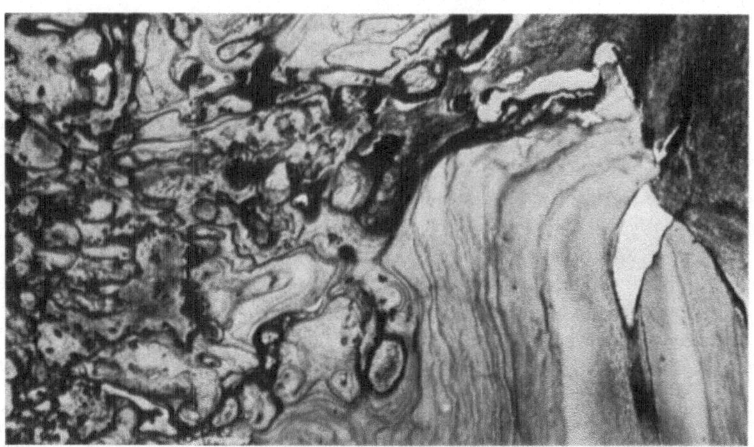

Abb. 493. Osteo- (Zemento-) Odontom, histologisches Bild.

langsames; eine Beschleunigung im Wachstumstempo tritt vielfach ein, wenn die Cystenentwicklung einsetzt. *Auffällig rasches Wachstum muß stets den Verdacht auf carcinomatöse Entartung erwecken.* Interessant ist eine Angabe von KEGEL, wonach das Adamantinom bei Negern verhältnismäßig oft vorkommen soll.

Therapeutisches. Solange das Adamantinom gut abgekapselt ist, empfiehlt sich die Ausschälung; doch ist diese nicht ganz einfach, da stets zahlreiche Seitenbuchten vorhanden sind, in denen Epithel zurückbleiben und ein Rezidiv herbeigeführt werden kann. Neuerdings wird, und mit vollem Recht, sehr der unblutigen Behandlung das Wort geredet. Frühere Vorschläge, dabei Röntgenstrahlen zu verwenden, sind jetzt durch die Radiumbehandlung abgelöst worden. In sehr ausgedehnten Fällen und namentlich bei Verdacht auf maligne Entartung wird trotz allem die Kieferresektion nicht immer zu vermeiden sein.

Stets empfiehlt sich, vor der Behandlung ein genaues Röntgenbild anzufertigen, das erkennen läßt, wie weit im Innern des Kiefers sich die Hohlräume erstrecken und das auch eine für die Diagnose sehr wichtige charakteristische Zeichnung liefert (Abb. 492).

Das sog. *multilokuläre Cystom* gehört auch meist hierher und stellt wohl hauptsächlich die Cystenform in höchstem Ausmaß beim Adamantinom dar.

γ) Die Odontome.

Unter „Odontom" darf man sich keineswegs eine ganz bestimmte, klar umrissene Geschwulstform vorstellen, vielmehr ist darunter zu verstehen eine große

Gruppe von Geschwülsten, die alle das gemeinsam haben, daß sie vom Zahn-system ausgehen. Das tut das Adamantinom wohl auch; aber während bei diesem, wie in den Vorbemerkungen ausgeführt, nur die epitheliale Komponente für die Geschwulst in Betracht kommt, und ihr Entstehen an die Entwicklungszeit der Krone gebunden ist, *kann bei den Odontomen die epitheliale Komponente vollkommen fehlen und das Entstehen auch in eine spätere Zeit fallen,* zu der die Bildung der Krone längst abgeschlossen ist und nur noch der Abschluß der Wurzelbildung fehlt.

Die meist zitierte Einteilung der Odontome stammt von PERTHES, der trennt: 1. einfache Odontome, a) selbständig, b) anhängend; 2. zusammengesetzte Odon-

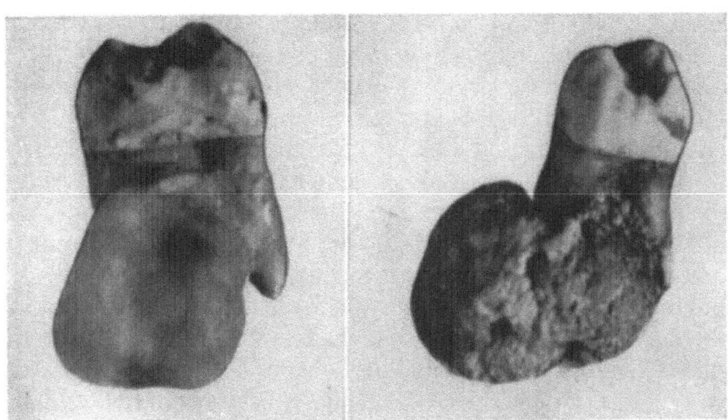

Abb. 494. Zwei anhängende Wurzelodontome.

tome. Bei den zusammengesetzten Odontomen ist angenommen, daß an ihnen mehrere Zahnkeime beteiligt sind. PARTSCH hat unterschieden zwischen weichen Formen und harten Formen; die weichen Formen führt er auf eine sehr früh-zeitige Umwandlung des Zahnkeimes in eine Geschwulst zurück. Von PARTSCH stammt auch der Ausdruck Osteo-Odontome für die Fälle, bei denen es zu einer oft überaus reichlichen Bildung von knochenähnlicher Substanz kommt (Abb. 493).

Die eigenartigste Form in der ganzen Gruppe ist diejenige, von der nach und nach eine große Menge mehr oder minder zahnähnlicher Gebilde hervorgebracht wird; sie ist aber äußerst selten. Häufiger und auch viel harmloser sind die anhängen-den Wurzelodontome (Abb. 494).

Entsprechend der Vielgestaltigkeit ist auch das histologische Bild sehr abwechs-lungsreich. Wenn man das vorkommende

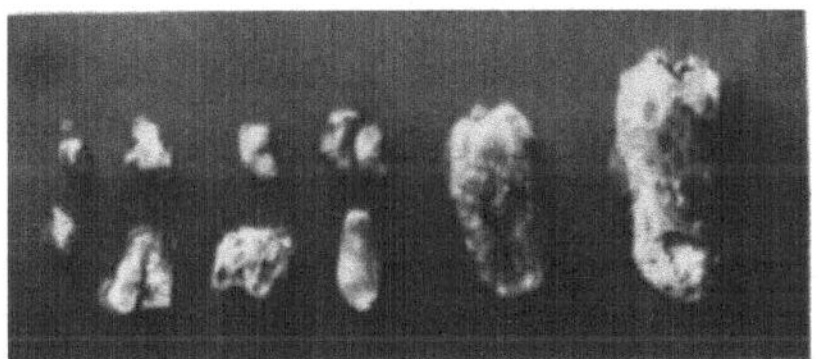

Abb. 495. Verschiedene gleichzeitig entfernte Zahngebilde aus einem Odontom.

Gewebe als Ausgangspunkt für die Einteilung nimmt, dann ergibt sich folgende Gruppierung für die Odontome:

Gruppe I: Vom Zahnsystem ausgehende Geschwülste der Bindegewebsreihe
a) unter Beteiligung von Dentin und Zement,
b) unter Beteiligung von Zement oder Zement und Knochen (ohne Dentin) als kleiner anhängender Tumor, als selbständig werdender Tumor mit stärkerer Wachstumstendenz.

Gruppe II: Vom Zahnsystem ausgehende Mischgeschwülste (Epithel und Bindegewebe)
a) niederer Gewebsreife, keine Verkalkung, weiche Odontome,
b) hoher Gewebsreife, Bildung von Schmelz, Zement, Dentin, in ungeordneter Form, kompakt, mit Bildung selbständig werdender kleiner Zahngebilde (Abb. 495).

Ätiologie. Genaues läßt sich hier nicht angeben. WEINLECHNER und PERTHES denken an mechanische Insulte, die den Zahnkeim treffen; so erklären sie sich die Entstehung von Odontomen aus dem Keim des Weisheitszahnes durch Raumbeengung. Von DIECK ist ein Fall beschrieben worden, bei dem ein frühzeitiges Trauma als sichere Ursache anzunehmen war. PECKERT glaubt, daß die mechanische Ätiologie wohl am häufigsten zuträfe.

Klinisches. Die Odontome hängen fast durchweg mit Anlagen bleibender Zähne zusammen; von Fällen, die ihren Ausgang von Zähnen der ersten Dentition genommen haben, sind nur sehr wenige bekanntgegeben worden. Hinsichtlich des Alters muß man für die Entstehungszeit der Geschwülste wohl auch wie bei den follikulären Cysten die Jugendzeit annehmen. Da sie aber sehr langsam wachsen, so fällt die *Erscheinungszeit* in ein bedeutend höheres Alter und kann das 20. Lebensjahr überschreiten. Was die Kiefer betrifft, so scheint der Unterkiefer als Sitz von Odontomen bevorzugt zu werden.

Die Wachstumstendenz und damit auch die praktische Bedeutung ist sehr verschieden. Am stärksten ausgeprägt scheint die Wachstumstendenz bei den *Osteo-Odontomen* zu sein. Hier kann die Ausdehnung einen erheblichen Teil des Unterkiefers beanspruchen; da bei dieser Form auch die Grenze gegen den gesunden Knochen verwischt und dadurch die Ausschälung unmöglich gemacht werden kann, ist in extremen Fällen nur die Kieferresektion als Therapie möglich. Auch die weichen Odontome können, wie PARTSCH aus reicher Erfahrung mitteilt, eine beträchtliche Größe annehmen und die scharfe Abgrenzung gegen den Knochen hin verlieren, wodurch ihre operative Entfernung ebenfalls erschwert werden kann. Die geringste Wachstumstendenz besitzen die anhängenden Wurzelodontome, deren Bedeutung mehr in der durch sie hervorgerufenen Extraktionsschwierigkeit besteht.

Die die Odontome durchziehenden Bindegewebszüge können von außen bzw. der Nachbarschaft her infiziert werden und dann sehr hartnäckige Fisteln unterhalten. Ein Röntgenbild wird hier meist die Herkunft der Fisteln aufklären.

Die Therapie besteht in der Entfernung des Odontoms. In günstigen Fällen gelingt es nach PERTHES, die äußere Wand des Kieferknochens wegzunehmen und nun den Tumor herauszuschälen.

J. Grenzgebiete.

Aus den topographischen Verhältnissen des Mundhöhlenbereiches ergeben sich mancherlei Beziehungen zu den Nasenärzten, Ohrenärzten und Augenärzten bzw. deren Gebiet. Wer sich genauer über alle Grenzfragen orientieren will, sei auf das umfassende Werk von MISCH über die Grenzgebiete hingewiesen. Über die Beziehungen zur Kieferhöhle ist an verschiedenen Stellen des vorliegenden Buches schon ausführlich gesprochen worden; es blieben also nur noch kurz zu erörtern die Beziehungen der Zähne zur Nase, zum Ohr und zum Auge. Anschließend daran soll dann auch die Frage der Trigeminusneuralgie erörtert werden, die man in gewissem Sinne auch zu den Grenzgebieten rechnen muß.

1. Zähne und Nase.

Bei den Beziehungen zwischen Zähnen und Nase spielen in erster Linie entzündliche Prozesse eine Rolle. Bei langen Frontzahnwurzeln ist die Entfernung des Apex vom Nasenboden nicht eben groß, namentlich nicht, wenn der Zwischenkiefer nur kurz ist. So kann eine *apikale Entzündung* sehr wohl die Schleimhaut des Nasenbodens in Mitleidenschaft ziehen. Seltener kommt dies vor bei akuter Entzündung, häufiger bei chronischer Entzündung mit oder ohne akutem Nachschub. Beziehungen zwischen Zähnen und Nase ergeben sich weiterhin bei

Retention und Verlagerung von Frontzähnen, dann bei *Cystenbildung* und bei *odontogenen Osteomyelitiden* größeren Umfanges. Von den umgekehrten Verhältnissen — Beziehungen der Nase zum Gebiß — ist der wichtigste Punkt der Einfluß einer behinderten Nasenatmung auf die Kieferform und Zahnstellung. Außerdem kommt — allerdings äußerst selten — auch vor, daß ein Absceß im Bereich der Nasenhöhle nach der Mundhöhle zu durchbricht und eine odontogene Erkrankung vortäuscht.

Chronische, apikale Parodontitis, ausgehend von den oberen Schneidezähnen, bricht gelegentlich in der Form der chronisch granulierenden Entzündung am Nasenboden durch, ohne subjektiv stärkere Erscheinungen zu machen. Es bildet sich eine kleine Vorwölbung mit scharf abgegrenzter Rötung, dann erfolgt allmählich der Durchbruch und eine wenig sezernierende Fistel bleibt zurück. Wesentlich mehr Beschwerden sind vorhanden, wenn in subakuter Entzündung die Kapsel eines Granuloms durchbrochen wird und sich nun der Prozeß bis zum Nasenboden ausdehnt. Die ausgedehnte Rötung und Druckempfindlichkeit am Nasenboden täuscht hier leicht ein Furunkel vor. Statt nach dem Boden des unteren Nasenganges kann sich auch die infektiöse Entzündung nach dem Septum zu ausdehnen und einen Septumabsceß hervorrufen; nach MISCH besteht diese Gefahr auch, wenn die Infektionserreger von dem Herd in der Zahnumgebung aus durch den Canalis nasopalatinus nach oben wandern.

Bei chronischer odontogener Osteomyelitis größeren Umfanges haben wir auch wiederholt eine Zerstörung des knöchernen Nasenbodens und Vorwölbung der Nasenbodenschleimhaut beobachtet. In einem Falle war diese Vorwölbung so ausgedehnt und derb, daß zunächst Verdacht auf einen Tumor bestand.

Cystenbildung — sowohl follikuläre wie fungöse — kann ebenfalls den Nasenboden stark vorwölben (sog. *Gerberwulst*) und bei Infektion des Cysteninhaltes hier zum Durchbruch gelangen. MAYRHOFER unterscheidet drei Arten von nasalem Cystenwulst: seitlicher Wulst, unterer Wulst, Zwischenform zwischen seitlichem und unterem Cystenwulst. Im allgemeinen aber zieht sich doch der cystische Hohlraum mehr unter dem Nasenboden, diesem entlang nach dem harten Gaumen zu.

Retinierte und verlagerte obere Schneidezähne führen nicht selten zu Konflikt mit der Nase. Namentlich die kleinen, überzähligen Zahngebilde im oberen Frontbereich können bis in das Septum hinein ihr Bett haben. Mitunter ist dabei der Zahn vollkommen um 180° gedreht, so daß die Krone nach dem Nasengerüst zu, die Wurzel nach unten steht. In dieser Stellung kann er unter Umständen in die Nase durchbrechen.

Auf die umgekehrten Beziehungen, speziell den Einfluß pathologischer Zustände in der Nase auf Kieferform und Zahnstellung einzugehen, erübrigt sich hier, da darüber ja im orthodontischen Abschnitt ausführlicher gesprochen wird.

2. Zähne und Ohr.

Daß Patienten mit einer akuten totalen Pulpitis an unteren Molaren zuerst den Ohrenarzt aufsuchen, weil sie, verführt durch die nach dem Ohre zu ausstrahlenden Schmerzen, glauben, der Sitz des Leidens müsse hier und nicht in den Zähnen sein, ist eine ungemein häufige Erscheinung. Man rechnet diese im Ohr empfundenen ausstrahlenden Schmerzen zur sog. *Otalgia nervosa*. Übrigens ist es nicht die akute totale Pulpitis allein, die derartige Beschwerden macht, auch retinierte Zähne, namentlich Weisheitszähne u. a. m. können von den gleichen Symptomen begleitet sein. Die umgekehrte Erscheinung, daß nämlich der Prozeß wirklich im Ohr liegt und die Schmerzen nach den Zähnen zu ausstrahlen, kommt auch vor, ist aber viel seltener.

Entzündliche Erscheinungen im Ohrbereich, ausgehend von einer Parodontitis, sind nicht unmöglich. MISCH führt hier hauptsächlich die akute Mittelohrentzündung (Otitis media) als eine Erkrankung an, die von infektiösen Prozessen der Mund- und Rachenschleimhaut sowie auch von dentalen Herden aus verursacht werden kann; den Weg zum Mittelohr finden die Mikroorganismen durch die Tuba Eustachii. BRUNETTI beschrieb eine reflektorische Form von Mittelohrentzündung, die ebenfalls mit den Zähnen zusammenhängt.

Bei Kieferverletzungen, Frakturen im Kiefergelenkbereich, dann ferner durch Luxation des Kieferköpfchens nach hinten kann auch der äußere Gehörgang in Mitleidenschaft gezogen werden.

3. Zähne und Auge.

Der Zusammenhang zwischen Zahn- und Augenaffektionen kann sich sowohl nach der Richtung dokumentieren, daß infolge von Zahnerkrankungen solche des Auges auftreten oder daß bei Augenaffektionen Zahnschmerzen beobachtet werden. Jedenfalls sind die Beziehungen zwischen Zähnen und Augenerkrankungen sehr viel umfangreicher als zwischen Zähnen und Ohrenerkrankungen.

Eine übersichtliche Darstellung der Beziehungen zwischen Augen- und Zahnkrankheiten hat SCHWABE gebracht. Er unterscheidet fünf Gruppen, von denen die erste gewisse *Entwicklungsstörungen* bzw. erbliche Krankheiten umfaßt, die sowohl am Auge als auch am Zahn beobachtet werden können. Hierher gehören Schichtstar — rachitische Zahnbildung und Keratitis parenchymatosa — Hutchinsonzähne.

Die zweite Gruppe betrifft die Krankheiten, die durch *Ausbreitung von Eiterungsprozessen* bzw. septische Metastasen ihren Weg von den Zähnen und dem Oberkiefer nach dem Auge nehmen. Als leichteste Form gehören hierher die Lidödeme bei akuter Parodontitis und Periostitis, als schwerste Form ist hier die Orbitalphlegmone im Anschluß an Zahn-Kieferprozesse zu nennen. Auch die lateralen Augenwinkelfisteln sind hier anzuführen. Durch Verschleppung von Mikroorganismen auf dem Blutwege von infizierten Zähnen und den periapikalen Herden aus können entstehen: Thrombose der Vena ophthalmica mit Fortleitung auf den Sinus cavernosus, dann Iritis, Chorioiditis, Neuritis nervi optici.

Die dritte Gruppe nach SCHWABE umfaßt die *reflektorischen Reizungen*, die von erkrankten Zahnpartien ausgehen und unter anderem nervöse Augenstörungen, Rötung der Bindehaut, vermehrte Tränenabsonderung, wie sie PETER auch gelegentlich bei großen Oberkiefercysten gesehen hat, aber auch Sehnervenreizungen und Akkomodationsbeschränkungen hervorrufen können.

Zur vierten Gruppe rechnet SCHWABE diejenigen Erkrankungen des Auges, welche durch direkte oder indirekte *Übertragung von Infektionsstoffen cariöser Zähne* oder ihrer Umgebung bedingt sind. Bei der fünften Gruppe endlich handelt es sich nach SCHWABE mehr um einen *indirekten Zusammenhang*, indem von (Fäulnis-) Prozessen an den Zähnen und in der Mundhöhle aus akute und chronische Verdauungsstörungen und Ernährungsstörungen herbeigeführt werden, die namentlich in der Wachstumsperiode des Menschen von Bedeutung sind und auch Erkrankungen des Auges veranlassen können. SCHWABE denkt dabei speziell an die sog. skrofulösen Augenerkrankungen. Die Lehre von der fokalen Infektion, auf die im nächsten Kapitel noch näher eingegangen wird, hat sehr dazu beigetragen, daß den Zusammenhängen zwischen apikalen Entzündungsherden und Augenleiden nun auch von weiteren Ophthalmologenkreisen erhöhte Aufmerksamkeit geschenkt wird. In der Tat trifft die zweite Gruppe nach SCHWABE viel häufiger zu als man bisher seitens der Augenärzte anzunehmen geneigt war.

4. Trigeminusneuralgie.

Nervöse Beschwerden im Zusammenhang mit pathologischen Zuständen am Zahn oder seiner näheren Umgebung sind etwas ungemein Häufiges; doch kann man hierbei nur in den wenigsten Fällen von einer wahren Trigeminusneuralgie reden. Wir müssen vielmehr mit H. WOLFF u. a. trennen in: 1. *neuralgische Beschwerden*, die zwar außerordentlich heftig sein können, aber doch nicht den typischen neuralgischen Anfällen entsprechen; die Ursache dieser neuralgischen Beschwerden ist feststellbar und die Beseitigung der Ursache bringt fast immer Heilung.

2. Trigeminusneuralgie. Hier ist zu unterscheiden a) die symptomatische Form und b) die idiopathische Form. Die *symptomatische Form*, die nach KAN-TOROWICZ Ausdruck einer pathologischen Veränderung im Verbreitungsgebiet des Trigeminus ist, kann der möglichen Ursache nach festgestellt werden; eine ursächliche Behandlung *kann, muß aber nicht Erfolg haben*. Für die *idiopathische Form* läßt sich eine sichere Ursache nicht nachweisen. Manche Krankheiten, wie Lues, Diabetes, Malaria usw. können den Boden für das Auftreten der idiopathischen Trigeminusneuralgie vorbereiten; auch im Zusammenhang mit Intoxikationen (Blei, Alkohol, Nicotin usw.) treten echte Neuralgien erfahrungsgemäß öfter auf. Organische Veränderungen am Nerv sind selten nachweisbar; der Ausgangspunkt kann zentral oder peripher liegen.

Für den Zahnarzt erstreckt sich die Mitarbeit an der Trigeminusneuralgiefrage hauptsächlich auf die symptomatische Form, deren Ursachen ja größtenteils auf unserem Spezialgebiet liegen. Um die Fülle der ätiologischen Möglichkeiten im Zahngebiet einigermaßen geordnet überblicken zu können, läßt sich folgende Einteilung machen: gewisse Formen von Pulpa- und Wurzelhautentzündungen, Neubildungen im Zahnbereich, vom Zahnsystem ausgehende Geschwülste, retinierte Zähne, pathologische Zustände in der weiteren Zahnumgebung, Schädigung durch Injektionen.

Pulpaentzündung. Nicht in Betracht kommen hier die irradiierenden Schmerzen bei akuter totaler Pulpitis, wohl aber Pulpitis purulenta und Pulpitis ulcerosa mit metastatischen Abscessen. In diesen Fällen sehen wir ja auch stets eine lebhafte Beteiligung der Lymphdrüsen; es ist also sehr gut möglich, daß Infektionserreger auch entlang den feinen Lymphspalten der Nerven diese in Mitleidenschaft ziehen können. SPITZER hat experimentell nachgewiesen, daß *Bakterien von infizierten Pulpen aus entlang den Nervenscheiden der Trigeminusäste bis zum Ganglion gelangen* und hier eine Entzündung hervorrufen können. Neben den eitrigen Formen der Pulpitis sind hier noch zu erwähnen Pulpitis chronica clausa und lebende Pulpastümpfe unter partieller Wurzelfüllung; hier mag außer der Infektion auch noch die Störung des Stoffwechsels und die entzündliche Steigerung der Druckverhältnisse eine Rolle spielen. Der Vollständigkeit halber sei noch die rückläufige Pulpitis genannt.

Entzündung des Parodontiums. Hier kommen vor allem die chronischen apikalen Herde in Betracht, die schlecht abgekapselt sind oder deren Kapsel öfter durchbrochen wird. In die Rubrik Wurzelhaut gehört auch die „idiopathische Wurzelhautwucherung" mit ausgedehnter Resorption von Zahnsubstanz, für die wir nach SIEGMUND wohl auch eine Art Entzündung annehmen müssen, wenn auch der Anlaß hierzu unbekannt ist; namentlich wenn das resorbierende Gewebe von der Zahnseite her in das Pulpacavum einbricht, sind öfter neuralgische Anfälle zu beobachten. Zurückgebliebene überwachsene Wurzeln, die auch den Anlaß dazu geben können, stehen wohl nur in loserem Zusammenhang mit der Rubrik Wurzelhautentzündung.

Neubildungen im Zahnbereich. Als solche Neubildungen sind zu betrachten Dentikel, Zementikel, Hyperzementose, starke Neubildung von Reizdentin bei

Abkauung. Ganz klar liegen hier die ätiologischen Verhältnisse nicht; in den Lehrbüchern wird immer angegeben, daß der Druck auf die Nervenfasern die Anfälle auslöse. Eigentlich kann diese Begründung nur Geltung haben für die Fälle, bei denen das Wachstum des Dentikels, Zementikels usw. ein so rasches ist, daß die Atrophie der angrenzenden Nervenfasern nicht Schritt halten kann. Aber die Erfahrung, auf die sich ja alle vorliegenden Aufzählungen stützen, lehrt doch, daß nach Entfernung solcher Zähne bei bestehender Trigeminus-neuralgie häufig das Leiden verschwindet. Bei der Abkauung wäre es mehr die Einengung des Pulparaumes im ganzen, an die zu denken wäre.

Vom Zahnsystem ausgehende Geschwülste. Hier ist vor allem zu nennen die Cyste als Hohlgeschwulst, dann das Adamantinom und das Odontom. Im wesent-lichen müssen wir uns dabei Druckwirkungen vorstellen, die von den rasch wachsenden Tumoren ausgehen; sie ergeben sich in fühlbarer Weise besonders am Foramen mentale und am Mandibularkanal, der ja unter der Druckwirkung der Geschwülste stark verengt oder verlagert werden kann.

Retinierte Zähne. Der Befund an retinierten Zähnen ist bekanntlich kein einheitlicher; in einzelnen Fällen ist von der Schleimhaut aus eine Infektion bis zum retinierten Zahn vorgedrungen und es wird nun von da aus dauernd eine Fistel unterhalten; in anderen Fällen zeigt der retinierte Zahn auch ohne Infektion ausgedehnte Resorptionen; in wieder anderen Fällen ist der retinierte Zahn selbst frei von Resorption, um so energischer aber werden die dem Durchbruch im Wege stehenden Wurzeln anderer Zähne abgebaut. Diesen verschiedenartigen Erscheinungen entsprechend mag auch die letzte Ursache, die von da aus zur symptomatischen Trigeminusneuralgie führt, eine sehr verschiedene sein. Sicher spielen auch hier die pathologisch veränderten, mit der Ausstoßungstendenz zusammenhängenden Druckverhältnisse eine große Rolle.

Weitere Zahnumgebung. Unter den hier sich abspielenden pathologischen Zuständen sind nach unserer Erfahrung ganz besonders hervorzuheben die schleichende·Form der odontogenen Osteomyelitis und die schleichende Form der Arsennekrose am Kieferknochen, wie sie gelegentlich bei mangelhaftem Ein-lageverschluß zustande kommt. Ferner sieht man oft enge Zusammenhänge zwischen Trigeminusneuralgie und vorspringenden Knochenkanten, wie sie nach Zahnextraktionen häufig bestehen bleiben; dies sind therapeutisch die aller-dankbarsten Fälle, da sehr leicht zu helfen ist. Zur Erklärung der Schmerzen nimmt man an, daß bei der Ausheilung der Extraktionswunde die Knochen-kante nicht rasch genug abgebaut wird und sich nun bei der narbigen Kontraktion das nervenreiche Periost zu sehr darüber strafft. Endlich gehören noch hierher die Traumata mit Schädigung der Pulpa und mit Nachbarschaftserkrankungen nach dem Pulpatod, dann die Frakturen namentlich des Unterkiefers, die durch den Mandibularkanal führen, wie sie gerade mit ihrem Einfluß auf das Bild des Nervus alveolaris inferior von GREVE genau beschrieben worden sind.

Wie weit regressive Vorgänge im Kieferknochen, die den Boden für die Parodontitis vorzubereiten pflegen, auch Anlaß zu Trigeminusneuralgie geben können, ist unbestimmt. Insofern ist wenigstens theoretisch ein Zusammenhang möglich, als bei den regressiven Vorgängen von W. MEYER beim Tier und beim Menschen arteriosklerotische Erscheinungen an Kieferarterien beobachtet worden sind und es eine Theorie in der Neurologie gibt, nach der gerade die *Arteriosklerose zu Neuralgie führen kann.* Auffällig ist die Häufigkeit von Neuralgie im 3. Tri-geminusast bei senilem (atrophischem) Kiefer.

Schädigung durch Injektion kann ausnahmsweise auch zu Neuralgie Anlaß geben; die Schädigung wird direkt am Nerven veranlaßt teils dadurch, daß die Injektionslösung nicht einwandfrei war (Suprarenin!), teils dadurch, daß vor der Einstichstelle an der intraoralen Schleimhaut Bakterien durch die Kanüle an den Nervenstamm herangetragen werden. In Betracht kommen wohl nur Injektionen am Foramen mentale, mandibulare, infraorbitale und palatinum maius.

Wie sind nun die Neuralgien aus den aufgezählten Prozessen heraus zu erklären? Für die Weiterleitung der Infektion am Nervenstamm sprechen die schon erwähnten Versuche von SPITZER; bei infektiösen Prozessen wäre also die Erklärung einfach. Auch die grobmechanischen Druckreize bei raschem Wachstum bei harten und weichen Neubildungen bereiten in ihrer ätiologischen Bedeutung dem Verständnis keine Schwierigkeit. Für die restlichen Fälle gibt vielleicht die Theorie von O. MARBURG einen Fingerzeig. MARBURG sieht das Kommen und Gehen der neuralgischen Anfälle in jedesmaliger Quellung und Entquellung des Nerven und „alles, was physikalisch-chemische Veränderungen im Zustande des Nerven hervorruft — dazu gehören die aufgezählten Prozesse — kann Ursache von Quellung und Entquellung werden".

Histologische Untersuchungen von Trigeminusendästen, die wir in größerem Umfange vorgenommen haben, lassen vier Typen von Bildern erkennen: starke Durchsetzung mit Rundzellen, ausgedehnte Hyperämie im Perineurium und Nervenstamm, starke Quellung mit Verwachsung der Faser- und Kernzeichnung, regressive Vorgänge (Fettspeicherung, Vakuolisierung). Bewiesen ist allerdings mit solchen Befunden nicht viel, da sie auch ohne neuralgische Erscheinungen vorkommen können.

5. Zähne und Allgemeinerkrankungen. Fokale Infektion.

Ebenso wie Allgemeinerkrankungen von weitgehendem Einfluß auf die Krankheitsbereitschaft der Zähne und des Parodontiums sind — ich erinnere an die Disposition zu Caries und Parodontitis — oder, wie sie die Zahnentwicklung ungünstig beeinflussen können (Avitaminosen, Störungen der inneren Sekretion, Lues usw.), besteht umgekehrt auch eine weitgehende Beeinflussungsmöglichkeit des gesamten Gesundheitszustandes durch krankhafte Prozesse im Zahnbereich. Auch dem Laien am bekanntesten in dieser Hinsicht sind die Störungen im Bereiche des Magen-Darmkanals und damit auch der gesamten Ernährung, wie sie aus mangelhafter oder fehlender Kaufunktion hervorgehen können. *Allzusehr schematisieren darf man allerdings auch hier nicht;* dem widerspricht schon die gute Verdauung und der gute Ernährungszustand mancher Menschen, die höchstens noch einige Zähne aufweisen; aber an der prinzipiellen Tatsache vermögen solche Ausnahmen natürlich nichts zu ändern. Die Belastung des Magen-Darmkanals ist doch bei Schlingern eine enorme, die sich früher oder später einmal rächen muß und zu Schlingern müssen alle werden, die nicht genügend kauen können. Über die Bedeutung der cariösen Zähne als Eingangspforte für Infektionserreger wie Tuberkelbacillen, Strahlenpilz usw. ist an anderen Stellen schon gesprochen worden.

Als außerordentlich wichtig muß bezeichnet werden, daß der Begriff der „*dental-fokalen Infektion*" mehr und mehr auch in Ärztekreisen die ihm zukommende Würdigung erlangt. Unter „fokaler Infektion" versteht man ganz allgemein das sekundäre Auftreten von Infektionserregern an beliebigen Stellen des Körpers, ausgehend von (meist kleinen) primären Herden im näheren Bereich der Bakterieneintrittspforten. Von solchen primären Herden interessieren uns in erster Linie die im Mundhöhlengebiet liegenden, nämlich die mit den Tonsillen und Zähnen zusammenhängenden Herde (Foci, daher der Ausdruck oral-fokale Infektion, bzw. dental-fokale Infektion). Die Tatsache, daß die Erreger der eitrigen Pulpitis, der apikalen Parodontitis, der Eiterung bei marginaler progressiver Parodontitis in die Blut- und Lymphbahn gelangen und neben Nachbarschaftsmetastasen und Lymphdrüsenvereiterung auch auf dem Blutwege zu entfernteren Organen verschleppt werden können, um diese in schwere Mitleidenschaft zu ziehen, oder endlich, daß auf dem gleichen Wege der ganze Organismus mit Bakterien oder deren Giften überschwemmt werden kann — diese Tatsache ist nichts weniger als neu. Schon vor mehr als 100 Jahren ist in der zahnärztlichen Literatur die Vermutung ausgesprochen worden, daß es sich bei dem Rheumatismus um eine Erkrankung handle, die von schlechten Zähnen ausgehe! In Deutschland hat sich vor allem der Internist Pässler seit rund 30 Jahren für die außerordentlich weittragende Bedeutung der dental-fokalen Infektion eingesetzt, ohne allerdings in den ersten 2 Jahrzehnten damit besondere Beachtung zu finden. Insofern haben sich die Amerikaner, voran Rosenow und Billings, entschieden ein Verdienst dadurch erworben, daß sie mit so viel Nachdruck die Aufmerksamkeit auf die dentalen Herde als wichtige Ausgangspunkte lenkten.

Stand also wie gesagt in Deutschland Pässler allein, so ist das im letzten Jahrzehnt von Grund aus anders geworden. Diejenigen Autoren, die heute die Bedeutung der dental-fokalen Infektion noch negieren oder wenigstens geringer anschlagen, sind sehr in die Minderzahl geraten. Außer Schottmüller und Brüggemann sind hier kaum noch viele Namen zu nennen. In der Tat hat ja der ganze Fragenkomplex in allen seinen Einzelheiten in den letzten Jahren eine so eingehende und ergiebige Beantwortung erfahren, daß wirklich kaum mehr Zweifel bestehen können. Die bedeutsamste Frage in dem ganzen Komplex ist natürlich die spezielle bakteriologische Seite. Aus einer umfangreichen Arbeit von Feldmann und Huttner zitiere ich hierzu die wichtigsten Schlußsätze: „1. Bei jeder apikalen Parodontitis in jedem ihrer Entwicklungsstadien ist die Anwesenheit einer pathogenen Mikroflora zu verzeichnen: *sog. sterile Granulome existieren nicht.* 2. Ein positives Wachstumsresultat wurde erzielt sowohl bei akut verlaufender apikaler Parodontitis, bei Exacerbation eines bisher chronisch gewesenen Prozesses und auch bei chronischen, subjektiv gar nicht wahrnehmbaren Herden. 3. Die äußere Oberfläche der Granulomkapsel ist ebenso infiziert wie das innere Gewebe des Granulationsherdes. 4. Die knöcherne Alveolarwand, die sich in unmittelbarem Kontakt mit dem Granulationsherd befindet und die an dem pathologischen und paradentalen Prozeß teilnimmt, ist ebenfalls Infektionsträger wie das Granulationsgewebe des Parodontiums selbst.“

Als besonders gefährliche Stelle des Fokus bezeichnet Pässler den sog. „*toten Raum*“, in den Blut und lebende Gewebszellen nicht eindringen können und dem deshalb die natürlichen Abwehrkräfte fehlen, so daß bei optimaler Temperatur und dauernder Lieferung von seröser Flüssigkeit aus der entzündeten Nachbarschaft die günstigsten Bakteriennährböden geschaffen sind. Zu solchen toten Räumen rechnet Pässler neben den Crypten der Tonsillen die Wurzelkanäle von Zähnen mit toter Pulpa und vielfach auch die Zahnfleischtaschen bei der Parodontose.

Eine weitere Stützung hat die Lehre von der dental-fokalen Infektion erhalten durch die zahlreichen Arbeiten über die Blutbeschaffenheit. Der Krankheitsverlauf wird, wie Grosse gezeigt hat, namentlich bei den mehr akuten Fällen von Leukocytose oder Leukopenie begleitet bei starker Verschiebung der Neutrophilen nach links. Letal ausgehende odontogene Fälle sind immer von Aneosinophilie begleitet; auch fällt der Nachweis von Agranulocytose dabei meist positiv aus. Erhöhte Blutkörperchensenkungsgeschwindigkeit wird übereinstimmend von verschiedenen Autoren beobachtet. Die mehr chronisch verlaufenden Fälle von dental-fokaler Infektion teilen Grandclaude und Lesbre ein in 1. Streptokokkosen (hauptsächlich Anginen, Septicämie, Endokarditis, Nephritiden), und 2. Fusospirochätosen (Angina Ludovici, bronchopulmonale Störungen usw.).

Vom mehr klinischen Standpunkt aus teilt der Internist CITRON die auf fokaler Infektion beruhenden Erkrankungen folgendermaßen ein: 1. Prozesse, die unter unmittelbarem Einfluß der Bakterien oder ihrer Toxine entstehen, also z. B. Pharyngitis, Endokarditis, Myokarditis, Nephritis, Cholecystitis, Iritis, Neuritis usw.; 2. anaphylaktische Krankheitsbilder, wozu evtl. der Rheumatismus gerechnet werden kann; 3. allgemeine Infektionssymptome (Temperatursteigerung, labile Herztätigkeit, allgemeine Unruhe, Schlafstörung, Herpes usw.; 4. Erscheinungen seitens des Verdauungstractus; 5. Wirkung des Infektes auf den Stoffwechsel (Oxydationssteigerungen, Milchsäurezunahme, Wasserretention, Phosphaturie usw.); 6. Symptome psychischer und endokriner Natur; 7. Hautsymptome (Seborrhöe, Ekzeme usw.).

MATHIAS vertritt die Ansicht, daß wir bei der dental-fokalen Infektion nicht nur mit einer unmittelbaren Linie primär-sekundärer Infektionsherde durch Abschwemmung von Bakterien rechnen müssen, sondern daß, und zwar höchstwahrscheinlich in sehr erheblichem Maße, *noch eine mittelbare Linie* insofern sich entwickeln kann, als der primäre Herd (infektiöse apikale Parodontitis usw.) *auf die Dauer seines Bestehens zu Allergie führen mag* und die sekundär manifest werdende Erkrankung mit der aufgetretenen Allergie zusammenhängt.

Rein zahlenmäßig dürfte der Rheumatismus (die Myositis rheumatica und die chronischen Gelenkerkrankungen) *an erster Stelle stehen.* Das englische Gesundheitsministerium hat in dieser Hinsicht eine interessante Statistik bekanntgegeben, die auch die Bedeutung für die soziale Seite gut erkennen läßt.

Für die Ärzte ergibt sich aus all diesen Feststellungen, *daß sie unbedingt auch an dentale Herde denken müssen, wenn sie die Ätiologie für eine Organ- oder Allgemeinerkrankung nicht anderweitig klar feststellen können.* Für die Zahnärzte ergibt sich die Notwendigkeit, in solchen Fällen die Untersuchung der Zähne besonders sorgfältig unter ausgiebiger Heranziehung des Röntgenapparates vorzunehmen; insbesondere sind alle Zähne zu röntgen, die eine tote Pulpa haben oder vermuten lassen. Die konservative Behandlung röntgenpositiver Zähne wird um so mehr eingeschränkt werden, je mehr das Allgemeinleiden und der Gesamtzustand zu rascher zahnärztlicher Hilfe zwingen; dagegen kann die chirurgische Behandlung (Resektion, Replantation) vielfach noch gute Dienste leisten und Zähne erhalten lassen, die aus prothetischen, kosmetischen usw. Gründen wichtig sind. *Die Extraktion wird aber im ganzen in ihrer Indikation nicht allzu ängstlich eingeschränkt werden dürfen. Die Verantwortung, die bei einer fokalen Infektion dem Zahnarzt obliegt, ist eine besonders große, das darf er bei seinen therapeutischen Entscheidungen nie vergessen!*

II. Konservierende Zahnheilkunde.

Die konservierende Zahnheilkunde oder Zahnerhaltungskunde bezweckt in Berücksichtigung der speziellen pathologischen Vorgänge und Zustände die Wiederherstellung erkrankter Zähne zu den früheren, natürlichen Formen der Zahnindividuen unter weitestgehender Schonung der noch erhaltungsfähigen Organsubstanzen. So umfaßt der therapeutische und operationstechnische Teil dieses wichtigen Zweiges der Zahnheilkunde die Lehre von dem Ersatz zu Verlust gekommener Kronenteile, die Lehre von der Weichteilbehandlung der Einzelzähne, sie enthält ferner die Lehre der Caries-, Pulpen- und Wurzelhautprophylaxe. Endlich werden ihr die konservativen Behandlungsmethoden der nichtspezifischen Erkrankungen des Zahnbettes und des Zahnfleisches (bzw. der Mundschleimhäute) zugerechnet.

A. Caries und Cariesbeseitigung.

1. Klinik der cariösen Prozesse.

Der cariöse Prozeß entwickelt sich, wie der Abschnitt spezielle Pathologie, auf den verwiesen werden muß, dargetan hat, von den sog. Retentionsstellen oder Retentionsflächen aus, soferne die äußeren Grundbedingungen mit den inneren zusammentreffen.

Ist diese Retentionsstelle oder Haftstelle durch den Zustand des betreffenden Zahnes selbst bedingt, so nennen wir sie *primäre Retentionsstelle*, ist sie dagegen durch Umstände, die außerhalb des betreffenden Zahnes liegen, bedingt, so nennen wir sie *sekundäre Retentionsstelle*.

a) Primäre Retentionsstellen, sog. Grübchenretention, Grübchencaries.

Solche primäre Retentionsstellen finden sich der Häufigkeit des Vorkommens nach geordnet an folgenden Stellen der Zahnoberfläche: Kauflächenfissuren der postcaninen Zähne, Foramina caeca oder Foveae der Schneidezähne und der

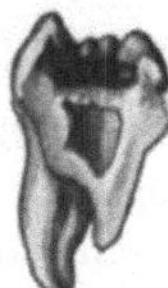

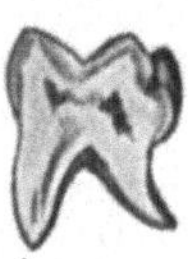

Abb. 497. Unterer 2. Milchmolar. Caries von dem Grübchen an der buccalen Fläche ausgehend.

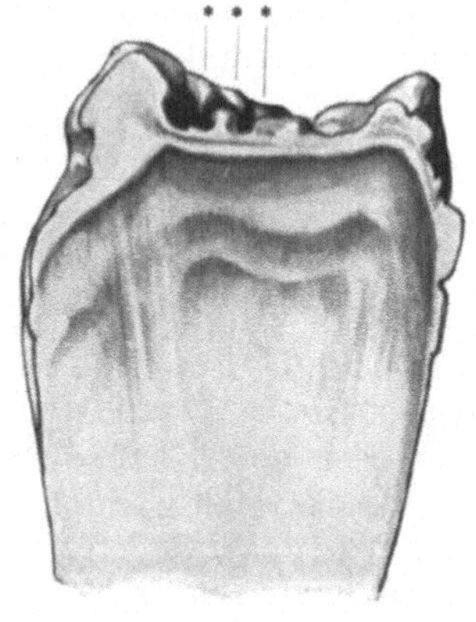

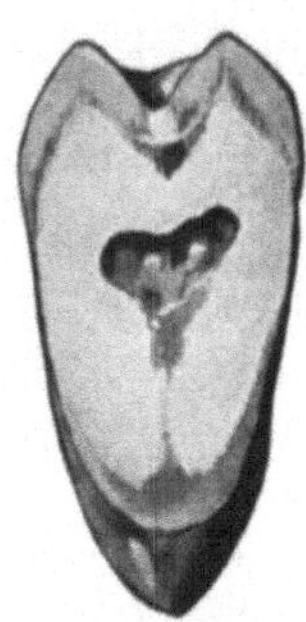

Abb. 496. Caries an einem 1. unteren Molaren vom Furchenkreuz ausgehend.

Abb. 498. Oberer 2. Milchmolar. Caries von der das CARABELLIsche Höckerchen abgrenzenden Fissur ausgehend.

Abb. 499. Molar mit Schmelzhypoplasien. Caries von den pathologischen Grübchen (*) aus beginnend.

Molaren (Foramen caecum molarium MILLER), Gruben und Furchen, die durch mißbildende Prozesse während der Entwicklungszeit entstanden sind (hypoplastische Bildungen, abnorme Knickungen, Zwillingsbildungen, sog. doppelte Zahnindividuen). (Abb. 496, 497, 498, 499.)

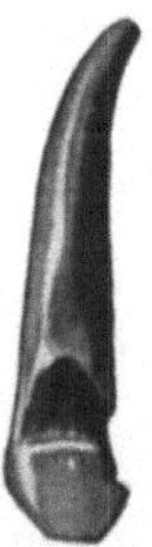

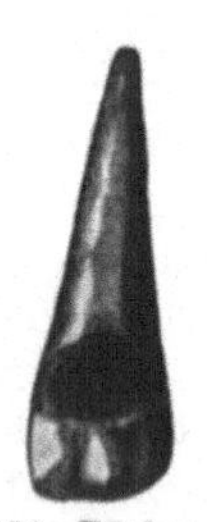

Abb. 500. Bäckercaries.

b) Sekundäre Retentionsstellen, Flächencaries.

Darunter sind zusammenzufassen alle Retentionsstellen, die durch Umstände *außerhalb* des bedrohten Zahnes hervorgerufen werden: reine Flächencaries, Caries an Retentionsstellen, die sich infolge zahnärztlicher Maßnahmen bilden (Abb. 500).

c) Klinische Erscheinungen des Beginns und der Ausbreitung des cariösen Prozesses in Zahnbein und Schmelz.

Sowohl das Auge als auch das Instrument kann den Prozeß der Schmelz-caries (siehe auch spezielle Pathologie) im Beginn feststellen. Frischere Prozesse unterscheiden sich von den älteren sehr wesentlich. Aus den Verlaufseigentümlich-keiten des cariösen Prozesses, einerseits von den Grübchen, andererseits von den Flächen aus ergeben sich wichtige Richt-linien für die Kavitätenpräparation zur Behebung des momen-tanen Schadens wie auch für die Prophylaxe. Je nach dem zeit-lichen Ablauf unterscheiden wir eine *Caries acuta* (acutissima, penetrans), *chronica* und *insistens*, die sog. stillstehende Caries. Je nach dem Fortschreiten in den harten Zahnsubstanzen eine *Caries superficialis, Caries media, Caries profunda*; wir kennen eine Kronencaries, Wurzelcaries und die sog. zirkuläre Caries. Wir unterscheiden ferner je nach dem Überwiegen der Ausbreitung des zerstörenden Prozesses nach horizontal oder vertikal-pulpal eine unterminierende Caries, Caries subruens, und eine penetrie-rende Caries, Caries penetrans (Abb. 501, 502). Den relativ *caries-resistenten* Partien, wie Zahnhöcker und deren Abhänge und Kaukanten stehen die *cariesanfälligen* Zonen, die Retentions-flächen gegenüber.

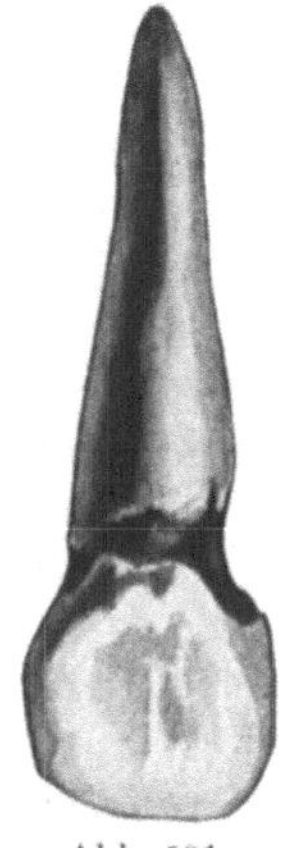

Abb. 501.
Zirkuläre Caries.

Alle cariesresistenten Zonen sind der Reinigung zugänglich. Die Bürste vermag ebenso wie die Zunge und Lippe die Stellen willkürlich abzufegen, sie reinzuwaschen, aber auch unwillkürlich werden durch den Kauakt, durch den Schluß der Kiefer überhaupt und durch die Speichelbespülung und die Friktion der vor-beigleitenden Weichteile solche Kanten, Höcker, Abhänge und Flächen reingehalten. Je besser die Bezirke den häufigen scheuernden Maßnahmen zu-gänglich sind, je größer diese Friktionsstellen sind,

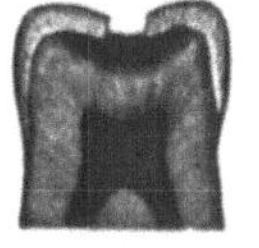 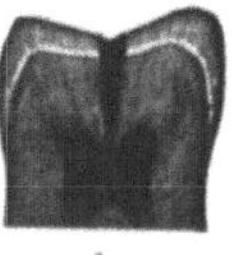

a   b

Abb. 502. a = unterminierende,
b = penetrierende Caries.
(Nach PREISWERK.)

je intensiver der willkürliche und unwillkürliche Reinigungsakt durchgeführt wird, desto größer werden diese Bezirke relativer Cariesarmut sein müssen.

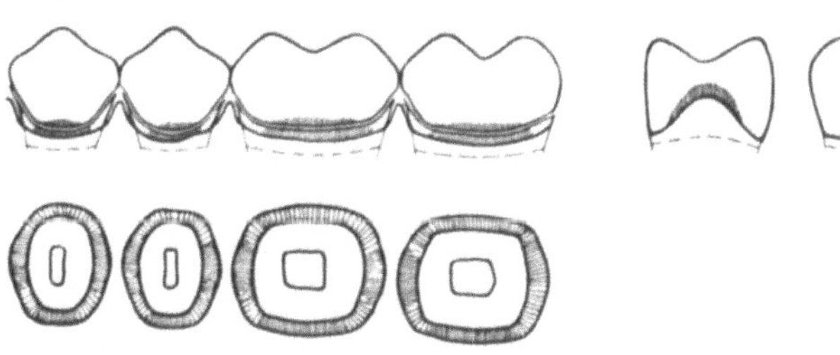

Abb. 503. Die cariesanfälligen Buccal- und Approximalgebiete von Prämolaren und Molaren (obere Reihe links Facialansicht, rechts Interproximalseite; untere Reihe Querschnittaufsicht) enggestrichelt. Die relativ cariesresistenten Gegenden weiß bzw. auf dem Querschnitt weitgestrichelt. Die Quer-schnitthöhe der zwei Prämolaren und Molaren ergibt sich aus dem Verlauf der gedoppelten Linie, die über dem punktiert angedeuteten Verlauf der Schmelz-Zementgrenze und dem ausgezogen strich-förmigen Verlauf der Papillen-Zahnfleischgrenze liegt. Je weiter vorspringend der Kontaktpunkt, desto breiter und geräumiger die Kaunische, desto geringer im Ausmaß die cariesanfällige Zone, nämlich die Retentionsfläche. (Unter Zugrundelegung einer Zeichnung von G. V. BLACK; aus Diagnostische und therapeutische Irrtümer, Abteilung Zahnheilkunde, 2. Heft.)

Während nun die Kaukanten und die Höcker mit ihren Abhängen im *ganzen Außmaß* der Friktion — soferne nur die diese ausübenden Faktoren vor-handen — zugänglich sind, ist die Größe der cariesresistenten *Flächen*gebiete von ihrem Oberflächenbau und dem der benachbarten Organteile und Zähne in der normalgeschlossenen Zahnreihe abhängig. *Die Form der Flächenwände und deren Lage bestimmt die Bezirke der Cariesanfälligkeit.*

Es ist nicht schwer, auf Grund dieser Momente die Carieszonen schematisch festzulegen, wie das Black getan hat, dem wir auch das Bild verdanken (Abb. 503).

2. Die Präparation.

Die Behandlung der cariösen Defekte.

Das Prinzip der Therapie cariöser Defekte läßt sich in zwei Sätzen ausdrücken. Dem cariösen Zerstörungsvorgang ist Einhalt zu tun durch Entfernung der cariösen Massen, um ein Weiterschreiten zu verhüten. Die dadurch im klinisch gesunden Zahnmaterial entstandene Höhle ist hierauf sachgemäß in Hinsicht auf erneutes Ansetzen des cariösen Prozesses (prophylaktisches Vorgehen), in Rücksicht auf die dauernde Widerstandsfähigkeit des gesunden restlichen Zahngewebes, in Rücksicht auf das aufzunehmende körperfremde Füllungsmaterial und endlich in Rücksicht auf die Wiederherstellung der Funktion durch den Konturwiederaufbau zu formieren, zu präparieren, zu füllen.

Alle Gesetze lassen sich aus diesen Grundprinzipien unter Zugrundelegung der Semiologie (Lehre von den klinischen Erscheinungen) und der Pathologie der Caries und der Materialienkunde ableiten. Diese Lehren stellen einen wichtigen Teil der konservierenden Zahnheilkunde dar, hier können nur die Grundzüge kurz gebracht werden[1].

Das Instrumentarium.

Seit Jahrhunderten sind Handinstrumente im Gebrauch, seit wenigen Jahrzehnten aber erst Fußtretmaschine und elektrische Bohrmaschine. Demnach stehen uns Hand- und Maschineninstrumente zur Verfügung. Wie Handbearbeitung stets eine individuelle ist, so ist auch die Präparation mit Handinstrumenten individuell durchführbar, schonender, exakter; erst in zweiter Linie kommt die Maschinenarbeit.

a) Die schneidenden Handinstrumente.

Das Ausgangsmaterial ist in der Regel sog. Silberstahl, härtbares Eisen, relativ reich an Kohlenstoff, zu Präzisionsinstrumenten sorgfältig ausgearbeitet. Vorbedingung der Brauchbarkeit gutes Material und ganz exakte Herstellung der speziellen Form.

Der kräftige, kantige, angerauhte Griff geht in den schmächtigeren, sich verjüngenden, glatt polierten Schaft über, an dem der wichtigste Teil des Instrumentes, der Schneideteil, von der letzten Biegung an gerechnet, ansetzt. Wir unterscheiden gerade, nicht gewinkelte Instrumente von den gewinkelten. Den einwinkligen stehen die kontrawinkligen gegenüber. Der sog. Kontrawinkel ist für die Ausbalancierung notwendig, sobald der gerade Schneideteil eine gewisse Länge überschreitet (sog. übergelastete Instrumente); ist der Abbiegungswinkel groß (mehr als 45°), so bringt man einen zweiten Kontrawinkel an.

Nach der Schnittrichtung kennen wir:

Direkt schneidende Instrumente; diese sind nur in einer Ebene gekrümmt; ihre Schneidekante kann einseitig oder beiderseitig abgeschrägt sein (Beispiel: Schmelzschneider, Zahnbeinschneider).

Seitlich schneidende Instrumente. Diese sind entsprechend ihrem Schliff rechts- und linksseitige, also *paarige* Instrumente in zwei Ebenen gekrümmt (Beispiel: Löffelexkavatoren mit Kontrawinkel).

Nach der Eignung der Instrumente unterscheiden wir die Gruppen:

---

[1] Bezüglich aller Einzelheiten muss auf die speziellen Lehrbücher verwiesen werden.

Die Schmelzschneider.

Kräftig gebaute, mit schwererem etwa $^2/_3$ der Gesamtlänge betragendem Griff versehene, direkt schneidende Instrumente; der Zuschärfungswinkel beträgt bei kurzer Abschrägung etwa 40°.

α) Schmelzmeißel.

Direkt schneidend und kontrawinklig.

β) Schmelzbeile (BLACK).

Seitwärts schneidende, paarige Instrumente, stets einfach kontragewinkelt.

Die Zahnbeinschneider.

Zart in Griff und Schaft für die Schreibfederhaltung gebaute, mit feinerem Schneideteil versehene Instrumente, stets gewinkelt mit kürzerem Griff und längerem Schaft.

α) Die Beile (beilförmige Exkavatoren).

Beiderseitig in kleinem, spitzem Zuschärfungswinkel abgeschrägte Instrumente, einfach, kontrawinklig und doppeltkontrawinklig abgebogen; letzteres dann, wenn der Schneideteil im rechten Winkel vom Schaft gebogen und übergelastet ist. Es sind mindestens nötig drei Formen (schmal, breit, sehr breit) mit Schneideteil im spitzen Winkel zur Achsenverlängerung gebogen, zwei im rechten Winkel, außerdem ein mittelbreites, zweifach kontrawinkliges. Die Beile sind die speziellen Zahnbeinexkavatoren zur Herstellung von Stufen, Schultern, senkrechtparallelen Wänden, rechten Winkeln, sie sind das, was unter den scharfen Maschinenbohrern der umgekehrte Kegel ist, zur exakten Präparation unerläßlich. Sie werden schneidend und hobelnd geführt.

β) Die Hauen.

Während die breite Flanke des Beilschneideteiles in der Winkelebene liegt, steht diese bei der Haue senkrecht zu ihr, man kann auch sagen: der Schneideteil ist über die Fläche gebogen. Einseitig zugeschliffen, kurz und mit größerem Zuschärfungswinkel ähnlich den Schmelzmessern. Je drei Größen der spitzwinklig und stumpfwinklig gebogenen Formen genügen. Sie ergänzen die Beile; sie werden hobelnd und schabend über das Zahnbein geführt.

γ) Die Löffel.

Während die beiden vorhergehend erwähnten Instrumente direkt schneidend gebaut sind, sind die Löffel seitwärtsschneidend, demnach paarig zu verwenden. Da sie rechts- und linksschneidend sind, so muß ihr Schneideteil in zwei Ebenen, d. h. in der Winkelebene und senkrecht zu ihr gekrümmt sein; dieser Schneideteil ist rund, löffelförmig eingeschliffen. Einfach gewinkelt, einfach kontrawinklig und — selten zu verwenden — doppelt kontrawinklig gebaut, sind von jeder Form etwa zwei bis drei Größen erforderlich (klein, mittel, groß; ganz kurzer, kurzer, langer Löffelansatz). Sie dienen zum Auslöffeln von weichen Massen und zum Ausschaben härterer; sie haben das Krankhafte aus der Zahnbeinhöhle zu entfernen; unentbehrliche, stets gebrauchte Instrumente. *Spezialinstrumente:* die Gingivalrandschräger, das Diskoid und Kleoid, Instrumente, die BLACK angibt, nicht unbedingt erforderlich (siehe Lehrbücher der konservierenden Zahnheilkunde).

b) Die schneidenden und schleifenden Maschineninstrumente zur Präparation.

Diese sind lediglich zur Unterstützung da, sie treten in Funktion, wenn Einzelheiten mit dem Handinstrument nicht durchgeführt werden können. Den *Schmelz-*

bohrern (im technologischen Sinne Fräsen), auch Fissurenbohrer bezeichnet, stehen die *Dentinbohrer oder Rosenbohrer* (im technologischen Sinne bohrende *und* fräsende Instrumente) gegenüber. Endlich sind die Spezialbohrer zur Präparation: umgekehrte Kegel und Radbohrer zu erwähnen. Ausgezeichnet zur Präparation, *schonender* im Gebrauch sind *gut* schleifende Carborundsteine in kleinen Rund-, Knospen-, Walzen- und Kegelformen; diese dürfen natürlich wie auch die Stahlbohrer nur leicht, ohne Druck und in Absätzen rotieren, ferner nur unter Benetzung mit Wasser. In neuester Zeit wird die hochturige Bohrmaschine für das Schleifen der harten Zahnsubstanzen empfohlen (HUET).

c) Die Untersuchungsinstrumente.

Dauernd in Anwendung, speziell zur Befundaufnahme notwendig sind Sonde, Pinzette, Spiegel und Wasserspritze. Zwei Sondenformen (Abb. 504) genügen, die sog. gerade, in einem rechten Winkel zum Schaft gebogen, scharf zugespitzt, dünn auslaufend, elastisch federnd und eine ebenso feine, doppelendige Kuhhornsonde; als Untersuchungs- und Gebrauchspinzette dient die kräftige Einlagenpinzette; als Spiegel die leicht konkav geschliffenen, gekitteten und gekupferten KK-Spiegel (Einzelheiten geben die speziellen Handbücher).

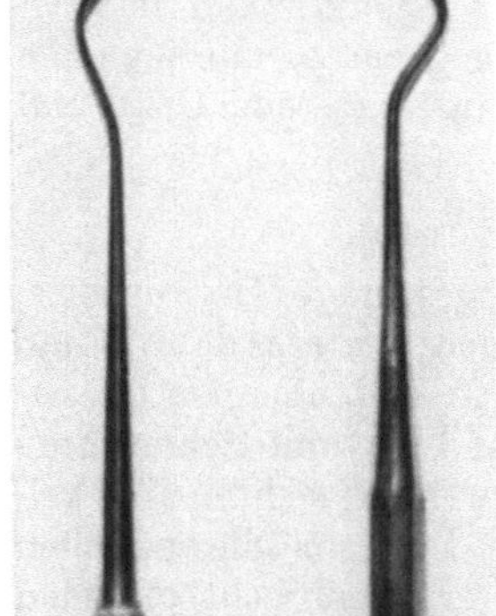

Abb. 504. Doppelendige Kuhhornsonde und einfache Zahnsonde.

3. Die allgemeinen Präparationsgesetze.

Erstes Gesetz. Der Krankheitsherd ist freizulegen; diese Forderung bedarf keiner Begründung. Der cariöse Prozeß muß für das Auge (also für direktes oder indirektes Sehen mit Hilfe des Spiegels) und für die Instrumente zugänglich gemacht werden, er ist breit aufzudecken. Wenn zu diesem Zweck gesunde Substanz geopfert werden muß, so hat dies zu geschehen (siehe spezielle Gesetze).

Zweites Gesetz. Wie der Chirurg im Gesunden operieren soll, so soll in vorliegendem Fall „im Harten" gearbeitet werden. *Alles das, was dem scharfen Instrument als weich erscheint, muß entfernt werden*; die Füllungsmasse darf nur in harte, normal verkalkte Zahnbezirke eingelegt werden; dieses Gesetz gilt stets, gleichgültig ob in dessen Verfolg die Pulpa freigelegt wird. Die Entscheidung, ob weich oder hart, gibt nicht das Auge, sondern nur das Gefühl und das Geräusch des arbeitenden scharfen Handinstrumentes.

Begründung. Die Erfahrung hat gezeigt, daß zur Hemmung und Ausschaltung des primären cariösen Prozesses die Entfernung des *erweichten* Zahnbeines ausreichend ist; es ist also allein der Zustand der Härte, nicht aber das *Aussehen* des cariösen Zahnbeines in bezug auf Farbe z. B. entscheidend. Alles was dem scharfen Handinstrument (nicht dem grob tastenden Bohrer) als hart, als normal hart erscheint, mag es auch weniger oder mehr pigmentiert sein, darf zurückbleiben; solches gefärbte Zahnbein enthält bekanntlich die ungleichmäßig vorzüngelnden Pionierpilze; diese werden, soferne nur sicher die vorhandenen Nahrungsdepots (weiches Zahnbein) eliminiert und die Zufuhr weiteren vergärbaren Materiales (Speisereste) unmöglich gemacht wird, gehemmt, ja möglicherweise eingehen.

Drittes Gesetz. Alle Schmelzwände und Ränder sind zu entfernen, soferne sie ihrer natürlichen Unterlage — des harten Zahnbeines — beraubt sind; über-

hängende Ränder sind, so kann man auch sagen, wegzubrechen. Nur in selteneren
Fällen (bei besonderen kosmetischen Anforderungen) kann davon bis zu einem
gewissen Grade abgewichen werden.

Begründung. Überhängende Ränder des Schmelzes entstehen bekanntlich
durch die Ausbreitung des cariösen Prozesses an ihrer Innenseite längs der Schmelzdentingrenze. Die Schmelzschichte wird ihrer natürlichen Unterlage, mit der sie
nicht nur mechanisch verbolzt (girlandenförmiger Verlauf der Zahnbeinoberfläche),
sondern auch organisch verbunden ist (Schmelzbündel, kolbenförmige Fortsätze,
Lamellen) beraubt; die spröde, nur wenig organische Substanz enthaltende, un-
elastische Masse wird brüchig. Von dieser Grenze aus entwickelt sich stets
Schmelzinnencaries, die also von innen nach außen die Schmelzprismenbündel
und ihre interprismatische Substanz zerstört.

Viertes Gesetz. Wenn bei der Freilegung des Herdes und der Wegnahme
der Schmelzschalen die Grenzlinie hart an eine Fovea, eine Fissur zu liegen käme
oder diese von ihr gar geschnitten würden, so ist die Fovea und die Fissur mit
in die allgemeine Höhle einzubeziehen; die Schmelzkavitätenwände sollen mindestens parallel oder besser leicht nach außen divergierend mit den Prismen-
bündeln so verlaufen, daß außen zur Oberfläche keine kurzen Endstücke stehenbleiben.

Begründung. Die Notwendigkeit ergibt sich aus den anatomischen und pathologischen Verhältnissen. Abgesehen davon, daß der Kavitäten- bzw. Füllungsrand bei Außerachtlassung der Regel nahe oder hart an eine Retentionsstelle
angrenzen und damit in diese einbezogen werden könnte (was besonders für die
in diesem Gesetz angedeutete zweite Möglichkeit stets zutrifft), ist der die Fovea
oder Fissur begrenzende Schmelzwall in seinem Prismenverlauf durch deren
Neigung zur Einbuchtung und nicht selten durch besondere Minderwertigkeit
(mangelhafte, vor allem ungeordnete Verkalkung) charakterisiert. Alles dies
aber ist als einer der wichtigen, cariesprädisponierenden Faktoren zu betrachten.
Im zweiten Teil dieser Regel ist das ja auch speziell zum Ausdruck gekommen.
Blieben größere Mengen äußerer, innen aber abgeschnittener Prismenbündel als
Kavitätenrandbegrenzung stehen, die ihres natürlichen Fundamentes und damit
ihres eigentlichen bodenständigen Haltes beraubt sind, so ist deren Herausbrechen
durch den Füllungsakt, durch die Politur, durch den Kauakt bei „harten" Zähnen
sehr wahrscheinlich, bei „weicheren", cariesanfälligen die Regel.

4. Die speziellen Präparationsgesetze.

Außer diesen allgemeinen Präparationsmaßnahmen, die in jedem Fall zur
Durchführung kommen müssen, erfordern bestimmt lokalisierte cariöse Herde
eigene, individuell anzuwendende Prinzipien. Diese sollen in präparationszeitlicher
Form im nachfolgenden dargestellt werden. Bezeichnend ist, daß in jedem
einzelnen Fall (also für jeden Zahn und jede Alterszeit dieses Zahnes) jede dieser
Regeln auf Ausmaß und Durchführbarkeit geprüft werden muß; so werden sie
z. B. in dem einen Fall bis ins Extrem, in dem anderen mehr angedeutet, ge-
mäßigt oder überhaupt nicht zur Durchführung gebracht.

a) Die Eröffnung der Höhle und der Umriß (Begrenzungslinie nach BLACK) der definitiven Kavität.

Daß der Herd in seiner ganzen Breitenausdehnung durch Wegbrechen der
unterminierten Schmelzwände freigelegt werden muß, geht ja schon aus den
allgemeinen Regeln hervor. Das Wegbrechen macht technisch gar keine Schwierigkeiten, wenn die Höhle auf freien und deshalb fast stets instrumentell erreichbaren
Flächen sich befindet. Hingegen bedarf der Vorgang des Eröffnens der in den

geschlossenen Interdentalräumen liegenden einfachen Höhlen der Approximalwände sorgfältiger Überlegung und dem einzelnen Falle jeweils angepaßter Operationstechnik. Auch der Verlauf der Umrißlinie wird entsprechend dem jeweiligen
Fall ein sehr verschiedener sein.

Wir werden diese und alle folgenden Etappen zunächst an den Grübchenhöhlen und im Anschluß daran an den Flächenhöhlen betrachten (wichtige Einzelheiten sind in den speziellen Lehrbüchern nachzulesen).

α) Zentrale Grübchenhöhlen, ausgehend von Fissur und Fovea.

Klinische Charakteristik. Beginn vom kleinsten Oberflächenbezirk, der oft
nur schwer tastbar ist, im Innern aber, subepithelial, rasches Ausbreiten des
Prozesses; unter einem sehr schmalen, cariösen Zugang kann sich eine große Höhle
verbergen. Bei schmalen Kauflächenformen (Prämolaren) kann auch rasch der
Randwulst und damit die Approximalseite erreicht werden (Abb. 505, 506).

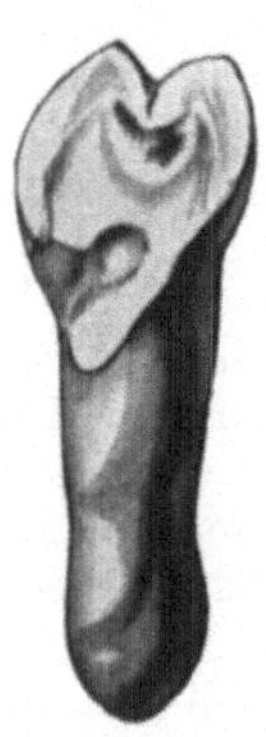 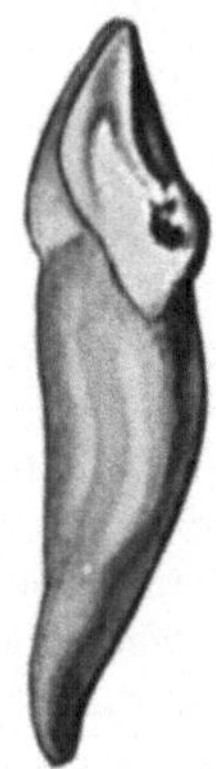 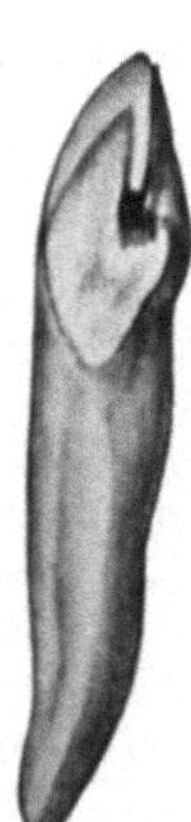

Abb. 505. Caries eines unteren Prämolaren von   Abb. 506. Caries an den oberen Eckzähnen vom
        der sagittalen Kaufurche aus.   Foramen coceum ausgehend.

Technik. Mit Schmelzmessern wird der nicht mehr gestützte und der teilweise
entkalkte Schmelz nach der Höhle zu rasch und sicher mit Handdruck oder
leichten Hammerschlägen eingebrochen. Wo der Defekt noch zu klein, die Schmelzplatten kräftig, der unterminierende Carieskegel noch schmal, beginnt man mit
dem kleinen, runden oder walzenförmigen Carborundstein oder auch mit dem
Fissurenbohrer. Zweckmäßig ist auch nach Herstellung einer breiten Zugangsspalte das Unterminieren mit dem umgekehrten Kegelbohrer. Zugleich wird
das erweichte Zahnbein mit geeigneten Löffeln entfernt, bis man zur Grenze
des „Harten" gelangt. Alle Furchen, die mit den zentralen Höhlen in Verbindung
stehen, werden bis in polierfähige Gegenden aufgezogen.

β) Flächenhöhlen der Molaren, Prämolaren und Frontzähne.

Klinische Charakteristik. An und unterhalb der Kontaktflächen versteckter
Beginn des cariösen Prozesses, der sowohl kauflächen- und schneidekantenwärts
wie auch gingivalwärts und in Richtung der facialen und oralen, gingivalen
Winkel (sekundäre cariöse Prozesse) weiterschreitet (Abb. 507). Unterminierung
der Kaukanten bzw. Ecken; präventive Maßnahmen. Erster Beginn des cariösen
Prozesses in der geschlossenen Reihe dem Auge nicht sichtbar, erst der Farbumschlag der unterminierten Schmelzpartien (facial, oral, okklusal) außerhalb
des innersten Approximalgebietes veranlaßt den sorgfältigen Beobachter zur
genauesten Untersuchung. In manchen Fällen ist zur sicheren Auffindung

versteckter approximaler Herde die Röntgenaufnahme erforderlich, dies gilt insbesondere für Preßgebisse und für die besonders cariesgefährdeten Flächen solcher Zähne, deren Nachbarn große Füllungen oder Kronenersatz tragen. Vorteilhaft ist hier die Methode RAPER (s. S. 153). Im weiteren Fortschreiten brechen die angrenzenden Wände ein, aus der zunächst einfachen, zentralen Höhle wird eine komplizierte, der schleichend-unsichtbare Prozeß wird damit sichtbar und fühlbar (Zunge, Sonde). Die Cervicalhöhlen beginnen meist hart am Zahnfleischrand an einer oder mehreren Stellen und entwickeln sich zunächst und vorwiegend in horizontaler Richtung, weniger stark und erst im weiteren Verlaufe nach kuspidal und inzisal bzw. okklusal.

Technik. Die instrumentelle Eröffnung geht den gleichen Weg in umgekehrter Richtung. Bei den Höhlen der mehr rechteckigen Prämolaren- und Molarenapproximalwände wird man zunächst versuchen von horizontal, buccal und oral ansetzend, mit Schmelzmessern usw. die unterminierten Schmelzwände einzubrechen, hierauf geschieht das gleiche mit den schon unterminierten Kaukanten. Sind die Herde klein, muß man mit dem Eröffnen meist von der Kaufläche her beginnen. Der Einwurf, daß in Befolgung dieser Vorschrift auch vollgestützte Kaukanten weggenommen und die einfache Höhle operativ zu einer komplizierten Seitenwand-Kauflächenhöhle wird, bedarf der eingehenderen Beleuchtung. Grundsätzlich muß jede Höhle Auge und Instrument zugänglich gemacht werden, aus allgemeinen und speziellen Gründen. In den seltenen Fällen aber, wo dies auch bei „horizontaler" Eröffnung (facial oder oral) der zentralen Höhlen mit vollgestützten Kaukanten möglich ist, entscheidet die *Disposition zur Caries.* Im jugendlichen Gebiß, in cariesanfälligen

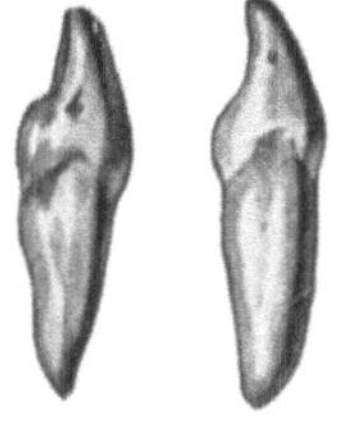

Abb. 507.

Gebissen, bei sog. malakotischen Zähnen *muß* von der Kaufläche der mehrhöckerigen Zähne der Zugang geschaffen werden; im älteren Gebiß, bei cariesresistenten, sog. sklerotischen Zähnen kann von der allgemeinen Regel abgegangen werden.

Bei den Frontzähnen wird man, wo immer angängig, nur von horizontal, facial oder oral eröffnen; das kosmetische Erfordernis steht hier an erster Stelle; die Eröffnung von horizontal ist hier der *typische* Weg. Muß man von der Kaukante eines mehrhöckerigen Zahnes zu der zentralen Flächenhöhle sich heranarbeiten, so geschieht die Eröffnung am vorteilhaftesten mit Carborundsteinen. Ist der Nachbarzahn nicht im Wege oder kann er durch ein Stahlblech geschützt werden, so schleift man rasch mit dem linsen- oder kleinwalzenförmigen Stein eine Zugangsrinne bis in das Zahnbein hinein. Nun kann man mit Kegel- und Rosenbohrer kleiner Nummer den Schmelz durch Wegnahme des Zahnbeines unterminieren, diesen dann mit den Schmelzinstrumenten wegbrechen. Auf diese Weise kann man rasch und ohne besondere Belästigung Zugang gewinnen. Ist auch der Nachbarzahn an einer entsprechenden Approximalfläche erkrankt, so schleift man mit dem linsenförmigen Stein in einem Gang beide Kaukanten auf. Von diesem Schacht aus wird dann in gleicher Weise wie bei den Grübchenhöhlen verfahren. Der Umriß wird auf Grund der allgemeinen Präparationsregeln in Hinsicht auf die Ausbreitung des cariösen Erweichungsprozesses und den Verlauf der Prismen festgelegt. Da außer den trichter- und spaltenförmigen Einziehungen der Kaufläche alle übrigen Bezirke einer Reinigung preisgegeben sind, so kommen besondere prophylaktische Regeln nicht in Frage.

Der Verlauf der Kavitätenwand im Schmelz ist bei kleinen, zentralen Höhlen parallel der Zahnachse, also senkrecht zum zentralen Kavitätenboden in Fortsetzung der Dentinwand; bei großen Höhlen, die bis in die Nähe der Randwülste gehen, gibt man der äußeren Hälfte der Schmelzwand eine Abschrägung nach außen, parallel dem hier nach lateral geneigten Prismenzug.

Prophylaktische Maßnahmen, die präventive Extension.

Mit dem Freilegen des ganzen Krankheitsherdes hat es in bezug auf die Ausdehnung der Höhle sein Bewenden, wenn nicht Erfordernisse der Prophylaxe andere Linienzüge zur Begrenzung der Höhle erfordern. Prophylaktische Maßnahmen gelten der Bekämpfung neuer, cariöser Prozesse der Retentionsflächen. Geht die Höhle schon primär — d. h. also nach Ausräumung — über die cariesanfällige Zone, über die bedrohte Retentionsfläche hinaus, liegen also die Ränder der zukünftigen Kavität außerhalb dieser und grenzen sie mindestens an cariesresistente Gegenden, so bedarf es keiner weiteren prophylaktisch-extendierenden Maßnahmen; denn die Retentionsfläche selbst besteht nach der Füllung aus praktisch nicht angreifbarem totem Material (Metall). *Größe und Ausdehnung der cariesanfälligen Zone hängt aber von Bau und Stellung des einzelnen Zahnes innerhalb des ganzen Gebisses ab.* Jetzt wird auch verständlich, warum bei der Präparation der Grübchen- und Fissurenkavitäten nach Befolgung der im vorigen gegebenen allgemeinen Gesetze weitere prophylaktische Extension unnötig ist; sobald nämlich die Ränder schon in die Zone der Höckerabhänge oder der Kaukanten oder der Außenflächen übergreifen, ist die grübchenförmige vertiefte Retentionsfläche aus natürlicher Zahnsubstanz schon eliminiert und wird durch Füllungsmaterial ersetzt. Wesentlich anders liegen die Verhältnisse bei den Glattflächenhöhlen. Hier erstreckt sich nur bei *sehr fortgeschrittenen* Prozessen (Caries profunda der Approximalseiten) die Höhle bis zu den cariesresistenten Gegenden; bei jungen und mittleren Prozessen — solche sollen ja der Behandlung zugeführt werden — ist nur der zentrale Teil der Retentionsfläche ergriffen; würde hier nur das erkrankte und überhängende Material weggenommen, so würden sich die Kavitätenränder mit den angrenzenden Partien noch gesunder, natürlicher Zahnsubstanz in verschieden großem Ausmaß gleichfalls innerhalb der Retentionsfläche, innerhalb der cariesanfälligen Zone befinden. Will man — und das muß stets unser Bestreben sein — außer den Maßnahmen gegenüber dem *augenblicklich* zu bekämpfenden pathologischen Prozeß sein Handeln auch von den Möglichkeiten *zukünftiger* Schäden bestimmen lassen, *so muß allgemein die Begrenzungslinie und damit der Füllungsrand aus der Retentionszone in die sog. cariesresistente Zone künstlich verlegt werden*; man muß den Lehren der *Extention for prevention* folgen. Wie hat das zu geschehen? Wenn wir uns erinnern, daß die Retentionsfläche abhängig ist nicht nur von der Oberfläche der Approximalseite nach Größe und Form, sondern auch von den Nachbargebilden, so ergeben sich aus diesen vorgefundenen Verhältnissen die Wege. Entweder man vergrößert — extendiert, wie der Fachausdruck lautet — die primäre Höhle bis an oder in die cariesresistenten Zonen, was ein oft sehr radikales Verfahren darstellt, oder man ändert den Oberflächenkontur, die *Kontaktfläche*.

Kontaktfläche und präventive Extention.

Die Kontaktflächen bestimmen im geschlossenen Gebiß Umfang und Größe des interdentalen Raumes (siehe später) und Breite und Tiefe der sog. Kaunischen. Diese Kaunischen stellen den Raum der interproximalen Gegend dar, durch den beim Kauakt der fest-breiige Bissen von der Kaufläche gingivalwärts getrieben wird; man könnte ihn auch Seitenverkehrsfläche der Bissen nennen. Ist die Kontaktfläche stark und mehr gewölbt vorgetrieben, so ist die Kaunische breit an der Außenfläche und tief zur Raummitte zu und umgekehrt. Da nun die Retentionsfläche den Approximalflächenteil ohne den Verkehrsflächenteil darstellt, so ist sie klein und schmal, wenn die Kaunische breit und tief und die Kontaktfläche weit vorgewölbt ist. Kann man nun die künstliche Kontaktfläche nach Gewinnung des nötigen interdentalen Raumes (Separation, siehe später) breit vorwölben und wird dadurch die Kaunische breit und tief, so wird die cariesanfällige Zone sehr verschmälert, die Begrenzungslinien brauchen dementsprechend nicht so weit nach außen getrieben zu werden. Wir haben es also — bei genügend breitem, interdalem Raum und bei Einhaltung aller Präparations- und Füllungs- regeln — in der Hand, einmal mehr breit und ein andermal mehr schmal zu extendieren. *Kontaktflächen, cariesanfällige Zonen gleich Retentionsflächen, Kau- nischen und Extentionsmaßnahmen stehen also in einem bestimmten Abhängig- keitsverhältnis.*

b) Die Widerstandsform.

Nach der Eröffnung, Freilegung und Grenzenbestimmung der Höhle in bezug auf die Cariesprophylaxe muß die Höhle eine konstruktive Gestalt erhalten, die sie befähigt, nach Aufnahme des Fremdkörpermaterials auch weiterhin im Kauakt die Kaukräfte ohne Schädigung ihrer Oberfläche (Frakturen, Schmelzrisse) aus- zuhalten. Andererseits müssen auch die Höhlen bzw. deren Wände so gestaltet werden, daß bei der Ausführung der Füllung, den stopftechnischen Maßnahmen kein Schaden (Abbruch der Schmelzwände, Eindrücken dünner, pulpaler Wände) entsteht. Während die ersten Überlegungen nur für aktive Zahnflächen in Frage kommen, haben letztere für die Höhlen aller Zahnwände Bedeutung.

Allen diesen Anforderungen wird die Kastenform am ehesten gerecht. Ein- fache Überlegungen werden dies ohne weiteres bestätigen. Während früher (im wesentlichen vor dem Wirken G. V. BLACKs) die Höhlen ohne Einhalten irgend- welcher Prinzipien, sozusagen ohne weitere Überlegung in bezug auf die in Rede stehenden Probleme, willkürlich, systemlos zubereitet wurden, während man lediglich untersichgehende, sog. ampullenförmige Höhlen zubereitete, wird heute grundsätzlich nach dem *Kastenprinzip* verfahren. Dieses Prinzip, das die ganze Präparationslehre beherrscht, besagt kurz angeführt folgendes:

Nur kräftige, in Richtung oder senkrecht zur Kaukraft verlaufende gerade, nicht unterhöhlte Wände können dem Kaudruck Widerstand leisten. Dasselbe gilt für kaudruckbelastete Füllungsmassen: je massiger und gleichmäßiger in allen Teilen diese sind, desto widerstandsfähiger werden sie sein; umgekehrt: je dünner ihre Ausläufer, je ungleichmäßiger ihr Körper gebaut, desto leichter wird ein Bruch eintreten. Die genügende Sicherung erreicht man durch quadratische Körpergestaltung. Der Boden der Höhle soll rechtwinklig zur Kaukraftrichtung eben verlaufen, er wirkt so geradezu als Pufferfläche; die Wände sollen senkrecht zum Kavitätenboden stehen, im rechten Winkel auf diese auftreffen; endlich verlangt das Kastenprinzip, daß wenigstens zwei dieser Wände, möglichst die gegenüberliegenden, parallel verlaufen. Mit anderen Worten, die Höhle soll zu einem Kasten, in dem die Füllung sozusagen eingeschoben liegt, gestaltet werden. Während nun die Kastengestaltung zentraler Höhlen *technisch* leicht durchführbar ist, ist diese bei komplizierten Höhlen schwieriger; da die konstruktive Durch- führung vielfach mit der Gewinnung der Retention einhergeht, soll ausführlicher bei der Besprechung der Retentionsmaßnahmen auf das Kastenprinzip ein- gegangen werden. Die technische Herstellung des Kastens macht keine Schwierig- keiten, solange genügend hartes Zahnmaterial zur Verfügung steht und solange man mit den Instrumenten ausreichend an die zu bearbeitenden Stellen heran- kommen kann.

In die zentral gelegenen Flächen wird mit Hilfe von Handinstrumenten, Stahlbohrern, ganz besonders aber mit geeigneten Steinen der Kasten ein- geschnitten. Nach Gewinnung der nötigen Tiefe wird nach Feststellung der Begrenzungslinien der Boden eben gestaltet (die Basis) und in dieser Weise bis an die Begrenzungswände herangeführt; diese stehen im rechten Winkel auf- stoßend senkrecht auf der Basis, die möglichst parallel zur Oberfläche verläuft. Die scharfen Winkel werden mit Beilen, Hauen und walzenförmigen Steinen hergestellt. Vorwegnehmend ist auf die Bedeutung der lebenden und zu erhaltenden Pulpa hinzuweisen; deren Verlauf zwingt nicht selten zu Änderungen.

Bei den komplizierten approximalen Höhlen kann ein vollständiger Kasten nicht gewonnen werden; teils deshalb, weil Wände verlorengegangen sind, teils weil das zur rechtwinkligen Kastenpräparierung notwendige natürliche Material stark reduziert ist, teils deswegen, weil dieses an bestimmten Stellen von vornherein nur in geringem Maße vorhanden ist. Immer muß aber aus dem noch vorhandenen Material (auch unter Zuhilfenahme von künstlichem siehe unter Retention) eine möglichst kastenähnliche Form ausgearbeitet werden. Dies erreicht man durch Gewinnung folgender konstruktiver Flächen und Winkel.

α) Die zentrale Stufe.

Aus dem harten Kern der Krone, dem Zahnbein, soferne es erhalten werden kann, wird eine Zahnbeinstufe in der Weise herauspräpariert, daß die horizontale Oberfläche den Boden der Kauflächenkavität und die approximalgerichtete, zahnachsenparallele Stufenwand die pulpale Wand der approximalen Seitenhöhle darstellt. Diese beiden Stufenwände gehen im rechten Winkel an der Stufenkante ineinander über, sie stoßen aber auch scharfwinklig an die Seitenhöhlenwände, die ihrerseits wieder mehr oder minder parallel zur senkrechten Stufenwand verlaufen. Wir schaffen auf diese Weise zwei ineinandergehende Kästen, wobei der eine von oben okklusal, der andere von approximal in die Substanz eingesenkt ist, dieser letztere wird aber erst dann kastenmäßig richtig, wenn die sog. Zahnhalsschulter formiert wird.

β) Die Zahnhalsschulter.

Um auch am Zahnhals der Approximalseite eine kastenförmige Vertiefung herzustellen, läßt man die senkrechte Stufenwand *innerhalb des Zahnbeines* bis an den Boden der Seitenhöhle herunterreichen und präpariert das den cervicalen Schmelzrand und das untere Stufenende verbindende *Band* aus Zahnsubstanz zur geraden, rechtwinklig sich absetzenden *Schulter*. Oft kann diese breiter, oft nur sehr schmal gehalten werden, immer aber ist sie wenigstens in Form einer Leiste auszuprägen.

Die Vorteile einer derartigen systematisch-exakten Stufenschulterpräparation sind mannigfaltige; wir werden darauf noch des öfteren hinzuweisen haben (Schutz der Pulpa, günstige Form der Füllung, Erleichterung der Füllungstechnik, Materialersparnis u. a. m.).

Ist bei tieferen Defekten (Caries media und profunda) nicht mehr genügend Zahnbeinmaterial vorhanden, so wird die Stufe aus hartem Zement (Phosphatzement) aufgebaut.

Die *technische Herstellung* macht keine Schwierigkeiten, sobald man sich geometrisches, architektonisches Denken angewöhnt hat. Mit geeigneten Handinstrumenten, mit walzen- und kegelförmigen Steinen und mit Fissuren- und Kegelbohrern ist diese Präparation in Kürze durchgeführt. Hindernd ist in wenigen Fällen die Sensibilität des Zahnbeins; wie dabei zu verfahren ist, siehe unter „sensibles Zahnbein".

Diese Kastenpräparation gewährleistet zugleich auch die nötige Sicherung gegen das Herausfallen der Füllungen; letztere sind aber noch einer weiteren Gefahr „dem Herausgebissenwerden", der Kippwirkung der Kaukräfte ausgesetzt. Um auch diese Möglichkeit auszuschalten, muß die „Retentionsform" herausgearbeitet werden.

c) Die Retentionsform.

Auf allen aktiven Zahnflächen kommt außer der direkten, in der Zahnachse verlaufenden Kaudruckwirkung auch noch eine seitlich wirkende Kippkraft zur

Geltung. Diese Kräfte werden bei zentralen, also allseits von natürlichen Höhlenwänden umschlossenen Kavitäten aufgefangen und bei sachgemäßer Präparation ausgeglichen. Fehlt aber eine Wand, so wirkt in deren Richtung die seitliche Kraft und kippt, soferne keine besonderen Retentionsmaßnahmen getroffen wurden, die Füllung aus der Höhle heraus um die betreffende äußere Höhlenkante als Hebelpunkt. Im Prinzip sind die Retentionsmaßnahmen bei approximalen Höhlen der Frontzähne gleich denen bei Kauzahnhöhlen. Das rationellste Verfahren ist immer die Anbringung der Hemmungsstellen dort, wo die Kippkraft zunächst auftrifft, das ist in allen Fällen die Oberfläche von Zahn und Füllung. Die Hemmungsstellen bilden, wenn wir zunächst von den großen Kronenfüllungen absehen, in der Regel künstlich herausgearbeitete Barrieren aus *Zahnbein — Schmelzsubstanz. Die Widerstandsfähigkeit* dieser Stellen, ihre Mächtigkeit an Masse und ihre zweckmäßige Anlage muß sowohl der Kraftgröße (Kaudruck) als auch der Größe und der Materialart der künstlichen Füllung angepaßt sein, ihnen entsprechen, das ist eine sehr wichtige Regel, die für jeden Aufbau im Gesamtbereich der Technik gilt; das Fundament (harte und weiche Gewebsteile) muß dem künstlichen Aufbau entsprechen.

Solche Verankerungsmöglichkeiten können sowohl an den aktiven Flächen selbst — beste Art der Verankerung — als auch außerhalb dieser angebracht werden. Ungenügend sind Verankerungsstellen, die fernab vom Angriffspunkt der kippenden Kraft angelegt werden (Zapfen, Schnitte, Unterschnitte am Höhlenboden usw.).

Wir unterscheiden im wesentlichen zwei Arten der Verankerung.

α) Die Schwalbenschwanzverankerung.

Damit wird eine Art der Verankerung in sehr sinnfälliger Weise bezeichnet, die an den aktiven Zahnflächen — Kauflächen und Seitenflächen — ihre retinierende Wirkung entfaltet.

Durch Schaffung einer oder zweier Zahnsubstanzbarrieren (sog. halber oder ganzer Schwalbenschwanz) wird an bestimmter Stelle die Höhle verengert, so daß durch diese Einkropfungen Teile der Fullung mit einem schmaleren Verbindungsstück verbunden sind. Die Kippwirkung wird in solchen Fällen unmöglich gemacht einmal durch das in die Gesamthöhle wie zwei Puffer oder Dämme vorragende natürliche *Zahnmaterial* und dann entsprechend durch das zentralwärts leicht *ampullenförmig* sich ausbreitende *Füllungsmaterial.* Wesentlich für die ausreichende Retention ist auch hier wieder die dem Material und der Größe entsprechende Anlage der Dentinschmelzpfeiler und die Art, Menge und Form der Füllung selbst.

β) Die Hakenverankerung.

Fehlt das natürliche Material für die Anbringung einer sicheren Schwalbenschwanzverankerung, so wählt man die Hakenverankerung. Diese Art der Retention wird durch Anlage eines die Kaukante übergreifenden und damit auf eine Seitenwand übergehenden hakenförmigen Fortsatzes aus Füllungsmaterial gewonnen. Zu beachten ist hierbei, daß der wirksame Halt *weiter ab vom Angriffspunkt* der Kippwirkung ansetzt; es muß also die Dimension des Hakens der Kaukraft wie auch dem Material entsprechen. Der Haken, der in einen scharfgewinkelten, in der Längsrichtung möglichst parallel zur Zahnachse verlaufenden Graben zu liegen kommt, steht durch einen den *Verhältnissen* angepaßten schmaleren oder breiteren Isthmus mit der Hauptmasse der eigentlichen Füllung in Verbindung und gibt ihr den genügenden Halt. Am wirksamsten ist der Halt dann, wenn der Haken an der Stelle angreift, die entgegengesetzt der eigentlichen Füllung gelegen ist; an allen anderen Stellen müssen die Größenverhältnisse der ungünstigen Lage angepaßt werden oder man wählt *zwei* möglichst einander gegenüberliegende Hakenverankerungen.

Die *technische Herstellung* dieser Retentionen ist einfach; mit den schon bekannten Instrumenten, den scheiben- und walzenförmigen Steinchen wird schnell und exakt der Graben herausgearbeitet.

γ) Die unterminierende Verankerung.

Die „unterminierende Verankerung" wirkt unterstützend; allein darf sie nur dort angewandt werden, wo keine bedeutenderen Kippkräfte bei der Kaufunktion die Füllung treffen werden. Die Anbringung *untersichgehender* Stellen ist nur ein Schritt über die reine und strenge Kastenform hinaus; sie ergänzt die Kastenretention. Die unterminierende Verankerung wird im wesentlichen bei Seitenflächenfüllungen, deren Kavität im Verhältnis zur Oberflächenausdehnung nur geringe Tiefe besitzt, angewandt oder in den Fällen, wo eine *noch* zentrale Höhle vorliegt. Die Nachteile und Vorteile dieser Verankerung nicht aktiver Füllungen müssen sehr sorgfältig abgewogen werden! Einige unliebsame Folgen seien angeführt: zu starkes Schwächen von Ecken, Kanten, cervicalen Schmelzgürteln durch die Wegnahme der Zahnbeinunterlage; Veränderung der natürlichen Zahnfarbe durch tief eingelegtes, unter dem durchscheinenden Schmelz sichtbar werdendes Material (Gold, Amalgam, stumpfe Zementmassen, Guttapercha), zu nahes Heranbringen des Fremdkörpermaterials an die lebende Pulpa (Metalle, Zemente).

Die technische Herstellung geschieht am sichersten und vorsichtigsten durch *scharfe* schmale Beile und Hauen, dann mit Hilfe von scharfen Kegel- und Rosenbohrern.

Die Retention wird demnach durch folgende konstruktive Präparationsmaßnahmen gewonnen: *Kasten an jeder Fläche, Barrierenverankerung an aktiven Flächen, unterminierende Verankerung an passiven Flächen.* Aus der muldenförmigen Höhle wird ein gewinkelter Kasten hergestellt. Es ist selbstverständlich unter bestimmten Voraussetzungen zulässig, ja manchmal geboten, von der scharfkantigen Präparationsweise abzuweichen und lediglich muldenförmig einzelne Teile oder die gesamte Höhle auszuarbeiten (muldenförmige Präparation).

Im Prinzip ähnlich, in der Ausführung verschieden ist die Gewinnung der Retention einer sog. Kronenfüllung, wenn der größte Teil der Krone verlorengegangen ist. Schwierigkeiten sind nur da zu überwinden, wo der zur Verankerung sonst so geeignete Pulpenhohlraum nicht zur Verfügung steht, weil die Pulpa erhalten werden soll.

Die Höhle ist im großen und ganzen fertiggestellt. Es ist nur noch nötig, die Kavitätenränder auf ihre Neigung und Intaktheit (Glätte) zu untersuchen und die Kavität zu reinigen, so daß sie zur Füllung aufnahmefähig ist.

d) Das Abschrägen und Finieren der Schmelzränder.

Auf die Notwendigkeit des leichten Abschrägens wurde schon bei der Besprechung der allgemeinen Präparationsgesetze hingewiesen. Es soll natürlich nur sehr wenig nach außen abgeschrägt werden; für die plastischen Füllungsmaterialien darf unter keinen Umständen ein Federrand gebaut werden! Mit Schmelzmessern wird die Kante abgeschrägt, Schleifsteinchen helfen nach, Poliersteinchen glätten; dort wo man mit Steinchen wegen Raummenge nicht herankommen kann, wird mit Schmelzmessern und Strips poliert. Glatte Politur der Schmelzwände ist ebenso nötig wie die Entfernung der erweichten Zahnbeinmassen!

e) Die Reinigung der Kavität.

Die grobe Reinigung wurde schon anläßlich der vorhergehenden Präparationsstadien durchgeführt. Hier handelt es sich nur mehr darum, Bohr- und Schleifstaub, Speichel, Blut u. a. zu entfernen. Die Höhle wird nach Beendigung der Präparation nochmals mit dem blutwarmen Wasserstrahl reingespritzt und mit $^1/_2\%$iger Chloraminlösung nachgewaschen.

Eine *Sterilisierung* von Zahnbeinschichten im lebenden Verband über wenige Bruchteile eines Millimeters hinaus ist praktisch ohne wesentliche Schädigung der Pulpa nicht möglich. In den speziellen Lehrbüchern wird noch vielfach eine „Desinfektion" oder „Sterilisierung" des nach vollzogener Präparation zurückbleibenden Zahnbeines verlangt. Davon wird heutzutage Abstand genommen. Lediglich zur Reinigung und Desinfektion der *Zahnbein- und Schmelzoberfläche* wird das antiseptische Bad in Anwendung gebracht. Kurz vor dem Einbringen des Füllungsmaterials werden die Kavitäten mit Carvasept 1 : 1000 ausgewaschen, unter Umständen bleibt ein hiermit getränkter Wattebausch während der Zurichtung für das Füllungsmaterial liegen. Ist eine Durchwirkung auf die Pulpa nicht zu befürchten, so kann man auch die Stammlösung 1 : 100 verwenden. Nunmehr wird mit Alkohol nachgewaschen, und die Kavität ist füllungsfertig. Eine intensive Tiefenwirkung kommt dem Höllenstein zu, der zur Desinfektion vor allen Dingen der Milchzahnhöhlen in Amerika neuerdings vielfach gebraucht wird. Gegen dessen Anwendung ist nichts einzuwenden, wenn einerseits noch dicke Schichten Zahnbein die Pulpa decken und andererseits die stets eintretende Schwarzfärbung der touchierten Stellen nicht gegen kosmetische Erfordernisse verstößt.

f) Interdentalraum, Approximalflächen, Kontaktflächen und Konturfüllung.

Auf die Bedeutung der topographischen Beziehungen dieser Einzelteile des Interdentalraumes wurde schon bei der Besprechung der Cariesprophylaxe hingewiesen; auch die Topographie dieser wichtigen interdentalen Gegenden des Gebisses wurde schon im anatomischen Teil in kurzen Zügen gegeben. Ein Interdentalraum in unserem speziellen Sinne ist stets da vorhanden, wo die Zähne oder Zahngruppen in geschlossener Reihe sich befinden; dies trifft bekanntlich für die meisten Placentalier und im besonderen Sinne für die höchst organisierten Gruppen (Primaten) zu.

Die Form der *Kontaktflächen* entspricht der Funktion. Reine Fleischfresser haben mehr *punktförmige* Berührungsstellen innerhalb der geschlossenen Zähne, reine Pflanzenfresser dagegen breite Kontaktflächen, omnivore Lebewesen mehr bandförmige Kontaktflächen; diese Form des Kontaktes haben auch die omnivoren *Kauzähne des Menschen*, eine anatomische Eigentümlichkeit, die dem prähistorischen wie dem rezenten Menschen zukommt. Als normal ist diese Kontaktfläche dann zu bezeichnen, wenn der Längsdurchmesser des Berührungsbandes horizontal und nicht vertikal gestellt ist. Dies gilt für die Backenzähne. Im Bereiche der schmalen, dreieckig geformten Seitenflächen der Schneidezähne finden wir verständlicherweise als Regel vertikal gestellte Kontakt*flächen*, weniger häufig Kontakt*punkte*.

α) Die Lage der Kontaktflächen.

Sie liegen bei den Molaren und Prämolaren in facial-oraler Richtung regelmäßig in der Mitte zwischen mesial-distaler Fissur und der buccalen Außenfläche der Zahnkronen. In bezug auf Höhenlage (also apikal-kuspidal betrachtet) liegen die Kontaktstellen der Kauzähne am Übergang des obersten Fünftel oder Drittel der Kronenlänge; sie befinden sich also der Kaufläche wesentlich näher als dem Zahnhals. Ähnliches gilt demgemäß auch für die Frontzähne.

Da die Zähne eine gewisse physiologische Eigenbeweglichkeit besitzen, so wird die Kontaktfläche im Laufe des Lebens durch Abrasion abgeschliffen, sie wird flacher. Dadurch werden die mesiodistalen Beziehungen, die Größe des

Interdentalraumes verändert bzw. verkleinert. BLACK gibt an, daß der Substanzverlust durch Abrasion der Kontakte im Bereiche des ganzen Zahnbogens bei 40jährigen etwa 1 cm beträgt, wenn der Zahnbogen facial vom mesiobuccalen Höcker des einen Weisheitszahnes zum anderen gemessen wird. Natürlich ist das nicht bei jedem Individuum so, die Stärke der Abrasion hängt ab von der Intensität des Kauprozesses und dem Zustand des Kontaktmaterials. Durch die Abrasion wird nicht nur die Fläche größer, sondern sie erstreckt sich auch weiter cervicalwärts.

β) Folgen der fehlenden, horizontal gestellten Kontaktflächen bzw. der Kontaktpunkte.

Daß bei cariesempfänglichen Zähnen die Retentionsflächen vergrößert, die Kaunischen verkleinert werden, wurde weiter vorne schon erwähnt. *Übermäßige* Abrasion wirkt also cariesvermehrend. Aber noch eine andere Komplikation wird nicht selten als Folge angetroffen. In den sich berührenden, nunmehr breiten capillargetrennten Flächen klemmen sich faserige Speisebestandteile ein, häufen sich an, wirken infolge der nachschiebenden Kaubissen auf die Papille des Interdentalraumes zunächst rein mechanisch, dann bei längerem Liegen infolge eintretender Zersetzungsvorgänge auch chemisch; die Weichteile werden chronisch entzündet, sie schwinden usw.; dies ist eine Erscheinung, die überall dort, wo Kau- bzw. Mahlzähne sind, beobachtet wird, also bei fast allen Säugern, dem Zahnarzt ebenso gut bekannt wie dem Tierarzt.

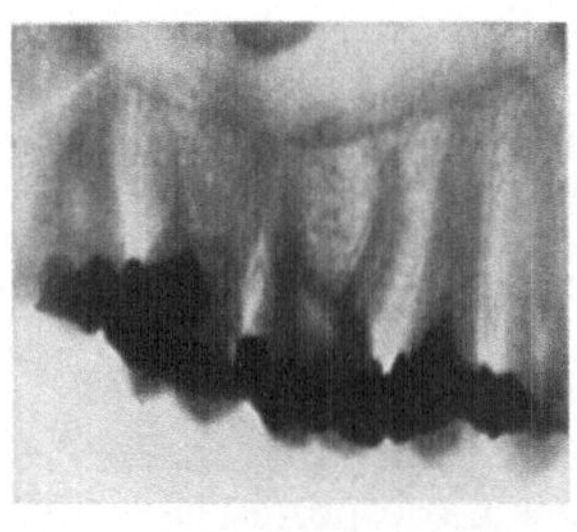

Abb. 508. Intraorale Aufnahme auf angelegtem Film (Prämolaren und Molaren, Studierender ♂, 19 Jahre alt, |45678) zeigt wie nicht gearbeitet werden darf: überstehende Füllungen mit Schwund der interdentalen Septen; am 1. Molaren distoapproximal cervical vom Füllungsrand Caries. Randprozeß (aufgehellte Zone), das gleiche im Beginn am 2. Prämolaren; am 2. Molaren mesioapproximal Caries media; zu tiefes Ausfüllen der Höhlen mit Amalgam (Fehlen der Guttaperchaunterlagen und der Zementstufen).

Daraus ergibt sich die Bedeutung der Kontaktfläche. Das Ziel der Behandlung muß entsprechend den in jedem Fall gegebenen Verhältnissen der *Aufbau verlorengegangener oder schlechter Kontaktflächen* sein, man muß *Kontur*-Füllungen legen.

γ) Die Form der aufzubauenden Kontaktfläche.

Punktförmige Kontakte. In allen Fällen, in denen die Okklusion eine Drehung des Zahnes um seine Längsachse unmöglich macht, wird der mehr punktförmige Kontakt angestrebt.

Der horizontal gestellte Flächenkontakt. Überall dort, wo die Rotation eines Zahnes wegen ungenügender Sicherung durch die Okklusion möglich ist und überall dort, wo die Kontaktflächen *beider* Zähne ersetzt werden müssen, wird eine *horizontalgestellte* Kontaktfläche hergestellt.

Die technische Durchführung der Kontakte ist nur möglich, wenn genügender Raum zur Verfügung steht und wenn man das Füllungsmaterial auch formen kann. Zur Gewinnung des notwendigen, vielfach verlorengegangenen Raumes dienen die Methoden der Separation; zur Gewinnung der Form der Kontaktfläche die Matrizen.

Um richtige Kontaktflächen und Konturflächen herzustellen, muß der notwendige mesiodistale Raum zwischen den Zähnen vorhanden sein; ist er verlorengegangen, so muß versucht werden, die normale oder genügende Breite wiederzugewinnen. Das gelingt mittels der Separationsmethoden, die akut, d. h. innerhalb weniger Sekunden bis Minuten oder chronisch, d. h. im Verlauf von Tagen und Wochen wirken. Auf Einzelheiten kann natürlich auch in dieser Hinsicht

nicht eingegangen werden, daß aber solche willkürliche Separationen nur auf
das vorsichtigste vorgenommen werden dürfen, daß die schonendste Methode die
sachgemäß *langsam wirkende* ist, muß betont werden; es kann brüskes oder sonst
unsachgemäßes Vorgehen dauernden Schaden stiften unter Verlust der Papille,
des interdentalen Knochenseptum, des interdentalen Weichteilgewebes überhaupt,
der Pulpa (besonders einwurzeliger Zähne), ja der Zähne selbst. Die vielfach
gleichgültig und willkürlich durchgeführte Methode birgt also sehr erhebliche
Gefahren (Abb. 508). Experimentelle Untersuchungen haben uns gelehrt, daß
schon durch geringfügige Verschiebungen mit den üblichen Verfahren recht
erhebliche Ortsveränderungen und Gewebsveränderungen, namentlich im kindlichen Gebiß mit Wirkung auf die Zahnkeime hervorgerufen werden können
(Resorptionen, Appositionen, Mißbildungen).

B. Füllungskunde.

1. Die notwendigen Eigenschaften der Ersatzmaterialien.

a) Funktioneller Natur.

Es bedarf keiner Erläuterung, daß Füllungsmaterialien, die dauernd natür-
liches Material ersetzen sollen, allen funktionellen Forderungen, die sich aus
Okklusion und Artikulation ergeben, gewachsen sein müssen. Um diesem zu
genügen, muß das Material ausreichende *Härte* haben; diese mangelt z. B. Blei,
Guttapercha. In hohem Maße kommt sie dagegen Glas, Porzellan zu. Aus der
Technologie ist bekannt, daß härteste Materialien *spröde*, daß weichere sehr *zähe*
sind. Letztere Eigenschaft ist für Füllungsmaterialien sehr wertvoll, da die
Kohäsion kräftig genug ist, die einzelnen Moleküle gegenüber den Zerreiß-
kräften zusammenzuhalten. Die *Kantenfestigkeit* beruht auf der Zähigkeit des
Materiales.

Andererseits muß das Material aber auch gewisse *Funktionen* der natürlichen
Zahnsubstanzen gegenüber dem weichen Innenkern und dem harten Außenmantel
übernehmen. In diesem Sinne muß es abnorme Reize abhalten oder ableiten
oder abschwächen, so z. B. darf es nicht zu leicht und nicht zu rasch abnorme
Temperaturen leiten (Metalle einerseits, Guttapercha andererseits). Es darf ferner
keine schädigenden *chemischen Eigenschaften in sich selbst tragen* (z. B. Verunreinigung durch Arsen u. a.). Es muß endlich so dicht an die Kavitätenwand
anschließen, daß keine schädlichen, gärungsfähigen Massen zwischen diesen beiden
Wänden in die Tiefe dringen können (Formbeständigkeit, sog. Randschluß).

Endlich darf das Material keine *schädigenden Eigenschaften* dem *Gesamtorganismus* gegenüber entfalten (Abgabe giftiger Stoffe in den Magen-Darmkanal,
z. B. von Kupfersalzen, von Arsen, von Quecksilber).

b) Kosmetischer Natur.

Das Material soll möglichst zahnähnlich sein nach Farbe und Transluzenz;
diese Eigenschaften müssen wir vor allem bei Frontzähnen verlangen. Das
Material darf ferner die Zahnsubstanzen nicht verfärben, es soll nicht dunkel
durchschimmern.

c) Füllungstechnischer Natur.

Das Material soll exakt auch ohne große Apparatur und ohne allzu großen
Zeitverlust für den jeweiligen Fall herzustellen sein, die *Füllungstechnik* darf keine
zu komplizierte sein. Diese wird kompliziert einerseits dadurch, daß das Material
gegen Fremdstoffe während des Füllens, also während des Aufbaus sehr empfindlich ist (z. B. gegen Feuchtigkeit, kohäsives Gold, Zemente); andererseits

dadurch, daß das Material schwierig in der Höhle, also Fremdmaterial gegenüber, zum Haften zu bringen ist oder dadurch, daß die einzelnen Teilchen des Füllungsmaterials schwer zur Gesamtfüllung zu vereinigen sind (Zinnfüllung, nonkohäsive Goldfüllung).

Abgesehen von den Eigenschaften des *Ausgangsmaterials* (wie z. B. die Transparenz der Silicate oder Kohäsion des reinen Goldes) müssen wir vor allem verlangen: *physikalische* und *chemische* Formbeständigkeit entsprechend den Bedingungen im Munde. Daß nicht alle Forderungen von einem Füllungsmaterial erfüllt werden, liegt in der Natur der Sache, es müssen demnach in jedem einzelnen Falle die notwendigen und vorhandenen Eigenschaften sorgfältig abgewogen werden; eine strenge Indikation unter Berücksichtigung aller physikalischen, chemischen und physiologischen Momente ist erforderlich.

2. Die Füllungsmaterialien.

a) Die plastischen Massen.

Das Material wird vor dem Füllakt auf unterschiedliche Weise in plastische Form gebracht, dann in plastischem Zustand in die Kavität eingebracht, worauf es über ein Stadium des Erstarrens innerhalb verschieden langer Zeit erhärtet. Man verwendet zur Zeit plastische Materialien anorganischer Natur und organische Massen. Zu den ersteren zählen metallische und mineralische, nicht metallische Massen; das einzige organische Pflanzenprodukt ist die Guttapercha.

α) Anorganische Massen.

Die Amalgame. Die Amalgame sind feste Lösungen, Legierungen; zum Teil Gemische mehrerer Metalle. Zu den einfachsten Amalgamen gehört das Kupferamalgam, das in primitivster Form ein binäres Amalgam darstellt, weil es nur aus den zwei Komponenten Kupfer und Quecksilber besteht. Heutzutage wird aber ein tertiäres Cu-Amalgam gebraucht, da dem Kupfer-Quecksilber nach dem Vorschlage von MILLER $2^1/_2$—3% Zinn zugesetzt wird. Da Cu-Amalgam größtenteils nur ein Gemisch und keine chemische Verbindung darstellt, wird, worauf schon TAFT und A. WITZEL vor Jahrzehnten hingewiesen haben, dauernd Quecksilber in unterschiedlichen, kleinen Mengen durch Verdampfung abgegeben, abgesehen von den Abnutzungsverlusten aller Metallkomponenten. Überempfindliche Personen werden dadurch Vergiftungsgefahren ausgesetzt; da wir meist nicht wissen, wer überempfindlich ist und wann eine Überempfindlichkeit eintritt, so ist grundsätzlich von der Verwendung des Cu-Amalgams abzusehen, zumal wir besseres Material zur Verfügung haben. Die letzten Jahre haben eine gewisse Klärung gebracht. BORINSKI konnte nämlich nachweisen, daß jeder Mensch, gleichgültig, ob er mit Quecksilber gewerblich oder medizinisch irgendwie in Berührung gekommen ist, geringe Mengen Quecksilber ausscheidet. Es ist zu vermuten, daß das in unserem Körper befindliche Quecksilber mit den üblichen Nahrungsmitteln dorthin gelangt. Findet man also geringe Mengen Quecksilber in den Exkreten, so brauchen sie keineswegs einer solchen abnormen Quelle (Amalgame, Laboratoriumsluft) zu entstammen. BORINSKI ist übrigens auch durchaus für die Verwendung von Kupferamalgam eingetreten. Wesentlich konstanter und widerstandsfähiger sind die besseren *Zinn-Silberamalgame*. Hier liegen, wie die Untersuchungen von FENCHEL zeigen, chemische Verbindungen vor, natürlich nur unter der Voraussetzung einwandfreier Zusammensetzung und Herstellung. Solches Material gibt schon nach einige Tagen, wie FENCHEL, SCHÖNBECK, DIECK feststellen konnten, kein Hg in Dampfform mehr ab, es befindet sich also im Ruhezustand. Nicht einwandfrei hergestelltes Material unterliegt dagegen der Zerstörung und Quecksilberabgabe. Daraus muß die Lehre gezogen werden, nur bestes Silber-Zinnamalgam aus einwandfreien Metallwerken zu beziehen und dieses einwandfrei (genaue Dosierung) zu mischen und zu verarbeiten. Es muß ferner noch auf die nicht geringen Gefahren verwiesen werden, denen jede mit Quecksilber arbeitende Person ausgesetzt ist; deshalb ist ganz besondere Vorsicht geboten bei Aufhebung, Verwendung und Abfallentfernung des Quecksilbers, worüber in speziellen Lehrbüchern nachzulesen ist. Die Zinn-Silberamalgame haben die Vorteile der metallischen Materialien bis zu einem hohen Grade: sie sind chemischen und physikalischen Insulten gegenüber relativ widerstandsfähig; sie haben aber auch deren Nachteile: sie sind zahnunähnlich in der Farbe, sie sind gute Temperaturleiter. Die Herstellung der plastischen Masse macht keine Schwierigkeiten, sie verführt sogar zu hastigem, gewissenlosem Arbeiten wie alle plastischen Materialien. Gegen die Folgen hoher Temperaturleitfähigkeit kann man sich durch schlechtleitende oder nichtleitende untergelegte Materialien (sog. Unterlagen) schützen. Die graue Farbe verbietet ihre Anwendung in sichtbaren Kavitäten. Die Technik des Füllens selbst macht keine besonderen Schwierigkeiten; das in Amalgammischgefäßen plastisch gewordene dosierte Material wird mit *kantigen* Stopfern in kleinen abgeteilten Mengen sorgfältig in die Kastenhöhle unter Handdruck kondensiert.

Die Zahnzemente. Man unterscheidet Zinkoxyphosphate und Zinkoxysulfate und die kieselsäurereichen Aluminiumphosphatzemente, die sog. Silicatzemente; nur die letzten stellen im Sinne der chemischen Technologie echte Zemente dar.

Die Zinkoxyphosphatzemente, auch kurz Phosphatzemente genannt (1878 Rostaing), bestehen aus einem möglichst feinkörnigen Pulver, enthaltend in der Hauptsache Zinkoxyd mit geringen Zusätzen von Ca, Mg, Aluminiumoxyden und Farbstoffen, die mit 50%igem Phosphorsäuregemisch, das auch noch geringe Zusätze anderer Halbmetalle enthalten kann, zu einer plastischen Masse angerührt werden. Diese plastischen Massen besitzen keine Transparenz, aber starke Adhäsion oder Klebkraft. Sie stellen daher im wesentlichen Kitte dar, mit denen Füllungen oder prothetische Ersatzteile einzementiert werden; außerdem dienen sie im Kaugebiß als definitives Füllmittel.

Wie alle Zahnzemente so ist auch der Phosphatzement chemisch den Mundsaften gegenüber nicht widerstandsfähig genug; er wird individuell sehr verschieden, vor allem in der Nähe des Zahnfleisches aufgelöst, was durchaus bei der Indikationsstellung zu berücksichtigen ist! Während der Erhärtungsphase geben die Phosphatzemente saure Salze an ihre Umgebung ab, die aber nur bei unmittelbarer Nähe der Pulpa auf diese im Sinne einer irreparablen Schädigung wirken.

Als provisorisches Verschlußmaterial werden die Zinkoxysulfate (Fletchermassen) gebraucht. Ein Gemisch von Zinksulfat und Zinkoxyd wird mit etwa 10%iger Gummiarabicum-Lösung angerührt, das dann innerhalb kürzerer oder längerer Zeit erhärtet; es wird aber nicht so hart wie die anderen Zemente. Gerade diese Eigenschaft macht die Sulfatzemente zu einem ausgezeichneten, provisorischen Verschlußmaterial, einer Art Zahnverband für eingelegte Medikamente (nekrotisierende und desinfizierende Medikamente).

Die kieselsäurereichen Aluminiumphosphatzemente, die Silicatzemente, stellen echte Zemente dar, deren Pulver allerdings nicht mit Wasser wie die Portlandzemente, sondern mit etwa 50%igem Phosphorsäuregemisch angerührt werden. Das Pulver besteht im wesentlichen aus Kieselsäure, Tonerde und Kalk mit Farbstoffen (Fletcher 1879 und Steenbock 1905). Ihnen kommt gemäß des hohen Gehaltes an Quarz allein Transluzenz ähnlich dem des Zahnschmelzes zu; es ist das *zahnähnlichste plastische Material.* Im Gegensatz zu den Zinkphosphatzementen soll ihnen eine intensivere oder länger dauernde schädliche Wirkung auf Odontoblastenfortsätze und Pulpa zukommen, die zur Nekrose führen kann.

Mit Wahrscheinlichkeit ist anzunehmen, daß es sich um saure Produkte (saure Salze) handelt, die von den Silikatzementen aber nur während der Abbindungszeit abgegeben werden können. Diese sozusagen normale Säureabgabe kann nur bei Verwendung eines sachgemäß zusammengesetzten Präparates und durch sachgemäße Verarbeitung niedrig gehalten werden. In bezug auf das letztere sei dringend auf die Beachtung der den einzelnen Fabrikaten beiliegenden Prospekte hingewiesen. Immerhin ist durchaus anzuraten, bei naheliegender Pulpa und weitkanalisiertem (jugendlichem) Zahnbein völlig indifferente Unterlagen wie Guttapercha einzubringen; Guttapercha kann allerdings nur untergebracht werden, wenn genügend Raum vorhanden ist und das dürfte selten der Fall sein. Hier empfiehlt es sich, den von den Firmen ihren Präparaten als Deckmittel beigegebenen Zahnlack zu verwenden.

Fülltechnik. Das Material ist, abgesehen von den provisorischen Massen, außerordentlich fremdkörperempfindlich; es muß demnach in jeder Hinsicht vor Verunreinigungen, beispielsweise Medikamenten, Staub, *Feuchtigkeit* bewahrt werden.

Außerdem sind bei der Härte des Silicatzementpulvers Metallfüllinstrumente zu verwenden, die nicht durch Abgeben von Metallpartikelchen zu einer Verunreinigung oder Verfärbung der Füllung beitragen (z. B. Tarnoinstrumente, Tantalinstrumente); als Anreibeinstrument wird ein Achatspatel verwendet. Für die Aluminiumphosphatzemente wird eine spezielle, genügend große und dicke Glasplatte allein für diese verwandt. Das Durchkneten der Massen hat auf das exakteste und sauberste zu erfolgen; man halte sich stets vor Augen, daß von der chemischen Reaktion jedes Moleküls die Widerstandsfähigkeit und die Farbe der fertig erhärteten Füllung abhängt; es muß also jeder kleinste Teil des Pulvers mit der Flüssigkeit wie alle übrigen durchmengt werden. Bessere Zementsorten müssen innerhalb einer gewissen Zeitspanne gemäß den speziellen Angaben des Fabrikanten verarbeitet werden; auf die richtige Konsistenz (Verlust des Glanzes, Übergang des stopfbar fadenziehenden Zustandes in den stumpfglanzlosen und festeren, die Masse gibt dem Spatel Widerstand, zieht keine Faden mehr, bei der Kegelprobe reißt in gezackter Kurve die am Spatel klebende Masse ab) ist besonders zu achten.

Die Klebzemente (Phosphatzemente), die zum Einkitten dienen, müssen natürlich sahneartig angerührt werden; auch hier gibt es für die einzelnen Marken erhebliche Unterschiede.

Das Material — Zementpulver und Flüssigkeit — darf erst dann auf der Platte dosiert zurechtgerichtet werden, wenn nach Präparierung der Höhle, Anlegung des Kofferdam auch alle zum Füllen benötigten Instrumente und Apparate zurechtgelegt sind.

Da die Materialien nicht nur sehr fremdkörperempfindlich, sondern vor allem sehr hygroskopisch sind, so ist für einen guten Verschluß und geeignete Aufbewahrung Sorge zu tragen.

β) Organische Massen.

Guttapercha (Guttapercha = der Saftbaum). Eine organische, dem Kautschuk chemisch nahestehende Masse (Polyisopren), die aus dem Milchsaft von Südseebäumen, der Palagium- und Sonandraarten gewonnen wird, stellt im Rohzustand eine harte, rötlich marmorierte Masse dar, im gereinigten Zustand eine zähe, braune Masse. Für zahnärztliche Zwecke wird sie entweder nach Bleichung, abgesehen von Farbstoffzusatz, rein gebraucht oder mit Zusätzen von Quarzsand, Zinkoxyd u. a. versetzt.

Gegen verdünnte Säuren und Alkalien widerstandsfähig, ist sie in Schwefelsäure und Salpetersäure lösbar, ebenso in Äther, Chloroform, Terpentin, Schwefelkohlenstoff, Benzin, ätherischen Ölen, Paraffin (PRINZ). Ihre Härte ist gering, sie soll kontrahieren (an älteren Guttaperchafüllungen kann man das Gegenteil, zunächst eine sehr geringe Expansion, feststellen), leitet sehr wenig Temperatur und Elektrizität. Sie ist in der Kälte hart aber nicht spröde, besitzt keine Federkraft, in der Wärme ist sie von großer Bildsamkeit; sie erweicht bei 48°, bei 55° ist sie fadenziehend, bei 65° knetbar und bei 100° schmelzbar, während sie bei 150° zersetzt wird. BENNETT führte sie 1847 in die Zahnheilkunde ein. Ihre Eigenschaften geben ihre Indikation: transparenzlos, von einer annähernd zahnähnlichen Farbe, ungenügend hart, schlecht temperaturleitend, den Speichelsäften widerstehend, dient sie in der Hauptsache als provisorisches, in selteneren Fällen als definitives Füllmaterial (Kinderzähne, Zahnhälse als Flickmaterial).

Vorbereitung. Vorsichtige Erwärmung über der offenen Flamme oder auf der Steatitplatte, Einführung kleiner Stückchen in die absolut trockene Höhle (Kofferdam), Aufbau mit Preßinstrumenten und Formgebung mit warmen, speziell gebauten, angeschärften Messerchen.

Indikation. Die Widerstandsfähigkeit gegenüber chemischen Agenzien, die schlechte Temperaturleitungsfähigkeit, die chemische Inaktivität den Zahnsubstanzen gegenüber, der besonders dichte Randschluß, das seltene Auftreten sekundärer Kavitätenrandcaries sind Vorteile, die der schlechten, stumpfen, „toten" Farbe, der Widerstandslosigkeit gegenüber Druck und Friktion und der Empfindlichkeit gegen Feuchtigkeit beim Füllen gegenüberstehen.

Zunächst ist sie das beste Unterlagen- und Unterfüllungsmaterial. Dann ist sie ein ausgezeichnetes, temporäres Füllmaterial, endlich dient sie mit Vorteil als definitives Füllmaterial stets an inaktiven Zahnflächen in bestimmten Fällen: faciale und orale Zahnhalskavitäten der Eckzähne und Kauzähne, okklusale Höhlen jugendlicher Weisheitszähne, ganz allgemein zur temporären Konservierung jugendlicher Kauzähne.

b) Die nichtplastischen Füllungsmaterialien.

Hierunter werden die Materialien eingereiht, die entweder stückweise als kleine Teilchen eingeführt und nach einem bestimmten System innerhalb der sachgemäß präparierten Stelle aufgebaut werden oder die Massen, die als außerhalb des Mundes, also nicht in situ, fertiggestellte Füllungskörper in die Höhle eingelassen werden; von letzteren, den sog. Brennfüllungen und den gegossenen Metallfüllungen (Gold-Einlagefüllungen) soll hier gänzlich abgesehen werden. Als Material für Teilchenfüllungen kommen Zinn und Gold und deren Kombinationen in Frage.

Zinn und Zinngold. Nach Abbot, Miller und W. Sachs, die im besonderen für das Zinngold eingetreten sind, wird das Material, bestehend aus meist einer Lage Zinnfolie und einer Lage Goldfolie, in Form von gedrehten Zylindern oder in Form von quadratischen Mats nach nonkohäsiver Füllmethode verarbeitet.

Für Technik und Indikation maßgebende Eigenschaften des Zinns: Festigkeit und Härte sehr gering, dehnbar, sehr geschmeidig, stark hämmerbar und politurfähig (Stanniol, Zinnfolie), luftbeständig, nur von starken Säuren und heißen Alkalien lösbar; sehr geringe Temperaturleitfähigkeit, keine Kohäsionseigenschaften; graue, stumpfe Farbe. Der erheblichste Nachteil für die Verwendung des reinen Zinnes als Füllmaterial ist die sehr geringe Härte; durch Kombination mit Gold wird nahezu Goldhärte erreicht; diese wird daher ausschließlich am Patienten verwandt.

Die Fülltechnik ist die des nonkohäsiven Goldfüllens, deren Vorteile in der Schnelligkeit der Ausfüllung, der geringen Feuchtigkeitsempfindlichkeit, der Gewinnung eines guten Randschlusses beruhen; deren Nachteile durch die Unmöglichkeit des Konturbaues gekennzeichnet sind.

Indikationen. Zentrale, noch mit starken Wänden versehene Kavitäten der Prämolaren und Molaren bleibender und temporärer Zähne; buccale Kavitäten der Prämolaren und Molaren, palatinale Höhlen oberer Prämolaren und Molaren, endlich als Reparaturmaterial und Anfangsmaterial cervicaler Randpartien. W. Sachs betont mit Recht, daß Zinngold am sichersten das Auftreten von Randcaries (sog. sekundärer Caries) verhütet; daß ferner das Zinngold verdient, weit häufiger als heute zur Verwendung zu kommen; die Zurückdrängung der Amalgame vermögen zur Verbreitung dieser ausgezeichneten Füllmasse beizutragen.

Goldfolie und Goldschwamm. Eines der ältesten Füllungsmaterialien überhaupt, in den drei letzten Jahrzehnten des 19. Jahrhunderts das bevorzugte.

Gold ist das dehnbarste Metall; sehr leicht hämmerbar; in völlig reinem Zustand ausgesprochen kohäsiv, d. h. in kaltem Zustande schweißbar; gute Temperaturleitfähigkeit (siehe unter Zinn), sehr widerstandsfähig gegen Säuren und Alkalien.

Als Füllmaterial (abgesehen vom massiven Gußgold) wird das Feingold möglichst rein in Folien, Zylinder- und Schwammform verarbeitet.

Die Kohäsivität (von Arthur 1855 als Adhäsion bezeichnet und zum ersten Male bewußt ausgenutzt), die durch Ausglühen in reiner Flamme oder auf der erwärmten Glimmerplatte (Austreiben der auf der Oberfläche okkludierten Gase wie Ammoniak u. a.) vor dem Einlegen in die Kavität gewonnen wird, ermöglicht ausgedehnten Konturbau einerseits, andererseits wird das Gold härter, weniger anschmiegbar oder adaptabel. Sinngemäß gibt es eine nonkohäsive und eine kohäsive Füllmethode. Erstere verzichtet bewußt auf die Kohäsion, auf die Möglichkeit des Konturbaues, kann dementsprechend ohne Kofferdam ausgeübt werden; den Halt findet die gesamte Füllung wie auch deren einzelne Teile untereinander allein durch sinngemäß gewonnene *Verkeilung*, analog der Zinngold-Fülltechnik. Die kohäsive Methode — der in Kombination mit der nonkohäsiven zweifellos der Vorrang gebührt (siehe Lehrbücher der konservierenden Zahnheilkunde) — arbeitet unter bewußter Ausnutzung der Kohäsionskraft gleichfalls nach dem Prinzip der Verkeilung des Goldes in die Kavitätenwände.

Ein exakter Randschluß wird am vorteilhaftesten durch Zinnlagen, nächst dem mit nonkohäsivem, dann mit kohäsivem Gold besser als mit allen übrigen anorganischen Füllmaterialien erzielt; auch ist der Randschluß der exakt gearbeiteten gehämmerten Folienfüllung ohne Zweifel vollkommener als der der exakt gearbeiteten gegossenen Goldfüllung.

Das Schwammgold, welches gleichfalls kohäsiv verarbeitet wird, steht in bezug auf den Randschluß dem Folienmaterial durchaus nach, wird also zweckmäßig nur als Füllmaterial innerhalb der mit Foliengold ausgelegten Kavität, um die Füllungszeit abzukürzen, verwandt.

Aus den erwähnten Eigenschaften ergibt sich auch hier die Indikation:

Goldfolie ist das vornehmste Füllmaterial, vornehm deswegen, weil es den besten Randschluß gibt, die Randcaries am ehesten verhindert, nicht aber vornehm deshalb, weil es Gold ist und Goldfarbe hat; immerhin wirken Goldfolienfüllungen weniger häßlich im Frontgebiet als Goldgußfüllungen, die im allgemeinen für labiale Höhlen kontraindiziert sind!

Die gehämmerte Folienfüllung gewährt den besten Schutz gegen sog. sekundäre Caries. In jedem einzelnen Fall hat man sich *zunächst* die Frage vorzulegen, ob nicht dieses wertvollste Material angebracht ist.

Allerdings erfordert die sachgemäße Ausführung einer Hämmerfüllung ein Höchstmaß zahnärztlichen Könnens in bezug auf Gewissenhaftigkeit, Sauberkeit und Kenntnis des Materiales und dessen Verarbeitung. Nichts ist aber auch geeigneter die speziellen Fertigkeiten zu entwickeln als die Folienfüllmethode.

Die Bekämpfung der normalen und gesteigerten Dentinempfindlichkeit.

Die außerordentliche Verästelung und Aufspaltung der marklosen Nervenfasern im Zahnbein und vor allem an der Schmelzdentingrenze machen die eigenartige, normale Empfindlichkeit eben freigelegten, intakten Zahnbeines verständlich. Ist dieses Zahnbein länger wirkenden Reizen ausgesetzt, so steigert sich diese normale Empfindlichkeit zu sehr schmerzhaften Sensationen, die typischen Schmerzen entzündeter Pulpen durchaus gleichen können. *Hyperästhesie des Zahnbeines* oder sog. *sensibles Zahnbein.*

Sowohl die Ausschaltung der oft sehr schmerzhaften, individuell (konstitutionell), aber auch beim einzelnen Individuum (zeitliche Disposition) selbst zu verschiedenen Zeiten verschieden stark ausgeprägten Sensationen, die bei der Bearbeitung gesunden und kranken Zahnbeines auftreten, wie auch die Bekämpfung der *Hyperästhesie* des Zahnbeines ist von wesentlicher Bedeutung.

Die Reizleitung ist anatomisch begründet, jedoch ist die Höhe der Schmerzen, die Höhe der Reizschwelle eine, wie oben schon angedeutet, durchaus verschiedene. Die reizauslösenden Ursachen sind thermischer, mechanischer, chemischer Natur. Sehr wesentlich mitbedingend ist, worauf schon J. Scheff vor Jahren hingewiesen hat, der momentane Zustand, während dessen der Eingriff vorgenommen wird, sowohl in den Zeiten besonderer erhöhter, physiologischer Vorgänge (wie z. B. während der Menstruation, Gravidität) wie bei allgemeinen Erschöpfungszuständen (geistige Berufe), bei herabgesetzter Widerstandsfähigkeit und infolge von Organ- oder Allgemeinerkrankungen.

Da somit zur Auslösung der hypersensiblen Erscheinungen äußere und innere Momente in Frage kommen, so ist die grundsätzliche Art der Bekämpfung vorgeschrieben. Liegen greifbare endogene, also nicht äußere Momente zugrunde oder sind sie mitbestimmend, so wird man versuchen, falls keine der lokal wirkenden Methoden in Frage kommt, mit dem schmerzhaften Eingriff eine Zeit der Erholung, der Besserung abzuwarten; man kann auch in Etappen die Tieferlegung des Kavitätenbodens erzwingen. Man kann ferner die momentan vorhandene Reaktionslage durch zentral angreifende, kurz vor dem Eingriff oral gegebene Analgetica in günstigem Sinne beeinflussen (Allional, Veramon). Endlich sind im Laufe der Jahre eine Reihe lokal anzuwendender Methoden und Maßnahmen als brauchbar erkannt worden. Vorangestellt muß hier die alte Erfahrungstatsache werden, daß zu einem wesentlichen Teil die geringere oder größere Schmerzhaftigkeit des Eingriffes (bei der Kavitätenpräparation) die Folge der Art und Weise, wie der technische Eingriff geübt wird, ist. *Schärfste, sachgemäß gebaute und sachgemäß für den jeweiligen Zweck ausgewählte und. geführte Handinstrumente, das Arbeiten in der trocknen, eventuell mit anästhesierenden Salzen* (Pantocain, Panthesin in etwa 2 %iger Lösung, auch in Substanz) *imprägnierten Höhle ermöglichen in der übergroßen Mehrzahl aller Fälle ein erträgliches Arbeiten.* Sollten auch hierbei die Schmerzen als nicht ertragbar bezeichnet werden, so kann die Injektionsmethode (Verwendung 4 % Lösungen) oder die einzuleitende progressive Kälteanästhesie nach Fabret (nur bei gesunden Pulpen indiziert) vorgenommen werden. Dagegen versagt der sog. Bauchwitzeffekt — Anästhesierung durch Kohlensäureberieselung. Das zeigen auch die Resultate mit dem Karboflux-Weski. Die besten Methoden sind daher die oben angegebenen. *Man vergesse aber nie, daß gerade die Empfindlichkeit ein sehr notwendiges Orientierungsmittel darstellt.*

C. Die Behandlung der Zähne mit erkrankten Pulpen.

Vorbemerkungen.

In dem Abschnitt „Spezielle Pathologie der Zahncaries" wurde mit Nachdruck darauf hingewiesen, daß der cariöse Prozeß eine Infektionskrankheit darstellt, die sich wie jede andere im lebenden, daher *reizantwortenden* Gewebe abspielt. Schon bei der Einnistung der Mikroben (Streptokokken) in den oberflächlich gelegenen Schmelzzonen liegt keine Invasion, das Nebeneinander von Lebewesen und Wirt ohne dessen Beteiligung, sondern eine Infektion vor. Diese wird allerdings erst dann, wenn sie sich im Zahnbein eingenistet hat, eine erhebliche Bedeutung für die Pulpa darstellen und daraufhin eine lebhaftere Reizbeantwortung hervorrufen: die Pulpa befindet sich, wie auch das Zahnbein, in krankhaftem Zustand, es spielt sich in beiden ein krankhafter Prozeß ab. Es erscheint durchaus wahrscheinlich, daß wir die ersten entzündlichen Krankheitserscheinungen, die sich in dem Pulpengewebe selbst bei beginnender Zahnbeincaries abspielen, heute noch nicht histologisch fassen können; erst wenn es zu Gefäßreaktionen, die wir im Mikroskop feststellen können, gekommen ist, sprechen wir demnach von einer entzündlich erkrankten Pulpa. Von einer *Behandlung* der Zähne mit erkrankten Pulpen sprechen wir gewohnheitsgemäß nur in Hinsicht auf den letzteren Fall. *Tatsächlich treiben wir aber schon mit der kleinsten Füllung, ja schon mit der Reinigung freiliegender Zahnhälse und deren Tuschierung Pulpentherapie.* Es sei ausdrücklich darauf hingewiesen, daß wir in diesem Abschnitt auch nur im gewohnten Sinne von Therapie solcher Zähne, deren Pulpen im mikroskopischen Bild als entzündlich verändert oder im Entzündungsvorstadium sich befindend erscheinen, sprechen.

1. Klinik der verschiedenen Pulpitisformen.

Während im Abschnitt „Spezielle Pathologie" auch die pathologische Histologie der krankhaften Veränderungen ausführlich geschildert wurde, sollen in folgendem nur die wesentlichen *klinischen Erscheinungen* hervorgehoben werden.

Zur Diagnostik ist folgendes zu bemerken: Zur Beurteilung des augenblicklichen Zustandes einer Pulpa wurde bisher, jedenfalls in der Praxis, den anamnestischen Angaben einerseits und den Temperaturerscheinungen andererseits besonderer Wert beigelegt. Hinzu kam noch die Untersuchung mit dem Induktionsstrom. Aufmerksame Beobachtung hat schon längst gezeigt, daß die Bewertung dieser Hilfsmittel eine viel zu hohe war. Die Bestätigung fand diese klinische Beobachtung durch ausgedehnte Untersuchungen vergleichender klinischer und histologischer Natur seitens GRETH. Ein wesentlich kleineres Material hat uns das gleiche gelehrt. Besonders unzuverlässig ist die thermometrische Untersuchung, auch der Induktionsstrom vermag uns lediglich zu sagen, ob eine Pulpa lebt oder tot ist. Ganz neuerdings wurde versucht, die Chronaxie für die Pulpadiagnostik auszuwerten. Die bisher vorliegenden Ergebnisse, wie auch die Tatsache, daß wir über die Chronaxie im allgemeinen soviel wie noch nichts wissen, sind wenig ermutigend. Der Hauptnachdruck bei der Diagnostik muß daher auf die Bewertung des Gesamtzustandes gelegt werden. Im nachfolgenden sollen die thermometrischen Angaben, wie sie WALKHOFF gebracht hat, berücksichtigt werden, ihnen kommt aber lediglich theoretisches Interesse zu.

Was die Untersuchungen von GRETH betrifft, so hat sich — um nur einiges anzuführen — z. B. gezeigt, daß das histologische Bild einer prästatischen Hyperämie klinisch auf Grund der bisherigen Untersuchungsmethodik als ausgesprochene schwere Entzündung bewertet werden mußte. Ferner hat sich gezeigt, daß seröse Entzündungen wie auch eitrige Prozesse ausschließlich auf kalt, ausschließlich auf heiß, ebenso aber auf kalt und heiß reagieren können.

a) Pulpitis acuta.
Prästatische Hyperämie.

Sie stellt die allererste, klinisch deutlich wahrnehmbare Gewebsreaktion eines begrenzten Gefäßgebietes, entsprechend den vorzüngelnden Pionierpilzen aus dem cariösen Herd, dar. Von A. WITZEL als irritative, von WALKHOFF als aktive oder kongestive Hyperämie bezeichnet, wollen wir sie, um den *pathologischen* Vorgang zum Ausdruck zu bringen, als *prästatische* oder *präinflammatorische* Hyperämie einer in diesem Zusammenhang nicht zu erörternden, physiologischen Hyperämie gegenüberstellen.

Pathologie: Die Zeichen der prästatischen Hyperämie (siehe unter spezieller Pathologie).

Bakteriologie: Keine Infektion des Pulpagewebes.

Klinik. Subjektive Erscheinungen: Auf äußere, physikalisch-chemische Reize auftretende, sofort einsetzende, nur wenige Sekunden bis zu einer Minute andauernde, sehr unangenehme Sensationen; in fortgeschrittenem Stadium (da ja die Vorgänge fließend sich weiter entwickeln) ausgesprochene Schmerzen. Physikalische Reize: niedere Temperaturen (Eis, kaltes, frisches Wasser, Winterluft, kaltes Obst) und höhere Temperaturen (heiße Speisen und Flüssigkeiten, wie z. B. heiße Kartoffeln, heißer Tee); chemische Reize: saure, süße Substanzen. Solche Sensationen verschwinden, wie man sagt, „nach Wiederherstellung der Mundtemperatur".

Objektive Erscheinungen: Caries media und profunda; die Pulpenkammer ist stets noch von völlig hartem, relativ mächtigem Zahnbein gegen den cariösen Herd hin begrenzt. Für die Beurteilung der Beziehungen der Höhlenausmaße und der vorliegenden zeitlichen Cariesform (akute, subakute, chronische) zur Pulpaoberfläche sind natürlich nicht nur die normalen topographischen Verhältnisse, sondern auch Alter des Zahnes und der Zustand des Patienten (Krankheiten) von Bedeutung.

Thermometrische Untersuchung: Nach WALKHOFF schmerzhafte Reaktionen auf 10 Tropfen Wasser von 22—24⁰ C; zur Beurteilung sei auf die allgemeinen Bemerkungen zur Pulpen- und Wurzelhautdiagnostik verwiesen.

Elektrische Untersuchung: Keine meßbaren Unterschiede gegenüber der klinisch gesunden Pulpa.

Pulpitis acuta serosa partialis.

Pathologie: Siehe das betreffende Kapitel der speziellen Pathologie.

Bakteriologie: Infektion (Streptokokken, Staphylokokken) des entzündlich veränderten Gebietes.

Klinik. Subjektive Erscheinungen: Spontane, also ohne äußere Reize vom inneren, erkrankten Herd ausgehende, wie auch auf solche Reize *längere Zeit* nach deren Ausschaltung *anhaltende Zahnschmerzen* mit ausgesprochenen, kürzeren oder längeren Intermissionen.

Die schmerzenden Temperaturen nähern sich weiter der Mundtemperatur (35⁰ C). Auftreten der Schmerzen auch nachts; sie sind gut lokalisierbar, der Zahn bei Erschütterung nicht reagierend.

Objektive Erscheinungen: Caries profunda in breiterem Ausmaß, noch vorhandene, aber sehr dünne Zahnbeinschichte über der Pulpa oder Vorhandensein einer größeren bzw. tiefer reichenden Metall- oder Zementfüllung.

Thermometrische Untersuchung: Kaltes Wasser löst *sehr heftige Schmerzen,* heißes Wasser minder starke Sensationen aus. Nach WALKHOFF Schmerzreaktionen bei Wasser von 24—26⁰ C.

Elektrische Untersuchung: Bei gleicher Spannung niedrigere Reizschwelle, bei Fortdauer der elektrischen Reizung ohne Intensitätssteigerung wird akuter Zahnschmerz ausgelöst.

Perkussionsbefund: Negativ.

Pulpitis acuta serosa totalis.

Pathologie: Siehe das betreffende Kapitel der speziellen Pathologie.

Bakteriologie: Die ganze Pulpa ist als infiziert zu betrachten.

Klinik. Subjektive Erscheinungen: Spontane und von geringsten Reizen ausgelöste *dauernd Tag und Nacht anhaltende*, manchmal remittierende, auf Kiefer
und betreffender Kopfseite *ausstrahlende* (irradiierende), im Anfang, aber später
nicht mehr lokalisierbare Zahnschmerzen von neuralgieartigem Charakter. Kälte
und Wärme nahe der Mundtemperatur lösen diese „wütenden" Schmerzen aus.
Der Zahn und die betreffende Kieferseite werden geschont (Wurzelhautreizung).
Irradiierende Schmerzen, ausgehend von Unterkieferzähnen, verbreiten sich in die
Bahn des dritten (Ohrregion), die der Oberkieferzähne in die Bahn des zweiten
Trigeminusastes (Augen-, Schläfenregion).

Objektive Erscheinungen: Ist der cariöse Herd die Quelle der Infektion, so
findet man meist eine große, breite, mit weichen, schmierigen Massen angefüllte
Höhle; die Sonde zeigt die Pulpahöhle nur mehr mit *weicheren* Zahnbeinschichten
bedeckt; man „fühlt" die Möglichkeit einer handinstrumentellen Eröffnung.
Oder die Entzündung hat nach einer Fraktur rasch Fuß gefaßt. Endlich kann
auch retrograd von den Foramina aus der entzündliche Prozeß sich in die Pulpa
einen Weg bahnen.

Thermometrischer Befund: Laues wie warmes Wasser vermögen die Schmerzen
während der Remissionszeit zu heftigen Anfällen zu steigern.

Elektrischer Befund: Stark herabgesetzte Reizschwelle, der gleichgespannte
Strom ruft unerträgliche sich steigernde Schmerzen hervor.

Perkussionsbefund: Positiv auf vertikales Beklopfen infolge der auf die apikale
Wurzelhaut fortgeleiteten entzündlichen Hyperämie (Wurzelhautreizung).

Pulpitis purulenta partialis und totalis.

Pathologie: Einerseits lokalisierte, umschriebene Absceßbildungen, andererseits mehr phlegmonöse, diffuse, widerstandslos über die ganze Pulpa hinwegziehende eitrige Prozesse.

Bakteriologie: Bei Pulpitis purulenta abscedens (partialis) in der Hauptsache
nur die eitrigen Infiltrationsherdchen bakterienhaltig; bei der Pulpitis phlegmonosa
das ganze Pulpensystem überschwemmt mit virulenten Keimen.

Klinik. Subjektive Erscheinungen: Während die Symptome der partiellen
eitrigen Pulpitis im großen und ganzen an Auftreten, Dauer und Höhe des Schmerz-
anfalles der Pulpitis partialis serosa gleichen, wirken als auslösende thermische
Reize *Temperaturen über der Blutwärme*, während die thermischen Reaktionen
auf Kälte weniger schmerzhaft sind; es tritt ferner eine zeitliche Verschiebung
der Schmerzattacken insofern auf, als diese entweder nur gegen Abend oder nachts
in die Erscheinung treten oder sich bemerkenswert steigern. Diese für *eitrige
Prozesse charakteristischen Erscheinungen* werden um so mehr in den Vordergrund
rücken, je größere Gebiete des Pulpengewebes der eitrigen Einschmelzung zum
Opfer gefallen sind. Den Höhepunkt dafür stellt die phlegmonöse Veränderung
der Pulpa dar: schon wenig über Bluttemperatur warme Flüssigkeiten rufen
heftige Schmerzen hervor, während der Patient instinktiv zu deren Dämpfung
kaltes Wasser oder Eisstückchen in den Mund nimmt. Auch die Art der Schmerzen
ist bei der eitrigen Pulpitis eine andere. Während die Schmerzqualität bei der
serösen Entzündung mehr gleichmäßig, kontinuierlich bis neuralgieartig stechend,
bohrend und ziehend ist, ist für eitrige Prozesse der *dumpfklopfende*, mit dem
Pulsschlag *synchrone Schmerz* charakteristisch.

Objektive Erscheinungen: Die auf diese charakteristischen Symptome gegründete
Diagnose wird schlagartig durch das dem meist wenig schmerzhaften Aufbohren
der Pulpahöhle folgende Nachlassen oder Schwinden des Schmerzes bestätigt.
Während das Eröffnen der Pulpahöhle bei vorliegenden serösen Prozessen von
einer unterschiedlich starken Blutung gefolgt ist, ist in ersterem Falle das
austretende Sekret rein eitrig oder blutig-eitrig. Bemerkenswert ist, daß diese

Krankheitsform nicht selten bei stark gefüllten (Amalgam, Zement) Zähnen anzutreffen ist.

Thermometrische Untersuchung: Wasser über Blutwärme löst Schmerzanfälle aus; bei größeren Eiterungsherden nach WALKHOFF schon Wasser von 43° C an.

Elektrische Untersuchung: Die Reizleitung ist in höherem oder geringerem Grad erschwert, die Reizschwelle liegt demnach erheblich höher als der Norm entspricht.

b) Pulpitis chronica.

Das klinische Merkmal chronischer Pulpitiden wie überhaupt chronischer Prozesse ist, daß sie unter sehr geringen oder ohne jegliche Schmerzen ablaufen. Ferner kann auf lokale oder allgemeine Momente hin jederzeit der chronische Prozeß in ein subakutes oder akutes Stadium übergehen. Diese letzteren gleichen dann sehr den frischen, akuten totalen Prozessen eitriger oder mehr seröser Natur. Im chronischen Stadium ist für jegliche Reizung (thermische, elektrische, mechanische) die Reizschwelle erhöht.

Pulpitis chronica clausa.

Pathologie: Schwere gewebliche, alterative Veränderungen unter Zurücktreten exsudativer und produktiver Vorgänge (siehe Abschnitt „Spezielle Pathologie"). Von PECKERT als Pulpitis parenchymatosa, von PRÄGER als Pulpitis alterativa bezeichnet; Pulpa nicht eröffnet.

Bakteriologie: Im Stadium der Latenz entweder „ruhende Infektion" oder nicht infiziert im Gefolge toxischer oder chemischer Schädigungen.

Klinik: Charakteristisch ist für das kälte Stadium die völlige Indolenz des Prozesses. Gerade das Fehlen jeglicher Schmerzreaktionen — die Patienten wissen nichts von Zahnschmerzen — spricht für diese chronische Form der Pulpitis; auch aus früheren Zeiten läßt sich in der Regel Vorhandensein von Schmerzen nicht nachweisen (Fehlen eines primären, akut-entzündlichen Stadiums). Das ändert sich natürlich bei akutem Aufflammen, aber auch dann sind die Reaktionen meist wesentlich gedämpfter. Daß die elektrische Untersuchung eine erhöhte Reizschwelle im chronischen Stadium gibt, ist nur natürlich. Das Aufbohren des geschlossenen Pulpencavum geht gleichfalls nur unter geringen Sensationen einher, die mit der Eröffnung einsetzende Blutung weist auf die entzündliche Gefäßreaktion hin.

Pulpitis chronica aperta.

Die Pulpahöhle ist eröffnet, sie hat entweder direkten Zugang nach außen (Pulpitis granulomatosa und ein Teil der Fälle von Pulpitis ulcerosa), oder ist durch Füllungsmaterial abgeschlossen (Pulpitis ulcerosa). Sie tritt in zwei Formen auf.

Pulpitis ulcerosa.

Pathologie: Ulzerierte Pulpa (siehe spezielle Pathologie); das nekrotisierte Gewebsmaterial meist faulig zersetzt.

Bakteriologie: Die Geschwürszone ist bakterienhaltig, auch die tieferen Partien sind als infiziert zu betrachten.

Klinik. Subjektive Erscheinungen: Geringe, durch direkte mechanische Reizung der freiliegenden Geschwürsfläche ausgelöste, rasch abklingende Sensationen; nur bei akutem Aufflammen lebhafte Schmerzen, die aber nur unter vorübergehendem Verschluß größere Höhen und längere Dauer aufweisen; sehr selten schwere neuralgiforme Zustände, die vom Patienten nicht lokalisiert werden können; bei frischeren Fällen eventuelle Blutungserscheinungen, bei älteren Auftreten von fauligem Geschmack. Anamnestisch lassen sich nicht selten Schmerzattacken in früheren Zeiten nachweisen (damals akut-entzündliches Stadium).

Objektive Erscheinungen: Caries profunda und eröffnete Pulpahöhle oder große Füllung; das Röntgenbild kann das Freiliegen der Pulpa unter dieser Füllung aufweisen; das Sondieren der Geschwürsfläche gibt ganz geringe Reaktion, aber stärkere Blutung; bei tiefliegenden Geschwürsflächen dringt die Sonde nur in abgestorbenes, meist faulig zersetztes Material ein, ohne die lebenden Reste zu erreichen; fauliger Geruch, schwarze Massen, keine Blutung. Nur dünne Sondierungsinstrumente vermögen diese lebenden Reste nachzuweisen (sog. Pulpitis gangraenosa).

Thermometrischer Befund: Entweder ohne jede Reaktion oder nur unklare Sensationen hervorrufend; dies ändert sich bei akuten Nachschüben.

Elektrischer Befund: Die Reizschwelle ist deutlich erhöht.

Pulpitis granulomatosa. Der Pulpenpolyp.

Pathologie: Granulierendes Pulpengewebe in der cariösen Höhle bis zum ausgesprochenen Pulpenpolypen (siehe spezielle Pathologie).

Bakteriologie: Die primär infizierte Pulpa hat sich gereinigt, ist bakterienfrei; auf der Polypenoberfläche nisten, wenn verletzt, auch in tieferen Schichten Bakterien.

Klinik. Subjektive Erscheinungen: Meist weiß der Patient, daß eine große Höhle vorhanden ist, oft fällt ihm — namentlich im Anschluß an Verletzungen während des Kauaktes — eine nicht unerhebliche Blutung auf; er berichtet auch, daß Schmerzen nicht vorhanden sind, daß aber früher hier und da Zahnschmerzen sich bemerkbar gemacht haben (akut-entzündliches Stadium).

Objektive Erscheinungen: Fast stets handelt es sich um Molaren oder breit frakturierte Frontzähne jugendlicher Individuen; in engen, trichterförmigen cariösen Höhlen kommt es nicht zur Entwicklung von Polypen. Im Anfang des Wucherungsstadiums sieht man aus der Pulpahöhle nur kleine, warzenartige, rote Fleischhöckerchen hervorragen, in späteren Stadien kann die ganze Defektschale mit einem breiten, aus dem Pulpenhohlraum herausgestielten Fleischpilz angefüllt sein, dann kommt es nicht selten zur Verwachsung mit dem Zahnfleisch oder der Wurzelhaut (Bifurkation). Die vorsichtige (Blutung!) Sondierung vermag den Ursprungsort (Herauswachsen aus dem Wurzelkanal) leicht festzustellen. Differentialdiagnostisch ist auf die Unterscheidung der selbständigen Pulpenpolypen von den selbständigen Zahnfleisch- und Wurzelhautpolypen zu achten. Weder auf mechanische noch thermische, elektrische oder chemische Reize hin sind Schmerzen auslösbar. Das wuchernde Pulpagewebe bringt die anliegenden Hartsubstanzwände durch Osteoklase zum Schwund (trichterförmige Ausweitung der Kanäle).

c) Auf atypischem Wege entstandene entzündliche Prozesse in der Pulpa.

In der großen Mehrzahl — geradezu regelmäßig und typisch — ist die Einbruchspforte der Infektion und der Ausgangspunkt des entzündlichen Prozesses der *cariöse Herd der Zahnkrone* oder des infolge Alveolaratrophie *freigelegten Zahnhalses.* In seltenen Fällen ist die Genese eine andere, eine atypische. Die Freilegung größerer Bezirke von Zahnbein (bzw. Wurzelzahnbein und deren Zementoberfläche) infolge eines akuten Trauma (Schlag, Stoß, Fall, z. B. sog. Sportverletzungen, Fußball, Fechten) oder eines chronischen Trauma (starke Abkauung, sog. gewerbliche Traumata oft unter Einwirkung chemischer Agenzien, wie Säuren) zieht eine Entzündung der Pulpa nach sich. Hierdurch wird die notwendige Grundbedingung zur Durchwirkung der krankmachenden Reize thermischer, chemischer Natur geschaffen. Die Erscheinungen einer solchen Pulpitis sind, abgesehen von der grundsätzlich anderen Genese und dem anderen Ausgangspunkte der dauernden Reizwirkung insofern besondere, als meist größere Pulpenbezirke den primären Veränderungen ausgesetzt sind.

Akute und chronische Traumata können auch noch auf anderem Wege zur entzündlichen Veränderung in der Pulpa führen. So können Schlag, Stoß und Fall zur Freilegung der Pulpasubstanz selbst führen, die Infektion greift an der Wunde an: Pulpitis partialis. Oder aber der Zahn erleidet äußerlich keinen Substanzverlust, durch die akute oder chronische Erschütterung (z. B. durch das dauernde Nägelfestklemmen zwischen den Zähnen der Tapezierer, Schreiner, Zimmerleute, durch das Halten oder Abkneifen von Draht, Fäden durch Schuster, Näherinnen) kommt es aber zu schweren, irreparablen Stoffwechselstörungen in der Pulpa, die naturgemäß entzündliche Reaktionen nach sich ziehen (seitliche obere Schneidezähne, untere Schneidezähne). Es kann ferner eine sog. retrograde Pulpitis am Foramen apicale oder den Wurzelenden eintreten, wenn entzündliche Herde an die Wurzelpulpa angrenzen (z. B. bei fortgeschrittener Parodontitis, von benachbarten wurzelkranken Zähnen aus, durch fortschreitende Resorption seitens andrängender retinierter oder im Durchbruch befindlicher Zähne).

Endlich kann eine Infektion der Pulpa — sekundäre Pulpitis — auf dem Blutwege auf Grund einer momentan vorhandenen Bakteriämie (Grippe, Masern, Scharlach) eintreten. In den letzten beiden Fällen wird stets die ganze Pulpa ergriffen sein.

Unüberwindbare diagnostische Schwierigkeiten ergeben sich kaum, wenn man sich nur der Tatsache bewußt ist, daß die Vorbedingung für eine entzündliche Erkrankung der Pulpa nicht ausschließlich der cariöse Prozeß der harten Zahnsubstanzen ist und daß bei traumatischen Schädigungen, die den ganzen Zahn betreffen, auch die mitbetroffene Wurzelhaut Erscheinungen einer traumatisch ausgelösten Parodontitis zeigt, indem diese entweder als koordiniert oder als eine sekundäre Folge der Pulpaentzündung zu betrachten ist; Symptome, die auf eine solche Parodontitis hinweisen, sind also sehr wohl von den Symptomen einer Pulpitis zu unterscheiden.

d) Ausgänge der Pulpitis.

ALBRECHT, der als erster auf Grund pathologisch-anatomischer Zustände die Pulpaerkrankungen in klinisch abgrenzbare und einen charakteristischen Zustand im Ablauf des Entzündungsprozesses darstellende Stadien aufteilte, spricht von Ausgängen der Pulpitis. Oben (spezielle Pathologie) wurde schon nachdrücklich darauf hingewiesen, daß man mit dieser Bezeichnung *nur den Ausgang des krankhaften Prozesses innerhalb des Pulpengewebes* meint und von den Abgrenzungsprozessen (die ja den weiteren Fortgang des pulpitischen Prozesses darstellen) der Wurzelhaut bzw. kleinster Pulpenendausläufer wissentlich absieht.

Den Ausgang, Endzustand stellt die Nekrose dar. Blande, nicht bakterielle Nekrose der Pulpa ist fast ausschließlich die Folge artifizieller Maßnahmen: die chemische Nekrotisierung lebender, intakter Pulpen. Auch Pulpen im Stadium der serösen Entzündung sollen z. B. nach Arsennekrotisierung in blandem, sterilem Zustande sich befinden, was HOCH und in besonders umsichtiger Weise HARTMANN experimentell gefunden haben. Neuerdings erheben sich Stimmen dagegen, so z. B. FABIAN. Wir sind auch noch nicht völlig überzeugt; man tut also gut, praktisch sich nicht hierauf zu verlassen. Da fast immer mit dem Vorhandensein von Infektionserregern zu rechnen ist, so hat man praktisch stets infizierte nekrotische Massen anzunehmen. Treten zu den üblichen Eitererregern noch Fäulniserreger, so spricht man von fauliger Zersetzung, von Gangrän. Freiliegendes nekrotisches Gewebe wie auch eitrig eingeschmolzenes unterliegt also stets sekundär der fauligen Zersetzung.

2. Die tote Pulpa.

In allen den vorgenannten Fällen liegt der Nachdruck bei der Diagnose auf der Feststellung des *Todes der Pulpa*; in zweiter Linie auf dem Nachweis der Mikroben, Kokken und Fäulniserreger. Von den angrenzenden parodontalen Geweben soll hier zunächst abgesehen werden.

Pathologie: Nekrotische, trockene oder feuchte Massen.

Bakteriologie: Nicht behandelte nekrotische Massen sind fast stets infiziert, bei Kommunikation mit der Mundhöhle Vorhandensein von Fäulniserregern. Die nicht infizierte nekrotische Pulpa ist nur kurze Zeit nach den zur Nekrose führenden Traumen steril, später wird sie infiziert. Die Infektion wird in solchen Fällen entweder durch den peripheren cariösen Prozeß in die Kronenpulpa geleitet oder sie findet auf dem Blutwege statt. Letzteres dürfte wohl häufiger vorkommen, als wir bisher angenommen haben.

Klinik. Subjektive Erscheinungen: Fehlen aller Anzeichen, die für die lebende Pulpa charakteristisch sind; sobald es zur Zersetzung größerer Pulpamassen gekommen ist, fällt nicht selten die abnorme Färbung der Zahnkrone auf. Bei Vorhandensein ausgesprochener akuter und chronischer entzündlicher Prozesse in den apikalen Wurzelhautpartien treten entsprechende Symptome auf. Schmerzen sind ausschließlich auf diese Wurzelhautprozesse zurückzuführen; ganz besonders im Vordergrunde stehen sie bei akuten Traumen, durch die die Pulpa des äußerlich nicht grob geschädigten Zahnes zur Nekrose mit nachfolgender fauliger Zersetzung gebracht wurde. Aufmerksamen Patienten wird manchmal — bei Fehlen eigentlicher Schmerzen, längerer Dauer des Zustandes und gewissen Demarkationserscheinungen im apikalen Grenzgebiet der Wurzelhaut — bei der Ausübung des Kauaktes eine gewisse „Schwäche" des Zahnes auffallen, d. h. der betreffende Zahn vermag nicht mehr ohne Sensationen die volle physiologische Kaukraft auszuhalten; er wird dann gerne geschont. Hin und wieder mag auch in einem sonst sehr sauber gehaltenen und sanierten Mund ohne eine Parodontitis marginalis fauliger Geschmack, der vorher nicht wahrnehmbar war, bemerkbar werden.

Objektive Erscheinungen: Alle Kennzeichen eines Zahnes ohne lebende Pulpa wie Fehlen der Pulpenreaktionen auf äußere Reize (chemische, thermische, elektrische), also empfindungsloses Zahnbein, empfindungslose, nichtblutende Massen im Kanalsystem, Aussehen des sog. pulpentoten Zahnes infolge abgeschwächter Transluzenz, abnorme Farbe gegenüber den gesunden Zähnen infolge Zersetzung der Pulpa und der Odontoblastenfortsätze. Das Ausbohren, das Sondieren löst keinerlei Reaktion aus, wenn keine periapikalen Entzündungserscheinungen vorhanden sind; die Pulpa blutet nicht. Bei fauliger Zersetzung werden schmierige, graue bis schwärzliche, breiartige Massen, die den charakteristischen Geruch faulenden Gewebes haben, im Kanalsystem festgestellt. In frischeren Fällen einer sog. totalen Gangrän werden noch größere Pulpenpartien zusammenhängend gefunden, in weiter fortgeschrittenen Stadien fehlt jeder Gewebszusammenhang.

Thermischer Befund: Keine Reaktion, weder auf Kalt noch auf Warm.

Elektrischer Befund: Keine oder bei sehr feuchter, fauliger Nekrose ganz geringe Reaktion auf stärkste Ströme.

Perkussionsbefund: Keine schmerzhafte Reaktion auf senkrechtes Beklopfen, vorausgesetzt, daß akute oder subakute Wurzelhautprozesse fehlen. Dagegen ist ein eigenartiger, dumpfer, „toter" Klang für den Zahn ohne Pulpa oder mit toter Pulpa sehr charakteristisch. Letzteres Symptom wie auch der negativ thermische und elektrische Befund sind natürlich auch für Zähne, deren Kanalsystem mit Wurzelfüllmassen angefüllt oder deren Pulpen künstlich nekrotisiert wurden, charakteristisch, sie gestatten also nur ganz allgemein die Diagnose: Zähne ohne lebende Pulpa.

Ist die Pulpa dagegen infolge eines schweren Trauma rasch der Nekrose verfallen, so wird der Perkussionsbefund natürlich positiv sein, wenn vor Ablauf der akuten Wurzelhauterscheinungen die Diagnose zu stellen ist.

Weichteilbefund: Handelt es sich um die letztgenannten Fälle auf traumatischer Basis oder um ältere Fälle, so ist zur Ergänzung des dentalen Befundes im engeren Sinne auch der Weichteilbefund heranzuziehen: Die topographisch zugehörigen Bezirke der Gingiva propria und Mucosa vestibularis, die Umschlagsfalte, äußere Weichteile und regionäres Drüsengebiet (siehe später).

3. Die Therapie der Zähne mit erkrankten Pulpen.

Vorbemerkungen.

Wie es sich bei der Behandlung einfacher cariöser Prozesse, d. h. solcher, wo klinisch keine Erkrankung der Pulpa nachgewiesen werden kann, in erster Linie um prophylaktische Maßnahmen zur *Verhütung von Pulpenerkrankung* und erst in zweiter Linie um die Wiederherstellung des Verlorengegangenen handelt, so liegt der Hauptnachdruck bei der Behandlung der Zähne mit erkrankten Pulpen auf der *Gesunderhaltung der apikalen Wurzelhaut,* auf der *Verhütung des Weiterschreitens der krankhaften Prozesse im apikalen Parodontium.* Kann die Unversehrtheit dieses Gebietes unter Erhaltung der Pulpa oder deren Teile erzielt werden, so verdienen dahinzielende therapeutische Methoden den Vorzug vor radikaleren Eingriffen. Ist das — was im folgenden sogleich beleuchtet werden soll — nicht möglich, dann muß nach Entfernung der Pulpa die Abheilung der apikal gelegenen Wunde erreicht werden. Grundsätzlich von Bedeutung ist dabei der *Zustand und die topographische Lage dieser Wunde.* Ersterer ist abhängig von dem Stadium des entzündlichen Prozesses in den peripher gelegenen Pulpenabschnitten einerseits und der zentral gelegenen, in die Wurzelhaut kontinuierlich übergehenden Gewebsteile andererseits. Von entscheidender Bedeutung scheint uns der Allgemeinzustand des betreffenden Patienten, sowohl was dessen Konstitution, wie auch was dessen Disposition betrifft. Freilich sind wir zur Zeit ebenso wenig wie beispielsweise die interne Medizin in der Lage, die Konstitution eines Menschen wirklich zu erfassen, soferne nicht ausgesprochene Typen vorliegen.

Eine rationelle Pulpentherapie gibt es nur für die Vorstadien der Pulpitis. Sobald periphere Teile oder größere Bezirke einer Pulpa sich im reellen Entzündungszustand befinden, ist eine Gesundung nicht mehr zu erzielen. Dies muß betont werden besonders gegenüber modernen Bestrebungen, die selbst wirklich kranke Pulpen zu erhalten versuchen (FELDMANN). Es mag sein, daß man in späterer Zeit auch dieses Ziel erreichen wird, heute sind wir sicher noch nicht soweit. Dennoch haben Erkenntnis und therapeutisches Vermögen Fortschritte gemacht. So ist der von PECKERT auf Grund klinischer Erfahrung aufgestellte und von uns auf Grund von Tierversuchen 1921 anerkannte Satz, daß die freigelegte Pulpa ein verlorenes Organ darstelle, in diesem weiten Sinn nicht mehr aufrechtzuerhalten. Eine sachgemäße, nach modernen Prinzipien durchgeführte Amputation der Kronenpulpa vermag in *vielen* Fällen die Wurzelpulpa am Leben zu erhalten. Aber auch heute noch hat dies muß im Gegensatz zu FELDMANN gesagt werden — der folgende Satz seine volle Berechtigung: *Eine im Sinne des Wortes streng konservative Pulpentherapie gibt es nur für Pulpen, die einerseits noch von Schichten ihres natürlichen Dentinmantels bedeckt und andererseits sich noch nicht im Entzündungszustande befinden.* Dies widerspricht nicht der sehr selten zu beobachtenden gegenteiligen Erfahrung, daß nämlich auch einmal eine freigelegte Pulpa ohne chirurgische Maßnahme ausheilen kann. Diese konservative Pulpentherapie erschöpft sich in den Maßnahmen, die für die Kavitätenpräparation besprochen worden sind: Entfernung aller reizenden

Substanzen und deren dauernde Abhaltung von der schmelzentblößten Zahnbein-
fläche. Ist die Pulpa freigelegt und gesund, so muß amputiert werden, ist die
Kronenpulpa entzündet, so muß sie in der Regel exstirpiert werden, nur in
besonderen Fällen ist die Amputation zulässig. Ist die Wurzelpulpa infiziert,
entzündet, so gibt es nur die Exstirpation der Pulpa. Auch hier sind gerade
in den letzten Jahren entgegengesetzte Meinungen (insbesondere wieder von
FELDMANN) bekanntgeworden, der sichere Weg ist aber heute immer noch die
sachgemäße Exstirpation. Ist die Pulpa nekrotisch, so muß sie auf irgendeine
weiter unten zu besprechende Weise für die zentral gelegenen Partien (für Wurzelhaut, Knochen wie überhaupt für den Körper) *unschädlich* gemacht werden.

Der Versuch, die Pulpa, sei sie erkrankt oder freigelegt, verwundet, für die
apikale Wurzelhaut und den Körper unschädlich zu machen, führt nicht unter
Lebenderhaltung der ganzen Pulpa zum Ziel. Derartige Methoden — die begreiflicherweise immer wieder empfohlen werden — gehen von dem Grundsatz
aus, das freigelegte oder erkrankte Organ geschützt durch einen Schutzverband
voll lebend zu erhalten. Diese Methoden, denen, wie wir wiederholen, der
Erfolg durchaus versagt bleibt, sind unter dem Namen *Überkappung* bekannt.
Wird hingegen ein *peripherer Teil* der Pulpa, etwa die Kronenpulpa, entfernt
und der zentrale Teil, die Wurzelpulpa, belassen, so spricht man von *Amputation*,
ein Verfahren, das A. WITZEL systematisch geübt hat. Wird hierbei die Pulpa
vorher nekrotisiert, so wird die „Amputation der nekrotisierten Wurzelpulpa“
vorgenommen, wird nicht nekrotisiert, so wird die „Amputation der lebenden
Wurzelpulpa“ durchgeführt. Die Methode endlich, die alles *technisch* entfernbare
Pulpengewebe systematisch aus dem Kanalsystem herausholt, bezeichnen wir als
Exstirpationsmethode.

a) Desensibilisierung und Nekrotisierung der Pulpa.

Jeder Eingriff in die lebende Pulpasubstanz verbietet sich wegen der außerordentlichen Schmerzhaftigkeit; deshalb arbeitet jede der oben angeführten
Methoden nur an temporär oder dauernd desensibilisierten Pulpen. Eine *temporäre*
Ausschaltung der Sensibilität erzielt man durch die *Anästhesie*, eine *dauernde*
durch *Nekrotisierung*. Während erstere Art der Desensibilisierung sowohl zur
Vornahme der Überkappung, der Amputation und der Exstirpation geübt wird,
wird letztere zur Vornahme der Amputation wie auch der Exstirpation ausgeführt.

α) Ausschaltung der Sensibilität mittels echter Anaesthetica.

1. Durch *Leitungs- und Stammanästhesie* erzielt man völlige Schmerzlosigkeit
für die Dauer der Anästhesie. Da die anästhesierenden Salze weit ab vom Ein-
griffsort deponiert werden, tritt eine Beeinflussung der lokalen Gefäße (Pulpa
und Parodontium) nicht oder nur in geringem Maße ein. Die Anschneidung,
Ausschneidung (Amputation) und die Exstirpation geht unter erheblicher Blutung
einher. Diese hält auch noch einige Zeit nach dem Eingriff an (Vollbluten der
cariösen Höhle, der Pulpenkammer, der Wurzelkanäle). Derartige Blutmassen
und Hämatome verursachen bekanntlich nicht nur eine Verzögerung der Wundheilung, sondern sind auch ein ausgezeichneter Nährboden für Mikroben.
Technik: Analog der chirurgischen Injektionsmethode (siehe dort).

2. Durch *terminale Injektion* nach geeigneter Methode wird außer voller
Anästhesie auch ausgesprochene Anämie von Pulpa und Parodontium erzielt.
Die Pulpa sieht blaßweißlich aus, während der Dauer der Anämie tritt keine
Blutung auf, vor allem nicht während der Exstirpation der Pulpa. Nach Aufhören der Anämie tritt dagegen eine um so erheblichere Hyperämie ein, die zur
starken Blutung in das Kanalsystem, die Wurzelhaut, die eventuell vorhandenen
temporären oder definitiven Füllungsmassen führt.

Technik: Zu voller Anästhesie ist die 4%ige Novocain-Corbasillösung notwendig; man kann aber auch das Quantum der 2%igen verdoppeln. Eine Abart der terminalen Injektion ist die von Schröder empfohlene endostale Anästhesie, der allerdings nicht geringe Gefahrmomente anhaften (siehe Abschnitt „Lokale Anästhesie").

3. Durch *Kontakt- bzw. Druckanästhesie* gelingt es unter anfänglichen Schmerzen geringere Massen von Pulpengewebe annähernd anästhetisch, manchmal nur hypästhetisch zu machen, vorausgesetzt, daß die Möglichkeit des Transportes gegeben ist. Zugleich mit der Anästhesie wird eine temporäre Anämie erzielt. Bei dieser Methode muß jeder Pulpenwurzelast für sich anästhesiert werden. Auch hier muß man mit dem Tiefentransport von Keimen, eitrigem Sekret u. a. rechnen; dies hat aber nur für die Amputation Bedeutung. Überhaupt ist diese Methode durchaus unbefriedigend. Man verwendet 2%ige Pantokain- oder Panthesinlösung mit Corbasilzusatz.

Technik: Solche sterile Lösungen werden in direkten Kontakt mit der Pulpa gebracht, Stempeldruck und die feine Donaldsonnadel treiben das Salz tiefer; auch die Injektionsspritze mit feinster Subcutankanüle, die durch Glühen weich gemacht wurde, kann hier und da verwendet werden, eine allerdings inhumane Methode.

Vorteile und Nachteile dieser Methoden. Im Prinzip gleichen sich alle drei, nur daß die letzte am unzuverlässigsten ist und nur zur Entfernung von Pulpenresten nach vorausgegangener Exstirpation des Stammes bessere Erfolge bietet. Mit den beiden anderen Methoden kann zweifellos volle Anästhesie erzielt werden. Man kann also rasch, ohne viel Zeitverlust, ohne Schmerzen für den Patienten die Pulpa anschneiden oder exstirpieren. Folgende *Nachteile* dieser Methode sind anzugeben: Jeder Anämie pflegt eine reaktive Hyperämie zu folgen. Es kann dann eine starke Blutung aus der Pulpa- oder Wurzelhautwunde in die freien Kanalräume erfolgen. Vermag man diese Blutmassen nicht zu entfernen, so stellen sie ein ausgezeichnetes Depot von Nährstoffen für die pathogenen Keime dar. Ferner kann durch solche die Kanäle verstopfenden Blutkoagula ein etwa vorhandener Sekretabfluß gehemmt werden. Endlich ist erfahrungsgemäß eine vorher nicht durch bestimmte Medikamente gegerbte Pulpa schlecht und ungenügend zu entfernen, da sie sehr zerreißlich ist. So können größere Teile der Pulpa zurückbleiben. Klinisch machen sich solche Vorgänge durch oft ausgesprochene Wurzelhautreizungen kenntlich. Das sind so schwerwiegende Nachteile, daß man die Injektionsmethode zur Vornahme einer Exstirpation nur als Ausnahmemethode bezeichnen darf. Man wird also in der Regel, auch wenn man exstirpieren will, nur die Kronenpulpa wegschneiden und dann ein geeignetes Nekrotisierungsmittel auflegen. Nur in besonderen Fällen soll man die Pulpa unter Injektionsanästhesie exstirpieren; eine solche Indikation ist etwa dann gegeben, wenn man aus Erfahrung weiß, daß der betreffende Patient lokal außerordentlich stark auf Nekrotisierungsmittel reagiert.

β) Die Ausschaltung der Sensibilität durch Nekrotisierung der ganzen Pulpenmasse (definitive Ausschaltung).

Das älteste Verfahren, die Sensibilität der Pulpa durch deren Zerstörung auszuschalten, wobei die Zerstörung des Organes selbst zunächst nicht als bewußte Methode der Zahnbehandlung ausgeübt wurde, war das oberflächliche Brennen mit dem glühenden Eisen. Erst 1778 wurde durch John Hunter das Ausbrennen der ganzen Pulpa mit dem glühenden Draht empfohlen, in dem bewußten Sinne, die ganze Pulpa zu entfernen. Seitdem galt als wichtigste Methode der Behandlung pulpakranker Zähne die Entfernung der Pulpa. 1833 wurde zur Nekrotisierung von Wood Scherbenkobalt und 1834 von Spooner arsenige Säure angewandt, ein Material, das von da an bis vor kurzem das bevorzugteste Mittel zur Nekrotisierung der Zahnpulpa darstellte. Seit einigen Jahren (1922) wird im gleichen Sinne Paraformaldehyd gebraucht.

1. Arsentrioxyd (arsenige Säure) As_2O_3 und graues, metallisches Arsen, der *Scherbenkobalt.*

Arsen ist ein elektiv angreifendes Gefäßgift, das die Endothelien und die Gefäßmuskulatur lähmt; es ist kein Ätzgift, es fällt nicht Eiweiß, es bildet keinen Ätzschorf. Über den pathologisch-anatomischen Vorgang des Nekrotisierungsprozesses ist im Kapitel „Spezielle Pathologie" nachzulesen.

Klinisch können wir zwei Stadien des für As_2O_3 im allgemeinen 48 Stunden (jugendliche Pulpen, also weite Zahnbeinkanälchen, gute Resorptions- und Diffusionsmöglichkeiten) dauernden Nekrotisierungsprozesses unterscheiden.

a) Das *Reizstadium* leitet den Prozeß ein: Ausgedehnte Hyperämie, Hämorrhagien, Exsudationen, unbestimmte, ziehende, auf Kalt und Warm einsetzende, selten starke Schmerzen, die langsam wieder abklingen.

b) *Das Nekrotisierunasstadium* beendet den Prozeß: Stillstand der Zirkulation, Stase, Thrombosierung und Zerfallserscheinung der Zellen und paraplastischen Elemente; Erlöschen aller Lebensfunktionen, die Pulpa ist abgestorben; Pulpenschmerzen haben schon zu Beginn dieses Stadiums aufgehört. Die Giftwirkung äußert sich bei längerer Einwirkung bis über die Foramina hinaus, dort spielen sich die gleichen Vorgänge ab (beginnende Wurzelhautreizung).

Scherbenkobalt wirkt entsprechend seiner viel geringeren Wasserlöslichkeit langsamer, milder.

Liegezeiten: As_2O_3 höchstens 48 Stunden bei älteren Zähnen auf das Zahnbein, optimale Grenze bei 24 Stunden. Letztere Zeit darf für jugendliche Zähne nicht überschritten werden. *Scherbenkobalt* 2—3 Tage bei jugendlichen Zähnen, bis 5 Tage bei älteren Zähnen. As_2O_3 darf nie auf Wurzelpulpen oder Pulpenreste gelegt werden.

2. Paraformaldehyd-Paraform-Trioxymethylen. Schon seit langem von GYSI (1898) als Antisepticum zur Amputation empfohlen. 1922 von FRÄNKEL zur Nekrotisierung angewandt. Pharmakodynamisch als elektives Capillargift wie Arsen wirkend, aber viel langsamer und milder als die Arsenikalien. Wir unterscheiden klinisch gleichfalls deutlich zwei Stadien, eine Wurzelhautreizung tritt außerordentlich selten und nur nach vielen Tagen Liegedauer auf.

Liegezeit: Durchschnittlich 11 Tage, bei Zähnen mit klinisch intakter Pulpa sogar bis zu 20 Tagen.

Vor- und Nachteile von Arsen und Paraformaldehyd als Nekrotisierungsmittel.

Arsenige Säure: Rasche Wirkung, daher Gefahr der Wirkung auf die Wurzelhaut, Pulpa meist wenig blutend, relativ zusammenhängend und fest. Darf nie auf Stümpfe aufgelegt werden!

Scherbenkobalt: Hier gilt das gleiche, nur mit dem wichtigen Unterschied der viel langsameren Wirkung.

Paraformaldehyd: Viel langsamere Wirkung, erst nach Wochen erheblichere Wurzelhautreizungen, Pulpen bei voller Wirkung nicht blutend, gegerbt, gut zu exstirpieren; er kann auch — zeitlich wohl begrenzt — auf Stümpfe aufgelegt werden.

γ) Praktische Auswertung.

Es ist vorteilhaft, beide Nekrotisierungsmittel zu kombinieren; in manchen Fällen auch mit der Injektionsanästhesie.

a) *Kombinationsmethode.*

1. Scherbenkobalt 3—5 Tage — Kronenpulpa wegschneiden — Paraformaldehyd auf Stümpfe auflegen. Normalmethode.

2. Injektion und Kronenpulpa wegschneiden, Paraformaldehyd auflegen. Für dringende Fälle — bei hochgradigen serösen Entzündungen; *besonders bei medikamentenempfindlichen Patienten zu empfehlen.*

3. As_2O_3 24 Stunden auf die völlig erhaltene Pulpa — Kronenpulpa wegschneiden — auf Stümpfe Paraformaldehyd auflegen; auf ganz wenige Fälle zu beschränken: Ganz alte, intakte Zähne.

b) Reine Injektionsanästhesie wird ausgeübt zur Amputation der lebenden Wurzelpulpa, in selteneren Fällen zur Exstirpation, so daß man dieses Verfahren hier als das Ausnahmeverfahren bezeichnen darf.

δ) Die Bedeutung der Nekrotisierung für die Exstirpation der Pulpa und für das gesamte Parodontium.

Es treten keine Blutungen auf; die Pulpa kann bis in den Apex, ohne grobe Beschädigung der apikalen Wurzelhaut ausgeräumt werden (die empfindende Wurzelhaut ist hier sozusagen ein Orientierungsmerkmal); eine Umstellung des Pulpenstumpfes und der apikalen Wurzelhaut im Sinne einer Abheilung kann schon vor der Exstirpation und Wurzelfüllung eingeleitet sein (sog. Reizwirkung der nekrotisierenden Mittel). Eine sog. Arsenwunde des Stumpfes bzw. der Wurzelhaut — womit die nekrobiotische Zone der apikalen Partien gegenüber der nekrotisierten Pulpa bezeichnet sein soll — gleicht mehr einer modifizierten Schnittwunde; die Anästhesierungswunde des Stumpfes und der Wurzelhaut — also die Wundstelle nach Entfernung der nicht nekrotisierten Pulpa — mehr einer Quetschwunde, deren Heilungsbedingungen ungünstigere sind.

Die Nekrotisierung hat aber auch Bedeutung für das Parodontium des betreffenden Zahnes; zunächst einmal haben uns die Untersuchungen der letzten Jahre gezeigt, daß relativ rasch und in jedem Fall die Nekrotisierungsmittel, insbesondere Arsenik, auch über das Foramen hinaus im apikalen Periodontium zur Wirkung kommen. Diese Nekrotisierungsmittel dringen aber auch in die Zahnbeinkanälchen ein und gelangen von hier über den Zement in das laterale Periodontium. Nicht mit Unrecht kann man also sagen, daß der Zahn zu einer Art Medikamentendepot, in diesem Falle einem Arsendepot wird. Für Formalin gilt Ähnliches, wenn auch entsprechend der Flüchtigkeit dieses Präparates eine eigentliche Depotablagerung nicht zustande kommen wird. Alle diese Vorgänge sind für die Praxis von großer Bedeutung. Da man nie mit Sicherheit angeben kann, welche Menge zur Nekrotisierung der ganzen Pulpa notwendig ist, und da man die individuelle Medikamentenempfindlichkeit ebensowenig wie die augenblickliche Resorptions- und Transportmöglichkeit der Pulpa wie des gesamten Parodontium kennt, so wird man entweder Arsen überhaupt vermeiden oder aber eine zeitliche Dosierung, wie es oben schon angedeutet, vornehmen. Eine quantitative Dosierung ist schon vor einigen Jahrzehnten versucht worden, neuerdings wird sie von O. MÜLLER besonders empfohlen (Nervarsen). Wir ziehen die zeitliche Dosierung des harmloseren Scherbenkobalts vor.

b) Die Exstirpationsmethode.

Diese Methode, 1778 von JOHN HUNTER angegeben, von ADOLF WITZEL systematisch ausgebaut, will mit allen zur Verfügung stehenden mechanischen und chemischen Mitteln das erkrankte, teils nekrotisierte, teils nicht nekrotisierte Pulpengewebe aus dem Kanalsystem möglichst bis nahe an die apikale Wurzelhaut heran entfernen. Die anatomisch-topographischen Verhältnisse bedingen es, daß restloses Entfernen nicht möglich ist, jedoch muß dieses angestrebt werden. In nicht wenigen Fällen ist die Exstirpation nichts anderes als eine hohe Amputation, sie unterscheidet sich aber von dieser prinzipiell dadurch, daß sie alles *technisch* erreichbare Pulpengewebe entfernt, während in Ausführung der

Amputationsmethode *technisch Erreichbares* bewußt zurückgelassen wird. Das Ziel der Methode ist, einen „bakterienfeindlichen und gewebsfreundlichen" Zustand in der Regio parodontalis herbeizuführen (REBEL), die Wundheilung und Vernarbung darf nicht verhindert, gestört werden, der zementoide Umbau und Verschluß im apikalen Kanalsystem muß möglichst gefördert und erstrebt werden. Dieses wird erreicht durch Vermeidung und Ausschaltung aller schädigenden Faktoren: Wegschaffung des erkrankten Teils, infizierten, toten Gewebes, Fernhaltung stark wirkender Medikamente, Wachstumshemmung und Abtötung der Bakterien, Toxinbindung.

Technik: Da es sich praktisch fast stets um infizierte Pulpenteile, oft um infizierte Dentinkanalsysteme handelt, da ferner im Munde nicht absolut steril gearbeitet werden kann, muß unter antiseptischen Kautelen gearbeitet werden, zugleich zur Verhütung einer erneuten Infektion. Dies wird einmal erreicht durch Verwendung geeigneter Medikamente, dann durch möglichst steriles Arbeiten: ausgekochte Instrumente, absolute oder relative Trockenheit, Sicherung für lange Zeiten gegen Reinfektion. Eine Reinfektion (MAYRHOFER) kann von seiten des infizierten Zahnbeines und Zementes der apikalen Region erfolgen, abgesehen von sekundären banalen Infektionen durch erneute cariöse Prozesse oder Öffnung des Kanalraumes.

Der Eingriff selbst zerfällt in drei Akte, die *Vorbehandlung*, die *Ausräumung* und die *direkte Kanalwandbehandlung* und in den *definitiven Abschluß der apikalen Wunde nach außen.*

Die Vorbehandlung. Schaffung hygienischer Verhältnisse im Munde überhaupt, an dem betreffenden Zahn im besonderen. Die cariösen Massen werden entfernt unter antiseptischer Behandlung. Endlich wird die *Nekrotisierung* durchgeführt. Auf solche Weise wird bis zur völligen Nekrotisierung, d. h. bis zum Beginn des zweiten Aktes, die Infektionsmöglichkeit auf ein Minimum herabgedrückt. Nun wird der Zahn, wo es angängig ist, unter Kofferdam isoliert, sonst nach bekannten Methoden der relativen Trockenhaltung gesäubert und eröffnet.

Hauptakt. Die mechanische und chemische Aufbereitung, Entfernung der nekrotischen Massen, Ausräumung und mechanisch-chemische Aufbereitung des Pulpenkanalsystems und Ausfüllung.

1. In groben Zügen wird die *definitive Kavität* präpariert, alles Erweichte, erkrankte Material weggenommen, der *Zugang zu den Wurzelkanälen* so günstig als möglich gestaltet, selbst wenn gesundes, hartes Zahnmaterial im größeren Umfange entfernt werden muß. Das Pulpakanaldach mit den Pulpenhörnern wird weggeschnitten, desgleichen die Kronenpulpa. So werden die am Boden der Kammer abgehenden Wurzelpulpen Auge und Instrument gut zugänglich gemacht. Nunmehr wird erneut die Höhle gesäubert und antiseptisch gewaschen.

2. *Die Entfernung der Wurzelpulpen.* Nach Anlegung eines antiseptischen Bades wird mit geeigneten, ringsum gezähnten Exstirpationsnadeln (sog. Nervnadeln) bester Qualität und verschiedener Stärke (feinst, fein und mittel), die selbstverständlich in sterilem Zustand sind, in den Wurzelkanal soweit als technisch möglich eingegangen, die Nadel wird nach Umdrehung zurückgeholt. Bleiben zusammenhängende Pulpenteile an der Nadel, so schießt in den entstandenen Hohlraum das Desinfektionsmittel; Widerstände harter Natur: Dentikel, Petrifikationen werden im wesentlichen, vor allem, wenn sie erheblicher sind, durch mechanische Hilfsmittel überwunden. Als solche werden mit Vorteil in der Reihenfolge Rattenschwänze, KERRsche Nadeln (Reibahlen), Handbeutelrock, Maschinenbeutelrock gebraucht, letztere sind sehr vorsichtig zu handhabende, aber durchaus unentbehrliche Instrumente in der Hand des Geübten. Auch diese mechanische Aufschließung geht stets unter einem antiseptischen Bade einher. Viel weniger zuverlässig und von nur sehr geringer Wirkung sind kalksalzauflösende anorganische und organische Säuren.

Zur leichteren Entfernung und Säuberung der Kanäle von organischen Resten dienen laugenartige Flüssigkeiten (Chloramin); sie verflüssigen, erweichen die organischen Reste, befreien die Kanäle von anhaftenden Pulpenresten (Odontoblasten) und wirken zugleich desinfizierend.

3. Eine gründliche antiseptische Behandlung der so aufbereiteten Kanalwände ist in allen den Fällen, wo mit einer Infektion der tieferen Pulpenteile oder des Zahnbeines gerechnet werden muß, geboten. Das hat mit einem die Ausräumung abschließenden antiseptischen Bad oder — vor allem bei tiefer Infektion — durch einen antiseptisch wirkenden Verband (sog. antiseptische Einlage) zu geschehen, unbeschadet der Forderung nach möglichst raschem, definitivem Abschluß der apikalen Wunde.

Schlußakt. *Die Dauerversorgung des apikalen Gebietes durch eine Wurzelfüllung.* Jede Wunde sezerniert, so auch die apikale Wunde. Die Sekrete treten in das Kanalsystem ein, durchfeuchten und durchdringen nekrotische Pulpenreste in der Regio apicalis, auch diese Reste werden allmählich abgebaut, verflüssigt, tragen zur Füllung der ausgeräumten Kanäle mit flüssigen Massen bei und *bilden mit diesen die Ursache für einen fortdauernden reaktiven Entzündungsherd im apikalen Parodontium.* In manchen Fällen mag es sich um eine aseptische Entzündung handeln; auch dieser aseptische Herd wird aus Anlaß einer allgemeinen Bakteriämie (Grippe, Angina) infiziert werden können, meist aber liegt schon primär eine Infektion der Pulpenreste oder der harten Kanalwände vor.

Es muß daher mit allen Mitteln eine Ausfüllung der apikalen Kanalräume mit einem geeigneten Füllmaterial angestrebt werden.

Die Wahl des Wurzelfüllmateriales ergibt sich aus folgenden Forderungen:

1. Es muß leicht, d. h. in flüssigem oder breiigem Zustande einführbar und bis in die Tiefen transportierbar sein.

2. Es muß aber andererseits ebenso leicht wieder entfernbar sein.

3. Es muß ferner möglichst wandständig und formbeständig sein.

4. Es muß dauerantiseptische, aber nicht gewebsreizende Eigenschaften haben.

5. Es muß röntgensichtbar sein.

6. Die Wurzelfüllmasse soll — und das ist eine der wichtigsten Forderungen — einen Reiz zum Gewebsaufbau, richtiger gesagt zur Verkalkung und Verknöcherung ausüben.

Diese Haupteigenschaften vereint kein Material in sich allein, nur durch geeignete Kombination und mit geeigneter Technik kann die gewählte Masse den Forderungen möglichst gerecht werden.

Als Wurzelfüllmasse werden bekanntlich auch heute noch die verschiedensten Kompositionen und Materialien verwandt. Wir verwenden zur Zeit zwei von uns selbst zusammengesetzte Massen. Sie unterscheiden sich lediglich durch die stärkere desinfektorische Komponente einerseits und durch die starke Reizwirkung andererseits voneinander. Die Paste I: Vioformpulver mit Zusatz von 10% Paraform, angerührt mit Dazet-F-Lösung wird dann gebraucht, wenn es sich um schwer infizierte Pulpen und um infiziertes parodontales Gewebe gehandelt hat (z. B. sog. Gangränzähne). Die Paste II: indifferente Kalkmasse mit 10% Vioformzusatz, angerührt mit Dazet-F-Lösung wird in allen anderen Fällen verwandt, also dort, wo primär keine Infektion vorhanden war. Den harten Kern dieser Massen geben nachgepreßte Guttaperchastifte; sie dienen zugleich als vortreibender Stempel. Diese Masse ist *nicht gewebsschädigend, lange antiseptisch wirkend, leicht einführ- und entfernbar, röntgenpositiv.* Die gewählte breiige Wurzelfüllmasse wird mit geeigneten Stopfern, dem Lentulo, und roten Guttaperchastiften in die Kanäle gebracht. Die Wurzelfüllmasse muß möglichst an die apikalen Verzweigungen bzw. bis an das apikale Periodontium herangebracht werden, nicht darüber hinaus; keinesfalls darf aber der Guttaperchastift in die Wurzelhaut vorstoßen. Die Wurzelfüllmasse hat nur in den Wurzelkanälen, nicht aber

in der Pulpakammer zu sein; die so aufgefüllten Wurzelkanalräume werden nach
sorgfältigster Reinigung der großen Kronenhöhle und Pulpakammer von allen
Füllungsresten und Medikamenten mit einer verschieden starken Lage von
Guttapercha bedeckt, diese wiederum wird von einem weichen Zinkphosphatzement (Aufbau von Stufen usw.) abgeschlossen, endlich folgt die definitive,
nach außen abschließende Kronenfüllung (Einzelheiten sind in den entsprechenden
Lehrbüchern nachzulesen).

c) Die Amputationsmethode.

Diese Methode verzichtet auf die Entfernung von Pulpenteilen, die technisch
entfernbar sind; dies geschieht in verschieden ausgedehntem Maße. Die Amputationsmethode geht auf A. WITZEL (1773) zurück, der sie nur an Molaren und
auch dort nur empfohlen hat, wenn eine partielle Entzündung vorgelegen hat.
Besondere Empfehlung fand diese Methode durch BÖNNECKEN, der sie in allen
Fällen, wo noch keine Wärmeschmerzen aufgetreten sind, angewandt wissen will.
Endlich sei einer der extremsten Anhänger — R. KRONFELD — angeführt, der
auch total entzündete Pulpen amputiert; lediglich bei Nekrose der Pulpa soll
ausgeräumt werden. „Die beste Wurzelfüllung ist die wohl konservierte Wurzelpulpa." Als wesentliche Vorzüge werden in der Regel drei genannt (ADLOFF):
Die Vermeidung der Infektion durch den technischen Vorgang der Exstirpations-
nadelversenkung; die Kontinuität zwischen Pulpa und Wurzelhaut wird nicht
unterbrochen; die Gegend des Foramen apicale, die Eingangspforte zur Alveole
und zum Kieferinnern, bleibt unberührt.

Bis vor kurzem galt die Amputation vielfach, insbesondere in den Kliniken,
als eine Behelfsmethode, die nur selten und in besonderen Fällen Anwendung
finden sollte und gefunden hat. Eingehendes Studium dieser ganzen Probleme
haben uns zu einer Revidierung dieser bisher gültigen Ansicht, daß nämlich die
Exstirpationsmethode die einzige wissenschaftliche Methode darstelle, gezwungen.
Den Anstoß hierzu gaben zweifellos amerikanische Autoren (DAVIS, GRIEVES,
GROVE). Während aber bisher mehr klinische Momente zur Beurteilung herangezogen worden waren, wurde insbesondere in den deutschsprechenden Ländern
das Experiment zum Studium herangezogen und der Beurteilung allein zugrunde
gelegt. Die klinische Untersuchung, soweit sie noch verwertet wurde, stützte sich
jetzt auf das Röntgenverfahren (BRÜHLMANN). Das Ergebnis ist ein sehr be-
merkenswertes. Zunächst hat sich herausgestellt, daß das Verhältnis zwischen
den Erfolgszahlen und den Mißerfolgszahlen bei der Exstirpation ebenso wie auch
bei der Amputation ein durchaus anderes ist, als das etwa bis vor dem Weltkrieg
angenommen wurde; ferner hat die eingehende Untersuchung gezeigt, daß die
Mißerfolgszahl beider Eingriffe eine viel höhere ist als man das bisher geglaubt
hat; endlich wurde die Mißerfolgszahl der Exstirpationsmethode etwa doppelt
so groß als die der Amputationsmethode gefunden. Derartige Beobachtungen
mußten im Zusammenhang mit den tieferen Erkenntnissen der Pathobiologie zu
dieser oben erwähnten grundsätzlichen Änderung und Bewertung der beiden
Methoden führen. So wird daher jetzt ganz allgemein die Amputationsmethode
als eine wissenschaftliche Methode gleich der Exstirpationsmethode angesehen
und so wird ferner grundsätzlich der Amputationsmethode der Vorrang gegeben,
vorausgesetzt, daß der augenblickliche Zustand der Pulpa dies gestattet.

Der Grundgedanke ist folgender: Dadurch, daß die Wurzelpulpa in Kontinuität
mit der Wurzelhaut verbleibt, wird jede besondere Störung mechanischer und
chemischer Natur im Bereiche der Regio ramifikationis und der angrenzenden
Gebiete vermieden. So behält sowohl die apikale Wurzelhaut wie die Wurzelpulpa, letztere nur, wenn sie nicht nekrotisiert wurde, Leben und Kraft, die
Wundsetzung im Bereiche des Überganges der Kronenpulpa zur Wurzelpulpa
zu überwinden, und zwar so zu überwinden, daß nicht nur eine bindegewebige

Vernarbung der Wundfläche, sondern eine kalkige oder knöcherne Vernarbung entstehen kann. Ferner erwartet man, daß auch im Bereiche der Regio ramifikationis das bindegewebige Material in Hartsubstanzmaterial umgewandelt wird. Um diese Tendenz der Verkalkung und Verknöcherung zu wecken bzw. zu verstärken, bringt man Kalk- und Zahnbeinpräparate auf die Wundfläche auf. Man stellt sich vor, daß diese sozusagen als Kristallisationszentren dienen und so in den neu entstandenen Hartsubstanzwall eingeschlossen werden (sog. Dentinbarriere nach HELLNER). Der erstrebte Endzustand wäre dann die völlig verkalkte bzw. verknöcherte Endpulpa. Ist diese zugleich nach außen so abgeschlossen, daß kein neuer Reiz, insbesondere kein Infektionsreiz einwirken kann, dann hat man zweifellos das Optimum der Ausheilung erreicht. Gegenüber der einfachen Verkalkung muß natürlich die richtige Verknöcherung oder Verzementierung, wie man etwa schlagwortartig sagen kann, als das bessere Resultat bezeichnet werden. Über den Vorgang der Verkalkung und Verknöcherung ist folgendes zu sagen:

a) *Verkalkung:* Diese verläuft in Form der dystrophischen Verkalkung; nicht und nicht mehr voll lebensfähiges Pulpagewebe wird mit Kalk inkrustiert, das angrenzende lebende Gewebe wird seinerseits hierdurch zur Verknöcherung angeregt. So kommt ein Mischgewebe zustande.

b) *Verknöcherung:* Diese verläuft grundsätzlich in zweierlei Weise. Wurde die Wurzelpulpa am Leben erhalten (sog. Amputation der lebenden Wurzelpulpa) und wurde jeder stärkere Reiz namentlich medikamentöser Natur vermieden, so kann die lebende Wurzelpulpa aus sich selbst heraus verknöchern. Indifferente Pulpazellen werden zu Osteoblasten und liefern Faser- wie auch Geflechtknochen sowohl entlang der Wurzelkanalwand als auch im Pulpagewebe selbst (Pulpaknochen). Insbesondere tritt dies im Bereiche der Regio ramifikationis ein. Auch neues Zahnbein kann gebildet werden, teils von den primären, teils von neugebildeten Odontoblasten aus.

Ganz anders vollzieht sich die knöcherne Ausfüllung der Regio ramifikationis wie auch des Wurzelpulparaumes dann, wenn die Pulpa vorher nekrotisiert wurde (sog. Amputation der nekrotisierten Pulpa). Das nekrotische Gewebe muß erst beseitigt werden. Dieses geschieht dadurch, daß Granulationsgewebe aktiv von dem lebenden, nicht nekrotisierten, angrenzenden Weichgewebe aus (apikales Wurzelhautgewebe, Gewebe der Regio ramifikationis) das nekrotische Gewebe resorbiert. Dieses Granulationsgewebe altert und wandelt sich in Knochenbzw. Zementgewebe um. Hier findet also der Hartsubstanzbau so statt, daß er an der zentralen Stelle der Wurzelpulpa, nämlich der Regio ramifikationis beginnt. Nach der Züricher Schule (HESS, S. MEYER), die diesen Vorgang zuerst beschrieben und experimentell studiert hat, findet diese Art der Verknöcherung auch dann statt, wenn die Pulpa nicht nekrotisiert wurde. Nach diesen Autoren stammt also in jedem Fall das verknöcherte Gewebe aus der Wurzelhaut.

Indikation: Nach unserer Auffassung, die insbesondere auch von HÜBNER und GRETH geteilt wird, ist eine solche Amputationsmethode nur dann zulässig, wenn die Wurzelpulpa nicht infiziert und nicht entzündet ist. Damit wird selbstverständlich die Indikation außerordentlich eingeschränkt: *in erster Linie und vor allem äußerlich intakte und pulpagesunde ein- und mehrwurzlige Zähne,* erst in zweiter Linie Zähne, deren Kronenpulpa *noch im Stadium der serösen Entzündung* sich befindet. Voraussetzung hierzu: jugendliche und ältere Individuen, die entweder nachweislich gesund oder den Eindruck voller Leistungsfähigkeit und Reaktionsbereitschaft machen. Bei allen übrigen ist von Fall zu Fall zu entscheiden. Der Eingriff darf nur zu einem biologisch vorteilhaften Zeitpunkt ausgeführt werden, d. h. dann, wenn keinerlei Störungen physiologischer oder pathologischer Natur vorliegen.

Vorbehandlung: Es empfiehlt sich, die Amputation an der lebenden Pulpa vorzunehmen. Zu diesem Zweck muß die lokale Anästhesie ausgeführt werden. In Einzelfällen jedoch halten wir immer noch die Amputation der nekrotisierten Pulpa für gestattet, ja vielleicht sogar für vorteilhaft. Das sind die Fälle, bei denen nach der ganzen Befundsaufnahme mit der Möglichkeit einer Infektion der Kronenpulpa mit Übergang in die Wurzelpulpa zu rechnen ist. Hier kann durch die Scherbenkobalt- und Paraformvorbehandlung die Infektion möglicherweise gehemmt, ja ausgeschaltet werden.

Grundsätzlich ist auf folgendes bei dem Eingriff selbst zu achten. Soweit es möglich ist, muß das Operationsfeld *vor der Eröffnung der Pulpakammer* gereinigt, desinfiziert, sterilisiert werden. Zu diesem Zweck wird die cariöse Höhle zunächst so zubereitet, als ob man eine einfache Füllung legen wollte. Sie wird breit aufgezogen und vor allem von den erweichten und zerfallenen Massen befreit. Ist das geschehen, wird trockengelegt, wenn möglich Kofferdam, sonst relative Trockenlegung. Dann wird der Zahn wie die Kavität selbst mit stark desinfizierenden Mitteln ausgewaschen (Alkohol, Carvasept, Dazet-F-Lösung). Nunmehr ist das Operationsfeld für den Eingriff vorbereitet.

Das sterile Instrumentarium, die Amputationspasten, Guttapercha, Zemente u. ä. m. sind in sterilem Zustande unmittelbar zur Verwendung vorbereitet. Wenn die lokale Betäubung nicht vor dem ersten Eingriff schon vorgenommen wurde, was nicht immer notwendig und nicht immer vorteilhaft ist, so ist sie jetzt vorzunehmen.

Hauptakt: Sterile Rosenbohrer nehmen unter einem antiseptischen Bad (Dazet-F-Lösung), Kronenpulpadach und Kronenpulpa weg. Löffelexkavatoren holen die Hauptmasse des zertrümmerten Gewebes heraus, ohne den Pulpastumpf zu berühren; mit sterilem verdünntem Wasserstoffsuperoxyd kann ausgewaschen werden. Nunmehr wird auf die Wurzelpulpastümpfe ohne Druck die antiseptisch wirkende Amputationspaste aufgelegt, sterile Guttapercha und Zinkphosphatzement mit Vioformzusatz (10%) verschließen die Kavität, die definitive Füllung kann sofort gelegt werden.

Der Amputationsquerschnitt wird in der Regel am Übergang der Kronenpulpa in die Wurzelpulpa vorgenommen. Dort, wo aber der Zahnhals freiliegt oder in nicht allzuferner Zeit zum Freiliegen kommt, muß der Amputationsquerschnitt unter die Alveolarrandhöhe gelegt werden. Die halbe Sondierung nach A. Witzel, für welche Adloff neuerdings wieder eintritt, darf nur dann, und zwar mit Dazet-F-Lösung, vorgenommen werden, wenn man bezüglich der Diagnose oder seiner Asepsis nicht sicher ist.

Nachkontrolle. Es ist gar nichts Außergewöhnliches, daß geringe Temperaturempfindlichkeit einige Tage sich bemerkbar macht, ja es können sogar leichte Wurzelhautreizungen auftreten. Diese Erscheinungen brauchen gar nicht ein Zeichen für eine Infektion zu sein, sondern sie stellen lediglich die Reaktion auf die Verwundung dar, andererseits können sie sehr wohl Symptome eines fortschreitenden oder primär einsetzenden Entzündungsprozesses sein. Erfahrung und Beobachtung muß dann entscheiden, ob eingegriffen werden muß oder nicht. Dauern diese Sensationen längere Zeit an, so kann man wohl einen Mißerfolg annehmen. Nach einigen Monaten hat die Röntgenaufnahme festzustellen, ob Aufbau oder Abbau erfolgt ist.

d) Die Behandlung der Zähne mit faulig zersetzter Pulpa. Pulpagangrän.

Begriffsumgrenzung: Größere Teile der Pulpa oder der ganze Inhalt des Kanalsystems sind faulig zersetzt, jedoch befindet sich das apikale Periodontium in *klinisch intaktem* Zustand, wobei wir uns der selbstverständlichen Tatsache bewußt sind, daß es bei Annäherung des fauligen Zersetzungsvorganges vom *pathologisch-anatomischen* Standpunkt aus als nicht intakt bezeichnet werden muß. Da also dieser Zustand der Pulpa *klinisch* nicht durch apikal-parodontal entzündliche Prozesse kompliziert ist, bezeichnen wir dieses klinische Bild der Zerstörung der Pulpa als *Gangraena incomplicata*. Von wesentlicher Bedeutung ist ferner die Tatsache, daß die faulige Zersetzung der bakterienreichen, nekrotischen Pulpa auch auf den Inhalt der Dentinkanälchen bis weit an die Grenze Zahnbein-Zement vorgedrungen ist. Wir haben also hier einen weit ausgedehnten massigen Infektionszustand vor uns, zu dem wir in klinisch praktischer Hinsicht natürlich auch partielle und totale eitrige Einschmelzungen hinzurechnen. Auf dieses Vorhandensein massiger Infektionen bis weit in das Dentin und in die apikalen Verzweigungen hinein gründen sich die besonderen therapeutischen Maßnahmen.

Therapeutische Grundsätze: Eine „Behandlung der Gangrän" gibt es natürlich nicht; was wir erstreben ist nichts anderes als *Bewahrung des apikalen Parodontium vor Infektion und Intoxikation*. Dabei ist besondere Rücksicht zu nehmen auf die Tatsache, daß die giftgeschwängerte, faulige Masse bei totaler Gangrän die feinen Ramifikationen ausfüllt und in unmittelbarer Nähe der Wurzelhaut sich befindet; die Gefahr, daß bei irgendwelchen druckerzeugenden Manipulationen Teilchen dieser Massen geradezu in die Wurzelhaut (oder bei sog. partieller Gangrän in den lebenden Pulpenrest) transportiert werden, liegt außerordentlich nahe. Die Folge ist eine sehr *heftige akute Entzündung* in diesen Nachbargebieten. Die Befreiung des apikalen Parodontium von diesen stets mit akutem Vorstoß drohenden Massen wird grundsätzlich auf zweierlei Weise zu erreichen sein. Einmal muß, wo irgend technisch möglich, das *faulige Material aus dem Kanalsystem entfernt werden*. Dann muß, da ja tiefste Partien des Kanalsystems und vor allen Dingen die Zahnbeinkanälchen nicht von den Massen mechanisch befreit werden können, eine *intensive antiseptische Beeinflussung* dieser Schlupfwinkel, die dauernden Charakter anzunehmen hat, vorgenommen werden.

Technik: Sie gliedert sich in drei Teile. Im *ersten Akt* der mechanischen Ausräumung müssen mit allen zur Verfügung stehenden speziellen Hilfsmethoden die faulen Massen herausgeholt werden, im *zweiten Akt* wird eine gründliche chemische Behandlung der durchseuchten Bezirke vorgenommen. Im *dritten Akt* wird ein dauerantiseptischer Verband, die Wurzelfüllung im Kanalsystem, angelegt.

Die Behandlung wird eingeleitet durch vorsichtiges (druckfreies), breitestes Freilegen des Pulpenhohlraumes unter antiseptischem Bade. Dann wird es zweckmäßig sein, bis zur eigentlichen Ausräumung eine kräftig gasförmig wirkende, antiseptische Einlage einzubringen, um die Virulenz und Infektiosität der fauligen Massen schon vor der mechanischen Ausräumung etwas zu mindern; natürlich hat man auch das nil nocere in Hinsicht auf die apikale Wurzelhaut zu bedenken. Erst nach dieser antiseptischen Vorbehandlung geht man an das eigentliche Ausräumen der Wurzelkanäle. Zur Ausräumung benützt man zu Anfang die allerfeinsten hakenartigen Instrumente, die sog. Nervnadel und die Rattenschwanzfeilen unter dauerndem antiseptischem Bad (Chloramin konzentriert); voluminösere Gegenstände (wie Papierspitzen) sollen erst nach umfangreicher Ausräumung tiefer eingeführt werden. Auch jetzt beschränkt man sich auf die Ausräumung des cervicalen und mittleren Drittels der Wurzelkanäle, wiederholt die temporäre antiseptische Durchdringung der noch restierenden Massen, um endlich in einer dritten Sitzung bis zu dem Apex vorzustoßen. Ist eine gründliche Desinfektion (zwischen den einzelnen Sitzungen und während dieser) und mechanische Aufbereitung des Kanales vorgenommen worden, so wird dieser abgefüllt. Als Zeitpunkt für den Abschluß der Behandlung durch eine antiseptische Wurzelfüllung wird praktisch das Fehlen des Geruches und das Weißbleiben der eingelegten Papierspitzen betrachtet. Wir wissen aber vornehmlich durch die Untersuchungen MAYRHOFERS, daß das für die Sterilität des Kanales nicht beweisend ist. Eine Abtötung der Mikroben in den tiefen Teilen, die nicht dem direkten Kontakt mit den Desinfizientien zugänglich sind, ist nicht zu erwarten, lediglich eine Entwicklungshemmung kann erzielt werden. In den letzten Jahren ist zur

Pulpa- und Wurzelbehandlung die Diathermie von vielen Seiten (R. Müller, Münzesheimer, Flohr) und teilweise überschwänglich empfohlen worden. Die folgenden Jahre haben auch hier die Freude gedämpft, die Gemüter beruhigt und damit die Kritik zu Worte kommen lassen. Wir nehmen zur Beurteilung der Verwendung der Diathermie zur Wurzelbehandlung folgende Stellung ein. Zur Behandlung der amputierten Pulpa und zur Nekrotisierung der Pulpa — sog. Elektrokoagulation der Pulpa — ist die Diathermie ungeeignet. Ihre Bedeutung — und diese kommt ihr auch nur als Ergänzung der bisher üblichen Methoden zu — liegt in der Möglichkeit, durch weitgehende Erwärmung und Aufkochung dem antispetischen Bad eine vielfach gesteigerte Desinfektionskraft zu verleihen. Um die Gefahr der Reinfektion (Mayrhofer) auf einen kleinen Bruchteil zu beschränken oder ganz auszuschalten (was bei bestimmter Vorbehandlung und Wurzelfüllmasse nach Cevey möglich sein soll), ist der Nachdruck bei der Behandlung des ausgeräumten Kanalsystems auf die *dauerdesinfizierende Wurzelfüllung* zu legen (Paraformzusatz).

D. Klinik und Therapie der Wurzelhauterkrankungen.

Eine Erkrankung der Wurzelhaut und der angrenzenden Gewebe kann je nach dem Angriffsort der schadensetzenden Noxe apikal, also von der Pulpa her, oder marginal, also am Zahnfleischrand, einsetzen, wenn wir von den seltenen Fällen der hämatogenen oder von der Nachbarschaft e continuo entstandenen apikalen Prozesse absehen (siehe spezielle Pathologie). Es bedarf keiner ausführlichen Darlegung, daß wir unter dem historisch gewordenen Begriff der *Periodontitis* einen entzündlichen Prozeß verstehen, der sich nicht auf das Periodontium allein beschränkt, wenn er auch hier zunächst einsetzt, sondern der fließend alle parodontalen Gewebsteile mehr oder minder miteinbezieht; der entzündliche Prozeß wird sich nur wenige Stunden auf das Spatium periodontale beschränken; rasch werden in der weiteren Umgebung anatomisch nachweisbare Erscheinungen ausgelöst, wie im Abschnitt spezielle Pathologie ausführlich auseinandergesetzt ist. Der voll entwickelte Prozeß ist pathologisch-anatomisch stets ein *ostitischer Prozeß* (lokalisierte Panostitis des Kieferknochens).

a) Periodontitis acuta apicalis.

Erstes Stadium, periodontal-apikale Lokalisation. Man kann nach der Genese und nach dem Ablauf zwei Formen unterscheiden. Die sog. *„einfache Hyperämie"* der apikalen Wurzelhaut als fortgeleitete Hyperämie im Verlaufe einer Pulpitis acuta totalis serosa; diese verschwindet bekanntlich schlagartig schon nach Nekrotisierung der serös entzündeten Pulpa. Im Gegensatz dazu die *präinflammatorische oder prästatische Hyperämie* als ausgesprochene Einleitung einer *infektiös* bedingten akuten Wurzelhautentzündung; hier herrschen als Folge bakterieller Noxen alle die entzündlichen Erscheinungen, die die prästatische Hyperämie charakterisieren.

Klinische Erscheinungen: Vertikal auszulösende Druckempfindlichkeit (positiver Perkussionsbefund); horizontal im Anfang nicht, später nur sehr gering. Das gleiche gilt für das Symptom der Verlängerung und Lockerung; der sog. periapikale Druckpunkt (charakteristische Schmerzauslösung im Gebiete der Mucosa vestibularis *entsprechend* der Wurzelspitze) ist vorhanden, wo Knochenbedeckung fehlt. Hiervon ist die natürliche Druckempfindlichkeit des Periostes — Kontrolle nicht affizierter Stellen — wohl zu unterscheiden, die vom Druck zu durchdringenden Schichten sind bei der Beurteilung der Auslösbarkeit dieses Symptomes ausschlaggebend. Das Lokalisationsvermögen ist völlig erhalten. Nicht nachweisbar sind: spontane Schmerzen, Drüsenaffektionen, Temperaturerhöhungen.

Prognose: Quoad sanationem dentis durchaus gut.

Therapie: Diese erschöpft sich bei der „einfachen Hyperämie" in der Behandlung der erkrankten und lebenden Pulpa. Die der prästatischen Hyperämie ist rein konservativ durch den Wurzelkanal hindurch. Wird nicht eingegriffen, so geht die prästatische Hyperämie fließend über in das zweite Stadium.

Zweites Stadium. Enostale Lokalisation der Leukocyteninfiltration, die in den letzten Etappen zur eitrigen Infiltration führt (Abszedierung).

Klinische Erscheinungen: Vertikale und horizontale Perkussionsempfindlichkeit stärkeren Grades, geringe Verlängerung und Lockerung, in späteren Übergangsstadien stärker ausgesprochen. Periapikaler Druckpunkt im Anfang nur, wo keine Compacta vorhanden ist, in späteren Stadien stets. Periapikale Rötung bei fortgeschrittenen Prozessen. Das Lokalisationsvermögen ist durchaus erhalten. Nunmehr werden festgestellt: Wärmeschmerzen, spontane Schmerzen, Drüsenerscheinungen (weiche, kleine, schmerzhafte, isoliert palpable Drüsen), dagegen fehlt in der Regel allgemeine Temperaturerhöhung; ist diese aber vorhanden, so spricht sie für den Beginn eines schwerinfektiösen Prozesses (z. B. als Folge einer akuten purulenten Pulpitis).

Prognose: Im allgemeinen gut, selbst schwere Prozesse sind noch zu coupieren.

Therapie: Konservativ, durch den Wurzelkanal hindurch eingeleitete apikale Wundbehandlung nach chirurgischen Prinzipien (siehe Kapitel: Therapie der Wurzelhauterkrankungen). Dieses Stadium geht rasch in das dritte Stadium über, bei schweren Prozessen ist das zweite Stadium *zeitlich* kaum ausgeprägt.

Drittes Stadium: Panostitis, subperiostale und submuköse Phase, parossale Lokalisation; *Parulis.*

Klinische Erscheinungen: Der entzündliche Prozeß geht über die Spongiosaräume hinweg, greift auf Compacta und Periost über: Ödem der Weichteile, subperiostaler und submuköser Absceß mit entzündlicher Rötung der vorgewölbten Schleimhäute und deutlicher, sehr schmerzhafter Fluktuation, schärfer begrenzt beim subperiostalen, außerordentlich schmerzhaften Absceß. Alle klinischen Symptome des zweiten Stadiums haben sich verstärkt; spontane dauernde Schmerzen oft von außerordentlicher Höhe, besonders nachts und bei Wärmezufuhr, dagegen Linderung durch Kälte. Ausgesprochene Drüsenerscheinungen; Fieber, Schlaflosigkeit, mangelnder Appetit sind die allgemeinen Symptome eines akuten infektiösen Herdes, die sich, glücklicherweise selten, bis zu septischen Erscheinungen (Schüttelfröste, hohes Fieber, schwerstes Krankheitsgefühl) steigern können.

Prognose: Bezüglich der Erhaltung des Zahnes bedingt gut. Quoad vitam bis auf die seltenen septischen Prozesse, wo man in etwa 2% mit tödlichem Ausgang (PICHLER) rechnen muß, durchaus gut.

Therapie: Im Vordergrunde steht die chirurgische Therapie (Incision, Maxillotomie); zu gleicher Zeit oder nachfolgend ist die konservierende Behandlung durch den Kanal vorzunehmen; in seltenen Fällen ist die Therapie eine rein blutige (Markabsceß; an rückwärtigen unteren Molaren aus anatomischen Gründen; bei den schweren septischen Prozessen).

In den seltenen Fällen einer lateralen, nach marginal gerichteten Ausbreitung des primär apikalen Prozesses (Parodontitis acuta diffusa) ist, sobald der diffuse Prozeß über das hyperämisch-seröse Stadium hinausgelangt ist, jede konservative Therapie erfolglos, der Zahn ist der Zange verfallen. Hingegen ist die *marginal ansetzende* akute Periodontitis durchaus einer rein konservierenden oder kombinierten Therapie zugänglich.

b) Periodontitis acuta marginalis (unilateralis nach v. ARKÖVY).

Ätiologie: Akute und chronische Traumen mit nachfolgender Infektion; oft auf dem Boden der progressiven marginalen Parodontitis (siehe dort) entstehend mit chronischem Charakter und zeitweiligen Exacerbationen einhergehend.

Lokalisation meist im Interdentalraum bei fehlendem oder falschem Kontakt, ferner an den distalen Seiten der endständigen Zähne.

Klinische Erscheinungen. Subjektiv: Charakteristisch sind durch äußere Reize (meist mechanischer, seltener chemischer Natur) ausgelöste, oft geradezu pulpitisähnliche Sensationen und Schmerzen: Kälte- und Wärmeschmerzen, Schmerzen beim Kauen, bei der Zahnstochersondierung, geringe Blutungen, fauliger, fader Geschmack; selten lanzinierende, nicht lokalisierbare Sensationen.

Objektiv: Die Sondierung ruft intensiven Schmerzanfall hervor, Zahnfleisch (vor allem Papille) in entzündlichem Zustand, leicht blutend, gewulstet, leicht abhebbar. Sekret, in seltenen Fällen regelrechte Absceßbildung. Differentialdiagnose gegenüber Pulpitis.

Prognose: Meist gut.

Therapie: Ausschaltung der Reizmomente durch geeignete Formung der Kontaktfläche (Füllung, Krone, Brücke), Bekämpfung des Entzündungsprozesses, Eliminierung der Tasche.

c) Periodontitis chronica apicalis.

Sie entwickelt sich in ihren vielgestaltigen Bildern aus der ablaufenden akuten Periodontitis oder selbständig schleichend; sie wird ausgelöst durch Übertreten der Infektion aus dem Pulpakanal (faulige Pulpa, infizierte lebende Pulpa, infizierte nekrotische Pulpa). Voraussetzung ist praktisch immer ein Zahn mit toter oder nicht mehr vorhandener Pulpa, ein wurzelgefüllter oder nichtwurzelgefüllter Zahn. Latente Perioden werden abgelöst von subakuten oder akuten Exacerbationen, letztere erreichen aber meist nicht die Höhe der Erscheinungen frischer akuter Prozesse. Für die konservative Therapie kommen im wesentlichen drei Zustände in Frage: die diffuse chronische Infiltration, die progressive Form der chronisch-granulierenden Entzündung und das Granulom.

Klinische Erscheinungen. Subjektiv: Im Latenzstadium keine Erscheinungen, solange der entzündliche Herd nicht auf das äußere Periost übergegriffen hat. Ist das der Fall (was besonders frühzeitig bei den oberen Zähnen aus anatomischen Gründen entweder wegen Fehlens einer Compacta, frühzeitigen Verlustes der dünnen Compacta, oder als Folge durch diese dünne Knochenwand hindurchwirkender Prozesse zutrifft), so wird der aufmerksame Patient den „periapikalen Druckpunkt" und eine leichte Erhebung über die normale Kontur feststellen; hat die progressiv fortschreitende Form die äußeren Weichteile erreicht, so deuten ja die entsprechenden Hautveränderungen (Fistel) darauf hin. Dieses Bild ändert sich aber im *subakuten* Stadium. Jetzt meldet sich der Zahn: das Aufbeißen wird unangenehm, harte Gegenstände werden auf der betreffenden Seite nicht mehr gekaut, der Zahn wird geschont, nur bei umfangreicheren Prozessen erscheint er verlängert. Nicht selten wird Fistelbildung, Abgang von schlechtschmeckendem Sekret, leichte Auftreibung vom Patienten festgestellt. Der *akute* Nachschub endlich äußert sich durch stärkeres Hervortreten der eben erwähnten Symptome, die diejenigen von frischen akuten Prozessen erreichen können.

Objektiv: Alle Kennzeichen eines sog. toten Zahnes; dazu treten die charakteristischen Merkmale apikaler chronischer Einschmelzungsherde wie veränderter, dumpfer, sog. toter Perkussionsschall, Wurzelschwirren (die Wurzelspitze schwingt bei horizontaler leichter Kronenperkussion im Granulationsgewebe), periapikaler Druckpunkt, periapikale Auftreibungen (circumscripte Granulationsherde bis zu diffusen Periostschwarten), periapikale Rötung, Fistelbildung im sezernierenden Stadium, im latenten Stadium nicht selten ein oder mehrere vernarbte Fistelköpfe. Den objektiv einwandfreien Nachweis ergibt endlich auch das Röntgenbild: Aufhellungen um die Wurzelspitze, beginnend mit nur leicht verbreitetem apikalem Periodontalspalt bis zu mehr als erbsengroßen Herden; diese scheinen manchmal mehr diffus, geradezu infiltrierend in die Nachbarschaft zu gehen (chronische diffuse Infiltration, progressive chronische Periodontitis), manchmal expansiv, abgekapselt (das latente Granulom); endlich werden fungöse Cysten deutlich kenntlich. Kälte und Wärme geben bei latenten Prozessen keine Reaktion, dagegen bei akuten Nachschüben. Das gleiche gilt für den elektrischen Strom; bei latenten Prozessen keine Reaktion (wichtig bei äußerlich intakten Zähnen), anders dagegen bei akuten Nachschüben, wo deutliche Wurzelhautreaktion (keine Pulpenreaktion!) eintritt. Endlich ist der Lymphdrüsenbefund positiv (siehe spezielle Pathologie).

Prognose: Bei günstigen anatomischen Verhältnissen durchweg gut, wenn nicht fortgeschrittene Prozesse mit vorgeschrittener progressiver marginaler Parodontitis kombiniert sind.

Therapie: Konservativ und chirurgisch.

Die konservative Therapie der apikalen Wurzelhauterkrankungen.

a) Vorbemerkungen.

In folgendem soll nur das Grundsätzliche der Therapie dargelegt werden; Einzelheiten sind in den speziellen Lehrbüchern zu finden. Die Therapie gliedert sich in unblutige, rein konservative, in blutig-konservative und blutig-radikale Methoden. Letztere Methoden werden im zahnärztlich-chirurgischen Teil näher besprochen. Ist es das Ziel der Therapie von Zähnen mit kranker Pulpa, aber primär gesunder Wurzelhaut (siehe S. 495) eine rasche, bindegewebig-knöcherne Vernarbung der apikalen Pulpa-Wurzelhautwunde zu erzwingen, so ist das Ziel der Therapie der apikalen Wurzelhauterkrankungen, diese *krankhaften* Prozesse unter gewebig-knöcherner Ausheilung zum völligen Verschwinden zu bringen, Zähne und Körper davon sicher zu befreien. Im ersteren Falle ist also außer der Versorgung der apikalen Kanäle unter Verhinderung oder Behebung einer Kanalinfektion die *primär gesunde,* aber durch die Ausschaltung der Pulpa an deren Übergangsstelle verletzte, verwundete, fast stets nicht infizierte apikale Wurzelhautpartie zur raschen Abheilung zu bringen unter Fernhaltung aller heilungshemmenden Faktoren; im letzteren Falle tritt hierzu noch die *thera-peutische Beeinflussung des ostitischen Herdes um den Apex herum.* Die Aufgabe ist also wesentlich gesteigert. Voraussetzung und Einleitung zu solchen Ausheilungsvorgängen ist dabei in allen Fällen die in früheren Kapiteln geschilderte einfache Behandlung von Zähnen mit pathologisch abgeändertem Kanalinhalt. Ist diese nicht durchzuführen, so muß selbstverständlich jede konservative Therapie ostitischer, um die Kanalausgänge gelagerter Herde versagen. Dann tritt die blutige Methode in ihr Recht. Aber auch andere, unten näher zu bezeichnende Momente müssen von vornherein ein Versagen der konservativen Methode ergeben; diese sind teils normal-anatomischer, teils pathologisch-anatomischer Natur. Die Kunst der Behandlung wurzelhautkranker Zähne beruht in der durch Erfahrung gewonnenen weisen Erkenntnis, wo die Grenzen beider Methoden liegen; denn weder der, der behauptet, alle solche Fälle durch rein konservative Methoden zur Ausheilung zu bringen, noch der, der von vornherein eine solche Möglichkeit leugnet und nur „blutig" arbeitet, hat den Sinn ärztlichen Handelns verstanden!

b) Grundsätze der Behandlung akuter apikaler Wurzelhauterkrankungen.

Da es sich um die therapeutische Beeinflussung von meist allseits im Knochen eingeschlossenen ostitischen, infektiösen Herden handelt, ist die erste Voraussetzung — nach der vorbereitenden einfachen Kanaltherapie — das *Zugänglich-machen, die Schaffung eines Zu- und Ausganges zum bzw. für den entzündlichen Herd.* Ist dieses nicht möglich, so tritt im allgemeinen keine echte Ausheilung (Reparation) ein, höchstens ein Stadium der Latenz.

Zeitlich abei im Vordergrunde stehen andere Forderungen bei akut verlaufenden Fällen. Einerseits müssen die hohen Schmerzen, andererseits eine Ausbreitung in die Nachbarschaft oder über den ganzen Organismus bekämpft werden. Das subjektive, momentane Wohlbefinden und die Erhaltung des Lebens haben den Vorzug vor der Erhaltung eines einzelnen Zahnes. Manchmal sind dann gesonderte Maßnahmen notwendig; manchmal genügt die eigentliche Herdbekämpfung auf üblichem Wege, d. h. durch den Kanal hindurch; richtunggebend ist das jeweilige pathologisch-anatomische Zustandsbild. Gerade die therapeutischen Belange haben die Berechtigung der oben gegebenen Einteilung des Verlaufes eines akuten apikalen Prozesses der Wurzelhaut und der angrenzenden parodontalen Partien erwiesen.

α) *Die Behandlung der einfachen Hyperämie* (Hyperaemia symptomatica NESSEL) im Gefolge einer akuten, totalen serösen Pulpitis bedarf keiner besonderen Erwähnung, da sie sich deckt mit der einfachen Kanaltherapie: Desensibilisierung, Nekrotisierung und Ausräumung des Pulpengewebes; eine direkte oder aktive Behandlung der Wurzelhaut selbst erübrigt sich.

β) Im Stadium der *prästatischen (präinflammatorischen) Hyperämie* droht aber das Einsetzen der regelrechten akuten Entzündung, die es zu verhindern gilt. Aktive Maßnahmen müssen getroffen werden. Zunächst hat selbstverständlich die Ausräumung zu erfolgen, und zwar ist diese mit allen Mitteln bis an die Wurzelhaut heran zu erzwingen, womit der direkte Zugang verbunden ist; geeignete, entzündungsbekämpfende Medikamente müssen zur Wirkung auf die Wurzelhaut gebracht werden; unter Umständen muß der Zahn ruhiggestellt werden. Sehr störende Schmerzen sind selten vorhanden, deren Bekämpfung geht Hand in Hand mit der Erschließung des Herdes durch Verordnung von Analgetika, Wärmepackung, Schonungszeit und Ruhe. Der Prozeß muß coupiert, er darf nicht gefördert werden!

γ) *Die therapeutischen Maßnahmen* zur Bekämpfung der regelrechten, in das *Stadium der Leukocyteninfiltration und der Abszedierung* eingetretenen, akut entzündlichen Wurzelhauterkrankung — zweites Stadium — sind unter wesentlich erschwerten Umständen zu treffen. Zwei Momente beherrschen das Bild und bestimmen die Art des Handelns. Die Schmerzen sind erheblich, oft unerträglich (anatomische Gründe!) und die Gefahr der Ausbreitung des Prozesses (einerseits zur diffusen Osteomyelitis, andererseits zur septischen Allgemeininfektion) ist vorhanden. Die Maßnahmen müssen also einerseits auf die Behebung der Schmerzen, andererseits auf eine rasche Coupierung des Prozesses gerichtet sein. Während die durch den coupierenden Eingriff ausgelösten Schmerzen durch feste Fixierung des gelockerten Zahnes an seine Nachbarzähne und die anliegenden Flächen des Alveolarfortsatzes (Zement, Fingerstützung) oder durch Leitungsanästhesie, was vielfach vorzuziehen ist, und die Entzündungsschmerzen durch Analgetika (z. B. in der sehr angenehmen Kombination mit Schlafmitteln wie Allional, Kompral, Veramon), Ruhe und Wärmepackung gemildert oder gänzlich unterdrückt werden können, muß der Herd selbst unverzüglich nach allgemeinchirurgischen Grundsätzen angegangen werden. Dem Eiter, den Sekreten muß ein Weg nach außen — ubi pus ibi evacua! — geschaffen werden; die Kanäle sind unter einem Chloramin-Bad von den verstopfenden Massen zu befreien und ihre Durchgängigkeit zum Herd ist instrumentell (Kerrinstrumente, geeignete Hand- und Maschinenbeutelrockbohrer) zu erzwingen; endlich wird nach dem antiseptischen Bad bis zum Abklingen des akuten Stadiums der Herd nach außen dräniert (WEISER). Für die dauernde Offenhaltung des Abflußkanales ist natürlich Sorge zu tragen. Meist wird die Sekretion im Abklingen des akuten Prozesses auf die Eröffnung des Herdes durch den Kanal hindurch rasch versiegen; eine gründliche antiseptische Nachbehandlung, wobei der Nachdruck auf die ausschließlich bactericid wirkenden Eigenschaften der Desinfizientien zu legen ist, leitet die Heilung ein; der ganze Akt wird nach *Schwinden aller Symptome* durch die Füllung der Wurzelkanäle beendet.

Bleibt jede coupierende Wirkung trotz Öffnung der Wurzelspitze und „Lüftung" der parodontalen Spitzenregion (SCHRÖDER) aus oder ist die Wegbarmachung (bei gekrümmten Wurzeln, Stiftzähnen) unmöglich, so tritt die chirurgische Behandlung in ihr Recht. Je rascher der Prozeß seinen Fortgang nimmt, desto weniger darf mit der blutigen Eröffnung gezögert werden. Bei richtiger *technischer* Durchführung gibt die Resektion (siehe Abschnitt zahnärztliche Chirurgie) ausgezeichnete Resultate; eine Schwächung der Wurzeln ist im allgemeinen (abgesehen von exponierten Stützpfeilern) nicht zu befürchten. Auch die vom *Fach*röntgenologen durchgeführte Bestrahlung (%—$^1/_4$ Hauttoleranz, 4 mm Aluminiumfilter) kann rasche Coupierung erzielen; sie wird dann indiziert sein, wenn jede andere Methode erfolglos erscheint oder nicht indiziert ist.

δ) *Das dritte Stadium, die Panostitis, Parulis* wird eingeleitet durch die Weichteilschwellung; diese ist das äußere Anzeichen, daß der Eiter sich einen Weg durch den Knochen hindurch zu schaffen beginnt. Kann rasch nach dem ersten Auftreten des Gesichtsödems eingegriffen werden, so wird wie unter 2. verfahren. Nachweisbare subperiostale oder bereits submukös sich ausbreitende Abszedierungen werden sachgemäß gespalten und eventuell dräniert. Ist es noch nicht zur reellen Abszedierung gekommen, so kann diese gleichzeitig durch heiße Spülungen (Kamillentee) beschleunigt werden.

Tritt keine Erleichterung ein oder sind erhebliche Allgemeinerscheinungen vorhanden, so darf man sich nicht mit diesem mehr expektativen Verhalten begnügen, hier tritt das chirurgische Verfahren sofort in sein Recht (Resektion, in ungünstig gelagerten Fällen Extraktion).

Sind endlich die Erscheinungen bedrohlich, sind septische Erscheinungen vorhanden (Schüttelfrost, hohes Fieber usw.), so wird unverzüglich zur Extraktion geschritten. Tritt dennoch keine rasche Besserung ein, so muß wegen Sepsisgefahr der Patient dem Fachchirurgen zur stationären Behandlung unverzüglich überantwortet werden.

c) Grundsätze der konservativen Behandlung chronischer apikaler Prozesse.

Als *vorbereitende* Maßnahmen kommen die im vorhergehenden Kapitel geschilderten Methoden zur Aufschließung des Krankheitsherdes zunächst in Betracht. Auch hier ist der Nachdruck auf die *Schaffung eines direkten Zuganges zum ostitischen Herd* zu legen. Ohne diesen Zugang wird man nicht mit Sicherheit und nur selten eine Ausheilung, meist ein vorübergehendes Stationärbleiben erzielen.

Die sachgemäße Perforation durch die Wurzelspitze in das Zentrum des Herdes ist also Vorbedingung; aber auch dann ist der pathologisch-anatomische Zustand des apikal-parodontalen Gebietes maßgebend. Handelt es sich um kleine, streng um die gangbar gemachte Wurzelspitze gelagerte Herde, die nicht tiefer und ungleichmäßig in die an der Peripherie der Granulationsmassen eröffneten Spongiosaräume vorgedrungen sind und deren Markgewebe völlig umgestaltet haben, ist also der Prozeß mehr umschrieben, so wird er den einwirkenden Medikamenten zugänglicher sein. Ferner ist von Bedeutung, wie weit die unter lacunärer Arrosion vor sich gehenden Abbauprozesse in der Substanz der Wurzelspitze (Zement, Zahnbein) selbst vorgeschritten sind; weiter ist nicht nur die Ausdehnung der seitlichen, marginal vorwärtsschreitenden Granulationswucherungen (z. B. bei der Form der diffusen Granulationsbildung), sondern auch der Verlauf der apikalen Pulpenendäste (mehr seitwärts oberhalb des Apex abgehende Kanäle, die einer Reinigung überhaupt nicht und einer intensiven Desinfektionswirkung nur schwer zugänglich sind) von ausschlaggebender Bedeutung. Endlich gibt es Körperverfassungen (asthenische Konstitution, Lymphatismus), bei denen die Ausheilung so versteckt liegender Granulationsherde auf rein konservativem Wege

auch bei sonst günstigen anatomischen Bedingungen nicht zu erreichen ist. Die
Erfolglosigkeit der konservativen Maßnahmen gibt die Indikation zum chirurgischen Eingriff. Machen anatomische Besonderheiten wie Knickungen, völlige
Kanalatresien oder nicht entfernbare Wurzelfüllmassen, Metallstifte, Stiftzähne,
eine Eröffnung des Herdes durch den Pulpenraum unmöglich, so tritt die chirurgische Behandlung (siehe den Abschnitt zahnärztliche Chirurgie) *von vornherein
ohne den vorherigen konservativen Versuch in ihr Recht.*

Es sei noch erwähnt, daß es auch eine *soziale Indikation* zur chirurgischen
Entfernung des krankhaft ostitischen Herdes gibt; es ist heute nicht mehr angängig, im Berufsleben Stehenden durch viele Sitzungen eine „eventuell mögliche“
Heilung in Aussicht zu stellen. Hier müssen die Patienten auf die Möglichkeit einer
zeitverkürzenden chirurgischen Behandlung hingewiesen werden. Erfahrung und die
pathologisch-anatomischen Vorgänge allein lassen den richtigen Mittelweg finden.

An die vorbereitenden Maßnahmen schließt sich die eigentliche Behandlung
des chronischen Entzündungsherdes an. Geeignete Medikamente (Chloramin,
Phenolcampher, Jod, Formaline), denen außer der desinfizierenden Eigenschaft
ausgesprochen adstringierende, ja gewebsabbauende (dissimilative) Eigenschaften
zukommen, werden direkt an und unter besonderen Kautelen in den Herd hinein-
gebracht. Auf diese Weise hofft man über eine starke reaktive Entzündung zu
einer Ausheilung zu kommen (Reiztherapie). Auch die von KNESCHAUREK zuerst
angegebene Spritztherapie mit Phenolcampher will prinzipiell das gleiche, nur
die Transportmethode ist eine besondere; sie ist sehr mit Vorsicht zu gebrauchen,
darf nur von Erfahrenen geübt werden und birgt auch für diese noch unübersehbare
Gefahren in sich (siehe spezielle Lehrbücher). Auch hieran schließt sich die anti-
septisch-dauerwirkende, leicht wieder entfernbare (Rezidive!) Wurzelfüllung.

Auch die Diathermie wird zur Behandlung, und zwar mit Recht, herangezogen.
Man wird vor allem die Aufkochung durchführen. Von manchen Seiten wird
ferner die Trockenbehandlung empfohlen (STURM); der ausgeräumte und ge-
trocknete Kanal wird entweder abgefunkt oder die Regio ramifikationis intensiv
durchwärmt. Endlich wird insbesondere von FEILER die Elektrokoagulation der
Granulationen propagiert. Wir möchten vor dieser Methode warnen; nur dort,
wo man sonst zur Extraktion sich entschließen müßte, kann sie als ultimum
refugium der unblutigen Therapie versucht werden. Grundsätzlich wird die
Diathermie nie unter lokaler Anästhesie durchgeführt.

In besonderen Fällen, in denen die konservative Methode versagt oder nicht
angängig oder in denen der chirurgische Eingriff nicht durchführbar ist (aus
anatomischen, persönlichen oder allgemeinen Gründen, wie bei Blutern, bei
Kreislaufkranken, Zuckerkranken) gibt die Röntgenbestrahlung (PORDES) gute
Erfolge; *sie sollte nur vom Fachröntgenologen geübt werden.*

E. Zahn- und Mundpflege.

Die Mundpflege ist einerseits Sache des Zahnarztes, andererseits des betreffenden Menschen selbst. Die *zahnärztlichen* Maßnahmen prophylaktischer
und therapeutischer Natur sind an anderen Stellen auseinandergesetzt. Hier soll
in dieser Beziehung nur noch auf folgendes aufmerksam gemacht werden. Der
behandelnde Zahnarzt hat seine Patienten zu veranlassen, ja vielfach geradezu
dahin zu erziehen, daß sie sich in bestimmten Zeitabschnitten, auch wenn keine
Zahnschmerzen den äußeren Anlaß bieten, untersuchen zu lassen haben. Auch
wenn keine besonderen Schäden der Zähne oder des Ersatzes gefunden werden,
so ist dennoch alle 2—3 Monate eine gründliche Zahnsteinentfernung und Zahnfleischbehandlung für den Zivilisationsmenschen geboten. Eine weitere sehr
wichtige, obwohl vielen Menschen nebensächlich dünkende Aufgabe für den

behandelnden Zahnarzt besteht in der richtigen Unterweisung in der subjektiven Zahnpflege und in der nachdrücklichen Betonung deren Wichtigkeit für *Mund und Körper.*

Diese subjektive Zahnpflege im Gegensatz zur objektiven, vom behandelnden Zahnarzt vorzunehmenden, hat die Aufgabe, die gesunden Zähne und Schleimhäute gesund zu *erhalten.*

Die Mundhöhle des Säuglings bedarf bis zum Durchtreten der Zähne keiner Behandlung; im Gegenteil muß — normale Verhältnisse vorausgesetzt — jeder Versuch einer mechanischen oder chemischen Reinigung unterlassen werden. Solange keine Zähne vorhanden sind, vermag die Mundhöhle, wie jede andere mit dem Äußeren kommunizierende Körperhöhle, sich selbst zu reinigen. Erst mit dem Erscheinen der Kauzähne ist eine Zahnpflege geboten. Man wird aber bis zum Abschluß der lactealen Dentition (Ende des zweiten und Anfang des dritten Lebensjahres) von einer Bürstenreinigung besser Abstand nehmen, da die Schleimhäute im Frühkindesalter dünn, leicht verletzlich sind. Der in Kochsalzwasser und $NaHCO_3$ getauchte Wattefinger der Mutter reinigt die Zahnkronen.

Mit dem dritten Jahre setzt die *Bürsten*reinigung durch die Mutter ein, im fünften wird man zweckmäßig den Kindern selbst die Bürste in die Hand geben.

Hier muß nun darauf hingewiesen werden, daß die Kautätigkeit, intensiv und regelmäßig von Jugend auf durchgeführt, eine ganz erhebliche Bedeutung für die Gesunderhaltung des gesamten Kauapparates hat. Dieser Einfluß erstreckt sich einmal während der Aufbauperiode auf die Entwicklung des gesamten Apparates einschließlich der Kieferknochen und zweitens während der Gebrauchsperiode auf die Krafterhaltung und die Gesunderhaltung des Apparates. Was letztere betrifft, so wirkt, abgesehen von den inneren Faktoren, auf die hier nicht einzugehen ist, der Kauakt rein lokalmechanisch, indem alle erreichbaren Flächen der Hartsubstanzen und Weichteile gescheuert und eine intensive Speichelsekretion und Bespülung mit dieser Flüssigkeit ermöglicht wird. Daher soll grundsätzlich, systematisch von Jugend auf (etwa dem 4. Lebensjahr an) harte Nahrung gekaut werden, insbesondere hartgebackenes grobrindiges Roggenbrot. Man wird daher auch den Genuß weicher, klebriger, stark gesüßter Nahrungs- und Genußmittel einschränken, statt des Kuchens, des Weißbrotes das mineralreiche Roggenbrot verordnen; hierdurch wird außerdem dem Ganzen, der Landwirtschaft und dem Bauerntum, der Quelle unserer Kraft, gedient. Es ist dies nur ein Beispiel, wie auch wir unsere Maßnahmen nicht unabhängig, sondern als Teil des großen Ganzen treffen können. Wenn man sich zum unverrückbaren Grundsatz gestellt hat, daß jede Handlung dem Einzelnen gegenüber eine Handlung für das Ganze sein soll, so wird man erstaunt sein, in wie vielfacher Weise auch die Zahnheilkunde dem Ganzen dienen kann! Das Kauen muß dem Kind ein Vergnügen sein, *lustbetontes Kauen!*

Auf dieser rein mechanischen Reinigung und der zugleich damit ausgeübten Zahnfleischmassage beruht auch die übliche Zahn- und Mundpflege. Die tägliche Mundpflege hat also nichts anderes zu bezwecken, als durch Entfernung des Zahnbelages und der Speisereste die schädlichen Ansammlungen möglichst zu verringern und das Zahnfleisch durch Massage straff, derb, gesund zu erhalten. Als schädlich sind zu betrachten vor allen Dingen zähe klebrige, kohlehydratreiche und saure Massen, ferner Massen, die das Bakterienwachstum begünstigen. Durch eine solche Reinigung wird auch zugleich die Keimzahl der Mundhöhle, wie Untersuchungen ergeben haben, sehr erheblich verringert. Der Zusatz von Desinfektionsmitteln vermag nur unbedeutend einzuwirken, da diese viel zu kurze Zeit in der Mundhöhle wirken können. Eine etwas stärkere Einwirkung kommt nur den Desinfektionsmitteln zu, die sich im Bereich des Kauapparates anreichern. Solches ist etwa für das Carvasept anzunehmen. Daraus ergibt sich, daß der Zusatz der üblichen Desinfektionsmittel im allgemeinen keine Bedeutung hat. Auch die anderen Zusätze (lösende saure Salze), die beispielsweise den Zahnstein auflösen, die Speichelsekretion anregen, die Produktion eines alkalischen Speichels bedingen sollen, haben, wie die Untersuchungen zeigten, keinen Einfluß; die PICKERILL-schen Behauptungen (Hyalinindex) haben sich als unzutreffend herausgestellt.

Zur Reinigung und Mundpflege sind notwendig: Zahnbürste, Zahnpulver oder Zahnpasta und Spülwasser.

Zahnbürste. Da die Reinigung den Kauapparat im ganzen betreffen soll, so muß die Bürstung sowohl die Zähne als auch das angrenzende Zahnfleisch berücksichtigen. Letzteres wird nicht nur von den Epithelmassen und ähnlichem befreit, sondern auch massiert. Es ist selbstverständlich, daß lediglich die Gingiva propria der Bürste ausgesetzt werden darf. Die Massage selbst wird zugleich mit der eigentlichen Bürstenreinigung vorgenommen.

Die Bürste muß den *anatomischen Verhältnissen entsprechend gebaut sein.* Der Bürstenkopf muß daher aus einzelnen Bündeln bestehen, die quer zur Längsachse angeordnet sind; die Entfernung der einzelnen Bündel voneinander hat der Durchschnittsentfernung der Interdentalräume zu entsprechen. Die Bündel sind dachförmig zuzuschneiden, damit deren längste mittlere Borstreihe möglichst tief in den Interdentalraum eindringen. Die Borstenoberfläche des Bürstenkopfes selbst weist eine Biegung auf, die einerseits der konvexen Facialseite und andererseits der konkaven Ligualseite entspricht. Erstere muß daher eine konkave Bürstenoberfläche haben, letztere eine leicht konvexe. Daraus ergibt sich, daß man zur gründlichen Reinigung zwei Formen zur Verfügung haben muß.

Bürsttechnik. Sie setzt sich aus drei Bewegungen zusammen.

1. Die Interdentalräume werden so gereinigt, daß die Bürste für den Oberkiefer mit der Borstenrichtung schräg auf die Gingiva propria aufgesetzt wird. In einem Winkel von etwa 45⁰ zur Kauflächenebene zeigen die Borsten nach oben. Die Bündel sind entsprechend den Interdentalräumen angelegt. Nun werden zwei Bewegungen ausgeführt. Einerseits wird die Bürste immer parallel zur Kauflächenebene nach unten bewegt, zu gleicher Zeit wird der Bürstenkopf leicht um seine Längsachse rotiert, etwa so, als ob man eine Schraube eindrehen wollte. Dies wird wenigstens 6mal wiederholt. Innenseite und Unterkiefer werden sinngemäß bearbeitet.

Eine sehr gute Methode hat CHARTERS angegeben. Zur Reinigung der Interdentalräume wird zunächst von der Gingiva propria in Richtung gegen die Kronen gebürstet. Dann werden die Bürstenbündel der horizontal gestellten Bürste in die Räume eingepreßt; mit leichten rotierenden Bewegungen werden diese Nischen ausgebürstet.

2. Zur Bearbeitung der Kauflächen (Fissuren) wird die Bürste sagittal und parallel der Kauflächenebene aufgesetzt. Die eigentlichen Fissurenräume können damit nicht gereinigt werden (eventuell *prophylaktische Odontomie* in caries-anfälligen Gebissen).

3. An der Außenseite und Innenseite der Zahnhälse wird zu deren Reinigung wiederum entsprechend der Kauflächenebene horizontal gebürstet. In allen Fällen ist nur ein ganz leichter Druck auszuüben, die Borsten dürfen beim Aufsetzen nicht durch starken Druck plattgedrückt werden. Zweckmäßig ist sowohl mit der linken wie auch mit der rechten Hand zu bürsten nach einer ganz bestimmten Reihenfolge. Es ist selbstverständlich, daß stets nur die eigene Zahnbürste benützt wird. Liegen akute Zahnfleischprozesse vor, so verbrennt man zweckmäßigerweise die alte und schafft sich eine neue an. Man wähle auch stets Bürsten, die in Verpackung abgegeben werden. Will man seine Bürste desinfizieren, d. h. keimarm machen, so wasche man sie mit Seifenspiritus aus.

Putzmittel. Die Bürste, die im wesentlichen als Putzmittelträger und Friktionsinstrument dient, wird angefeuchtet und mit dem Putzmittel versehen. Das Putzmittel soll zunächst zur mechanischen Reinigung der Zähne, ohne diese aber in ihrer Substanz anzugreifen, dienen. Zu dieser Haupteigenschaft treten andere wünschenswerte. Es soll *säurebindende, bakterientötende, giftadsorbierende, desodorisierende* Eigenschaften haben. Säurebindend, um die bei der Gärung entstehenden Säuren zu neutralisieren; bakterientötende oder hemmende um die Cariesbakterien zu vernichten oder zu hemmen und endlich giftadsorbierende um Toxine und Gewebsverfallsprodukte zu binden und gleichzeitig desodorisierend zu wirken.

Eine einigermaßen *zahnsteinlösende* Wirkung kommt keinem zur Zeit bekannten und den sonstigen Forderungen entsprechenden Zahnputzmitteln zu; es ist theoretisch auch wenig wahrscheinlich, da zugleich mit dieser zerstörenden Eigenschaft auch verhängnisvolle Wirkungen auf die Zahnsubstanzen verbunden wären.

Es kommt ferner darauf an, den *Zahnsteinansatz zu verhindern* oder *ihn wenigstens auf das Geringste zu beschränken*. Der Zahnstein besteht bekanntlich aus einer primären organischen Matrix, die sekundär Kalk aufnimmt und festhält. Diese primäre organische Matrix besteht im wesentlichen aus Fadenpilzen usw., im geringeren aus Epithelzellen, Speichelkörperchen u. ä. Wenn man also den Zahnsteinansatz bekämpfen will, so muß man diese Belagmassen verringern, und das kann nur geschehen durch Verringerung und Eliminierung der organischen Massen.

Als brauchbare Putzmittel, denen die oben erwähnten Eigenschaften in mehr oder minder hohem Grade zukommen, verdienen der *sterilisierte* weiße quarzfreie *Ton* (*Bolus sterilisata* MERCK) und die Tierkohle Erwähnung. Man mag auch — nach altem Gebrauch — feinst geschlämmte Kreide (Calc. carb. praecipit. purissimum) verordnen; der sterilisierte Ton hat aber wesentliche Vorzüge. Andere Zusätze wie Rhizoma Iridis, Magnesia usta, Ossa sepia pulverisata u. a. sind unnötig.

Allen Zahnpasten kommen die oben erwähnten Eigenschaften in sehr geringem Maße zu, sie sind daher entbehrlich, wenn auch wegen der Handlichkeit von den Patienten sehr geschätzt. Adstringierende, desinfizierende Zusätze sind im allgemeinen überflüssig, ebenso die Geschmack korrigierenden. Manchen Zahnpasten werden auch differente Medikamente zugesetzt, so z. B. Kalichlorikum, Jod, radioaktive Substanzen, Paraform. Es besteht die Möglichkeit, daß durch lang dauernde und unkontrollierbare Aufnahme der oben erwähnten starkwirkenden Medikamente eine Schädigung des Organismus eintritt. Insbesondere gilt das für Kalichlorikum und Jod. Man wird daher zur täglichen Zahnpflege nur Scheuerungsmittel empfehlen dürfen, die keine starkwirkenden Zusätze enthalten. Damit ist nicht gesagt, daß solche Zusätze auf kurze Zeit verordnet und bei spezieller Indikation nicht von Nutzen und notwendig sein können. Dies gilt auch von Paraform. Paraform wird bekanntlich von GOTTLIEB, ANDRESEN u. a. Zahnpulver bzw. Zahnpasten zugesetzt. ANDRESEN will damit das sensible Zahnbein bekämpfen. GOTTLIEB bezweckt noch etwas anderes. Nach diesem Autor wird die Carieswiderstandsfähigkeit des Schmelzes durch die größere oder geringere Verhornung des Schmelzoberhäutchens bedingt; um diese Verhornung zu verstärken, empfiehlt GOTTLIEB Paraformzusatz zur Zahnpaste (Carpyrpaste). Hierzu ist das gleiche zu sagen wie oben: auch eine solche Zahnpaste soll nur für kürzere Zeit und in besonderen Fällen verwandt werden.

Spülwasser. Die Spülwasser dienen als Ergänzung; sie haben die Wirkungen, die allein durch Bürste und Putzmittel nicht erzielt werden können, zu entfalten. Im wesentlichen dienen sie der feinen Reinigung, nachdem Bürste und Putzmittel grobe Vorarbeit geleistet haben. Dort, wo die Bürste nicht hingelangen kann, wie in enge Interstitien, unter Brückenersatz, soll das flüssige Medium eindringen. Es soll zugleich etwa zurückbleibende Pulver- und Pastenmassen entfernen. Konsequenterweise müssen diesem Spülwasser einerseits ähnliche Eigenschaften wie dem Pulver eignen, andererseits solche, die keinem Pulver und keiner wie immer auch phantasievoll zusammengesetzten Paste zukommen können. Also *schleim- und belaglösende, säurebindende, giftbindende und adstringierende Eigenschaften*. Was die letztere Eigenschaft betrifft, so ist sie in allen den Fällen erwünscht, wo chronisch-gingivitische Veränderungen oder Neigungen dazu vorhanden sind, d. h. also für alle Menschen vom 25. Lebensjahr an.

Auch hier ist man keineswegs auf die teueren Fabrikzusammensetzungen angewiesen; im Gegenteil es ist immer gut, über die *wirkliche* Zusammensetzung Bescheid zu wissen und in dieser variieren zu können.

Man verordnet folgende einfache und brauchbare Mittel. Als *schleimlösend* Natrium bicarbonicum etwa zwei Messerspitzen auf ein Glas Wasser; Natrium bicarbonicum wirkt zugleich neutralisierend. Als adstringierende und stoffwechselbefördernde Mittel Alkoholzusatz in Form von kölnischem Wasser, Franzbranntwein oder in Form der früher mit Recht geschätzten Tinctura Myrrhae, Tinctura Ratanhiae. Zur Desodorisierung dienen in erster Linie Bürste und Boluspulver, ferner die Gerbstoffe enthaltenden Tinkturen und nur in Ausnahmefällen und nicht regelmäßig Wasserstoffsuperoxyd-Präparate.

Wie kaum einer unter 100 richtig bürstet, so ist auch das sachgemäße Spülen eine fast unbekannte Kunst.

Der nicht zu große Schluck wird bei nach außen völlig geschlossenem Mund mehrere Sekunden *durch* die Zahnreihen, also von medial nach lateral und von ventral nach dorsal und umgekehrt hindurchgesaugt. Das übliche geräuschvolle Herumwerfen des Wassers kann nur das Putzmittel aus der Mundhöhle entfernen, nicht aber die Zähne und Interdentalräume säubern.

F. Die lokale konservative Therapie der Parodontitis marginalis progressiva (sog. Alveolarpyorrhoe).

Die Behandlung der sog. Alveolarpyorrhoe muß sich auf die inneren und äußeren Faktoren erstrecken. Während die Behandlung endogener Störungen Sache des Internisten ist, fällt dem Zahnarzt die lokale Behandlung zu.

Es stehen uns konservative und chirurgische Methoden zur Verfügung. Während die ersteren unter Erhaltung der marginalen Anteile des Parodontium vor sich gehen, ist das Charakteristische der chirurgischen Behandlung die mehr oder minder radikale Entfernung parodontalen Weich- und Knochengewebes (siehe chirurgische Zahnheilkunde, dort auch genaue Indikationsangaben).

Die *Prophylaxe* hat zur Verhütung derartiger Zustände und Prozesse besondere Bedeutung deswegen, weil unsere Methoden zur Behandlung der ausgesprochenen Parodontitis weder eine anatomische Heilung noch überhaupt einen *völligen Stillstand* des rarefizierenden Prozesses herbeiführen können; was wir erreichen ist lediglich eine oft allerdings außerordentliche und genügende Verlangsamung im Verlauf des Prozesses.

Die *Prophylaxe* hat sich sowohl auf die harten Zahnsubstanzen als auch auf den Alveolarknochen und dessen deckende Weichteile zu erstrecken. Die prophylaktischen Maßnahmen bestehen in dem dauernden Fernhalten aller abnormen Reize, die das Zahnsystem und dessen einzelne Teile treffen können. Die Mundhöhle muß in jeder Hinsicht saniert und dauernd in diesem Zustand erhalten werden. Übermäßig gelockerte und größerer Teile des knöchernen Zahnbettes beraubte Zähne sind zu entfernen, durchbrochene Gebißreihen sind zu schließen, Irregularitäten zu beheben; für jeweils normale Kontaktbeziehungen ist Sorge zu tragen; überstehende Füllungs- und Kronenränder sind mit allen Mitteln zu entfernen; Zahnstein darf sich nicht ansetzen, entzündliche Randprozesse sind zu beheben. Durch geeignete subjektive Zahnpflege (Bedeutung eines kräftigen

Kauaktes, einer richtigen Verwendung der Bürste und des Mundwassers) und systematische Kontrolle in bestimmten Zwischenräumen ist der hygienische Zustand aufrechtzuerhalten.

Die *konservative Behandlung* unterteilt sich in die *mechanische, medikamentöse und innere Behandlung.*

Einerseits werden faßbare, örtliche, kausale Bedingungen, die erfahrungsgemäß zu der Par. m. pr. führen können, nach Möglichkeit ausgeschaltet, andererseits wird versucht, auf die konditionalen inneren Bedingungen, soweit wir sie zu analysieren imstande sind, in heilungsbeförderndem Sinne Einfluß zu gewinnen.

Da wir zur Zeit wenigstens noch über keine Methode verfügen, die eine ausgesprochene Par. m. pr. zu einer Heilung bringen kann und da eine *anatomische* Wiederherstellung unmöglich erscheint, so liegt der Nachdruck der Behandlung auf prophylaktischen Maßnahmen bei allen Prozessen, die klinisch marginal beginnen. Die selteneren Fälle der Parodontitis, in denen marginale Frühsymptome nicht ausgesprochen oder klinisch überhaupt nicht feststellbar sind (diffuse Atrophie nach GOTTLIEB), entziehen sich einer frühzeitigen Behandlung, sie werden erst bei Kaubeschwerden, den schwereren Veränderungen im tiefen Parodontium (Wanderung, Drehung, Kippung) klinisch erfaßbar.

Die konservative Behandlung (abgesehen von innerlich angreifenden Maßnahmen) chronisch margineller Parodontitiden hört dann auf die ausschließliche Methode darzustellen, *wenn trotz sachgemäßer Durchführung abnorm tiefe Taschen, aus denen Sekrete sich entleeren, nicht zum Schwinden zu bringen sind.* Ist das der Fall, so sind chirurgische Maßnahmen (nach unserer Anschauung die Ulektomie) am Platze. Je tiefer und je weiter in der Horizontalen ausgedehnt die Tasche sich erstreckt, je ungünstiger die Lokalisation, desto sicherer und schneller wird man sich zur Ulektomie entschließen, aber auch sehr seichte Taschen können der konservativen Therapie gegenüber völlig refraktär bleiben. In nicht zu weit fortgeschrittenen Fällen wird man daher zunächst mit den konservativen Maßnahmen den Anfang machen.

1. Die mechanische Behandlung bzw. Vorbehandlung.

Prinzip. Mit speziellen Instrumenten sind alle als Fremdkörper zur Entzündung (Gingivitis chronica marginalis) führenden und diese unterhaltenden Massen systematisch zu entfernen; ist Sekretion vorhanden, so sind auch die ulzerösen Taschenwände von den Geschwürsmassen und Epithel zu befreien (Curettage).

Abgesehen von den überstehenden Füllungsmassen, Kronenrändern, hochgradig gelockerten Zähnen u. a. handelt es sich im wesentlichen um die Entfernung des subgingivalen Zahnsteines und der Granulationsmassen.

Die Entfernung des supragingivalen Zahnsteines macht meist keine Schwierigkeiten. Mit den leider noch vielfach gebrauchten klobigen Instrumenten sind nur grobe Massen, aber nicht die in die Interdentalräume und unter den Zahnfleischrand sich erstreckenden zu entfernen. Geeignet sind das Younger-Instrument Nr. 15 S.S.W. oder Nr. 84 Ash, das Younger-Instrument Ash Nr. 83, der Sickle Scaler Nr. 88 Ash und die Younger-Instrumente Nr. 78, 79 Ash (Abb. 509—511); während mit ersterem die oralen und facialen Zahnhälse und mit den letzteren die interdentalen Räume der Backenzähne gesäubert werden, geschieht dies im Interdentalraum der Frontzähne mit dem Ash-Instrument Nr. 88. An Stelle dieser Instrumente, teilweise auch zur Ergänzung, dient der Instrumentensatz von MORSE, ganz besonders brauchbar wegen der individuell vorzunehmenden Biegung der Arbeitsenden. Kleine und kleinste Reste subgingivalen Zahnsteines, vornehmlich in den interdentalen Räumen, sind nur mit SENNschen Instrumenten (Ash oder S. S. White) und Darby-Perry Scalers (bes. 117—119 Ash) in mühevollster

Kleinarbeit zu entfernen[1]. Die Paraffineinlage in die Taschen nach DUNLOP, die wie ein die Tasche öffnender Separator den ganzen Raum übersehbar macht,

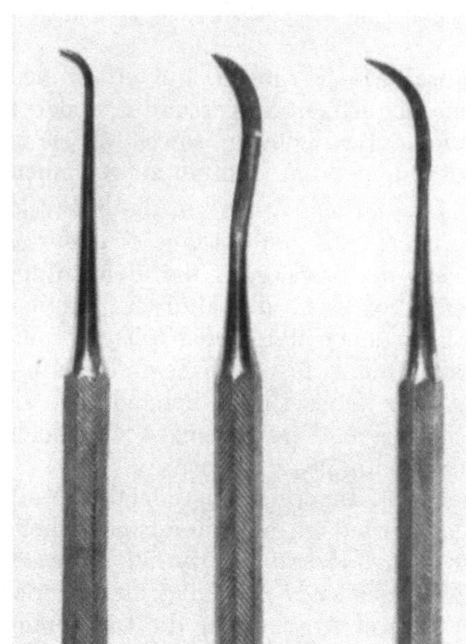

sowie mit Celluloid-Aceton-Paraform getränkte, eingelegte Wattefäden wirken unterstützend. Mit geeigneten Politurinstrumenten (STRIPs und BUNTINGs Feilen) sind die zahnsteinbefreiten Wurzelwände zu glätten. Die spezielle Technik ist in den Lehrbüchern der konservierenden Zahnheilkunde nachzulesen.

Zugleich wird mit den geeigneten Instrumenten (den erwähnten Reinigungsinstrumenten und scharfen, kleinsten, löffelförmigen Exkavatoren Ash Nr. 131—134 Abb. 512 u. 513) die Zahnfleischtaschenwand curettiert (Curettage nach H. SACHS), d. h. es wird die ulzeröse Fläche kräftig abgeschabt und von Epithel befreit, was meist unter Zusatz von einigen Kristallen Cocain fast schmerzlos gelingt. Dieser Teil der Behandlung ist nicht minder wichtig wie die Entfernung des Zahnsteines.

Abb. 509. Die drei typischen Zahnreinigungsinstrumente (Ash Nr. 84, 88, 83).

Hier möge auch die Indikation zur Schlittenartikulation (KAROLYI, GOTTLIEB) ihre Erwähnung finden. Bei beginnender Parodontitis marginalis chronica und der daraus resultierenden und durch primäre Atrophie oder Dystrophie mitbedingten Schwächung des Zahnbettes, insonderheit durch allmähliches Schwinden der Alveole wird die normale Belastung infolge der immer ungünstiger werdenden Hebelverhältnisse (die extraalveolare Hebelstrecke wird immer größer) als krankheitsfördernder Reiz zur Wirkung kommen. Es müssen daher — abgesehen von den Fixierungen bei fortgeschrittener Lockerung (siehe Abschnitt Prothetik) — die Höcker und die überschneidenden Schneidekanten weggeschliffen werden zur sog. Schlittenartikulation.   Wo sich die geringsten Anzeichen einer herabgesetzten Reaktionsfähigkeit des Gebisses zeigen (in der Regel vom 30. Lebensjahr ab), muß die mangelnde oder ausbleibende Selbstabschleifung künstlich hergestellt werden

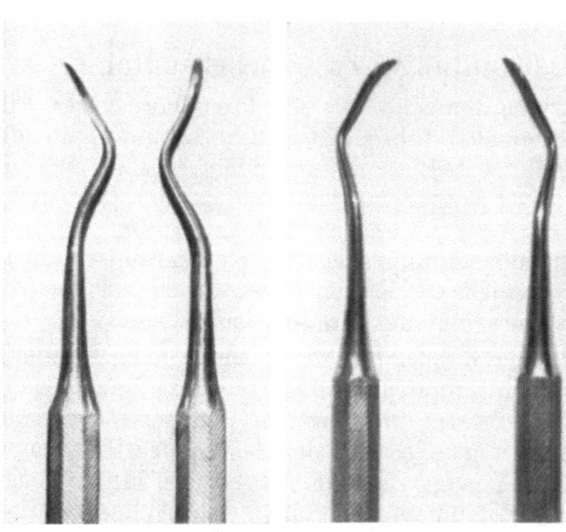

Abb. 510.   Abb. 511.
Die Zahnreinigungsinstrumente für approximale Wände (Ash 78, 79).

---

[1] Diese Instrumente sind nur als Typenbeispiele angeführt; in den letzten Jahren sind ausgezeichnet gebaute deutsche Spezialinstrumente in den Handel gekommen.

durch in Etappen vorgenommene Abschleifung der Höckerspitzen und Schneidekanten, am besten mit Hilfe eines geeigneten Gelenkartikulators; dies hat natürlich nicht nach dem Stand des Ruhebisses, sondern entsprechend der Kaubahn zu geschehen; die guten Erfahrungen GOTTLIEBs können durchaus bestätigt werden.

2. Die lokal-medikamentöse Behandlung.

Schon die Reinigung selbst wird unter ständiger Benutzung von konzentriertem Chloramin und Beschickung der Taschen mit Chloraminpulver durchgeführt. Aber jede lokal-*medikamentöse* Behandlung hat nur Wert, wenn sie im *Anschluß* an die Reinigung durchgeführt wird. Das lokalapplizierte Medikament soll einerseits entzündungswidrig, granulationszerstörend einwirken, andererseits soll mit kalklösenden Säuren eine rasche Auflösung der kleinsten, dem Instrument entgangenen Zahnsteinreste erzielt werden.

Zu dem letzteren ist zu sagen, daß eine wesentliche Wirkung nicht zu erwarten ist und daß die harten Zahnsubstanzen in gleicher Weise angegriffen werden können; was vielleicht durch die Entfernung zurückgebliebener Zahnsteinkörnchen erreicht wird, wird durch die infolge der Anätzung der Wurzeloberfläche (Zement, Zahnbein) neu entstehenden Rauhigkeiten und Schlupfwinkel überreichlich zum Nachteil. Als solche lösende Säuren wur

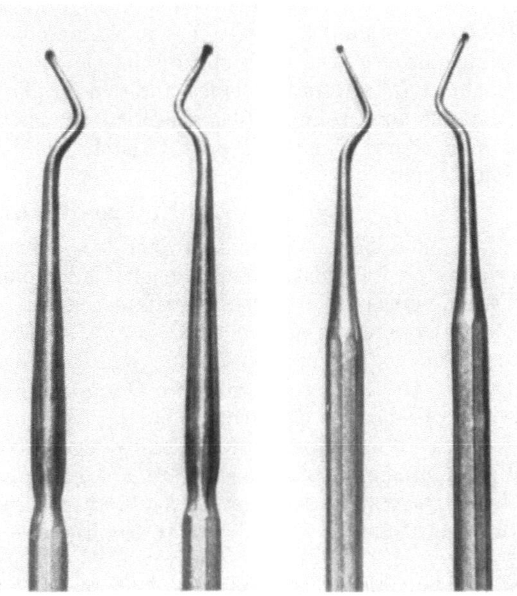

Abb. 512.　　　　　　　　Abb. 513.
Löffelförmige Exkavatoren (Ash 131—134).

den vor allen Dingen von YOUNGER die *Milchsäure* 60%, von HEAD das Ammoniumsalz der *Flußsäure*, von RÖMER *Ameisensäure*, ferner fast alle bekannten anorganischen und organischen Säuren angewendet.

Empfehlenswert und nicht ohne Erfolg ist dagegen die Einführung von Medikamenten, die auf die harten Zahnsubstanzen keinen zerstörenden, dagegen auf das Weichgewebe einen heilenden Einfluß ausüben.

Der Nachdruck liegt auch hier wieder auf der Verschorfung, Verätzung der inneren Taschenwand, das ist nichts anderes als *chemisches Curettement*. Daß auch diesen Mitteln ein sehr enger Wirkungskreis gezogen ist, ist durchaus verständlich. Nur in Anfangsstadien ist nach der sorgfältigen mechanischen Reinigung, die — was wiederholt sein möge — die *wichtigste konservative Maßnahme* darstellt, die chemische Kauterisierung von Erfolg begleitet. In fortgeschrittenen Fällen ist die Wirkung eine durchaus geringe und lediglich vorübergehende. Man wird aber nicht ganz auf diese Hilfe verzichten wollen.

In dieser Hinsicht verdient den Vorzug Formalin, welches durch SCHWARZ und HÜBNER der Vergessenheit entrissen wurde. Trikresol-Formalin wird in folgender Weise verwandt: Nach Trockenlegen werden Papierspitzen, die in Trikresol-Formalin getaucht wurden, in die Zahnfleischtasche eingebracht. Dort läßt man sie länger liegen und wiederholt dies des öfteren. Nach dieser manchmal nicht unerheblich schmerzenden Ätzung bringen wir eine Carvaseptpaste in die Taschen, auf diese Weise wird das stark desinfizierende Carvasept für längere Zeit zurückgehalten und zur Wirkung gebracht. Vorteilhafter zu applizieren und zu dosieren scheint aber der Paraformaldehyd, vor allem, wenn man ihn mittels eines Paraffinverbandes (etwa ähnlich dem DUNLOP-Verfahren) in die Taschen längere Zeit deponiert. Hier ist ferner noch der Höllenstein, kristallisiertes Chlorphenol, Natriumsulfit, Kali kausticum zu erwähnen. Schwach reizende und zugleich desinfizierende Präparate sind *Flavizid* (10%)-Glycerin, die Dunloppaste, konzentriertes Chloramin. Lediglich desinfizierende Mittel haben den geringsten Einfluß. Das Formalinmundwasser wird im Kapitel Nachbehandlung erwähnt.

Von Vorteil ist endlich auch noch der Sauerstoffstrom, wie ihn gleichfalls DUNLOP empfohlen hat. Diesem kommen, wie GOTTLIEB angibt, nicht nur reinigende, sondern auch spezifische Gewebswirkungen zu. Der Dunlop-Apparat macht die Verwendung eines anderen Spülapparates überflüssig. Während die letzteren doch sehr problematisch in bezug auf den Nutzen zu beurteilen sind, kommt dem Sauerstoffapparat nach Dunlop zweifellos eine erhebliche Bedeutung zu.

3. Innere Behandlung.

In allen Fällen, besonders aber bei *frühzeitiger* schwerer Parodontitis ist ein erfahrener Internist hinzuzuziehen; jede lokale Behandlung muß in allen den Fällen versagen, in denen Krankheiten des ganzen Organismus oder einzelner seiner Organe vorhanden sind, die auf die schwere progressive Kieferkrankheit auslösend oder verschlimmernd wirken (vegetatives Nervensystem, endokrine Drüsen, Intoxikationen, schwere Organkrankheiten). Es ist eine alte und immer wieder bestätigte Erfahrung, daß im Verlaufe der Parodontitis marginalis progressiva Remissionen aufzutreten pflegen, ohne daß diese stets auf die lokale Behandlung zurückzuführen wären. Ausspannung von der täglichen Berufsarbeit, *Milieuwechsel*, vielleicht auch *Kostwechsel* wirken oft überraschend. Es ist daher dringend eine See-, Bade- oder Gebirgsreise anzuraten.

Auch mit Medikamenten wurde — sicher nicht ohne Erfolg — versucht, die allgemeine Widerstandsfähigkeit zu erhöhen (Arsen, Phosphor). RÖMER und GOTTLIEB verordnen eine systematische Arsenkur.

Nachbehandlung.

Nach Entfernung der Zahnsteinmassen und nach Behebung der entzündlichen Symptome ist für eine geeignete Nachbehandlung Sorge zu tragen. Sie erschöpft sich im wesentlichen in dem, was schon vorher über die Prophylaxe gesagt wurde.

Auf geeignete Massage und Infunktionhaltung des Zahnsystems ist besondere Sorgfalt zu verwenden.

Die *natürliche* Massage wird durch den Kauakt erzielt: Kauen hartrindigen, knusprigen Brotes wird nur dort befürwortet, wo die Kauzähne noch den physiologischen Kaudruck, ohne geschädigt werden zu können, als physiologischen Reiz empfinden.

Künstliche Massagewirkung wird ferner auf einfachste Weise durch Friktion mit dem Wattefinger, der in 30—60% Alkohol getaucht wird, erzielt (von dem vielempfohlenen H_2O_2 hier wie auch sonst ist in allen den Fällen abzusehen, wo Neigung zum Schwammigwerden des Zahnfleisches, also zu chronisch-entzündlichen Prozessen, vorliegt).

Auch die Zahnbürste hat Massagewirkungen. Die Bürstenführung nach CHARTER wurde oben schon geschildert. In diesem Zusammenhange ist besonders auf die Methode von STILLMANN hinzuweisen. Nach der üblichen Reinigung wird der Bürstenteil flach auf die Gingiva propria aufgelegt und mit rüttelnden

Bewegungen sanft gegen die Zähne geführt, etwa 5mal hintereinander; die Stelle wird anämisch und hierauf wieder hyperämisch; dies wird nach jedesmaligem Abblassen etwa ein halbes dutzendmal morgens und abends wiederholt.

Dem Patienten wird eine Carvaseptpaste (HEYDEN-Radebeul-Dresden) mit nach Hause gegeben mit der Anweisung, abends nach der letzten Mundpflege und unmittelbar vor dem Schlafengehen mit der Fingerkuppe in die Zahnzwischenräume und in die Zahnfleischtaschen eine kleine Menge der Paste einzureiben. Ist eine solche Tube aufgebraucht, so kann nach einer gewissen Pause diese Pastenbehandlung wiederholt werden. Diese hat sich übrigens auch zur Behandlung einfacher Gingivitiden als brauchbar erwiesen.

Man wird ferner Alkoholspülung mit kölnischem Wasser, Tinctura Myrrhae oder Ratanhiae anordnen (siehe weiter vorne).

Endlich hat sich für solche Fälle sehr bewährt das von N. SCHWARZ angegebene Formalinmundwasser.

Formalin (40%) 10,0
Spir. Vini 100,0
Spir. Menth. pip. 1,0

5—10 Tropfen auf ein Glas Wasser.

Die Finger- und Bürstenmassage und die Formalinspülung ist besonders angezeigt bei der typischen Stauungsgingiva, bei hypertrophischer Gingiva. Nur wenn es gelingt, diese Erscheinungen der Randgingiva zu beheben, ist Aussicht auf völlige Heilung oder wenigstens längeren Stillstand. Daraus erhellt die Bedeutung sachgemäßer *Nachbehandlung*.

Die gesamte Behandlung der Parodontitis marginalis progressiva ist natürlich mit diesen rein konservativen Maßnahmen, so wichtig sie sind, nicht erschöpft. Zur Ergänzung sei auf die entsprechenden Abschnitte der Chirurgie und Prothetik verwiesen.

G. Die Therapie der nichtspezifischen katarrhalischen Schleimhauterkrankungen.

(Gingivitis — Stomatitis simplex.)

Über die Therapie der Gingivitiden ist in dem Abschnitt Erkrankungen der Weichteile des Mundhöhlenbereichs schon ausführlich gesprochen worden. Im folgenden sollen hierzu noch einige Ergänzungen vom Standpunkt der konservierenden Zahnheilkunde aus gebracht werden, wobei sich freilich gelegentliche Wiederholungen von früher schon Gesagtem nicht ganz vermeiden lassen, die aber um der Abrundung des Kapitels willen erforderlich sind.

Pathologisch-anatomisch handelt es sich hier (siehe spezielle Pathologie) um akute oder chronische Entzündungen der Mucosa ohne grobe Zerstörungen der Deckepithelschichte. Im Vordergrund der akuten entzündlichen Erscheinungen steht die vermehrte Desquamation und vermehrte Sekretion (Gefäß- und Drüsensekretion) nach einem erythemartigen Anfangsstadium. Chronische Prozesse charakterisieren sich entweder durch produktive Vorgänge als Gingivitis-Stomatitis hypertrophicans oder als chronische Infiltration mit allmählichem Schwund des Gewebes; daneben laufen auch in verschieden ausgeprägtem Grad exsudativkatarrhalische Vorgänge, wie sie für die akuten Prozesse besonders charakteristisch sind.

Die Behandlung der akuten katarrhalischen Formen ist grundsätzlich eine rein mechanisch und chemisch reinigende; dazu tritt bei chronischer Gingivitis in Form der chronischen Infiltration die lokal-medikamentöse und die innere Behandlung; die hypertrophierende Gingivitis dagegen muß nicht selten energischer (Kauterisierung und blutige Abtragung) angegangen werden. Zu gleicher Zeit muß in allen Fällen das ganze Gebiß, soweit es in schlechtem Zustand ist, saniert werden: ohne Behebung der cariösen Defekte, ohne Entfernung nicht mehr erhaltungsfähiger Wurzeln und Zähne ist eine Behandlung des Zahnfleisches allein nicht von Erfolg begleitet. Weiter muß — obwohl selbstverständlich — darauf hingewiesen werden, daß ohne andauernde und geeignete persönliche Zahnpflege des betreffenden Patienten akuten Prozessen rasch ein Rezidiv folgt und chronische Prozesse überhaupt nicht gänzlich zu beheben sind. Endlich ist eine eventuell zugrunde liegende Allgemeinerkrankung sachgemäßer Behandlung durch den Internisten zuzuführen.

1. Die mechanisch-chemische Reinigung.

Zur Lösung und Entfernung des schmierigen Belages werden mit dem (konzentrierten) Chloramin-Tupfer die Zahnreihen okklusal und lateral, vor allen Dingen die Zahnnischen, gründlich abgewaschen, gesäubert. Nach dieser oberflächlichen Säuberung, die durch die Friktion des triefenden Mulltupfers und durch das *belaglösende* konzentrierte Chloramin zustande kommt, beginnt man mit der instrumentellen Reinigung, die mit den früher schon erwähnten Instrumenten in sorgfältiger, zahnfleischschonender Weise durchgeführt wird; auch hierbei ist es vorteilhaft unter Unterstützung von Chloramin zu arbeiten, indem man jeweils die betreffenden Halspartien mit der Pinzette unter konzentriertes und pulverisiertes Chloramin setzt. Hand in Hand damit geht die Sanierung der Gebißreihen: überstehende Füllungsränder sind sorgfältig zu entfernen, ausgewaschene Füllungen zu erneuern, schlechte Kontakte zu verbessern, überstehende Kronen- und Ringränder radikal wegzuschleifen oder zu entfernen, nicht erhaltungsfähige Wurzeln zu extrahieren; Ähnliches gilt auch für unhygienische Brücken, Prothesen und Befestigungsschienen.

Von der Anwendung ausschließlich desinfizierender Mittel ist abzusehen.

Dagegen sind die desodorisierenden und fäulniswidrigen Eigenschaften des Chloramin wertvoll und unterstützend bei der mechanischen Reinigung; auch auf die Verwendung des *Sauerstoff*-Sprays (Dunlop) sei hingewiesen.

Einen wesentlichen Anteil an der mechanischen Reinigung hat der Patient selbst zu übernehmen; nur mit dessen Mithilfe kann eine Gesundung erreicht und erhalten werden. Er hat nicht nur sorgfältig nach genauen Anweisungen zu bestimmten Tageszeiten die Zähne zu reinigen, er hat vor allen Dingen beide Kieferseiten beim Kauakt energisch zu gebrauchen; die Selbstfriktion (Reinigung, bessere Durchblutung) ist die beste Prophylaxe.

2. Die schmerzstillenden Maßnahmen.

Die akute Gingivitis bzw. Stomatitis kann, was besonders für die ulzerösen Formen gilt, mit außerordentlichen spontanen und auf die geringsten äußeren Reize eintretenden und sich steigernden Schmerzen verbunden sein. Nicht nur jede Nahrungsaufnahme, namentlich mehr geformter, aber auch weicher Massen, sondern auch Sprechen und Bewegen von Weichteilen (Zunge, Wangen) und Kiefer wird ängstlich vermieden; daher kommen solche Patienten auch rasch herunter.

Zunächst wird man vorsichtig wischend wie unter 1. beschrieben mit den Chloramintupfern den zersetzten, schmierigen Belag entfernen. Wo dieses wegen starker Schmerzhaftigkeit nicht möglich ist, wird man zunächst lauwarmes Borwasser oder Kochsalzwasser längere Zeit über die Schleimhäute strömen lassen; wird auch dies nicht zugelassen, so kann man mit 10% Psicainlösung die Schleimhäute betupfen oder mit Orthoform, in Glycerin zu dickem Brei angerührt, einpinseln, um dann erst mit der Reinigung zu beginnen. Vor den Mahlzeiten wird man für die Dauer des Schmerzstadiums mit Orthoformlösung spülen (auch Dysphagintabletten sind zu empfehlen) und nach der Mahlzeit wiederholen lassen; auf solche Weise gelingt es stets, die Patienten zur Nahrungsaufnahme zu zwingen. Es ist selbstverständlich, daß die Kost reizlos (wenig Salz, kein Pfeffer, kein Essig, keine kohlensäurehaltigen Getränke, Rauchverbot) und weich zu sein hat.

3. Die lokal-irritierende Behandlung.

Bei akuten Prozessen, bei denen das schmerzhafte Stadium nicht ausgesprochen oder abgeklungen ist, wird man nur milde, heilungsbefördernde, wenig reizende Medikamente nach der mechanischen Behandlung auf die Zahnfleischränder und in die Interdentalräume geben: 10% Flavizid-Glycerin oder die Dunlop-Paste, die allerdings für viele einen sehr unangenehmen Geschmack hat.

Eine intensivere Reizbehandlung wird aber nicht selten bei chronischen Prozessen notwendig: 8% Chlorzinklösung, im Gebiete der rückwärtigen Zähne Bestreichen mit 10—20% Höllensteinlösung und Nachspülen mit Kochsalzwasser oder Verordnung des Formalinmundwassers nach Schwarz; dieses empfiehlt sich besonders bei lockerem, schmierigem, leicht blutendem, hypertrophischem Zahnfleisch, wenn die oben angedeuteten Maßnahmen versagen sollten.

4. Innere Behandlung.

Nach Kochmann gibt man Kali chloricum für Erwachsene 4,0 : 100,0 und für Kinder 1,0 : 100,0 6mal täglich einen Teelöffel.

Man wird ferner gemischte, mehr vegetarische Kost: viel Gemüse, grüne Salate, Tomaten, Apfelsinen, Citronensaft eventuell mit Schlemmkreide gemischt, zur Abstumpfung der schädlichen Säure, verordnen. Es ist ferner darauf zu achten, daß keine zu Schleimhautentzündungen führenden Gifte, wie Quecksilber, Arsen, Phosphor, Wismut aufgenommen werden (gewerbliche Intoxikationen).

5. Für zweckmäßige Nachbehandlung

(siehe auch unter 1) ist Sorge zu tragen. Liegt Neigung zu katarrhalischen Schleimhautentzündungen vor (konstitutionelle Schwächen wie Lymphatismus, exsudative Diathese), so wird Massage (mit Wattefinger) angeordnet. Sehr zweckmäßig ist die Bürstenbehandlung nach Stillmann (siehe unter Therapie der Parodontitis). Längerer Gebrauch von Wasserstoffsuperoxydpräparaten ist wie überhaupt, so besonders für diese Formen zu widerraten. Nach bestimmten Intervallen ist regelmäßige Zahnfleischbehandlung durchzuführen.

H. Die Therapie der ulcerösen und gangräneszierenden Schleimhautentzündungen (Stomatitis ulcerosa, gangraenosa, Stomacace).

Da man es in diesen Fällen mit schweren Prozessen, die unter steter Vermehrung der normalen Mundbakterien (Streptokokken, Mundspirochäten, Bacillus fusiformis) einhergehen, zu tun hat, so hat sich die Behandlung nicht nur auf alle Folgeerscheinungen (wie z. B. Lymphadenitis) zu erstrecken, sondern es sind auch notwendig werdende blutige Eingriffe wie z. B. Extraktionen, erst nach vorangegangener gründlicher Behandlung und dadurch erzielter Abnahme der Virulenz vorzunehmen. Die Behandlungsmethoden entsprechen teils den oben geschilderten, die energisch durchgeführt werden müssen, teils kommen bei hartnäckigen Fällen besondere Maßnahmen zur Anwendung. Die seinerzeit empfohlene Salvarsanbehandlung (lokal als 2% Glycerinlösung; von intravenöser Salvarsangabe ist unter allen Umständen abzusehen) ist besonders bei hochgradig gangräneszierenden Prozessen von unterstützender Wirkung, kann aber niemals die mechanischchemische Reinigung ersetzen; das gleiche gilt auch von der Yatrentherapie, die in Einpulvern der nekrotischen Partien mit reinem Yatren besteht; die früher mit großem Erfolg angewandte Jodoform-Milchsäurebreibehandlung nach MIKU-LICZ-KÜMMEL scheint mir nicht ganz unbedenklich (Jodoformintoxikation); sie dürfte auch nur bei sehr schweren, heute kaum noch zur Beobachtung gelangenden Fällen notwendig sein. Hingegen scheint die Sauerstofftherapie von raschem Erfolg begleitet zu sein.

GOTTLIEB machte kürzlich auf eine von DUNLOP seit Jahren geübte Sauerstofftherapie der Gingivitiden auf Grund eigener Erfahrungen aufmerksam. DUNLOP appliziert Sauerstoff bzw. Sauerstoff abgebende Medikamente in dreierlei Form als dünne Glycerinpaste, als feste Paraffinmasse und als Spray aus der Sauerstoffbombe. Mit dem Spray wurden unter 2—4 at Zahnfleisch und alle Nischen überspült, der Sauerstoff soll vom Gewebe gierig aufgenommen werden. Hierauf wird der Paraffinverband gelegt, mit dem es gelingt, *auf längere Zeit* sauerstoffabgebende Medikamente in Kontakt mit dem Gewebe zu halten und sie an Stellen, die schwer oder kaum zu erreichen sind, überhaupt heranzubekommen. Diese Sauerstoffbehandlung soll auch die so schwer zu beeinflussende hypertrophierende Gingivitis sehr günstig beeinflussen. Die Spülung mit dem Sauerstoffwaschwasser (Sauerstoffstrom mit Aethylborat — Ol. Menth. pip. 0,3 Spir. vini 5,0 Ac. bor. 4,0 Acqu. dest. ad 100) und dem reinen Sauerstoff wirkt reinigend, desodorisierend, hyperämisierend.

An dieser Stelle sei auf einen weiteren Vorteil der Methode von DUNLOP (siehe auch weiter unten) aufmerksam gemacht. Als großen Nachteil bei der medikamentösen Behandlung von Zahnfleischerkrankungen hat man das rasche Abschwemmen und Wegwischen der Medikamente durch Speichelstrom, Weichteilfriktion und Kauakt empfunden. Flavizid-Wollfettsalben waren nur ein Notbehelf. DUNLOP hat nun als lange wirkenden Träger das Paraffin verwandt. Erweicht (60°) wird dieses mit einer geeigneten Spritze oder besser mit den Fingern an Ort und Stelle gebracht, es erhärtet wieder in der Mundtemperatur und bleibt als ausgezeichneter Verband liegen.

Auch die Glycerinpaste von DUNLOP ist als eine wertvolle Bereicherung zu betrachten.

Diese Art der Applikation (auch Einpressen der erweichten Paraffinstäbchen mit den Fingern in untersichgehende Stellen usw.) ist auch zur Behandlung der circumscripten Schleimhauterkrankungen unter festsitzenden Schwebebrücken, Versteifungsbügeln usw. angebracht; diese Stellen waren bisher dem Medikament kaum oder nur für kurze Zeit zugänglich. Endlich erweist sich folgendes Vorgehen als erfolgreich. Durch das Tragen unsauberer, schlecht geputzter Gaumenplatten mit und ohne Sauger entstehen im darangrenzenden Bereiche intensive Schleimhautentzündungen, zu deren Behebung das temporäre, über viele Tage sich erstreckende Aussetzen im Plattentragen, meist mit nachfolgender Neuanfertigung, notwendig ist. Um diesen plattenlosen Zustand dem Patienten zu ersparen und gleichzeitig eine Art Dauerverband anzulegen, wird man die palatinale Plattenseite nach gründlicher Reinigung mit Glycerinpaste bestreichen.

Natürlich kann man auch andere Medikamente dem Glycerin oder Paraffin beimengen; der Sauerstoff stellt aber den wichtigsten Bestandteil dar.

Es empfiehlt sich ferner, nach Abschluß der Behandlung die Zahnfleischtaschen und die Interproximalräume mit Carvaseptpaste anzufüllen. Der Patient selbst erhält eine Tube Carvaseptpaste mit der Weisung, abends vor dem Schlafengehen nach der Reinigung diese Stellen mit wenig Paste anzufüllen. Eine sehr gute bactericide Wirkung entfalten auch die Silargetten-Heyden. Diese Kaugummitabletten enthalten Chlorsilber-Kieselsäure-Gel, das eine intensive Adsorptiv-Desinfektion auszuüben vermag. WEICHARDT hat nachgewiesen, daß durch intensives Kauen hämolytische Streptokokken in der Mundhöhle und im Rachen abgetötet werden. Diese Silargetten sind übrigens auch sehr wirksam zur Verhütung und Bekämpfung von Rachen- und Halsentzündungen.

III. Zahnärztliche Prothetik.

Umfang und Gliederung der zahnärztlichen Prothetik.

An den Anfang der Abhandlung der zahnärztlichen Prothetik ist in der 4. Auflage des vorliegenden Lehrbuches der Hinweis gestellt worden, daß das hier zu behandelnde Gebiet noch vielfach als *technische Zahnheilkunde* bezeichnet wird. Demgegenüber ist aber geltend gemacht, daß diese Benennung dem Wesensinhalt des Faches nicht mehr entspreche. Erklärenderweise ist darauf Bezug genommen worden, daß die Bezeichnung als technische Zahnheilkunde aus einem Entwicklungsabschnitt der zahnärztlichen Ersatzkunde übernommen worden ist, in dem die technische Seite des Arbeitsgebietes die beherrschende war und ihr das Gepräge gab. Daß das heute nicht mehr der Fall ist, muß jetzt noch stärker betont werden als zur Zeit des Erscheinens der voraufgegangenen Auflage des Buches. In den verflossenen Jahren hat die zahnärztliche Prothetik in gesteigertem Maße eine Entwicklung genommen, die sich zum Ziel setzt, durch die zur Verfügung stehenden technischen Arbeitsverfahren nicht nur Ersatzteile herzustellen, die die Aufgaben des natürlichen Gebisses in mehr oder weniger vollkommener Weise zu übernehmen vermögen, sondern auch die zur Wiederherstellung des Kauapparates erforderlichen prothetischen Hilfsmittel so der von lebenden Geweben gebildeten Umgebung einzufügen, daß sie irgendwelche schädlichen Wirkungen, die ihnen als Fremdkörper anhaften könnten, nicht auszuüben vermögen. Die unversehrte Erhaltung aller Teile des menschlichen Körpers und die Vermeidung jeder Störung im Ablauf aller Lebensvorgänge wird auch von der zahnärztlichen Prothetik immer mehr als Voraussetzung für die Vornahme einer durchzuführenden Behandlung angesehen. Wenn auch die praktische Betätigung auf dem Gebiete der Zahnersatzkunde mit vielen Verrichtungen untrennbar verknüpft ist, denen der Charakter des Technischen nicht abgesprochen werden kann, so wird doch alle Mühe, die wir hierauf verwenden, vergeblich sein, wenn wir unsere Hilfeleistung nicht unter den Gesichtspunkt stellen, daß das der Fürsorge bedürftige Gebiß ein Organ darstellt, dessen Gesunderhaltung für den Gesamtorganismus nicht unwesentlich ist, das aber auch nur in gesund erhaltener Umgebung seine volle Leistungsfähigkeit auf die Dauer entfalten kann. Gegenüber der früher im Vordergrund stehenden technischen Seite bei der Herstellung von Zahnersatz gilt heute als erstes Ziel bei der Anwendung prothetischer Maßnahmen, nicht nur die Leistung des Gebisses zu heben, sondern auch den natürlichen Zahnbestand vor Schaden zu bewahren und möglichst dauernd zu erhalten. *Die prothetische Ergänzung eines Gebisses ist deshalb eine Aufgabe, deren Lösung in weit stärkerem Grade von klinischen Gesichtspunkten bestimmt wird als von technischen, und es ist heute unbestritten, daß auch die zahnärztliche Prothetik als Teilgebiet der klinischen Zahnheilkunde zu betrachten ist.*
Noch stärker als in der vorigen Auflage muß ich hier aber auch betonen, daß der Erfolg der auf Grund der klinischen Entscheidungen getroffenen Maßnahmen oft von der technischen Vollkommenheit abhängt, mit der sie zur Ausführung gelangen. Die Hervorhebung biologischer Gesichtspunkte auf dem Gebiet der zahnärztlichen Prothetik läuft Gefahr, zu einem Schlagwort zu werden, wenn nicht jeder prothetische Eingriff in das Gebiß technisch auf das exakteste ausgeführt wird. Wer die Schwierigkeiten kennt, die sich bei der Versorgung einer großen Zahl von Patienten bezüglich der erforderlichen Präzisionstechnik ergeben, hütet sich deshalb auch, in der Betonung klinischer Gesichtspunkte eine Unterschätzung der Technik zu erblicken und an sie geringe Anforderungen zu stellen. Nur die vollkommensten technischen Leistungen können die zahnärztliche

Prothetik dazu instandsetzen, daß die von ihr beschrittenen Wege das Ziel wirklich erreichen, zu dem sie führen sollen.

Wenn innerhalb der durch den Rahmen des Buches gezogenen Grenzen die zahnärztliche Prothetik hier als Teilgebiet der klinischen Zahnheilkunde dargestellt wird und alles das, was als zahnärztliche Technik angesehen werden muß, aus der Abhandlung fortbleibt, so soll damit also die technische Seite der zahnärztlichen Prothetik auch nicht im geringsten in der Bewertung herabgesetzt werden. Gerade in den beiden letzten Jahrzehnten hat sie sich außerordentlich entwickelt, so daß die prothetische Technik längst von der Stufe eines Kunsthandwerks zu der einer wissenschaftlich begründeten Disziplin emporgestiegen ist. Unter Ausnutzung der Lehren der verschiedensten naturwissenschaftlichen Gebiete ist sie durch eigene systematische Forschungsarbeit vorwärts getragen worden. Eine große Zahl von Arbeiten legt Zeugnis dafür ab, daß auch die prothetische Technik nicht mehr empirisch betrieben werden kann. Ihre völlige Beherrschung verlangt heute nicht einfach ein gedankenarmes Nachmachen der verschiedensten Methoden, sondern ebenfalls ein ernstes wissenschaftliches Studium. Wäre das nicht der Fall, hätte die zahnärztlich-prothetische Technik nicht die Berechtigung, als Lehrgebiet an einer deutschen Hochschule vertreten zu sein.

Was mich veranlaßt hat, die klinische Seite der zahnärztlichen Prothetik besonders zu betonen, ist das Bedürfnis gewesen, ihre Zugehörigkeit zur Heilkunde hervorzuheben. Da für unsere Patienten die manuellen Verrichtungen bei einer Behandlung im Vordergrund der Wahrnehmung stehen, während die diesen voraufgehenden verantwortungsvollen Untersuchungen, Prüfungen und Entscheidungen in ihrer Tragweite von ihnen oft nicht recht gewürdigt werden, besteht die Gefahr, daß die Bewertung der prothetischen Maßnahmen vorwiegend als solche technischer Art erfolgt, während sie in ihrer Bedeutung als Heilbehandlung verkannt oder unterschätzt werden, was im Interesse des Ansehens der gesamten Zahnheilkunde nur zu bedauern wäre.

Wenn wir die hier niedergelegten Gesichtspunkte als Richtlinien für die Bearbeitung des Stoffes betrachten, so ist gegenüber der zahnärztlich-prothetischen Technik die Grenze abgesteckt. Der Inhalt des zu behandelnden Gebietes ist damit aber lediglich nach einer Seite umrissen. Auf der anderen Seite stehen die zahnärztliche Chirurgie, die konservierende Zahnheilkunde und die zahnärztliche Orthopädie als besondere Sparten unseres Faches. Als Forschungs- und Lehrgebiete haben sie in der Entwicklung der Zahnheilkunde eine solche Selbständigkeit erlangt, daß es im ersten Augenblick überflüssig erscheint, auf die sich hier ergebenden Trennungslinien hinzuweisen. Auch in dem vorliegenden Lehrbuche erfahren die einzelnen Abschnitte ja schon äußerlich eine gesonderte Darstellung. Wenn ich trotzdem noch auf die Abgrenzung der zahnärztlichen Prothetik gegenüber diesen Gebieten eingehe, so geschieht es, weil die genauere Prüfung ergibt, daß sie keineswegs so eindeutig bestimmt ist, wie man zunächst meinen möchte.

Selbst zu der in wesentlichen Teilen völlig anders gearteten chirurgischen Zahnheilkunde bestehen Übergänge, die die enge Verknüpfung beider Teile erkennen lassen. So sind doch beispielsweise die Kieferfrakturen eine chirurgische Erkrankung, deren Behandlung heute mehr dem zahnärztlichen Prothetiker als dem zahnärztlichen Chirurgen obliegt. Umgekehrt setzen oftmals prothetische Maßnahmen die vorbereitende Unterstützung des zahnärztlichen Chirurgen voraus. Soweit die Hilfe des zahnärztlichen Prothetikers bei chirurgischen Erkrankungen der Mundhöhle in Betracht kommt, wird sie seit geraumer Zeit bereits als chirurgische Prothetik zusammengefaßt. Wir werden ihr daher auch einen besonderen Abschnitt widmen müssen, der die Verbindung zur zahnärztlichen Chirurgie herstellt.

Noch erheblich nähere Beziehungen bestehen zur konservierenden Zahnheilkunde. Wenn auch die von beiden Gebieten angewandten Methoden große Verschiedenheiten aufweisen, so berühren sie sich doch in wesentlichen Punkten innig, so daß die Übergänge beider Gebiete ineinander ihrer heutigen Abgrenzung nach geradezu als fließend bezeichnet werden müssen, wie ich in späteren Abschnitten noch näher auszuführen haben werde. Hier sei nur daran erinnert, daß die Ausfüllung einer Zahnhöhle mit körperfremden Materialien strenggenommen eine prothetische Maßnahme darstellt. Andererseits kann auch die prothetische Zahnheilkunde auf die zur Erhaltung erkrankter Zähne von der konservierenden Zahnheilkunde gelehrten Methoden oftmals nicht verzichten, so daß das Verhältnis beider zueinander ebenfalls als durchaus wechselseitig bezeichnet werden muß.

Ähnlich liegen die Dinge schließlich auch zwischen der zahnärztlichen Prothetik und Orthopädie. Die der zahnärztlichen Orthopädie zugrunde liegende Tendenz, anomal gebildete Zahnreihen und Kiefer durch allmähliche Änderung ihrer Stellung und Form zu voller funktioneller Leistung zu befähigen, ist ein Ziel, das in manchen Fällen auch durch die Methoden der Zahnersatzkunde erreicht werden kann. Bei vielen anderen Patienten läßt sich eine restlose voll befriedigende Lösung der sich bietenden prothetischen Aufgaben nur erreichen, wenn Maßnahmen in den Behandlungsplan eingestellt werden, die ihrem Wesen nach orthopädischen Charakter tragen. Allerdings sind die Mittel, die hier angewandt werden, dann oft andere als die in der eigentlichen zahnärztlichen Orthopädie gebräuchlichen. Ich verweise hier nur auf die Änderungen in der Bißlage, die die Durchführung prothetischer Behandlungen oftmals von uns fordert, sowie auf die Wiederherstellung der Funktionsfähigkeit von Zähnen, die ihre Leistungsfähigkeit durch Zerstörung ihres Halteapparates eingebüßt haben und die ohne stützende, orthopädische Maßnahmen bald völlig verlorengehen würden. Man könnte aber noch eine Reihe weiterer Beispiele anführen. Zur Beleuchtung der engen Beziehungen zwischen beiden Teilgebieten möge das genügen.

Sind mit diesen Ausführungen die Grenzen der zahnärztlichen Prothetik und ihre Übergänge zu den anderen Gebieten der Zahnheilkunde in großen Zügen umrissen, so können wir uns nunmehr ihrem Inhalt und ihren Aufgaben selbst zuwenden.

Wenn wir für die zahnärztliche Prothetik häufig die deutsche Bezeichnung „Zahnersatzkunde" anwenden, so kommt dadurch bereits zum Ausdruck, daß unser Spezialgebiet in erster Linie alle diejenigen Fragen behandelt, die sich mit dem Ersatz verlorengegangener Zähne befassen. Die deutsche Benennung wird aber dem vollen Inhalt des Sonderfaches nicht gerecht. Es umfaßt auch noch prothetische Maßnahmen, die an den Umfang des Ersatzes von Zähnen nicht gebunden sind, sowohl nach der einen wie nach der anderen Richtung. Die Entwicklung der zahnärztlichen Prothetik aus der Zahntechnik hat es mit sich gebracht, daß zur heutigen „Zahnersatzkunde" einerseits auch diejenigen Maßnahmen gerechnet werden, die den Ersatz der Kronen natürlicher Zähne, deren Wurzeln noch erhalten sind, zum Gegenstand haben, also Maßnahmen, bei denen es sich strenggenommen nur um *Kronen*ersatz, nicht um *Zahn*ersatz handelt. Die weitgehende Übereinstimmung, die die technische Ausführung des Kronenersatzes mit einzelnen beim Ersatz von Zähnen angewandten Methoden aufweist, rechtfertigt, diesen Teil der Zahnheilkunde der zahnärztlichen Prothetik und nicht der Zahnerhaltungskunde zuzurechnen, mit der er seinem Wesen nach nahe Verwandtschaft aufweist. Näher wird in dem entsprechenden Kapitel nochmals darauf eingegangen werden.

Andererseits umfaßt die zahnärztliche Prothetik auch Maßnahmen, die über den Ersatz der Zähne hinausgehen. Die Hilfe des Zahnarztes wird heute nicht nur von Patienten in Anspruch genommen, denen am Ersatz verlorengegangener

Zähne liegt, sondern auch dann noch, wenn durch besondere Umstände mit ihnen Teile der das Gebiß tragenden Kiefer und selbst der sie bedeckenden Gesichtspartien in Verlust geraten sind. Hier würden wir es nicht mehr mit *Zahn*ersatz, sondern mit *Kiefer*ersatz zu tun haben, so daß die Bezeichnung „Zahnersatzkunde" für dieses Lehrgebiet zu eng sein würde.

Nach den hiermit dargelegten Gesichtspunkten würde sich die zahnärztliche Prothetik in folgende drei wichtige Abschnitte systematisch gliedern lassen:

A. Kronenersatz. B. Zahnersatz. C. Kieferersatz.

Damit wäre auch der Inhalt unseres Spezialfaches analysiert, soweit er streng prothetischen Charakter trägt, und wir können die aufgeführten Kapitel der Bearbeitung des Stoffes zugrunde legen, zu denen Abschnitte aus den Grenzgebieten über die Behandlung von Frakturen und über orthopädische Prothetik als Ergänzung hinzukommen.

A. Kronenersatz.

1. Systematische Stellung des Kronenersatzes.

In den einleitenden Ausführungen zu dem Kapitel der zahnärztlichen Prothetik ist bereits zum Ausdruck gebracht worden, daß der Kronenersatz das Grenzgebiet zur konservierenden Zahnheilkunde darstellt. Ich habe darauf verwiesen, daß die Wiederherstellung eines Zahnes durch eine Füllung aus körperfremdem Material bereits als eine prothetische Maßnahme angesehen werden kann. Die Tatsache, daß die Anfertigung einer Füllung der Konservierung der noch intakten Zahnsubstanz dient, ändert ihren Charakter nicht. Auch beim Kronenersatz wird als wichtigstes Ziel der Behandlung anzuerkennen sein, daß der natürliche Zahnstumpf dauernd erhalten wird. Die Verwandtschaft beider Gebiete ist also eine innige, was sie trennt, sind graduelle Unterschiede. Vom systematischen Standpunkt aus könnte man Füllungen als „partiellen Kronenersatz" den sog. Kronenarbeiten als „totalen Kronenersatz" gegenüberstellen. Wenn man die Füllungen allgemein zur konservierenden Zahnheilkunde rechnet, während der Kronenersatz in der prothetischen abgehandelt wird, so wird dies verständlich, wenn man daran denkt, daß die Füllung zum Zweck der Erhaltung eines Zahnes bereits indiziert sein kann, bevor ein Funktionsausfall zu bestehen braucht, während bei dem Ersatz einer Krone die Wiederherstellung der Funktion durch körperfremdes Material der Maßnahme den Stempel der Prothetik aufdrückt. Trotz der nahen Verwandtschaft zur konservierenden Zahnheilkunde ist also die Berechtigung gegeben, den Kronenersatz im Rahmen der zahnärztlichen Prothetik abzuhandeln.

2. Indikation des Kronenersatzes.

Wenn wir den Kronenersatz als Behandlungsmethode der zahnärztlichen Praxis besprechen wollen, so ist die erste Frage, mit der wir uns beschäftigen müssen, die nach der *Indikation des Kronenersatzes.*

Aus der Tatsache, daß der Kronenersatz sich an die Wiederherstellung eines Zahnes durch die Mittel der konservierenden Zahnheilkunde anschließt, ergibt sich, daß der Kronenersatz indiziert sein kann, sobald die Wiederherstellung eines Zahnes durch Füllungen versagt. Wenn die Wiederherstellung eines Zahnstumpfes durch die konservierende Zahnheilkunde nicht mehr möglich ist, ist aber noch nicht ohne weiteres sicher, daß der Kronenersatz ihn noch zu retten vermag. Die Indikation des Kronenersatzes muß also in zwei Richtungen geprüft werden, die sich durch die Beantwortung der beiden Fragen festlegen lassen:

a) Ist der Kronenersatz bereits berechtigt? und

b) Ist der Kronenersatz noch möglich?

Im Einzelfall wird naturgemäß von vornherein auf der Beantwortung dieser oder jener Frage die Hauptentscheidung ruhen. Trotzdem müssen aber beide mit aller Sorgfalt geprüft werden, wenn nicht Voreiligkeit einen Mißerfolg in der Behandlung durch unsachgemäße Indikationsstellung nach sich ziehen soll. Die richtige Entscheidung bei der Beantwortung der einzelnen Fragen aber werden wir fällen, wenn wir uns davon leiten lassen, daß wir durch die zu wählende Behandlung die dauernde Funktionsfähigkeit des betreffenden Zahnes und des ganzen Gebisses erreichen müssen.

a) Wann ist der Kronenersatz bereits berechtigt?

Da das Gebiß in erster Linie der Nahrungsaufnahme und der Nahrungszerkleinerung dient, müssen die Zähne vor allem zu mechanischen Leistungen befähigt sein. Die Berechtigung zum Kronenersatz wird also dann gegeben sein, wenn die Füllung eines defekten Zahnes in dieser Beziehung nicht die erforderliche Sicherheit gewährt. Hierbei wird die Entscheidung auf der Prüfung des Zustandes der harten Zahnsubstanzen ruhen und von der Größe und Lage der vorhandenen Defekte abhängen. Von beiden Faktoren wird die Widerstandsfähigkeit des natürlichen Kronenrestes beeinflußt. Sie ist von Bedeutung, da das widerstandsfähigste Füllungsmaterial wertlos wird, wenn die auf die Füllung wirkenden Kräfte nicht von dem sie tragenden Stumpf aufgenommen werden können und die Gefahr besteht, daß die Füllung sich löst oder der Zahnstumpf eine mechanische Beschädigung erleidet. Da eine nachträgliche Fraktur der natürlichen Reste einer stark gefüllten Krone den Bestand des ganzen Zahnes gefährden kann, — es sei an beiderseits approximal gefüllte obere Prämolaren erinnert —, wird die Berechtigung zum Kronenersatz anzuerkennen sein, wenn die Sicherheit für die mechanische Widerstandsfähigkeit der Krone bei Anwendung einer Füllung nicht mehr besteht. Alle Faktoren, die die mechanische Widerstandsfähigkeit beeinflussen, insbesondere die Bißverhältnisse und die Leistungsfähigkeit der Antagonisten, müssen sorgfältig abgeschätzt werden. Ohne für die übertriebene Anwendung des Kronenersatzes eintreten zu wollen, wird er im Zweifelsfall aber der Füllung vorzuziehen sein.

Die mechanische Arbeit der Zähne ist allerdings nicht die einzige Funktion, die für die Berechtigung des Kronenersatzes von Bedeutung wird. Auch die weiteren Aufgaben, die das Gebiß zu erfüllen hat, müssen Berücksichtigung finden.

Hier wäre zunächst an die Beteiligung der Zahnreihen an der Sprachbildung zu denken. Für die Beantwortung der Frage, wann der Kronenersatz im Anschluß an die Füllung bereits berechtigt ist, kommt ihr aber so gut wie gar keine Bedeutung zu, da sich für die Sprachfunktion auf beiden Wegen das gleiche Resultat erzielen läßt, wenn die kaumechanische Leistung nach dieser oder jener Richtung den Ausschlag gibt.

Von weit größerer Bedeutung ist dagegen wieder die kosmetische Funktion der Zähne, soweit sie bei der Öffnung des Mundes sichtbar werden. Ebenso wie der prothetische Ersatz eines Auges vorgenommen wird, obwohl er nur kosmetischen Zwecken dient, kann die Entstellung eines Gesichtes durch Mängel der Zahnreihen zu prothetischen Maßnahmen Anlaß geben. Bereits bei der Füllung sichtbarer Zähne muß ja auf ihre ästhetische Wirkung Rücksicht genommen werden, und bei Verfärbungen natürlicher Zahnkronen sucht die konservierende Zahnheilkunde durch Bleichung ein kosmetisch befriedigendes Resultat zu erreichen. Da dieser Therapie aber mit Rücksicht auf die Unversehrtheit der Zahnsubstanzen Grenzen gezogen sind, bleibt in Fällen, in denen die Bleichung der natürlichen Kronen aussichtslos ist, zur Wiederherstellung der Kosmetik nur der Weg, die natürliche Krone zu beseitigen und durch eine künstliche zu ersetzen. Auch wenn kaufunktionelle Anforderungen noch nicht zum Kronenersatz zwingen, kann mit

Rücksicht auf die Kosmetik also die Berechtigung zum Kronenersatz gegeben sein. Besonders hervorgehoben sei, daß dies nicht nur für entstellende Fehler der Zähne gilt, die erst in der Gebrauchsperiode entstanden sind, sondern auch für solche, die, wie die Hypoplasien, entwicklungsgeschichtlich bedingt sind.

b) Wann ist der Kronenersatz noch möglich?

Ist die *Berechtigung* zum Kronenersatz erwiesen, so bedarf die *Möglichkeit* des Kronenersatzes der Prüfung. Diese hat sich auf zwei wesentliche Komplexe zu erstrecken: auf die Untersuchung des Zustandes der Hartsubstanzen und des Zustandes des Parodontiums des fraglichen Zahnes.

Schon mit Rücksicht auf die Kaufunktion bedürfen beide Teile der gewissenhaften Untersuchung. Da die künstliche Krone an den Hartsubstanzen verankert werden muß, kann sie mechanisch nicht leistungsfähig sein, wenn die Hartsubstanzen nicht die erforderliche Widerstandsfähigkeit besitzen. Da von den Wurzeln aus dann aber die Kaukräfte auf das Parodontium weitergeleitet werden, ist an eine Kaufähigkeit der künstlichen Krone nicht zu denken, wenn der Halteapparat des Stumpfes dies nicht zuläßt.

In Fällen, in denen der Zustand der Hartsubstanzen noch Überlegung erfordert hat, ob überhaupt der Kronenersatz berechtigt ist, wird die Möglichkeit des Kronenersatzes meist leicht positiv entschieden sein. Bei tiefgehender Zerstörung eines Stumpfes wird man aber Vorsicht walten lassen müssen und erst nach Beseitigung aller nicht erhaltungsfähigen Zahnsubstanz die Entscheidung fällen. Von ganz besonderer Wichtigkeit sind vorhandene, tiefer reichende Randdefekte. Sie schwächen nicht nur mechanisch den Stumpf, sondern beeinträchtigen auch den Gesundheitszustand des Parodontiums. Die eintretende Vertiefung der Zahnfleischtasche vermag die Möglichkeit des Kronenersatzes ungünstig zu beeinflussen. Der Grad des Defektes gibt naturgemäß den Ausschlag. Wenn sich die Beurteilung auch nicht in ein Schema zwängen läßt, so wird man doch feststellen können, daß Defekte, die bis an die Grenze des cervicalen Drittels der Wurzel reichen, der Möglichkeit der Wiederherstellung des Zahnes durch Kronenersatz Einhalt gebieten dürften. Defekte von geringem Umfang schließen den Kronenersatz nach gesonderter Behandlung nicht aus; falls es im Interesse des ganzen Gebisses liegt, wird er vorzunehmen sein, auch wenn für ihn die Prognose nicht so gut gestellt werden kann wie beim Kronenersatz auf Wurzeln mit unversehrten Randpartien.

Es ist belanglos, ob es sich bei diesen Randdefekten um solche cariösen Ursprungs oder solche traumatischer Natur handelt. Letztere bedürfen noch besonderer Besprechung, da sie sich keineswegs immer am Wurzelrand lokalisieren. Soweit ein Frakturspalt den mittleren Teil der Wurzel im Quer-, Längs- oder Schrägverlauf berührt, schließt er die Möglichkeit des Kronenersatzes immer aus, da die Wiedervereinigung der Fragmente zwar nicht ausgeschlossen ist, in der Regel aber nicht erwartet werden kann. Die Möglichkeit des Kronenersatzes ist daher nur dann anzuerkennen, wenn eines der Bruchstücke allein eine künstliche Krone aufnehmen kann, während das andere entfernt wird. Über evtl. entstehende cervicale Defekte ist bereits gesprochen. Bei Bruchlinien in der Nähe des Apex vermag die chirurgische Entfernung des kleinen Bruchstücks ebenfalls noch die Möglichkeit des Kronenersatzes zu schaffen. Wenn die Resektion einer Wurzelspitze in gleichem Umfange möglich wäre, ohne daß die Funktion einer natürlichen Krone beeinträchtigt würde, wird auch die Anwendbarkeit des Kronenersatzes gebilligt werden können.

Bei den traumatischen Schädigungen eines Zahnes in ihrem Einfluß auf die Möglichkeit des Kronenersatzes spielen die Perforationen noch eine besondere Rolle. Gegenüber der Schädigung des Parodontiums tritt die der Hartsubstanzen schon völlig zurück. Erstere gibt daher für die Anwendbarkeit des Kronenersatzes den Ausschlag. Sie hängt aber wieder von der Lage der Perforationsstelle und von den Begleitumständen ab. So brauchen bei Perforationen, die unter aseptischen Bedingungen entstehen, Schädigungen, die den Bestand der Wurzeln unmittelbar gefährden, nicht gleich befürchtet zu werden. Nach Versorgung der Perforationsstelle kann daher auch noch mit der Möglichkeit des Kronenersatzes gerechnet werden. Ist die Perforationsstelle dagegen infiziert, oder ist körperfremdes Material durch sie hindurchgepreßt, so wird die Reaktion der Umgebung oft so stark sein, daß die Wurzel einen erheblichen Teil ihrer kaufunktionellen Leistungsfähigkeit einbüßt. Unter Umständen kann eine rechtzeitige chirurgische Behandlung noch Rettung bringen. Die Lage der Perforationsstelle kann dann eine ähnliche Bedeutung erlangen wie die der Bruchspalte frakturierter Wurzeln.

Weit häufiger als traumatisch bedingte Veränderungen innerhalb des Parodontiums beeinflussen aber solche entzündlichen Charakters die Möglichkeit des Kronenersatzes. Hier ist bekanntlich systematisch zwischen solchen zu unterscheiden, die vom Foramen apicale ihren Ausgang nehmen, und denen, die sich vom Zahnfleischrande aus entwickeln.

Hier ist zunächst zu bemerken, daß alle entzündlichen Erkrankungen des Parodontiums, die ex apice ausgehen, das Zugrundegehen der Pulpa voraussetzen. Bei Zähnen mit intakter Pulpa ist die Möglichkeit derartiger Komplikationen ausgeschlossen. Sie sind daher von vornherein für die Möglichkeit des Kronenersatzes günstiger zu beurteilen, und die Feststellung des Zustandes der Pulpa gewinnt insofern also für die Indikation des Kronenersatzes Bedeutung.

Ist festzustellen, daß die Pulpa zugrunde gegangen ist, ist die Möglichkeit des Kronenersatzes aber noch nicht ausgeschlossen. Haben sich akut entzündliche Veränderungen der Wurzelhaut angeschlossen, ist zwar im Augenblick an die Anfertigung von Kronenersatz nicht zu denken. Nach erfolgreicher konservierender Behandlung des Entzündungsprozesses steht ihr aber nichts mehr im Wege.

Hat sich dagegen im Anschluß an einen akuten Entzündungsprozeß oder auch von vornherein schleichend ein chronischer Entzündungsherd ausgebildet, so stehen wir vor der Frage, wieweit durch ihn die Möglichkeit des Kronenersatzes eingeschränkt wird. Hier spielt die Lehre von der „Focal infection" ihre große Rolle. Die Möglichkeit, daß von einem sog. Granulom eine schwere Gesundheitsschädigung eines Patienten ausgehen könnte, legt uns eine schwere Verantwortung auf. Da die deutsche Zahnheilkunde bisher aber überwiegend den Standpunkt vertritt, daß wir Mittel haben, dem Patienten den Verlust des Zahnes zu ersparen, ohne seine Gesundheit zu gefährden, kann bei derartigen Zähnen auch die Möglichkeit des Kronenersatzes nicht ohne weiteres verneint werden. Bei pulpatoten Zähnen wird aber dem Vorhandensein und der Beseitigung periapikaler chronischer Entzündungsherde vor der Anfertigung von Kronenersatz größte Aufmerksamkeit zu schenken sein, sei es, daß der Zahn bereits wurzelgefüllt ist oder nicht. Alle Mittel der klinischen Untersuchung müssen aufgewandt werden. *Das Röntgenbild sollte bei pulpatoten Zähnen vor der Anfertigung von Kronenersatz unentbehrlich sein.* Auf Einzelheiten der eventuell notwendigen konservierenden oder chirurgischen Behandlung kann hier nicht eingegangen werden. Allgemein mag nur hinzugefügt werden, daß beide bei den Frontzähnen und Prämolaren günstigere Aussichten auf Erfolg bieten, so daß auch bei diesen Zähnen die Möglichkeit des Kronenersatzes eine größere ist als bei den Mahlzähnen. Im Zweifelsfall wird es richtiger sein, auf die Anfertigung von Kronenersatz zu verzichten, als der Gesundheit eines Patienten zu schaden.

Es bleiben nunmehr noch die marginalen Veränderungen des Parodontiums in ihrem Einfluß auf die Möglichkeit des Kronenersatzes zu besprechen übrig,

sei es, daß sie mit oder ohne Entzündung ablaufen. Für den Prothetiker sind
diejenigen chronischer Natur von Bedeutung, weil sie infolge Zerstörung des
Halteapparates mit Lockerung des Zahnes einhergehen. Da für die mechanische
Leistungsfähigkeit eines Zahnes ein fester Halteapparat Vorbedingung ist, muß
die Anfertigung von Kronenersatz auf einer gelockerten Wurzel zwecklos erscheinen. Mit zunehmendem Grade der Zerstörung des Parodontiums eines
Zahnes erfährt daher auch die Möglichkeit des Kronenersatzes ein Einschränkung.
Allgemein kann eine bestimmte Grenze dafür kaum angegeben werden. Der Wert
des betreffenden Zahnes für die übrigen Glieder der Zahnreihe muß den Ausschlag
geben. Wenn er ihnen nützt, wird er zu erhalten und eventuell durch eine Krone
instand zu setzen sein; stört er die Funktion der übrigen Zähne, oder könnte die
Erkrankung seines Halteapparates denjenigen benachbarter Zähne gefährden, wird
man seine Entfernung fordern und die Möglichkeit des Kronenersatzes verneinen
müssen.

3. Die Methoden des Kronenersatzes.

Allgemeine Anforderungen an die Methoden des Kronenersatzes.

Hat die Untersuchung eines Falles ergeben, daß für die Wiederherstellung des
Gebisses der Kronenersatz indiziert ist, so ist zu entscheiden, welche der verschiedenen Methoden des Kronenersatzes für den betreffenden Zahn die geeignetste
ist. Die richtige Wahl wird hier getroffen werden, wenn Klarheit darüber besteht,
welche Anforderungen an die künstliche Krone zu stellen sind.

Da wir erwarten, daß die künstliche Krone die Funktionen der zu ersetzenden
natürlichen zu übernehmen imstande ist, und die wichtigste Leistung der natürlichen Zähne in der Kautätigkeit besteht, sind an den Kronenersatz in erster
Linie mechanische Anforderungen zu stellen.

Da eine mechanische Leistung von der künstlichen Krone nicht zu verlangen
ist, wenn sie mit dem Zahnstumpf nicht fest verbunden ist, ist bei der Auswahl
der Methode also zunächst zu prüfen, welche von ihnen bezüglich der Verankerung
ausreichende ˙Sicherheit gewährt. Sie kann aber auch nur dann ihren Zweck
voll und dauernd erfüllen, wenn der Ersatz selbst die notwendige mechanische
Widerstandsfähigkeit gegen Beschädigung und Abnutzung besitzt. Und außerdem ist zu berücksichtigen, daß der Kronenersatz nicht nur die Zerlegung von
Nahrungsteilen ermöglichen soll, sondern daß er dies auch in rationellster Weise
gestatten muß. Eine Methode, die der Krone in dieser Beziehung die zweckmäßigste Form zu geben erlaubt, wird denjenigen überlegen sein, die in der
Gestaltung beschränkt sind.

In räumlicher Richtung erstrecken sich auch die Anforderungen in sprachfunktioneller Beziehung. Derjenige Kronenersatz, dessen Form in gleicher Weise
wie die der natürlichen Zähne den Weichteilen Halt und Stütze zu gewähren
vermag, wird das optimale Resultat gewährleisten. Schwierigkeiten können sich
daraus ergeben, die in sprachfunktioneller Beziehung günstigste Form mit der
notwendigen mechanischen Widerstandsfähigkeit in Einklang zu bringen. Durch
Verwendung geeigneter Materialien muß ihnen begegnet werden.

Überragende Bedeutung erlangt die Materialfrage bei der Befriedigung der
kosmetischen Anforderungen. Wo sie ins Gewicht fallen, können nur Methoden,
die sich der Verwendung des Porzellans oder richtiger gesagt der porzellanähnlichen,
als Fritten bezeichneten, mineralischen Massen bedienen, den zu stellenden
Ansprüchen genügen.

Die Materialfrage spielt auch bei Anforderungen eine Rolle, die mit den
Funktionen der Zähne nicht mehr im Zusammenhang stehen. Gesundheitliche
Unschädlichkeit muß hier besonders genannt sein.

Über die Befriedigung funktioneller Ansprüche hinaus ist außerdem von der
zu wählenden Methode des Kronenersatzes zu fordern, daß sie den Stumpf vor

jeder späteren Schädigung bewahrt und vor allem, daß sie selbst für die Gewebe, mit denen sie direkt oder indirekt in Berührung tritt, unschädlich ist. Der Kronenersatz muß also auch prophylaktischen und biologischen Anforderungen genügen, wenn eine Methode für den Patienten wertvoll sein soll.

Alle Anforderungen gegeneinander abzuwägen und im Einzelfall zu ermitteln, welche Methode ihnen in ihrer Gesamtheit unter den vorherrschenden Verhältnissen am besten gerecht wird, ist die Entscheidung, die uns bei der Indikationsstellung für die einzelnen Arten des Kronenersatzes auferlegt wird.

Einteilung der Methoden des Kronenersatzes.

Bevor wir uns nun der Besprechung einzelner Methoden des Kronenersatzes zuwenden, erweist es sich als notwendig, untereinander ähnliche zusammenzufassen. Dies geschieht am besten, indem wir eine Einteilung der Methoden des Kronenersatzes nach einem wichtigen Merkmal vornehmen. Als solches haben wir bei den an den Kronenersatz zu stellenden mechanischen Anforderungen bereits die Art der Verankerung kennengelernt. Die genauere Prüfung ergibt, daß ihr in der Tat in systematischer Beziehung eine große Bedeutung zukommt.

Zunächst begegnen uns zwei wichtige Gruppen: Entweder kann die künstliche Krone noch durch hülsenartige Umfassung des natürlichen Kronenstumpfes ihren ausreichenden Halt finden, oder es ist dafür nicht ausreichende Sicherheit vorhanden, so daß die Verankerung vermittels eines Stiftes in die Wurzel verlegt werden muß. Hülsenkronenersatz und Stiftkronenersatz stehen sich also vorerst gegenüber. In den Fällen, in denen nun auch die Stiftverankerung in der Wurzel versagt, würde die Grenze der Anwendung des Kronenersatzes erreicht sein, wenn nicht noch die Möglichkeit bestände, sein Gebiet durch gleichzeitige Umfassung des Wurzelumfanges zu erweitern. Da dies durch ein um den Wurzelrand gelegtes Band geschieht, kann man den Bandstiftkronenersatz den einfachen Stiftkronen an die Seite stellen. Es ergeben sich also folgende drei Hauptgruppen der Methoden des Kronenersatzes:

a) Hülsenkronen, b) Stiftkronen, c) Bandstiftkronen.

a) Hülsenkronen.

Für die Anwendung der Hülsenkronen ergibt sich aus den bisherigen Ausführungen, daß einmal allgemein die Indikation für den Kronenersatz anerkannt sein muß, daß darüber hinaus aber noch ein natürlicher Kronenstumpf vorhanden sein muß, der die Art ihrer Verankerung zuläßt. Mit Rücksicht auf verschiedene Typen der Hülsenkronen muß dies zunächst betont werden.

Im einzelnen ist dann festzustellen, daß die Verankerung durch ein um den natürlichen Stumpf gelegtes Band oder durch eine im Niveau der Zahnsubstanz liegende Hülse erfolgen kann. Zwei Arten von Hülsenkronen, die in biologischer Beziehung verschieden bewertet werden, die Bandkronen und die bandlosen Hülsenkronen, stehen sich also gegenüber. Mit Rücksicht auf die kosmetische Funktion der Zahnreihe lassen sich unter den bandlosen Hülsenkronen solche aus Metall und solche aus Porzellan unterscheiden, während die Bandkronen stets auf Metall zurückgreifen müssen. Bei den Hulsenkronen ergibt sich für die Besprechung also folgende Gliederung:

α) Bandkronen, β) bandlose Hülsenkronen: aus Metall, aus Porzellan.

α) Bandkronen.
Ihre Anwendung und die an sie zu stellenden speziellen Anforderungen.

Für die Anwendung der Bandkrone sind naturgemäß zunächst die Gesichtspunkte maßgebend, die wir allgemein für Hülsenkronen aufgestellt haben. Die für die Benutzung des Bandes speziell ausschlaggebenden Faktoren kommen alsdann hinzu. Da das Band aus Metall besteht, kommen die ausschließlich aus Metall angefertigten Bandkronen mit Rücksicht auf die Kosmetik nur in dem beim Sprechen und Lachen unsichtbaren Teil der Zahnreihe in Betracht, also vorwiegend im Bereich der Molaren, in beschränktem Umfang bei den Prämolaren, während sie für den Ersatz der Frontzähne ganz ausscheiden sollten. Wenn hier Hülsenkronen zur Anwendung gelangen, können es nur aus Porzellan bestehende bandlose Hülsenkronen sein, die zwar auch im Molarenbereich angewandt werden können, denen gegenüber die aus Metall bestehenden Hülsenkronen mit Rücksicht auf die hier wirksamen Kräfte jedoch größere Sicherheit gewähren. Da die Kosmetik gar nicht ins Gewicht fällt, besteht kein Anlaß, ein wenn auch noch so kleines Risiko bezüglich mechanischer Widerstandsfähigkeit durch Verwendung von Porzellankronen in Kauf zu nehmen. Gegenüber der bandlosen Hülsenkrone aus Metall ist dagegen die Anwendung der Bandkrone dadurch abgegrenzt, daß die Verwertung des Bandes auch Stümpfe mit schwachen Wänden und tiefer reichenden Defekten noch zu umfassen gestattet, während die bandlosen metallenen Hülsenkronen an Stümpfe mit geringgradigen oder zumindest besonders restaurierten Defekten gebunden sind. Da jedoch der Anwendung des Bandes in biologischer Beziehung gegenüber den bandlosen Hülsenkronen Nachteile anhaften können, wird man bei Stümpfen, die die Anwendung bandloser Hülsenkronen gestatten, diese Art des Kronenersatzes vorziehen; wo in mechanischer Beziehung aber wieder gegen die bandlosen Hülsenkronen Bedenken bestehen, wird man die Vorteile, die hier der Bandkrone anhaften, höher einschätzen können als die mit der Verwendung des Bandes einhergehenden Gefahren.

Nachdem hiermit das Anwendungsgebiet der Bandkronen umrissen worden ist, müssen wir uns nunmehr der Besprechung der Anforderungen zuwenden, die an die Bandkrone zu stellen sind, damit sie ihren Zweck erfüllen kann.

Gibt Caries der Zahnsubstanzen den Anlaß zum Kronenersatz, so ist genau wie bei der Instandsetzung eines Zahnes durch eine Füllung die Beseitigung aller cariösen Massen Vorbedingung. Mit Rücksicht auf die Hygiene und Haltbarkeit des Kronenersatzes ist dies unerläßlich, wenn diese Maßnahme nicht bereits nötig ist, um überhaupt die Erhaltungsmöglichkeit des Zahnes entscheiden zu können. Daß darüber hinaus auch die ganze Mundhöhle in einen hygienisch einwandfreien Zustand versetzt werden muß, bedarf kaum der Erwähnung. Bei der Besprechung der Möglichkeit des Kronenersatzes ist auch bereits betont worden, daß vor Inangriffnahme der eigentlichen Behandlung der Zustand des Wurzelkanals einer sorgfältigen Prüfung bedarf. Da meist die Zerstörung der Hartsubstanzen einen hohen Grad erreicht haben muß, wenn überhaupt die Berechtigung zum Kronenersatz gegeben sein soll, wird in der Regel auch die Pulpa bereits zugrunde gegangen sein. Vor der Anfertigung des Kronenersatzes ist daher eine einwandfreie Wurzelfüllung als Erfordernis zu betrachten. In einer Reihe von Fällen werden wir aber auch eine intakte Pulpa vorfinden. Wie wir uns zu ihr zu verhalten haben, wird weiter unten auseinanderzusetzen sein.

Die weiteren Anforderungen an die Herstellung der Bandkrone werden zunächst dadurch bestimmt, daß sie mechanisch leistungsfähig sein soll. Das der Verankerung dienende Band muß sich zur Vermittlung des festen Haltes straff dem Umfang des Stumpfes anlegen. Die Befestigung darf nicht von den beim Festsetzen zur Anwendung gelangenden Bindemitteln erwartet werden.

An die Anlegung des Bandes müssen aber auch noch andere Ansprüche gestellt werden, weil wir vom Kronenersatz erwarten, daß er der Erhaltung des Stumpfes dient, ohne den Patienten in irgendeiner Richtung zu schädigen.

Dazu ist zu bemerken, daß der straffe Einschluß des Stumpfes durch das Band bereits mechanische Beschädigungen von dem Stumpf fernhält. Es dient aber auch dem Schutz vor cariöser Zerstörung. Nicht nur der stufenlose Anschluß an die Zahnsubstanz spielt hier eine Rolle, sondern auch die vollkommene Abdeckung der der cariösen Zerstörung zugänglichen Teile des Stumpfes. Auf der cervicalen Begrenzung des Bandes liegt hier das Schwergewicht. In diesem Punkte herrscht allerdings noch nicht allgemeine Übereinstimmung. Während z. B. SCHRÖDER und PICHLER dafür eingetreten sind, die Grenze des Bandes in die am Zahnfleischsaum sich ausbildende Tasche zu verlegen, ist von GOTTLIEB neuerdings der Standpunkt besonders verfochten worden, den Ring außerhalb der Zahnfleischtasche abschließen zu lassen. Da auch die Zahnoberfläche innerhalb der Tasche nicht vor Caries geschützt sei und da der Boden der Zahnfleischtasche nicht als konstant anzusehen sei, sei mit der Versenkung des Bandes in die Tasche ein dauernder Schutz der Zahnsubstanz nicht zu erzielen. Da das Band hier aber Schaden stiften könne, sei es richtig, das Band von vornherein außerhalb der Zahnfleischtasche zu begrenzen, zumal sich der Schutz des Zahnhalses vor Caries durch Imprägnierung mit Silber sicher erreichen lasse. Ohne daß Fehler bei der Anlegung des Bandes gemacht worden sind und ohne daß es an Pflege des Gebisses gefehlt hat, kann man aber an Zähnen Caries beobachten, deren Auftreten dadurch ermöglicht worden ist, daß ein den Zahnstumpf umfassendes Band diesen nicht weit genug abdeckte. Den Standpunkt GOTTLIEBs wird man daher nur teilen können, wenn anzuerkennen ist, daß die Versenkung des Bandes in die Zahnfleischtasche unbedingt Schaden anrichten muß.

Daß Bänder, die von der Oberfläche des Stumpfes abstehen und mit dem Zahnfleischsaum in Berührung kommen, ebenso wie solche, die zwar der Stumpfoberfläche anliegen, aber über den Boden der Zahnfleischtasche hinaus am Zahn entlang vorgeschoben worden sind, pathologische Veränderungen im marginalen Parodontium auslösen müssen, wird allgemein anerkannt. Wenn überhaupt Unschädlichkeit erreicht werden soll, muß also dichter Anschluß des Bandes an den Stumpf und seine Begrenzung am Taschenboden beachtet werden. Aber auch diese Bedingungen werden nicht allgemein für ausreichend gehalten. SCHRÖDER tritt daher neuerdings dafür ein, die Anwendung des Bandes überhaupt zu vermeiden, während GOTTLIEB seine Begrenzung außerhalb der Zahnfleischtasche fordert. Wenn anzuerkennen wäre, daß das in die Zahnfleischtasche versenkte Band stets gefährlich werden muß, dürfte es richtiger sein, die Konsequenz SCHRÖDERs zu ziehen. In den Fällen, in denen für den Kronenersatz auf den wertvollen mechanischen Effekt des Bandes nicht verzichtet werden könnte, würde damit eine Möglichkeit des Kronenersatzes nicht mehr bestehen. Da mir jedoch experimentelle histologische Untersuchungen gezeigt haben, daß von exakt liegenden Bändern nicht unbedingt eine Schädigung ausgehen muß, glaube ich, daß sich die zahnärztliche Prothetik mit der völligen Ablehnung der Bandkronen eines wichtigen Hilfsmittels entäußern würde. Ohne den Wert des noch zu besprechenden bandlosen Kronenersatzes zu schmälern, wird man der Bandkrone bei richtiger Indikationsstellung und sachgemäßer Durchführung der Behandlung noch ihren Platz einräumen dürfen.

Die Stumpfpräparation für die Bandkrone.

Wir stehen nunmehr vor der Frage, wie praktisch die einwandfreie Applikation des Bandes erreicht werden kann.

Die Beobachtung der anatomischen Gestalt der Zähne zeigt, daß den natürlichen Zahnstümpfen zunächst eine Gestalt gegeben werden muß, die technisch die unschädliche Applikation des Bandes erlaubt. Wenn das in Ringform anzulegende Band von der Zahnoberfläche nicht abstehen soll, darf der von dem Bande eingeschlossene Teil des Zahnes an keiner Stelle einen größeren Umfang haben als an der cervicalen Grenze des Ringes. Alle Partien des natürlichen Kronenrestes, die diesen Umfang überschreiten, müssen daher beseitigt werden. Die Seitenwände

des Stumpfes müssen also mindestens parallel sein. Da nun aber praktisch die
strenge Parallelität nicht ausreichend sicher kontrollierbar ist, eine Abweichung
im Umfang nach außen aber von vornherein einen ungenauen Sitz des Bandes
nach sich zieht, während eine geringe Konvergenz der Seitenflächen nach der
Kaufläche zu keine Nachteile mit sich bringt, ist bei der vorzunehmenden Gestaltung des Stumpfes die Form eines Kegelstumpfes anzustreben, dessen größter
Umfang mit dem cervicalen Rande des Bandes zusammenfallen muß.

Erreicht wird dieses Ziel praktisch vorwiegend durch Vornahme einer Beschleifung des Stumpfes mittels rotierender Instrumente in der Bohrmaschine.
Die Behandlung beginnt zweckmäßigerweise mit dem Abtragen der Kaufläche.
Es muß hier Raum geschaffen werden, wenn er nicht bereits durch die Zerstörung
des natürlichen Zahnes frei geworden ist, da die künstliche Krone das Ineinander-
greifen der beiden Zahnreihen nicht stören darf und ihre Kaufläche eine gewisse
Stärke haben muß. Wenn wir zunächst an einen Zahn denken, der bereits wurzel-
gefüllt ist, so geschieht die Abtragung am besten mit scheibenförmigen, groben
Carborundsteinen von etwa 2 cm Durchmesser und von der Stärke des halben
Zahndurchmessers. Das notwendige Maß der Beschleifung ist erreicht, wenn beim

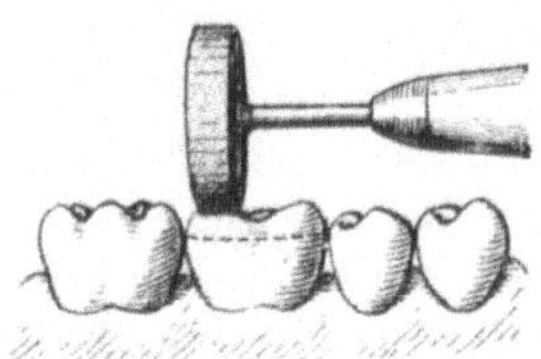

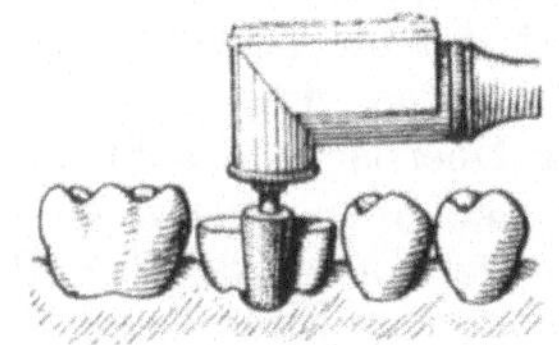

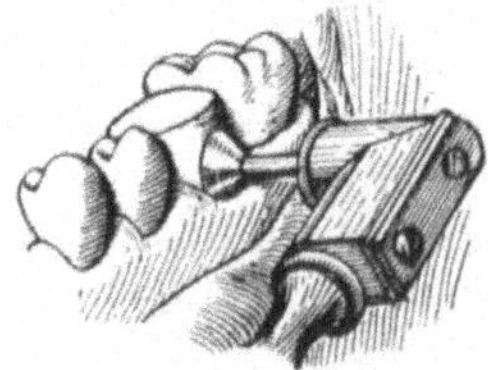

<table>
<tr><td>Abb. 514.
Beschleifung der Kaufläche
eines pulpalosen Molaren.</td><td>Abb. 515.
Beschleifung der Buccalfläche
eines Molaren.</td><td>Abb. 516.
Beschleifung des cervicalen
Abschnitts der Buccalfläche.</td></tr>
</table>

[Nach Rank: Vjschr. Zahnheilk. 42 (1926).]

Schluß der Zahnreihen die einander am nächsten liegenden Partien der einander
gegenüberstehenden Zähne etwa 1 mm voneinander entfernt sind. Zur Erzielung
einer guten, schleifenden Wirkung und zur Verhütung einer störenden Hitze-
entwicklung ist der Stein durch Aufträufeln von Wasser seitens einer Assistenz
ständig feucht zu halten.

Nunmehr folgt die Beschleifung des Umfanges des Stumpfes. Sie geschieht
vorwiegend mit walzen-, knospen-, kegel- und tellerförmigen Carborundsteinen
von verschiedenem Durchmesser. Zunächst werden die am bequemsten zugänglichen buccalen und lingualen Wände des Stumpfes vorbereitet. Während die
Beschleifung in der Nähe der Kaufläche keine Schwierigkeiten macht, erfordert
die Präparation der cervicalen Partie bis zum Taschenboden das größte Maß an
Sorgfalt. Hier dürfen überhängende Partien nicht stehen bleiben, in die Zahnsubstanz darf aber auch keine Stufe geschliffen werden. Um letzteres zu verhüten, muß der Stein ständig hin und her geführt werden. Störend macht sich
hier außerdem bemerkbar, daß sich die schleifende Wirkung des Instrumentes
auch gegen den Zahnfleischsaum richtet. Die durch eine Verletzung ausgelöste
reaktive Entzündung wird aber für den Stand des Epithelansatzes am Zahn nicht
als gleichgültig angesehen werden dürfen. Die Anwendung von Instrumenten,
die nur an der dem Zahn zugekehrten Fläche mechanisch wirksam sind, ist daher
wünschenswert. Hier haben sich die von Schröder empfohlenen, an bestimmten
Flächen mit Diamantstaub beschickten Kupferkörper verschiedenster Gestalt gut
bewährt. Carborundsteinen kann man aber auch nach dem Vorschlage Ranks
durch Imprägnierung mit Amalgam an bestimmten Teilen ihrer Oberfläche ihre
schleifende Wirkung nehmen.

Es folgt sodann die Präparation der Approximalflächen. Sie ist bei Zähnen in der geschlossenen Reihe am schwierigsten, da die Nachbarn nicht leiden dürfen. Zunächst muß die Aufhebung des Kontaktpunktes erstrebt werden, wenn sie nicht bereits bei der Abtragung der Kaufläche erreicht worden ist. Erweist sich die Beseitigung noch als notwendig, so kann nach dem Vorschlage PICHLERS von der Kaufläche her der kontakthaltende Teil des Stumpfes mit tellerförmigen

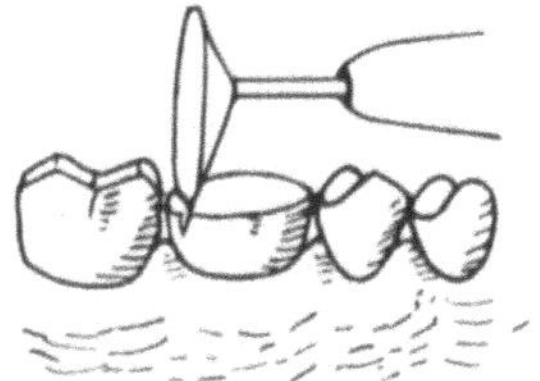

Abb. 517.
Abtragung der kontakthaltenden Kronenpartien nach PICHLER.

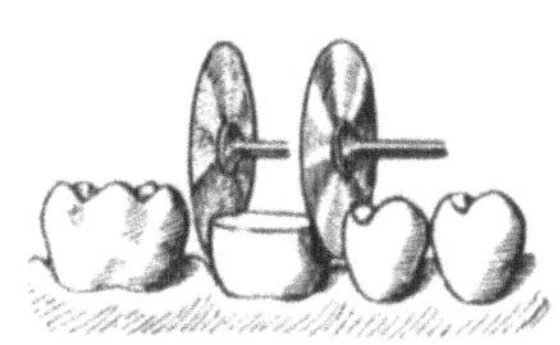

Abb. 518. Beschleifung der Approximalflächen mit Scheiben. [Nach RANK: Vjschr. Zahnheilk. 42 (1926).]

Steinen fortgeschnitten werden. Es läßt sich aber auch durch jedes in der konservierenden Zahnheilkunde oder in der Orthodontie übliche Mittel Zugang zu den Approximalflächen verschaffen.

Die eigentliche Beschleifung geschieht dann durch Stahlscheiben, die auf der dem Stumpf zugekehrten Fläche mit Carborund beschickt sind. Um eine Stufenbildung zu verhüten, sind sie stets mit der Fläche anzusetzen und ständig von cervical her nach der Kaufläche zu ziehend zu führen. Ihrer gefährlichen schneidenden Kante wegen sollten sie nur im Scheibenschützer gebraucht werden.

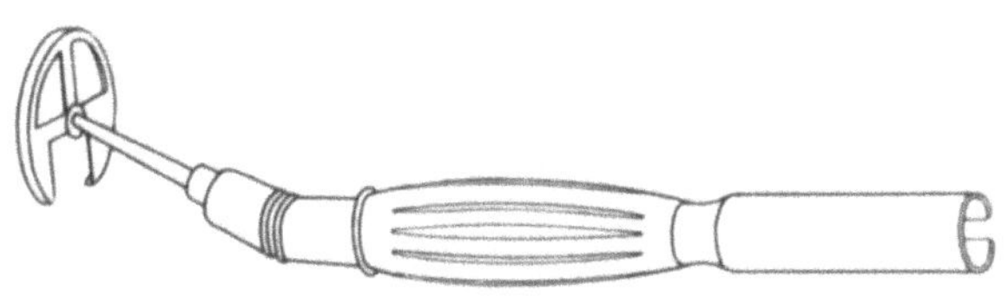

Abb. 519. Scheibenschützer nach SCHACHE.

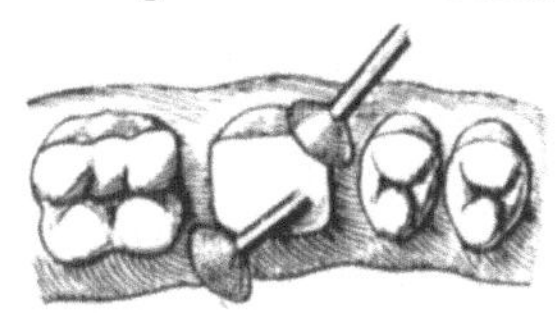

Abb. 520. Abrundung der Übergänge der Approximalflächen in die Buccal- und Lingualfläche. [Nach RANK: Vjschr. Zahnheilk. 42 (1926).]

Ein von SCHACHE angegebenes, in Form des Kontrawinkelstücks gehaltenes Handstück, das nur als Scheibenträger dient, bewährt sich bei der Präparation von Molaren. Statt der Stahlscheiben kommen auch wieder diamantierte Kupferscheiben in Betracht, sowie die von der Firma *Schaper* in den Handel gebrachten Celluloidscheiben, die weniger gefährlich und stärker flexibel als Stahlscheiben sind, Papierscheiben gegenüber aber den Vorzug besitzen, von Feuchtigkeit nicht angegriffen zu werden.

Abgeschlossen wird die Stumpfpräparation mit der Abrundung der Übergänge der Approximalflächen zu der Buccal- und Lingualfläche. Die hier stehenden Kanten werden mit kegel- und tellerförmigen Schleifkörpern oder aber auch mit Celluloid- und Papierscheiben fortgenommen. Die von OETTINGER angegebenen Schleifhülsen haben sich nicht eingebürgert.

Wiederholte Kontrolle der Beschleifung ist unerläßlich, besonders aber bei der Beendigung. Da das Auge nicht ausreicht, muß die tastende Sonde die gesamte Oberfläche abgehen, die dem Gefühl etwa vorhandene Vorsprünge verrät.

Für pulpatote Zähne kann die Besprechung der mechanischen Vorbereitung des Stumpfes hiermit beendet werden. Für Zähne mit vitalem Zahnmark bedarf sie noch der Ergänzung.

Stumpfpräparation und Vitalität der Pulpa.

Hier taucht zunächst die Frage auf, ob die mit Rücksicht auf die Unversehrtheit des Parodontiums notwendige Opferung von Zahnsubstanz von der Pulpa schadlos ertragen wird. Trotz vieler Beiträge zu diesem Thema herrscht in der Praxis noch keine einheitliche Auffassung darüber.

Einigkeit besteht bisher in dem Punkte, daß eine durch die Beschleifung etwa freigelegte Pulpa als verloren angesehen werden muß, wenn auch die Ergebnisse neuerer Versuche, die nicht infizierte verletzte Pulpa zu erhalten, für die Zukunft eine günstigere Beurteilung der Erhaltungsaussichten erwarten lassen. Die Gefahr der Eröffnung des Pulpacavums eines zu präparierenden Zahnes ist aber selbst bei jugendlichen Zähnen ziemlich gering. Sie kann völlig ausgeschlossen werden, wenn bei der Beschleifung der Kaufläche pulpaintakter Zähne von der bei pulpatoten Zähnen beschriebenen Art abgewichen wird. Da die Pulpenhörner der Gestalt der Höcker folgen, sind sie bei planer Abtragung der Kaufläche des Zahnes besonders gefährdet. Dies kann verhütet werden, wenn die einzelnen Flächen der Höcker parallel zu der von ihnen eingenommenen Ebene abgetragen werden, so daß der beschliffene Stumpf also noch das Bild der Höcker wiedergibt, nur in einer etwa 1—2 mm vom Gegenzahn entfernten Lage. Durch Anwendung kleiner, kegelförmiger und zylindrischer Steine sowie walzenförmiger Finierer läßt sich dies sicher erreichen, wenn auch mit größerem Zeitaufwand, als die plane Beschleifung des Stumpfes erfordern würde.

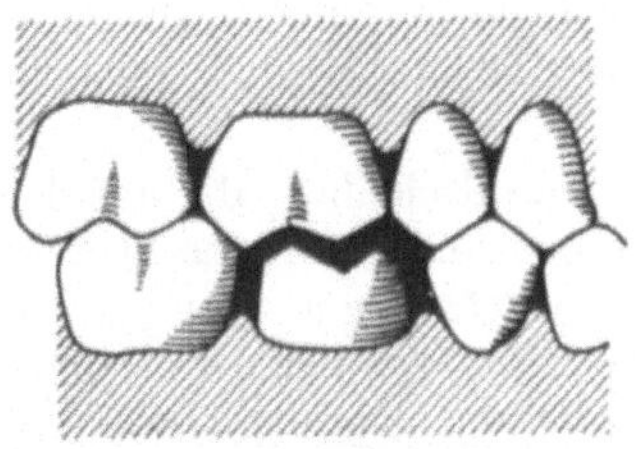

Abb. 521. Beschleifung eines Stumpfes bei intakter Pulpa.

Es fragt sich nunmehr, ob Gründe zur Wurzelbehandlung vorliegen, wenn die Freilegung der Pulpa vermieden wird. Von den Autoren, die für die Devitalisierung zu beschleifender Zähne eintreten, wird eine nachträgliche Nekrose der Pulpa befürchtet und das auslösende Moment hierfür in mechanischer oder thermischer Schädigung des Zahnmarks erblickt wie auch in der Gefahr der Einwanderung von Bakterien auf dem Wege der Zahnbeinkanälchen oder in der chemischen Wirkung der später zur Anwendung gelangenden Befestigungsmittel.

Es ist selbstverständlich, daß man mechanische Erschütterungen und die Entwicklung von Reibungswärme beim Schleifen durch Verwendung zentrisch laufender Instrumente und ständige Wasserkühlung ausschalten muß. Nach zahlreichen Veröffentlichungen braucht eine sich daraus herleitende Schädigung dann nicht mehr befürchtet zu werden.

Ernster ist dagegen der Einwand zu nehmen, daß die Zahnbeinfasern verletzt und die Zahnbeinkanälchen eröffnet werden. Die Möglichkeit, daß auf diesem Wege Bakterien in die Pulpa zu gelangen vermögen, wird nicht bestritten werden können. Eine Wahrung der Asepsis während der Beschleifung kann als aussichtslos angesehen werden. Eine antiseptische Behandlung des Stumpfes erscheint daher angebracht. PICHLER hat dafür das Arg. nitricum empfohlen, das zur Koagulation der organischen Bestandteile der Zahnoberfläche führt und somit einen gewissen Verschluß der Dentinkanäle herstellt. Hiergegen ist der Einwand erhoben worden, daß das Arg. nitricum selbst nicht unbedingt als ungefährlich angesehen werden kann, und daher ist eine Abdeckung der Zahnoberfläche mit Harzlösungen oder prov. Kappen aus Kupfer, Zinn und Celluloid in Verbindung mit prov. Zementen gefordert worden. Eine zur Wurzelbehandlung zwingende Infektion dürfte mit diesen Mitteln sicher verhütet werden können. Auch die Wirkung der Zemente auf die Pulpa beschliffener Zähne braucht nach kritischer Durchsicht der Literatur nicht als unbedingt schädlich angesehen zu werden.

Daß die Pulpa im histologischen Bilde ihr normales Aussehen verliert, ist allein aus der Verletzung einer außerordentlich großen Zahl von Zellfortsätzen, die von der Pulpa ausgehen, verständlich. Aus diesem Umstand läßt sich auch herleiten, daß sowohl der Grad der Beschleifung wie der Zustand des Zahnmarks für die in ihm auftretenden Veränderungen ausschlaggebend werden muß. Nur bei außerordentlich umfangreicher Opferung von Dentin braucht eine Nekrose der Pulpa befürchtet zu werden, während bei mäßiger Beschleifung verschiedene Grade der Degeneration als Folgezustand in Erscheinung treten, die aber immer noch als günstiger anzusehen sein werden als die völlige Beseitigung des Zahnmarks, zumal der Erfolg der Wurzelbehandlung nicht in allen Fällen von vornherein als gesichert gelten kann.

Bei der Vorbereitung von Zähnen mit intakter Pulpa für den Kronenersatz muß also das Prinzip der Erhaltung der Pulpa anerkannt werden. Wo dagegen die Beschleifung einen Umfang erreicht, der vermuten läßt, daß die vitale Energie der Pulpa den durch die Präparation ausgelösten Stoffwechselstörungen nicht gewachsen sein könnte, wird in der Praxis heute noch meistens die sofortige Devitalisation des Zahnmarks einzuleiten sein.

Wenn gegen die Erhaltung der Pulpa der Einwand erhoben worden ist, daß die Beschleifung dem Patienten Beschwerden bereite, so läßt er sich mit dem Hinweis auf die Anwendung der Lokalanästhesie entkräften.

Im Anschluß an die Besprechung der Präparation des Kronenstumpfes muß hier noch kurz die Stellungnahme zu den nach Beseitigung aller cariösen Massen etwa vorhandenen Defekten des Zahnes skizziert werden. Den Ausschlag gibt der Einfluß des Substanzverlustes auf die Leistungsfähigkeit des Bandes. Wird dieselbe nicht beeinträchtigt, so kann von einer besonderen Behandlung abgesehen werden. Kleinere zentrale Defekte und solche am Rande der Kaufläche bedürfen also keiner besonderen Beseitigung. Ist eine Schwächung der Widerstandsfähigkeit zu befürchten, kann bei zentralen Defekten noch durch Füllung mit Phosphatzementen eine Abstützung erzielt werden, während Randdefekte von größerem Umfange, die sich in der Nähe des Bandschlusses lokalisieren, am sichersten durch gegossene Metallfüllungen beseitigt werden. Bei Amalgamen besteht die Gefahr der Legierung mit dem Gold der Krone. Bei tiefer reichenden Defekten ist das indirekte Abdruckverfahren für den Guß der am besten aus Gold oder Silber bestehenden Füllung anzuwenden.

Die Applikation des Bandes.

Die nächste Phase der Behandlung erstreckt sich auf die Applikation des Bandes. Wenn es den erforderlichen Halt besitzen und für das Parodontium unschädlich sein soll, muß es mit dem Umfang des Stumpfes am cervicalen Rande genau übereinstimmen.

Am einfachsten kann man zu einem passenden Bande gelangen, wenn man aus einer in verschiedenen bekannten Weiten vorrätig gehaltenen Auswahl nahtlos gezogener Goldringe den geeigneten durch Aufprobieren auf den Stumpf ausfindig macht. Steht ein entsprechender Vorrat an Goldringen nicht zur Verfügung, muß das Band nach dem durch Messung festzulegenden Umfang des Stumpfes hergerichtet werden.

Das Maßnehmen kann dann mit nahtlosen Kupferringen geschehen. Nach einem als passend befundenen Kupferring wird der entsprechende Goldring gezogen oder gelötet. Statt der Kupferringe ist das auf den einzelnen Ringen mit Millimeterangabe versehene HERBSTsche Ringmaß viel in Gebrauch. Die Ablesung der Millimeterzahl gestattet, schnell den entsprechenden Goldring zu löten. Der Nachteil dieses Ringmaßes besteht darin, daß die Ringe sich bei wiederholtem Gebrauch weiten. Das nach der Maßzahl des Maßringes hergerichtete Goldband

entspricht also nicht ganz dem wirklichen Umfang des Stumpfes und wird daher
etwas zu eng. Da zu enge Ringe aber keinen Schaden stiften und schnell geweitet
werden können, fällt dieser Nachteil nicht sehr ins Gewicht. Zur Verhütung von
Fehlmessungen ist bei der Verwendung von Maßringen stets zu beachten, daß
sie nicht in einer zur Achse des Zahnes geneigten Richtung auf den Stumpf gesetzt
werden. Der nach einem solchen Maß gefertigte Ring muß zu weit werden!

Neben dem Ringmaß kommt das sog. Drahtmaß viel zur Anwendung. Eine
Drahtschlinge wird in der Papillenhöhe um den Stumpf gelegt und mit einem
als Dentimeter bezeichneten Handgriff fest angedreht. Zur exakten Messung muß
der Draht in einer zur Zahnachse senkrechten Ebene um den Stumpf herumgeführt
werden. In dem für das Maßnehmen bezeichneten Niveau hat zwar der Stumpf
noch einen ein klein wenig geringeren Umfang als an den Stellen des Zahnfleisch-
saumes, die am weitesten von der Kaufläche entfernt sind; durch Auftreiben des danach gelöteten Ringes wird aber der dichte Anschluß des Bandes an den Stumpf nur ge- fördert.

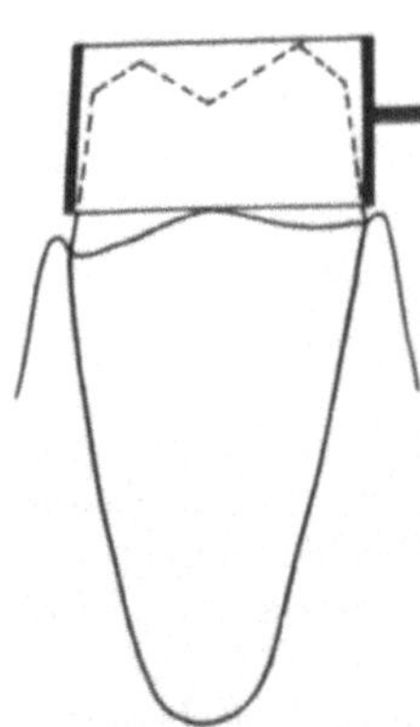

Abb. 522. Anlegung des
Ringmaßes.

Die Herrichtung des Bandes geschieht nach den in der zahnärztlichen Technik gelehrten Richtlinien. Wegen seiner Schmiegsamkeit eignet sich am besten 22karätiges Goldblech von 0,25 oder 0,2 mm Stärke.

Steht das Band in Ringform und entsprechender Weite zur Verfügung, muß es zunächst cervical dem Verlauf des Taschenbodens entsprechend begrenzt werden. Der nach dem Querschnitt des Stumpfes vorgebogene Ring wird zunächst bis zu dem der Kaufläche am nächsten liegenden Punkt des Taschenbodens aufgeschoben und alsdann mit einem scharfen Instrument eine dem Zahnfleischrand parallel laufende Linie an das Goldblech angezeichnet. Nach einem von ASCHER erprobten Verfahren kann aber auch der Zahnfleischrand dadurch auf den Kronenring übertragen werden, daß man einen
Tropfen Jodtinktur in dem Spalt zwischen Zahnfleischsaum und Ring verlaufen läßt. Nach Verdunstung des Lösungsmittels unter einem Strome warmer
Luft zeichnet sich auf dem Gold ein Jodniederschlag ab, der eine bequeme und
genaue Begrenzung des Bandes zuläßt. Dem Verlauf dieser Linie entsprechend
wird der Goldring ausgeschnitten und wieder aufgepaßt. Jetzt muß bereits der
dichte Anschluß des Bandes an den Stumpf kontrolliert werden. Ein eng
schließender Ring darf sich nur mit Aufwendung einer gewissen Kraft unter
Zuhilfenahme besonderer als „Kronenaufdrücker" bezeichneter Instrumente an
seinen Platz bringen lassen. Ein zu weiter Ring muß sofort enger gemacht
werden, ein etwas zu enger Ring läßt sich eventuell durch Aufklopfen auf den
kegelförmigen Stumpf auftreiben, oder er wird vorsichtig mit der von PEESO
angegebenen Zange geweitet. Durch wiederholtes Aufprobieren und Nachkon-
turieren läßt sich erreichen, daß der Abschluß des Bandes mit dem Verlauf des
Taschenbodens genau übereinstimmt, ohne daß der Epithelansatz verletzt wird.
Um einen stufenförmigen Übergang des Bandes zur Oberfläche des Stumpfes
zu vermeiden, ist das Anschärfen der unteren Ringkante nicht zu versäumen.
Es mag erwähnt werden, daß die Konturierung des Bandes auf einem von dem
Stumpf durch Abdruck hergestellten Modell bereits außerhalb des Mundes vor-
bereitet werden kann.

Ist die cervicale Begrenzung des Bandes abgeschlossen, so wird der Anschluß
des Ringes an den Stumpf nochmals mit der Sonde kontrolliert. Auch eine Mund-
beleuchtungslampe kann dabei gute Dienste leisten. Abstehende Teile des Bandes
verraten sich durch das zwischen Ring und Stumpf durchscheinende Licht. Für
die Approximalflächen kommt in zweifelhaften Fällen auch die Röntgenaufnahme

in Betracht, die aber am besten erst gemacht wird, nachdem der Ring in der Höhe begrenzt ist und seine endgültige Form erhalten hat.

Die Begrenzung nach der Kaufläche zu soll so sein, daß der Ring die Gegenzahnreihe nicht berührt, den Stumpf aber ein wenig überragt. Durch Anreißen der Höhe des Stumpfes auf der Innenseite und Bearbeitung des Bleches mit der Schere läßt sich dieser Zustand unter Kontrolle des Bisses schnell herstellen.

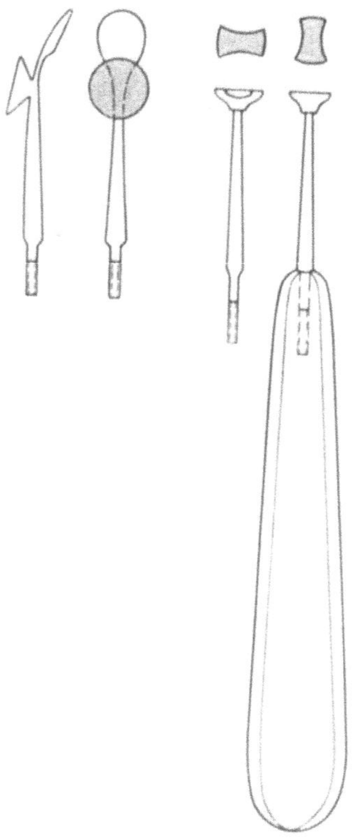

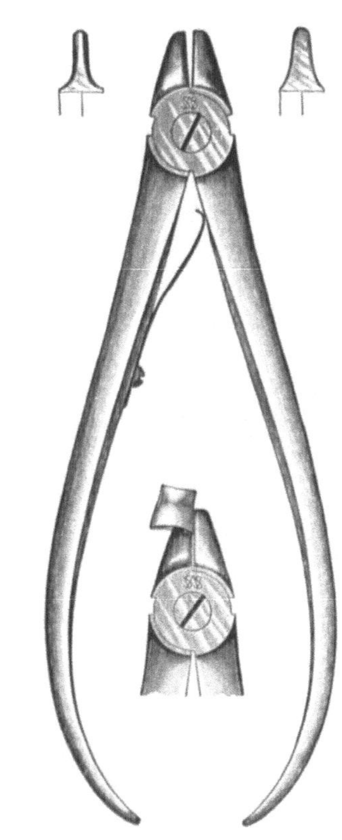

Abb. 523.
Kronenringaufdrücker nach SCHRÖDER.

Abb. 524. Banderweiterungszange nach PEESO.
(Aus BRUHN: Handb. d. Zahnheilk. III.)

Die endgültige Form erhält der Ring dann durch Bearbeitung mit Buckelzangen. Auf die Ausbildung des Kontaktpunktes und auf die Wiedergabe der Wölbungen auf der Buccal- und Lingualfläche ist großes Gewicht zu legen. Obwohl in der letzten Zeit auch der gegenteilige Standpunkt vertreten worden ist, scheint mir in Übereinstimmung mit PICHLER, FRITSCH u. a. die Nachbildung der ausladenden natürlichen Kronenform für die Fernhaltung mechanischer Schädigungen vom Zahnfleischsaum von erheblicher Bedeutung zu sein. Die Verwendung besonderer Spezialzangen ist nicht notwendig.

Die Gestaltung der Kaufläche.

Nach der Herrichtung des Bandes muß der Kronenersatz durch Ausbildung der Kaufläche vervollständigt werden.

Zur Entfaltung mechanischer Wirksamkeit muß diese mit der Gegenzahnreihe Kontakt erlangen. Die Kaufläche soll aber nicht nur die Nahrungszerkleinerung überhaupt ermöglichen, sondern sie soll diese Arbeit auch mit dem geringsten Kraftaufwand leisten. Zur rationellen Gestaltung des Kaugeschäfts ist daher die Ausbildung von Höckern und Leisten, die auch beim Zerschneiden faseriger Nahrung wirksam sind, erforderlich. Dazu kann bei den Höckern die Beachtung des Bewegungsbisses nicht entbehrt werden, während Furchen für die Fixierung eines Bissens, insbesondere körniger Nahrungsbestandteile, und für das Ausweichen zerquetschter Speisen notwendig sind. Andererseits ist zu bedenken, daß eine zu scharfe Ausbildung der Kauflächenelemente den Schleimhäuten der Mundhöhle, deren Verletzung das Kaugeschäft selbst beeinträchtigen müßte, unangenehm werden kann.

Zur Befriedigung dieser Anforderungen reicht ein der Modellierung der künstlichen Kaufläche dienendes Modell, das nach einem freihändigen Abdruck mit Gips oder Kompositionsmasse in der Schlußbißstellung von dem zu überkronenden Zahn, seinen Nachbarn und seinen Antagonisten gewonnen ist, nicht aus. Eine hierauf den anatomischen Formen nachgebildete Kaufläche

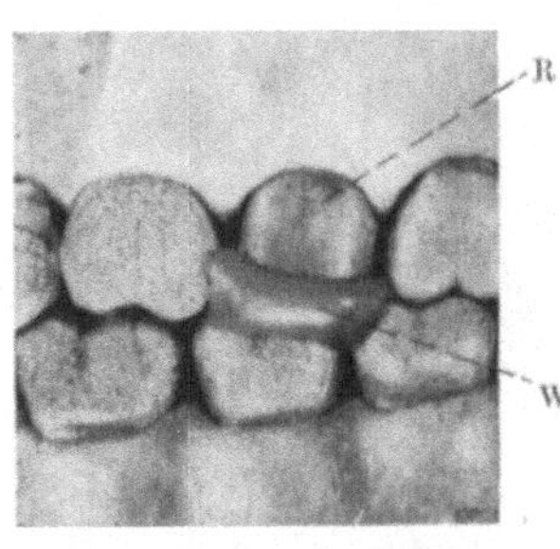

Abb. 525. Applizierter Ring mit Wachs zur Gestaltung der Kaufläche nach dem Bewegungsbiß. R Ring, W Wachs.

stört günstigenfalls das Kaugeschäft nicht, so daß eine Überlastung des Stumpfes verhütet wird. Meist wird das Optimum an funktioneller Leistungsfähigkeit jedoch nicht erreicht werden. Die Verwendung eines dreiteiligen Gipsokkludators nach dem Vorbilde Kantorowiczs und Balters gestattet bereits eine größere Annäherung an das vollkommene Resultat.

Am sichersten wird dieses Ziel durch Aufnahme des Bewegungsbisses in der Mundhöhle erreicht. In den auf dem Stumpf sitzenden Ring wird plastisches Wachs gebracht. Zu seiner Fixierung können schmale Abschnitte des Goldbleches einwärts gebogen werden. Der Patient hat dann den Mund zunächst zu schließen, unmittelbar darauf aber Mahlbewegungen nach rechts und links auszuführen. Die dabei entstehenden Erhebungen und Vertiefungen geben die Lage der auszubildenden Höcker und Furchen an. Ihre vorteilhafteste Lage ist damit vorgezeichnet. Außerhalb der Mundhöhle können dann Feinheiten in Anlehnung an die anatomische Form nachgebildet werden.

Die weitere Herstellung der Kaufläche ist technische Laboratoriumsarbeit. Es sei nur erwähnt, daß das Gußverfahren am besten gestattet, der Beanspruchung des Materials auf Abnutzung gerecht zu werden, ohne daß unnötig viel wertvolles Material verbraucht wird. Nicht das gesamte Wachs braucht durch Gußmetall ersetzt zu werden. 18karätiges Gold mit geringem Platinzusatz bewährt sich hier wegen seiner Härte am besten.

Maßnahmen zum Schutz des Stumpfes.

Von Bedeutung ist nunmehr, daß bis zur Einprobe der technisch fertiggestellten Krone eine gewisse Zeit verstreicht. Wenn sie auch möglichst kurz bemessen wird, so wird man doch bestrebt sein müssen, Stümpfe mit vitaler Pulpa nicht ungeschützt den Einflüssen der Mundhöhle auszusetzen. Schon die subjektiven Belästigungen des Patienten durch unmittelbare Einwirkung thermischer Einflüsse gebieten dies. Eine provisorische Überkappung der Stümpfe sollte daher nicht unterbleiben. Celluloid- und Zinnkappen, die in geeigneten Größen käuflich zu haben sind, können dabei Verwendung finden. Wenn sie mit provisorischen Zementen oder Guttapercha festgesetzt werden, schließen sie in der Zwischenzeit auch die Zahnoberfläche gegen die Bakterien der Mundhöhle ab.

Einprobe und Einsetzen der Bandkrone.

Die technisch fertiggestellte Bandkrone wird in der nächsten Sitzung zunächst einprobiert. Alle funktionell und prophylaktisch wichtigen Faktoren werden geprüft: Schlußbiß, Bewegungsbiß, Anschluß des Bandes an den Stumpf und Kontaktpunkt seien besonders genannt. Geringfügige Mängel können durch Beschleifen oder Aufschwämmen von Lot behoben werden. Folgenschwere Fehler, die bei sachgemäßem Arbeiten aber nicht vorkommen, bedingen eine Neuanfertigung der Krone. Nachgearbeitete Stellen bedürfen mit Rücksicht auf die Hygiene des Mundes erneuter Politur.

Ist der Ersatz der natürlichen Krone zufriedenstellend, so sind alle Räume zwischen künstlicher Krone und Stumpf durch ein Bindemittel auszufüllen. Obwohl der mechanische Halt bereits durch das Band gewährleistet sein soll, wird er durch die Anwendung desselben unterstützt. Durch Ausfüllung der Spalten hat es aber vorwiegend hygienischen Zwecken zu dienen. Durch den dichten Abschluß des Stumpfes dient es zugleich prophylaktischen und konservierenden Zielen. Die schnell härtenden Phosphatzemente kommen in erster Linie in Betracht, zumal bei ihnen die Gefahr der Pulpaschädigung geringer als bei normalhärtenden Präparaten ist.

Nach sorgfältiger Trocknung von Stumpf und Krone wird sahnenartig angerührtes Zement in ausreichender Menge, aber auch ohne zu großen Überschuß in die Krone gefüllt und diese dann unter Druck auf den Stumpf gepreßt oder getrieben. Eine kurze Kontrolle des Bisses überzeugt davon, daß die Krone den rechten Sitz erlangt hat. Dann wird die völlige Erhärtung des Zementes abgewartet. Erst jetzt erfolgt insbesondere die Beseitigung von Überschüssen, da so am sichersten der Gefahr vorgebeugt wird, daß kleinste Mengen Zementes in den Zahnfleischtaschen zurückbleiben und zu Reizungen des Zahnfleischsaumes Anlaß geben. Nach Erhärtung des gesamten Überschusses läßt er sich in größeren zusammenhängenden Stücken ohne Splitterung an der Grenze des Ringes absprengen. Mit der Sonde wird der Rand der Krone nochmals abgegangen. Eine letzte Kontrolle beschließt die Anfertigung des Kronenersatzes.

Erweist es sich aus besonderen Gründen als notwendig, die definitive Fixierung der Krone noch hinauszuschieben, so kann eine provisorische Fixierung mit provisorischen Zementen oder aber mit der früher mehr benutzten Guttapercha in Erwägung gezogen werden.

Modifikationen der Bandkronen.

Die Besprechung des Bandkronenersatzes mag noch ergänzt werden durch Erwähnung des von BÜTOW angegebenen Verfahrens, da es nicht nur technische Vorteile erstrebt, sondern auch die Gefahren des Bandes für das Parodontium einzuschränken bestrebt ist. Es ist dadurch charakterisiert, daß statt des Goldringes zunächst ein Cadmiumring dem Stumpf appliziert wird. Das sehr duktile Metall schmiegt sich der Stumpfoberfläche sehr gut an. Der dichte Anschluß wird aber in Frage gestellt, wenn der Ring durch unvorsichtige Handhabung unbeabsichtigterweise gedehnt wird. Die Vorteile der Methode können sich dann leicht in das Gegenteil umkehren. Die Ausbildung der Kaufläche weist keine Besonderheiten auf. Da das Cadmium bereits bei 780° siedet, kann es prinzipiell ebenso wie Wachs aus einer Gußform ausgetrieben und die gesamte Krone aus Gußmetall hergestellt werden. In der praktischen Erprobung hat sich das Verfahren fraglos bewährt.

Die Abhandlung des Bandkronenersatzes würde auch noch unvollkommen sein, wenn nicht erwähnt würde, daß die Möglichkeit besteht, die aus der Verwendung des Metallbandes als Verankerungsmittel sich herleitenden kosmetischen Mängel durch Kombination mit der Verarbeitung von Porzellan zu beheben. Neuerdings ist von RANK auf diese Modifikation durch die Beschreibung eines als Facettenkrone bezeichneten Kronenersatzes hingewiesen worden. Da diesen Abwandlungen der eigentlichen Bandkrone praktisch aber nur eine geringe Verwendbarkeit innewohnt, kann hier nicht näher darauf eingegangen werden, und es ist darüber in den speziell der Zahnersatzkunde gewidmeten Lehrbüchern nachzulesen.

β) Bandlose Hülsenkronen.

Richtlinien für die Anwendung der bandlosen Hülsenkronen.

Die bandlosen Hülsenkronen verdanken ihr Dasein dem Bestreben, die möglicherweise von einem Bande für das Parodontium ausgehenden Schädigungen völlig auszuschalten. Wenn sie die Erreichung dieses Zieles gestatten und zugleich in allen anderen Punkten den Bandkronen stets gleichwertig wären, müßten sie diese völlig verdrängen. Da aber, wie erwähnt, die Anwendung des Bandes in mechanischer Beziehung Vorteile zu gewähren vermag, wird die Bandkrone beim Ersatz von Kronen auf stark geschwächten Stümpfen noch ihre Berechtigung behalten, zumal eine schädliche Wirkung von exakt angelegten Bändern sowohl nach klinischer Erfahrung als auch auf Grund meiner experimentellen Untersuchungen nicht unbedingt ausgehen muß. Zwar läßt sich auch die bandlose Hülsenkrone bei geschwächten Stümpfen noch nach Vornahme eines Aufbaues zur Verwendung bringen. Findet ein solcher Kronenersatz aber nur an dem Aufbau seinen Halt, während die Bandkrone noch Teile der Wände des Stumpfes selbst einzuschließen gestattet, so wird, sofern ein Ersatz durch Hülsenkronen überhaupt indiziert ist, die Bandkrone zur Wiederherstellung des Zahnes vorzuziehen sein. Die Indikation für die Anwendung der bandlosen Hülsenkronen werden also vorwiegend des Kronenersatzes bedürftige Zähne abgeben, bei denen der Stumpf im cervicalen Abschnitt noch keine wesentlichen Defekte aufweist.

Für die Anwendung der bandlosen Hülsenkronen kommt aber noch ein anderer Gesichtspunkt in Frage. Mit Rücksicht auf die kosmetische Funktion des Gebisses kommen die aus Metall bestehenden Bandkronen nur im unsichtbaren Teil der Zahnreihe in Betracht. Wie wir erwähnt haben, lassen sie sich zwar auch mit der Verwendung des kosmetisch befriedigenden Porzellans kombinieren. Da, wo es sich um Kronenersatz bei Zähnen mit intakter Pulpa handelt, sind der Anwendung dieser Modifikationen aber Grenzen gezogen. Hier ist nun von Wichtigkeit, daß sich bandlose Hülsenkronen auch aus Porzellan bei gleichzeitiger Erhaltung der Vitalität der Pulpa herstellen lassen. Wo es auf die Erhaltung der Pulpa und auf die Befriedigung kosmetischer Belange ankommt, sind derartige bandlose Hülsenkronen allen anderen Arten des Kronenersatzes überlegen. Da die aus Metall bestehenden bandlosen Hülsenkronen aber wieder den aus Porzellan bestehenden gegenüber bezüglich der Festigkeit größere Sicherheit gewähren, wird man diese an Stellen, wo die Kosmetik keine Rolle spielt, vorziehen können. Da die beiden verschiedenen Materialien Unterschiede im Behandlungsgang bedingen, ist es notwendig, die Besprechung der bandlosen Hülsenkronen hiernach zu trennen.

Bandlose Hülsenkronen aus Metall.

Zwei verschiedene Modifikationen, die sich durch die Art der Stumpfpräparation unterscheiden, müssen hier ihre Darstellung finden: die Ortonkrone und die Stufenkrone.

Die Ortonkrone. Die nach dem Autor benannte Art des Kronenersatzes ist in der deutschen Zahnersatzkunde besonders durch Veröffentlichungen von KLUGHARDT, FRITSCH und SCHRÖDER bekannt geworden.

Die Stumpfpräparation weist gegenüber der beim Bandkronenersatz für Zähne mit intakter Pulpa zweckmäßigen Vorbereitung geringe Abweichungen auf. Unter Erhaltung des Höckerreliefs wird von den einzelnen Höckerflächen die Zahnsubstanz in der Stärke von etwa 1 mm mit den bei der Präparation für die Bandkrone erwähnten Mitteln abgetragen. Auch die Herrichtung des Umfanges, der wieder eine sehr schwach konische Gestalt erhält, geschieht mit den entsprechenden Instrumenten. Von Bedeutung ist aber, daß eine Beschleifung nur bis eben unter die Zahnfleischgrenze unter Erhaltung des cervicalen Schmelzwulstes gefordert wird. Die Herstellung eines stufenfreien Überganges der anzufertigenden Krone in die Zahnsubstanz wird dadurch erleichtert.

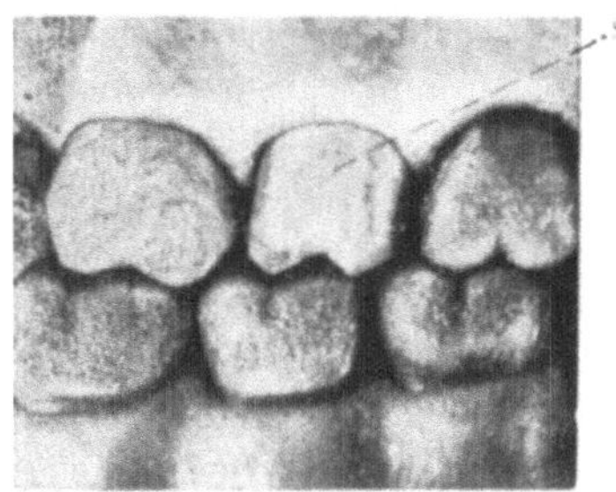

Abb. 526. Stumpfpräparation für die Ortonkrone. St präparierter Stumpf.

Für die weitere Herstellung der Krone hat sich das von SCHRÖDER angegebene Verfahren wegen seiner Einfachheit am besten bewährt. Mit einem dem Umfang des Stumpfes angepaßten nahtlosen Kupferring, der dem Zahnfleischsaum entsprechend konturiert ist, und grüner Kerrmasse wird Abdruck genommen, indem der mit erweichter Masse gefüllte Ring auf den leicht eingefetteten Stumpf gedrückt wird. Der gründlich erhärtete Abdruck dient zur Herstellung eines Arbeitsmodells. Dieses soll nicht nur die Modellierung der zu gießenden Krone erleichtern, sondern vor allem der Kompensation der Gußkontraktion dienen. Der von SCHRÖDER empfohlene KERRsche Snow-White-Gips dient diesem Zweck ausgezeichnet. Um die Biß- und Kontaktverhältnisse bei der herzustellenden Krone berücksichtigen zu können, wird nach der Gewinnung des Abdrucks plastisch gemachtes Taggartwachs auf die Kaufläche des Stumpfes gebracht. Der Patient muß zubeißen

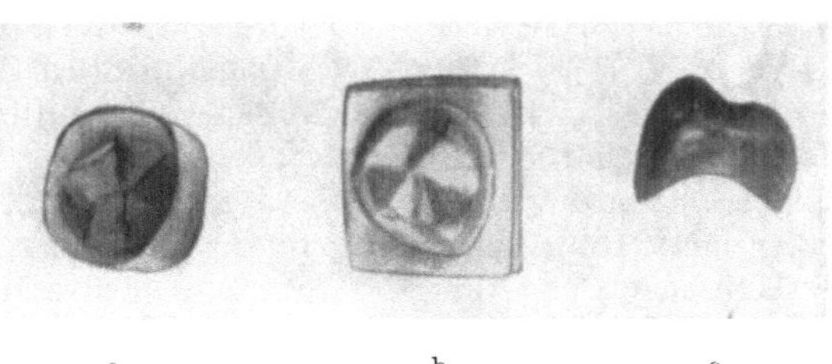

a   b   c

Abb. 527. Ortonkrone nach dem Verfahren von SCHRÖDER. a Abdruck vom Stumpf für die Ortonkrone. b darnach hergestelltes Modell. c in Wachs modellierte Krone.

und vorsichtig Mahlbewegungen ausführen. Das Wachs, das auf der Unterseite die Oberfläche des Stumpfes wiedergibt, kann nachträglich auf das hergestellte Modell gebracht werden. Da sich auch die Kontaktflächen der Nachbarzähne

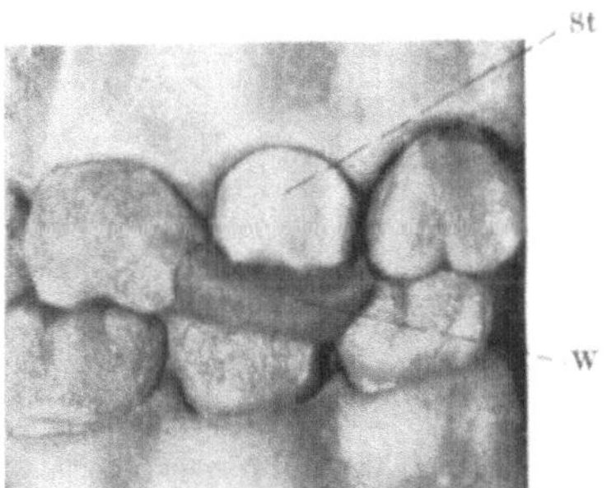

Abb. 528. Kauflächengestaltung für die Ortonkrone durch Aufzeichnung des Bewegungsbisses in Wachs. St Stumpf, W Wachs.

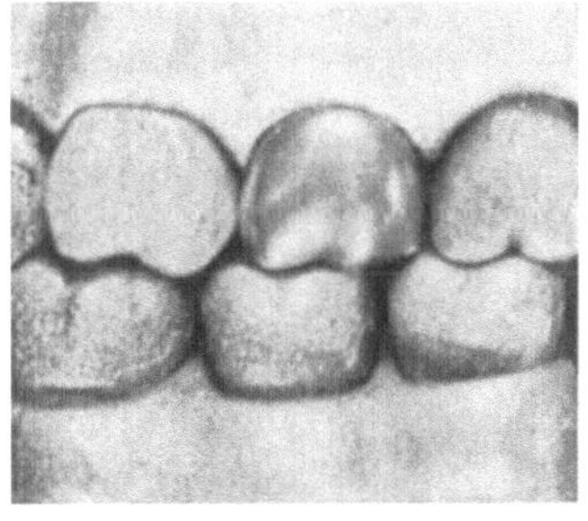

Abb. 529. Fertige Ortonkrone.

abgeformt haben, kann die Wachskaufläche auf dem Gipsmodell durch Modellierung der Krone vervollständigt werden. Sie wird in Wachs noch einmal auf dichten Anschluß, Kontakt und Artikulation im Munde geprüft und kann nach Vornahme evtl. Korrekturen auf dem Gußwege in Metall ausgeführt werden. Bei richtiger Ausarbeitung ergänzen derartige Kronen den Stumpf in vollendeter

Weise. Über Einprobe und Einsetzen des Ersatzes braucht nichts Besonderes dem von der Bandkrone her Bekannten hinzugefügt zu werden.

Die Stufenkrone. Die Bezeichnung dieser Methode des Hülsenkronenersatzes ergibt sich daraus, daß sich der für die Aufnahme der Krone präparierte Teil des Zahnumfanges mit einer scharfen Stufe an der cervicalen Grenze der Krone gegenüber dem unbeschliffenen Teil absetzt.

Die Vorbereitung der Kaufläche des zu überkronenden Zahnes geschieht wie bei der Ortonkrone. Abweichungen ergeben sich bei der Präparation der Mantelfläche des Stumpfes. Sie beginnt am besten an den Approximalflächen, nachdem hier nötigenfalls mit Drahtligaturen eine Separation vorgenommen worden ist. Mit einseitig schleifenden Stahlscheiben wird zunächst in der Papillenhöhe eine Stufe von etwa 0,5 mm Breite angelegt, von der aus die Schlifffläche mit geringer Neigung nach der Kaufläche zu verläuft. Die Stufe wird sodann dem Niveau des Zahnfleischsaumes entsprechend bis an die Grenze der buccalen und lingualen Fläche ausgedehnt. Mittels kleiner, linsenförmiger Steine wird weiterhin auf der Buccal- und Lingualfläche zwischen den approximalen Stufen eine $^1/_2$ mm tiefe Verbindungsrinne gezogen, von der aus die konische Beschleifung der Außen- und Innenfläche des Stumpfes mit walzenförmigen Instrumenten, die nur auf der Mantelfläche schleifen, beendet wird. Bei isoliert stehenden Zähnen kann eine die Beschleifung begrenzende Rinne gleich rings um den ganzen Zahn gezogen werden. Nach der konischen Gestaltung des Stumpfes bedarf die Stufe noch der Versenkung unter den Zahnfleischrand. Dieses Ziel wird durch zylindrische, nur am Kopfende schleifende Versenkbohrer erreicht. Wenn sie in der richtigen Stärke benutzt werden, läßt sich mit ihnen eine Verletzung des Zahnfleischsaumes vermeiden. Vorzüglich eignen sich zur schärferen Ausbildung der Stufe auch die von Bastian angegebenen, von Schröder bereits empfohlenen Spezialfeilen.

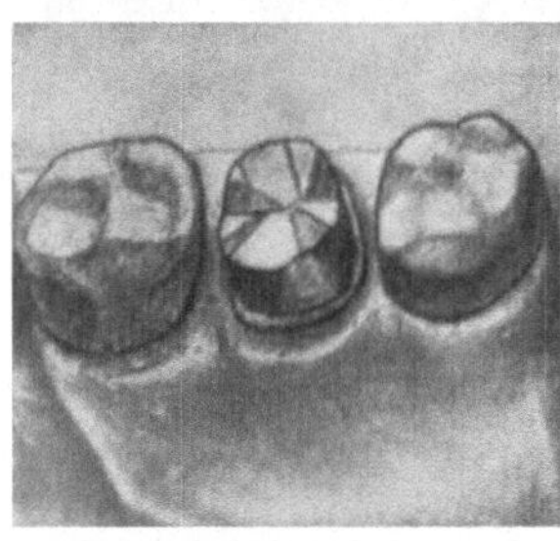

Abb. 530.
Präparation für die Stufenkrone.

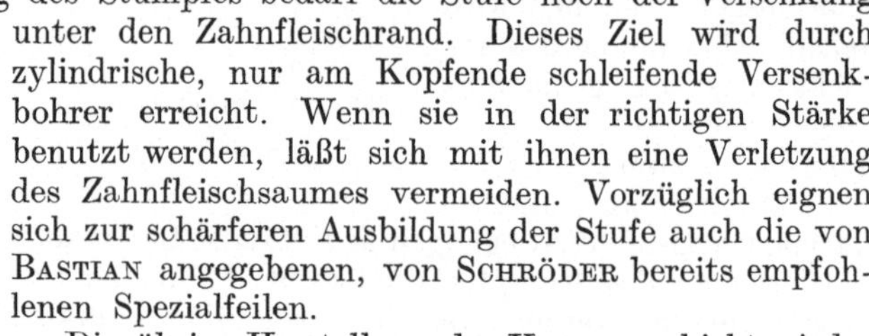

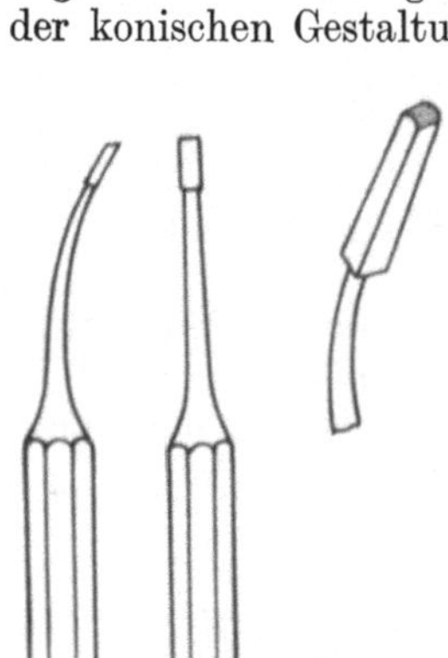

Abb. 531. Bastianfeilen.

Die übrige Herstellung der Krone geschieht wieder auf indirektem Wege und stimmt daher prinzipiell mit dem bei der Ortonkrone kennengelernten Verfahren überein.

Eine Gegenüberstellung der Orton- und der Stufenkrone lehrt, daß letztere eine sicherere Kontrolle der Begrenzung zuläßt als die Ortonkrone. Sie ist aber gegenüber der Ortonkrone durch die Opferung einer größeren Menge von Zahnsubstanz im Nachteil, die aber nach dem Urteil Schröders nicht einmal den bei der Bandkrone in Kauf zu nehmenden Grad erreicht. Für die Vitalität der Pulpa kommt ihr daher keine Tragweite zu. Gegenüber den von der Anwendung des Bandes gefürchteten Nachteilen muß aber betont werden, daß eine nicht ganz exakt hergestellte bandlose Krone die gleichen Gefahren für den überkronten Zahn nach sich ziehen kann, die ein dem Stumpf aufliegendes Band auslösen könnte. Größte Exaktheit ist hier wie dort für den Erfolg der Behandlung also Vorbedingung.

Bandlose Hülsenkronen aus Porzellan (Jacketkrone).

Wie bereits angedeutet worden ist, wird das Indikationsgebiet der bandlosen Hülsenkronen aus Porzellan in erster Linie dadurch bestimmt, daß sie *gestatten, bei der Befriedigung kosmetischer Belange auf die Vitalität der Pulpa Rücksicht zu nehmen.* Sie kommen also besonders bei Frontzähnen mit intakter Pulpa in Betracht, die den allgemeinen Bedingungen für den Hülsenkronenersatz genügen. Verfärbte und hypoplastische Vorderzähne, die mit den Mitteln der konservierenden Zahnheilkunde nicht völlig wiederhergestellt werden können, sowie Zähne mit Formanomalien berechtigen also in erster Linie zur Anwendung des Hülsenkronenersatzes aus Porzellan. Im Bereiche der nicht sichtbaren Backen- und Mahlzähne ist diese Art des Kronenersatzes zwar auch möglich, da die Verwendung des Porzellans aber nicht nötig und Metall widerstandsfähiger ist, werden die aus Metall bestehenden künstlichen Kronen vorzuziehen sein, auch wenn die Bruchgefahr bei den Porzellankronen heute nicht mehr hoch einzuschätzen ist. Die Möglichkeit der Anwendung dieser Art des Kronenersatzes besteht schließlich auch bei pulpatoten Zähnen, sofern die noch vorhandene natürliche

Krone die Verankerung zuläßt. Muß die Verankerungsmöglichkeit dagegen für die Hülsenkrone erst geschaffen werden, so vermögen andere Methoden des Kronenersatzes die Wiederherstellung der Zahnreihen in funktionell gleichwertiger, aber einfacherer Weise zu erreichen.

Die Stumpfpräparation für die Hülsenkrone aus Porzellan ist die der Stufenkrone. Unterschiede ergeben sich aus dem Material insofern, als das spröde Porzellan in sehr dünnen Schichten leicht bricht. Die Stufe muß daher statt 0,5 mm eine Breite von etwa 1 mm erhalten. Aus

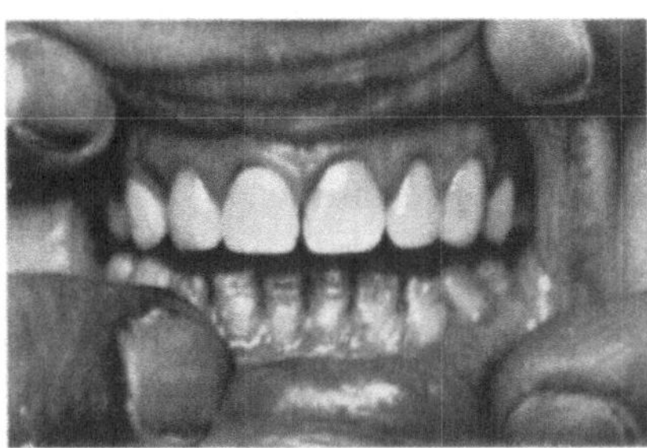

Abb. 532. Wiederherstellung der oberen hypoplastischen Frontzahnreihe durch Porzellanmantelkronen.

der umfangreichen Opferung an Zahnsubstanz kann sich bei jugendlichen und an sich kleinen Zähnen eine Kontraindikation für die Methode herleiten. Daß auf eine besonders scharfe Ausbildung der Stufe geachtet werden muß, sei ausdrücklich erwähnt.

Die weitere Anfertigung der Krone geschieht wie bei den anderen bandlosen Hülsenkronen auf indirektem Wege. Der technische Hergang kann hier wieder keinen Platz finden; es sei auf die Leitfäden von LEWIN, BRILL, RECH und LE GRO-GRATZINGER verwiesen.

Für die Beurteilung des Nutzeffektes dieser Art von Kronen ist von Bedeutung, daß sie wirklich mit den natürlichen Gliedern der Zahnreihe in Übereinstimmung stehen müssen, wenn sie ihren wichtigsten Zweck nicht verfehlen sollen. Auf die richtige Wahl der Farbe kommt daher sehr viel an. Vertrautheit mit den zu verarbeitenden Porzellanmassen ist daher unerläßlich. Erfolg in dieser Beziehung kann man sich sichern, wenn die Labialseite der Krone durch eine fertig käufliche, gut ausgewählte und sauber aufgeschliffene Hohlfacette abgedeckt wird, während die Rückseite aus den keramischen Massen gebrannt wird. Für dieses Verfahren sind FRITSCH, RECH und KIRSTEN unter Benutzung der Hohlfacette nach SCHRÖDER eingetreten.

b) Stiftkronen.

α) Die Anwendung des Stiftkronenersatzes.

Die Verankerung der künstlichen Kronen durch einen in die Wurzel versenkten Stift gibt dieser Methode des Kronenersatzes den Namen.

Die Art der Verankerung beeinflußt auch das Anwendungsgebiet. Während die prothetische Behandlung durch Hülsenkronen an einen Zahnstumpf gebunden ist, der die mechanische Leistungsfähigkeit des Ersatzes gewährleistet, ermöglicht

die Stiftkrone noch die Wiederherstellung eines Zahnes, wenn der Rest der natür-
lichen Krone keinen ausreichenden Halt mehr für eine künstliche Krone gewährt.
Für die Indikation der Stiftkronen kommt aber weiterhin in Betracht, daß die
Verwendung eines Wurzelstiftes die Erhaltung des Zahnmarks unmöglich macht.
Da wir dieses Ziel, wie erwähnt, stets im Auge behalten müssen, wird die Stiftkrone vor allem dort zur Anwendung kommen können, wo ein des Kronenersatzes
bedürftiger Zahn seine Pulpa bereits verloren hat oder wo die Erhaltung der
Pulpa sowieso nicht mehr möglich ist. Wo ein Zahn noch seine erhaltungsfähige
Pulpa besitzt, wird nun aber in der Regel auch so viel intakte Zahnsubstanz
vorhanden sein, daß eine Hülsenkrone an ihr ihren Halt finden kann. Ist dagegen
mit einer Devitalisation der Pulpa zu rechnen, so gibt die Verankerungsmöglichkeit den Ausschlag, ob diese oder jene Art des Kronenersatzes Anwendung finden
muß.

Die Indikation des Stiftkronenersatzes wird aber auch weitgehend von der
kosmetischen Funktion der Zähne beeinflußt. Da die Stiftverankerung die Verarbeitung von Porzellanzähnen erlaubt, können die Stiftkronen im sichtbaren
Bereich der Zahnreihe angewandt werden. Bei pulpatoten Frontzähnen, die den
Hülsenkronen aus Porzellan unmittelbar keinen ausreichenden Halt gewähren,
können die Stiftkronen daher an ihre Stelle treten.

Das Anwendungsgebiet des Stiftkronenersatzes wird dadurch, daß die Stiftverankerung noch die Möglichkeit des Kronenersatzes bietet, wo die Hülsenkrone nicht mehr anwendbar wäre, nun aber nur nach einer Seite abgesteckt.
Auf der anderen findet es dadurch seine Grenze, daß die Stiftverankerung selbst
wieder ausreichende mechanische Leistungsfähigkeit verbürgen muß. Der Stift
muß also, damit er der mechanischen Beanspruchung gewachsen ist, eine gewisse
Stärke und Länge besitzen. Je größer die Ausmaße des Stiftes sind, um so stärker
muß aber die Hartsubstanz der den Stift aufnehmenden Wurzel geschwächt
werden. Die Stiftverankerung muß also auf solche Wurzeln beschränkt werden,
die bei einer der Beanspruchung Rechnung tragenden minimalen Stiftstärke
noch eine ausreichend widerstandsfähige Wurzelwandstärke besitzen. Nur ausreichend kräftig gebildete Wurzeln sind also für den Stiftkronenersatz geeignet,
in erster Linie somit obere mittlere Schneidezähne sowie obere und untere Eckzähne. Zur Erzielung eines günstigen Verhältnisses zwischen Widerstandsfähigkeit
des Stiftes und der Wurzel wird man aber auch hier bestrebt sein müssen, sehr
hoch beanspruchbares Stiftmaterial zu verwenden. Goldplatinlegierungen von
18—20 Karat mit Iridiumzusatz kommen in erster Linie dafür in Betracht.

Für die mechanische Sicherheit der Verankerung spielt nun aber nicht nur
die Stärke des Stiftes eine Rolle, sondern auch seine Länge. Die Verbindung
von Krone und Stift wird um so fester sein, je länger die Einspannung des Stiftes
in der Wurzel ist. Da die Höhe der Beanspruchung der Stiftverankerung nun aber
auch von der Länge der künstlichen Krone abhängig ist, wird der Stift mit
zunehmender Kronenhöhe länger gehalten werden müssen. Da andererseits aber
wieder die Länge der Wurzel die Verlängerung des Stiftes begrenzt, wird der
Stiftkronenersatz in seiner Anwendbarkeit beschränkt sein, wo die formale Beschaffenheit der Wurzel die Anwendung eines hinreichend langen Stiftes nicht
zuläßt.

Unter den die Anwendbarkeit des Stiftkronenersatzes beeinflussenden Form-
beschaffenheiten der Wurzel bedürfen auch vorhandene Defekte noch der besonderen Erwähnung. Je nach ihrer Ausdehnung und Lage werden sie die Sicherheit der Verankerung beeinträchtigen und damit die Indikation des Stiftkronenersatzes mehr oder weniger einschränken.

Bezüglich der in prophylaktischer Beziehung an die Methoden des Kronenersatzes zu stellenden Anforderungen kann festgestellt werden, daß sich die

sichere Erhaltung des Stumpfes bei zweckmäßiger Durchführung des Stiftkronenersatzes sehr wohl erreichen läßt. Es braucht also der Stiftkronenersatz aus diesen Erwägungen nicht völlig abgelehnt zu werden, wie es vielfach geschieht. Fehler bei der einzelnen Behandlung fallen nicht der Methode zur Last.

β) Der allgemeine Behandlungsgang.

Der mit der Präparation der Stumpfoberfläche beginnende Behandlungsgang muß wieder von funktionellen, biologischen und prophylaktischen Gesichtspunkten geleitet sein. Hier ist zunächst zu beachten, daß die kosmetisch befriedigende Anbringung eines Porzellanzahnes nur möglich ist, wenn die Grenze zwischen Zahn und Stumpf nicht sichtbar wird. Die Oberfläche des Stumpfes muß also unter den Zahnfleischsaum gelegt werden. Andererseits darf der Epithelansatz des Zahnfleischsaumes nicht verletzt werden. Die Stumpfoberfläche muß also auf der Labialseite im Bereich der Zahnfleischtasche liegen, d. h. von labial nach den Papillen zu ansteigend verlaufen. Auf der lingualen Seite spielt die Kosmetik keine Rolle. Hier kann die Lage der Stumpfoberfläche daher von mechanischen Gesichtspunkten bestimmt werden. Wenn sie senkrecht zur Hauptbeanspruchungsrichtung der künstlichen Krone verläuft, wird sie den mechanisch günstigen Verlauf erhalten.

Durch Defekte der Stumpfoberfläche ergeben sich in vielen Fällen gezwungenermaßen Abweichungen von dieser dachförmigen Präparation der Stumpfoberfläche. Eine ovalkonkave oder kastenförmige Gestaltung der Wurzeloberfläche kann dann angezeigt sein. Auf die Herrichtung eines einwandfreien Wurzelrandes ist hier besonders Gewicht zu legen.

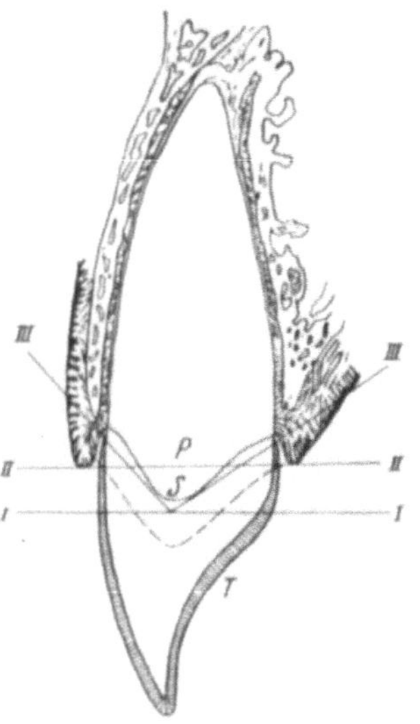

Abb. 533. Oberflächenpräparation eines Stumpfes für die Stiftkrone. I und II unrichtige, III richtige Oberflächengestaltung. (Nach SCHRÖDER: Lehrbuch der technischen Zahnheilkunde. Bd. I. Berlin 1927.)

Praktisch ist die Präparation mit der Beseitigung der über die Papillenhöhe hinausragenden Kronenreste einzuleiten. Mit dünnen Querhiebfissurenbohrern läßt sich dies am schnellsten erreichen. Es folgt sodann die Abschrägung der labialen Oberflächenhälfte. Vom Zentrum aus kann das Zahnbein mit größeren Rosenbohrern entfernt werden; sie arbeiten schneller und schonender als Schleifsteine. Die dünnen Schmelzränder brechen dann Stück für Stück aus. Ist das erstrebte Niveau ungefähr erreicht, wird die Oberfläche mit scheibenförmigen Steinen geglättet. Die Versenkung unter das Niveau des Zahnfleischsaumes geschieht am besten mit kleinen, umgekehrt kegelförmigen Steinen. Sie werden mit der Basis vom Zentrum zum Rande geführt. Die Schlifffläche wird so unter den Zahnfleischrand verlegt, ohne daß eine Verletzung des Zahnfleischsaumes einzutreten braucht. Besonders erwähnt sei, daß gesunde, an der Peripherie sitzende Schmelzwülste keineswegs völlig beseitigt werden müssen, sondern zu erhalten sind (Abb. 534a—c).

Für die ovalkonkave Gestaltung der Wurzeloberfläche werden neben Steinchen große Rosenbohrer zu Hilfe genommen, während für die kastenförmige Präparation besondere Versenkbohrer Dienste leisten können.

Es folgt sodann die Ausschachtung des Wurzelkanals. Ein zur Kontrolle des apikalen Parodontiums und der Wurzelfüllung angefertigtes Röntgenbild orientiert nochmals über Verlauf und Länge der Wurzel.

Da die Verankerung durch den Stift um so sicherer wird, je innigeren Kontakt er mit den Wurzelkanalwänden erhält, müssen beide in der Form und Größe übereinstimmen. Welche Form als zweckmäßig anzusehen ist, muß also jetzt entschieden werden.

Die Abwägung der verschiedensten Gesichtspunkte gegeneinander ergibt, daß Stifte von rundem Querschnitt und kegelstumpfförmiger Gestalt am geeignetsten

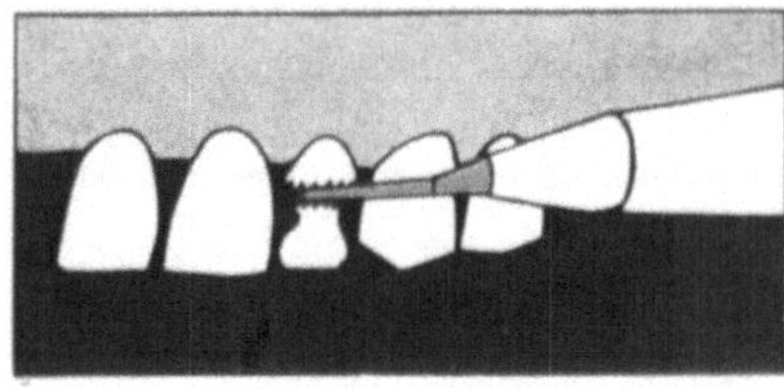

Abb. 534a. Abtragung einer defekten Krone mittels Fissurenbohrers dicht oberhalb der Interdentalpapille zur Vorbereitung für den Stiftkronenersatz.

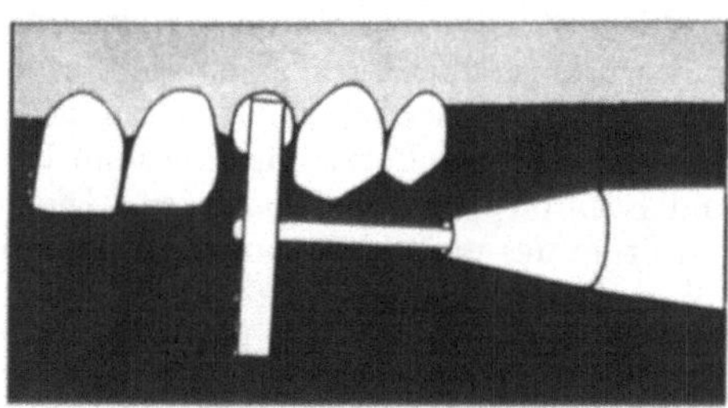

Abb. 534b. Glättung der dachförmigen Stumpfoberfläche mittels Carborundscheibe.

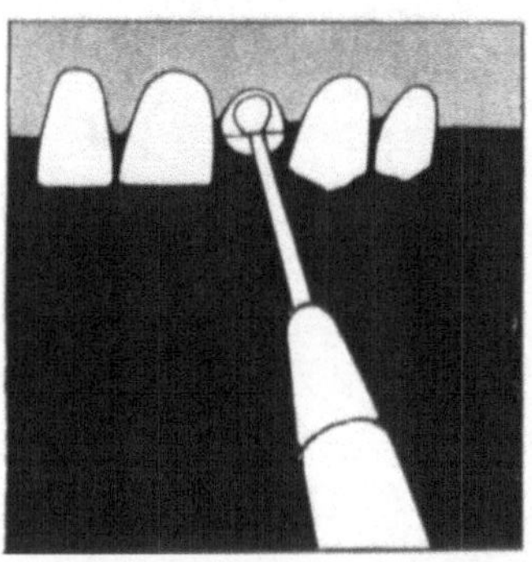

Abb. 534c. Versenkung der Stumpfoberfläche unter das Niveau des Zahnfleischsaumes.

sein dürften. Vierkantige Stifte innerhalb eines rund ausgebohrten Wurzelkanals leisten der Drehung nicht mehr Widerstand als ein runder Stift, der vom Wurzelkanal flächenhaft geführt wird. Ein Stift von gleichbleibender Stärke muß mit Rücksicht auf die konische Gestalt der Wurzel schwach gehalten werden, damit er lang genug gewählt werden kann, ohne die Wurzelperforationsgefahr herbeizuführen. Gerade am Eintritt in die Wurzel ist aber ein stärkerer Durchmesser mit Rücksicht auf die Biegungsbeanspruchung unerläßlich. Ein mit einer Spitze auslaufender Stift besitzt jedoch selbst keine tragende Fläche, die wieder höher zu bewerten ist als die mit der Zuspitzung mögliche Verlängerung des Stiftes.

Die absoluten Maße des Stiftes müssen sich naturgemäß nach der einzelnen Wurzel richten. Bei den starkwurzeligen Schneide- und Eckzähnen, für die die Stiftkronen in Betracht kommen, können die Stifte am Eingang zum Wurzelkanal durchschnittlich 1,5—2 mm stark sein und eine Länge von 8 bis 12 mm erhalten.

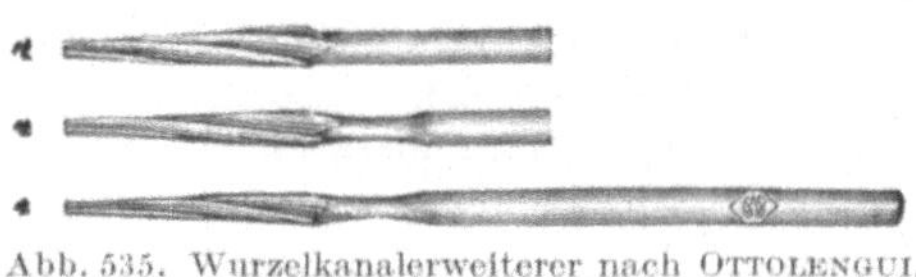

Abb. 535. Wurzelkanalerweiterer nach OTTOLENGUI. (Aus BRUHN: Handbuch der Zahnheilkunde. Bd. III.)

Diesen Richtlinien für die Gestalt des Stiftes muß die Ausbohrung des Wurzelkanals angepaßt sein. Sie beginnt mit feinen Rosenbohrern, die der Wurzelfüllung folgen, unter Beachtung des Wurzelverlaufs. Nachdem die hinreichende Tiefe erreicht ist, werden die Bohrerstärken allmählich gesteigert, unter ständig wiederholter Kontrolle des Kanals mit dem Auge. Die Wurzelfüllung muß stets zentral sichtbar bleiben. Hat der Kanal die Weite erreicht, die der Stift an der der Wurzelspitze nächsten Stelle erhalten soll, so wird die schwach konische Erweiterung nach der Wurzeloberfläche zu mit Spezialbohrern, wie sie von OTTOLENGUI und VAJNA angegeben worden sind, vorgenommen. Die Stumpfpräparation findet damit ihren Abschluß.

Für die Konstruktion der Krone steht die Erzielung eines kosmetisch befriedigenden Resultats im Vordergrunde. Der Auswahl eines geeigneten Porzellanzahnes ist daher zunächst große Sorgfalt zuzuwenden. Am besten geschieht dies unmittelbar nach dem Munde des Patienten, da schon geringe Differenzen im Aussehen den prothetisch ergänzten Zahn verraten. Der zu verarbeitende Zahn wird daher auch am besten in der Stellung nach dem Munde zugeschliffen. Die provisorische Fixierung des Zahnes an einer kleinen Wachsplatte gestattet die Kontrolle.

Für die Erzielung eines mechanischen Effektes ist die sichere Verbindung der Krone mit dem Wurzelstift und die Ausbildung leistungsfähiger Kronenformen, insbesondere wirksamer Schneiden, erforderlich. Die Beachtung des Bewegungsbisses ist hierfür ebenso wichtig wie für die Verhütung einer Überlastung der Krone, die auf keinen Fall stärker von den Kaukräften getroffen werden darf als die vorhandenen natürlichen Zähne.

Der Übertragung der Druckkräfte auf die Wurzeln dient neben dem Wurzelstift der gleichmäßige Anschluß des Kronenkörpers an die Wurzeloberfläche. Er ist aber auch für die Konservierung des Stumpfes und für die Verhütung paradentaler Erkrankungen aufs peinlichste herzustellen. Daß dies nicht immer in befriedigendem Maße erstrebt oder erreicht wird, erklärt eine große Zahl von Mißerfolgen beim Stiftkronenersatz.

γ) Die Methoden des Stiftkronenersatzes.

Stiftkronen mit Porzellankörperzahn.

Diese Art des Kronenersatzes wird meist so ausgeführt, daß ein dem zu ersetzenden Zahn entsprechender, käuflicher Porzellanzahn auf die Wurzel notdürftig aufgeschliffen und mittels eines bereits eingebrannten oder einzementierten Stiftes in der Wurzel befestigt wird. Der Ersatz läßt sich schnell durchführen und kann kosmetisch vollkommen befriedigend sein.

In dieser Form kommt er aber nur als provisorischer Ersatz eines Zahnes in Betracht, da ein exakter, den Dauerbestand des Ersatzes gewährleistender Anschluß der künstlichen Krone an die Wurzel kaum zu erreichen ist. Die Porzellankörperzähne lassen sich wohl mit hinreichender Genauigkeit auf die labiale Hälfte der Wurzel aufschleifen, auf der lingualen Seite läßt sich der exakte Anschluß aber nur bei größtem Zeitaufwand erzielen. Da hier die Kosmetik nicht ins Gewicht fällt, wird auf der lingualen Seite zweckmäßigerweise das Metallgußverfahren zu Hilfe genommen. Der Porzellanzahn wird auf der Labialseite aufs genaueste mit der Wurzeloberfläche in Übereinstimmung gebracht, lingual aber so viel fortgeschliffen, daß ein keilförmiger Spalt zwischen Porzellankrone und Wurzel entsteht. Der vorbereitete Stift wird in den Wurzelkanal gesteckt und mit etwas plastischem Gußwachs umgeben. Preßt man nun die Porzellankrone in die ihr zukommende Stellung, so füllt das Wachs den keilförmigen Spalt aus. Es wird so nachmodelliert,

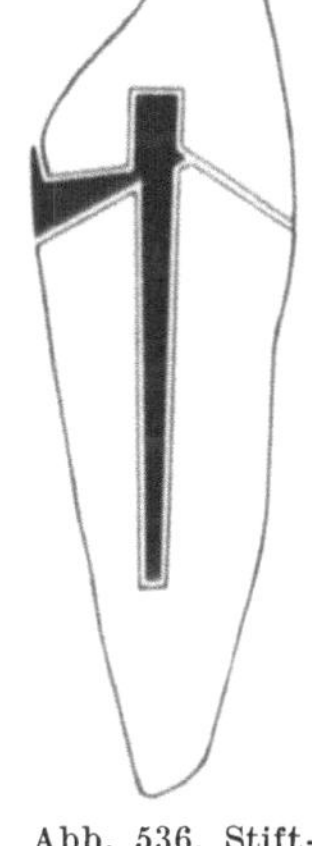

Abb. 536. Stiftkrone mit Porzellankörperzahn.

daß es mit dem Wurzelumfang genau abschließt, den Kronenrand aber ein wenig einfaßt. Wird es dann auf dem Gußwege durch Metall ersetzt, so vermag dieser Kronenersatz allen Ansprüchen zu genügen.

Auch auf dem Wege der keramischen Technik kann der Anschluß eines Porzellankörperzahnes an die Wurzeloberfläche erreicht werden, ebenso wie eine Porzellanfacette, falls ein Körperzahn nicht zur Verfügung steht, durch Porzellanbrand zu einer bis auf den Stift aus Porzellan bestehenden Krone ergänzt werden kann. Auf die Angabe weiterer Einzelheiten muß hier verzichtet werden. Für die Anwendung des Stiftkronenersatzes mit Porzellankörperzähnen sei aber noch erwähnt, daß das recht brüchige Porzellan stets eine gewisse Stärke haben muß, wenn die Kaukräfte nicht zur Zerstörung des Ersatzes führen sollen. Nur wo die Bißverhältnisse die Anbringung eines durch Beschleifung nicht nennenswert zu schwächenden Porzellankörperzahnes gestatten, kann daher von dieser kosmetisch gute Resultate gewährenden Methode Gebrauch gemacht werden.

Stiftkronenersatz in Verbindung mit Porzellanmantelkronen.

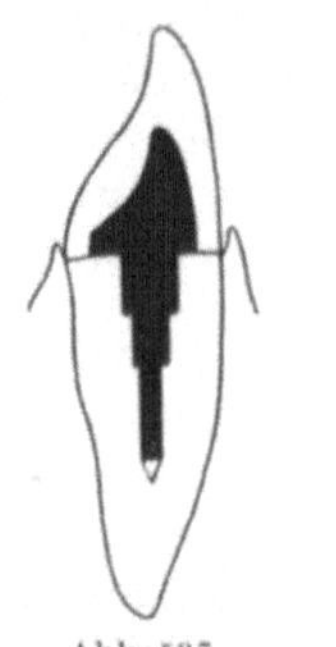

Abb. 537.
Stiftkronenersatz mit Stufenstiftkern nach HOLLMANN und Porzellanmantelkrone.

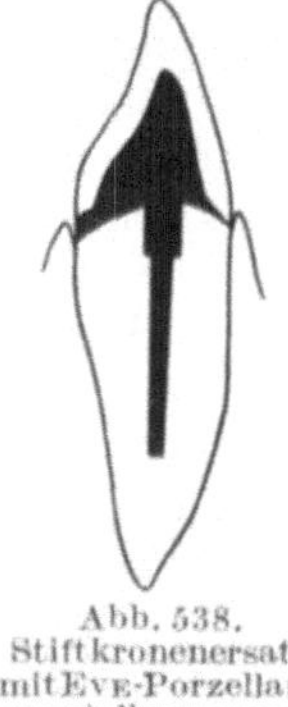

Abb. 538.
Stiftkronenersatz mit EVE-Porzellanmantelkrone und Gußkern.

In den letzten Jahren ist mit gutem Erfolg mehr und mehr anstatt von dem Porzellankörperzahn auch von den Porzellanmantelkronen beim Stiftkronenersatz Gebrauch gemacht worden. Nach teilweisem Wiederaufbau des Kronenkörpers durch einen Metallkern — auf den HOLLMANNschen Stufenstift sei hier besonders verwiesen — wird entweder eine Porzellanmantelkrone gebrannt, oder es finden auch käufliche Porzellanmantelkronen — EVE-Kronen — Verwendung, deren fertiger Form der Aufbau angepaßt wird. Die verschiedenen Modifikationen, denen beide Verfahren unterworfen worden sind, können hier keine Darstellung finden.

Stiftkronen mit Porzellanflachzähnen.

Für den Stiftkronenersatz mit Porzellanfacetten ist klinisch von Bedeutung, daß die Porzellanzähne selbst nicht die nötige Widerstandsfähigkeit besitzen, um allen Einwirkungen des Kauaktes gewachsen zu sein. Sie bedürfen daher eines kräftigen Schutzes, der besonders an der der Beanspruchung ausgesetzten Stelle, also an der Schneide, wirksam sein muß. Das hat den Nachteil, daß gegenüber den ganz aus Porzellan bestehenden Kronenkörpern der kosmetische Effekt beeinträchtigt wird.

Die Herstellung des Schneidenschutzes durch Anfertigung einer den Rücken des Zahnes abdeckenden Schutzplatte dient zugleich der Verbindung des Porzellanzahnes mit dem zur Verankerung benötigten Wurzelstift. Auf die verschiedenen Arten der Schutzplattenanfertigung braucht hier nicht eingegangen zu werden. Auf die Verwendung auswechselbarer Zähne, insbesondere der RAMCO-Einstiftzähne sei aber eigens hingewiesen.

Zur Erzielung des dichten Wurzelabschlusses wird der Wurzelstift mit einer Wurzelplatte verbunden, die an ihn angelötet werden kann, am besten aber zugleich mit dem Rücken des Zahnes auf dem Gußwege hergestellt wird.

Nachdem der Flachzahn im Munde aufgeschliffen und seine Stellung durch eine Wachsplatte fixiert ist, wird er aus dem Munde entfernt und der Wurzelstift in den Wurzelkanal gesteckt. Über ihn und die Wurzel wird nun eine kleine Zinnkappe mit KERRscher Abdruckmasse gepreßt und, nachdem für die Erhärtung der Masse gesorgt ist, darüber ein Gipsabdruck genommen, der Nachbar- und Gegenzähne enthält. Dieser eingeschachtelte Abdruck liefert ein genaues Modell der Wurzeloberfläche und die genaue Stellung des Wurzelstiftes. Der Porzellanzahn kann an seinen Platz gebracht und dann der Rücken modelliert und gegossen werden.

Diese Art von Stiftkronen kann auch bei Bißverhältnissen zur Anwendung gelangen, die wenig Raum für die künstliche Krone gewähren.

Für den provisorischen Verschluß von Lücken sei in Verbindung mit Porzellan-flachzähnen noch auf den Zinnstiftzahn und den Amalgamstiftzahn nach FEDERER verwiesen.

c) Bandstiftkronen.

α) Die Anwendung des Bandstiftkronenersatzes.

Die Kombination der Wurzelstiftverankerung mit der Bandverankerung kommt in der Bezeichnung dieser Art des Kronenersatzes zum Ausdruck.

Für die Anwendung der Methode ergibt sich daraus, daß die Bandstiftkrone dort in Betracht zu ziehen sein wird, wo die Stiftverankerung allein das Ziel des Kronenersatzes nicht mehr zu erreichen gestatten würde. Wenn die Bedingungen für die Anwendung des Stiftkronenersatzes nicht mehr erfüllt werden, kann die Zuhilfenahme der Bandverankerung die Wiederherstellung eines Zahnes mitunter noch ermöglichen. Der Wert, den das Band hier für die Herstellung der künstlichen Krone besitzt, rechtfertigt von ihm Gebrauch zu machen, selbst wenn ein Risiko darin besteht, daß auch ein ganz exakt angelegtes Band von einzelnen Patienten nicht reaktionslos vertragen wird. Die Bandstiftkronen kommen daher bei Zähnen in Betracht, die auf Grund ihres anatomischen Baues nicht erlauben, das für eine Stiftkrone erforderliche Minimum an Stiftstärke mit dem Minimum an Wurzel-wandstärke in Einklang zu bringen, also bei schwächlichen oberen seitlichen Schneidezähnen, oberen Prämolaren und unteren Schneidezähnen. Zum anderen wird die Anwendung der Bandstiftkronen zu erwägen sein, wenn stärker gebildete Zähne durch zentrale oder randständige Wurzeldefekte geschwächt worden sind.

β) Die Vorbereitung für die Bandstiftkrone.

Für die Vorbereitung des Wurzelstumpfes gelten im wesentlichen die beim Stiftkronenersatz niedergelegten Gesichtspunkte. In erster Linie kommt also die dachförmige Gestaltung der Wurzeloberfläche in Betracht. Durch eingetretene Zerstörung der Zahnsubstanzen kann aber auch eine mehr oder weniger plane Abtragung der Wurzel bedingt sein, wenn der Kronenersatz an sich noch gerechtfertigt ist. Bestehen Defekte, die von dem Band nicht eingefaßt werden, bedürfen sie der Ergänzung durch Gußfüllungen, die nötigenfalls durch eine in den Wurzel-kanal versenkte Kanüle verankert werden.

Von Wichtigkeit ist, daß die Anwendung eines Bandes eine Präparation des Wurzelumfanges bedingt. Alle Schmelz-reste, die den Anschluß des Bandes an den Stumpf zu stören vermögen, müssen entfernt werden. Die ziehend gebrauchten Schmelzreißer nach CASE erweisen sich dabei als schonend arbeitende Instrumente. Ein Nachglätten der Stumpfränder mit diamantierten Kupferkegeln und Papierscheiben ist aber nötig.

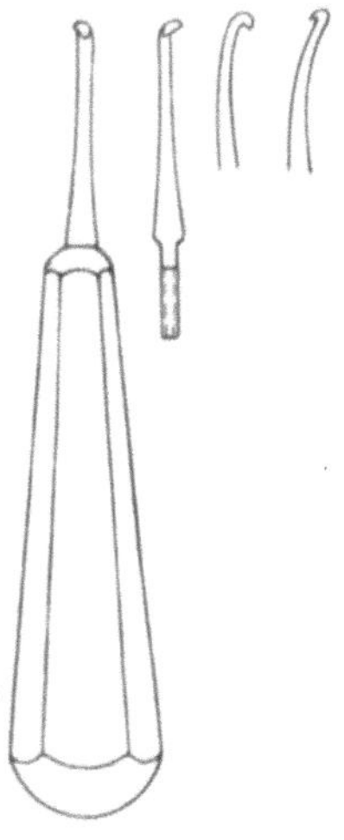

Bezüglich des Maßnehmens für das zu verwendende Band gilt das für die Bandkronen Gesagte. Bei der geringen Höhe des Stumpfes muß ganz besonders darauf geachtet werden, daß ein zur Benutzung gelangendes Maßband in der Achse der Wurzel aufprobiert wird, damit Fehlmessungen

Abb. 539. Schmelz-reißer nach CASE mit auswechselbarem Handgriff.

verhütet werden. Für das Anlegen des Bandes, seine cervicale Begrenzung und die Anschärfung seines Randes müssen die gleichen Ansprüche wie bei den Bandkronen erfüllt sein. Mit Rücksicht auf die Kosmetik ist die Begrenzung des Bandes an der Wurzeloberfläche auf der labialen Hälfte besonders wichtig. Die Höhe des Stumpfes wird innen an das Band angerissen, der überschießende

Teil fortgeschnitten und nach abermaligem Anprobieren des Bandes sein Rand
mit feinen Steinchen bis unter den Zahnfleischsaum im Niveau des Stumpfes
abgetragen. Auch wenn das Band auf der Labialseite sehr schmal wird, kann es
noch wertvolle mechanische Dienste leisten; ragt es über den Zahnfleischsaum
hinaus, stört es die Erzielung eines kosmetischen Erfolges vollkommen.

Die Schaffung der Stiftverankerung erfolgt wie bei den einfachen Stiftkronen.
Das Band ermöglicht allerdings eine gewisse Reduktion der Stiftstärke und Länge,
bei schwachen und kurzen Wurzeln z. B. auf 1,2 mm Durchmesser und 6—7 mm
Länge. Die Verbindung von Band und Stift zu einer Stiftkappe sowie die Herstellung des Kronenkörpers ist dann wieder im wesentlichen eine technische
Angelegenheit. Auch hier können wieder Porzellankörperzähne und Flachzähne
nach den beim Stiftzahn angedeuteten Grundsätzen zur Anwendung gelangen.

γ) Die Modifikationen der Bandstiftkrone.

Unter den verschiedenen Modifikationen der Bandkrone sei zunächst erwähnt,
daß die Möglichkeit besteht, die labiale Hälfte des Bandes fortzulassen. Dadurch
wird erreicht, daß auf der sichtbaren Seite
der künstlichen Krone jeder Fremdkörper-
reiz, der hier eine Atrophie des Zahnhalteapparates auslösen könnte, fortfällt. Wenn
es aber aus anderen Gründen trotzdem zu
atrophischen Erscheinungen geringeren oder
höheren Grades kommt, erfährt wenigstens
die kosmetische Wirkung des Gebisses keine
Beeinträchtigung durch sichtbar werdende
Metallteile. Andererseits darf natürlich
nicht übersehen werden, daß die zusammen-
haltende, die Verankerung erheblich ver-
stärkende Wirkung des Bandes zum großen
Teil fortfällt. Da bei den oberen Frontzähnen die horizontale Hauptbeanspruchungsrichtung von palatinal nach labial
bzw. buccal verläuft, erfährt die Verankerung durch den Fortfall der labialen Hälfte
des Bandes im Oberkiefer jedoch keine so
starke Einschränkung wie im Unterkiefer.

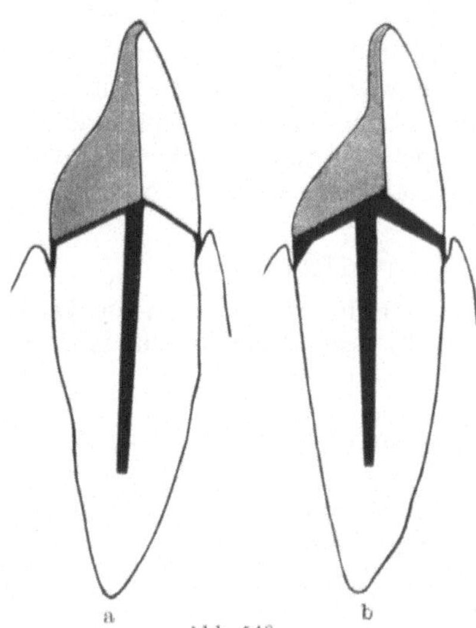

Abb. 540.
a Bandstiftkrone. b Gußkappenstiftkrone.

Bei der nach außen gerichteten Bean-
spruchung vermag der palatinal erhalten gebliebene Teil des Ringes den Stift
immer noch in wesentlichem Umfange zu entlasten.

Die Herstellung derartiger *Halbringstiftkronen* schließt sich an die Präparation
der Wurzel für einen Stiftzahn an. Auf der lingualen Seite wird der cervicale
Schmelzwulst wie bei den Ringstiftkronen entfernt, während er labial erhalten
bleibt. Es wird sodann ein Ring wie für einen Ringstiftzahn angefertigt. Der
den Ring abschließende Deckel wird aber nur im Bereich der palatinalen Hälfte
des Wurzelquerschnitts angelötet, während in der labialen Hälfte die Teile un-
gelötet aufeinander abgepaßt werden. Erst nach dem Einlöten des Wurzelstiftes
und der Einprobe der Kappe wird dann die labiale Hälfte des Ringes durch zwei
Einschnitte in der Nähe der Interdentalpapille fortgenommen. Der Abschluß der
Kappe mit dem labialen Wurzelrand wird besonders sorgfältig kontrolliert. Der
Kronenkörper wird nach einer der verschiedenen Methoden ergänzt. In Fällen,
in denen eine Verstärkung der Stiftverankerung erwünscht erscheint, die Gefahren
und Nachteile des Bandes auf der labialen Seite aber auf alle Fälle vermieden
werden sollen, können Halbringstiftkronen gute Dienste tun.

Um eventuelle Schädigungen durch das Band gänzlich zu verhüten, ist von SCHRÖDER vorgeschlagen worden, gegossene Stiftkappen zur Anwendung zu bringen. Nach der dachförmigen Präparation der Wurzel wird der Rand der Oberfläche mit kleinen Steinen abgestumpft. Der Rand der Wurzel wird dann von einem sauber konturierten und gut adaptierten Kupferring als Matrize eingefaßt, der Stift in die Wurzel gesteckt, Gußmodellierwachs auf die Wurzeloberfläche gebracht und das so gewonnene Kappenmodell aus Metall gegossen. Der Einschluß der abgestumpften Ränder gewährt alsdann die zusammenfassende Wirkung des Bandes in gewissem Umfange.

Nach meiner Erfahrung scheint es mir vorteilhafter zu sein, auch bei dieser Arbeit den indirekten Weg einzuschlagen, den Abdruck von der Wurzeloberfläche zunächst mit Kerrmasse zu nehmen und die Gußkappe aus Wachs auf dem Modell anzufertigen.

Bei diesem indirekten Vorgehen kann man auch in sehr vorteilhafter Weise das Prinzip des Halbringstiftzahnes mit dem des ringlosen Kappenstiftzahnes kombinieren und den Wurzelrand nur palatinal von einer gegossenen Halbkappe einfassen. Sicherheit der Verankerung, Reizlosigkeit und Ausschaltung jeder Störung der kosmetischen Wirkung lassen sich so in hohem Maße miteinander vereinen.

B. Zahnersatz.

Sobald unsere Mittel zur Erhaltung der natürlichen Glieder der Zahnreihe erschöpft sind und der gänzliche Verlust eines Zahnes eingetreten ist, bewegen sich die an uns herantretenden Fragen der Prothetik auf dem eigentlichen Gebiet der *Zahnersatz*kunde. Die hier zu lösenden Aufgaben schwanken ihrem Umfang nach zwischen der Notwendigkeit des Ersatzes eines einzelnen Zahnes und dem Bedürfnis der Schaffung zweier vollständiger künstlicher Zahnreihen.

Bei den Behandlungsaufgaben, die sich dem zahnärztlichen Prothetiker im Bereich *eines* Kiefers bieten, hängt die Art der zu wählenden Lösung nicht unwesentlich von dem Umfang der eingetretenen Verstümmelung der Zahnreihe ab. Zahl und Anordnung der verlorengegangenen und der noch vorhandenen Zähne können sehr verschiedene Mittel der prothetischen Wiederherstellung des Gebisses bedingen. Solange überhaupt noch natürliche Glieder einer Zahnreihe vorhanden sind, ist allen Behandlungsaufgaben aber gemeinsam, daß die zu wählende Lösung vor allem auf die Erhaltung des natürlichen Zahnbestandes bedacht sein muß und jede Schädigung von ihm fernzuhalten hat. Hier sind der zahnärztlichen Prothetik außerordentlich schwere Behandlungsaufgaben gestellt, deren sie sich nicht durch schematische Anwendung bestimmter technischer Methoden zu entledigen vermag, sondern die eine völlig individuelle, auf der Kenntnis der Lehren sämtlicher Spezialgebiete der Zahnheilkunde und ihrer medizinischen Grenzgebiete beruhende Indikationsstellung erfordern. Andererseits muß aber auch nochmals betont werden, daß die sorgfältigste Indikationsstellung in bezug auf die Erhaltung der noch vorhandenen natürlichen Zähne oft nichts erreicht, wenn nicht alle Maßnahmen mit der höchsten Präzision ausgeführt werden. *In jeder Beziehung wird also die Sorge für das natürliche Restgebiß ein bestimmender Faktor bei der Behandlung teilweise verstümmelter Zahnreihen.*

Nach dem Verlust aller natürlichen Zähne ist dem Prothetiker die schwierige, aber auch vornehmste Aufgabe des Zahnarztes, der Erhaltung der natürlichen Zähne zu dienen, genommen. Da ein Patient, der sämtlicher natürlichen Zähne beraubt ist, aber der Übernahme der Funktionen der natürlichen Zähne durch künstliche in höherem Grade bedarf als ein solcher, bei dem noch Reste des natürlichen Gebisses wenigstens einen Teil seiner Funktionen auszuüben vermögen, so ist die Schaffung einer ganzen künstlichen Zahnreihe eine nicht weniger wichtige und nicht weniger dankbare Hilfeleistung als die Ergänzung eines verstümmelten Gebisses. Die grundsätzlichen Unterschiede, die hiermit aufgezeigt worden sind, rechtfertigen es aber, den *Zahnersatz des Lückengebisses* von der Schaffung einer vollständigen künstlichen Zahnreihe, dem *totalen Zahnersatz* in der Besprechung zu trennen.

Der Zahnersatz des Lückengebisses.

Indikation des Zahnersatzes.

Für die Beurteilung der Notwendigkeit des Zahnersatzes ist von der Erwägung auszugehen, daß die wichtigste Aufgabe des Gebisses in der Nahrungszerkleinerung besteht. In erster Linie ist also die Herstellung von Zahnersatz geboten, wenn das natürliche Gebiß die ihm obliegende kaumechanische Arbeit nicht mehr in ausreichendem Umfange zu leisten vermag.

Die Frage, bei welchem Grade der Verstümmelung des Gebisses dieser Zustand eintritt, läßt sich allgemein nicht erschöpfend beantworten. Es bedarf daher jeder Einzelfall einer sorgfältigen Untersuchung. Hierbei ist zu beachten, daß nicht die Zahl der fehlenden Zähne allein den Ausschlag gibt. Da die kaumechanische Arbeitsleistung des Gebisses auf dem Zusammenwirken der oberen und unteren Zahnreihe beruht, ist von Bedeutung, daß der Verlust eines Zahnes auch den Verlust des Kauwertes des entsprechenden Anteils der Gegenzahnreihe nach sich zieht und daß also die Kaufähigkeit des Gebisses nur nach den vorhandenen einander gegenüberstehenden *Zahnpaaren* einzuschätzen ist. Auch wenn in einem Gebiß die Zahl der verlorengegangenen Zähne noch kleiner ist als in einem anderen, kann es einen geringeren Wert für die Nahrungszerkleinerung besitzen als dasjenige mit einer größeren Zahl fehlender Zähne.

Aber auch die Zahl der noch vorhandenen Paare von Antagonisten gibt kein ausreichendes Urteil über den kaumechanischen Leistungsgrad eines Gebisses, sondern es muß auch berücksichtigt werden, *welche* Zahnpaare vorhanden sind und welche fehlen, da die einzelnen Glieder einer Zahnreihe eine verschieden hohe Bedeutung für die kaumechanische Arbeit besitzen. Die Frontzahnpaare haben ihre Bedeutung vor allem für das Abtrennen eines Bissens, während die mit Kauflächen ausgestatteten Backen- und Mahlzähne zur Zerkleinerung des Bissens bestimmt sind. Da der Vorgang der Zerkleinerung des Bissens der wichtigere Teil des Kaugeschäfts ist, ist der Verlust von Backen- und Mahlzähnen für die Beurteilung der Notwendigkeit des Zahnersatzes deshalb von größerer Bedeutung als der Frontzahnverlust, zumal das Abtrennen eines Bissens von der Nahrung durch Vorgänge außerhalb des Mundes leichter ersetzt werden kann. Es läßt sich zwar einerseits auch die Nahrungszerkleinerung durch entsprechende küchenmäßige Vorbereitung der Speisen ausgleichen, und andererseits vermögen auch Frontzähne bis zu einem gewissen Umfange die Nahrungszerkleinerung innerhalb der Mundhöhle zu übernehmen. Der Verlust einer größeren Zahl sog. *Kaupaare* im Bereich der Backen- und Mahlzähne ist aber ein Faktor, der die Frage nach der Notwendigkeit des Zahnersatzes oft entscheidend beeinflußt.

Ein festes Schema für die Notwendigkeit des Zahnersatzes läßt sich aber auch nach der Zahl der fehlenden Kaupaare noch nicht aufstellen. Wenn mit zunehmender Zahl der fehlenden Backen- und Mahlzähne die Gefahr unzureichender Nahrungszerkleinerung besteht und dann die übrigen Organe des Verdauungstractus die ausfallende Arbeitsleistung des Gebisses mit übernehmen müssen, kann zwar auch die Gefahr der Erkrankung der inneren Verdauungsorgane eintreten. Die ihnen durch die Verstümmelung des Gebisses und den teilweisen Ausfall seiner kaumechanischen Funktion aufgebürdete Mehrarbeit vermögen sie nur bis zu einem gewissen Grade und nur eine gewisse Zeit zu leisten. *Nach neueren Untersuchungen hängt die Beantwortung der Frage, ob und wann nach der Verstümmelung des Gebisses Verdauungsstörungen zu befürchten sind, aber weniger von*

dem Umfang der Beeinträchtigung der Kaufunktion ab als von dem Gesundheits-
zustand und der Leistungsfähigkeit der inneren Verdauungsorgane. Mit anderen
Worten, bei dem einen Patienten vermag schon eine geringfügige Herabsetzung
des Kaugeschäfts bald ein Verdauungsleiden allgemeiner Art auszulösen, bei einem
anderen treten trotz weitgehender und jahrelanger Verstümmelung des Gebisses
schädliche Folgen für den Gesamtorganismus aber nicht ein. Die Frage, ob die
Notwendigkeit des Zahnersatzes besteht oder ob eine künstliche Ergänzung der
Zahnreihen noch entbehrt werden kann, ist in vielen Fällen also nur im Zusammenhang mit der ärztlichen Untersuchung zu entscheiden, falls man nicht
die Anfertigung von Zahnersatz nach zahnärztlichen Gesichtspunkten auch dann
bereits für angebracht halten muß, wenn die Herabsetzung der Kaufähigkeit
noch nicht einen Grad erreicht hat, daß die Gefahr einer allgemeinen Verdauungs-
und Stoffwechselstörung besteht.

Hier ist daran anzuknüpfen, daß der Verlust eines einzelnen Zahnes und der
Ausfall der Funktion des entsprechenden Anteils der Gegenzahnreihe den Kauwert
des ganzen Gebisses noch nicht in erheblichem Maße herabsetzt, auch dann nicht,
wenn man noch berücksichtigt, daß nicht nur der Ausfall des Kauwertes des
extrahierten Zahnes und seiner Antagonisten, sondern auch die bei der Extraktion
des Zahnes innerhalb der Zahnreihe entstehende Zahnlücke selbst das Kaugeschäft behindert. Da eine Zahnlücke die vollkommene Durchtrennung eines
Bissens an dieser Stelle ausschließt, wird dieser Zahnreihenabschnitt bei der
Kautätigkeit gemieden. Dann werden aber mindestens auch die beiden der
Lücke benachbarten Zähne nicht richtig ausgenutzt und oft eine ganze Zahnreihenhälfte „geschont". Eine einzige Zahnextraktion kann dann den Gebrauchswert des Gebisses erheblich beeinträchtigen.

Der Ausfall eines Zahnes innerhalb der Zahnreihe kann sich aber auch noch
dadurch nachteilig bemerkbar machen, daß die der Lücke benachbarten Zähne
einseitig der durch eine geschlossene Zahnreihe gewährten Abstützung der Zähne
untereinander verlustig gehen. Sie sind daher in der Regel *nicht mehr so kau-*
druckaufnahmefähig wie in der vollständigen Zahnreihe. Das macht sich nicht nur
in einer automatischen Beschränkung des von den Kaumuskeln entfalteten
Kaudrucks bemerkbar, sondern oft auch in einer Wanderung oder Kippung
nach der Lücke zu. Dann kann sich die Auflockerung der Zahnreihe weiter fort-
pflanzen und so der Verlust eines Zahnes innerhalb der Zahnreihe in seiner Bedeutung über den Verlust seines eigenen Kauwertes erheblich hinausgreifen.

Es müßte deshalb eine Selbstverständlichkeit sein, allen Schädlichkeiten, die
als Folge des Verlustes eines Zahnes auftreten können, durch künstlichen Schluß
der Lücke entgegenzuwirken. Die Indikation des Zahnersatzes wäre also in
solchen Fällen zwar nicht wegen des durch die Zahnextraktion sofort eintretenden
Verlustes an Kaufähigkeit zu stellen, sondern sie wäre wegen der Notwendigkeit
der Erhaltung des vollen Gebrauchswertes des Restgebisses anzuerkennen.

Den Aufgaben der Prophylaxe, die hier an den Zahnersatz herantreten, kann
er aber nur dann gerecht werden, wenn seine Einfügung in den Mund nicht selbst
das Gebiß irgendwelchen Schädigungen aussetzt, die ebenso schwer oder gar
schwerer wiegen als die Unterlassung der Herstellung von Zahnersatz.

Es ist ein wenig erfreuliches Eingeständnis, hier zugeben zu müssen, daß nicht
jeder von der zahnärztlichen Prothetik hergestellte Ersatz diesen Bedingungen
entsprochen hat und entspricht. Einmal sind die Methoden des Zahnersatzes
verschieden zu bewerten. Auch wenn grundsätzlich anzuerkennen ist, daß die
Methoden des Zahnersatzes, die den Ansprüchen der Prophylaxe nicht oder nicht
ausreichend entsprechen, abzulehnen sind und diejenigen bevorzugte Anwendung
finden müssen, die in prophylaktischer Beziehung als überlegen anzusehen
sind, darf nicht übersehen werden, daß in der Praxis die nach dem Urteil der
wissenschaftlichen Zahnheilkunde als einwandfrei anzusehenden Methoden des

Zahnersatzes oft aus wirtschaftlichen Gründen nicht angewandt werden können. Zum anderen ist aber auch die praktische Anwendung einwandfreier Methoden von verschieden hoher Vollkommenheit. *Nur ein in technischer Beziehung vollkommen hergestellter Zahnersatz kann aber seinen prophylaktischen Aufgaben wirklich gerecht werden.* Da die Anwendung einer in prophylaktischer Beziehung nicht einwandfreien Methode des Zahnersatzes oder die Wiederherstellung einer Zahnreihe mittels eines zwar nicht methodisch, aber in der Vollkommenheit der Ausführung zu beanstandenden Zahnersatzes jedoch das Gebiß oft schwerer schädigt als die Unterlassung der Anfertigung von Zahnersatz, ist dem Patienten in solchen Fällen besser gedient, wenn auf die Herstellung von Zahnersatz überhaupt verzichtet wird. Die Forderung, daß Auswahl und Ausführung des Zahnersatzes den von der vorbeugenden Fürsorge für das Gebiß des uns anvertrauten Patienten vorgeschriebenen Bedingungen entsprechen müssen, stellt den Zahnarzt vor Aufgaben, deren Lösung oft recht schwer ist, deren Bewältigung aber auch hohe Befriedigung verschafft.

Neben den Gesichtspunkten der kaumechanischen Leistungsfähigkeit des Gebisses und der Prophylaxe spielen für die Indikation des Zahnersatzes auch noch diejenigen eine Rolle, die sich aus der ästhetischen und phonetischen Funktion des Gebisses ergeben. Bereits bei der Besprechung der Indikation des Kronenersatzes (S. 529) sind diese Faktoren in ihrer Bedeutung gewürdigt worden. Da ihre Tragweite auch bei der Indikation des Zahnersatzes kaum noch eine Steigerung erfahren kann, braucht an dieser Stelle nur nochmals auf die Notwendigkeit ihrer Berücksichtigung hingewiesen zu werden.

Die Methoden des Zahnersatzes.

Sobald die Notwendigkeit des Zahnersatzes anerkannt worden ist, steht der zahnärztliche Prothetiker vor der Aufgabe, die Art des Zahnersatzes zu bestimmen. Die Entscheidung, welche der verschiedenen zur Verfügung stehenden Methoden des Zahnersatzes zur Anwendung kommen muß, wird immer zuerst von dem Gesichtspunkt getroffen werden müssen, daß die prothetische Therapie den durch den Zahnverlust eingetretenen Funktionsausfall möglichst vollkommen wieder ausgleichen und die dauernde Gebrauchsfähigkeit der noch vorhandenen natürlichen Zähne in jeder Richtung sichern soll.

Da unter den verschiedenen Funktionen des Gebisses die Arbeitsleistung bei der Nahrungsaufnahme und Nahrungszerkleinerung eine überragende Bedeutung besitzt, wird immer die Anwendung derjenigen Methode, die in dieser Beziehung das Vollkommenste leistet, zuerst in Betracht zu ziehen sein. Erst wenn sich herausstellt, daß die Voraussetzungen, erfolgreich von ihr Gebrauch zu machen, nicht gegeben sind, oder wenn Nachteile für den Bestand der noch vorhandenen natürlichen Zähne von ihr erwartet werden müssen, wird eine Methode des Zahnersatzes in Anwendung zu bringen sein, die nicht mehr den höchsten Grad an kaumechanischer Leistungsfähigkeit besitzt, die aber dem Gebiß das überhaupt noch erreichbare Maß an Kaufunktion wieder verleiht.

Aus diesen Betrachtungen ergibt sich die Notwendigkeit, die im Lückengebiß zur Anwendung kommenden Methoden des Zahnersatzes ihrer kaumechanischen Wirksamkeit nach gegenüberzustellen. Eine ausschlaggebende Rolle bei dieser Bewertung spielt die Art, in der der von den einzelnen Methoden des Zahnersatzes ausgeübte Kaudruck auf das knöcherne Kiefergerüst weitergeleitet wird.

Bevor auf die Unterschiede, die sich für die verschiedenen Arten des Zahnersatzes hieraus ergeben, eingegangen wird, muß hervorgehoben werden, daß grundsätzlich zwei verschiedene Möglichkeiten der Kaudruckübertragung in Frage kommen: entweder geschieht die Weiterleitung der von dem Zahnersatz entfalteten Kaukräfte auf den knöchernen Kiefer durch Vermittlung der Wurzeln natürlicher Zähne, oder sie erfolgt durch Vermittlung des den zahnlosen Kieferabschnitt deckenden Schleimhautbezuges.

Für ihre Bewertung ist von entscheidender Bedeutung, daß der Halteapparat der natürlichen Zähne zur Druckaufnahme ganz besonders befähigt ist. Die Aufhängung der Zähne in der Alveole durch die Bindegewebsfaserzüge der Wurzelhaut und das in den Gewebslücken zwischen der Wurzeloberfläche und der Wandung des knöchernen Zahnfaches eingeschlossene hydraulische System lassen die Aufnahme eines hohen Kaudruckes zu. Außerdem vermittelt die nervöse Versorgung der Wurzelhaut aber auch ein für die Leitung des Kaugeschäfts wertvolles Tastvermögen. Der Schleimhautbezug zahnloser Kieferabschnitte vermag demgegenüber nur einen Kaudruck von geringer Höhe aufzunehmen. Um überhaupt einen kaumechanischen Effekt zu erzielen, ist deshalb immer die Druckübertragung auf eine mehr oder weniger große Fläche des zahnlosen Kieferabschnittes erforderlich. Aber auch dann läßt die Empfindlichkeit der Schleimhaut nicht zu, daß die Kraft, die die Kieferschließmuskeln besitzen, in vollem Umfange entfaltet und als Kaudruck ausgenutzt wird, und die gleichzeitige Beanspruchung eines gewissen Schleimhautbezirkes erweist sich für Wahrnehmungen durch die Organe des Tastsinnes als hinderlich.

Aus diesen Tatsachen ergibt sich für die zahnärztliche Prothetik die Lehre, daß die Fortleitung des Kaudrucks auf den Kiefer durch Vermittlung der Wurzeln natürlicher Zähne der Druckübertragung durch Vermittlung des Schleimhautbezuges überlegen ist. Für den Zahnersatz des Lückengebisses hat sich deshalb mehr und mehr die Erkenntnis durchgesetzt, daß es stets darauf ankommen muß, die vorhandenen natürlichen Zähne zur Kaudruckübertragung soweit wie möglich heranzuziehen. Mit anderen Worten: Zunächst wird immer zu prüfen sein, ob die natürlichen Zähne nicht den auf die zu ersetzenden Zähne entfallenden Kaudruck in vollem Umfange mit übernehmen können, und erst wenn die Gefahr besteht, daß die zu erwartende Belastung des natürlichen Zahnbestandes über seine Kaudruckaufnahmefähigkeit hinausgeht, oder wenn schon sicher zu erkennen ist, daß die Tragfähigkeit des natürlichen Restgebisses für die Aufnahme des gesamten Kaudrucks nicht ausreicht, ist der Schleimhautbezug zahnloser Kieferabschnitte zur Druckübertragung mit heranzuziehen. Wegen der Vorteile, die die Druckübertragung durch natürliche Wurzeln zu bieten vermag, muß aber auch in diesen Fällen die Tragfähigkeit der natürlichen Zähne im Rahmen ihrer Leistungsfähigkeit ausgenutzt werden, und nur der Teil des Kaudrucks, der die Aufnahmefähigkeit der natürlichen Wurzeln überschreitet, ist durch Vermittlung des Schleimhautbezuges auf den Kiefer weiterzuleiten.

Für die Methode des Zahnersatzes, bei dem der gesamte auf ihm ruhende Kaudruck durch die Wurzeln natürlicher Zähne auf den Kiefer übertragen wird, wendet die zahnärztliche Prothetik die Bezeichnung *Brückenersatz* an.

Für die Art des Zahnersatzes, bei dem der auf ihn entfallende Kaudruck teilweise durch natürliche Wurzeln, teilweise durch den Weichteilbezug auf den Kiefer übertragen wird, hat sich in der Zahnersatzkunde eine allgemein anerkannte und allgemein angewandte Benennung leider noch nicht eingebürgert. Mir scheint die von Schröder geprägte Bezeichnung „gestützte Plattenprothese" in der abgekürzten Form *„gestützte Prothese"* auch gegenüber allen neueren Vorschlägen noch immer die treffendste zu sein, da sie im Gegensatz zu der als veraltet anzusehenden Konstruktion des partiellen Zahnersatzes, bei dem der Kaudruck ausschließlich auf den zahnlosen Kieferkamm übertragen wurde und die Verbindung mit natürlichen Zähnen nur der Befestigung des Zahnersatzes diente, die Steigerung der funktionellen Leistungsfähigkeit durch die Abstützung an dem natürlichen Zahnbestand betont. Auch wenn der Anteil des von den natürlichen Zähnen aufgenommenen Kaudrucks gegenüber dem von dem zahnlosen Alveolarkamm aufzufangenden Kaudruckanteil in verschiedenen Fällen sehr verschieden

groß sein kann und damit auch das äußere Bild des Zahnersatzes außerordentlich
stark wechselt, wird an seinem Charakter damit nichts geändert.

Die Besprechung des Zahnersatzes des Lückengebisses soll deshalb in diejenige
des Brückenersatzes und diejenige der gestützten Prothese gegliedert werden,
auch wenn eine so scharfe Abgrenzung beider Formen des partiellen Zahnersatzes,
wie sie hier aus didaktischen Gründen notwendig wird, in der Praxis nicht immer
möglich ist.

1. Brückenersatz.

a) Die Elementarteile der Brücken und ihre Bedeutung für die Unterscheidung verschiedener Brückenarten.

In einer der Systematik des Brückenersatzes gewidmeten Arbeit ist es
SALAMON gelungen, eine Analyse des Begriffes zu geben, die für die wissenschaftliche Bearbeitung dieses Gebietes als grundlegend bezeichnet werden kann. Das
Ergebnis der Zergliederung des Brückenersatzes in die *vier Elementarteile*, die wir
bei jeder Brücke antreffen, verdient allgemein übernommen zu werden. Als
solche sind zu nennen: das *Brückenfundament*, der *Brückenpfeiler*, der *Brückenkörper* und der *Brückenanker*.

Die den Elementarteilen innewohnende Bedeutung zeigt sich bereits darin,
daß sie zur Unterscheidung verschiedener Arten des Brückenersatzes herangezogen werden können. Nicht alle vermögen allerdings in gleicher Weise einen
brauchbaren Einteilungsgrund abzugeben.

Als *Brückenfundament* haben wir den Teil der Konstruktion aufzufassen, der
die auf die Brücke wirkende Belastung letzten Endes aufzunehmen hat. Bei
zahnärztlichen Brücken ist also in erster Linie der gesamte Halteapparat der
Zähne als Fundament zu betrachten, in weiterem Umfange das gesamte knöcherne
Kiefergerüst und selbst der allgemeine Körperzustand, so daß mit SALAMON ein
lokales und ein allgemeines Fundament unterschieden werden kann. Von beiden
kann die Möglichkeit der Konstruktion einer Brücke abhängen. Für die Einteilung der Brücken läßt sich dieser Elementarteil aber nicht recht verwenden,
da bei zahnärztlichen Brücken die Tragfähigkeit des Fundamentes, die uns besonders angeht, keine selbständige Bedeutung besitzt, sondern nur in Verbindung
mit derjenigen der Pfeiler beurteilt werden kann.

Der *Brückenpfeiler* ist derjenige Teil der Konstruktion, der die auf der Brücke
ruhende Belastung unmittelbar auf das Fundament überträgt. Bei zahnärztlichen
Brücken müssen wir daher die natürlichen Zähne und Wurzeln, auf denen die
Brücke ruht, als das Pfeilersystem ansprechen.

Ihre Tragfähigkeit ist die wichtigste Voraussetzung für die Konstruktionsmöglichkeit einer Brücke; da sie aber, wie wir bereits sahen, nur in Verbindung
mit derjenigen des Fundamentes beurteilt werden kann, kann sie nicht zur Einteilung der Brücken dienen. Die leicht erfaßbare Zahl der Pfeiler zur Einteilung
zu benutzen, ist nicht zweckmäßig, da von ihr die Brückenkonstruktionsmöglichkeit nur in beschränktem Umfange abhängt und bei gleicher Zahl der Pfeiler
mehrere Brücken ganz verschieden aussehen können.

Von größter Bedeutung für die Anfertigung einer Brücke ist aber die *Verteilung der Pfeiler*, wie noch näher zu begründen sein wird. Insbesondere ist von
Wichtigkeit, ob an jedem Ende der Brücke ein Pfeiler steht, oder ob der Brückenkörper an einem oder beiden Enden pfeilerfrei abschließt. Es sind demnach mit
Rücksicht auf die Pfeilerverteilung bereits zu unterscheiden:

1. Endpfeilerbrücken, Brücken, die mit Pfeilern enden, und
2. Freiendbrücken, Brücken, die pfeilerfrei enden.

Letztere können einarmig oder zweiarmig sein, je nachdem ob sie nur an einem
oder an beiden Enden ohne Pfeiler abschließen.

Sowohl bei Endpfeiler- wie bei Freiendbrücken ist aber bezüglich der Pfeilerverteilung noch daran zu denken, daß der Brückenkörper in einem oder in mehreren Bögen zwischen den Pfeilern ausgespannt sein kann. Bei den Freiendbrücken

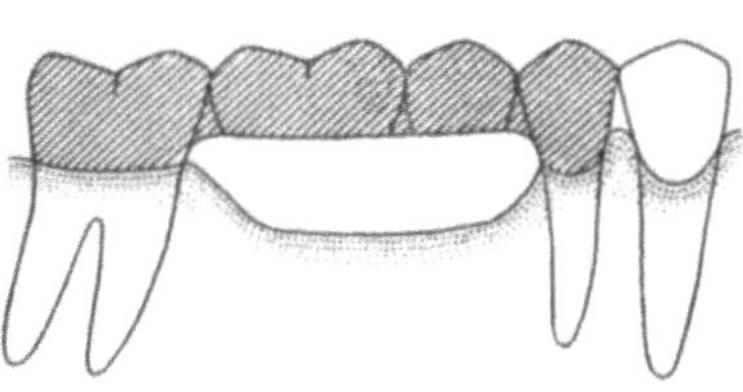

Abb. 541. Einspannige Endpfeilerbrücke.

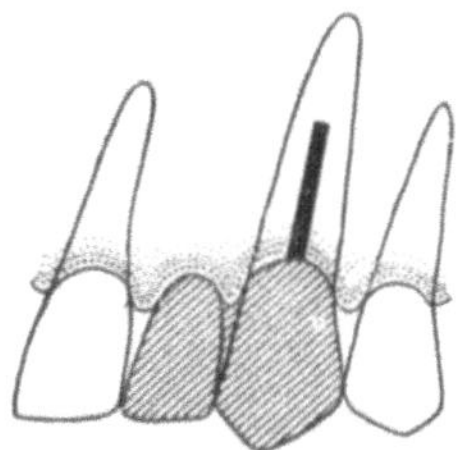

Abb. 542. Einarmige, spannlose Freiendbrücke.

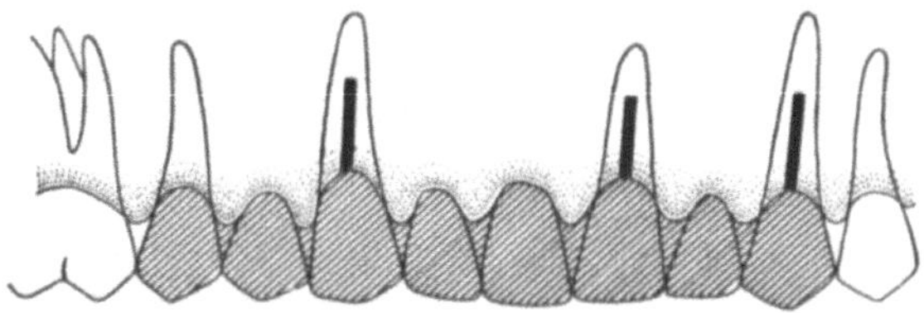

Abb. 543. Mehrspannige (dreispannige) Endpfeilerbrücke.

kann sogar ein zwischen den Pfeilern sich ausspannender Brückenbogen völlig fehlen. Ohne auf die Zahl der Pfeiler einzugehen, ergibt daher die Einteilung der Brücken nach der Pfeilerverteilung folgende Gliederung:

I. Endpfeilerbrücken,
   1. einspannige,
   2. mehrspannige.
II. Freiendbrücken,
   1. spannlose,
   2. einspannige,   a) einarmig,
   3. mehrspannige, b) zweiarmig.

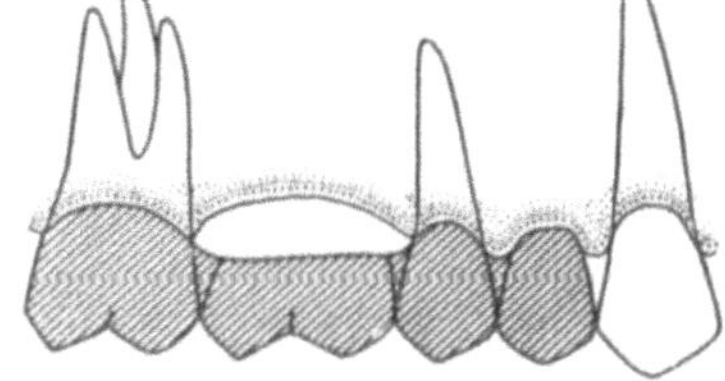

Abb. 544. Einarmige, einspannige Freiendbrücke.

Der *Brückenkörper* ist der wesentlichste Teil der Brücke, derjenige, der den Kaudruck der zu ersetzenden Zähne unmittelbar aufnimmt. Diejenige seiner Eigenschaften, die sich für die Einteilung der Brücken am besten eignet, ist sein topographisches

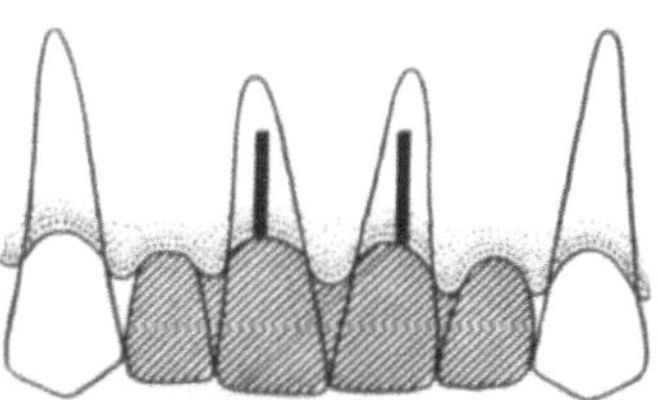

Abb. 545. Zweiarmige, spannlose Freiendbrücke.

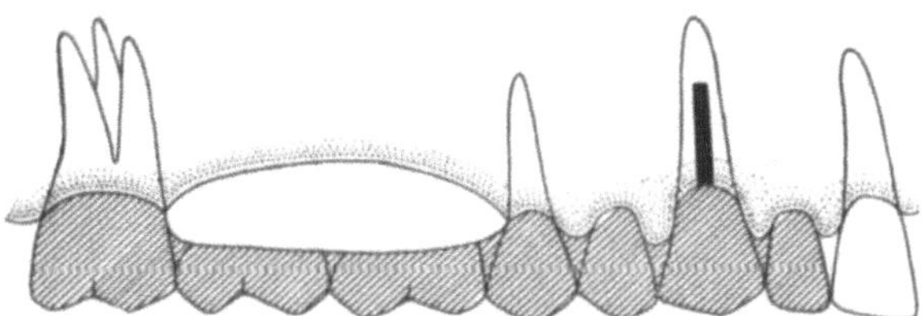

Abb. 546. Einarmige, mehrspannige (zweispannige) Freiendbrücke.

Verhalten zum Alveolarfortsatz. Da es teils von der Kosmetik und der Sprachfunktion, teils aber auch von hygienischen und biologischen Gesichtspunkten bei der Konstruktion der Brücke beeinflußt wird, kommt ihm auch eine große Bedeutung zu. Je nachdem, ob der Brückenkörper frei über dem Alveolarkamm hinwegzieht oder mit der Basis in Berührung tritt, ergeben sich zwei Möglichkeiten:

1. Schwebebrücken (vgl. Abb. 541, 547).

2. Basisbrücken (vgl. Abb. 543, 548).

Eine weitere Unterteilung erübrigt sich. Praktisch kann allerdings der Fall eintreten, daß eine Brücke in einem Teilabschnitt als Schwebebrücke konstruiert ist, während sie in einem anderen die Merkmale der Basisbrücke aufweist. Es dürfte angebracht sein, sie dann bereits den Basisbrücken zuzuzählen, da sie in dem entsprechenden Abschnitt die vielseitigere funktionelle Leistung dieser Brücken gegenüber den Schwebebrücken gewährleistet. Auf den beschränkten Kontakt mit der Basis wird bei der Determination einer solchen Brücke aber hinzuweisen sein.

Der *Brückenanker* ist derjenige Teil der Brücke, der den Brückenkörper mit dem Brückenpfeiler verbindet und so den auf den Brückenkörper entfallenden Kaudruck auf die Pfeiler überträgt. Damit ist bereits die wichtigste Aufgabe dieses Elementarteiles genannt. Da von dem Bestand der Pfeiler aber auch der Bestand der Brücke abhängt, hat der Brückenanker zugleich die Aufgabe zu erfüllen, den Pfeiler vor jeder Schädigung zu schützen.

Der Umfang, in dem die einzelnen Brückenanker diesen Aufgaben gerecht werden, ermöglicht eine Einteilung der verschiedenen Anker. Wir können solche, die beiden Ansprüchen genügen, als Vollanker denen, die nur eine Funktion übernehmen, als Teilanker gegenüberstellen. Da die Teilanker entweder der Verbindung der Brücke mit den Pfeilern oder dem Schutz derselben dienen, ergeben sich hier wieder zwei Untergruppen. Da die der Druckübertragung dienende Verbindung bei den Ankern dem Schutz der Pfeiler vorangestellt werden muß, ist es berechtigt, die Teilanker, die die erste Aufgabe erfüllen, als primäre Teilanker den sekundären, die nur dem Schutze des Pfeilers dienen, voranzustellen. Beide gemeinsam schaffen erst eine Vollverankerung und können dann noch besonders miteinander verbunden sein. Dieser Teil der Verankerung wäre dann als tertiärer Teilanker anzusprechen.

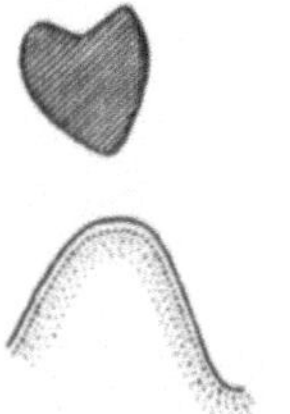

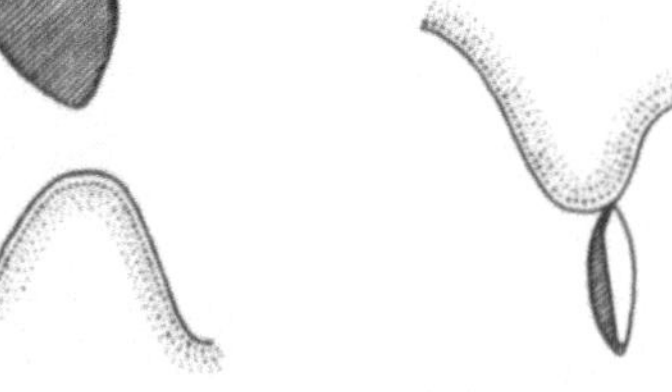

Abb. 547. Verhalten des Brückenkörpers der Schwebebrücke zum Alveolarfortsatz.

Abb. 548. Verhalten des Brückenkörpers der Basisbrücke zum Alveolarfortsatz.

Setzen wir die einzelnen Ankerarten in Beziehung zur Befestigung der Brücken, so ergeben sich zunächst zwei Hauptgruppen:

1. Brücken, an deren Verankerung Vollanker teilnehmen, sind *festsitzende Brücken;*

2. Brücken, an deren Verankerung *nur* Teilanker teilnehmen, sind *abnehmbare Brücken.*

In beiden Gruppen ergeben sich weitere Differenzierungsmöglichkeiten. Bei den festsitzenden Brücken kann die Verankerung z. B. *nur* in Vollankern bestehen, oder es können neben Vollankern auch Teilanker an ihr beteiligt sein. Erstere müssen als *unbeschränkt festsitzende Brücken* den letzteren als *beschränkt festsitzend* zu bezeichnenden Brücken gegenübergestellt werden. Die Beschränkung der Befestigung kann hier wieder einen verschiedenen Grad erreichen, je nachdem ob primäre oder sekundäre Teilanker durch einen tertiären wieder verbunden sind oder ob darauf verzichtet wird. Im ersteren Falle kann die betreffende Brücke als *zusammengesetzte festsitzende Brücke* bezeichnet werden, im zweiten Falle wäre sie als *labil festsitzende Brücke* zu charakterisieren. Ähnliche Unterschiede ergeben sich auch noch bei den abnehmbaren Brücken. Die Verwendung primärer, sekundärer und tertiärer Teilanker liefert *bedingt abnehmbare Brücken,*

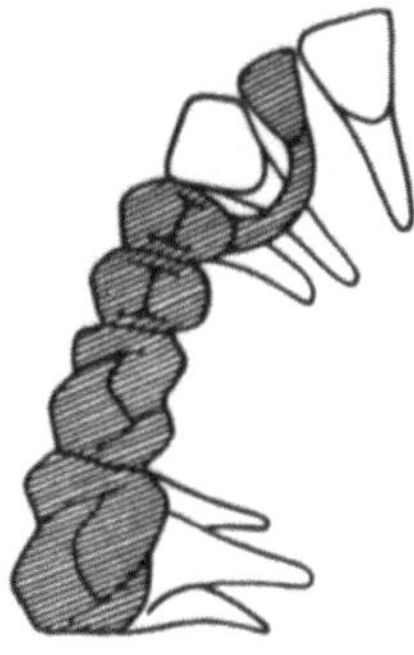

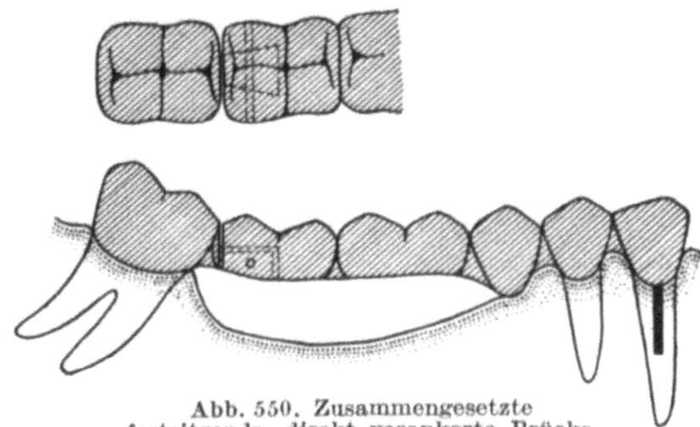

Abb. 550. Zusammengesetzte
festsitzende, direkt verankerte Brücke.

Abb. 549. Unbeschränkt festsitzende,
indirekt verankerte Brücke.

Abb. 551.
Labil festsitzende, direkt verankerte Brücke.

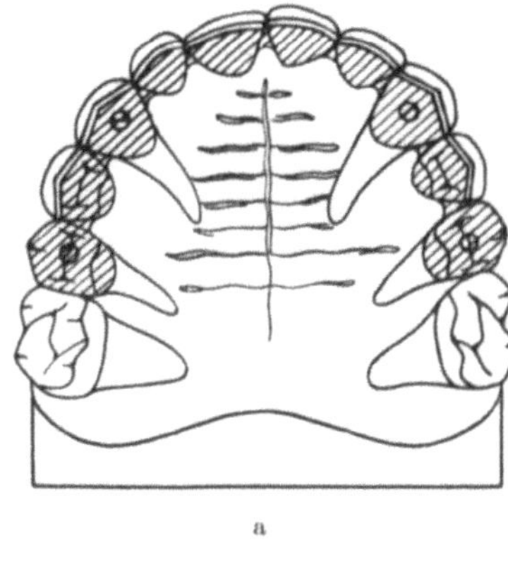

a

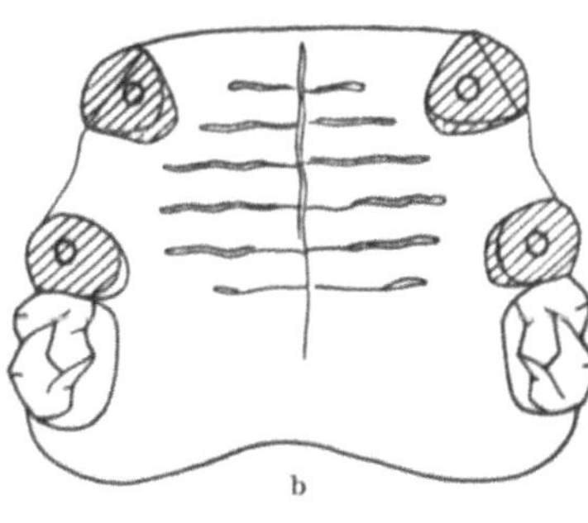

b

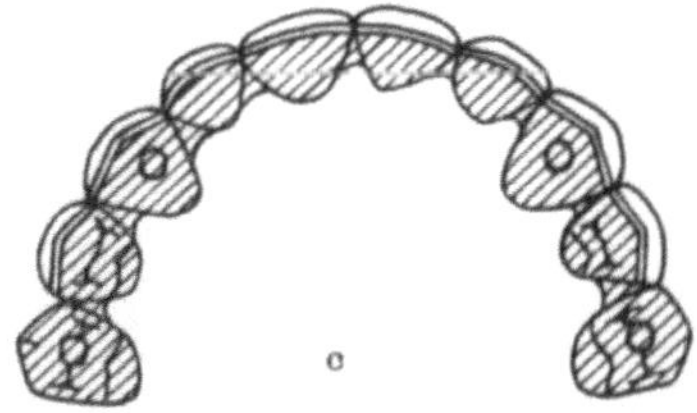

c

Abb. 552. Bedingt abnehmbare, direkt
verankerte Brücke.

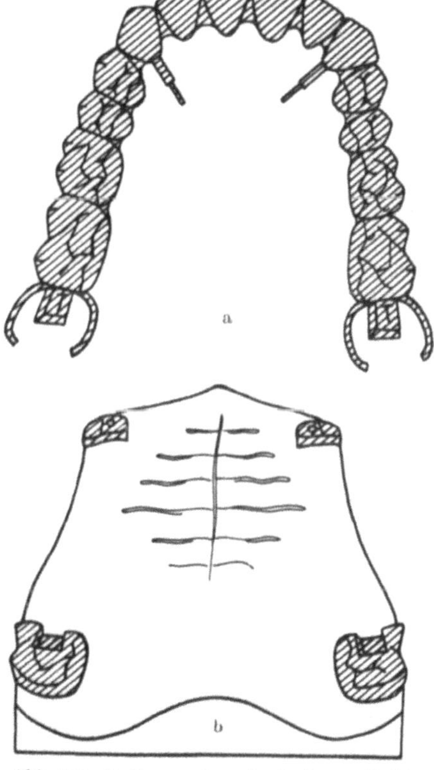

a

b

Abb. 553. Bedingungslos abnehmbare, direkt
verankerte Brücke.

während die ausschließliche Benutzung primärer und sekundärer Teilanker *bedingungslos abnehmbare Brücken* schafft.

Bei dieser Gliederung der Brücken nach der Verankerung hat ein zur Verwendung gelangendes Mittel noch keine Berücksichtigung gefunden: die *Brückenbügel*. Als Umgehungs- und Entlastungsbügel sind sie Hilfsanker, die der indirekten Verankerung dienen, so daß also *direkt* und *indirekt verankerte Brücken* zu unterscheiden sind. Unsere Einteilung der Brücken nach der Verankerung nimmt damit folgende Form an:

I. Festsitzende Brücken,
   1. unbeschränkt festsitzende Brücken,
      (vgl. Abb. 541—546);
   2. beschränkt festsitzende Brücken,
      a) zusammengesetzte festsitzende Brücken,
      b) labil festsitzende Brücken.
II. Abnehmbare Brücken,
   1. bedingt abnehmbare Brücken,
   2. bedingungslos abnehmbare Brücken,

      1. direkt verankert,
      2. indirekt verankert.

b) Indikation und Konstruktion des Brückenersatzes.

α) Allgemeine Gesichtspunkte.

Aus der Abgrenzung des Begriffes ergibt sich bereits für die Indikation, daß Brückenersatz nur dort in Betracht kommt, wo die Notwendigkeit des Zahnersatzes besteht und wo andererseits die Möglichkeit gegeben ist, den auf den Zahnersatz entfallenden Kaudruck ausschließlich auf natürliche Wurzeln zu übertragen. Die beiden der Indikation des Brückenersatzes gezogenen Grenzen lassen sich daher mit der Beantwortung der beiden Fragen besprechen:

1. Ist der Brückenersatz bereits berechtigt?
2. Ist der Brückenersatz noch möglich?

Da die Herstellung von Zahnersatz mindestens den Verlust *eines* Zahnes voraussetzt, können wir bei der Prüfung der Indikation des Brückenersatzes von der Frage ausgehen, ob es gerechtfertigt ist, bereits den Verlust eines Gliedes der natürlichen Zahnreihe durch ein Brückenglied auszugleichen.

Gerade bei einer so geringfügigen Verstümmelung des Gebisses darf nun die *Notwendigkeit des Ersatzes* eines Zahnes nicht nur nach dem Wert *beurteilt werden*, den dieses Glied der Zahnreihe selbst für das Kaugeschäft besitzt, sondern sie muß *nach seiner Bedeutung für das ganze Gebiß* entschieden werden. Es ist schon erwähnt worden, daß die kaumechanische Leistungsminderung eines Gebisses nicht nur nach dem Ausfall eines Zahnes zu bemessen ist, sondern auch nach der Ausschaltung des entsprechenden Abschnitts der Gegenzahnreihe. Es ist ferner schon erwähnt worden, daß auch eine Lücke selbst das Kaugeschäft stört und daß der Fortfall der gegenseitigen Abstützung die Kaufähigkeit der neben der Lücke stehenden Zähne beeinträchtigt. Er vermag zur Auflockerung einer Zahnreihe durch Wanderung und Kippung von Zähnen zu führen und so weitere Kreise zu ziehen.

Diese für das ganze Gebiß sich ergebenden Gefahren müssen ausreichende Beachtung finden, wenn auch mit der Wiederholung dieser Zusammenhänge ihre Bedeutung nicht übertrieben werden soll. Es soll selbst die klinische Beobachtung nicht verschwiegen werden, daß in einer größeren Zahl von Fällen der Verlust eines einzelnen Zahnes ernstere nachteilige Folgen für das Restgebiß nicht nach sich zieht. Ob der Verlust eines Zahnes schädliche Konsequenzen für das übrige Gebiß auslöst oder nicht, hängt sicherlich ebenso wie andere Reaktionen von der Abwehrbereitschaft und -fähigkeit des ganzen Organismus ab. Falls aber überhaupt die Möglichkeit besteht, schädlichen Folgewirkungen des Zahnverlustes durch Herstellung von Zahnersatz entgegenzuwirken, wird seine Indikation immer dann anzuerkennen sein, wenn nicht sicher vorauszusehen ist, daß die natürlichen Abwehrkräfte des Organismus groß genug sind, um schädliche Auswirkungen der Zahnextraktion zu verhüten. Diese Entscheidung läßt sich aber oft nicht vorausschauend treffen, und die Möglichkeit, daß Schädigungen eintreten, läßt sich nicht immer ausschalten. Die Indikation des Zahnersatzes könnte daher nur dann noch bestritten werden, wenn die Herstellung des Zahnersatzes zwar die Folgen der Gebißverstümmelung verhüten könnte, der prothetische Schluß der Lücke aber Nachteile für das Restgebiß auslösen müßte, die ebenso schwer wiegen würden wie die Unterlassung der Herstellung eines Zahnersatzes.

Gerade in den letzten Jahren sind derartige Befürchtungen von ADLOFF, PRECHT u. a. geäußert worden. Ihre Forderung nach Übung von Zurückhaltung in der Herstellung von Zahnersatz fußt auf der Beobachtung, daß ein großer Prozentsatz der angefertigten Brücken dem Anspruch auf Unschädlichkeit für den natürlichen Zahnbestand, der die Brücken trägt, nicht genügt. Die Richtigkeit dieser Beobachtung kann nicht bestritten werden. Dem daraus gezogenen Schluß, daß die Methode des Brückenersatzes noch so unzureichend ist, daß sie den Ansprüchen auf Unschädlichkeit in dem zu beobachtenden hohen Prozentsatz nicht entspricht, kann aber nicht zugestimmt werden, sondern das nach den in der Praxis zu beobachtenden Mißerfolgen über den Brückenersatz ausgelöste ungünstige Urteil dürfte zu einem großen Teil nicht auf der Unvollkommenheit der Methode an sich, sondern auf ihrer unvollkommenen Anwendung beruhen. Diesen Schluß zu ziehen ist vielleicht noch weniger angenehm, als die Unzulänglichkeit der uns zur Verfügung stehenden Methoden für Schäden, die durch zahnärztliche Eingriffe in das Gebiß entstehen, verantwortlich machen zu können. Gegenüber dem Verzicht auf jede prophylaktische Anwendung des Zahnersatzes und insbesondere des einwandfrei hergestellten Brückenersatzes darf die zahnärztlich-prothetische Wissenschaft sich aber nicht vor ihm scheuen. Der Wert einer Methode des Zahnersatzes kann nicht nach *den* Fällen bestimmt werden, in denen Fehler bei seiner Anwendung unterlaufen sind, und die für die Indikation des Brückenersatzes maßgebenden Gesichtspunkte müssen von seiner fehlerfreien Anwendung ausgehen.

Daß ein nach Verlust eines einzelnen Zahnes einwandfrei hergestellter Brückenersatz den durch die Verstümmelung des Gebisses zu befürchtenden Schädigungen entgegenzuwirken vermag, ohne daß anderweitige Nachteile eintreten müssen, glaube ich anerkennen zu können. Die Indikation des Brückenersatzes halte ich deshalb auch schon nach Verlust eines Zahnes innerhalb der Zahnreihe für gegeben. Nach Verlust zweier oder mehrerer nebeneinander stehender Zähne steigert sich die Bedeutung der Gebißverstümmelung meist nicht nur in gerader Linie, sondern in einer steiler ansteigenden Kurve. Die Notwendigkeit des Zahnersatzes kann deshalb auch noch weniger in Zweifel gezogen werden, und die Indikation des Brückenersatzes ist dann sowohl aus prophylaktischen als auch schon aus kaumechanischen Gründen in gleicher Weise gegeben.

Neben der kaumechanischen Aufgabe des Gebisses erlangt im sichtbaren Teil der Zahnreihe dann vor allem noch die kosmetische Funktion Einfluß auf die Indikation des Zahnersatzes. Da der Verlust eines sichtbaren Zahnes beim Sprechen und Lachen das gefällige Aussehen des ganzen Gesichts beeinträchtigt, bedarf dieser Grund für die Indikation des Ersatzes keiner weiteren Erörterung. Es sei nur noch darauf verwiesen, daß viele Patienten sogar die ästhetische Bedeutung der Zahnreihen ihren anderen Aufgaben einschließlich derjenigen der Nahrungszerkleinerung voranstellen.

Schließlich ist aber noch auf die Bedeutung der Zähne für die Sprachfunktion Bezug zu nehmen. Da nicht alle Zähne in gleichem Maße an der Bildung der

Sprachelemente beteiligt sind, ist ihr Einfluß auf die Indikation des Brückenersatzes allerdings verschieden groß. Für den Verlust eines Frontzahnes ist die
Indikation aus Gründen der Sprachfunktion aber nicht zu übersehen. Zusammenfassend kann somit folgendes gesagt werden:

Die Berechtigung zum Zahnersatz kann allgemein beim Verlust eines einzelnen
Zahnes als gegeben betrachtet werden. Die Berechtigung zur Anwendung des
Brückenersatzes gegenüber den anderen Arten des Zahnersatzes ist durch seine
optimale kaumechanische Wirksamkeit begründet. In sprachfunktioneller und
kosmetischer Beziehung können ihm die anderen Methoden des Ersatzes zwar
gleichwertig sein, für die Prophylaxe des Gebisses besitzt aber der Brückenersatz
wieder eine große Überlegenheit. Die Frage nach der Berechtigung des Brückenersatzes wird daher allgemein beim Verlust eines Zahnes bejaht werden müssen.

Nunmehr kann die Frage erörtert werden: Wann ist der Brückenersatz noch
möglich?

Die Möglichkeit des Zahnersatzes durch Brücken bedarf in jedem Falle
einer eingehenden Prüfung. Da der gesamte Kaudruck auf natürliche Wurzeln
übertragen werden muß, muß die Tragfähigkeit der Pfeiler im richtigen Verhältnis zur voraussichtlichen Belastung stehen. Der Grad der Verstümmelung
eines Gebisses erlangt also große Bedeutung. Wenn wir den Einfluß der Zahl
der fehlenden Zähne auf die Möglichkeit des Brückenersatzes allgemein zu erfassen
trachten, läßt sich ein Anhalt geben, wenn wir davon ausgehen, daß die Konstruktion einer Brücke für jedes fehlende Glied einen Pfeiler bedingt. Die Zahl
der zu ersetzenden Zähne im Verhältnis zur Zahl der verfügbaren Pfeiler beeinflußt
aber nicht allein die Möglichkeit des Brückenersatzes. Wie sich aus den noch zu
erörternden Lehren der Statik ergibt, spielt die Verteilung der Pfeiler mindestens
eine gleich große Rolle, und es mag bereits besonders erwähnt werden, daß vor
allem dort die Brückenmöglichkeiten beschränkt sind, wo die Anwendbarkeit der
Endpfeilerbrücke nicht mehr in Betracht kommt, weil die Glieder am Ende der
Zahnreihe fehlen. Aber auch beim Verschluß von Lücken innerhalb der Zahnreihe hängt die Größe der Belastung der Pfeiler von ihrer Verteilung ab. Liegen
in dieser Beziehung günstige Verhältnisse vor, so müssen noch die einzelnen
Pfeiler die ausreichende Tragfähigkeit besitzen. Anatomische Eigenheiten,
Zustand der Hartsubstanzen und des Parodontiums müssen befriedigen. Da
die Tragfähigkeit der Pfeiler mit der Beanspruchungsrichtung wechselt, ist auch
sie zu berücksichtigen. Die gesamten Bißverhältnisse fallen hier ins Gewicht:
der gradlinige oder gekrümmte Verlauf der Zahnreihe, die Okklusion, Artikulation,
die Leistungsfähigkeit der Gegenzähne und die Druckaufnahmefähigkeit der
außerhalb der Brücke stehenden Zähne.

Die Bedeutung dieser mechanisch wirksamen Faktoren steigert sich noch,
wenn wir feststellen, daß die übrigen Funktionen des Gebisses die Möglichkeit
des Brückenersatzes nicht beeinträchtigen. Was auf diesen Gebieten andere
Arten des Zahnersatzes leisten können, vermögen die Brücken wenigstens in
gleichem Umfange.

β) Statische Gesichtspunkte.

Wenn wir von einer Brücke mechanische Leistungen auf die Dauer erwarten
wollen, muß die Größe ihrer Tragfähigkeit auch im ungünstigsten Falle mindestens
so groß sein wie die eintretende Belastung. Die Befriedigung dieser Anforderung
wird dadurch erschwert, daß der Zahnarzt seine Pfeiler nicht dort errichten
kann, wo sie für die Erzielung einer hohen Tragfähigkeit den günstigsten Platz
finden würden, sondern er muß mit ihnen rechnen, wo er sie vorfindet. Die Prüfung
der Tragfähigkeit muß daher mit besonderer Sorgfalt geschehen.

Die Tragfähigkeit der einzelnen Pfeiler spielt dabei eine ausschlaggebende
Rolle. Auf diesen Punkt wird daher noch besonders einzugehen sein. Relativ

wird die Tragfähigkeit aber auch beeinflußt von der Größe der zu erwartenden Belastung. Der Leistungsfähigkeit der Gegenzähne ist hier das Augenmerk zu schenken, die, da sie nicht exakt erfaßbar ist, lieber etwas zu hoch als zu gering einzuschätzen ist, um Mißerfolge bei der Konstruktion der anzufertigenden Brücke zu verhüten.

Nun ist aber auch wieder nicht nur das Verhältnis der Gesamtbelastung zur Tragfähigkeit eines ganzen Pfeilersystems von Bedeutung, sondern auch die *Verteilung der Belastung* auf die einzelnen Pfeiler. Führt eine ungünstige Druckverteilung zur Überbeanspruchung eines einzelnen Pfeilers, so kann die ganze Konstruktion dadurch vernichtet werden. Die Verteilung der Kaukräfte auf die einzelnen Pfeiler muß daher von vornherein überblickt werden. Die Lehren der Statik müssen hierzu herangezogen werden. Zwar müssen die zahnärztlichen Brücken strenggenommen durchweg als „statisch unbestimmte" Systeme aufgefaßt werden, unter Zugrundelegung bestimmter Vereinfachungen können aber statische Gesetzmäßigkeiten auch auf zahnärztliche Brücken übertragen werden. Nicht nur bei der Abschätzung der Tragfähigkeit des Pfeilersystems, sondern auch bei der Beurteilung der Widerstandsfähigkeit des Materials und seines rationellen Verbrauchs können sie Dienste leisten.

Die Statik ist der Teil der Mechanik, der die Lehre vom Gleichgewicht der Kräfte behandelt. Sie bringt das dadurch zum Ausdruck, daß sie sagt: Wenn ein Körper im Zustand der Ruhe bleiben soll, müssen für ihn drei Gleichgewichtsbedingungen erfüllt sein: 1. muß die Summe aller vertikalen Kräfte gleich Null sein; 2. muß die Summe aller horizontalen Kräfte gleich Null sein; 3. muß die Summe aller Momente gleich Null sein, wobei entgegengesetzt gerichtete Kräfte entgegengesetzte Vorzeichen erhalten und unter einem Moment das Produkt aus einer Kraft und ihrem senkrechten Abstand vom Drehpunkt zu verstehen ist.

Der Inhalt dieser Grundgesetze wird bereits von Bedeutung bei der Bewertung verschieden gerichteter Kräfte für die Tragfähigkeit eines Pfeilers.

Kräfte, deren Richtung mit der Längsachse des Zahnes zusammenfällt, suchen den Zahn in diesem Sinne zu verschieben. Der gesamte Halteapparat wird dabei gleichmäßig beansprucht. Die von der Flächeneinheit zu leistende Gegenkraft, deren Gesamtheit die Verschiebung zu verhindern sucht, braucht daher nur relativ klein zu sein, oder mit anderen Worten, die Belastung kann sehr groß sein, bevor die Grenze der Druckaufnahmefähigkeit des Befestigungsapparates erreicht ist.

Greift dagegen die Kraft horizontal an der Krone eines Zahnes an, so sucht sie nicht nur den Zahn in entsprechendem Sinne zu verschieben, sondern ihn auch um einen innerhalb der Alveole etwa an der Grenze des apikalen Drittels liegenden Punkt zu drehen. Jede auf einen Körper wirkende Kraft, die nicht durch seinen Unterstützungspunkt hindurchgeht, kann ersetzt werden durch eine parallel zu sich selbst verschobene Kraft, die durch den Unterstützungspunkt verläuft, und durch ein Moment aus der Größe der Kraft und ihrem senkrechten Abstand vom Unterstützungspunkt. Die Wirkung auf den Halteapparat ist also schon dadurch eine ungünstige, daß zu der verschiebenden Tendenz eine drehende hinzukommt. Weiter ist zu beachten, daß die verschiebend wirkende Kraft den Halteapparat nicht mehr gleichmäßig wie bei senkrechten Kräften beansprucht. Nur auf der einen Seite der Alveole werden die Fasern auf Zug beansprucht, während die andere Seite entspannt wird. Die auf die Flächeneinheit entfallende Kraftwirkung muß auf der beanspruchten Seite bereits entsprechend größer sein. Eine ungleichmäßige Beanspruchung des Halteapparates bringt aber auch das Drehmoment mit sich. Maximal beanspruchten Partien am Rande der Alveole auf der einen Seite stehen in der Nähe des Drehpunktes nahezu unbeanspruchte Partien der Wurzelhaut gegenüber, während nach der Wurzelspitze zu die Beanspruchung des Halteapparates unter Vertauschung der Seiten im Drehungssinne wieder zunimmt. Es ist verständlich, daß an den Stellen des Zahnfaches, an denen sich die maximale Wirkung des

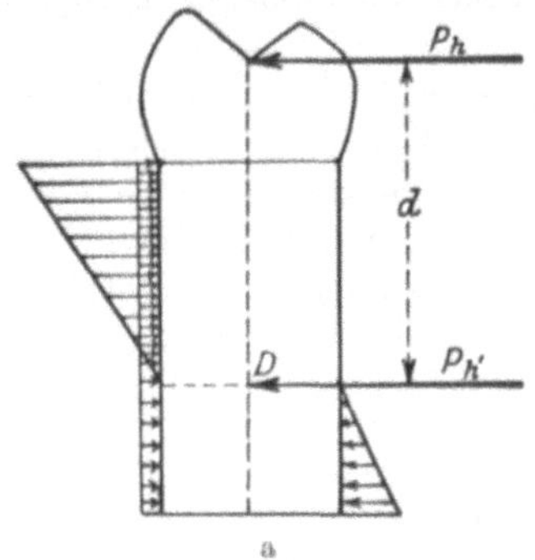
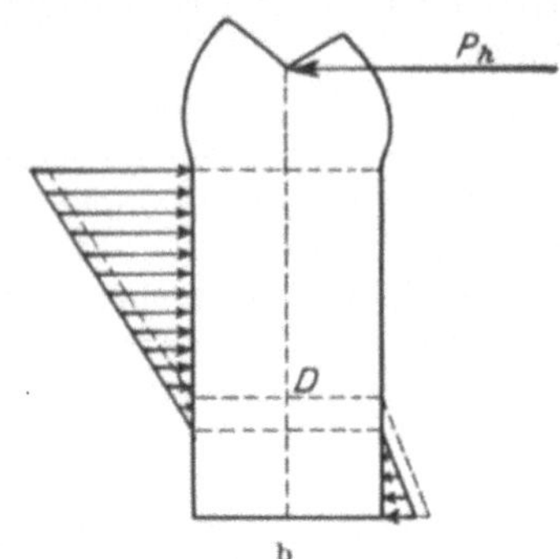

Abb. 554. a Schematische Darstellung der Beanspruchung des Halteapparates eines Zahnes durch eine horizontale Komponente. Die Wirkung der Kraft P_h entspricht der verschiebenden Wirkung der durch den Unterstützungspunkt D gehenden Kraft P_h' + der Wirkung des Moments $P_h \cdot d$. b Zusammenfassende Darstellung der durch die verschiebend wirkende Kraft und das Moment ausgelösten Reaktionen.

Drehmomentes mit der Wirkung der verschiebenden Kraft noch summiert, also am Alveolarrande, die Gefahr, daß eine Überbeanspruchung des Halteapparates eintritt, recht groß ist. Horizontal wirkende Kaukräfte bedingen daher eine sehr viel größere Tragfähigkeit des Pfeilersystems als vertikale Kräfte von gleicher absoluter Größe, wenn nicht eine Überlastung eintreten soll. Besonders hinzuweisen ist in diesem Zusammenhange noch darauf, daß die Höhe der Alveole für die Widerstandsfähigkeit von besonderer Bedeutung ist. In den Formeln der Statik für das Widerstandsmoment erscheint die Höhe eines Körpers im Quadrat, während seine Breite in der ersten Potenz wirksam ist. Je kürzer der vom Knochen eingespannte Teil eines Zahnes ist, um so geringer ist also seine Widerstandsfähigkeit gegenüber horizontalen Kräften in gesteigertem Maße. *Anatomisch kurze Wurzeln oder Zähne, deren Zahnfach in der Höhe reduziert ist, sind demnach in der Tragfähigkeit gegenüber horizontalen Kräften besonders vorsichtig zu bewerten.*

Die *Wirkung schräg an der Kaufläche angreifender Kräfte* kann ohne weiteres beurteilt werden, wenn wir bedenken, daß wir jede Kraft durch zwei oder mehrere in ihrer Gesamtwirkung der ersten Kraft gleiche Teilkräfte ersetzen können. Das Kräfteparallelogramm bietet die Möglichkeit der Zerlegung schräger Kräfte in eine vertikale und eine horizontale Komponente.

Abb. 555. Zerlegung schräg angreifender Kräfte in vertikale und horizontale Komponenten.

Die drei Gleichgewichtsbedingungen ermöglichen uns aber auch zu beurteilen, wie sich die Belastung eines auf zwei Unterstützungspunkten ruhenden Balkens auf die beiden Auflager verteilt. Wir können dieses Beispiel der *Beanspruchung einer einspannigen Endpfeilerbrücke* gleichsetzen. Die Ableitung ergibt, daß die Größe der Belastung der einzelnen Pfeiler der Größe der Belastung der Brücke proportional und daß bei einer bestimmten Belastung der Brücke die Beanspruchung der einzelnen Pfeiler der Größe ihres Abstandes von dem Angriffspunkt der Belastung umgekehrt proportional ist. Die stärkere Beanspruchung des einen Pfeilers bringt also eine entsprechende Entlastung des anderen mit sich.

Praktisch ist nun noch von Bedeutung, daß die Größe der Beanspruchung der Brücke beim Kauen von der Festigkeit des Bissens abhängt. Diese besitzt aber pro Flächeneinheit eine gewisse Höhe. Wenn ein Bissen der Brücke in gesamter Länge aufliegt, erreicht also die Beanspruchung ihren größten Wert, der um so höher sein wird, je länger der Brückenbogen ist. Zur Verhütung einer Überlastung der Pfeiler darf also der Brückenbogen nicht zu weit gespannt sein, d. h. die Zahl der zu ersetzenden Zähne darf nicht zu groß sein. Aber auch eine Verringerung der Breite des Brückenkörpers kann zu diesem Zweck erwünscht sein.

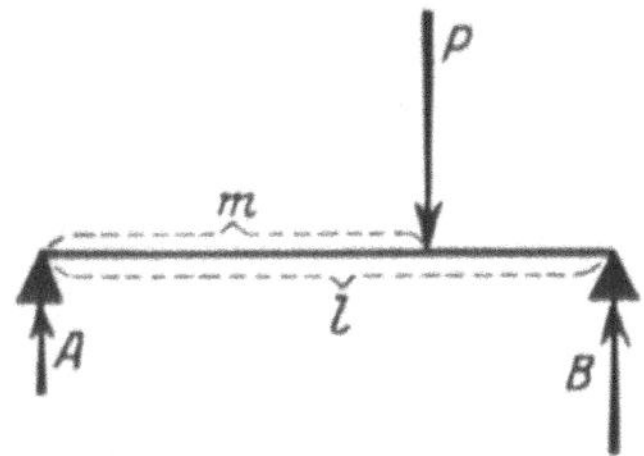

Abb. 556. Schema der Verteilung der Belastung einer Brücke auf zwei Pfeilern durch die Kraft P.
$$B = P\frac{m}{l}; \quad A = P\frac{l-m}{l}.$$

Nachdem Kontakt zwischen den beiden Zahnreihen eingetreten ist, ist für die Verteilung der Kaukräfte aber noch von Bedeutung, daß die von den Kaumuskeln ausgelösten Kräfte im Seitenabschnitt der Zahnreihe von vorn nach hinten steigende Werte annehmen. Der Angriffspunkt der Resultierenden der unter diesen Verhältnissen auf eine Brücke wirkenden Kräfte verschiebt sich also von der Mitte nach dem hinteren Ende zu. Der hintere Pfeiler muß also eine größere Belastung aufnehmen als der vordere. Bei der Bewertung des Weisheitszahnes als Brückenpfeiler muß dies besonders beachtet werden.

Haben wir es aber nun nicht mit einer Brücke zu tun, die an beiden Enden abgestützt ist, sondern mit einer *einarmigen spannlosen Freiendbrücke*, so werden an die Tragfähigkeit des als Pfeiler dienenden Zahnes ähnliche Ansprüche gestellt, wie bei der Beanspruchung eines Zahnes durch schräg gerichtete Kräfte. Eine Kraft, die an der Kaufläche und in der Richtung des Pfeilers angreift, löst zwar keine andere Beanspruchung aus, wie wenn der Zahn gar nicht als Pfeiler einer Brücke dient. Die an der Kaufläche des ersetzten Zahnes angreifende Kraft geht aber nicht durch den Unterstützungspunkt. Ihre Wirkung

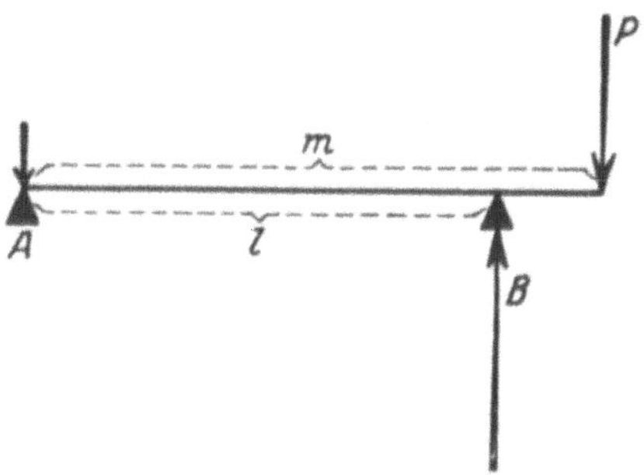

Abb. 557. Schema der Beanspruchung der Pfeiler einer einarmigen einspannigen Freiendbrücke bei einer Belastung durch die Kraft P.
$$B = P\frac{m}{l}; \quad A = P\frac{l-m}{l},$$ da m > l ist, muß B größer als P werden, und A muß einen negativen Wert annehmen, d. h. dieser Pfeiler wird auf Zug beansprucht.

auf den Pfeiler kann daher einer durch den Unterstützungspunkt gehenden vertikalen Kraft und einem Moment aus ihrer Größe und ihrem senkrechten Abstand vom Unterstützungspunkt gleichgesetzt werden. Die höhere und ungleichmäßige Beanspruchung des Halteapparates rückt also wieder die Gefahr der Überschreitung der Tragfähigkeit nahe. Das Risiko, das eine solche Konstruktion einschließt, zwingt also dazu, *von ihrer Verwendung grundsätzlich abzuraten.*

Die statisch ungünstige Wirkung eines *Freiendgliedes* bleibt auch bestehen, wenn es nicht nur mit einem Pfeiler, sondern *mit einer einspannigen Brücke auf zwei Pfeilern in Verbindung* steht. Während sich die Beanspruchung der Brücke innerhalb der Pfeiler nicht gegenüber derjenigen einer einspannigen Endpfeilerbrücke ändert, bringt die Belastung an dem Freiendglied eine gesteigerte Druckbeanspruchung des ihm benachbarten Pfeilers und eine Zugbeanspruchung des am anderen Ende stehenden Pfeilers mit sich. Für die Größe der Pfeilerbeanspruchung spielt bei einer bestimmten Größe der Belastung die Länge des als Hebel wirkenden Freiendgliedes die ausschlaggebende Rolle. Die Druckverteilung wird aber in jedem Falle als eine ungünstige bezeichnet werden müssen. Insbesondere wird auch der mit wechselndem Angriffspunkt innerhalb und außerhalb der Pfeiler eintretende Wechsel zwischen Druck- und Zugbeanspruchung an dem Endpfeiler als nachteilig einzuschätzen sein, so daß die Konstruktion nur bei sehr schmalem Freiendglied und langem Brückenbogen zu verantworten sein wird.

Gehen wir zu *Brücken auf drei Pfeilern* über, so wird die Beurteilung der Konstruktion nach statischen Gesichtspunkten schon recht schwierig, wenn eine Annäherung an die wirklich bestehenden Verhältnisse erreicht werden soll. Nicht nur die Länge der Brücke und die Lage des Angriffspunktes der Kraft spielen für die Druckverteilung auf die einzelnen Pfeiler eine Rolle, sondern auch das Verhältnis der Längen der einzelnen Brückenbogen zueinander und der Grad der Nachgiebigkeit der Wurzelhaut der einzelnen Pfeiler gegenüber der Belastung. Nehmen wir zunächst einmal den Fall an, daß die Belastung der Brücke an einem Ende gegenüber dem ersten Pfeiler erfolgt, so ergibt die Ableitung, daß die Belastung dieses Pfeilers um so größer wird, je weiter der mittlere der drei Pfeiler von ihm entfernt ist und je geringer die Widerstandsfähigkeit des zweiten und dritten Pfeilers ist. Auf den Mittelpfeiler entfällt ein um so größerer Teil der Belastung, je näher er dem ersten Pfeiler steht und je geringer die Widerstandsfähigkeit des Fundamentes dieses Pfeilers ist. Die Belastung des letzten Pfeilers besteht in Zugbeanspruchung, die um so geringer ist, je näher ihm der Mittelpfeiler steht und je größer die Tragfähigkeit des ersten Pfeilers ist.

Beobachten wir dann weiter, wie sich eine Verschiebung des Angriffspunktes der Kaukraft von dem ersten nach dem dritten Pfeiler zu auswirkt, so ist festzustellen, daß die Beanspruchung des ersten Pfeilers mit Vergrößerung des Abstandes vom ersten Pfeiler abnimmt. Am Mittelpfeiler kann die Belastung zu- oder abnehmen, je nachdem wie sich die Pfeilerabstände zueinander verhalten; sie wird aber auch von der Druckaufnahmefähigkeit der Endpfeiler beeinflußt. Am dritten Pfeiler tritt mit Vergrößerung des Abstandes des Angriffspunktes der Belastung vom ersten Pfeiler zunächst eine abnehmende Zug- und dann eine zunehmende Druckbeanspruchung ein, und zwar um so mehr, je weiter der Mittelpfeiler von ihm entfernt ist und je geringer die Widerstandsfähigkeit der beiden ersten Pfeiler ist.

Für die praktische Bewertung der Tragfähigkeit eines Systems von drei Pfeilern ergibt sich daraus, daß die Verhältnisse als ungünstig zu bewerten sein werden, wenn bei gleicher Tragfähigkeit der einzelnen Pfeiler große Differenzen in den Pfeilerabständen bestehen oder wenn die Tragfähigkeit eines der Außenpfeiler viel zu wünschen übrigläßt und dann der Mittelpfeiler von diesem weit entfernt steht, während andererseits die Nähe des Mittelpfeilers für die geringe Tragfähigkeit eines Außenpfeilers einen gewissen Ausgleich zu schaffen vermag.

Es erweist sich nunmehr als notwendig zu erörtern, wie sich die *Verteilung einer Belastung* auswirkt, *wenn der Brückenkörper* die Pfeiler nicht starr verbindet, sondern *eine Teilung aufweist*, die sich an der Unterbrechungsstelle als Gelenk betätigen könnte. Die Analyse ergibt, daß ein solches Gelenk mindestens für einen Pfeiler, praktisch meist für beide, Kippmomente mit sich bringt, die der Tragfähigkeit gefährlich werden müssen. Die Nachteile eines Gelenkes können nur dann ausgeschaltet werden, wenn dasselbe in den Pfeiler verlegt wird. Die Untersuchung lehrt aber auch, daß *eine in den Brückenkörper zu verlegende Teilungsstelle so beschaffen sein muß, daß sie nicht als Gelenk wirken kann*, wenn die Druckverteilung nicht ungünstig beeinflußt werden soll.

Bei *Brücken auf schief zueinander stehenden Pfeilern* erweisen sich bekanntlich Teilungen gelegentlich als notwendig. Es kann daran die Frage geknüpft werden, wie sich die Neigung der Pfeiler zu ihrer Tragfähigkeit verhält. Die Beantwortung ergibt sich, wenn wir beachten, daß schräg zur Achse eines Zahnes wirksame Kräfte in zwei Komponenten zerlegt werden können, von denen eine mit der Achse zusammenfällt, während die andere senkrecht zu ihr wirkt. Wenn auch Kippmomente durch den starren Brückenkörper ausgeschaltet werden, so bleibt doch eine Schubwirkung seitens der senkrecht zur Zahnachse wirkenden Komponente und damit eine nicht ganz gleichmäßige Beanspruchung des Halteapparates der Pfeiler bestehen. *Schief stehende Pfeiler sind daher stets für die Tragfähigkeit ungünstiger zu bewerten als gerade stehende.* Besonders hingewiesen muß in diesem Zusammenhang auch noch darauf werden, daß die Neigung der Pfeiler das Verhältnis des Abstandes der an der Kaufläche angreifenden Kraft von den Unterstützungspunkten der Pfeiler zu beeinflussen und die Druckverteilung ungünstig zu gestalten vermag. Die Neigung der Endpfeiler nach außen

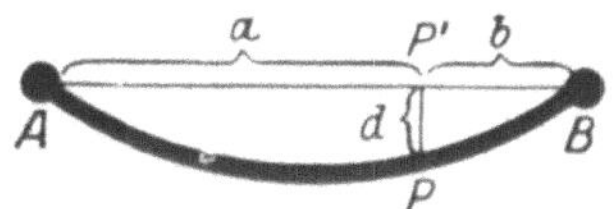

Abb. 558. Wirkung der auf einer gekrümmten Brücke ruhenden Last P auf die Pfeiler A und B; $A = P\dfrac{b}{a+b}$, $B = P\dfrac{a}{a+b}$. Außerdem müssen beide Pfeiler aber auch den entsprechenden Anteil des Moments $P \cdot d$ aufnehmen.

ist vor allem als gefährlich zu kennzeichnen, da sie zu den gleichen Verhältnissen in der Pfeilerbeanspruchung führen kann, wenn die Brücke am Ende belastet wird, wie sie bei einer Freiendbrücke bestehen würden.

Weiterhin müssen wir unsere Aufmerksamkeit dem Fall schenken, daß ein *Brückenkörper* sich nicht gerade zwischen zwei Pfeilern erstreckt, sondern einen *gekrümmten Verlauf* nimmt. Wie wirkt sich hier die an einer Stelle erfolgende Beanspruchung auf die beiden Pfeiler aus? Ein Urteil können wir uns verschaffen, wenn wir die Beanspruchungsstelle auf die gerade Verbindungslinie der Pfeiler untereinander projizieren. Die Größe der Druckbeanspruchung der einzelnen Pfeiler ist dann umgekehrt proportional der Größe ihres Abstandes von der projizierten Lage der Kraft. Wir müssen aber berücksichtigen, daß wir die Verschiebung der Kraft parallel zu ihrer Richtung nur vornehmen dürfen, wenn wir sie nicht nur mit ihrer Größe in Rechnung stellen, sondern auch noch mit einem Moment aus ihrer Größe und der Länge des Verschiebungsweges. Die Beanspruchung der Pfeiler steigert sich also gegenüber dem geraden Verlauf des Brückenkörpers um dieses Moment. Wegen seiner Gefährlichkeit kann

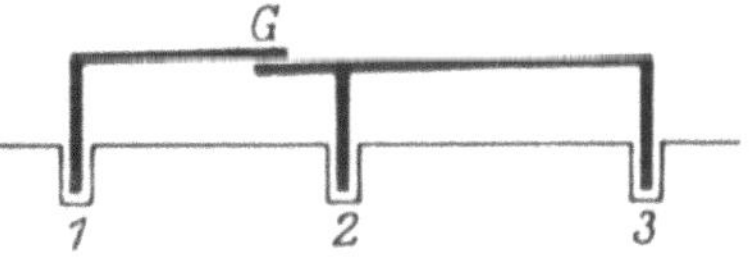

Abb. 559. Belastungsverteilung beim Gelenkträger auf drei Stützen.

somit bereits eine geringe Krümmung des Brückenkörpers das Verhältnis der Tragfähigkeit der Pfeiler zur Belastung ungünstig beeinflussen, und ein *möglichst gerader Verlauf des Brückenkörpers ist also stets anzustreben.*

Wollen wir nun die *Pfeilerbeanspruchung bei Brücken auf mehr als zwei Pfeilern, die nicht in einer Ebene liegen*, kennenlernen, so müssen wir an die Verhältnisse anknüpfen, wie sie bei einem Gelenkträger auf drei Stützen vorliegen und können dabei weitgehend einer Darstellung von JUGEL und FRICKE folgen. Je nach dem Angriffspunkt der Kraft ist ihre Verteilung folgendermaßen: Greift an dem in Abb. 559 dargestellten, auf den Stützen 1, 2 und 3 ruhenden Träger die Kraft zwischen 1 und dem in G ausgebildeten Gelenk an, so verteilt sie sich je nach der Entfernung ihres Angriffspunktes von 1 und G. Der auf G entfallende Teil wird aber von den Stützen 2 und 3 aufgenommen, wie wenn eine von 3 bis G sich erstreckende Freiendbrücke in G belastet würde. Eine Beanspruchung an einer Stelle zwischen G und 3 belastet die Pfeiler 2 und 3, wie wenn sie nur eine Freiendbrücke von dieser Ausdehnung trügen, während Pfeiler 1 unbeansprucht bleibt. Da die Lage des Angriffspunktes wechseln kann, muß somit ein in einer Brücke auf drei Pfeilern konstruiertes Gelenk die Druckverteilung ungünstig beeinflussen. Die zusammenhängende Konstruktion wird also vorzuziehen sein, und wenn das Gelenk nicht vermieden werden kann, so lehrt die weitere Untersuchung des Falles, daß das Gelenk am wenigsten stören wird, wenn sich seine Lage mehr und mehr dem Mittelpfeiler nähert, am besten mit ihm zusammenfällt.

Diese Betrachtung ist aber insofern noch von Bedeutung, als sich an der Druckverteilung gegenüber diesem Beispiel nichts ändert, auch wenn die durch das Gelenk verbundenen Abschnitte der Brücke nicht in einer Ebene liegen (Abb. 560).

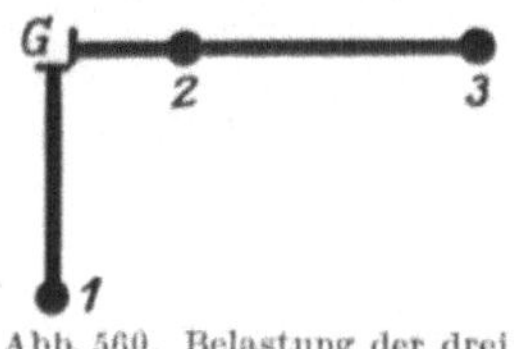

Abb. 560. Belastung der drei Pfeiler einer Brücke, die nicht in einer Ebene liegen.

Die Beanspruchung der drei in verschiedenen Ebenen liegenden Pfeiler wird also dann am günstigsten sein, wenn an der Abknickungsstelle ein Pfeiler steht.

Die Erörterung der Druckverteilung auf die drei nicht in einer Ebene liegenden Pfeiler einer an der Abknickungsstelle mit Gelenk ausgestatteten Brücke ist insofern von Bedeutung, als sich diese Verhältnisse wieder auf kontinuierlich durchgeführte Brücken von gleichem Verlauf übertragen lassen. Wir dürfen uns nach den Lehren der Statik vorstellen, daß an der Abknickungsstelle ein theoretisches Gelenk ausgebildet wäre. Die Verteilung der auf die Brücke wirkenden Kräfte ginge also so vor sich, als ob tatsächlich ein Gelenk da wäre.

Von Bedeutung wird dies für eine Brücke auf vier und mehr Pfeilern. Bei der auf den Pfeilern 1, 2, 5 und 6 ruhenden Brücke der Abb. 561 können wir uns also z. B. vorstellen, in den Punkten 3 und 4 wären theoretische Gelenke

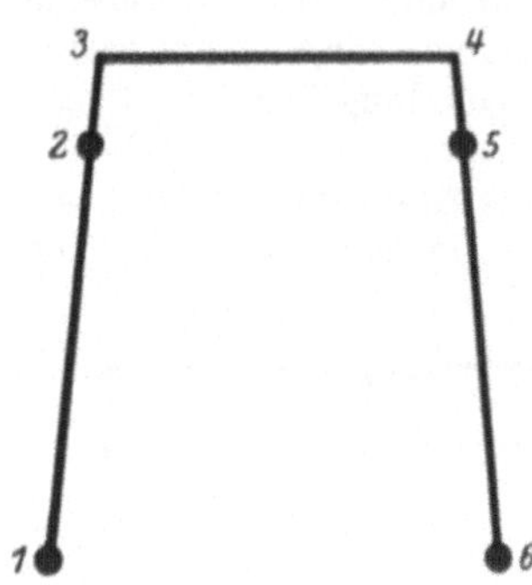

Abb. 561. Belastungsverteilung bei einer Brücke auf vier Pfeilern.

ausgebildet. Die an beliebiger Stelle erfolgende Belastung läßt sich in ihrer Wirkung auf die Pfeiler dann sofort überblicken. Eine zwischen 3 und 1, bzw. zwischen 4 und 6 erfolgende Belastung beansprucht die Pfeiler 1 und 2, bzw. 5 und 6, wie die an entsprechender Stelle belastete einarmige Freiendbrücke die Pfeiler beanspruchen würde, während eine zwischen 3 und 4 erfolgende Belastung sich auf die Punkte 3 und 4 verteilen würde, als ob sie selbständige Unterstützungspunkte wären; die auf sie entfallenden Lasten müßten aber wieder von den Pfeilern 2 und 1, bzw. 5 und 6 aufgenommen werden wie die Beanspruchung einer von ihnen getragenen Freiendbrücke. Die Belastung der vier Pfeiler wird also um so ungünstiger sein, je weiter die Abknickungsstellen von den Pfeilern 2 und 5 entfernt sind, mit anderen Worten, das günstigste Verhältnis wird vorliegen, wenn die Pfeiler 2 und 5 an den Abknickungsstellen selbst liegen. Möglichst gradliniger Verlauf der einzelnen Abschnitte bleibt auch hier anzustreben.

Neben den vertikalen Kräften müssen wir nun noch die *Verteilung* der als besonders gefährlich erkannten *horizontalen Kräfte* berücksichtigen. Auch für sie müssen die Gleichgewichtsbedingungen erfüllt sein, wenn ein Brückensystem standhaft sein soll. Da die horizontalen Kräfte nicht durch den Unterstützungspunkt der Pfeiler verlaufen, muß die Ausschaltung der entstehenden Momente besonders beachtet werden. Am besten geschieht das durch eine in der Richtung der horizontalen Kraft ausgedehnte Versteifung zweier Pfeiler.

Die in Abb. 562 an der Kaufläche des Pfeilers 1 angreifende horizontale Kraft P wirke in der Richtung der Verbindung von Pfeiler 1 und 2. Sie sucht zunächst den Pfeiler 1 in der Richtung auf 2 zu verschieben. Da beide starr miteinander verbunden sein sollen, muß sich die verschiebende Kraft auf beide

Pfeiler im Verhältnis ihres Widerstandes verteilen. Da die Kraft P aber nicht durch den Unterstützungspunkt D des Pfeilers 1 verläuft, wirkt sie auch mit einem Moment P · d drehend auf 1. Da Pfeiler 2 durch die starre Verbindung der Drehung folgen müßte, wird er in seine Alveole gedrückt und dabei eine Kraft R ausgelöst, deren Moment mit dem Abstand r von D nach der Gleichgewichtsbedingung gleich dem Moment der Kraft P sein muß, also P · d = R · r. Da der Abstand r von D als relativ groß angenommen werden muß, kann R gegenüber P relativ klein sein. Durch eine geringe schadlose Beanspruchung des Pfeilers 2 in senkrechter Richtung wird also das schädliche Drehmoment infolge der Versteifung ausgeschaltet.

Berücksichtigen wir nun, daß horizontale Kräfte in zwei aufeinander senkrecht stehenden Richtungen wirken können, so wird auch eine Versteifung der Brücken gegenüber horizontalen Kräften in zwei aufeinander senkrecht stehenden Richtungen erwünscht sein, wenn Zweifel bestehen, daß die Pfeiler den Kräften gewachsen sind. Die Ausdehnung einer Brücke auf das Mittelstück und einen oder beide Seitenabschnitte der Zahnreihe kann diesen Ansprüchen gerecht werden. *Gegenüber horizontalen Kräften kann eine kontinuierlich gehaltene Brücke daher als günstiger beurteilt werden als bei gleichen Pfeilern zwei oder mehrere getrennte Brücken.* Ist die Ausdehnung einer Brücke auf das Mittelstück der Zahnreihe jedoch ausgeschlossen, so vermag eine unmittel-

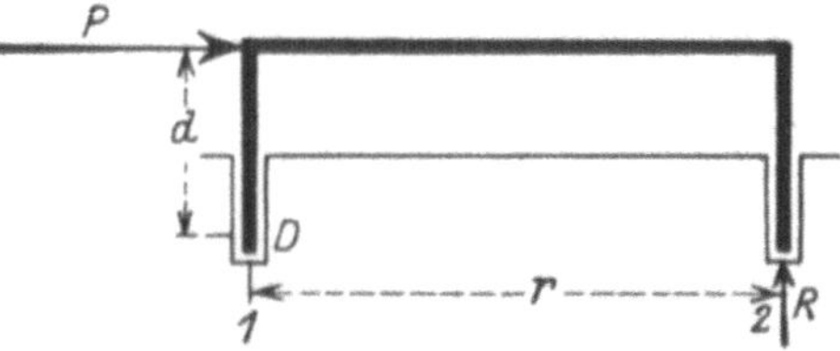

Abb. 562. Die Wirkung der Versteifung zweier Pfeiler untereinander gegenüber horizontalen Kräften.

bare Verbindung der beiden Seitenabschnitte durch einen Bügel eine erstrebenswerte Versteifung zu schaffen. Daß der Bügel dabei eine hinreichende Starrheit besitzen muß, sei besonders betont. Die günstigste Lage für ihn aber wird dann gewählt sein, wenn er in dem Punkte an der Brücke ansetzt, der der Lage der Mittelkraft für die am häufigsten zu erwartende Beanspruchung entspricht, da es nicht möglich ist, allen verschiedenartigen Beanspruchungsfällen in der günstigsten Weise Rechnung zu tragen.

Es bleibt nunmehr noch übrig, den Lehren der Statik auf dem Gebiet der *Festigkeitslehre* nachzugehen.

Von den verschiedenen durch die äußeren Kräfte ausgelösten inneren Spannungen des Materials interessiert uns besonders die Biegungsbeanspruchung. Sie läßt sich an jeder Stelle berechnen, wenn man das hier wirkende äußere Moment durch das sog. Widerstandsmoment dividiert. Letzterem kommt für jeden Querschnitt eine bestimmte Größe zu, die sich in einer Formel wiedergeben läßt. Von Bedeutung ist dabei, wie schon erwähnt, daß die Höhe des Querschnitts in der zweiten Potenz erscheint, während sich die Breite nur in der ersten auswirkt. *Die Vergrößerung der Höhe des Querschnitts gestattet also, mit geringerem Materialverbrauch eine bestimmte Steigerung der Widerstandsfähigkeit zu erzielen als durch eine Vergrößerung der Breite.* Je größer der Querschnitt einer Brücke, vor allem seine Höhe ist, um so geringer ist also die Biegungsbeanspruchung. Bei gleichbleibender Querschnittsform läßt sich andererseits aus der Größe des äußeren Moments die Stelle der größten Bruchgefahr, der sog. „gefährliche Querschnitt" ermitteln. Entspricht der Querschnitt hier der Beanspruchung, ist auch an anderen Stellen die Bruchgefahr ausgeschlossen, wenn das Material keine Fehler besitzt. Für Brücken auf zwei Pfeilern liegt er bei gleichmäßiger Beanspruchung des Brückenkörpers in der Mitte und wird umso stärker sein müssen, je länger der Brückenbogen ist. Für die Freiendbrücke ist dagegen die Bruchgefahr an der Verbindungsstelle des Freiendgliedes mit dem Anker am größten. Bei Brücken auf mehreren Pfeilern lassen sich die gefährlichen Querschnitte entsprechend ableiten. Die Stellen, an denen sich theoretische Gelenke bilden würden, seien wegen der hier zu erwartenden Materialspannungen noch besonders genannt.

Die kurze Besprechung der elementaren statischen Gesetzmäßigkeiten mag hiermit abgeschlossen werden. Sie wollen bei der Brückenkonstruktion beachtet sein, auch wenn sie in der Praxis nicht rechnerisch exakt erfaßbar sind.

γ) Spezielle Indikation und Konstruktion des Brückenersatzes.

Neben den innezuhaltenden allgemeinen Richtlinien bei der Untersuchung eines defekten Gebisses auf die Möglichkeit und Art seiner Wiederherstellung durch Brückenersatz müssen eine Reihe von Einzelpunkten Berücksichtigung finden.

Indikation und Konstruktion des Brückenersatzes nach dem Pfeilersystem.

Da das Pfeilersystem die Grundlage für den Brückenbau abgibt, ist es zweckmäßig, sich zuerst mit ihm zu befassen.

Wir gehen von dem allgemeinen Richtpunkt aus, daß Voraussetzung für die Brückenkonstruktionsmöglichkeit das richtige Verhältnis zwischen Zahl der zu ersetzenden Zähne und Zahl der verfügbaren Pfeiler ist. Die Feststellung der

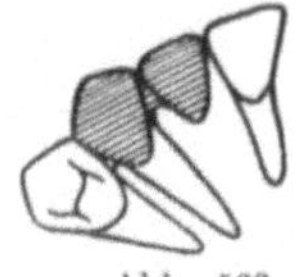
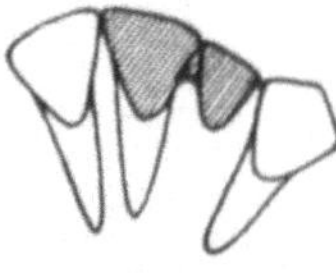
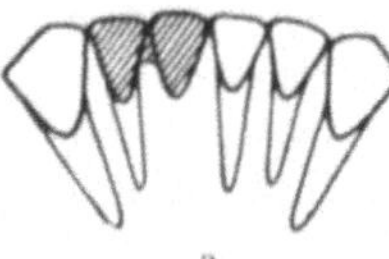
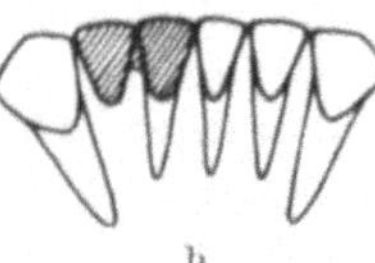

Abb. 563.   Abb. 564.   Abb. 565.

Abb. 563. Der Eckzahn als alleiniger Pfeiler für den Ersatz des oberen seitlichen Schneidezahnes nur bei günstigen Artikulationsverhältnissen zulässig.

Abb. 564. Der mittlere Schneidezahn als alleiniger Pfeiler für den Ersatz des oberen seitlichen Schneidezahnes nur bei günstigen Artikulationsverhältnissen und geringer Belastung durch die untere Zahnreihe zulässig.

Abb. 565. Ein einzelner unterer Schneidezahn als alleiniger Pfeiler für den Ersatz eines seiner Nachbarn ist stets unzureichend.

fehlenden Zähne gibt einen Überblick über die benötigten Pfeiler. Die Zahl der vorhandenen Zähne sagt, ob sie verfügbar sind. Die Untersuchung muß aber dann noch darüber belehren, ob ihre Tragfähigkeit mit den in den vorausgehenden Abschnitten genannten Anforderungen in Einklang steht.

Da die Zahl der Variationen im Zahnbestand eines Lückengebisses zu groß ist, um sie sämtlich darauf zu prüfen, in welchen Fällen eine Brückenkonstruktion auf Grund der als Pfeiler in Betracht kommenden Zähne möglich wäre, kann das Prinzip der Untersuchung nur an einer Reihe von Beispielen demonstriert werden.

Um die Zahl der Pfeiler mit der Zahl der zu ersetzenden Zähne in Übereinstimmung zu bringen, würde beim Ersatz *eines* fehlenden Zahnes *einer* der vorhandenen als Pfeiler dienen müssen. Es fragt sich, wie dann das Verhältnis von Tragfähigkeit und Belastung zu bewerten ist.

Die Verankerung an einem Pfeiler ließe nur die Möglichkeit der Konstruktion einer einarmigen spannlosen Freiendbrücke zu, von der wir bei den statischen Erörterungen bereits gesagt haben, daß ihr prinzipiell zu widerraten sei wegen des Kipp- und Drehmomentes, das ein Freiendglied auf den Pfeiler übertragen müßte. Man wird von dieser Konstruktion daher nur Gebrauch machen können, wenn entweder die Tragfähigkeit des Pfeilers als sehr groß oder die zu erwartende Belastung als sehr klein anzunehmen ist. Ein Eckzahn könnte also z. B. gelegentlich einmal den seitlichen Schneidezahn als Freiendglied tragen, wenn günstige Artikulationsverhältnisse vorliegen, oder auch der mittlere obere Schneidezahn einen seitlichen, wenn die Leistungsfähigkeit der Gegenzahnreihe beschränkt ist. Nie wird man aber einen mit Kaufläche versehenen Zahn von einem seiner Nachbarn allein als Freiendglied tragen lassen dürfen. Wenn man überhaupt an den Ersatz eines Zahnes durch eine Brücke auf einem Pfeiler denkt, wird der Gesundheitszustand des letzteren ganz einwandfrei sein müssen. Weder

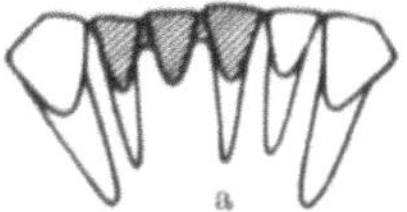
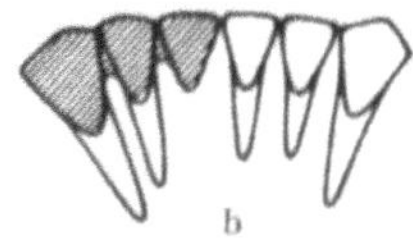
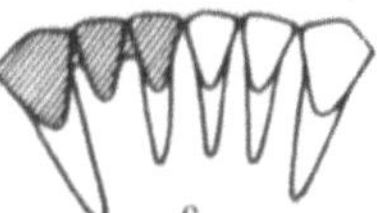

Abb. 566. Ersatz eines unteren Schneidezahnes durch eine Brücke auf zwei Pfeilern nur bei völlig ungeminderter Leistungsfähigkeit der als Pfeiler dienenden unteren Schneidezähne bedingungsweise zulässig.

eine nennenswerte Schwächung des Halteapparates noch der Hartsubstanzen darf vorliegen. Auf den Wert des Röntgenbildes sei hier aufmerksam gemacht.

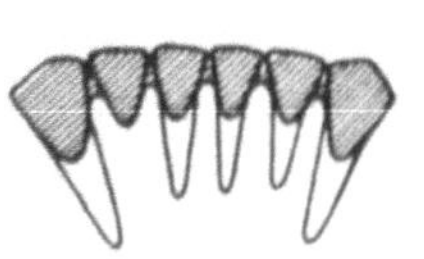
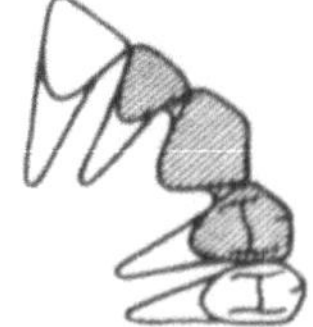
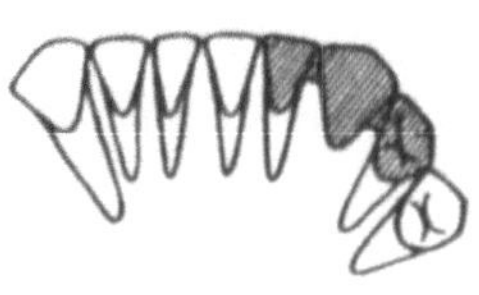

Abb. 567.   Abb. 568.   Abb. 569.

Abb. 567. Ersatz eines unteren Schneidezahnes bei geminderter Tragfähigkeit der vorhandenen Schneidezähne durch eine von Eckzahn bis Eckzahn reichende Brücke.

Abb. 568. Ersatz des oberen Eckzahnes durch eine Endpfeilerbrücke auf den beiden Nachbarzähnen nur bedingt zulässig.

Abb. 569. Der Ersatz des unteren Eckzahnes durch eine Brücke auf den beiden Nachbarpfeilern ist stets bedenklich und nur bei geringer Kaufähigkeit des Oberkiefers sowie völlig gesunden Pfeilern zulässig.

Zusammenfassend muß somit nochmals gesagt werden, daß *praktisch die Anwendung der einarmigen spannlosen Freiendbrücke mit einem Pfeiler nur selten in Betracht kommen wird.*

In der Regel werden daher auch beim Ersatz eines fehlenden Zahnes zwei Pfeiler Verwendung finden müssen. Es bietet sich dann die Möglichkeit einer an beiden Enden von einem Pfeiler getragenen Brückenkonstruktion oder diejenige einer einarmigen spannlosen Freiendbrücke.

Da die Endpfeilerbrücke als statisch günstig zu erachten ist, bietet eine derartige Verwendung zweier Pfeiler beim Ersatz eines Zahnes kaum noch Schwierigkeiten bezüglich hinreichender Tragfähigkeit. Bei ungünstigen Bißverhältnissen oder Schwächung eines Pfeilers können aber doch noch Zweifel auftauchen. Vorsicht ist besonders beim Ersatz des Eck-

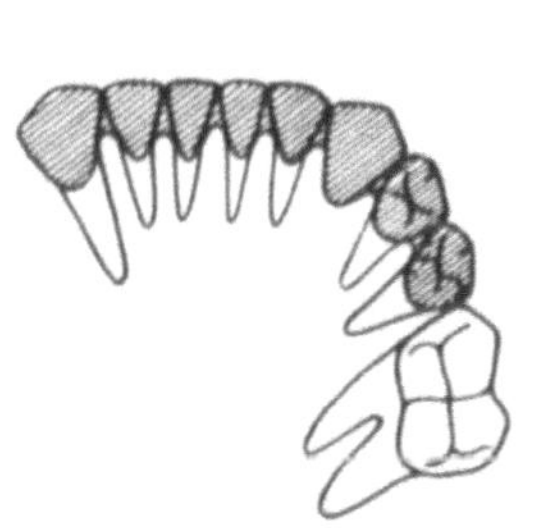
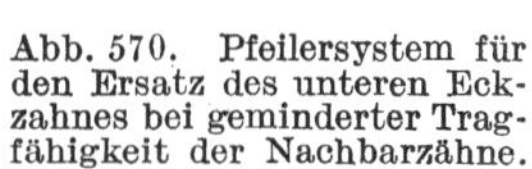
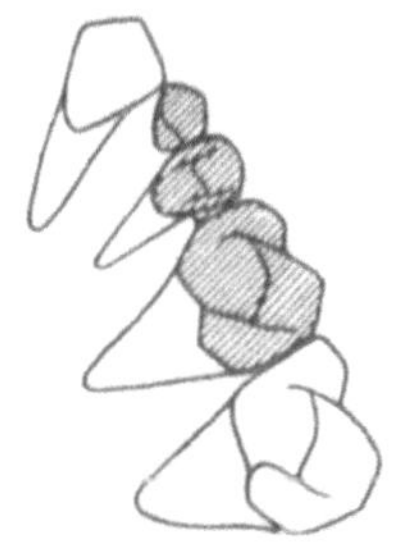

Abb. 570. Pfeilersystem für den Ersatz des unteren Eckzahnes bei geminderter Tragfähigkeit der Nachbarzähne.

Abb. 571. Ersatz des 1. Prämolaren durch eine Facette ohne Kaufläche als einarmige Freiendbrücke auf zwei Pfeilern.

zahns, und vor allem wieder des unteren, angebracht, da seine Nachbarn relativ schwach sind und der Zahnbogen in der Eckzahngegend eine starke Krümmung aufweist.

Ganz allgemein kann auch gesagt werden, daß die unteren Schneidezähne ihrem Bau und ihrer Anordnung im Kiefer nach als Brückenpfeiler ungeeignet sind. Brücken, die hier anzufertigen sind, müssen daher fast stets bis auf die Eckzähne ausgedehnt werden. Dieser Unterschied bei den Gliedern der unteren Zahnreihe gegenüber denen der oberen muß besonders hervorgehoben werden,

da im übrigen die homologen Zähne gleichwertig sind und die Besprechung der
Konstruktion der Brücken nach dem Pfeilersystem für beide Kiefer gilt.

Die Anwendung der Freiendbrücke auf zwei Pfeilern wird wegen der statischen
Unterlegenheit gegenüber der ersten Konstruktion immer erst in zweiter Linie
zu erwägen sein. Wenn auch die Verwendung eines zweiten Pfeilers gegenüber

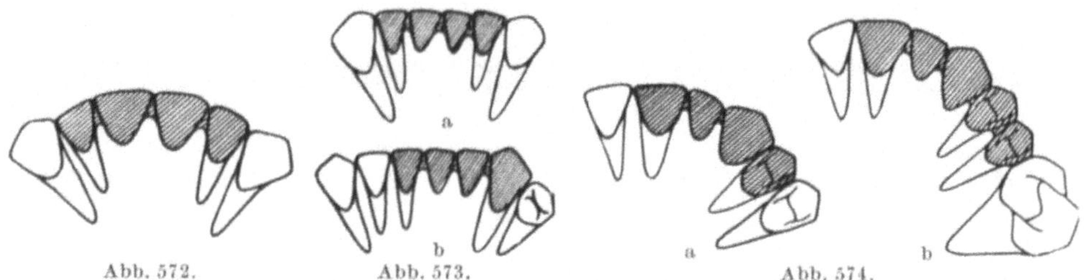

Abb. 572. Ersatz der beiden oberen mittleren Schneidezähne durch eine Endpfeilerbrücke auf den
beiden seitlichen Schneidezähnen nur bedingt zulässig.

Abb. 573. Für den Ersatz zweier unterer Schneidezähne ist die Tragfähigkeit der beiden Nachbarpfeiler
unzureichend.

Abb. 574. Für den Ersatz des oberen Eckzahnes und seitlichen Schneidezahnes sind die beiden
Nachbarpfeiler allein in der Regel unzureichend (a) und bedürfen der Verstärkung durch den
2. Prämolaren (b) oder auch durch den mittleren Schneidezahn der anderen Seite.

der gleichen Konstruktionsart mit einem Pfeiler bedeutend günstigere Verhältnisse schafft, so ist eine Überlastung der Pfeiler bei hoher Beanspruchung des
Freiendgliedes trotzdem zu erwarten. Glieder mit Kauflächen sollten daher auch

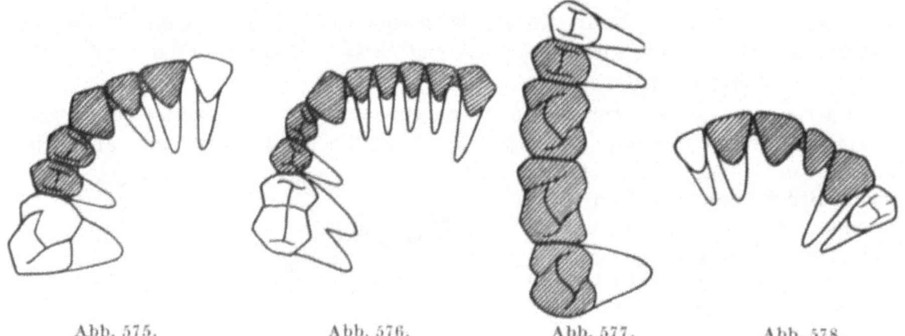

Abb. 575. Ersatz des oberen Eckzahnes und 1. Prämolaren durch eine Endpfeilerbrücke auf den
beiden Nachbarpfeilern allein ist unzureichend. Verstärkung des Pfeilersystems durch den mittleren
Schneidezahn, eventuell auch durch den 1. Molaren.

Abb. 576. Ersatz des unteren Eckzahnes und 1. Prämolaren durch eine Brücke auf den beiden
Nachbarpfeilern ist stets von unzureichender Tragfähigkeit. Ausdehnung des Pfeilersystems bis zum
anderen Eckzahn.

Abb. 577. Brücke für den Ersatz der oberen oder unteren ersten und zweiten Molaren auf dem
2. Prämolaren und dem Weisheitszahn als Pfeiler bei kräftigem Bau dieser Zähne zulässig.

Abb. 578. Eine Brücke auf dem mittleren Schneidezahn einer Kieferhälfte und dem Eckzahn der
anderen Seite zum Ersatz zweier oberer Schneidezähne besitzt unter normalen Verhältnissen ein
ausreichend tragfähiges Pfeilersystem. Im Unterkiefer ist dagegen die Konstruktion bei den
homologen Zähnen unzulässig (vgl. Abb. 573b).

bei einem solchen Pfeilersystem nicht ersetzt werden, während der Ersatz eines
der Kosmetik dienenden Zahnes durch eine Facette mit schmaler Schneide bei
schwachem Überbiß schon häufiger zu verantworten sein wird. Das gilt auch
für den Ersatz des meist sichtbaren ersten Prämolaren.

Ist einer der beiden Zähne in seiner Tragfähigkeit geschwächt, kann naturgemäß die Verwendung eines dritten Pfeilers notwendig werden. Eines weiteren
Kommentars bedarf diese Möglichkeit aber nicht.

Der *Ersatz zweier fehlender Zähne* stellt zwei selbständige Behandlungen dar, wenn die beiden Lücken weit voneinander entfernt sind; der prothetischen Therapie bieten sich aber neue Aufgaben, wenn die fehlenden Zähne Nachbarn sind oder nahe beieinander ausgefallen sind.

Übereinstimmung der Zahl der zu ersetzenden Glieder und der Pfeiler bedingt mindestens zwei Pfeiler. Fehlen die beiden Zähne nebeneinander, ist stets an die Konstruktion der Endpfeilerbrücke zu denken, da die Konstruktion einer spannlosen Freiendbrücke auf zwei Pfeilern durch den aus zwei Brückengliedern bestehenden Hebelarm so große Momente an den Pfeilern auslösen müßte, daß sie der Beanspruchung nicht gewachsen wären. Aus diesem Grunde kann allgemein die *Ausdehnung eines frei endenden Brückenkörpers auf mehr als ein Brückenglied als unzulässig bezeichnet werden.*

Aber auch bei der Konstruktion einer Endpfeilerbrücke zum Ersatz zweier Zähne reichen die beiden der Lücke benachbarten Zähne als Pfeiler keineswegs immer aus. Das gilt z. B. für den Ersatz der beiden mittleren Schneidezähne

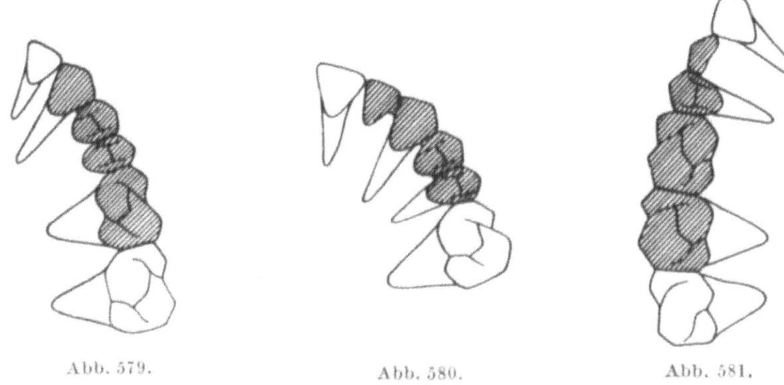

Abb. 579. Gute Tragfähigkeit des Pfeilersystems.
Abb. 580. Zulässige Freiendbrücke für den Ersatz des 1. Prämolaren und des seitlichen Schneidezahnes.
Abb. 581. Zulässige Freiendbrücke für den Ersatz des 1. Molaren und 1. Prämolaren, wenn letzterer nur als Facette ohne Kaufläche ausgebildet wird.

oder des Eckzahns mit einem seiner Nachbarn wie auch für den Ersatz der beiden ersten Molaren, wenn der Weisheitszahn nicht sehr kräftig ist, während z. B. der Ersatz zweier Schneidezähne einer Kieferhälfte im Oberkiefer oder der beiden Prämolaren durch eine an den beiden Nachbarzähnen verankerte Brücke keine Bedenken zu verursachen braucht, wenn normale Belastungsverhältnisse vorliegen. Trotz der statisch günstigsten Konstruktion bedarf also die Forderung der Übereinstimmung von Zahl der Pfeiler und der zu ersetzenden Zähne noch wiederholt der Korrektur. Bei ungünstigeren Konstruktionen müssen also erst recht Zweifel auftauchen, ob die Tragfähigkeit der Pfeiler ausreicht.

Sind die Lücken zweier fehlender Zähne durch einen Zahn getrennt, so ergeben sich, wenn nur zwei Zähne als Pfeiler dienen sollen, für die Konstruktion des Ersatzes die Möglichkeiten, daß entweder zwei einarmige spannlose Freiendbrücken hergestellt würden oder eine einzige einspannige einarmige Freiendbrücke.

Da die Statik lehrt, daß eine zusammenhängende Konstruktion bessere Möglichkeiten des Druckausgleichs bietet, wird diese stets vorzuziehen sein. Die Lücken des 1. Prämolaren und des seitlichen Schneidezahnes einer Kieferhälfte können z. B. so geschlossen werden, daß der 2. Prämolar und der Eckzahn die Pfeiler abgeben würden, während der 1. Prämolar zwischen ihnen einen Brückenbogen bilden und der seitliche Schneidezahn als Freiendglied ersetzt würde.

Auch der Ersatz des 1. Prämolaren als kosmetische Dienste leistende Facette ohne Kaufläche in Verbindung mit dem Ersatz des 1. Molaren könnte vielleicht vom 2. Mahlzahn und 2. Prämolaren als Pfeiler durchgeführt werden. Bei den meisten anderen möglichen Pfeilergruppierungen wird die Tragfähigkeit in der Regel nicht als ausreichend anzusehen sein.

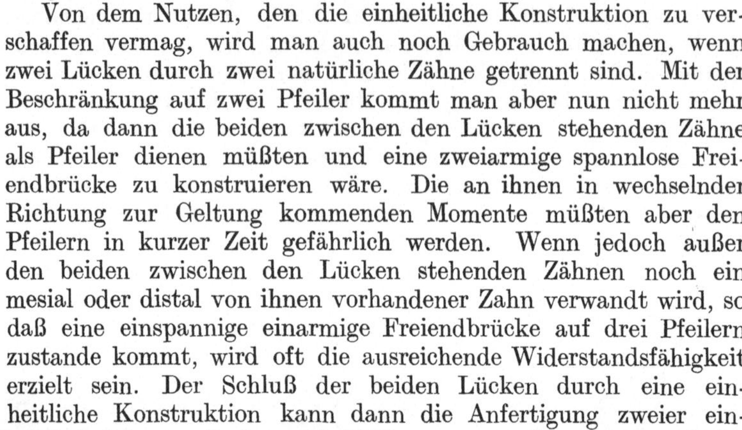

Abb. 582.
Zulässige Freiendbrücke auf drei Pfeilern.

Von dem Nutzen, den die einheitliche Konstruktion zu verschaffen vermag, wird man auch noch Gebrauch machen, wenn zwei Lücken durch zwei natürliche Zähne getrennt sind. Mit der Beschränkung auf zwei Pfeiler kommt man aber nun nicht mehr aus, da dann die beiden zwischen den Lücken stehenden Zähne als Pfeiler dienen müßten und eine zweiarmige spannlose Freiendbrücke zu konstruieren wäre. Die an ihnen in wechselnder Richtung zur Geltung kommenden Momente müßten aber den Pfeilern in kurzer Zeit gefährlich werden. Wenn jedoch außer den beiden zwischen den Lücken stehenden Zähnen noch ein mesial oder distal von ihnen vorhandener Zahn verwandt wird, so daß eine einspannige einarmige Freiendbrücke auf drei Pfeilern zustande kommt, wird oft die ausreichende Widerstandsfähigkeit erzielt sein. Der Schluß der beiden Lücken durch eine einheitliche Konstruktion kann dann die Anfertigung zweier eingliedriger Endpfeilerbrücken mit je zwei Pfeilern eventuell ersparen. Beim Ersatz des seitlichen Schneidezahnes und des 2. Prämolaren einer Kieferhälfte

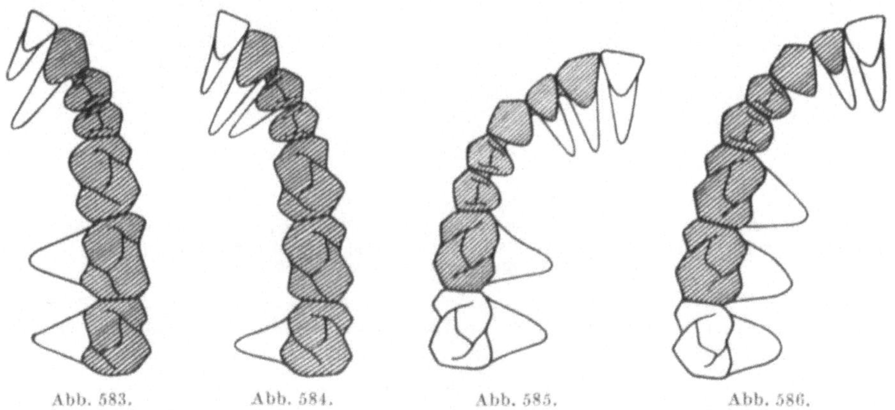

Abb. 583.   Abb. 584.   Abb. 585.   Abb. 586.

Abb. 583. Dreigliedrige einspannige Endpfeilerbrücke auf drei Pfeilern. Günstige Pfeilerverteilung und gute Tragfähigkeit.

Abb. 584. Dreigliedrige einspannige Endpfeilerbrücke auf drei Pfeilern. Ausreichende Tragfähigkeit nur mit kräftigem Weisheitszahn als Pfeiler.

Abb. 585. Dreigliedrige einspannige Endpfeilerbrücke von zweifelhafter Tragfähigkeit infolge der Krümmung des Brückenkörpers; im Unterkiefer bei den homologen Zähnen völlig unzulässig.

Abb. 586. Dreigliedrige einspannige Endpfeilerbrücke mit anderen, ebenfalls unzureichend tragfähigen Pfeilern, vor allem wieder im Unterkiefer.

wird man z. B. vorteilhaft von einer auf Eckzahn, 1. Prämolaren und 1. Molaren ruhenden Brücke Gebrauch machen können.

Wenn wir uns nunmehr dem *Ersatz von drei fehlenden Zähnen* durch Brücken zuwenden, so benötigen wir nach unserer Richtlinie drei Pfeiler. Damit erreicht die Brücke einen Umfang von sechs Gliedern der Zahnreihe. Das ist insofern von Bedeutung, als alle Brücken, die nicht mit einem Eckzahn abschließen, einen stark gekrümmten Verlauf nehmen müssen, wenn wir die Abschnitte zwischen den beiden Eckzähnen einerseits und zwischen Eckzahn und Weisheitszahn andererseits als annähernd gradlinig betrachten. Der gekrümmte Verlauf einer Brücke ist aber, wie wir gesehen haben, statisch als ungünstig zu betrachten, wenn an der Abbiegungsstelle kein Pfeiler vorhanden ist. *Für die Praxis heißt das, daß alle Brücken mit drei zu ersetzenden Zähnen, die nicht den Eckzahn als Pfeiler enthalten, von vornherein Zweifel an der ausreichenden Tragfähigkeit erwecken müssen*, auch wenn sich dieselben nicht immer als stichhaltig erweisen. Einzelne Pfeilerkombinationen in ihren Konstruktionsmöglichkeiten als ein- und mehrspannige Endpfeilerbrücken oder als ein- und mehrspannige einarmige Freiendbrücken näher zu besprechen, dürfte sich erübrigen, wenn die bei den kürzeren Brücken bereits

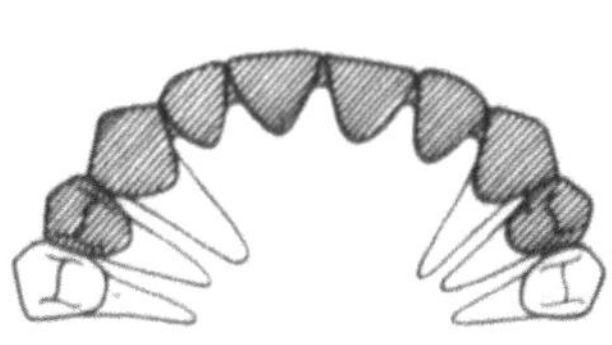

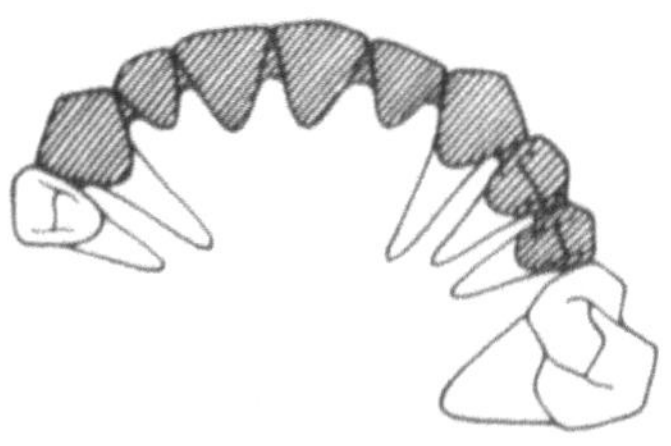

Abb. 587. Viergliedrige einspannige Endpfeilerbrücke. Bei gutem Zustand der Pfeiler gute Tragfähigkeit des Systems, besonders im Unterkiefer.

Abb. 588. Viergliedrige einspannige Endpfeilerbrücke mit ebenfalls guter Tragfähigkeit des Pfeilersystems.

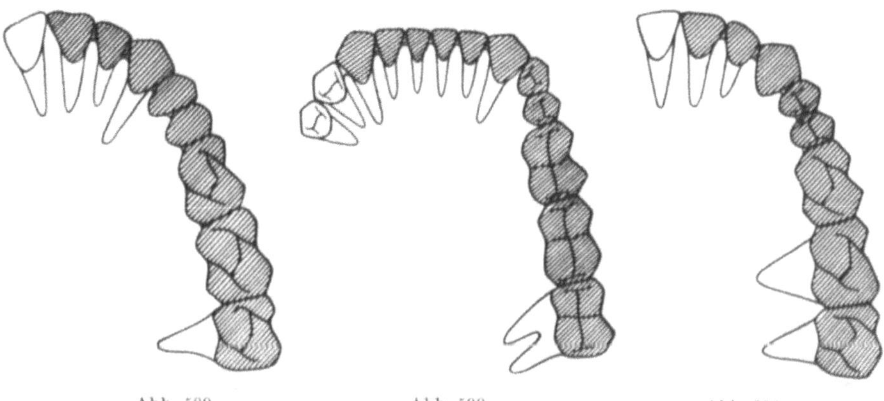

Abb. 589.   Abb. 590.   Abb. 591.

Abb. 589. Viergliedrige einspannige Endpfeilerbrücke. Ausreichende Tragfähigkeit des Pfeilersystems nur bei kräftig gebauten Weisheitszähnen.

Abb. 590. Ersatz zweier Prämolaren und Molaren im Unterkiefer. Bei geminderter Widerstandsfähigkeit der Schneidezähne Ausdehnung der Brücke bis zum Eckzahn der anderen Seite.

Abb. 591. Unzureichende Tragfähigkeit des Pfeilersystems infolge ungünstiger Anordnung der Pfeiler, besonders im Unterkiefer bei entsprechenden Verhältnissen.

angeführten Bewertungen der Tragfähigkeit sinngemäß auf die ausgedehnteren Verstümmelungen eines Gebisses übertragen werden.

Für den *Ersatz von vier fehlenden Zähnen* gelten die hier angeführten Gesichtspunkte in verstärktem Maße. Die Zahl der einspannigen Endpfeilerbrücken wird dadurch schon außerordentlich beschränkt. Als verhältnismäßig günstig kann noch eine Brücke betrachtet werden, die die vier Schneidezähne ersetzt, sich beiderseits auf die Eckzähne stützt und außer ihnen entweder beide 1. Prämolaren oder auf einer Seite nur den Eckzahn, auf der anderen aber Eckzahn und beide Prämolaren als Pfeiler enthält. Wenn eine starke Krümmung im Mittelteil und ein tiefer Überbiß vermieden werden kann, wird die Tragfähigkeit des Systems als gut zu bezeichnen sein. Im Seitenteil der Zahnreihe ist eine einspannige Endpfeilerbrücke, die den Eckzahn als Pfeiler enthält, nur denkbar, falls am distalen Ende der Weisheitszahn eine ausreichende Tragfähigkeit besitzt. Auch wenn am mesialen Ende der Brücke noch die Schneidezähne derselben Seite in transversaler Richtung eine Versteifung gewähren, wird Sicherheit für die Tragfähigkeit der Konstruktion nur in einer beschränkten Anzahl dieser Fälle bestehen. Einspannige Endpfeilerbrücken für vier zu ersetzende Zähne, unter denen sich auch der Eckzahn befindet, werden so gut wie immer die Tragfähigkeit von vier Pfeilern überschreiten.

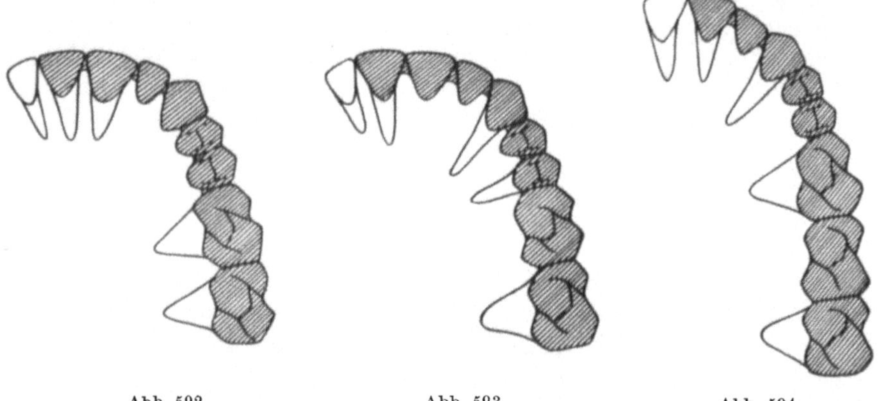

Abb. 592.   Abb. 593.   Abb. 594.

Abb. 592. Bei starker Krümmung des Zahnbogens bestehen noch Bedenken gegen die Tragfähigkeit des Pfeilersystems. Im Unterkiefer ist eine Brücke auf den homologen Pfeilern gänzlich unmöglich.

Abb. 593. Dreispannige Endpfeilerbrücke mit günstiger Pfeilerverteilung, im Unterkiefer Ausdehnung bis zum Eckzahn der anderen Seite.

Abb. 594. Gleiche Bewertung des Pfeilersystems wie in Abb. 593. Es kann eventuell sogar auf den mittleren Schneidezahn als Pfeiler verzichtet werden.

Eine erhebliche Zahl von Konstruktionsmöglichkeiten für Brücken ergibt sich aber, wenn die vier fehlenden Zähne nicht benachbart sind. Werden die Nachteile des gekrümmten Verlaufs einer so umfangreichen Brücke hinreichend kompensiert, so ist die Hauptschwierigkeit überwunden.

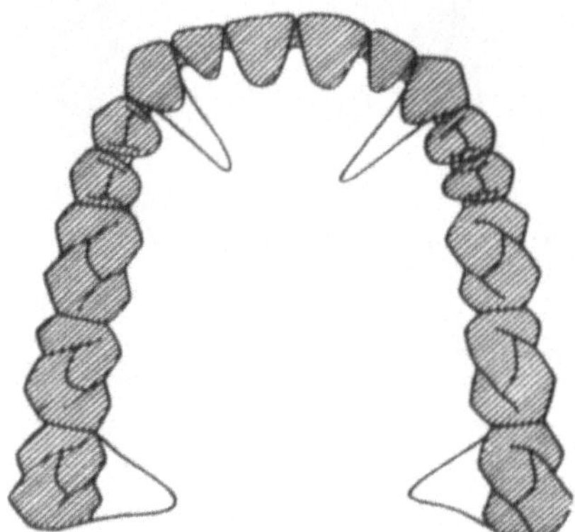

Abb. 595. Trotz der geringen Zahl der Pfeiler besteht bei ihrer günstigen Anordnung noch eine hinreichende Tragfähigkeit, wenn die Weisheitszähne kräftig gebaut sind und die Kaufähigkeit des Gegenkiefers nicht außergewöhnlich groß ist.

Beim *Ersatz von fünf bis acht Gliedern der Zahnreihe* erlangt die Verteilung der Pfeiler immer größere Bedeutung. Einspannige Endpfeilerbrücken kommen hier überhaupt nicht mehr in Betracht. Bei mehrspannigen Brücken wird stets auf die Eckzähne und kräftige Molaren am Schluß der Zahnreihe Wert zu legen sein, falls die vollständige Ergänzung des Gebisses durch Brücken möglich sein soll.

Das gilt erst recht, wenn *mehr als acht Zähne* eines Kiefers fehlen, da dann die Zahl der Pfeiler von vornherein geringer sein muß als die der Brückenglieder. Es fragt sich hier, bis zu welcher Grenze überhaupt die Brückenkonstruktion noch möglich ist. Aus unseren bisherigen Erörterungen ergibt sich, daß als Minimum das Vorhandensein der Eckzähne und der Weisheitszähne als Pfeiler für die vollständige Ergänzung der Zahnreihe Bedingung wäre. Es bleibt aber noch zu prüfen, ob dieser schon allein aus statischen Erwägungen erforderliche Minimalbestand an Pfeilern auch unter anderen Gesichtspunkten genügt.

Während die Eckzähne an sich meist recht kräftig sind, kann man das von den Weisheitszähnen nicht sagen. Nur wenn die Untersuchung ergibt, daß diese Bedingung erfüllt ist, kann daher angenommen werden, daß sie der zu erwartenden Belastung gewachsen sein werden. Als günstiger Faktor kommt bei der Pfeilerverteilung jedoch in Betracht, daß der Brückenkörper einen Verlauf erhält, der die Pfeiler in zwei zueinander senkrecht stehenden Richtungen versteift und so schädliche horizontale Wirkungen ausschaltet. Bei Brücken über den gesamten Zahnbogen haben wir außerdem die Möglichkeit, die Bißverhältnisse so zu gestalten, daß die horizontalen Kräfte von vornherein auf ein Minimum beschränkt werden. Nur wo vertikale Kräfte dem Pfeilersystem schaden könnten, ist also die Brückenkonstruktion bei dieser Pfeilerverteilung gänzlich ausgeschlossen. In einer ganzen Reihe dieser Fälle wird daher die Brückenkonstruktion noch möglich sein, obwohl weit mehr Zähne ersetzt werden müssen, als Pfeiler zur Verfügung stehen.

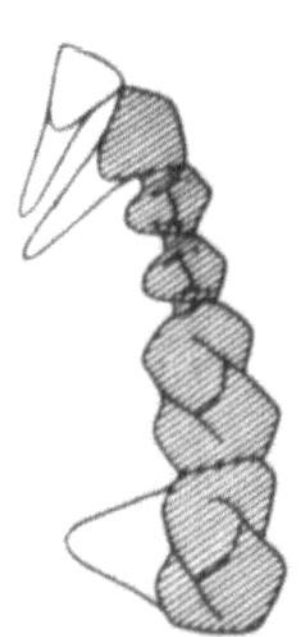

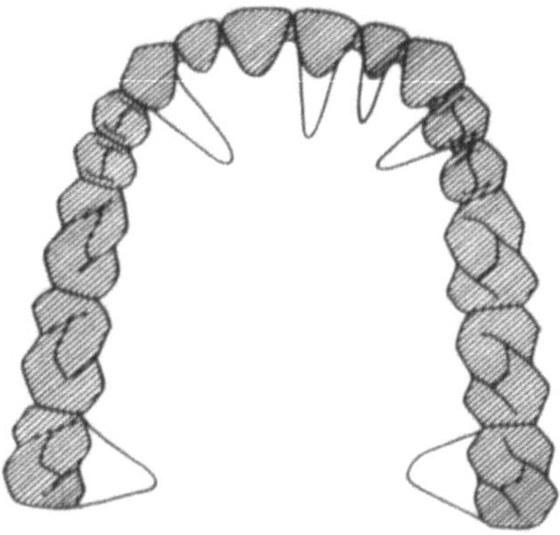

Abb. 596. Günstige Verteilung und kräftiger Bau der beiden Pfeiler gewähren eine ausreichende Tragfähigkeit, um durch sie drei Zähne ersetzen zu können.

Abb. 597. Das Fehlen des Eckzahnpfeilers in der einen Kieferhälfte ist durch andere Pfeiler hinreichend kompensiert, so daß die Tragfähigkeit der Konstruktion ebenso bewertet werden kann wie die der Abb. 595.

Es liegt hier naturgemäß nahe zu fragen, ob dieses Ergebnis auch auf Brücken von geringerer Ausdehnung übertragen werden darf. Die Antwort darauf kann wenigstens in gewissem Umfange bejahend lauten. Z. B. werden zwei sehr kräftige Pfeiler wie der Eckzahn und der 2. Molar den Brückenkörper für die beiden Prämolaren und den 1. Molaren tragen können. Bei geradlinigem Verlauf von Brücken in großer Ausdehnung ist aber sorgfältig zu prüfen, ob sie mangels einer Versteifung in der senkrecht zu ihrer Ausdehnung stehenden Richtung auch sicher allen horizontalen Beanspruchungen gewachsen sind.

Stehen neben den vier wichtigsten Pfeilern des als Grenzfall behandelten Beispiels noch andere als Pfeiler in Betracht kommende Zähne, so wird die Ausführung von Brückenersatz naturgemäß eine noch günstigere Beurteilung erfahren können. Fehlt dagegen einer der Eckzähne, so wird die Anwendung des Brückenersatzes davon abhängen, wieweit andere Zähne als Pfeiler für ihn einzuspringen vermögen. Zurückhaltung in der Indikationsstellung ist dann immer geboten.

Fehlen dagegen am distalen Ende der Zahnreihe ein oder mehrere Zähne, so ist der vollständigen Wiederherstellung des Gebisses durch Brückenersatz ein Ziel gesetzt, da Freiendglieder mit Kauflächen ja nicht in Betracht kommen. Zum Ausgleich des eintretenden Funktionsausfalls müssen allenfalls andere Mittel des Zahnersatzes angewandt werden. Da wir eine möglichst vollständige Wiederherstellung der Funktion erstreben müssen, wird aber in dem noch vorhandenen Teil der Zahnreihe der Brückenersatz zur Beseitigung von Lücken dienen können, soweit es die Tragfähigkeit des Restgebisses zuläßt und die damit erzielte Leistungssteigerung eines beschränkten Teils der Zahnreihe nicht die optimale Wiederherstellung der Funktion des gesamten Gebisses behindert.

Indikation und Konstruktion des Brückenersatzes nach der Art des Brückenkörpers.

Bei der Einteilung der Brücken nach den Eigenschaften des Brückenkörpers haben wir zwischen Schwebebrücken und Basisbrücken unterschieden. Im Konstruktionsplan ist also festzulegen, ob diese oder jene Art des Brückenkörpers zur Anwendung gelangen muß. Die für diese Entscheidung maßgebenden Gesichtspunkte müssen daher hier erörtert werden. Aber auch über die für die Gestaltung der einzelnen Formen maßgebenden Faktoren müssen wir uns Rechenschaft geben. Die an beide Formen gemeinsam zu stellenden Anforderungen mögen zuerst besprochen werden.

Da wir von jedem Zahnersatz vor allem eine kaumechanische Leistung zu verlangen haben, muß der Brückenkörper zunächst einmal *exakte Okklusion mit der Gegenzahnreihe* erlangen. Mangelhafter Schluß mit den Antagonisten beeinträchtigt seine nahrungszerkleinernde Wirkung und führt zu übermäßiger Beanspruchung der außerhalb der Brücke stehenden Zähne; führt der Brückenkörper aber eine Bißsperrung herbei, so sind die Pfeiler der Brücke durch Überlastung gefährdet und die natürlichen Zähne des Mundes aus dem Kaugeschäft mehr oder weniger ausgeschaltet.

Nicht aber nur während des Schlußbisses, sondern auch während der Ausführung von Kieferbewegungen unter Wahrung des Kontaktes der Zahnreihen muß der Brückenkörper in Harmonie zu den Antagonisten stehen. Gerade unter Druck ausgeführte Gleitbewegungen erzielen einen hohen mechanischen Effekt, der bei Aufhebung des Kontaktes verlorengehen müßte. Behält dagegen der Brückenkörper Berührung mit seinen Gegenzähnen, während die übrigen Teile der beiden Zahnreihen klaffen, so müssen die Pfeiler allein die ihnen besonders gefährlichen horizontalen Kräfte aufnehmen. *Völlig ausgeglichener Gleitkontakt ist daher anzustreben.* Soweit bei Brücken von beschränktem Umfange die die Artikulation führenden natürlichen Zähne dies nicht zulassen, muß die Form des Brückenkörpers jedoch schädigende horizontale Kräfte auf alle Fälle ausschalten. Antagonisten, die infolge des zur Brückenanfertigung Anlaß gebenden Zahnverlustes verlängert erscheinen, bedürfen zu diesem Zweck oft der Kürzung. Zur Erzielung eines guten Erfolges darf ihre Behandlung nicht versäumt werden.

Mit Rücksicht auf die mechanische Wirksamkeit des Brückenkörpers ist schließlich auch den einzelnen Kauflächenelementen Beachtung zu schenken. Höcker, Grate und Furchen müssen in zweckmäßiger Weise angelegt werden. Hier gilt im Prinzip, was für die Ausbildung der Kaufläche künstlicher Kronen gesagt worden ist.

Besonderes Interesse beansprucht noch die *Breite des Brückenkörpers.* So weit der Widerstand der Nahrung die Größe der Kaukräfte bestimmt, wird sich diese steigern, je größer die Oberfläche des Bissens ist, der der Zerkleinerung Widerstand leistet. Eine Verschmälerung der Kaufläche gestattet also, die Belastung der Pfeiler in gewissem Umfange einzuschränken. Von dieser Möglichkeit wird man daher Gebrauch machen, wenn die vorhandenen Zähne so weit wie möglich als Pfeiler ausgenutzt worden sind und trotzdem noch die Gefahr besteht, daß die Grenze ihrer Tragfähigkeit bei voller Ausnutzung der natürlichen Kauflächenbreite überschritten werden könnte.

Zur Verhütung der Überlastung hochbeanspruchter Pfeiler muß bei der Ausbildung des Brückenkörpers auch daran erinnert werden, daß jede Krümmung in seinem Verlauf gesteigerte Ansprüche an ihre Widerstandsfähigkeit stellt. Die Vermeidung von Krümmungen ist daher geboten. Zur Erreichung dieses Zieles kann es zweckmäßig sein, von der normalen Stellung der oberen zur unteren

Zahnreihe abzuweichen und den Brückenkörper im Kopf- oder Kreuzbiß aufzustellen, besonders wenn damit zugleich erreicht werden kann, daß die Beanspruchungsrichtung der Pfeiler mit ihrer Längsachse zusammenfällt.

Bei der Erörterung des Einflusses der mechanischen Funktion auf die Gestalt
des Brückenkörpers muß schließlich auch noch einmal auf die Beachtung der
Festigkeitslehre verwiesen werden. Sicherheit gegen Bruch und Biegung ohne
unnötige Materialverschwendung werden wir mit ihrer Hilfe erreichen können.

Bei der Besprechung weiterer Ansprüche, die an die Gestaltung des Brückenkörpers zu stellen sind, müssen wir auf den *Einfluß der Sprachfunktion* eingehen.
Von Bedeutung ist hier die Form und Stellung der Zähne. Sie muß daher bei der
Herstellung des Brückenkörpers Berücksichtigung finden. Er muß wie die natürliche Zahnreihe den Luftstrom leiten und den Weichteilen des Mundes eine Stütze
gewähren, ohne ihre Bewegungsfreiheit zu beengen. Kontakt mit dem Alveolarkamm ist bei einem Brückenkörper, der der Sprachbildung dienen soll, daher
unerläßlich, damit der Luftstrom nicht an störender Stelle entweicht. In Abschnitten der Zahnreihe, die für die Bildung von Sprachelementen wichtig sind,
ist somit die Basisbrücke indiziert.

Kontakt des Brückenkörpers mit dem Alveolarkamm ist naturgemäß auch
unbedingt notwendig, wenn es sich um die Befriedigung der *kosmetischen Ansprüche* handelt. Sie zwingen daher ebenfalls zur Anwendung der Basisbrücke.
Da die für die *Kosmetik* wichtigsten Abschnitte der Zahnreihe zugleich für die
Sprachbildung die bedeutsamsten sind, deckt sich der Einfluß beider Funktionen
auf die Indikation der Basisbrücke.

Eine raum- und formgetreue Nachbildung der natürlichen Zähne vermag
aber auch zugleich die kaumechanische Wirksamkeit des Brückenersatzes zu
gewährleisten. Eine derartige Gestaltung des Brückenkörpers müßte deshalb als
erstrebenswert erscheinen.

Einer Modellierung der Glieder des Brückenkörpers in voller Ausdehnung
der natürlichen Zahnkronen stehen aber auch Bedenken entgegen. Diese ergeben
sich daraus, daß der Brückenersatz für die lebenden Gewebe des menschlichen
Körpers den Charakter eines Fremdkörpers trägt. Da ein im Umfang der
natürlichen Zähne ausgebildeter Brückenkörper in flächenhafte Berührung
mit der Schleimhaut des Alveolarfortsatzes tritt, muß gefordert werden, daß
die Schleimhaut unter der ständigen Bedeckung durch den Brückenkörper
nicht leidet.

Die klinische Erfahrung lehrt, daß diese Voraussetzung keineswegs ohne
weiteres als erfüllt angesehen werden kann. Bei vielen Brücken, deren Körper
mit der Schleimhaut des Alveolarfortsatzes flächenhafte Berührung erlangt,
zeigen sich, sobald man gezwungen wird, solche Brücken aus dem Munde zu
entfernen, deutliche Zeichen chronischer Entzündung: Die Epitheldecke ist
unterbrochen, stark gerötetes oder leicht blutendes Bindegewebe mit Granulationsbildung liegt frei. Eine starke Verschmutzung macht sich durch unangenehmen Foetor bemerkbar. Bei den aus Metall (Goldlegierungen) angefertigten,
fest in den Mund einzementierten Brücken sind derartige Erscheinungen mit
solcher Regelmäßigkeit zu beobachten, daß die flächenhafte Bedeckung der
Mundschleimhaut durch den Brückenkörper als nicht zulässig bezeichnet werden
muß. Für festsitzende, aus Metall angefertigte Brücken gilt daher als allgemein
anerkannte Regel, dem Brückenkörper eine von der Form und der Ausdehnung
der natürlichen Zähne abweichende Gestalt zu geben, die schädigende Wirkungen
auf die Mundschleimhaut ausschließt.

*Im Bereich der Seitenzähne, wo die Sprachfunktion und Kosmetik keine Rolle
spielen, kommt daher die Schwebebrücke in Betracht. Bei Brücken im Bereich der
Front aber, wo sprachfunktionelle und ästhetische Leistungsfähigkeit unerläßlich*

*ist, wird die Anwendung der Basisbrücke dadurch ermöglicht, daß ihr Kontakt
mit dem Alveolarkamm auf das unumgänglich notwendige Maß, d. h. auf eine
schmale Linie beschränkt wird.*

Den biologischen Gesichtspunkten ist damit Rechnung getragen, die hygienischen haben aber im Plan für die Konstruktion des Brückenkörpers noch nicht ausreichend Berücksichtigung gefunden.

Zwar fördert bereits der Schwebebrückenkörper an sich die Reinhaltung der Mundhöhle. Nicht jede beliebige Form vermag aber diesem Zweck gleich gut zu dienen.

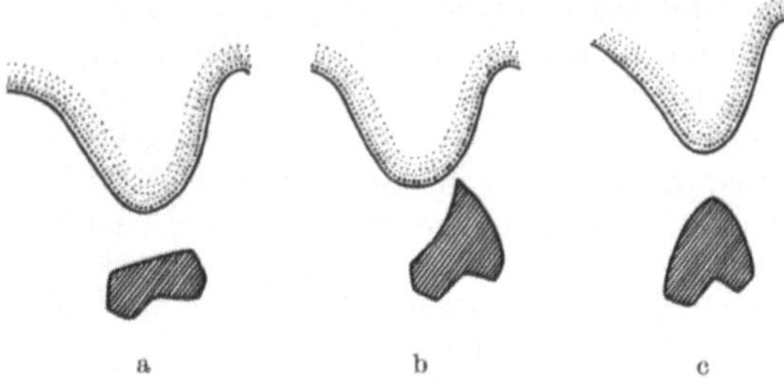

Abb. 598. a und b Hygienisch ungünstig zu beurteilende Gestaltung des Brückenkörperquerschnitts einer Schwebebrücke. c Zweckmäßige Gestaltung des Querschnitts.

Die dem Alveolarkamm zugekehrten Flächen des Brückenkörpers spielen hier die Hauptrolle. Im spitzen Winkel über dem Alveolarkamm zusammenlaufende, leicht konvex gehaltene Buccal- und Lingualflächen dürften das Ziel der Sauberhaltungsmöglichkeit am besten erreichen. Zur Verhütung schmutzfangender Winkel ist bei geringem Abstand der Kaufläche des Brückenkörpers vom Alveolarkamm eine Verringerung des bucco-lingualen Durchmessers in Kauf zu nehmen. Der Verlust an mechanischer Wirksamkeit fällt gegenüber den hygienischen Vorteilen nicht ins Gewicht. Bleibt auch dann zwischen Unterkante des Brückenkörpers und Kiefer-

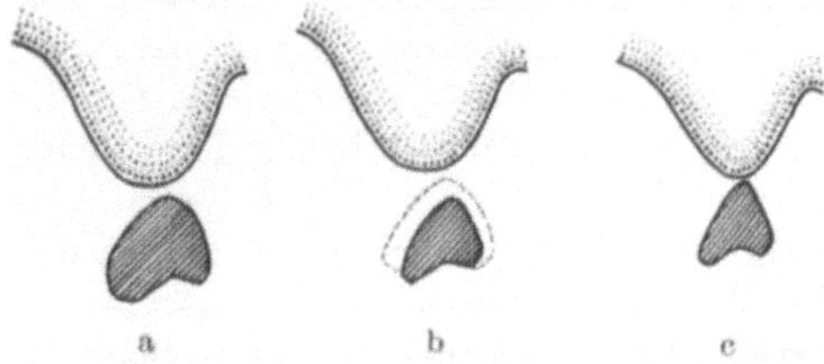

Abb. 599. a Unzureichende Reinigungsmöglichkeit einer Schwebebrücke bei geringem Abstand der Kaufläche des Brückenkörpers vom Alveolarkamm. b Schaffung hygienischerer Verhältnisse durch Verschmälerung der Kaufläche. c Würde auch nach Verschmälerung der Kaufläche nur ein schmaler Spalt zwischen Brückenkörper und Alveolarkamm bleiben, so ist die Konstruktion einer Basisbrücke mit linienhaftem Kontakt zwischen Brückenkörper und Schleimhaut vorzuziehen.

wall nur ein schmaler Spalt, in dem sich Speiseteile festklemmen können, ist auf die Schwebebrücke zu verzichten und die Basisbrücke anzuwenden. Wenn sie den Alveolarfortsatz nur linienhaft berührt, bringt das erfahrungsgemäß der Schleimhaut keinen Schaden, der Reinhaltung aber Vorteile.

Diese Betrachtung führt unmittelbar zur Besprechung der Querschnittsform der aus kosmetischen Gründen geforderten Basisbrücken. Auch bei ihnen werden buccale und linguale Fläche aus hygienischen Gründen im spitzen

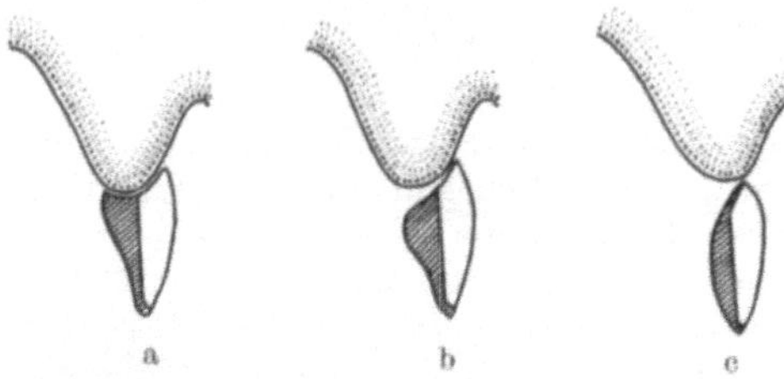

Abb. 600. a und b Unhygienische Ausbildung des Querschnitts der Basisbrücke. c Gestaltung des Brückenkörpers der Basisbrücke nach hygienischen Gesichtspunkten.

Winkel zusammenstoßen müssen, so daß sich, wie Rumpel sich ausdrückt, ein linsenförmiger Querschnitt ergibt. Jeder flächenhafte Kontakt der zur Verwendung gelangenden angeschliffenen Porzellanzähne mit der Schleimhaut muß besonders vermieden werden, da das an den Schliffflächen poröse Material die Verschmutzung besonders fördern müßte. Soweit es die Erreichung eines ästhetisch befriedigenden Resultates irgend zuläßt, wird daher die Abdeckung des Porzellans an der Rückseite mit polierfähigem Metall durchzuführen sein.

Bei der Modellierung des Brückenkörpers der Schwebebrücken muß schließlich noch der Übergänge in die Anker gedacht werden. Mit Rücksicht auf die zur Erörterung stehenden hygienischen Anforderungen sind auch an diesen Stellen alle toten Winkel zu vermeiden, und zur Förderung der Selbstreinigung der Mundhöhle ist auf fließende Übergänge Gewicht zu legen.

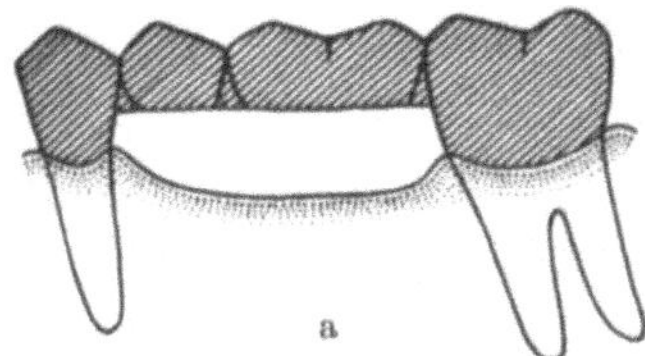
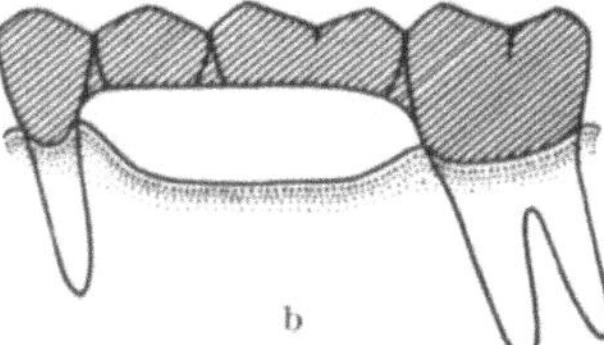

Abb. 601. a Hygienisch unbefriedigender, b zweckmäßiger Übergang des Brückenkörpers in die Anker.

Diese Richtlinien für die Gestaltung des Brückenkörpers haben in den letzten Jahren durch den Ausbau der keramischen Arbeitsmethoden teilweise eine Ergänzung erfahren.

Auf der Beobachtung fußend, daß an hochglänzend gebrannten Porzellanflächen eine Verschmutzung nicht eintritt, sind neue Versuche gemacht worden, die Glieder des Brückenkörpers in dem vollen Umfange der natürlichen Zähne auszubilden. Es hat sich gezeigt, daß die Schleimhaut des Alveolarfortsatzes unter der Bedeckung durch hochglasiertes Porzellan, die bei der Abdeckung durch Metall wahrzunehmenden Symptome der Entzündung nicht aufweist. Für die Herstellung des Brückenkörpers sind deshalb sog. „Pontics" in verschiedener Form empfohlen worden.

Den einzelnen Gliedern des Brückenkörpers entsprechende Porzellanzähne werden auf den Alveolarfortsatz aufgeschliffen, dann aber die Schliffflächen durch Glasurmassen im keramischen Arbeitsverfahren wieder auf fehlerfreien

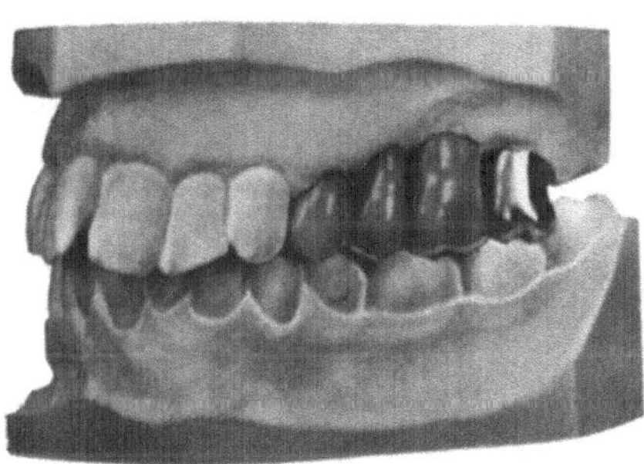
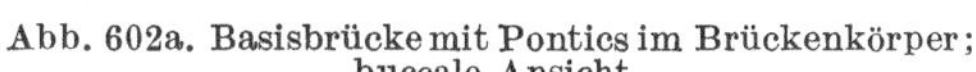
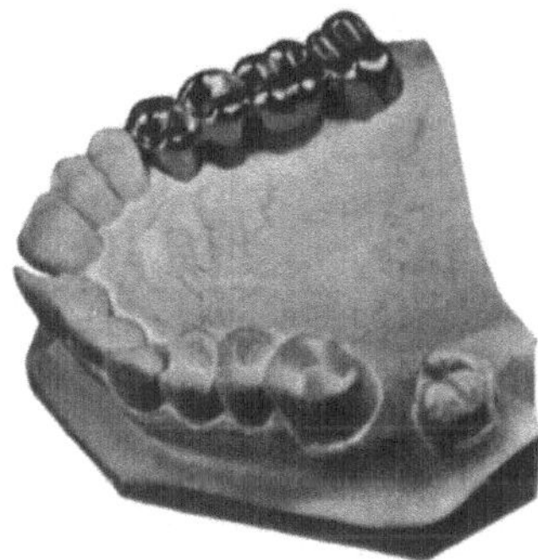

Abb. 602a. Basisbrücke mit Pontics im Brückenkörper; buccale Ansicht.

Abb. 602b. Basisbrücke mit Pontics im Brückenkörper; palatinale Ansicht.

Hochglanz gebracht. Die Kontinuität der Glieder des Brückenkörpers untereinander und die Verbindung mit den Brückenankern wird durch Metallteile hergestellt, die im Gegensatz zu den älteren Formen des Brückenkörpers nicht an der Basis, sondern an den Kauflächen angebracht werden. Daß bei der Modellierung dieser Metallteile nicht nur auf die Befestigung der Porzellanzähne, sondern auch auf ausreichende Widerstandsfähigkeit gegenüber der zu erwartenden Beanspruchung Rücksicht genommen werden muß, sei besonders hervorgehoben.

Eine mit Pontics ausgestattete Brücke besitzt den Vorzug, daß sie dem Patienten die künstliche Ergänzung seiner Zahnreihe nicht ständig so deutlich in Erinnerung bringt wie insbesondere die Schwebebrücke; daß man andererseits dieser Form des Brückenkörpers mit Skepsis begegnet, weil Befürchtungen bestehen, daß sie die Hygiene des Mundes beeinträchtigen könnte, ist verständlich. Nur vereinzelt haben jedoch Nachprüfungen Bedenken dieser Art bestätigt, und das Urteil der Mehrzahl der Stimmen, die sich kritisch äußern, lautet durchaus günstig. Auf Grund eigener Erfahrungen und einer von mir veranlaßten systematischen Kontrolluntersuchung kann ich anführen, daß ich die anfangs gehegte Skepsis mehr und mehr aufgegeben habe. Die Gestaltung des Brückenkörpers mit Hilfe der Pontics kann jedenfalls heute bereits auf allgemeinere Beachtung Anspruch erheben, wenn auch vielleicht die Indikationsgrenzen noch nicht endgültig abgesteckt sind.

Über den Versuch, zur Herstellung von Brücken im unmittelbaren Anschluß an Extraktionen Porzellanzähne zu verwenden, deren hochglasierte Porzellanwurzeln in die Alveolen versenkt werden, kann ich dagegen nicht so günstig urteilen. Das nach Abschluß der Heilungsvorgänge vorliegende Endresultat entspricht in der Regel vor allem in kosmetischer Beziehung nicht den Ansprüchen, die an eine Brücke von längerer Lebensdauer gestellt werden müssen. Die sich der Pontopinzähne bedienende Methode der Gestaltung des Brückenkörpers bleibt daher höchstens auf Einzelfälle beschränkt.

Indikation und Konstruktion des Brückenersatzes nach der Art des Brückenankers.

Von außerordentlicher Wichtigkeit ist bei der Aufstellung des Konstruktionsplanes für einen Brückenersatz schließlich die Festlegung der Verankerungsart. Auch hier bestimmen funktionelle, biologische und hygienische Gesichtspunkte die Auswahl unter den verschiedenen Brückenankern. Bevor die Anker im einzelnen bestimmt werden, ist aber allgemein festzulegen, welche der nach der Verankerungsart zu unterscheidenden Methoden des Brückenersatzes zur Anwendung kommen soll.

Hier lehrt die Beachtung der statischen Gesetzmäßigkeiten zunächst, daß die einheitlich starr konstruierten, festsitzenden Brücken in mechanischer Beziehung die funktionell wertvollsten sein werden. In jedem Falle von Brückenersatz wird mit Rücksicht auf die Kaufunktion daher zunächst zu prüfen sein, ob der festsitzende Brückenersatz anwendbar ist, und zwar zunächst die unbeschränkt festsitzende Brücke. Für die Anwendung der beschränkt festsitzenden Brücken müssen daher besondere Gründe vorliegen. Für die Konstruktion der zusammengesetzten festsitzenden Brücken kann z. B. die Erhaltung der Vitalität der Pulpa eines schiefstehenden Pfeilers die Indikation abgeben oder auch die Rücksichtnahme auf die Durchführung nicht sicher zu vermeidender Reparaturen, während die labil festsitzende Brücke der Erhaltung der Eigenbewegung der Pfeiler dienen soll. Die Idee, der diese Konstruktionsart ihr Dasein verdankt, daß nämlich die starre Verbindung zweier in verschiedenen Zahnreihenabschnitten stehenden Pfeiler dem Halteapparat der betreffenden Zähne schaden könnte, kann nach klinischen und röntgenologischen Beobachtungen aber nicht als zu Recht bestehend angesehen werden; und da dem vermeintlichen Vorteil der freien Beweglichkeit der einzelnen Pfeiler in statischer Beziehung nur Nachteile gegenüber stehen, kann eine Indikation für diese Art der beschränkt festsitzenden Brücken heute nicht mehr anerkannt werden.

Als Grund für die Anwendung der abnehmbaren Brücken kommen vorauszusehende eventuelle spätere Änderungen und hygienische Anforderungen in Betracht. Erstere können die Konstruktion der bedingt abnehmbaren Brücke rechtfertigen. Kann durch festsitzende Brücken dagegen den Ansprüchen der Hygiene nicht in ausreichendem Maße Rechnung getragen werden, so muß die bedingungslos abnehmbare Brücke angefertigt werden. Unzureichende Tragfähigkeit des Pfeilersystems gibt jedoch *keinen* Grund zur Herstellung abnehmbaren Brückenersatzes, was gegenüber der Einstellung mancher Autoren in der bisherigen Literatur ausdrücklich betont sei. Die in diesen Fällen indizierten gestützten Prothesen sind von abnehmbaren Brücken durch die Art der Kaudruckübertragung zu unterscheiden.

Nach der Aufstellung der allgemeinen Richtlinien für die verschieden verankerten Brückenarten können wir uns den einzelnen Brückenankern zuwenden. Da die unbeschränkt festsitzenden Brücken stets das erste Ziel des Brückenersatzes sein sollen, müssen uns die für sie in Betracht kommenden Ankerarten zuerst beschäftigen.

Alle müssen wieder bestimmten Anforderungen genügen. Ihrer Aufgabe entsprechend haben sie in erster Linie die sichere Verbindung von Brückenkörper und -pfeiler herzustellen. Es liegt auf der Hand, daß der Zustand des letzteren für diese mechanische Leistung von Bedeutung wird. Ob ein Pfeiler noch ganz intakt ist oder bereits des Kronenersatzes bedarf, wird daher bei der Indikation der einzelnen Anker zu berücksichtigen sein. Verankerungsmethoden, die bei pulpatoten Zähnen anwendbar sind, werden andererseits bei Pfeilern mit intakter Pulpa nur mit Einschränkung verwertbar sein, da auf die Vitalität des Zahnmarks Rücksicht zu nehmen ist und die mechanische Wirksamkeit trotzdem nicht leiden darf. Von der Verankerung wird aber nicht nur erwartet, daß sie unschädlich für den Pfeiler ist, sondern auch daß sie ihn nach Möglichkeit vor jeder späteren Schädigung schützt.

Und schließlich spielt im sichtbaren Zahnreihenabschnitt wieder die Befriedigung der Kosmetik eine Rolle.

Da den verschiedensten Anforderungen keineswegs immer gleichmäßig entsprochen wird, ist im Einzelfall abzuwägen, welcher Anker der Gesamtheit der Ansprüche am besten Rechnung trägt.

Dort, wo ein des Kronenersatzes bedürftiger Zahn als Pfeiler in Aussicht genommen ist, wird zunächst zu prüfen sein, welche Methode des Kronenersatzes indiziert erscheint. An dieser Stelle bleibt daher nur zu erörtern, wie weit die einzelnen Kronenarten innerhalb ihres Anwendungsgebietes den erhöhten Ansprüchen, die die Verwendung als Brückenanker mit sich bringt, gewachsen erscheinen.

Hier ist zunächst von den *Hülsenkronen* zu sagen, daß sie einen guten mechanischen Halt gewähren, wenn der für ihre Indikation notwendige Stumpf vorhanden ist. Ein nicht minder hoher Wert kommt ihnen in prophylaktischer Beziehung zu. Die Möglichkeit der Erhaltung der Pulpa erhöht weiterhin ihre Bedeutung als Brückenanker, während die Kosmetik eine Beschränkung der Verwertbarkeit herbeiführt.

All das gilt insbesondere für die *Bandkrone*. Bei bereits stärker zerstörten Pfeilern im unsichtbaren Teil der Zahnreihe gibt sie einen der wertvollsten Brückenanker ab, während die bandlosen Hülsenkronen noch einen gut erhaltenen Stumpf voraussetzen. Hier kann die Orton- und die Stufenkrone die Bandkrone verdrängen. Die aus Porzellan bestehenden Hülsenkronen könnten wegen ihrer kosmetischen Wirkung vorteilhaft im Bereich der Front als Anker dienen. Sie lassen sich aber nur mit keramisch hergestellten Brücken sicher verbinden und dürften in mechanischer Beziehung nur geringen Anforderungen genügen. Ihre Anwendbarkeit ist daher sehr beschränkt. Nicht unerwähnt darf bleiben, daß der Gebrauch der Hülsenkronen als Anker bei zweifelhafter mechanischer Widerstandsfähigkeit des Stumpfes durch Gußaufbau mit Wurzelstiftverankerung erweitert werden kann. Die Vitalität der Pulpa wird in derartigen Fällen nicht störend im Wege stehen, da so stark geschwächte Zähne in der Regel wurzelbehandelt sein werden.

Bei der Prüfung der *Stiftkronen* auf ihre Geeignetheit als Brückenanker müssen wir uns daran erinnern, daß sie an sich schon nur bei kräftigen Wurzeln indiziert sind. Die bei der Brückenverankerung gesteigerte mechanische Beanspruchung der Wurzel zwingt daher dazu, hier noch vorsichtiger in ihrem Gebrauch zu sein. Bei sorgfältigster Indikationsstellung und exaktester Anfertigung gewähren sie aber auch eine gute Verankerung.

Bedarf ein als Pfeiler in Aussicht genommener anatomisch schwacher Zahn oder ein durch cariöse Zerstörung in der Widerstandsfähigkeit seiner Hartsubstanzen herabgesetztes kräftiges Glied der Zahnreihe eines Kronenersatzes mit Stiftverankerung, ist in vielen Fällen aber die Verstärkung der Stiftverankerung durch Einfassung des Wurzelrandes indiziert, sei es, daß diese Einfassung durch Zuhilfenahme eines Bandes oder auf dem Gußwege erreicht wird. Gegenüber der Sicherung des Stumpfes können die gegen ein sorgfältig angelegtes Band vorzubringenden Bedenken in Kauf genommen werden.

Zusammenfassend kann daher gesagt werden, daß bei Pfeilern, die des Kronenersatzes bedürfen, im unsichtbaren Teil der Zahnreihe vorwiegend die aus Metall bestehenden Hülsenkronen in Betracht kommen, während im Bereich der sichtbaren Zähne die Stiftkrone, Halbringstiftkrone und auch die Bandstiftkrone, je nach der Beschaffenheit des Pfeilers, ihre Bedeutung besitzen.

Wir können uns nunmehr der Verankerung der Brücken an Pfeilern, die noch nicht des Kronenersatzes bedürfen, zuwenden. Es wäre natürlich möglich, sie so zu behandeln, als ob sie bereits Kronenersatz erhalten müßten, wenn wir nicht die Aufgabe hätten, den Bestand des natürlichen Gebisses zu wahren. *Die Opferung einer natürlichen Krone, insbesondere einer solchen mit intakter Pulpa, muß stets ein schwerer Entschluß bleiben.* Wegen der Tragweite, die dieser Maßnahme innewohnen kann, hat sich die Brückenverankerung immer mehr dahin entwickelt, die Erhaltung des Zahnmarks als wichtigstes Ziel zu betrachten.

Unter den Methoden des Kronenersatzes haben wir die Hülsenkronen als solche kennengelernt, die die Schonung der Pulpa ermöglichen. Da die aus Metall bestehenden zugleich den mechanischen und prophylaktischen Anforderungen in vorteilhafter Weise entsprechen, können die metallenen Hülsenkronen auch bei intakten Pfeilern im hinteren Teil der Zahnreihe sehr gut zur Verankerung von Brücken dienen; die bandlosen Hülsenkronen vermögen hierbei das Übergewicht über die Bandkronen zu erlangen.

Die im Frontzahnbereich für den Kronenersatz in Betracht kommenden Stift- und Bandstiftkronen verlangen nun aber stets die Opferung der Pulpa. Das Streben, diese Methoden zu verdrängen, ist daher verständlich. Teilweise hat man dies Ziel durch Anwendung der Hülsenkronen aus Metall zu erreichen versucht, da die aus Porzellan bestehenden unzulänglich sind. Ihren kosmetischen Nachteilen sind die übrigen Vorteile entgegengestellt worden. Die Störung des Aussehens dürfte aber doch so hoch zu bewerten sein, daß die Verwendung an sichtbarer Stelle nicht gutgeheißen werden kann.

Das Streben nach Abhilfe hat hier zum Ausschneiden des Metalls an der Labialfläche, zur *Fensterkrone*, geführt. Durch die Mängel, die ihr in jeder Richtung anhaften, trägt sie aber so sehr den Stempel eines Kompromisses an sich, daß ihre *Verwendung vollkommen abzulehnen* ist.

Eine praktische Bedeutung kann heute auch der *Ringverankerung* kaum noch beigemessen werden. Entweder genügt sie den zu stellenden Anforderungen in keiner Weise, oder sie ist technisch so mühsam herzustellen, daß andere wertvollere Verankerungsmethoden, für die keine Kontraindikation besteht, sie zu ersetzen vermögen.

Als mechanisch und prophylaktisch *unzureichend* sind heute auch *dornartige Fortsätze und Zapfen* anzusehen, die in oder an der Oberfläche eines Pfeilers ihre Stütze finden.

Durch sachgemäß hergestellte *Einlagefüllungen* sind sie heute verdrängt. Bei exakter Herstellung sind sie wenigstens stets prophylaktisch einwandfrei.

Bedenken können in mechanischer Beziehung bestehen. Bei schwächeren Zähnen finden entweder einfache Einlagefüllungen in der Zahnsubstanz nicht genügend Halt, oder es besteht die Gefahr, daß die Pulpa geschädigt wird und die natürliche Krone mechanische Defekte erleidet. Bei kräftigen Molaren können sie dagegen ohne Schaden verwandt werden. Die Sicherheit gegen horizontale Kräfte läßt

sich durch Kombination mit kleinen, in das Zahnbein versenkten Stiftchen dann noch verstärken, ohne daß die Pulpa in Gefahr gerät. Bei Frontzähnen läßt sich aber auch auf diese Weise das erstrebte Ziel nicht völlig erreichen.

Zur Verstärkung der Verankerung hat man daher die *Einlagefüllungen mit Wurzelstiften* verbunden. Die Verankerung

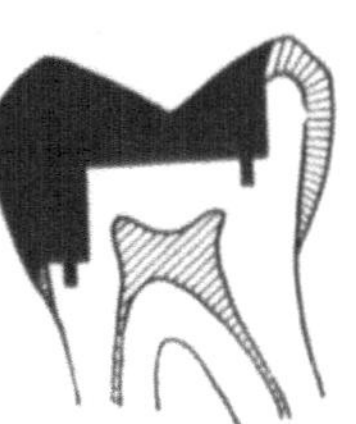

Abb. 603. Molareneinlage mit Stiftchen als Brückenanker in mesiodistalem Schnitt.

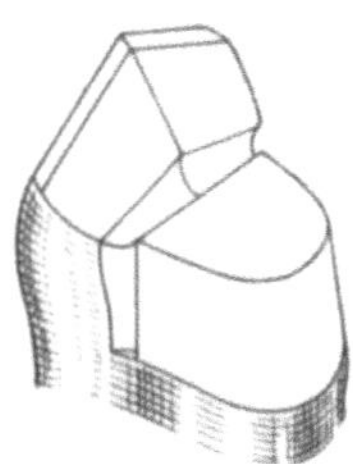

Abb. 604. Schema der Präparation eines Prämolaren für die Carmichaelkrone.

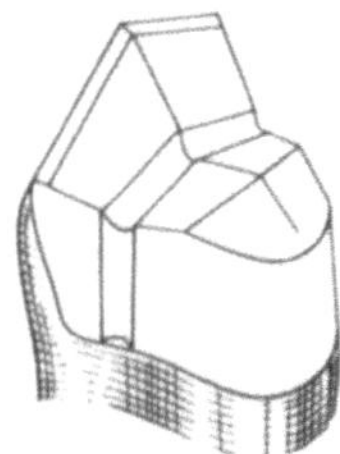

Abb. 605. Schema der Präparation eines Prämolaren für die modifizierte Carmichaelkrone.

kann dann als gesichert angesehen werden. Dieser Erfolg wird aber durch Opferung der intakten Pulpa erkauft, und bei manchen Zähnen bedingt die Einführung eines hinreichend langen Wurzelstiftes eine so starke Schwächung des Zahnbeinkörpers, daß nachträgliche mechanische Beschädigungen des Pfeilers nicht ausgeschlossen sind. Die Einlagefüllung mit Wurzelstift als Brückenanker muß daher auf Pfeiler beschränkt bleiben, deren Kronenform eine übermäßig

starke Schwächung der Labialwand bei der Präparation der Kavität zu vermeiden gestattet. Die schaufelförmigen oberen Schneidezähne sind hier weniger geeignet als die unteren Incisivi und die Eckzähne. Wenn schon eine Wurzelbehandlung durchgeführt wird, ist aber das Haupthindernis für die Anwendung der Stiftkronen beseitigt. Erscheint die Wurzelstiftverankerung unvermeidlich, sollte daher von ihnen Gebrauch gemacht werden.

Keiner der bisher beschriebenen Anker vermag somit den im Bereich der Front bei intakten

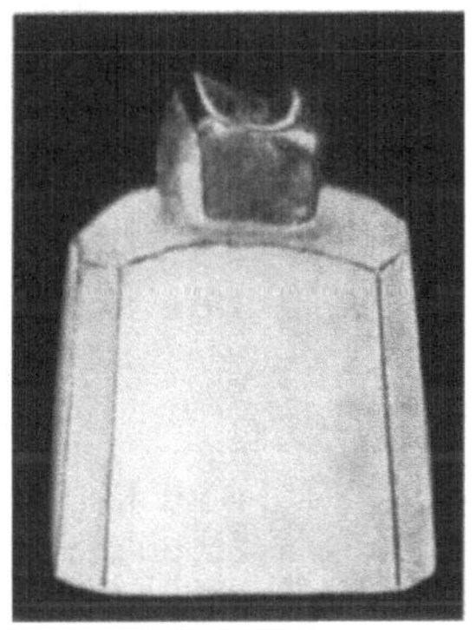

Abb. 606. Modifizierte Carmichaelkrone.

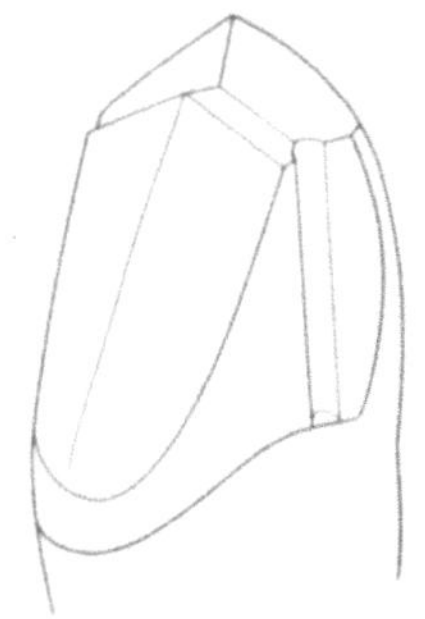

Abb. 607. Präparation eines Eckzahnes für eine Halbkrone.

Pfeilern zu stellenden Anforderungen voll zu genügen. Es ist demgemäß von Bedeutung, daß die Entwicklung der *Halbkronen* das zu erstrebende Ziel wenigstens mit einer gewissen Annäherung erreicht.

Eine nicht unbedeutende Rolle hat hier die *Carmichaelkrone* gespielt. Der als Pfeiler dienende Frontzahn oder Prämolar wird in seiner lingualen Hälfte mit Scheiben und Steinchen von untersichgehenden Stellen befreit. Nach den Antagonisten zu wird etwa 1 mm Zahnsubstanz fortgenommen, so daß die gesamte linguale Hälfte des Zahnes mit einem gegossenen Metallmantel eingehüllt werden kann, ohne daß Okklusion und Artikulation leiden. Zur Befestigung des Metallmantels wird in jede Approximalfläche des Kronenstumpfes eine Längsrinne eingeschliffen, deren Verlauf auf die Einführungsrichtung Rücksicht nehmen muß und die durch eine horizontal gestellte Querfurche miteinander in Verbindung

stehen. Im Prämolarengebiet wird der linguale Höcker gänzlich abgetragen,
der buccale im Bereich der Kaufläche um die Stärke des Metallmantels verringert.
Am Zahnhals soll der Abschluß der Krone unter den Zahnfleischrand verlegt
werden.

Diese ursprüngliche Stumpfpräparation ist später dahin modifiziert worden,
daß man die Krone an den Approximalflächen nicht mit den eingelassenen Längsrinnen abschließen, sondern nach den Regeln der Extension for prevention weiter
nach buccal reichen läßt. Man erspart sich ferner bei Prämolaren das völlige
Abtragen des lingualen Höckers, nutzt ihn zur Verankerung aus und schont dabei
die Pulpa. Der cervicale Abschluß wird nach dem Prinzip der Ortonkrone gehalten.

Eine Anlehnung an die Präparationsmethode der Stufenkrone begegnet uns
hingegen bei der *Fournierkrone* nach BREKHUS. Das Einschleifen einer spitz-
winkligen Rinne in der Nachbarschaft der Schneide oder Kaukante leitet die

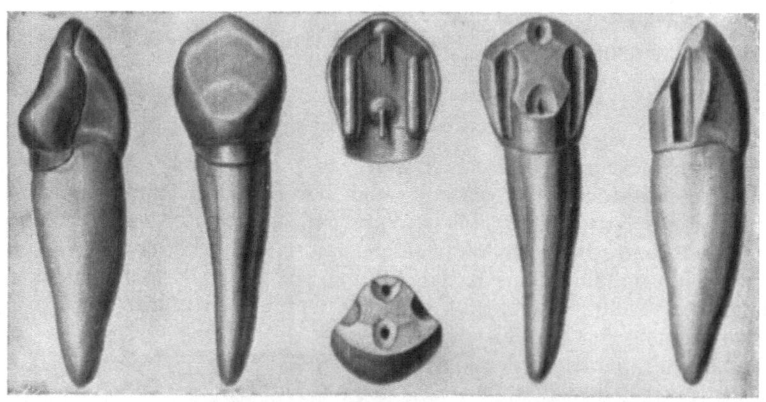

Abb. 608. Halbkrone nach RANK. (Aus RANK: Die Halbkrone. Berlin 1922.)

Vorbereitung des Kronenstumpfes ein. Anschließend wird die Furche auf die
Approximalflächen ausgedehnt. Ihre Verlaufsrichtung soll hier nicht mit der
Zahnachse, sondern der erleichterten Einführung der späteren Krone wegen mit
der Neigung der Labialfläche des Zahnes übereinstimmen. Am Zahnfleischrand
findet sie ihre Grenze. Die nach lingual gekehrte Oberfläche und die Approximal-
flächen werden im übrigen weiter im Sinne der Stufenkrone hergerichtet. Die
Anwendbarkeit dieses Ankers wird dadurch begrenzt, daß die Rinne an der
Schneide eine gewisse Stärke der Zahnsubstanz zur Voraussetzung hat.

Als weitere Modifikation reiht sich noch die RANKsche *Halbkrone* an. Die von
der Carmichaelkrone übernommenen seitlichen Haftrinnen sind bei ihr durch
kurze Stiftchen, die in das Zahnbein ohne Pulpaschädigung versenkt werden,
und die uns schon bei den Inlays begegnet sind, verstärkt, während der cervicale
Abschluß durch ein um den Zahn gelegtes, nachträglich labial ausgeschnittenes
Band hergestellt wird. Sie eignet sich vorwiegend für Eckzähne und Prämolaren.
Bei der Vorbereitung werden die untersichgehenden Stellen der Lingualfläche
beseitigt, es wird Raum nach den Antagonisten zu geschaffen und für den späteren
Schutz der Schneide- oder Kaukante gesorgt. Mit Scheiben werden die Approximalflächen bis an die Grenze der Labialseite beschliffen, hier werden mit Fissuren-
bohrern und Inlayfinierern die Längsrinnen angelegt und zuletzt auf der Kau-
oder Lingualfläche die Stufen und Kanäle für die Stiftchenverankerung angebracht. Nachdem ein der Zahnfleischtasche entsprechend konturiertes Band
dicht an den Stumpf angelegt und provisorisch fixiert ist, kann zum Abdrucknehmen für den Guß geschritten werden. Die gußtechnische Herstellung geschieht

am besten auf dem bekannten indirekten Wege, dem bei der Rankschen Halbkrone noch das Einlöten des Bandes folgt.

Bei kräftigen und völlig intakten Pfeilern kann der Wert aller Halbkronen als Brückenanker recht hoch eingeschätzt werden.

Zusammenfassend kann über die Indikation der einzelnen Brückenanker bei Pfeilern, die nicht des Kronenersatzes bedürfen, somit folgendes gesagt werden: Im hinteren unsichtbaren Teil der Zahnreihe kommen in erster Linie die metallenen Hülsenkronen in Betracht; bei älteren, kräftigen, cariesfreien Molaren eventuell massiv gehaltene Einlagefüllungen. Im sichtbaren Bereich der Mundhöhle spielt der Gesundheitszustand der Pulpa eine große Rolle. Bei wurzelbehandelten Zähnen kann bedenkenlos die Stift- oder Bandstiftkrone gewählt werden. Bei stärker geschwächten Frontzähnen wird sie oft gewählt werden müssen, auch wenn die Wurzelbehandlung erst unter Opferung der Pulpa durchzuführen ist, während bei kräftigen und völlig intakten Frontzähnen die Halbkronen den wertvollsten Anker abgeben.

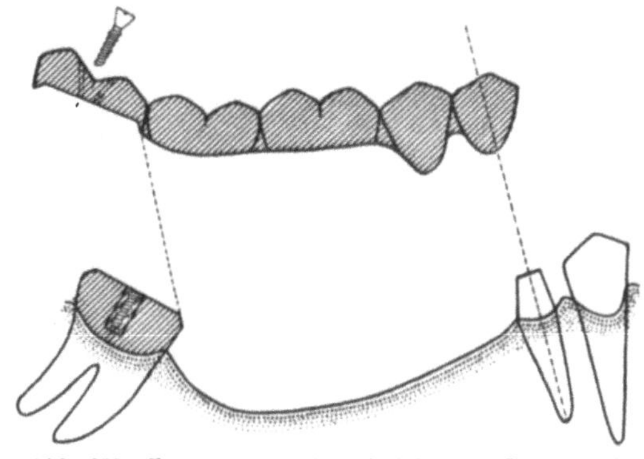

Abb. 609. Zusammengesetzte festsitzende Brücke mit Schraubenkrone als Teilanker.

Für die Verankerung der unbeschränkt festsitzenden Brücken kommt nun aber noch ein weiterer außerordentlich wichtiger Gesichtspunkt hinzu: Die Vereinigung der einzelnen Anker mit dem Brückenkörper verlangt, daß die führenden Teile aller Anker untereinander so weit parallel stehen, daß das Einsetzen der fertigen Brücke nicht gehemmt wird. Läßt sich die erforderliche Annäherung an die Parallelität nicht herstellen, ohne daß die Verankerung in irgendeiner Weise leidet, so muß von der unbeschränkt festsitzenden Brücke abgesehen werden.

Bei geneigt zueinander stehenden Pfeilern kann die Notwendigkeit der Erzielung des mechanischen Haltes oder die Rücksicht auf die Erhaltung einer Pulpa

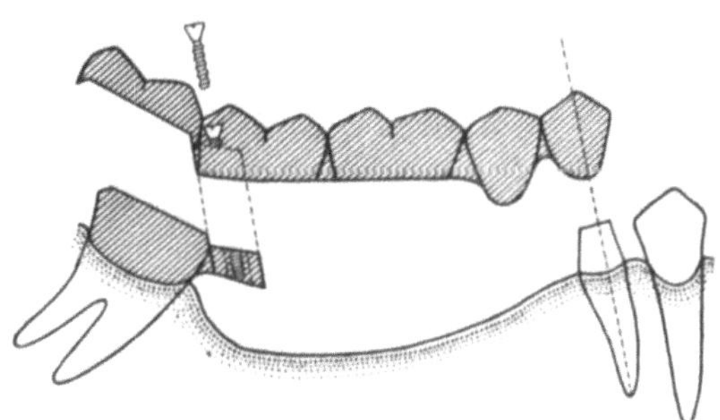

Abb. 610. Zusammengesetzte festsitzende Brücke. Verlegung des tertiären Teilankers neben den Pfeiler zwecks Erhaltung der Vitalität der Pulpa.

daher zur Anwendung der *zusammengesetzten festsitzenden Brücke* zwingen. Bei unteren Weisheitszähnen als Pfeilern tritt diese Notwendigkeit, wenn auch nicht oft, so doch verhältnismäßig häufig ein. Als Anker kann dann die Schraubenkrone verwandt werden, deren Konstruktion sich aus der Abbildung ergibt. Die Anbringung der Schraube innerhalb des Zahnumfanges zwingt aber stets zur Wurzelbehandlung. Mit Rücksicht auf die Erhaltung der Pulpa eines Pfeilers muß es daher als erwünscht betrachtet werden, den tertiären Teilanker, die Schraube, außerhalb des Pfeilerumfanges anzubringen (Abb. 610) oder die Verschraubung durch ein Geschiebe mit Splintsicherung zu ersetzen. Zur Verhütung ungünstiger Pfeilerbeanspruchungen sei aber daran erinnert, daß das Geschiebe unbedingt so zu konstruieren ist, daß nach dem Zusammenfügen der einzelnen Teile jede Beweglichkeit gegeneinander ausgeschaltet sein muß.

Ergänzend muß sodann darauf hingewiesen werden, daß die zusammengesetzte festsitzende Brücke nicht nur bei schräg stehenden Pfeilern indiziert ist, sondern auch, wie bereits angedeutet, bei parallel zueinander stehenden Pfeilern, wenn die Möglichkeit gewahrt werden soll, nötigenfalls an einem Teil der Brücke außerhalb des Mundes Reparaturen oder auch Ergänzungen vornehmen zu können.

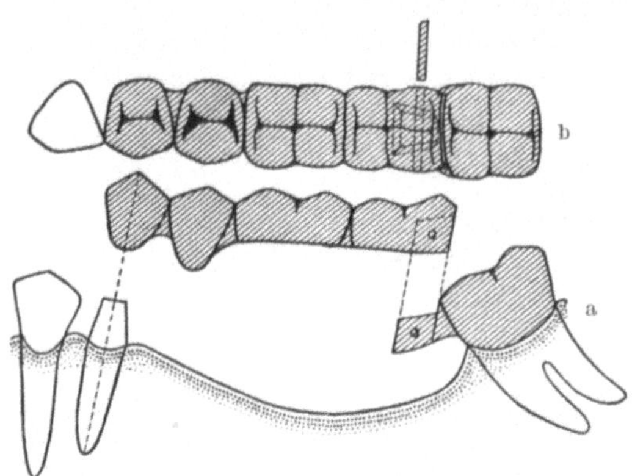

Abb. 611. Zusammengesetzte festsitzende Brücke mit Geschiebe und Splint als Teilanker. a die beiden Teile vor dem Zusammensetzen in der Ansicht, b nach dem Zusammenfügen in der Aufsicht.

Wenn bereits eine gewisse Wahrscheinlichkeit besteht, daß eine Brücke in absehbarer Zeit auf einen größeren Teil der Zahnreihe ausgedehnt werden muß, kann die zusammengesetzte festsitzende Brücke es ermöglichen, zwischen dem alten und neuen Brückenabschnitt Versteifungen herzustellen, die der gesamten Konstruktion statisch große Vorteile verschaffen. In allen diesen Fällen leisten die Verschraubungen in Verbindung mit dem Prinzip der Hülsen- oder Bandstiftkronen als Anker gute Dienste.

Wir können damit die zusammengesetzten festen Brücken verlassen und, da die labil festen Brücken praktisch keine Bedeutung für uns haben, uns den *abnehmbaren Brücken* zuwenden. Ihre Indikation ist bereits weiter oben aufgezeichnet worden. Wenn wir zunächst die mit Rücksicht auf eventuell notwendige Änderungen angezeigten *bedingt abnehmbaren Brücken* behandeln, so fällt auf, daß wir hier demselben Grund für ihre Anwendung begegnen wie bei den beschränkt festsitzenden Brücken. Es kann daher vermutet werden, daß auch die Verankerungsart Übereinstimmung aufweisen wird. Das trifft in der Tat in gewissem Umfange zu. Ein Unterschied ergibt sich aber daraus, daß der die Verankerung

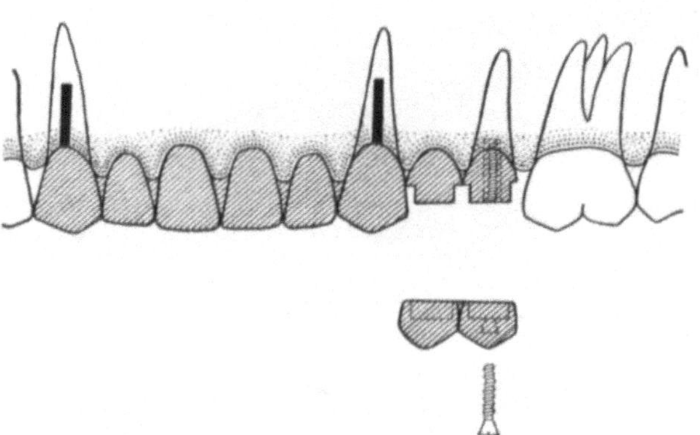

Abb. 612. Anbringung von Teilankern an einer festsitzenden Brücke mit Rücksicht auf eine eventuelle spätere weitere Ausdehnung der Brücke.

beschränkende Grund bei den festsitzenden Brücken nur für einen Teilabschnitt Geltung besitzt. Der übrige Teil kann daher mit Vollankern ausgestattet werden. Bei bedingt abnehmbaren Brücken besteht aber die Notwendigkeit der Lösbarkeit der Verankerung für die gesamte Brückenkonstruktion. Vollanker müssen daher gänzlich vermieden werden. Für die Teilanker kann aber dann Übereinstimmung mit denen der beschränkt festsitzenden Brücken erwartet werden. Ebenso wie die Verschraubung einer Brücke die Befestigung beschränkt, hindert sie auch die Abnehmbarkeit. Schrauben als tertiäre Teilanker begegnen uns folglich auch bei den bedingt abnehmbaren Brücken. Einzelheiten über die Konstruktion der Verankerung brauchen daher nicht wiederholt zu werden (vgl. Abb. 552).

Es bleibt nunmehr noch die *Verankerung der bedingungslos abnehmbaren Brücken* zu besprechen. Als Indikation für die bedingungslose Abnehmbarkeit haben wir hygienische und biologische Gesichtspunkte kennengelernt. Es sind das diejenigen Faktoren, die bereits bei den festsitzenden Brücken dem Brückenkörper eine bestimmte Form vorschreiben. Nicht in allen Fällen läßt sich aber die Gestalt des Brückenkörpers mit sämtlichen für die Sauberkeit des Mundes und die Gesunderhaltung der Schleimhaut maßgebenden Richtlinien in Übereinstimmung bringen, ohne daß der Brückenkörper in der Erfüllung anderer ihm zufallender Aufgaben beeinträchtigt werden müßte. Die Abnehmbarkeit der Brücke vermag aber dann noch einen Ausgleich herzustellen. Außerhalb des Mundes kann sie gründlich gesäubert und der Schleimhaut des Mundes zugleich die nötige Pflege zuteil werden. Ständige Wiederholung ist dabei naturgemäß unerläßlich und die bedingungslose Abnehmbarkeit daher indiziert. Es mag aber gleich gesagt werden, daß bei der Konstruktion von Brückenersatz nur selten so ungünstige Bißverhältnisse vorliegen, daß sich die Befriedigung der hygienischen Ansprüche nicht mit den festsitzenden Brücken erreichen ließe, zumal wir nötigenfalls auch eine Änderung der Bißhöhe vornehmen können.

Die Indikation zur Anwendung der bedingungslos abnehmbaren Brücken ist daher nur in einer kleinen Zahl von Fällen wirklich gegeben.

Mit der Abnehmbarkeit treten an die Verankerung wieder bestimmte neue Anforderungen heran. Insbesondere stellt die mechanische Leistungsfähigkeit der Brücke Ansprüche an die einzelnen Anker. Um eine Ausnutzung

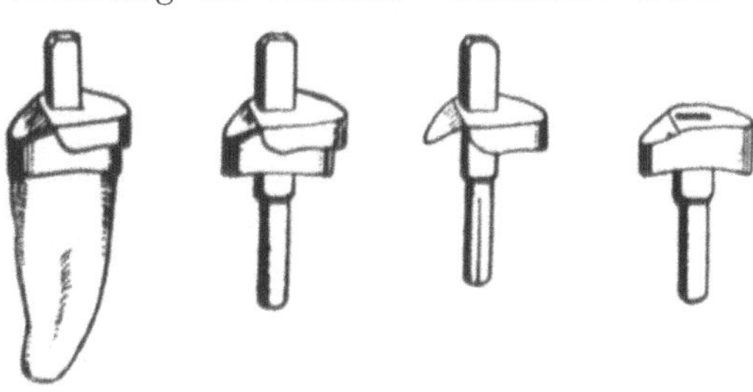

Abb. 613. Federstiftkappe nach RIECHELMANN. (Aus BRUHN: Handbuch der Zahnheilkunde. Bd. III.)

der Kaukräfte zu ermöglichen, darf die Abnehmbarkeit nur eine Bewegung der Brücke in der den Kaukräften entgegengesetzten Richtung zulassen. Da aber selbst bei vertikaler Belastung einer auf mehreren Pfeilern ruhenden Brücke eine Beanspruchung einzelner Pfeiler auf Zug eintreten kann, so muß die Verankerung auch auf Zug einen gewissen Widerstand leisten, wenn nicht unerwünschte Bewegungen der Brücke eintreten sollen. Die Abnehmbarkeit darf ferner die Festigkeit der Konstruktion sowie die Erzielung kosmetisch befriedigender Resultate nicht beeinträchtigen, und als Mangel müßte es auch empfunden werden, wenn die Abnehmbarkeit bei intakten Pfeilern nur mit Opferung der Pulpa erkauft werden könnte. Alle diese Ansprüche zu befriedigen wird schließlich noch dadurch erschwert, daß die Abnehmbarkeit absolute Parallelität der Anker untereinander voraussetzt. Sorgfältige kritische Auswahl unter den verschiedenen Ankern ist zur Erzielung eines vollen Erfolges daher notwendig.

Ein hoher Wert ist hier den *Federstiften nach* RIECHELMANN beizumessen. Eine in den Pfeilern versenkte Kanüle liefert die notwendige Führung. Die Widerstandsfähigkeit der Verankerung in den verschiedensten Richtungen kann als sehr groß bezeichnet werden. Die Federung des Stiftes liefert insbesondere die notwendige Sicherung gegen Zugbeanspruchung. Um ein optimales Verhältnis zwischen der notwendigen Stift- und Pfeilerwandstärke zu erzielen, andererseits aber auch dem Stift die erforderliche Länge geben zu können, ohne eine Wurzelperforationsgefahr befürchten zu müssen, sind die Stifte aus zwei Teilen zusammengesetzt worden. Da die Hauptbeanspruchung des Stiftes an seiner Eintrittsstelle in die Kanüle erfolgt, ist er in seinem coronalen Abschnitt stark bemessen, während der keiner Bruchgefahr ausgesetzte, in die Tiefe der Wurzel versenkte Teil schwach dimensioniert ist. Die hier notwendige

Federspannung ist durch Verwendung geeigneten Materials, des Plantiniridiums, hergestellt. Damit dieser Teil des Stiftes bei der wärmetechnischen Verarbeitung seine wertvollen Eigenschaften nicht verliert, kann er aus dem coronalen Teil ausgeschraubt werden. Um die Kanüle bei geringer Wandstärke widerstandsfähig genug zu machen, wird sie ohne Teilung aus 18 karätigem Goldplatin hergestellt.

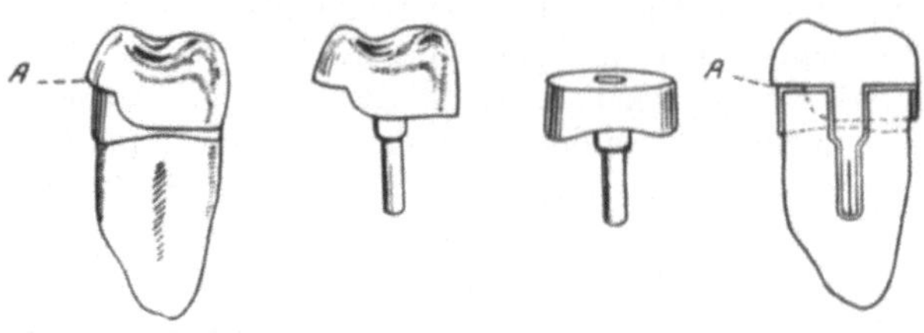

Abb. 614. Stiftführungskrone nach RIECHELMANN. A Anschlag als Angriffspunkt beim Abnehmen der Brücke. (Aus BRUHN: Handbuch der Zahnheilkunde. Bd. III.)

Im Bereich der Front werden die Stifte als *Federstiftzahn* verarbeitet (Abb. 613), während sie im Bereich der Prämolaren und Molaren als *Stiftführungskrone* (Abb. 614) der Verankerung dienen.

In jedem Falle setzt die Verankerung des Federstiftes aber die Durchführung der Wurzelbehandlung voraus. Das ist ein Nachteil, der die allgemeine Verwendung dieses Hilfsmittels einschränkt.

Neben den Federstiften spielen die *Sattelklammern* als Anker eine Rolle, bei einseitig freistehenden Pfeilern als umfassende Sattelklammern (Abb. 615), bei Pfeilern innerhalb der Zahnreihe als Quersattelklammern (Abb. 616). Das Prinzip der Konstruktion ergibt sich aus der bildlichen Darstellung. Das Inlay dient in jedem Falle der vertikalen und horizontalen Druckübertragung, die Klammern der Sicherung der Verankerung gegen Zugbeanspruchung. Zur Vermeidung

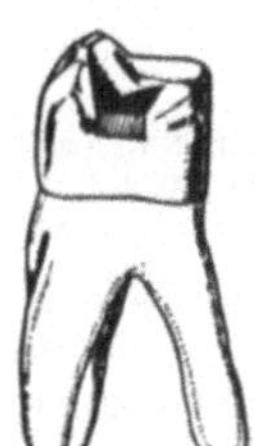
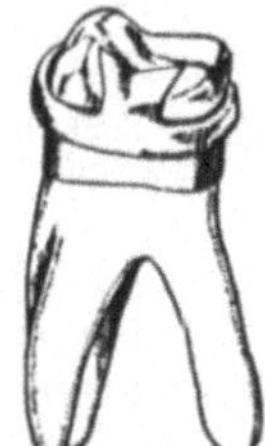
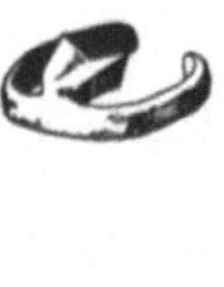
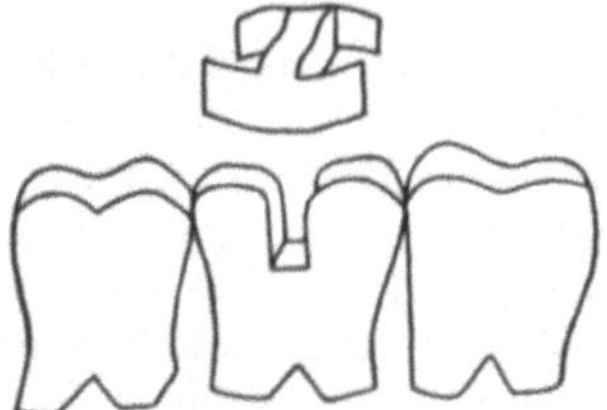

Abb. 615. Umfassende Sattelklammer nach RIECHELMANN.

Abb. 616. Quersattelklammer nach RIECHELMANN.

(Aus BRUHN: Handbuch der Zahnheilkunde. Bd. III.)

einer mechanischen Beschädigung der Verankerung ist eine kräftige Verbindung des Inlays mit dem Brückenkörper nötig. Leider ergibt sich daraus meist der Zwang zur Devitalisation des Pfeilers.

Um die Wurzelbehandlung vermeiden zu können, sind an ihre Stelle zum Teil die unmittelbar der Zahnoberfläche anliegenden *Auflageklammern* getreten. Seitdem zu ihrer Herstellung die hochbeanspruchbaren, vergütbaren Goldplatinlegierungen zur Verfügung stehen, sind die Zweifel an ihrer ausreichenden Widerstandsfähigkeit durch die Bewährung in der Praxis behoben worden. Über die Gestaltung dieser Klammern werden bei der Besprechung der gestützten Prothese, für die die Auflageklammern in weit größerem Umfange Bedeutung besitzen als bei Arbeiten, die den Charakter einer abnehmbaren Brücke tragen, noch nähere Angaben gemacht werden.

Bei der Konstruktion abnehmbarer Brücken haben die teilweise aus Amerika zu uns gelangten *Geschiebe* in stärkerem Maße Berücksichtigung gefunden.

Für den abnehmbaren Brückenersatz kommen auf Grund statischer Erwägungen nur diejenigen in Betracht, deren Konstruktion die Starrheit des ganzen Systems gewährleistet. Aus den vielen verschiedenen Modifikationen seien die von CHAYES und GOLLOBIN besonders genannt. In fabrikmäßiger Anfertigung sind sie von größter Präzision, so daß die Selbstanfertigung sich erübrigt, trotzdem ihr Schwierigkeiten nicht entgegen stehen. Während die Geschiebehülse durch

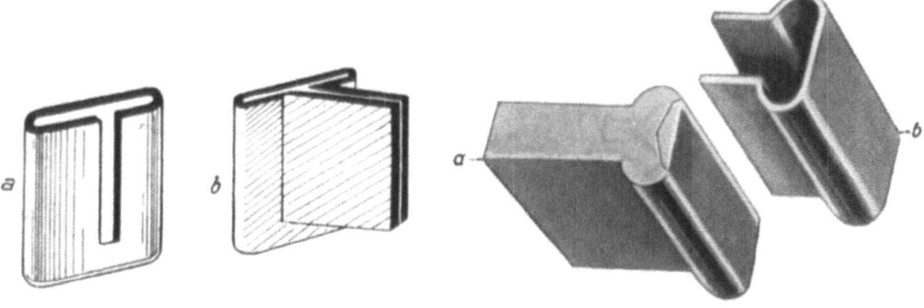

Abb. 617. Selbstgefertigtes Geschiebe nach CHAYES. (Aus BOCK: Fortschr. Zahnheilk. 3. Leipzig 1925.)

Abb. 618. Federzapfen und Hülse des Federgeschiebes nach GOLLOBIN. a Federzapfen. b Hülse. (Nach KLUGHARDT: Fortschr. Zahnheilk. 2.)

ein Inlay, eine Halbkrone oder eine Hülsenkrone als sekundärer Teilanker mit dem Pfeiler in Verbindung steht, hängt der positive Teil des Geschiebes als primärer Teilanker mit dem Brückenkörper zusammen. Die Aussicht auf Erhaltung der Vitalität des Pfeilers hat diesen sog. Attachements in der durch die Lehre von der Fokalinfektion stark beeinflußten amerikanischen Zahnersatzkunde eine große Verbreitung als Brückenanker verschafft.

Fassen wir auch hier wieder das Ergebnis unserer Prüfung zusammen, so muß festgestellt werden, daß *bei der Verankerung der bedingungslos abnehmbaren Brücke für die Verbindung mit intakten Pfeilern in erster Linie die starren Geschiebe in Betracht kommen. Bei pulpatoten Pfeilern kommt dagegen auch den* RIECHELMANN*schen Federstiften Bedeutung zu. Die verschiedenen Auflageklammern können bei ihnen ebenfalls Dienste leisten. Auf sie muß vor allem da zurückgegriffen werden, wo soziale Momente die Konstruktion des Ersatzes beeinflussen.*

Im Rahmen der systematischen Besprechung der Verankerung des Brückenersatzes muß nunmehr noch die *Indikation der indirekten Verankerung* erörtert werden. Zwei Gründe werden für ihre Anwendung angeführt: erstens die Unmöglichkeit, einen einer Lücke benachbarten, nach statischen Gesichtspunkten zunächst als Pfeiler in Betracht kommenden Zahn als solchen verwenden zu können, und zweitens die Notwendigkeit der Vergrößerung der Tragfähigkeit des Pfeiler-

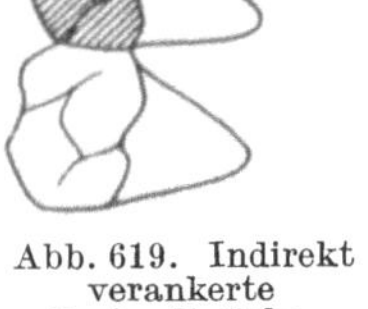

Abb. 619. Indirekt verankerte Freiendbrücke.

systems. Die von uns als *Hilfsanker* bezeichneten Brückenbügel geben hier das Verankerungsmittel ab, und zwar im ersteren Falle die *Umgehungsbügel*, im zweiten Falle die *Entlastungsbügel.*

Von den Umgehungsbügeln wird beim Ersatz einzelner Frontzähne Gebrauch gemacht, wenn die der Lücke benachbarten Zähne intakt sind und nicht der Pfeilerpräparation unterworfen werden sollen. Wenn im seitlichen Teil der Zahnreihe sowieso einzelne Zähne des Kronenersatzes bedürfen, liegt der Gedanke nahe, den Eingriff in die harte Zahnsubstanz der intakten Frontzähne dadurch zu vermeiden, daß man den zu ersetzenden Zahn durch einen Bügel unter Umgehung der intakten Glieder der Zahnreihe mit den zu überkronenden verbindet. Ist die Verbindung des ersetzten Zahnes mit den Pfeilern nur eine einseitige, so ist aber zu bedenken, daß der Bügel große Momente auf die Pfeiler überträgt. Zur Aufnahme des Kaudrucks muß also ein entsprechend widerstandsfähiges

Pfeilersystem vorhanden sein. Zum Ersatz des seitlichen Schneidezahnes z. B. würden die beiden Prämolaren nach Umgehung des Eckzahns noch nicht die Sicherheit der Tragfähigkeit als Pfeiler bieten. Erst wenn auch der überkronte erste Molar noch mit ihnen verbunden würde, dürfte Belastung und Tragfähigkeit im richtigen Verhältnis zueinander stehen. *Statisch muß eine solche indirekte Verankerung daher als sehr unzweckmäßig charakterisiert werden.*

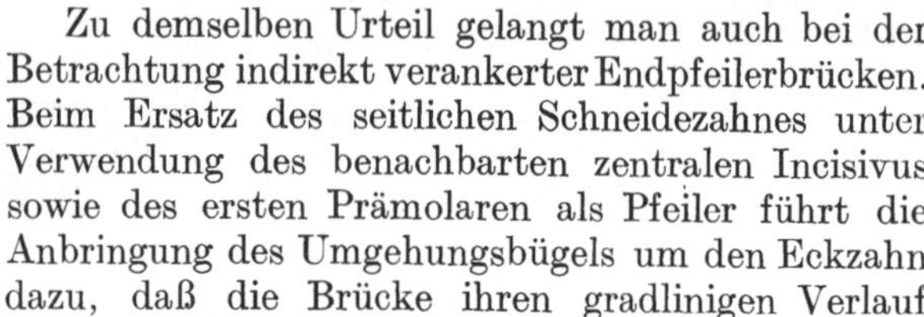

Abb. 620. Indirekt verankerte Endpfeilerbrücke.

Zu demselben Urteil gelangt man auch bei der Betrachtung indirekt verankerter Endpfeilerbrücken. Beim Ersatz des seitlichen Schneidezahnes unter Verwendung des benachbarten zentralen Incisivus sowie des ersten Prämolaren als Pfeiler führt die Anbringung des Umgehungsbügels um den Eckzahn dazu, daß die Brücke ihren gradlinigen Verlauf einbüßt, so daß die Belastung des seitlichen Schneidezahnes wieder zu Kippmomenten auf die Pfeiler Anlaß gibt, denen durch Verwendung des zweiten Prämolaren als weiterer Pfeiler entgegengewirkt werden müßte. Bei Umgehung mehrerer Zähne tritt die statisch nachteilige Wirkung der Umgehungsbügel naturgemäß noch mehr hervor.

Eine günstige Beurteilung vom mechanischen Standpunkt aus erfährt die indirekte Verankerung, wenn sie nicht der vertikalen, sondern nur der horizontalen Druckübertragung dient. Werden zum Ersatz zweier Prämolaren und eines Molaren jederseits der Eckzahn und ein Molar als Pfeiler einer Brücke

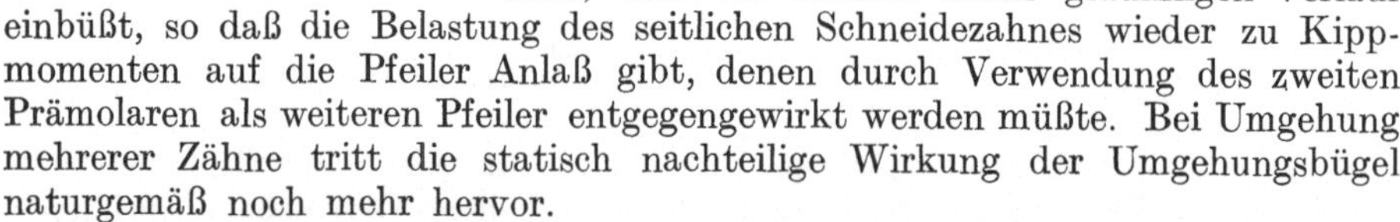

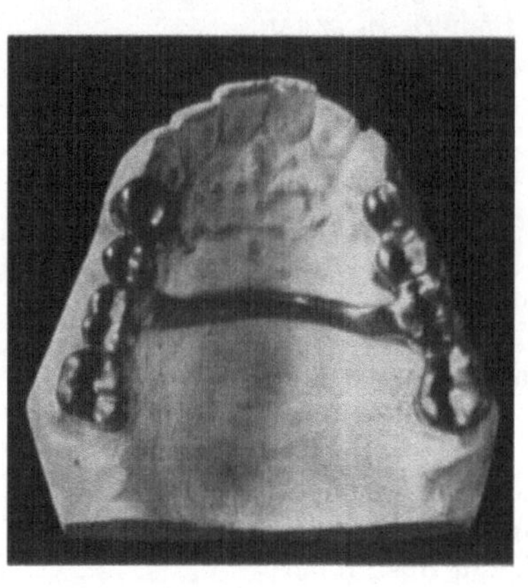

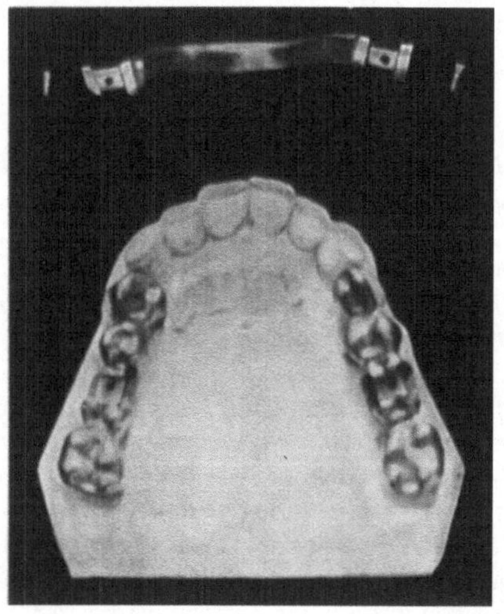

a   b

Abb. 621. Indirekte Verankerung einer Brücke durch einen Entlastungsbügel. Der Bügel ist abnehmbar. a der Bügel in situ, b der Bügel ist gelöst. (Zugleich in KANTOROWICZ: Handwörterbuch d. Zahnheilk.)

verwandt, so kann ihnen in vertikaler Richtung meist die zu erwartende Belastung zugemutet werden, nicht immer aber die horizontale Beanspruchung. Steht nun am hinteren Ende der Zahnreihe kein Pfeiler mehr zur Verfügung, bliebe nur übrig, die Schneidezähne als solche heranzuziehen.

Wenn sie ganz intakt sind, werden sich dazu aber wieder Patient und Zahnarzt schwer entschließen, obwohl die Ausdehnung der Brücke über die ganze Zahnreihe jede Belastung tragen würde. Hier kann dann die indirekte Verbindung beider Brücken durch einen Bügel den in transversaler Richtung erforderlichen Belastungsausgleich schaffen. Beide Kieferhälften entlasten sich gegenseitig, so daß auch die Bezeichnung *Entlastungsbügel* gerechtfertigt ist. Wird nur auf

einer Seite Brückenersatz angefertigt, können auf der anderen mehrere zu über-
kronende Zähne als Pfeiler dienen, an denen die indirekte Verankerung gesucht
wird.

Die indirekte Verankerung muß aber auch noch unter anderen Gesichtspunkten betrachtet werden. Da die Bügel außerhalb der normalen Zahnreihe
verlaufen, bedecken sie einen Teil der Kieferschleimhaut. Hier müssen also die
gleichen Verhältnisse wie bei flächenhaftem Kontakt des Brückenkörpers mit
der Schleimhaut vorliegen. Da mit Rücksicht auf die Zungenbewegungen, insbesondere bei der Sprache, der Bügel dicht über die Schleimhaut hinweggeführt
werden muß, bleiben hygienisch-biologische Bedenken gegen seine Anwendung
bestehen. Bei den Umgehungsbügeln kommen noch unmittelbare Gefahren für
den cariesfreien Bestand der umgangenen Zähne hinzu. Auch wenn der Verlauf
des Bügels einen gewissen Abstand von ihnen wahrt, entstehen Winkel und Nischen,
die das Auftreten von Caries wenigstens begünstigen können. Da andererseits
Nachteile der direkten Verankerung bei zweckmäßiger Auswahl der Anker
kaum ins Gewicht fallen, *sollten Umgehungsbügel überhaupt nicht mehr zur Anwendung kommen.*

Die Entlastungsbügel können ihrer vorteilhaften statischen Wirkung wegen
leider nicht völlig entbehrt werden. Die Ausschaltung ihrer hygienisch-biolo-
gischen Nachteile kann daher nur durch die Abnehmbarkeit des Bügels bzw. der
ganzen Brücke erreicht werden. Wenn schon ein Bügel in Anspruch genommen
werden muß, sollte die Entfernbarkeit stets berücksichtigt werden, wie in der
Literatur wiederholt gefordert worden ist. Durch Geschiebe und Verschraubungen
lassen sich die notwendigen Verbindungen herstellen.

d) Der Behandlungsgang bei der Anfertigung von Brückenersatz.

Ist auf Grund sorgfältiger Untersuchung der gesamten Mundverhältnisse die
Konstruktion einer Brücke in allen Teilen festgelegt, so kann die Behandlung
eingeleitet werden. Um sie in allen Teilen erfolgreich und für den Patienten
möglichst wenig unangenehm zu gestalten, ist auch hierbei *planmäßiges Vorgehen*
unerläßlich.

Die allgemeine Sanierung des Mundes, zu der die Entfernung aller nicht
erhaltungsfähigen Wurzeln, eine gründliche Zahnreinigung und die Beseitigung
aller Cariesherde gehört, bildet die erste Voraussetzung für die Anfertigung
jeden Zahnersatzes und geht also auch der Brückenanfertigung voraus.

In vielen Fällen erweist es sich sodann als zweckmäßig, sofort die zu verarbeitenden künstlichen Zähne auszusuchen, damit die der mechanischen Vorbereitung als Pfeiler zu unterwerfenden Zähne noch als Anhalt bei der Wahl
dienen können. Um volle Übereinstimmung mit vorhandenen natürlichen Zähnen
zu erzielen, müssen *Form und Farbe unabhängig von jedem Schema,* wie es oft
in den von Fabrikanten gelieferten Garnituren auf uns zukommt, *bestimmt
werden.* Eigene Zusammenstellungen nach dem Munde des Patienten bei günstigen
Lichtverhältnissen können auch hohen Ansprüchen Rechnung tragen.

Technische Gesichtspunkte dürfen bei der Auswahl der Zahnsorte nicht
unbeachtet bleiben, da die Raumverhältnisse für die sichere Fixierung der Zähne
von Bedeutung sind. Für Fälle von tiefem und scharfem Überbiß sei auf die
verschiedenen kramponlosen Zähne und auf den Einstiftzahn besonders verwiesen.

Ist dieser Punkt erledigt, kann die Vorbereitung der Pfeiler vorgenommen
werden. Für die Reihenfolge der Präparation der einzelnen Zähne ist vor allem
die Rücksichtnahme auf die Bißlage bestimmend. In den Fällen, in denen durch
die gleichzeitige Vorbereitung sämtlicher Pfeiler die Bißlage eine Änderung
erfahren würde, muß mindestens ein die Bißlage sichernder Anker fertiggestellt

sein, bevor der letzte Pfeiler beschliffen wird. Ist dagegen von vornherein eine Änderung der Bißlage erwünscht, so wird man danach trachten müssen, sie bereits bei der Anfertigung des ersten Ankers vorzunehmen, da die übrigen sich alsdann danach richten können. Der Pfeiler, der sich für diese Zwecke am besten eignet — meist wird es ein Molar oder ein Prämolar sein — wird zuerst behandelt.

Maßgebend für die Reihenfolge, in der die einzelnen Pfeiler der Behandlung unterworfen werden, ist aber auch die Verpflichtung, dem Patienten die subjektiven Belästigungen bei der Brückenanfertigung zu verringern. Zur Abkürzung der Behandlungszeit werden die notwendigen Wurzelbehandlungen zuerst vorgenommen. Die Zeit zwischen den für ihre Durchführung notwendigen Sitzungen kann dann bereits der Vorbereitung anderer Pfeiler dienen. Auch die Kosmetik fällt ins Gewicht. Zähne an sichtbarer Stelle wird man nicht früher der Präparation unterwerfen, als es im Interesse des ganzen Behandlungsganges nötig ist. Lassen sich nicht alle die Reihenfolge der Präparation bestimmenden Faktoren in Übereinstimmung bringen, ist abzuwägen, welcher im Einzelfall den Ausschlag gibt. Die für die Herrichtung der einzelnen Pfeiler maßgebenden Gesichtspunkte sind bereits erörtert. Besondere Beachtung ist der Erzielung der notwendigen *Parallelität* zu schenken. Jeder Anker wird alsdann einzeln einprobiert. Störungen in der Harmonie der beiden Zahnreihen werden so am schnellsten aufgefunden. Brückenanker, die mit Porzellanzähnen ausgestattet werden, werden aber nur so weit fertiggestellt, wie sie in den Wurzeln befestigt werden. Mit Rücksicht auf das kosmetische Resultat müssen alle Porzellanzähne gleichzeitig aufgestellt werden.

Dies kann erst geschehen, nachdem Modelle angefertigt worden sind. Der Gipsabdruck kommt hierfür allein in Betracht. Bei kurzen Brücken kann ein freihändiger Gipsabdruck von beiden Zahnreihen in Schlußbißstellung ausreichend sein, wenn die Modelle mit einem dreiteiligen Gipsokkludator versehen werden und die Kauflächen der Anker in der Mundhöhle nach dem Bewegungsbiß geformt sind oder natürliche Zähne vorhanden sind, die wenigstens eine Kontrolle darüber zulassen, daß schädigende horizontale Kräfte auf die Pfeiler nicht wirken können. Für die Anfertigung ausgedehnterer Brücken werden am besten obere und untere Abdrücke getrennt angefertigt und mit Hilfe von Bißschablonen in den Artikulator gebracht.

Nunmehr ist die Möglichkeit für die Aufstellung der Porzellanzähne gegeben. Sie werden provisorisch an einer den Kiefer deckenden Platte aus Wachs oder Abdruckmasse befestigt, um sie im Munde nochmals auf ihre Stellung prüfen zu können. Da hierbei auch die Anker wieder auf die Pfeiler gebracht werden müssen und ihre Stellung auf dem Modell nach der Einprobe nicht immer absolut genau gesichert ist, erweist es sich oft als notwendig, ein zweites Modell herzustellen. Die Herstellung des Brückenkörpers und seine Vereinigung mit den Pfeilern kann dann nach den hierfür maßgebenden technischen Gesichtspunkten erfolgen.

Ist die Brücke bis auf die letzte Politur fertiggestellt, wird sie im Munde einprobiert. Die Möglichkeit des Einsetzens hängt jetzt von der Parallelstellung der Anker ab. Geringe Differenzen lassen sich noch durch Schleifen an den Pfeilern beheben, wenn die Verankerung nicht leidet. Besteht in dieser Beziehung ein Risiko, muß eventuell ein ganzer Brückenabschnitt umgearbeitet werden. Gelingt das Einsetzen der Brücke, so werden zunächst die Anker auf exakten Sitz nachgesehen, der Schluß der Zahnreihen wird kontrolliert und der Bewegungsbiß in allen Phasen geprüft. Mängel in diesen Punkten sind für eine Brücke verhängnisvoll. Durch geringfügiges Nachschleifen lassen sich bei richtig angefertigten Brücken aber in der Regel kleine Störungen schnell beheben.

Es kann dann das definitive Einsetzen der Brücke erfolgen, nachdem ihr durch sorgfältiges Polieren eine hygienisch einwandfreie Oberfläche gegeben worden ist. Brücke und Pfeiler werden gründlich getrocknet, von einer Assistenz wird schnell härtendes Zement angerührt und jeder Anker damit beschickt, während der Behandelnde Rinnen und Wurzelkanäle der Pfeiler damit ausfüllt. Jetzt kann die Brücke an ihren Platz gebracht werden. Reicht der Druck der Hand nicht dazu aus, helfen Hammerschläge auf ein treibendes Instrument etwas nach. Wichtig ist, daß nicht zu wenig Zement angerührt wird, damit es seine Hauptaufgabe, alle Lücken und Spalten restlos zu verschließen, wirklich erfüllen kann und der Schutz der Pfeiler gewährleistet ist. Etwaige Überschüsse an Zement lassen sich nach völliger Erhärtung des Materials am sichersten beseitigen. Mit einer letzten Kontrolle ist der Behandlungsgang der festsitzenden

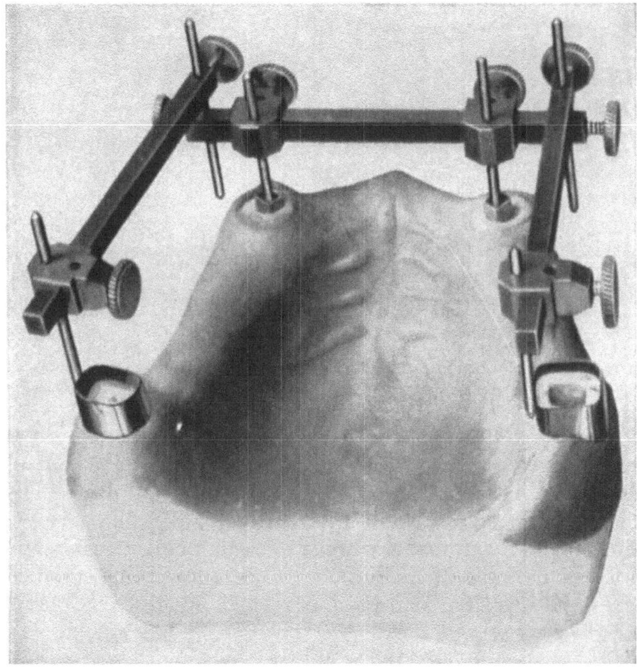

Abb. 622. Anwendung des Parallelometers nach RIECHELMANN.
(Aus BRUHN: Handbuch der Zahnheilkunde. Bd. III.)

Brücke abgeschlossen. Geringe Abweichungen im Behandlungsgang ergeben sich bei den beschränkt festsitzenden Brücken aus dem Bau der Teilanker ohne weiteres.

Für die bedingungslos abnehmbaren Brücken müssen einige Ergänzungen nachgetragen werden. Sie ergeben sich aus der Notwendigkeit strengster Parallelität der Anker. Korrekturen an der fertigen Brücke sind hier nicht möglich. Bei der Einstellung der einzelnen Anker muß daher allen die gleiche Richtung gegeben werden. Durch Verwendung besonderer Hilfsmittel, die als Parallelometer bezeichnet werden, läßt sich dies erreichen. Das von RIECHELMANN angegebene läßt sich bereits bei der Ausbohrung von Wurzeln für die Einstellung der Federstifte verwenden (Abb. 622). Es leistet aber auch am Modell Dienste. Für diese Arbeiten ist jedoch ein als SIXTsches Parallelometer bekanntes Instrument vorzuziehen. Mit Hilfe entsprechender Mandrells ermöglicht es, nicht nur Federstiften, sondern auch allen Geschieben Parallelität untereinander zu geben. Auf die Darstellung des technischen Vorgehens müssen wir auch hier wieder verzichten.

Zu erwähnen ist aber noch, daß die bedingungslose Abnehmbarkeit gestattet, den Brückenkörper in größerer Ausdehnung mit dem Alveolarkamm in Berührung zu bringen. Da beim abnehmbaren Zahnersatz hygienische und biologische Bedenken gegen die Bedeckung der Schleimhaut nicht mehr bestehen, kann sich der Brückenkörper ganz der Ausdehnung der natürlichen Zähne anpassen, auch wenn er sich nicht auf den Alveolarkamm stützt.

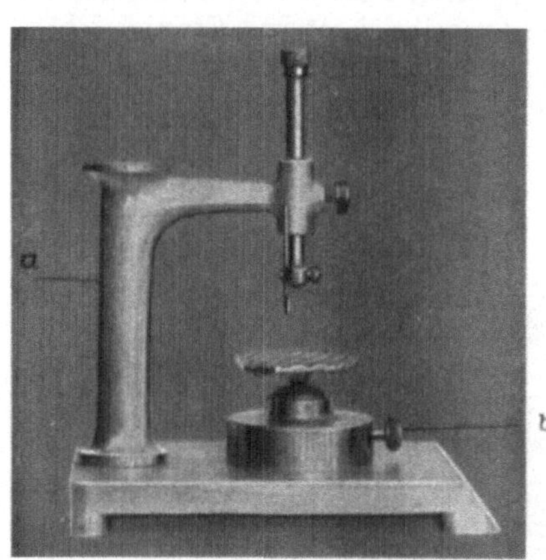
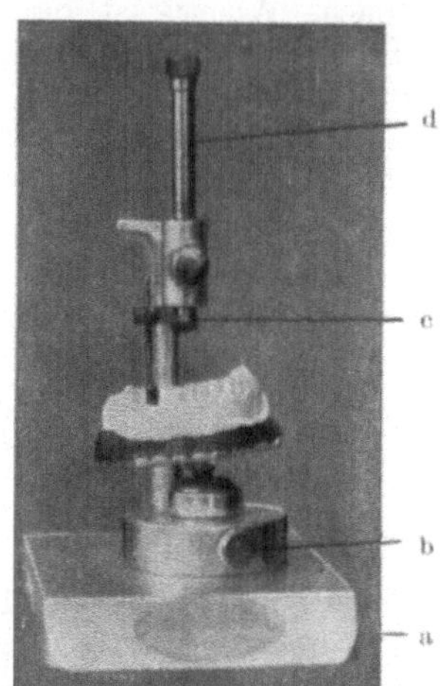

Abb. 623. SIXTsches Parallelometer. a Grundplatte mit Galgen. b Verschiebbarer und verstellbarer Modelltisch mit Klemmschraube zur Arretierung des Kugelgelenks. c Klemmvorrichtung zur Aufnahme der Mandrells. d Vertikal verschiebbare und drehbare Führungsstange. (Aus KLUGHARDT: Fortschr. Zahnheilk. 2.)

Für das Festsetzen der mit den Pfeilern zu verbindenden sekundären Teilanker ist schließlich noch von Wichtigkeit, daß sie genau die Stellung erhalten, die ihrer Lagebeziehung zum Brückenkörper entspricht. Schon geringe Differenzen würden die Einführung des abnehmbaren Teiles unmöglich machen. Beim Festzementieren werden deshalb die sekundären Teile der Anker am besten auf die primären, mit der Brücke in Verbindung stehenden geschoben und dann mit der gesamten Brücke an ihren Platz gebracht. Allenfalls erfolgt das Festsetzen in mehreren Etappen, bei denen immer die festzuzementierenden Anker auf den zugehörigen Teil am Brückenkörper geschoben sind, während die übrigen ihren Platz am Pfeiler provisorisch oder definitiv eingenommen haben. Dann hat man die Gewähr, daß auch hinterher ein reibungsloses Abnehmen der Brücke durchführbar ist. Größte Präzision ist gerade bei diesen Arbeiten unerläßlich, wenn es bei zahnärztlichen Maßnahmen überhaupt graduelle Unterschiede in diesem Punkte gibt.

2. Die gestützte Prothese.

a) Die Indikation der gestützten Prothese.

Wie wir gesehen haben, vermag der Brückenersatz am vollkommensten das Ziel zu erreichen, einem verstümmelten Gebiß das höchste Maß von funktioneller Leistungsfähigkeit wiederzugeben. Seine bevorzugte Anwendung, die sich aus der Übertragung des gesamten Kaudrucks auf natürliche Wurzeln ergibt, ist damit hinreichend begründet. Die Tatsache, daß die natürlichen Wurzeln aber auch imstande sein müssen, den gesamten auf den Zahnersatz entfallenden Kaudruck aufzunehmen, setzt andererseits wieder der Anwendbarkeit des Brückenersatzes eine Grenze. Wo die Gefahr besteht, daß die Tragfähigkeit der als Pfeiler einer Brücke zu verwendenden Zähne nicht mindestens ebenso groß ist, wie auch im ungünstigsten Falle die Beanspruchung durch die Kaukräfte sein kann, ist von dieser Art des Zahnersatzes abzusehen, um so mehr als die Überschreitung der Tragfähigkeit der Pfeiler nicht nur den Zahnersatz unbrauchbar macht, sondern meist zum Verlust der Pfeiler führt.

Die Vernichtung eines Teiles des natürlichen Zahnbestandes durch prothetische Maßnahmen liefe dem Sinn der Behandlung aber vollkommen zuwider. Es kann in solchen Fällen daher nur eine andere Art des Zahnersatzes zur Anwendung kommen, auch wenn sie nicht eine so vollkommene Wiederherstellung der funktionellen Leistungsfähigkeit gewährt, wie sie erreicht werden könnte, wenn die Bedingungen für die Anwendung des Brückenersatzes gegeben wären.

Leider ist früher fast immer und vielfach auch heute noch in den Fällen, in denen die Konstruktion von Brücken nicht mehr als angebracht erscheinen muß, der sog. partielle Plattenersatz zur Wiederherstellung der Zahnreihen angewandt worden, eine Prothesenart, bei der die Kaukräfte allein durch Vermittlung der die Kiefer deckenden Schleimhäute auf diesen übertragen werden und die Verbindung mit natürlichen Zähnen nur der Befestigung des Ersatzes dient. Wie schon ausgeführt worden ist, vermögen aber die Schleimhäute nur sehr viel geringere Kräfte aufzunehmen als der Halteapparat der natürlichen Zähne. Die ausschließliche Übertragung der auf den Zahnersatz entfallenden Kräfte durch Vermittlung des Schleimhautbezuges auf den Kiefer hat daher eine erhebliche Einbuße an funktioneller Leistungsfähigkeit im Gefolge haben müssen. Da an sich die Kaumuskulatur in der Erzeugung der Kaukraft nicht behindert ist und nur ihre volle Entfaltung durch die Empfindlichkeit der Schleimhaut unmöglich wird, ist es verständlich, daß derartige Maßnahmen nicht voll befriedigt haben. Mehr und mehr hat sich daher die Erkenntnis durchgesetzt, daß es darauf ankommen muß, die vorhandenen natürlichen Zähne, soweit es ihre Tragfähigkeit zuläßt, zur Kaudruckübertragung heranzuziehen und nur den Teil des Kaudrucks, der ihre Tragfähigkeit überschreitet, durch Vermittlung des Schleimhautbezuges auf den Kiefer weiterzuleiten, mit anderen Worten, die Art des Zahnersatzes anzuwenden, die wir als *gestützte Prothese* abgegrenzt haben. Nur eine solche Lösung der sich bietenden Aufgabe kann das Ziel erreichen, das Optimum an funktioneller Leistungsfähigkeit herzustellen.

Faßt man die Lösung einer prothetischen Aufgabe vom kaufunktionellen Standpunkt aus ins Auge, so ergeben sich auf Grund dieser Erörterungen für die Indikation der gestützten Prothese bereits wertvolle Richtlinien. Am sichersten gelangen wir wieder zu einer vollkommenen Abgrenzung ihres Anwendungsgebietes, wenn wir uns die beiden Fragen vorlegen:

1. Wann ist die Anwendung der gestützten Prothese bereits berechtigt?
2. Wann ist die Anwendung der gestützten Prothese noch möglich?

Die Beantwortung der ersten Frage: *Wann ist die Anwendung der gestützten Prothese bereits berechtigt?* ergibt sich ohne weiteres aus den Grenzen, die der Anwendung des am höchsten zu bewertenden Zahnersatzes durch Brücken gezogen sind. Wo die Tragfähigkeit der noch vorhandenen natürlichen Zähne nicht mehr als ausreichend angesehen werden kann, den gesamten auf die zu ersetzenden Zähne entfallenden Kaudruck mit zu übernehmen, werden wir gezwungen, die nachteiligen Folgen, die eine Überlastung der Pfeiler mit sich bringen müßte, dadurch auszuschalten, daß wir dem noch vorhandenen Bestand an natürlichen Zähnen nicht die gesamte Kauleistung aufbürden, sondern nur in dem Umfange, in dem sie ihr auf alle Fälle gewachsen sind, während der Teil, der die Druckaufnahmefähigkeit des Zahnsystems überschreitet, unmittelbar auf den Kiefer übertragen werden muß. Die Berechtigung zur Anwendung der gestützten Prothese ist also erst dann gegeben, wenn die Frage nach der Möglichkeit der Konstruktion von Brückenersatz hat verneint werden müssen. Bevor die Ergänzung des Lückengebisses durch eine gestützte Prothese verantwortet werden kann, muß daher die Leistungsfähigkeit der einzelnen Zähne, ihre Zahl und ihre Verteilung sorgfältig darauf geprüft werden, ob nicht die Anfertigung einer Brücke noch möglich ist, wenn alle Mittel, die das Verhältnis der Belastung zur Tragfähigkeit zugunsten der letzteren zu beeinflussen vermögen, aufgewandt werden. Besteht keine Aussicht, die Druckaufnahmefähigkeit der als Pfeilersystem zur Verfügung stehenden Zähne und die Größe der zu erwartenden Belastung im Rahmen des Brückenersatzes miteinander in Einklang zu bringen, so muß die Übertragung eines Teiles des Kaudruckes auf das Kiefertegment die natürlichen Zähne entlasten. Die Notwendigkeit einer derartigen Kompensation der Kaukräfte liefert damit unmittelbar die Berechtigung, den anzufertigenden Zahnersatz als gestützte Prothese zu gestalten.

Wenn wir die Fälle verstümmelter Gebisse heraussuchen, in denen wir die Möglichkeit des Brückenersatzes haben verneinen müssen, haben wir somit diejenigen vor uns, für die überhaupt die Anwendung der gestützten Prothese in Betracht kommen kann. In erster Linie wären hier die Gebisse zu nennen, die für die vollständige Ergänzung durch Brückenersatz nicht in Frage kommen, weil die für die Konstruktion einer mechanisch leistungsfähigen Brücke wichtige Voraussetzung nicht erfüllt ist, daß an jedem Ende der Brücke mindestens ein Pfeiler vorhanden sein muß. Der Verlust eines oder mehrerer Glieder am distalen Ende einer Zahnreihe nimmt uns also von vornherein die Möglichkeit, den eingetretenen Funktionsausfall durch eine Brücke auszugleichen. Da gerade die Molaren und die Prämolaren für die Nahrungszerkleinerung außerordentlich wichtig sind, wird die Berechtigung, sie vermittels der gestützten Prothese zu ersetzen, in der Regel anerkannt werden müssen, sofern die Notwendigkeit des Zahnersatzes überhaupt gegeben ist. Hierzu haben wir bereits bei der Frage nach der Berechtigung des Brückenersatzes angeführt, daß allgemein die Berechtigung zum Zahnersatz schon bei Verlust eines Zahnes anerkannt werden kann. Auch wenn der Ausfall der Funktion des betreffenden Zahnes nicht erheblich ins Gewicht fällt, lassen seine Beziehungen zu den Antagonisten und zu den Nachbarzähnen sowie die Auswirkung der Lücke auf den Gebrauchswert dieser Zähne doch den Ersatz als ratsam erscheinen. Für den am Schluß der Zahnreihe stehenden Weisheitszahn gilt das allerdings nicht, einmal, weil der Funktionswert dieses Zahnes auf Grund seiner anatomischen Bildung und Stellung an sich oft schon sehr gering ist, und zweitens, weil sein Ausfall den Gebrauchswert der übrigen Zähne nicht nennenswert beeinflußt.

Der Verlust der Weisheitszähne allein wird daher nicht als ausreichend angesehen werden können, Zahnersatz jeglicher Art anzufertigen. Anders liegen schon die Dinge, wenn neben dem Weisheitszahn auch noch ein zweiter Molar fehlt. Die Stellungsveränderungen, die hier der Zahnverlust im Laufe der Zeit bei den Gegenzähnen nach sich zieht, müssen eventuell bereits so schwer gewertet werden, daß ihnen durch Anfertigung von Zahnersatz entgegengewirkt werden muß. Der Zustand des übrigen Gebisses gibt hier den Ausschlag. Ist es lückenlos und erscheint der Bestand aller Zähne gesichert, so kann der Verlust der beiden letzten Mahlzahnpaare auf einer Seite noch ertragen werden. Selbst wenn der Verlust eines Weisheitszahnes und des benachbarten zweiten Molaren dem Ausfall der beiden Antagonistenpaare völlig gleichgesetzt werden muß, kann also doch wohl meist die Anfertigung von Zahnersatz entbehrt werden. Ist dagegen das übrige Gebiß mit Mängeln behaftet, sei es, daß noch weitere Zähne fehlen oder ihre Leistungsfähigkeit herabgesetzt ist, so kann es bereits geboten sein, auch für den Ersatz eines oder beider fehlender Zähne am Schluß der Reihe zu sorgen. Es kann dann also bereits die Berechtigung dazu vorliegen, den Ersatz durch die gestützte Prothese vorzunehmen. Fehlen noch mehr Zähne als zwei Molaren am Ende der Zahnreihe, so können Zweifel an der Berechtigung dieser Art des Ersatzes meistens nicht mehr bestehen.

Außer denjenigen Fällen, in denen die Wiederherstellung der Zahnreihen durch Brückenersatz dadurch unmöglich wird, daß die notwendigen Endpfeiler fehlen, kommen für die Ergänzung durch die gestützte Prothese aber auch diejenigen Gebisse in Betracht, bei denen zwar diese Bedingung erfüllt ist, bei denen aber die Tragfähigkeit der vorhandenen Zähne aus anderen Gründen nicht als ausreichend angesehen werden kann. Es braucht hier nur auf das Verhältnis zwischen der Zahl der zu ersetzenden Zähne und der Zahl der verfügbaren Pfeiler hingewiesen zu werden, ohne daß die Notwendigkeit besteht, nochmals näher darauf einzugehen. Vor allem muß aber auch Bezug genommen werden auf die außerordentliche Bedeutung, die der Verteilung der zwischen den Endpfeilern zur Verfügung stehenden Pfeiler zukommt. Es sei daran erinnert, welchen entscheidenden Einfluß auf die Möglichkeit der Brückenkonstruktion das Vorhandensein hinreichend tragfähiger Pfeiler an den Stellen besitzt, an denen der Zahnbogen seine stärkste Richtungsänderung aufweist. Vermag also der Verlust des Eckzahns nicht durch Verwendung mehrerer in unmittelbarer Nähe stehender Zähne als Pfeiler kompensiert zu werden, so ist die Möglichkeit des Brückenersatzes in Frage gestellt. Fällt der Eckzahn als Brückenpfeiler aus und fehlen neben ihm gleichzeitig mehrere seiner Nachbarn, so ist stets zu befürchten, daß der aus mehreren Gliedern bestehende, in seinem Verlauf stark gekrümmte Brückenkörper die ihn begrenzenden Pfeiler durch die von dem Bogenstich ausgehenden Momente so stark belastet, daß ihr Bestand gefährdet erscheint. Wenn nicht eine entsprechend große Zahl von Pfeilern den Ausgleich herbeiführt oder die Leistungsfähigkeit der Gegenzahnreihe so beschränkt ist, daß die Beanspruchung der Brücke weit unter der eines normal funktionierenden Gebisses bleibt, wird also die Berechtigung zum Wiederaufbau des Gebisses durch die gestützte Prothese gegeben sein.

Aber auch wenn der Brückenkörper in seinen wesentlichen Abschnitten gradlinig gehalten werden kann und an den Enden wie an den Abknickungsstellen der Zahnreihe Pfeiler vorhanden sind, kann die Brückenanfertigung dadurch unmöglich werden, daß die vorhandenen Zähne zu schwach sind. Wenn am distalen Ende der Zahnreihe nur der Weisheitszahn steht, ist hier, wie wir wissen, diese Gefahr besonders groß. Vermag sein Halteapparat wenigstens die in der Längsrichtung der Wurzel wirkenden Kräfte in dem erforderlichen Umfange aufzunehmen, so kann ja die Anwendung eines Entlastungsbügels ein etwa bestehendes Risiko bezüglich der Überlastung durch horizontale Kräfte noch ausschalten und dadurch die Grundlage für die Brückenkonstruktion herstellen. Ist aber die Möglichkeit der Anwendung derartiger entlastender Maßnahmen nicht gegeben, oder ist ihre Wirkung nicht ausreichend — die Verschmälerung der Kaufläche und die Anwendung des Kreuzbisses seien noch besonders genannt — so ist der Brückenersatz nicht mehr zu rechtfertigen. Dasselbe gilt, wenn die Untersuchung des Zahnbestandes zu der Feststellung gelangt, daß der am distalen Ende allein stehende Weisheitszahn schon der zu erwartenden vertikalen Beanspruchung nicht gewachsen sein wird. Hier fällt besonders ins Gewicht, daß eine erhebliche Entlastung des an einem Ende einer Brücke stehenden Pfeilers auch dadurch nicht zu erreichen ist, daß am anderen Ende ein weiterer Zahn als Pfeiler hinzugenommen wird. Wie die Statik lehrt, kommt die entlastende Wirkung dieser Maßnahme fast nur dem Zahn zugute, dem der neue Pfeiler benachbart ist und nur zu einem kleinen Teil dem Pfeiler am anderen Ende der Brücke. Besteht nicht die Möglichkeit, in der Nachbarschaft des Weisheitszahnes ein Glied der Zahnreihe als Pfeiler zu Hilfe zu nehmen, so wird die unzureichende Tragfähigkeit des letzten Molaren daher dazu zwingen, die Konstruktion einer Brücke aufzugeben und die Kompensation der Kaukräfte dadurch zu erstreben, daß ein Teil unmittelbar auf den Alveolarkamm übertragen wird. Auch hier ist also die Berechtigung zur Anwendung der gestützten Prothese als vorliegend zu erachten.

Es bedarf kaum noch der besonderen Erwähnung, daß die Möglichkeit der Wiederherstellung einer Zahnreihe durch Brückenersatz mehr und mehr eingeengt wird, wenn mehrere der besprochenen Umstände zusammenwirken und wenn sie nicht einseitig, sondern in beiden Kieferhälften auftreten. Die Zahl der Fälle, in denen zur gestützten Prothese als Methode des Zahnersatzes zu greifen ist, wird damit bedeutend vergrößert.

Die Linie, an der die berechtigte Anwendung der gestützten Prothese ihre Grenze findet, ist hiermit in großen Zügen festgelegt. Der Vollständigkeit halber sei aber die bei der Abhandlung des Brückenersatzes bereits erörterte Frage noch einmal gestreift, wie wir uns zu Fällen stellen müssen, in denen der Brückenersatz an sich anwendbar ist, in denen er aber nur eine unvollständige Wiederherstellung der Zahnreihe zu erreichen gestattet. Die Erzielung des optimalen Nutzeffektes muß hier, wie erinnerlich, den Ausschlag geben. Trägt die teilweise Wiederherstellung des Gebisses durch Brücken dazu bei, wird man sie anfertigen müssen und für den übrigen Teil die gestützte Prothese zur Anwendung bringen. Vermag dagegen die ausschließliche Anwendung der gestützten Prothese den größeren Gesamterfolg herbeizuführen, so wird man auf die Konstruktion von Brücken gänzlich verzichten. Die Beurteilung des gesamten Gebisses ist also hier für den Umfang, in dem die Berechtigung zur Anwendung der gestützten Prothese vorliegt, entscheidend.

Von nicht zu unterschätzender Bedeutung für die Indikation der gestützten Prothese ist schließlich auch das soziale Moment.

Einwandfreie Brücken verursachen nicht nur durch den Zwang zur Verwendung besonders teueren Materials, sondern vor allem auch durch den zur exakten Anfertigung erforderlichen großen Zeitaufwand immer hohe Kosten. Größte Präzision ist zwar auch zur Herstellung einwandfrei funktionierender gestützter Prothesen erforderlich, und viele Konstruktionen erfordern einen nicht geringeren Kostenaufwand als die Herstellung von Brücken gleicher Ausdehnung. Die an Zahl nicht kleinen verschiedenen Möglichkeiten der Konstruktion des Ersatzes gestatten aber, in weit höherem Maße als bei der Anfertigung von Brücken auf die wirtschaftlichen Verhältnisse des Patienten Rücksicht zu nehmen, ohne eine Einbuße an funktioneller Wirksamkeit in Kauf nehmen zu müssen. Aus sozialen Gründen ist deshalb die Anfertigung von gestützten Prothesen selbst in den Fällen gegeben, wo der natürliche Zahnbestand zwar die Anfertigung von Brücken noch zuließe und vom zahnärztlichen Standpunkt die Anwendung des Brückenersatzes geboten wäre, wo aber die wirtschaftliche Lage des Patienten diese Art der prothetischen Behandlung nicht durchzuführen erlaubt.

Wir können nunmehr die Beantwortung der für das Indikationsgebiet der gestützten Prothese wichtigen zweiten Frage zum Gegenstand der Erörterung machen: *Wann ist die Anwendung der gestützten Prothese noch möglich?*

Den ersten Anhalt für die Beurteilung der Sachlage liefert hier die Tatsache, daß von einer gestützten Prothese nur dann gesprochen werden kann, wenn wenigstens ein Teil des auf den Zahnersatz entfallenden Kaudrucks auf natürliche Wurzeln übertragen wird. Voraussetzung für die Konstruktion der gestützten Prothese ist daher, daß überhaupt Wurzeln natürlicher Zähne vorhanden sind, auf die Kaudruck übertragen werden kann. Ein vollkommen zahnloser Kiefer bietet somit keine Möglichkeit mehr für die Anwendung der gestützten Prothese. Rein theoretisch betrachtet ist die Möglichkeit der Konstruktion einer gestützten Prothese aber bereits dann gegeben, wenn mindestens die Wurzel eines Zahnes einen Teil des auf den Zahnersatz entfallenden Kaudrucks zu übernehmen vermag. Praktisch ist jedoch wohl selten ein einzelner Zahn ausreichend, um die Konstruktion der gestützten Prothese zu rechtfertigen. Den in den verschiedensten Richtungen auf ihn einwirkenden Kaukräften würde sein Halteapparat kaum längere Zeit gewachsen sein. Daß die Konstruktion einer gestützten Prothese den Verlust eines Zahnes herbeiführt oder ihn auch nur begünstigt, könnte ebensowenig verantwortet werden wie der Ausfall von Zähnen infolge Überlastung der Pfeiler einer Brücke.

Sind dagegen noch zwei natürliche Zähne, bzw. ihre Wurzeln vorhanden, so kann die Möglichkeit der Konstruktion einer gestützten Prothese schon sehr viel günstiger beurteilt werden. Einmal ist die Summe ihrer Tragfähigkeit eine größere, zweitens bieten aber zwei Zähne weit bessere Möglichkeiten, die Konstruktion in statischer Beziehung vorteilhaft zu gestalten. Die Stellung der vorhandenen Zähne zueinander spielt aber hier eine ausschlaggebende Rolle. Zwei Zähne, die unmittelbar nebeneinander stehen, werden weit mehr der Gefahr ausgesetzt sein, Momenten horizontaler Kräfte zum Opfer zu fallen, als solche, die einen gewissen Abstand besitzen. Es wird hierauf noch näher zurückzukommen sein. Die Möglichkeit, daß bei einem so geringen Zahnbestand noch die gestützte Prothese angefertigt werden kann, bleibt immerhin bestehen. Solange eine Zahnreihe noch nicht völlig vernichtet ist, eine Brücke aber nicht mehr in Betracht kommt, wird man daher immer noch erwägen müssen, ob und in welchem Umfange das Restgebiß noch zur Stützung des anzufertigenden Ersatzes herangezogen werden kann.

Es darf nicht übersehen werden, daß bei der Beantwortung dieser Frage auch der Zustand der vorhandenen Zähne, insbesondere derjenige ihres Halteapparates eine Rolle spielt. Aber selbst wenn er nicht mehr völlig einwandfrei ist und bereits eine gewisse Lockerung der Zähne eingetreten ist, ist die Ausnutzung des Zahnbestandes für die Druckauffangung nicht völlig ausgeschlossen. Im Gegenteil läßt sie sich vielfach noch zum Vorteil des Patienten durchführen.

Zusammenfassend läßt sich daher feststellen, daß die Indikation für die gestützte Prothese für jedes Lückengebiß gestellt werden kann, das überhaupt des Zahnersatzes bedürftig ist, für das aber Brückenersatz nicht in Betracht kommt, sei es, daß die sozialen Verhältnisse die Anfertigung von Brücken ausschließen, obwohl der vorhandene Zahnbestand als Pfeilersystem einer Brücke geeignet wäre, oder daß der Zahnbestand für den Brückenersatz nicht mehr die ausreichende Tragfähigkeit besitzt, jedoch in der Lage ist, einen Teil des auf die zu ersetzenden Zähne entfallenden Kaudrucks zu übernehmen.

b) Die Konstruktion der gestützten Prothese.

Ebenso wie die Konstruktion des Brückenersatzes nicht ausschließlich von den für die Kautätigkeit wichtigen mechanischen Gesichtspunkten beeinflußt wird, sind auch für die Konstruktion der gestützten Prothese neben dem beherrschenden Einfluß der Kaukräfte die übrigen Funktionen der Zahnreihen und der Mundhöhle sowie biologische und hygienische Rücksichten maßgebend. Es gilt dies für alle wesentlichen Teile, von denen wir in Analogie zum Brückenersatz das *Prothesenfundament,* die *Prothesenpfeiler,* den *Prothesenkörper* und die *Prothesenanker* unterscheiden können. Es erweist sich als zweckmäßig, die Besprechung der Konstruktion der gestützten Prothese hiernach systematisch durchzuführen.

α) Der Einfluß des Fundaments auf die Konstruktion der gestützten Prothese.

Wenn wir als Brückenfundament den Teil des Brückenersatzes bezeichnet haben, der die auf ihn einwirkenden Kaukräfte letzten Endes aufzunehmen hat, so läßt sich diese Begriffsbestimmung ohne weiteres für die gestützte Prothese übernehmen. Der Halteapparat der natürlichen Zähne, die zur Druckaufnahme herangezogen werden, kommt also wieder in erster Linie in Betracht, darüber hinaus aber auch wieder das gesamte knöcherne Kieferskelet, hier insbesondere noch die Abschnitte des zahnlosen Kiefers, denen der Prothesenkörper unmittelbar aufruht. Da die Tragfähigkeit des Fundaments die Leistungsfähigkeit des Zahnersatzes bestimmt, müssen wir danach trachten, sie möglichst vollkommen zu erfassen. Hier ist vor allem zu bedenken, daß die von den Pfeilern übertragenen Kräfte eine weit bessere Ausnutzung des Fundaments ermöglichen, als die direkte Vermittlung durch den Prothesenkörper gestattet. Bei der Anfertigung jeder gestützten Prothese wird daher zu erstreben sein, alle geeigneten Zähne zur Übertragung des Drucks auf das Fundament heranzuziehen. Einzelheiten in dieser Beziehung werden bei der Besprechung des Einflusses der Prothesenpfeiler auf die Konstruktion des Ersatzes zu erörtern sein, da die Tragfähigkeit des Fundaments und diejenige der Pfeiler nicht selbständig beurteilt werden können, sondern in Wechselbeziehungen zueinander stehen.

Soweit das Fundament direkt durch den Prothesenkörper beansprucht wird, muß hier aber noch erwähnt werden, daß seine Druckaufnahmefähigkeit in erster Linie von der *Beschaffenheit des* den Kaukräften widerstehenden *Alveolarkamms* abhängig ist. Ein breiter, mit straffer Schleimhaut überzogener, hoher Alveolarkamm wird mechanisch weit leistungsfähiger sein als ein schmaler, scharfkantiger oder flacher Kieferwall. Die Breite des Alveolarkammes spielt eine Rolle, da sie den senkrechten Kräften eine größere Fläche entgegensetzt und dadurch die Aufnahmefähigkeit steigert, die Höhe ist für die Kompensation der horizontalen Kaukräfte von Bedeutung, die glatte Form der Oberfläche ist aber von Wichtigkeit für die gleichmäßige Beanspruchung in ihrer ganzen Ausdehnung. Scharfe Kanten geben erfahrungsgemäß leicht zu Druckstellen Anlaß dadurch, daß die über sie hinwegziehende Schleimhaut an diesen Stellen am stärksten komprimiert wird. Die davon ausgehenden subjektiven Belästigungen des Patienten schränken unmittelbar die Kaufähigkeit des Ersatzes ein. Die ständige konzentrierte Druckwirkung an diesen Stellen zieht aber auch eine Druckatrophie des Knochens nach sich, so daß das Fundament dann den Prothesenkörper hier nicht mehr unterstützt, womit eine Minderung der Leistungsfähigkeit einhergehen muß. Soweit wir es überhaupt in der Hand haben, müssen wir daher dafür sorgen, daß der unter dem Prothesenkörper befindliche Alveolarkamm eine günstige Form erhält. Insbesondere muß nach der Extraktion von Zähnen oder Wurzeln abgewartet werden, bis die an den Rändern der Alveole einsetzenden Formveränderungen abgeschlossen sind. Ist der strukturelle Umbau nicht in den wesentlichen Teilen beendet, so muß befürchtet werden, daß eine angefertigte gestützte Prothese ihr funktionelles Ziel nicht voll erreicht oder ihre Wirksamkeit nicht von langer Dauer ist. Auf die chirurgischen Maßnahmen, die dazu beitragen können, diese Verhältnisse günstig zu beeinflussen, braucht hier nicht eingegangen zu werden.

β) Der Einfluß der Pfeiler auf die Konstruktion der gestützten Prothese.

Als Pfeiler der gestützten Prothese sind die natürlichen Zähne zu betrachten, durch deren Wurzeln ein Teil des auf den Zahnersatz entfallenden Kaudrucks auf den Kiefer übertragen wird. Während von dem Zustand des Pfeilersystems die Konstruktionsmöglichkeit einer Brücke am stärksten abhängig ist, hat der gesamte Wert der vorhandenen Pfeiler für die Frage, ob die Möglichkeit der Konstruktion einer gestützten Prothese besteht, wie wir bereits gesehen haben, keine große Bedeutung mehr. Damit steht dann aber auch in Einklang, daß jede richtig konstruierte Brücke dem Gebiß wieder einen bestimmten, hoch einzuschätzenden Wirkungsgrad verleiht, während der Nutzeffekt einer gestützten Prothese je nach der Beschaffenheit des Pfeilersystems nicht unbeträchtlichen Schwankungen unterliegt. Der Unterschied in der Druckaufnahmefähigkeit der natürlichen Wurzeln und der den Alveolarkamm deckenden Schleimhaut gibt hier, wie schon wiederholt gestreift wurde, den Ausschlag. Selbst die vollkommene Ausnutzung des Kieferbezuges zur Kompensation der Druckkräfte vermag nicht die gleiche Leistung zu erreichen, wie die geschickte Verwertung einer Anzahl natürlicher Wurzeln, auch wenn sie eine Brücke nicht mehr zu tragen vermögen. Die Forderung, alle natürlichen Zähne in die Konstruktion einer gestützten Prothese als Pfeiler einzubeziehen, soweit sie die Druckaufnahmefähigkeit zu beeinflussen vermögen, ist daher berechtigt. Alle überhaupt erhaltungsfähigen und erhaltungswürdigen Zähne oder Zahnreste spielen hierbei eine Rolle. Während aber wieder für die Konstruktion einer Brücke dem Vorhandensein eines tragfähigen Endpfeilers eine große Bedeutung zukommt, ist seine Anwesenheit prinzipiell für die Konstruktion der gestützten Prothese unerheblich. Dadurch, daß der Teil des Zahnersatzes, der bei dem gleichen Pfeilersystem als freiendender Brückenkörper zu konstruieren wäre, dem Alveolarkamm so aufruht, daß dieser zur Druckauffangung herangezogen wird, wird ein Ausgleich gegenüber den gefährlichen Momenten eingeleitet. Jedoch trägt auch die Gestaltung des Prothesenkörpers und der Verankerung hierzu bei, wie noch zu besprechen sein wird. Für die Ausnutzung der Pfeiler ist aber das von den Brücken her bekannte Prinzip von Bedeutung, *sie soweit wie möglich untereinander starr zu verbinden*. Die dadurch erreichte Ausschaltung der lokalen Beanspruchung eines einzelnen Pfeilers und die gemeinsame Beanspruchung der untereinander verbundenen Pfeiler sichert den vorteilhaftesten Druckausgleich und trägt damit zur Verhütung einer Überlastung der Pfeiler bei. Wie die der Kompensation schädlicher Kipp- und Drehmomente dienende starre Verbindung der Pfeiler untereinander hergestellt wird, ist an sich gleichgültig. Die unmittelbare Verlötung benachbarter Anker miteinander, die Herstellung der Verbindung der Pfeiler durch besondere Stege, durch die Konstruktion einer Brücke für einen Teil der Zahnreihe oder durch den Prothesenkörper selbst, alle Maßnahmen dienen dem erwähnten Zweck in gleicher Weise. Von dieser nach RUMPEL als Versteifung zu bezeichnenden Maßnahme muß jedenfalls ausgiebig Gebrauch gemacht werden.

γ) Die Konstruktion des Prothesenkörpers.

Als Prothesenkörper ist der Teil der Konstruktion zu betrachten, der den auf die zu ersetzenden Zähne entfallenden Kaudruck übernimmt und ihn teils durch die Pfeiler, teils unmittelbar auf den Kiefer überträgt. Für die Übertragung des Kaudrucks auf die Pfeiler ist die Art der Verankerung des Prothesenkörpers an ihnen von Bedeutung, die selbständig abzuhandeln ist. Für die direkte Kaudruckübertragung auf den Kiefer ist aber die Gestaltung des Prothesenkörpers selbst maßgebend.

Damit überhaupt eine Druckübertragung möglich ist, ist zunächst Voraussetzung, daß er dem Kiefer dicht aufliegt. Von Wichtigkeit ist aber weiter, daß die Empfindlichkeit des Kieferbezuges die Größe der aufzunehmenden Kaukraft beschränkt. Sobald der auf die Flächeneinheit wirkende Druck ein gewisses Maß überschreitet, wird die Kontraktion der Kaumuskulatur automatisch begrenzt, um subjektive Belästigungen zu vermeiden. Daraus geht hervor, daß die Aufnahmefähigkeit des Prothesenkörpers für die Kaukräfte um so größer sein wird, je größer die Fläche des Kiefers ist, der er aufliegt. In der Ausdehnung, die wir der Basis des Prothesenkörpers geben, haben wir also ein Mittel in der Hand, seine kaumechanische Leistung zu beeinflussen. Um einen hohen Effekt zu erzielen, wird es stets wünschenswert sein, die tragende Fläche so groß wie möglich zu wählen. Im Unterkiefer sind wir durch die anatomischen Verhältnisse zwar stets auf den Alveolarfortsatz beschränkt, im Oberkiefer kann aber die Ausnutzung der gesamten Gaumenfläche angebracht sein. Dies hat jedoch den Nachteil, daß die Sinnesempfindung der Gaumenschleimhaut, wenn auch nicht aufgehoben, so doch eingeschränkt wird und daß ein Teil des Raumes für die Funktionen der Mundhöhle ausfällt. Die Änderung der Raumverhältnisse kann allerdings durch Verwendung von Metallen in so geringen Grenzen gehalten werden, daß sie nicht als störend empfunden zu werden braucht. Auch für die Physiologie der Gaumenschleimhaut bringt die Metallbasis des Prothesenkörpers die geringste Behinderung mit sich, völlig lassen sich aber die in dieser Hinsicht bestehenden Bedenken durch kein Material beseitigen. Vor allem darf aber auch nicht übersehen werden, daß eine die gesamte Oberfläche des Kiefers deckende Platte Gefahren für den Bestand natürlicher Zähne mit sich bringen kann, sowohl für die harten Zahnsubstanzen wie für den Halteapparat, sofern sie damit in Berührung tritt. Es sind also Gründe vorhanden, die der wahllosen schematischen Ausdehnung der Basis des Prothesenkörpers auf die gesamte Kieferoberfläche entgegenstehen. Da bei einem Prothesenkörper, der an einem tragfähigen Pfeilersystem verankert ist, die Vergrößerung der Basis des Prothesenkörpers relativ betrachtet nicht mehr sehr ins Gewicht fällt, wird man in einem solchen Falle daher die noch erreichbare Steigerung des mechanischen Nutzeffektes nicht so hoch bewerten können wie den Vorteil, den eine Befreiung der Gaumenfläche von der Bedeckung durch den Prothesenkörper für den Patienten bedeutet. Die Basis des Prothesenkörpers wird daher auf den Alveolarfortsatz zu beschränken sein. Sind dagegen nur einzelne schwache, die Prothese stützende Pfeiler vorhanden, so wird schon mit Rücksicht darauf, daß eine Überlastung der Pfeiler vermieden wird, eine möglichst vollkommene Ausnutzung der Basis des Prothesenkörpers für die Kompensation der Kaukräfte unentbehrlich sein. Hier treten also die Nachteile, die die Bedeckung des Kiefertegments einschließt, zurück. Der relative Wert, den der direkt durch den Prothesenkörper auf den Kiefer übertragene Anteil des Kaudrucks gegenüber dem durch die Pfeiler fortgeleiteten besitzt, gibt somit den Ausschlag für die Ausdehnung, die der Basis des Prothesenkörpers zu geben ist. Das wechselseitige Verhältnis ist also sorgsam abzuschätzen. Im Zweifelsfall wird es stets richtiger sein, die Basis lieber etwas zu groß als zu klein zu wählen. Eine gewisse Mindestgrenze sollte in keinem Falle unterschritten werden. Sie ist nicht nur mit Rücksicht auf die Empfindlichkeit des Kieferbezuges von Bedeutung, sondern auch mit Rücksicht darauf, daß die Konzentration des Kaudruckes auf eine kleine Fläche eine Druckatrophie des Knochens nach sich ziehen kann, während seine Verteilung auf einen größeren Bezirk den spezifischen Flächendruck so weit herabsetzt, daß der von ihm ausgehende Reiz sich innerhalb der physiologischen Grenzen hält und für die beteiligten Gewebe als förderlich angesehen werden muß. Eine sattelförmige Abdeckung des zahnlosen Alveolarkammes wird bei der Gestaltung der Basis des Prothesenkörpers stets als notwendig erachtet werden müssen, wenn die Form des Alveolarkammes wenigstens für eine gewisse Zeit Bestand haben soll.

Die Verbindung der in verschiedenen, durch natürliche Zähne voneinander getrennten Lücken anzubringenden Sattelteile wird am besten durch *Bügelkonstruktionen* erreicht. Die Anwendung von Bügeln verleiht nicht nur der gesamten Prothesenkonstruktion die erforderliche Stabilität, sondern eine zweckmäßige Lagerung der Bügel erlaubt auch, eine Berührung des Prothesenkörpers mit dem marginalen Rand des Halteapparates der vorhandenen natürlichen Zähne zu vermeiden. Damit werden alle schädlichen Kontaktwirkungen auf das Parodontium des Restgebisses verhütet, und dem vorzeitigen Verlust der noch vorhandenen natürlichen Zähne wird vorgebeugt.

Für den Verlauf der Bügel ist die Anordnung der vorhandenen und auszufüllenden Zahnlücken bestimmend. Im Oberkiefer erweist es sich als zweckmäßig, die Bügel mit 0,3—0,5 mm großem Abstand (Zinnfolienauflage auf das Modell) vom Gaumenbezug anzuordnen. Im Unterkiefer verläuft der Bügel an der

Lingualfläche in 1—2 mm Abstand von der Oberfläche der Schleimhaut lingualwärts und etwas unterhalb des Zahnfleischrandes (vgl. Abb. 634, 635).

Für den weiteren Aufbau des Prothesenkörpers, insbesondere für die Gestaltung der Kauflächen und Schneiden, gelten prinzipiell die gleichen Gesichtspunkte wie für die entsprechenden Teile des Brückenkörpers. Die Sprachfunktion und die Kosmetik üben ebenso wie die hygienischen Belange ihren Einfluß in gleicher Richtung aus, so daß es sich erübrigt, hier eingehend darauf zurückzukommen.

δ) Die Verankerung der gestützten Prothese.

Als Anker der gestützten Prothese sind diejenigen Teile anzusehen, die den auf den Prothesenkörper entfallenden Kaudruck teilweise auf die Pfeiler übertragen. Es liegt auf der Hand, daß die durch sie vermittelte Verbindung des Prothesenkörpers mit den Pfeilern der besonderen Art der der gestützten Prothese eigenen Kompensation der Kaukräfte angepaßt sein muß. Sie muß einmal die Übertragung von Kaukräften auf die Pfeiler ermöglichen und andererseits die Ableitung eines Teils der Kaukräfte unmittelbar auf den Kieferknochen zulassen. Aus der Tatsache, daß der der direkten Übermittlung von Kaukräften auf den Kiefer dienende Prothesenkörper diesem in größerer Ausdehnung dicht aufliegen muß, ergibt sich aber auch, daß die Verankerung von hygienischen und biologischen Gesichtspunkten beeinflußt wird. Wir haben schon bei den Brücken gesehen, daß ein ausgedehnter flächenhafter Kontakt zwischen Brückenkörper und Alveolarkamm die bedingungslose Abnehmbarkeit einer Brücke verlangen kann. Für den Körper der gestützten Prothese muß die *bedingungslose Abnehmbarkeit* daher mit noch größerem Recht *gefordert werden*.

Nur Anker, die dieser Anforderung Rechnung tragen, können daher bei der gestützten Prothese zur Anwendung kommen. Als solche haben wir bei den bedingungslos abnehmbaren Brücken bereits die Federstiftkronen, die Sattelklammern und verschiedene Geschiebe kennengelernt. Es drängt sich daher die Frage auf, wie weit diese Anker auch bei den gestützten Prothesen Verwendung finden können.

Wenn wir hierauf eine Antwort suchen, müssen wir zunächst darauf zurückkommen, daß wir bei der abnehmbaren Verbindung eines Brückenkörpers mit den Pfeilern unbedingt erstrebt haben, eine starre Vereinigung der Teile untereinander zu erzielen, um die Übertragung von Kipp- und Drehmomenten auf die den Brückenkörper tragenden Pfeiler zu verhüten. Da wir Brücken, die mechanisch wirksam sein sollen, an jedem Ende durch Pfeiler begrenzen und den Brückenkörper in gerader Linie zwischen den Pfeilern verlaufen lassen, hat sich die stabile Gestaltung der Brückenkonstruktion als die vorteilhafteste erwiesen, um eine schädliche Beanspruchung der Pfeiler zu verhüten. Für den Körper einer gestützten Prothese, bei der bezüglich der Pfeilerverteilung die gleichen Bedingungen erfüllt sind, können daher auch die gleichen statischen Erwägungen für die Verankerung Geltung beanspruchen. In diesem Falle können daher auch dieselben primären und sekundären Teilanker Verwendung finden. Das wird aber nur außergewöhnlich selten zutreffen, denn wenn eine derartige Pfeilerverteilung angetroffen wird, ist die Hauptbedingung für die Konstruktion des Brückenersatzes erfüllt, und nur selten wird dann die Notwendigkeit bestehen, für eine Entlastung der Pfeiler durch direkte Übertragung eines Teiles des Kaudrucks auf den Kiefer zu sorgen. Wenn die Berechtigung zur Anwendung der gestützten Prothese gegeben ist, wird meist die Pfeilerverteilung eine ungünstigere sein. Entweder verläuft der Prothesenkörper nicht gradlinig zwischen den unterstützenden Pfeilern, oder er endet pfeilerlos. In jedem Falle aber müßte dann eine als starr anzusehende Verbindung zwischen Prothesenkörper und Prothesenpfeiler Momente — Kipp- oder Torsionsmomente — auf die letzteren übertragen, die den Halteapparat der Pfeiler gefährlich beanspruchen würden. Um eine Überlastung der Pfeiler zu verhüten, tritt in diesen Fällen die Notwendigkeit an uns heran, von der stabilen Verbindung zwischen Prothesenkörper und -pfeiler abzusehen und die Verankerung labil zu gestalten, d. h. sie muß so eingerichtet werden, daß sie zwar den auf den Pfeiler entfallenden Anteil der Kaukraft auf ihn fortleitet, die Wirkung von Kipp- und Drehmomenten auf seinen Halteapparat jedoch durch Gelenke ausschaltet. Der vollkommenen Lösung der sich bietenden Aufgabe stellt sich die Schwierigkeit entgegen, daß Angriffspunkt und -richtung der auf den Prothesenkörper wirkenden Kräfte nicht konstant sind. Die Ebene, in der Momente wirksam werden, muß daher auch eine wechselnde Verlaufsrichtung haben, und demgemäß müßte das Gelenk in jeder der verschiedenen Ebenen Bewegungsfreiheit besitzen. Wie RUMPEL bereits erwähnt hat, würde eine kardanische Aufhängung diesem Bedürfnis Rechnung tragen können. Bei der geringen Größe, in der dieses Gelenk angefertigt werden dürfte, würde es aber nicht die nötige Widerstandsfähigkeit besitzen. Seiner allgemeineren Verwendung steht aber außerdem der wichtige Hinderungsgrund entgegen, daß seine Bewegungsfreiheit erheblich eingeschränkt wird, sobald es mit einem Prothesenkörper in Verbindung steht, der noch an einer oder gar mehreren weiteren Stellen von Pfeilern unterstützt wird. Die allseitige Bewegungsfreiheit der kardanischen Aufhängung könnte nur voll zur Geltung kommen, wenn z. B. eine zum Ersatz der Molaren einer Kieferhälfte dienende gestützte Prothese ausschließlich an dem benachbarten zweiten Prämolaren damit verankert wäre. Die Übertragung schädlicher Momente auf den Prämolaren wäre dadurch völlig ausgeschlossen. Diesem Vorteil der Verankerung stände aber auch der Nachteil gegenüber, daß der Prothesenkörper, soweit er nicht durch den Alveolarkamm in seiner Lage fixiert wäre, den auf ihn einwirkenden Kräften mit einer Bewegung um sein Gelenk folgen würde. Während die senkrecht auf die Unterlage gerichteten vertikalen Kaukräfte als Druck ausgenutzt werden könnten, würde die Gefahr bestehen, daß der Prothesenkörper sich unter der Wirkung horizontaler Kräfte drehend um sein Gelenk verschieben würde. Eine volle Kaufähigkeit würde sich mit der Aufhängung des Prothesenkörpers an einem einzelnen Punkte daher nicht erzielen lassen. Der Gefahr der Verschiebung in transversaler Richtung muß deshalb durch eine Verbindung des Prothesenkörpers mit der anderen Kieferhälfte entgegengewirkt werden. Die kardanische Aufhängung an dem ersten Pfeiler hätte damit aber ihren Wert verloren, sofern der der indirekten Verankerung dienende Bügel nicht in sich elastisch deformierbar wäre. Diese Deformierbarkeit kann aber praktisch stets nur einen geringen Grad besitzen, so daß sie eine Betätigung des Gelenkes in dieser Richtung kaum auszulösen vermöchte. Bei der Verankerung einer gestützten Prothese an zwei Pfeilern kann mit einer gelenkigen Bewegung des Prothesenkörpers daher auch nur um eine Achse gerechnet werden, deren Verlauf der Verbindungslinie der beiden Anker entspricht. Diese selbst werden also so beschaffen sein müssen, daß sie die durch senkrechte Kräfte ausgelösten Momente durch eine Bewegung des Prothesenkörpers um diese Achse auszuschalten gestatten, während die horizontalen Kräfte durch die Versteifung aufgenommen werden müssen. Da die horizontalen Kräfte gegenüber den vertikalen in der Regel von geringer Größenordnung sind, wird diese Art der Kompensation meist als ausreichend betrachtet werden können.

Als Anker, die den besprochenen Verhältnissen Rechnung tragen, kommen verschiedene Geschiebe und Klammern in Betracht.

Das *Roachgeschiebe* besteht in seinen wesentlichen Teilen aus einer geschlitzten Kanüle und einer in dieser an einem kürzeren oder längeren Stiel gleitenden Kugel. Letztere tritt durch eine Hülsenkrone, Halbkrone, Stiftkrone oder dgl. nach denselben Gesichtspunkten, wie sie beim Brückenersatz festgelegt worden sind, mit den Pfeilern in Verbindung; erstere wird an der entsprechenden

Stelle im Prothesenkörper befestigt. Dadurch, daß sie nach der Kaufläche zu verschlossen wird, gestattet sie eine vertikale Druckübertragung, während die Drehbarkeit der Kugel in der Hülse das Gelenk liefert. Durch die kugelförmige Gestalt des einen Gelenkteiles werden wir der Mühe enthoben, zwei an verschiedenen Pfeilern zur Anwendung kommende Gelenke in der gleichen Achsenrichtung einzustellen. Durch die Kugelform des einen Geschiebeteiles und seinen im Durchmesser des Kanülenschlitzes gehaltenen runden Stiel ist die Einheit der Achse automatisch gewährleistet, wenn dafür gesorgt wird, daß der Kontakt des Prothesenkörpers mit dem Pfeiler nicht als hemmender Anschlag wirkt und die Bewegung in dem Gelenk aufhebt. Um mechanische Beschädigungen der Verankerung zu verhüten, muß dafür gesorgt werden, daß die Kugel durch einen kräftigen primären Anker mit dem Pfeiler verbunden ist. Als Nachteil haftet diesem Geschiebe an, daß es außerhalb der Längsachse des Pfeilers anzubringen ist. Die Entfernung des Zentrums der Kugel von ihr stellt also noch einen Hebelarm dar, durch den die auf das Geschiebe entfallenden Kräfte mit einem Moment auf den Pfeiler wirken. Es sind daher auch bereits mehrfach Vorschläge gemacht worden, das

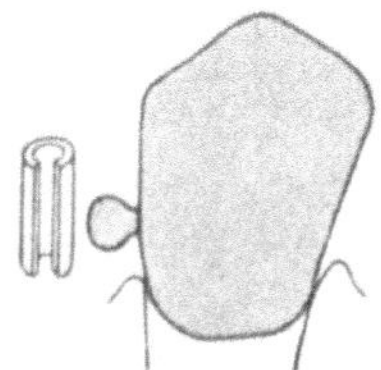

Abb. 624. Kugelkanülengeschiebe nach ROACH.

Gelenk in das Zentrum des Pfeilers zu legen. Eine praktisch brauchbare Verwirklichung haben sie aber bisher noch nicht gefunden. Sofern von den mit ganz kurzem Hebelarm wirkenden Momenten überhaupt eine Gefahr ausgehen kann, wird ihr daher vorerst durch Versteifung mehrerer Pfeiler untereinander entgegengewirkt werden müssen, was ja bereits allgemein als wünschenswert bezeichnet worden ist.

An die Stelle des Kugelkanülengeschiebes kann bei vielen Arbeiten in vorteilhafter Weise das sog. *Flachknopfgeschiebe* treten. Der den Charakter einer Kugelkalotte tragende Flachknopf vermag den geringen praktisch eintretenden Bewegungsausschlägen der Prothese ausreichenden Spielraum zu gewähren. Ohne daß eine Behinderung der erforderlichen Bewegungsfreiheit eintritt, nimmt das Flachknopfgeschiebe weniger Raum ein und verringert die Gefahr der Übertragung kippender Kräfte auf die Pfeiler.

Die *Gilmorereiter* bestehen aus einer geschlitzten Kanüle, die einen Draht von kreisrundem oder kantigem Querschnitt federnd umgreift. Für eine als Gelenk zu betrachtende Verbindung sind die von kreisförmigem Querschnitt geeignet. Hier ist die Achse des Gelenkes von vornherein durch die Achse des zylindrischen Drahtes festgelegt. Wenn mehrere zur Verankerung dienende Gilmorereiter eine gelenkige Bewegung des Prothesenkörpers gegenüber

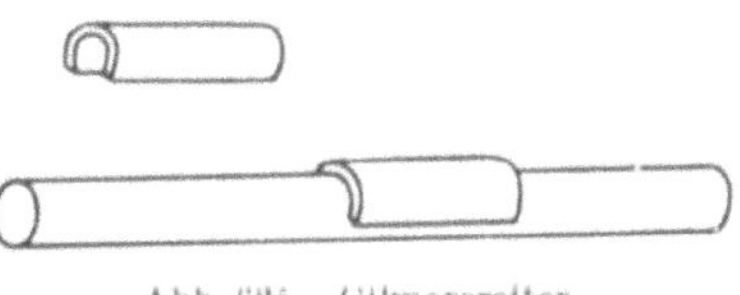

Abb. 625. Gilmorereiter.

den Pfeilern zulassen sollen, müssen sie daher sämtlich einen in gerader Linie verlaufenden Draht umgreifen. Ist der Draht gekrümmt, so daß die Achsen der einzelnen Reiter nicht zusammenfallen, ist die Wirksamkeit des Gelenkes aufgehoben. Eine Bewegung des Prothesenkörpers gegenüber den Pfeilern kann dann nur durch Auslösung elastischer Kräfte vor sich gehen, die von den Pfeilern aufgenommen werden müssen. Größere Unterschiede in der Achsenrichtung mehrerer Gilmorereiter, wie sie die Anbringung in den verschiedenen Abschnitten des Zahnbogens nach sich zieht, vermögen die Konstruktion vollkommen stabil zu gestalten. Eine derartige Anlage der Gilmorereiter kann daher auch nur verantwortet werden, wenn die Sicherheit besteht, daß die Pfeiler dieser Beanspruchung gewachsen sind. Da das Prinzip der gelenkigen Verbindung dann aber vollkommen verlassen ist muß die Frage geprüft werden, ob nicht andere Anker anzuwenden sind.

Bei den für die gelenkige Verbindung der gestützten Prothese mit den Pfeilern empfohlenen Ankern müssen hier ferner die *Sattel- und Deckelklammern* genannt werden. Die uns bereits bekannte umfassende *Sattelklammer* stützt sich mit einer schwalbenschwanzförmigen Einlagefüllung auf die Kaufläche des Pfeilers. Ihrer Form und Lage nach dient sie sowohl der Kompensation vertikaler wie horizontaler Kräfte, während die Klammer die Sicherung gegen Zug liefert.

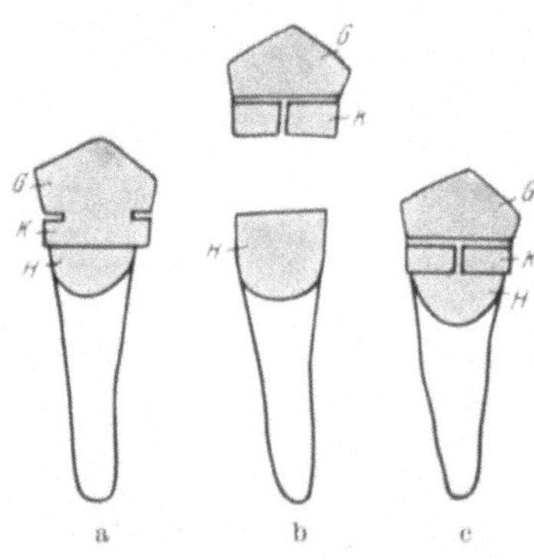

Abb. 626. Deckelklammer nach RUMPEL. a Linguale Seite. b und c Buccale Seite. G Gußdeckel mit Klammer K; Stumpf mit Metallkappe H.

Ist die Sattelklammer nur an einem Ende des Prothesenkörpers angebracht, ruht sie aber nicht so fest in der für sie ausgesparten Kavität, daß sie nicht eine Kippung in dem erforderlichen Umfang zuließe, ohne daß es zu einer Beanspruchung der Pfeiler durch Kippmomente käme. Das Drehmoment vermag dagegen die Sattelklammer nicht auszuschalten, es muß daher ebenso wie bei den bisherigen Ankern durch eine Versteifung bereits kompensiert sein.

Die *Deckelklammer* RUMPELs ist der umfassenden Sattelklammer nahe verwandt. Man braucht sich nur vorzustellen, das Inlay der Sattelklammer sei auf die ganze Kaufläche ausgedehnt. Die Wirkungsweise der Deckelklammer muß daher auch derjenigen der Sattelklammer ähnlich sein. Da aber die gesamte Kaufläche gegenüber dem Pfeiler beweglich ist, vermag dieser Anker, auch wenn der Pfeiler keinen ganz runden Querschnitt hat, unter Inanspruchnahme der Elastizität der Klammer selbst Drehmomente auszuschalten, was bei der Sattelklammer nicht zutrifft, was aber auch bei zweifach gestützten Prothesen, wie wir gesehen haben, nicht von großer Bedeutung ist. Die Herrichtung der Deckelklammer geschieht so, daß der den Anker aufnehmende Pfeiler für eine

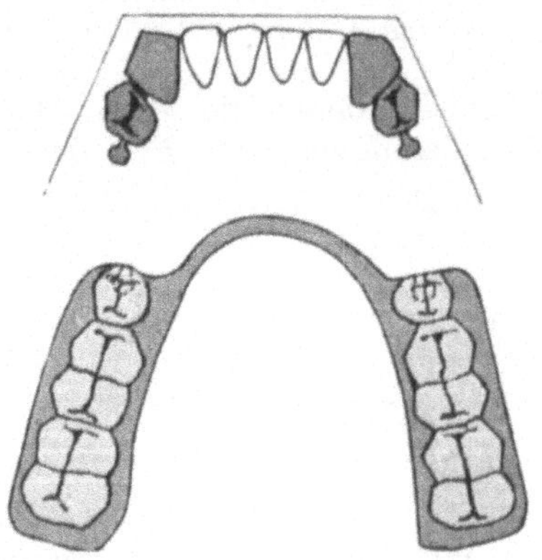

Abb. 627. Gestützte Prothese, jederseits durch Kugelkanülengeschiebe nach ROACH an dem mit dem Eckzahn versteiften ersten Prämolaren verankert.

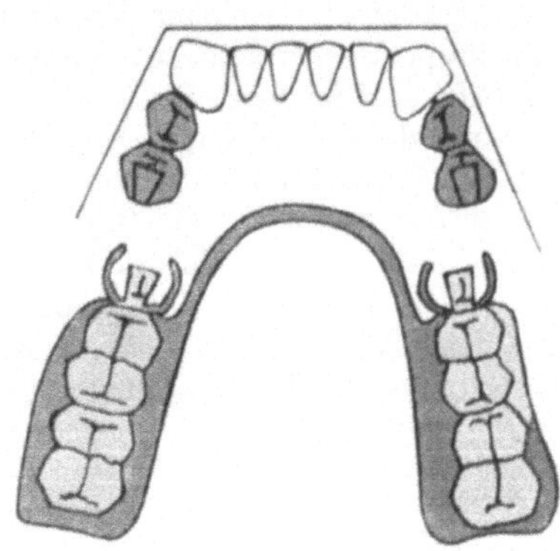

Abb. 628. Gestützte Prothese durch umfassende Sattelklammern jederseits an den untereinander versteiften beiden Prämolaren verankert.

Hülsenkrone vorbereitet, in der Höhe aber stark gekürzt wird. Die Verankerung setzt daher leider auch die Devitalisation des Pfeilers voraus. Der Stumpf wird sodann mit einem Band umgeben, das durch einen planen Deckel abgeschlossen wird. Um den Stumpf wird eine etwa 2 mm hohe Bandklammer gelegt und der Stumpf nach der Kaufläche zu ergänzt. Dieser Kronenkörper wird mit dem mittleren Teil der Klammer verlötet, während die freien Enden ihre Federung behalten.

Zusammenfassend ist also zu sagen, daß die Geschiebe nach ROACH, *die Sattel-
und Deckelklammern bei der Verankerung einer gestützten Prothese an zwei in verschiedenen Abschnitten der Zahnreihe stehenden Pfeilern in Betracht kommen,
während die als Scharnier wirkenden Gilmorereiter zweckmäßig nur dort anzuwenden sind, wo die beiden als Pfeiler dienenden Zähne durch eine feste gerade
Achse verbunden werden können.* Wenn es sich also z. B. um einen Fall handelt,
bei dem im Unterkiefer noch die Schneidezähne, Eckzähne und ersten Prämolaren
stehen, während die zweiten Prämolaren und die Molaren fehlen, so kommt als
Ersatz für die fehlenden Zähne die gestützte Prothese in Betracht. Da mit
stärkeren vertikalen Kräften im Bereich der Molaren zu rechnen ist, muß die
Verankerung der gestützten Prothese labil sein. Die ersten Prämolaren werden
daher je nach ihrem Zustand mit einer Four-
nierkrone, Hülsenkrone oder Stiftkrone versehen, die an der distalen Fläche die Kugel
eines Roachgeschiebes erhält, während die
verschlossene geschlitzte Kanüle am mesialen
Ende des dem Alveolarkamm sattelförmig aufliegenden Prothesenkörpers angebracht wird.
Um die horizontal an den rechts und links
befindlichen Teilen des Prothesenkörpers angreifenden Kräfte zu kompensieren, werden
die Sattelteile durch einen Versteifungsbügel
verbunden, der der Lingualfläche des mittleren
Alveolarfortsatzabschnittes entlang läuft. Diese
Versteifung bedingt aber, daß auf die Pfeiler
starke Schubmomente übertragen werden. Um
der Möglichkeit, daß die Pfeiler hierdurch
geschädigt werden könnten, entgegenzutreten,
müssen die ersten Prämolaren daher ihrerseits
mit den vor ihnen stehenden Eckzähnen versteift werden, was durch Anbringung einer
Halbkrone, die mit dem Prämolarenanker verlötet wird, zu erreichen ist. Auf Verwendung
zweier nebeneinanderstehender Pfeiler in jeder

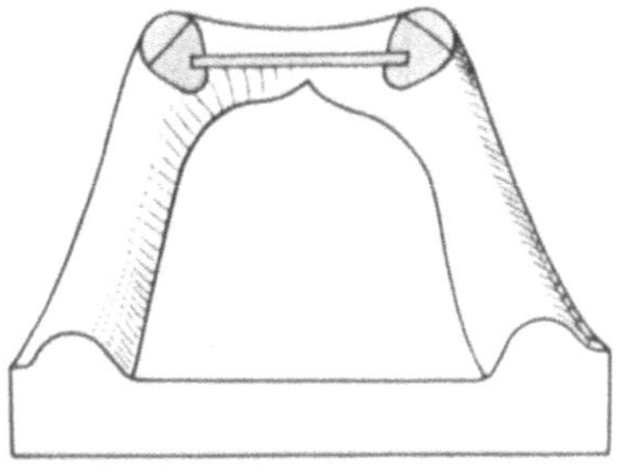
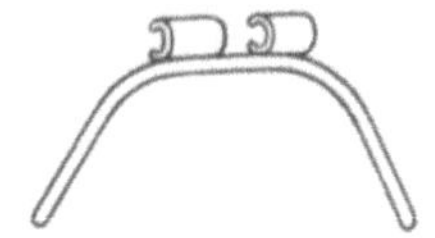

Abb. 629. Gestützte Prothese auf zwei
unteren Eckzahnwurzeln als Pfeilern,
die durch Kappen abgedeckt und mittels
Drahtbügel in transversaler Richtung
untereinander versteift sind. Verankerung der aus Kautschuk bestehenden Prothese durch zwei mit einem Draht in ihr
befestigte Gilmorereiter.

Kieferhälfte sollte in ähnlichen Fällen daher nach Möglichkeit nicht verzichtet
werden. Eine Fortführung der Versteifung über sämtliche Frontzähne hinweg
würde die Sicherheit der Verankerung naturgemäß noch mehr erhöhen. Bei
geschwächten Prämolaren- und Eckzahnpfeilern kann diese Maßnahme notwendig werden, während sie unter normalen Verhältnissen entbehrt werden
kann. Statt der Roachgeschiebe könnten eventuell auch Sattel- oder Deckelklammern als Anker dienen. Eine Änderung würde die Konstruktion im übrigen
dadurch nicht erfahren.

Sind in einem Falle dagegen nur noch die beiden erhaltungsfähigen Eckzahnwurzeln vorhanden, so können sie durch gegossene Stiftkappen abgeschlossen
und durch einen runden Draht miteinander versteift werden. Zwei Gilmorereiter werden dann in einer den gesamten Alveolarkamm deckenden Platte so
befestigt, daß sie die Verbindung mit der Drahtversteifung der Pfeiler herstellen.
Sie können dann als Scharnier für die im Molarenbereich wirksamen vertikalen
Kräfte wirken, während die im Frontzahngebiet wirksamen Kräfte zum größten
Teil auf die Pfeiler als Druck fortgeleitet werden.

Es mag hier eingefügt werden, daß es für den mechanischen Wirkungsgrad
prinzipiell gleichgültig ist, ob der Prothesenkörper aus Metall oder aus Kautschuk
hergestellt ist; daraus ergeben sich lediglich technische Unterschiede. Besonders
erwähnt sei nur, daß in jedem Falle die der Kappe aufgeschliffenen Flächen der

Eckzähne durch Metall zu schützen sind, da sonst die auf sie von unten her einwirkenden Kaukräfte ebenso leicht zu Beschädigungen der Facetten Anlaß geben, wie die direkte Übertragung von Kaukräften auf Porzellanfacetten bei mangelhaftem Schneidenschutz.

Besondere Schwierigkeiten erwachsen der Verankerung der gestützten Prothese, wenn sie nicht nur an zwei Ankern ihren Halt findet, die um eine gemeinsame

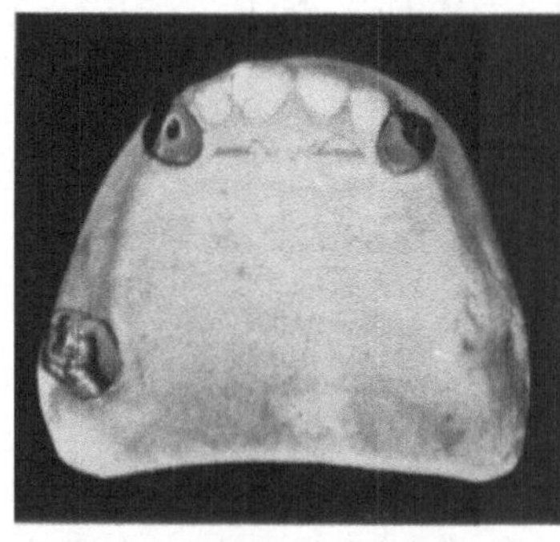

a

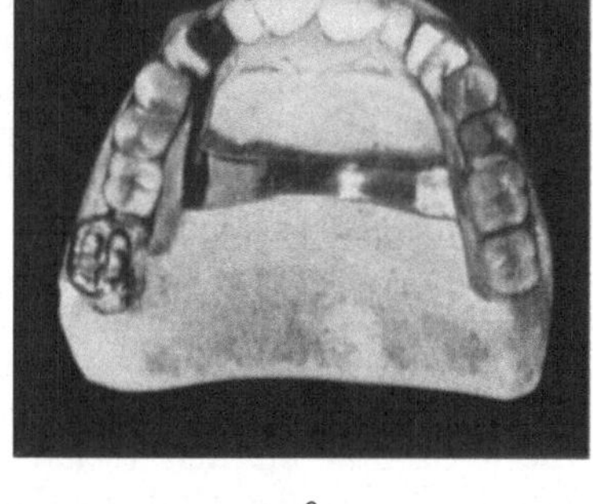

c

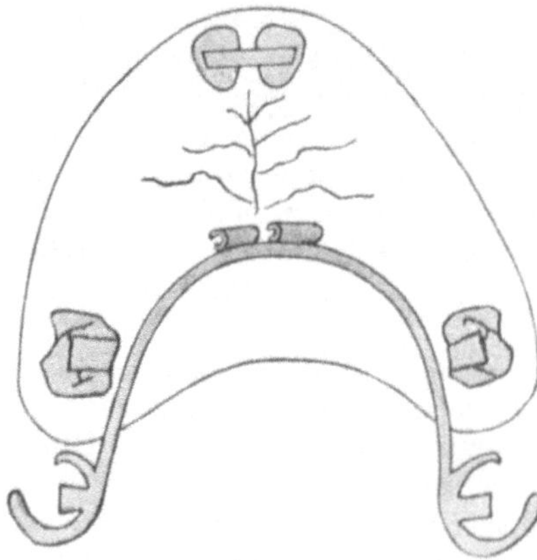

b

Abb. 630. Gestützte Prothese durch zwei Federstifte und eine umfassende Sattelkammer an drei voneinander entfernt stehenden Pfeilern verankert. a Modell mit sekundären Teilankern, b Prothesenkörper mit primären Teilankern, c Prothese in situ.

Achse die Betätigung eines Gelenkes zulassen, andererseits aber auch nicht an vier weit voneinander entfernten Stellen Pfeiler vorhanden sind, die gestatten würden, die Verankerung der gestützten Prothese völlig stabil zu gestalten. Es seien z. B. in einem Kiefer noch die beiden Eckzahnwurzeln und ein Weisheitszahn vorhanden. Die drei Pfeiler sollen zu schwach sein, um eine Brücke tragen zu können, so daß auch der Zahnersatz innerhalb ihres Bereiches durch den Alveolarkamm unterstützt werden muß. Wie ist die Verankerung der gestützten Prothese zu gestalten, damit sie die Tragfähigkeit ihrer Pfeiler ausnutzt, ihre Überlastung aber verhindert? Kein Prothesenkörper läßt sich mit drei nicht in einer geraden Linie stehenden Pfeilern so verbinden, daß alle drei Anker gleichzeitig der Druckübertragung dienen und trotzdem als gelenkig zu betrachten wären. Würde z. B. der Prothesenkörper an der Stelle belastet, an der er pfeilerlos endet, so könnte eine gelenkige Bewegung

Abb. 631. Verankerung einer gestützten Prothese an drei voneinander entfernt liegenden Punkten, teils durch Gilmorereiter, teils durch Sattelklammern. (Umzeichnung nach SCHRÖDER.)

nur um eine Achse stattfinden, die den vorhandenen Weisheitszahn mit dem Eckzahn der anderen Seite verbindet. Senkt sich der pfeilerlos endende

Prothesenteil bei einer Bewegung um diese Achse, müßte sich der Prothesenkörper aber von dem mittleren Pfeiler abheben. Eine solche Bewegung des Prothesenkörpers müßte als sehr störend empfunden werden. Da eine voll befriedigende gelenkige Verbindung nicht geschaffen werden kann, fragt sich daher, ob nicht die starre Verbindung zu verantworten ist. Hierauf kann auf Grund der klinischen Erfahrung wenigstens in einer Reihe von Fällen

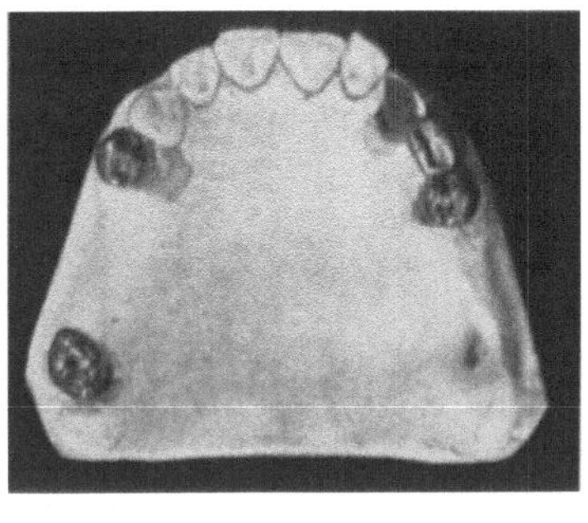

a

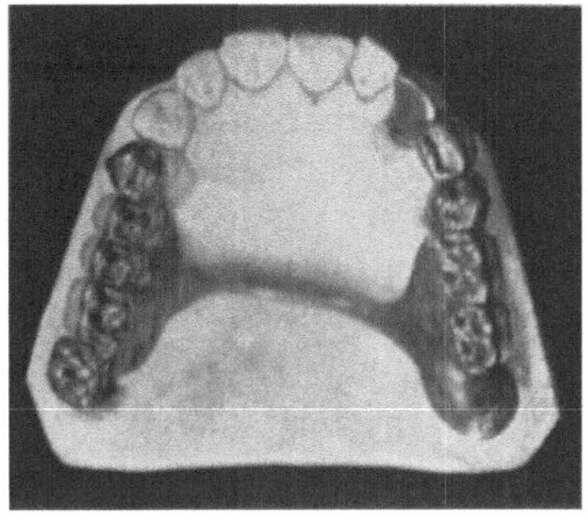

c

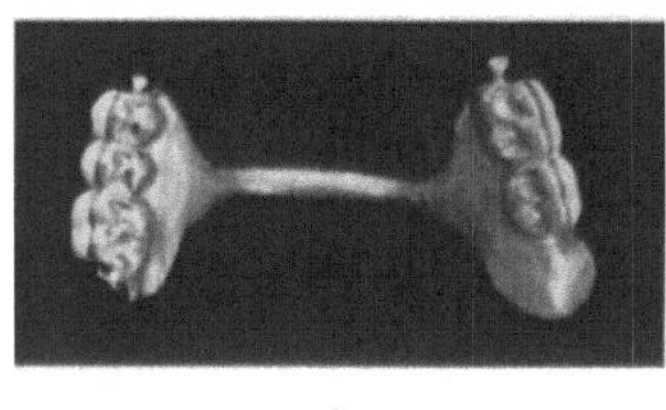

b

Abb. 632. Gestützte Prothese an drei voneinander entfernt stehenden Pfeilern durch zwei Gollobin- und ein Chayesgeschiebe verankert. a Modell mit sekundären Teilankern, b Prothesenkörper mit primären Teilankern, c Prothese in situ.

eine bejahende Antwort erteilt werden. Wenn der freiendende Prothesenteil unter der Wirkung der Kaukräfte eine Senkung erfährt, so wird die schädliche Wirkung des bei stabiler Verankerung auftretenden Kippmomentes bereits durch die Anordnung der Pfeiler abgeschwächt. Außerdem ist damit zu rechnen,

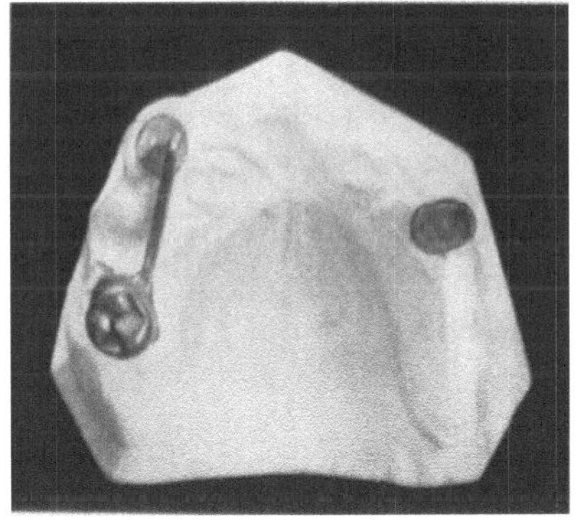

a

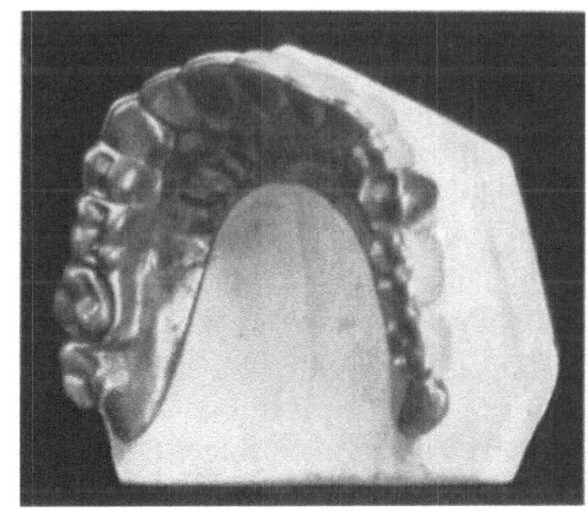

b

Abb. 633. Gestützte Prothese in der rechten Kieferhälfte durch Gilmorereiter, in der linken durch Deckelklammer nach RUMPEL verankert. a Modell mit sekundären Teilankern, b Prothese in situ.

worauf RUMPEL wiederholt aufmerksam gemacht hat, daß der Patient auf Grund des Tastgefühls das Kaugeschäft an die Stellen verlegt, an denen er die größte Sicherheit verspürt, also in den Pfeilerbereich oder mindestens in die Nähe des letzten Pfeilers. Starke, dem Pfeilersystem schädliche kippende Kräfte werden dadurch ausgeschaltet. Mit diesen Erwägungen kann auch die Befürchtung entkräftet werden, daß der Alveolarkamm unter dem freiendenden Prothesenkörper besonders stark und schnell der Atrophie unterliegen und seine Unterstützung für den Prothesenkörper verlorengehen könnte. Die starre Verankerung des Prothesenkörpers kann also bei einer dem Beispiel gleichen oder ähnlichen Anordnung der Pfeiler einer unvollkommenen gelenkigen Verbindung oft vorgezogen werden.

Neben den erwähnten Verankerungsmitteln spielt in den letzten Jahren noch die *Auflageklammer* eine besondere Rolle.

Klammern haben allerdings bei der Befestigung des partiellen Zahnersatzes von jeher eine große Bedeutung besessen. In der Form, in der die Klammern früher fast immer zur Anwendung gekommen sind, haben sie jedoch ihren Zweck nur schlecht erfüllt. Bei günstiger Lagerung haben sie zwar einen Halt gegen Zugkräfte und damit eine Sicherung gegen Ablösung des Ersatzes von der Unterlage gewährt, die Art ihrer Anwendung hat aber gegen die Forderung verstoßen, daß der Zahnersatz nicht nur vorhandene Lücken schließen, sondern der Erhaltung des natürlichen Zahnbestandes dienen soll.

Als Folgen der unzweckmäßigen Klammerverankerung sind einmal Schäden an den Hartsubstanzen der umklammerten Zähne zu beobachten und zum anderen Zerstörungen ihres Halteapparates.

Die Zerstörung der Hartsubstanzen beruht nicht, wie vielfach fälschlich angenommen wird, vorwiegend auf scheuernder, mechanischer Wirkung, sondern weit mehr darauf, daß sich zwischen Zahn und Klammer gährungsfähige kohlehydrathaltige Speiseteile festsetzen und nach längerem Verweilen zunächst die oberflächliche Entkalkung des Schmelzes einleiten. Die Zerstörung der harten Zahnsubstanzen wird daher besonders durch Klammern begünstigt, die durch ungenaue Adaptierung gefährliche Spalten zwischen sich und der Zahnoberfläche zulassen. Sie hat sich vor allem bei den breiten, aus Blech hergestellten Bandklammern gezeigt. Durch Verwendung der schmäleren Draht- und der exakter anliegenden Gußklammern kann sie erheblich eingeschränkt werden. Zu ihrer völligen Ausschaltung ist aber auch peinliche Mundpflege unerläßlich. Es dürfen kohlehydrathaltige Speiseteile besonders bei den Trägern von Zahnersatz nicht so lange in der Mundhöhle verweilen können, daß die Bildung von Säuren möglich ist!

Die beobachteten Schädigungen des Halteapparates der umklammerten Zähne beruhen teils auf direkter Reizung des marginalen Randes des Parodontiums, teils auf der unkompensierten Druckübertragung horizontaler Kaukräfte.

Die direkte Reizung des marginalen Randes des Zahnfaches kann entweder durch unzweckmäßige Anlage der Klammer bedingt sein oder dadurch, daß eine richtig angelegte Klammer mit dem Zahnfleischsaum Berührung erlangt, nachdem der die Prothese tragende Alveolarkamm etwas atrophiert ist.

Da das Abgleiten jeder nur den Zahnumfang umfassenden Band- oder Drahtklammer nach dem Zahnhals zu eintreten muß, wenn eine Prothese der Atrophie eines Alveolarkammes folgt, ergibt sich daraus die Notwendigkeit, das cervicale Abrutschen der Klammern durch Abstützung an der Kaufläche oder anderen geeigneten Formelementen der Zahnoberfläche zu verhüten. Die einfachen Band- und Drahtklammern sind daher durch die Klammern mit Auflagen ersetzt worden, eine Klammerform, die zugleich der bereits besprochenen Erkenntnis dient, daß der vorhandene Zahnbestand so weit wie möglich und zulässig zur Druckübertragung herangezogen wird. In welcher Weise die Klammerauflage technisch hergestellt wird, ist für ihre Wirksamkeit unwesentlich; sie läßt sich bei Gußklammern wie bei den aus Draht gebogenen Klammern in gleicher Weise anbringen.

Soweit Schädigungen des Halteapparates der umklammerten Zähne auf übermäßige Beanspruchung durch horizontale Kraftanteile zurückzuführen sind, kommen wieder zwei ursächliche Momente in Betracht: erstens unzweckmäßige Anordnung der Klammern in ihren Beziehungen zu den noch vorhandenen natürlichen Zähnen wie auch zu den ersetzten künstlichen und zweitens ungünstige Materialeigenschaften.

Da die natürlichen Zähne vor allem durch Kräfte gefährdet sind, deren Richtung nicht mit der Achse der belasteten Zähne zusammenfällt, sind umklammerte Zähne besonders dann gefährlichen Beanspruchungen ausgesetzt, wenn die an dem Zahnersatz angreifenden Kaukräfte zu einer stärkeren Bewegung der Prothese zu führen vermögen. Die Anordnung der Klammern muß also

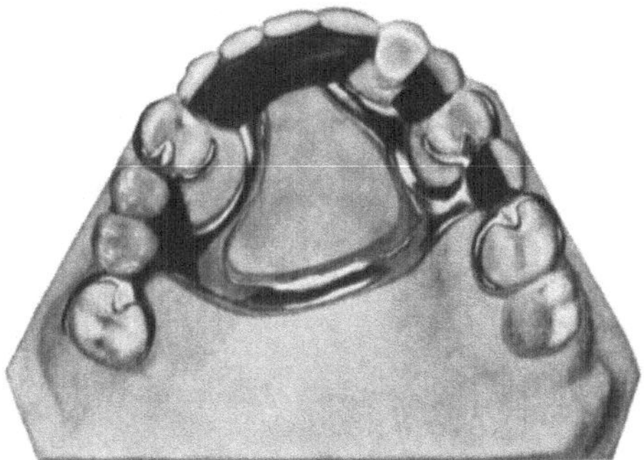
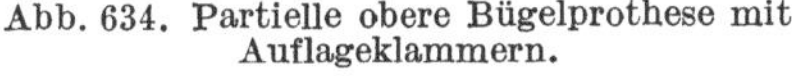

Abb. 634. Partielle obere Bügelprothese mit Auflageklammern.

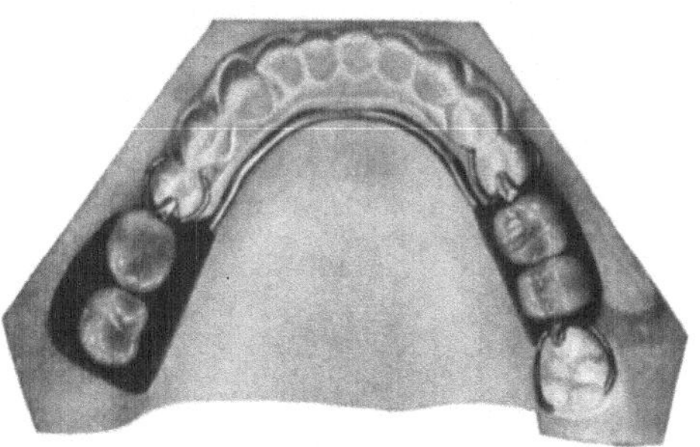

Abb. 635. Partielle untere Bügelprothese mit Auflageklammern.

größere Bewegungsausschläge auf der nachgiebigen Schleimhautunterlage zu verhüten trachten.

Am sichersten wird das erreicht, wenn drei oder gar vier Klammern, die nicht auf einer geraden Linie liegen, anzubringen sind. Diese Bedingungen sind aber auch nur in den Fällen gegeben, wo der gestützte Ersatz an Stelle von Brücken aus sozialen Gründen angewandt werden muß. Am günstigsten liegen in solchen Fällen die Bedingungen, wenn sich bei der Anlage von vier Klammern die Verbindungslinien je zweier diagonal einander gegenüberliegender Klammern nahe der Mitte des Ersatzes schneiden, bei der Anlage von drei Klammern, wenn der Abstand je zweier Klammern untereinander annähernd gleichmäßig ist. Ist dagegen nur die Möglichkeit vorhanden, lediglich zwei Klammern anzulegen, wird für die die Klammern verbindende Klammerlinie ein Verlauf angestrebt werden müssen, der diagonal durch die Prothese hindurchgeht. Eventuell können statt Klammern, die nur je einen Zahn umgreifen, solche angewandt werden, die zwei benachbarte Zähne umfassen.

Am ungünstigsten aber wird die Aussicht auf Ausschaltung der von der Klammerverankerung ausgehenden Schädigungen auf den Halteapparat, wenn die zu umklammernden Pfeiler so nahe beieinander stehen, daß die Klammerlinie an den Rand der Prothese rückt. Eine solche Anordnung wird nur zu wählen sein, wenn eine andere Möglichkeit nicht besteht.

Ungünstige Materialeigenschaften der Klammern können aber zu Schädigungen des Halteapparates der umklammerten Zähne führen, wenn die Elastizität des Klammermaterials einerseits nicht der Nachgiebigkeit des den Prothesenkörper tragenden Schleimhautpolsters und andererseits nicht der Widerstandsfähigkeit des Halteapparates der umklammerten Zähne Rechnung trägt. *Ein bestimmtes Klammermaterial ist daher nicht für alle Fälle gleichmäßig geeignet.* Stark nachgiebiger, schwammiger Schleimhautbezug und geschwächte Pfeiler

bedingen ein Klammermaterial von hohen elastischen Eigenschaften und umgekehrt.

Hier ist von Bedeutung, daß nicht nur die Art des Klammermaterials, sondern
auch seine Dimension die Höhe der elastischen Deformierung bei gleicher Beanspruchung beeinflußt. Das gilt sowohl für die den Pfeiler umfassenden Klammerarme, wie auch für den die Verbindung mit dem Ersatz herstellenden Klammerfuß,
und zwar nimmt der Grad der elastischen Deformierung mit Verringerung des
Materialquerschnittes (Durchmesser der Drähte) und mit der Länge des bean-
spruchten Materials in potenzierter Form zu. Mit einiger Erfahrung hat man es deshalb in der Hand, sehr verschiedenen Bedingungen Rechnung zu tragen.

Neben der Ausnutzung der Elastizität, die in dem sog. ,,stress-breaker" der Amerikaner den Höhepunkt erreicht oder besser schon eine Übertreibung erfahren hat, spielen aber auch noch labile Verbindungen mit der Prothese eine Rolle. Schon früher ist hier insbesondere auf

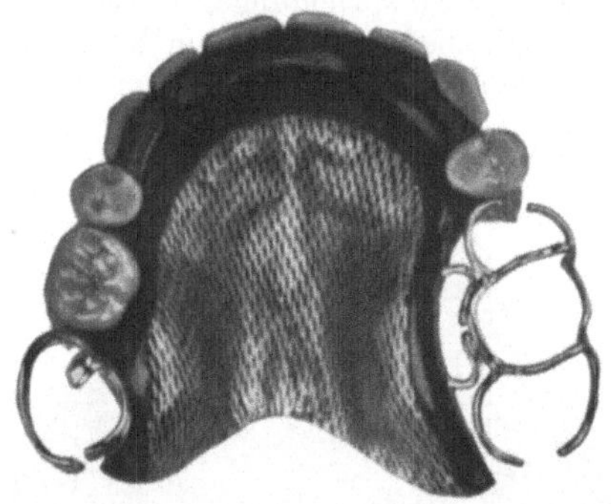

Abb. 636. Partielle obere Prothese mit ge-
stielter modifizierter JACKSON-Klammer und
Schleifenauflageklammer. Herstellung der
Prothesenbasis mittels Telaplatte.

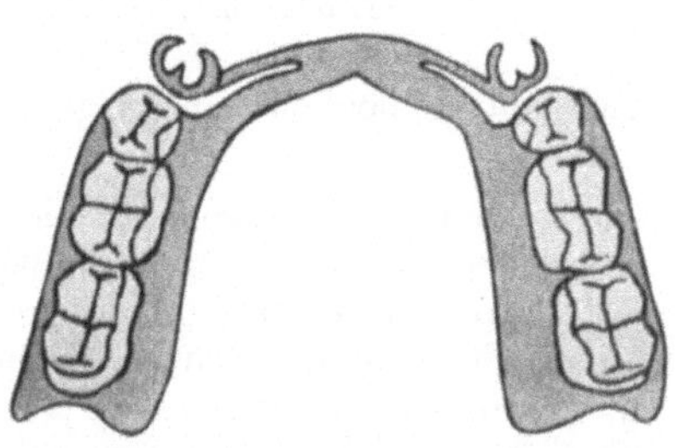

Abb. 637. Befestigung eines unteren partiellen
Zahnersatzes durch stress-breaker.

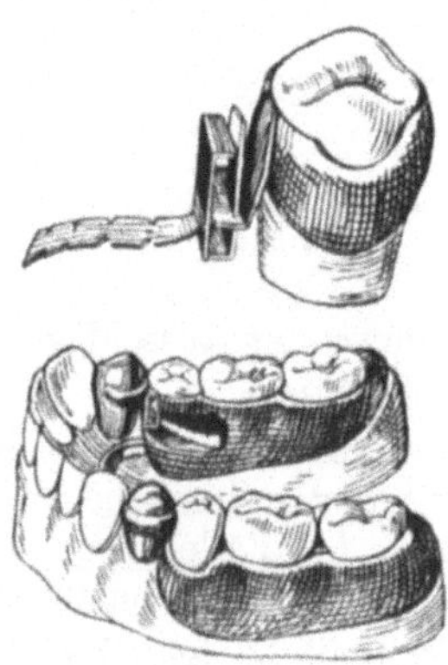

Abb. 638. Klammergeschiebe nach DRESH.
(Aus SCHRÖDER: Zahnärztl. Rdsch. 1924.)

das DRESH-Geschiebe hingewiesen worden. Die Konstruktion des mit der Klammer
in Verbindung stehenden Geschiebes gestattet der Prothese, schädigenden, insbesondere auf die Pfeiler kippend wirkenden Druckkräften auszuweichen. Sobald
aber Kräfte auftreten, die die Prothese von der Unterlage abzuheben trachten,
tritt ein Anschlag in Funktion, der dies verhindert.

Zur Verhütung des Ablösens der Prothese von der Unterlage ist im übrigen
von Wichtigkeit, daß die Klammer den Zahn richtig umfaßt. Von dem Klammer-
körper aus sollen die Klammerarme nach mesial oder nach distal über den größten
Durchmesser der Zahnkrone hinweggreifen, und sie sollen oberhalb und unterhalb
der Linie liegen, die alle Punkte verbindet, welche von der durch die Einführungsrichtung der Prothese festgelegten Achse der Zahnkrone den größten Abstand
haben. Da die Einführungsrichtung einer Prothese von der Stellung der noch
vorhandenen natürlichen Zähne abhängig ist und letztere in einem verstümmelten
Gebiß oft nicht mehr ihre normale Stellung einnehmen, stimmt die genannte
Linie keineswegs immer mit den anatomisch am stärksten ausladenden Teilen
der Krone überein. In schwierigen Fällen ist deshalb die Einführungsrichtung
der Prothese als Mittel aus den Neigungswinkeln der verschiedenen zu um-

klammernden Zähne zu ermitteln und mit einem Klammerzeichner der Verlauf der Klammer an der Oberfläche aller zu umklammernden Zähne anzuzeichnen.

In den Fällen, in denen der Verlauf der Klammerlinie nicht diagonal durch die Prothese hindurch geführt werden kann, kommen zur Verhütung der Ablösung von der Unterlage schließlich auch noch die sog. *Kippmeider* in Betracht.

Als ihre älteste Form können vielleicht die sog. *Zahnfleischklammern* angesehen werden. Sie stützen sich im Mundvorhof auf untersichgehende Stellen des Alveolarfortsatzes, wenn eine am gegenüberliegenden Rande der Prothese erfolgende Zugbeanspruchung diese von der Unterlage um eine am vorderen Rande der Prothese liegende Klammerlinie abzukippen trachtet.

Die neuere Form der Kippmeider besteht in Abstützungen an der Oberfläche natürlicher Zähne, die sich außerhalb, und zwar vor demjenigen Rand der Prothese befinden, dessen Verlauf der Klammerlinie entspricht und der dem zur Abkippung neigenden Rand der Prothese gegenüberliegt.

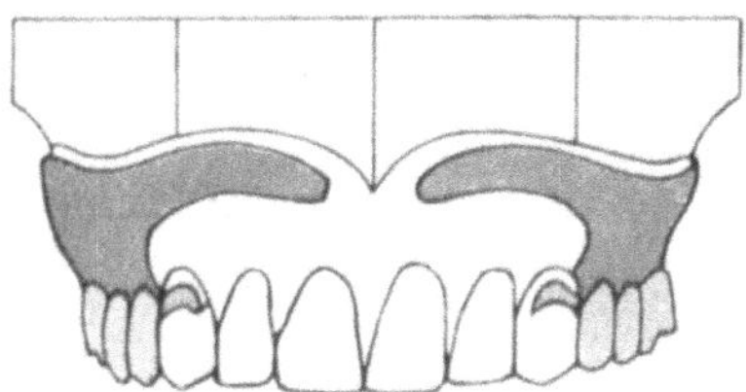

Abb. 639. Partieller Zahnersatz mit Zahnfleischklammern.

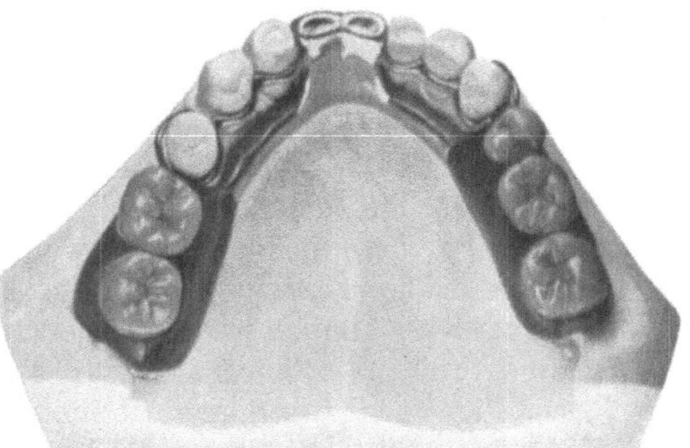

Abb. 640. Partielle untere Prothese mit fortlaufender Klammer.

Diesen Kippmeidern begegnet man deshalb am häufigsten bei oberen und unteren Prothesen, die zur Ergänzung eines Gebisses dienen, das seiner natürlichen Backen- und Mahlzähne beraubt worden ist, das aber die Frontzähne noch sämtlich besitzt. Die Abstützung des Kippmeiders an einzelnen natürlichen Zähnen hat sich weniger bewährt als diejenige an dem gesamten Zahnbestand in der speziellen Form der sog. *endlosen oder fortlaufenden Klammer*, einem sich auf das Cingulum der Frontzähne stützenden gegossenen oder auf einer Feingoldunterlage mit Goldplatindraht gelötetem schmalen Bügel, der kontinuierlich vom linken zum rechten Klammerzahn durchgeführt wird.

Mit dieser Besprechung haben noch keineswegs alle Variationen der recht zahlreichen Verankerungsmöglichkeiten des partiellen gestützten Ersatzes Erwähnung gefunden. Prinzipiell anders geartete Konstruktionen sind aber kaum noch anzuführen. Nach den gegebenen Richtlinien lassen sich im Einzelfall unter der Gesamtzahl der Anker diejenigen auswählen, die den zu stellenden funktionellen und prophylaktischen Ansprüchen am besten entsprechen.

c) Der Behandlungsgang beim Ersatz von Zähnen durch gestützte Prothesen.

α) Die Vorbereitung der Mundhöhle.

Wenn die Anwendung der gestützten Prothese für das Gebiß eines Patienten unschädlich sein soll, ist die erste Bedingung, daß die Mundhöhle in einen hygienisch einwandfreien Zustand versetzt wird. Bei der Gesamtheit der als *Sanierung des Mundes* bezeichneten Maßnahmen ist, ohne auf sie ausführlich einzugehen, folgendes zu beachten:

Erste Bedingung ist eine gründliche *Zahnreinigung*. Beläge und Zahnstein müssen völlig entfernt werden. Zweitens müssen alle cariösen Herde beseitigt werden. Drittens sind alle nicht erhaltungsfähigen oder erhaltungswürdigen

Zähne oder Zahnreste zu entfernen. Die Frage der Erhaltungsfähigkeit eines
Zahnes braucht hier nicht noch einmal erörtert zu werden. Sie ist bereits beim
Kronenersatz zur Sprache gekommen. Nicht jeder Zahn, der erhaltungsfähig
wäre, braucht aber bei der Anfertigung eines partiellen Ersatzes auch erhaltungswürdig zu sein. Wenn wir z. B. in der Anwendung der Mittel beschränkt sind,
können Zähne, die durch Kronenersatz noch zu erhalten wären, ihre Erhaltungswürdigkeit einbüßen, sobald wir von diesem Mittel keinen Gebrauch machen
können. Das gilt insbesondere auch für stark verfärbte Zähne, die der Bleichung
nicht zugänglich sind, für Zähne mit entstellenden Bildungsfehlern oder solche
in anomaler Stellung (z. B. infolge Verlustes der Antagonisten). Die Erhaltungswürdigkeit eines Zahnes wird oft auch entscheidend durch den Zustand seines
Halteapparates beeinflußt. Wenn gelockerte Zähne die regelrechte Ausübung
der Kautätigkeit behindern, kann auch eine gestützte Prothese ihren Zweck
nicht erfüllen. Aber selbst ganz intakte Zähne können nicht als erhaltungswürdig
angesehen werden, wenn ihre Erhaltung die Gebrauchsfähigkeit des anzufertigenden
Ersatzes in stärkerem Grade mindern würde, als der Bestand des Zahnes dem Gebiß
zu nutzen vermag. Das trifft z. B. für Zähne zu, die die letzten einer oberen Zahnreihe darstellen. Sie lassen oft eine ausreichend sichere und dauerhafte Verankerung der Prothese nicht mehr zu, während im Unterkiefer auch ein einzelner
Zahn für uns in dieser Beziehung von großem Wert sein kann, besonders wenn
ein Patient noch nie abnehmbaren Zahnersatz getragen hat. Daß auch der Einfluß
eines Zahnes auf die Bißverhältnisse (Schlußbiß und Bewegungsbiß) die Erhaltungswürdigkeit zu bestimmen vermag, geht bereits aus dem Hinweis auf die
Bewertung anomal stehender Zähne hervor.

Erst wenn die Mundhöhle in einen völlig einwandfreien Zustand versetzt ist,
läßt sich ein sicherer *Behandlungsplan* aufstellen, dessen Festlegung ebenso wie
bei Brücken unerläßlich ist, bevor mit der eigentlichen Anfertigung des Ersatzes
begonnen wird. Die in den folgenden Abschnitten niedergelegten Richtlinien
müssen dabei Berücksichtigung finden.

β) Die Präparation der Pfeiler.

Nachdem der Konstruktionsplan in allen Einzelheiten festgelegt worden ist,
beginnt die Behandlung mit der eventuell erforderlichen Vorbereitung der Pfeiler.
Für diese Maßnahme gelten die gleichen Gesichtspunkte wie für den Brückenersatz, auf die Anbringung der Geschiebe wird aber bereits Rücksicht genommen.
Die Raumfrage und die Erzielung der erforderlichen Parallelität spielen dabei
eine Rolle.

Hier ist sodann noch besonders zu erwähnen, daß auch manche Pfeiler, die
eine Auflageklammer als Anker erhalten, der Vorbereitung bedürfen. Da, wo
ein zu umklammernder Zahn mit seinem Antagonisten zusammentrifft, würde
die auf die Kaufläche übergreifende Klammer zu einer Bißsperrung führen.
Nur durch Abschleifen des approximalen Schmelzrandes an der Kaufläche ist
dann der erforderliche Raum zu gewinnen. Wenn übertriebene Beschleifungen
vermieden werden, wird der Pfeiler durch eine solche Vorbereitung nicht gefährdet.

Der Präparation jedes Pfeilers folgt die Einprobe jeder Krone oder Halbkrone. Erst wenn diese Teile der Verankerung sämtlich fertiggestellt sind und
sich bei der Kontrolle als einwandfrei erwiesen haben, wird an die Herstellung
der Prothese selbst gedacht. Dazu sind besonders einwandfreie Modelle erforderlich.

γ) Das Abdrucknehmen.

Für die Wahl des Abdruckverfahrens ist die Form und Stellung der vorhandenen Zähne entscheidend. Die größte Bedeutung kommt hier wohl immer
noch dem anatomischen *Gipsabdruck* zu. Bei zweckmäßiger, der Kieferform

entsprechender Auswahl des Abdrucklöffels liefert das Material eine raum- und formgetreue Wiedergabe der Zahn- und Kieferformen, die der genauen Anpassung des Ersatzes zugute kommt. Die Möglichkeit, Serienlöffel durch Auftragen von Stents oder Wachs an den Rändern oder auch in der Gaumenmitte der Kieferform anzupassen, muß ausgenutzt werden. Diese Maßnahme kann für den Erfolg entscheidend sein.

Als Nachteil des Gipsabdruckes muß festgestellt werden, daß er nicht nur die für die Prothese wichtigen Teile des Mundes genau wiedergibt, sondern auch störende Stellen. Bei konvergierend angeordneten Kronen können die unter sich gehenden Räume für die Prothese nicht ausgenutzt werden. Wenn sie auf diese übergreift, kann sie nicht von dem Modell entfernt oder im Munde nicht an ihren Platz gebracht werden. Dieser Nachteil kann aber bei der Einprobe ausgeglichen werden. Wo der von der Platte eingenommene Raum keine untersichgehenden Stellen aufweist, stehen der Anwendung des Gipsabdruckes überhaupt keine Bedenken entgegen. Wo Kronen- und Halbkronen in ihrer Stellung zueinander festgehalten werden müssen, ist sie unerläßlich.

Sind dagegen zueinander konvergierende lange und gewölbte Zähne vorhanden, ohne daß diese mit Kronen oder Halbkronen ausgestattet werden, vermag die Anwendung der von KENNEDY und KÖHLER propagierten *Kerrschlüsselstück*methode Vorteile zu bringen. Ihr Prinzip ist dadurch gekennzeichnet, daß der Abdruck mit Kompositionsabdruckmasse in mehreren Teilen gewonnen wird: der von der Platte eingenommene linguale Teil mit den vorhandenen Kauflächen für sich und der buccale Rand in mehreren Abschnitten für sich. Wesentlich ist ferner, daß bei der Entfernung des Abdrucks aus dem Munde an den untersichgehenden Stellen Verzerrungen auftreten müssen, die einen Anhalt für die Begrenzung der Prothese abgeben, wenn Einführung des Plattenersatzes und Entfernung des Abdrucks in der Richtung übereinstimmen. Die günstigste unter ihnen ist also von vornherein auszuwählen. Besondere randlose Abdrucklöffel sind hierbei unentbehrlich. Das Vorgehen ist kurz folgendes: Ein Abdrucklöffel wird in seiner Ausdehnung dem äußeren Umfange der vorhandenen Zähne angepaßt. Auf der Zungen- oder Gaumenfläche des Löffels wird plastische Abdruckmasse befestigt, den Mundverhältnissen nach verteilt und an die Zahnreihe angepreßt. Nach buccal überquellender Überschuß wird kauflächenwärts fortgedrückt. Die Buccalflächen der Zähne bleiben vorerst frei. Je nach dem Grad der untersichgehenden Räume wird der Abdruck noch vor oder erst nach völliger Erhärtung der Masse in der vorher festgelegten Richtung aus dem Munde entfernt. Außerhalb des Mundes erfolgt gründliche Abkühlung und Abtragen der Überschüsse. Die Wangenseite des Abdrucks soll in der Richtung der Buccalfläche der Zähne als scharfe Schnittfläche verlaufen. Zur Beobachtung gelangende Fehler müssen durch nochmaliges Erweichen der betreffenden Stellen oder Nachtragen von Masse korrigiert werden. Das fertiggestellte Mittelstück wird auf seinen Sitz geprüft. Nunmehr folgt die Abformung der Buccalfläche in Teilstücken, die scharf aneinander grenzen, distal beginnend und bis zur Mitte fortschreitend. Jedes Teilstück wird außerhalb des Mundes auf seinen Sitz geprüft, bevor das nächste hergestellt wird. Bei sorgfältigem Vorgehen wird die aufgewandte Mühe durch exakten Sitz der danach angefertigten Prothese belohnt.

δ) Die Modelle.

Müssen schon an die Modelle bei allen prothetischen Behandlungen als Basis der technischen Arbeiten sehr hohe Anforderungen gestellt werden, so gilt das vielleicht in ganz besonders gesteigertem Maße für Modelle zur Anfertigung gestützter Prothesen.

Wichtig ist nicht nur absolute Form und Raumgenauigkeit, sondern auch große Härte. Selbst guter Alabastergips ist für diese Zwecke kein ausreichendes

Material. Marmorzement, Moldano, Spence seien als geeignet besonders genannt. Auf die Unterschiede in den Materialeigenschaften kann hier nicht näher eingegangen werden. Jeder der genannten Werkstoffe hat bestimmte Vorzüge und gewisse Nachteile.

Von Bedeutung ist ferner die Erzielung besonders glatter, porenfreier Modelle. Zur Erreichung dieses Zieles sei schon auf die vorbereitende Bearbeitung des Abdrucks (Isolierung mit Schellack usw.) verwiesen. Die fertigen Modelle können durch Behandlung mit Acetoncelluloidlösungen und Etikettenlack noch verbessert werden.

Auf den Wert dieser Maßnahmen für exakte Gußklammern sei besonders verwiesen. Sie erhöhen aber auch den zu erzielenden Erfolg bei anderen Arbeitsvorgängen.

<h3 style="text-align:center">ε) Das Bißnehmen.</h3>

Besondere Aufmerksamkeit ist im Behandlungsgang des partiellen Zahnersatzes sodann den *Bißverhältnissen* zuzuwenden. Auch ein noch teilweise bezahnter Kiefer vermag nur in wenigen Fällen ausreichende Anhaltspunkte für Länge und Richtung der künstlichen Zähne zu geben. Bisweilen vermag ein Modell des Gegenkiefers die fehlenden Daten zu liefern. Oft vermögen wir aber auch zwei Modelle nicht ohne besondere Hilfe in der richtigen Weise zusammenzusetzen. Nur wenn beide Zahnreihen an drei nicht auf einer geraden Linie liegenden Punkten Kontakt halten, werden die Lagebeziehungen außerhalb des Mundes sicher fixiert. Meist ist diese Voraussetzung nicht mehr erfüllt. Für die Beurteilung der verschiedenen Fälle kommt nun in Betracht, daß am Lebenden die untere Zahnreihe gegenüber der oberen noch durch die beiden Gelenke abgestützt wird. Im Munde ist also die Bißlage noch fixiert, wenn nur ein Antagonistenpaar mit Kauflächen vorhanden ist. Sowohl für die Stellung der Kiefer zueinander in horizontaler Richtung — *Bißart* — wie in vertikaler — *Bißhöhe* — schließen sie jeden Zweifel aus. Uns fällt also nur noch die Aufgabe zu, die bestehenden Bißverhältnisse außerhalb des Mundes festzuhalten. Anders liegen die Dinge, wenn Antagonisten mit Kauflächen nicht mehr vorhanden sind. Hier muß der Biß erst festgelegt werden. Es ergeben sich dabei noch zwei verschiedene Möglichkeiten: entweder kann die Stellung der vorhandenen Zähne zueinander so sein, daß sie dem Unterkiefer beim Schluß des Mundes zwar in sagittaler und transversaler Richtung noch eine ganz bestimmte Stellung zuweisen, ihm aber in vertikaler Richtung keinen Halt gewähren, oder der Zahnverlust ist so umfangreich, daß der Unterkiefer auch in horizontaler Richtung jede beliebige Lage zum Oberkiefer einzunehmen vermag. Wir können die für den partiellen Zahnersatz in Betracht kommenden Fälle also folgendermaßen nach den Bißverhältnissen einteilen:

1. Bißhöhe und Bißart liegen bereits außerhalb des Mundes durch den Zahnbestand fest.

2. Bißhöhe und Bißart sind im Munde durch den Zahnbestand festgelegt, müssen aber außerhalb des Mundes fixiert werden.

3. Im Munde liegt nur die Bißart fest, die Bißhöhe ist noch zu bestimmen.

4. Sowohl Bißart wie Bißhöhe sind zu bestimmen (daß die Bißhöhe festläge und die Bißart zu bestimmen wäre, kommt praktisch nicht in Betracht, da die Angabe der ersteren mit der der letzteren einhergeht).

In Fällen der Gruppe 1 brauchen wir, wie erwähnt, außerhalb des Mundes nur die Modelle der Zahnreihen zusammenzufügen und beweglich zueinander zu fixieren.

In Gruppe 2 müssen wir die außerhalb des Mundes fehlenden Zähne durch Bißplatten und Bißwälle ersetzen. Je nachdem wie die Abstützung der Modelle an drei voneinander entfernten Punkten erreicht werden kann, müssen für einen oder beide Kiefer Bißplatten mit Bißwällen, die hier am besten aus Wachs bestehen, angefertigt werden. Nachdem sie einzeln im Munde einprobiert sind, werden die Bißwälle in Übereinstimmung gebracht. Die antagonistenlosen Zähne beißen ein wenig in das oberflächlich erweichte Wachs ein. Die Lage der Wachswälle zueinander wird durch Marken angezeichnet. Die in sie eingefügten Modelle können danach in den Artikulator eingestellt werden.

Bei der zu bestimmenden Bißhöhe in Fällen der Gruppe 3 vermögen die vorhandenen Zähne durch ihre Kronenlänge Anhaltspunkte zu geben. Oft haben aber die restlichen Glieder der Zahnreihe ihre Stellung so geändert, daß ihre Schneiden nicht mehr die richtige Lage zur Kauebene einnehmen. Für die Bestimmung der Bißhöhe müssen dann andere Merkmale maßgebend werden. Diese finden wir in dem Gesichtsausdruck. Der zwanglose Schluß der Lippen und die richtige Lage der Weichteile (Kinnlippenfurche, Nasolabialfurche) geben den Ausschlag. Die Gliederung der Gesichtspartien nach den Regeln des goldenen Schnittes vermag keine den individuellen Bedürfnissen ausreichend angepaßten Resultate zu liefern.

Für Fälle der Gruppe 4 gelten im Prinzip die gleichen Gesichtspunkte, die bei dem totalen Ersatz maßgebend sind. Dort wird näher auf sie eingegangen.

Nach der bisherigen Darstellung kann man den Eindruck gewinnen, daß beim partiellen Zahnersatz die Bißverhältnisse für die Anfertigung der Prothese mit zunehmendem Zahnverlust immer schwieriger werden. Das trifft aber nur mit Einschränkung zu. Die Verhältnisse können sich ändern, wenn in Fällen der Gruppe 2 (für Gruppe 1 kommt dies praktisch kaum in Frage) die Notwendigkeit besteht, die vorhandenen Bißverhältnisse zu ändern. Durch abgenutzte oder gekippte Zähne kann zwar im Munde die Bißhöhe und Bißart fixiert sein, für die Anfertigung von Zahnersatz können aber die bestehenden Verhältnisse unzweckmäßig sein, z. B. weil einzelne antagonistenlose Zähne den Alveolarkamm des Gegenkiefers berühren oder weil sie die Ausführung von Mahlbewegungen unmöglich machen. Schon die Anbringung der Zähne des Ersatzes macht in dem erst erwähnten Beispiel eine Bißerhöhung notwendig. Selbst bei Verwendung von Metallplatten müßte diese Erhöhung bei den einander gegenüberstehenden Zähnen eine Bißsperrung mit sich bringen. Die für die Kaufähigkeit des Gebisses wertvollen natürlichen Zähne würden damit für den Patienten ausfallen. Das kann nur vermieden werden, wenn die Bißänderung primär an den natürlichen Zähnen vorgenommen wird. Handelt es sich nur um die Beschaffung eines geringfügigen Raumes, kann dies Ziel eventuell durch Beschleifen der natürlichen Zähne erreicht werden. In anderen Fällen müssen gegossene Metallfüllungen oder die Methoden des Kronenersatzes die notwendige Änderung herbeiführen. Als Richtschnur muß anerkannt werden, eine einheitliche Okklusionsebene herzustellen, eventuell, wie erwähnt, bei Mangel von Mitteln auch unter Opferung von Zähnen. Bißerhöhungen über das normale Maß hinaus sind nur in ganz geringem Maße zulässig. Lieber ist die Bißhöhe einmal etwas zu niedrig zu wählen als zu hoch. Änderungen der Bißart erfordern immer besondere Vorsicht und ausreichende Sicherung durch den Zahnbestand.

Ausdrücklich mag noch darauf hingewiesen werden, daß für die Beurteilung der Bißverhältnisse nach Art und Höhe auch bereits vorhandene künstliche Zähne an Stelle der natürlichen treten können. Wenn man sie als solche ansieht, erübrigt sich jedes nähere Eingehen darauf. Mit Vorteil lassen sich vielfach alte Prothesen als Bißplatten ausnutzen, nachdem man sie durch Unterfütterung mit Wachs oder Stents den Veränderungen der Kieferform angepaßt hat.

ζ) Die Artikulation der gestützten Prothese.

Es bedarf noch der besonderen Hervorhebung, daß auch die partielle gestützte Prothese dem Bewegungsbiß angepaßt sein muß. Die für den totalen Ersatz eingehender zu besprechenden Gesichtspunkte gelten hier ebenfalls. Unterschiede ergeben sich daraus, daß die vorhandenen Zähne von vornherein einen Einfluß auf die Bewegungen gewinnen. Mit ihrer führenden Rolle muß also gerechnet werden, sobald Antagonisten vorhanden sind oder geschaffen werden. Wenn wir auch die Art ihrer Führung durch Abschleifen, Überkronen oder Füllen zu beeinflussen vermögen, so gelingt es doch nur in wenigen Fällen, diese so herzurichten, daß sämtliche natürlichen und künstlichen Zähne bei jeder Bewegung in Gleitkontakt stehen. Wo die natürlichen Zähne nicht entsprechend umgestaltet werden können, muß auf dieses Resultat verzichtet werden. Auf alle Fälle muß dann aber erreicht werden, daß die künstlichen Zähne nicht noch den Gleitkontakt der natürlichen hemmen. Ein partieller Zahnersatz, der eine solche Störung nicht vermeidet, müßte als minderwertig bezeichnet werden. Zur vollkommenen Lösung der sich bietenden Aufgaben sind auch hier Artikulatoren, die die individuelle Gelenkführung wiedergeben, unentbehrlich.

η) Die partielle Immediatprothese.

Die Tatsache, daß sich die partielle Prothese auch mit ganz geringen, wenig Mühe und Kosten verursachenden Mitteln herstellen läßt, erschließt ihr noch das Gebiet des provisorischen Zahnersatzes.

Wenn zwischen dem Verlust von Zähnen und der Anfertigungsmöglichkeit einer Brücke oder einer auf längere Lebensdauer berechneten gestützten Prothese eine gewisse Zeit verstreichen muß, in der störende Lücken für den Patienten nicht bestehen bleiben sollen, kann ein partieller Immediatersatz über das Intervall bis zur definitiven prothetischen Behandlung hinweghelfen.

Bereits vor der Extraktion der fraglichen Zähne kann Abdruck genommen werden. Auf dem gewonnenen Modell werden die zu entfernenden Zähne bis in die Alveolen abradiert und dann wird auf ihm ein künstliches Gebiß, meistens in der Form einer einfachen Kautschukplatte mit der entsprechenden Zahl künstlicher Zähne hergestellt. Bereits unmittelbar nach der Ausführung der Extraktion kann der Ersatz in die Mundhöhle eingeführt werden. Eventuell kann der Abdruck auch erst nach der Extraktion der natürlichen Zähne vorgenommen werden. Lücken bleiben aber dann doch kurze Zeit bestehen. Werden die künstlichen Zähne gut in die Alveolen eingeschliffen, läßt die kosmetische Wirkung des Ersatzes, der er vornehmlich dient, nichts zu wünschen übrig, und er bewahrt seine Brauchbarkeit auch eine ganze Reihe von Wochen. Mit der Anfertigung eines anderen Dauerersatzes muß aber nach Abschluß des Umbaues innerhalb des Alveolarfortsatzes gerechnet werden.

3. Der totale Zahnersatz.

Indikation des totalen Zahnersatzes.

Wie schon wiederholt betont worden ist, betrachtet auch die prothetische Zahnheilkunde es als ihre wichtigste und vornehmste Aufgabe, der Erhaltung des natürlichen Zahnbestandes zu dienen. Die Anfertigung eines totalen Zahnersatzes, unter dem wir die Wiederherstellung ganzer Zahnreihen verstehen, kommt daher erst in Betracht, wenn ein oder beide Kiefer bereits vollkommen zahnlos geworden sind, bzw. wenn die Erhaltung der eventuell noch vorhandenen Zähne sich nicht als möglich oder nicht als zweckmäßig erweist.

Auch wenn in einer Mundhöhle noch einzelne natürliche Zähne vorhanden sind, für die nach der Beschaffenheit ihrer Hartsubstanzen und ihres Halteapparates die Möglichkeit der Erhaltung anerkannt werden könnte, kann mit Rücksicht auf das Ziel, durch die prothetische Behandlung das Maximum an funktioneller Leistungsfähigkeit herzustellen, ihre Entfernung geboten sein.

Sobald einzelne noch vorhandene natürliche Zähne nicht mehr der Steigerung des funktionellen Wertes des herzustellenden Ersatzes zu dienen vermögen, sondern ihn vermindern, können diese Zähne nicht mehr als *erhaltungswürdig* bezeichnet werden. Die Frage der Erhaltungswürdigkeit eines Zahnes spielt also bei der Differentialindikation der gestützten partiellen Prothese und des Totalersatzes oft eine ausschlaggebende Rolle.

Die Entfernung der letzten Zähne einer Zahnreihe muß in diesem Zusammenhang insbesondere immer dann anerkannt werden, wenn sie einer partiellen Prothese nicht mehr ausreichende Fixierungs- und Abstützungsmöglichkeiten bieten oder wenn zu erwarten ist, daß die Verankerung einer Prothese an den letzten Gliedern einer Zahnreihe zu ihrem baldigen Verlust führen muß.

Erfahrungsgemäß gilt das insbesondere für einzelne Zähne des Oberkiefers. Die mechanische Verankerung, die eine partielle Prothese an ein oder zwei ungünstig stehenden Zähnen finden kann, ist oft so unzureichend, daß ihr funktioneller Wert hinter dem eines nach einem Funktionsabdruck hergestellten totalen oberen Ersatzes weit zurückbleibt, oder die zur Verankerung dienenden Zähne werden so ungünstig beansprucht, daß der angefertigte Zahnersatz ihren Verlust in absehbarer Zeit herbeiführt.

Im Unterkiefer kann die Grenze der Erhaltungswürdigkeit etwas weiter gezogen werden. Einerseits bietet der schmale Alveolarkamm nur beschränkte Fixierungsmöglichkeiten für den totalen Zahnersatz. Andererseits wirkt die Schwerkraft nicht störend auf den Sitz einer partiellen Prothese ein, und sie führt nicht zu einer gesteigerten Beanspruchung der die Verankerung aufnehmenden Zähne, wie es im Oberkiefer der Fall ist. Es kann deshalb gelegentlich selbst die Erhaltung eines einzelnen Zahnes noch Vorteile gewähren, insbesondere in den Fällen, in denen der Patient noch keinen abnehmbaren Zahnersatz getragen hat und zu befürchten ist, daß ihm wegen ungünstiger Kieferverhältnisse die Gewöhnung an eine als ersten Zahnersatz angefertigte totale untere Prothese besondere Schwierigkeiten bereiten könnte, Schwierigkeiten, von denen anzunehmen ist, daß sie nicht auftreten würden, wenn der Patient bereits gelernt hat, eine noch an einem natürlichen Zahn verankerte partielle Prothese zu gebrauchen. Daß auch soziale Momente die Erhaltungsfähigkeit und Erhaltungswürdigkeit einzelner Zähne zu beeinflussen vermögen, braucht nur erwähnt zu werden.

α) Die Untersuchung und Vorbereitung des Mundes.

Auch wenn wir wissen, daß ein Patient mit zahnloser Mundhöhle unsere Hilfe nachsucht, muß dem Beginn der eigentlichen Behandlung eine sorgfältige Untersuchung des Mundes vorausgehen.

Bereits die Anamnese eines Falles vermag auf die Wahl unserer Maßnahmen Einfluß zu erlangen. Die Kenntnis der Berufstätigkeit des Patienten kann für uns von Wichtigkeit sein, besonders aber Angaben darüber, ob er bereits Zahnersatz getragen hat und warum eventuell eine Neuanfertigung notwendig wird.

Bei der Erhebung des Befundes ist durch die Inspektion und Palpation festzustellen, ob die Kiefer für die Aufnahme des Plattenersatzes geeignet sind.

Sie müssen einmal frei von pathologischen Veränderungen sein. Gelegentlich wird noch nach der Entfernung der Wurzeln von einem chronischen Entzündungsherd eine Fistel unterhalten, die sich dem Auge verrät. Durch kaum sichtbare Öffnungen führt die Sonde uns hin und wieder auf einen zurückgebliebenen Wurzelrest. Aber auch ohne daß uns Fisteln auffallen, können unter der Schleimhaut pathologische Zustände nachweisbar sein. Eine Cyste kann durch Auftreibung der Kieferform erkennbar werden, hinter einer auffallenden Vorwölbung vermag sich aber auch ein retinierter Zahn zu verstecken. In manchen derartigen Fällen wird die Palpation uns weiteren Aufschluß geben, in zweifelhaften Situationen

wird das Röntgenbild Klärung bringen. Alle derartigen Befunde, an die sich
noch weitere Beispiele anfügen ließen, bedürfen vor der Anfertigung des Plattenersatzes der Beseitigung, wenn nicht spätere Störungen
von ihnen ausgehen sollen.

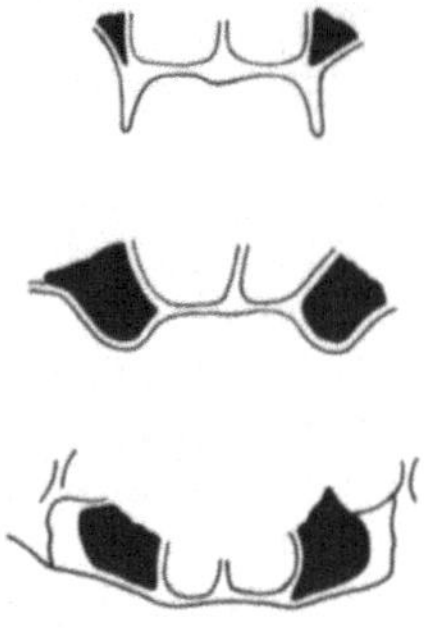

Damit ein Kiefer für die prothetische Behandlung als
geeignet bezeichnet werden kann, müssen aber auch die
Formen des Alveolarkammes bestimmten Ansprüchen genügen. Insbesondere müssen die Formänderungen des
Alveolarfortsatzes, die sich unmittelbar an den Verlust
von Zähnen anschließen, als beendet angesehen werden
können, wenn der Plattenersatz nicht nur provisorischen
Charakter tragen soll, sondern als Dauerersatz Geltung
haben will. Nicht immer schreiten aber die am Rande der
Zahnfächer vonstatten gehenden Resorptionsprozesse gleichmäßig fort. Stärkere Kanten bleiben noch teilweise stehen,
wenn die dünneren Teile der Zahnfachwände bereits resorbiert
sind. Da sie am stärksten der Druckwirkung seitens der
Prothese ausgesetzt sind, machen die von ihnen ausgehenden
subjektiven Belästigungen das Tragen des Ersatzes unmöglich. Die Resorption derartiger Knochenkanten muß also

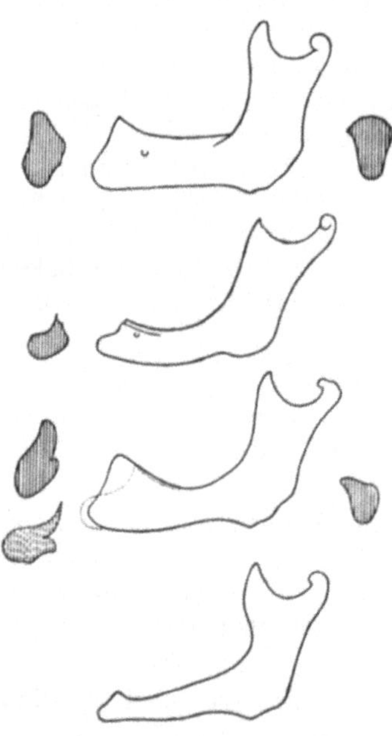

Abb. 641. Schematische
Darstellung der typi-
schen Formen des zahn-
losen Oberkiefers nach
RUSSOW. (Aus
SCHRÖDER: Zahnärztl.
Rdsch. 1924.)

erst abgewartet oder für ihre chirurgische Beseitigung gesorgt werden, bevor
die Behandlung aufgenommen wird. Bei der Prüfung der Kieferformen muß
auch beachtet werden, daß Schleimhautfalten, die nahe der Höhe des Alveolarkammes ansetzen, den Sitz der Prothese zu be-
einträchtigen vermögen und daher eventuell beseitigt werden müssen. Und schließlich erfordern
die Kieferformen unsere Aufmerksamkeit bezüglich der Harmonie der beiden Kiefer. Alveolarkämme, deren Höhe nach dem distalen Ende
der Zahnreihe hin stark zunimmt, lassen oft
nicht den für die Unterbringung der künstlichen
Zähne notwendigen Raum zwischen sich, so daß
ihre Abtragung erforderlich wird. Auch Rücksichtnahme auf die Stabilisierung der Prothese
kann Anlaß dazu geben. Disharmonien in transversaler und sagittaler Richtung geben seltener
die Indikation zu chirurgischen Eingriffen ab,
sind aber für die prothetische Behandlung nicht
von geringerer Bedeutung.

Ist durch die Untersuchung in den bezeichneten Richtungen ermittelt worden, daß die
Kieferverhältnisse für die Anfertigung des Plattenersatzes geeignet sind, müssen sie daraufhin betrachtet werden, welchen Einfluß sie auf den
Gang der Behandlung gewinnen. Wie wir bereits
bei der gestützten Prothese erwähnt haben, sind
breite und hohe, von Muskelansätzen freie
Alveolarkämme für die Prothesenanfertigung weit

Abb. 642. Schematische Darstellung
der typischen Formen des zahnlosen
Unterkiefers nach O. KÖHLER. (Aus
SCHRÖDER: Zahnärztl. Rdsch. 1924.)

günstiger zu beurteilen als schmale und flache, an
deren Höhe die Muskeln heranreichen. Beide treten in wechselnden Verhältnissen
auf, je nach dem Zeitpunkt und der Reihenfolge der Zahnentfernungen. SCHRÖDER
hat durch RUSSOW zahnlose Oberkiefer nach typischen Formen untersuchen
lassen, wobei sich drei charakteristische Typen ergeben haben: Erstens eine
Form mit schmalen, aber hohen, kompakten Alveolarfortsätzen einschließlich

des Tuber maxillare, die aber leider nicht als konstant angesehen werden kann, sondern progressiven Veränderungen durch Schwund des Knochens unterliegt; zweitens eine Form mit breiten Alveolarfortsätzen, die aber schon erheblich flacher als bei dem ersten Typ sind. Die Muskelansätze treten bereits erheblich näher an den Alveolarkamm heran, dafür weist die Form größere Dauerbeständigkeit auf. Der dritte Typ ist durch fast völligen Schwund der Alveolarfortsätze charakterisiert. Die Umschlagsfalte des Mundvorhofes greift fast ohne Niveaudifferenzen auf den harten Gaumen über. Es leuchtet ohne weiteres ein, daß diese Form am ungünstigsten zu beurteilen sein wird.

Für den Unterkiefer sind die entsprechenden Feststellungen von O. KÖHLER durchgeführt worden. Er hat vier Typen unterschieden. In der ersten Reihe von Fällen finden wir einen in ganzer Ausdehnung den Boden des Mundvorhofs überragenden Alveolarkamm. Der zweite Typ entsteht aus dem ersten durch Schwund des Zahnfortsatzes und bereits eines Teiles des Kieferkörpers. Die eintretende Verschmälerung des Knochens bildet eine sehr schmale Basis, an die die Weichteile unmittelbar heranreichen. Dieser Form begegnet der Prothetiker gegenüber der nicht beständigen ersten verhältnismäßig häufig. Beiden reihen sich noch zwei Typen an, bei denen der Alveolarfortsatz in den mittleren und den seitlichen Abschnitten in verschiedenem Grade der Resorption anheim gefallen ist. In dem dritten Typ, bei dem die Molaren zuerst ausgefallen sind, ist der Alveolarkamm hinten bereits stark geschwunden, während er vorn noch in größerer Ausdehung steht; bei dem vierten Typ liegen die Verhältnisse umgekehrt. Die als dritte Form beschriebene finden wir wieder häufiger, während die als besonders ungünstig zu betrachtende vierte Form erfreulicherweise nur seltener auftritt.

Diesen Gesichtspunkten kommt unmittelbar praktische Bedeutung zu, weil sie bereits für die erste Phase der beginnenden Behandlung, für die Art des Abdrucknehmens, bestimmend werden können.

β) Das Abdrucknehmen.

Mit dem Abdruck verfolgen wir den Zweck, uns eine form- und raumgetreue Nachbildung des natürlichen Kiefers zu verschaffen, die die Basis für den anzufertigenden Ersatz liefert, da wesentliche Teile unserer Maßnahmen außerhalb des Mundes vorbereitet werden müssen. Besonderer Wert ist dem Abdrucknehmen mit Rücksicht darauf beizulegen, daß Mängel, die ihm anhaften, sich durch alle Phasen der Behandlung hindurchschleppen. *Abdrücke, deren Genauigkeit irgendwie zu wünschen übrig läßt, können daher ihrem Zweck nicht in befriedigender Weise dienen.*

Weitere an das Abdrucknehmen zu stellende Anforderungen ergeben sich daraus, daß die dem Kiefer aufliegende Platte entscheidend für die Druckübertragung auf den Kiefer ist. Um hier günstige Verhältnisse zu erzielen, muß die Platte die Kieferoberfläche so weit wie möglich ausnutzen. Dieses Ziel kann nun aber nicht einfach dadurch erreicht werden, daß eine hinreichend große Menge von Abdruckmaterial verwandt wird, da die zur Druckauffangung geeignete Kieferfläche von beweglichen Weichteilen begrenzt wird. Durch übergroße Mengen Abdruckmasse können die Weichteile aus ihrer normalen Lage verdrängt werden und Kieferteile im Abdruck erscheinen, die bei normaler Stellung der Weichteile nicht zugänglich sind. Eine nach einem solchen Abdruck gefertigte, den Kiefer abdeckende Platte müßte wieder die Weichteile aus ihrer normalen Ruhe- und Funktionslage drängen. Die Kraft, die sie hierbei ausübt, würde eine gleich große Gegenkraft auslösen. Der am Rande der Platte zur Geltung kommende Druck bringt dann einerseits die Gefahr eines Decubitus an den Schleimhäuten mit sich, andererseits eine Beeinträchtigung des festen Sitzes der Prothese,

40*

besonders wenn sich unter den vorgeschobenen Schleimhautpartien Ansätze von Muskeln befinden und diese in Aktion treten. Wird dagegen der Abdruck von vornherein so begrenzt, daß er an die verschiebliche Schleimhaut überhaupt nicht heranragt, so wird die ausnutzbare Fläche des Kiefers unnötig verkleinert. Vor allem resultiert daraus aber der Nachteil, daß die Haftintensität der Prothese nicht den maximalen Wert erreicht. Die für sie maßgebenden Adhäsionskräfte lassen sich bedeutend besser ausnutzen, sobald der Rand der Platte auf einer nachgiebigen Unterlage ruht, die kleinen Bewegungen folgt, ohne daß hier der innige Kontakt leidet. Die optimale Ausnutzung der Kieferoberfläche ist also erreicht, wenn der Rand des Abdrucks in der Übergangszone des dem Alveolarfortsatz fest anhaftenden Zahnfleisches in die Schleimhaut des Mundvorhofes bzw. des Mundbodens liegt. Diesem Bezirk müssen wir, da er für uns von größter Bedeutung ist, bereits bei der Untersuchung des Mundes Beachtung schenken. L. KÖHLER hat für ihn, im Gegensatz zu dem dem Alveolarfortsatz fest anhaftenden Zahnfleisch, das er als *Kammhaut* bezeichnet, und zur Schleimhaut des Mundvorhofs den Ausdruck *Grenzhaut* eingeführt, der für den Prothetiker als zweckmäßig angesehen werden kann.

Wie erreichen wir nun die Begrenzung des Abdrucks in der für die Prothese wichtigen Zone?

Zwei prinzipiell verschiedene Verfahren des Abdrucknehmens stehen uns zur Verfügung: der sog. *anatomische Abdruck* und der *Funktionsabdruck*. Ersterer besteht in der einmaligen Einführung plastischer Masse in den Mund mit einem aus dem vorhandenen Vorrat ausgesuchten Abdrucklöffel. Nur durch Zufall wird diese Methode die zweckmäßigste Begrenzung bringen können. Die Lage der Weichteile wird in einer bestimmten Stellung festgehalten, ohne daß die Möglichkeit besteht, nachzuprüfen, ob diese den Sitz der Prothese behindern oder selbst in ihrer Funktion gestört werden. Für die Herstellung von Modellen, die uns nur eine Anschauung von den Zahnreihen und ihrer Stellung im Alveolarfortsatz verschaffen sollen, wie wir sie in der Orthodontie benötigen, oder für die Anfertigung der nur zu unbeweglichen Kieferteilen in unmittelbare Beziehung tretenden Brücken und bei dem an natürlichen Zähnen seinen Halt findenden partiellen Ersatz kann uns ein derartiger Abdruck Dienste leisten. Um mit Sicherheit die richtige Begrenzung der Platte eines totalen künstlichen Gebisses zu erreichen, müssen aber andere Wege beschritten werden.

Diese führen zu dem erwähnten *Funktionsabdruck*. Seine Anwendung ist erst in den letzten Jahren mit Recht sehr gefördert worden, obwohl das Prinzip bereits seit 1864 in der Literatur festgelegt ist. SCHROTT weist damals bereits darauf hin, daß selbst die Plastizität weich angerührten Gipses den Erfolg des Abdrucknehmens nicht ohne weiteres verbürgt, sondern daß der Abdruck gewonnen werden müsse, während die beweglichen Teile der Mundhöhle ihren Funktionen überlassen seien.

Um die Verhältnisse richtig einzuschätzen, die sich aus den Formveränderungen der Kiefer nach Zahnverlust ergeben, müssen wir uns vor Augen halten, daß bei dem anatomischen Abdruck der Mund weit offen steht. Die Schleimhautfalten in der Nähe des Kieferkammes werden durch den Rand der üblichen Abdrucklöffel horizontal abgezogen. Der Masseter ist erschlafft und kann durch den Abdrucklöffel weit aus der Lage, die er bei der Arbeitsleistung des Gebisses einzunehmen hat, verdrängt werden. Für die übrigen Grenzen der oberen und unteren Platte können ähnliche Betrachtungen angestellt werden.

Um eine unnatürliche Passivlage der Weichteile zu verhindern, sind daher für den Funktionsabdruck individuell angepaßte Löffel unentbehrlich. Diese Forderung ist heute allgemein anerkannt. Der Weg, auf dem man zu ihnen gelangt, ist allerdings verschieden. Ohne auf die verschiedenen Modifikationen einzugehen, die mit den verschiedensten Namen verknüpft sind, sei hier das praktische Vorgehen kurz beleuchtet.

Zunächst werden Gipsabdrücke von den Kiefern genommen und auf den nach ihnen gefertigten Modellen die Grenze des unbeweglichen Schleimhautbezuges angezeichnet. Im Oberkiefer ist besonders der Grenze des harten zum weichen Gaumen Beachtung zu schenken, die beim Anlauten des Vokals A sichtbar wird und in der Mundhöhle bereits mit unschädlichen Farblösungen angezeichnet werden kann, so daß sie sich automatisch auf Abdruck und Modell kopiert. Für die mit straff anliegender Schleimhaut bedeckten Kieferpartien wird in dem angezeichneten Umfange ein Löffel aus 0,3 mm starkem Messingblech gestanzt und aus stärkerem Draht ein Griff angelötet. Diese Löffel werden zunächst im Munde auf ihre Größe kontrolliert. Auf keinen Fall darf der Rand die Bewegung der Weichteile behindern, das Abdrucknehmen wird aber auch erleichtert, wenn er nicht mehr als nötig gekürzt wird. Ein richtig gestanzter Abdrucklöffel besitzt bereits eine gewisse Haftintensität an der Unterlage.

Sind notwendige Korrekturen vorgenommen, beginnt die Herstellung des eigentlichen Funktionsabdruckes. Auf den Löffel wird eine gleichmäßig starke, nur wenige Millimeter dicke Schicht plastischer Harzabdruckmasse gebracht. Auf dem vorhandenen angefeuchteten Modell wird sie für den Kiefer vorgeformt, nochmals erweicht und dann in den Mund unter mäßigem Druck eingeführt. Durch passive Bewegung der äußeren Weichteile läßt sich etwa vorhandener Überschuß vom Löffel fortpressen. Nachdem für Erhärtung der Masse gesorgt ist, wird der Abdruck aus dem Munde entfernt. Grobe Überschüsse werden fortgenommen, sie erschweren die Kontrolle. Hierauf folgt die wichtigste Arbeit, die feinere Formung der Abdruckränder. Abschnittsweise wird der Rand der Abdruckmasse über einer kleinen Flamme erweicht. Verbrennungen der Mundschleimhaut durch Überhitzung des Materials werden durch nachträgliches Eintauchen in Wasser von etwa 55⁰ verhütet. Der Abdruck wird wieder in den Mund gebracht und dem Spiel der Muskulatur ausgesetzt. Der Erfahrene kann hier auch durch passive Bewegung der Weichteile mithelfen. Der abgeformte Bezirk wird erhärtet und der folgende Abschnitt vorgenommen. Ist der äußere Rand des Abdruckes ausgebildet, muß im Oberkiefer der genaue Abschluß zum weichen Gaumen hergestellt werden. Während der Abdruck bereits bei Zug am Löffelgriff nach abwärts unbeweglich festsitzt, löst er sich bei Druck nach aufwärts am hinteren Rande ab. Hier wird der Anschluß dadurch verbessert, daß eine geringe Menge Abdruckmasse von niedrigerer Erweichungstemperatur oder auch etwas plastisches Bißwachs linienförmig aufgetragen wird. Beim Nachprägen im Munde entsteht dann ein kleiner allmählich auslaufender Wall, der den Kontakt mit der Schleimhaut auch bei geringfügigen Bewegungen der Prothese wahrt. Hat man sich nochmals überzeugt, daß der Abdruck bei Beanspruchung in den verschiedensten Richtungen die ausreichende Haftintensität aufweist, ist diese Phase der Behandlung beendet.

Im Unterkiefer verläuft das Verfahren sinngemäß. Auf die Funktion des Masseters beim Kauen und des Mundbodens beim Schlucken ist Rücksicht zu nehmen.

Neben diesem Verfahren ist in der Literatur eine ganze Reihe von Methoden beschrieben worden, die mehr oder weniger wesentliche Abweichungen von dem geschilderten Vorgehen aufweisen. Auf alle Variationen kann hier jedoch nicht eingegangen werden. Für den Lernenden ist das wichtigste, zunächst einmal die Beherrschung *einer* Methode zu erlangen, und zwar einer Methode, die den verschiedenartigen Bedingungen, welche bei zahnlosen Kiefern anzutreffen sind, gerecht werden kann und die ihm schon während des Abdrucknehmens eine Kontrolle über den Erfolg der vorgenommenen Behandlung erlaubt. Nach meinen

Unterrichtserfahrungen genügt die geschilderte Methode diesen Ansprüchen am besten.

Dem Geübteren ist aber auch eine Schematisierung des Abdrucknehmens beim zahnlosen Kiefer nicht zu empfehlen. Eine individuelle Handhabung der verschiedenen Methoden wird ihm die besten Resultate sichern. Auf einzelne wichtige andere Verfahren muß deshalb noch kurz hingewiesen werden.

Hier ist zunächst die *Schellackplattengipsmethode* nach Supplee zu nennen.

Genau wie zur Herstellung individueller gestanzter Löffel wird in der ersten Sitzung ein Gipsabdruck mit Serienabdrucklöffeln zur Gewinnung eines Orientierungsmodells genommen. Auf dem Gipsmodell werden die Grenzen der Prothese festgelegt. Bis an diese Grenzen heran wird eine Schellackplatte an das Modell angepreßt. Die Schellackplatte darf in geringem Umfange den angezeichneten Prothesenrand überragen. In der zweiten Sitzung wird eine Randkontrolle der als Funktionsabdrucklöffel vorgesehenen Schellackplatten vorgenommen. Die Ränder der Schellackplatte werden so weit umgelegt, daß die beweglichen Weichteile der Umgebung nicht mehr an sie heranreichen. Nur die vollkommen muskelfreien Bezirke der zahnlosen Kiefer dürfen bedeckt sein. Der umgeschlagene Rand und die Schleimhautseite des Schellacklöffels werden leicht angerauht.

Ist die Vorbereitung der Abdrucklöffel so weit vorgeschritten, werden sie mit Bißwällen aus Kerrmasse versehen. Der Biß wird nach den Gesichtspunkten festgelegt, die im nächsten Abschnitt ausführlich besprochen werden.

Nach der Bestimmung der Bißlage wird am oberen Abdrucklöffel im Bereich der Ah-Linie eine Abdämmung mit zähem, aber plastischem schwarzen Bißwachs in Gestalt eines 2—3 mm starken runden Wachsstreifens vorgenommen. Mit dem aufgetragenen erweichten Wachs wird die Platte nochmals in den Mund gebracht und durch Kaumuskeldruck seitens des Patienten auf die mit den Bißwällen versehenen Schellackplatten an die Schleimhaut angepreßt.

Dann kann der eigentliche Abdruck genommen werden, nachdem der Patient darüber belehrt worden ist, daß er auf die folgende Einführung der unteren leeren und der oberen mit Gips gefüllten Schellackplatte den Mund zu schließen und die Schellackplatten durch seinen Kaudruck gleichmäßig an die Kiefer anzupressen sowie in dem Augenblick, in dem er dazu aufgefordert wird, eine einmalige Bewegung des Mundspitzens und des Zurückziehens der Mundwinkel auszuführen hat. Zu den Muskelbewegungen ist der Patient in dem Augenblick zu veranlassen, in dem der Gips breiige Konsistenz annimmt und abzubinden beginnt. Der Zeitpunkt ist vom Behandelnden anzugeben. Eine Durchbohrung der oberen Schellackplatte soll dem überschüssigen Abdruckgips Abfluß verschaffen. Nach Abbindung des Gipses wird der Abdruck durch Hochheben und Abziehen der Umschlagfalten des Mundvorhofes vorsichtig entfernt. Die Unterfütterung der unteren Schellackplatte mit Gips geschieht in einer zweiten Phase bei geöffnetem Munde.

Indiziert ist das Verfahren des Schellackplattengipsabdruckes in den Fällen, in denen hohe Alveolarkämme mit straffem, gleichmäßigem Schleimhautbezug vorgefunden werden, kontraindiziert vor allem dort, wo nach Resorption des Alveolarknochens seitlich nachgiebige Alveolarkämme angetroffen werden.

Für zahnlose Patienten mit stark beweglichen Teilen des Alveolarfortsatzes ist besonders der *Funktionsabdruck mit Guttapercha* geeignet. Für dieses Verfahren sind besonders Spreng und Rehm eingetreten. Während Spreng empfiehlt, individuelle Abdrucklöffel aus Aluminium zu gießen, benutzt Rehm eine auf dem ersten Orientierungsabdruck fertiggestellte Kautschukprothese als Abdrucklöffel. Der mit Bißwällen versehene Löffel oder die durch Ausfräsen vorbereitete Prothese werden auf der dem Kiefer zugekehrten Seite mit einer Platte schwarzer

Guttapercha bedeckt. Obere und untere mit Abdruckguttapercha versehene
Basis werden in den Mund gebracht und dem Patienten für längere Zeit zur Ausführung aller möglichen Kaubewegungen überlassen. Unter der Einwirkung
der Kieferfunktion tritt eine allmähliche, sehr saubere Abformung der Kieferoberfläche und der Prothesenränder ein.

Alle Einzelheiten des technischen Vorgehens können hier nicht beschrieben
werden. Erwähnt sei aber noch, daß dies Verfahren besonders vorteilhaft noch
in den Fällen angewandt werden kann, in denen Patienten bereits totale Prothesen
besitzen und diese einer Umarbeitung bedürfen. Untere totale Prothesen, die
trotz wiederholter Nachbesserung durch Beschleifen immer noch zu Druck-
beschwerden Anlaß geben, lassen sich durch Guttaperchaunterfütterung am
sichersten für den Patienten brauchbar machen. Von Wichtigkeit ist auch, daß
sich durch Guttapercha am besten die muskelfreien Bezirke an der Innenseite
des Kieferwinkels abformen lassen, die für die Fixierung des unteren totalen
Zahnersatzes vorteilhaft ausgenutzt werden können.

Bei der folgenden laboratoriumsmäßigen Anfertigung der Modelle ist von
Bedeutung, daß die Ränder der Abdrücke in jedem Falle unversehrt erhalten
werden und daß die Ränder der Prothese denen des Abdrucks genau entsprechen.
Um bei der Bearbeitung der Modelle eine Beschädigung der durch die Abdrücke
festgelegten Prothesenränder zu verhüten, ist es zweckmäßig, vor dem Ausgießen
der Abdrücke einen halben Zentimeter von ihren Rändern einen Wachswall von
mehreren Millimetern Stärke anzuschmelzen, der die beim Beschneiden der
Modelle innezuhaltende Grenze angibt.

Aus der Beschreibung der verschiedenen Abdruckverfahren geht hervor, daß
ihre Durchführung einen größeren Aufwand von Zeit erfordert als der anatomische
Abdruck. Dieser Nachteil wird aber reichlich dadurch aufgewogen, daß man
die Gewähr für den richtigen Sitz der fertigen Prothese bekommt. Da in derselben
Sitzung, in der der Funktionsabdruck genommen wird, zugleich Biß genommen
werden kann, braucht die Zahl der Sitzungen nicht vergrößert zu werden.

γ) Die Bißnahme.

Beim Zahnlosen ist mit der Herstellung der Abdrücke der einzelnen Kiefer
allein noch nicht viel gewonnen. Die nach ihnen gefertigten Modelle geben uns
noch keine Anhaltspunkte für die Aufstellung der künstlichen Zähne. Diese
gewinnen wir erst, wenn wir die Lagebeziehungen des Oberkiefers zum Unterkiefer festgelegt und die Beziehungen zu den Weichteilen des Gesichts markiert
haben. Das geschieht durch die Bißnahme. Diesem Behandlungsabschnitt
kommt daher große praktische Bedeutung zu. An Fehlern, die hier gemacht
werden, muß der ganze therapeutische Erfolg scheitern.

Vorbedingung zur Durchführung der Bißnahme ist die Anfertigung guter
Bißplatten. Wir können sie charakterisieren, wenn wir sie als provisorische Basis
der anzufertigenden Prothesen bezeichnen. Daraus ergibt sich, daß sie mit den
Platten der Gebisse in Form und Größe möglichst übereinstimmen sollen. Damit
sie einen gewissen Druck aushalten können, müssen sie aus hinreichend wider-
standsfähigem Material bestehen. Sofern der Funktionsabdruck mit einem Löffel
gemacht worden ist, der keinen aus dem Munde herausragenden Griff besitzt,
kann der gewonnene Abdruck unmittelbar als Bißplatte dienen. Wird dieser
Vorteil nicht beachtet, so eignen sich Schellackplatten am besten; ausgewalzte
Kompositionsabdruckmasse ist ebenfalls brauchbar, wenn sie durch einge-
schmolzene Drähte verstärkt wird. Beide Materialien vermögen den Einwirkungen
der Mundtemperatur zu widerstehen.

Die Stellung der Zähne wird durch Anbringung der *Bißwälle* ersetzt. Hierfür
wird vielfach noch Wachs genommen; Kompositionsmasse ist ihm aber in vieler

Beziehung überlegen. Von großem Einfluß ist die Stellung der Bißwälle. Da sie der Zahnreihe entsprechen sollen, müssen sie diesen in der Form angepaßt sein, auf dem Alveolarkamm stehen, die Zunge frei lassen, Lippe und Wange in der richtigen Weise stützen.

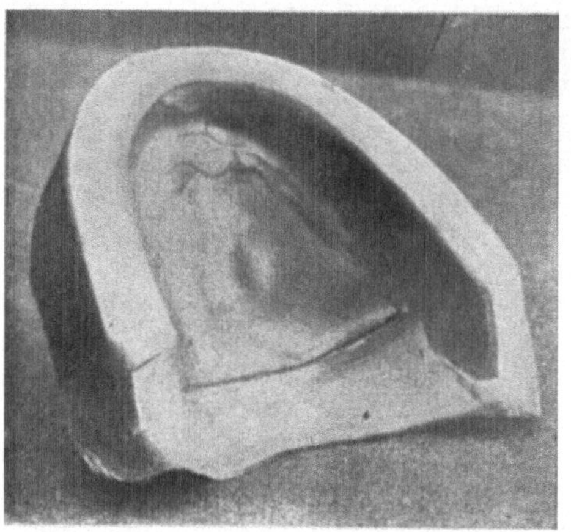

Abb. 643. Gestaltung der oberen Bißplatte nach GYSI. (Aus BRUHN: Handbuch der Zahnheilkunde. Bd. III.)

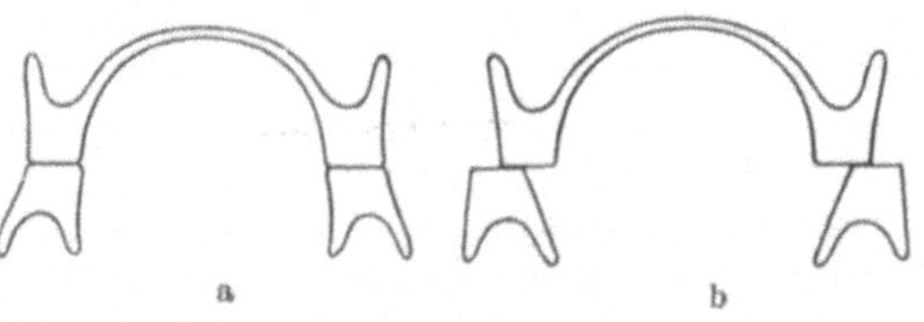

Abb. 644. Stellung des oberen und unteren Bißwalles zueinander. a richtig, b falsch. Nach GYSI. (Aus BRUHN: Handbuch der Zahnheilkunde. Bd. III.)

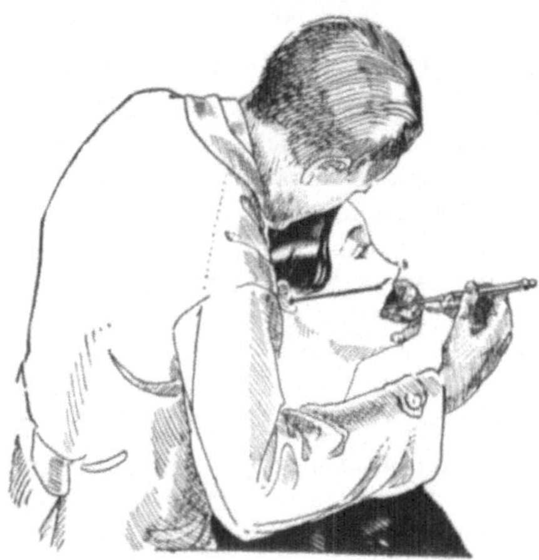

Abb. 645. Festlegung der Oberfläche des oberen Bißwalles parallel zur Ohr-Nasen-Linie. Nach GYSI. (Aus BRUHN: Handbuch der Zahnheilkunde, Bd. III.)

Im Munde wird dies kontrolliert. Hier wird dann auch die Oberfläche der Bißwälle weiter bearbeitet. Entsprechend der Länge der oberen Zähne wird der obere Bißwall so begrenzt, daß er bei zwangloser Lage der Oberlippe etwa 2 mm unter dem Lippenrot hervorschaut und in transversaler Richtung mit der Mundspalte parallel läuft. Das Niveau des unteren Bißwalles soll ein wenig tiefer liegen als der Unterlippenrand. In sagittaler Richtung sollen beide Bißwälle zu der *prothetischen Ebene* parallel verlaufen, d. h. zu einer Ebene, die durch eine vom unteren Rand des Nasenflügels zum unteren Rand des äußeren Gehörganges gezogenen Linie bestimmt wird. GYSI empfiehlt hierfür, den Bißwall durch ein in den Mund eingeführtes Messer zurecht zu pressen.

Hat der gesamte obere Bißwall seine richtige Stellung erhalten, wird er außerhalb des Mundes auf einer talkumierten Glasplatte geglättet. Die definitive Oberfläche des unteren Bißwalles wird dann dadurch festgelegt, daß seine oberste Schicht durch Erwärmung eine geringe Plastizität erhält. Nachdem die obere Bißplatte in den Mund eingesetzt ist, wird auch die untere eingeführt, an der erwärmten Fläche isoliert und der Patient aufgefordert, den Mund unter Ausführung einer Schluckbewegung zu schließen. Durch Zusammenpressen der Kiefer kann die Bißhöhe ein wenig verändert werden, bis nach eventuellen Wiederholungen das rechte Maß erreicht ist. Aufs neue wird nun der Umfang der Bißwälle nachgeprüft, da von ihm die Stellung der Lippen abhängt, und bevor er nicht richtig gestaltet ist, der Einfluß der Bißhöhe auf die Lippenlage nicht kontrolliert werden kann. Nachdem die Oberfläche des unteren Bißwalles nochmals ein wenig erweicht ist, wird die Bißhöhe endgültig festgelegt. Die Lippen müssen sich ungezwungen schließen können. Von größter Wichtigkeit ist nunmehr, sich davon zu überzeugen, daß sich die Bißplatten an keiner Stelle von der Unterlage abgehoben haben, sondern gleichmäßig auf den Alveolarkamm aufgepreßt werden. An keiner Stelle dürfen sie zu kippenden Bewegungen Anlaß geben, wenn die nach den Bißplatten gefertigten Prothesen später genau passen und die Zahnreihen nicht an einer Stelle klaffen sollen. Es kann jetzt die Stellung der oberen Bißplatte zur unteren fixiert werden. Der Patient wird nochmals aufgefordert, den Mund zu öffnen und ihn zu schließen, bis sich die Lippen berühren, dann zu schlucken und in dieser Stellung den Unterkiefer stehenzulassen. Durch Einritzen von Marken, die sich vom oberen auf den unteren Bißwall fortsetzen, kann die Stellung gekennzeichnet werden. Das Zusammenschmelzen der Bißwälle ist entbehrlich. Ihre Verbindung durch Drahtkrampen oder durch

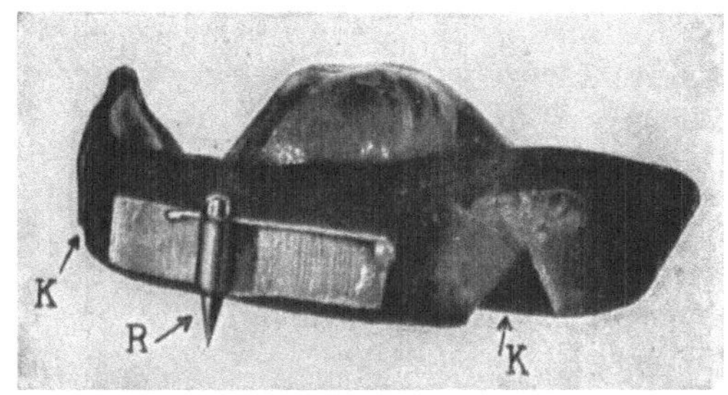

Abb. 646. Obere Bißplatte mit Schreibstift. Nach GYSI. R Schreibstift, K Schlüsselstückkerben. (Aus BRUHN: Handbuch der Zahnheilkunde. Bd. III.)

Schlüsselstücke — erweichter Stents, der in seitlich angebrachte Kerben gepreßt wird — kann ratsam sein.

Die anzubringenden Marken können zugleich die noch fehlenden Anhaltspunkte für die Auswahl und Aufstellung der künstlichen Zähne liefern. Von Wichtigkeit ist znächst die Gebißmittellinie, die sich nach der Gesichtsmitte richten soll

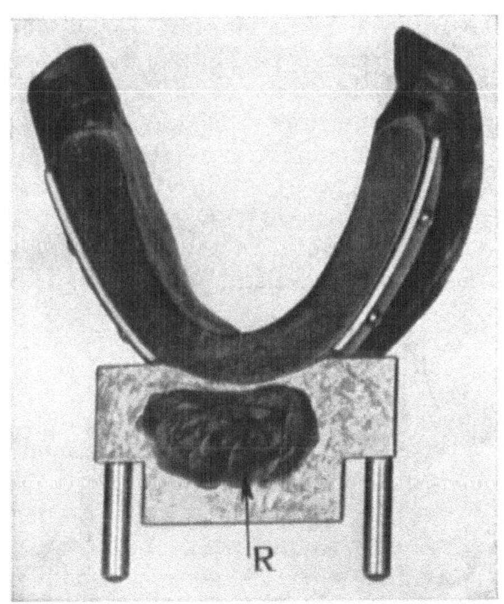
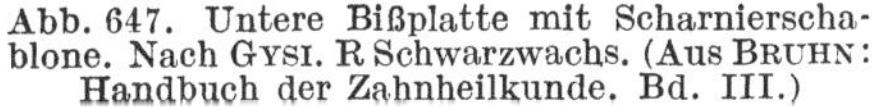

Abb. 647. Untere Bißplatte mit Scharnierschablone. Nach GYSI. R Schwarzwachs. (Aus BRUHN: Handbuch der Zahnheilkunde. Bd. III.)

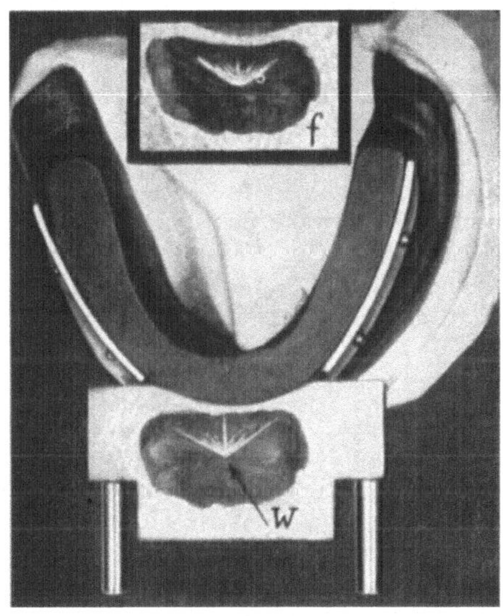

Abb. 648. Aufzeichnungen des Schreibstiftes auf der Scharnierschablone. Nach GYSI. f falsche, ungenaue Registrierung, W richtige Winkelzeichnung. (Aus BRUHN: Handbuch d. Zahnheilkunde. Bd. III.)

und durch einen Messerschnitt auf die Bißwälle übertragen wird. Durch die Lage des Mundwinkels wird die Stellung des oberen Eckzahns angegeben. Seine distale Facette liegt in der Regel distal von der Lippencommissur. Die Anzeichnung der Mundwinkelstellung ermöglicht uns also, die Gesamtbreite der sechs oberen Frontzähne zu ermitteln. Die Stellung ihrer Schneide ist bereits durch die Grenze des oberen Bißwalles festgelegt. Es fehlt nunmehr also nur

noch ihre cervicale Begrenzung. Hier ist zu beachten, daß sichtbarer Zahnfleisch-
kautschuk die Erzielung eines kosmetisch befriedigenden Erfolges unmöglich
macht. Wir müssen also danach trachten, die Länge der oberen Zähne so zu
wählen, daß sie auch bei Bewegungen der Lippen den Kautschuk nicht sichtbar
werden lassen. Diese Grenze ist die sog. *Lachlinie*. Sie entspricht der Stellung,
die die Oberlippe einnimmt, wenn sie beim Lachen hochgezogen und der Mundwinkel zurückgezogen wird. Sie hat einen etwas geschwungenen Verlauf. Sofern die
Raumverhältnisse es zulassen und andere für die Auswahl der Zahnform maßgebende Gesichtspunkte dies vorschreiben, dürfen die Zähne zwar länger gewählt
werden, nicht aber kürzer, so daß also die Lachlinie als Mindestgrenze zu betrachten ist.

Da die Stellung der unteren Zähne von denen der oberen abhängt, bedürfen
wir hier weiterer Marken nicht mehr.

Trotz sorgfältiger Beachtung aller dieser Punkte besteht bei dem bisher erwähnten Verfahren nicht absolute Sicherheit, daß die richtige Lage des Unterkiefers zum Oberkiefer ermittelt wird. Von GYSI ist daher eine andere Methode
ausgearbeitet worden, die wegen ihrer Zuverlässigkeit, die *„zentrale Okklusion"*
zu finden, weite Verbreitung verdient. Besonders bei Patienten, die längere
Zeit zahnlos gewesen sind, aber noch kein Gebiß getragen haben, sollte dies
Verfahren zur Anwendung kommen.

Es besteht darin, daß an der unteren Bißplatte in der Okklusionsebene und
vor den Schneidezähnen eine aus Metall bestehende, nach Angaben KÖHLERS
modifizierte Schreibplatte, die als Scharnierschablone bezeichnet wird, fixiert
wird. Ihre Oberfläche wird in dünner Schicht mit schwarzem Wachs beschickt.
Ihr gegenüber wird an der oberen Bißplatte ein Schreibstift angebracht, der
mittels einer Feder an die Schreibplatte gedrückt wird. Werden die Bißplatten
mit der Schreibvorrichtung in den Mund gebracht und ist der Mund geschlossen,
so hinterläßt der Schreibstift bei Bewegungen, die nun unter Kontakt der Bißplatten ausgeführt werden, in dem Wachs Aufzeichnungen. Diese haben unregelmäßigen Verlauf. Ihre Gesamtheit wird aber durch zwei im Winkel aneinander
stoßende, schwach gekrümmte Linien nach vorn zu begrenzt. Die Stellung des
Schreibstiftes im Winkelpunkt entspricht alsdann der zentralen Okklusions-
stellung der Kiefer. Nachdem nochmals geprüft ist, daß die Bißplatten den
Alveolarkämmen fest aufliegen, werden sie in dieser Stellung zueinander fixiert.

δ) Die Auswahl der künstlichen Zähne.

Bevor im Laboratorium an die Aufstellung der künstlichen Zähne gegangen
werden kann, muß noch die Form und Farbe der künstlichen Zähne bestimmt
werden. Auch wenn ein Mund vollkommen zahnlos ist, haben wir hierin nicht
völlige Freiheit. Gewisse Beziehungen der Form und Farbe des Gesichtes zu den
entsprechenden Eigenschaften der Zähne wollen beachtet sein. Zur grauen
oder gelblichen Gesichtsfarbe eines älteren Patienten passen keine weißen Zähne,
sondern hier sind dunkle Farbnuancen angebracht, während zu einem jugend-
licheren Gesicht von heller Farbe dunkle Zahngarnituren in Widerspruch stehen.
Solche allgemeinen Gesichtspunkte dürfen nicht übersehen werden, auch wenn
wir sonst einen gewissen Spielraum für unsere Wahl haben. Auf die Zusammenstellung von Zähnen aus verschiedenen Garnituren ist bereits beim Brückenersatz verwiesen worden.

Für die Bestimmung der Form der Zähne verdient die von WILLIAMS aufgestellte Theorie Beachtung, daß der Umriß des Gesichts mit den Zahnkronen
in Harmonie stehen muß. Den vier von ihm unterschiedenen Typen des quadratischen, dreieckigen, ovalen und ovoiden Gesichts sollen entsprechende Zahnformen angepaßt sein, wobei zu beachten ist, daß bei dem dreieckigen Antlitz

die Konvergenz der Seitenlinien der Zähne umgekehrt verläuft wie die des Gesichts. Wenn auch die Schädelform nicht immer den reinen Charakter einer der Grundformen trägt, so führt die Innehaltung der hier gegebenen Richtlinien doch zu kosmetisch besseren Resultaten als die wahllose Verwendung irgendeiner Zahngarnitur, für die nur die ungefähre Farbe bestimmt ist.

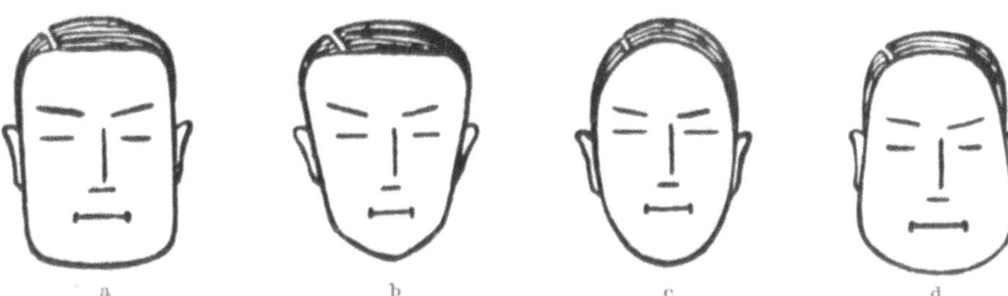

Abb. 649. Umrißlinien der verschiedenen Gesichtstypen. a Quadratischer Typ. b Dreieckiger Typ. c Ovaler Typ. d Ovoider Typ. (Nach SCHRÖDER: Adreß-Kalender der Zahnärzte. Berlin 1925.)

ε) Die Artikulation.

Mit der Bißnahme haben wir die Möglichkeit erreicht, die obere Zahnreihe zur unteren so aufzustellen, daß sich die künstlichen Zähne in der Schlußbißstellung berühren. Um diese Aufgabe durchführen zu können, muß aber die Lage der beiden Modelle zueinander auch dann noch gewahrt sein, wenn die Bißplatten zwischen ihnen entfernt werden. Die Fixierung der Lagebeziehung muß also durch irgendeine andere Vorrichtung übernommen werden. In primitivster Weise vermag diesen Ansprüchen bereits die Anbringung eines Gipsfußes zu genügen.

Zur Erzielung eines hohen mechanischen Leistungsgrades ist für den Plattenersatz ebenso wie für den Kronen- und Brückenersatz und die gestützte Prothese nun aber von Bedeutung, daß die künstlichen Zahnreihen nicht nur in der Schlußbißstellung richtig zusammenbeißen, sondern es muß größter Wert darauf gelegt werden, daß sie auch mechanische Arbeit zu verrichten vermögen, sobald Kieferbewegungen unter Wahrung des Kontaktes der Zahnreihen ausgeführt werden. Dieser Teil der Kaubewegungen, die wir als *Artikulationsbewegungen* besonders zusammenfassen können, ist deshalb von größter Wichtigkeit, wie bereits erwähnt wurde, weil er eine rationelle Ausnutzung der Kaukraft ermöglicht. Besonders bei der Zerkleinerung faseriger und körniger Nahrungsbestandteile vermag die Durchtrennung mit geringerem Kraftaufwand erreicht zu werden, wenn die Kraft ziehend, schneidend längs eines Weges wirkt, wie wenn sie nur als quetschender Druck zur Geltung kommt. Die Reduktion des zur Nahrungszerkleinerung notwendigen Kraftmaßes ist gerade beim Plattenersatz von großer Bedeutung, weil die Schleimhaut, auf der der Plattenersatz ruht, überhaupt nur eine geringere Kraftentfaltung zuläßt als der Halteapparat der natürlichen Zähne. Alle Faktoren, die uns erlauben, die Größe der Kaukraft voll zu verwerten, müssen wir daher ausnutzen, um die Kaufähigkeit des Plattenersatzes nicht noch weiter herabzusetzen. Form und Stellung der künstlichen Zähne muß daher so beschaffen sein, daß ihre Höcker und Schneiden an den Graten und Flächen der Antagonisten entlang gleiten, wenn der Unterkiefer Vorschub- oder Seitwärtsbewegungen ausführt. Erhalten die Höckerflächen der Backen- und Mahlzähne auch nur teilweise eine Stellung, daß sie den Kontakt der Frontzähne hemmen, wenn der Unterkiefer aus der Vorbißstellung in die Schlußbißstellung zurückkehrt, so ist das Abtrennen eines Bissens durch das Abbeißen von der Nahrung wesentlich erschwert, und wenn die Frontzähne eine Stellung einnehmen, die den Kontakt der Biskuspidaten und Molaren untereinander aufhebt, sobald der Unterkiefer in transversaler Richtung geführt wird, so ist jede eigentliche Mahltätigkeit des Gebisses unmöglich.

Nur durch eine größere Zahl von Kaubewegungen und einen erhöhten Kraftaufwand kann sie ersetzt werden. Der gesamte Kauapparat wird also unnötigerweise übermäßig beansprucht, wenn wir den künstlichen Zähnen eine Form und Stellung geben, die es unmöglich macht, sie während der Artikulationsbewegungen vollkommen zur Nahrungszerkleinerung heranzuziehen.

Für den Plattenersatz ist der gleichmäßige Kontakt der verschiedenen Abschnitte der Zahnreihen in allen Phasen der Artikulationsbewegungen aber noch aus einem anderen Grunde von Wichtigkeit: Er dient auch gemeinsam mit der durch den Funktionsabdruck erzielten zweckmäßigen Gestaltung der Prothesenbasis und Prothesenränder sowie der in dieser Beziehung besonders wichtigen Aufstellung der künstlichen Zähne nach statischen Gesichtspunkten der Sicherung der Prothese gegen Ablösung von der Unterlage. Stehen nach Erlangung der Vorbiß- oder Seitbißstellung nur die Frontzähne bzw. die Backenzähne einer Kieferseite in Kontakt, so besteht die Gefahr, daß die dem Kiefer aufliegende Platte durch die Kaukräfte am gegenüberliegenden Rande von der Schleimhaut abgehoben wird. Vor allem beim Plattenersatz des vollkommen zahnlosen Kiefers, der keine mechanische Verankerungsmöglichkeit bietet, fällt dieses Moment in die Waagschale. Das Streben nach Stabilisierung der totalen künstlichen Gebisse hat auch den Anstoß dazu gegeben, die Form der künstlichen Zähne in Harmonie zu den horizontalen Kieferbewegungen zu gestalten.

Wenn man die Aufstellung der künstlichen Zähne außerhalb des Mundes in Übereinstimmung mit den Artikulationsbewegungen vornehmen wollte, mußte die künstliche Wiedergabe der natürlichen Unterkieferbewegungen als Notwendigkeit anerkannt werden. Wir müssen daher zunächst die Frage entscheiden, welchen Ansprüchen ein der Reproduktion der Kieferbewegungen dienender *Artikulator* genügen muß, der seinen Zweck in ausreichendem Maße zu erfüllen vermag.

Bevor wir hierauf eine Antwort erteilen können, müssen wir uns ins Gedächtnis zurückrufen, von welchen Faktoren die natürlichen Kieferbewegungen in ihrem Ablauf beherrscht werden. Anatomische, physiologische und mechanische Gesichtspunkte müssen wir dabei in den Kreis unserer Erörterungen einbeziehen.

Ausgehen müssen wir von den Lehren der Mechanik. Die Grundgesetze der Bewegung besagen, daß ein Körper im Zustand der Ruhe oder der gleichförmig geradlinigen Bewegung verharrt, solange er nicht durch Kräfte gezwungen wird, seinen Zustand zu ändern, sowie ferner, daß die Änderung der Bewegung der einwirkenden Kraft proportional ist und in der Richtung der Kraft erfolgt. Da das Muskelsystem der krafterzeugende Teil auch innerhalb des Kauapparates ist, bringt es die Kieferbewegungen hervor. *Die Richtung der Muskelkraft bestimmt daher auch in erster Linie die Richtung der Kieferbewegung.* Da mehrere Muskeln gleichzeitig wirken, muß der Ablauf der Kieferbewegung der Resultierenden aus der Gesamtheit der einwirkenden Kräfte entsprechen.

Der Unterkiefer müßte ihnen vollkommen frei folgen, wenn er nicht durch seine Befestigung im Gelenk daran gehindert würde. *Das Kiefergelenk ist somit der zweite Faktor, der für eine Kieferbewegung bestimmend wird.* Soweit das Gelenk Freiheit gewährt, wird die Kieferbewegung noch den einwirkenden Kräften nachgeben, im übrigen sich der Führung durch das Gelenk anpassen müssen. Dem Grad der Gelenkfreiheit kommt damit für das Bewegungsbild große Bedeutung zu.

Als *dritter Faktor* kommt schließlich in Betracht, daß in dem Augenblick, wo obere und untere Zahnreihen ganz oder teilweise in Kontakt treten, *auch die sich berührenden Zähne auf die Bewegungsmöglichkeiten des Unterkiefers Einfluß erlangen.* Form und Stellung der aufeinandertreffenden Zahnreihenabschnitte schränken den primären Einfluß der Muskulatur auf den Bewegungsablauf wieder in charakteristischer Weise ein. Nur dort, wo keine miteinander artikulierenden

Zähne mehr vorhanden sind, kommt der Einfluß dieses Faktors in Fortfall. *Solange noch natürliche Zähne vorhanden sind, muß bei der künstlichen Wiedergabe der Kieferbewegungen aber der Einfluß der Muskulatur, des Kiefergelenkes und der Zahnreihen Berücksichtigung erfahren.*

Der Lösung dieser Aufgabe erwachsen dadurch Schwierigkeiten, daß bei verschiedenen Patienten in den einzelnen Punkten zwar prinzipielle Übereinstimmungen bestehen, denen aber für das Gesamtbild außerordentlich wichtige graduelle Unterschiede gegenübergestellt werden müssen. Wenn also die Wiedergabe der Kieferbewegungen für den Einzelfall eine vollkommen naturgetreue sein soll, müssen die individuellen Verschiedenheiten aller drei Faktoren im Artikulator Berücksichtigung finden.

Dieser Feststellung kommt dadurch Bedeutung zu, daß zeitweise die Auffassung geherrscht hat, um zur Lösung des Artikulationsproblems zu gelangen, genüge es, ein künstliches Gelenk zu schaffen, das die auf einfache geometrische Bahnen zurückgeführten Kieferbewegungen wiederzugeben gestattet. Die Forschung nach der Lage der Achsen und Rotationszentren für einzelne Phasen der verschiedenen Bewegungen ist von ihr beherrscht worden.

Heute wissen wir aber, daß wir es mit feststehenden Achsen und Rotationszentren bei keiner der Kieferbewegungen zu tun haben. Selbst wenn wir Öffnungsbewegungen ausführen, bei denen wir ein Vorwärts-Abwärtsgleiten des Gelenkkopfes auf der Gelenkfläche des Tuberculum articulare verhindern, kann eine reine Scharnierbewegung um eine die beiden Kondylen verbindende Achse nur mit einer gewissen Annäherung erreicht werden, da die miteinander artikulierenden Gelenkflächen nicht der Oberfläche einfacher stereometrischer Gebilde entsprechen und die Achsen der einzelnen Kondylen nicht auf einer Geraden liegen. Für die Vorschub- und Seitwärtsbewegungen aber haben die Untersuchungen ergeben, daß eine Achse, die in jedem Abschnitt als Mittelpunkt der Bewegung angesehen werden könnte, selbst eine ständig wechselnde Lage einnehmen müßte und dabei eine Bahn (Polbahn) durchlaufen würde, die sie sehr weit von ihrer Lage in der Schlußbißstellung fortführt. Diese Achsen und ihre individuell wechselnden Bahnen in einem Artikulator wiederzugeben, um die Bewegungen genau wiederholen zu können, mußte als aussichtslos aufgegeben werden. Die Erkenntnis, daß die Achsen der Bewegungen nicht selbst in der Konstruktion des Artikulators wiedergegeben werden müssen, um den Ablauf der Bewegung genau reproduzieren zu können, hat sich für die Lösung des Artikulationsproblems als sehr fruchtbar erwiesen. GYSI hat dies mit den Worten niedergelegt: „daß es beim Bau eines Artikulators genügt, daß man die Führungsflächen der beiden Gelenkenden des Unterkiefers und der Kinngegend anatomisch richtig gestaltet. Auf diesen drei Führungsflächen kommen die verschiedenen Rotationspunkte dann ganz von selbst zustande. Es entstehen so geometrische Rotationspunkte (nicht anatomisch reelle) außerhalb der Führungsflächen, gerade wie in der Natur."

Die Tatsache, daß die Bahnen dreier Punkte des Unterkiefers reproduziert werden müssen, um die Artikulatorbewegungen denen des Unterkiefers angleichen zu können, besteht auch heute noch zu Recht. Sie hat sich immer mehr und mehr Anerkennung verschafft, seitdem die Beobachtung gemacht worden ist, daß das Unterkieferköpfchen bei der Mahlbewegung nicht nur nach vorn und abwärts gleitet, sondern auf der schwingenden Seite auch in individuell verschieden großem Maße nach einwärts geht, während sich der ruhende Condylus nach außen (lateral) und vorwärts oder rückwärts bewegt, so daß der die Zentren der Gelenkköpfe verbindenden Interkondylarachse also eine Bewegungsfreiheit in allen drei Dimensionen des Raumes zuerkannt werden muß. Unterschiede bestehen bei den den individuellen Verhältnissen Rechnung tragenden Artikulatoren heute noch darin, wie die Führung an drei Punkten festgelegt wird.

Zum besseren Verständnis der modernen Artikulatoren erweist es sich als zweckmäßig, nunmehr einen ganz kurzen Überblick über die wichtigsten Etappen der Entwicklung dieser Instrumente zu geben.

Die gründliche Beschäftigung mit der Geschichte des Artikulationsproblems lehrt am besten, wie die fortschreitende Analysierung der natürlichen Kieferbewegungen in ihnen zu einer mehr und mehr an Vollkommenheit

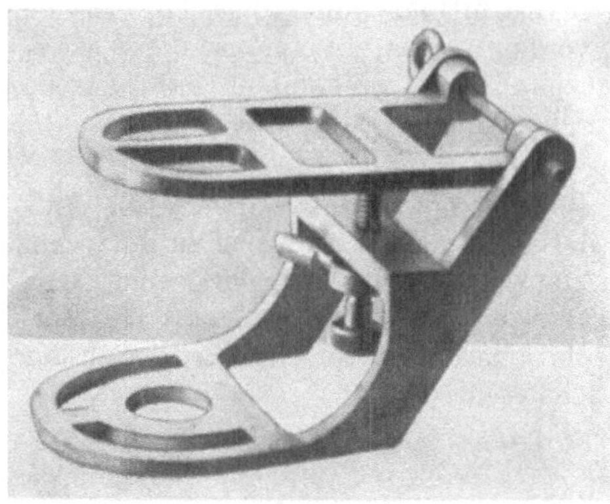

Abb. 650. Scharnierokkludator. (Aus GYSI in BRUHN: Handbuch der Zahnheilkunde. Bd. III.)

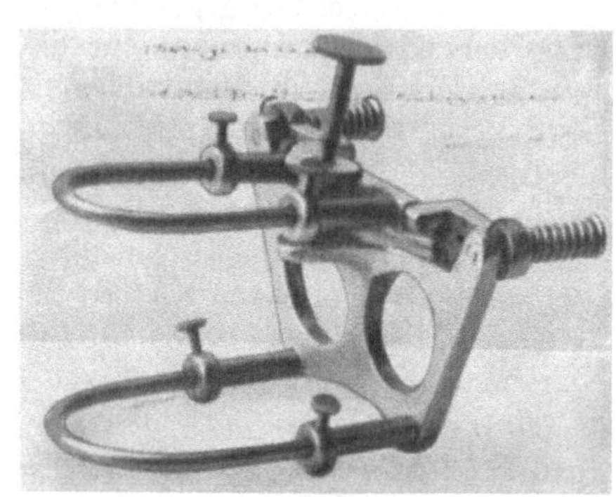

Abb. 651. Moderner BONWILL-Artikulator. (Aus GYSI in BRUHN: Handbuch der Zahnheilkunde. Bd. III.)

gewinnenden Synthese geführt hat. Viele Namen von gutem Klang sind damit verknüpft. Derjenige GYSIS hebt sich unter ihnen besonders hervor.

Die einfachste gelenkige Verbindung der Modelle der oberen und unteren Zahnreihe miteinander kann durch ein Scharnier hergestellt werden. Seine feststehende

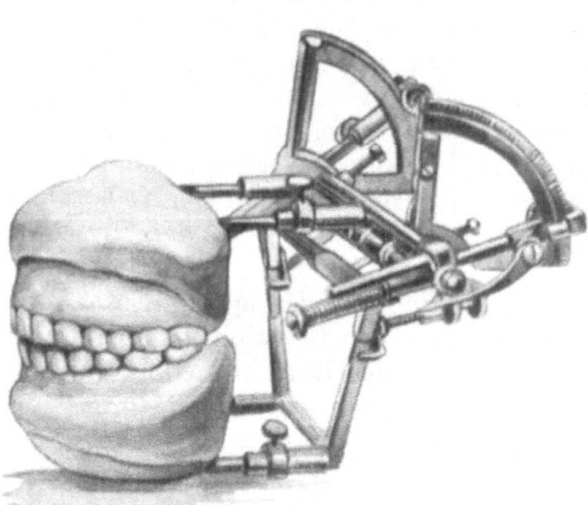

Abb. 652. WALKER-Artikulator. (Nach MÜLLER: Artikulationsproblem. Leipzig 1925.)

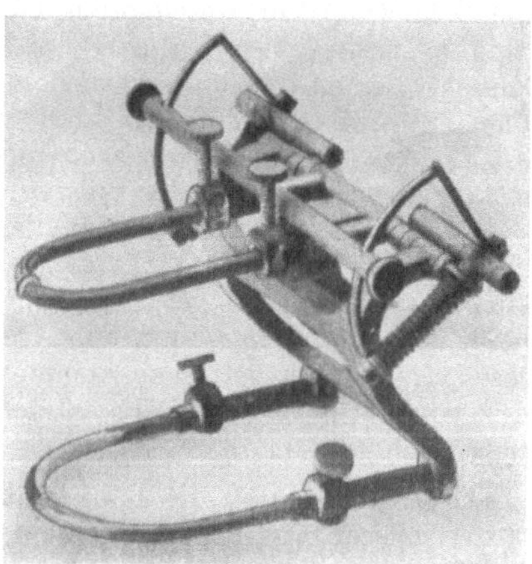

Abb. 653. CHRISTENSENscher Artikulator. (Aus BRUHN: Handbuch der Zahnheilkunde. Bd. III, GYSI.)

horizontale Achse gestattet aber nur Bewegungen der Modelle auf Kreisbögen zueinander, die nicht einmal der natürlichen Öffnungsbewegung entsprechen. Praktisch lassen sich Instrumente dieser Art daher nur dazu benutzen, die Schlußbißstellung zweier Kiefer zueinander zu fixieren, sofern das Scharnier einen die Drehung um seine Achse einschränkenden Anschlag erhält. Sie werden daher heute mit Recht als *Okkludatoren* den eigentlichen Artikulatoren gegenübergestellt.

Den Übergang zu den eigentlichen *Artikulatoren* bildet die Konstruktion BONWILLs, der sein Instrument so ausstattete, daß nicht nur eine Drehung,

sondern auch eine Verschiebung in dem Gelenk möglich wurde. Der Fortschritt dieser bedeutungsvollen ersten Annäherung an die natürlichen Verhältnisse ist dadurch begrenzt, daß die Verschiebung der Kondylen nur auf horizontaler Bahn möglich ist. Die Verdienste BONWILLs werden aber dadurch vermehrt, daß er bereits erkannt hat, wie sich der Einfluß der Kondylenverschiebung mit wechselnder Einstellung der Zahnreihen zu den Gelenken ändert. Diese Tatsache hat ihn bereits veranlaßt, die Beachtung der räumlichen Anordnung der Modelle, wenn auch nur nach Durchschnittswerten, zu fordern.

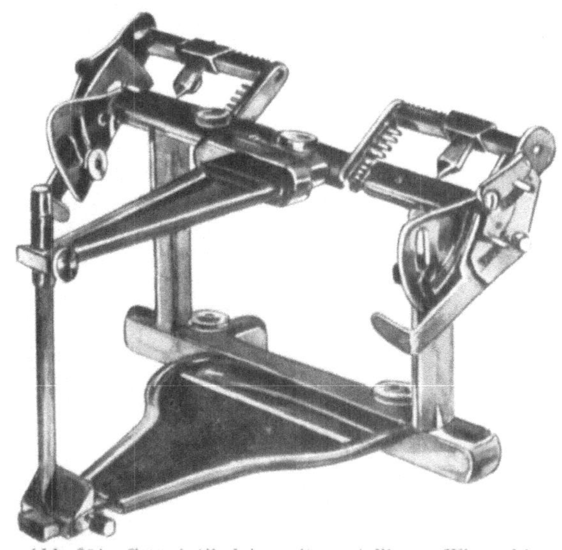

Abb. 654. Gysi-Artikulator mit verstellbaren Wippunkten. (Nach MÜLLER: Artikulationsproblem.)

Die nächste Etappe in der Entwicklung der Artikulatoren wird durch die Neigung der Kondylenführung bezeichnet, der sehr bald die individuelle Einstellung des Neigungswinkels (WALKER) folgt.

Besondere Beachtung verdient alsdann der Artikulator CHRISTENSENs. Wenn auch die Konstruktion keine nennenswerten Neuerungen bringt, so ist doch die Art, in der die individuelle Neigung der Kondylenbahn festgelegt wird, bemerkenswert. Die Tatsache, daß die Abwärtsbewegung des Condylus in der Vorbißstellung des Unterkiefers eine dem Grad der Neigung des Tuberculum articulare entsprechende Senkung des Unterkiefers im Molarenbereich nach sich ziehen muß, ist von ihm zur Bestimmung des Neigungswinkels sowie seiner Übertragung auf den Artikulator ausgenutzt worden und wird seitdem als CHRISTENSENsches Phänomen bezeichnet.

Ein weiterer Schritt in der Annäherung an die wirklichen Verhältnisse ist im Artikulatorbau getan worden, als

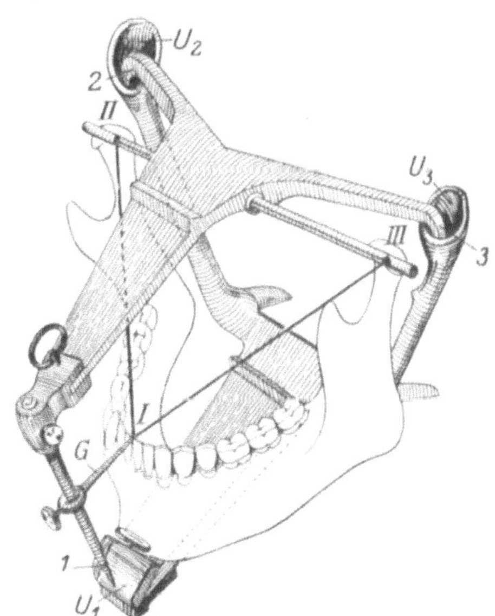

Abb. 655. Gysi-Dreipunktartikulator (älteres Modell). (Nach GYSI in BRUHN: Handbuch der Zahnheilkunde. Bd. III.)

die Erkenntnis gekommen war, daß bei der asymmetrisch erfolgenden Seitwärtsbewegung die Achse der eintretenden Drehung keineswegs immer durch den „ruhenden" Condylus verlaufen müsse, sondern auch einwärts, auswärts oder rückwärts von ihm liegen könne. GYSI hat diesen Umstand durch

Anfertigung eines Artikulators mit verstellbaren Wippunkten Rechnung getragen.

Dieser Artikulator berücksichtigt damit zum ersten Male den individuellen Einfluß der Kaumuskulatur. Bei diesem Modell finden wir auch bereits eine den Durchschnittsmaßen angepaßte Führung im Schneidezahngebiet.

Die vollkommene Abkehr von der Wiedergabe bestimmter Achsen und Rotationszentren innerhalb des Artikulators bringen die 1910 von GYSI konstruierten Instrumente. Wir begegnen hier Führungsflächen, deren Gestalt und Einstellung den physiologischen Verhältnissen Rechnung zu tragen bemüht ist. Außer der Vor- und Abwärtsbewegung ermöglichen sie auch die Einwärtsführung der Kondvlen, wie sie von BENNETT beobachtet war. Der nach diesen Prinzipien modifizierte, mit Mittelwerten ausgestattete Dreipunktartikulator GYSIS hat allgemeinere Verbreitung gefunden. Dem 1910 konstruierten Artikulator GYSIS kann aber noch ein weiterer Vorteil nachgerühmt werden: Mit der Öffnung des Artikulators geht eine Stellungsveränderung der Kondylen einher, die ungefähr derjenigen des natürlichen Kiefers entspricht. Der Artikulator ermöglicht daher nachträglich eine geringfügige Änderung der Bißhöhe, ohne daß der Ablauf der übrigen Bewegungen gestört wird.

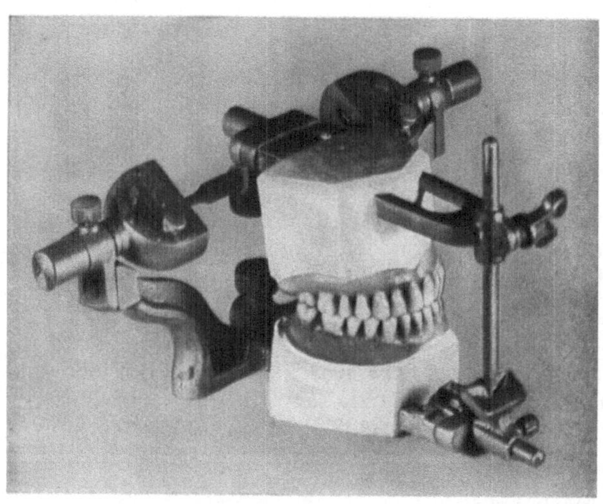

Abb. 656. SCHRÖDER-RUMPEL-Artikulator.

RUMPEL hat an diesem Modell Verbesserungen durch individuelle Begrenzung der Schneidezahnführung vorzunehmen versucht und der BENNETTschen Lateralbewegung durch Schaffung eines Artikulators mit vollkommen frei beweglicher Achse Rechnung zu tragen getrachtet. Verbreitung hat sein Modell aber nicht gefunden.

Zu den Artikulatoren mit vollkommen freier Gelenkbahn gehört auch derjenige von FEHR. Der Artikulator von FEHR nutzt das CHRISTENSENsche Phänomen zur Einstellung der Gelenkbahnneigung aus, während GYSI dieselbe durch Messung festlegt. Der Vorteil liegt darin, daß eine raumgetreue Anordnung der Modelle zu den Gelenken des Artikulators überflüssig wird. Abweichungen in der Einstellung der Modelle von der Stellung der durch die Modelle wiedergegebenen Kieferteile zu den natürlichen Gelenken werden automatisch durch eine veränderte Gelenkbahnneigung ausgeglichen. Auch wenn der Neigungswinkel der Kondylenbahn am Schädel und im Artikulator verschiedene Werte besitzen, bleibt die Lageveränderung der oberen zur unteren Zahnreihe die gleiche, wenn sich der Unterkiefer verschiebt. Außerdem findet noch eine Gelenkbahnneigung nach einwärts Berücksichtigung.

Hier muß auch ein Modell von SCHRÖDER und RUMPEL erwähnt werden. Es besitzt eine völlig frei bewegliche Achse, deren Exkursionen aber entsprechend den individuellen Kieferbewegungen begrenzt werden können. Es bedient sich ebenso wie die erwähnte Konstruktion FEHRS, zur Festlegung des Einflusses der Gelenkbahnneigung des CHRISTENSENschen Phänomens. Zur Festlegung der

Transversalführung bedient sich das Verfahren der Aufnahme von Raumkurven. Nachdem die Frontzahnführung durch Aufstellung der entsprechenden Zähne an den Bißplatten hergestellt ist, werden im Bereich der 1. Molaren der unteren Bißplatte Führungsstifte angebracht. Beim Schlußbiß drücken sie sich in den gegenüberstehenden Bißwall ein. Führt der Patient nunmehr Mahlbewegungen aus, so hinterlassen die Führungsstifte in den oberen Wachswällen räumlich angeordnete Kurven. Bringt man dann die Bißplatten auf den Artikulator zurück, so ermöglichen die Bahnen, die Bewegungen naturgetreu zu reproduzieren. Im Schneidezahngebiet wird dabei der Ablauf der Bewegung durch Eingravierung in ein mit plastischem Kupferamalgam gefülltes Näpfchen festgehalten, während in den Gelenken die Seitbißbahn durch Verschraubung des führenden Gelenkteils fixiert wird.

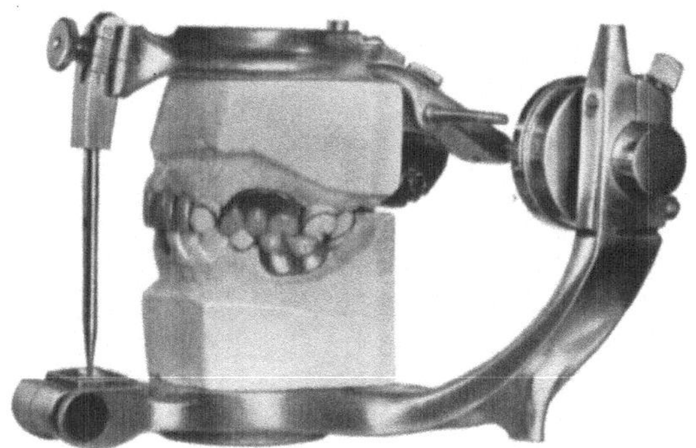

Abb. 657. SCHRÖDER-TREBITSCH-Artikulator.

Auch hier ist man nicht daran gebunden, die Modelle räumlich genau in den Artikulator einzustellen. Eine weitere Vervollkommnung hat dieser Artikulator in der von SCHRÖDER gemeinsam mit TREBITSCH durchgeführten Konstruktion erfahren. Die Befestigung der Modelle, die intraorale Registrierung der individuellen Verhältnisse, die Festlegung der Führungen im Artikulator haben eine Änderung erfahren. Der Charakter des Artikulators als eines solchen mit freischwingender Interkondylarachse hat eine Betonung erfahren. Bei exakter Handhabung ermöglicht er die Wiedergabe der individuellen Kieferbewegungen sowohl für unbezahnte wie teilweise und vollbezahnte Kiefer.

Vollkommen auf kinematischen Prinzipien beruht ein weiterer Artikulator von FEHR.

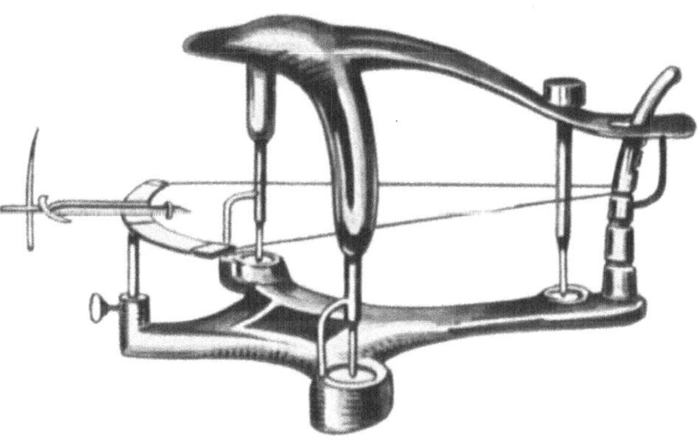

Abb. 658. EICHENTOPF-Artikulator (1924). (Nach MÜLLER, Artikulationsproblem.)

Besonders verdient um die Verwirklichung dieser Idee aber hat sich EICHENTOPF gemacht. Die Bewegungen des Unterkiefers gegenüber dem Oberkiefer werden an drei voneinander entfernt liegenden Stellen durch Raumkurven festgehalten und die erhaltenen Bahnen auf drei Näpfe durch Wiederholung der Bewegungen außerhalb des Mundes übertragen. Ist Übereinstimmung zwischen den primären Aufzeichnungen des Bewegungsbildes und der Reproduktion in den mit erhärtendem Material gefüllten Näpfen hergestellt, kann man die Bewegungen auch nach Beseitigung der Aufzeichnungen fehlerfrei wiederholen, und die Zahnstellung kann mit ihnen in Harmonie gebracht werden. Als Nachteil haftet dem Instrument an, daß seine Bauart die Wiedergabe der Öffnungs- und Schließungsbewegung auch in der letzten Phase nicht sicher genug zu reproduzieren erlaubt, obwohl es von Bedeutung ist zu wissen, in welcher Richtung die

Zahnreihen aufeinander treffen, weil dadurch die Druckrichtung der Kaukräfte bestimmt wird. Von der Richtung, in der die künstlichen Zähne getroffen werden, hängt es aber ab, in welchem Umfange der Druck vom Kiefer aufgenommen wird, ohne bewegend auf die Prothese zu wirken. Durch neuere Modelle ist von EICHENTOPF versucht worden, diesem Mangel abzuhelfen.

Von WUSTROW sind die Gelenkmaschinen, die nur bezwecken, die vom Kiefer während des Kauaktes durchlaufenen Bahnen wiederzugeben, als *Kaubahnträger* bezeichnet worden.

Beachtenswert ist, daß WUSTROW die räumlich exakte Wiedergabe der Kieferbewegungen durch drei Raumführungen in der Praxis nicht für ausreichend hält, sondern vier Führungen fordert. Der von ihm konstruierte Kaubahnträger besitzt dementsprechend vier Führungsnäpfe und -stifte.

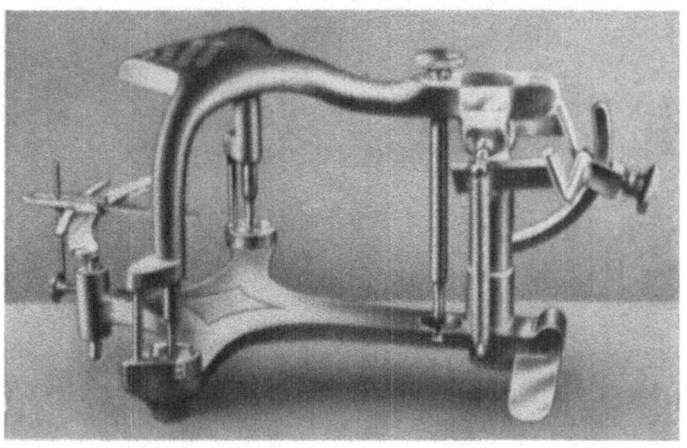

Abb. 659. Neueres Modell des EICHENTOPF-Artikulators:
(Aus BRUHN: Handbuch der Zahnheilkunde.
S. 345. Abb. 60.)

Unter den neueren Artikulatoren, deren Handhabung auf intraoraler Registrierung des Einflusses der individuellen Kieferführungen beruht, muß an dieser Stelle ferner der HANAU-Artikulator genannt werden. Die sog. Hanaumethode bemüht sich vor allem, die durch die Nachgiebigkeit der Kieferschleimhaut (Resilienz) bei der intraoralen Gelenkbahnregistrierung drohenden Gefahren für die Exaktheit der Messungen auszuschalten. Die Ergebnisse einer Nachprüfung des Verfahrens durch HOLZMANN besagen allerdings, daß ihr die Erreichung dieses Zieles nicht gelingt, während FICKEIS die Untersuchungsresultate HOLZMANNS nicht für beweisend hält, da die vorzunehmenden Registrierungen unter Druckbelastung der Bißplatten ausgeführt worden seien, während die Registrierung druckloses Arbeiten fordere.

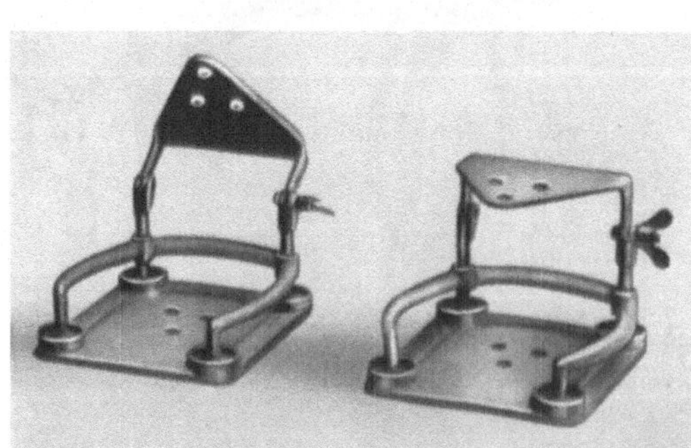

Abb. 660. Kaubahnträger nach WUSTROW. (Aus BRUHN:
Handbuch der Zahnheilkunde. S. 348, Abb. 61.)

Im Gegensatz zu den Anhängern und Förderern der intraoralen Gelenkbahnregistrierungen hat GYSI stets an der Ausführung extraoraler Messungen festgehalten. Dem Bedürfnis, die Handhabung der Artikulatoren für die Praxis einfacher zu gestalten und den Umfang der Messungen zu verkleinern, hat GYSI 1924 ein Artikulatormodell konstruiert, das nur die individuelle Messung der sagittalen Gelenkbahnneigung erfordert. Die BENNETTsche Lateralbewegung ist mit 20⁰ festgelegt worden und die RUMPELsche Stiftführung im Schneidezahngebiet durch eine Kastenführung von 132⁰ Winkelweite ersetzt. GYSI stützt diese Modifikation darauf, daß diese Begrenzungen den Gebrauch des Artikulators auch bei Patienten nicht behindern, deren gemessene Werte geringer sein würden. Außerdem würden maximale Seitwärtsbewegungen beim Kauen nur selten ausgeführt. Es bleibt im Schneidezahngebiet also nur die vertikale Neigung der Führungsfläche einzustellen übrig, für die aber keine Messung benötigt wird. Die Verwendung dieses Instrumentes bedeutet in der Tat eine außerordentliche

Vereinfachung des Verfahrens und liefert trotzdem noch eine praktisch meist ausreichende Annäherung an die wirklichen individuellen Verhältnisse. Die prinzipiellen Bedenken gegen den Verzicht auf vollkommen individuelle Einstellbarkeit des Artikulators bleiben natürlich bestehen. Stellt man sie zurück, ist es nur noch ein Schritt zur Verwendung eines gänzlich nach Mittelwerten konstruierten Instrumentes, wie wir es im Dreipunktartikulator haben. Alle Artikulationsbewegungen lassen sich mit ihm sinngemäß reproduzieren; man darf sich aber nicht wundern, wenn Abweichungen der individuellen Bahnen eines Patienten von den Mittelwerten des Artikulators Korrekturen an den aufgestellten Zähnen bedingen.

Wenn wir den Gebrauch der beiden zuletzt genannten Artikulatoren noch stärker berücksichtigen, so muß zunächst darauf zurückgekommen werden, daß in beiden Instrumenten die räumlich richtige Orientierung der Modelle erstrebt werden muß, wenn sich nicht Fehler in den Bewegungsbahnen der künstlichen Zähne einstellen sollen.

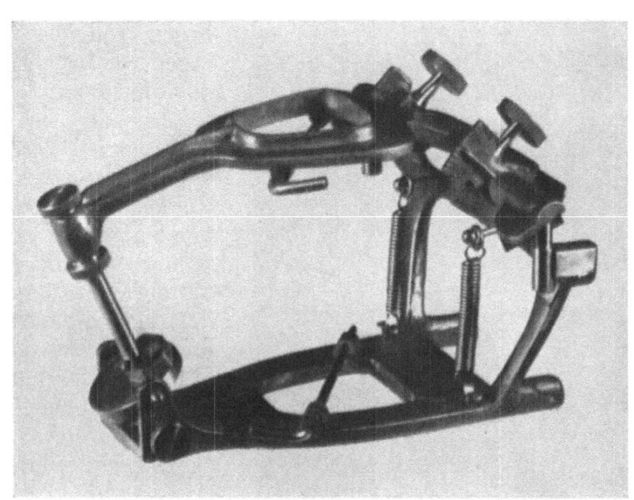

Abb. 661. Gysi-Artikulator. Modell 1924.

Für den Dreipunktartikulator geschieht die Orientierung entsprechend der Festlegung der Führungen nach Mittelwerten. Durch drei Marken am Schneidezahnführungsstift und am Artikulatorgestell ist die Okklusionsebene angedeutet, mit der diejenige der Bißplatten in Übereinstimmung gebracht werden muß. Die Zeigermarke am Schneidezahnführungsstift gibt zugleich die Mittellinie der Zahnreihen an. Zu beachten ist, daß auch im übrigen die Medianlinie der Modelle mit der Mittellinie des Artikulators übereinstimmt. Jede totale oder partielle Abweichung in der Orientierung der Modelle in vertikaler, transversaler oder sagittaler Richtung zieht Ungenauigkeiten gegenüber den Mittelwerten nach sich.

Bei der Verwendung des verstellbaren Gysi-Artikulators Modell 1924 muß der räumlichen Einordnung der Modelle die Feststellung der Gelenkbahnneigung vorausgehen.

An der der Registrierung der zentralen Okklusion dienenden, an der unteren Bißplatte angebrachten Scharnierschablone wird ein Gesichtsbogen befestigt. Er umgibt den Unterkiefer rahmenartig. Seine freien Schenkel enden in der Gegend des Kieferwinkels. Hier trägt er Bleidrähte, die wieder an ihrem Ende mit einem Schreibstift versehen sind. Nachdem die den Gesichtsbogen tragende Bißplatte in den Mund eingeführt worden ist und an der Stellung des an der oberen Bißplatte befindlichen Schreibstiftes zu sehen ist, daß der Unterkiefer die Lage der zentralen Okklusion eingenommen hat, werden die Bleidrähte auf die Kondylen etwa 1 cm vor dem Tragus des Ohres eingestellt. Ein Stück Kartonpapier in der Größe von etwa 10 × 10 cm, dessen unterer Rand in etwa 3 cm Breite rechtwinklig umgefaltet wird, wird sodann zwischen Condylus und Schreibstift so angebracht, daß seine umgebogene Fläche mit dem Gesichtsbogen parallel läuft. Mit der auf den Kopf des Patienten gestützten Hand wird es sicher fixiert. Die Schreibstifte, die zunächst in Hülsen zurückgeschoben waren, um den Patienten nicht zu belästigen, werden gelöst, und der Patient wird aufgefordert, den Unterkiefer vor- und zurückzuschieben. Dabei zeichnet sich die Gelenkbahn ab. Eine zweite Kontrolle überzeugt davon, daß kein Fehler unterlaufen ist, wie er durch unsichere Fixierung des Kartons eintreten kann.

Ist die Messung auch auf der anderen Seite durchgeführt, so kann der Gesichtsbogen der räumlich richtigen Orientierung der Modelle dienen. Zunächst wird die zentrale Okklusion fixiert und die Stellung der Schreibstifte des Gesichtsbogens gegenüber den Kondylen nachgeprüft. Nunmehr kann der Gesichtsbogen von der Scharnierschablone abgezogen werden, bis die Einstellung der Modelle in den Artikulator erfolgt.

Auf die sich im Laboratorium anschließenden Vorgänge kann hier nur kurz eingegangen werden. Die Bißschablonen werden mit den Modellen zusammengebunden, wieder auf den Gesichtsbogen geschoben und dieser in einem aus drei Stäben bestehenden Stativ befestigt. Das Stativ läßt sich zum Artikulator so verschieben und verstellen, daß die Schreibstifte in der Achse der Artikulatorkondylen stehen. In dieser Stellung kann das Eingipsen der Modelle erfolgen.

Die Einstellung der Gelenkbahnneigung erfolgt sodann nach den aufgenommenen Kurven. In der Verlängerung des wesentlichen Bahnteiles wird der Karton bis zu dem abgebogenen Rand abgeschnitten. Dieser wird parallel zum Gesichtsbogen gehalten und dann die Neigung der Kondylenplatte mit der schrägen Schnittlinie in Übereinstimmung gebracht. Sämtliche Registrierinstrumente können nunmehr entfernt werden.

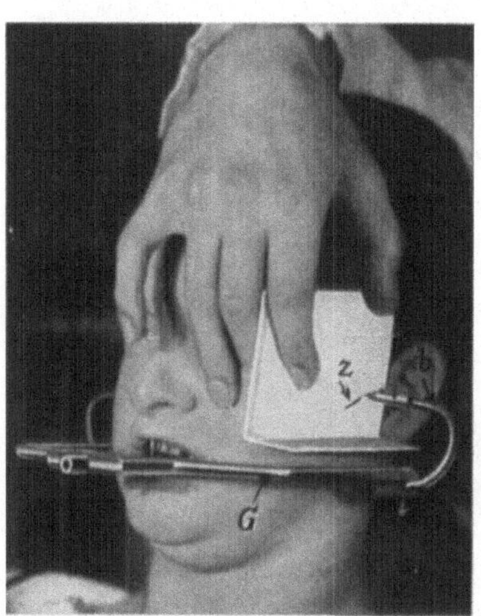

Abb. 662.   Gelenkbahnregistrierung nach GYSI. G Gesichtsbogen, b Bleidraht, Z registrierte Kurve.   (Aus BRUHN: Handbuch der Zahnheilkunde. Bd. III.)

Der Blick wendet sich jetzt noch der Schneidezahnführung zu. Da wir die Zahnführung beliebig feststellen dürfen, haben wir hier freien Spielraum. Zweckentsprechend passen wir ihre Neigung daher den statischen Bedingungen an. Wie GYSI lehrt, werden wir den Wert der Neigung der natürlichen Palatinalfläche der oberen Incisivi reduzieren. 30° soll sie möglichst nicht überschreiten. Bei niedrigen Alveolarkämmen und steiler Gelenkbahn ist im Gegenteil eine weitere Verringerung angebracht.

Der GYSI-Artikulator Modell 1924 hat inzwischen durch den im Jahre 1926 herausgebrachten Trubyteartikulator eine weitere Abwandlung erfahren (Abb. 663). Dieser Artikulator besitzt vollkommen verstellbare Führungselemente. Beim Gebrauch gestattet er also, die durch Messung zu ermittelnden individuellen Einflüsse des natürlichen Kieferapparates auf den Bau einer Prothese zu berücksichtigen, und zwar sowohl die sagittale und transversale Gelenkbahnführung wie die sagittale und transversale Schneidezahnführung. Da der mit dem Artikulator arbeitende Prothetiker jedoch die Möglichkeit hat, die Führungselemente des Artikulators teilweise oder sämtlich auf die bekannten Mittelwerte statt nach individuellen Messungen einzustellen, kann der Artikulator auch als halbverstellbarer Artikulator wie das Modell 1924 und völlig als Mittelwertartikulator wie der Dreipunktartikulator benutzt werden. Er vermag also beide zu ersetzen. Darüber hinaus besitzt der Trubyteartikulator aber auch noch die Möglichkeit, die Interkondylarachse durch Klemmschrauben völlig festzulegen, so daß das

Instrument den Charakter eines Scharnierokkludators annimmt. Diese weitgehende Variationsmöglichkeit im Gebrauch und Anpassungsfähigkeit an alle Bedürfnisse verleiht dem Artikulator großen praktischen Wert. Auf weitere Einzelheiten der Verwendung kann hier nicht eingegangen werden.

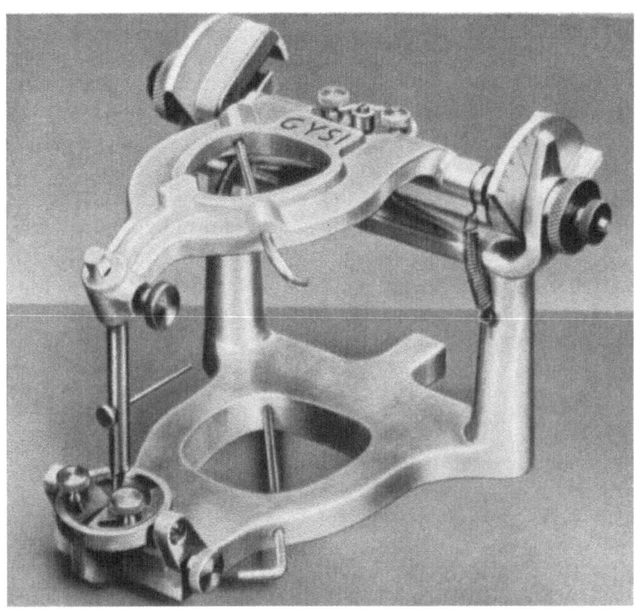

Abb. 663. Trubyteartikulator.

Bei der Darstellung der Versuche zur praktischen Lösung des Artikulationsproblems muß schließlich auch noch ein Instrument von BALTERS erwähnt werden. Aus der Tatsache, daß die Kondylen räumliche Bewegungsfreiheit besitzen, ist von ihm der Schluß gezogen worden, daß die hier erfolgende Führung vernachlässigt werden kann, sobald Zähne vorhanden sind, die eine Führung des Unterkiefers am Oberkiefer gestatten. Für diese Fälle hat BALTERS daher einen Artikulator hergestellt, der dem Unterkiefer völlige Bewegungsfreiheit läßt, und er glaubt die beste Artikulation erreicht zu haben, wenn die künstlichen Zähne so aufgestellt werden, daß sie bei allen Verschiebungen der Modelle gegeneinander, soweit dies die natürlichen Zähne zulassen, mit der Gegenzahnreihe Kontakt behalten. Für zahnlose Kiefer werden den partiell bezahnten Kiefern analoge

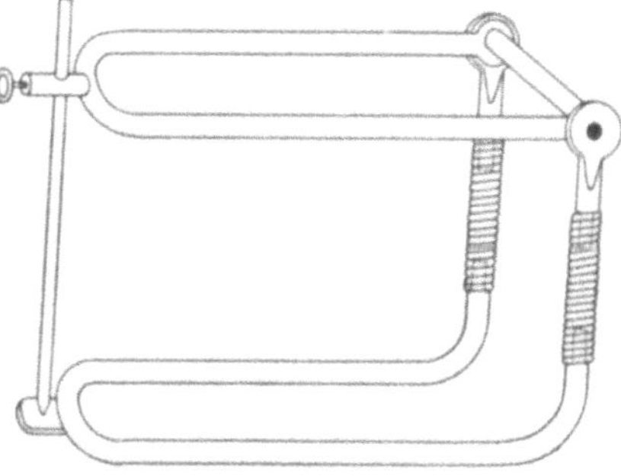

Abb. 664. BALTERS-Artikulator.

Verhältnisse durch Herstellung einer künstlichen Zahnführung im Munde des Patienten geschaffen. Bei der kritischen Prüfung des Verfahrens muß man aber zu dem Schluß kommen, daß die über die der natürlichen Gelenke hinausgehende Bewegungsfreiheit des Artikulators zwar gestattet, Störungen der Artikulationsbewegungen im Munde auszuschalten, daß aber zugleich die Gefahr besteht, daß die Form der künstlichen Zähne das Optimum an funktioneller Leistungsfähigkeit einbüßt. Immerhin ist es interessant, am Schluß der mit dem Scharnierokkludator beginnenden Entwicklungsreihe der Artikulatoren auch Modelle zu finden, deren Wert durch übermäßige Bewegungsfreiheit herabgesetzt wird.

Die Anführung einer größeren Zahl von Artikulatoren und die Erwähnung verschiedenartiger Arbeitsverfahren erfordern aber nun noch eine Stellungnahme zu der Frage, welcher Artikulator bei der praktischen Ausübung der Zahnersatzkunde am besten anzuwenden ist.

Für die Herstellung totalen Zahnersatzes ist von der Tatsache auszugehen, daß sowohl bei der extra- wie bei der intraoralen Gelenkbahnregistrierung die Ermittlung von Basisplatten ausgeht, die auf dem resilienten Schleimhautbezug ruhen. Wie MAX MÜLLER für die intraorale Registrierung der Gelenkbahnneigung gezeigt hat, kann der gemessene Wert durch den Einfluß der in der Resilienz liegenden Fehlerquelle so stark nach oben und unten von dem wirklichen Wert der Neigung der Kondylenbahn abweichen, daß es keinen größeren Fehler darstellt, wenn statt der gemessenen Neigung der Kondylenbahn nur der Durchschnittswert ihrer Neigung berücksichtigt wird. Die Unsicherheit der Meßbasis ist der wichtigste Grund, der auch von anderer Seite, insbesondere von KANTOROWICZ, gegen die Notwendigkeit jeder individuellen Messung der Gelenkbahnneigung, auch der extraoralen, angeführt wird.

Selbst wenn man die Möglichkeit der exakten intra- und extraoralen Registrierung der Unterkieferführung anerkennt, läßt sich nicht bestreiten, daß die Voraussetzungen für zuverlässige Messungen sehr ungünstige sind. Wenn dann aber die Praxis auch noch immer wieder zeigt, daß selbst totale Gebisse, die unter völliger Vernachlässigung des Bewegungsbisses angefertigt worden sind, eine den Patienten befriedigende Möglichkeit der Nahrungszerkleinerung bieten können, ist es nicht verwunderlich, wenn die Artikulatoren mit individueller Kieferführung keinen oder nur sehr geringen Eingang in die Praxis gefunden haben.

Da die Resilienz der Kieferschleimhaut aber auch in gleichem Maße, wie sie zu Fehlern bei der Messung der Gelenkbahnneigung führen kann, Abweichungen der individuellen Gelenkführung eines Patienten von dem Mittelwert der bei der Aufstellung eines Gebisses berücksichtigten Gelenkführung auszugleichen vermag, muß es als berechtigt anerkannt werden, wenn bei der Herstellung totaler Prothesen die Verwendung von Mittelwertartikulatoren im allgemeinen als ausreichend angesehen wird. Es muß natürlich geprüft werden, ob ein in einem Mittelwertartikulator aufgestelltes Gebiß beim Einsetzen in den Mund nicht des Einschleifens bedarf. Das ist nach meinen Beobachtungen zwar häufig der Fall, die Anpassung der im Mittelwertartikulator aufgestellten Gebisse an die individuellen Mundverhältnisse läßt sich durch Einschleifen im Munde des Patienten aber sicher und schnell erreichen.

Die exakte räumliche Orientierung der Modelle im Artikulator und die Registrierung der zentralen Okklusion besitzen jedenfalls bei der Herstellung totaler Prothesen größere Bedeutung als die individuelle Berücksichtigung der Gelenk- und Muskelführung.

Anders liegen allerdings die Verhältnisse bei der Anfertigung partiellen Zahnersatzes. Hier erlangen die natürlichen Zähne maßgebenden Einfluß auf die Kieferführung. Eine Resilienz der Wurzelhaut tritt praktisch nicht in Erscheinung. Jede Abweichung der individuellen Gelenkführung von derjenigen des Artikulators muß daher auch im Artikulator andere Unterkieferbewegungen auslösen, als sie sich am Patienten vollziehen. Ist die individuelle Gelenkbahnneigung steiler als diejenige des Artikulators, wird sich bei den Artikulationsbewegungen der Zahnbestand des Unterkiefers am Patienten stärker senken als im Artikulator und umgekehrt. Im ersteren Fall werden die im Artikulator aufgestellten künstlichen Zähne nach der Einführung in den Mund des Patienten klaffen, im zweiten

Fall werden die künstlichen Zähne die Artikulation der natürlichen Zähne behindern. Beim abnehmbaren partiellen Ersatz kann im zweiten Fall wieder im Munde des Patienten durch Einschleifen der künstlichen Zähne der Ausgleich herbeigeführt werden.

Bei der Anfertigung festsitzenden Brückenersatzes ist aber eine ausreichende Beschleifung oft nicht möglich. Gerade beim partiellen Ersatz und insbesondere beim Brückenersatz ist daher die Berücksichtigung der individuellen Unterkieferführung während der Herstellung der Artikulation erwünscht und deshalb auch ein individuell verstellbarer Artikulator notwendig. Die Nichtbeachtung dieser Forderung muß bei der Anfertigung partiellen Zahnersatzes zum Ersatz der Artikulationsbewegungen durch Okklusionsbewegungen oder zur übermäßigen Belastung der den partiellen Ersatz tragenden natürlichen Zähne führen.

ζ) Die Aufstellung der Zähne.

Die Aufstellung der Zähne einer Prothese ist eine Arbeitsphase der Herstellung des Zahnersatzes, die in der Regel im Laboratorium ausgeführt wird. Bereits bei der Begründung für die Forderung des Gleitkontaktes der künstlichen Zähne ist aber darauf verwiesen worden, daß neben guter Artikulation und einem fehlerfreien Abdruck die Aufstellung der Zähne nach statischen Gesichtspunkten für die Stabilisierung des Zahnersatzes wichtig ist. Für den festen Sitz einer Prothese ist die richtige Aufstellung der Zähne sogar der wichtigste Faktor. Da beim Gebrauch des künstlichen Gebisses zum Abbeißen von der Nahrung durch den Widerstand des Bissens Kräfte auf die Prothesen ausgeübt werden, ohne daß zwischen allen Teilen der Zahnreihen ein abstützender Gleitkontakt besteht, muß das Gebiß so gebaut sein, daß es auch in dieser Phase des Kauaktes nicht von dem Kiefer abgelöst wird. Voraussetzung dafür ist *die Aufstellung der Zähne auf den Alveolarkamm*. Sobald die künstlichen Zähne außerhalb der Kammlinie stehen, besteht die Gefahr, daß die an den Schneiden oder Höckern außerhalb der durch den Kiefer unterstützten Fläche der Prothese angreifenden Kräfte so starke Hebelmomente auslösen, daß die Prothese am gegenüberliegenden Rande von der Unterlage abgehoben und damit das Kaugeschäft gestört wird. Da nun aber keine Klage, die ein Patient über einen für ihn angefertigten Zahnersatz vorbringen kann, so bedeutungsvoll ist wie die, daß die Prothese nicht zum Kauen zu gebrauchen sei, ist es wichtig, daß dieser Fehler vermieden wird. Es ist deshalb Sache des Behandelnden, von vornherein dafür zu sorgen, daß die künstlichen Zähne den für die kaumechanische Arbeitsleistung richtigen Platz bekommen.

Wo die aus mechanisch-statischen Gründen zweckmäßige Stellung der künstlichen Zähne mit der anatomischen Stellung der natürlichen Zähne nicht in Übereinstimmung gebracht werden kann, muß das anatomische Vorbild verlassen werden. Bei starker Atrophie des Oberkiefers vom Mundvorhof aus und des Unterkiefers von der lingualen Seite her, führen diese Richtlinien im Bereich der Molaren häufig zur sog. *Kreuzbißstellung*.

Im Bereich der Frontzähne gerät die aus statischen Gründen vorgeschriebene Stellung der künstlichen Zähne nicht selten in Konflikt mit der ästhetischen Funktion der Zahnreihen. Die ästhetisch befriedigende Beseitigung der durch den Zahnverlust eingetretenen Entstellung des Gesichts zwingt bei stärkerer Atrophie des Oberkiefers nicht selten dazu, die oberen Frontzähne außerhalb der Kammlinie des Oberkiefers aufzustellen. Dann muß aber die den unteren Schneidezähnen widerstehende Aufbißfläche nach lingual von den oberen Schneidezähnen, also auf die Gaumenplatte verlegt werden. Die oberen Schneidezähne sind also dann aus der kaumechanischen Funktion so gut wie ganz ausgeschaltet und dienen fast nur der kosmetischen Funktion, während die kaumechanische

Arbeit zwischen unteren Zähnen und Gaumenplatte innerhalb der Kammlinie geleistet wird. Im übrigen lassen sich hier für die Aufstellung der Zähne folgende allgemeine Richtlinien geben:

In jedem Falle ist der Überbiß im Schneidezahngebiet gering zu halten. Flache Alveolarkämme bedingen möglichst flachen Überbiß und flache Molarenhöcker. Ein hoher Überbiß müßte aber auch hohe Molarenhöcker bedingen, wenn der Kontakt der Zahnreihen in der Vorbißstellung nicht verlorengehen soll.

Die Höhe der Höcker der Seitenzähne steht ihrerseits in gewissen Beziehungen zur Neigung der Gelenkbahn. Auch wenn Messungen der Gelenkbahnneigung nicht vorgenommen werden, lassen sich gewisse Anhaltspunkte für ihre Größe gewinnen. Ältere Patienten, die schon längere Zeit zahnlos gewesen sind, pflegen eine ausgeschliffene flache Gelenkbahn zu besitzen; jüngere Patienten, deren vollständiger Zahnverlust erst kurze Zeit besteht, haben meist eine steilere Kondylenbahn. Einige Aufschlüsse vermag noch die Kontrolle der Bewegung des Condylus durch das Tastgefühl zu geben. Die Ergebnisse der Prüfung finden in folgender Weise Berücksichtigung: Eine steile Gelenkbahn verlangt höhere Höcker als eine flache. Durch Anordnung der Molaren auf einer ansteigenden Kurve kann aber die Höckerhöhe wieder relativ reduziert werden. Je steiler die Gelenkbahn ist, um so stärker wird daher die Kompensationskurve auszubilden sein, um die Höckerhöhe gering wählen zu können, da steile und hohe Höcker die Stabilisierung der Prothese erschweren. Die Hauptbedeutung der Kompensationskurve besteht aber darin, die Stellung der Mahlzähne der Hauptdruckrichtung beim Schluß der Kiefer anzupassen.

Für die in seitlicher Richtung ausgeführten Bewegungen gilt prinzipiell das gleiche. Bei steiler Gelenkbahn und stärkerem Überbiß sind hohe Molarenhöcker nötig. Bei Verringerung des Überbisses oder abnehmender Gelenkbahnneigung kann die für den Kaueffekt notwendige absolute Höckerhöhe durch Neigung der Molaren in transversaler Richtung in eine relative von geringem Wert verwandelt werden. Durch Ausnutzung aller Faktoren läßt sich also auch in ungünstigen Fällen eine optimale Wirksamkeit erzielen.

η) Die Einprobe und Ablieferung.

Der Aufstellung der künstlichen Zähne muß eine Einprobe im Munde folgen, bevor das Gebiß fertiggestellt wird. Alle Faktoren, die Einfluß auf den Wert der Prothese haben, werden kontrolliert: Schlußbiß, Artikulation, Stellung der Zähne zum Gesicht, Farbe der Zähne, Sprachbildung usw. Zweckmäßigerweise wird der Patient aufgefordert, jetzt Kritik zu üben oder Wünsche vorzubringen. Soweit sie sich mit unserer beruflichen Einsicht in Einklang bringen lassen, wird man ihnen noch Rechnung tragen können; soweit Wünsche nicht Erfüllung finden können, wird eine Belehrung des Patienten in diesem Augenblick späteren Meinungsverschiedenheiten vorbeugen. Oft lassen sich jetzt noch wertvolle Verbesserungen an dem Gebiß vornehmen.

Bis zur nächsten Sitzung kann dann die Prothese vollendet werden. Die Ablieferung ist noch einmal mit einer letzten Kontrolle verbunden. Wesentliche Fehler dürfen jetzt nicht mehr feststellbar sein. Störungen der Artikulation sind durch sorgfältiges Einschleifen zu beheben.

ϑ) Kautschuk- und Metallbasis des Plattenersatzes.

Nachdem die allgemein für die Anfertigung totalen Plattenersatzes maßgebenden Richtlinien erörtert worden sind, muß sich noch die Besprechung eines besonderen Punktes anschließen:

Das ist die Frage, welches Material für die Platte zu bevorzugen ist. Es ist dies nicht ausschließlich eine Sache der wirtschaftlichen Leistungsfähigkeit des

Patienten, wie ausdrücklich betont sei. Die hier zu treffende Entscheidung hängt auch von wichtigen sachlichen Gründen ab.

Wenn wir Metall- und Kautschukplatten gegenüberstellen, so sprechen für erstere zunächst mechanische Erwägungen. Bei geringerer Plattendicke besitzen sie eine gleich große oder größere Festigkeit. Die geringere Plattenstärke kommt der Beweglichkeit der Zunge zugute und erleichtert die Sprachbildung schon in der ersten Zeit des Tragens der Prothese. Die geringere Dicke der Platte in Verbindung mit dem an sich besseren Wärmeleitungsvermögen der Metalle bringt eine geringere Beeinträchtigung der Sinnesempfindung der bedeckten Schleimhaut mit sich. Es kommt ferner in Betracht, daß an blanken Metallplatten gerade geringfügige Verunreinigungen weniger leicht haften als an Kautschukplatten, auch wenn bei der Verarbeitung keine Fehler gemacht worden sind. Auf diesen Faktor ist es wohl auch hauptsächlich zurückzuführen, wenn Kautschukprothesen von manchen Patienten subjektiv schlecht vertragen werden. Die Lösung von Farbstoffen, wie hier und da geäußert worden ist, dürfte dafür wohl weniger in Betracht kommen. Für die Anwendung der Metallplatte ist aber ein derber, gleichmäßig dicker Schleimhautbezug des Kiefers erwünscht, der nicht in jeder zahnlosen Mundhöhle vorgefunden wird. Außerdem ist schließlich noch zu bedenken, daß die geringeren Kosten, die mit einer Kautschukplatte verknüpft sind, die Verarbeitung dieses Materials geraten erscheinen lassen, wenn die Formänderung des Kieferkammes nach Zahnverlust noch nicht völlig abgeschlossen ist, so daß mit einer baldigen Änderung der Prothese gerechnet werden muß.

Es lassen sich also Gründe für und gegen die Benutzung jedes Materials anführen. Unter den Metallen spielt heute neben Goldlegierungen der rostfreie Stahl eine große Rolle. Seine Festigkeit ist unübertroffen. Leider ist seine Verarbeitung an bestimmte Spezialeinrichtungen gebunden, ein Nachteil, der aber die mehr und mehr zunehmende Verbreitung der Stahlprothesen nicht hat aufhalten können. Die mechanischen und hygienischen Vorzüge des Materials gegenüber dem Kautschuk rechtfertigen es, von dem Stahl Gebrauch zu machen, wo eine Metallplatte indiziert ist, Gold aber nicht verarbeitet werden kann. Diese Empfehlung kann um so mehr ausgesprochen werden, als es in letzter Zeit gelungen ist, die Verarbeitung des Stahls für zahnärztliche prothetische Zwecke auch auf dem Gußwege durchzuführen.

Die Änderungen, die der Arbeitsgang durch die Anfertigung einer Metallplatte erfährt, sind im wesentlichen technischer Art und können hier übergangen werden.

C. Kieferersatz.

1. Die Methoden des Kieferersatzes.

In dem einleitenden Überblick über das Gebiet der zahnärztlichen Prothetik ist bereits zum Ausdruck gebracht worden, daß unser Spezialfach mit dem Ersatz von Kronen und Zähnen nicht erschöpft ist, sondern noch Maßnahmen umfaßt, die darüber hinausgehen. Auch wenn Teile der Kiefer und im weiteren Sinne auch Abschnitte der ihnen benachbarten Weichteile und Gesichtspartien der Ergänzung bedürfen, muß die zahnärztliche Prothetik dem Patienten Hilfe bringen. Während aber der Kronen- und der Zahnersatz zum täglichen Brot jedes Zahnarztes gehören, werden Anforderungen auf dem Gebiet der zahnärztlichchirurgischen Prothetik relativ selten an ihn gestellt. Es würde verkehrt sein, wollte man daraus den Schluß ziehen, der praktische Zahnarzt könne die Versorgung der einschlägigen Fälle völlig einigen wenigen Spezialisten und den zahnärztlichen Kliniken überlassen. Der Umstand, daß Hilfe oft sehr schnell notwendig ist, kann jeden Zahnarzt vor die Aufgabe stellen, an der Beseitigung

von Defekten mitwirken zu müssen, die über das engere Gebiet der Zähne hinaus-
reichen. Er muß daher auch mit den Grundzügen der Behandlung vertraut sein.
Die wesentlichen Richtlinien dafür sollen deshalb hier niedergelegt werden.

Ehe auf Einzelfragen eingegangen wird, nehmen wir zweckmäßigerweise wieder
eine Gliederung des Arbeitsgebietes vor. Diese ergibt sich aus Art und Umfang
der zu beseitigenden Defekte.

Da in Friedenszeiten ein großer Teil der Kieferdefekte durch verstümmelnde
Operationen herbeigeführt wird, können die hierher gehörigen prothetischen
Maßnahmen als *Resektionsprothesen* zusammengefaßt werden.

In das eigentliche Gebiet des Kieferersatzes fallen auch noch Maßnahmen,
die dem Verschluß von Gaumendefekten dienen. Soweit sie den weichen Gaumen
betreffen, gehen sie aber bereits über den engeren Bereich der Kiefer hinaus.
Die innigen Beziehungen, die alle Gaumendefekte in funktioneller Hinsicht
verbinden, rechtfertigen aber, ihre prothetische Behandlung zusammenhängend
abzuhandeln. Den in Betracht kommenden prothetischen Verschlüssen, für die
sich die Bezeichnung „*Obturatoren*“ eingebürgert hat, müssen wir uns deshalb
hier ebenfalls widmen.

Ergänzend müssen wir dann noch die dem Ersatz von Weichteilen im Bereich
des Gesichts dienenden körperfremden Ergänzungen, welche zu den Kiefern
direkt oder indirekt in Beziehung treten, ihres selbständigen Charakters wegen
als *Gesichtsprothesen* unserer Besprechung anfügen.

2. Resektionsprothesen.

a) Allgemeine Gesichtspunkte.

Nicht selten wird der Chirurg gezwungen, wegen lebensbedrohender Erkrankungen — meist bösartiger Tumoren — einen Kiefer oder Teile eines solchen
bei einem Patienten zu entfernen ohne Rücksicht darauf, welche Schädigungen
lokaler Natur der verstümmelnde Eingriff im Kiefergebiet des Leidenden mit
sich bringt. Selbstverständlich wird man aber danach trachten müssen, die
nachteiligen Folgen der Operation — Aufhebung der Kaufunktion, Störung der
Sprachbildung, Entstellung des Gesichts — möglichst einzuschränken. Von
seiten des Zahnarztes durchzuführende prothetische Maßnahmen vermögen hierzu
erheblich beizutragen. Ihrem Charakter nach lassen sie sich in zwei Gruppen
teilen: *Immediatprothesen*, die unmittelbar nach Entfernung eines Kieferabschnittes an seine Stelle treten, um die aus dem eingetretenen Defekt sich ergebenden Folgeerscheinungen zu verhüten, und *Dauerprothesen*, die dem funktionellen Wiederaufbau des Kieferapparates dienen. In manchen Fällen vermag
ein und dieselbe Prothese zugleich beiden Zwecken gerecht zu werden; die
Immediatprothese wird zugleich Dauerprothese. Wo dies nicht zutrifft, muß
aber der Immediatersatz des resezierten Kieferstückes weitgehend zur Anwendung gelangen, wenn der spätere Dauerersatz seine Aufgaben voll erfüllen soll.

Für die erfolgreiche Anwendung der Immediatprothese ist wieder von Bedeutung, daß die *Zusammenarbeit von Chirurg und Zahnarzt bereits in dem Augenblick einsetzt, in dem die Indikation für die Resektion gestellt wird.* Bereits bei der
Aufstellung des Operationsplanes muß auf die prothetische Versorgung des Falles
Rücksicht genommen werden. Der Chirurg muß die für die individuelle Her-
richtung der Immediatprothese notwendige Zeit gewähren, der zahnärztliche
Prothetiker aber muß sich bemühen, hinsichtlich der Dringlichkeit vieler Opera-
tionen den Zeitbedarf für seine Vorbereitungen auf ein Minimum zu reduzieren.
Nur einfach herzustellende Prothesen können daher als Immediatersatz einem
Patienten Nutzen bringen.

Neben der Regelung des Zeitpunktes kann bei der Aufstellung des Operationsplanes von den prothetischen Maßnahmen aber auch der Umfang der Resektion

beeinflußt werden. Es ist selbstverständlich, daß die aus der Natur des Krankheitsprozesses sich ergebenden Grenzen des zu resezierenden Kieferabschnittes nicht mit Rücksicht auf die prothetische Behandlung enger gezogen werden dürfen. Es würde nicht zu verantworten sein, wollte man im Hinblick auf eine vorteilhafte prothetische Ergänzung des zu ersetzenden Defektes den Erfolg des operativen Eingriffes in Frage stellen. Sehr wohl kann aber eine Ausdehnung der Resektion gutgeheißen werden, wenn die Funktionsfähigkeit der Prothese und der Kieferstümpfe dadurch verbessert werden kann.

Diese allgemeinen Richtlinien gelten sowohl für Resektionen des Ober- wie des Unterkiefers. Im einzelnen weisen die zu ergreifenden prothetischen Maßnahmen aber weitgehende Unterschiede auf. Sie ergeben sich daraus, daß der Oberkiefer fest mit dem Schädel verwachsen ist, während der Unterkiefer beweglich mit ihm verbunden ist. Die Resektionsprothesen des Ober- und Unterkiefers sind daher nunmehr getrennt zu besprechen.

b) Die Resektionsprothesen des Oberkiefers.

Mit der partiellen oder totalen Resektion des Oberkiefers wird zwischen Mund- und Nasenhöhle eine Kommunikation geschaffen. Daraus ergibt sich

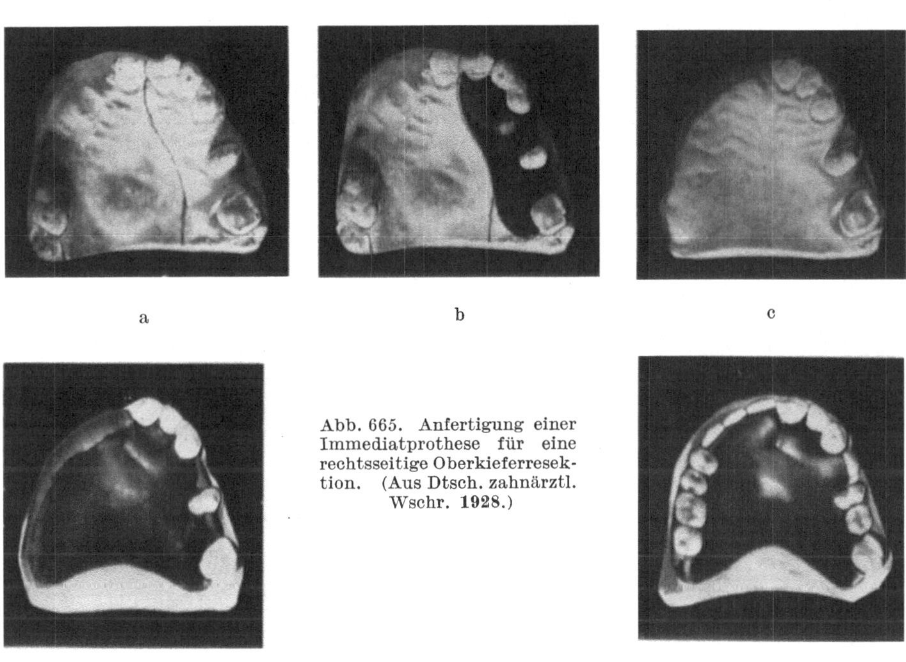

a b c

d e

Abb. 665. Anfertigung einer Immediatprothese für eine rechtsseitige Oberkieferresektion. (Aus Dtsch. zahnärztl. Wschr. 1928.)

ohne weiteres, daß die Nahrungsaufnahme behindert und die Sprache gestört wird. Schon um dies zu verhüten, ist der sofortige Verschluß des Defektes angezeigt. Der knöcherne Oberkiefer gibt aber auch für einen großen Bezirk der Gesichtsweichteile eine Stütze ab. Wenn er ganz oder teilweise in Verlust gerät, sind erhebliche Entstellungen des Gesichtes daher unausbleiblich. Sie verstärken sich noch, wenn die bei der Operation im Gesichtsbereich geführten Schnitte nach der Wundheilung der Narbenschrumpfung unterliegen. Um von vornherein kosmetischen Mängeln so weit wie möglich vorzubeugen, ist die Anfertigung einer Immediatprothese dringend zu wünschen. Wenn der Immediatersatz zugleich die Basis für den Dauerersatz des Patienten abgeben soll, ist der

Behandlungsgang so zu gestalten, wie er von BRUHN, ERNST, HAUPTMEYER, PICHLER, SCHRÖDER u. a. ausgearbeitet worden ist.

Vor Ausführung der Resektion wird von Ober- und Unterkiefer Abdruck genommen. Es werden Modelle hergestellt und an dem des Oberkiefers wird der Umfang der Resektion angezeichnet. Für den zu erhaltenden Teil des Oberkiefers wird eine partielle Kautschukplatte angefertigt. Mit der notwendigen Klammerverankerung wird sie nach der Vulkanisation im Munde des Patienten einprobiert. Man bekommt dadurch die Gewißheit, daß dieser Prothesenabschnitt sicher sitzt. Dieser Teil der Prothese wird sodann wieder auf das Modell gesetzt. Der zu resezierende Teil wird darauf so radiert, daß er die Gestalt eines normalen zahnlosen Oberkiefers annimmt. Der bereits einprobierte Prothesenteil wird nun hiernach durch Modellierung in Wachs vervollständigt und vulkanisiert. Diese Prothese kann dann unmittelbar nach der Operation dem Patienten in den Mund gesetzt werden. Sie verschließt die Öffnung nach der Nase zu und dient zugleich als Träger des Tampons. Bei der Modellierung der Prothese kann auf die Ausbildung der facialen Wand Rücksicht genommen werden, so daß neben dem sprachfunktionellen auch der kosmetische Effekt nach der Abnahme der Verbände in die Waagschale fällt. Die ausladenden Teile dieser Flächen dienen zugleich der Fixierung des Ersatzes. Eine solche Prothese genügt auch der Anforderung, in kurzer Zeit herstellbar zu sein. Sie ist auf Wunsch des Chirurgen ohne weiteres innerhalb eines Tages anzufertigen. Es macht auch nicht viel mehr Mühe und kostet nicht viel mehr Zeit, wenn an der Kautschukplatte gleich künstliche Zähne angebracht werden. Bei vielen Patienten geht eine psychisch vorteilhafte Wirkung davon aus.

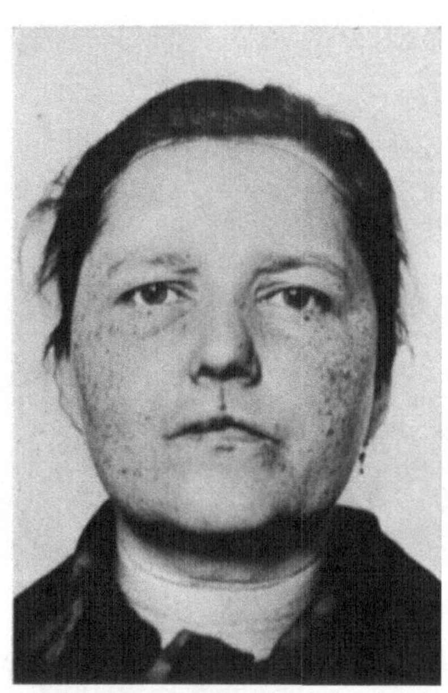

Abb. 666. Patientin mit Oberkieferresektionsprothese. (Aus Dtsch. zahnärztl. Wschr. 1928, H. 13.)

Erweist es sich während des Eingriffs als notwendig, den Umfang der Operation zu ändern, so verliert die Prothese keinesfalls an Wert. Wird im Bereich der Zahnreihe mehr vom Alveolarfortsatz fortgenommen als ursprünglich beabsichtigt war, lassen sich nachträglich noch leicht einer oder mehrere Zähne an die Prothese ansetzen. Bleibt mehr vom Kiefer stehen als vorgesehen wurde, so läßt sich von der Prothese schnell mit Feile, Fräse und Säge etwas fortnehmen.

Von Wichtigkeit ist, daß die Prothese an der resezierten Seite leicht nach unten absinkt. Die Stützung durch Federn ist hier daher meist unentbehrlich. Die Anbringung dieses Befestigungsmittels sollte stets vorgesehen werden. Das macht naturgemäß auch prothetische Maßnahmen im Gegenkiefer erforderlich. Fehlen Zähne im Mahlzahnbereich, so ist die Anfertigung einer Kautschukprothese das einfachste Mittel. Sind alle Zähne vorhanden, ist die Überkronung mehrerer Seitenzähne und die Anbringung des Federträgers an einem Quersattelinlay, welches lingual von einem Bügel gestützt wird, ein Weg, der die Entfernung natürlicher Zähne erspart. Die Schaffung dieser Verankerung kommt aber für die Immediatprothese in der Regel nicht in Betracht, da sie zu viel Zeit erfordert. Für die Dauerprothese hat sie sich uns gut bewährt. Bewegungen der Prothese in vertikaler Richtung werden so besser ausgeschaltet, wie wenn man zu ihrer Fixierung nur den Narbenzug ausnutzt, der sich in horizontal verlaufender Linie dem Prothesenkörper nahe dem unteren Rande anlegt.

Die Anfertigung der Immediatprothesen aus Kautschuk hat die Herstellung von Okklusivprothesen aus Celluloid, die auf dem Modell über die Zahnreihe gepreßt werden, fast verdrängt. In besonders eiligen Fällen kann man sich aber auch dieser Maßnahmen bedienen.

Sobald der die Wundhöhle ausfüllende Tampon verkleinert und allmählich fortgelassen wird, beginnt bei der Immediatprothese aus Kautschuk bereits die Ausgestaltung der Dauerprothese. Durch Auftragen von schwarzer Guttapercha wird ihr die Gestalt gegeben, derer sie zum völligen Abschluß der Mundhöhle und zur Stützung der Weichteile bedarf. Die Grenze nach dem weichen Gaumen zu erfordert besondere Aufmerksamkeit. Die äußeren Flächen des Guttaperchakloßes werden nach einigen Wochen durch Kautschuk ersetzt.

Bei der Totalresektion des gesamten Oberkiefers ist das Verfahren prinzipiell das gleiche. Die Erzielung einer guten Okklusion bereitet bei dem jedes festen Haltes beraubten Ersatze aber nicht unbeträchtliche Schwierigkeiten.

c) Die Resektionsprothesen des Unterkiefers.

Die Resektion des Unterkiefers setzt der prothetischen Behandlung dadurch erheblich größere Widerstände als die des Oberkiefers entgegen, daß die Entfernung irgendeines Stückes der Mandibula auch die übrigen Abschnitte ihrer Funktionsfähigkeit beraubt. Die in den Gelenken beweglichen Stümpfe werden unter der Wirkung der an ihnen ansetzenden Muskeln disloziert, was jedes Zusammenwirken des Restes der Zahnreihe mit dem Oberkiefer unmöglich macht. Da die Zunge ihres festen Haltes verlustig geht, ist die Sprachbildung erschwert. Die Entstellung im Gesicht ist meist sehr auffallend. Oft zieht auch die Dislokation mangelnden Lippenschluß und damit Belästigung des Patienten durch Speichelfluß nach sich.

Die prothetische Behandlung muß daher erstreben, die Verlagerung der Stümpfe von vornherein zu verhindern und den Weichteilen ihre Stütze wiederzugeben.

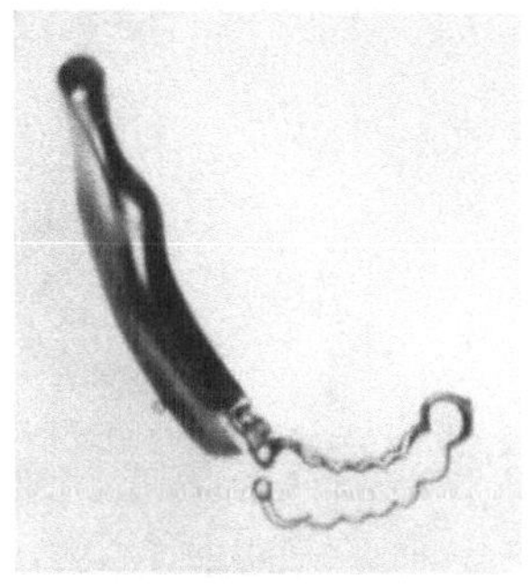

Abb. 667. Hartgummikiefer mit Scharnierschiene. (Aus Dtsch. zahnärztl. Wschr. 1928.)

Dieses Ziel kann nicht nur durch Resektionsprothesen, sondern in geeigneten Fällen auch durch Resektionsverbände erreicht werden. Letztere, die nach den Prinzipien der Kieferbruchbehandlung gehandhabt werden, kommen aber nur für die selteneren Kontinuitätsresektionen in Betracht, bei denen beide Stümpfe noch einen hinreichenden Zahnbestand zur Aufnahme der Verbände besitzen und die spätere plastische Überbrückung des Defektes aussichtsreich erscheint. Die Herrichtung der Resektionsverbände wird durch die Beschreibung der Kieferbruchschienungen genügend beleuchtet. Die gleichen Hilfsmittel leisten hier wie dort Dienste. An dieser Stelle braucht nicht näher darauf eingegangen zu werden.

Unter den Resektionsprothesen haben wir in Gestalt des SCHRÖDERschen Hartgummikiefers oder des HAUPTMEYERschen Zinnkiefers einen geeigneten Immediatersatz zur Verfügung. Es sind Prothesen, die dem Kieferkörper und dem aufsteigenden Ast nachgebildet sind, den Proc. coronoideus mit Rücksicht auf die Auswechselbarkeit aber nicht enthalten. Auch bei individueller Anfertigung lassen sie sich schnell herrichten. Sie besitzen volle Anpassungsfähigkeit an den Operationsverlauf. Unter Verwendung des GYSIschen Gesichtsbogens als

Meßgerät und guter Röntgenbilder lassen sie sich räumlich mit größter Genauigkeit anfertigen.

Bei der Festlegung der Ausdehnung der Resektion gilt für den Unterkiefer
ganz besonders das in den allgemeinen Richtlinien Gesagte. Die Ausdehnung
der Resektion über das durch den Krankheitsherd bedingte Maß hinaus wird
oft angezeigt sein, wenn die eine Durchtrennungslinie in einen zahnlosen Kieferabschnitt fallen müßte. Nach unserer Erfahrung können zahnlose Kieferstümpfe
im Bereich des aufsteigenden Astes den funktionellen Erfolg der prothetischen
Behandlung nur beeinträchtigen. Da ein solcher Stumpf der Prothese keine
hinreichende Stütze zu gewähren vermag, die Abstützung der Prothese an beiden
Enden aber unerläßlich ist, haben wir die Exartikulation in derartigen Fällen
vorgezogen. Die Ausnutzung der Gelenkgrube als Stützpunkt für die Prothese

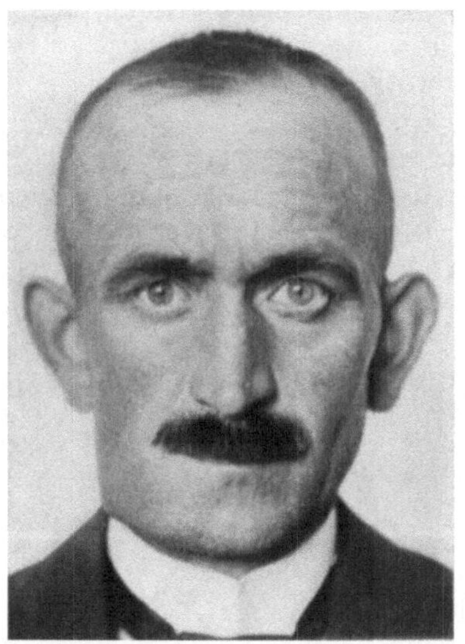

Abb. 668. Patient vor der rechtsseitigen
Unterkieferresektion.

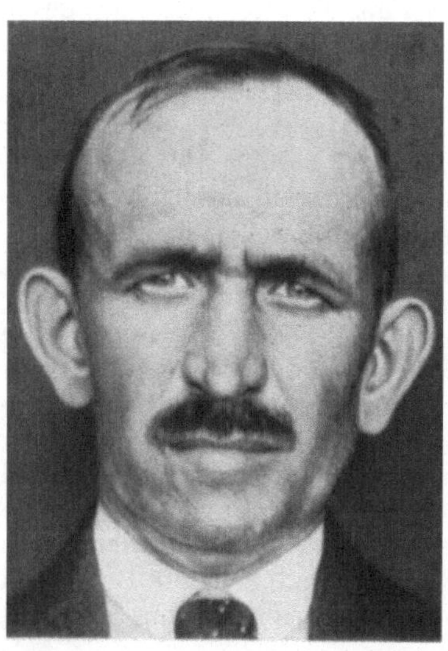

Abb. 669. Patient nach Ausführung der rechtsseitigen Exartikulation und prothetischen Versorgung.

bewährt sich besser als die unsichere und unzureichende Umfassung eines zahnlosen Stumpfes. Wenn schon die natürliche Gelenkgrube nicht frei ist oder frei
gemacht werden kann, bietet die Anwendung eines von der oberen Zahnreihe
getragenen Kompensationsgelenkes bessere Aussichten als die Lagerung der
Prothese auf einen zahnlosen Stumpf von geringer Länge. Jonas und Rosenthal
haben in den letzten Jahren ihre Stimme gegen die Exartikulation eines kurzen
zahnlosen Stumpfes erhoben. In der großen Mehrzahl der Fälle glaube ich aber,
ein solches Vorgehen nicht als vorteilhafter bezeichnen zu können.

Besondere Aufmerksamkeit erfordert bei den Immediatprothesen des Unterkiefers auch ihre Fixierung. Ernst tritt schon seit längerer Zeit für die Befestigung durch Naht am Knochen ein. Die Nachteile der mit der Knochennaht allgemein verbundenen Gefahren sind ihm erspart geblieben. Leider haben
unsere Versuche nicht zu so günstigen Resultaten geführt. Wir haben daher
nach Möglichkeit die Befestigung der Immediatprothese am Zahnbestand des
Stumpfes vorgezogen. Den künstlichen Kieferkörper haben wir mit scharnier-
artig gegossenen Schienen, die durch einen Splint geschlossen werden und
eine Reihe von Zähnen umfassen, ausgestattet, wie von Pichler empfohlen
worden ist. Die Vorrichtung läßt sich in kurzer Zeit herrichten. Sie erspart
die Gefahren der Naht, ohne daß ihr andere Nachteile anhaften. Voraussetzung

ist nur, daß eine Anzahl von Zähnen zur Verfügung steht. Wenn gleichzeitig eine Reihe von Zähnen die Fixierung übernimmt, leidet auch die Anpassungsfähigkeit der Prothese an den Operationsverlauf in keiner Weise.

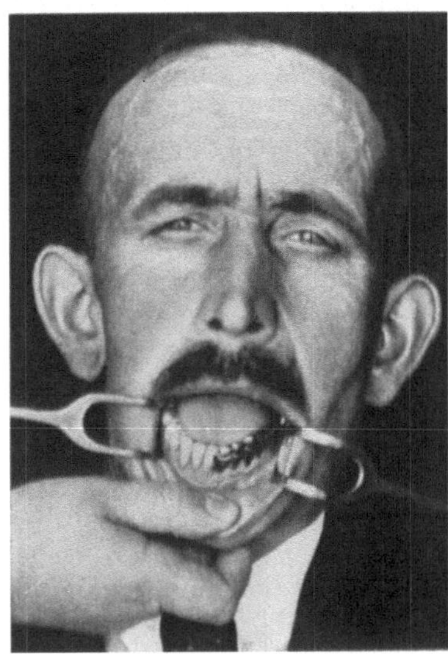

Abb. 670. Unterkieferresektionsprothese bei geöffnetem Munde.

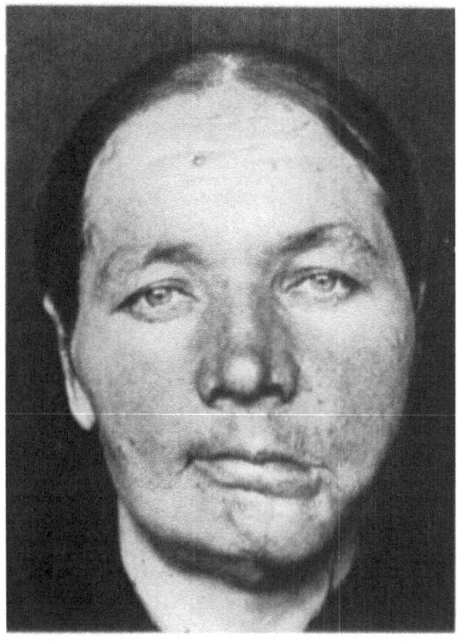

Abb. 671. Patientin nach Unterkieferresektion ohne prothetische Versorgung. Das Kinn ist nach der resezierten linken Seite verschoben.
(Aus Dtsch. zahnärztl. Wschr. 1928.)

Umfangreiche Vorbereitungen der natürlichen Zähne für die Aufnahme der Verankerung werden natürlich bis zur Anfertigung des Dauerersatzes zurückgestellt. Mit der Überkronung der betreffenden Zähne, der eventuellen Anbringung von Geschieben usw. kann schon in den ersten Wochen nach der Operation begonnen werden.

Die Anfertigung des Dauerersatzes wird zweckmäßig schon zur Zeit der Herstellung der Immediatprothese vorbereitet, indem ein ihr völlig gleicher zweiter Kautschukkiefer hergerichtet wird. Während der Präparation der zur Verankerung dienenden Zähne wird die sie umgreifende Scharnierschiene zur Wahrung des Haltes mit Guttapercha unterfüttert. Es ist zu vermeiden, die Prothese längere Zeit aus dem Wundbett zu entfernen, da sich ihrer Wiedereinführung schon nach kurzer Zeit erhebliche Schwierigkeiten entgegenstellen. Sind die der

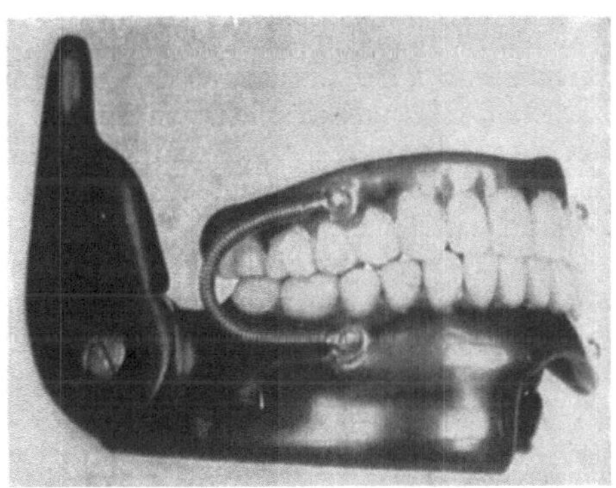

Abb. 672. Unterkieferresektionsprothese mit Scharnier im Kieferwinkel nach ERNST.
(Aus Fortschr. Zahnheilk. 2.)

Verankerung dienenden Zähne vorbereitet, wird ein Abdruck genommen, der die gesunde Kieferhälfte und die obere Kante der Immediatprothese enthält. Der Arbeitsgang lehnt sich hier völlig an den von ERNST beschriebenen an. In diesen Abdruck wird der Duplikatkiefer eingesetzt, bevor das Ausgießen erfolgt. Man gewinnt so ein Modell, auf dem die Lage der Immediatprothese bis zum Gelenk wiedergegeben ist. Es wird Biß genommen wie gewöhnlich und die Einprobe der künstlichen Zähne vorgenommen, nachdem sie im Artikulator aufgestellt wurden. Jetzt wird das Duplikat der Immediatprothese vom Modell entfernt und durch einen im Kieferwinkel mit Scharnier ausgestatteten Wachskiefer ersetzt. Auf seinem vorderen Teil werden die in Wachs einprobierten Zähne befestigt, und beides wird gemeinsam vulkanisiert. Gleichzeitig wird der aufsteigende Ast für sich vulkanisiert, und nachträglich werden beide Teile durch eine mit Sperrschraube ausgestattete Achse vereinigt. Jetzt kann die Immediatprothese aus dem Munde entfernt und der Dauerersatz sofort eingesetzt werden. Auf technische Einzelheiten der Herstellung des Gelenkes kann hier nicht näher eingegangen werden. Es sei nur betont, daß seine Anbringung notwendig ist, um schädigende Druckwirkungen auf die Gelenkgrube auszuschalten. Zur Sicherung der Fixierung der Prothese sind manchmal vom Oberkiefer aus wirkende Federn erwünscht. In einem großen Prozentsatz unserer Fälle sind wir aber ohne solche ausgekommen. Das kosmetische und kaufunktionelle Resultat ist nach der Anfertigung solcher Prothesen oft ein überraschend gutes.

3. Obturatoren.

a) Allgemeine Gesichtspunkte.

Als Obturatoren bezeichnen wir Prothesen, die dem Verschluß von Defekten im harten und weichen Gaumen dienen. Diese Defekte können erworben oder angeboren sein. Die prothetische Behandlung wird dadurch nur unbedeutend beeinflußt. Praktisch wichtig ist *die Lokalisation des Defektes*. Defekte des weichen Gaumens erfordern eine andere Versorgung als die des harten Gaumens. Das erklärt sich ohne weiteres daraus, daß Defekte des harten Gaumens von unbeweglichen Teilen begrenzt werden, während Defekte des weichen Gaumens innerhalb aktiv tätiger Muskulatur lokalisiert sind. Es muß sich daher als notwendig erweisen, die prothetische Behandlung der Gaumendefekte in der Besprechung nach ihrem Sitz zu trennen.

Bevor auf die Durchführung der prothetischen Therapie eingegangen wird, erweist es sich als notwendig, einige allgemeine Gesichtspunkte zu besprechen.

Hier ist zunächst die *Indikationsfrage* zu streifen. Diese berührt weniger die Entscheidung, ob überhaupt der Verschluß eines Gaumendefektes angezeigt ist. Mit Rücksicht auf die sich von ihm herleitende Störung der Nahrungsaufnahme und der Aussprache wird das Bedürfnis für den Abschluß des Defektes stets anerkannt werden müssen. Zu entscheiden wird aber sein, ob die *prothetische* Behandlung indiziert ist.

Die Antwort auf diese Frage wird weitgehend von der Art des Defektes abhängen. Bei angeborenen Spaltbildungen wird stets zu überlegen sein, ob der operative Verschluß des Defektes Aussicht auf Erfolg bietet. Wenn ein funktionell befriedigendes Resultat auf diesem Wege erzielt werden kann, wird dem Patienten das Tragen der Prothese erspart. Wo die Vorbedingungen gegeben sind, wird also dem Patienten zu der chirurgischen Behandlung zu raten sein. Welche Faktoren dabei eine Rolle spielen, kann an dieser Stelle nicht im einzelnen auseinandergesetzt werden. Daß die Aussichten auf erfolgreiche operative Behandlung eines Falles um so größer sein werden, je vertrauter der Operateur mit der Chirurgie der Mundhöhle ist, bedarf kaum der Erwähnung. Dieser Hinweis ist aber berechtigt, da dem Patienten mit einer operativen Überbrückung des Spaltes, die nicht auch einen funktionellen Erfolg einschließt, nicht geholfen ist. Insbesondere muß zum Ausdruck gebracht werden, daß eine Naht des weichen Gaumens, die eine narbige Verkürzung des Gaumensegels nach sich zieht, insofern auch ungünstig zu beurteilen ist, als die prothetische Versorgung eines solchen Falles prognostisch weit schlechter dasteht, als eine durchgehende Spaltbildung mit beweglichen Gaumensegelhälften. Dies muß *vor* der Ausführung einer Operation bedacht werden. Die Indikation für die chirurgische oder prothetische Therapie sollte daher stets in gemeinsamem Konsilium von Chirurg und zahnärztlichem Prothetiker gestellt werden.

Ist die Frage nach der Art der Behandlung einer Spaltbildung zugunsten der zahnärztlich-prothetischen Versorgung beantwortet, so ist zu prüfen, ob der Zeitpunkt für ihre Durchführung geeignet ist. Im Interesse der Entwicklung eines Patienten mit angeborenem Defekt wird stets die möglichst frühzeitige Behandlung erwünscht sein. In der Praxis stehen dem aber oft erhebliche Hindernisse entgegen. Zur Zeit des Milchzahnbestandes bereitet schon die Fixierung eines Obturators Schwierigkeiten, auch dann, wenn man durch Sauger die Luftdruckwirkung zur Erzielung einer Haftintensität ausnutzt. Die Schwierigkeiten steigern sich noch, wenn Milchzähne zerstört sind. Bei dem in schneller Entwicklung begriffenen kindlichen Kiefer ist außerdem die Brauchbarkeit eines Obturators nur von kurzer Dauer. Die wiederholt notwendigen Änderungen sind dann oft schon aus wirtschaftlichen Gründen nicht durchführbar. Alles das ist zu erwägen, wenn zu entscheiden ist, welcher Zeitpunkt für die Obturatorenbehandlung geeignet ist. Oft wird leider abzuwarten sein, bis bleibende Zähne eine hinreichend feste Verankerung der Prothese ermöglichen. Da Defekte des harten Gaumens geringere Anforderungen an die Verankerung des Obturators stellen als die des weichen, wird für erstere oft die Behandlung früher aufgenommen werden können als bei letzteren.

Bei erworbenen Defekten des Gaumens können ähnliche Erwägungen bezüglich des Zeitpunktes der Obturatorenbehandlung Platz greifen, wenn die Entstehung des Defektes in das Kindesalter fällt. Bei älteren Patienten spielen sie keine Rolle. Mit dem Eintritt der Perforation zwischen Mund und Nase, bzw. zwischen Mund und Nasen-Rachenraum wird sofort die Notwendigkeit des Verschlusses anzuerkennen sein. Damit ist aber nicht gesagt, daß der Obturator das wesentliche therapeutische Hilfsmittel darstellen muß. Im Gegenteil wird meist zu erstreben sein, den Defekt durch die Körperkräfte zur Heilung zu bringen. Das gilt für alle Entstehungsarten der Defekte, unter denen luetische die Hauptrolle spielen. Der Obturator stellt hier also zunächst nur ein Provisorium dar, und erst wenn festzustellen ist, daß die regenerativen Kräfte nicht ausreichen, einen organischen Verschluß des Defektes herzustellen, muß der Dauerverschluß dem Obturator übertragen werden.

Sobald der Zeitpunkt für die Obturatorenbehandlung geeignet erscheint, muß selbstverständlich die Mundhöhle ebenso vorbereitet werden wie für die Anfertigung von Zahnersatz. Einzelheiten in dieser Beziehung brauchen hier nicht wiederholt zu werden. Verwiesen sei nur darauf, daß, soweit Spaltbildungen des harten Gaumens, die durch den Alveolarfortsatz hindurchgehen, Anlaß zur Obturatorenbehandlung geben, die Frage der Erhaltungsfähigkeit unregelmäßig stehender Zähne sorgfältig erwogen werden muß. Falls das Einrichten nicht in Betracht kommt, wird oft die Extraktion einzelner Zähne notwendig sein.

b) Obturatoren des harten Gaumens.

Der Verschluß von Defekten, die auf den harten Gaumen begrenzt sind, stellt an den zahnärztlichen Prothetiker in der Regel keine großen Anforderungen. Eine Platte, die bei der Anfertigung von Zahnersatz mittels der Plattenprothese die Gaumenfläche bedeckt, vermag sowohl bei angeborenen wie bei erworbenen Defekten einen geeigneten Verschluß abzugeben. Ihre Verankerung geschieht mit den dort erwähnten Mitteln. Besonderheiten ergeben sich fast nur beim Abdrucknehmen. Um das Eindringen von Abdruckmasse in die Nase zu verhüten, wird das bestehende Loch leicht mit einem Mulltupfer ausgestopft, der sich besser eignet als Watte. Er wird so in den Defekt eingelegt, daß er die Öffnung verschließt, ihre Ränder aber frei läßt, um ihre exakte Wiedergabe im Abdruck zu erzielen. Von Wichtigkeit ist ferner, daß die anzufertigende Verschlußplatte sich *nur eben an den Rand des Defektes anlegt, nicht aber in ihn hineinragt.* Das gilt ganz besonders für erworbene Defekte, deren Heilung durch einen sich in die Öffnung legenden Verschlußkloß nur verhindert werden würde. Soweit Zähne fehlen, können sie natürlich an der Platte gleich durch künstliche ersetzt werden. Schwierigkeiten können feine Spalten im Bereich des Alveolarfortsatzes machen, die noch im Mundvorhof nach der Nase durchgehen. Wenn der Rand der Prothese hier zur Erzielung eines luftdichten Abschlusses hochgeführt wird, ist die Bruchgefahr für den schmalen Teil sehr groß, oder die Lippe wird in entstellender Weise vorgewölbt. In der Regel ist aber der chirurgische Verschluß eines solchen Spaltes zu erreichen.

Neben der aus Kautschuk anzufertigenden Verschlußplatte spielt bei erworbenen Defekten auch noch die Celluloidprothese, die über die Zahnreihe gepreßt wird,

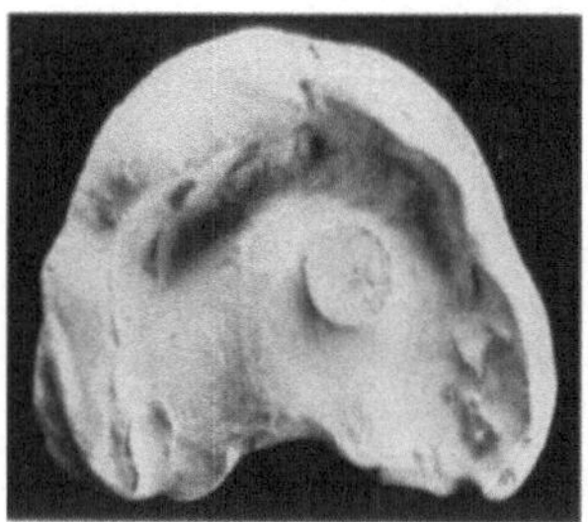 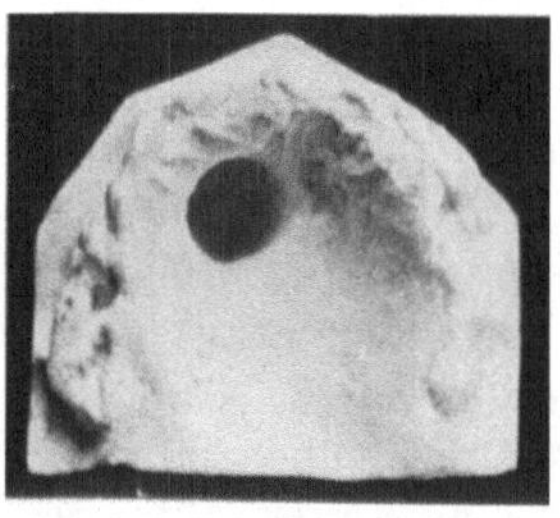 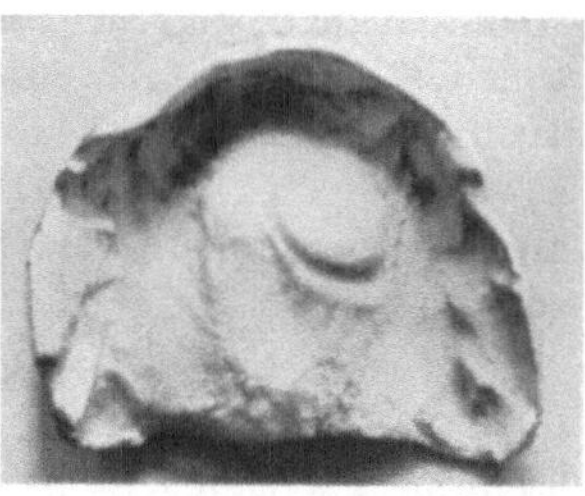

a   b   c

Abb. 673. Obturator für einen Defekt des harten Gaumens. a Abdruck. b Modell. c Gaumenplatte, die sich an den Rand des Defektes anlegt, als Obturator.

als Verschlußmittel eine Rolle. Insbesondere bei traumatischen Defekten kann sie zugleich als Träger von Verbandsstoffen (Jodoformgazetampons) dienen. Eine nur den Gaumen bedeckende dünne Kautschukplatte vermag aber der Lösung dieser Aufgabe ebenso gerecht zu werden, und nach unserer Erfahrung wird sie auch in diesen Fällen von den Patienten angenehmer im Tragen empfunden. Wir haben daher von ihr mehr und mehr Gebrauch gemacht. Für die Praxis hat diese Art des Verschlusses den Vorteil, daß der Zahnarzt überall auf diese Technik eingerichtet ist.

Defekte, die auf die Grenze nach dem weichen Gaumen übergreifen, können noch mit den gleichen Mitteln abgedeckt werden, sofern der Rand der Prothese im Bereich des Defektes besonders nachgeformt wird. Nachdem eine Verschlußplatte nach dem oben angedeuteten Verfahren hergestellt worden ist, wird der Prothesenrand im Bereich des Defektes angerauht und mit einer geringen Menge schwarzer Guttapercha umkleidet. Der Rand des weichen Gaumens kann sich beim Tragen der Platte dann gut in ihr abprägen. Wird nachträglich die Guttapercha wieder durch vulkanisierten Kautschuk ersetzt, ist die Funktionsfähigkeit der Prothese gesichert.

c) Obturatoren für Defekte des weichen Gaumens.

Bei den Defekten des weichen Gaumens muß die prothetische Therapie andere Wege einschlagen. Je nach der Lokalisation des Defektes ergeben sich noch verschiedene Möglichkeiten. Einmal kommen die Fälle in Betracht, die vom hinteren Rande des weichen Gaumens bis an den harten Gaumen durchgehen. Eine große Zahl anderer Fälle begegnet uns derart, daß der an den harten Gaumen anschließende Teil des weichen Gaumens in der Medianebene geschlossen ist, aber noch zwischen hinterem Rand des weichen Gaumens und der Rachenwand ein Defekt besteht. Hierbei handelt es sich entweder um operierte angeborene Spalten des weichen Gaumens, die mit Verkürzung des Gaumensegels verheilt sind, oder um erworbene Defekte, die gleichzeitig eine mehr oder weniger umfangreiche Verwachsung zwischen Gaumensegel und Rachenwandung herbeiführen. Außerdem kommen aber auch noch Fälle in Betracht, bei denen zentrale Defekte innerhalb des weichen Gaumens vorliegen oder der Defekt innerhalb des Gaumensegels den Rand des harten Gaumens berührt. Alle Fälle können mit Defekten des harten Gaumens in verschiedener Ausdehnung kombiniert sein. Für den Obturatorverschluß im Bereich des weichen Gaumens ist dies belanglos, wenn man die Defekte des harten Gaumens zunächst so behandelt, als ob sie isoliert vorhanden wären. Für diesen Teil der Obturatorenanfertigung gelten also die oben angeführten Richtlinien.

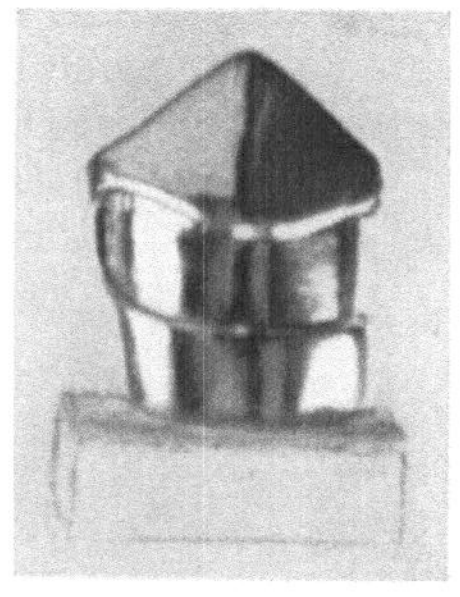

Abb. 674. Krone mit Anschlag.

Rücksicht zu nehmen ist bei Defekten des weichen Gaumens von vornherein auf eine ausreichende Verankerung des Obturators. Die Befestigung an natürlichen Zähnen mittels Klammern, unter denen in der geschlossenen Zahnreihe insbesondere die Jacksonklammer und ihre Modifikationen Bedeutung erlangt haben, oder durch Geschiebe bewährt sich am besten. Um Überbeanspruchungen einzelner Zähne zu verhüten, sind nach Möglichkeit jederseits zwei Zähne zu benutzen und durch Kronen zu schützen, deren Form sich zur Aufnahme der Verankerung besonders vorbereiten läßt. Sind keine tragfähigen Zähne vorhanden, muß die Haftintensität an der Gaumenfläche durch Luftdruckwirkung unter Benutzung von Saugern erzielt

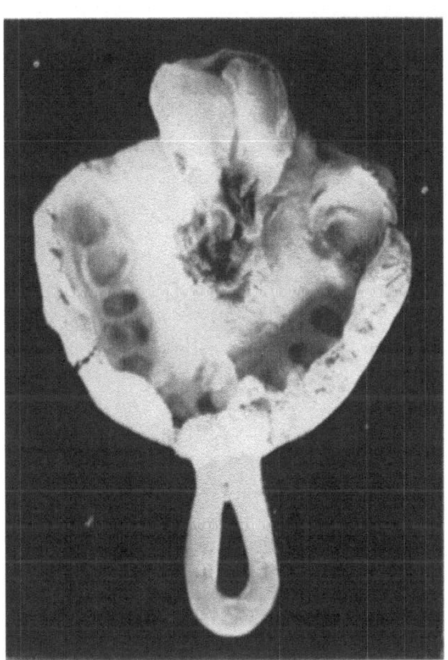

Abb. 675.

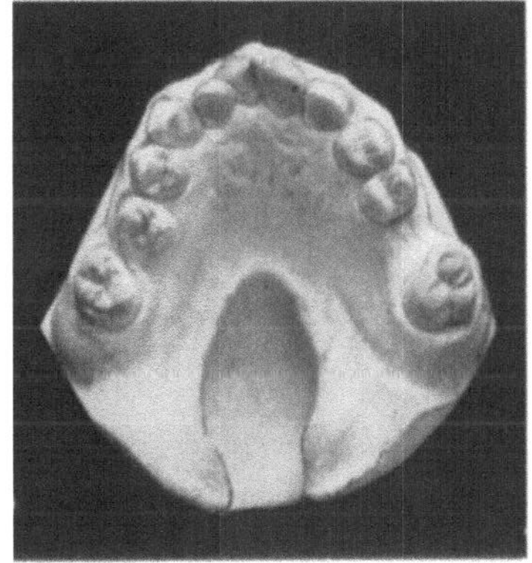

Abb. 676.

Abb. 675 u. 676. Abdruck und Modell (676) einer vom weichen Gaumen auf den Rand des harten Gaumens übergreifenden Spaltbildung.

werden. Die den Gaumen deckende Platte liefert die Basis für den Verschluß des weichen Gaumens. Bei geringfügigen Defekten im weichen Gaumen kann sie eventuell entbehrt werden und der Verschluß durch dünne Stege an künstlichen Kronen befestigt werden.

Der Behandlungsgang stellt sich also zunächst folgendermaßen dar: Vorbereitung der zur Verankerung dienenden Zähne, Einpassen der Kronen, Verschluß

eventuell vorhandener Defekte des harten Gaumens durch Mulltupfer, Abdruck,
Anfertigung der den harten Gaumen deckenden Platte. Am distalen Ende der
Platte ist eine Vorrichtung zur Befestigung des für den Defekt des weichen
Gaumens bestimmten Verschlusses vorzusehen.

Bei durchgehenden Spalten des weichen Gaumens ist dieser Verschluß nach
den von SUERSEN und WARNEKROS verfolgten Ideen zu gestalten. Statt der
starren Verbindung des Verschlusses mit der Gaumenplatte ist aber eine gelenkige

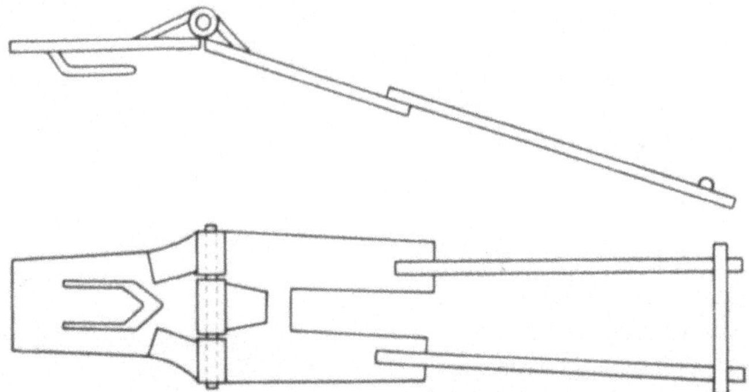

Abb. 677. Schematische Darstellung der Konstruktion des Scharniers. Seitenansicht und Aufsicht.

zu wählen. Der von HAUPTMEYER beschrittene Weg hat sich uns am besten bewährt. Das in die Gaumenplatte einzulassende Gelenk ist so gearbeitet, daß
seine Bewegung nach abwärts durch einen Anschlag gehemmt wird. Den Bewegungen der sich hebenden Reste des Gaumensegels aber vermag es zuzufolgen.
Wie die Abbildung zeigt, ist die Befestigung in der Gaumenplatte ebenso wie die

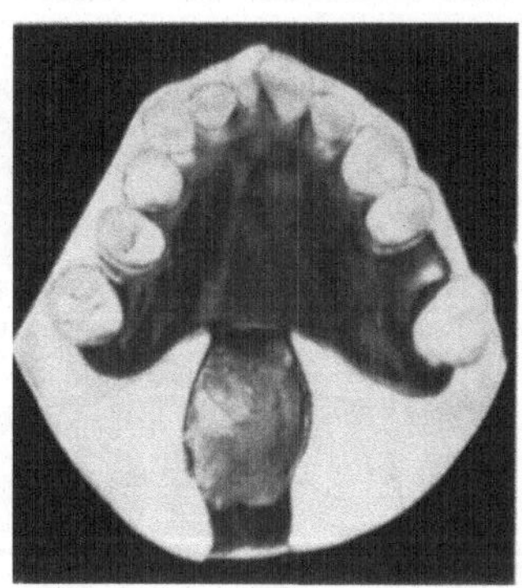

Abb. 678.

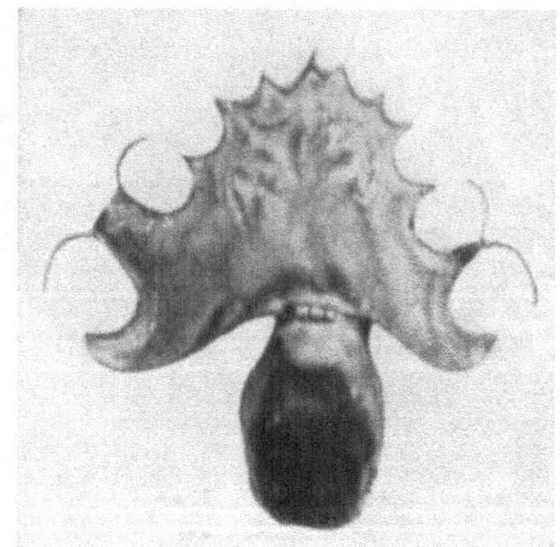

Abb. 679.

Abb. 678 und 679. Obturator mit gelenkiger Verbindung des Verschlußkloßes. Abb. 678 auf dem
Modell, Abb. 679. von der Gaumenseite.

innerhalb des Verschlußkloßes durch besondere Anker gewährleistet. Wird das
Gelenk leicht schlotternd hergestellt, vermag es auch den von den Resten des
Gaumensegels ausgelösten geringfügigen transversalen Bewegungen zu folgen.
Die Stellung des in den Verschlußkloß reichenden Teiles des Gelenkes wird im
Mund bei der Einprobe der Platte geprüft. Der nach der Rachenwand führende
Draht soll ein wenig höher stehen als der Rand des nach unten hängenden Gaumen-
segels. Seine Länge soll so bemessen sein, daß er die Rachenwand nicht berührt,
auch dann nicht, wenn sich diese beim Schluckakt vorwölbt.

Sind diese Bedingungen erfüllt, wird der Anker für den Verschlußkloß mit Guttapercha als Abdruckmasse umkleidet und diese der Funktion der Gaumensegelreste ausgesetzt. So wird erreicht, daß die die Funktion hemmende Abdruckmasse fortgepreßt wird. Die Größe und Form des Kloßes kann dann dadurch ermittelt werden, daß die Weichteile noch an ihm eine Stütze finden müssen, sie selbst aber zur Funktion angeregt und dadurch mehr und mehr gekräftigt werden. Von Wichtigkeit ist auch, daß sich die Rachenwand bei der Phonation dem Obturator anlegt, während sie in der Ruhelage dem von der Nase kommenden Luftstrom freien Durchtritt gewährt. Die Abformung des PASSAVANTschen Wulstes, eines Abschnittes des Musculus constrictor pharyngis superior, soll erkennbar sein. Durch Sprachübungen, die sich auf eine Reihe von Sitzungen verteilen, ist der optimale Verschluß allmählich herzustellen. Eine Kontrolle über die richtige Ausdehnung des Kloßes kann dadurch ausgeübt werden, daß geringe Mengen von Abdruckmasse, die an seine Seitenflächen angesetzt werden, während der Phonation deformiert werden, während Einschnitte in die Oberfläche an der gleichen Stelle längere Zeit erkennbar bleiben. Die Grenzfläche nach dem Nasen-Rachenraum und nach der Mundhöhle kann frei gestaltet werden. Möglichste Freiheit der Luft- und Speisewege ist dabei anzustreben.

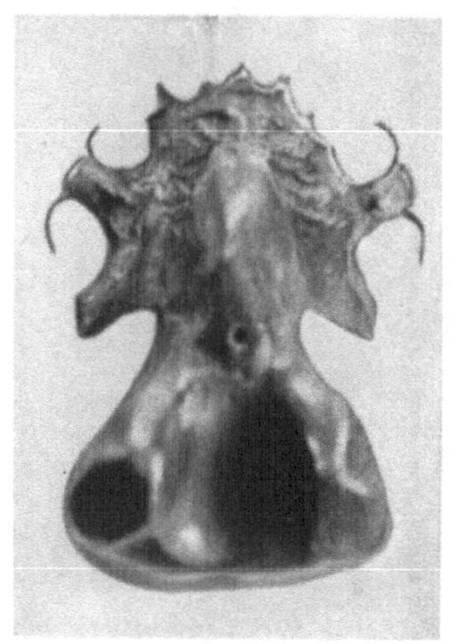

Abb. 680. Obturator mit starrem, übermäßig großem, funktionshemmendem Verschlußkloß. Die Abdrücke der Tuba Eustachii sind erkennbar.

Von der richtigen Gestaltung des Verschlusses hängt der Erfolg der prothetischen Behandlung ab. Ihn zu erreichen wird dadurch erschwert, daß weicher Gaumen und Rachen nicht nur bei der Sprachbildung, sondern auch beim Schlucken Bewegungen ausführen, die Eindrücke in dem Abdruckmaterial hinterlassen, und zwar Eindrücke, die anfangs tiefer sind als die durch die Sprachfunktion hervorgerufenen. Erst wenn sich die Bewegungen der Muskulatur durch systematische Sprachübungen kräftig ausgebildet haben, kann daher das funktionelle Resultat voll befriedigen.

Der Dauerverschluß wird sodann durch Kautschuk hergestellt. Daß der Verschlußkloß zur Verringerung des Gewichtes hierbei nicht massiv, sondern hohl zu machen ist, sei besonders erwähnt.

Defekte, die sich am hinteren Rande des weichen Gaumens lokalisieren, können naturgemäß auf diesem Wege nicht verschlossen werden. Die Verbindung des Verschlußkloßes über einen beweglichen Gaumenabschnitt hinweg stellt andere Anforderungen. Hier gelangt das Prinzip zur Anwendung, das an die Namen SCHILTSKY und WARNEKROS geknüpft ist. Mit der Gaumenplatte wird eine bewegliche Spiralfeder verbunden, die über den geschlossenen Teil des weichen Gaumens hinwegführt und seinen Bewegungen zu folgen vermag. Am Ende trägt sie einen Anker zur Aufnahme des Rachenverschlußkloßes, dessen Formung nach den gleichen Gesichtspunkten wie bei den durchgehenden Spalten geschieht. Die auswechselbare Anbringung der Feder nach dem Vorschlage HAUPTMEYERs erleichtert Reparaturen bei eintretenden Brüchen. Es darf nicht verschwiegen werden, daß diese Art von Fällen außerordentliche Geduld erfordert, bis es gelingt, einen befriedigenden Abschluß des Defektes bei ausreichender Freiheit des Nasen-Rachenweges herzustellen, da meist der weiche Gaumen durch Narbenbildung nicht beweglich genug ist. Die Wichtigkeit der gründlichen Sprachschulung sei auch hier hervorgehoben. Bei erworbenen Defekten mit eingetretenen Verwachsungen liegen die Verhältnisse noch ungünstiger. Operative

Hilfe kann hier oft nicht entbehrt werden, um überhaupt leidliche Resultate
zu ermöglichen.

Zentrale Defekte innerhalb des weichen Gaumens werden nach den gleichen
Grundsätzen prothetisch behandelt. Für sie kann bezüglich des Ersatzes meist
die Prognose recht günstig gestellt werden.

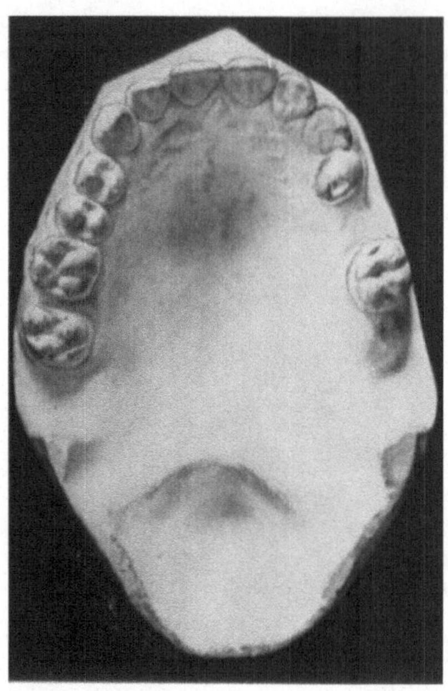

Abb. 681. Modell eines Defektes am hinteren
Rande des weichen Gaumens.

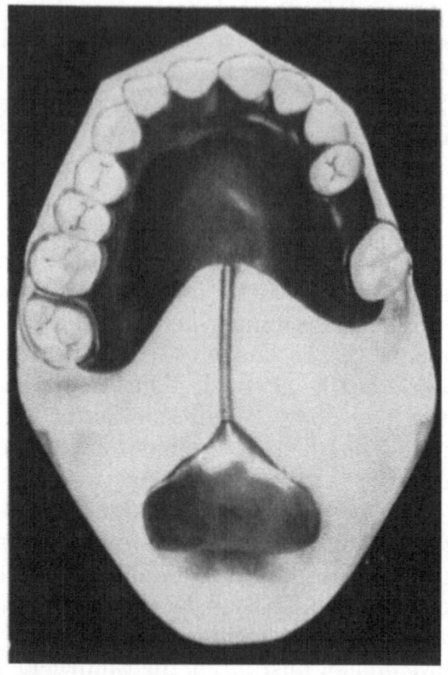

Abb. 682. Verschluß des Defektes durch einen Obturator mit beweglichem, an einer Spiralfeder
befestigten Kloß.

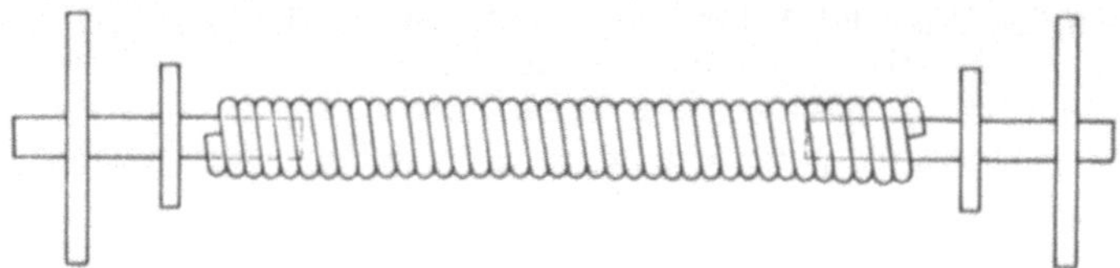

Abb. 683. Schematische Darstellung der Federverbindung mit den Ankern für Kloß und Gaumenplatte.

Defekte, die unmittelbar an den harten Gaumen grenzen, erfahren schließlich dieselbe Behandlung, wie die an dieser Grenze, aber noch innerhalb des
harten Gaumens liegenden Perforationen. Eine gelenkige Verbindung kann also
entbehrt werden.

4. Gesichtsprothesen.

Auf die prothetische Deckung von Defekten des Gesichts kann hier nur kurz
eingegangen werden. Die Beschränkung der hierher gehörigen Ausführungen
auf einen kleinen Raum rechtfertigt sich, weil wir erfreulicherweise nur selten
vor die Aufgabe gestellt werden, Verstümmelungen des Gesichts prothetisch zu
behandeln. In Friedenszeiten kommen derartige Defekte an sich nicht oft vor,
viele von ihnen werden aber auch auf dem Wege der plastischen Chirurgie behandelt. Wo jedoch hochgradige Entstellungen des Gesichts der prothetischen
Ergänzung bedürfen, werden sie in der Regel der Klinikbehandlung zugeführt.
Die einzelnen Fälle sind untereinander aber auch so verschieden, daß der verfüg-

bare Raum weit überschritten werden müßte, wenn hier eine ausreichende An-
leitung gegeben werden sollte. Wird der praktische Zahnarzt vor eine in das
Gebiet der Gesichtsprothesen fallende Aufgabe gestellt, wird daher das Studium
der Spezialliteratur nicht entbehrt werden können. Hier können daher nur
Umrisse aufgezeichnet werden.

Am häufigsten wird noch die Hilfe des Zahnarztes zur Wiederherstellung
einer durch Lupus zerstörten Nase in Anspruch genommen. In zweiter Linie
kommen als Ursachen Lues und Traumen in Betracht.

Die prothetische Behandlung beginnt mit der Herstellung eines Gesichts-
abgusses. Als Material eignet sich am besten Gips, der langsam erhärtet. Die
Luftzufuhr durch die Nase wird mittels eines Gummischlauches freigehalten.

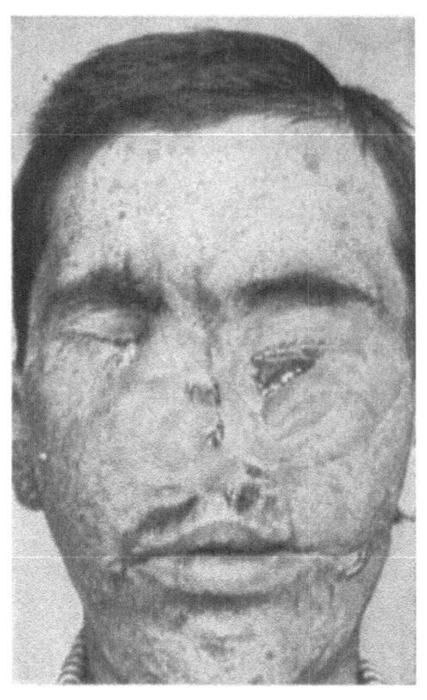 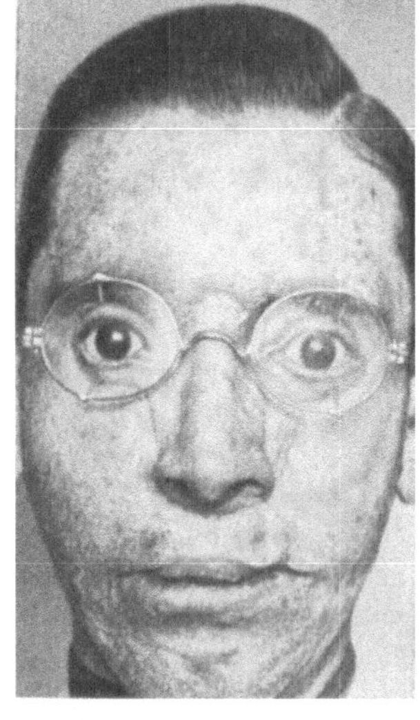

Abb. 684.   Abb. 685.

Abb. 684 und 685. Prothetische Deckung eines Gesichtsfeldes. Abb. 684 vor, Abb. 685 nach der
prothetischen Behandlung. Nach KUKULIES aus der Westdeutschen Kieferklinik. (BRUHN: Handbuch
der Zahnheilkunde. Bd. III.)

Die Grenze des Abgusses, welcher nicht zu klein sein darf (er muß Kinn und Haar-
grenze enthalten), wird durch Tücher festgelegt. Behaarte Gesichtspartien werden
gründlich eingefettet oder mit Seidenpapier abgedeckt.

Nach dem Abguß wird ein Gipsmodell des Gesichtes hergestellt. Auf ihm
wird der fehlende Teil in Wachs oder Plastilin nachmodelliert. In der befriedigenden Lösung dieser Aufgabe liegt die Hauptschwierigkeit. Bilder des
Patienten aus gesunden Tagen oder Vergleiche mit Verwandten können Anhaltspunkte liefern.

Von dem vervollständigten Modell wird durch Abguß eine Hohlform gewonnen, die die Grundlage für die Fertigstellung der Prothese abgibt. Diese
kann aus Kautschuk, Celluloid, aus Gelatine und auf galvanoplastischem Wege
erfolgen. TRITTERMANN hat über gute Erfahrungen mit Tridermalith berichtet,
REICHENBACH hat sich für Hominit eingesetzt. Jedes der Verfahren, deren
Technik übergangen werden muß, hat seine Vor- und Nachteile. Besondere Beachtung erfordert in jedem Falle die Fixierung der Prothese. Die aus HENNING-
scher Gelatine gefertigte wird angeklebt. Die übrigen bedürfen der mechanischen
Verankerung, die in der Nase, im Munde an einem künstlichen Gebiß oder durch
ein Brillengestell gesucht werden kann. Der letztere Weg bewährt sich wohl
am besten. Jeder Einzelfall stellt aber auch in dieser Beziehung neue Aufgaben.

In großem Umfange hängt der Erfolg dann immer von der richtigen Färbung der Prothese ab. Aber auch dieser Teil der Behandlung kann bei guter Beobachtungsgabe zufriedenstellend gelöst werden. Daß es möglich ist, nötigenfalls den Ersatz auf die der Nase benachbarten Partien auszudehnen, bedarf nur der Erwähnung. Selbst der Verlust des Auges kann in Verbindung mit ihr in kosmetischer Beziehung behoben werden.

Wenn auch derartige Prothesen das Spiel der Muskulatur nicht wiedergeben können und ihnen dadurch immer etwas Totes anhaftet, vermögen sie doch den bedauernswerten Patienten den Umgang in der menschlichen Gesellschaft zu erleichtern.

D. Die Behandlung der Kieferfrakturen.

1. Allgemeine Richtlinien für die Therapie.

Es ist selbstverständlich, daß sich die Behandlung der Kieferfrakturen in die allgemeine Lehre von der Therapie der Knochenbrüche einfügen muß. Aus den besonderen anatomischen Verhältnissen des Kieferapparates ergeben sich aber auch eine Reihe von Besonderheiten bei der Therapie von Brüchen innerhalb seines Bereiches.

Allgemein muß zunächst hervorgehoben werden, daß bei jeder Bruchbehandlung zwei Phasen zu unterscheiden sind: Diejenige der *Reposition* der Fragmente und die ihrer *Retention*. Bei Brüchen der Kieferknochen müssen uns daher auch in der Regel beide Etappen beschäftigen. Je nach der Eigenart des Bruches können sich aber auch diese oder jene Maßnahmen und selbst beide erübrigen. Je nach dem klinischen Bild, das der Fall bietet, wird die Therapie sodann durch örtliche oder allgemeine Umstände beeinflußt.

Offene Brüche bedürfen besonderer Behandlung im Hinblick auf die Möglichkeit einer von der Weichteilwunde ausgehenden Blutung und einer sich hier einstellenden Infektion. Auf die für die Wundversorgung maßgebenden Regeln braucht hier nicht näher eingegangen zu werden. An die Gefahr der Tetanusinfektion muß bei äußeren Wunden immer gedacht werden. Verwiesen sei auch auf die Möglichkeit der Interposition von Fremdkörpern in den Bruchspalt; neben Weichteilen spielen hier Zähne, Zahnreste und Zahnfragmente eine besondere Rolle. Wenn eine Störung des Heilverlaufs nicht eintreten soll, müssen derartige Gebilde aus dem Bruchspalt möglichst bald entfernt werden. Zähne, die dadurch mit dem Bruchspalt in Berührung kommen, daß die Bruchlinie durch ihre Alveole hindurchführt, stören die Bruchheilung immer, wenn ihre Pulpa durch das Trauma zugrunde gegangen ist. Dieser Punkt bedarf daher sorgfältiger Prüfung. Zu beachten ist, daß die Untersuchung mit dem Induktionsstrom nicht immer beweisend ist, wenn die Nervenbahnen des Zahnes durch die Fraktur unterbrochen sind, die Gefäßversorgung aber nicht gelitten hat. Mit der Entfernung solcher Zähne, deren Pulpa noch lebt, soll man nicht zu voreilig sein. Wegen der günstigen Zirkulationsverhältnisse im Bereich der Pulpa bieten jugendliche Zähne oft Aussicht auf Erhaltung. In zweifelhaften Fällen wird jedoch die Sicherheit glatter Heilung eines Kieferbruches dem Verlust eines Zahnes vorzuziehen sein.

Vor allem ist bei den therapeutischen Maßnahmen aber auch stets *dem Allgemeinzustand des Patienten die nötige Beachtung zu schenken*. Die äußere Gewalt, die in der Regel den Kieferbruch ausgelöst hat, hat auch auf den ganzen Schädel, oft direkt auf den Hirnschädel gewirkt. Lebensbedrohende Komplikationen im Bereich des Zentralnervensystems liegen daher immer im Bereich der Möglichkeit (Commotio, Contusio, Compressio cerebri). Hinter der Bedeutung, die solchen Erscheinungen zukommt, tritt die Behandlung der Fraktur zurück, selbst wenn die Bruchheilung verzögert oder gestört wird. Die in solchen Fällen nötige Ruhe des Patienten darf in den ersten Tagen durch Anlegung von Schienen nicht gestört werden, so wünschenswert es an sich ist, die Schienung eines Bruches möglichst früh vorzunehmen. Ausdrücklich sei in diesem Zusammenhang betont, daß im Gegensatz hierzu *Schwellungen von Weichteilen allein keineswegs eine Kontraindikation für die Bruchbehandlung abgeben.*

An dieser Stelle muß schließlich auch noch auf die *richtige Ernährung des Patienten und seine Mundpflege* verwiesen werden. In den ersten Tagen kommt ausschließlich flüssige Kost in Betracht, die natürlich entsprechend gehaltreich sein muß. Erst später kann zu breiiger Nahrung übergegangen werden. Tägliche gründliche Säuberung des Mundes ist für den Erfolg der Therapie ebenfalls unerläßlich. Sie darf nicht dem Kranken überlassen werden, sondern ist durch aus Pflegepersonal auszuführen. Auswischen mit Pinzette und Watte ist angebracht, Spülungen mit dem kräftigen Strahl eines Irrigators (verdünnte Wasserstoffsuperoxyd- und Natriumbicarbonicumlösungen) können unterstützend wirken. In letzter Zeit hat uns das Ausspritzen des Mundes mit dem Dentaloptimax gute Dienste geleistet.

2. Die Behandlung von Brüchen des Alveolarfortsatzes.

Diese Art von Frakturen pflegt der Therapie keine großen Schwierigkeiten zu bereiten. Die Reposition des meist mehrere Zähne einschließenden Fragments kann in der Regel mit der Hand durchgeführt werden. Alle Möglichkeiten der in Betracht kommenden Verlagerungen nach einwärts oder nach außen, in der Richtung der Kauflächen ·oder der Wurzelspitzen sind in frischen Fällen unmittelbar durch die Kraft der Finger zu beheben, und fast stets sind die Bruchstücke an ihren richtigen Platz zu bringen, wenn die Empfindlichkeit des Patienten durch Lokalanästhesie (Leitungsunterbrechung) ausgeschaltet worden ist. Bei älteren Fällen versagt mitunter die manuelle Reposition. Sie muß dann durch die schwache aber stetig wirkende Kraft eines Apparates ersetzt werden. Dieser besteht in einem an den gesunden Zähnen zu

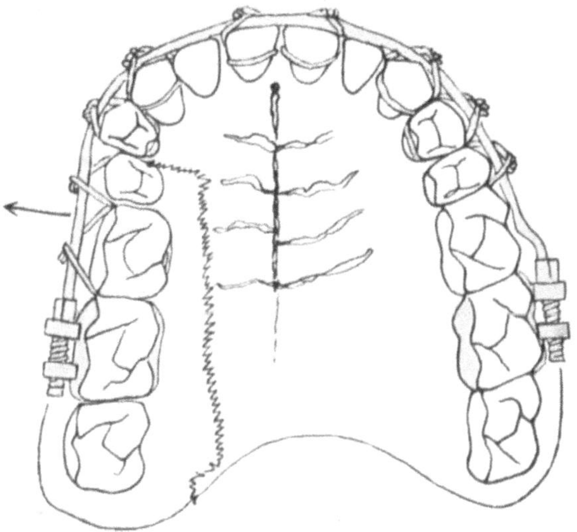

Abb. 686. Nach außen federnder Drahtverband zur Reposition und nachträglichen Retention eines nach palatinal verlagerten Bruchstücks des Alveolarfortsatzes.

befestigenden Drahtbügel, von dem aus elastische Kräfte auf die verlagerten Zähne wirken. Ob die Elastizität durch den Bügel erzeugt wird, oder ob sie von besonderen Gummizügen geliefert wird, ist gleichgültig. Dadurch, daß die Zähne an dem Bügel in Passivlage festgebunden werden, nachdem sie ihre richtige Stellung erreicht haben, worüber bei bezahnten Kiefern die Okklusion den besten Aufschluß gibt, kann sich an die Reposition unmittelbar die Retention anschließen, ohne daß ein anderer Apparat benötigt wird. Ist die Reposition der Bruchstücke durch die Hand ausgeführt worden, ist die Anlegung eines solchen Drahtbügels als intraorale Schienung zum Zweck der Retention notwendig. Da gerade bei sehr kleinen Bruchstücken absolute Ruhigstellung notwendig ist, kann die Fixierung durch eine die ganze Zahnreihe einfassende, festzuzementierende, gegossene oder gestanzte Kappenschiene erwünscht sein. Die große Ausdehnung der Schiene schaltet die Nachteile einer Bißsperrung aus. Bereits nach 3—4 Wochen ist in der Regel eine hinreichende Konsolidierung eingetreten, so daß die ganze Apparatur entfernt werden kann. Selbst bei kleineren Bruchstücken, deren Ernährungsverhältnisse ungünstig zu sein scheinen, wird manchmal die rechtzeitige sichere Schienung noch durch einen Erfolg belohnt. Die Nekrose der Pulpa der im Bruchstück stehenden Zähne erfordert baldige Wurzelbehandlung!

3. Die Behandlung der Unterkieferbrüche.

Während die Therapie von Brüchen des Alveolarfortsatzes im Ober- und Unterkiefer Übereinstimmung aufweist und auch keine wesentlichen Unterschiede bei der Behandlung der einzelnen Fälle eintreten, weist im übrigen die Kieferbruchschienung des Unterkiefers prinzipielle Abweichungen von der des Oberkiefers auf. Die Differenzen ergeben sich aus der gelenkigen Verbindung des Unterkiefers mit dem Schädel, während der Oberkiefer unbeweglich mit ihm verwachsen ist. Je nach dem Charakter des Unterkieferbruches muß die Behandlung aber auch sehr verschiedene Wege beschreiten. Die folgende Besprechung muß sich also hiervon leiten lassen.

Allgemein sei hier nochmals betont, *genaue Reposition und sichere Retention der Fragmente sind für gute Heilung Vorbedingung*. Darüber hinaus müssen wir von jeder Schienung eines Bruches verlangen, daß sie hygienisch einwandfrei ist und die Heilung des Bruches nicht durch andere Nachteile erkauft. Bei der Behandlung der Unterkieferbrüche darf insbesondere die Schienung nicht durch wochenlange Immobilisierung des Kiefers erstrebt werden. Der dauernde Mundschluß erschwert die Ernährung sowie die Mundpflege und zieht Veränderungen im Gelenk nach sich, die die spätere Gebrauchsfähigkeit des Kiefers einschränken. Um das zu verhüten, müssen die anzuwendenden Schienungen also die Bewegung der Mandibula im Rahmen der physiologischen Grenzen ermöglichen. Sie müssen *funktionelle Verbände* sein. Alle Methoden, die eine weitgehende Ruhigstellung des Kiefers mit sich bringen, dürfen nur vorübergehend angewandt werden.

Alle *extraoralen Verbände*, die den Unterkiefer fest an den Oberkiefer heranpressen, *Kopfwickelverbände*, wie das Capistrum simplex und das Capistrum duplex sowie die Kinnschleuder kommen daher *höchstens als Notverband in Betracht*. Sie sind möglichst bald durch intraorale Verbände zu ersetzen, die möglichst einfach und dem Einzelfall angepaßt sein müssen. Jedes Schema ist zu verwerfen. Sie finden an den mit den Kieferfragmenten in Verbindung stehenden Zähnen ihre Befestigung. Dadurch, daß diese klinisch fest mit dem Knochen verbunden sind, haben wir die Möglichkeit, die Bruchstücke von außen unmittelbar anzugreifen, einzurichten und zu fixieren. Bei allen Brüchen im bezahnten Teil der Kiefer machen wir uns diese Tatsache zunutze. Schon der Verlauf der einzelnen Zahnreihe gibt dann wesentliche Anhaltspunkte für die richtige Reposition der Fragmente. Berücksichtigen wir noch, daß obere und untere Zahnreihe richtig in Okklusion stehen müssen, so muß zugegeben werden, daß für die Kontrolle der Schienung bei bezahnten Kiefern die günstigsten Verhältnisse gegeben sind, während bei zahnlosen Kiefern oder solchen, die mit Stellungsanomalien behaftet sind, die Verhältnisse erheblich ungünstiger werden. Die Tatsache, daß die Okklusion der beiden Zahnreihen eine gute Einrichtung der Bruchstücke ermöglicht, hat man sich für die Retention der Fragmente dadurch zunutze gemacht, daß man sie mit der oberen Zahnreihe fest verbunden hat. Derartige intraorale intermaxilläre Verbände erkaufen aber wieder die richtige Einheilung der Bruchstücke durch ständigen Mundschluß und sind daher ebenso wie die nach diesem Prinzip wirkenden extraoralen Verbände kontraindiziert.

In einfachster Form kann eine intraorale dentale Schienung durch eine die Zähne des Kiefers umfassende fortlaufende *Drahtligatur* vorgenommen werden, wenn es gelingt, die Bruchstücke manuell zu reponieren. Sie eignet sich besonders für die mit geringer Dislokation einhergehenden einmaligen Brüche nahe der Mittellinie des Unterkiefers.

Erheblich sicherer ist bereits die Retention, wenn die Fixation mittels Ligaturen durch einen der Zahnreihe entlang laufenden und ihr genau angebogenen Draht von 1,5—2 mm Durchmesser verstärkt wird. Diese von SAUER als Notverband angegebene Schienung bewährt sich bei frischen einmaligen Brüchen bezahnter Kiefer ausgezeichnet, wenn die Bruchlinie nicht dem distalen Ende der Zahnreihe nahe liegt. Da sie nur geringe Mittel benötigt, läßt sie sich sofort und in jeder Praxis herstellen.

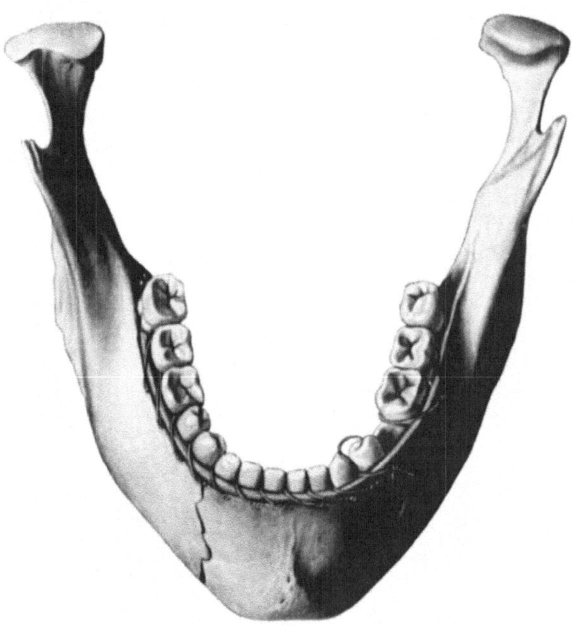

Abb. 687. SAUERscher Notverband. (Aus E. BORCHERS: Allgemeine und spezielle Chirurgie des Kopfes. Berlin: Julius Springer 1926.)

Noch mehr wird die Sicherheit der Retention vergrößert, wenn der Drahtbügel buccal und lingual um die Zahnreihe herumgeführt wird, wie es HAMMOND angegeben hat. Die exakte Anpassung des Bügels ist dann aber nicht einfach. Am sichersten wird sie auf dem Modell vorbereitet. Der von SUERSEN angegebene Weg ist hierbei innezuhalten: Von den dislozierten Bruchstücken wird ein Abdruck genommen und gleichzeitig ein Modell der Gegenzahnreihe hergestellt. Das Modell des gebrochenen Kiefers wird alsdann an der Bruchstelle zersägt und die Bruchstücke werden

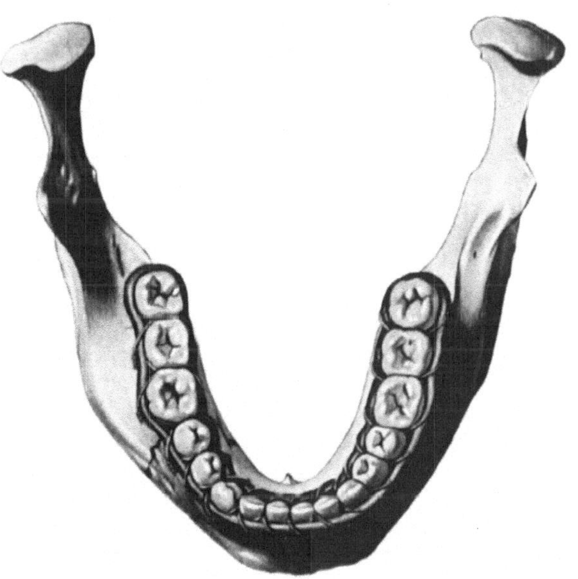

Abb. 688. HAMMONDscher Drahtverband. (Aus BORCHERS.)

nach der Okklusion mit dem Gegenkiefer zusammengefügt. In dieser Lage werden sie aneinander befestigt. Die Herrichtung des Bügels bereitet dann keine Schwierigkeiten. Um ihn einsetzen zu können, müssen natürlich die

Bruchstücke im Munde in ihre richtige Lage gebracht werden können. Gelingt die Reposition nicht völlig, verliert diese Art der Schienung ihren Wert. Die Fixation des Drahtbügels durch Drahtligaturen bereitet keine großen Schwierigkeiten mehr. Die Reposition der Fragmente kann durch eine um mehrere Zähne gelegte, aus dem Munde herausführende Drahtschlinge erleichtert werden. Sie gibt uns größere Sicherheit in der Führung der Fragmente. Nach Anbringung der Schiene wird sie entfernt. Hier sei auch nochmals darauf verwiesen, welche Vorteile die Anwendung der Leitungsanästhesie für die schonende und sichere Anlegung der Apparate mit sich bringt.

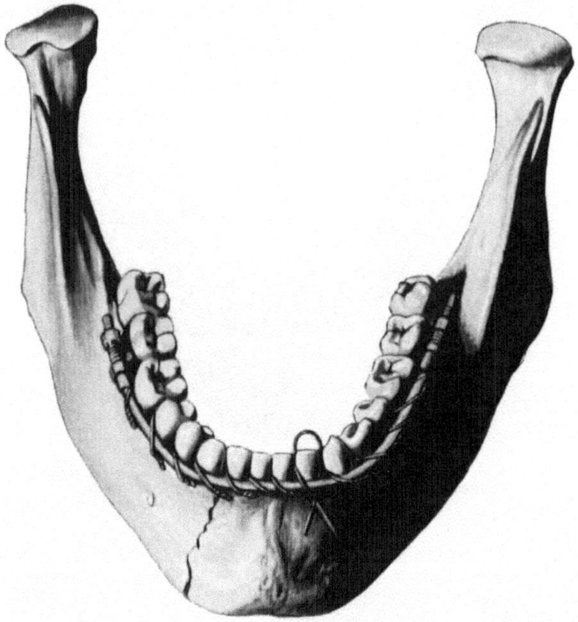

Die exakte Biegung des fortlaufenden Bügels ist nun aber keineswegs einfach. Eine andere Modifikation der Schienung, die den gleichen Erfolg verbürgt, ist ihr daher vorzuziehen. SCHRÖDER hat die Retention durch den SAUERschen Drahtverband dadurch verstärkt, daß er verschraubbare Ankerbänder auf je einen Molaren setzt und in den an ihnen angebrachten Röhrchen den Drahtbügel fixiert, der der Zahnreihe entlang läuft. Es können die gewöhnlichen ANGLEschen Ankerbänder verwandt werden, wenn nur diese zur Verfügung stehen. Besser eignen sich allerdings die etwas stärkeren LUKENSbänder. Bei ihnen ist die Verschraubung gleich mit dem Röhrchen zur Aufnahme des Bogens kombiniert. Dieser Ringmutterschienenverband kann in einer großen Zahl von Fällen zur Anwendung kommen. Einer anderen Modifikation der Schienung, bei der Vollbänder um mehrere Zähne gelegt werden, welche durch einen *angelöteten* Bügel untereinander verbunden sind, ist er durch seine einfache Herstellung und leichte Abnehmbarkeit bedeutend überlegen.

In hygienischer Beziehung besitzt der SCHRÖDERsche Ringmutterdrahtverband auch gegenüber den die Zähne in größerer Ausdehnung umfassenden und teilweise den Zahnfleischsaum abdeckenden Schienen aus Kautschuk, die an die Namen WEBER und HAUN geknüpft sind, große Vorzüge. Die Herstellung jener Schienen ist ohne Modell unmöglich. Ihre Fixierung läßt auch an Sicherheit zu wünschen übrig. Die von MERTINS angegebene Modifikation der Verschraubung eines lingualen Schienenteils mit einem buccalen, sowie die von KERSTING geübte Methode, die Kautschukschiene mit Scharnieren auszustatten, was eine Ausnutzung der untersichgehenden Räume an den Zähnen ermöglicht, behebt zwar diesen Mangel, macht sie aber mit den Ringmutterdrahtverbänden heute nicht mehr konkurrenzfähig. Dasselbe gilt auch für die von HAUPTMEYER angegebene, nach gleichen Gesichtspunkten konstruierte geschlitzte Zinndrahtösenschiene. Ihre Herstellung ist zu umständlich, wenn ihnen auch der Vorteil zugesprochen werden muß, daß sie schnell und sicher angelegt werden können. Die Anwendung des ihnen zugrunde liegenden Prinzips kommt heute nur bei Gebissen in Betracht, die den Drahtverbänden nicht genügend Halt geben, z. B. beim Bruch des kindlichen Unterkiefers, der noch Milchzähne trägt. Statt des Zinnes wird dann nach dem Vorschlage SCHRÖDERS aber am besten Silber als Material verwandt, das gestattet, die Schiene zierlicher zu halten.

Ist eine vollkommene Reposition der Fragmente von vornherein nicht möglich, bereitet die Anlegung der erwähnten Verbände Schwierigkeiten. Für die Schienung der Kieferfrakturen muß dann das gleiche Prinzip zur Anwendung kommen, das die Chirurgie bei Brüchen von Extremitätenknochen anwendet: *der Extensionsverband.* SAUER hat den Weg gewiesen, die einzelnen

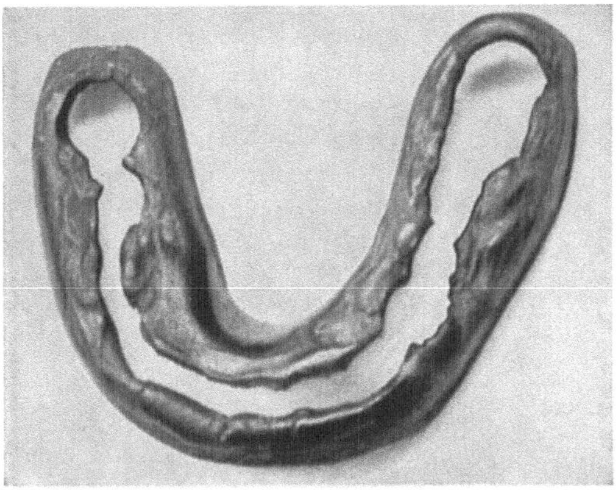

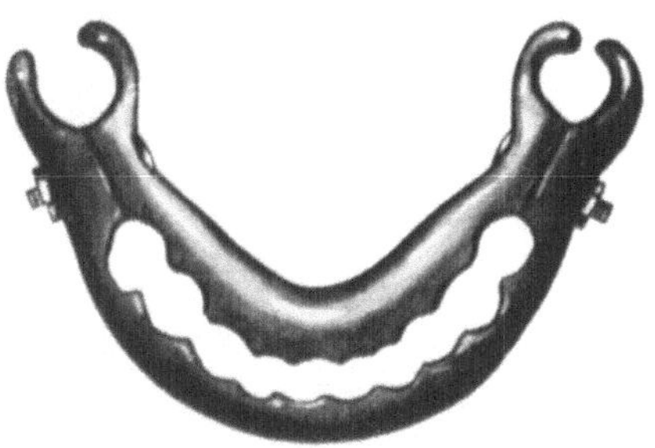

Abb. 690. Getragene WEBER-HAUNsche Schiene aus Kautschuk.

Abb. 691. Verschraubbare Kautschukschiene nach MERTINS.

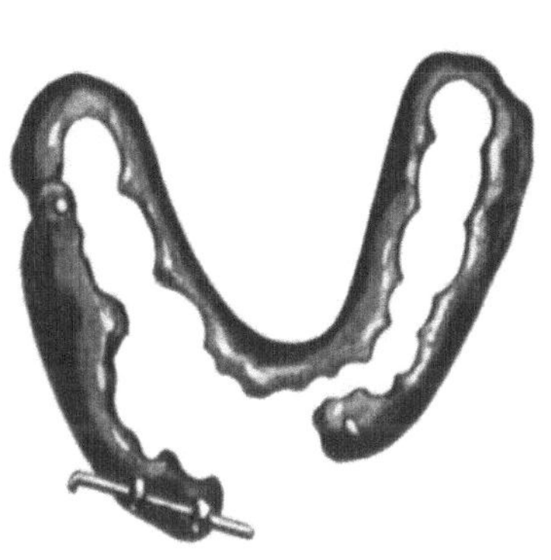

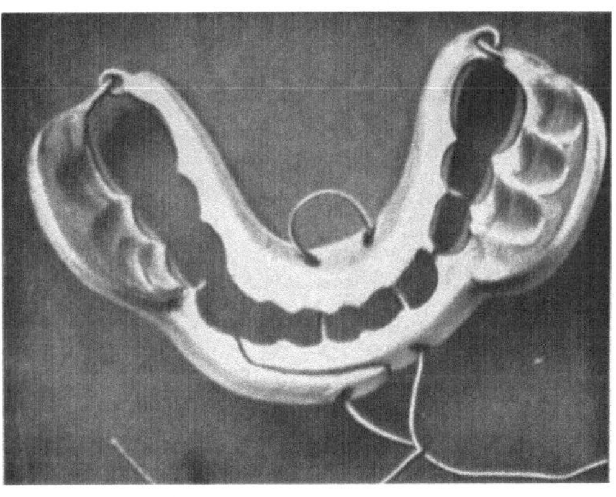

Abb. 692. Kautschukscharnierschiene nach KERSTING.

Abb. 693. Geschlitzte Zinndrahtösenschiene nach HAUPTMEYER.

(Aus Handbuch der Zahnheilkunde. Bd. I, HAUPTMEYER.)

Fragmente zunächst getrennt mit Drahtverbänden zu versehen, die durch Ligaturen und Gummizüge, eventuell auch durch Schrauben untereinander verbunden werden, Mittel, durch die die extendierende Wirkung in der gewünschten Richtung entfaltet werden kann. Die mit Kappen die Zähne der Fragmente umgreifende Hebelzugschiene von SCHELLHORN verfolgt das gleiche Prinzip. Bei veralteten Brüchen, die größere Kräfte zur Reposition erfordern, können aus dem Munde herausgeführte, scherenförmig gekreuzte Hebelarme (BRUHN, STEINKAMM, HAUPTMEYER) die Erreichung des Zieles fördern.

Bei frischen Brüchen bedarf es dieser Mittel nicht. Mit Vorteil können hier, wenn die manuelle Reposition nicht gelingt, intermaxilläre Gummizüge wirken. In einfachster Form werden im Oberkiefer und an jedem Fragment mehrere

Zähne durch eine Drahtligatur umfaßt, deren aufgedrehtes Ende nach der Angabe von ERNST zu einem Haken nach oben oder unten umgebogen wird. Diese Haken vermögen einen vom Oberkiefer zum Unterkiefer führenden Gummizug aufzunehmen, unter dessen Wirkung meist nach kurzer Zeit die völlige Reposition gelingt. Die Anlage solcher Gummizüge kann mangels anderer Hilfsmittel auch als erste Retention der Fragmente ausgeführt werden und verdient als Notverband größte Beachtung.

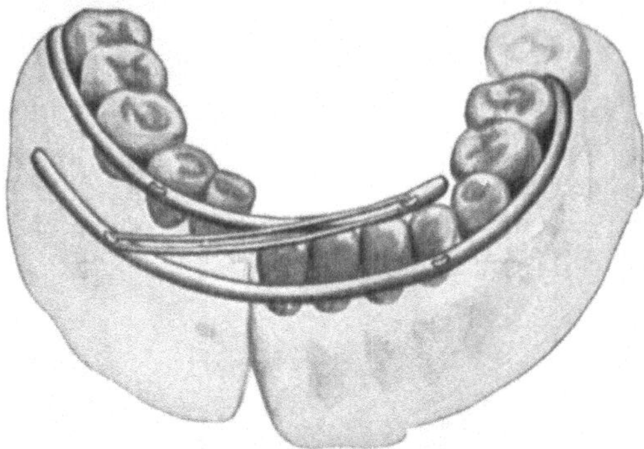

Abb. 694. Hebelzugschiene nach SCHELLHORN. (Aus Handbuch der Zahnheilkunde. Bd. I, HAUPTMEYER.)

In größerem Umfang kommt das Prinzip dieser Art der Schienung zur Anwendung, wenn der *Bruch durch den zahnlosen Teil des Kiefers* führt und eine Dislokation besteht, also bei Brüchen vor dem Angulus, im aufsteigenden Ast und bei den sehr häufigen Frakturen des Proc. condyloideus. Obere und untere Zahnreihe werden mit einem Ringmutterdrahtverband versehen. An die Drahtbügel werden eine Anzahl Knöpfchen angelötet, von denen aus intermaxillär verlaufende Gummizüge geführt werden können, die der Dislokation entgegenwirken, ohne daß die Beweglichkeit des Unterkiefers völlig aufgehoben ist, zumal mit fortschreitender Konsolidierung die Zahl der Gummizüge vermindert werden kann. Ohne Verlagerung einhergehende Brüche im Kieferwinkel bedürfen allerdings oft gar keiner Schienung.

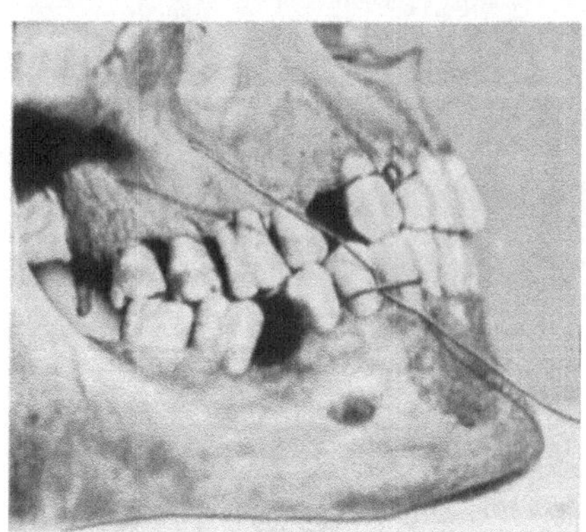

Abb. 695.

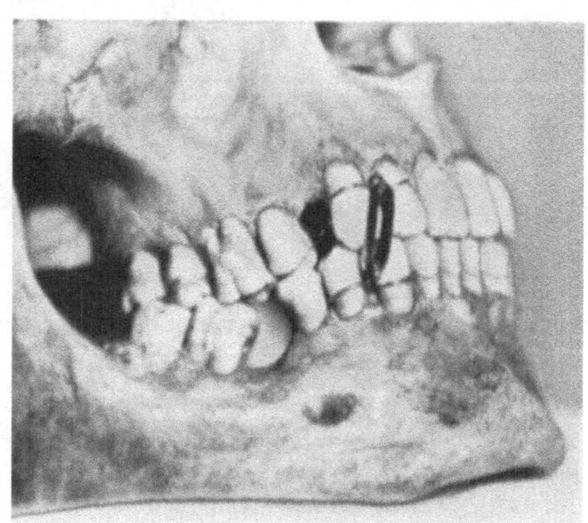

Abb. 696.

Abb. 695 und 696. Ligaturendrahthäkchen nach ERNST. Abb. 695. Anlegung der Ligatur zwecks Bildung des Häkchens. Abb. 696. Oberes und unteres Häkchen mit Gummizug.

Unterstützt kann die Wirkung der intermaxillären Ligaturen durch eine an den unteren Schienenverband angelötete, von SAUER eingeführte *schiefe Ebene* werden. Weicht das bezahnte Fragment nach der rechten Seite ab, ist sie an der linken Seite anzubringen. Beim Schluß des Mundes führt die obere Zahnreihe das nach rechts ausweichende Bruchstück nach links zurück. Das zu einer Dislokation nach oben neigende zahnlose Bruchstück kann durch eine an der unteren Schiene angebrachte, mit Guttapercha umkleidete Pelotte nach unten gehalten werden. Eventuell kann der Aufbiß der oberen Zahnreihe diese Wirkung noch unterstützen. Bei Brüchen im Gelenkhals ist das kleine Fragment einer Reposition und Retention nicht zugänglich. Erfreulicherweise wird die funktionelle Heilung der Fraktur dadurch fast nie gestört. Einer Verlagerung nach außen, die uns bei diesem Teil jedoch nur selten begegnet, kann mittels einer um den Kopf gelegten Gummibinde, die aus einem Streifen Kofferdam zusammengenäht wird, Einhalt geboten werden. Eine Kompresse zwischen Binde und Gesicht vor dem Ohr drückt das Fragment einwärts.

Wenn das bezahnte Fragment auf der kranken Seite auch nach rückwärts abweicht, was in der Regel zutrifft, kann dieser Dislokation außer durch Gummizüge auch noch durch die von SCHRÖDER angegebene *Gleithülse* entgegengewirkt werden. Sie ersetzt zugleich die SAUERsche schiefe Ebene. Die von ihr ausgehende Führung wirkt also außer in transversaler Richtung auch in der sagittalen. Von besonderem Wert ist sie zur funktionellen Behandlung von Verletzungen, die eine doppelseitige Fraktur im zahnlosen Kieferabschnitt besitzen. Die beiderseitig angebrachten Gleithülsen ersparen die früher in diesen Fällen angewandten immobilisierenden Verbände.

Außerordentliche Bedeutung erlangt die intermaxilläre Schienung, sei es mit oder ohne Gleithülse, auch bei den mit Defektbildung einhergehenden Kontinuitätstrennungen des Kiefers, also bei Schußverletzungen mit Zertrümmerung des Kieferkörpers, bei Spontanfrakturen (Tumoren, Tabes, Osteomyelitis) und als Resektionsverband nach Operationen. Die prophylaktische Anlegung der Schienung oder ihre Vorbereitung kann dem Patienten große Nachteile ersparen.

Beschränkt wird leider die Anwendung der dentalen intermaxillären Schienung durch Mängel des Gebisses. Wenn hinreichend feste Zähne fehlen,

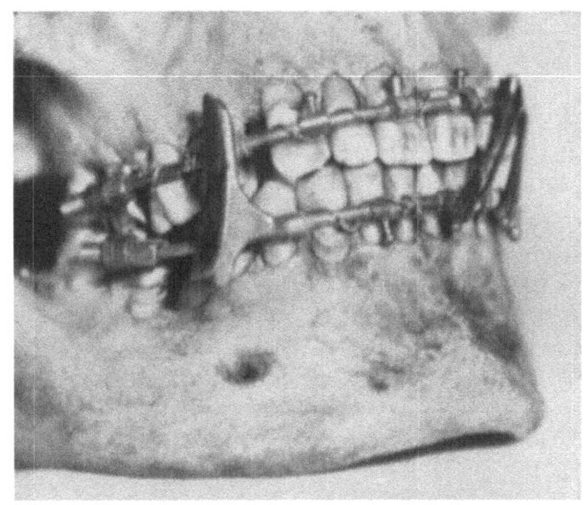

Abb. 697. Ringmutterdrahtverband mit Gleitschiene nach SCHRÖDER.

ist die Anlegung eines dentalen Verbandes ausgeschlossen. Ist nur der Oberkiefer unzureichend bezahnt oder zahnlos, so können die fehlenden Zähne durch eine am Oberkiefer fixierte Platte, die an der buccalen Seite Knöpfchen zur Aufnahme der Gummizüge erhält, ersetzt werden. Die Fixation der Platte muß dann aber mangels anderer Behelfe vom Schädel aus vorgenommen werden. Von der Platte aus dem Munde heraus nach dorsal geführte Bügel stehen mit einer sich auf das Schädeldach stützenden Kopfkappe in Verbindung. Der Verband wird also ein extra-intraoraler, dem wir bei der Behandlung der Oberkieferbrüche wieder begegnen.

Fehlen im Unterkiefer geeignete Zähne, können intraorale Verbände überhaupt nicht mehr zum Ziele führen. Immobilisierende Verbände sind aber auch dann zu vermeiden. Schienungen, die unmittelbar am Knochen nach dem Prinzip der Nagelextension angreifen, treten in ihre Rechte, oder die Knochennaht muß zur Anwendung kommen. Auf diese Behandlungsarten näher einzugehen ist hier nicht mehr möglich. Für den praktischen Zahnarzt kommen sie nicht in Frage.

4. Die Behandlung der Oberkieferbrüche.

Auf Grund der anatomischen Verhältnisse verlaufen die Oberkieferbrüche sehr viel häufiger ohne Dislokation als die des Unterkiefers. Die Schienung wird uns dann also gänzlich erspart.

Frakturen der Mittellinie können zu einer Verkeilung der Bruchstücke nach einwärts führen. Gelingt die manuelle Reposition, reicht zur Schienung oft der bei den Unterkieferbrüchen näher beschriebene Ringmutterdrahtverband aus.

Eventuell kann eine Federwirkung des Bogens nach außen zur Reposition ausgenutzt werden. Bei stärkeren Widerständen kann eine in transversaler Richtung

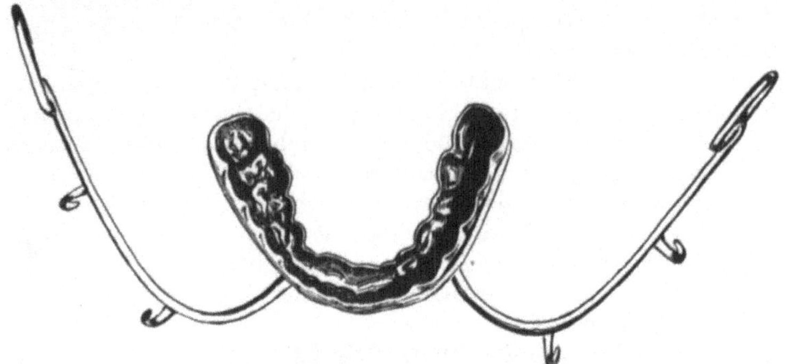

Abb. 698. Kappenschiene mit Drahtbügeln für extraintraorale Oberkieferbruchbehandlung nach Matti.
(Aus Borchers: Chirurgie des Kopfes.)

geführte Dehnungsschraube (Heydenhaus) zur Anwendung kommen, die rechts
und links an einer die Zähne umgreifenden Kappe ansetzt. Die Notwendigkeit
hierzu besteht aber sicherlich
höchst selten.

Sind die Kieferhälften nach außen auseinandergetrieben, ermöglicht ein nach innen federnder

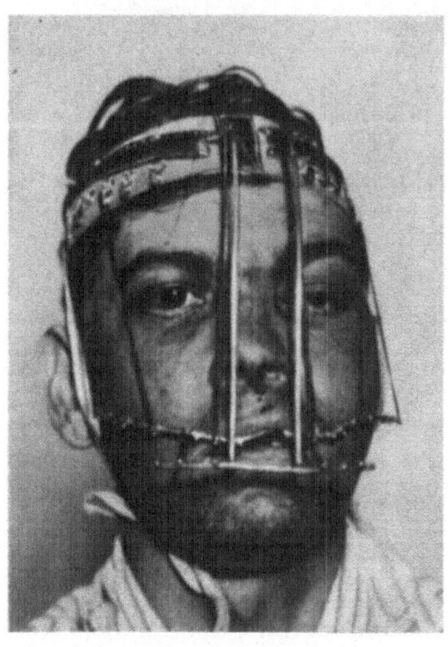

Abb. 699. Extraintraorale Schienung
eines Oberkieferbruches mit starker
Dislokation nach hinten.

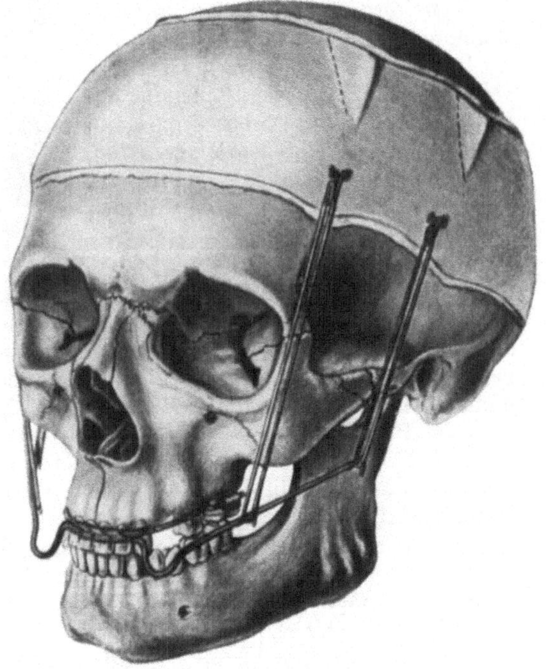

Abb. 700. Schienung eines Oberkieferbruches. (Nach
Wassmund: Frakturen und Luxationen
des Gesichtsschädels. Berlin 1927.)

Ringmutterdrahtverband die Reposition und anschließend meist eine ausreichende Retention.

Nach abwärts abgesunkene Fragmente des Oberkiefers, also die am häufigsten
vorkommenden *Transversalfrakturen*, müssen nach aufwärts gezogen werden.
Dazu reicht eine intraorale Schienung nicht aus. Hier muß der bereits erwähnte
extraintraorale Verband mit Kopfkappe herangezogen werden. Nach einem
Oberkieferabdruck wird eine die Zahnreihe umgreifende Kappenschiene gestanzt

oder gegossen. Die nach rückwärts aus dem Munde herausführenden Bügel aus mindestens 3 mm starkem Draht werden angelötet und durch Gummizüge mit der Kopfkappe verbunden. Die Kopfkappe braucht nur aus wenigen aneinandergenähten, nicht zu schmalen Gurten zu bestehen. Die Verwendung einer Binde mit eingewebter Kante, an die mehrere Haken angenäht werden, als Kopfkappe, welche von WASSMUND empfohlen worden ist, hat sich auch uns gut bewährt. Die Fixierung des extraoralen Drahtbügels an einem Ringmutterdrahtverband des Oberkiefers erscheint uns nicht so praktisch. Die der oberen Zahnreihe anliegende Kappenschiene kann leichter in den Mund eingeführt und aus ihm herausgenommen werden.

Fragmente, die zugleich nach rückwärts verlagert sind, können nach vorn gezogen werden, wenn von der Kopfkappe aus vor dem Gesicht ein Bügel nach abwärts geführt wird, von dem aus Gummizüge in horizontaler Richtung zur Oberkieferschiene führen. Die Variationsmöglichkeiten sind natürlich nach dem Grad und der Richtung der Wirkung unbeschränkt. Das Prinzip dieser Schienungsart wird aber in fast allen Fällen innezuhalten sein.

Ergänzend sei bemerkt, daß auf der Basis dieser Schienung auch dann aufgebaut werden muß, wenn Ober- und Unterkieferbruch gemeinsam vorkommen. Nachdem der Oberkieferbruch am Schädel richtig retiniert ist, kann die Schienung der Unterkieferfraktur nach den gleichen Grundsätzen erfolgen, die für Unterkieferbrüche allein maßgebend sind.

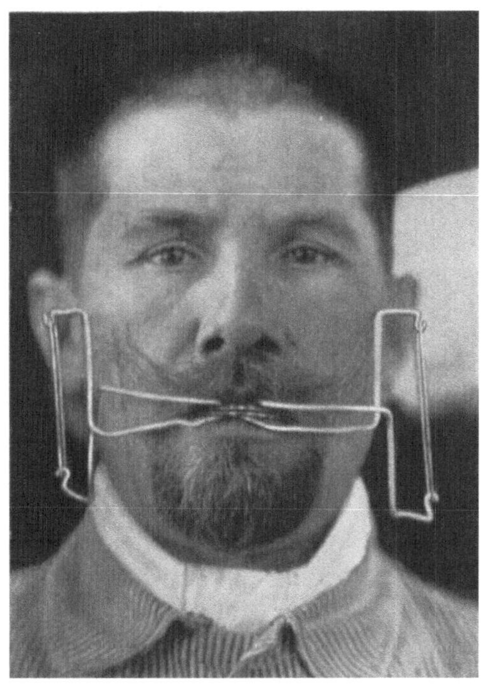

Abb. 701. Apparat zur Behandlung der Kieferklemme nach HAUPTMEYER. (Aus BRUHN: Behandlungswege, H. 2/3.)

5. Die orthopädische Behandlung der Kieferklemme.

Eine Komplikation, die den Erfolg der Kieferbruchbehandlung bei Fällen mit stärkeren äußeren Verletzungen (Schußbrüchen), aber auch bei anderweitigen Eingriffen in das Kiefergebiet außerordentlich zu beeinträchtigen vermag, ist die *Kieferklemme* in ihrer narbigen Form. Neben anderen Hilfsmitteln vermag hier die Schienenbehandlung gute Dienste zu leisten.

Nach Anregung von STEINKAMM und HAUPTMEYER wird eine Kappenschiene für Ober- und Unterkiefer angefertigt. Jede wird mit starken Bügeln ausgestattet, die aus dem Munde herausführen und sich in vertikaler Richtung kreuzen. Die hakenförmig umgebogenen Enden tragen stärkere Gummizüge, die dann im Sinne einer Öffnung des Mundes wirken. Den in der Abbildung wiedergegebenen Apparat haben wir in den rechten Winkeln durch Querstreben versteift, um störende Verbiegungen der Bügel auszuschalten.

Zur Herstellung des Apparates sei bemerkt, daß bei der bestehenden Kieferklemme das Abdrucknehmen Schwierigkeiten macht. Am besten hat sich uns folgendes Vorgehen bewährt: Eine geringe Menge Kompositionsabdruckmasse wird mäßig erweicht, dem Bogen der Zahnreihen entsprechend geformt und in die spaltförmige Öffnung zwischen die okkludierenden Flächen gebracht. Durch Schließen der Kiefer gewinnt man zugleich einen Kauflächenabdruck der oberen und unteren Zahnreihe, der nach der Erhärtung zur Herstellung der sich auf die Kauflächen stützenden Schiene ausreicht. Wird zuviel Abdruckmasse genommen, besteht die Gefahr, daß sie sich den Lingualflächen der Zähne in größerer Ausdehnung anlegt und die Entfernung des Abdrucks aus dem Munde nur nach seiner Zerstörung gelingt.

6. Die orthopädische Behandlung der Luxation.

Diese kommt nur für die habituelle Luxation in Betracht. Sie ist mit der Kieferbruchbehandlung insofern verwandt, als teilweise dieselben Apparate benutzt werden.

Einmal kommt die Anbringung intermaxillärer Ringmutterdrahtverbände in Betracht, die einseitig oder beiderseits eine SCHRÖDERsche Gleithülse tragen.

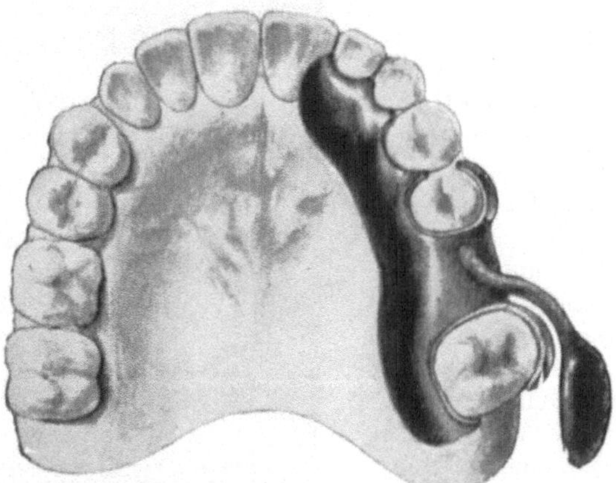

Abb. 702. Apparat zur Behandlung der habituellen Luxation nach SCHRÖDER.

Diese müssen so eingestellt sein, daß sie das Vorwärtsgleiten des Gelenkköpfchens hemmen. Ihre exakte Anordnung, die im Gelenkartikulator erfolgen muß, bereitet die größten Schwierigkeiten. Die Wirkung der Gleithülsen kann durch Gummizüge, die in gleichem Sinne arbeiten, unterstützt werden. Die Schiene muß mehrere Monate getragen werden, bis die Transformation des Tuber articulare so weit vorgeschritten ist, daß eine Luxation nicht mehr möglich ist. Oft scheitert der Erfolg an mangelnder Geduld des Patienten.

SCHRÖDER hat noch eine besondere andersartige Apparatur angegeben. Von einer dentalen Schiene des Oberkiefers oder einer Platte aus wird eine Pelotte in die Gegend des Tuber maxillare geführt. An diese Pelotte stößt der Proc. coronoideus des Unterkiefers bei der Öffnungsbewegung an. Durch richtige Dimensionierung der Pelottenstärke kann die Bewegung des Gelenkkopfes in dem notwendigen Umfang beschränkt werden. Bei der Herstellung der Pelotte dient schwarze Guttapercha zunächst als Abdruckmaterial, das später durch Kautschuk zu ersetzen ist. Auch hier stellt sich der Erfolg der Behandlung erst nach Monaten ein.

E. Die prothetisch-orthopädische Behandlung gelockerter Zähne.

1. Allgemeine Indikation für die Anwendung von Stützapparaten.

In dem Kampf gegen die Verstümmelung eines Gebisses durch Zerstörung des Halteapparates der Zähne spielt die prothetisch-orthopädische Behandlung durch Stützapparate eine nicht unwesentliche Rolle. Wer in der Erhaltung des natürlichen Gebisses das vornehmste Ziel der Zahnheilkunde erblickt, muß, um nicht eine wertvolle Waffe aus der Hand zu geben, mit der Anwendung dieser Hilfsmittel vollkommen vertraut sein. Wie jedes andere Rüstzeug unserer Therapie können sie nur dann ihren Zweck erfüllen, wenn sie am rechten Platz angewandt werden. Bevor wir auf einzelne Methoden der Stützung gelockerter Zähne zu sprechen kommen, müssen wir daher ihre *allgemeine Indikation* erörtern.

Diese ergibt sich daraus, daß die therapeutische Maßnahme mechanischen Charakter trägt. Sie kann also nur angebracht sein, wo die mechanische Wirkung Aussichten auf funktionellen oder prophylaktischen Erfolg eröffnet. Wenn wir im einzelnen analysieren wollen, in welchen Fällen dies zutrifft, müssen wir davon ausgehen, daß jeder Stützapparat eine starre Verbindung mehrerer Zähne untereinander schafft. Seine Wirkung muß darin bestehen, daß er eine an beschränkter Stelle der Zahnreihe wirkende Kraft auf eine größere Zahl von Zähnen verteilt, so daß an den Zähnen, auf die die Belastung unmittelbar wirkt, nur ein kleiner Teil zur Geltung kommt. Daraus ergibt sich, daß die Anwendung der Stützapparate dann in Betracht gezogen werden muß, wenn die Gefahr besteht, daß der Halteapparat eines oder mehrerer Zähne der Zahnreihe den an ihnen zur Geltung kommenden Kräften nicht gewachsen sein würde, und wenn andererseits Aussicht besteht, daß die Verbindung mehrerer Zähne untereinander eine Kraftverteilung herbeiführt, die der Leistungsfähigkeit der einzelnen Zahnglieder innerhalb des Stützapparates entspricht. Die Indikation der Stützapparate muß demgemäß nach zwei Richtungen geprüft werden: a) Wann ist ihre Anwendung bereits berechtigt? b) Wann ist ihre Anwendung noch möglich?

a) Wann ist die Anwendung der Stützapparate bereits berechtigt?

Bei der Beantwortung dieser Frage müssen wir uns an einige bei der Konstruktion von Zahnersatz erörterte Gedankengänge erinnern. Wir haben gesehen, daß der Halteapparat der menschlichen Zähne hohe Kräfte aufnehmen kann, wenn ihre Richtung mit der Längsachse der Wurzeln zusammenfällt, während die Druckaufnahmefähigkeit erheblich beschränkt wird, wenn die Beanspruchung quer zur Längsrichtung der Zähne erfolgt. Wir haben feststellen müssen, daß die Gefahr der Überlastung auf der Mehrbeanspruchung durch Hebelmomente beruht. Besonders haben wir aber auch hervorheben müssen, daß die Gefahr der Überschreitung der Druckaufnahmefähigkeit des Zahnes dadurch hervorgerufen wird, daß die senkrecht zur Zahnachse wirkenden Kräfte eine ungleichmäßige Verteilung der Belastung auf den Halteapparat mit sich bringen, während die in die Längsrichtung der Zähne fallenden Kraftanteile jeden Abschnitt der Aufhängung vollkommen gleichmäßig anspannen. Hier kann auch die in den Gewebslücken vorhandene Flüssigkeit als hydraulisches Polster wirken und die gleichmäßige Druckverteilung fördern, was bei horizontaler Beanspruchung eines Zahnes in Fortfall kommt. Da die Verteilung der Kräfte bei horizontaler Belastung des Halteapparates so vor sich geht, daß der Rand des Zahnfaches den am höchsten beanspruchten Bezirk darstellt, erklärt es sich, daß sich die Überlastung an dieser Stelle zuerst in einer Atrophie des Knochens äußert. Sobald eine Zerstörung des knöchernen Halteapparates der Zähne unter der Wirkung horizontaler Kräfte einsetzt, ist somit auch die Berechtigung zur Anwendung von Stützapparaten gegeben, die dieser Schädigung vorzubeugen vermögen, sofern sich die schädlichen horizontalen Kräfte nicht selbst ausschalten lassen.

Diejenigen Fälle, in denen die Zerstörung des Halteapparates der Zähne primär auf die Wirkung übermäßig starker Kräfte zurückgeführt werden kann, machen aber nur einen Teil aller an Schädigungen des Zahnhalteapparates leidenden Patienten aus. Eine Überbeanspruchung kann jedoch auch dadurch zustande kommen, daß die Druckaufnahmefähigkeit der Gewebe herabgesetzt sein kann. Horizontale Kräfte, die von einem gesunden Parodontium reaktionslos aufgenommen werden würden, erzeugen hier die gleiche Wirkung wie bei voller Gewebswiderstandsfähigkeit übermäßig hohe Belastungen. Auch in diesen Fällen ist somit die Berechtigung zur Anwendung der Stützapparate gegeben, wenn der fortschreitenden Zerstörung des Zahnhalteapparates vorgebeugt werden soll.

Wie steht es nun aber in denjenigen Fällen, in denen auf äußere Einwirkungen zurückzuführende Entzündungsprozesse zur Zerstörung des Parodontiums führen ? Hier scheint zunächst ein mechanisch wirkendes Mittel nicht als Therapie in Betracht zu kommen. Da der Stützapparat nicht die zur Entzündung Anlaß gebenden Faktoren beseitigt, kann nicht erwartet werden, daß von ihm allein ein therapeutischer Erfolg ausgeht. Die entzündungsunterhaltenden Momente müssen also zuerst bekämpft werden. Aber auch in diesen Fällen tritt zu den ursächlich schädigenden Faktoren ein sekundärer hinzu. Einmal vermag die Beweglichkeit eines bereits gelockerten Zahnes die Entzündung zu unterhalten. Zweitens ändert sich aber mit der Vernichtung eines Teils des Halteapparates auch das Verhältnis zwischen Tragfähigkeit des Zahnes und Belastung. Mit der abnehmenden Tiefe der Alveole verringert sich die Zahl der Aufhängefasern, und es ändert sich die Größe des Moments der äußeren Kraft. Diese Faktoren sind aber noch unbedeutend gegenüber der Abnahme des Widerstandsmomentes des Zahnfaches. Wie wir bei den statischen Betrachtungen kennengelernt haben, spielt für seine Größe die Tiefe des Zahnfaches eine Rolle in der zweiten Potenz. Wenn also durch entzündliche Prozesse eine Abnahme der Alveolenhöhe eingetreten ist, so bringen die an dem Zahn zur Geltung kommenden Kräfte eine proportional über die Verringerung der Höhe des Zahnfaches hinausgehende gesteigerte Beanspruchung desselben mit sich. Soll die Zerstörung des Zahnfaches nicht durch Belastungseinflüsse fortschreiten, wird somit die Berechtigung zur Anwendung von Stützapparaten frühzeitig gegeben sein. In den ersten Stadien des Schwundes des Zahnfaches kann aber der Stützapparat noch entbehrt werden, wenn die entzündungsunterhaltenden Faktoren völlig beseitigt worden sind.

Art und Stadium der Zerstörung des Zahnhalteapparates müssen also berücksichtigt werden, wenn die Berechtigung zur Anwendung eines Stützapparates geprüft wird.

Das Stadium der Erkrankung ist zugleich ausschlaggebend für die Beantwortung der zweiten Frage:

b) Wann ist die Anwendung der Stützapparate noch möglich?

Es liegt auf der Hand, daß die Behandlung gelockerter Zähne durch Stützapparate ihre Grenze findet, sobald die Zerstörung des Parodontiums einen Grad erreicht hat, der den Zahn jeglicher kaumechanischer Funktion beraubt. Ein zu erhaltender Zahn muß also mindestens noch zur Aufnahme vertikaler Kräfte geeignet sein. Ist das nicht mehr der Fall, dann ist auch der Wert des Zahnes so gering, daß seiner Entfernung nichts mehr im Wege steht. Wenn die übrigen Zähne sowieso das Kaugeschäft allein ausführen müssen, kann ein loser Zahn sie nur noch in ihrer eigenen Leistungsfähigkeit behindern. Die Möglichkeit, einen solchen Zahn durch Stützapparate zu erhalten, muß verneint werden.

Ist die Voraussetzung der vertikalen Druckaufnahmefähigkeit gegeben, so ist die Möglichkeit der Anwendung von Stützapparaten aber noch nicht uneingeschränkt vorhanden. Sie besteht nur dann, wenn der Bestand des Zahnes den übrigen Teilen des Gebisses keinen Schaden bringt und wenn die mangelnde Widerstandsfähigkeit in horizontaler Richtung durch die Verbindung mit anderen Zähnen ausgeglichen werden kann.

Ebenso wie für die Berechtigung zur Anwendung von Stützapparaten ist also für die Möglichkeit ihrer erfolgreichen Ausnutzung von Bedeutung, daß *alle entzündlichen Prozesse beseitigt werden*. Ist dieses Ziel nicht erreichbar, kann der Stützapparat günstigenfalls eine momentan gesteigerte Gebrauchsfähigkeit des Gebisses herbeiführen. Die dauernde Erhaltung des Zahnbestandes wird aber verfehlt.

Zu diesem Resultat muß man auch gelangen, wenn ein Stützapparat keine Aussicht bietet, die gefährlichen horizontalen Beanspruchungen auszuschalten. Für die Beantwortung der Frage, ob die Anwendung eines Stützapparates noch möglich ist, ist also zu entscheiden, ob die notwendige vollkommene Immobilisierung der Zahnreihe erzielt werden kann.

Hierfür ist keineswegs Voraussetzung, daß noch vollkommen feste Zähne vorhanden sind, an denen die lockeren ihren Halt finden, sondern auch wenn alle Glieder einer Zahnreihe bereits eine abnorme Beweglichkeit besitzen, kann die Möglichkeit der Stützung noch bestehen. Sie ergibt sich daraus, daß der Aufbau der Zahnreihen ihren einzelnen Gliedern gegenüber horizontalen Kräften nur eine Beweglichkeit in einer bestimmten Richtung läßt, während sie sich in einer hierzu im Winkel stehenden Richtung gegenseitig stützen. Der gekrümmte Verlauf der Zahnreihen bringt es aber mit sich, daß innerhalb der verschiedenen Abschnitte der Zahnreihe die Bewegungsrichtung der Zähne mit derjenigen Richtung zusammenfällt, in der die Zähne des benachbarten Abschnittes sich gegenseitig stützen. Werden also Glieder einer Zahnreihe in zwei benachbarten Abschnitten von verschiedener Verlaufsrichtung durch einen Stützapparat miteinander verbunden, so verlieren beide ihre Bewegungsmöglichkeit vollkommen. Wenn die Ausdehnung eines Stützapparates auf zwei zueinander im Winkel stehende Abschnitte des Zahnbogens beachtet wird, besteht also auch noch die Möglichkeit, die für den Erfolg der Therapie wichtige ausreichende Immobilisierung trotz Lockerung sämtlicher Zähne herzustellen. Kann dagegen dieser Verbindung nicht entsprochen werden, muß die Möglichkeit der Anwendung von Stützapparaten verneint werden. Die statisch günstige Konstruktion ist hier wie beim Brückenersatz von ausschlaggebender Bedeutung.

In diesem Zusammenhang muß darauf verwiesen werden, wie wichtig es ist, bei der Prüfung der Indikation für die Anwendung eines Stützapparates nicht nur die gelockerten Zähne ins Auge zu fassen, sondern, wie bei allen unseren Maßnahmen, den *Zustand des gesamten Gebisses der Entscheidung zugrunde zu legen*.

Wenn sich die Überlastung einzelner Zähne aus der Verstümmelung eines Gebisses erklärt, dadurch daß den noch vorhandenen Zähnen Leistungen zugemutet werden, zu denen sie von vornherein nicht befähigt sind, so muß der Stützapparat seinen Zweck verfehlen, falls nicht auch eine *prothetische Ergänzung der Zahnreihen* vorgenommen wird. Die so häufige Kombination von Stützapparaten mit Brückenersatz findet hier ihre Erklärung. Oft kann aber auch die Anfertigung von Zahnersatz schon allein den noch stehenden natürlichen Zähnen eine solche Entlastung bringen, daß sie der Stützung gar nicht mehr bedürfen.

Hier muß auch in Erinnerung gebracht werden, daß bei voll bezahnten Gebissen die Überlastung einzelner Glieder der Zahnreihe durch ungünstige oder mangelnde Artikulation hervorgerufen wird. Diese zu verbessern ist unerläßlich, bevor an die Stützung durch Apparate gedacht wird. Die sog. Schlittenartikulation nach KAROLYI verfolgt diese Idee in extremster Form. Die Herstellung

des Gleitkontaktes der Zahnreihen durch Beseitigung eines starken Frontzahnüberbisses und Abtragung sämtlicher Höcker schaltet alle horizontalen kippenden
Kräfte aus. Dadurch wohnt dieser Maßnahme ein hoher therapeutischer Effekt
inne, auch wenn der kaumechanische Leistungsgrad des Gebisses durch Beseitigung
der Höcker herabgesetzt wird. Leider wird sie oft zu spät angewandt, oft liegen
aber auch die Bißverhältnisse so, daß sie ohne prothetische Maßnahmen nicht
ausreichend verbessert werden können.

Ohne auf die Pathologie, Klinik und Diagnose der verschiedenartigen Erkrankungen des Parodontiums an dieser Stelle nochmals näher einzugehen,
müssen wir noch kurz darauf zu sprechen kommen, von welchen Untersuchungsbefunden die Indikation eines Stützapparates für den einzelnen Zahn
abhängig zu machen ist.

Das wichtigste Symptom bleibt hier in jedem Falle der *Grad der Lockerung.*
Zähne, die auf vertikalen Druck sich ballotierend in dem Zahnfach auf und
ab bewegen, sind für die mechanisch wirksame Therapie ungeeignet. Dasselbe
ist von Zähnen zu sagen, die bereits bei geringem Kraftaufwand eine Drehung
in der Alveole zulassen. Zähne, die nur in radiärer Richtung zum Zahnbogen
beweglich sind, können für eine Stützung noch in Betracht gezogen werden,
auch wenn die Lockerung bereits einen hohen Grad erreicht hat. *Hygienisch
einwandfreie Verhältnisse am Zahnfleischsaum sind jedoch Vorbedingung.* Bei
einwurzeligen Zähnen lassen sich diese sicherer herstellen als bei mehrwurzeligen.
In zweifelhaften Fällen ist eine *provisorische Immobilisierung* vorzunehmen, bevor
die Frage der Anwendbarkeit eines Dauerstützapparates bejaht wird. Von dem
Erfolg der Maßnahme hängt die weitere Entscheidung ab. Dieser Weg ist auch
zu beschreiten bei Zähnen mit geringfügiger Lockerung, wenn man sich im unklaren
ist, ob bereits die Anlegung eines Dauerstützapparates verantwortet werden kann.
In Verbindung mit lokaler konservierender Therapie wirkt oft die zeitweise
Ruhigstellung gelockerter Zähne so günstig, daß eine ständige mechanische Verbindung mehrerer Zähne überflüssig wird. Ist die Festigung nicht von Bestand,
muß die definitive Stützung eingeleitet werden.

Soweit *Zahnfleischtaschen* vorhanden sind, bietet ihre *Sondierung* einen ungefähren Überblick über den Grad der Zerstörung des Halteapparates der Zähne.
Ausdrücklich sei aber nochmals betont, daß *die Beseitigung der Taschen Bedingung
für die dauernd erfolgreiche Anwendung eines Stützapparates ist.*

Von außerordentlicher Wichtigkeit ist schließlich der *Röntgenbefund.* Er
gewährt eine Übersicht über den Knochenbestand. Wenn mehr als zwei Drittel
der Alveole in Verlust geraten sind, werden die Aussichten für die längere Erhaltung eines Zahnes schlecht. Im übrigen läßt eine gleichmäßige horizontale
Atrophie des Knochens eine günstigere Prognose für die Stützung zu als eine
ungleichmäßige, sei es, daß sie uns als intraalveoläre Knochentasche, als vertikale
Randatrophie oder als diffuse Atrophie entgegentritt. Auf die Grenzen, die auch
der Röntgendiagnostik gezogen sind, braucht nur hingewiesen zu werden. Die
Indikation der prothetisch-orthopädischen Behandlung gelockerter Zähne darf
daher nicht von einem Symptom allein abhängig gemacht werden, sondern auf
ihrer Gesamtheit muß die Entscheidung ruhen.

2. Die Methoden der Stützung gelockerter Zähne.

Eine ganze Reihe verschiedener Stützapparate und ihrer Modifikationen sind
in der Literatur beschrieben worden. Wenige haben allgemeine Verbreitung
gefunden. Hier können nur die wichtigsten Prinzipien Erwähnung finden.

Ganz kurz sollen allgemein die Anforderungen erörtert werden, die wir an
einen Stützapparat zu stellen haben. FALCK hat ihrer aus der Literatur 34 an
der Zahl zusammengestellt, die ein einziger Apparat schon deshalb nicht erfüllen

kann, weil sie sich zum Teil widersprechen. Nur wer bei seinen Maßnahmen individualisiert und nicht schematisiert, vermag im Einzelfall das richtige zu treffen.

Aus der wichtigsten Funktion des Gebisses ergibt sich zunächst die Forderung nach mechanischer Wirksamkeit. Ein Stützapparat, der die mechanische Leistungsfähigkeit nicht heben würde, wäre unbrauchbar. In zweiter Linie muß der Stützapparat der Sprachbildung Rechnung tragen und drittens die kosmetische Funktion der Zahnreihe gewährleisten. Darüber hinaus muß er hygienisch einwandfrei sein. Seine Verankerung an den natürlichen Zähnen muß auf die Biologie der verschiedenen Gewebe Rücksicht nehmen. Schon diese Gesichtspunkte lassen sich nicht immer in Übereinstimmung bringen. Von Fall zu Fall muß also das Optimum erstrebt werden.

Für die weitere Besprechung empfiehlt es sich, zunächst provisorische oder temporäre Schienungen von Dauerstützapparaten zu trennen.

a) Provisorische oder temporäre Schienungen.

Die einfachste provisorische Stützung gelockerter Zähne läßt sich durch eine fortlaufende Drahtligatur herstellen. Am häufigsten kommt sie für die unteren Frontzähne in Betracht. Sie wird von den Prämolaren der einen Seite zu denen der anderen geführt. Damit die Ligatur keinen Schaden anrichtet, darf sie nicht nach der Wurzelspitze zu abrutschen und ist, wie es von KANTOROWICZ besonders betont worden ist, vom Zahnhals

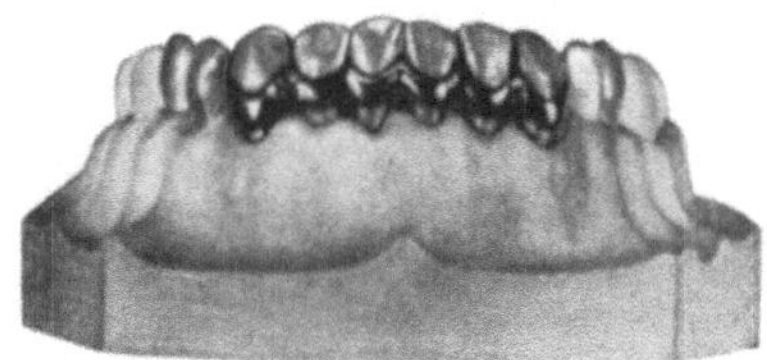

Abb. 703a. RESCHsche Schiene; labiale Ansicht.

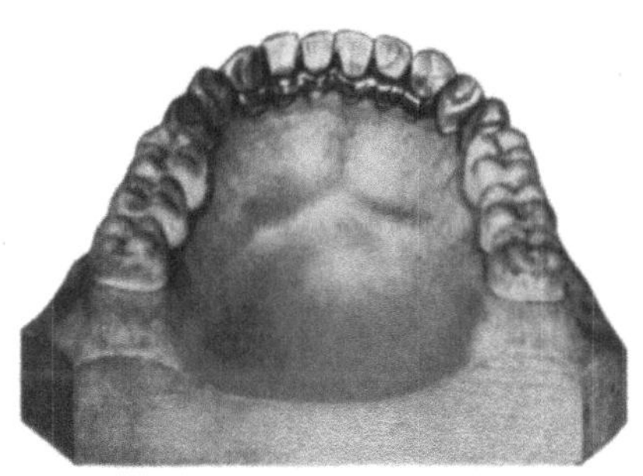

Abb. 703b. RESCHsche Schiene; linguale Ansicht.

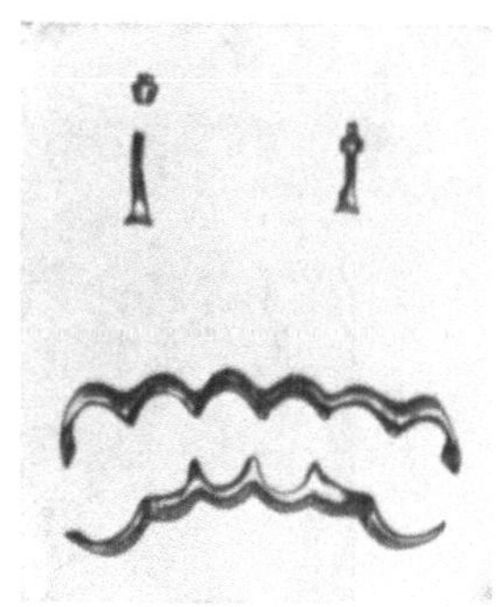

Abb. 703c. RESCHsche Schiene; Einzelteile der Schiene.

der Prämolaren ansteigend über den Eckzahn an den Schneidezähnen oberhalb des Cingulums zu führen.

Durch einen Drahtbügel im Sinne des von den Kieferbrüchen bekannten SAUERschen Notverbandes kann die Schienung verstärkt werden. Die Anwendung eines Drahtbügels in Verbindung mit zwei um die Prämolaren gelegten Ringen empfiehlt sich, wenn Zähne vor der Anlegung des Stützapparates eingerichtet werden sollen. Wenn z. B. die unteren Schneidezähne in geringerem Grade fächerförmig auseinandergerückt sind, wird rechts und links an ein Ankerband ein Drahtbügel angelötet, dessen Länge und Verlauf der normalen Stellung der Lingualflächen der unteren Frontzähne entspricht. Außen an die Bänder angelötete nach distal offene Häkchen nehmen einen schwachen Gummizug auf, der labial um die Frontzähne herumgeführt wird. In ziemlich kurzer Zeit ist damit eine wesentliche Stellungsverbesserung zu erzielen, ohne daß die starr miteinander verbundenen Ankerzähne ihre Stellung ändern.

Als provisorische Schiene vermag auch ein von Resch zur Dauerfixation angegebener Stützapparat zu dienen. Je ein labial und lingual gegossener Bügel werden durch Schrauben zusammengezogen. Für die dauernde Immobilisierung genügen die den Zähnen anliegenden, die Interdentalräume abdeckenden Metallteile nicht den hygienischen und kosmetischen Anforderungen. Schon bei längerer temporärer Schienung vermögen diese Faktoren Bedenken auszulösen. Bei einzelnen traumatisch geschädigten Zähnen, wozu im weiteren Sinne auch der Einfluß von operativen Eingriffen zu rechnen ist (Wurzelspitzenresektion, Replantation usw.), vermag die Schiene einen guten Halt zu vermitteln. Hier können aber auch die Drahtligaturen oder Kappenschienen ausreichende Hilfe bringen.

b) Dauerstützapparate.

Unter den Dauerstützapparaten nimmt das an den Namen Rhein geknüpfte System wohl den ersten Platz ein, da es sich besonders für die am häufigsten

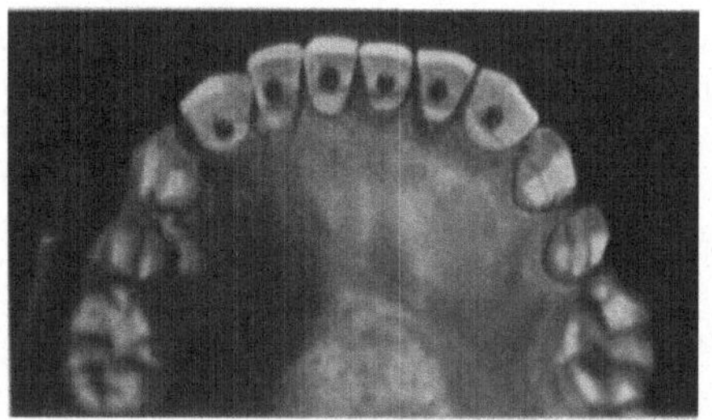

Abb. 704. Präparation der Zähne.

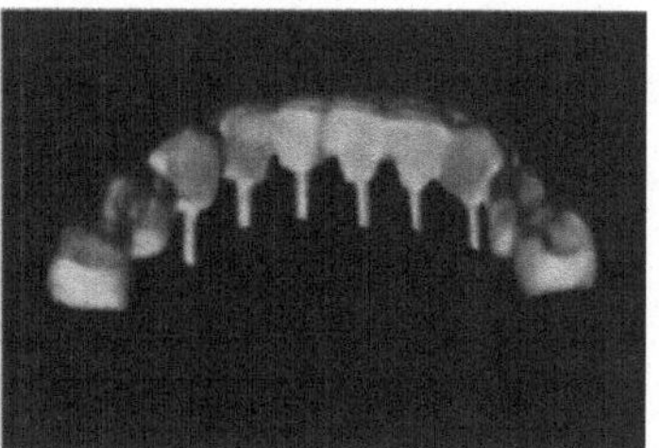

Abb. 705. Fertiggestellte Schiene.

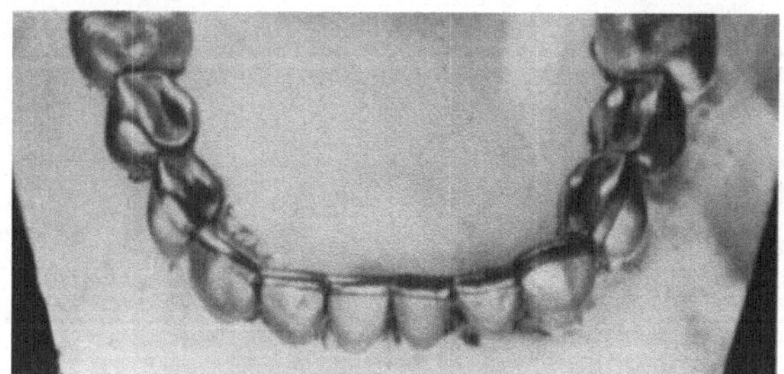

Abb. 706. Schiene in situ.
Abb. 704—706. Rheinsche Schiene.

zu stützenden unteren Schneidezähne eignet. Die Methode hat den Nachteil, daß sie die Wurzelbehandlung erfordert, da sie die Verankerung durch Stifte im Wurzelkanal sucht. Nachdem die Wurzelbehandlung abgeschlossen ist, werden die einzelnen Zähne zur Aufnahme eines Inlays mit Wurzelstift vorbereitet. Bei der Präparation der grazilen Zähne ist darauf zu achten, daß die Krone nicht unnötig geschwächt wird. Um die Zahnsubstanz vor mechanischer Beschädigung zu bewahren, ist die Schneide durch das Metall des Inlays zu schützen. Das Inlay ist auch weit genug nach den Approximalflächen zu führen, damit die Verbindung zwischen den einzelnen Füllungen stark genug wird, ohne daß die Interdentalräume in unhygienischer Weise durch die Überbrückung abgedeckt werden. Der Stift ist nicht zu kurz und etwa 1,2 mm stark mit leichter Verjüngung nach der Wurzelspitze hin zu wählen. Dann bekommt man mechanische Sicherheit, ohne Perforationen befürchten zu müssen. Die Modellierung einzelner Inlays, die hernach paar- und dann gruppenweise verlötet werden, hat sich uns noch immer als das exakteste Verfahren erwiesen, obwohl mannigfache technische Modifikationen in der Literatur beschrieben worden sind. An den mit den Frontzahninlays in Verbindung stehenden Prämolaren dienen am besten Fournier- oder bandlose Hülsenkronen als Anker. Frontzähne mit größeren cariösen Defekten oder größeren Füllungen eignen sich nicht zu dieser Art der Schienung. Sie sind vorher zu entfernen und durch einen künstlichen, als

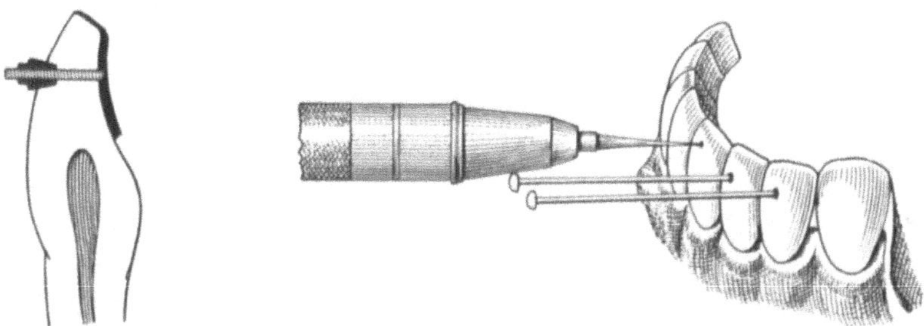

Abb. 707. Schematischer Schnitt durch die Schiene nach TRUEMAN-WITKOWSKI.   Abb. 708. Durchbohrung der Schneiden für die TRUEMAN-WITKOWSKISchiene.
(Aus WOLF-STOCK: Die Wiederbefestigung lockerer Zähne, Berlin 1927.)

Brückenglied gestalteten Ersatz zu ergänzen. Schadhafte Eckzähne oder Prämolaren können noch einen Kronenersatz als Anker des Stützapparates erhalten. An den oberen Frontzähnen verdrängen teilweise Fournierkronen die Stiftinlays, da so die Wurzelbehandlung umgangen werden kann. Die Stiftkronen spielen hier aber auch eine große Rolle. Der natürlichen Zahnsubstanz aufliegende Bänder sind in der Verwendung einzuschränken.

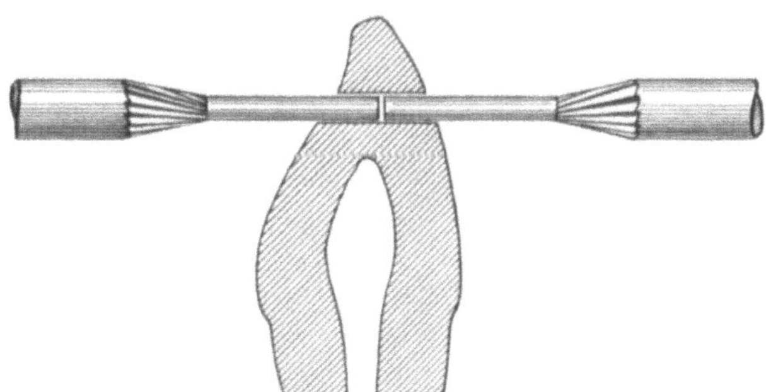

Abb. 709. Bohrer nach STOCK zur konischen Erweiterung der Bohrkanaleingänge.
(Nach WOLF-STOCK.)

Voraussetzung für die Anwendung des RHEINschen Stützapparates ist, daß sich die Stifte parallel zueinander anordnen lassen. Geringfügige Abweichungen hindern das Einsetzen der Schiene bei gelockerten Zähnen jedoch noch nicht. Bestehen größere Differenzen, muß eine andere Art der Schienung zur Anwendung gelangen. Sie ist in Deutschland als WITKOWSKIschiene bekannt, obwohl sich ihrer, worauf BRUHN hingewiesen hat, TRUEMAN zuerst bedient hat.

In die Lingualfläche der unteren Frontzähne wird eine leichte Delle eingeschliffen zur Aufnahme der Schiene, die bis an die Schneide und in die halbe Kronenhöhe reichen soll. Die Lingualschiene wird nach einem Abdruck in einem Stück gegossen und eingepaßt. Dann werden die sechs Frontzähne unterhalb der Schneide, aber oberhalb der Pulpa, die nicht verletzt werden darf, zentral durchbohrt. Die Bohrungen der vier Schneidezähne müssen unter sich parallel sein, die Eckzahnbohrungen können selbständige Verlaufsrichtung haben. Die gegossene Schiene wird angelegt, und die Bohrungen werden im Munde auf sie übertragen. Mittels Abdruck werden entsprechend den Löchern in den Schneidezähnen an die Schiene Gewindedrähte angelötet. Die Schiene wird wieder einprobiert. In die Eckzahnbohrungen werden Gewindedrähte mit lingual liegendem Nietkopf eingesetzt. Die Schiene wird nochmals entfernt, und die Bohrungen werden an der labialen Seite mit einem Spezialbohrer zur Aufnahme einer kegelförmigen Mutter vorbereitet. Während des Festzementierens der Schiene können die Muttern angezogen werden. Für die Eckzähne werden die Schrauben extra zementiert. Der Mutterkopf wird an der Labialseite nachträglich abgeschliffen und poliert, so daß er eine Goldfüllung vortäuscht.

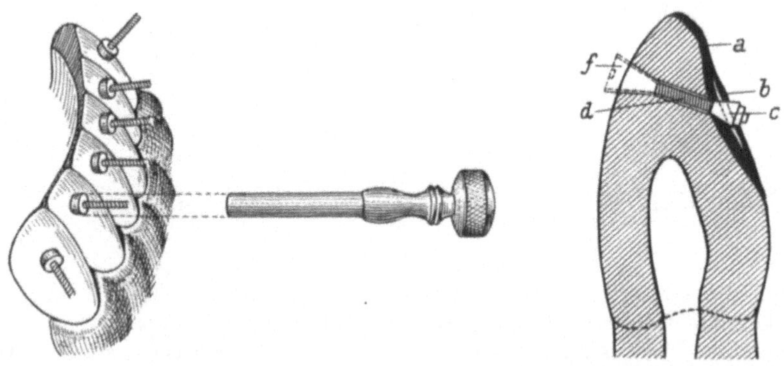

Abb. 710.
Verschraubung der Schiene.
(Nach WOLF-STOCK.)

Abb. 711. Schematischer Querschnitt der TRUEMAN-WITKOWSKIschiene mit Modifikation nach STOCK. Hohler Nietkopf zur Aufnahme einer Silikatfüllung.
(Nach WOLF-STOCK.)

Der Nachteil der Schiene besteht darin, daß sie sich nur schwer auf mehr als die sechs unteren Frontzähne ausdehnen läßt. In statischer Beziehung muß das recht große Bedenken auslösen. Für den Oberkiefer eignet sie sich der Anordnung der Zähne wegen noch weniger. Ein Risiko liegt in den topographischen Beziehungen zur Pulpa, eine nicht unwesentliche Gefahr besteht in der Sprengung eines Zahnes beim Anziehen der Muttern. FALK hat dies durch ein Feingoldfutter auszuschalten versucht. STOCK hat den labialen Mutterkopf hohl gestaltet. Er wird nachträglich mit Silikat ausgefüllt, um die Sichtbarkeit des Goldes zu beheben. Unter Ausnutzung dieser Verbesserungen kann man auf diese Schienungsmethode gelegentlich mit Vorteil zurückgreifen.

Im Bereich der Molaren kommen als Anker der Stützapparate neben den ringlosen Hülsenkronen auch kräftige Einlagefüllungen in Betracht. Die ersteren sind aber meist vorzuziehen.

Auf die mannigfachen Modifikationen der Stützapparate und ihre Verbindung mit Brücken braucht nicht näher eingegangen zu werden. Es sei nur noch darauf verwiesen, daß mit Rücksicht auf die bestehenden Divergenzen in den Achsen der Zähne bei größeren Stützapparaten meist zusammengesetzte Konstruktionen notwendig sind, wie sie beim Brückenersatz Erwähnung gefunden haben. Oft sollte auch auf die Möglichkeit der späteren Ausdehnung eines Stützapparates Rücksicht genommen werden. Verschraubungen sind in beiden Fällen das geeignete Mittel.

IV. Orthodontie.

Einleitung.

Die *zahnärztliche Orthopädie* oder, wie wir kurz zu sagen pflegen, die *Orthodontie*, ohne daß der Wortsinn dieser Bezeichnung ihrem Inhalt ganz entspricht, ist derjenige Teil der Zahnheilkunde, der die Lehre von den Okklusionsanomalien des Gebisses umfaßt. Er sucht die funktionellen Störungen, die sich aus ihnen ergeben, zu beseitigen oder ihre Entstehung zu verhüten. Wer diesen Aufgaben des Spezialfaches gerecht werden will, muß daher in der Beurteilung anomaler Gebisse geschult sein und die Mittel beherrschen, die zu ihrer Behandlung dienen. Um die Therapie erfolgreich und zweckmäßig durchführen zu können, reicht die Verwertung eines Zustandsbildes aber noch nicht aus, und die Kenntnis von der Wirkungsweise bestimmter Apparate nützt nichts, wenn diese nicht an der rechten Stelle und im richtigen Zeitpunkt angewandt werden. Wer Anomalien behandeln will, muß daher auch nach ihrer Entstehung fragen. Die Kenntnis ihrer Entwicklung liefert die besten Hinweise für den Gang der Therapie. Noch viel bedeutungsvoller aber wird die genetische Betrachtungsweise von Okklusionsanomalien für den, der die Verschlimmerung einer Anomalie leichten Grades verhüten will. Wer das höchste Ziel der Prophylaxe im Auge behält, kann sich aber auch hiermit noch nicht begnügen, er muß den Ursachen der Entstehung nachgehen und diese auszuschalten trachten.

Schon diese kurze Betrachtung zeigt, daß derjenige, der nicht rein empirisch einen schiefstehenden Zahn „regulieren", sondern einer Okklusionsanomalie in ihrer ganzen Tragweite gerecht werden will, über mehr als einige handwerksmäßig zu erlernende Kenntnisse verfügen muß. Über dieses Stadium ist die Orthodontie ebenso wie die anderen Zweige der Zahnheilkunde jetzt längst hinaus. Von der exakten Anlegung und Überwachung gewisser Apparate hängt zwar auch der Erfolg unserer Maßnahmen in hohem Grade ab, das Schwergewicht liegt aber auf Untersuchungen und Entscheidungen, die ihrer Anwendung vorausgehen. Den einzelnen an uns herantretenden Fragenkomplexen müssen wir uns daher zunächst zuwenden.

A. Entwicklung und Aufbau des normalen Gebisses.

Vorbedingung für die richtige Beurteilung von Anomalien ist selbstverständlich eine genaue Kenntnis des Normalen. Über die Stellung der einzelnen Zähne, ihre Anordnung innerhalb der beiden Zahnbögen, das Ineinandergreifen der beiden Zahnreihen und ihre Lage im Schädel müssen wir genau orientiert sein. Hier muß allerdings gleich hervorgehoben werden, daß wir uns bei der Unterscheidung anomaler Verhältnisse von normalen nicht an *absolut* feststehende Begriffe halten können, sondern daß gewisse *relative* Lagebeziehungen und Größenordnungen den Ausschlag geben müssen. Da alle Einzelmerkmale des normalen Gebisses innerhalb einer gewissen Variationsbreite Schwankungen unterworfen sein können, ist auch die gesamte Erscheinungsform des normalen Gebisses Veränderungen ausgesetzt.

Die im Rahmen des Normalen zulässigen Variationen müssen also bei der Beurteilung des Zustandes eines Gebisses Berücksichtigung finden. Der Gedanke SIMONs, einen als Norm anzusehenden *fiktiven* Gebißzustand durch Anwendung biometrischer Untersuchungsmethoden auf eine große Zahl anatomisch richtig gebauter Zahnreihen zu ermitteln, ist vom theoretischen Standpunkt interessant und beachtenswert, für die *praktische* Orthodontie bedürfen wir dieser Kenntnis aber sicher nicht.

Die Forderung einer genauen Kenntnis der normalen Verhältnisse gilt nicht nur für das bleibende Gebiß, sondern mindestens in gleichem Umfange auch für das Milchgebiß und ganz besonders für alle Vorgänge, die sich beim Zahnwechsel abspielen. Die große Bedeutung dieser Faktoren ist darin begründet, daß, wie wir noch sehen werden, die Zeit der Umwandlung des Milchgebisses in das bleibende für die Entstehung vieler Anomalien von größtem Einfluß ist.

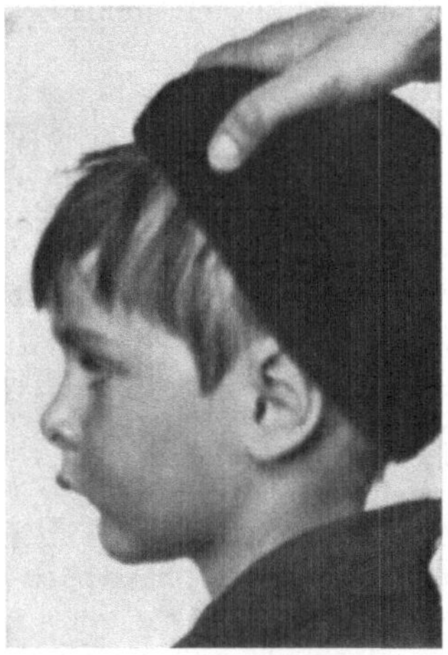

Abb. 712. Profilbild einer auf unzureichendem Längenwachstum des Unterkiefers beruhenden Bißanomalie.

Bezüglich des formalen Aufbaues des Gebisses zur Zeit der ersten und zweiten Dentition sowie hinsichtlich der wichtigsten Daten des Zahnwechsels kann auf den Abschnitt über normale Anatomie verwiesen werden. Diese Dinge bedürfen hier im allgemeinen keiner wiederholten Darstellung. Einige Punkte erfordern aber eine Betrachtung im orthodontischen Lichte.

Hier sei zunächst die von A. M. Schwarz im Zusammenhang mit der Entstehung von Okklusionsanomalien untersuchte Beobachtung erwähnt, daß der Unterkiefer in verschiedenen Zeitabschnitten der fetalen Entwicklung eine verschiedene Wachstumstendenz besitzt, während die Größenentwicklung des Oberkiefers einen stetigeren Verlauf nimmt. Daraus ergibt sich, daß zu der Zeit, in der der Unterkiefer dem Oberkiefer im Wachstum voraus ist, das Kinn eine als progen anzusprechende Lage zu ihm einnimmt, während in den Zeitabschnitten, in denen der Unterkiefer im Wachstum hinter dem Oberkiefer zurückbleibt, eine Stellung der beiden Kiefer zueinander hervorgerufen wird, die den Eindruck einer Prognathie hervorruft.

Zur Zeit der Geburt ist nach Untersuchungen von Korkhaus der Unterkiefer mit großer Regelmäßigkeit im Längenwachstum gegenüber dem Oberkiefer zurückgeblieben. In den ersten Wochen des extrauterinen Lebens stellt sich aber in der Mehrzahl der Fälle der Ausgleich ein. Vereinzelt kann er jedoch ausbleiben, sei es, daß das Unterkieferwachstum nicht in ausreichendem Maße erfolgt oder den erforderlichen Umfang etwas überschreitet. Wenn dann zu der Zeit, in der die Milchschneidezähne durchbrechen, die Frontzähne des Milchgebisses Einfluß auf die Lage des Unterkiefers erlangen, kann der durch das graduell verschieden große Wachstum der beiden Kiefer geschaffene Zustand in der Lagebeziehung der Frontzähne zueinander fixiert und damit die dauernde Stellung der Kiefer zueinander festgelegt werden. Differenzen in

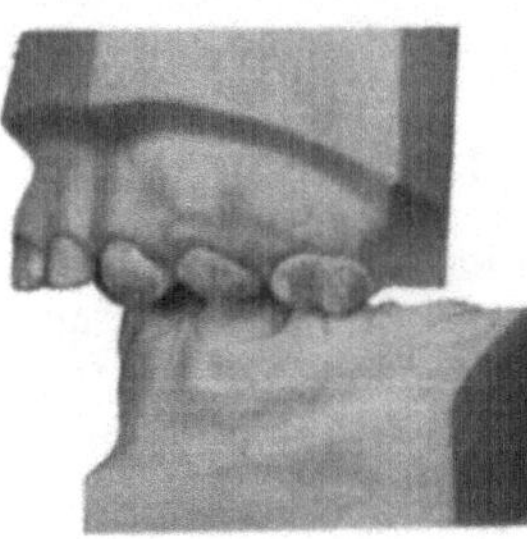

Abb. 713. Okklusion des Falls der Abb. 712 im Distalbiß.

der Wachstumsintensität der beiden Kiefer können also Einfluß auf die Entstehung von Okklusionsanomalien erlangen.

Ausgleichend vermag hier allerdings der Umstand zu wirken, daß der Unterkiefer des Säuglings eine starke Veränderlichkeit der Lage in sagittaler Richtung besitzt. Beispielsweise kann ein zur Zeit des Durchbruchs der Milchschneidezähne zu lang entwickelter Unterkiefer etwas nach dorsal verlagert werden, so daß dann die Schneidezähne trotzdem so zusammentreffen, wie es dem normalen Gebiß entspricht. Damit wird die Funktion des Gebisses in normale Bahnen gelenkt.

Der normale funktionelle Reiz bewirkt dann aber auch, daß die weitere Kieferentwicklung sich normal vollzieht, soweit sie unter dem Einfluß der Funktion steht.

Daß die starke Veränderlichkeit der Lage, die dem Säuglingskiefer eigentümlich ist, andererseits auch bei normalem Längenwachstum des Ober- und Unterkiefers die Gefahr einer Okklusionsanomalie erst herbeiführen kann, darf nicht übersehen werden. Wenn nach dem Durchbruch der Milchschneidezähne die Lage des Unterkiefers in anormaler Weise fixiert wird und dann die Muskulatur mit ihrem Funktionsreiz in nicht normaler Weise auf die sich entwickelnden Kieferknochen wirkt, muß das Gebiß eine anomale Gestaltung erfahren.

Schon im Säuglingsalter birgt also das Gebiß verschiedene Gefahren für die Entstehung von Okklusionsanomalien in sich.

Von den für die Orthodontie bedeutungsvollen Umständen aus der Entwicklung des Gebisses sind in der späteren Zeit besonders diejenigen während des Dentitionswechsels

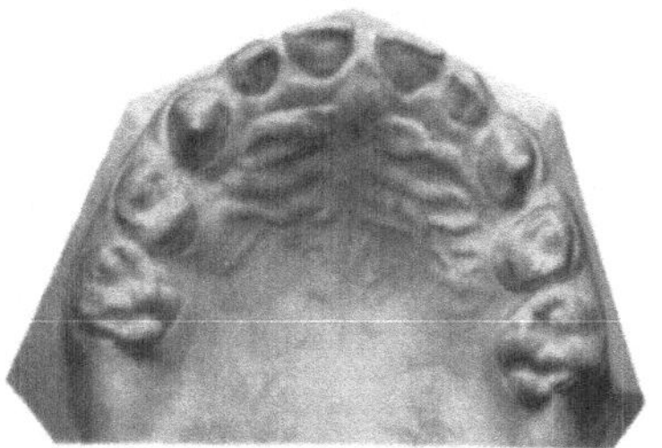

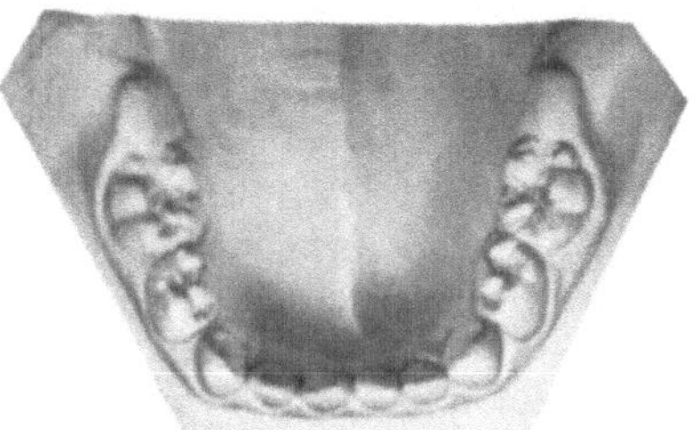

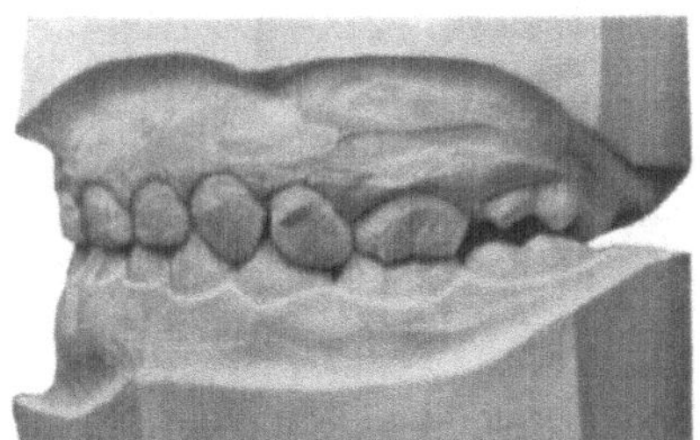

Abb. 714. Ausgebliebene Lückenbildung im Milchgebiß kurz vor Beginn des Zahnwechsels. Zusammenfallende distale Grenzflächen der oberen und unteren zweiten Milchmolaren. Durchbruch der Sechsjahrmolaren im Höckerbiß.

Abb. 715. Lückenbildung im Milchgebiß vor Beginn des Zahnwechsels.

von großer Wichtigkeit. Unter ihnen muß an erster Stelle die Tatsache hervorgehoben werden, daß der erste Zahn des bleibenden Gebisses, der Sechsjahrmolar, am distalen Ende der Milchzahnreihe erscheint, bevor ein Milchzahn gewechselt hat. *Die distale Begrenzung der Milchzahnreihe schreibt also den Sechsjahrmolaren in sagittaler Richtung ihre Stellung vor.* Bemerkenswert ist nun weiter, daß die distalen Grenzflächen der oberen und unteren Zahnreihe im Milchgebiß ebenso wie im bleibenden ungefähr zusammenfallen, obwohl bereits vom seitlichen Schneidezahn ab die oberen Zähne sämtlich gegenüber den gleichnamigen unteren um eine halbe Zahn- bzw. Höckerbreite nach distal verschoben sind. Eine Erklärung finden wir in dem größeren Breitendurchmesser des oberen mittleren Schneidezahnes gegenüber dem unteren und in den geringeren mesiodistalen Ausmaßen des oberen letzten Molaren bzw. Milchmahlzahnes gegenüber dem unteren. Wenn der obere erste Molar bei seinem Durchbruch an der Distalfläche des vor ihm stehenden Milchzahnes entlang gleitet, sollte man annehmen, daß er in Höcker-auf-Höckerstellung auf den unteren träfe und die weitere Einstellung der Zähne zueinander schwanken müßte. In der Regel gleiten aber die oberen und unteren ersten Molaren im richtigen mesiodistalen Verhältnis zueinander ein. Wie finden wir eine Erklärung dafür?

Diese ist uns von ZIELINSKY gegeben worden. Sie berücksichtigt nicht nur, daß eine Differenz in der Summe der Breite der bleibenden Zähne gegenüber derjenigen ihrer Vorgänger besteht — nach WETZEL im Oberkiefer $+0,55$ mm, im Unterkiefer $-2,05$ mm Differenz zwischen oberer und unterer Zahnreihe bis zur Distalfläche des zweiten Prämolaren, also zugunsten der oberen 2,6 mm —.

sondern auch die Tatsache, daß die richtige Einstellung bereits erfolgt, bevor der Wechsel der Milchzähne vor sich geht. Der wichtigste Punkt ist der, daß sich zwischen den Frontzähnen des Milchgebisses bereits *vor Eintritt des Dentitionswechsels Lücken bilden*, deren Größe im Verhältnis zur Differenz der Breite der bleibenden Zähne gegenüber ihren Vorgängern steht. Das Raumbedürfnis liefert die Erklärung hierfür. Dieses ist im Oberkiefer größer als im Unterkiefer. Die größeren Lücken des oberen Zahnbogens weiten diesen dann in seiner Gesamtheit stärker als den unteren. Der ganze untere Zahnbogen kann sich also in dem stärker erweiterten oberen etwas nach vorn schieben. Die Differenz in mesiodistaler Beziehung zwischen distaler Begrenzung des oberen und unteren Zahnbogens ist hergestellt. Der obere Sechsjahrmolar greift mit seinem mesialen buccalen Höcker sofort bei seinem Durchbruch zwischen die beiden Höcker seines gleichnamigen Antagonisten.

Diese Verhältnisse sind vom orthodontischen Standpunkt aus so außerordentlich wichtig, *weil jede Abweichung vom richtigen Zusammenbeißen des Sechsjahrmolaren sich auf die Einstellung der übrigen bleibenden Zähne, die nach ihm durchbrechen, auswirken muß*; sowohl die Platzverteilung für die mesial von ihnen durchbrechenden Zähne wie für die distal von ihnen folgenden erfährt eine Störung. Die gesamte Einstellung der oberen zur unteren Zahnreihe wird schon bei einseitig falschem Biß der Sechsjahrmolaren bis über die Mittellinie hinaus in falsche Bahnen gelenkt. Bei doppelseitigen Abweichungen wird die ganze Lagebeziehung des Unterkiefers zum Oberkiefer, der gesamte Biß, in Mitleidenschaft gezogen, was in einer entsprechend hochgradigen Störung des Aussehens in Erscheinung tritt.

Wie neuere Untersuchungen von KORKHAUS und NEUMANN ergeben haben, ist die Lückenbildung zwischen den Milchschneidezähnen allerdings nicht unbedingte Voraussetzung für den richtigen Durchbruch der breiteren bleibenden Schneidezähne. Das zur richtigen Einordnung der bleibenden Schneidezähne in den Zahnbogen erforderliche Breitenwachstum der Kiefer kann sich auch noch nach dem Ausfall der Milchzähne und vor dem Durchbruch der bleibenden seitlichen Schneidezähne vollziehen. Das Fehlen von Lücken zwischen den Milchschneidezähnen deutet also nicht immer an, daß das für den richtigen Aufbau des bleibenden Gebisses notwendige Kieferwachstum durch orthodontische Nachhilfe herbeigeführt werden muß. In einem nicht kleinen Prozentsatz der Fälle, in denen die Lückenbildung ausbleibt, wird der für die normale Stellung der bleibenden Schneidezähne notwendige Raum aber nicht mehr durch später einsetzendes Kieferwachstum geschaffen. Ein Engstand der bleibenden Frontzähne, deren Stellung der embryonalen Anlage der Zahnkeime entspricht, macht sich dann als Folge bemerkbar.

Schließlich sei hier noch auf den Umstand verwiesen, daß der untere zweite Milchmolar nicht nur erheblich breiter als sein Ersatzzahn, sondern auch verhältnismäßig breit gegenüber dem oberen zweiten Milchmolaren ist. Von SCHWARTZ ist darauf verwiesen, daß auch diese Umstände auf das Ineinandergreifen der Sechsjahrmolaren Einfluß erlangen können. Nach dem Ausfall des zweiten Milchmolaren können die Sechsjahrmolaren um die Differenz, die die Breite der zweiten Prämolaren gegenüber derjenigen ihrer Vorgänger besitzt, nach vorn rücken, der untere also stärker als der obere. Tritt nun der Ausfall des oberen zweiten Milchmolaren früh ein, während sich der Ausfall des unteren zweiten Milchmolaren verzögert, wird der untere Sechsjahrmolar in der Lage zu seinem Antagonisten zu weit distal festgehalten, und es kann sich zwischen den Sechsjahrmolaren eine Verzahnung ausbilden, bei der der untere Sechsjahrmolar um eine Höckerbreite gegenüber dem oberen zu weit distal steht. Ein verzögerter Ausfall des unteren zweiten Milchmolaren ist für die Okklusion des bleibenden Gebisses also nicht ganz unbedenklich.

B. Ätiologie und Genese der Okklusionsanomalien.

In der Einleitung des Abschnittes ist bereits hervorgehoben worden, welche Bedeutung die Kenntnis von der Entstehung der Stellungs- und Bißanomalien nicht nur vom wissenschaftlichen, sondern auch vom praktischen Standpunkt aus besitzt. KANTOROWICZ gebührt das Verdienst, in den letzten Jahren den Wert der genetischen Betrachtungsweise einer Anomalie gegenüber der Gefahr, sie fast ausschließlich nach morphologisch-topographischen Gesichtspunkten zu erfassen, mit Nachdruck hervorgehoben zu haben. Darüber hinaus verdanken wir ihm und seinem Schüler KORKHAUS aber auch außerordentlich wertvolle eigene Beiträge zur Erforschung der Entwicklung anomal gebauter Gebisse. Seit dem Erscheinen der vorigen Auflage sind die einschlägigen Forschungsarbeiten von ihnen weiter fortgesetzt worden. Sie haben zu neuen wertvollen Ergebnissen geführt, die bei der Abhandlung dieser Fragen besonders verwertet werden müssen. Neben ihnen hat sich vor allem noch A. M. SCHWARZ mit der Betrachtung der Okklusionsanomalien vom ätiologischen und genetischen Standpunkt aus befaßt.

Für die Gliederung des darzustellenden Stoffes ist davon auszugehen, daß die Entwicklung jedes Individuums einerseits durch die ihm mit dem Keimplasma erbmäßig vermittelte Anlage und andererseits durch die auf die Entwicklung einwirkenden Umwelteinflüsse bestimmt wird. Beide Faktoren bedürfen daher bei der Besprechung der Ätiologie und Genese der Okklusionsanomalien einer gesonderten Abhandlung.

1. Vererbung.

Ausgangspunkt für das Studium der Vererbung von Okklusionsanomalien müssen die *allgemeinen Gesetzmäßigkeiten der Vererbungslehre sein.* Auf Grund der Forschungen WEISMANNS fordert sie zunächst die wichtige Unterscheidung zwischen dem *Keimplasma* als dem Träger der Vererbung und der Gesamtheit der differenzierten Körperzellen, dem *Soma.*

Auf dieser Trennung fußt die Lehre, daß das Keim- oder Erbplasma kontinuierlich von Generation zu Generation vererbt wird. Die Tatsache, daß die der Vereinigung von Ei- und Samenzelle folgende Zellteilung zur Entwicklung eines selbständigen, weit differenzierten Lebewesens führt, steht hierzu nicht in Widerspruch. Nur eine Anzahl der aus der Verschmelzung der männlichen und weiblichen Geschlechtszelle, den beiden *Gameten,* entstandenen Zellen erfährt eine Differenzierung und bildet die verschiedenen Gewebe des erzeugten Individuums. Eine andere Anzahl der durch Zellteilung aus der Erstzelle entstandenen Zellen macht die Differenzierung nicht mit, sondern verharrt in undifferenziertem Zustand. Dieser Teil der Zellen geht als Keimplasma auf das erzeugte Individuum über. Das Keimplasma wird also von den Körperzellen nicht erst neu gebildet. Diese von WEISMANN begründete Lehre von der *Unabhängigkeit des Keimplasmas* besitzt ihre größte Bedeutung für die Erklärung des Umstandes, daß *erworbene Eigenschaften nicht vererbt werden können.*

Als weitere wichtige Grundlage der Erblichkeitslehre müssen die sog. MENDELschen *Regeln* angesehen werden. Ihre Aufstellung beruht auf der Erkenntnis, daß jedes auf Vererbung beruhende Merkmal eines Einzelwesens, das durch Vereinigung zweier Geschlechtszellen entsteht, eine *paarige* Anlage besitzt. In *jeder* der beiden Geschlechtszellen, die gemeinsam die *Erbmasse* bilden, aus der das Einzelwesen hervorgeht, sind die einzelnen Merkmale angelegt. *Jede erbliche Eigenschaft besitzt also eine doppelte Anlage.* Die Kenntnis dieses Umstandes ist Voraussetzung für das Studium der Erblichkeit eines Merkmales und seines Vererbungsmodus.

Die Frage nach dem Anteil der Vererbung an der Entstehung eines zur Beobachtung gelangenden Körpermerkmales wäre verhältnismäßig leicht zu beantworten, wenn die Form, in der dasselbe Merkmal bei den beiden Eltern angetroffen wird, einerseits sichere Schlüsse auf das Anlagepaar zuließe, durch das die Eigenschaft auf die Kinder übertragen worden ist, und wenn andererseits die Art, in der ein Merkmal bei einem Lebewesen in Erscheinung tritt, als das Produkt der Vermischung seiner beiden Anlagen anzusehen wäre. *Beide* Voraussetzungen treffen aber in der Regel nicht zu.

Nur verhältnismäßig selten begegnen wir einem Vererbungsmodus, bei dem der Zustand, in dem ein Körpermerkmal in Erscheinung tritt, dem Mittelwert

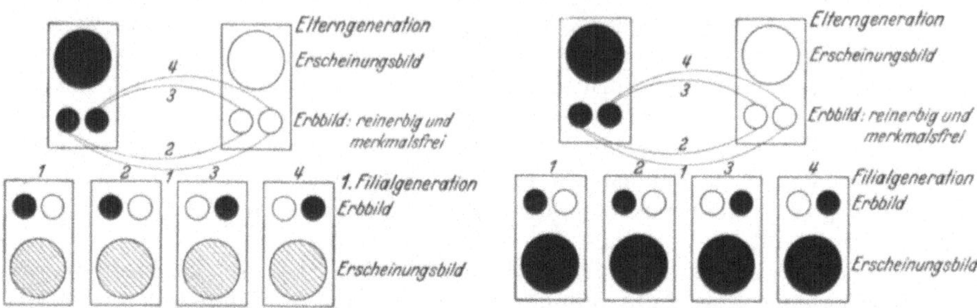

Abb. 716. Intermediärer Vererbungsmodus.   Abb. 717. Dominanter Vererbungsmodus.

aus den beiden Anlagen entspricht. Als Muster eines solchen Vererbungsmodus, den wir als *intermediäre Vererbung* bezeichnen, könnte es gelten, wenn z. B. die rötliche Haarfarbe als Mischungsprodukt einer blonden und dunklen Anlage der Haarfarbe aufträte und anzusehen wäre (Schema Abb. 716).

Eine ganz andere Art der Vererbung würde dagegen vorliegen, wenn eine Mischung der dunklen und blonden Haarfarben nicht eintreten und entweder die dunkle oder die blonde Haarfarbe rein in Erscheinung treten würde. Die eine Farbe würde beherrschend, „*dominant*" und die andere überdeckt, „*recessiv*" sein.

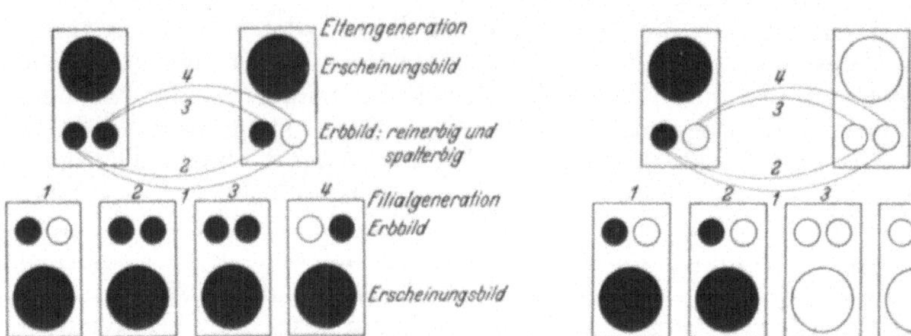

Abb. 718. Dominanter Vererbungsmodus.   Abb. 719. Dominanter Vererbungsmodus.

Würde also z. B. die dunkle Haarfarbe in der Vererbung dominant in Erscheinung treten, müßten alle Abkommen der ersten Filialgeneration eines Elternpaares dunkles Haar besitzen, obwohl in dem Keimplasma des einen Elternteils auch die blonde Haarfarbe in reiner Form angelegt und demgemäß auch in dem auf die Filialgeneration übergegangenen Keimplasma, ohne äußerlich erkennbar zu sein, latent vorhanden wäre (vgl. Schema Abb. 717).

Dieser Umstand ist von Bedeutung, weil die überdeckte blonde Haarfarbe unter bestimmten Voraussetzungen in der zweiten Filialgeneration auch äußerlich wieder in Erscheinung treten kann. Die verschiedenen in Betracht kommenden Möglichkeiten seien ihrer grundsätzlichen Bedeutung wegen näher untersucht.

Zunächst sei der Fall ins Auge gefaßt, daß ein Glied der ersten Filialgeneration auf die die blonde Haarfarbe in verdeckter Anlage, die dunkle in dominanter

Anlage übergegangen ist, also eine sog. spalterbige (heterozygote) Anlage des Merkmals der Haarfarbe besteht, mit einem anderen Individuum zur Fortpflanzung gelangt, bei dem das Keimplasma die Anlage der dunklen Haarfarbe wieder in reiner Form (reinerbig = homozygot) besitzt. Auch wenn in dieser Generation bei der Zeugung der nächstfolgenden Filialgeneration die überdeckte Anlage der blonden Haarfarbe mit der Anlage der dunklen Haarfarbe zusammentrifft, muß stets die dunkle Haarfarbe in Erscheinung treten. Es besteht also keine Möglichkeit des Wiederauftretens der blonden Haarfarbe (Schema Abb. 718).

Die zweite Möglichkeit wäre die, daß ein Glied der ersten Filialgeneration mit dominanter Anlage der dunklen und recessiver Anlage der blonden Haarfarbe mit einem Individuum zur Fortpflanzung gelangt, bei dem wieder die blonde Haarfarbe in reiner Form im Keimplasma angelegt wäre. Hier kann bei der Zeugung der zweiten Filialgeneration die reine Anlage der blonden Haarfarbe von einem Elternteil entweder mit der dominant angelegten dunklen Haarfarbe des anderen Elternteils zusammentreffen, dann werden die betreffenden Individuen der zweiten Filialgeneration dunkles Haar besitzen müssen, oder sie kann mit der recessiven Anlage der blonden Haarfarbe vereinigt werden. Diese Individuen der zweiten Filialgeneration müssen wieder blondes Haar besitzen. Nach der Wahrscheinlichkeitslehre müßten in der zweiten Filialgeneration die Hälfte der Individuen dunkles und die Hälfte blondes Haar besitzen (Schema Abb. 719).

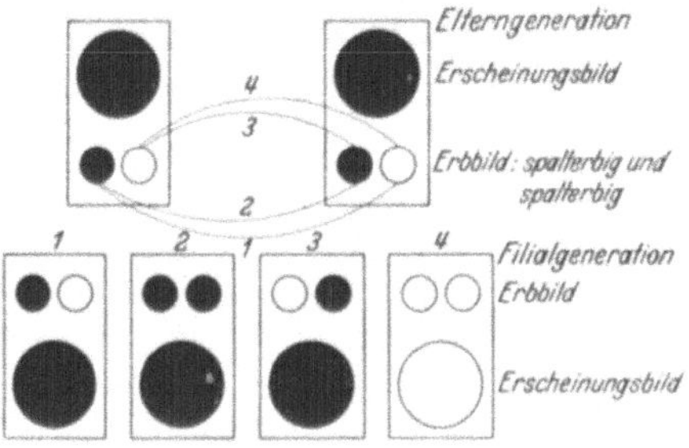

Abb. 720. Dominanter Vererbungsmodus.

Schließlich wäre noch der Fall in Betracht zu ziehen, daß sich in der ersten Filialgeneration zwei Individuen zur Fortpflanzung vereinigten, die beide die dunkle Haarfarbe als dominante, die blonde als recessive Erbanlage besäßen. Hier könnte in der zweiten Filialgeneration die dominante Anlage der dunklen Haarfarbe von einem Elternteil entweder ebenfalls mit der dominanten Anlage der dunklen Haarfarbe oder mit der recessiven Anlage der blonden Haarfarbe beim anderen Elternteil zusammenfallen. Jedesmal würde die dunkle Haarfarbe in Erscheinung treten. Es können unter vier Kombinationsmöglichkeiten aber auch einmal von beiden Elternteilen die recessiven Anlagen zusammentreffen und dementsprechend kann die überdeckte blonde Haarfarbe wieder in Erscheinung treten, obwohl beide Eltern dunkles Haar besessen haben (Schema Abb. 720).

Die Tatsache, daß die dominante Anlage eines Merkmals gegenüber der recessiven in der Filialgeneration beherrschend zum Durchbruch gelangt, wird in der Erblichkeitslehre als die *Prävalenzregel* bezeichnet.

Neben ihr besitzt die *Spaltungsregel* besondere Bedeutung, die wir am besten kennenlernen können, wenn wir die zuerst erwähnte intermediäre Vererbung bis in die zweite Filialgeneration verfolgen. Wir sind davon ausgegangen, daß durch intermediäre Vererbung aus der dunklen und blonden Anlage der Haarfarbe bei den Eltern in der ersten Filialgeneration die rötliche Haarfarbe auftreten würde. Da bei jedem Individuum dieser Generation die paarige Anlage der Haarfarbe sich aus je einer dunklen und einer blonden Anlage zusammensetzen müßte, müßten sämtliche Einzelwesen in gleicher Weise die rötliche Haarfarbe besitzen. In das auf diese Generation übergegangene Keimplasma ist aber nicht die rötliche Haarfarbe als neue Anlage der Haarfarbe übergegangen, sondern im Keimplasma der Filialgeneration treten ebenso wie bei der dominanten Vererbung lediglich die dunkle und blonde Anlage nebeneinander in den verschiedenen Gameten auf (Schema Abb. 716).

Daraus erklärt sich, daß bei der Vereinigung eines Individuums der ersten Filialgeneration mit rötlicher Haarfarbe mit einem anderen von ebenfalls rötlicher Haarfarbe in der zweiten Filialgeneration keinesfalls Nachkommen zu erwarten sind, die sämtlich ebenfalls die rötliche Haarfarbe besitzen, sondern daß die Haarfarbe verschieden ausfällt. Es können sich zwar wieder Gameten mit dunkler Anlage der Haarfarbe mit solchen vereinigen, die die blonde Anlage der Haarfarbe besitzen. Diese Nachkommen werden dann die rötliche Haarfarbe auch in der zweiten Filialgeneration aufweisen. Es können aber auch von beiden Elternteilen Gameten mit dunkler oder mit blonder Anlage der Haarfarbe vereinigt werden. Bei diesen Nachkommen der zweiten Filialgeneration tritt daher dann wieder die reine dunkle oder blonde Haarfarbe auf. Die durch intermediäre Vererbung zustande gekommene rötliche Haarfarbe spaltet sich in den folgenden Generationen teilweise wieder in die dunkle und blonde Anlage der Ursprungsgeneration auf. Da auch hier die Vereinigung der verschiedenartigen Gameten nach den Gesetzen der Wahrscheinlichkeitslehre erfolgt, ist es nicht verwunderlich, daß in der zweiten Filialgeneration $^2/_4$ der Nachkommen die rötliche Haarfarbe und je $^1/_4$ die dunkle bzw. die blonde Haarfarbe besitzen würden (Schema Abb. 721). Es lassen sich

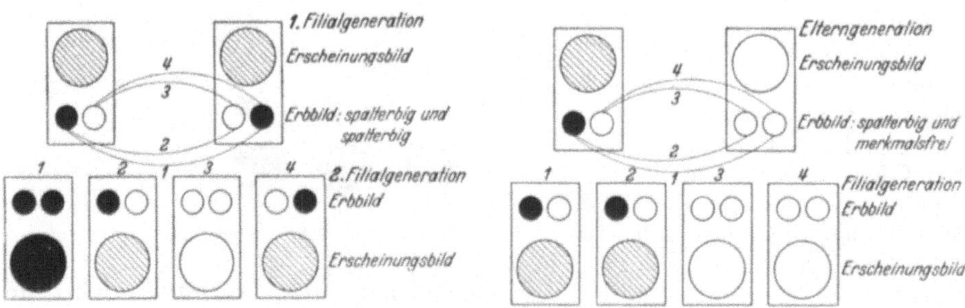

Abb. 721. Intermediärer Vererbungsmodus.   Abb. 722. Intermediärer Vererbungsmodus.

dann aber auch die Verhältnisse überblicken, die sich in den folgenden Filialgenerationen ergeben müssen oder die bei der sog. *Rückkreuzung* eintreten, d. h. bei der Fortpflanzung von Individuen mit intermediär vererbten Eigenschaften in Gemeinschaft mit Individuen mit reinen Erbanlagen (Schema Abb. 722).

Dieser Überblick lehrt bereits, daß die Beantwortung der Frage, ob und welche Rolle die Vererbung bei der Entstehung eines Zustandsbildes spielt, das uns begegnet, keineswegs im Einzelfall sofort eine einfache Beantwortung finden kann. Die Verhältnisse komplizieren sich aber noch weiter, wenn wir berücksichtigen, daß eine Reihe verschiedener Merkmale an der Entwicklung eines komplizierteren Körperteils beteiligt sind und daß jedes Merkmal für sich selbständig vererbt wird (Unabhängigkeitsregel). Die Aufgabe, den Einfluß der Vererbung bei bestimmten Formen des Gebisses zu ermitteln, ist daher nicht leicht zu lösen. Zur Vermeidung von Fehlschlüssen seien folgende aus der Besprechung der Grundlagen der allgemeinen Vererbungslehre sich ergebenden Hinweise nochmals besonders hervorgehoben:

Die paarige Anlage jedes Erbmerkmales im Erbplasma liefert in Verbindung mit den beiden Möglichkeiten des intermediären oder des dominanten Vererbungsmodus eine Erklärung dafür, daß die bei einem Individuum zu beobachtenden Eigenschaften eines Erbmerkmals (Haarfarbe, Augenfarbe, Schädelform usw.) *nicht mit allen im Keimplasma übertragenen Anlagen und mit den Eigenschaften der Eltern übereinstimmen müssen* (Schema Abb. 716 u. 717). Die mit dem Keimplasma auf das Individuum übergegangene Anlage, das *Erbbild* (Idiotypus), braucht nicht mit dem zur Beobachtung gelangenden *Erscheinungsbild* (Phänotypus) identisch zu sein. *Übereinstimmung von Merkmalen verschiedener Individuen derselben*

Familie weist noch nicht auf dieselbe erbbildliche Anlage hin. Andererseits schließen Unterschiede im Erscheinungsbild bei mehreren Gliedern einer Familie Vererbung nicht aus, weil die Möglichkeit besteht, daß das Erbbild Unterschiede aufweisen kann (Schema Abb. 721). Außerdem besteht aber bei einer ganzen Anzahl von Merkmalen die Möglichkeit, daß Unterschiede im Erscheinungsbild trotz gleichen Erbbildes auftreten, weil Umwelteinflüsse auf die Ausbildung des Merkmals Einfluß erlangt haben. (Für die als Beispiel herangezogene Haarfarbe trifft das praktisch zwar nicht zu, wohl aber z. B. für die Schädelform.) Die durch Umwelteinflüsse hervorgerufene Erscheinungsform bezeichnet die Vererbungslehre als den *Paratypus* (Nebenbild). *Erbbild und Nebenbild sind also auseinanderzuhalten.* Die Tatsache, daß bei einem Einzelwesen der Umfang der erbbildlichen und der nebenbildlichen Bedingtheit eines Merkmals nicht sofort erkennbar ist, hat bei der Beantwortung der Frage nach dem Einfluß der Vererbung schon zu zahlreichen Irrtümern geführt.

Das gilt auch für die Frage nach der Vererbung von Okklusionsanomalien. Übereinstimmung bei Eltern und Kindern in bezug auf eine Okklusionsanomalie rechtfertigt noch nicht die Annahme der Vererbung, sondern die Anomalie kann in beiden Generationen eine durch äußere Einflüsse bedingte paratypische Erscheinung sein. Das Fehlen einer bei einem Kinde zu beobachtenden Anomalie

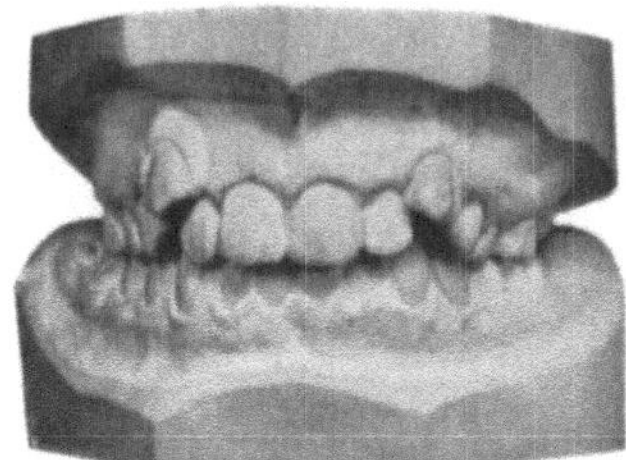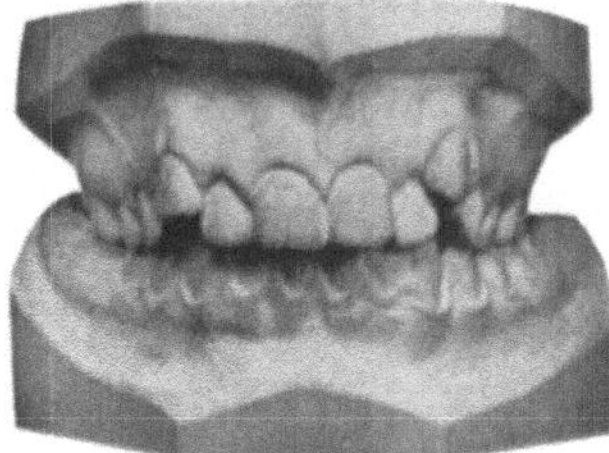

Abb. 723. Durch Umwelteinflüsse hervorgerufene übereinstimmende Okklusionsanomalie bei einem Zwillingspaar.

bei den Eltern schließt aber auch umgekehrt das Vorhandensein erblicher Einflüsse nicht aus (Schema Abb. 721). Ein auf beide Eltern recessiv übergegangenes Merkmal kann ja in der folgenden Generation wieder in Erscheinung treten.

Unter diesen Umständen ist es nicht verwunderlich, daß in der orthodontischen Literatur lange Zeit unklare Vorstellungen über den Umfang geherrscht haben, in dem die Vererbung an dem Auftreten von Okklusionsanomalien beteiligt ist. Die vertretenen Ansichten entbehren bei der Betrachtung im Lichte der Vererbungslehre vielfach ausreichender Begründung. Daß sich lange Zeit irrige Anschauungen halten konnten, erklärt sich teilweise aus der Schwierigkeit der Beschaffung des zu systematischer Forschung verwertbaren Materials. Wesentliche Fortschritte sind erst erzielt worden, seitdem die *Zwillingspathologie* auch zur Erforschung der Okklusionsanomalien nutzbar gemacht worden ist.

Der Wert der Erhebungen beim Vergleich von Zwillingen beruht darin, daß mit einer gewissen Übereinstimmung der Erbmasse gerechnet werden kann, die bei eineiigen Zwillingen zu einer vollkommenen wird. Die bei letzteren zu erhebenden Befunde besitzen also besondere Beweiskraft. Diese geht nun aber keineswegs so weit, daß alle Übereinstimmungen, die bei einem Zwillingspaar auftreten, als vererbt angesehen werden können, sondern es kann die gleiche Gestaltung auch durch die gleichen äußeren Umstände (paratypisch) bedingt sein, da die beiden Glieder eines Zwillingspaares in der Regel unter den gleichen Verhältnissen aufwachsen und dadurch auch eine weitgehende Übereinstimmung in den gestaltenden Einfluß erlangenden Umweltbedingungen gegeben ist. Das Material besitzt aber dadurch seine große Bedeutung, daß alle Unterschiede, die bei eineiigen Zwillingen in der Form des Gebisses auftreten, *nicht* vererbt sein können, sondern durch Umweltfaktoren herbeigeführt sein müssen. Sieht man daraufhin das zur Verfügung stehende Material durch (SIEMENS, PRAEGER, KANTOROWICZ, LEWIN und besonders KORKHAUS), so läßt sich heute mit Sicherheit sagen, daß die Vererbung bei der Entstehung von Okklusionsanomalien nicht die Rolle spielt, die ihr früher zuerkannt worden ist. Eine Reihe von Einzelfragen sind durch die Untersuchung von KORKHAUS bereits der Beantwortung zugeführt.

Die äußeren Einwirkungen so gut wie ganz entzogene Entwicklung der Zahnform kann sicher als unter dem Einfluß der Vererbung stehend angesehen werden.

Daß die Form der Zahnbögen und die der Kiefer unter erblichem Einfluß steht, lehren Übereinstimmungen der Form bei normal okkludierenden Gebissen eineiiger Zwillinge.

Unbestreitbar ist nach den bereits vorliegenden Untersuchungsergebnissen die Vererbbarkeit des Diastema mediale und der Progenie. Als wahrscheinlich kann sie auch gelten für eine Reihe von Fällen des sog. Deckbisses. Der Grad ihres Einflusses kann bei dieser Anomalie aber noch nicht als völlig klargestellt angesehen werden.

2. Umwelteinflüsse.

A. Konstitutionelle Momente.

Die Tatsache, daß das Körperwachstum durch das System der innersekretorischen Drüsen beeinflußt wird, hat dazu geführt, eine äußerlich als Wachstumsstörung imponierende Gebißanomalie mit einer *Störung der Funktion der endokrinen Drüsen* in Zusammenhang zu bringen. Die Annahme direkter Beziehungen zwischen beiden Faktoren ist wohl auch noch dadurch bestärkt worden, daß Forschungsergebnisse von ERDHEIM, FLEISCHMANN, KRANZ u. a. den Nachweis dafür erbracht haben, daß unmittelbare Zusammenhänge zwischen Dysfunktion endokriner Drüsen und der Struktur der Zahnsubstanz bestehen. Für die Gestaltung der Kiefer läßt sich der Beweis für eine direkte Beeinflussung durch das endokrine System aber kaum erbringen. Als feststehend kann bisher nur angesehen werden, daß eine Hyperfunktion der Hypophyse ein gesteigertes Längenwachstum des Unterkiefers auslösen kann und eine als *Akromegalie* bezeichnete Anomalie herbeiführt, die mit der uns als Bißanomalie beschäftigenden Progenie nur geringe Ähnlichkeit besitzt, zumal sie auch mit Veränderungen an den Extremitäten einhergeht.

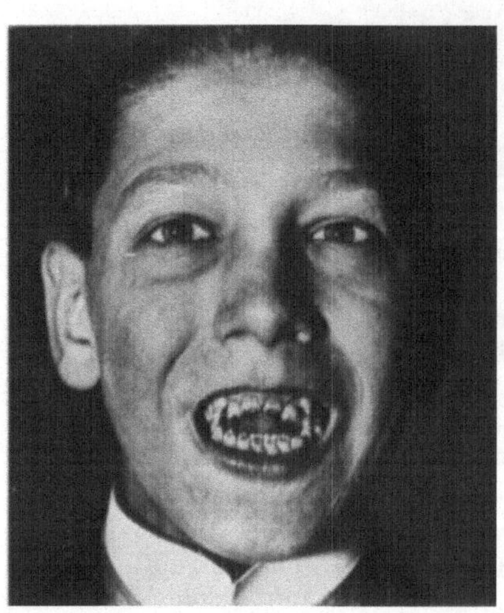

Abb. 724. Offener Biß.

Soweit im übrigen Störungen der inneren Sekretion Veränderungen im Aufbau des Kieferapparates nach sich ziehen, können sie nur als indirekt wirkend angesehen werden. Hier ist insbesondere der Zusammenhang zwischen Rachitis und Kieferdeformitäten zu erwähnen. Wir wissen, daß die Fähigkeit des Körpers, Kalksalze aus dem gelösten Zustand in die ungelöste Form überzuführen, von der Funktion der Nebenschilddrüse beeinflußt wird. Ohne daß die Bildung der Knochengrundsubstanz gehemmt ist, führt die unzureichende Ablagerung von Kalksalzen eine mangelhafte Festigkeit des Knochens herbei. Er ist also viel stärker formverändernden mechanischen Einflüssen unterworfen als Knochen mit hinreichendem Kalksalzgehalt. Die Kräfte, die bei normaler Verkalkung zur normalen funktionellen Gestaltung des Knochens führen, erzeugen bei ungenügender Festigkeit erklärlicherweise bereits eine anomale Form. Da das gesamte Skelet von der Störung des Kalkstoffwechsels betroffen wird, zieht die die mangelhafte Verkalkung bedingende Störung der inneren Sekretion auch eine Anomalie der Kiefer nach sich, wenn überhaupt mechanisch deformierende Kräfte an den Kiefern auftreten, die ihrer Größe nach sich von den auf normal verkalkte Knochen wirkenden nicht zu unterscheiden brauchen. Solche Kräfte sind in der Betätigung der Muskeln gegeben. Bei der Kontraktion der im Unterkiefermittelteil ansetzenden Zungenbeinmuskulatur wird das Mittelstück des Unterkiefers nach distal gezogen.

Die in der Zugrichtung der Muskeln gelegenen seitlichen Teile des Kieferkörpers leisten ihrer Wirkung auf Grund der statisch günstigeren Anordnung hinreichenden Widerstand. Die Folge ist, daß das Mittelstück gegenüber den seitlichen Partien scharfwinklig abgeknickt wird, es entsteht eine eckige Unterkieferkörperform, wie wir sie bei Patienten, die Rachitis durchgemacht haben, nicht selten treffen. Wenn sich die Kaumuskulatur kontrahiert, übt sie auf den Kieferwinkel einen Zug nach oben aus. Da gleichzeitig die Zahnreihe dem Kaudruck Widerstand leistet, wird vorn auf den Unterkiefer eine Kraft

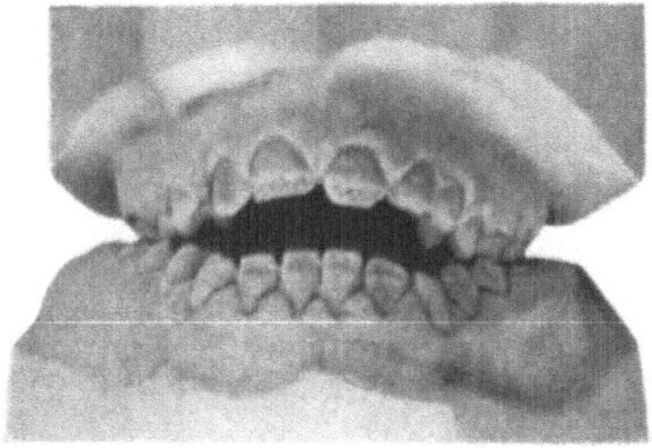

Abb. 725. Offener Biß mit Schmelzhypoplasien auf rachitischer Grundlage.

nach abwärts, im Oberkiefer nach aufwärts ausgeübt. Als Endresultat begegnet uns das Bild des offenen Bisses. Die Zahnreihen sind vorn auseinandergedrängt, während der Unterkieferwinkel abgeflacht ist. Daß der vom Masseter auf den Jochbogen ausgeübte Zug nach abwärts gleichzeitig eine Kompression des Oberkiefers herbeiführt, wie angenommen worden ist, erscheint nicht hinreichend begründet. Wenn eine Übertragung auf den Oberkiefer stattfinden würde, müßte

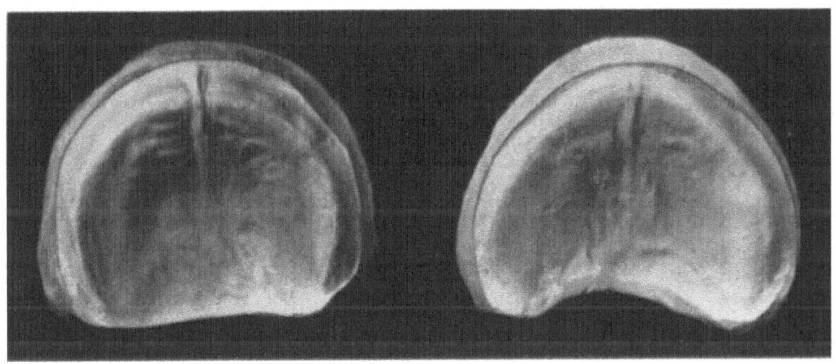

Abb. 726. Normaler und rachitisch deformierter Säuglingskiefer.

der Jochbogen nach abwärts gebogen sein, was die Beobachtungen nicht bestätigen; der ebenfalls mangelhaft verkalkte Jochbogen erscheint zu der notwendigen Druckfortleitung aber auch wenig befähigt, und drittens liegen die Hauptdeformierungen des Oberkiefers bei offenem Biß im Frontzahngebiet, also vor der Einstrahlung des Jochbogens. Eine bestehende Oberkieferkompression dürfte also andere Ursachen haben.

Besonders zu erwähnen ist aber noch, daß der Einfluß der Rachitis auf Entstehung von Kieferdeformitäten schon sehr früh festzustellen ist. KANTOROWICZ und KORKHAUS konnten die ersten Anfänge bereits an einem 37 Tage alten Säuglingskiefer nachweisen. Der Saugakt gibt hier das auslösende Moment ab; bei der ätiologischen Betrachtung muß aber auf die Veränderung der mechanischen

Eigenschaften der Knochensubstanz durch die Rachitis das Hauptgewicht gelegt werden.

Bei dieser Darstellung ist zu beachten, daß die nach einer durchgemachten Rachitis zu beobachtenden Okklusionsanomalien ihrem Wesen nach nur Einzelanzeichen des sich am ganzen Skelet zeigenden Symptomkomplexes der konstitutionellen Erkrankung sind. Als Ätiologie der Okklusionsanomalie ist also nicht die Rachitis selbst, sondern die Ursache der Rachitis anzusprechen.

Diese braucht aber auch keineswegs primär in Störungen der inneren Sekretion zu liegen, denn auch die Störung der inneren Sekretion selbst muß wieder irgendwie bedingt sein. Mit Sicherheit wissen wir heute, daß die Symptome der Rachitis als Folge einer an Vitamin D freien oder armen Kost auftreten, so daß der zu Störungen des Kalkstoffwechsels führende Vitaminmangel das primäre, die dadurch bedingte Bereitschaft des Knochenskelets zu Deformierungen das sekundäre und die auf die Knochen einwirkenden mechanischen Kräfte das tertiäre Glied in der Kette der Faktoren wären, die innerhalb des als Rachitis zusammengefaßten Komplexes als Ursachen der Okklusionsanomalien in Frage kämen. Wieweit neben dem Vitaminmangel noch andere primäre Ursachen in Frage kommen, kann hier im einzelnen nicht weiter verfolgt werden.

Ergänzend sei noch darauf hingewiesen, daß man die bei Kretinen beobachteten Anomalien des Gebisses als besonderen Beweis dafür herangezogen hat, daß innersekretorische Störungen Anomalien der Zahnreihen nach sich ziehen. Die allgemein festzustellende Wachstumshemmung wirkt sich naturgemäß auch auf den Kieferapparat aus; Zähne und Kiefer werden von der Größenreduktion aber gleichmäßig betroffen, so daß dieser Faktor primäre Okklusionsanomalien nicht bedingt. Die oft zu beobachtende Persistenz der Milchzähne kann jedoch anomalen Durchbruch der bleibenden Zähne, soweit sie überhaupt erscheinen, verschulden. Ebenso kann die auf Grund struktureller Mängel begünstigte Zerstörung von Zähnen ihre vorzeitige Entfernung bedingen und dann sekundäre Anomalien auslösen. Soweit im übrigen die Störung der inneren Sekretion an anomaler Kieferbildung beteiligt ist, verläuft sie bei Kretinen in den gleichen Bahnen, wie wir sie oben bei der Rachitis besprochen haben.

B. Lokale Momente.
a) Intrauterine Einflüsse.

Die intrauterinen Schädigungen eines Individuums sind insofern von Interesse, als vielfach die Möglichkeit aus den Augen gelassen wird, daß bereits vor der Geburt Umwelteinflüsse auf seine Entwicklung einwirken können. Nicht alle Eigenschaften zur Zeit der Geburt müssen also vererbt, sondern sie können bereits erworben sein. Andererseits wird aber auch von der Möglichkeit der Erklärung bestimmter Eigenarten durch intrauterine Einflüsse oft mehr Gebrauch gemacht, als sich sicher begründen läßt. Das trifft in gewissem Umfange auch für Anomalien des Gebisses zu. Auf die einzelnen beschuldigten Faktoren (Mangel an Fruchtwasser, Uteruskontrakturen, Geburtstraumen) soll hier nicht näher eingegangen werden, da die von den einzelnen Autoren (WEINBERGER, GROTH) angeführten Momente schwer nachzuprüfen sind. Mit Recht dürfte KANTOROWICZ vor einer Überschätzung ihres Einflusses warnen. Gegenüber den postembryonal bedingten Entwicklungsstörungen treten sie sicher weit zurück.

Unter diesen befinden sich einige, deren Einfluß wir bereits in großem Umfange übersehen können.

b) Postembryonale Ursachen.
α) Die erschwerte Nasenatmung.

Von den postembryonalen Ursachen sei zunächst die Behinderung der Atmung, insbesondere die *teilweise Verlegung des Nasenatmungsweges* behandelt. Daß Zusammenhänge zwischen Behinderung der Nasenatmung und Kieferdeformitäten bestehen, hat man schon lange erkannt. An Versuchen, diese dem Kausalzusammenhang nach darzulegen, hat es auch nicht gefehlt. Als gelungen können sie durchweg jedoch nicht bezeichnet werden. Plausibel erscheint nur eine von KANTOROWICZ gegebene Erklärung, die er im Anschluß an eine Kritik der älteren Deutungsversuche veröffentlicht hat. Gegenüber früheren Theorien, auf die nicht mehr eingegangen werden soll, unterscheidet sie sich vor allem dadurch, daß sie den Einfluß der verschiedenen Atmungsphasen berücksichtigt, die dort nicht zu ihrem Recht gekommen sind, und dadurch, daß sie zu dem Schluß gelangt, daß *nicht*, wie man früher annahm, die bei Anwesenheit eines Atmungshindernisses in dem Nasenweg sich einstellende *Mundatmung* die Kieferdeformierung auslöst, *sondern* daß diese bereits der *erschwerten Nasenatmung* zuzuschreiben ist.

Wenn wir die von KANTOROWICZ aufgestellteTheorie verstehen wollen, müssen wir uns zunächst daran erinnern, wie sich die Atmung durch die Nase normalerweise abspielt. Gehen wir vom Exspirationsstadium aus, so weitet sich zum Zweck der Einatmung der Brustkorb. In den seiner Volumvergrößerung folgenden Lungen entsteht infolgedessen eine Luftverdünnung; diese pflanzt sich auf den Respirationstractus bis zur Außenluft fort. In den gesamten Atmungswegen herrscht also ein gewisser negativer Druck. Infolge der Druckdifferenz strömt Außenluft in die Lungen ein und führt den Ausgleich herbei. Nach einem auf die Einatmung folgenden kurzen Stadium der Ruhe ist dann das Umgekehrte der Fall. Der Brustkorb und damit die Luft in den Lungen wird zusammengepreßt. Sie steht also

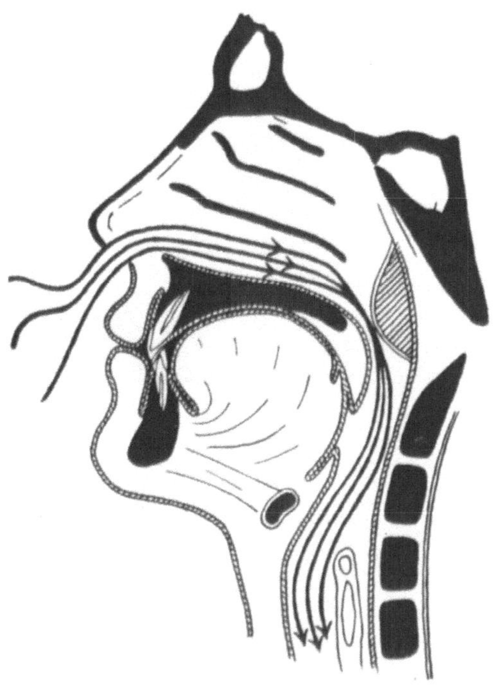

Abb. 727. Teilweise Verlegung des Atmungsweges im Nasen-Rachenraum durch Vergrößerung der Rachentonsille. (Nach KANTOROWICZ: Klinische Zahnheilk. Berlin 1924.)

unter höherem Druck als die Außenluft. Da die Atmungswege den Ausgleich zulassen, folgt die Luft in den Lungen dem abfallenden Potential auf dem Atmungswege und strömt aus. Solange die Atmungswege frei sind, geht der Druckausgleich zwischen Außen- und Innenluft in beiden Phasen außerordentlich schnell vonstatten; bei der Einatmung bildet sich in den Lungen kein erhebliches Vakuum, bei der Ausatmung kein bedeutender Überdruck. Infolgedessen herrscht auch im gesamten Atmungstractus kein wesentlich geringerer oder höherer Druck als außen.

Von Bedeutung ist nun ferner, daß bei der Atmung durch die Nase der Rachen gegen die Mundhöhle durch den beweglichen weichen Gaumen und den Zungengrund abgeschlossen ist. Dieser Verschluß vermag gegenüber Druckschwankungen im Rachen nachzugeben. Die Änderungen der Druckverhältnisse im Rachenraum bei der Ein- und Ausatmung übertragen sich also auch auf das Innere der Mundhöhle. Ebenso wie im gesamten Atmungstractus sind diese bei freier Nasenatmung jedoch sehr gering.

Führt dagegen die adenoide Vegetation der Rachentonsille zur Bildung eines Atmungshindernisses, das an einer Stelle zwischen weichem Gaumen und

Rachenwand lokalisiert ist, und bekommt der bei der Nasenatmung von der Luft zu nehmende Weg hier einen sehr kleinen Querschnitt, so vermag die Luft bei der Einatmung nur langsam der Weitung des Brustkorbes zu folgen. In der Lunge und in dem Luftweg bis zu dem Engpaß tritt also ein gesteigerter negativer Druck auf, während vor dem Engpaß der Druck der Außenluft herrscht. Der zwischen Atmungshindernis und Lunge sich ausbildende gesteigerte negative Luftdruck überträgt sich dann auf die gleiche Weise wie bei normaler Atmung auf die Mundhöhle und den Mundvorhof. Die Folge der Druckdifferenz zwischen Außen- und Innenluft ist alsdann, daß Wange und Lippen, die sich dicht aneinanderlegen, von dem größeren Außendruck allseitig an die Zahnreihe angepreßt werden. *Das gesamte Gebiß steht also unter allseitiger Kompression.*

Nach Abschluß der Einatmung kommt der Ausgleich zustande, es stellt sich einen Moment lang außen und innen Gleichgewicht her.

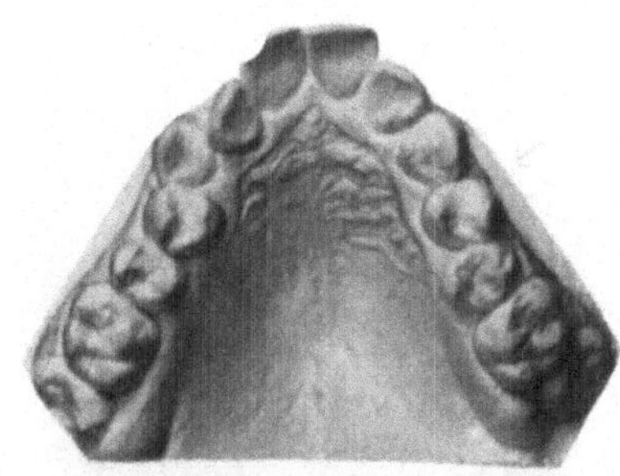

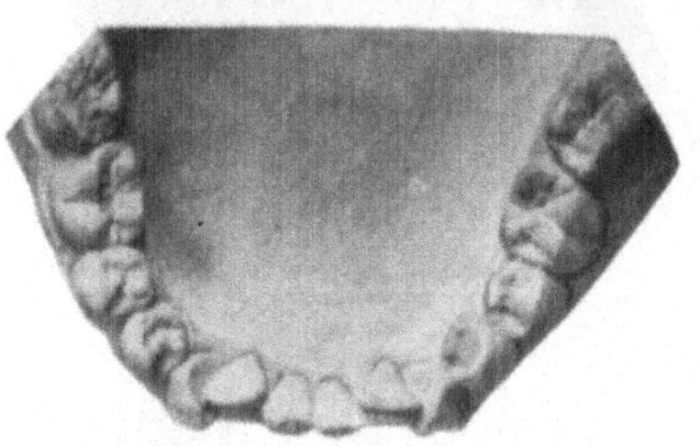

Abb. 728. Wirkung der erschwerten Nasenatmung auf Ober- und Unterkiefer.

Bei der Ausatmung muß die Verengerung des Weges durch den Nasen-Rachenraum dann umgekehrt zunächst eine Drucksteigerung in Lunge und Atmungstractus bis zu dem Durchlaß von kleinem Querschnitt erzeugen, während in der Nase eine Drucksteigerung so gut wie ganz ausbleiben wird. Die Drucksteigerung überträgt sich wieder auf die Mundhöhle und preßt nun von innen auf Wange und Lippen. Diese werden bei mäßiger Drucksteigerung bereits auseinandergezwängt und lassen die Luft entweichen. Da die Weichteile von den Zähnen abgehoben werden, wird auf die Zahnreihen ein Druck nach außen nicht ausgeübt. Dem allseitig komprimierend wirkenden Druck der Einatmungsphase steht somit bei der Ausatmung eine kompensierende Kraft nicht gegenüber! *Der durch die Erschwerung der Nasenatmung in der Mundhöhle vor Eintritt der Mundatmung bei der Inspiration ausgelöste gesteigerte negative Luftdruck ist somit derjenige Faktor, der einseitig von außen nach innen komprimierend an den Kiefern in Erscheinung tritt.*

Sobald die Mundatmung einsetzt, fällt diese Kraft fort. Bei der Weite der Mundhöhle herrscht alsdann an jeder Stelle der Kieferoberfläche bei der Ein- und Ausatmung praktisch der gleiche Druck. Ein gestaltender Einfluß kann dann den Luftdruckverhältnissen nicht mehr zukommen.

Daß dieser zur Zeit der erschwerten Nasenatmung den Luftdruckdifferenzen bei der Ex- und Inspiration zuerkannt werden kann, ergibt sich, wenn man bedenkt, daß bei der Inspiration die komprimierende Kraft nach Angaben von Kantorowicz 20—60 mm H_2O erreichen kann, und wenn man berücksichtigt, daß die komprimierende Kraft während des mindestens achtstündigen kindlichen Schlafes, in dem die Nasenatmung die vorherrschende ist, etwa 8000 mal ausgeübt wird. Die absolut kleinen Kräfte haben also außerordentliche Möglichkeiten, eine kumulierende Wirkung zu entfalten.

Den Effekt der allseitigen Kompression müssen wir nunmehr untersuchen. Dabei muß die Wirkung auf den Oberkiefer von derjenigen auf den Unterkiefer getrennt werden.

Die *Veränderungen am Oberkiefer* verstehen wir, wenn wir die elliptisch angelegte Zahnreihe als Gewölbe betrachten. Die ihm eigene Form vermag aus statischen Gründen den auf die Seitenflächen wirkenden Kraftanteilen weniger Widerstand zu leisten als den auf dem Scheitel ruhenden. *Die Folge des allseitigen Druckes ist also zunächst eine seitliche Kompression.* Da die in dem Gewölbe angeordneten Bausteine, die einzelnen Zähne, nun aber nicht selbst komprimiert werden können, sondern ihren Raum weiter beanspruchen, mit der Annäherung der distalen Schenkel der Zahnreihen aneinander andererseits aber die Entfernung vom Scheitel bis zu dem auf gleicher Höhe bleibenden Ende der Zahnreihe kleiner werden würde, muß notgedrungen der *Scheitel des Zahnbogens nach vorn ausweichen*, obwohl auch hier nach dem Mundinneren zu gerichtete komprimierende Kräfte am Werke sind.

Bei Kompression des Oberkiefers infolge erschwerter Nasenatmung ist also die dabei zu beobachtende Protrusion der Front eine Folge der Kompression und nicht auf eine besondere andere Einwirkung zurückzuführen.

Aus der Tatsache, daß auf die Frontzähne von den komprimierten Seitenteilen der Kiefer eine protrudierende Wirkung nach vorn ausgeübt wird, während gleichzeitig der äußere Luftdruck bei der Einatmung auf sie zungenwärts gerichtet ist, ergibt sich zwangsläufig, daß die Frontzähne dicht aneinanderstehen müssen. Da der Druck zwischen den einzelnen Zähnen an gewölbten Flächen übertragen wird, erklärt sich aber auch ohne weiteres, daß *die Zähne an den Kontaktpunkten gegeneinander abgleiten und sich teilweise übereinander lagern.* Dieses Symptom ist bei der Protrusion als Folge der Kompression außerordentlich wichtig. Im Gegensatz zu anders gearteten Frontzahnprotrusionen ist *die mit Engstand der Frontzähne verknüpfte Protrusion stets als Folge erschwerter Nasenatmung zu betrachten.*

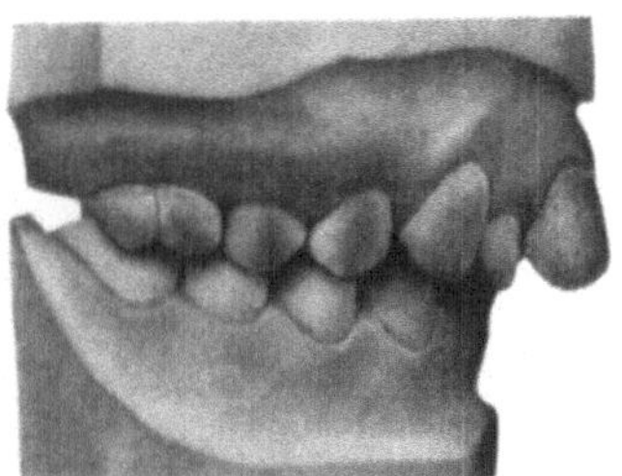

Abb. 729. Distalbiß als Folge erschwerter Nasenatmung.

Nunmehr erweist es sich als zweckmäßig, den *Unterkiefer* unter der Wirkung der allseitigen Kompression zu beobachten. Obwohl an ihm die gleichen Kräfte zur Geltung kommen wie am Oberkiefer, sind die Veränderungen andere. Dies kann nur dadurch erklärt werden, daß die Widerstände anders beschaffen sind. Der kompaktere Unterkieferkörper gibt nicht so leicht deformierenden Kräften nach wie der Oberkiefer. Die wahrzunehmenden Veränderungen betreffen denn auch vornehmlich die Zahnreihen mit dem Alveolarfortsatz. Frontzähne und Seitenzähne weisen mit ihren Kronen eine Neigung nach lingual auf. Im Eckzahngebiet kommt dadurch eine starke Abknickung der Zahnreihe zustande. Die Schneidezähne unter sich sowie der seitliche mit dem Eckzahn schieben sich ein wenig übereinander. Da die Kompression der Kieferform ausbleibt, kann eine Protrusion der unteren Front im allgemeinen nicht erwartet werden. Nur ausnahmsweise ist im Unterkiefer eine Protrusion der Frontzähne als Folge einer Kompression der seitlichen Zahnbogenabschnitte zu beobachten. Regelmäßig vermögen jedoch die auf die Front wirkenden Kräfte den Unterkiefer im Längenwachstum zu beeinträchtigen und eine Distalverschiebung der unteren Zahnreihe gegenüber der oberen zu bewirken: es entwickelt sich der sog. *Distalbiß.*

Zur Vervollständigung des Bildes müssen wir schließlich noch Ober- und Unterkiefer gemeinsam betrachten. Die Protrusion der oberen Front und die Retrusion des Unterkiefers bedingen hochgradige sagittale Differenzen untereinander. Es entsteht das Bild, das in der orthodontischen Literatur vielfach als Prognathie bezeichnet worden ist, obwohl es sich mit dem Begriff aus der Anthropologie, der die Bezeichnung entlehnt ist, keineswegs deckt.

Einer Ergänzung bedarf die Darstellung der Folgen der erschwerten Nasenatmung nun insofern noch, als darauf verwiesen werden muß, daß das Bild der zur Beobachtung gelangenden Okklusionsanomalien nur selten monokausal bedingt ist, sondern seine Entstehung oft dem Zusammenwirken mehrerer Ursachen verdankt. Solche Fälle bereiten der Klärung der Ätiologie naturgemäß oft größere Schwierigkeiten als die seltenen rein monokausalen Krankheitsbilder. Auf einzelne Faktoren, die erfahrungsgemäß häufig sekundär gestaltenden Einfluß auf eine durch erschwerte Nasenatmung hervorgerufene Anomalie erlangen, sei deshalb noch kurz eingegangen.

Besonders ist darauf zu verweisen, daß nach Ausbildung der oberen Protrusion mit Engstand der Front und der Distalverlagerung des Unterkiefers erhebliche sagittale Differenzen in der Stellung der Schneidezähne zueinander verknüpft sind.

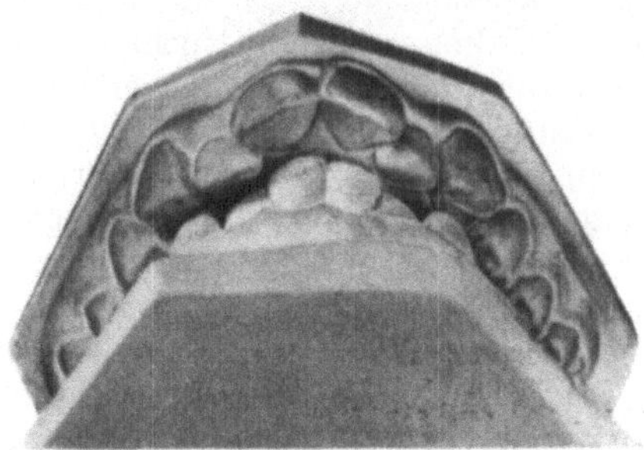

Abb. 730. Vertikale Anomalien im Gefolge der erschwerten Nasenatmung. Die unteren Frontzähne berühren das Gaumendach.

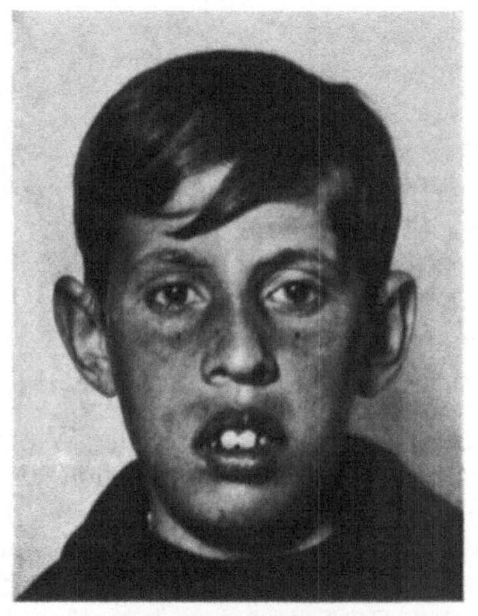

Abb. 731. Aufgehobener Lippenschluß bei Distalbiß mit Protrusion der oberen Front. Rhagadenbildung am Lippenrot.

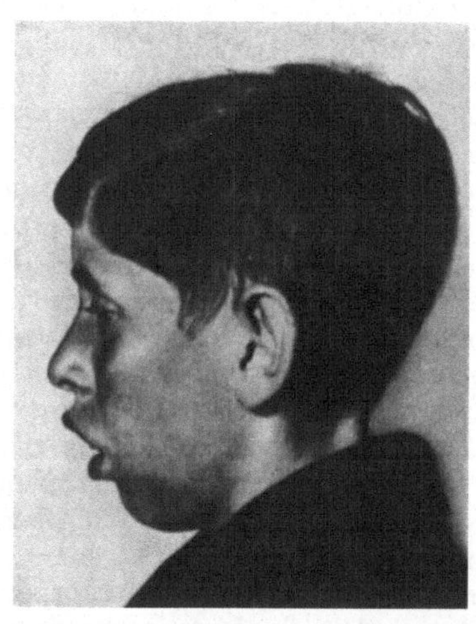

Abb. 732. Aufgehobener Mundschluß bei Distalbiß mit starker oberer Protrusion; aufgeworfene, atrophische, kurze Oberlippe, herabgepreßte Unterlippe.

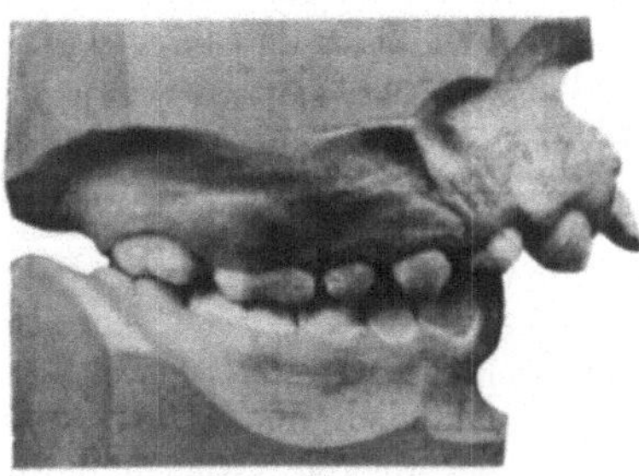

Abb 733. Distalbiß als Folge erschwerter Nasenatmung mit Kompression und konsekutiver Protrusion sowie *sekundär* durch den Druck der Unterlippe auseinander gedrängten oberen Frontzähnen. (Vgl. Abb. 731 u. 732.)

Die Schneidezähne berühren sich nicht. Der Ausfall einer wurzelspitzenwärts gerichteten Belastung führt dann zu einer über das Niveau der Kauebene hinausragenden Einstellung der Schneidezähne. *Zur transversalen und sagittalen Anomalie der Zahnreihen gesellt sich auch die vertikale.* Die unteren Schneidezähne berühren in voll entwickelten Fällen dann meist die Gaumenschleimhaut. Die oberen fallen durch ihre Länge auf, zumal die sagittalen Abweichungen im Frontzahngebiet zur Aufhebung des Lippenschlusses führen. Die Oberlippenmuskulatur verfällt der Inaktivitätsatrophie. Die Unterlippe legt sich zwischen Palatinalfläche der oberen und Labialfläche der unteren Schneidezähne. Beim Kieferschluß wird dann von dem Rand der Unterlippe ein Druck auf die oberen Frontzähne nach außen ausgeübt.

Dadurch wird dann der Frontzahnengstand aufgehoben, und an seine Stelle tritt eine durch Kippung der Frontzähne nach vorn gekennzeichnete verstärkte Protrusion mit Lückenbildung. Auch eine durch Lücken charakterisierte Protrusion kann also ihre primäre Ursache in erschwerter Nasenatmung haben, die in einer geschlossenen Zahnreihe zunächst immer zu einer Protrusion mit Engstand führt.

Wesentliche Änderungen kann das unter der erschwerten Nasenatmung sich entwickelnde Bild auch erfahren, wenn sich zu diesem ätiologischen Faktor die Kontaktunterbrechung der Zahnreihen durch vorzeitigen Zahnverlust gesellt. Diese Ursache von Okklusionsanomalien erfordert aber zunächst eine selbständige Darstellung.

β) Die vorzeitige Entfernung von Zähnen.

Daß die Entfernung von Zähnen als Ursache für die Entstehung von Anomalien des Gebisses eine Rolle spielt, finden wir in der orthodontischen Literatur schon lange angegeben. Neben ANGLE muß vor allem auf GRÜNBERG verwiesen werden,

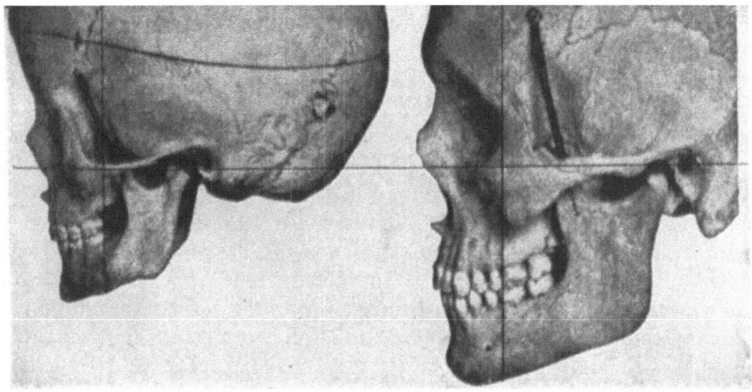

Abb. 734. Lage der Distalgrenze des Milchgebisses zum Schädel im Vergleich zur Lage der Distalfläche des 2. Prämolaren. Nach ZIELINSKI. (Aus KANTOROWICZ: Klinische Zahnheilk.)

der dieser Frage sein besonderes Augenmerk geschenkt hat. In systematischer Weise sind die Folgen der Entfernung eines Zahnes je nach der Stelle und je nach dem Zeitpunkt der Extraktion aber in den letzten Jahren erst von KANTOROWICZ dargestellt worden. Von ihm wird auch darauf hingewiesen, welche Bedeutung gerade diesem Faktor in der Praxis zukommt, weil er an der Entstehung einer außerordentlich großen Zahl von Anomalien beteiligt ist. Die überzeugenden Ausführungen KANTOROWICZ' müssen wir daher auch hier wieder zur Grundlage der Abhandlung machen.

Um die Folgen einer Extraktion richtig würdigen zu können, müssen wir zunächst allgemein erörtern, daß an der räumlichen Entwicklung des Gebisses zwei Faktoren beteiligt sind: eine allgemeine Wachstumstendenz, die dem unreifen Organismus innewohnt, und zweitens speziell der Anreiz für das Kieferwachstum, der von den sich entwickelnden Zähnen ausgeht. Unter Zugrundelegung einer mechanischen Betrachtungsweise, die mindestens sehr zweckmäßig ist, wenn sie auch die natürlichen Vorgänge nicht erschöpft, bezeichnet KANTOROWICZ diesen Faktor als „Wachstumsdruck" der Molaren, der die vor ihnen stehenden Zähne vor sich herschiebt und das Längenwachstum der Kiefer beeinflußt. Von der relativen Mesialverschiebung, die die Milchzähne und ihre Ersatzzähne während des Durchbruchs der Molaren erleiden, bekommen wir eine Vorstellung, wenn wir mit ZIELINSKY bei einem vierjährigen Kinde von der Distalkante des zweiten Milchmolaren und bei einem Erwachsenen von der Distalkante des zweiten

Prämolaren aus auf die *Frankfurter Horizontale*, eine anthropologische Schädelebene, eine Senkrechte fällen. Beim kindlichen Schädel verläuft sie hinter, beim Erwachsenen vor dem Jochbein. Die unter dem Wachstumsdruck der sich entwickelnden und zum Durchbruch anschickenden Molaren erfolgende Mesialbewegung der vor ihnen bereits im Kiefer stehenden Zähne bezeichnet Kantorowicz als „Zahnverschiebung" und stellt sie in Gegensatz zu der im Lückengebiß der Erwachsenen erfolgenden Lageveränderung einzelner oder mehrerer Zähne, die als „Zahnwanderung" beschrieben worden ist.

Die Zahnverschiebung kann sich an den in der Mundhöhle stehenden Zähnen erklärlicherweise nur so weit auswirken, wie sich der Wachstumsdruck des hinter ihnen folgenden Zahnes auf sie überträgt. Findet diese Übertragung nicht oder nur teilweise gegenüber normalen Verhältnissen statt, so muß die Entwicklung der Kiefer und des Gebisses in anomalen Bahnen verlaufen. Die Extraktion von Zähnen ist nun aber ein Faktor, der die Übertragung des Wachstumsdrucks der in der Entwicklung begriffenen Zuwachszähne auf die vor ihnen stehenden Zähne ganz oder teilweise auszuschalten vermag. Gerade für die Ausschaltung des von den in der Entwicklung begriffenen Zuwachszähnen ausgehenden Anreizes auf die Entwicklung der Kiefer gilt aber, was von Kantorowicz wiederholt ausdrücklich betont wird, daß die Charakterisierung des Einflusses als „Wachstumsdruck" den biologischen Korrelationen nicht voll entspricht. Das muß hier nochmals hervorgehoben werden. Darüber, daß nicht allein Druckkräfte den Vorgang beherrschen, muß man sich klar sein. Es leuchtet ein, daß z. B. die mit der Extraktion gesetzte Knochenwunde und die mit ihr einhergehenden Änderungen des Stoffwechsels an der Wachstumshemmung teilhaben müssen. Die Zusammenfassung des ganzen Komplexes als Wachstumsdruck rechtfertigt sich nur aus didaktischen Gründen. Den verschiedenen Umständen, unter denen seine Ausschaltung geschehen kann, müssen wir uns jetzt zuwenden.

Bei der systematischen Besprechung müssen wir verschiedene Möglichkeiten unterscheiden. Bezüglich des *Ortes der Extraktion* kommt in Betracht, ob der extrahierte Zahn am Ende oder innerhalb der Zahnreihe gestanden hat. Im ersteren Fall wird der von dem in der Entwicklung stehenden Zahn ausgehende Wachstumsdruck an der gesamten Zahnreihe in Fortfall kommen, im zweiten Fall wird der distal von der Lücke stehende Teil der Zahnreihe noch der Zahnverschiebung unterliegen, während der vor der Lücke stehende Teil ihr nicht mehr unterworfen ist.

Eine große Rolle spielt aber auch der *Zeitpunkt der Extraktion* eines Zahnes in Beziehung zum Entwicklungsstadium der am Schluß der Zahnreihe durchbrechenden Zuwachszähne. Wird der zu extrahierende Zahn in einem so frühen Entwicklungsstadium des nächstfolgenden Zuwachszahnes entfernt, daß von diesem ein Wachstumsdruck in mesialer Richtung überhaupt noch nicht ausgeübt worden ist, so wird die auf das Konto dieses Zahnes kommende Zahnverschiebung ganz ausbleiben. Erfolgt die Entfernung des Zahnes jedoch zu einer Zeit, in der sich der von den Zuwachszähnen ausgehende Wachstumsdruck schon völlig ausgewirkt hat, so ist die Zahnverschiebung so gut wie abgeschlossen.

Die dritte Möglichkeit ist die, daß die Zahnentfernung zu der Zeit erfolgt, wo bereits teilweise der Wachstumsdruck gewirkt hat und die Zahnverschiebung teilweise erfolgt ist, wo aber auch ein Teil noch aussteht. Aus der Kombination der verschiedenen Möglichkeiten ergeben sich klinisch sehr verschiedene Bilder.

Betrachten wir zuerst die Entfernung eines am Ende der Zahnreihe stehenden Zahnes, und zwar zunächst die des Sechsjahrmolaren! Erfolgt die Extraktion bald nach seinem Durchbruch, also im 6.—8. Lebensjahr, so kann der zweite Molar einen Wachstumsdruck nach mesial nicht ausüben. Er kann ungehindert an den Platz des Sechsjahrmolaren treten. Alle vor ihm stehenden Zähne erfahren keine Mesialverschiebung. Wird die Extraktion nur in einer Kieferhälfte vorgenommen, stehen hier infolgedessen die vor ihm stehenden Zähne zu weit distal. Wir können uns davon überzeugen dadurch, daß wir auf der Gebißmittellinie Senkrechten errichten. Diese schneiden auf der rechten und linken Seite von den Schneidezähnen

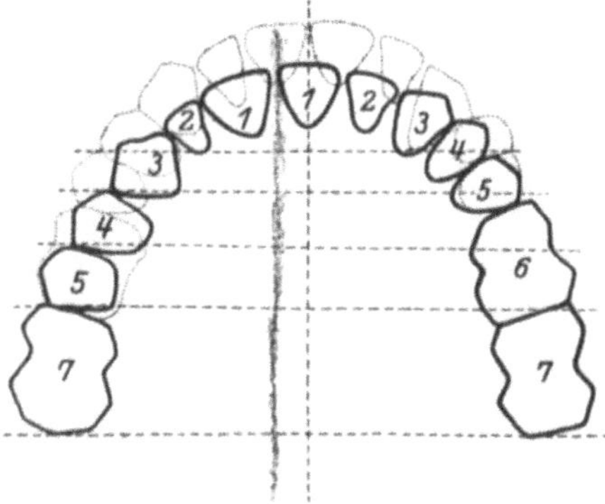

Abb. 735. Schematische Darstellung der Folgen der Extraktion eines Sechsjahrmolaren im 6. bis 8. Lebensjahr.

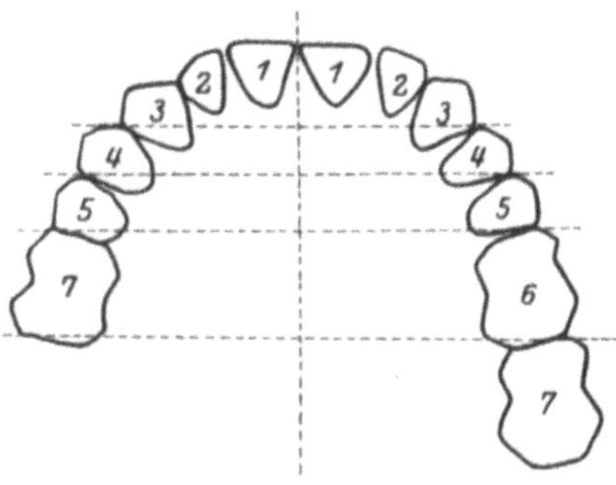

Abb. 736. Schematische Darstellung der Folgen der Extraktion eines Sechsjahrmolaren im 11. bis 12. Lebensjahr.

bis zu den Prämolaren nicht die gleichen Punkte; auf der von der Extraktion betroffenen Seite steht stets der homologe Punkt, durch den in der gesunden Kieferhälfte eine Transversallinie führt, weiter distal. Lediglich die beiden zweiten Molaren

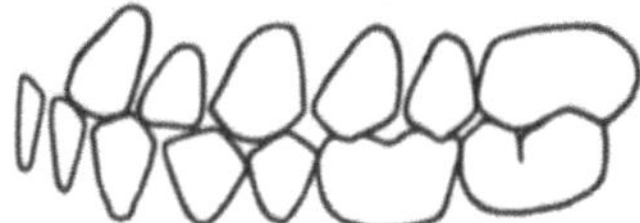

Abb. 737. Folgen der Extraktion der beiden oberen Sechsjahrmolaren im 6.—8. Lebensjahr (,,Falsche Progenie").

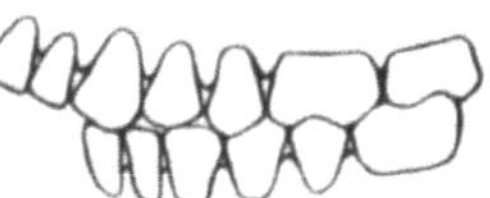

Abb. 738. Folgen der Extraktion der beiden unteren Sechsjahrmolaren im 6.—8. Lebensjahr; unterer Schneidezahnrückstand (scheinbare Prognathie) schematisch.

stehen auf den gleichen Transversallinien und schneiden mit ihren Distalkanten in gleicher Höhe ab. Nur diese beiden Zähne weisen in der Stellung Symmetrie auf, alle anderen stehen unsymmetrisch, da auf der einen Seite das Kieferwachstum

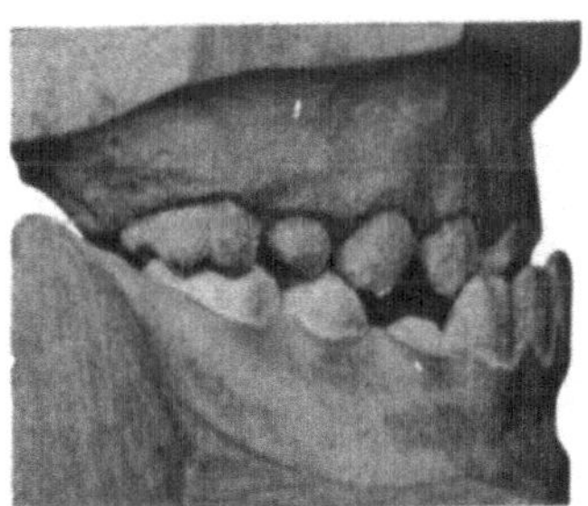

Abb. 739. Oberer Schneidezahnrückstand als Folge des frühzeitigen Verlustes der oberen Milchmolaren. (Eckzahndurchbruch im Oberkiefer noch nicht erfolgt.)

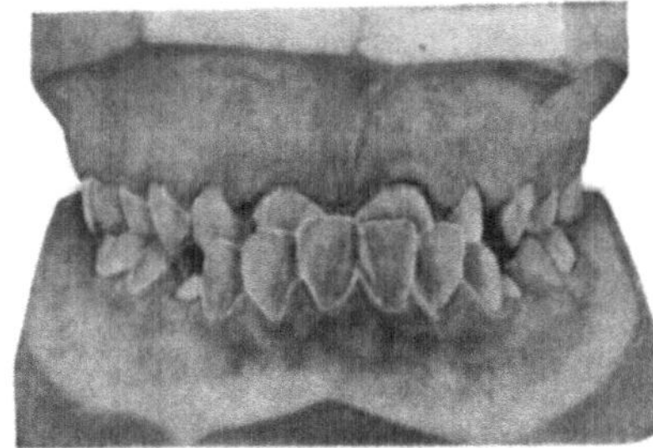

Abb. 740. Oberer Schneidezahnrückstand (scheinbare Progenie). Vgl. Abb. 739.

in vollem Umfange ausgelöst worden ist, während es auf der anderen keinen Anreiz bekommen hat. Die Asymmetrie erstreckt sich zwangsläufig auf die Mittellinie der Zahnreihe. Die Gebißmittellinie muß nach der Extraktionsseite zu verschoben sein, da hier das Längenwachstum ausgeblieben ist (Abb. 735).

Erfolgt die Extraktion des ersten Molaren dagegen kurz vor dem Durchbruch des zweiten, also im 10.—12. Lebensjahr, so hat der Wachstumsdruck dieses Zahnes bereits die Mesialverschiebung aller Zähne herbeigeführt. Rückt er in die Lücke des Sechsjahrmolaren ein, stehen also alle Zähne vor den Sechsjahrmolaren symmetrisch angeordnet, auf der Extraktionsseite steht lediglich der zweite Molar asymmetrisch zu weit mesial gegenüber der gesunden Seite. Eine Asymmetrie der Mittellinie liegt nicht vor (Abb. 736).

Wird die Extraktion in dem Intervall vom 8.—10. Lebensjahr ausgeführt, müssen naturgemäß beide Veränderungen miteinander kombiniert sein, jede aber in geringem Grade bestehen.

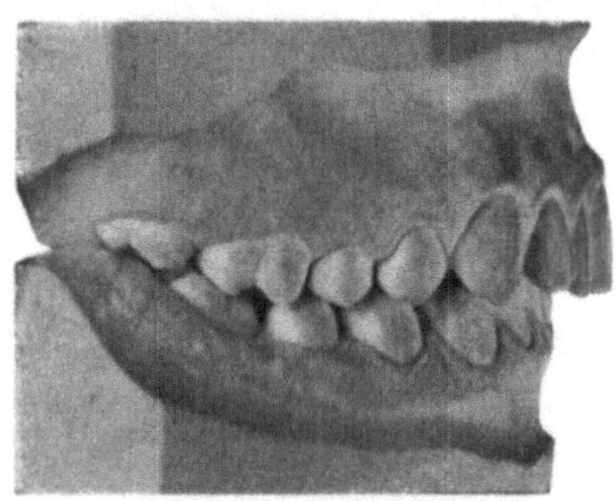

Abb. 741. Unterer Schneidezahnrückstand nach frühzeitiger Extraktion der beiden unteren Sechsjahrmolaren (scheinbare Prognathie).

Von besonderem Interesse sind noch die Fälle, bei denen die Extraktion in beiden Kieferhälften, aber nur im Ober- oder Unterkiefer ausgeführt worden ist. Werden z. B. im 6.—8. Lebensjahr im Oberkiefer beide Sechsjahrmolaren entfernt, so unterbleibt rechts und links die Zahnverschiebung, während diese im Unterkiefer vor sich geht. Nach Abschluß des Zahnwechsels steht alsdann die untere Zahnreihe mit Ausnahme der zweiten Molaren, die in richtigem mesio-distalen Verhältnis zusammentreffen, gegenüber der oberen relativ zu weit mesial, es entsteht das Bild der scheinbaren Progenie oder des *oberen Schneidezahnrückstandes*, wie es meiner Ansicht nach zutreffender von KANTOROWICZ genannt worden ist. Werden die Extraktionen im gleichen Zeitpunkt im Unterkiefer ausgeführt, während im Oberkiefer der Zahnbestand vollständig bleibt, so wird sich, wie sich zwanglos ergibt, das umgekehrte Bild, eine scheinbare Prognathie, entwickeln.

Werden dagegen oben und unten beiderseits die Zahnentfernungen vorgenommen, so wird das Wachstum in beiden Kiefern unvollkommen zur Entfaltung gelangen. Im Ober- und Unterkiefer werden die Frontzähne zu weit distal stehen, ohne daß eine Okklusionsanomalie vorliegt. In der Gesichtsbildung muß sich das natürlich auswirken, tritt aber meist nicht auffällig in Erscheinung.

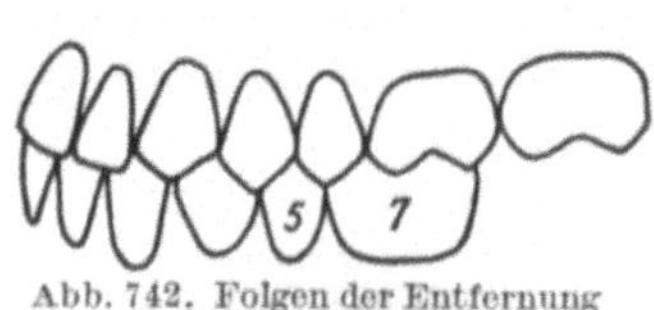

Abb. 742. Folgen der Entfernung der unteren Sechsjahrmolaren im 11. Lebensjahr.

Werden die Zahnentfernungen beiderseits oben oder unten oder in beiden Kiefern im 10.—12. Lebensjahr ausgeführt, so ist die Zahnverschiebung in allen Kieferhälften bereits eingetreten, nachteilige Folgen für die Okklusion können sich nicht mehr einstellen. Die Extraktion ist also vom orthodontischen Standpunkt aus ungefährlich.

In dem Intervall vom 8.—10. Lebensjahr kann der Effekt der Extraktion einmal mehr nach der einen, das andere Mal mehr nach der anderen Seite ausschlagen. Der Stand des Dentitionswechsels im Zusammenhang mit dem Grad der bereits eingetretenen Zahnverschiebung wird den Ausschlag geben.

Bei der Entfernung eines Zahnes am Schluß der Zahnreihe spielt nun außer dem ersten Molaren auch noch der zweite Milchmolar eine Rolle. Die Entfernung des bleibenden zweiten Molaren kommt praktisch nicht mehr in bezug auf störende Folgen in Betracht.

Aber auch bei der Extraktion des zweiten Milchmolaren ist die Anzahl der praktisch bedeutungsvollen Variationen betreffs des Zeitpunktes gering. In der Zeit, in der der nachfolgende Sechsjahrmolar Einfluß auf die Zahnverschiebung gewinnt, gleich nach dem Durchbruch des zweiten Milchmolaren am Ende des dritten Lebensjahres ist das Bedürfnis zur Extraktion dieses Zahnes selten gegeben. Wichtig ist dagegen die Zeit kurz vor dem Durchbruch des Sechsjahrmolaren. Fällt mit ihr die Extraktion des Milchmolaren zusammen, liegt sie also im 6. Lebensjahr, so ist die vom Sechsjahrmolaren ausgehende Zahnverschiebung bereits eingetreten. Rückt der Sechsjahrmolar dann an die Stelle des zweiten Milchmolaren, so kann er diesen Platz nur teilweise einnehmen, da er von dem nachfolgenden Prämolaren daran gehindert wird. Da der vom Milchmolaren gegenüber dem

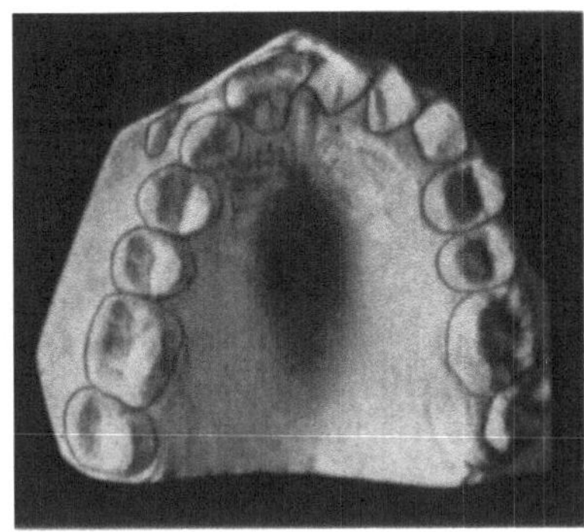

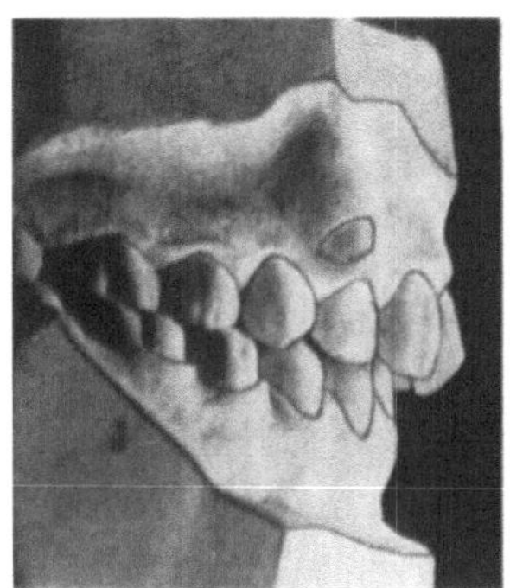

Abb. 743.   Abb. 744.

Abb. 743 und 744. Eckzahnhochstand als Folge vorzeitiger Milcheckzahnentfernung.

Prämolaren in Anspruch genommene Raumüberschuß für das größere Raumbedürfnis des bleibenden Eckzahnes gegenüber seinem Vorgänger benötigt wird, hat der Verlust des Raumüberschusses durch Mesialwanderung des ersten Molaren zur Folge, daß der bleibende Eckzahn oder auch der zweite Prämolar nicht sein gutes Unterkommen findet. Einer von ihnen bricht außerhalb der Zahnreihe durch.

Zu berücksichtigen bleibt allerdings noch, daß die Entfernung des zweiten Milchmolaren kurz vor oder nach dem Durchbruch des ersten Molaren zugleich mit der ersten Entwicklungsperiode des Unterkiefers unter dem Wachstumsdruck des zweiten Molaren zusammenfällt. Macht sich sein Einfluß bereits geltend, so kann sich dieser zunächst nur auf den Sechsjahrmolaren auswirken. Die vor dem zweiten Milchmolaren stehenden Zähne unterliegen ihm nicht, sie bleiben also ein wenig zu weit distal stehen. Der dem zweiten Milchmolaren folgende Prämolar kann dann unter der Wirkung der Molaren wieder nach palatinal verdrängt werden.

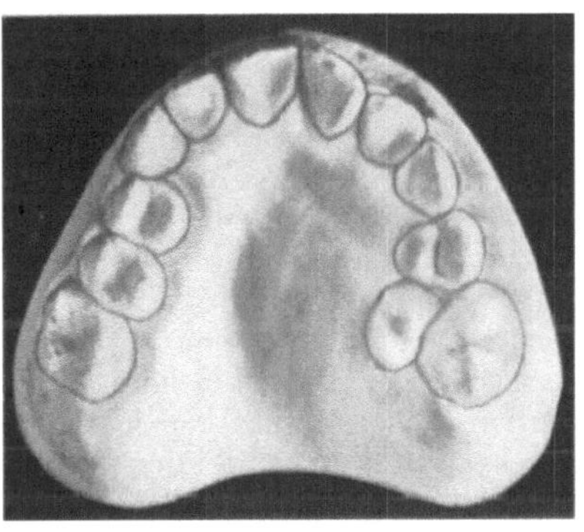

Abb. 745. Palatinale Verdrängung des 2. Prämolaren nach vorzeitiger Entfernung eines Milchmolaren.

Die Folgen nach Zahnentfernungen am Schluß der Zahnreihe, soweit sie für die Ätiologie der Anomalien des Gebisses bedeutungsvoll sind, sind hiermit besprochen.

Die Folgen nach der Extraktion eines Zahnes innerhalb der Zahnreihe sind nun nicht mehr schwer zu verstehen. Zahnverschiebung von distal her bis zur Lücke, Ausbleiben der Zahnverschiebungen an den mesial von der Lücke stehenden Zähnen charakterisieren den Vorgang. Zu beachten ist nur, daß erster und zweiter Molar auf die Stellungsänderung Einfluß gewinnen können, der des letzteren ist allerdings in der Regel der wichtigere. Wählen wir das von KANTOROWICZ zitierte Beispiel der Entfernung des Milcheckzahnes, so wird bei ihrer Ausführung im Alter von 6—8 Jahren der Mesialdruck des zweiten Molaren die Lücke zu schließen trachten. Der bleibende Eckzahn muß dann buccal durchbrechen. Im Alter von 8—10 Jahren wird Raumverlust geringeren Grades auch noch dazu führen können, während eine Extraktion des Milcheckzahnes im 10.—11. Lebensjahr keine Störungen des Eckzahndurchbruchs mehr nach sich ziehen wird.

Bei der Entfernung anderer Zähne liegen die Dinge ähnlich. Sie bedürfen keiner eingehenderen Analyse mehr. Erwähnt sei nur noch, daß Kontrolluntersuchungen, die von PHILIPPS in größerem Umfange angestellt worden sind, die Richtigkeit der KANTOROWICZschen Auffassungen bestätigt haben. Wenn in einem Prozentsatz der Fälle Abweichungen von den aufgestellten Regeln zu konstatieren waren, so erklärt sich das daraus, daß meist nicht nur eine, sondern mehrere Ursachen an der Entstehung einer Anomalie mitwirken.

Wenn die Besprechung der Zahnentfernung als Ursache für die Entstehung von Anomalien des Gebisses einen großen Raum in Anspruch genommen hat, so rechtfertigt sich das daraus, daß durch die Vermeidung von Zahnentfernungen zu ungünstigen Zeitpunkten bezüglich der Anomalien eine wirksame *Prophylaxe* getrieben werden kann. Die genaueste Kenntnis dieser Dinge ist also auch für *den* Zahnarzt von Bedeutung, der keine orthodontische Praxis betreibt. Wenn die Extraktion eines Zahnes aber nicht zu vermeiden ist, wird der mit diesen Fragen vertraute Praktiker durch geeignete Mittel eine spätere Schädigung des Patienten verhüten, unter Umständen einfach dadurch, daß er nicht einen Zahn extrahiert, sondern mindestens zwei oder gar vier. Von größter Wichtigkeit sind diese Kenntnisse für die Ausnutzung der Extraktion als therapeutisches Hilfsmittel. Darauf wird noch zurückzukommen sein (vgl. S. 762).

γ) Die Kopfhaltung.

In einer sehr eingehenden Studie hat SCHWARZ versucht, Anomalien der Kieferbildung durch bestimmte Haltungen des Kopfes zu erklären. Je nach der mit der Kopfhaltung sich ändernden passiven Anspannung bestimmter Muskelgruppen soll das Bild typischer Anomalien erzeugt werden.

Bei der Entstehung der Anomalie, die wir bei der erschwerten Nasenatmung kennengelernt haben, nimmt SCHWARZ z. B. folgende Zusammenhänge an: Es besteht im Schlaf Dorsalhaltung des Kopfes. Das führt zu einer Distalverlagerung des Unterkiefers durch den Zug der Muskeln, der Fascien und der Haut. Bei abgeschliffenen Milchmolaren im 5.—6. Lebensjahr wiederholt sich dieser Vorgang allnächtlich, ohne daß sich die nachts im Gelenk anbahnenden Veränderungen während des Tages wieder völlig ausgleichen, da die Zahnreihe keinen festen Ruhepunkt mehr gewährt. Die sich summierenden Wirkungen führen den ständigen Distalbiß herbei. Mit der Rückwärtsverlagerung des Unterkiefers werden die vestibulär geneigten oberen Zähne dem komprimierenden Druck der angespannten Weichteile ausgesetzt, insbesondere die durchbrechenden Prämolaren, sobald sie in die Mundhöhle eintreten. Die Kieferverengerung ist dadurch gegeben, die Protrusion der Front schließt sich an.

Da der nach dorsal verlagerte Unterkiefer sich im „Kraftschatten" des Oberkiefers befinden soll und die Dorsalneigung des Kopfes die Mundöffnung herbeiführt, sieht SCHWARZ hierin eine Erklärung für die Beschränkung der stärksten Formabweichungen auf den Oberkiefer. Daß erschwerte Nasenatmung oder Mundatmung mit Kompression und Protrusion des Oberkiefers kombiniert sind, wird als Begleiterscheinung gedeutet, die wesentliche Ursache jedoch in der Kopfhaltung gesehen. SCHWARZ erkennt allerdings die erschwerte Nasenatmung insofern als ätiologischen Faktor an, als diese nach seiner Ansicht recht bald die Mundatmung nach sich zieht, die ihrerseits wieder die verhängnisvolle Dorsalhaltung des Kopfes auslöst.

Dieser nur kurz skizzierten Anschauung SCHWARZ' wird man entgegenhalten können, daß man die dorsale Kopfhaltung doch wohl nicht so häufig und in dem Ausmaße antrifft, wie es dem Vorkommen der Anomalie entspricht und der Autor annimmt. KANTOROWICZ hat wohl mit Recht auch darauf hingewiesen, daß sich die Mundöffnung bei der Mundatmung in mäßigen Grenzen hält, die ebenso wie die topographischen Beziehungen der Wangenmuskulatur zu den Alveolarfortsätzen eine Druckeinwirkung auf die Zahnreihen nicht wahrscheinlich machen. Den Ergebnissen der von SCHWARZ angestellten Versuche mit Wachsprothesen wird eine ausreichende Beweiskraft nicht zuzuerkennen sein. Die von SCHWARZ angenommenen Zusammenhänge haben eine allgemeine Anerkennung deshalb auch bisher nicht gefunden. Die Erklärung der Entstehung des Distalbisses mit Retrusion der Front bei geschlossenem Mund mit Dorsalneigung des Kopfes sowie der Progenie auf Grund ständiger Ventralneigung braucht hier einer kritischen Durchsicht deshalb nicht mehr unterzogen zu werden.

δ) Das Lutschen.

Als weiterer exogener Faktor, der ätiologische Bedeutung für die Entstehung von Okklusionsanomalien besitzt, bedarf das *Lutschen* der Besprechung.

Bei kleineren Kindern bildet sich nicht selten die als Unart anzusprechende Angewohnheit aus, an den *Fingern zu lutschen*. Der Daumen nimmt unter ihnen bekanntlich eine bevorzugte Stellung ein. Oftmals muß er aber auch mit dem Zipfel eines Tuches oder der Bettdecke in Konkurrenz treten. Für die Art der sich aus einer solchen Unart entwickelnden Anomalie sind die mechanischen Einwirkungen maßgebend, denen dabei das Kauorgan ausgesetzt ist.

Hier spielt einmal der Umstand eine Rolle, daß das Lutschen mit einer Saugwirkung einhergeht. Beim Ansaugen steht dem äußeren Luftdruck ein verminderter Druck innerhalb der Mundhöhle gegenüber. Durch die Druckdifferenz erlangt eine nach innen gerichtete Kraft auf die Zahnreihen Einfluß. In dieser Beziehung liegen also grundsätzlich dieselben Verhältnisse wie bei der erschwerten Nasenatmung vor. Ein wesentlicher Unterschied besteht aber darin, daß das Lutschen nicht ausschließlich einen Saugakt darstellt, sondern auch noch ein von der Kiefer-

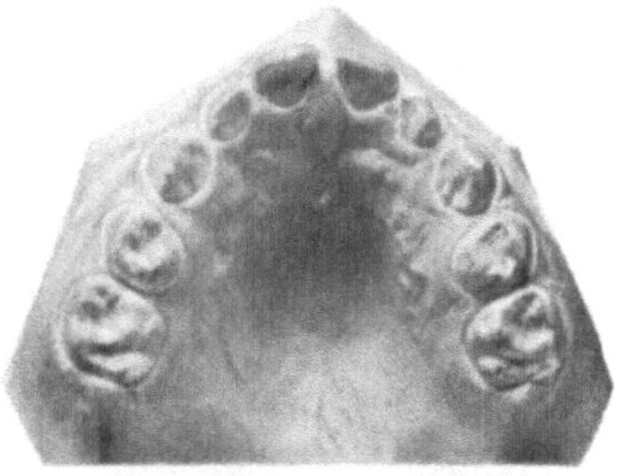
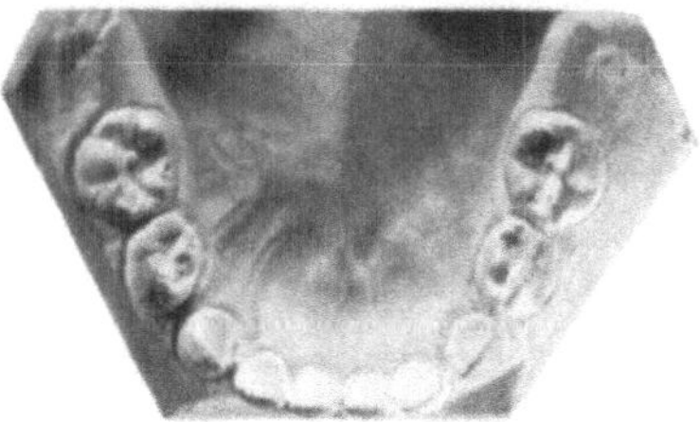

Abb. 746. Lutschprotrusion im Milchgebiß; sagittale und transversale Deformierung des oberen Zahnbogens mit Lückenbildung. (Vgl. Abb. 747, 748.)

schließmuskulatur ausgehender Druck auf den Lutschfinger hinzukommt. Der unter der Saugwirkung eintretenden Kompression der seitlichen Zahnbogenabschnitte gesellt sich deshalb von dem unter Druck stehenden Lutschfinger ein auf die oberen Frontzähne nach außen und auf die unteren nach innen gerichteter Gegendruck hinzu, der die oberen Schneidezähne nach außen, die unteren etwas nach innen kippt. Im Oberkiefer bildet sich also eine Protrusion aus, die aber *nicht* wie bei der erschwerten Nasenatmung *die Folge* der Kompression ist. Daß bei der Lutschprotrusion der konsekutive Zusammenhang mit der Kompression fehlt, zeigt sich darin, daß *nie* ein Engstand. sondern stets von vornherein ein Auseinanderdrängen der oberen Frontzähne zu beobachten ist. *Bei einer mit Engstand der Front verbundenen Kompressionsanomalie des Oberkiefers ist Lutschen als ätiologischer Faktor also ausgeschlossen. Nicht jede durch Lückenbildung charakterisierte Protrusion der oberen Frontzähne ist aber auf Lutschen zurückzuführen.* Wie bereits bei der Untersuchung der erschwerten Nasenatmung als ätiologischem Faktor für die Entstehung von Okklusionsanomalien besprochen worden ist, kann der bei einer als Folge der Kompression auftretenden Protrusion zunächst zwangsläufig sich einstellende Engstand der Frontzähne durch sekundär einwirkende Kräfte in eine lückige Protrusion übergeführt werden. *Der Umstand, daß eine Protrusion durch Lücken charakterisiert ist, schließt also nicht aus, daß die primäre Ursache ihrer Entstehung in erschwerter Nasenatmung liegt.*

Um als ätiologischen Faktor einer mit Lücken ausgestatteten oberen Protrusion Lutschen annehmen zu dürfen, reicht also das Symptom der Lückenbildung allein nicht aus, sondern es müssen auch die übrigen Merkmale der Anomalie dafür sprechen, wenn nicht schon die *Anamnese* zweifelsfreie Angaben liefert. Hierbei ist zu beachten, daß die unteren Schneidezähne meistens etwas nach innen gekippt werden, wie bereits erwähnt worden ist. Die Kippung ist oft in einer Kieferhälfte etwas stärker ausgeprägt als in der anderen, wenn gewohnheitsmäßig ein und derselbe Finger zum Lutschen verwandt und etwas schräg in den Mund eingeführt wird.

Der von dem Finger auf die Schneidezähne ausgeübte Druck wirkt sich ferner nicht nur in sagittaler Richtung aus, sondern auch in vertikaler. Besonders im

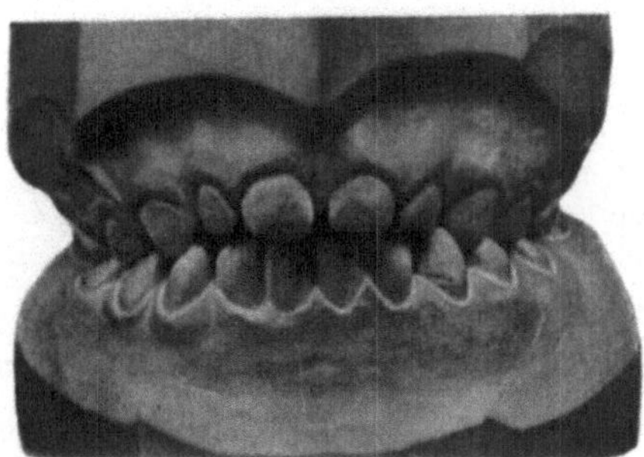

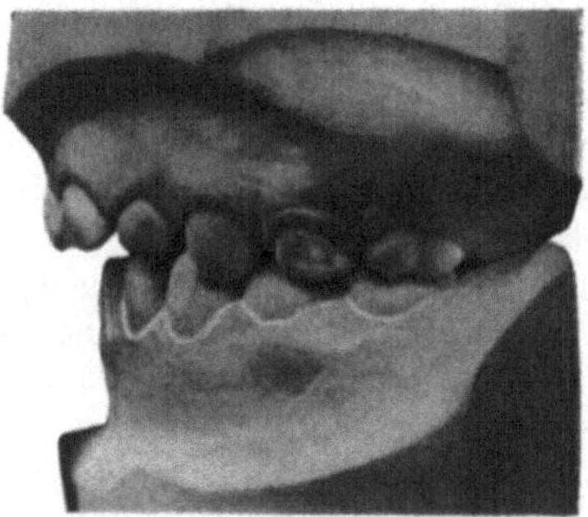

Abb. 747. Lutschprotrusion; vertikale Veränderung der Okklusion im Bereich der Front. (Vgl. Abb. 746, 748.)

Abb. 748. Lutschprotrusion; Neutralbiß mit normalem Abschluß der oberen und unteren Milchzahnreihe. (Vgl. Abb. 746, 747.)

Milchgebiß ist nicht selten zu beobachten, daß das Mittelstück der Zahnreihe im Oberkiefer etwas nach aufwärts, im Unterkiefer ein wenig nach abwärts gepreßt wird. Aber auch wenn dieses Symptom nicht ausgeprägt ist, verhindert der immer wieder zwischen die Zahnreihen gebrachte Finger wenigstens, daß die in sagittaler Richtung auseinandergedrängten und nicht mehr aufeinandertreffenden Schneidezähne eine Verlängerung erfahren. Solange er täglich in den Mund geführt wird, macht er es unmöglich, daß die des direkten Gegendrucks ihrer Antagonisten beraubten unteren Schneidezähne mit der Gaumenschleimhaut des Oberkiefers in Berührung gelangen können. Sobald die Lutschgewohnheit abgelegt wird, kann sich infolge der eintretenden Entlastung aber nachträglich auch noch eine Bewegung der Schneidezähne über das Niveau der Okklusionsebene hinaus und bei den unteren selbst bis zum Kontakt mit dem Gaumendach einstellen. Da in der Praxis viele Anomalien erst spät zur Vorstellung kommen, ist diese Feststellung nicht unwesentlich. Die primär durch Lutschen entstandene Okklusionsanomalie kann also auch in dieser Beziehung sekundär bedingte Veränderungen erfahren, welche die Feststellung der Ätiologie durch das Auge sehr erschweren.

Ein wichtiges Unterscheidungsmerkmal bleibt in vielen Fällen dann noch die Lage des Unterkiefers zum Oberkiefer. Während sich als Folge der erschwerten Nasenatmung eine Distalverlagerung des Unterkiefers einstellt, bleibt diese bei der reinen Lutschprotrusion in der Regel aus. Die Eiklarung hierfür ist offenbar darin zu suchen, daß der Druck des Fingers auf die unteren Frontzähne nach distal nur passiven Charakter trägt. Er stellt die Reaktion auf die beim Saugen von der Wangen- und Kieferschließmuskulatur ausgeübten Kräfte dar. Durch diese Kräfte wird der Unterkiefer sogar etwas vorgezogen. Der Gegendruck vermag daher zunächst nur zur Kippung der unteren Frontzähne nach lingual zu führen. Die Distalverlagerung der ganzen unteren Zahnreihe bleibt die Ausnahme. In

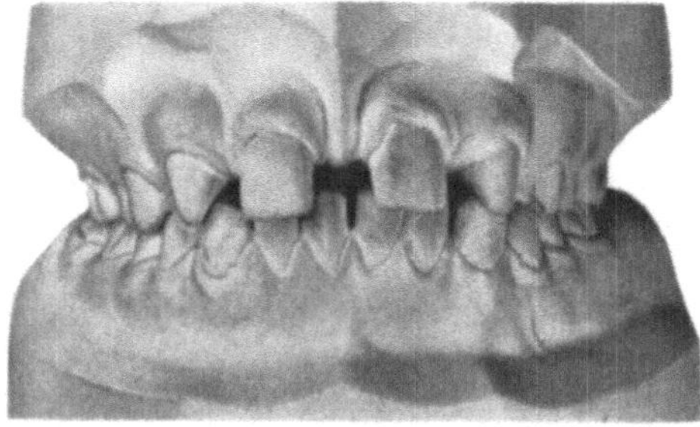

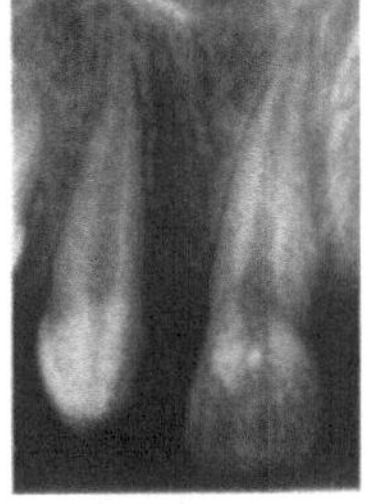

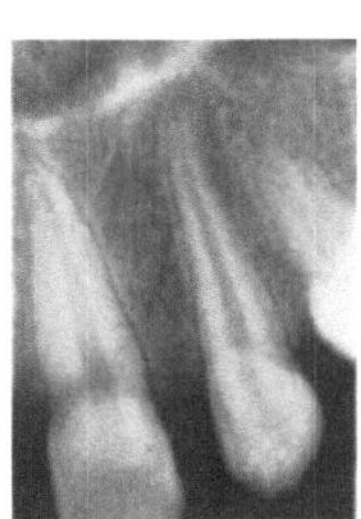

Abb. 749. Unterzahl; Nichtanlage der oberen seitlichen Schneidezähne.

Abb. 750. Röntgenaufnahme zu Abb. 749.

diesen Fällen handelt es sich meistens um ältere vorgeschrittene Anomalien, zu deren Entstehung nicht nur das Lutschen geführt hat, sondern noch eine weitere Ursache, sei es, daß das Lutschen schon längere Zeit aufgegeben worden ist und die

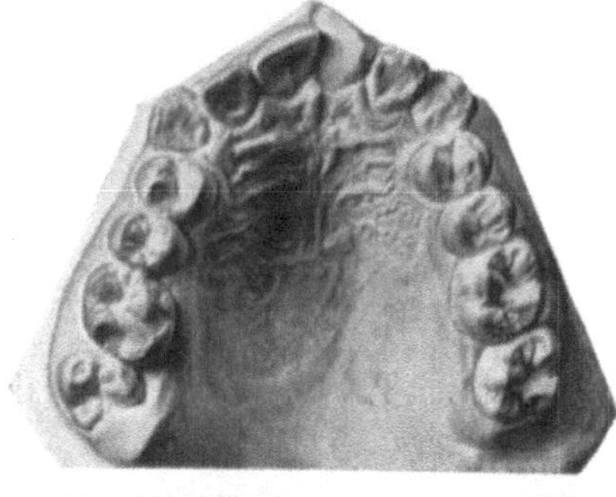

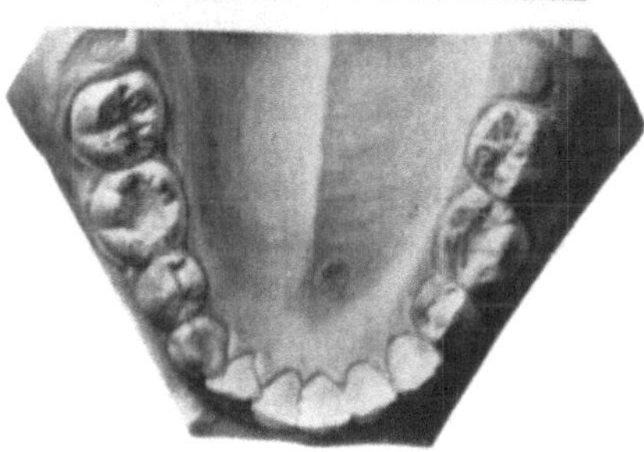

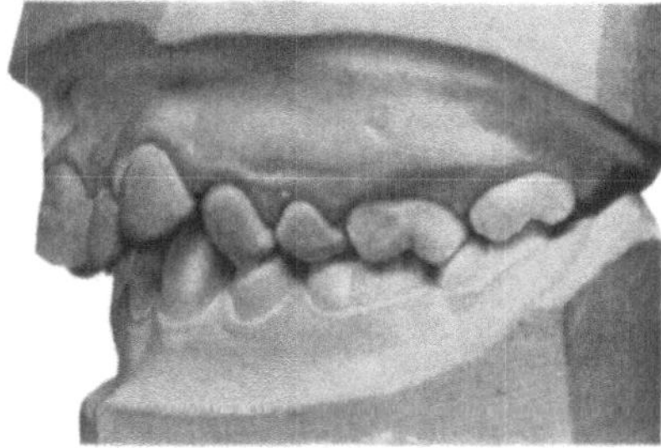

Abb. 752. Störung der Okklusion bei Nichtanlage der unteren zweiten Prämolaren. Unterer Schneidezahnrückstand (scheinbare Prognathie). (Vgl. Abb. 751 u. 753.)

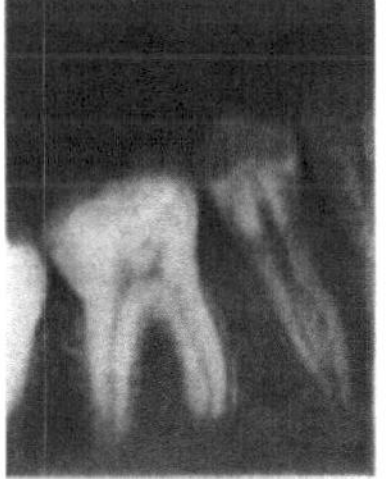

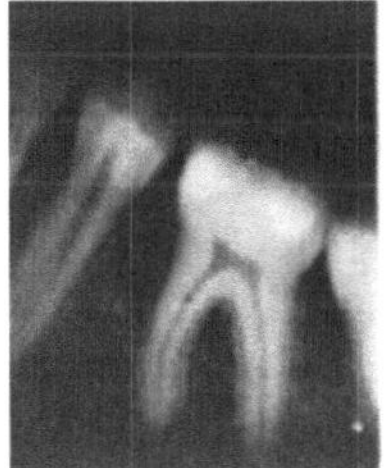

Abb. 751. Unterzahl; Nichtanlage der unteren zweiten Prämolaren. Störung im Aufbau der vollbezahnten oberen Zahnreihe. (Vgl. Abb. 752 u. 753).

Abb. 753. Röntgenaufnahmen zu Abb. 751 u. 752.

zwischen die protrudierten oberen und die retrudierten unteren Frontzähne sich drängende Unterlippe eine Verlagerung des durch das Lutschen in seinen Gelenken bereits labiler gewordenen Unterkiefers nach distal auslöst, oder daß die exogene Ursache schon auf einen seiner Anlage nach zum Distalbiß neigenden Unterkiefer trifft.

Ergänzend sei bemerkt, daß nach Angaben der orthodontischen Literatur Kindern das Lutschen durch Flaschenernährung des Säuglings angewöhnt werde. Nach meinen Ermittlungen findet man das Lutschen bei Brustkindern nicht seltener als bei Flaschenkindern. Ich halte den angedeuteten Zusammenhang deshalb nicht für erwiesen. Das schließt nicht aus, die Ansicht zu teilen, daß der Mechanismus der Nahrungsaufnahme des Säuglings aus der Mutterbrust der Kieferentwicklung günstiger ist als die Flaschenernährung. Es ist jedenfalls denkbar, daß bei der nur auf das Saugen abgestellten Flaschenernährung die Gefahr der Entwicklung einer Kieferkompression größer sein kann als bei der nicht nur saugenden, sondern auch die Betätigung der Kieferschließmuskeln erfordernde Ernährung aus der Mutterbrust. Der Einfluß, den die Verschiedenheit der Nahrung selbst auf die Entwicklung des Knochensystems besitzen kann, ist daneben noch besonders zu berücksichtigen. Daß der Vergleich zugunsten der Brustnahrung ausfällt, ist heute allgemein bekannt.

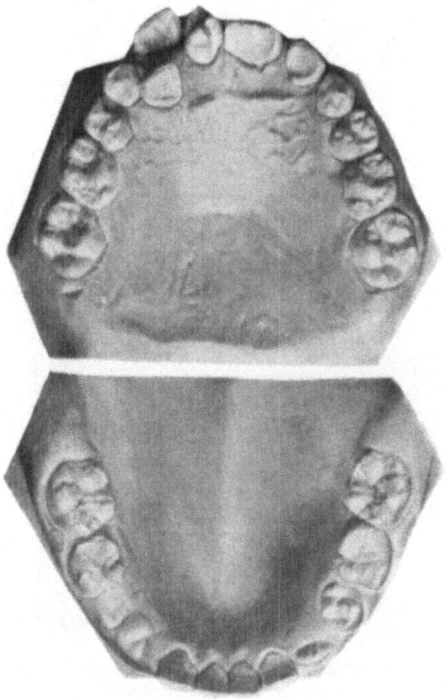

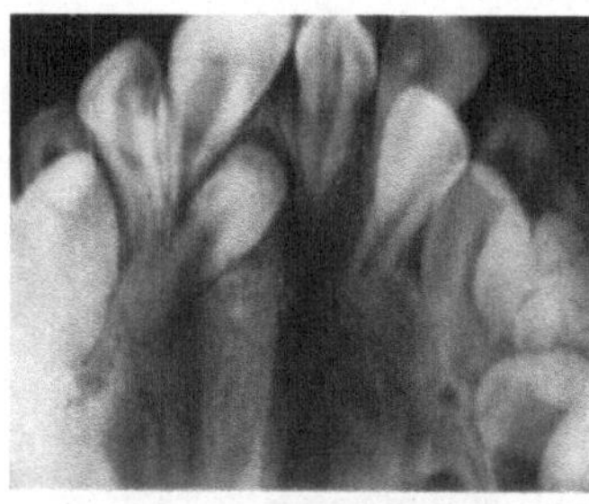

Abb. 755. Die Röntgenaufnahme zu Abb. 754 zeigt noch einen retinierten zweiten überzähligen Zahn.

ε) Unterzahl und Überzahl von Zähnen.

Die Anomalien der Zahnzahl sind bereits in dem Kapitel der speziellen Pathologie der Zahn- und Mundkrankheiten abgehandelt worden. Es bedarf hier deshalb nur des nochmaligen Hinweises, daß Anomalien der Zahl der Zähne auch die Okklusion des Gebisses zu beeinträchtigen vermögen. Zu Störungen der Okklusion kommt es besonders, wenn die Über- oder Unterzahl nur in einer Zahnreihe auftritt, während die Gegenzahnreihe normal bezahnt ist. Diese Folgen müssen sich aber nicht einstellen. Ohne Einzelheiten über das Vorkommen von Anomalien der Zahnzahl hier zu wiederholen, sei die orthodontische Bedeutung solcher Beobachtungen durch die bildliche Wiedergabe einzelner einschlägiger Fälle vor Augen geführt (Abb. 749—755).

Abb. 754. Okklusionsanomalie durch überzähligen Zapfenzahn im Oberkiefer. (Vgl. Abb. 755.)

ζ) Persistenz von Milchzähnen.

Die Persistenz von Milchzähnen bedarf im Zusammenhang mit der Ätiologie der Okklusionsanomalien einer etwas eingehenderen Würdigung. Wenn bei der Untersuchung eines Gebisses die Persistenz eines Milchzahnes und der anomale Durchbruch eines bleibenden Zahnes als Befund erhoben wird, ist der kausale Zusammenhang zwischen beiden Feststellungen nicht eindeutig gegeben. Die Milchzahnpersistenz kann die Ursache, aber auch die Folge des anomalen Durchbruchs des bleibenden Zahnes sein. Mit Sicherheit wissen wir, daß die Resorption der Wurzel eines pulpatoten Milchzahnes eine Verzögerung erfahren oder ganz unterbleiben *kann* (nicht muß!). Bei pulpatoten Milchzähnen reicht der Durchbruchsdruck des Ersatzzahnes als Reiz für die Einleitung einer normalen Resorption allein oft nicht aus. Der Durchbruchsdruck des bleibenden Zahnes wird dann in eine anomale Richtung abgelenkt. Die Stellungsanomalie ist die *Folge* der Milchzahnpersistenz. Im ätiologischen Sinne ist die Milchzahnpersistenz aber auch hier noch nicht die Ursache der Okklusionsanomalie, sondern nur ein Glied in der Kette der Folgezustände, die als primäre Ursache die Pulpanekrose des Milchzahns bzw. vorzeitigen cariösen Zerfall des Milchgebisses besitzen. Nun lehren aber zahlreiche Beobachtungen, daß auch die Persistenz von pulpaintakten Zähnen nicht selten auftritt. Es bleibt deshalb zu prüfen, wieweit in diesen Fällen die Milchzahnpersistenz als *Ursache* von Okklusionsanomalien in Betracht kommt. Von vornherein scheiden hier die Fälle

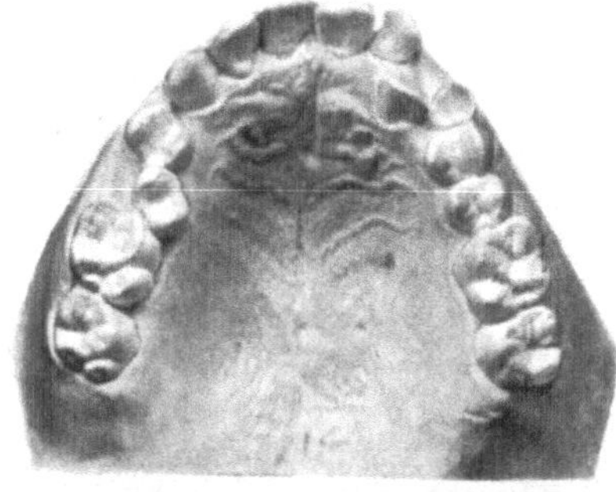

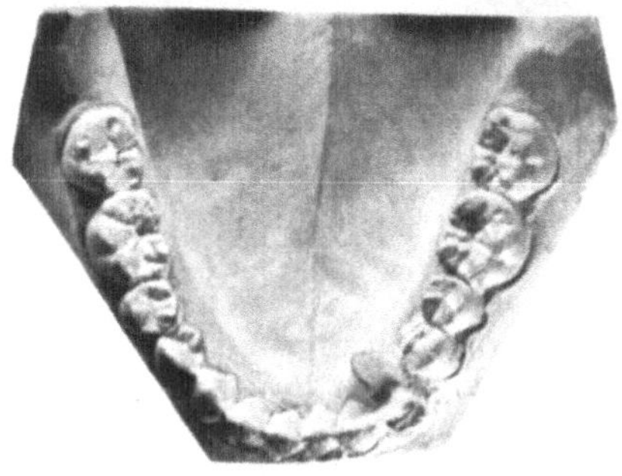

Abb. 756. Anomaler Durchbruch der beiden bleibenden linken Eckzähne in Verbindung mit Persistenz der beiden linken Milcheckzähne.

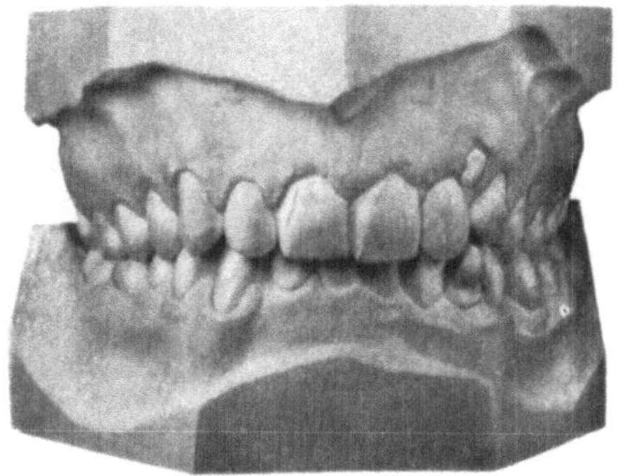

Abb. 757. Persistenz der beiden linken Milcheckzähne in Verbindung mit Halbretention des linken oberen und Retention des verlagerten linken unteren bleibenden Eckzahns.

aus, in denen der bleibende Zahn nicht angelegt worden ist. Da sich die Milchzahnresorption unter dem Reiz des Durchbruchsdrucks des Ersatzzahnes vollzieht, ist ohne weiteres verständlich, daß die Resorption des Milchzahnes ausbleibt, wenn der bleibende Zahn fehlt. Der besonderen Erklärung bedarf es, weshalb auffallenderweise die Resorption von Milchzähnen in manchen Fällen auch trotz Nichtanlage des Ersatzzahnes vor sich geht. Doch braucht darauf hier nicht eingegangen zu werden.

In den Fällen, in denen ein pulpaintakter Milchzahn persistiert und der vorhandene bleibende Zahn an anomaler Stelle durchbricht, läßt sich in überzeugender Weise aber die Okklusionsanomalie nicht als Folge der Persistenz erklären. Einleuchtend ist nur der umgekehrte Kausalzusammenhang, der von der Annahme einer anomalen Zahnkeimanlage ausgeht. Diese verleiht dem bleibenden Zahne eine anomale Durchbruchsrichtung. Der Reiz des Durchbruchdrucks fällt für die Resorption des Milchzahnes fort, infolgedessen persistiert der Milchzahn. Pulpaintakte persistierende Milchzähne sind also nicht die Ursache, sondern die Folge der anomalen Lage der bleibenden Zähne. Die ätiologisch wichtige Frage nach der Ursache der Keimverlagerung des Ersatzzahnes bleibt hier natürlich noch offen. Sie kann selten eindeutig beantwortet werden.

η) Retention von Zähnen.

Erreicht die Verlagerung eines Zahnkeims nicht nur geringen, sondern etwas stärkeren Grad, kann es dazu kommen, daß bleibende Zähne überhaupt nicht durchbrechen, sondern im Kiefer retiniert bleiben. Bezüglich aller Einzelheiten sei wieder auf das Kapitel der speziellen Pathologie verwiesen. Orthodontisch wichtig ist es, die Retention von Zähnen, Unterzahl und vorzeitige Zahnentfernung auseinanderzuhalten.

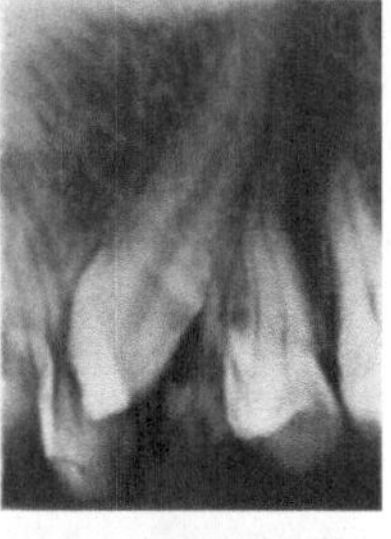

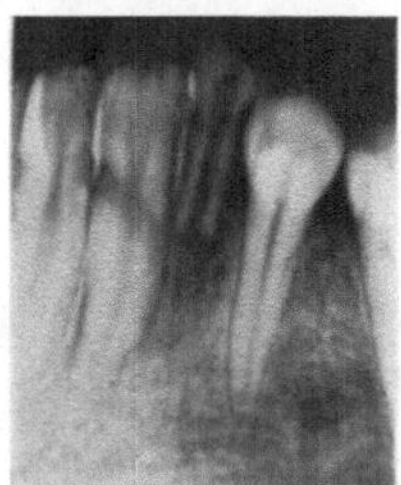

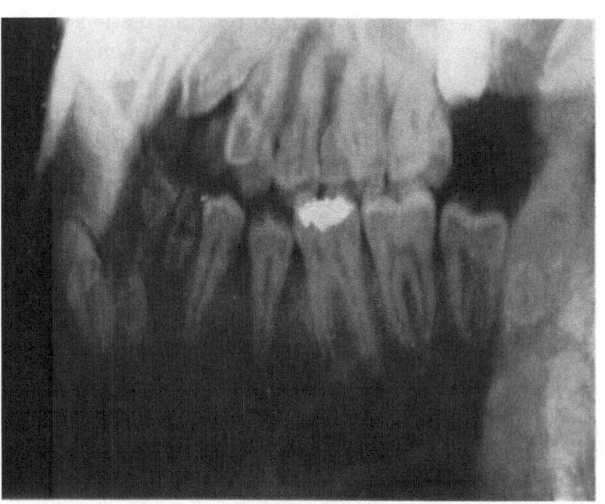

Abb. 758. Intraorale Röntgenaufnahmen zu Abb. 757.

Abb. 759. Extraorale Röntgenaufnahme zu Abb. 757.

ϑ) Trauma.

Unter den lokalen äußeren Ursachen von Okklusionsanomalien muß unbedingt noch das Trauma erwähnt werden. Besonders hervorzuheben ist, daß traumatische Einwirkungen auf das Milchgebiß Schädigungen der Keime bleibender Zähne nach sich ziehen können, die nicht nur ihre Entwicklung bezüglich der Form, sondern auch bezüglich des Durchbruchs beeinträchtigen und nicht selten eine erhebliche Störung der ganzen Okklusion nach sich ziehen.

ι) Hemmungsmißbildungen, Osteomyelitis, Tumoren.

Daß Hemmungsmißbildungen (Hasenscharte, Gaumenspalte), entzündliche Kiefererkrankungen (Osteomyelitis) und Tumoren (follikuläre Cysten) im Entwicklungsalter erhebliche Okklusionsanomalien nach sich ziehen können, braucht hier auch nur erwähnt zu werden.

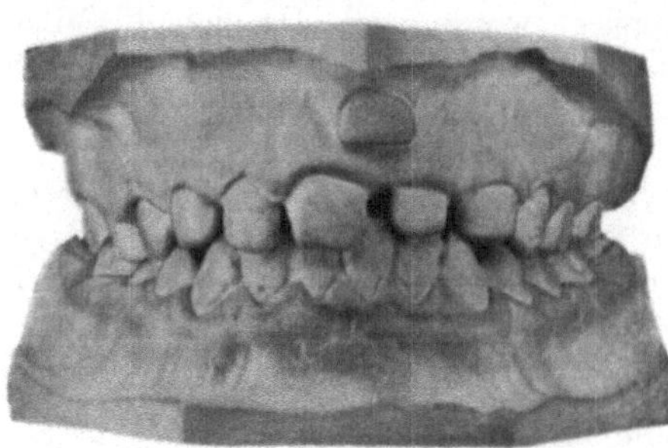

Abb. 760. Okklusionsanomalie als Folge traumatischer Schädigung des Milchgebisses.

Die unregelmäßigen Zahnstellungen im Gefolge der Zerstörung eines primär normal gebauten Gebisses (Folgen des Zahnverlustes bei erwachsenen Patienten und der Parodontitis) liegen außerhalb des Rahmens der Orthodontie.

C. Allgemeine Grundlagen der orthodontischen Behandlung.

Wir können uns nunmehr den Anforderungen zuwenden, die an uns herantreten, wenn ein mit Anomalien des Gebisses behafteter Patient unsere Sprechstunde aufsucht. Die Fragen, die in jedem Falle einer Beantwortung bedürfen, sind in systematischer und präziser Form von KÖRBITZ gestellt und folgendermaßen formuliert worden:

1. Welche Unregelmäßigkeiten liegen vor?
2. Welchen Zustand wollen wir herstellen?
3. Welche Bewegungen müssen wir ausführen, um zu diesem Ziel zu gelangen?
4. Welche Apparate werden wir anwenden, um die Bewegungen auszuführen?

Der Inhalt der ersten drei Fragen ist von KÖRBITZ in nachstehenden Bezeichnungen für die einzelnen Abschnitte der Behandlung zusammengefaßt:

1. Diagnose.
2. Das Behandlungsziel.
3. Der Behandlungsplan.

Für den Inhalt der vierten Frage können wir hinzufügen:

4. Die Behandlungsart.

Es erweist sich als außerordentlich zweckmäßig, sich bei jedem Einzelfall genau an die hier gegebene Gliederung zu halten. Wenn nicht alle der aufeinanderfolgenden Fragen zunächst einzeln in der Reihenfolge ihrer Anordnung eine klare Beantwortung finden, kann die Lösung der ganzen Behandlungsaufgabe nicht gelingen. Die mit dem Inhalt der Fragen gegebene Stoffeinteilung wollen wir daher zur weiteren Grundlage unserer Besprechung machen.

1. Die Diagnose.

a) Nach der Untersuchung des Patienten.

Um bei der Untersuchung eines Patienten zu einer klaren und erschöpfenden orthodontischen Diagnose zu gelangen, ist es angebracht, in allen Fällen nach einem bestimmten System vorzugehen. Seine Innehaltung bewahrt davor, Einzelheiten zu übersehen, die unter Umständen für das Gesamturteil entscheidend werden können. Allgemein sei hier auch gleich vorausgeschickt, daß es für denjenigen, der eine größere Zahl orthodontischer Patienten gleichzeitig in Behandlung hat, zweckmäßig ist, über jeden Fall ein kurzes Protokoll aufzunehmen, ein Krankenblatt anzulegen, in dem die wichtigsten Daten, soweit sie nicht auf andere Weise fixiert werden, stichwortartig niederzulegen sind.

Die der Erschließung der Diagnose dienende Untersuchung beginnt mit der Aufnahme der *Anamnese.* Angaben über durchgemachte Erkrankungen können ja für uns von gewissem Wert sein. Sofern uns nicht spontan Angaben über eine erlittene Rachitis gemacht werden, ist stets danach zu fragen und wegen der Bedeutung, die dieser Erkrankung zukommt, auch stets eine negativ lautende Aussage zu vermerken. In der Unterhaltung ist auch stets festzustellen, ob bereits eine erschwerte Nasenatmung bestanden hat und was dagegen unternommen worden ist. Oft werden von den Eltern Hinweise auf Familienübereinstimmungen gegeben. Obwohl wir wissen, daß diese nur selten für wirkliche Vererbung sprechen, sind sie zu vermerken. Darüber hinaus können hier die verschiedenartigsten Einzelheiten Platz finden, wie z. B. Mitteilungen über die Entfernung von Zähnen. Die Erfahrung lehrt jedoch immer wieder, welche Unsicherheit allen Angaben innewohnt. Sie dürfen daher nicht zu einer Voreingenommenheit in bestimmter Richtung führen.

Der Erhebung der Anamnese folgt die Aufnahme unseres *Befundes.* Sie beginnt mit der Feststellung sichtbarer *Anomalien der Gesichtsbildung.* Da letztere von dem formalen Aufbau des Gebisses beeinflußt wird und bei der orthodontischen Behandlung die kosmetische Funktion der Zahnreihen im Mittelpunkt steht, darf über diesen Untersuchungsabschnitt nicht hinweggegangen werden. Die Beobachtung durch das Auge muß sich auf zwei Richtungen erstrecken: erstens auf die Betrachtung von vorn zwecks Feststellung von Asymmetrien und Prüfung der vertikalen Proportionen des Gesichts; zweitens auf die Betrachtung von der Seite zur Ermittlung von Fehlern des Profils und zur nochmaligen Kontrolle der vertikalen Verhältnisse der einzelnen Gesichtsabschnitte zueinander. Bei der Profilbildung ist wieder zwei Punkten besonderes Augenmerk zu schenken: der Stellung des gesamten Gesichtsschädels zum Hirnschädel und der relativen Lage des Unterkiefers zum Oberkiefer. Die Mundpartie liefert in der Regel die charakteristischen Daten, Angaben, aus denen mindestens gewisse Alternativen geschlossen werden können. Besonders erwähnt sei die Stellung des Kinns, die

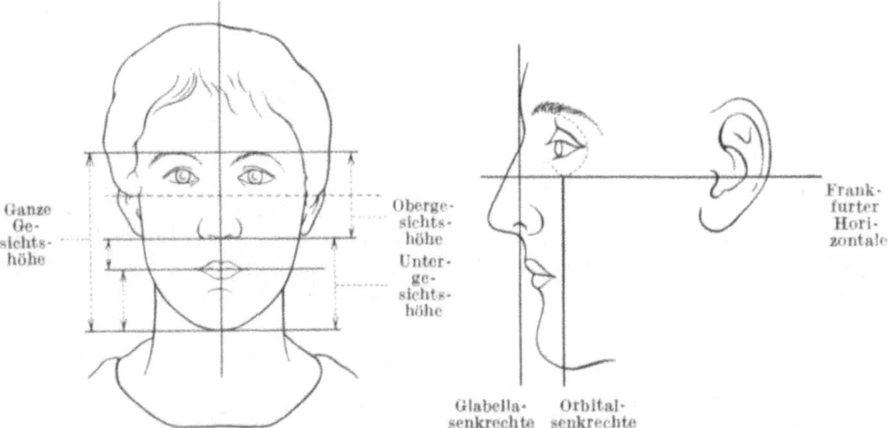

Abb. 761. Vertikale Gliederung des Gesichts. (Aus Izard: Orthodontie.)

Abb. 762. Normales Profil mit eingezeichneter Frankfurter Horizontalen, Orbital- und Glabellasenkrechten.

Entscheidung, ob es gegenüber dem Lippenrot vorstehend, gerade oder fliehend gerichtet ist. Aber auch die Lippen selbst nehmen in vielen Fällen eine als pathognomon zu bezeichnende Lage ein: Der Lippenschluß, die Richtung der Lippen und die Stellung des Rots der Oberlippe zu dem der Unterlippe brauchen nur erwähnt zu werden. Aus der Betonung der Mundregion darf nun aber nicht geschlossen werden, daß die weiteren Partien des Gesichts für den Orthodonten ohne Interesse wären. Sie können bereits im Stadium der Voruntersuchung für ihn von Wichtigkeit sein, so daß sich die Notwendigkeit ergibt, sie im Protokoll aufzuzeichnen. KANTOROWICZ hat empfohlen, hierbei das in der Kriminalistik bei der Beschreibung eines Gesichts vielfach angewandte „Portrait parlé" von BERTILLON der Beurteilung zugrunde zu legen. Es liefert für die vollständige und eindeutige Beschreibung aller wesentlichen Merkmale eines Gesichts bestimmte Richtlinien, die an dieser Stelle aber nicht noch näher erörtert werden können.

Das Kernstück der Befunderhebung bildet sodann die *Untersuchung des Gebisses.* Sie zerfällt in vier Abschnitte: die Feststellung der Beschaffenheit der einzelnen Zähne, der einzelnen Zahnreihen, der Lagebeziehungen beider Zahnbögen zueinander und ihrer Lage zum Schädel.

Unter den *Anomalien der einzelnen Zähne* spielen solche der *Zahl*, der *Größe* und der *Form* eine Rolle. Um sie zu ermitteln, wird der Zahnbestand aufgenommen. Damit Irrtümer vermieden werden, wird stets an der Mittellinie begonnen. Für das Wechselgebiß, mit dem wir es sehr häufig zu tun haben, ist dies der Übersicht wegen wichtig. Zu beachten ist, daß nicht jede Lücke eine Anomalie der Zahl bedeutet! Extraktion und Retention eines Zahnes können hierzu nicht gerechnet werden und sind daher auszuschließen (Röntgenbild), bevor diese Diagnose gestellt wird. Milchzähne und bleibende Zähne sind sorgfältig auseinanderzuhalten. Die Persistenz eines Milchzahnes kann eine Überzahl vortäuschen. Bei der Beurteilung der Größe der Zähne ist auf die Variationsbreite Rücksicht zu nehmen, ehe eine Anomalie nach dieser oder jener Richtung konstatiert wird. Ähnlich liegen schließlich auch die Dinge bezüglich der Form einzelner Zähne. Formabweichungen auf krankhafter Basis finden wir dagegen ziemlich häufig. Die mit der Rachitis einhergehenden sind für uns die wichtigsten.

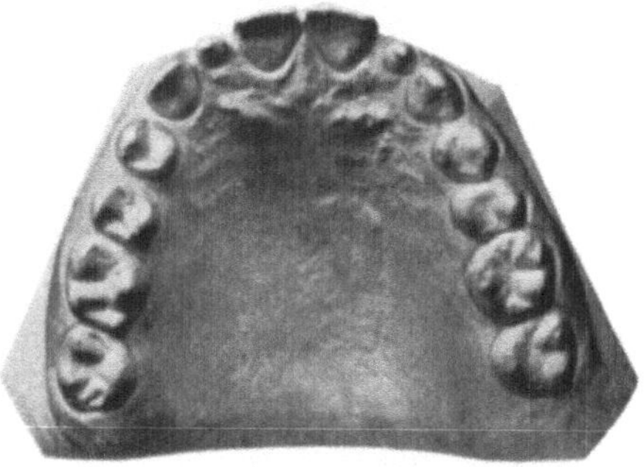

Abb. 763. Form- und Größenanomalien: zapfenförmige seitliche Schneidezähne; Lückenbildung infolge Größenreduktion der Zähne.

Wenn wir uns der *Beschaffenheit der einzelnen Zahnreihen* zuwenden, betrachten wir die beiden Zahnbögen je für sich wieder in zwei Richtungen: in der Aufsicht und in transversaler Richtung. Der Blick auf die Zahnreihe vermittelt uns Kenntnisse von Abweichungen der Zahnbögen in den beiden horizontalen Richtungen, der sagittalen und transversalen. Protrusion und Retrusion, Kompression und Expansion der einzelnen Teile der Zahnbögen sind durch das Auge wahrnehmbar, sobald sie einen gewissen Wert erreichen und die Form der normalen Halbellipse bzw. der Parabel gestört ist. Aber auch fast alle Stellungsabweichungen einzelner Zähne sind jetzt erkennbar. Die vertikalen Stellungsabweichungen einzelner Zähne sind jedoch bei der Betrachtung der Zahnbögen in transversaler Richtung sicherer zu ermitteln. Aber weder für die Art noch für den Grad der Anomalien in den verschiedenen Dimensionen gibt die Untersuchung der einzelnen Zahnbögen allein genügend sichere Auskunft.

Bei der Prüfung der *Lagebeziehungen der beiden Zahnbögen zueinander* können wir unser Urteil jedoch ergänzen. Im Vordergrund des Interesses steht zunächst die Frage für uns, ob wir es nur mit einer *Stellungsanomalie* zu tun haben oder mit einer *Bißanomalie*. Im Gegensatz zu dem Patienten oder seinen Eltern, die dem Verhalten der Frontzähne zueinander die größte Bedeutung beimessen, da hiervon das Aussehen am meisten beeinflußt wird,

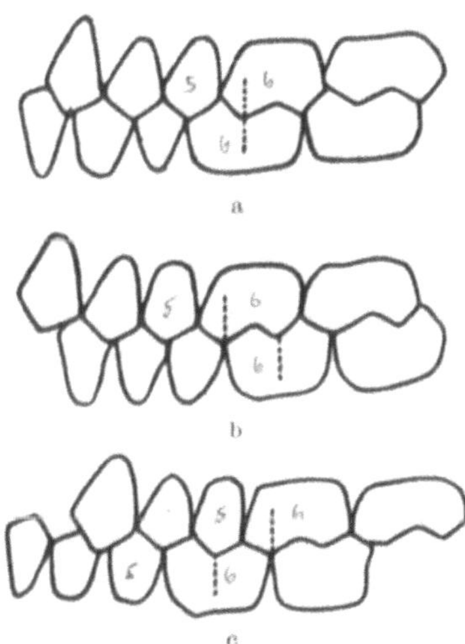

Abb. 764. Klassifikation nach ANGLE. a Neutralbiß Klasse I. b Distalbiß Klasse II. c Mesialbiß Klasse III.

richtet sich unser Blick zuerst auf das mesiodistale Verhältnis der Sechsjahrmolaren zueinander. Wir machen dabei die von ANGLE aufgestellten Klassen zur Grundlage unserer Einteilung, ohne mit ihr die Diagnose erschöpfen zu wollen. Wir bleiben uns dessen bewußt, daß die rein morphologische Systematik bei der weiteren Analyse des Falles der Ergänzung bedarf, für die KANTOROWICZ mit Nachdruck eingetreten ist.

In der ANGLEschen Klassifikation finden wir das mesiodistale Verhältnis der unteren Zahnreihe zur oberen derart ausgenutzt, daß alle Fälle, bei denen anatomisch korrekte Beziehungen zwischen den Sechsjahrmolaren vorliegen, bei denen also der mesiobuccale Höcker des oberen ersten Mahlzahnes zwischen die beiden buccalen Höcker des unteren eingreift, die *Klasse 1* bilden. Wir sagen, es liegt *Neutralbiß* vor, wohlgemerkt nicht Normalbiß, da die Stellung der Sechsjahrmolaren keineswegs unbedingt stets als normal angesehen zu sein braucht, ein Eindruck, der durch diese Bezeichnung sehr leicht erweckt werden könnte. Es soll nur darauf verwiesen werden, daß die Sechsjahrmolaren zueinander z. B. noch in transversaler Richtung Stellungsabweichungen aufweisen können, ohne weitere Möglichkeiten komplizierterer Art hier anzudeuten.

Die weiteren Klassen ergeben sich daraus, daß der untere Sechsjahrmolar bei gestörten mesiodistalen Beziehungen als der verschobene betrachtet wird. Dabei können zwei Möglichkeiten in Betracht kommen. Ist der untere Molar gegenüber dem oberen um eine Höckerbreite nach distal verschoben, erhalten wir den *Distalbiß, Klasse II* nach ANGLE, erscheint er um das gleiche Maß nach vorn gerückt, so erhalten wir den *Mesialbiß, Klasse III* nach ANGLE.

Ergänzend muß hinzugefügt werden, daß es genügt, wenn in *einer* Gebiß-hälfte die erwähnten Änderungen der Lagebeziehung vorliegen, um den Fall der entsprechenden Klasse zuzuzählen. Schwierigkeiten können daraus also nicht entstehen.

Solche ergeben sich aber eventuell, wenn die relative Verschiebung der unteren Molaren gegenüber den oberen keine volle Höckerbreite ausmacht. Den Ausschlag geben dann die Höckerspitzen in ihrer Lage zueinander. Ist die untere mesiobuccale Höckerspitze bereits distal von der homologen oberen gelegen, gleitet sie also schon an der distalen Facette des oberen Höckers entlang, so ist die Lagebeziehung bereits als Distalbiß zu kennzeichnen, berührt sie noch die mesiale Facette, kann der Fall noch zum Neutralbiß gerechnet werden. Für die Mesialverschiebung gelten diese Regeln sinngemäß. Zweifel bleiben also nur bei ausgesprochenem *Höckerbiß*. Hier ist es stets angebracht, die Verschiebung als progredient zu betrachten; der Höckerbiß kann nur als ein Übergangsstadium angesehen werden. Die Fälle sind also bereits in die Klasse II bzw. III einzuordnen.

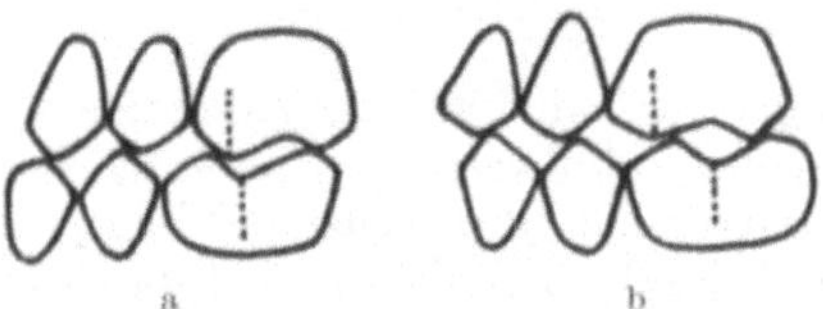

Abb. 765. Klassenzugehörigkeit bei Verschiebungen in mesiodistaler Richtung um weniger als eine Höckerbreite. a Distalverschiebung geringer als halbe Höckerbreite — Neutralbiß. b mehr als halbe Höckerbreite — Distalbiß.

Wir müssen nun aber auch noch darauf zurückkommen, was bereits bei der Unterscheidung von Stellungs- und Bißanomalien erwähnt worden ist: Eine einwandfreie Auswertung der mesiodistalen Beziehungen der Zahnreihen zueinander nach der Stellung der Sechsjahrmolaren ist nur im lückenlosen Gebiß möglich. Sobald Zähne fehlen, müssen wir die aus dem Zahnverlust sich ergebenden Folgen erst in Abzug bringen, bevor das Urteil gefällt werden kann. Diese von GRÜNBERG als *Rekonstruktion* bezeichneten Maßnahmen lassen sich nach der direkten Beobachtung der Mundverhältnisse nicht ausreichend sicher durchführen. Es tritt unmittelbar das Bedürfnis an uns heran, Modelle der Zahnreihen herzustellen und zu untersuchen.

Bevor wir diese in der Hand haben, können wir bei der Untersuchung der Stellung des oberen zum unteren Zahnbogen aber auch noch die transversalen und vertikalen Lagebeziehungen nachprüfen, die uns bereits bei den einzelnen Zahnbögen beschäftigt haben. Insbesondere die letzteren sind jetzt erst richtig erfaßbar. Die Feststellung eines offenen Bisses, d. h. die Tatsache, daß nur ein mehr oder weniger großer Teil der Zahnreihen wirklich Kontakt erlangt, oder des sog. Deckbisses — die Frontzähne greifen über das normale Maß hinaus übereinander — ist meist erst jetzt möglich, für die Beurteilung aber von außerordentlicher Wichtigkeit.

Setzt man schließlich noch die relative Lage von Unter- und Oberkiefer
zueinander in Beziehung zu den am Gesicht, insbesondere am Profil beobachteten
Merkmalen, so läßt sich auch über die Stellung beider Zahnreihen zum Gesamtschädel ein Urteil erlangen. Der wahre Charakter der Anomalie ist dann viel
sicherer zu erfassen.

Mit diesen Feststellungen ist die Untersuchung zu einem gewissen Abschluß
gelangt; sie vermag schon wichtige Teile der Diagnose zu erschließen, wenn sie
auch, wie wir bereits mehrfach gesehen haben, in einer Reihe von Fällen nicht
vollkommen gestellt werden kann. Der Wert dieses Teiles der Untersuchung,
den man als *Voruntersuchung* bezeichnen kann, besteht darin, daß er uns bereits
bei der ersten Konsultation gestattet, dem Patienten oder seinen Angehörigen
gewisse Aufschlüsse zu geben. Die Bedeutung, die dem Grad der Anomalie
beizumessen ist, und die Aufwendungen, die zu ihrer Beseitigung zu machen sein
werden, lassen sich bereits einschätzen. Auch der viel beschäftigte praktische
Zahnarzt kann sich auf Grund dieser Erhebungen ein ungefähres Urteil über den
Fall bilden, die Angehörigen aufklären und, falls er nicht gewillt ist, die Behandlung
zu übernehmen, die Überweisung an einen spezialistisch tätigen Kollegen vornehmen. Er kann also dasselbe tun, was der praktische Arzt bei der Feststellung
einer Wirbelsäulenverkrümmung oder eines anderen der orthopädischen Behandlung bedürftigen Leidens meist zu tun pflegt. Der Orthopäde, der die Verkrümmung behandeln will, darf sich aber mit der Diagnose Kyphose oder Skoliose
nicht begnügen. Er muß sie durch Messungen noch ergänzen.

Diese Aufgabe fällt auch dem Orthodonten bei der Behandlung der Okklusionsanomalien zu. Modelle kann er dabei nicht entbehren.

b) Die Diagnose nach dem Modell.

Bevor wir das Modell speziell unter dem Gesichtspunkt der Diagnose betrachten, sei allgemein vorausgeschickt, daß seine Dienste in der Orthodontie noch
weiter reichen. Sie sind längst erkannt und durch alle Orthodonten von Ruf
immer wieder gewürdigt worden. KÖRBITZ hat den Wert der Modelle für die
verschiedenen Zwecke vom zeitlichen Gesichtspunkt aus beleuchtet und hierbei
folgende Etappen hervorgehoben:

Vor dem Beginn der Behandlung ermöglichen sie uns das eingehende Studium
des Falles in Abwesenheit des Patienten, die Betrachtung der Zahnreihen von
der Lingualseite, eine eventuelle Beratung mit Kollegen und die Demonstration
der Stellungsabweichungen vor den Eltern. Während der Behandlung gestatten
sie den Fortschritt festzustellen, wobei Vergleichsmessungen jeden Zweifel beheben
können. Beim Abschluß der Behandlung geben sie Anhaltspunkte, wie einem
Rückfall am besten vorgebeugt wird und nach ihrer völligen Beendigung zeigt
der Vergleich entsprechender Modelle den Erfolg unserer Maßnahmen. Darüber
hinaus besitzen sie aber einen bleibenden Wert durch die Erfahrungen, die mit
ihnen verknüpft sind, und die Vergleiche, die sie mit späteren Fällen ermöglichen.
ANGLE hat eine gute Sammlung von Modellen als die beste orthodontische Bibliothek bezeichnet.

Mit dieser Charakteristik ist der Wert des Modells in wesentlichen Zügen
trefflich beleuchtet. Aus der Einzelbesprechung werden sich jedoch noch weitere
Vorteile, die sie uns verschaffen, ergeben.

Völlige Einigkeit besteht noch nicht über die Gewinnung des Modells. Obwohl
es keinem Zweifel unterliegen kann, daß ein guter Gipsabdruck einem Abdruck
mit Kompositionsmassen an Genauigkeit überlegen ist, hat sich die Überzahl
der Orthodonten wohl für den Abdruck mit Harzmassen entschieden. Da die
Genauigkeit für ausreichend erachtet wird und die Verarbeitung bequemer und

sauberer ist, ist die Begründung hierfür gegeben. Die Gefahr der Verziehung des Abdrucks, die den Harzmassen stets innewohnt, sollte in extremen Fällen aber Anlaß geben, auf sie zu verzichten. Bei hinreichender Übung bietet der Gipsabdruck keine größeren Schwierigkeiten als der mit dem sog. Stents.

Bezüglich der Herstellung brauchbarer Modelle muß noch darauf verwiesen werden, daß der Abdruck alle der Abformung zugänglichen Teile enthalten muß. Richtung und Ausdehnung des Alveolarfortsatzes lassen oft wichtige Schlüsse zu. Das Abdruckmaterial muß daher gut nach der Wölbung des Mundvorhofes und nach dem Mundboden hochgepreßt werden.

Für die diagnostische Auswertung der Modelle sind nun eine Reihe von Vorbereitungen zu treffen. Schon um die Modelle ordnungsmäßig beschneiden zu können, ist die Festlegung der Mediansymmetrieebene und der Okklusion der Modelle von Wichtigkeit.

Zur Festlegung der Mediansymmetrieebene erweist sich die von KÖRBITZ gewählte Orientierung als zweckmäßig. Er geht von der Raphe des harten Gaumens aus, zeichnet sie mit einem spitzen Bleistift an und überträgt die Ebene, in der sie verläuft, durch Anvisieren auf die rückwärtige Grenzfläche des Modells. Senkrecht zu dieser Ebene und parallel zur sagittalen Verlaufsrichtung der Okklusionsebene, die allerdings in anomalen Gebissen oft nur mit Annäherung zu bestimmen ist, wird die Grundfläche des Modells beschnitten. Für die weitere Beurteilung ist dies von großer Wichtigkeit. Senkrecht zur Mediansymmetrieebene und zur Grundfläche wird sodann die distale Grenzfläche hergerichtet und die Markierung der Mediansymmetrieebene nachträglich wieder ergänzt. Die weiteren Grenzflächen werden senkrecht zur Grundfläche angelegt. Diese erhält im Oberkiefer siebeneckige Gestalt. Der vordere Eckpunkt fällt mit der Mediansymmetrieebene zusammen.

Nunmehr ist der Zeitpunkt gekommen, daß oberes und unteres Modell zusammengesetzt werden. Durch Vergleich mit dem Munde des Patienten wird die richtige Stellung ermittelt. Wo sich die Zahnreihen nicht in genügendem Umfange stützen, wie beim offenen Biß, ist eine besondere Bißnahme durch Einbeißen in Wachs und Fixierung beider Modelle in einem Okkludator, der möglichst viel Übersicht gewährt, angezeigt. In der Mehrzahl der Fälle ist das unnötig. Beide Modelle werden mit der Hand fixiert, und nun wird zunächst die Basisfläche des unteren Modells parallel zu der des oberen beschnitten. An zweiter Stelle wird die distale Grenzfläche des unteren Modells in die gleiche Ebene mit der des oberen gebracht. Diese Maßnahme gibt uns die Möglichkeit, stets die Modelle wieder in das richtige mesiodistale Verhältnis zu bringen. Auf die distale Grenzfläche des unteren Modells wird durch Fällung eines Lotes vom Oberkiefer aus die Mediansymmetrieebene übertragen. Durch Verbindung dieser Linie mit dem Zungenbändchen läßt sie sich in das untere Modell selbst einzeichnen. Die Seitenflächen des Modells stehen wieder senkrecht zur Grundfläche, die hier eine sechseckige Gestalt erhält; die Vorderkante läuft parallel zur rückwärtigen Kante.

Nachdem die Modelle auf diese Art vorbereitet worden sind, ermöglichen sie uns, die Diagnose durch Anstellung des *Symmetrievergleichs* zu vervollkommnen. Dieser erstreckt sich auf zwei Richtungen, auf die sagittale und die transversale. Wenn in sagittaler Richtung in beiden Gebißhälften Symmetrie bestehen soll, müssen senkrecht zur Medianebene gezogene gerade Linien stets bei den einander entsprechenden Zähnen homologe Punkte schneiden. Trifft das nicht zu, müssen Zahnverschiebungen oder Zahnwanderungen stattgefunden haben. Aus der Art der Zahnverschiebung und Zahnwanderung läßt sich unter Zugrundelegung der eingehend besprochenen Verhältnisse ein Rückschluß auf die Genese der Anomalien ziehen und die Rekonstruktion vornehmen. Zu diesem Ziel aber wollen wir ja gelangen.

Anstatt transversal verlaufende Symmetrielinien in das Modell einzuzeichnen, kann man sich auch der *Symmetroskope* oder *Symmetrographen* bedienen, wie sie von verschiedenen Autoren angegeben sind. Neuerdings hat KORKHAUS einen recht zweckmäßigen Symmetrographen eingehend beschrieben. Wie KANTOROWICZ betont, kommt man aber auch ohne solche Instrumente in der

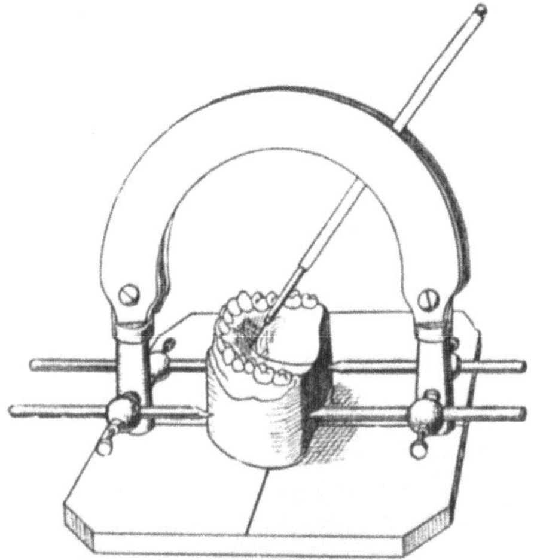

Abb. 766. Symmetrograph nach SIMON. (Aus SIMON: Gebiß-Anomalien. Berlin 1922.)

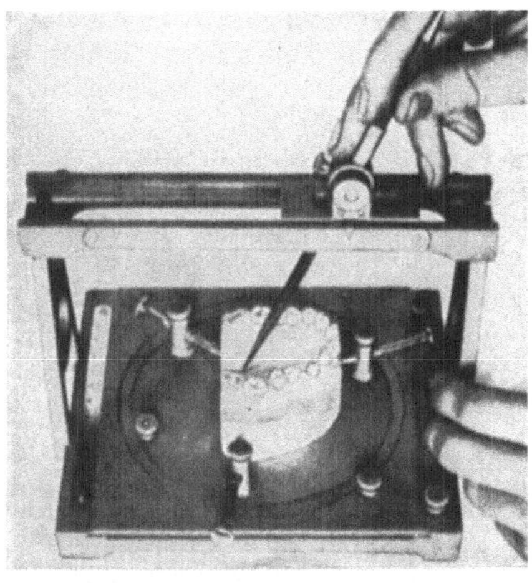

Abb. 767. Symmetrograph nach KORKHAUS. (Aus Z. zahnärztl. Orthop. Berlin 1928.)

Praxis aus, wenn man das sog. *Orthokreuz* benutzt, eine Celluloidplatte, auf die zwei senkrecht zueinander stehende Linien eingezeichnet sind, von denen eine mit der Mediansymmetrieebene zur Deckung gebracht wird, während die Platte in sagittaler Richtung über dem Modell verschoben wird. Die dem Orthometer von KORKHAUS gegebene Form stellt eine sehr zweckmäßige Vervollkommnung dieses einfachen Instrumentes dar.

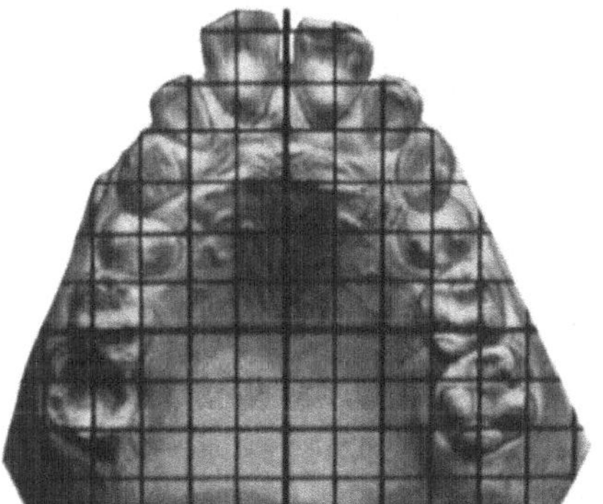

Abb. 768a. Symmetrievergleich; transversale und sagittale Symmetrie.

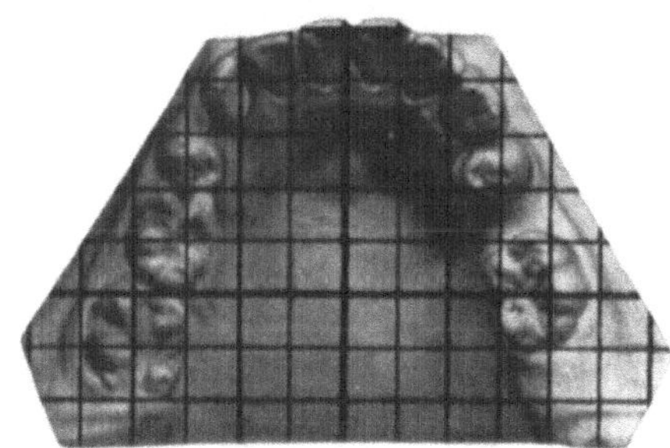

Abb. 768b. Symmetrievergleich; geringe transversale Asymmetrie im Bereich der Front, starke sagittale Asymmetrie.

Die Untersuchung auf transversale Symmetrie wird in einfacher Weise so durchgeführt, daß die senkrechte Entfernung homologer Punkte von der Mediansymmetrieebene gemessen wird. Jede Differenz bedeutet eine Asymmetrie. Da die einseitige Expansion eines Zahnbogens recht selten vorkommt, eine einseitige Kompression dagegen viel häufiger ist, kann eine bestehende Asymmetrie, soweit es sich nur um einzelne Zähne handelt, meist in diesem Sinne gedeutet werden. Damit ist aber noch nicht gesagt, daß nicht auch noch die andere Seite gleichzeitig komprimiert sein könnte. Diese Frage beantworten zu können, bzw. diejenige, ob und in welchem Grade im Einzelfall überhaupt eine beiderseitige Kompression anzunehmen ist, mußte sich erklärlicherweise als großes Bedürfnis herausstellen.

Ein Hilfsmittel, auf das hierbei in weitem Umfange zurückgegriffen wird, stellt die als PONT*scher Index* bekannte Relation dar. Aus zahlreichen Messungen hat PONT gefunden, daß die Summe der Breite der vier oberen Schneidezähne in einem nahezu konstanten Verhältnis steht zum Abstand der ersten Prämolaren und der ersten Molaren voneinander. Der Abstand der Zentren der oberen ersten Prämolaren läßt sich aus der Summe der Schneidezahnbreiten errechnen, indem man diese mit 100 multipliziert und durch 80 dividiert; den Abstand der Zentren der oberen Sechsjahrmolaren findet man, wenn man mit 100 multipliziert und durch 64 dividiert. Der Vergleich der errechneten Werte mit den wirklich vorhandenen Prämolaren- bzw. Molarenabständen gibt über die transversalen Veränderungen des Zahnbogens und ihren Grad Aufschluß.

Eine von G. HARDT und KORKHAUS in den vergangenen Jahren vorgenommene Kontrolle der Gültigkeit des PONTschen Index hat jedoch zu dem Ergebnis geführt, daß die Berechnung der *vorderen* und *hinteren Zahnbogenbreite* nach den PONTschen Indexzahlen etwas zu groß ausfällt. Es ist deshalb ihre Korrektur auf die Werte 85 und 65 vorgeschlagen worden.

Summe J	Vordere Zahnbogenbreite			Hintere Zahnbogenbreite		
	PONT	KORK-HAUS	Richt-zahl	PONT	KORK-HAUS	Richt-zahl
27	33,5	32		42,5	41,5	
28	35	33	36	44	43	48
29	36	34	36,5	45,3	44,5	48,5
30	37,5	35,5	37	46,9	46	49
31	39	36,5	37,5	48,4	47,5	49,5
32	40	37,5	38	50	49	50
33	41	39	38,5	51,5	51	50,5
34	43	40	39	53	52,5	51
35	44	41,2	39,5	54,5	54	51,5
36	45	42,5	40	56,2	55,5	52

Eine korrelationsrechnerische Nachprüfung der Beziehungen zwischen der Schneidezahnbreitensumme einerseits und der vorderen bzw. hinteren Zahnbogenbreite andererseits hat mir aber gezeigt, daß keineswegs so enge Beziehungen zwischen beiden Faktoren bestehen, wie vielfach angenommen worden ist. Auch wenn man berücksichtigt, daß man von einem Index keine absolute Genauigkeit im Einzelfall erwarten kann, sondern ihm eine gewisse Streuung zubilligen muß, erweist sich die Verbundenheit von Schneidezahnbreitensumme und Zahnbogenbreite nicht als eng genug, um durch die Indexzahlen die der klinischen Beobachtung sich nicht schon zweifelsfrei verratenden kritischen Grade einer Kieferkompression oder einer Kieferdehnung ermitteln zu können. Wenn überhaupt versucht werden kann, die Korrelation zwischen Schneidezahnbreitensumme und Zahnbogenbreite diagnostisch auszuwerten, erscheint es zweckmäßiger, statt der für alle verschiedenen Schneidezahnbreitensummen in gleicher Weise als Maßstab dienenden Indexzahlen für die einzelnen Schneidezahnbreitensummen getrennt das Streuungsintervall der zugehörigen Zahnbogenbreiten zu ermitteln und die Mitte der verschiedenen Intervalle als *Richtzahlen* anzugeben. In obenstehender Tabelle ist der Versuch gemacht worden, den Indexzahlen nach PONT und KORKHAUS Richtzahlen gegenüberzustellen. Da sich der Streuungsbereich der Zahnbogenbreiten stets bei mehreren benachbarten Schneidezahnbreitensummen stark überlagert, darf auch der praktische Wert der Richtzahlen bei der Ermittlung transversaler Anomalien der Zahnreihen gegenüber der klinischen Beobachtung nicht zu hoch eingeschätzt werden.

Neben dem PONTschen Index spielen für die Ermittlung der Kompression noch die HERBST*schen Diagramme* eine Rolle. Sie stellen die geometrisch ermittelte Form des normalen Zahnbogens dar. Den individuellen Verhältnissen wird dadurch Rechnung getragen, daß die Konstruktion auf der Summe der beiden oberen Schneidezähne und des Eckzahns einer Kieferhälfte beruht. Das mit der Summe der Frontzahnbreiten gekennzeichnete Diagramm wird auf das Modell gelegt und der Vergleich durchgeführt. Ein höherer Grad diagnostischer Sicherheit als dem PONTschen Index dürfte auch den HERBSTschen Diagrammen nicht innewohnen.

Die Beurteilung des Unterkiefers macht naturgemäß keine Schwierigkeiten mehr, wenn ich über die Verhältnisse am Oberkiefer Aufschluß erhalten habe und den Unterkiefer mit dem oberen Modell in Okklusion bringe.

Sind die für erforderlich gehaltenen Messungen durchgeführt, kann die Diagnose in der Regel zusammengefaßt werden. Nachdem die Anomalien der einzelnen Zähne und der einzelnen Zahnbögen am Modell nochmals verglichen sind und der mutmaßliche Entwicklungsgang ermittelt ist, ist ein Bedürfnis hierfür gegeben. Hier ist noch nachzutragen, daß wir für vertikale Anomalien von Zähnen, die die Okklusionsebene überschritten haben, die Bezeichnung *Supraokklusion* gebrauchen, für solche, die sie nicht erreichen, den Ausdruck *Infraokklusion* anwenden. Für das typische Bild einer durch erschwerte Nasenatmung entstandenen Bißanomalie würden wir z. B. zu folgendem Ergebnis gelangen: „Distalbiß mit seitlicher Kompression, Protrusion der oberen Front und Supraokklusion der unteren Schneidezähne". Es möge beachtet werden, daß die mesiodistalen Beziehungen ihrer Wichtigkeit nach an erster Stelle stehen, transversale und vertikale Anomalien folgen je nach der Art des Falles an zweiter oder dritter Stelle. Alle drei Dimensionen sind aber zu berücksichtigen, wenn Anomalien vorliegen. Dafür noch ein Beispiel: „Neutralbiß, Asymmetrie der Mittellinie des Unterkiefers nach rechtsseitig ausgebliebener Zahnverschiebung infolge frühzeitigen Molarenverlustes, Retrusion der oberen Front mit Deckbiß". Es erübrigt sich, weitere Fälle zu zitieren.

Wir können die Ausführungen zur Diagnose hiermit aber noch nicht abschließen, sondern müssen noch auf die Bestrebungen zu sprechen kommen, die Diagnose weiter zu vervollkommnen. Diese knüpfen daran an, daß möglicherweise zwei von den Zahnreihen gewonnene Modelle auch unter Verwertung des von dem Profil des Patienten gewonnenen Eindrucks noch keine ausreichend sichere Beurteilung der Lage des Gebisses zum Schädel zulassen. Es ist deshalb versucht worden, schon die Modelle der Zahnreihen nach maßgeblichen Schädelpunkten außerhalb des Gebisses zu orientieren.

VAN LOON gebührt das Verdienst, als erster die Orientierung der Modelle zum Schädel unter Anlehnung an die in der Anthropologie gebräuchlichen Meßpunkte ausgearbeitet zu haben. Sein Verfahren ist aber so umständlich, daß es sich nicht allgemein eingeführt hat. Nach ihm haben sich eine große Zahl von Autoren an dem Ausbau der Diagnostik in dieser Richtung beteiligt (TRYFUS, WUSTROW, CIESCYNSKI, SCHWARZE, SCHEIDT u. a.). Die von SIMON entwickelte *Gnathostatik* und *Photostatik* hat wohl die meiste Beachtung gefunden.

Sie beruht auf einem System von drei Ebenen, die im rechten Winkel zueinander stehen. Die erste von ihnen ist die sog. *Frankfurter Horizontale*, eine von den Anthropologen festgelegte Ebene, die am Schädel durch den tiefsten Punkt des knöchernen unteren Augenhöhlenrandes, das sog. *Orbitale*, und durch die obere Mitte des äußeren Gehörloches, das *Porion*, hindurchführt und daher auch als *Ohr-Augenebene* bezeichnet wird. Am Lebenden ermittelt SIMON die Lage der Ebene dadurch, daß er die Orbitalia abtastet, bzw. von der Mitte der Pupille ein Lot auf den Infraorbitalrand fällt, und dadurch, daß er an die Stelle des Porions das *Tragion* treten läßt, einen am oberen Rand der Ohrenklappe gelegenen Meßpunkt (Kreuzungsstelle einer an den Oberrand und an den Vorderrand gelegten Tangente). Als zweite Meßebene dient eine Medianebene, die durch zwei Punkte an der Raphe bestimmt wird und senkrecht zur Frankfurter Horizontalen steht. An diese sagittal gestellte *Raphenmedianebene* reiht sich als letzte Meßebene die frontal gestellte *Orbitalebene* an. Sie soll durch die beiden Orbitalia und senkrecht zur Ohr-Augenebene verlaufen, zugleich aber auch senkrecht zur Raphenmedianebene stehen, was mathematisch genau naturgemäß nur bei völlig symmetrischer Lage der Orbitalia zutreffen kann.

Die Orientierung der Zahnreihen zu den Meßebenen wird dadurch erreicht, daß bereits beim Abdrucknehmen vom Oberkiefer der Löffelgriff mit dem sog. *Gnathostatbogen* verbunden wird, ein Hilfsinstrument, das sich auf die vier Meßpunkte der Frankfurter Horizontalen einstellen läßt. Außerhalb des Mundes werden die beiden Orbitalpunkte dazu benutzt, den Verlauf der Orbitalebene auf den Abdruck zu übertragen, und nachdem der Gnathostatbogen durch eine Metallplatte ersetzt ist, kann der Abdruck so ausgegossen werden, daß seine Grundfläche der Lage der Ohr-Augenebene entspricht. Das Modell des Unterkiefers wird in Okklusion mit der oberen Zahnreihe gebracht und mittels Gips

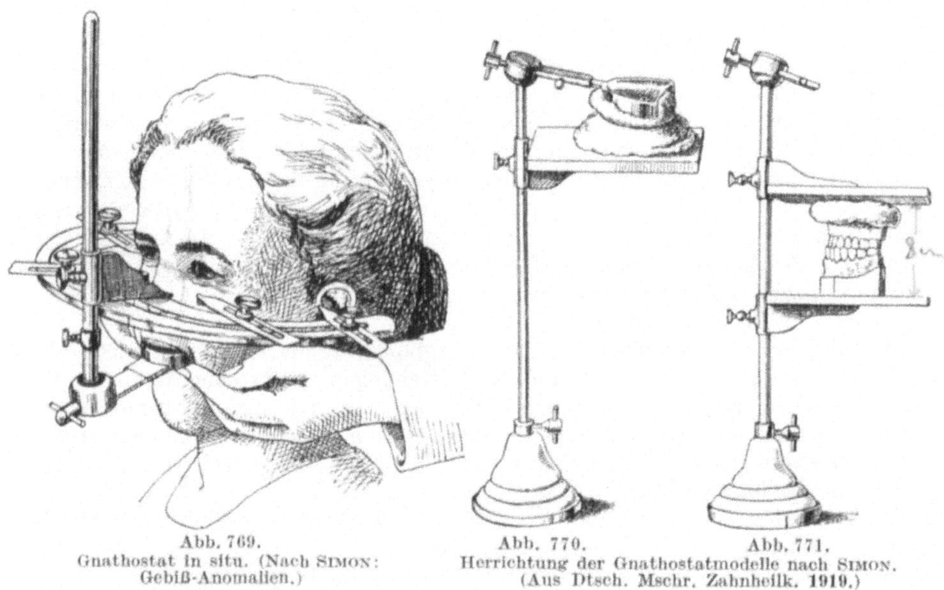

Abb. 769.
Gnathostat in situ. (Nach SIMON:
Gebiß-Anomalien.)

Abb. 770.   Abb. 771.
Herrichtung der Gnathostatmodelle nach SIMON.
(Aus Dtsch. Mschr. Zahnheilk. 1919.)

und einer zweiten Metallplatte die Grundfläche so hergerichtet, daß sie der Ohr-Augenebene ebenfalls parallel und stets in 8 cm Abstand von ihr verläuft. Mit Hilfe eines Symmetrographen wird die Raphenmedianebene auf oberem und unterem Modell angezeichnet. An den Modellen sind nunmehr unmittelbar Messungen zu allen drei Ebenen ausführbar. Die Lage jedes Punktes im Raum läßt sich also bestimmen. Durch verschiedene Modifikationen der Konstruktion des Gnathostaten hat das Verfahren in den letzten Jahren in technischer Beziehung eine Vereinfachung erfahren, grundsätzliche Fragen sind durch die Änderungen der Apparatur aber nicht berührt worden.

Um den Charakter einer Anomalie nach Gnathostatmodellen ermitteln zu können, müssen wir aber noch die Lage des normalen Gebisses zu den drei Ebenen kennen. Diesem Bedürfnis hat SIMON durch Messung einer größeren Zahl anatomisch richtiger Gebisse unter Ausnutzung biometrischer Gesetzmäßigkeiten sich bemüht Rechnung zu tragen. Die notwendige Ergänzung zur diagnostischen Auswertung der Modelle ist damit gegeben. Auf die graphische Auswertung der Modelle soll nicht mehr eingegangen werden.

Trotz der großen Vorteile, die ein solches Verfahren zunächst zu bringen scheint, hat es an Kritik nicht gefehlt. Diese greift einmal an der Tatsache an, daß der Simonschen Gnathostatik nicht absolut genau die gleiche Orientierung zugrunde liegt wie den anthropologischen Messungen, wodurch eine Verwirrung entstehen könne. Sie bemängelt ferner, daß die Raphenmedianebene nicht die erforderliche Unabhängigkeit vom Gebiß besitze und daß auch die Orbitalia der Einflußsphäre des Gebisses nicht entzogen seien. Un-genauigkeiten, die sich bei Messungen am Lebenden einstellen müssen, sind ferner Gegenstand von Aus-stellungen gewesen und noch einige andere Faktoren.

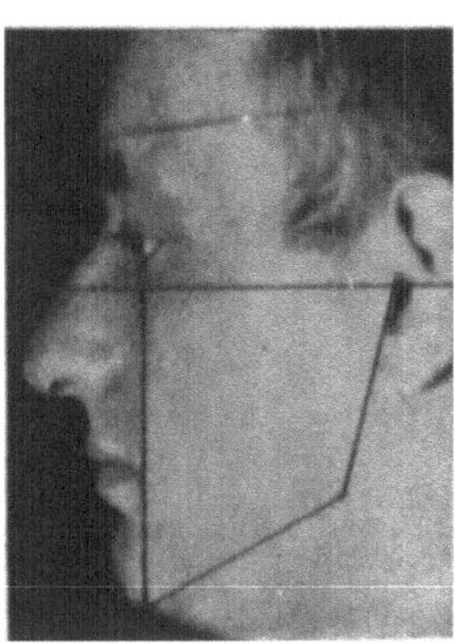

Abb. 772. Photostataufnahme nach SIMON. (Aus SIMON: Gebiß-Anomalien.)

Selbst wenn man die von Simon angegebene Art der metrischen Erfassung einer Anomalie für zulässig hält, bleibt aber die Frage offen, ob es zweckmäßig ist, in der Praxis von ihr Gebrauch zu machen.

Die Antwort hierauf wird verneinend lauten müssen. Wenn wir die Orientierung im Gebiß suchen, wie es zuvor beschrieben worden ist, und dann den Einfluß der Zahnstellung auf das Gesicht beobachten, können wir stets völlig befriedigende Resultate erzielen. Da sich die Beeinträchtigung der kosmetischen Funktion des Gebisses durch eine Gebißanomalie nicht exakt er-fassen läßt, führt uns in diesem Punkte auch ihre kephalometrische Messung nicht weiter. Die Praxis bestätigt, daß die Orientierung innerhalb des Gebisses in der Regel genügt. Es soll jedoch noch ausdrücklich hervorgehoben werden, daß die Gnathostatik bei der Lösung wissenschaftlicher Fragen sehr wertvoll sein kann.

In diesen Sätzen kommt bereits zum Ausdruck, daß die Abhängigkeiten zwischen Gesicht und Gebiß eine entscheidende Rolle spielen können. Ihnen müssen wir uns daher auch noch weiter zuwenden. Simon hat sie in seiner *Photostatik* berücksichtigt, einem Verfahren, das darin besteht, daß genaue Profil- und en face-Auf-nahmen vom Gesicht des Patienten gemacht werden, während der Kopf so gehalten wird, daß die Ohr-Augenebene horizontal steht. Mar-ken an den Orbitalia und eine kleine Apparatur ermöglichen die genaue Einstellung. Um den Ver-gleichswert der Aufnahmen zu er-höhen, werden alle Photographien in der gleichen Entfernung gemacht. Die Projektionen der Ohr-Augen-ebene und der Orbitalebene lassen sich nachträglich in die Kopie ein-zeichnen. Werden in dem Gesicht vor der Aufnahme auch der Kiefer-winkelpunkt, das *Gonion*, und der Kinnpunkt, das *Gnathion*, markiert, so lassen sich die Verbindungslinien der ver-

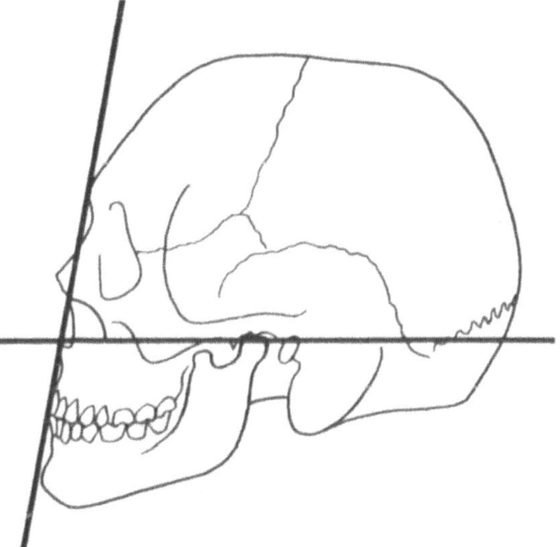

Abb. 773. CAMPERscher Gesichtswinkel.

schiedenen Punkte zu Winkelmessungen benutzen, die über die Gesichtsbildung Aufschlüsse zu geben vermögen. Durch Aufnahmen, die unter konstanten Verhält-nissen gewonnen werden, kann jedenfalls die orthodontische Gesichtsanalyse außer-ordentlich erleichtert werden. Von ihnen sollte daher stets Gebrauch gemacht werden. Mehr als der Charakter einer Hilfsmaßnahme kommt den Winkel-messungen aber nicht zu. Das gilt auch für den vielgenannten CAMPERschen

Gesichtswinkel. Er wird von den beiden Linien eingeschlossen, die einerseits vom am weitesten vorspringenden Teil der Stirn zum vordersten Punkt des Gebisses und andererseits vom äußeren Gehörgang zur Spina nasalis verlaufen. Weitere Ausführungen dazu erübrigen sich.

Ergänzend sei nur noch bemerkt, daß KANTOROWICZ statt der Orbitalsenkrechten die *Glabellalinie* in die Profilaufnahme einzeichnet, eine Linie, die von der Stirnglatze, dem zwischen den Augenbrauen liegenden vorspringenden Punkt am unteren Rande des Stirnbeins, ausgeht und senkrecht zur Ohr-Augenebene steht. KANTOROWICZ spricht ihr physiognomisch größere Bedeutung zu, ein Urteil, dem man sich anschließen kann.

2. Das Behandlungsziel.

Der in der Orthodontie Unerfahrene wird versucht sein, die Beantwortung der Frage nach dem Behandlungsziel damit abzutun, daß er sagt, eine Okklusionsanomalie müsse in die normale Okklusion umgewandelt werden. Es unterliegt keinem Zweifel, daß dieser Endzustand als das ideale Resultat unserer Therapie angesehen werden muß. Die genauere Beschäftigung mit dem Thema lehrt aber schon bald, daß dieses Ziel auf rein orthodontischen Wegen nicht immer erreichbar ist. Es braucht hier nur auf die Fälle verwiesen zu werden, bei denen bereits Extraktionen vorgenommen worden sind. Es leuchtet ein, daß nach dem Verlust eines oder mehrerer Zähne eine normale Okklusion ohne prothetische Ergänzungen der Zahnreihen nicht mehr herzustellen ist. Wir sind daher gezwungen, unter solchen Umständen unserer Behandlung ein anderes Ziel zu setzen.

Damit unsere Behandlung als eine erfolgreiche angesehen werden kann, müssen wir erwarten, daß alle funktionellen Störungen, die von der Okklusionsanomalie ausgehen, behoben worden sind. Jede Beeinträchtigung der Nahrungsaufnahme, des Abbeißens, und der Nahrungszerkleinerung, der Kautätigkeit, muß somit beseitigt sein. Die vorhandenen Zähne müssen also nicht nur in geschlossener Reihe in Okklusion treten, sondern *auch gut artikulieren.* Wenn wir an die schädlichen Folgen denken, die für den Zahnbestand durch Überlastung einzelner Zahngruppen bei mangelhafter Artikulation eintreten können, werden wir uns der Bedeutung dieser Aufgabe bewußt. Ebenso selbstverständlich ist, daß die sprachfunktionelle Leistung des Gebisses auf volle Höhe gebracht werden muß. Mit der Herstellung einer guten Artikulation geht die Erreichung dieses Zieles bereits Hand in Hand, so daß es nur dieser Erwähnung bedarf. Besonders hervorzuheben ist aber noch einmal, daß die kosmetische Funktion des Gebisses voll befriedigen muß. Gerade in der Orthodontie steht diese Leistung der Zahnreihen meist im Vordergrunde des Interesses. Harmonie in der Stellung der einzelnen sichtbaren Zähne und im gegenseitigen Verhältnis der beiden Zahnbögen zueinander, aber auch des ganzen Gebisses zum Gesicht muß also als Ziel unsere Maßnahmen beherrschen.

Damit ist jedoch das Behandlungsziel in den Fällen, in denen die normale Okklusion nicht zu erreichen ist, noch nicht vollkommen charakterisiert. Da das Gebiß nach der Behandlung den verschiedenartigsten mechanischen Einwirkungen ausgesetzt ist, müssen wir erwarten, daß es sich gegenüber diesen Kräften in einem Gleichgewichtszustand befindet. Alle Kräfte, die bewegend auf die regulierten Zähne einwirken können, müssen kompensiert sein. Mit der Erreichung guter Okklusion und Artikulation wird diese Bedingung immer erfüllt sein. Wir erheben sie daher zum Hauptmerkmal unseres Behandlungszieles. Da sie jedoch von der normalen Okklusion abweicht, stellen wir sie derselben als *gesicherte Okklusion* gegenüber.

In jedem Einzelfall ist also bezüglich des Behandlungszieles zwischen normaler und gesicherter Okklusion zu unterscheiden. Im Rahmen dieser allgemeinen

Besprechung lassen sich genaue Richtlinien für die Wahl nicht aufstellen. Es kann aber noch auf drei Faktoren verwiesen werden, die immer Beachtung beanspruchen: erstens der *Zahnbestand* zweitens die *Art der Anomalie* und drittens das *Alter des Patienten*.

Bei der Beurteilung des Zahnbestandes sind nicht mehr erhaltungsfähige Zähne so zu bewerten, als ob ihre Reste bereits entfernt wären. Bezüglich der Art der Anomalie ist von ausschlaggebender Bedeutung, ob Neutralbiß vorliegt oder eine Bißanomalie (Distalbiß bzw. Mesialbiß). Das Alter erfordert insofern Berücksichtigung, als bei jüngeren Kindern das noch nicht beendete Wachstum der Kiefer zur Beseitigung der Anomalie ausgenutzt werden kann und zwar sowohl in dem Sinne, eine Bißanomalie in die normale Okklusion überzuführen, wie auch durch Hemmung des Längenwachstums eines Kiefers mittels vorzeitiger Zahnentfernungen eine Bißanomalie in eine gesicherte Okklusion umzuwandeln.

Aus diesen Gesichtspunkten ergibt sich, daß Stellungsanomalien bei vollständigen Zahnreihen im allgemeinen Anlaß zur Herstellung der normalen Okklusion geben werden. Im Lückengebiß wird dagegen meist die gesicherte Okklusion unser Ziel sein, obwohl wir unter Zuhilfenahme prothetischer Maßnahmen auch hier noch die normale Okklusion herstellen können. Eine gesicherte Okklusion, die uns die prothetische Ergänzung der Zahnreihe erspart, wird uns aber in vielen Fällen mehr wert sein. Ganz besonders gilt dies für jugendliche Patienten, die den Orthodonten in der Hauptsache beschäftigen. Der Ausfall des Kauwertes eines einzelnen Kaupaares bei geschlossenen Zahnreihen setzt den Gebrauchswert des gesamten Gebisses so wenig herab, daß der Schluß einer Lücke durch eine Prothese überflüssig wird, wenn er sich auf orthodontischem Wege erreichen läßt. Dieser Standpunkt läßt sich auch noch damit rechtfertigen, daß der Verlust eines Zahnes in jeder Kieferhälfte kosmetische Störungen für das Gesicht nicht nach sich zu ziehen braucht.

Sinngemäß lassen sich diese Gedankengänge auch auf die Bißanomalien anwenden. In erster Linie wird also auch hier die Herstellung der normalen Okklusion in Betracht kommen. Vorhandene Lücken werden aber je nach dem Charakter der Bißanomalie schon etwas anders zu bewerten sein.

Die Lage der Lücke spielt hier eine sehr wesentliche Rolle. Bei Fällen der Klasse II z. B. können symmetrische Lücken im Oberkiefer die Herstellung der gesicherten Okklusion erleichtern, während die Herstellung der normalen Okklusion nach dem prothetischen Schluß der Lücke an den Patienten und Behandelnden hohe Anforderungen stellen würde, ohne daß sie gegenüber der einfach zu erreichenden gesicherten Okklusion einen entsprechenden Mehrwert für den Patienten besäße. Letztere wird also zu erstreben sein. Wir können sogar noch einen Schritt weiter gehen. Wenn noch kein Zahn im Oberkiefer fehlt, können wir eventuell in jeder Kieferhälfte einen entfernen, um durch Herstellung der gesicherten Okklusion die Behandlung in günstige Bahnen zu leiten. Dieser Entschluß wird uns erleichtert, wenn z. B. die Sechsjahrmolaren defekt sind und das Kind schon bald nach ihrem Durchbruch in unsere Behandlung kommt. Mit der frühzeitigen Entfernung der beiden Zähne bleibt im Oberkiefer die Zahnverschiebung aus, während sie im vollbezahnten Unterkiefer vonstatten geht. Der Verzicht auf die normale Okklusion kann dann den Ausgleich des Distalbisses herbeiführen. Vom achten Jahre ab wird dieses Ziel durch die Zahnentfernung allein nicht mehr sicher erreichbar sein. Trotzdem kann sie angewandt werden, wenn auf die Erleichterung, die die Herstellung der gesicherten Okklusion verschafft, Wert gelegt werden muß. Die Entfernung des ersten Prämolaren wird bei intakten Sechsjahrmolaren dann aber vorzuziehen sein, bei Retrusion der Front kann selbst die Entfernung der buccal durchgebrochenen Eckzähne angezeigt sein.

Bedeutend schwieriger liegen die Verhältnisse, wenn bei bestehendem Distalbiß im Unterkiefer jederseits ein Zahn fehlt oder entfernt werden muß. Die Herstellung der normalen Okklusion kann dann selbst beim prothetischen Schluß der Lücke noch Schwierigkeiten machen. Meist wird darauf verzichtet werden müssen, und wenn schon im Unterkiefer extrahiert ist, auch im Oberkiefer jederseits der Sechsjahrmolar zu entfernen sein. Auch dann kann die Erzielung der gesicherten Okklusion noch große Mühe bereiten.

Für Fälle der Klasse III gilt naturgemäß das Umgekehrte. Es braucht nur hinzugefügt zu werden, daß die Herstellung der normalen wie der gesicherten Okklusion in der Regel schwieriger ist als unter gleichen Bedingungen bei der Klasse II.

Zum Schluß sei nur noch die Mahnung von KÖRBITZ wiederholt, daß es von größter Wichtigkeit ist, sich frühzeitig zu einem Behandlungsziel zu entschließen, das dann fest im Auge zu behalten ist. Schwankungen im Ziel der Behandlung sind am schädlichsten, da sie wiederholte Änderungen des ganzen Behandlungsplanes nach sich ziehen müssen und dann oft mehr Zeit erfordern als die Innehaltung des mühevollsten Behandlungsweges.

3. Der Behandlungsplan.

Nachdem wir mit der Diagnose eines Falles bereits festgelegt haben, welchen Charakter die Anomalie trägt, und nachdem wir uns bereits klar darüber geworden sind, welches Ziel wir unserer Behandlung setzen, bereitet die Aufstellung eines Behandlungsplanes in der Regel keine Schwierigkeiten mehr. Sie wird uns insbesondere dann erleichtert, wenn wir unserer Diagnosenstellung die genetische Betrachtungsweise zugrunde gelegt haben. Mit Recht ist in der orthodontischen Literatur immer wieder betont worden, welche außerordentlichen Vorteile es für die Festlegung des Behandlungsplanes bietet, *jeden Fall nicht als ein Zustandsbild, sondern als das Resultat seiner Entwicklung zu betrachten.* Es braucht das hier kaum noch näher begründet zu werden. Wenn wir z. B. festgestellt haben, daß die erschwerte Nasenatmung eine Kompression des Oberkiefers nach sich zieht, daß diese die Protrusion der Frontzähne bedingt und aus der Protrusion sich bei dem bestehenden Retrusionsdruck auf die Front der Engstand der Zähne ergibt, so läßt sich ohne weiteres daraus folgern, daß der Engstand der Zähne nur behoben werden kann, wenn die Protrusion beseitigt wird, und daß die Protrusion wieder nur auszuschalten ist, wenn zuvor die Kompression ausgeglichen ist. Der Behandlungsplan hat also zunächst die Expansion des Zahnbogens vorzusehen, der sich die Retrusion der Front anzuschließen hat, wobei der Engstand der Frontzähne dann gleichzeitig ausgeglichen wird. Für alle anderen Anomalien läßt sich der Behandlungsplan in seinen wesentlichen Zügen ebenfalls aus ihrer Entwicklung herauslesen. Aus Diagnose und Behandlungsziel ergibt sich für den Behandlungsplan also bereits Umfang und Richtung der vorzunehmenden Zahnbewegungen sowie die Antwort auf die Frage, in welcher Reihenfolge die einzelnen Bewegungen ausgeführt werden müssen. Es läßt sich dann vermeiden, daß Bewegungen eingeleitet werden, deren Durchführung sich als unmöglich erweist, weil ein anderer Teil der Zahnreihe sich ihnen hindernd entgegenstellt.

Aus der Betrachtung der Entwicklung einer Anomalie können wir nun aber nicht nur die Lehre ziehen, welche Bewegung vor einer anderen den Vorrang zu erhalten hat, sondern wir können daraus auch entnehmen, daß keine isoliert auszuführen ist, sondern daß eine die andere ganz allmählich nach sich zieht, und daß in dem Grad, in dem eine fortschreitet, auch die andere zunimmt. Wenn wir unserer Therapie die rückläufige Entwicklung einer Anomalie zugrunde legen, werden wir daher auch die Stetigkeit wahren müssen, mit anderen Worten, wir werden so viele Bewegungen wie möglich gleichzeitig auszuführen trachten.

Ausdrücklich muß nun aber darauf hingewiesen werden, daß es auch zu Fehlern führen könnte, wollten wir uns bei der Aufstellung eines Behandlungsplanes ganz schematisch an die Feststellungen halten, die wir bei dem Studium der Entwicklung des betreffenden Falles haben machen müssen. Es können auch Abweichungen von seiner kontinuierlichen Genese angezeigt sein. Abgesehen davon, daß wir nicht in allen Fällen eine normale Okklusion herstellen können und das Behandlungsziel ja im Behandlungsplan Berücksichtigung finden muß, müssen wir beachten, daß die Bewegungen von Zähnen ebenso wie diejenige anderer Körper den mechanischen Gesetzmäßigkeiten unterworfen sind. Wenn uns Mißerfolge erspart bleiben sollen, müssen wir sie daher innehalten.

Die drei NEWTONschen Grundgesetze der Bewegung mögen daher unseren weiteren Erörterungen vorangestellt und damit wieder in Erinnerung gebracht werden. Sie besagen:

1. Ein Körper verharrt im Zustand der Ruhe oder der gleichförmigen gradlinigen Bewegung, solange er nicht durch Kräfte gezwungen wird, seinen Zustand zu ändern (Trägheits- oder Beharrungsgesetz).

2. Die Änderung der Bewegung ist der einwirkenden Kraft proportional und erfolgt in der Richtung der Kraft (Kraftgesetz).

3. Wirkung und Gegenwirkung sind einander gleich (Gegenwirkungsgesetz).

Wenn wir den Inhalt dieser Sätze auf das Gebiet der orthodontischen Behandlung anwenden, müssen wir uns folgender Tatsachen bewußt werden:

Um die Bewegung von Zähnen ausführen zu können, müssen wir Kräfte entfalten, die auf sie einwirken. Wie wir sie erzeugen, ist dabei zunächst völlig gleichgültig. Wenn wir die Bewegung von Zähnen in bestimmter Richtung vornehmen wollen, müssen wir den Kräften aber diese Richtung vorschreiben; jede Differenz zwischen der Richtung der Kraft und der auszuführenden Bewegung führt die Zähne in eine falsche Stellung. Von ganz besonderer Wichtigkeit ist aber für uns, daß jede Kraft eine gleich große Gegenkraft auslöst. Außer an dem *Angriffspunkt*, der uns durch die zu bewegenden Zähne vorgeschrieben ist, kommt die Kraft auch an der Stelle zur Geltung, von der aus sie erzeugt wird, an dem *Ausgangspunkt*. Wenn dieser Punkt innerhalb des Gebisses liegt, muß also damit gerechnet werden, daß er sich unter der Wirkung dieser Gegenkraft ebenfalls, nur in entgegengesetzter Richtung bewegt. Zur Bewegung kann es nach dem Beharrungsgesetz aber nur in dem Umfange kommen, wie die widerstehenden Kräfte dies nicht verhindern. *Der Widerstand des Angriffspunktes und des Ausgangspunktes der Kraft ist also für den Ablauf der Bewegung maßgebend.* Ist die Widerstandsfähigkeit beider gleich groß, werden beide sich in gleichem Maße, aber in entgegengesetzter Richtung verschieben; ist ihre Widerstandsfähigkeit verschieden groß, wird die Bewegung beider Punkte der Größe des Widerstands umgekehrt proportional sein.

Damit eine Bewegung in dem von uns gewünschten Sinne abläuft, spielt somit die Abschätzung der Widerstände eine ausschlaggebende Rolle. Die Aufgabe, die uns hiermit gestellt wird, müssen wir unabhängig von anderen Fragen, insbesondere unabhängig von der Art der Behandlungsapparatur lösen. Sie wird als das *Verankerungsproblem* in der Orthodontie bezeichnet, dem wir innerhalb des Behandlungsplanes einen eigenen Platz einräumen müssen.

Die Bedeutung, die der Verankerung der Kräfte zukommt, wird am treffendsten gekennzeichnet, wenn wir an den Beginn unserer weiteren Erörterungen den von KÖRBITZ hervorgehobenen Satz stellen: *Im Gebiß gibt es keinen absolut festen Punkt.* Stände er uns zur Verfügung, wäre es einfach, von ihm aus alle bewegenden Kräfte wirken zu lassen. Da dies nicht zutrifft, stehen wir somit vor der Frage, wie trotz seines Fehlens eine sachgemäße Verankerung der Kräfte zu erzielen ist.

Aus den mechanischen Gesetzmäßigkeiten ergibt sich, daß dies am einfachsten gelingen wird, sobald zwei Teile des Gebisses, zwei Zähne oder zwei Abschnitte der Zahnreihen von gleich großem Widerstand in entgegengesetzter Richtung bewegt werden sollen. Sobald wir überhaupt nur eine Kraft zwischen ihnen erzeugen, deren Sinn der auszuführenden Bewegung entspricht, werden wir unser Ziel erreichen. Die Verankerung der Kraft aber ist dadurch charakterisiert, daß keiner der beiden Teile, an denen die Kraft zur Wirkung kommt, einseitig als Ausgangspunkt oder als Angriffspunkt bezeichnet werden kann, ihr gegenseitiges Verhältnis ist durchaus ein wechselseitiges, wir nennen sie *reziproke Verankerung.*

Schwieriger dagegen wird die Lage, wenn einer vorzunehmenden Bewegung eine andere entgegengesetzt gerichtete nicht gegenüber steht. Hier hilft uns die Tatsache, daß wir als Ersatz für einen absolut festen Punkt einen relativ festen verwenden können, wenn der Widerstand des zu bewegenden Teiles des Gebisses gegenüber dem als Ausgangspunkt für unsere Kraft dienenden verhältnismäßig klein ist. Diese Art der Verankerung bezeichnen wir als *stationäre.* Es kann also z. B. ein Zahn, dessen Zahnfach geringen Widerstand bietet, von einem anderen aus bewegt werden, dessen Befestigung im Knochen als sehr stark angesehen werden kann. Praktisch spielt das allerdings nur eine sehr beschränkte Rolle, da der Unterschied in den Widerständen meist nicht groß genug ist, damit der eine völlig unbewegt bleibt. Eine größere Differenz aber können wir uns dadurch herstellen, daß wir die der Bewegung eines Zahnes dienende Kraft einerseits auf diesen Zahn, andererseits aber auf eine Anzahl von Gliedern der Zahnreihe wirken lassen. Dadurch, daß auf dieser Seite auf den einzelnen Zahn dann nur ein Teil der Kraft entfällt, wird die Gefahr, daß er in Bewegung gerät, ausgeschaltet. Aus der Notwendigkeit, den Widerstand des Ausgangspunktes der Kraft bei der stationären Verankerung möglichst groß gegenüber dem zu bewegenden Teil der Zahnreihe zu halten, ergibt sich, daß dort, wo eine Gruppe von Zähnen in gleichem Sinne bewegt werden muß, ihre Verschiebung oft nicht gleichzeitig vorgenommen werden kann, sondern daß die einzelnen Zähne nacheinander bewegt werden müssen, wenn die stationäre Verankerung der Kräfte nicht erschüttert werden soll. Im Behandlungsplan ist dies stets zu berücksichtigen.

Aus diesen Ausführungen ist nun bisher hervorgegangen, daß *die reziproke Verankerung stets vor der stationären den Vorzug besitzt.* Nur wenn die erstere nicht zur Verfügung steht, wird zur zweiten gegriffen.

Mit dieser Feststellung ist die Wahl der Verankerung innerhalb des Behandlungsplanes aber noch nicht genügend berücksichtigt worden. Wir müssen uns noch darüber klar werden, an welcher Stelle des Gebisses wir unsere Verankerung suchen werden, wenn wir unter verschiedenen Möglichkeiten die Wahl haben. Da wir uns hier von dem Streben leiten lassen, stets die einfache Behandlung der komplizierteren vorzuziehen, können wir eine gewisse Reihenfolge auch innerhalb der allgemeinen Besprechung festlegen. Diese gilt sowohl für die reziproke wie auch für die stationäre Verankerung.

Zunächst können wir die Verankerung innerhalb desselben Zahnbogens derjenigen im Gegenkiefer gegenüberstellen. Erstere, die wir als *intramaxilläre* bezeichnen, wird der zweiten, die die *intermaxilläre* benannt wird, stets vorgezogen werden müssen.

Aber auch innerhalb des einzelnen Zahnbogens können wir in manchen Fällen noch wählen. Um die verschiedenen Möglichkeiten allgemein gegenüberstellen zu können, ist es zweckmäßig, den Zahnbogen in mehrere Abschnitte einzuteilen, die eine fast einheitliche Verlaufsrichtung besitzen. In jeder Zahnreihe ergeben sich dabei drei Teilstücke, je zwei Seitenstücke, welche die Prämolaren und Molaren umfassen, sowie ein Mittelstück, das die Schneidezähne enthält. Der im Knick des Zahnbogens stehende Eckzahn liegt sowohl in der Verlaufsrichtung der Seitenteile wie des Mittelstücks. Je nach Bedarf kann er also zur Vergrößerung des Widerstandes in diesem oder jenem Abschnitt dienen.

Für die Wahl des Verankerungsortes ist nun von Bedeutung, daß wir am einfachsten wegkommen, wenn wir unsere Verankerung in demselben Zahnreihenabschnitt finden können. Erst wenn diese Möglichkeit nicht besteht, werden wir sie in einem anderen Teilstück suchen. Für Bewegungen im Seitenabschnitt des Zahnbogens kommt hier in der Regel zunächst der gegenüberliegende Teil der Zahnreihe in Betracht, und erst wenn dieser die Verankerung nicht bietet, das Mittelstück eventuell in Verbindung mit einem Seitenteil als Verankerungsbasis gegenüber dem anderen Seitenstück. Bewegungen im Mittelstück, die hier keine ausreichende Verankerung finden, sind naturgemäß gezwungen, sie in einem oder beiden Seitenteilen zu suchen. Zusammenfassend gestaltet sich die Wahl der Verankerung also folgendermaßen:

I. Reziproke Verankerung.
    A. Intramaxillär.
        1. In demselben Abschnitt der Zahnreihe.
        2. In einem anderen Abschnitt.
            a) In den beiden Seitenteilen wechselseitig.
            b) Im Mittelstück und einem oder beiden Seitenteilen wechselseitig.
    B. Intermaxilläre Verankerung.

Steht auch diese nicht zur Verfügung, ist die Wahl der stationären Verankerung berechtigt.

II. Stationäre Verankerung.
    A. Intramaxillär.
        1. In demselben Abschnitt der Zahnreihe.
        2. In einem oder den beiden anderen Abschnitten des Zahnbogens.
    B. Intermaxilläre Verankerung.

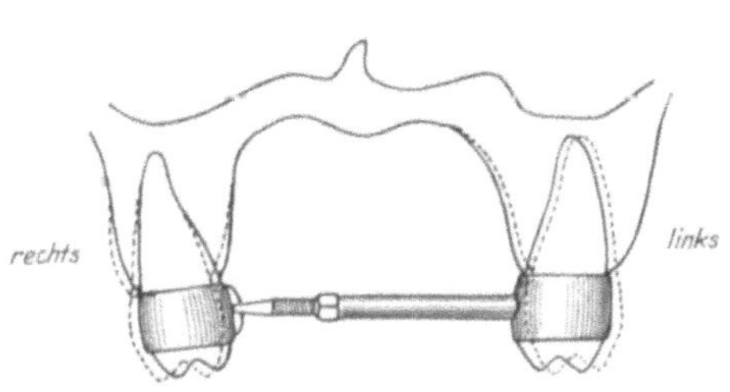

Abb. 774. Verschiedenartige Kraftübertragung, durch den Kontakt der Schraubenspindel vielgelenkig, durch die angelötete Kanüle mit Gewinde starr. (Nach Körbitz: Kursus der systematischen Orthodontik. Leipzig 1914.)

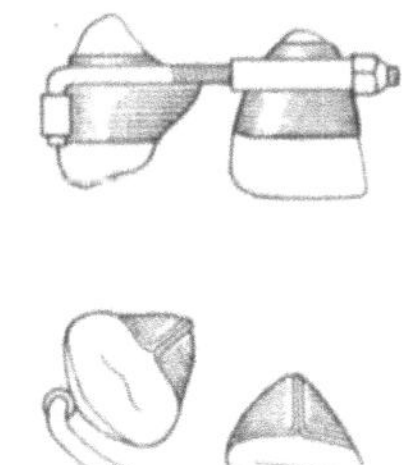

Abb. 775. Eingelenkige Kraftübertragungen, beim Schneidezahn praktisch starr, da die Kraftrichtung durch die Achse des Gelenks verläuft. (Nach Körbitz: Orthodontik.)

Es liegt nahe, nunmehr zu fragen, wie wir uns helfen können, wenn nun einmal auch die stationäre intermaxilläre Verankerung versagt. Da dann die *intraoralen* Verankerungsmöglichkeiten erschöpft sind, bleibt nur übrig, eine solche außerhalb des Mundes zu suchen. Als solche *extraoralen* Verankerungen kennen wir zwei, diejenige an der Schädelkapsel als *occipitale* Verankerung und diejenige an der Basis des Unterkieferkörpers als *mandibuläre* Verankerung. Beide spielen aber heute so gut wie gar keine Rolle mehr. Es genügt, sie zu erwähnen.

Ergänzend muß nur noch bemerkt werden, daß wir in der Art, in der unsere Kraft auf den Ausgangspunkt übertragen wird, ein Mittel haben, seinen Widerstand mehr oder weniger vollkommen auszunutzen. Wir unterscheiden die *starre*, die *eingelenkige* und die *vielgelenkige Kraftübertragung*. Die erste ist dadurch charakterisiert, daß der Zahn zwangsläufig in der Richtung der Kraft geführt wird, der Widerstand des ganzen Zahnfaches stemmt sich daher der Bewegung entgegen. Die eingelenkige Kraftübertragung läßt im Gegensatz hierzu eine Bewegung des Zahnes in einer Ebene zu. Wirkt die Kraft in dieser Ebene, kann der Zahn daher so ausweichen, wie es der geringste Widerstand in dieser Ebene zuläßt. Wirkt dagegen die Kraft in der Achse des Gelenkes, so kann es sich nicht betätigen, die Kraftübertragung ist praktisch als starr anzusehen. Bei der vielgelenkigen Kraftübertragung ist schließlich die Betätigung eines Gelenkes von der Richtung der Kraft unabhängig, sie kann in jeder Ebene erfolgen. Der Zahn wird daher in der Richtung nachgeben, in der die Kraft überhaupt den geringsten Widerstand findet.

Es leuchtet ein, daß das bei der stationären Verankerung unerwünscht sein wird. Sie wird daher möglichst von der praktisch als starr zu wertenden Kraftübertragung Gebrauch machen, wenn Zweifel bestehen, daß sonst eine Stellungsveränderung am Ausgangspunkt der Kraft eintreten könnte.

Zum Schluß sei noch darauf verwiesen, daß in der Mehrzahl der zu behandelnden Fälle eine einzige Verankerung nicht ausreicht, um alle Bewegungen zum Abschluß zu bringen. Für jede von ihnen wird man dann aber die günstigste Verankerungsart erst vollkommen ausnutzen, bevor man zu einer weniger sicheren greift. Auch darauf muß sich bei der Aufstellung des Behandlungsplanes die Aufmerksamkeit richten und ein entsprechender Vermerk gemacht werden.

4. Die Behandlungsart.

a) Die Behandlung mit dem Anglebogen.

Nachdem die zur Behebung einer Anomalie notwendigen Bewegungen von Zähnen, ihre Reihenfolge und die für die Wirksamkeit der Kräfte geeigneten Verankerungen festgelegt worden sind, können wir uns der Beantwortung der Frage zuwenden, wie wir diese Kräfte am besten erzeugen.

Dies wird uns außerordentlich erleichtert, da uns ANGLE eine Apparatur geschenkt hat, deren vielseitige Anwendbarkeit so gut wie allen Bedürfnissen Rechnung zu tragen vermag. Zwar hat sich im Laufe der Zeit die Notwendigkeit herausgestellt, Modifikationen in der Form und in der Handhabung der Apparate vorzunehmen, andere Behandlungsarten haben sie auch bereits teilweise verdrängt, die Einfachheit und Übersichtlichkeit der Anwendung der ANGLEschen Apparatur ist aber heute noch unumstritten. Gerade für den Anfangsunterricht kommt ihr daher noch immer eine große Bedeutung zu.

Die Grundlage der ANGLEschen Apparatur, für die sich in Deutschland besonders GRÜNBERG, KÖRBITZ und OPPENHEIM eingesetzt haben, bildet der sog. *Expansionsbogen* und das *Ankerband*.

Der *Expansionsbogen* besteht aus einem dem Verlauf der Zahnreihe ungefähr angepaßten elastischen Drahtbügel, in dessen freie Enden Gewinde eingeschnitten worden sind. Auf dem Gewinde läuft jederseits eine Mutter, an der wir zwei Teile unterscheiden können, den vierkantigen Mutterkopf und den runden Mutterzapfen. Ersterer bietet den Angriffspunkt für einen Schraubenschlüssel, wenn die Mutter zwangsweise eine andere Stellung einnehmen soll. Der Mutterzapfen aber dient zur Verbindung des Bogens mit den Ankerbändern.

Das *Ankerband* stellt ein Schraubband von verschiedenem Durchmesser dar. Ein Bandstreifen wird durch eine an einem Ende angelötete Schraubenspindel, die durch eine am anderen Ende angelötete Öse führt und eine vor ihr laufende kleine Mutter trägt, ringförmig zusammengehalten, so daß er fest um einen Zahn herumgelegt werden kann. An der gegenüberliegenden Seite ist ein Röhrchen angelötet, durch das die Enden des Bogens hindurchgeführt werden können. Damit die Lage des Bogens möglichst sicher ist, besitzt das Innere des

Röhrchens am vorderen Ende eine erweiterte Bohrung, einen Friktionsabsatz,
zur Aufnahme des Mutterzapfens. Die Anlegung des Ankerbandes erfolgt grundsätzlich so, daß das Röhrchen auf der buccalen Seite liegt und der Friktionsabsatz nach mesial zeigt. Die Schraubenspindel liegt demgemäß lingual und weist
ebenfalls nach mesial. Ausnahmsweise kann aber auch von einer atypischen
Anlegung Gebrauch gemacht werden. Zur Aufnahme des Ankerbandes dient in
der Regel der erste Molar, gelegentlich auch der zweite. Es gibt aber auch
Ankerbänder von geringem Durchmesser, die an Prämolaren angebracht werden
können.

Erwähnt werden muß außerdem eine Form von Ankerbändern, die sich dadurch von der ANGLEschen unterscheidet, daß Röhrchen und Verschraubung
miteinander kombiniert sind. Sie ist als *Lukensband* bekannt. Dieses besitzt
vor dem Angleband den Vorzug, daß es uns die Schraube auf der Lingualseite
erspart, dafür aber auch den Nachteil, daß die Lage der Kanüle zur Aufnahme
des Bogens nicht variationsfähig ist.

Sobald der das Ankerband aufnehmende Zahn in der geschlossenen Zahnreihe steht, muß das Band durch den Interdentalraum hindurchgeführt werden.
Der Widerstand des Kontaktpunktes kann hierbei oft nur schwer überwunden

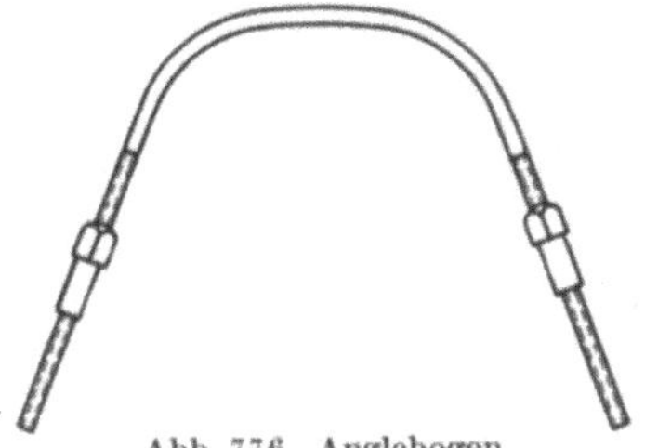

Abb. 776. Anglebogen.

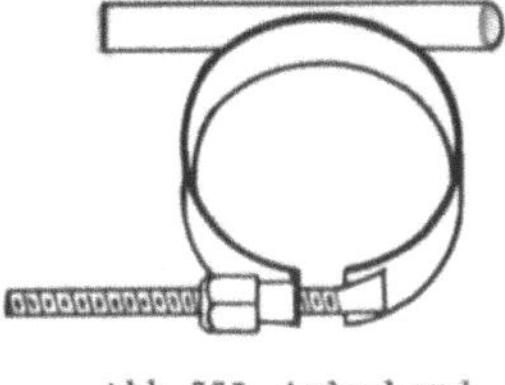

Abb. 777. Ankerband
nach ANGLE.

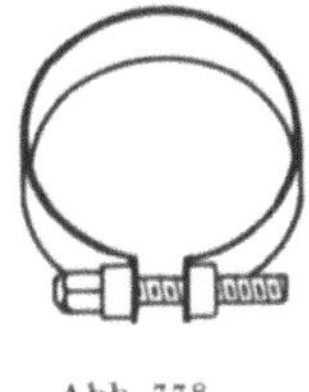

Abb. 778.
Lukensband.

werden, so daß eine Separation notwendig wird. Da die Zahnsubstanz unbedingt
geschont werden muß, hat sich folgendes Verfahren allgemein eingeführt: Ein
0,4 mm starker Draht, der von buccal her unterhalb des Kontaktpunktes nach
lingual geführt wird und oberhalb des Kontaktes nach buccal zurückkehrt,
wird fest aufgedreht. Nachdem er 1—2 Tage im Munde gelegen hat, ist der
Durchgang für den dünnen Blechstreifen frei. Das gegenüber dem Umfang des
Zahnes etwas engere Band wird nun sorgfältig der Oberfläche der Krone angepaßt, ihrer Kontur entsprechend gebuckelt und leicht angezogen. Zur Erzielung
des sicheren Haltes und hygienisch einwandfreier Verhältnisse ist dies unbedingt
notwendig. Ausdrücklich sei bemerkt, daß auch jede Verschmälerung des
Bandes mit der Schere tunlichst zu vermeiden ist, wenn die Verankerung nicht
leiden soll. Nach Möglichkeit wird darauf geachtet, daß das Röhrchen gleich
tangential zum Zahnbogen und in der Ebene verläuft, die der Expansionsbogen
einnehmen muß. Ist dies nicht zu erreichen, muß das Röhrchen umgelötet werden,
bevor das Band endgültig im Munde befestigt wird. Die Bißverhältnisse erfordern
oft, es von der Mitte des Bandstreifens näher an den cervicalen Rand zu verlegen.
Die endgültige Fixierung erfolgt mit Zement, das nicht so sehr dem mechanischen
Halt, sondern vorwiegend prophylaktischen und hygienischen Zwecken durch
Ausfüllung der Spalten dient.

Ist auf beiden Seiten der Zahnreihe ein Ankerband angebracht worden, kann
der Bogen ihrem Verlauf angepaßt und in die Ankerröhrchen eingeführt werden.
Distal soll er nicht darüber hinausstehen, um eine Verletzung der Wangenschleim-
haut zu vermeiden, nötigenfalls wird er in dem erforderlichen Umfange gekürzt.
Sein Verlauf soll so sein, daß er dem Niveau der Zahnreihe in Höhe der
Papillen folgt und zunächst ohne jede Kraftentfaltung in den Röhrchen ruht.

Dazu ist auch notwendig, daß die innerhalb des Ankerröhrchens untergebrachten Bogenenden in allen Ebenen den Röhrchen parallel sind. Wir bezeichnen diese Form des Bogens als *Ruhe- oder Passivlage* im Gegensatz zu einer Form, die er durch elastische Deformierung oder durch Anziehen der Muttern erhält, in der er aktiv wird und die wir demgemäß als *Aktivlage* ihr gegenüberstellen.

Der Wert des Expansionsbogens beruht nun darin, daß wir ihm in jeder Richtung des Raumes eine von seiner Passivlage abweichende Aktivlage geben können. Alle Abweichungen, die ein einzelner Zahn von seiner normalen Stellung einnehmen kann, sind daher mit ihm zu korrigieren. Wenn wir für ihn die in der Literatur vielfach gebräuchliche Bezeichnung als Expansionsbogen übernommen haben, müssen wir uns darüber klar sein, daß die Expansion nur einen Teil seiner Arbeitsleistung, allerdings eine sehr häufig ausgenutzte, umfaßt, und daß wir besser die allgemeine Bezeichnung *orthodontischer Bogen* oder *Anglebogen* anwenden würden; wir werden dann dem Umstand besser gerecht, daß wir mit ihm außer Bewegungen nach buccal auch solche nach lingual, nach mesial und distal, nach coronal und apikal sowie auch die Drehung von Zähnen um verschieden gerichtete Achsen ausführen können.

An einfachen Beispielen sei die vielseitige mechanische Wirksamkeit des Bogens noch näher erläutert.

Um einen lingual stehenden Prämolaren nach buccal in die Zahnreihe hineinzuführen, brauchen wir nur den passiv in den Ankerröhrchen liegenden Bogen durch eine Ligatur mit dem Prämolaren zu verbinden. Wir benutzen dazu am einfachsten vollkommen unelastischen Messing- oder Stahldraht. Die zur Bewegung des Zahnes erforderliche Kraft liefert uns der orthodontische Bogen, indem wir ihn vor dem Anziehen der Ligatur ein wenig auf den Prämolaren zu einbiegen. Die Verbiegung löst elastische Kräfte nach außen aus, denen der Zahn folgen muß. Wir dürfen hierbei aber nicht übersehen, daß wir in dem Augenblick, in dem der orthodontische Bogen von uns nach einwärts gebogen wird, den ganzen orthodontischen Bogen in der Richtung der von uns ausgeübten Kraft verschieben würden, wenn der Widerstand der die Ankerbänder tragenden Molaren dies nicht verhinderte. Es muß also dadurch, daß eine elastische Deformierung am Prämolaren hervorgerufen wird, gleichzeitig ein Druck auf die Molaren in entgegengesetzter Richtung ausgeübt werden, d. h. der Ankermolar derselben Seite empfängt einen Druck nach lingual, derjenige der anderen Seite schräg nach buccal distal. Von dem Verhältnis der Widerstände zueinander wird es abhängen, ob die Verankerung als stationär oder reziprok zu betrachten ist. Praktisch wird meist das erstere zutreffen.

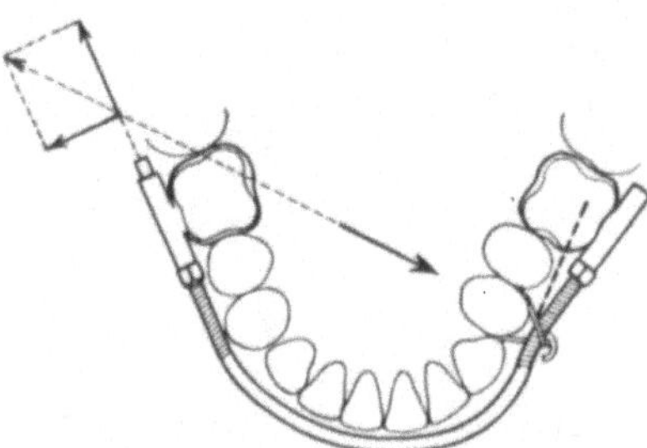

Abb. 779. Wirkung des Ligierens eines Prämolaren auf die Ankermolaren. (Nach KÖRBITZ: Orthodontik.)

Das Beispiel zeigt, daß keineswegs die Buccalbewegung von Zähnen nur dadurch erreicht werden kann, daß der Bogen in seiner Gesamtheit eine durch Spreizung erzeugte Federung nach außen besitzt. Für beiderseitige Buccalbewegung der Molaren ist dies allerdings das einfachste. Dadurch, daß wir die Bogenschenkel spreizen und sie dann zwangsweise in die Ankerröhrchen einführen, suchen sie bei der Rückkehr in ihre Passivlage die Molaren mitzunehmen. Da die Widerstände im allgemeinen gleich groß sein werden, haben wir eine reziproke Verankerung. Die Bewegung schreitet beiderseits in gleichem Maße fort.

Wir müssen nun aber bedenken, daß die nach außen gerichtete Kraft des Bogens in vielen Fällen schräg zur Achse des Ankerröhrchens verlaufen wird. Wir müssen sie daher zerlegen in eine Komponente, die senkrecht zur Richtung des Röhrchens verläuft, und eine andere, die mit ihr zusammenfällt. Nur der senkrecht zum Röhrchen wirkende Kraftanteil führt eine Dehnung herbei, der andere muß eine Nebenwirkung auslösen. Da diese Komponente nach distal gerichtet ist, wird die Art der Nebenwirkung davon abhängen, wo der Bogen einen Widerstand findet. Wenn die Mutter unmittelbar vor dem Röhrchen steht, verhindert sie, daß der Bogen in dasselbe hineingleitet, sie überträgt also einen Distaldruck auf die Molaren; sind die Muttern dagegen gelöst, kann der Bogen

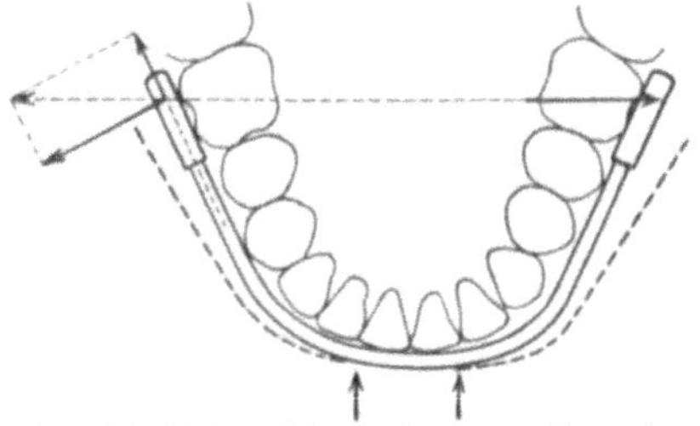

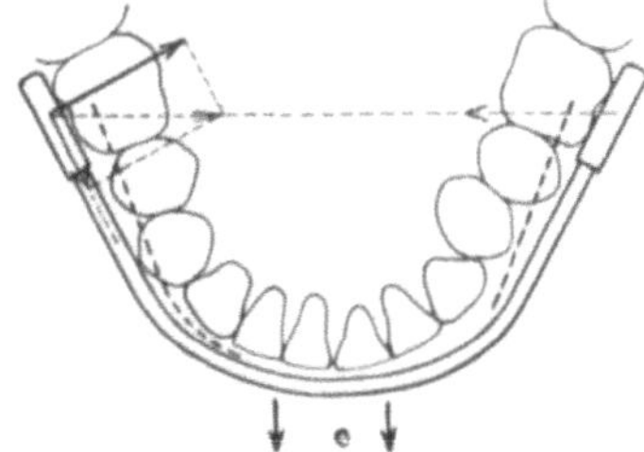

Abb. 780. Nebenwirkung des expandierenden Bogens am Scheitel nach distal.

Abb. 781. Nebenwirkung des komprimierenden Bogens am Scheitel nach mesial.

(Nach KÖRBITZ: Orthodontik.)

gleitend der distal gerichteten Komponente folgen, bis er sich an die Frontzähne anlegt, diese erfahren also einen Retrusionsdruck. Die Betrachtung zeigt, welche Änderungen sich aus geringfügigen Modifikationen der Apparatur ergeben. Die Richtung des Röhrchens zur Sagittalebene und die Stellung der Mutter geben den Ausschlag, an welcher Stelle der Zahnreihe ein Teil der Kraft zur Wirkung gelangt.

Liegt die Passivlage des Bogens innerhalb der Röhren, federt er also nach lingual, wird erklärlicherweise die Nebenwirkung umgekehrt sein, ein Teil der Kraft wird den Bogen nach vorn drängen. Da ihn hieran weder die Zähne noch die Muttern hindern, wird diese Kraft den Bogen nach mesial verschieben, wenn wir nicht durch Ligaturen eine Verbindung des Bogens mit einem oder mehreren Zähnen herstellen und sie so ausnutzen.

Die Aktivierung des Bogens wird bei der Dehnung dadurch vorgenommen, daß wir das Mittelstück des Bogens mit der Bogenbiegezange abflachen, und zwar bei Dehnungen im Molaren- gebiet im Bereich der Eckzähne. Soll dagegen die Zahnreihe vorwiegend an den Prämolaren verbreitert werden, wird die Abflachung in der Nähe des Scheitels des orthodontischen Bogens auszuführen sein.

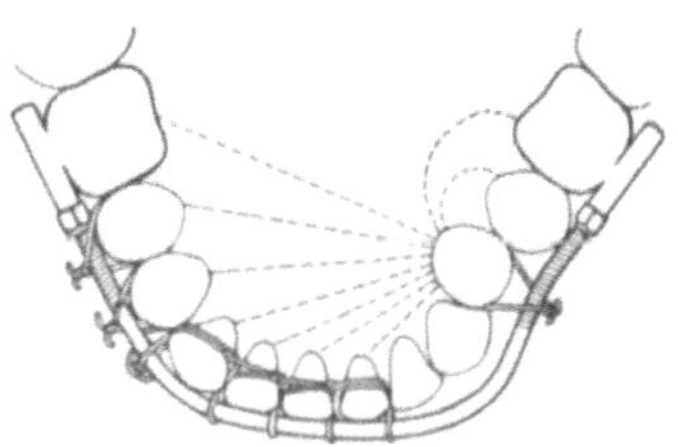

Abb. 782. Einseitige Dehnung. Ligieren einzelner Zähne auf der zu bewegenden Seite, sämtlicher Zähne auf der stationär zu erhaltenden Seite. (Nach KÖRBITZ: Orthodontik.)

Aus der Überlegung der mechanischen Gesetzmäßigkeiten ergibt sich, daß *eine einseitige Dehnung des Zahnbogens nicht etwa durch einseitiges Abflachen des Angle- bogens erreicht werden kann.* Wird ein derartig geformter Bogen in die Anker- röhrchen eingeführt, so wird die nach buccal gerichtete Elastizität trotzdem in beiden Kieferhälften wirksam sein. Soll sie nur an einer Seite zur Bewegung von Zähnen führen, wird man auf der anderen den Widerstand vergrößern müssen, also hier gleichzeitig alle Zähne passiv mit dem Bogen durch Ligaturen verbinden, während auf der zu bewegenden Seite immer nur ein Zahn die elastischen Kräfte aufnehmen muß.

Hier mag gleich darauf hingewiesen werden, daß es zweckmäßig sein kann, den Fortschritt der Dehnung einer Zahnreihe zu verfolgen. Wenn man den Abstand der Molaren und Prämolaren im Munde mit dem Zirkel abgreift, lehrt der Vergleich mit dem Ursprungsmodell, wie groß zu einer bestimmten Zeit die eingetretene Veränderung ist. Zeichnerisch die Maße zu verschiedenen Zeiten auf der Unterseite des Modells festzuhalten, ist natürlich leicht möglich.

Wenn wir dem Bogen nun nicht in der Horizontalebene eine Federung geben, sondern seine Elastizität in vertikaler Richtung ausnutzen, ergibt sich ohne weiteres, daß wir jeden Zahn in das Niveau der Kauebene einstellen können. Soll ein Zahn apikalwärts bewegt werden, werden wir den Bogen so biegen, daß seine Passivlage im Mundvorhof liegt. Wir werden ihn dann nach der Kaufläche oder Schneide zu zwängen und ihn hier ligieren. Die Elastizität wird alsdann den Zahn in der gewünschten Richtung mitnehmen.

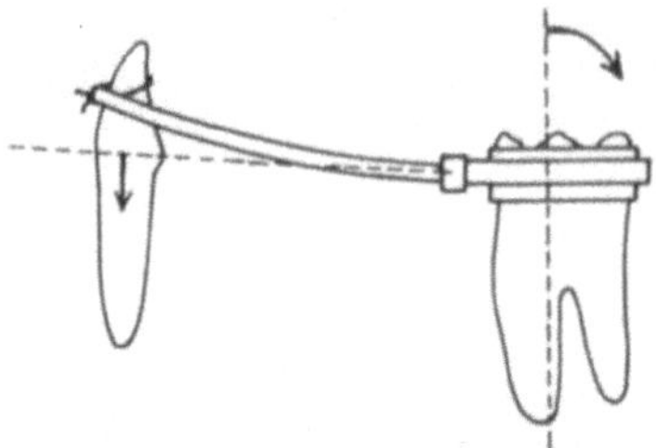

Abb. 783. Nebenwirkung der vertikalen Federung des orthodontischen Bogens auf den Ankermolaren.

Soll der Zahn eine entgegengesetzte Bewegung ausführen, werden wir die Passivlage nahe der Schneide einstellen, den Bügel in der Nähe des Zahnhalses mit der Krone verbinden und so eine Stellungsveränderung im Sinne des weiteren Durchbruchs herbeiführen. In dem Augenblick, wo wir den Bogen aus der Passivlage an der Schneide nach dem Zahnhals zu bewegen, müssen wir uns aber wieder vergegenwärtigen, daß der Bogen nunmehr hebelartig auf die Ankerröhrchen der Molaren wirkt und eine Kippung der Zähne nach mesial eintreten wird, während im umgekehrten Falle eine Kippung der Molaren nach distal die Bewegung der Schneidezähne nach apikal begleiten wird. Je nachdem wie wir die Größe des Widerstandes im Schneidezahngebiet wählen, wird die Bewegung an den Molaren oder an den Frontzähnen vorherrschen.

Schließlich können wir die Elastizität des Bogens aber auch in sagittaler Richtung ausnutzen. Wenn ein Schneidezahn nach labial bewegt werden soll, brauchen wir nur den Bogen mit den Muttern so einzustellen, daß er einen Abstand von dem zu bewegenden Zahn hat, wir drücken den Bogen ein wenig ein, legen die Ligatur an und gelangen zu dem gewünschten Erfolg, während der Retrusionsdruck von den Molaren aufgenommen wird. Wenn die Muttern vor dem Röhrchen gelöst sind, wird der Bogen dagegen in sie hinein ausweichen, bis er den Frontzähnen aufliegt. Steht der zu bewegende Zahn lingual außer der Reihe, wird sich der Bogen beim Anbinden des Zahnes an die Nachbarn anlegen, diese geben dann den Ausgangspunkt der Kraft ab, erfahren selbst aber einen nach lingual gerichteten

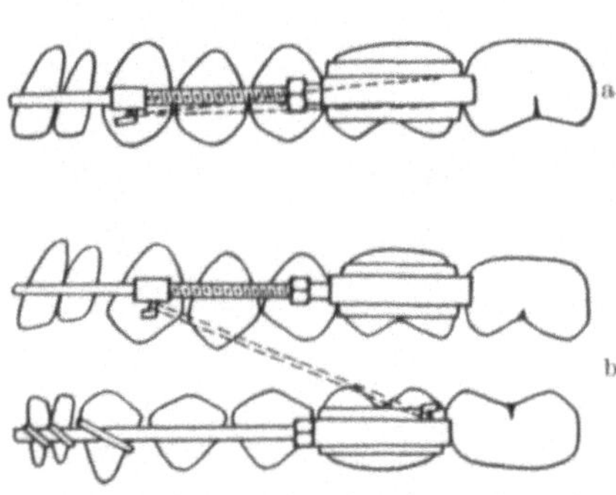

Abb. 784. Orthodontischer Bogen mit Gummizug zur Bewegung von Zähnen in sagittaler Richtung. a bei intramaxillärer, b bei intermaxillärer Verankerung.

Druck. Dadurch, daß der Mutter des Bogens für die Verankerung an den Molaren die Hauptbedeutung zukommt, können wir praktisch aber auch so vorgehen, daß wir den labial zu bewegenden Zahn bei gelösten Muttern erst passiv an den Bogen anbinden und nachträglich die Muttern anziehen. Der Druck der Schraube müßte den Bogen nach labial verschieben, die Ligatur des Frontzahnes verhindert das, sie löst also elastische Kräfte des Bogens zwischen den Molarenröhrchen und der Ligaturstelle aus.

Da die Mutter stets vor dem Röhrchen liegen soll, kann sie naturgemäß nicht dazu dienen, Kräfte für die Bewegung von Frontzähnen nach lingual zu erzeugen. Durch Anbinden des Bogens an eine größere Zahl von Zähnen kann der einem einzelnen Zahn aufliegende Bogen eventuell einen Druck nach lingual erfahren.

In der Regel wird aber die Erzeugung der Kraft durch andere Hilfsmittel zu bewirken sein. Gummizüge leisten uns hierbei gute Dienste. In der Gegend des Eckzahns oder ersten Prämolaren wird jederseits ein Häkchen angelötet, von dem aus ein kleiner Gummiring um das distale Ende des Molarenankerröhrchens gespannt wird. Werden die Muttern gelöst, kann der Bogen nach distal gleiten

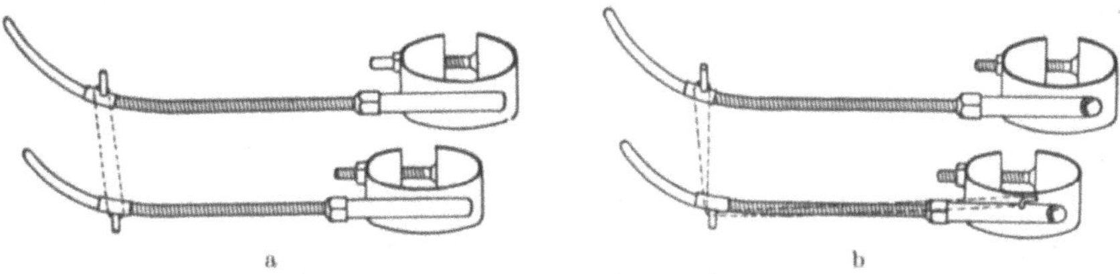

Abb. 785. Vertikale Wirkungsweise eines intermaxillären Gummizuges. a kurzer Gummizug für nächtliches Tragen, b längerer Gummizug mit größerem Bewegungsspielraum tagsüber zu tragen.

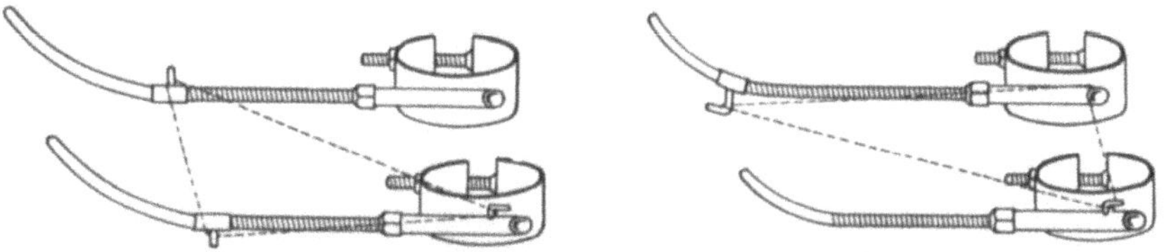

Abb. 786. Teils vertikale, teils horizontale Wirkungsweise des intermaxillären Gummizuges mit verschiedener Lokalisation.

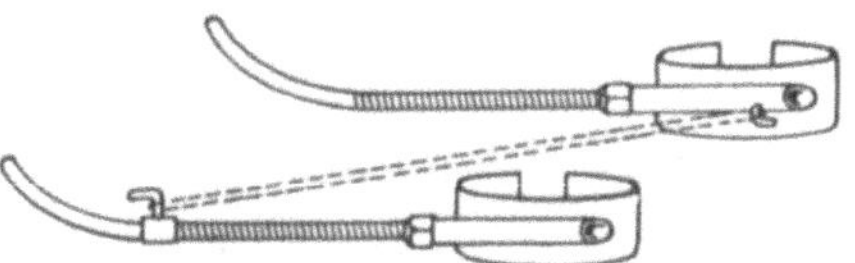

Abb. 787. Horizontal mit kleiner vertikaler Komponente wirkender intermaxillärer Gummizug. Richtung der Kraft im Oberkiefer nach mesial, im Unterkiefer nach distal. Die Verankerung kann reziprok und stationär gehandhabt werden.

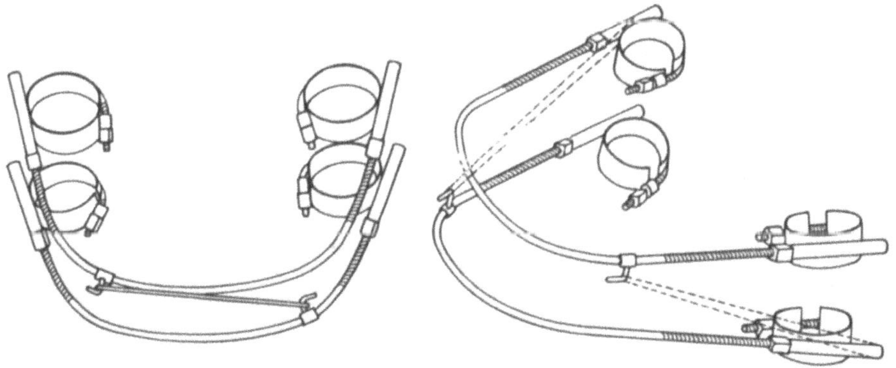

Abb. 788. Intermaxilläre Anordnungen der Gummizüge zur Verschiebung der Mittellinie. (Abb. 785—788. Nach KÖRBITZ: Orthodontik.)

und die Zähne, denen er aufliegt, mitnehmen. Auf die richtige Abschätzung der Widerstände muß hingewiesen werden, wenn die Molaren nicht nach mesial rücken sollen. Eventuell ist statt der intramaxillären Verankerung die intermaxilläre zu wählen, d. h. die Gummizüge werden nicht an den Röhrchen in derselben Zahnreihe befestigt, sondern an denen der Gegenzahnreihe. Da der Gummizug dann schräg von oben nach unten geht, ist aber wieder zu beachten, daß eine vertikale Kraftkomponente auftritt, die zu einer Verlängerung der

Frontzähne und zu einer Kippung der als Ausgangspunkt der Kraft dienenden Molaren nach mesial führen kann. Da wir zur Distalbewegung der Frontzähne Ligaturen nicht brauchen, werden wir ihnen nur den Bogen aufliegen lassen, wenn uns eine Verlängerung unerwünscht ist. Die Kippung der Ankermolaren aber werden wir dadurch ausschalten, daß wir auch in diesem Kiefer einen Bogen anlegen, den wir passiv an der Zahnreihe befestigen. Wenn dann der Ankerzahn kippen will, müßte der Bogen folgen, dessen Ligaturen dies verhindern.

In der Kombination eines oberen Bogens mit einem unteren und gleichzeitiger Anwendung intermaxillärer Gummizüge haben wir ein Mittel, das uns bei der Beseitigung der Bißanomalien die beste Hilfe gewährt. Je nach Lage des Häkchens und Verlauf des Gummizugs können wir die Bewegungen in verschiedenem Sinne leiten. Je nach der Stellung der Mutter können wir aber die Kräfte auch an jedem Teil eines Zahnbogens zur Geltung kommen lassen oder an einer ganzen

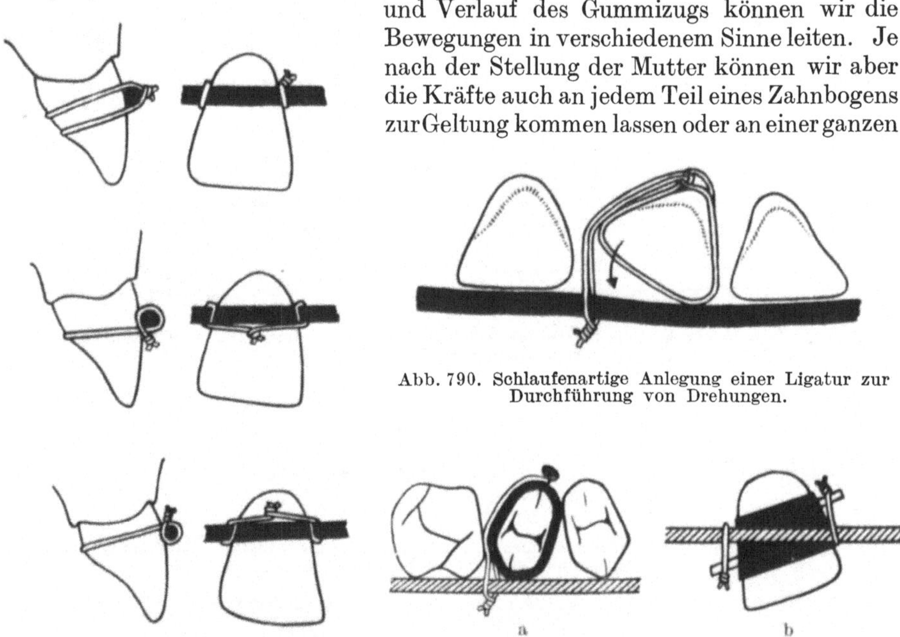

Abb. 790. Schlaufenartige Anlegung einer Ligatur zur Durchführung von Drehungen.

Abb. 789. Verschiedenartige Anlegung der Ligaturen zur Ausschaltung von Kippungen als Nebenwirkung. Umzeichnung nach COEBERGH.

Abb. 791. Vollbänder mit Dornen und Knöpfchen als Angriffspunkt von Ligaturen zur Ausführung von Drehungen; a um die Längsachse eines Prämolaren, b um die sagittale Querachse eines Schneidezahnes.

Zahnreihe. Die Verankerung kann also reziprok oder stationär gehalten werden. Der Ausgangspunkt kann im Ober- oder Unterkiefer und der Angriffspunkt umgekehrt liegen. Die Abbildungen auf Seite 733 mögen noch einige Erläuterungen dazu geben. Hier können nicht mehr alle Einzelheiten besprochen werden.

Wir haben nun noch nicht die Behandlung der Drehung eines Zahnes berücksichtigt. Sie unterscheidet sich von den bisher erwähnten Bewegungen nur insofern, als die Verbindung des betreffenden Zahnes mit dem orthodontischen Bogen eine Änderung erfährt. Wir müssen uns daher kurz mit den Ligaturen beschäftigen. Als Material kommt heute fast ausschließlich rostfreier Stahldraht in Betracht, d. h. solcher von 0,2—0,3 mm Stärke. Die Anlegung einer einfachen zirkulären Ligatur erfolgt auf die Art, daß man z. B. mesial des Zahnes unterhalb des Bogens nach lingual geht, distal oberhalb des Bogens nach labial zurückkehrt und die freien Enden unter dem Zug der Finger fest andreht. Soll die Elastizität des Bogens durch die Ligatur ausgenutzt werden, müssen wir ihn mit einem Instrument zuvor in seine Aktivlage drängen und erst dann den Knoten der Ligatur schlingen. Bereits die erste Windung reicht zur Fixierung der Ligatur aus. Wenige Umdrehungen sichern sie, dann wird ein Ende des

Drahtes bis zu den aufgedrehten Windungen abgeschnitten, das andere um den Bogen herumgeführt und so der Knoten an eine Stelle verlegt, die eine Belästigung der Schleimhaut ausschließt. Das letzte freie Ende wird dann ebenfalls gekürzt.

Von Carls ist darauf aufmerksam gemacht worden, daß bei dieser Ligatur mit der Möglichkeit zu rechnen ist, daß sich der Zahn mit der Krone ein wenig nach *der* Approximalseite zu dreht, an der die Ligatur unterhalb des Bogens verläuft. Wenn der Kontakt der Zähne untereinander eine solche Drehung nicht ausschließt und sie als nachteilig empfunden werden könnte, wird man daher der Ligatur einen Verlauf geben, der dies verhindert. Derartige Möglichkeiten sind in den Abbildungen auf S. 734 angedeutet.

Zur Erzielung einer Drehung des Zahnes sind diese Ligaturen, wie man auf den ersten Blick erkennt, ungeeignet. Wenn die Torsion um die Längsachse zustande kommen soll, muß erklärlicherweise die Kraft am Umfang des Zahnes angreifen und in tangentialer Richtung im Sinne der Drehung wirken. In einfacher Form läßt sich das durch die Anlage der Ligatur nach Abb. 790

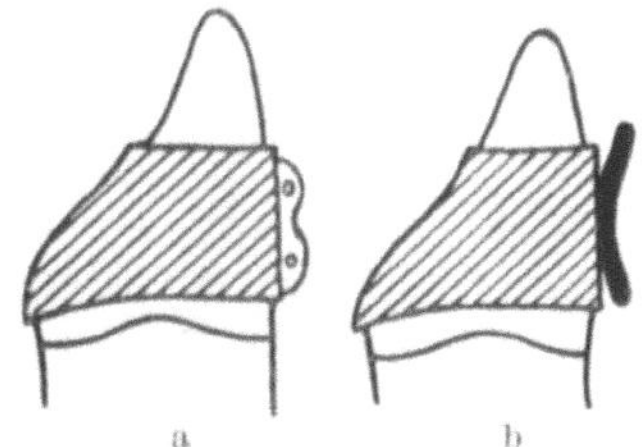

Abb. 792. Vollbänder zur Vermeidung interdentaler Ligaturen. a Einschnittlochband nach Simon, b Klampenband nach Körbitz.

erreichen. Diese Schlinge hat aber den Nachteil, daß sie nicht immer fest genug liegt, es besteht vielmehr die Gefahr, daß sie an der Oberfläche des Schmelzes gleitet. Wenigstens gilt dies für die Drahtligaturen; Seidenligaturen sind aber auf die Dauer nicht hygienisch einwandfrei. Ihre ständige Anwendung bringt auch die Gefahr der Schmelzschädigung mit sich. Abhilfe ist also geboten. Hier ist nun von Bedeutung, daß sich alle Nachteile durch Ausrüstung des zu drehenden

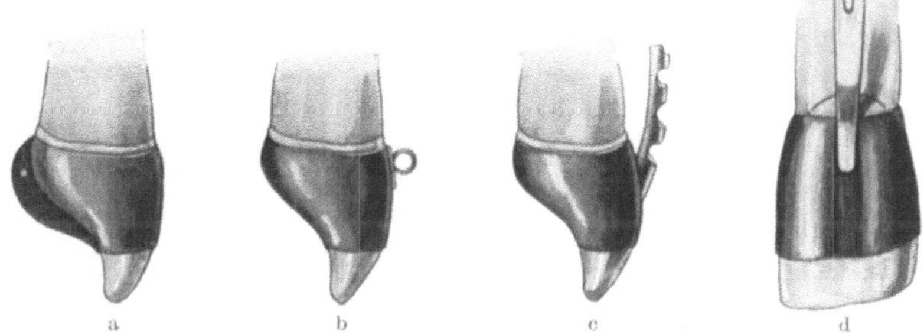

Abb. 793. Verankerungsbänder. a Nahtlochband, b Ösenband, c Strebenband, d Gabelband. (Nach Simon: Über Vollbänder und Nebenapparate in der Orthodontie. Berlin 1922.)

Zahnes mit einem Vollband, an das ein Häkchen an der geeigneten Stelle angelötet wird, ausschalten lassen. Die Durchführung der Drehung bereitet dann keine Schwierigkeiten. Auch eine solche um eine horizontale Achse läßt sich dann bequem vornehmen.

An dieser Stelle müssen wir erwähnen, daß die dauernde Anlegung von *Ligaturen* überhaupt eine *Gefahr für den Zahnbestand* bedeutet. Nicht nur die Hartsubstanzen der Krone können leiden, sondern auch das Parodontium. Schon der Reiz, den der Draht durch die Berührung mit der Interdentalpapille mit sich bringt, kann eine chronische Entzündung auslösen. Rutschen die Ligaturen dann noch nach dem Zahnhals zu ab, wird die von ihnen ausgehende Gefahr erheblich vergrößert und die Wirksamkeit der Apparatur herabgesetzt. Das ständige Anziehen und Wechseln von Ligaturen erfordert zudem für den Patienten und für den Behandelnden einen großen Zeitaufwand. In den letzten Jahren ist man daher immer mehr bestrebt gewesen, die interdentalen Ligaturen durch Aufzementieren von Vollbändern auf die zu bewegenden Zähne zu vermeiden, zumal sie die Bewegung in bestimmtem Sinne erleichtern. Unter den verschiedenartigen Modifikationen erweist sich das Einschnittlochband nach SIMON und das Klampenband nach KÖRBITZ als besonders praktisch. Im Einzelfall ist leicht eine geringfügige praktische Veränderung vorgenommen. Bildlich seien einige weitere von SIMON angegebene Typen zur Darstellung gebracht (Abb. 793).

Neben der Anlegung von Vollbändern spielen bei dem Streben nach Vermeidung von Ligaturen aber auch noch Modifikationen der Ankerbänder eine Rolle. Diese bestehen im wesentlichen darin, daß die Schraubenspindel an der lingualen Seite bis in das Eckzahngebiet nach vorn und bis zum zweiten Molaren nach distal verlängert worden ist. Die expandierende Wirkung des orthodontischen Bogens läßt sich dann sofort auf die ganze Seite des Zahnbogens übertragen. Eine einzige Ligatur im Eckzahngebiet verhindert, daß die zungenwärts angebrachte Strebe sich durchbiegt. Wird sie durch ein Häkchen an einem Vollband gehalten, erübrigt sich auch sie noch. Diese Apparatur, die anfangs für Dehnungen im Milchgebiß von KÖRBITZ angewandt worden ist, hat sich auch im bleibenden Gebiß als sehr brauchbar erwiesen. Sie hat noch dadurch eine bessere Ausnutzung erfahren, daß sie uns ermöglicht, das Maximum der Dehnung aus dem Molarengebiet in das Gebiet der Prämolaren und des Eckzahns zu verlegen, wo meistens die Kompression ihren höchsten Grad erreicht. KNOCHE hat dies so durchgeführt, daß er die innerhalb der Röhrchen liegenden Bogenenden nach lingual abbiegt.

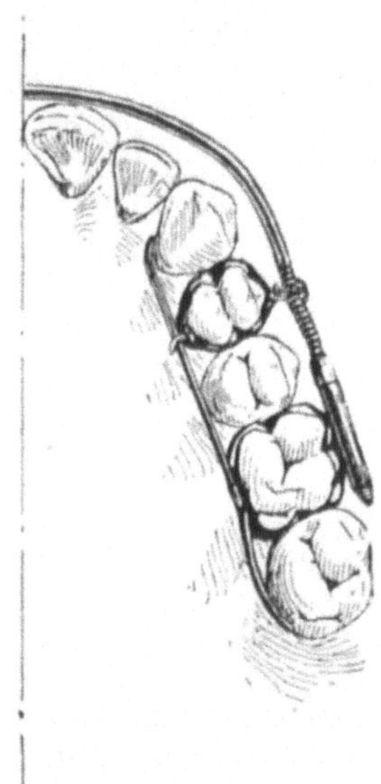

Abb. 794. Vermeidung interdentaler Ligaturen durch Vollbänder und Ausstattung des Ankerbandes mit lingualer Strebe. (Aus KORKHAUS: Moderne orthodontische Therapie. Berlin 1928.)

Bei der zwangsweisen Einführung des Bogenendes in das Ankerröhrchen geht daher von ihm die Tendenz zu einer Drehung aus, welche die lingual angelötete Strebe mit ihrem mesialen Ende am stärksten nach buccal führt. Bei der rationellen Ausnutzung des orthodontischen Bogens ist hiervon oft Gebrauch zu machen. Der SIMONsche Balkenapparat verkörpert das gleiche Prinzip.

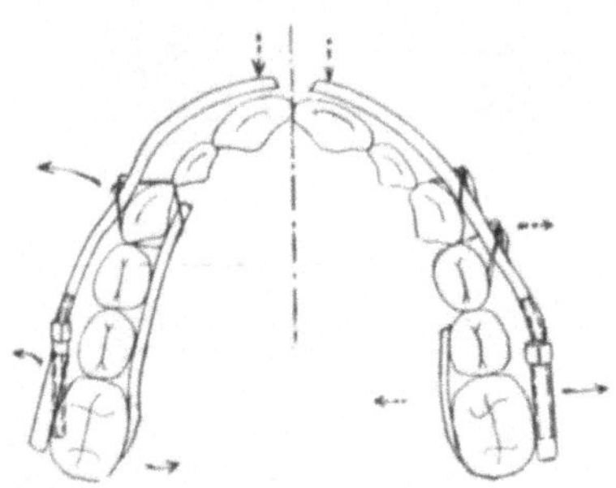

Abb. 795. Verlegung des Maximums der Dehnung aus dem Molarengebiet in das Prämolaren- und Eckzahngebiet durch linguales Abbiegen der Bogenenden (linke Seite) nach KNOCHE. (Aus SCHWALBE: Diagnostische und therapeutische Irrtümer, Abt. Zahnheilkunde. H. III.)

b) Die Behandlung mit Modifikationen des Anglebogens.

Wenn wir die bisherigen Ausführungen über die Behandlungsart zusammenfassend überblicken, finden wir bestätigt, daß wir auf der Basis des ANGLEschen Expansionsbogens in der Tat in allen Dimensionen des Raumes die notwendigen Bewegungen ausführen können. Wer ihn auf Grund sorgfältiger Überlegung der mechanischen Wirksamkeit auf den Einzelfall anwendet, wird das Behandlungsziel, das er sich gesteckt hat, immer erreichen. An dem Anglebogen haben sich aber auch Mängel bemerkbar gemacht, die bisher nicht erwähnt worden sind. Da sie die Entwicklung der orthodontischen Apparatur befruchtet haben, müssen wir uns mit ihnen beschäftigen.

Hier muß zunächst erwähnt werden, daß die Art der Kraftübertragung beim Anglebogen durch Ligaturen häufig zur Kippung der Zähne führt. In dieser Erkenntnis ist von ANGLE selbst eine Modifikation seiner Behandlungsapparatur in dem Sinne vorgenommen worden, daß sie eine körperliche Bewegung der Zähne ermöglicht. Das Resultat ist der sog. *Stiftröhrchenapparat.* An den Bogen sind in vertikaler Richtung Stiftchen angelötet worden. Die zu bewegenden Zähne werden mit Vollbändern ausgestattet, an denen Röhrchen befestigt sind. Die Stifte des Bogens und die Röhrchen der Vollbänder greifen dann ineinander, so daß nach Aktivierung des Bogens die Zähne in ganzer Ausdehnung der Bewegung folgen müssen.

Da die Handhabung dieser Apparatur sofort als sehr schwierig zu erkennen ist, ist es verständlich, daß sie durch eine andere abgelöst worden ist. Es ist dies der sog. *Bandbogen.* Seine Wirkungsweise ist die gleiche wie die des Stiftröhrchenapparates, lediglich die Verbindung zwischen Vollbändern und Bogen

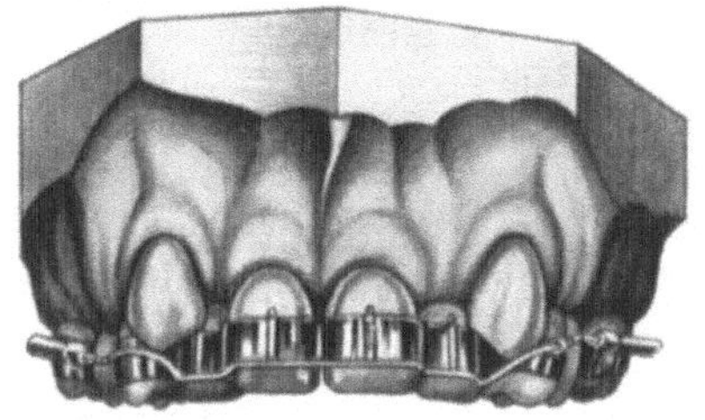

Abb. 796. Stiftröhrchenapparat („working retainer") von ANGLE. (Nach KORKHAUS: Orthodontische Therapie.)

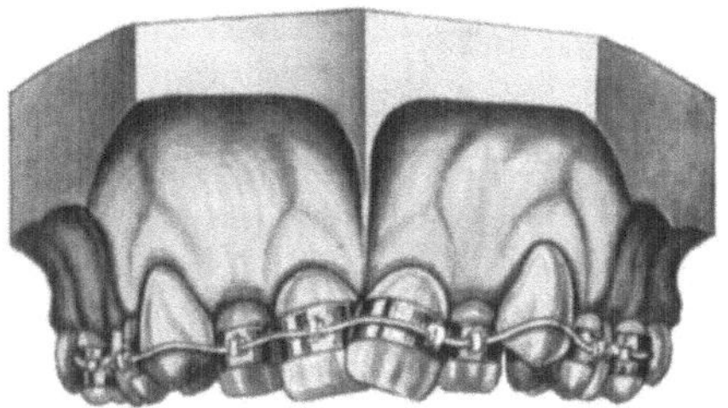

Abb. 797. Bandbogen („ribbon arch") von ANGLE. (Nach KORKHAUS: Orthodontische Therapie.)

ist vereinfacht worden. Sowohl beim Stiftröhrchenapparat wie beim Bandbogen setzt sich aber auch bereits die Erkenntnis durch, daß der Anglebogen in seiner ursprünglichen Dimension zu stark gewählt worden ist, die nicht gestattet, die elastischen Kräfte fein genug zu dosieren. Der gewöhnliche Expansionsbogen ist daher heute auch viel zarter gehalten und entspricht ungefähr den früher üblichen Kinderbögen. Bei allen modernen Regulierungsapparaten finden wir das Bestreben vertreten, auf diese Weise den biologischen Anforderungen Rechnung zu tragen. Die klinische Erfahrung hat die histologischen Untersuchungsergebnisse OPPENHEIMs immer mehr bestätigt, daß unter der Einwirkung zarter Kräfte die Transformation der Gewebe in vollster Harmonie mit den funktionellen Anforderungen vor sich geht. Das Bestreben, die Kraftübertragung auf den zu bewegenden Zahn in der schonendsten Weise vorzunehmen, hat dann weiter dazu geführt, den beim Anglebogen vorwiegend wirksamen Zug mehr und mehr durch Druck zu ersetzen. Die mit Rücksicht auf die Hygiene an die Behandlung zu stellenden Anforderungen werden durch Verminderung der Ligaturen besser befriedigt.

So gelangt die Entwicklung zu den Lingualapparaten, die weitgehend mit dem Namen MERSHONs verknüpft sind. Unter starker Berücksichtigung der kosmetischen Anforderungen führt sie bei den labial angelegten Apparaten aber auch zu dem Hochlabialbogen LOURIEs. Mit beiden Modifikationen müssen wir uns noch kurz beschäftigen.

c) Die Behandlung mit dem Lingualbogen und dem Hochlabialbogen.

Es mag vorausgeschickt werden, daß sowohl die Lingualapparatur als auch der Hochlabialbogen auf der Verwendung hochelastischen, vergütbaren

Edelmetalls beruht, Legierungen, denen auch durch Hartlötungen ihre Elastizität bei geeigneter Wärmebehandlung nicht genommen wird. Seit mehreren Jahren ist es auch den deutschen Scheideanstalten gelungen, uns solche Legierungen zur Verfügung zu stellen.

Wenn wir sodann zunächst die *Lingualapparatur* betrachten, so haben wir an ihr drei wesentliche Teile zu unterscheiden: das der Verankerung dienende *Schloß*, einen als Basis dienenden lingualen *Hauptbogen* und die an ihm befestigten aktiven *Fingerfederchen*.

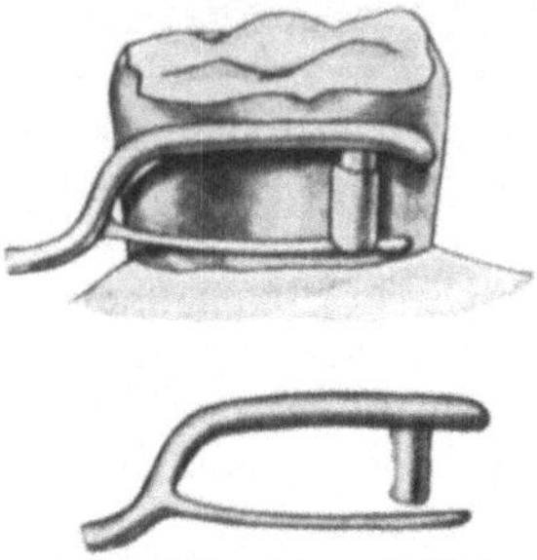

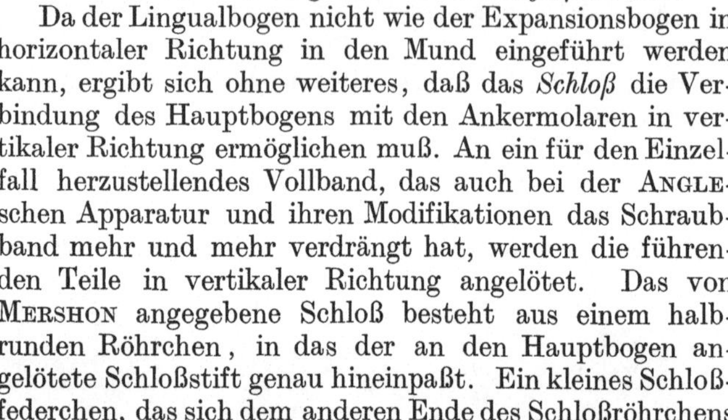

Da der Lingualbogen nicht wie der Expansionsbogen in horizontaler Richtung in den Mund eingeführt werden kann, ergibt sich ohne weiteres, daß das *Schloß* die Verbindung des Hauptbogens mit den Ankermolaren in vertikaler Richtung ermöglichen muß. An ein für den Einzelfall herzustellendes Vollband, das auch bei der Angleschen Apparatur und ihren Modifikationen das Schraubband mehr und mehr verdrängt hat, werden die führenden Teile in vertikaler Richtung angelötet. Das von Mershon angegebene Schloß besteht aus einem halbrunden Röhrchen, in das der an den Hauptbogen angelötete Schloßstift genau hineinpaßt. Ein kleines Schloßfederchen, das sich dem anderen Ende des Schloßröhrchens

Abb. 798. Lingualschloß nach Mershon (1917). (Aus Korkhaus: Orthodontische Therapie.)

anlegt, verhindert, daß sich das Schloß löst. Hier sei gleich bemerkt, daß die exakte Führung des Schlosses für die Wirksamkeit der ganzen Apparatur wesentlich ist. Neben dem Schloß von Mershon existieren eine ganze Reihe anderer Typen, von denen Korkhaus in seinem Buch „Moderne orthondontische Therapie" eine größere Zahl abbildet. Hier sei nur noch das von Korkhaus selbst angegebene Schloß dargestellt, da es in Deutschland fabrikmäßig hergestellt wird und sich

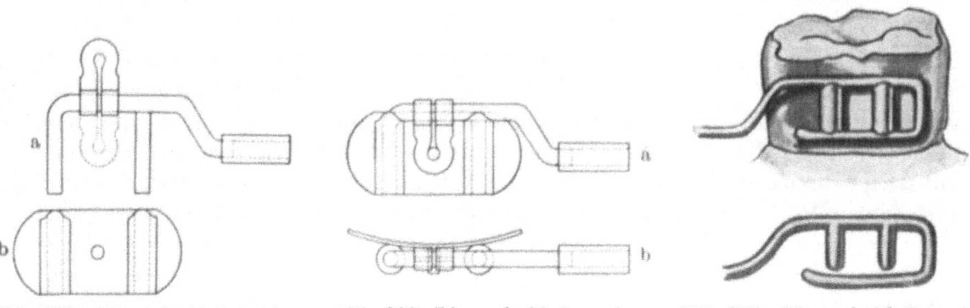

Abb. 799. Lingualschloß nach Korkhaus. a Anschlußteil für den Lingualbogen, b Platte mit Ankerröhrchen zum Anlöten an das Ankerband.

Abb. 800. Lingualschloß nach Korkhaus zusammengesetzt. a in der Ansicht, b in der Aufsicht.

Abb. 801. Lingualschloß nach Nevrézé (1923). (Aus Korkhaus: Orthodontische Therapie.)

uns bereits als brauchbar erwiesen hat, sowie das von Nevrézé stammende Schloß, da wir die gleiche Konstruktion gebraucht haben, mit dem Unterschied der Benutzung runder Röhrchen statt halbrunder. Über Schlottern haben wir nicht zu klagen gehabt.

Der *Hauptbogen* besteht aus 0,9 mm starkem Draht, der der Lingualseite der Zahnreihe folgt und dicht über der Schleimhaut verläuft. Seine Form muß aber den nach lingual gerichteten Zahnbewegungen Spielraum lassen.

Die *Fingerfederchen* sind schließlich 0,4—0,5 mm starke Goldplatindrähte, durch deren Gestalt die aktiven Kräfte entfaltet werden. Es werden dabei drei Typen unterschieden, das einfache Federchen, das zurücklaufende Federchen und das Zwischenfederchen. Ihre Form ergibt sich aus der Abbildung. Das zweite unterscheidet sich vom ersten durch die größere Variationsfähigkeit, weshalb von ihm viel Gebrauch gemacht wird. Beide dienen zu Bewegungen quer zum Hauptbogen, während das Zwischenfederchen vorwiegend Bewegungen, die ihm parallel laufen, auslöst. Bei der Drehung von Zähnen können die Enden der Federchen auch auf die Labialfläche von Zähnen übergreifen.

Ergänzt wird die Apparatur schließlich noch durch *Führungssporne* für die Fingerfederchen. Bei größerer Ausdehnung sind sie jedenfalls erwünscht, damit die Federn nicht abrutschen. Um dies zu verhüten, ist grundsätzlich darauf zu achten, daß die Lotnaht des Fingerfederchens an die Lingualfläche des Hauptbogens zu liegen kommt. Von hier aus wird das Fingerfederchen dann *unter*

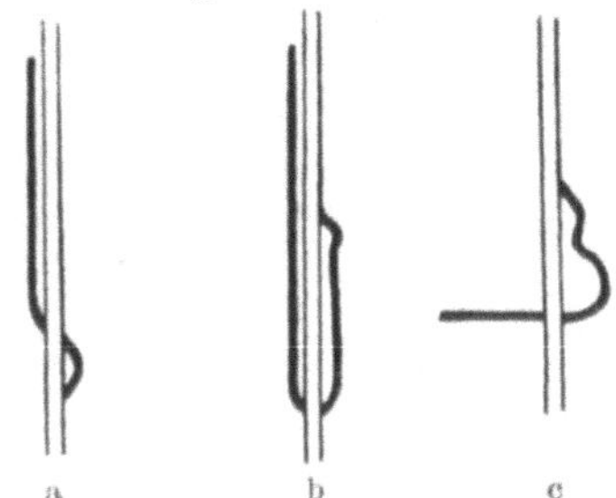

Abb. 802. Die Formen des Fingerfederchens. a einfaches Federchen, b zurücklaufendes Federchen, c Zwischenfederchen.

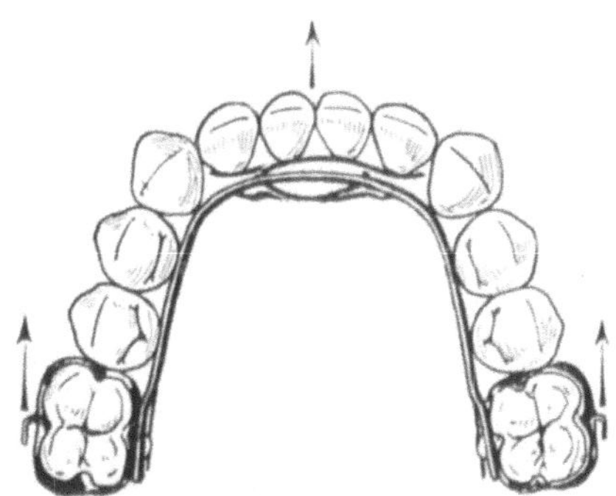

Abb. 804. Protrusionsbewegung der Frontzähne.

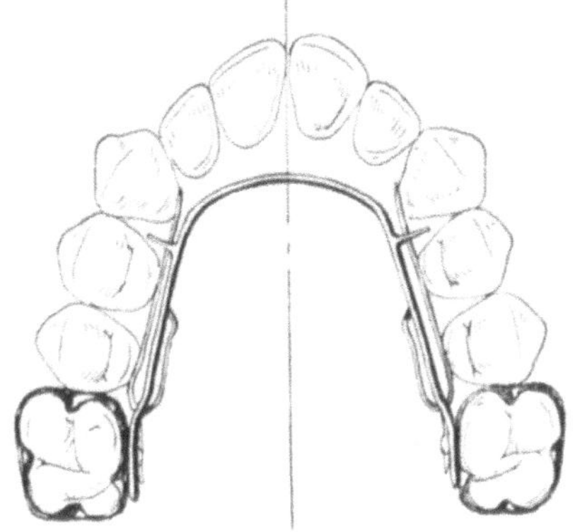

Abb. 803. Bilaterale Expansion durch den Lingualbogen.

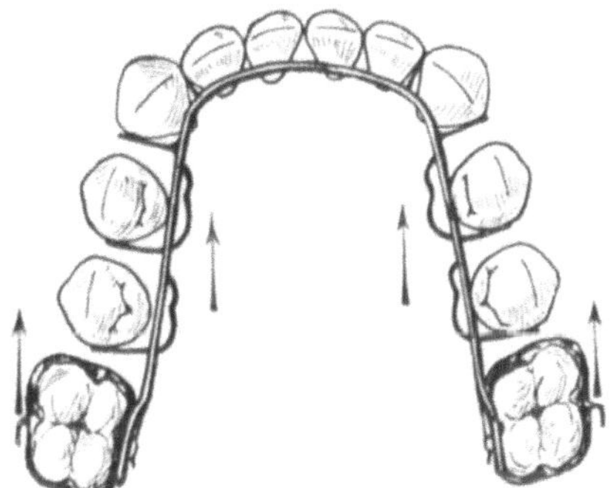

Abb. 805. Mesialbewegung der Seitenzähne.

Abb. 804 und 805. Mesialbewegung sämtlicher Zähne eines Kiefers.

(Aus KORKHAUS: Orthodontische Therapie.)

dem Hauptbogen durch an die Lingualfläche der Zähne herangeführt. Damit auch das freie Ende des Federchens eine bestimmte Lage beibehält, wird in seiner Nähe ein in einen Interdentalraum hineingreifender Führungssporn auf die okklusale Fläche des Hauptbogens aufgelötet. Diese Führungssporne dienen gleichzeitig in manchen Fällen der Zusammenfassung von Widerständen mehrerer Zähne und so der Sicherung einer stationären Verankerung.

Über die Anwendung der Lingualapparatur kann hier nur noch gesagt werden, daß wir alle Bewegungen, für die eine intramaxilläre Verankerung zur Verfügung steht, mit ihr ausführen können. Einige Abbildungen mögen hierfür noch als Beleg dienen (Abb. 803—805).

Für die Behandlung von Bißanomalien kommt der *hochlabiale Bogen* in Betracht. Er findet seine Verankerung in einem buccal an ein Molarenvollband gelötetes Röhrchen von gleichmäßigem lichten Durchmesser, der ebenfalls 0,9 mm beträgt. Ein an den Bogen gelöteter Anschlag gibt nötigenfalls die Bewegungsgrenze innerhalb des Röhrchens nach distal an. Von dem Ankerröhrchen aus verläuft der Bogen am besten in gleicher Höhe bis zum ersten Prämolaren, steigt hier im stumpfen Winkel nach der Umschlagfalte des Mundvorhofs zu an und verläuft ungefähr in halber Höhe der Wurzellänge um das Mittelstück des Zahnbogens herum. An der Abknickungsstelle beim ersten Prämolaren erhält der Bogen ein Häkchen, das zur Aufnahme eines Gummizuges dienen kann. Um die Lage des Bogens an dieser Stelle zu sichern, erhält der Prämolar ein Vollband, von dem in transversaler Richtung ein den Bogen stützendes Leithäkchen ausgeht. Als wichtiger Teil kommen schließlich noch wieder Fingerfederchen hinzu, die etwas stärker als beim Lingualbogen gewählt werden sollen. Es werden 0,5—0,6 mm als Stärke angegeben. Ich habe stets die gleichen wie beim Lingualbogen benutzt. Sie dienen vorwiegend der Retrusion der oberen Front und verlaufen daher senkrecht vom Hochlabialbogen zur Labialfläche der Frontzähne, auf die sie sich auflegen,

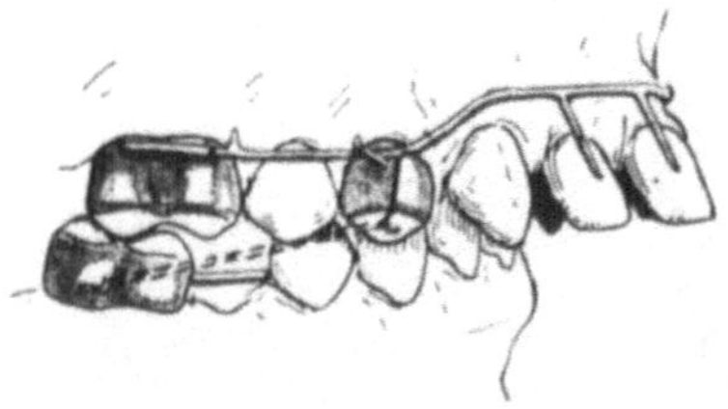

Abb. 806. Hochlabialbogen. (Aus KORKHAUS: Orthodontische Therapie.)

zur gleichzeitigen Erzielung einer Drehung eventuell nicht genau in der Mitte, sondern etwas mehr nach der mesialen oder distalen Kante zu. Die gesamte Form der typischen Apparatur geht aus der vorstehenden Abbildung hervor. Ergänzend sei nur noch bemerkt, daß in vielen Fällen Lingualbogen und Hochlabialbogen wirksam miteinander kombiniert werden.

Die Vermeidung von Ligaturen, die Konstanz der Wirkung, die feine Dosierbarkeit der Kräfte und die kosmetischen Vorzüge der Apparate seien nochmals hervorgehoben. Ausdrücklich sei auch bemerkt, daß bei richtiger Anlegung der Federchen eine unerwünschte Kippung von Zähnen nicht eintritt, obwohl diese aus theoretischen Erwägungen heraus zunächst befürchtet werden könnte. Die auf den Zahn einwirkenden funktionellen Kräfte verhindern sie offenbar.

Sowohl der Lingual- wie der Hochlabialbogen lassen eine große Zahl von Modifizierungen zu, die den zahlreichen Variationen der Stellungsanomalien und der Okklusion beider Zahnreihen Rechnung zu tragen gestatten. Hier sei nur noch auf den Ersatz einfacher Hilfsfedern durch Schlingenfedern (A. M. SCHWARZ) und auf die systematische Verwendung des rostfreien Stahls in den diesem Material angepaßten Konstruktionsformen der Apparaturen SIMONS verwiesen. Im übrigen muß das Studium der Spezialwerke der orthodontischen Therapie (KORKHAUS, SIMON) empfohlen werden.

5. Der Zeitpunkt der orthodontischen Behandlung.

Aus unserer bisherigen Beschäftigung mit der Therapie der Okklusionsanomalien geht bereits hervor, daß sie mit der Erörterung der Anwendung mechanisch wirksamer Apparate nicht erschöpft ist. Es treten daneben eine Reihe anderer Fragen an uns heran, deren Beantwortung hier teilweise noch zusammenfassend erfolgen muß.

Zu ihnen gehört diejenige nach dem *Zeitpunkt der Behandlung.*

Während man in der Praxis noch immer wieder auf die Ansicht stößt, eine erfolgreiche orthodontische Behandlung könne erst durchgeführt werden, nachdem der Zahnwechsel ganz oder nahezu abgeschlossen sei, kann nicht stark genug betont werden, daß *die meisten Anomalien grundsätzlich so bald zu behandeln sind, wie sie erkannt werden.* Wenn wir jede Anomalie als etwas Gewordenes betrachten, müssen wir damit rechnen, daß jedes Abwarten bezüglich des therapeutischen Eingriffs den bestehenden Zustand verschlimmern kann. Je früher wir einen Fall in Behandlung nehmen können, um so einfacher wird diese im allgemeinen verlaufen. Die genetische Betrachtung der Anomalien und ihre ätiologische Erforschung liefert hierfür die besten Hinweise. Der Wert der frühen Behandlung einer Anomalie erfährt aber auch seine rechte Würdigung, wenn wir uns dessen bewußt werden, daß unsere orthodontischen Apparate im Sinne eines entwicklungsmechanischen Reizes wirken und damit das Knochenwachstum in bestimmte Bahnen lenken. In der amerikanischen orthodontischen Literatur hat sich dieser Gedankengang bereits weitgehend durchgesetzt, und es ist verständlich, daß er zu der Konsequenz geführt hat, überhaupt nicht erst die Entstehung einer Anomalie abzuwarten, sondern ihr bereits durch die Prophylaxe entgegenzutreten, ein Standpunkt, der sich in der gesamten Heilkunde bereits längst als sehr fruchtbar erwiesen hat. KORKHAUS hat darauf verwiesen, daß mit der Verwirklichung dieser Gedanken die Durchführung orthodontischer Behandlungen allen Bevölkerungsschichten zugute kommen könne. Das innezuhaltende Prinzip hat er in die Worte gekleidet, „mit möglichst geringen künstlichen Mitteln die Anomalie im allerersten Beginn abzufangen und nach Möglichkeit natürliche Kräfte zu benutzen"!

Seine statistischen Erhebungen weisen jedoch darauf hin, daß nicht jede Abweichung der Okklusion vom Normalen bereits im Milchgebiß des orthodontischen Eingriffs bedarf. Auf den zahlenmäßigen Rückgang der Beobachtung von Lutschprotrusionen in der Zeit vom 6. bis zum 14. Lebensjahre ist bereits hingewiesen worden. Hier kann also bei vielen Fällen von einer Selbstausheilung gesprochen werden. Ähnlichen Verhältnissen, wenn auch nicht in prozentual gleichem Maße, begegnen wir nach KORKHAUS beim offenen Biß, Kreuzbiß und bei der Progenie. Trotzdem wird es nicht ratsam sein abzuwarten, ob die Möglichkeit der Selbstausheilung bei einem Patienten auch Wirklichkeit werden wird. Wenn sie ausbleiben würde, würden wir uns die Vorzüge der Frühbehandlung entgehen lassen haben, die meist geringe Mühe macht, während die Therapie der vollentwickelten Anomalie oft außerordentliche Aufwendungen bedingt.

Hier mag noch darauf hingewiesen werden, daß KANTOROWICZ für die Frühbehandlung der Progenie lediglich eine geringe Beschleifung der unteren Milcheckzähne empfiehlt, da einige Beobachtungen ihn gelehrt haben, daß diesen Zähnen für die Entstehung des Mesialbisses eine entscheidende Bedeutung zukommen soll, wenn der Unterkiefer an sich etwas groß entwickelt ist, eine progene Stellung der unteren Milchschneidezähne daraus resultiert und dann die Lückenbildung im Oberkiefer im 5. Lebensjahr den Unterkiefer zwangsweise an den unteren Eckzähnen nach vorn führt, was durch eine Beschleifung unmöglich wird.

Die frühzeitige Behandlung bietet so viele Vorteile, daß es unklug sein würde, sie durch Zögern aus der Hand zu geben. Unter anderem haben KÖRBITZ und SCHRÖDER-BENSELER bereits seit Jahren die Frühdehnung der Kiefer gefordert. Auch im Wechselgebiß läßt sie sich ebenso wie Bewegungen in allen anderen Dimensionen bequem durchführen, wenn wir nur zarte Kräfte anwenden und überhaupt Zähne vorhanden sind, die die notwendigen Apparate aufnehmen können. Die Vorzüge der Lingualapparate müssen hier nochmals hervorgehoben werden.

Leider müssen wir nun aber bis jetzt damit rechnen, daß wir nur einen geringen Prozentsatz der Okklusionsanomalien früh genug erfassen, da meist den Eltern der Kinder das richtige Verständnis fehlt und gewartet wird, ob nicht von selbst eine Besserung eintritt. Die Schulzahnpflege wird sich der orthodontischen Aufgaben in Zukunft daher noch mehr anzunehmen haben. Oft wird der Wunsch zur Beseitigung einer Anomalie erst im vorgeschrittenen jugendlichen Alter wach. Es erhebt sich damit die Frage, bis zu welchem Zeitpunkt eine orthodontische Behandlung noch aufgenommen werden kann.

Eine präzise Antwort wird hierauf nicht erwartet werden können, da der Charakter der Anomalie zu verschieden sein kann. Allgemein kann nur darauf verwiesen werden, daß die *Prognose mit zunehmendem Alter immer ungünstiger wird*. Die Möglichkeit der Behandlung ist zwar gegeben, der Zeitaufwand ist aber ein ungleich größerer. Es kommt hinzu, daß das Tragen von Apparaten im nachschulpflichtigen Alter meist als lästig empfunden wird, so daß vor allem Gründe, die nicht unmittelbar auf orthodontischem Gebiet liegen, die Behandlungsaussichten verringern. Behandlungen am Ende des zweiten Lebensjahrzehnts soll man daher nur dann aufnehmen, wenn man auch die Gewißheit hat, daß der Patient wirklich gewillt ist, sie durchzuführen. Enttäuschungen sind sonst unvermeidlich.

6. Die Dauer und Geschwindigkeit der orthodontischen Bewegungen.

Eine andere Frage, deren zusammenfassende Beantwortung nicht unterlassen werden darf, ist diejenige nach dem zeitlichen Ablauf einer Regulierung. Es ist verständlich, daß sowohl bei dem Patienten wie bei dem Behandelnden der Wunsch besteht, sie auf das kürzeste zulässige Zeitmaß zu beschränken. Die Abkürzung der gesamten Behandlungsdauer durch Beschleunigung der Bewegung der Zähne darf aber naturgemäß nur so weit getrieben werden, wie nachteilige Folgen für das Gebiß nicht zu befürchten sind. Bei der Besprechung der Entwicklung der Behandlungsapparate ist bereits darauf Bezug genommen worden, daß sich die Bewegung der Zähne durch Umbau des Knochens vollziehen muß, d. h. durch Resorption von Knochen an der der Bewegungsrichtung entgegenstehenden und durch Neubildung von Knochen an der der Bewegung folgenden Seite der Zahnfächer. Damit die Einheit des Zahnes mit seinem bindegewebigen und knöchernen Halteapparat erhalten bleibt, müssen Knochenab- und -anbau also gleichen Schritt halten. Störungen müssen sich ergeben, wenn sich die Resorption schneller vollzieht, als die Neubildung von Knochen. Diese Gefahr besteht aber, wenn die von den orthodontischen Apparaten entfalteten Kräfte zu groß bemessen werden. Sie äußert sich nicht nur in einer den Gebrauch des Gebisses vorübergehend störenden Lockerung der Zähne, sondern die durch die mechanischen Kräfte ausgelösten Resorptionsprozesse bleiben unter Umständen auch nicht auf den Knochen beschränkt und greifen auf den Zahn selbst über. Durch zu hoch dosierte orthodontische Kräfte entsteht also die Gefahr, daß der Zahnbestand Schäden erleidet, die nicht vollkommen reparabel sind. Insbesondere von KETCHAM ist auf Resorption an den Wurzelspitzen orthodontisch bewegter Zähne hingewiesen worden. Nach seinen an einem großen Material vorgenommenen Untersuchungen ist die Gefahr des Auftretens von Resorptionsprozessen an den Wurzelspitzen besonders groß bei der Anwendung von Apparaten, deren Konstruktion nicht eine feine Dosierung der Kraft zuläßt. Bei den mit zarten Kräften arbeitenden Lingualapparaten ist dieses Risiko also am geringsten. Die Ansicht, daß die Art der Apparatur für den Grad der Gefahr des Auftretens von Resorptionsprozessen an den Wurzelspitzen regulierter Zähne den Ausschlag gebe, hat in der Literatur zwar nicht allgemeine Zustimmung gefunden, und es wird nicht mit Unrecht darauf verwiesen, daß es sehr auf die Handhabung der verschiedenen Apparaturen ankomme. Vereinzelt wird auch noch der Schnellregulierung durch starke orthodontische Kräfte das Wort geredet. Daß eine schnelle Bewegung von Zähnen die Resorptionsgefahr erhöht, dürfte aber keinem Zweifel unterliegen und vor allem durch die Untersuchungen von A. M. SCHWARZ eine Bestätigung gefunden haben. Für die praktische Ausübung der Orthodontie *muß daher* vor der Anwendung zu starker Kräfte und *vor einer zu schnellen Durchführung orthodontischer Bewegungen gewarnt werden.*

7. Die Bedeutung von Muskelübungen für die orthodontische Behandlung.

Im Anschluß an die Besprechung der Behandlung von Okklusionsanomalien durch Apparate muß noch einer Idee Erwähnung getan werden, die an den Namen ROGERS geknüpft ist. In der Erkenntnis von der Bedeutung der Funktion für den Aufbau des Gebisses sind von ihm Muskelübungen als Behandlungsmethode für die Beseitigung von Okklusionsanomalien empfohlen worden. Die gesamte Kaumuskulatur wie die mimische Gesichtsmuskulatur soll durch ein regelrechtes Training gekräftigt werden. Der von der Stärkung des Muskelsystems ausgehende Reiz soll in der Lage sein, den Aufbau eines in anomaler Entwicklung stehenden Kieferapparates in normale Bahnen zu lenken. Für die einzelnen Muskelgruppen wird eine ganze Anzahl verschiedener Übungen, zum Teil unter Verwendung besonderer Apparate vorgeschrieben. Da die Kräftigung der Muskulatur die Gesamtentwicklung der Kiefer fördert, wird den Übungen besonders auch für die Retention ein hoher Wert beigemessen. Die einzelnen empfohlenen Leistungen bestehen z. B. in wiederholtem kräftigen maximalen Vorschieben des Unterkiefers bei nach rückwärts geneigtem Kopf. Masseter und Temporalis werden bei richtiger Unterkieferlage mehrfach kräftig angespannt; zur kräftigen Betätigung der mimischen Muskeln wird empfohlen, eine heiße Lösung von Natrium bicarbonicum bei geschlossenem Munde zwischen den Zähnen hindurch aus der eigentlichen Mundhöhle in den Mundvorhof zu pressen und umgekehrt. Zur Illustrierung des Charakters der Übungen mögen diese Beispiele genügen. Der Erfolg der Methode als selbständige Behandlungsmaßnahme beruht in frühzeitigem Beginn und systematischer Durchführung. Leider hängt beides weitgehend von dem Patienten ab. Wenn ein solches Muskeltraining konsequent innegehalten wird, kann ihm aber sicherlich ein großer unterstützender Wert für unsere anderweitige orthodontische Therapie, insbesondere für die Sicherung eines erzielten Behandlungserfolges zuerkannt

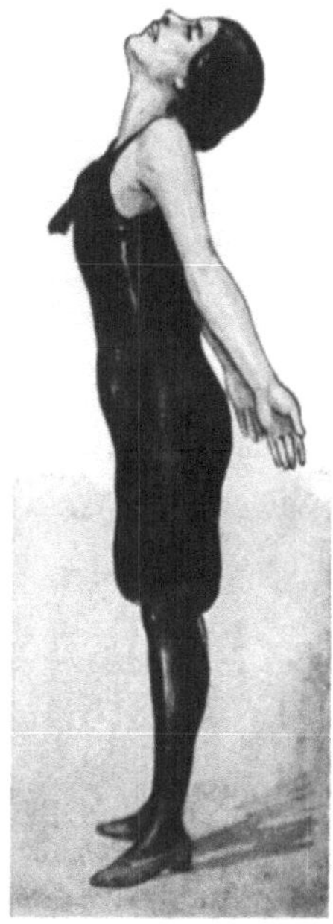

Abb. 807. Kopfhaltung bei einer Muskelübung nach ROGERS. (Aus Fortschr. Zahnheilk. 1.)

werden. Wir werden daher auch der Ausnutzung und dem Ausbau dieses Behandlungsmittels Beachtung schenken müssen.

8. Die Retention.

Es ist selbstverständlich, daß von dem Erfolg einer orthodontischen Behandlung erst gesprochen werden kann, wenn die Bewegungen, die mit den einzelnen Zähnen ausgeführt worden sind, auch einen Dauerzustand herbeigeführt haben. Da gleich nach Abschluß der Behandlung mit der Möglichkeit zu rechnen ist, daß die regulierten Zähne die Tendenz haben, in die alte Stellung zurückzukehren, müssen sie einige Zeit in der neuen festgehalten werden. Dieses Stadium der Behandlung bezeichnen wir als das der *Retention.*

Während früher die Retention sehr gefürchtet war, hat sie heute einen großen Teil ihres Schreckens verloren. Es ist das darin begründet, daß die Bewegung der Zähne durch zarte Kräfte den biologischen Verhältnissen Rechnung trägt. Obwohl eine äußere mechanische Kraft auf die in Bewegung begriffenen Zähne einwirkt, unterdrückt diese nicht die funktionellen Reize, denen der Aufbau des Zahnfaches sich anpaßt. Es ist bemerkenswert, daß von Orthodonten wie

Mershon auf eine Retention überhaupt verzichtet wird. Auch Grünberg betont, daß die Retention des durch Mesialbewegung des Unterkiefers behobenen Distalbisses ihm gar keine Sorge mehr mache. Das ist für die orthodontische Behandlung in ihrer Gesamtheit ein außerordentlicher Gewinn.

Soweit überhaupt eine Retention angebracht werden muß, wird auch sie daher durch sehr zarte Apparate zu bewerkstelligen sein. Wenn wir berücksichtigen, daß der Rückgang eines Zahnes aus der nach Abschluß einer orthodontischen Bewegung erreichten Stellung in die ursprüngliche durch latente Kräfte bewirkt wird, welche den Geweben des Parodontiums innewohnen, so wird die Kraft der Retentionsapparate so groß sein müssen, daß sie den inneren Kräften gerade das Gleichgewicht hält und ihnen entgegengesetzt gerichtet ist. Da wir weiter aber wissen, daß der Kieferapparat ebenso wie die anderen Teile des Skelets unter der Einwirkung der funktionellen Kräfte diejenige Form erhält, die als Ausdruck des statischen Gleichgewichts anzusehen ist, werden wir danach trachten, das Gebiß schon während der ganzen Behandlungszeit, besonders aber während der Zeit der Retention möglichst in vollem Umfange den funktionellen Kräften auszusetzen. Der von ihnen ausgehende Reiz lenkt den Knochenumbau so, daß jede Spannung, die innerhalb der Gewebe von den äußeren Kräften ausgelöst wird, als vollkommen kompensiert gelten kann.

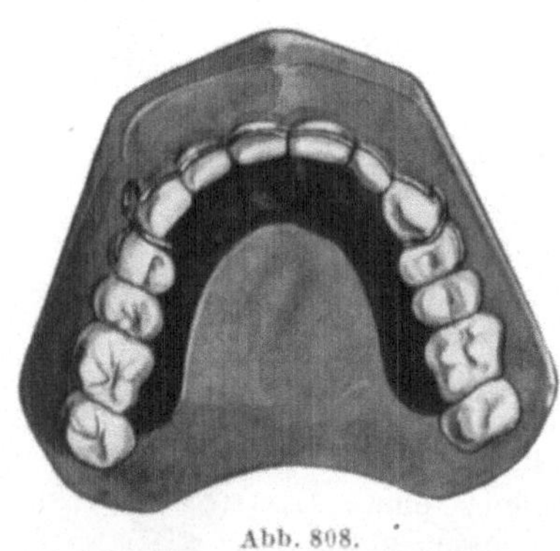

Abb. 808.

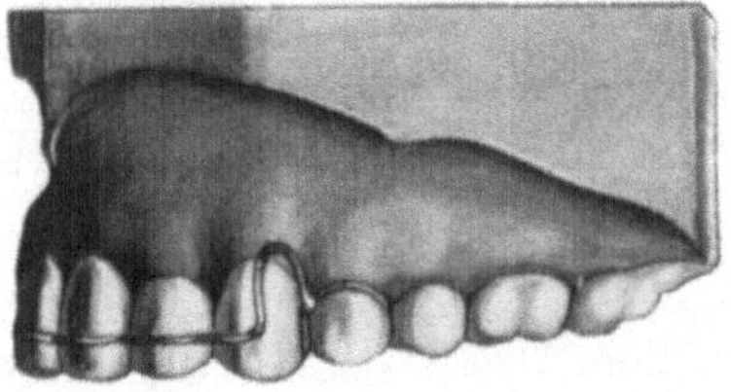

Abb. 809.

Abb. 808 und 809. „Hawley retainer“.
(Nach Simon: Neuere und bewährte Apparaturen, Adreßkal. d. Zahnärzte 1927/28.)

Aus diesen Gedankengängen ergibt sich, daß der Retentionsapparat keineswegs ein völlig starres System der bewegten Zähne untereinander oder der gerichteten Zähne mit den übrigen Teilen des Gebisses schaffen darf. Die *Starrheit müßte die völlige Anpassung an die Funktion geradezu verhindern.* Von den modernen Orthodonten ist dieses Prinzip, das früher häufig empfohlen worden ist, völlig verlassen. Der Wunsch, jeden unnötigen Zwang zu vermeiden, hat vielmehr zu Retentionsapparaten geführt, die überhaupt nur lose mit den Zahnreihen in Verbindung stehen und auch für den Patienten abnehmbar sind. Von Andresen ist diese Art der Retention propagiert worden. In neuerer Zeit treten aber auch eine Reihe amerikanischer Fachorthodonten, wie z. B. Hawley, für sie ein. Technisch wird die Aufgabe verschieden gelöst. Sehr gebräuchlich ist das Verfahren, eine schmale Kautschukplatte der lingualen Fläche der Zahnreihe folgen zu lassen, die gegen Retrusions- und Kompressionsbewegungen sichert. Soll dagegen eine Protrusion der Front verhindert werden, wird ein dünner Drahtbügel in die Platte einvulkanisiert, der zwischen erstem Prämolar und Eckzahn nach dem Mundvorhof durchtritt und der Labialfläche der Frontzähne entlang läuft; kleine auf die Kaufläche oder Schneide greifende Dorne verhindern vertikale Bewegungen.

Gegen diese Art der Retention würde nichts einzuwenden sein, wenn wir uns stets darauf verlassen könnten, daß der Apparat auch genau nach Vorschrift getragen würde, d. h. zuerst ständig, da die Retention sich kontinuierlich an die Behandlung anschließt und der inaktivierte Behandlungsapparat bereits das erste Retentionsstadium übernommen hat, später mit kurzen Zwischenräumen während des Tages und dann allmählich mit größeren ganz- und mehrtägigen Pausen. Das Wiedereinsetzen des Apparates nach immer mehr zunehmenden Zwischenräumen bietet die beste Kontrolle dafür, ob die Zähne ihre Stellung wahren. Leider müssen wir aber in vielen Fällen damit rechnen, daß unsere Patienten, die durch die Behandlung bereits des Tragens von Apparaturen müde sind, die Vorschriften für den Gebrauch des Retentionsapparates vernachlässigen und daß dann der Erfolg der Behandlung verlorengeht, bevor sie sich dessen bewußt werden. Abnehmbare Retentionsapparate sind daher mit entsprechender Vorsicht zu verwenden.

Als am brauchbarsten erweisen sich daher Retentionsapparate, deren Wirkung dem Willen des Patienten entzogen ist, die aber trotzdem die einzelnen Zähne den Einflüssen der Funktion in möglichst vollkommenem Umfange aussetzen. Diese Aufgabe erfüllen Apparate, die im Munde befestigt werden und sich nur soweit den Zähnen anlegen, wie die Gefahr einer Verschiebung besteht. Um dem Patienten die Retention zu erleichtern, sind die Apparate möglichst zierlich zu halten, die hinreichende Stabilität muß allerdings gewahrt sein. Zur Verringerung der Belästigung des Patienten durch die Retention gehört auch, daß die Apparatur möglichst wenig sichtbar ist.

Diesen Bedürfnissen vermag ein durch Anlöten an Molaren- oder Prämolarenvollbänder befestigter Lingualbogen, der der Zahnreihe dicht folgt, am besten zu entsprechen. Er übernimmt die gleichen Funktionen wie bei den abnehmbaren Apparaten die der Zungenseite anliegende Platte. Von ihm können auch alle die Hilfsdrähte ausgehen, die dort erwähnt worden sind. Ergänzend mag noch bemerkt werden, daß an einem nach labial geführten Drahtbügel auch intermaxilläre Gummizüge befestigt werden können, wenn die Retention einer Bißanomalie dies erfordert und zugleich im Gegenkiefer an Molaren- oder Prämolarenvollbändern Häkchen als zweite Angriffspunkte für die Gummiringe angebracht werden. Besonders hervorzuheben ist, daß die Kraft des Gummizuges aber gar nicht vorsichtig genug dosiert werden kann. Die Anlegung der Gummiringe ist zwar auch an die Mithilfe des Patienten gebunden, erfahrungsgemäß versagt sie aber hierbei weniger. Der Apparat benötigt auch keine häufige Kontrolle und genügt den Ansprüchen, die an die Hygiene zu stellen sind.

Daß man bei der Behandlung von Stellungsanomalien einzelner Zähne mit noch einfacheren Retentionsvorrichtungen auskommt, bedarf kaum der Erwähnung. Dorne, die an ein Vollband angelötet werden und sich an Nachbarzähne der Drehungs- oder Verschiebungsrichtung entgegen anlehnen, sind die geeigneten technischen Mittel.

Zum Schluß wird sich nun noch eine Frage aufdrängen, die nach der *Dauer der Retention*. Eine präzise Antwort kann darauf aber wieder nicht gegeben werden. Es ist bereits erwähnt, daß in manchen Fällen auf eine apparative Retention überhaupt verzichtet werden kann. Wann dies möglich ist, hängt von der Art des behandelten Falles ab, aber auch von den Einwirkungen der bewegenden Kräfte in der Behandlungsperiode. Erfahrungsgemäß liefern stärkere Kräfte zwar einen schnelleren Bewegungsablauf, bedingen aber dafür eine entsprechend lange Retentionszeit und umgekehrt. Da ein schnell bewegter Zahn den vollen Grad seiner Funktionsfähigkeit vorübergehend einbüßt, wird die langsame Regulierung mit kürzerer Retention das optimale Resultat darstellen. Wenn man bisher die Zeit hierfür nach einer Reihe von Monaten bemessen hat, wird man nach allgemeiner Anwendung schwächerer Kräfte wahrscheinlich die jetzt bereits von einzelnen Autoren vertretene Ansicht bestätigt finden, daß wesentlich kürzere Zeiträume ausreichend sind. Im Zweifelsfalle wird man natürlich lieber etwas zu lange retinieren als zu kurze Zeit. Man wird KNOCHE recht geben müssen, daß eine zur kurz dauernde Retention zu den verhängnisvollsten Irrtümern in der Orthodontie gehört.

D. Die spezielle Therapie der Okklusionsanomalien.

Im Anschluß an die allgemeinen Grundlagen der orthodontischen Behandlung bedarf die Therapie der verschiedenartigen Okklusionsanomalien, die wir ihrer Entstehung nach kennengelernt haben, noch einer speziellen Besprechung.

Die Progenie.

Unter den Okklusionsanomalien, die ihrer Entstehung nach erblich bedingt sein können, ist an erster Stelle die Progenie genannt worden.

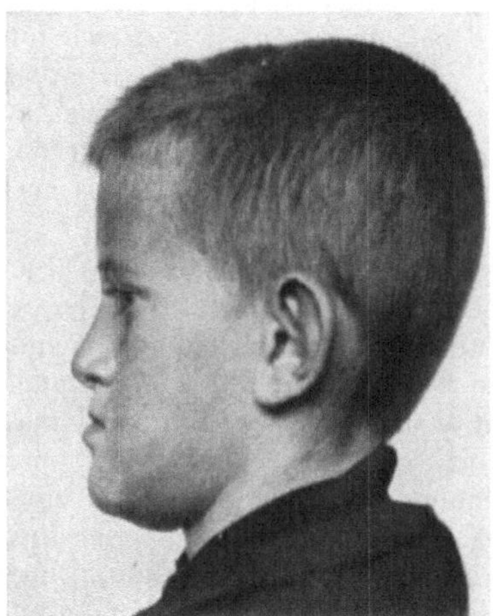

Im Gesicht der Patienten findet sie ihren charakteristischen Ausdruck durch das Vorstehen des Kinns. Der Rand der Unterlippe steht vor dem der Oberlippe; der Unterlippensaum ist daher meist stärker sichtbar als der der Oberlippe. Die Kinnlippenfurche ist verstrichen oder nur schwach ausgebildet. Der Abstand des Kinns von der Mundspalte ist in vielen Fällen auffallend groß.

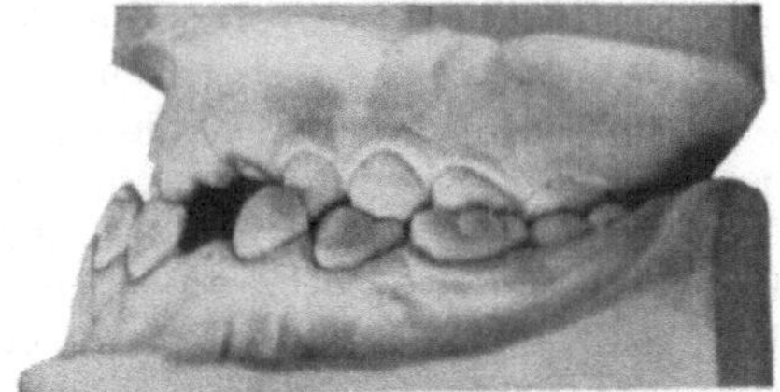

Abb. 810. Profilbild einer Progenie.

Abb. 811. Progenie im beginnenden Zahnwechsel. Okklusion im Mesialbiß.

Die Okklusion der Zahnreihen ist in Fällen echter Progenie durch den Mesialbiß gekennzeichnet. Sie gehört dann also in die Klasse III nach ANGLE. Aus der

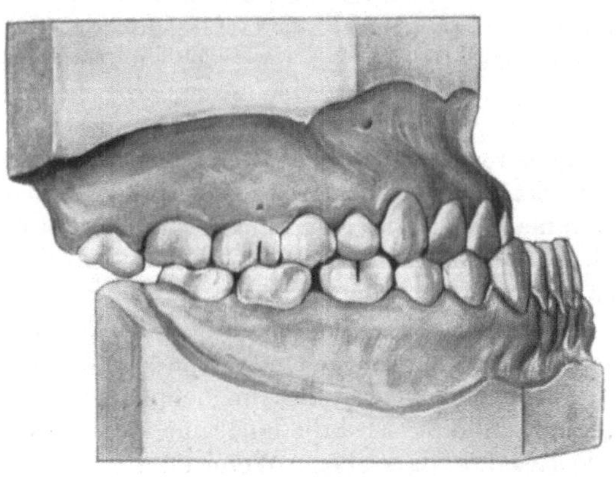

Mesialverschiebung des Bisses ergibt sich, daß die unteren Frontzähne vor den oberen stehen. Die anomale Stellung der unteren Schneidezähne vor den oberen bringt es nicht selten mit sich, daß im Mittelstück der Zahnbögen ein Kontakt zwischen den Gliedern der beiden Zahnreihen nicht zustande kommt. Sowohl die oberen wie die unteren Schneidezähne überragen dann oft das Niveau der Okklusionsebene, und bei geschlossenen Zahnreihen werden daher die oberen Zähne von den unteren verdeckt. Trotz mangelnden Schlusses der Frontzähne

Abb. 812. Progenie im bleibenden Gebiß. (Nach ANGLE: Behandlung der Okklusionsanomalien. Berlin 1908.)

können die vertikalen Anomalien hier jedoch auch fehlen. Die Form der Zahnbögen weist vielfach keine auffallenden Veränderungen auf. Meistens ist allerdings die Größe des unteren Zahnbogens bemerkenswert. Gelegentlich weist der obere geringen Engstand der Frontzähne auf. Mitunter ist die übermäßige

Entwicklung des Unterkiefers durch einzelne Lücken zwischen den Zähnen, insbesondere zwischen unterem Eckzahn und erstem Prämolaren gekennzeichnet.

Solche Lücken sind vor allem in den Fällen festzustellen, die in der Gesichtsbildung und in der Stellung der Frontzähne zueinander die charakteristischen Merkmale der Progenie tragen, bei denen aber der Mesialbiß fehlt und die Molaren im Neutralbiß stehen. Mit einiger Wahrscheinlichkeit ist anzunehmen, daß es sich hier nicht um eine echte Progenie auf erblicher Grundlage, sondern um die Anomalien handelt, bei denen die progene Stellung der unteren Schneidezähne auf einem durch Differenzen im Längenwachstum von Ober- und Unterkiefer entstandenen Zwangsbiß der Schneidezähne beruht. Es sei besonders hervorgehoben, daß wir Fällen dieser Art ebenso wie denen der echten Progenie nicht nur im bleibenden Gebiß begegnen, sondern auch bereits im Milchgebiß. Die progene Stellung der unteren Schneidezähne ist also nicht durch Behinderung des Längenwachstums des Oberkiefers infolge vorzeitiger Zahnentfernungen in

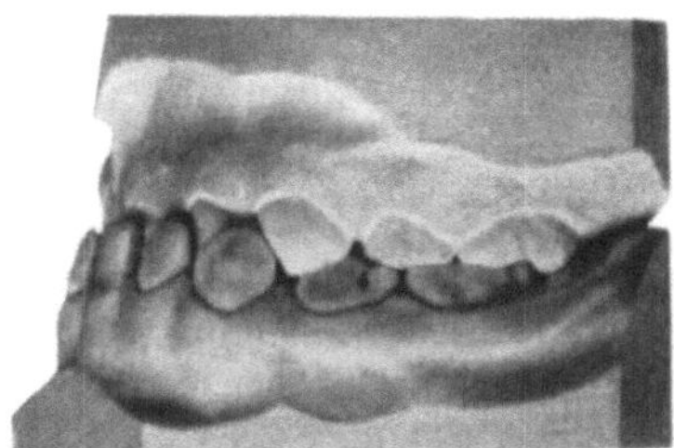

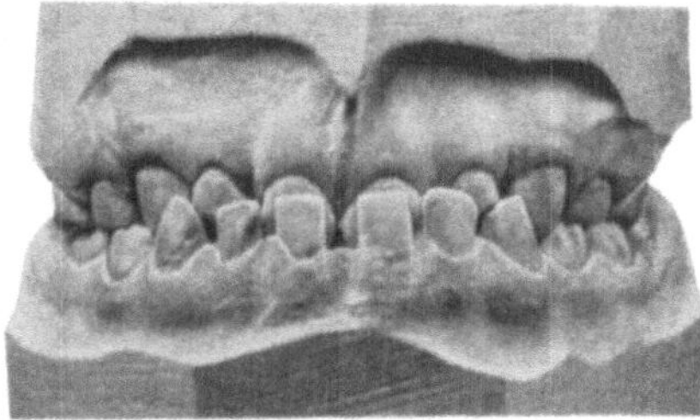

Abb. 813. Progener Zwangsbiß; Okklusion im Neutralbiß, Lücken hinter den unteren Milcheckzähnen.

Abb. 814. Progener Zwangsbiß; Lücken zwischen den unteren Frontzähnen und vertikale Störungen der Okklusion.

der oberen Milchzahnreihe hervorgerufen. Auf Fälle dieser Art wird an anderer Stelle eingegangen.

Für die Therapie ist festzustellen, daß der Beseitigung der vollentwickelten Progenie mit Mesialbiß große Schwierigkeiten entgegenstehen. Die erforderliche Distalverschiebung der unteren Molaren gehört zu denjenigen Bewegungen, denen der Kieferknochen den größten Widerstand entgegensetzt. Eine intramaxilläre Verankerung steht für sie nicht zur Verfügung und die intermaxilläre stationäre Verankerung muß außerordentlich stabil gehalten werden, wenn die von hinten oben nach vorn unten zum orthodontischen Bogen geführten Gummizüge im Oberkiefer keine unerwünschten Nebenbewegungen, insbesondere Kippungen der Ankermolaren nach vorn auslösen sollen. Verbindungen mehrerer Zähne durch Vollbänder untereinander sind angezeigt. Von ausschlaggebender Bedeutung ist, daß eine Einwirkung auf die Lage des Kinns ausbleibt, selbst wenn die Bewegung der unteren Molaren nach distal gelingt. Eine Einwirkung auf den Lippenschluß und auf die Stellung der Frontzähne zueinander läßt sich aber ohne die Distalbewegung der unteren Molaren erreichen, wenn im Unterkiefer rechts und links ein Prämolar geopfert wird, also statt der normalen die gesicherte Okklusion hergestellt wird. Wenn überhaupt eine orthodontische Behandlung vorgenommen wird, ist in der Regel der letztere Weg einzuschlagen. Zur Distalbewegung der unteren Front ist meistens eine vorübergehende Bißsperrung durch Aufbißkappen im Bereich der Seitenzähne erforderlich. Bei Patienten im vorgeschrittenen Alter wird immer zu erwägen sein, ob der zu erreichende Zustand einen ästhetischen Erfolg darstellt, der im richtigen Verhältnis zu dem Aufwand der Behandlung steht. Da in vielen Fällen von Progenie die kaumechanische Funktionsfähigkeit des Gebisses gewahrt ist und das Auftreten der Progenie auf erblicher Grundlage vielfach als Familieneigentümlichkeit hingenommen wird, kann in einer Anzahl von Fällen geraten werden, auf eine orthodontische Behandlung ganz zu verzichten.

Erheblich günstiger sind die Aussichten der Therapie für die mit progener Kinnbildung und Schneidezahnstellung einhergehende Anomalie zu beurteilen, die auf einem Zwangsbiß beruhen und Neutralbiß aufweisen. Hier verspricht die orthodontische Behandlung auch noch im vorgeschrittenen Alter Erfolg ohne Opferung von Zähnen. Die Behebung des Zwangsbisses durch Aufbißkappen muß Ausgangspunkt der Therapie sein. Durch intermaxilläre Kräfte lassen sich dann die unteren Frontzähne ohne große Mühe nach distal verschieben. In manchen Fällen kann auch eine geringe Bewegung der oberen Frontzähne nach vorn zur Herstellung des normalen Ineinandergreifens der Zahnreihen ausgenutzt werden. Unter der Einwirkung der funktionellen Kräfte stellen sich beide Zahnreihen nach Herstellung des normalen Scherenbisses einwandfrei aufeinander ein. Nur eventuell bestehende vertikale Anomalien der Schneidezähne können bei der Behandlung Schwierigkeiten bereiten.

Die geringste Mühe verursacht die Therapie, wenn die Anomalien früh zur Behandlung gelangen. Zur Zeit der ersten Dentition bedarf es oftmals nur der Beseitigung des Zangsbisses, sei es, daß die Milchschneide- und Eckzähne durch Beschleifen etwas gekürzt werden, oder daß er durch Aufbißkappen im Milchmolarengebiet ausgeschaltet wird. Aber auch in den Fällen, in denen ein Mesialbiß vorliegt, sind die Erfolgsaussichten bis in die erste Hälfte des Zahnwechsels noch günstige. Neben der Bißsperrung und eventueller Labialbewegung der oberen Schneidezähne kann die Verwendung einer Kinnkappe oder der von A. M. Schwarz empfohlenen Kinnbinde zur Herbeiführung einer Ventralneigung des Kopfes die Therapie unterstützen.

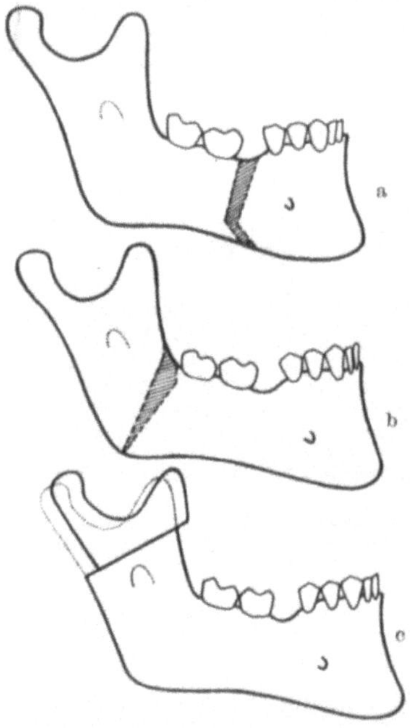

Abb. 815. Schematische Darstellung der Eingriffe am Unterkieferknochen zur chirurgischen Behandlung der Progenie. a Excision aus dem Kieferkörper (ältere Methode Pichlers). b Keilexcision im Kieferwinkel (Ernst). c Durchtrennung des aufsteigenden Astes (Lindemann, Pichler.)

Ergänzend sei noch angeführt, daß bei erwachsenen Patienten an Stelle der orthodontischen Behandlung der Progenie die chirurgische treten kann. Da die Operation einen nicht unerheblichen Eingriff darstellt, wird die Indikation zu dieser Therapie aber nur dann gegeben sein, wenn einerseits der Patient auf die Beseitigung der progenen Kinnbildung großen Wert legen muß, andererseits die Distalverlagerung des Kieferkörpers auch eine einwandfreie Okklusion ohne zeitraubende orthodontische Nachbehandlung herzustellen gestattet. Studienmodelle, an denen der Erfolg des Eingriffs geprüft wird, sind bei der zu treffenden Entscheidung unentbehrlich. An Stelle der Keilexcision im Kieferwinkel und der Kürzung des Kieferkörpers ist in den letzten Jahren das Verfahren getreten, den aufsteigenden Ast zwischen Foramen mandibulare und Incisura semilunaris mit einer Giglisäge von zwei kleinen Hautschnitten aus schräg zu durchtrennen (Pichler, Lindemann, Kostečka). Die Gefahr der Wundinfektion ist dabei auf ein Minimum reduziert, da das Risiko der Kommunikation der Knochenwunde mit der Mundhöhle nicht besteht. Der Eingriff läßt aber auch keine entstellenden oder auffallenden Narben zurück. Vorbedingung für den Erfolg der

Operation ist jedoch während des Heilungsprozesses eine gute Fixierung des Unterkieferkörpers in seiner neuen Lage durch intermaxilläre Schienung.

Der Deckbiß.

An zweiter Stelle ist unter den Anomalien, deren Entstehung auf Vererbung beruhen kann, der Deckbiß aufgeführt. Der Name der Anomalie geht auf ein für sie charakteristisches Symptom zurück: Die über das Niveau der Kauebene durchgebrochenen und nach einwärts geneigten oberen Frontzähne verdecken beim Schluß der Zahnreihen die unteren.

Im Gesicht des Patienten äußert sich die Anomalie durch eine stark verminderte Untergesichtshöhe. Die Unterlippe ist nach abwärts und vorn gedrängt, die

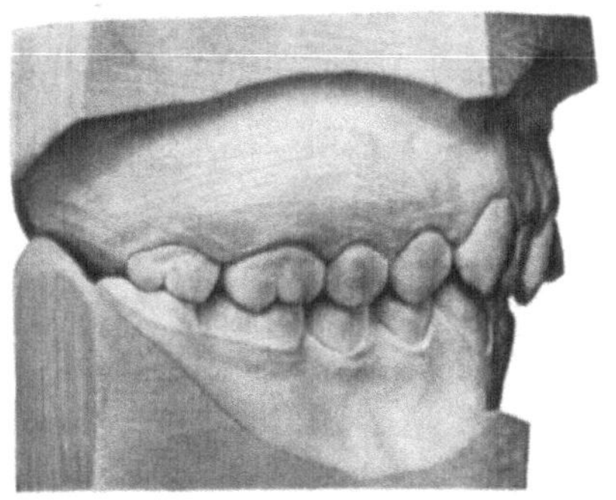

Abb. 816. Deckbiß; Okklusion im Distalbiß.

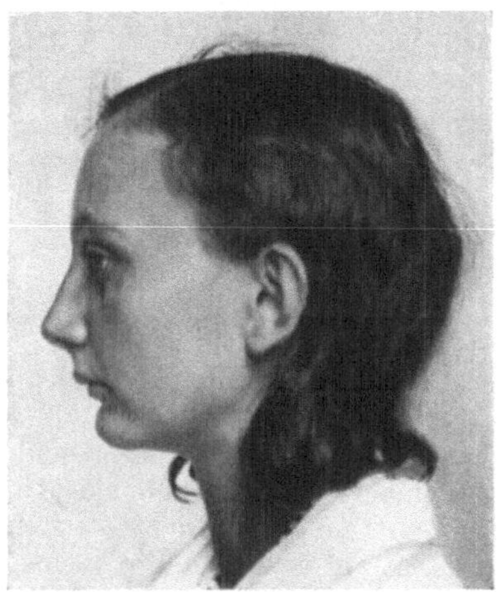

Abb. 817. Profilbild bei Deckbiß; Verringerung der Untergesichtshöhe, tiefe Kinnlippenfurche.

Kinnlippenfurche erscheint deshalb stark ausgeprägt und das Kinn selbst nimmt oft eine auffallend spitze Form an. Die meist schwach ausgebildete Oberlippe besitzt einen fliehenden Verlauf nur schwachen oder stärkeren Grades.

Die Okklusion der Zahnreihen ist fast ausnahmslos der Distalbiß, ANGLE Klasse II. Nach Angabe von KANTOROWICZ soll ein nicht geringer Prozentsatz der Fälle auch den Neutralbiß besitzen. Soweit meine Beobachtungen reichen, handelt es sich bei diesen Fällen aber um Anomalien, deren Entwicklung sekundär durch Umweltfaktoren beeinflußt worden ist. Die Verschiebung des Unterkiefers nach distal braucht allerdings nicht immer eine volle Höckerbreite zu betragen. Der obere Zahnbogen erfährt durch die bereits erwähnte Inversion der Schneidezähne eine auffallende Verkürzung, die um so stärker bemerkbar wird, als die transversale Verschmälerung des Zahnbogens nur einen geringen Grad erreicht oder ganz fehlt. Der untere Zahnbogen weist im Gebiet der Eckzähne in der Regel eine deutliche Abknickung auf. Oft sind auch die unteren Schneidezähne leicht nach zungenwärts geneigt.

Obere und untere Schneidezähne überragen das Niveau der Kauebene meist in stärkerem Grade. Die Schneiden der unteren berühren die Gaumenfläche, die der oberen den Zahnfleischsaum der unteren.

Genetisch ist nach meinen Beobachtungen eine erblich beeinflußte Unterentwicklung des Unterkiefers, die bis zum Durchbruch der Milchschneidezähne nicht eingeholt wird, der Ausgangspunkt der Anomalie. Die durchbrechenden Milchschneidezähne gleiten aneinander vorbei, und beim Durchbruch der Milchmolaren wird eine unternormale Bißhöhe fixiert. Beim Übergang der ersten in die zweite Dentition wiederholt sich das Spiel. Im Milchgebiß kann jedoch auch die Okklusion normal sein. Gelangen dann aber die Molaren unter den am

Anfang des Abschnitts angedeuteten Umständen im Distalbiß zur Okklusion, ohne daß vorher bereits komprimierende Kräfte auf den Kiefer einwirken — diese negative Feststellung scheint mir wesentlich zu sein — so bildet sich in der zweiten Dentition der Deckbiß aus. Die Inversion der oberen Schneidezähne wird möglicherweise durch die Anlage der Zähne begünstigt oder allein unter dem Einfluß der Lippenmuskulatur herbeigeführt. Die Fälle, in denen nur die mittleren

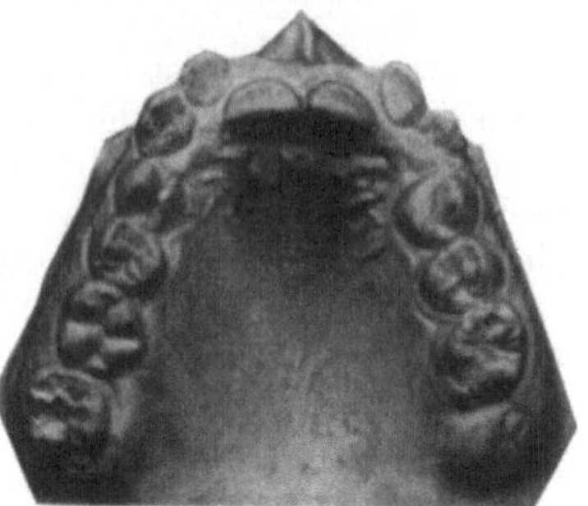

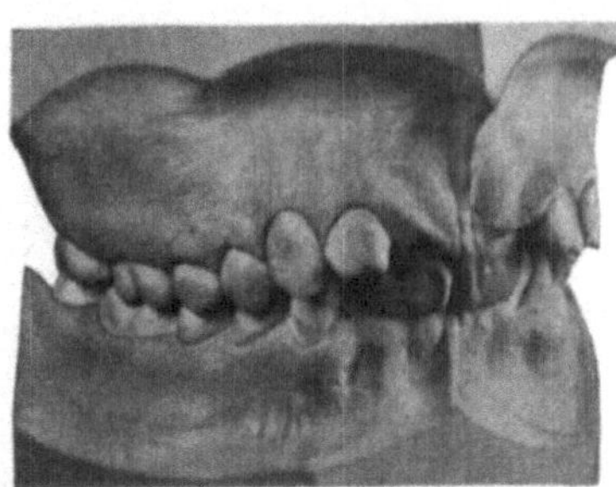

Abb. 818a. Deckbiß mit störender Labioversion der seitlichen Schneidezähne.

Schneidezähne einwärts geneigt sind, nicht aber ein oder beide seitliche Schneidezähne, dürften nach dem Durchbruch der mittleren Schneidezähne noch in geringem Maße einer Kompressionswirkung unterworfen gewesen sein.

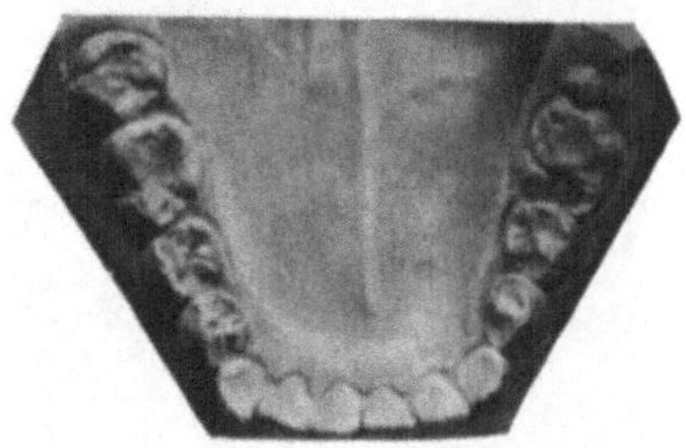

Abb. 818b. Zahnreihen der Abb. 818a in der Aufsicht.

Als Behandlungsziel kommt bei vollständig erhaltenem Zahnbestand stets die normale Okklusion in Betracht. Nach geringer Dehnung der oberen Zahnreihe werden die Schneidezähne nach vorn bewegt. Die wichtigste Aufgabe der

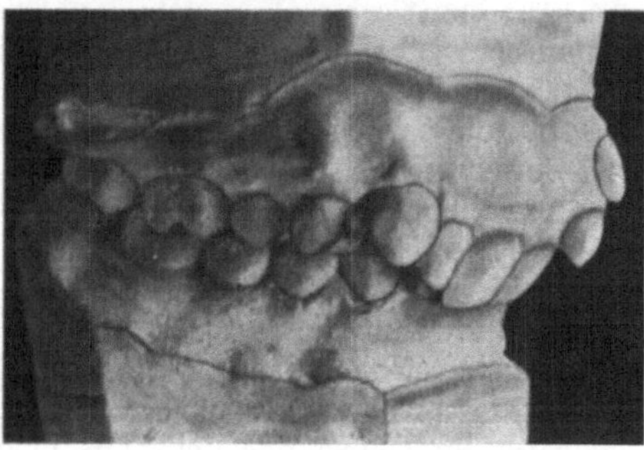

Abb. 819. Deckbiß bei Distalbiß.

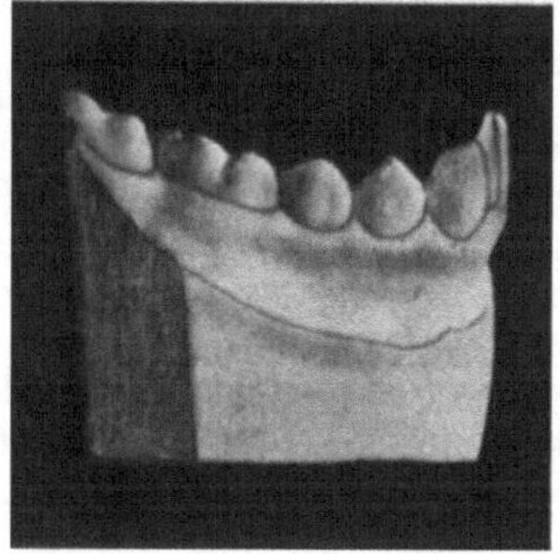

Abb. 820. Vertikale Abweichungen im Unterkiefer bei bestehendem Deckbiß.

Therapie bleibt aber die Behebung der vertikalen Anomalien. Zur Ausschaltung der schädlichen Folgen, die der Deckbiß für den Halteapparat der betroffenen Frontzähne haben kann, ist diese Maßnahme unerläßlich. Sie muß teils in einer Kürzung, d. h. in einer wurzelspitzenwärts gerichteten Bewegung der Schneidezähne, teils in einer Verlängerung der Backen- und Mahlzähne bestehen. Erforderlichenfalls wird auch die untere Zahnreihe etwas gedehnt und dann der Distalbiß durch Bißverschiebung nach mesial mittels intermaxillärer Gummizüge behoben. Die Vergrößerung der Bißhöhe muß durch Bißsperrung mittels Aufbißgitter, Aufbißschiene oder Aufbißplatte an den Frontzähnen unterstützt werden.

Die Beseitigung des voll entwickelten Deckbisses gehört mit zu den schwierigeren Aufgaben der Orthodontie. Am besten wird er zur Zeit der Entstehung bekämpft, d. h. spätestens zu Beginn des Zahnwechsels. Zu dieser Zeit ist die Labialbewegung der eben durchgebrochenen oberen Schneidezähne leicht durchführbar und mittels einer mit schiefer Ebene versehenen Aufbißplatte läßt sich

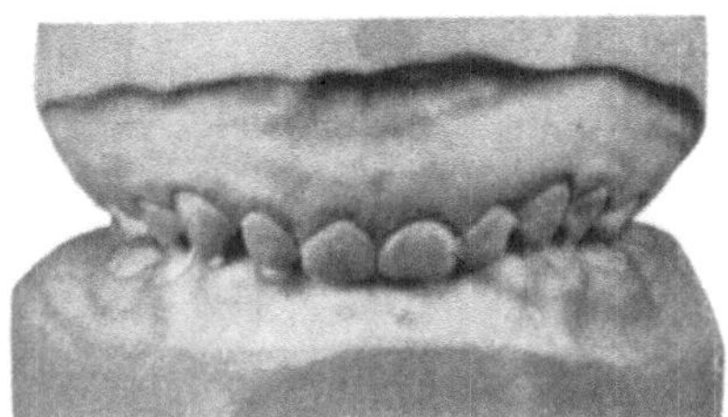

Abb. 821. Starker Deckbiß im Milchgebiß.

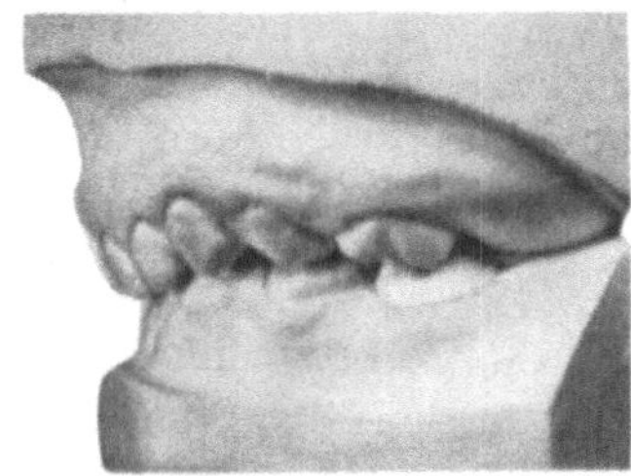

Abb. 822. Fall der Abb. 821 Okklusion im Distalbiß.

dann ohne Mühe die Vergrößerung der Bißhöhe wie die Beseitigung des Distalbisses ausgleichen. Systematische Muskelübungen — Vorschubbewegungen des Unterkiefers, Fixierung eines auf einer kleinen Stange gleitenden Gewichts zwischen den Frontzähnen — können die Erzielung eines Erfolges wesentlich erleichtern.

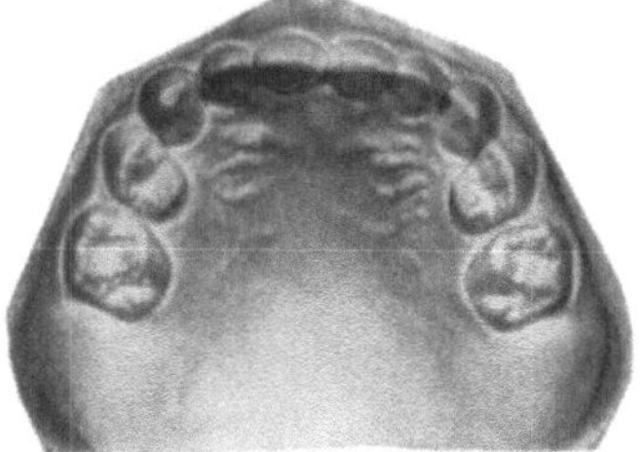

Das Gebiß bedarf jedoch meistens der orthodontischen Überwachung bis zum Abschluß des Zahnwechsels.

Das Diastema.

Mit Sicherheit ist der Einfluß der Vererbung beim Auftreten des Diastemas nachgewiesen. Nach Angabe von KANTOROWICZ und KORKHAUS

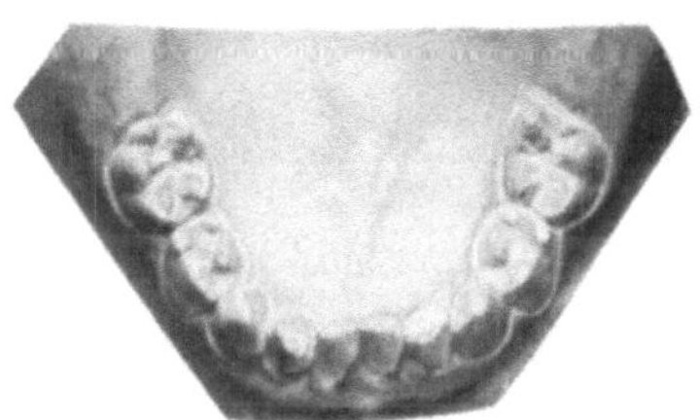

Abb. 823. Zahnbögen des Falls der Abb. 821 u. 822 in der Aufsicht.

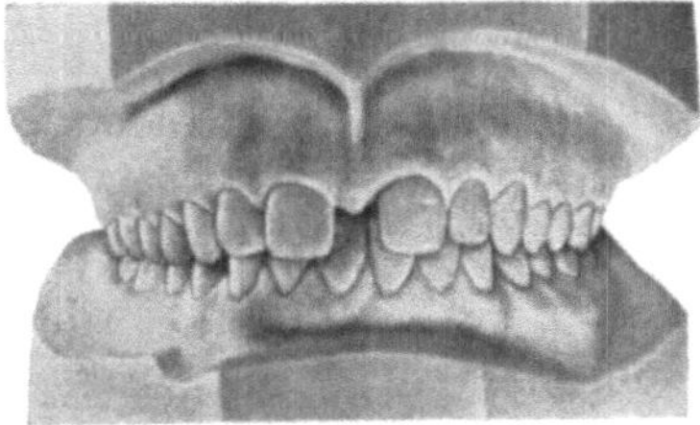

Abb. 824. Diastema.

wird das in einer zwischen den mittleren Schneidezähnen auftretenden Lücke bestehende Merkmal wahrscheinlich dominant vererbt. In verschieden hohem Grade kann die die beiden Kieferhälften trennende Lücke sowohl im Ober- wie im Unterkiefer auftreten. In der Mehrzahl der Fälle wird nur ein Kiefer betroffen, die obere Zahnreihe häufiger als die untere. Hin und wieder wird die schon in einem Kiefer als selten zu bezeichnende Anomalie aber auch im oberen und unteren Zahnbogen gleichzeitig angetroffen.

Bei geschlossenem Munde erfährt das Gesicht des Patienten durch ein Diastema keine Veränderung. Beim Lachen und Sprechen wird eine Lücke stärkeren Grades im Scheitelpunkt des Zahnbogens aber als störend empfunden. Die Okklusion der Zahnreihen erleidet durch das Diastema keine Beeinträchtigung, sondern alle Teile des Gebisses greifen gut ineinander.

Eine andere Beurteilung erfahren allerdings Lücken in der Mittellinie der Zahnreihe, die im bleibenden Gebiß nach Zahnentfernungen auftreten und als Folge der Wanderung von Zähnen auf eine Extraktionslücke zu anzusehen sind. Sie gehören in die Pathologie des verstümmelten Gebisses.

Als echtes Diastema dürfen auch die während des Zahnwechsels vorübergehend zwischen den durchbrechenden bleibenden Schneidezähnen auftretenden Lücken nicht angesprochen werden, denen wir z. B. nach vorzeitigem Verlust der seitlichen Milchschneidezähne gelegentlich begegnen. Daß Lücken in der Medianebene bei Nichtanlage der bleibenden seitlichen Schneidezähne einen besonderen Charakter tragen, ergibt sich schon daraus, daß sie meist nicht für sich auftreten, sondern gemeinsam mit Lücken zwischen anderen benachbarten Zähnen. Das echte Diastema ist in einem Teil der Fälle mit einem auf den Kamm des Alveolarfortsatzes übergreifenden Ansatz des Lippenbändchens verbunden. Ob in diesen Fällen ein Kausalzusammenhang zwischen beiden Faktoren besteht und in welcher Richtung, kann noch keineswegs als geklärt angesehen werden.

Bezüglich der Therapie ist zu sagen, daß beim echten Diastema eine Behandlungsbedürftigkeit nur besteht, wenn der Patient selbst die Lücke als störend ansieht. Ein Diastema geringen Grades wird im allgemeinen keine Behandlung erfordern, weil der Gebrauchswert des Gebisses nicht herabgesetzt ist und nachteilige Folgen sich nicht aus ihm entwickeln. Wenn die Beseitigung des Diastemas angestrebt wird, genügt es aber nicht, die Zähne nach der Mittellinie zusammenzudrücken. Ein Dauererfolg bleibt dann meist aus. Trotz langer Fixierung weichen die Zähne oft schnell wieder auseinander. Durch einen chirurgischen Eingriff kann dem jedoch entgegengewirkt werden. Nach Aufklappung der Schleimhaut wird mit einem Fissurenbohrer der Knochen zwischen den beiden zentralen Schneidezähnen in der Stärke eines etwa 1 mm breiten Einschnittes fortgenommen. Erst dann verspricht die Fixierung der orthodontisch einander genäherten Schneidezähne, daß sie nachträglich nicht wieder in ihre alte Lage zurückkehren. Vereinzelt ist auch der prothetische Schluß der Lücke vorgenommen worden.

Der offene Biß.

Als offener Biß wird eine Okklusionsanomalie bezeichnet, die beim Kieferschluß durch das Klaffen der Frontzähne gekennzeichnet ist. Er ist bereits als Spätsymptom der auf verschiedene Ursachen zurückzuführenden Rachitis dargestellt worden.

Bei der Untersuchung der mit einem offenen Biß behafteten Patienten fällt eine übergroße Untergesichtshöhe auf. Vielfach ist der Lippenschluß nur gezwungen zu erreichen. In solchen Fällen wird die Lippenmuskulatur infolge Inaktivität nicht kräftig entwickelt. Beim Lachen und Sprechen gibt dann die zu kurze Oberlippe auch Teile des Zahnfortsatzes frei. Meistens fallen sofort stark hypoplastische Schneidezähne auf. Bei der Betrachtung des Profils ist die Abflachung des Kieferwinkels neben der Veränderung der Höhenverhältnisse das am deutlichsten wahrnehmbare Symptom.

Die Okklusionsverhältnisse sind an eine bestimmte ANGLEsche Klasse nicht gebunden. Neutralbiß kommt ungefähr ebenso häufig vor wie Distalbiß. Außer den Frontzähnen klaffen oft auch noch die Prämolaren, so daß in extremen Fällen nur die Mahlzähne in Kontakt stehen. Dadurch, daß das Mittelstück der oberen Zahnreihe nach oben und das der unteren nach abwärts gebogen ist, beträgt der Abstand zwischen den Schneiden der Frontzähne nicht selten über 1 cm. Daß neben den vertikalen Deformierungen der Zahnreihen auch transversale und sagittale einhergehen, ist im Zusammenhang mit der Besprechung der Ätiologie bereits erwähnt worden. Es sei hier darauf verwiesen.

Die orthodontische Behandlung des offenen Bisses gehört in Fällen stärkeren Grades zu den schwierigsten und zeitraubendsten Aufgaben der Orthodontie. Die Hypoplasie der Sechsjahrmolaren erschwert die Verankerung der Apparatur, wenn diese Zähne nicht überhaupt vorzeitig der Vernichtung anheim fallen. Meist muß der notwendigen Annäherung der oberen und unteren Frontzähne aneinander die Dehnung der Zahnreihen vorausgehen. Die vertikale Bewegung der Frontzähne, die manchmal in mehreren zeitlichen Etappen mit eingelegten Ruhepausen durchzuführen ist, kann den kaufunktionellen Wert der Zahnreihen voll herstellen. Eine Verbesserung des Profils bleibt dagegen oft aus, da die Form des Kieferkörpers der Umänderung entzogen ist. Eine Abflachung des Kieferwinkels ist zur Zeit der zweiten Dentition nicht mehr zu erreichen, wenn nicht zu chirurgischen Maßnahmen ähnlicher Art gegriffen wird, wie sie bereits bei der Progenie erwähnt worden sind, jedoch kann der chirurgische Eingriff statt am Unterkiefer auch am Oberkiefer ausgeführt werden (KANTOROWICZ).

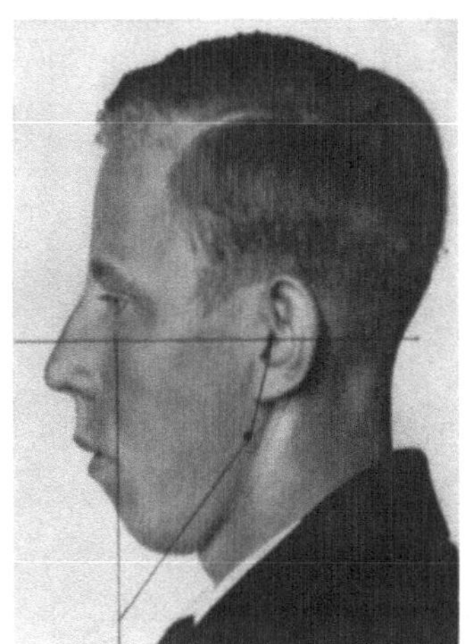

Abb. 825. Profilbild eines offenen Bisses; Vergrößerung der Untergesichtshöhe und des Kieferwinkels, gezwungener Lippenschluß, fliehendes Kinn.

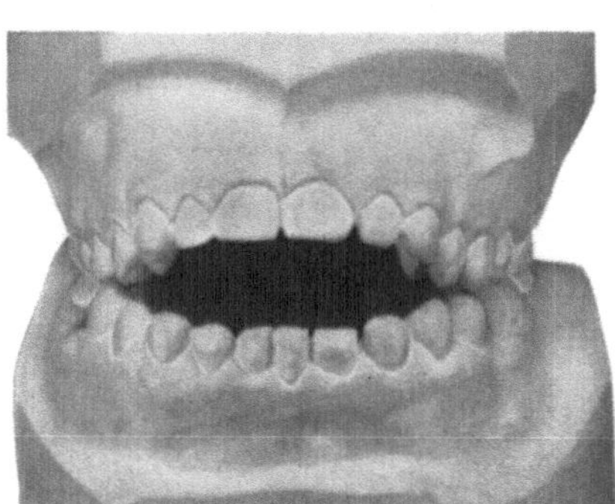

Abb. 826. Offener Biß; starke vertikale Abweichungen im Bereich der Front.

Die Beseitigung des Klaffens der Zahnreihen durch Abschleifen der den Schluß der Frontzähne sperrenden Molaren oder durch Extraktion der Mahlzähne, chirurgische Abtragung der Alveolarfortsätze und nachträgliche Herstellung eines Zahnersatzes von geringer Bißhöhe sind Behelfsmaßnahmen, zu denen man sich auch in der sozialen Zahnheilkunde nur entschließen wird, wenn die Beseitigung des auffallendsten Symptoms des offenen Bisses dringend erforderlich ist.

Da die Spätbehandlung des offenen Bisses die größte Mühe bereitet und große Aufwendungen erfordert, andererseits aber gerade Patienten, die mit so auffallenden Okklusionsanomalien wie dem offenen Biß mittleren oder stärkeren Grades behaftet sind, in ihrem Fortkommen am meisten behindert sind und die Behandlungsbedürftigkeit bei ihnen am größten ist, lenken diese Fälle die Aufmerksamkeit am stärksten auf die vorbeugende Krankheitsbekämpfung in der Orthodontie. Für den offenen Biß besteht sie vorwiegend in der allgemeinen Rachitisbekämpfung. Die Ausschaltung abnormer Belastungseinflüsse, die jedoch nicht vorzuliegen brauchen, da schon unter der normalen Beanspruchung der Kiefer die zum offenen Biß führenden Deformierungen eintreten können, ist der zweite Faktor, der Beachtung erfordert. Leider ist die Mithilfe des Zahnarztes dabei nur in geringem Maße möglich, da die Kleinkinder nur ausnahmsweise zahnärztlicher Fürsorge unterstehen. Erfreulicherweise wird sie aber auch durch die aus ärztlichen Gründen nicht weniger gebotene Rachitisbekämpfung in weitem Maße ersetzt.

Kieferkompression mit konsekutiver Protrusion.

Als ätiologischen Faktor dieser zu den erworbenen Anomalien gehörenden Störung der Okklusion haben wir in erster Linie die erschwerte Nasenatmung genannt. An dieser Stelle muß aber noch einmal wiederholt werden, daß die meisten zur klinischen Beobachtung gelangenden Anomalien nicht monokausal bedingt sind, sondern daß vielfach mehrere Umstände gleichzeitig oder auch nacheinander zur Deformierung der Kiefer und Zahnreihen beitragen. Das gilt auch ganz besonders für diejenigen Störungen der Okklusion, deren charakteristische Symptome die Kieferkompression und eine daraus folgende Protrusion sind. Ätiologisch geht neben der die komprimierenden Kräfte auslösenden, durch

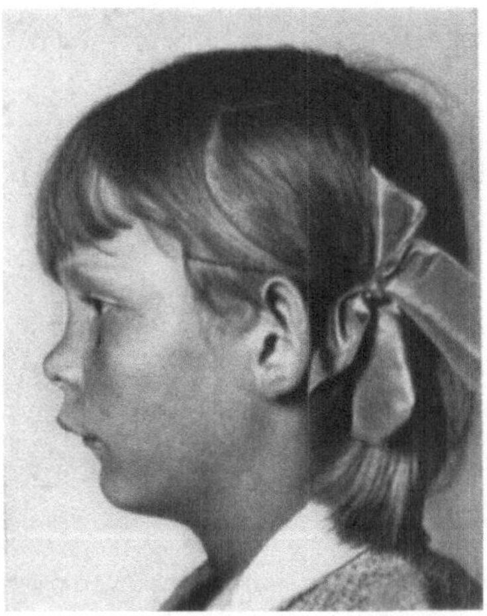

Abb. 827. Profilbild einer Kieferkompression mit konsekutiver Protrusion; leicht aufgeworfene Oberlippe, herabgepreßte Unterlippe und distal verlagertes Kinn.

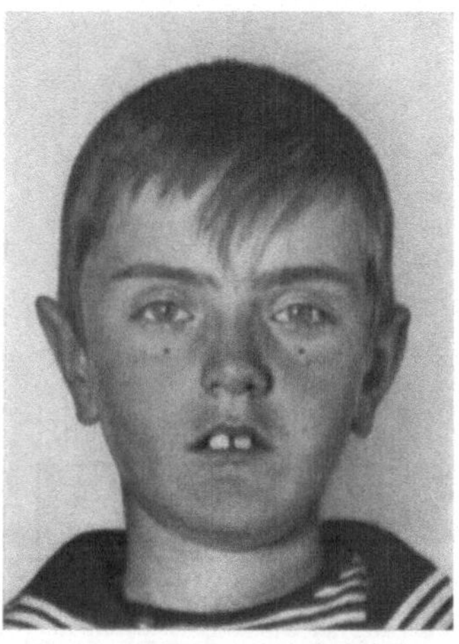

Abb. 828. Aufhebung des Lippenschlusses durch eine Kieferkompression mit konsekutiver oberer Protrusion; Auseinanderdrängung der oberen Schneidezähne durch die Unterlippe.

adenoide Vegetationen bedingten erschwerten Nasenatmung vielfach eine auf Rachitis beruhende konstitutionelle Bereitschaft des Knochens zur Deformierung einher. Die hierher gehörenden bei der Untersuchung sich bietenden Bilder tragen daher in den über die wesentlichen Merkmale hinausgehenden Einzelheiten einige voneinander abweichende Züge.

In Fällen geringeren Grades weist das Gesicht äußerlich keine Merkmale auf, die sofort den Schluß auf das Vorhandensein einer Okklusionsanomalie und ihren Charakter zuließen. Sobald die Anomalie etwas stärker ausgebildet ist, sind aber auch im Gesicht charakteristische Veränderungen wahrnehmbar. Während die Kompression der Zahnreihen nur geringe, oft wenig auffallende Spuren in der Schmalheit der Gesichtsbildung zurückläßt, macht sich sowohl die graduell zunehmende Protrusion im Oberkiefer wie die sich einstellende Distalverlagerung des Unterkiefers im Profil stärker bemerkbar. Da in der Regel beide Symptome zusammentreffen, lenken sie das diagnostische Urteil des Erfahrenen schon bei Beginn der Untersuchung in eine bestimmte Richtung. Durch die Protrusion der oberen Frontzähne wird die Oberlippe nach vorn gedrängt. Von dem fast senkrechten normalen Verlauf nimmt sie eine nach vorn abweichende schräge Richtung an. Während sie normalerweise hinter der Glabella-

senkrechten verläuft, wird sie bei stärkerer Protrusion der oberen Frontzähne
von ihr geschnitten. Da der Mundschluß aufgehoben wird, unterliegt die Lippenmuskulatur der schon bei anderen Anomalien festgestellten Inaktivitätsatrophie.
Die Oberlippe wird dünn und kurz. Die Schneiden der oberen Incisivi treten
passiv über den Rand der Oberlippe hinaus und werden sichtbar. Zum Teil
überragen sie aber auch das Niveau der Kauebene, da ihrem Durchbruch mangels
Zusammentreffens mit Antagonisten nicht rechtzeitig Einhalt geboten wird.

Die im Gefolge der Kompression sich einstellende Distalverlagerung des Unterkiefers äußert sich in einer nach dorsal verschobenen Stellung des Kinns. Wenn
die komprimierende Wirkung auf die Kiefer nur verhältnismäßig kurze Zeit
bestanden hat, kann die Distalverlagerung der Zahnreihe aber auch fehlen und
damit ebenfalls die von der Verschiebung
des Kinns nach rückwärts ausgehende Wirkung auf das Profil. Daß Übergangsstadien
jeden Grades zur Beobachtung gelangen, bedarf nur der Erwähnung.

Aus der Stellung des Unterkiefers zum
Oberkiefer ergeben sich die verschiedenen
Beobachtungen an der Unterlippe. Diese
kann fast normalen Verlauf besitzen, bei
voll ausgebildetem Distalbiß aber auch
schräg nach distal vom Lippenrot zum Kinn
ziehen und diesem fliehenden Charakter verleihen. Die Kinnlippenfurche ist dann fast
verstrichen. Sobald sich die oberen Schneidezähne auf das Rot der Unterlippe stellen,
wird die Unterlippe nach abwärts gedrückt
und schräg nach vorn gepreßt. Die an der
Grenze von Kinn und Unterlippe liegende
Ansatzstelle der Lippenmuskulatur hebt
sich dann als tiefster Punkt einer stark ausgeprägten Kinnlippenfurche besonders deut-

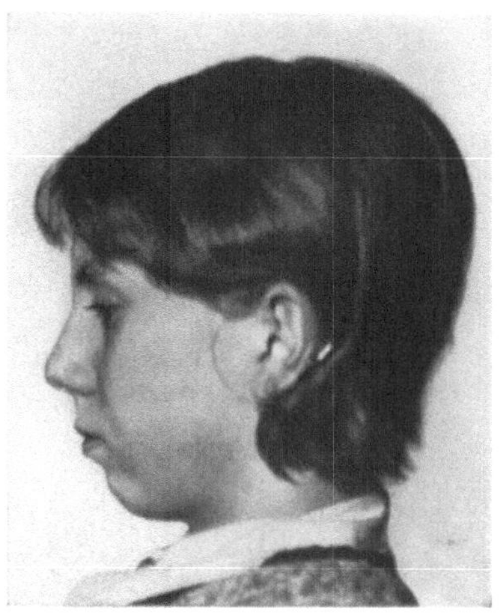

Abb. 829. Profilbild einer Kieferkompression
mit konsekutiver Protrusion; fliehende
Unterlippe und fliehendes Kinn.

lich ab, in gesteigertem Maße, wenn mit der während des Zahnwechsels sich
einstellenden Distalverlagerung des Unterkiefers auch eine Bißsenkung eintritt,
die sich am Profil in einer Verminderung der Untergesichtshöhe äußert. Hat
die wechselseitige Druckwirkung zwischen oberen Schneidezähnen und Unterlippe schon längere Zeit bestanden, kann die als Folge der Kompression eingetretene Protrusion der oberen Frontzähne noch verstärkt werden. Letztere
werden durch den Druck der Unterlippe schräg vorwärts gekippt. Hierbei wird
der Engstand aufgehoben, und in hochgradigen Fällen bilden sich sogar zwischen
den Schneidezähnen Lücken aus. Bei der Untersuchung des Gesichts von vorn
kann als erstes Symptom der Okklusionsanomalie im Bereich der Zahnreihen
daher die mit Lückenbildung einhergehende Protrusionsstellung der oberen
Schneidezähne auf dem Rot der Unterlippe zur Beobachtung gelangen.

In den bis an die Grenze des beginnenden Zahnwechsels reichenden Kinder-
jahren sind die im Gesicht wahrnehmbaren Folgen einer Kompressionsanomalie
der Kiefer meist geringen Grades. In den Fällen, in denen noch vor dem Ausfall
der Milchschneidezähne als Folge der Kompression eine Protrusion zur Ausbildung gelangt, sind aber die nach vorn gedrängte Oberlippe und der behinderte
Lippenschluß nicht zu übersehende Merkmale.

Die bei der Untersuchung des Gebisses wahrnehmbaren Symptome der
Anomalie sind im wesentlichen bereits bei der Besprechung der Ätiologie und
Genese zur Darstellung gelangt. Hier sei nur nochmals hervorgehoben, bzw.
ergänzt, daß die Okklusion in vollentwickelten Fällen in der Regel im Distalbiß

48*

steht (vgl. Abb. 729). Im Milchgebiß ist dagegen viel häufiger der Neutralbiß anzutreffen. In einem ziffernmäßig noch nicht anzugebenden Prozentsatz der Fälle bleibt aber auch nach dem Zahnwechsel der Neutralbiß bestehen. Kurz nach dem Durchbruch stehen die Sechsjahrmolaren nicht selten im Höckerbiß.

Die Kompression verleiht dem Zahnbogen des Oberkiefers verschiedene Konturen. Diese weichen je nach der Stellung der Schneidezähne voneinander ab, aber auch je nach dem Grad der Kompression im Gebiet der Prämolaren. Im Bereich dieser Zahngattung erreicht die Kieferverengerung im Verhältnis zur normalen Breite des Zahnbogens jedoch stets ihren höchsten Wert. Zur weiteren Charakteristik der verschiedenen Zahnbogenformen sei auf die älteren Bezeichnungen der spitzbogenförmigen und omegaförmigen Kiefer verwiesen.

Die transversale Annäherung der Schenkel des Zahnbogens aneinander verleiht dem Gaumengewölbe eine auffällige Höhe, solange der Engstand der Frontzähne

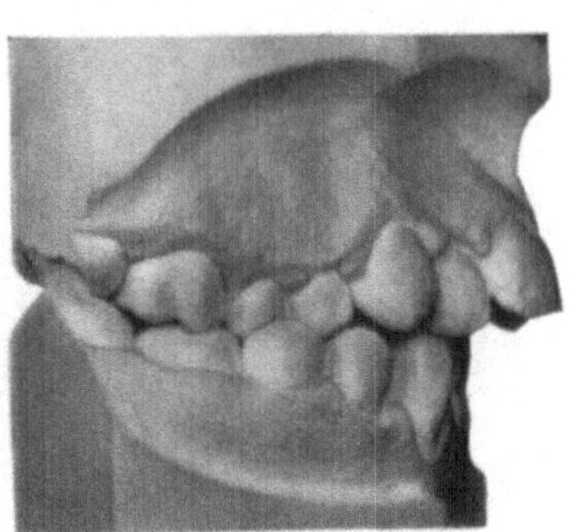

Abb. 830. Kieferkompression mit konsekutiver Protrusion im Neutralbiß.

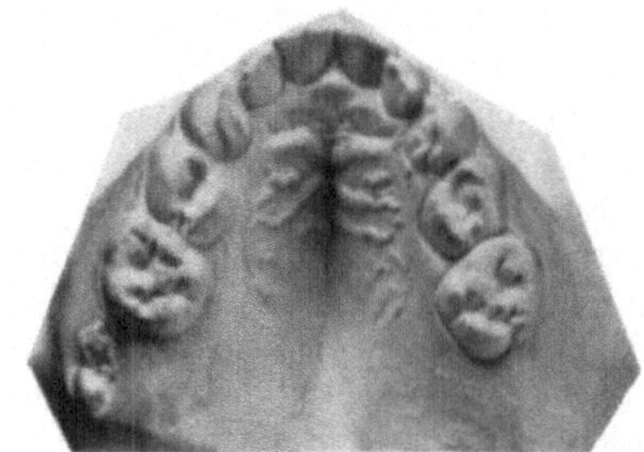

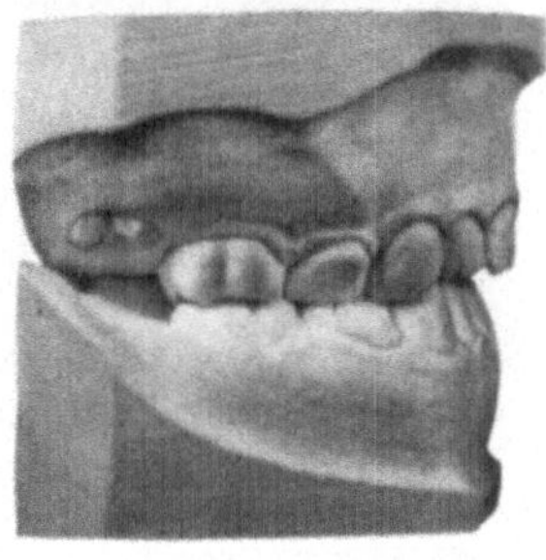

Abb. 831. Kieferkompression mit konsekutiver oberer Protrusion des Milchgebisses; Okklusion im Neutralbiß. (Vgl. Abb. 832.)

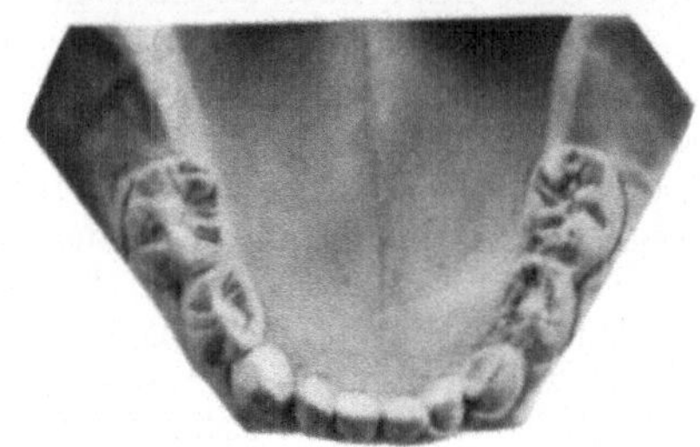

Abb. 832. Kieferkompression mit konsekutiver oberer Protrusion und frontalem Engstand des Milchgebisses; enger, hoher Gaumen. (Vgl. Abb. 831.)

aufrecht erhalten ist. Wenn die oberen Schneidezähne unter dem Druck der Unterlippe nach vorn oben gekippt werden, wird dieser Eindruck durch die schräge Stellung des Zahnfortsatzes allerdings wieder stark gemildert. Im Milchgebiß kann die spitzbogenförmige Gestalt der oberen Zahnreihe als die typische Deformation bezeichnet werden. Unter dem Einfluß der geringen Größe der Milchzähne und der innerhalb des Kiefers zur Entwicklung kommenden Kronen der bleibenden Schneidezähne gelangt der Engstand der Frontzähne nur selten in charakteristischer Weise zur Wahrnehmung.

Im Unterkiefer sind die Veränderungen der Zahnbogenform, wie bereits erwähnt worden ist, geringeren Umfanges, weil der massivere Unterkieferkörper den deformierenden Kräften weniger nachgibt. Die Einwärtskippung der Seitenzähne und die steile Stellung der Incisivi führt oft zu einer starken Abknickung des unteren Zahnbogens im Gebiet der Eckzähne. Oft ist aber die vertikale Stellungsveränderung der unteren Schneidezähne, die meist das Niveau der Kauebene erheblich überragen und vielfach bis zur Berührung mit der Gaumenschleimhaut gelangen, das einzige dem Auge sofort erkennbare Symptom einer Auswirkung der Kompression auf die untere Zahnreihe. In selteneren Fällen führt die transversale Verengerung des unteren Zahnbogens auch zu einer auf Kippung beruhenden Protrusion der unteren Schneidezähne.

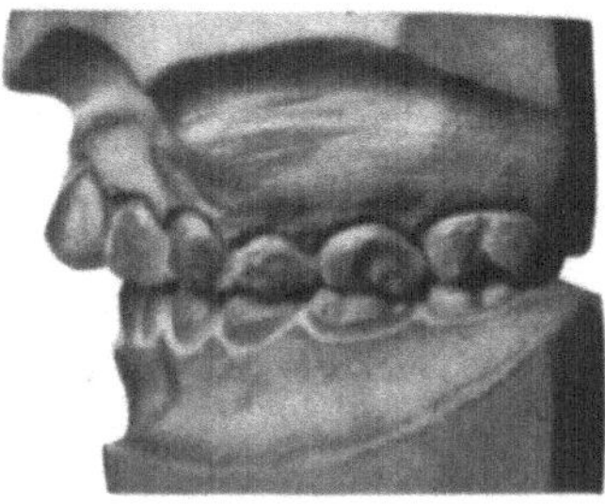

Abb. 833. Kieferkompression mit konsekutiver oberer Protrusion und frontalem Engstand: Sechsjahrmolaren im Höckerbiß. (Vgl. Abb. 834.)

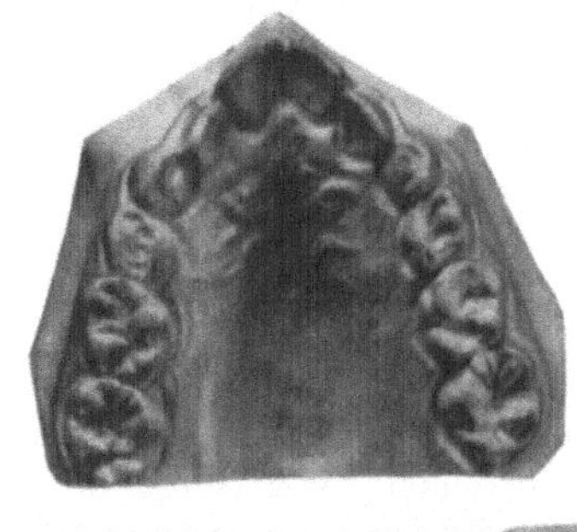

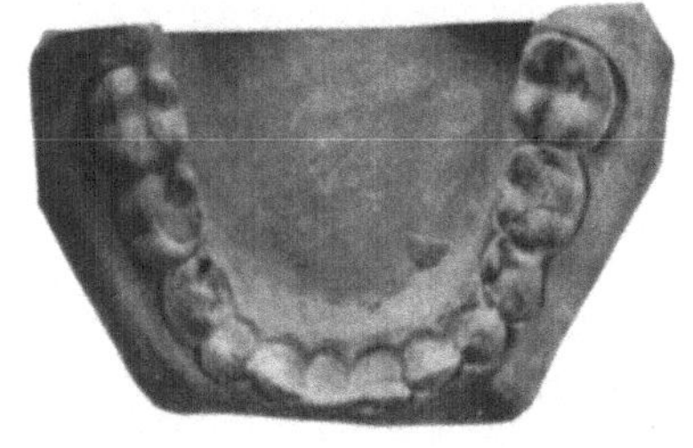

Abb. 834. Kieferkompression mit konsekutiver oberer Protrusion und frontalem Engstand (spitzbogenförmige obere Zahnreihe). (Vgl. Abb. 833.)

Zur Zeit des Milchzahnbestandes sind die Auswirkungen der Kompression auf die untere Zahnreihe noch geringer als im Oberkiefer. Kurz vor dem beginnenden Zahnwechsel ist das Ausbleiben der Lückenbildung aber ein Symptom, das Beachtung verdient.

Den zahlreichen Variationen der Anomalie in einzelnen Zügen muß naturgemäß auch die Therapie Rechnung tragen. Das Behandlungsziel kann sowohl die normale wie die gesicherte Okklusion sein.

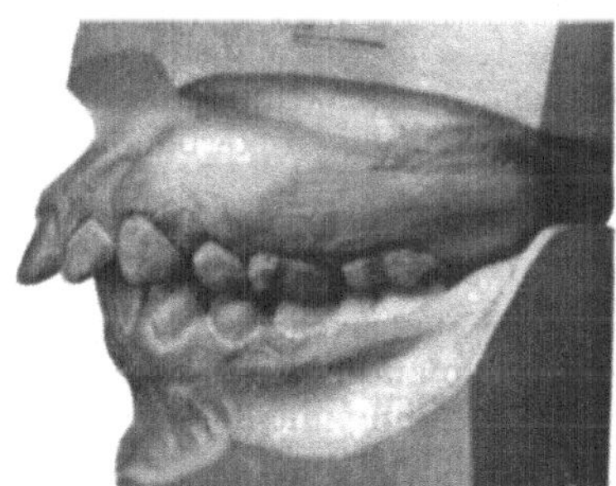

Abb. 835. Kieferkompression mit bimaxillärer konsekutiver Protrusion. (Der verspätete Ausfall des oberen zweiten Milchmolaren erklärt den Höckerbiß; nach seinem Verlust und dem Durchbruch der zweiten Prämolaren würde Distalbiß zu erwarten sein.)

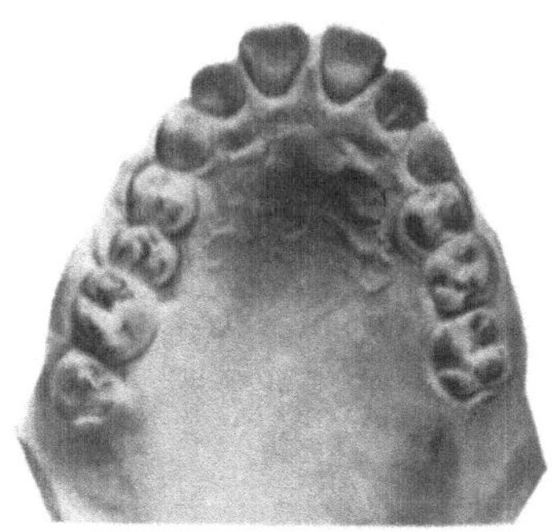

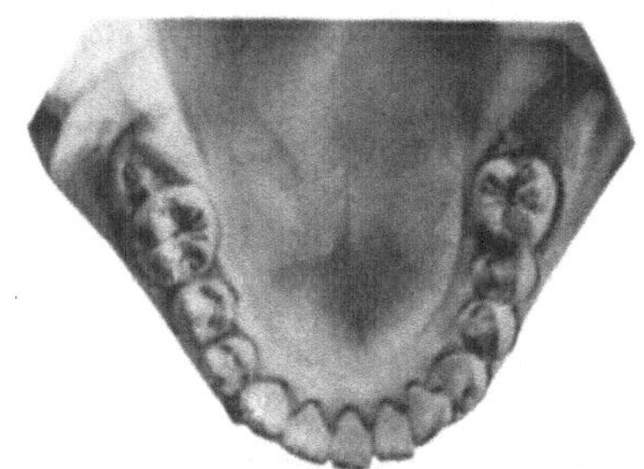

Abb. 836. Kieferkompression mit bimaxillärer konsekutiver Protrusion.

Bis zum beendigten Durchbruch der bleibenden Schneidezähne wird das Behandlungsziel mit seltenen Ausnahmen immer die normale Okklusion sein. Aber auch im späteren Alter bestimmt sie noch oft den Weg der Therapie. In Fällen, in denen Distalbiß besteht mit protrudierten oberen Schneidezähnen und vor der Profilsenkrechten liegenden Oberlippe, in denen aber das Kinn eine annähernd normale Lage zum Profil einnimmt, ist es jedoch geboten, eine gesicherte Okklusion nach Opferung je eines Zahnes, meistens des ersten Prämolaren, in der rechten und linken oberen Zahnreihenhälfte anzustreben. Wenn es bereits zur Entwicklung starker vertikaler Anomalien im Bereich der Frontzähne gekommen ist, fordert die unerläßliche Kürzung der Incisivi aber eine so lange Behandlungsdauer, daß auch alle zur Herstellung einer normalen Okklusion notwendigen Zahnbewegungen ihr parallel laufen können. Man darf sich allerdings nicht der Tatsache verschließen, daß die äußeren Umstände uns oft zwingen, durch Extraktion zweier Zähne im Oberkiefer einen Weg einzuschlagen, der uns eine kosmetische Verbesserung des Profils beschert, auch wenn das Behandlungsresultat nicht allen Anforderungen gerecht wird. Wenn der Umfang der orthodontischen Behandlung durch Extraktionen eingeschränkt werden kann, eine kosmetische Verbesserung zu erwarten ist und die Gefährdung des Gebisses durch Beseitigung des die Caries begünstigenden Frontzahnengstandes behoben werden kann, wird die orthodontische Behandlung in Verbindung mit Zahnextraktionen als eine durch soziale Gründe gerechtfertigte Methode anerkannt werden müssen.

Die auszuführenden Zahnbewegungen werden bei den häufigeren Distalbißfällen im Oberkiefer durch einen Angle- oder Hochlabialbogen mit Innenstrebe durchgeführt. Die Sechsjahrmolaren erhalten Ankervollbänder, an die palatinal eine bis zum Eckzahn reichende Strebe aus 0,9 mm starkem Draht angelötet wird. Buccal werden Röhrchen für den Außenbogen angebracht. Die Spannung des Außenbogens mit Abknickung der in den Röhrchen ruhenden Bogenenden nach einwärts erzielt die erforderliche Dehnung und die Retrusionsbewegung der oberen Schneidezähne. Der an den ersten Prämolaren nach aufwärts abgeknickte Hochlabialbogen erhält zu diesem Zweck besondere Hilfsfederchen, die sich der Labialfläche der Schneidezähne anlegen. Im Gebiet der ersten Prämolaren wird ein nach unten und vorn gerichtetes Häkchen angelötet zur Aufnahme intermaxillärer Gummizüge. Im Unterkiefer werden Vollbänder mit Innenstrebe und Außenbogen in ähnlicher Weise angelegt wie im Oberkiefer. Der Außenbogen erhält aber vor allem auch eine vertikale Federung zur Kürzung der Schneidezähne und eventuell zur Verlängerung der unteren Prämolaren. Die Kürzung der unteren Schneidezähne ist Voraussetzung für eine erfolgreiche Mesialbewegung der unteren Zahnreihe durch die intermaxillären Gummizüge, die an den Ankerbändern der unteren Molaren angreifen.

In den Fällen, in denen Neutralbiß besteht, kann auf intermaxilläre Gummizüge verzichtet werden. Die erforderlichen Bewegungen können daher mit dem Lingualbogen ausgeführt werden, der mit transversal wirkenden Expansionsfedern und Hilfsfedern zum Einrichten der Frontzähne ausgestattet wird. Auch eine geringe Protrusion läßt sich bei geschickter Ausnutzung mit lingualen Hilfsfedern beheben. Zur Beseitigung der vertikalen Abweichungen erhält der untere Innenbogen Schneidenreiter, oder es wird nach Vornahme der Dehnung im Oberkiefer ein Aufbißgitter bzw. eine Aufbißplatte angebracht.

Zur Herstellung der gesicherten Okklusion nach Entfernung der oberen ersten Prämolaren müssen die oberen Eckzähne für sich nach distal bewegt werden. Die intermaxilläre Verankerung ist dabei unentbehrlich, da ihren langen Wurzeln große Widerstände des Knochens gegenüberstehen. Nachdem sie den ihnen zukommenden Platz erreicht haben, folgen die Schneidezähne dem auf sie übertragenen intermaxillären Zug verhältnismäßig leicht.

Daß nicht die technische Konstruktion der Apparatur allein den Erfolg verbürgt, sei hier nochmals ausgesprochen. Die erforderlichen Zahnbewegungen lassen sich mit verschiedenartigen Apparaturen durchführen, wenn sie richtig gehandhabt und überwacht werden. Auf das Studium der Behandlungsmethode von SIMON und HERBST sei zur Ergänzung der Darstellung ausdrücklich verwiesen. Als Frühbehandlung im Milchgebiß reicht in der Regel die Vornahme einer Kieferdehnung mittels eines zarten Lingualbogens, des STANTON- oder AINSWORTH-Dehners aus.

Prophylaktisch ist dem Auftreten adenoider Wucherungen Beachtung zu schenken. Da die Kieferkompression vielfach auf einer durch Rachitis bedingten Bereitschaft zur Deformierung beruht, ist aber auch nochmals auf die Rachitisbekämpfung hinzuweisen.

Die Lutschprotrusion.

Der bei dieser Okklusionsanomalie zu erhebende Befund der nach vorn auseinandergedrängten oberen Schneidezähne verleiht in voll entwickelten Fällen dem Gesichte der Patienten die entsprechenden Züge. Die Oberlippe steht schräg nach vorn vor der Profilsenkrechten. Die durch Lücken getrennten oberen Incisivi werden oft auf dem Rot der

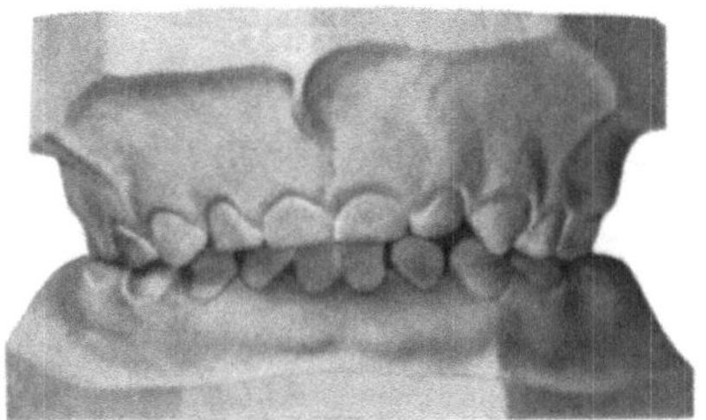

Abb. 837. Lutschprotrusion mit vertikaler Deformierung der oberen Zahnreihe.

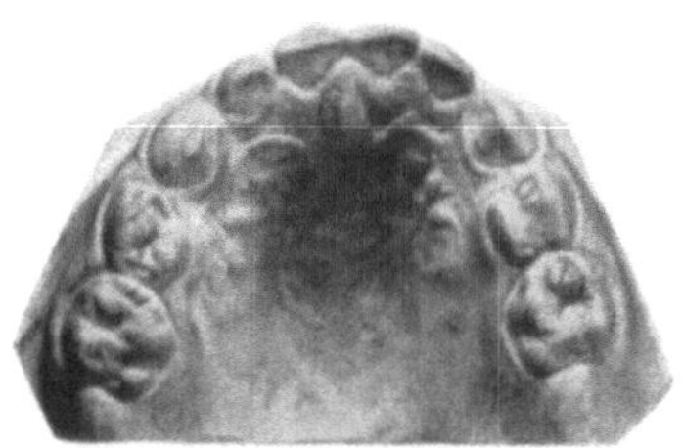

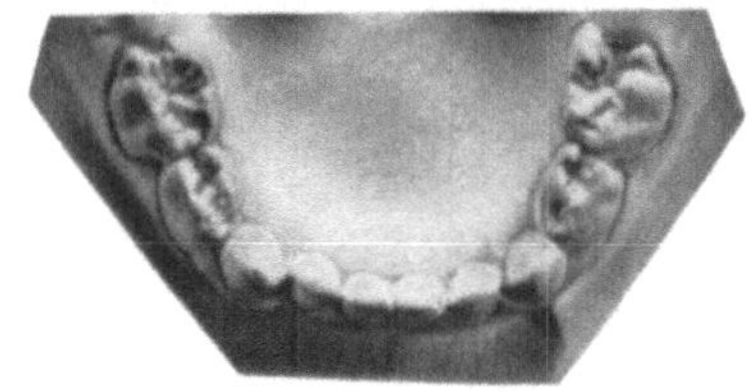

Abb. 838. Lutschprotrusion; Lücken zwischen den oberen Frontzähnen, Asymmetrie der Zahnbögen.

Unterlippe sichtbar. Das Kinn nimmt meistens die normale Stellung zum Profil ein. Nur wenn die Anomalie ausnahmsweise in den Distalbiß übergegangen ist, kann auch das Kinn nach dorsal verlagert sein. Bei Fällen, die noch in der Entwicklung stehen, insbesondere bei Anomalien des Milchgebisses, sind die äußerlich erkennbaren Merkmale oft geringen Grades. Am ersten wird der Saum der Oberlippe vor den der Unterlippe gedrängt, so daß bei zwangslosem Lippenschluß der stufenförmige Absatz der Oberlippe gegenüber der Unterlippe wahrnehmbar ist.

Die am Gebiß festzustellenden Veränderungen sind in genetischem Zusammenhang ausreichend beschrieben worden und bedürfen hier keiner Ergänzung mehr (vgl. Abb. 746—748, 837—838 u. S. 705).

Therapeutisch ist die Herstellung der normalen Okklusion so gut wie immer als Behandlungsziel zu wählen, wenn nicht außer der Unart des Lutschens noch andere Faktoren (vorzeitige Zahnentfernungen) zur Entwicklung der Okklusionsanomalie beigetragen haben. Die Dehnung der oberen Zahnreihe ist dann die wichtigste Maßnahme. Nach ausreichender Verbreiterung des Oberkiefers bereitet die Retrusionsbewegung der oberen Frontzähne keine Mühe. Sie wird durch den Druck der Oberlippe unterstützt, wenn die Unart des Lutschens abgelegt ist. Das ist für die Behandlung die wichtigste Voraussetzung. Ist sie erfüllt, gelangen viele noch in der Entwicklung stehenden Lutschprotrusionen sogar ohne mechanische Nachhilfe durch orthodontische Apparate zur Ausheilung. Prophylaktisch ist daher die Bekämpfung des Lutschens von größter Wichtigkeit. Es gibt allerdings kein Mittel, das sicher zur Erreichung dieses Zieles führt. Alle

Hindernisse, die der Ausübung der Angewohnheit entgegengestellt werden (Einbinden der Hände in Beutel, Verhinderung der Armbeugung durch Einnähen von Drahtgestellen in die Ärmel des Nachtgewandes, Verbinden beider Hände durch ein unter dem Rücken durchgeführtes Band usw.) werden von den kleinen Patienten vielfach überwunden. Abschreckungsversuche (Bestreichen des Lutschfingers mit bitterschmeckenden oder färbenden Substanzen) wirken in der Regel nur vorübergehend.

Im Unterkiefer sind die nach lingual gekippten Schneidezähne durch einen Innenbogen aufzurichten. Eine ausnahmsweise erforderliche Verkürzung der Schneidezähne und Beseitigung des Distalbisses geschieht nach den gleichen Richtlinien, wie sie für die Kieferkompression mit konsekutiver Protrusion gegeben worden sind.

Die Okklusionsanomalien nach vorzeitigen Zahnentfernungen.

Die genetische Beschreibung der durch vorzeitige Zahnentfernungen hervorgerufenen Okklusionsanomalien hat uns gelehrt, daß die Störung der Okklusion zu sehr verschiedenen Bildern führen kann je nach dem Zeitpunkt und nach

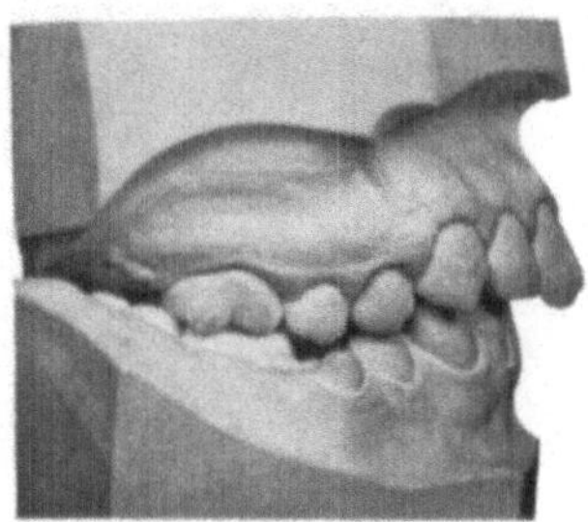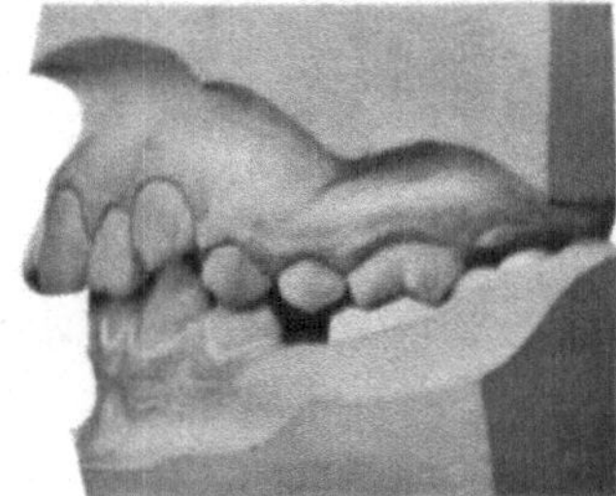

Abb. 839. Unterer Schneidezahnrückstand.

dem Ort der Extraktion. Alle Anomalien, deren Entstehungsursache in vorzeitigen Zahnentfernungen zu suchen ist, haben aber miteinander gemein, daß das Kieferwachstum in der Kieferhälfte, in der die Extraktion ausgeführt worden ist, eine Hemmung erfährt. Der Grad der Wachstumshemmung ist verschieden je nach der Zeit, in der sich die Hemmung noch auswirken kann, d. h. nach dem Zeitraum, der zwischen der Vornahme der Extraktion und der Beendigung der normalerweise unter dem Reiz des am Ende der Zahnreihe durchbrechenden Zuwachszahnes erfolgenden Kieferverlängerung liegt.

Als typische Bilder haben wir den oberen bzw. unteren Schneidezahnrückstand, die scheinbare Progenie bzw. scheinbare Prognathie kennengelernt, Anomalien, die vor allem nach sehr frühzeitiger Entfernung beider Sechsjahrmolaren im Ober- bzw. Unterkiefer zur Ausbildung gelangen, während die einseitige Zahnentfernung die Verschiebung der Mittellinie der Zahnreihe in diesem Kiefer nach der Extraktionsseite zu nach sich zieht. Die Hemmung des Längenwachstums kann aber auch bei einseitiger, sehr frühzeitiger Extraktion bereits eine so starke Verkürzung des Kiefers nach sich ziehen, daß die Stellung der oberen und unteren Schneidezähne zueinander eine Progenie bzw. eine Prognathie vortäuschen kann.

Da die Hemmung des Längenwachstums eines Kiefers die relative Lage beider Kiefer zueinander in gleicher Weise beeinflußt wie die Überentwicklung der Länge des anderen Kiefers, sind auch die Veränderungen des Profils der Patienten im Bereich der Mundpartie in der Stellung der einzelnen Profilelemente zueinander in beiden Fällen die gleichen. Bei der Prüfung der gesamten Profillinie ergibt sich aber aus der Stellung der Oberlippe und des Kinns zur Profilsenkrechten vielfach doch bereits ein Hinweis darauf, ob eine Progenie bzw. eine obere Protrusion vorgetäuscht wird, oder ob sie wirklich besteht. Die Untersuchung des Zahnbestandes kann aber manchmal erst sicheren Aufschluß über den wahren Charakter der Anomalie geben.

Als wichtigste Folge vorzeitiger Milchzahnentfernungen ist noch der Eckzahnhochstand genannt worden. Bei geschlossenem Munde ist diese Anomalie meistens noch nicht erkennbar. Beim Sprechen und Lachen stört sie aber die Harmonie des Gesichts oft stärker als manche Anomalien, die mit wahrnehmbaren Veränderungen des Gesichts einhergehen.

Da der ätiologische Faktor der zu besprechenden Anomalien ein zahnärztlicher Eingriff ist, muß bei dieser Gruppe die Erörterung der *Prophylaxe* derjenigen der Therapie vorangestellt werden. Es bedarf nur des Hinweises darauf, welche Bedeutung die *Cariesbekämpfung* für die Verhütung von Okklusionsanomalien besitzt und welche große Rolle in orthodontischer Beziehung auch die *konservierende Behandlung des Milchgebisses* spielt. Es sei in diesem Zusammenhang besonders hervorgehoben, daß nicht nur die Extraktion von Zähnen, sondern auch die Aufhebung des Kontaktes der Milchzähne untereinander durch Approximalcaries bereits zur teilweisen Ausschaltung des Wachstumsdrucks der Zuwachs-

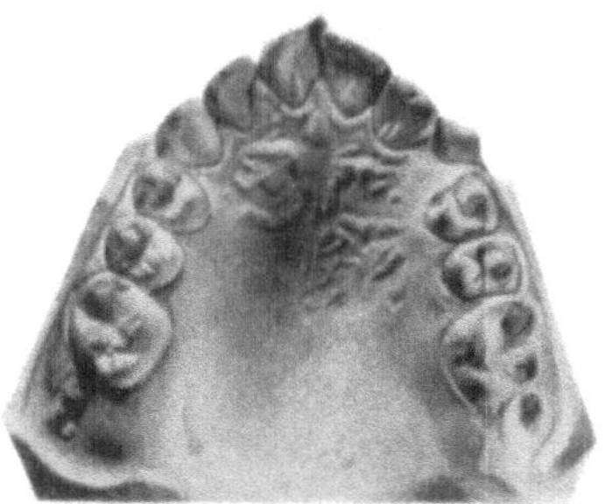

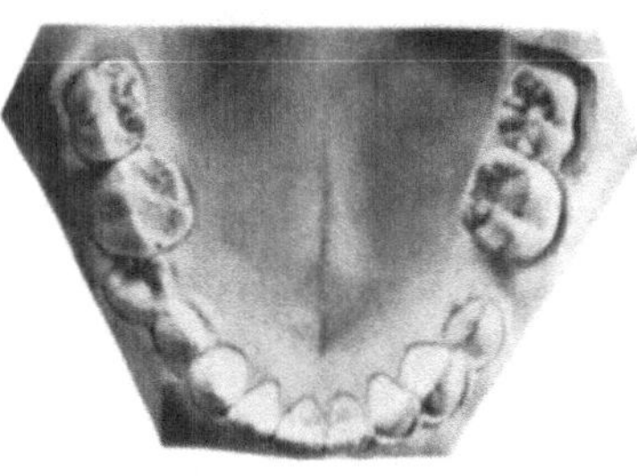

Abb. 840. Die Verkürzung des unteren Zahnbogens durch vorzeitige Milchzahnentfernungen in ihrer Folgewirkung auf den oberen Zahnbogen. (Vgl. Abb. 839.)

zähne führen kann. Im Interesse der orthodontischen Prophylaxe müssen auch bei Kindern alle Mittel der Zahnheilkunde erschöpft sein, bevor zur Zange gegriffen

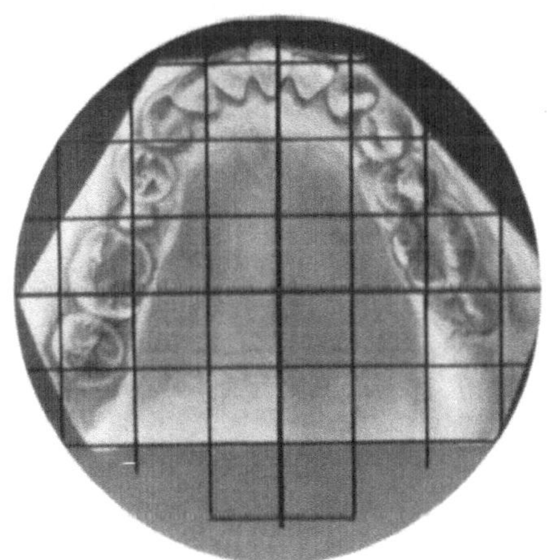

Abb. 841. Verschiebung der Mittellinie und sagittale Asymmetrie der Zahnstellung nach linksseitiger vorzeitiger Milchzahnentfernung.

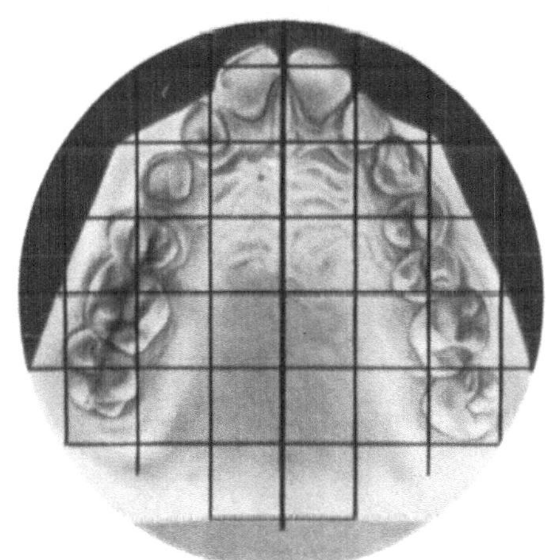

Abb. 842. Sagittale Asymmetrie der Zahnstellung nach vorzeitiger rechtsseitiger Milchzahnentfernung.

wird. Wenn aber die Extraktion eines Zahnes im kindlichen Kiefer unvermeidlich ist, muß dafür gesorgt werden, daß auch dann die Auslösung einer störenden Okklusionsanomalie vermieden wird. Hierbei kommen zwei Möglichkeiten in

Betracht: Wenn ein Zahn innerhalb der Zahnreihe entfernt werden muß, kann die Kontaktunterbrechung zwischen den vorhandenen Zähnen durch Einschaltung einer künstlichen Verbindung behoben werden. Schon ein Draht, der an einem der Lücke benachbarten Zahne mittels eines Ringes befestigt wird und sich an den auf der anderen Seite der Lücke stehenden Zahn anlegt, kann diesen Zweck erfüllen. Hat der zu extrahierende Zahn am Ende der Zahnreihe gestanden, besteht dagegen keine Möglichkeit, diesen Weg zu beschreiten. Eine Störung des Längenwachstums in dieser Zahnreihe ist also unvermeidlich. Dann kann aber wenigstens erreicht werden, daß nicht auch das Ineinandergreifen der Glieder der beiden Zahnreihen noch eine Störung erfährt, indem in derselben Kieferhälfte auch im Gegenkiefer der homologe Zahn extrahiert wird, mit anderen Worten, es kommen die Maßnahmen in Betracht, die unter dem Begriff der „systematischen Extraktion" seit langem zusammengefaßt worden sind, deren Handhabung aber im Laufe der Zeit einer Wandlung unterworfen gewesen ist. Es tritt dann zwar eine Verschiebung der Mittellinie nach der Extraktionsseite zu ein. Da sie in beiden Kiefern erfolgt, ist sie aber nicht in störender Weise auffällig,

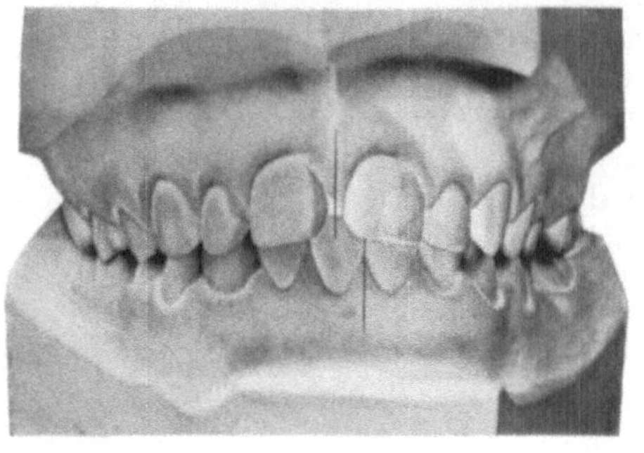

Abb. 843. Verschiebung der Mittellinie nach vorzeitigem linksseitigen unteren und rechtsseitigem oberen Milchzahnverlust.

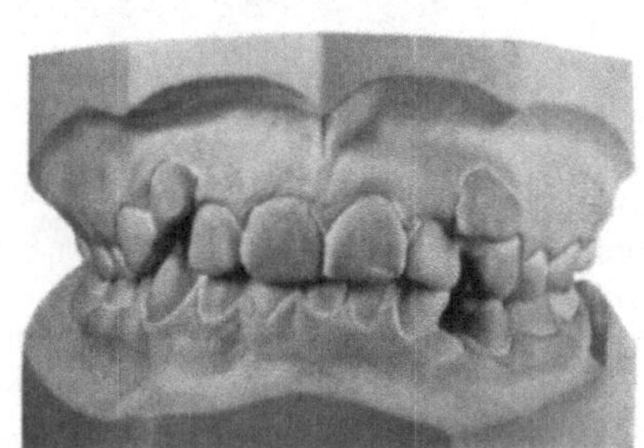

Abb. 844. Eckzahnhochstand als Folge vorzeitigen oberen Milchzahnverlustes; Verschiebung der Mittellinie der unteren Zahnreihe als Folge vorzeitigen unteren linksseitigen Milchzahnverlustes. (Vgl. Abb. 845 u. 846.)

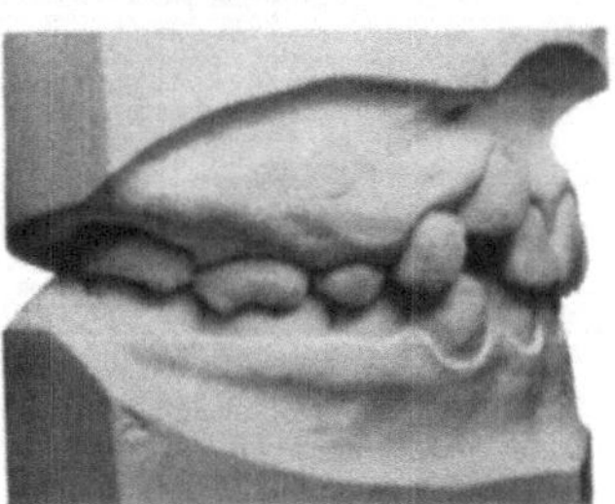

Abb. 845. Eckzahnhochstand; Okklusion der Molaren im Neutralbiß. (Vgl. Abb. 844 u. 846.)

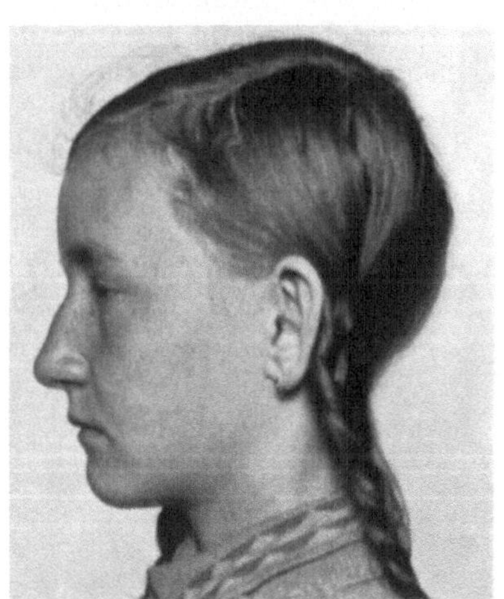

Abb. 846. Normale Profilbildung trotz Eckzahnhochstandes. (Vgl. Abb. 844 u. 845.)

und selbst die eintretende Kieferverkürzung wirkt sich nicht so nachteilig auf das Gesicht aus, daß daraus eine Kontraindikation für die Entfernung zweier homologer Zähne in einer Kieferhälfte abgeleitet werden könnte. Das ist selbst dann nicht der Fall, wenn in allen vier Kieferhälften je ein Zahn ausgezogen wird. Die Verkürzung des ganzen Untergesichts um etwa eine Prämolarenbreite ist insbesondere für Laien nicht bemerkbar. Wenn die Notwendigkeit zur Extraktion eines Zahnes gegeben ist, kann somit durch Entfernung homologer Zähne derselben Kieferhälfte oder durch die systematische Extraktion von vier Zähnen (insbesondere hypoplastischer Sechsjahrmolaren) der Entwicklung von Okklusionsanomalien vorgebeugt werden. Bei der systematischen Extraktion der Sechsjahrmolaren in der Periode des Zahnwechsels darf aber nicht übersehen werden, daß diese Maßnahme sehr leicht zur Bißsenkung (starkem Überbiß der Schneidezähne) führt. Sie sollte also nur dann in Betracht gezogen werden, wenn die Extraktion eines Zahnes nicht zu vermeiden und die Bißhöhe ausreichend gesichert ist.

Eine andere Beurteilung müssen jedoch Extraktionen erfahren, wenn sie nicht in einem bis dahin normal entwickelten Gebiß notwendig werden, sondern in Zahnreihen, die nicht im Neutralbiß okkludieren. In einem Gebiß, das durch andere Ursachen den Distalbiß angenommen hat, würde die frühzeitige Entfernung zweier Zähne in den beiden oberen Kieferhälften z. B. zum Ausgleich der Anomalie im Frontzahnbereich beitragen können. Sie vermag auf die störenden Veränderungen des Profils ausgleichend zu wirken. Hier würde die systematische Extraktion von vier Zähnen die Bißanomalie in ihren störenden Merkmalen erhalten. Diese Maßnahme wäre also unzweckmäßig. Zu einer wesentlichen Verschlimmerung der Bißanomalie aber müßte es führen, wenn nur eine Extraktion im Unterkiefer einseitig oder beiderseitig ausgeführt würde. Wenn bei einer derartigen Bißanomalie die Extraktion eines Zahnes der unteren Reihe nicht vermeidbar wäre, müßte also auch in der gleichen Hälfte der Gegenzahnreihe eine Zahnentfernung erfolgen, um wenigstens keine Verschlimmerung des Zustandes herbeizuführen, wenn schon die unbedingt indizierte Zahnentfernung nicht zur Behebung der Bißanomalie ausgenutzt werden kann.

Auf alle Fälle mit Mesialbiß würden analoge Gedankengänge bei Vertauschung der Zahnreihen anzuwenden sein.

In den Fällen, in denen sich die Folgen einer vorzeitigen Zahnentfernung bereits eingestellt haben, kann die Therapie entweder durch die Einwirkung orthodontischer Apparate in dem von der Extraktion betroffenen Kiefer das ausgebliebene Längenwachstum unter Wiederherstellung und prothetischer Schließung der Extraktionslücke nachzuholen trachten oder eine Anpassung der Zahnreihe des normal entwickelten Kiefers an den verkürzten zu erreichen suchen. Die Wahl des zu gehenden Weges wird vor allem nach den Veränderungen des Profils getroffen werden müssen. In der Mehrzahl der Fälle, in denen die Anomalie nicht noch von anderen Ursachen beeinflußt ist, kommt erfahrungsgemäß die Extraktion eines Zahnes in einer oder beiden Kieferhälften der vollentwickelten Zahnreihe in Betracht, insbesondere bei der scheinbaren Prognathie.

Bei verhältnismäßig frühzeitiger Beobachtung der Anomalie kommt aber auch die Herbeiführung des Kieferlängenwachstums in der verstümmelten Zahnreihe in Betracht, insbesondere bei der scheinbaren Progenie.

Für die Entscheidung der Frage der Therapie beim Eckzahnhochstand spielt das Maß an Raummangel eine große Rolle. In der Mehrzahl der Fälle geben soziale Gründe den Ausschlag dafür, daß durch die Extraktionstherapie orthodontische Bewegungen von Zähnen vermieden oder eingeschränkt werden. Dieses Ziel kann durch Opferung der ersten Prämolaren oder in seltenen Fällen auch der Eckzähne selbst erreicht werden.

Wo soziale Gründe den Umfang der orthodontischen Therapie nicht einschränken oder geringer Raummangel nur eine geringe Verlängerung der Zahnreihen erfordert, wird aber auch beim Eckzahnhochstand die normale Okklusion das Ziel der Behandlung sein.

Sachverzeichnis.